U0208191

分子病理学

（第2版）

主　编　李玉林

副主编　王国平　王　哲　李一雷　李　伟　辛　颖　张祥宏　龚守良

编　者（以姓氏笔画为序）

丁　宜　北京积水潭医院	李莉莎　吉林大学
王　哲　中国人民解放军空军军医大学	肖德胜　中南大学
王　琳　吉林大学	吴　珊　吉林大学
王医术　吉林大学	邱雪杉　中国医科大学
王国平　华中科技大学	何　旭　吉林大学
王娅兰　重庆医科大学	辛　颖　吉林大学
田新霞　北京大学	张祥宏　河北医科大学
刘　岩　北京大学	周　韧　浙江大学
刘秀萍　复旦大学	周　桥　四川大学
池光范　吉林大学	贺慧颖　北京大学
李　才　吉林大学	黄爱民　福建医科大学
李　伟　吉林大学	龚守良　吉林大学
李一雷　吉林大学	韩安家　中山大学
李文才　郑州大学	焦宇飞　哈尔滨医科大学
李玉林　吉林大学	温剑平　吉林大学

人民卫生出版社

·北京·

版权所有，侵权必究！

图书在版编目（CIP）数据

分子病理学/李玉林主编. —2版. —北京：人
民卫生出版社，2022.11
ISBN 978-7-117-33825-7

Ⅰ.①分… Ⅱ.①李… Ⅲ.①分子生物学–病理学
Ⅳ.①R36

中国版本图书馆 CIP 数据核字（2022）第 197013 号

| 人卫智网 | www.ipmph.com | 医学教育、学术、考试、健康，购书智慧智能综合服务平台 |
| 人卫官网 | www.pmph.com | 人卫官方资讯发布平台 |

分子病理学
Fenzi Binglixue
第 2 版

主　　编：李玉林
出版发行：人民卫生出版社（中继线 010-59780011）
地　　址：北京市朝阳区潘家园南里 19 号
邮　　编：100021
E - mail：pmph @ pmph.com
购书热线：010-59787592　010-59787584　010-65264830
印　　刷：北京汇林印务有限公司
经　　销：新华书店
开　　本：889×1194　1/16　印张：46
字　　数：1457 千字
版　　次：2002 年 8 月第 1 版　2022 年 11 月第 2 版
印　　次：2022 年 11 月第 1 次印刷
标准书号：ISBN 978-7-117-33825-7
定　　价：298.00 元

打击盗版举报电话：010-59787491　E-mail：WQ @ pmph.com
质量问题联系电话：010-59787234　E-mail：zhiliang @ pmph.com
数字融合服务电话：4001118166　E-mail：zengzhi @ pmph.com

主编简介

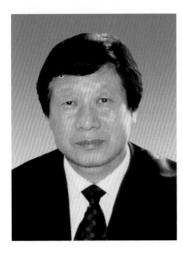

李玉林

教授,博士生导师,国家教学名师,研究生学历,医学博士学位。历任原白求恩医科大学校长、吉林大学常务副校长、吉林大学白求恩医学院院长、吉林大学病理生物学教育部重点实验室主任、国家"985"整合生物学科技创新平台主任。曾获国家有突出贡献中青年专家、卫生部有突出贡献中青年管理专家、吉林省首批省管优秀专家、吉林省高级专家、吉林省高级资深专家、中国高等医学教育杰出贡献奖等荣誉称号。

主要学术和社会兼职包括国务院学位委员会第五届、第六届、第七届学科评议组成员,国家基础医学教学指导委员会副主任,国家生命科学与技术人才培养基地建设指导委员会副主任,国家科学技术奖评审专家,国家自然科学基金委员会生命科学部专家评审组组长,国家863计划、973计划及国家"十三五"重大研发专项评审专家。中国高等教育学会医学教育专业委员会副理事长,吉林省政协委员,吉林省科学技术协会副主席,吉林省委决策咨询委员会委员。中华医学会病理学分会和中国医师协会病理科医师分会常委,吉林省和长春市病理学会主任委员。

主编五年制《病理学》国家规划教材、研究生《分子病理学》教材、《病理学》数字化教材和电子书包等国家级教材11部。其中,《病理学》第6版、第7版、第8版12年间累计印刷30次,发行量逾300万册,覆盖全国96%的高等医药院校用书。担任《中国大百科全书》(第3版)《病理学》主编,吉林大学病理学国家级优秀教学团队负责人。"病理学"国家精品课程、国家一流课程负责人,"干细胞基础与临床"国家精品资源共享课程负责人,"互联网+病理学的慕课和反转课堂"国家精品在线开放课程负责人。指导博士研究生62名,硕士研究生54名。"医学本科人才培养课程体系的构建"与"病理学系列教材建设的理论与实践"先后两次获国家教学成果奖二等奖。主持国家863计划"干细胞组织工程"重大专项、973计划"医用生物材料"项目、国家自然科学基金等重点项目16项。发表学术论文342篇,获发明专利12项,其中关于"毛囊间充质干细胞的获取及应用"获批美国专利。该研究成果于2006年获吉林省科学技术进步奖一等奖,2009年获中华医学科技奖一等奖,2011年获国家科学技术进步奖二等奖。

副主编简介

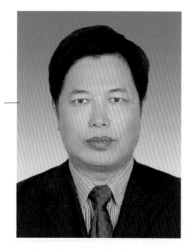

王国平

教授、博士生导师。现任华中科技大学同济医学院病理学系主任，武汉同济医院病理研究所所长兼病理科主任，国家重点学科（病理学）学科带头人，国家级临床重点专科（病理科）项目负责人；中国研究型医院学会病理学专业委员会副主任委员，中华医学会病理学分会常委及中华医学会病理学分会教学工作委员会负责人。从事病理学的教学、科研和临床工作三十余年。主编《临床病理诊断指南》（第 2 版），主持《外科病理学》（第 3 版）的再版工作，主译《KOSS 诊断细胞学及其组织病理学基础》；作为副主编参加了八年制、五年制国家规划教材《病理学》和器官-系统整合教材《心血管疾病》的编写工作，主持了"中国病理学教学工作共识"的编写工作；近年来主持了多项国家级科研项目，取得了较好的研究成果。

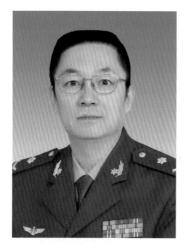

王 哲

中国人民解放军空军军医大学（第四军医大学）基础医学院病理学教研室暨西京医院病理科教授、主任，博士生导师。获评陕西省"三秦人才"和"国之名医青年新锐"。主要擅长淋巴造血、软组织和泌尿系统病理诊断。现任中华医学会病理学分会副主任委员、中国医师协会病理科医师分会副会长，中国抗癌协会肿瘤病理专业委员会副主任委员，全军病理学会副主任委员、中华医学会病理学分会淋巴造血病理学组组长、美国和加拿大病理学会会员、国际泌尿病理学会会员、《诊断病理学杂志》副主编、肿瘤生物学国家重点实验室病理单元负责人、主持国家自然科学基金 6 项，发表 SCI 论文 100 余篇，其中第一作者和通信作者 40 余篇，主编、主译专著 4 部。

副主编简介

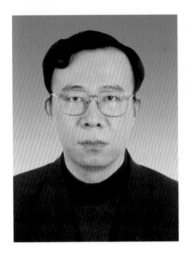

李一雷

病理学博士,吉林大学病理学系教授。1987 年毕业于北京医科大学,从事医学教育、病理学科研、教学工作 31 年。主要从事肿瘤间质病理生物学与干细胞组织工程学研究。为全国统编五年制《病理学》教材第 9 版主编、全国统编七年制《病理学》教材编委、全国统编五年制《病理学》教材(第 6 版,第 7 版及第 8 版)编委、全国统编研究生《病理学》教材副主编、全国统编成人教育《病理学》教材编委。因病理学系列教材建设的理论与实践获国家级教学成果奖二等奖。

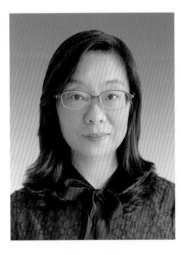

李 伟

病理学博士,教授,硕士生导师。现就职于吉林大学基础医学院病理学系/病理生物学教育部重点实验室。主要研究方向:肿瘤间质病理生物学;曾先后赴日本和美国从事相关领域博士后研究。以负责人身份主持并完成国家自然科学基金面上项目、吉林省杰出青年科学研究计划等多项课题,发表系列论文 20 余篇,曾获得吉林省第十届青年科技奖。从事临床医学五年制、"5+3"及来华留学生全英授课等多轨道病理学教学 20 余年,主讲教育部视频公开课《干细胞基础与临床》,教育部精品资源共享课《病理学》。参编《中国大百科全书》(第 3 版)《病理学》分支、"十三五"规划教材第 9 版《病理学》、研究生《病理学》教材及《病理学》双语教材。

副主编简介

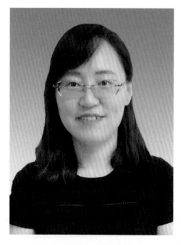

辛　颖

医学博士,教授,博士研究生导师,吉林大学基础医学院副院长,病理生物学教育部重点实验室主任。中华医学会病理学分会青年委员会委员,长春市医学会病理学专科委员会副主任委员,《吉林大学学报(医学版)》与《国际老年医学杂志》编委。作为副主编及编者参与《病理学》《病理学实习指导》等多部国家规划教材及配套教材的编写,《中国大百科全书》(第3版)《病理学》分支的编者,是国家精品在线开放课程及国家级精品资源共享课《病理学》主讲教师。研究领域为糖尿病病理生物学,先后承担国家自然科学基金面上项目、青年基金以及省部级科研课题20余项,在国内外学术期刊发表论文90余篇,其中SCI收录论文70余篇,获科研奖励5项。

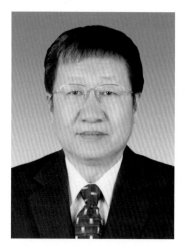

张祥宏

医学博士、主任医师、教授、博士生导师。长期担任河北医科大学病理研究室主任兼河北医科大学第二医院病理科主任。从事病理学教学、临床及科研工作,对消化和呼吸系统病理诊断具有浓厚兴趣。研究方向涉及真菌毒素致病致癌机制和消化道肿瘤病理方面,先后承担国家自然科学基金及省部级重点研究项目20多项,发表学术论文300多篇,以第一完成人获河北省科学技术进步奖一等奖3项。培养博士、硕士研究生近百名。受聘担任《中华肿瘤杂志》《中华病理学杂志》和《中国肿瘤临床与康复》杂志副总编辑。任中国抗癌协会肿瘤病理专业委员会副主任委员、中华医学会病理学分会十二届副主任委员。享受国务院政府特殊津贴,先后被评为河北省特等劳动模范和全国优秀科技工作者。

副主编简介

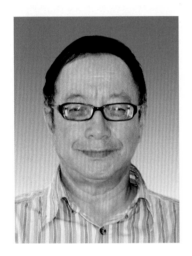

龚守良

博士，教授，博士生导师。曾赴英国和美国做高访学者。曾任原卫生部放射生物学重点实验室主任、放射生物学教研室主任、吉林省核学会理事长、中华预防医学会放射卫生专业委员会常委、国家自然科学基金委员会生命科学部专家评审组成员、中华医学科技奖及中华预防医学会科学技术奖评审委员会委员等职，担任《中华放射医学与防护杂志》等10余家杂志和报刊编委、常委和副主编，并为省级、校级医学放射生物学精品课负责人和优秀教学团队负责人，享受国务院政府特殊津贴。主持和参加国家"863"计划项目专题、国家自然科学基金和中国-奥地利科技合作等课题20余项。在国内外发表论文400余篇；编著、主编、副主编和参编专著和教材40余部，其中主编"十二五"国家级规划教材《医学放射生物学》（第4版）、主编专著《肿瘤基因放射治疗学基础》及独立编著研究生教材《辐射细胞生物学》等，获省部级科学技术、教学等奖项10余项。

序

分子病理学是随着分子生物学的发展及学科间的相互渗透形成的一个病理学分支学科。由于是从蛋白质和核酸水平研究疾病发生发展过程和机制,所以传统病理学关注的领域几乎都是分子病理学研究的内容。但到目前为止,我国除李玉林教授主编的《分子病理学》研究生用书外,尚无一本公开出版的分子病理学专著。因此,出版此书不仅是我国医学教育、科学研究、临床诊断和人才培养之急需,也是医学乃至生命科学出版物应该填补的空白。

阅读本书部分原稿,得如下几点深刻印象:

一、对2002年的研究生用书《分子病理学》在编写目标、读者对象、出版物定性等方面进行了大胆的修订和重新设计,将其改写为大型权威性病理学专著,体量超过100万字。在编写内容、版面设计、印刷装帧等均可与国际同类专著相媲美。

二、精修编写目录以此确定该书内容:①绪论重点介绍分子病理学的内涵和外延、进展及发展趋势,为本书的纲要;②细胞和分子生物学基本理论,紧绕其在人类疾病发生发展中的意义,给出细胞的基本结构、转录组学和表观遗传学调控等内容的前瞻性认识和理解;③病理学总论中涉及的细胞分化与再生、细胞死亡、炎症、肿瘤、感染、遗传、免疫、血管发生及器官纤维化等基本病变,用分子病理学理论解释其发生发展的共同规律,为本书的重要特色;④书中相当于病理学各论中的内容,突出发病学中有突破性进展的重大或主要疾病的分子病理学研究现状,目标聚焦在疾病的精准诊断、靶向施治及其应用前景;⑤对人类疾病的分子诊断、质量监控及药物基因组学与个体化医疗等内容贴近应用,从而推进分子病理学的研究成果向临床实践的快速转化。

三、本书聘请国内最具影响力的病理学专家和部分有造诣的分子生物学专家组成编写团队,都有编写教材或出版专著的经历,这是该书质量和水平保证的关键;主编李玉林教授除主编过本科用《病理学》、数字化教材《病理学》等11部国家规划教材外,还是《中国大百科全书》(第3版)《病理学》分支的主编。在学术上相继获得过吉林省科学技术进步奖一等奖、中华医学科技奖一等奖、国家科学技术进步奖二等奖等奖励,在中国病理学界深受尊敬和赞誉。

最后,再次向主编李玉林教授及其编写团队的各位专家表示敬意,感谢你们为国家医学事业及出版事业的发展所做的贡献!期待此书成为精品书早日问世,为我国医学教育、医学研究、医疗服务等各个领域做出贡献。

是为序。

樊代明

中国工程院院士

美国国家医学科学院外籍院士

原第四军医大学校长

2022年8月26日于西安

第 2 版前言

分子病理学是 20 世纪 70 年代初,随着疾病的细胞生物学和分子生物学发展和学科间的相互渗透形成的一个病理学分支学科。由于其应用分子生物学理论、技术和方法,通过研究疾病发生发展过程中的核酸和蛋白质变化,来揭示疾病的本质,并为其精准诊断和精准施治提供重要的科学依据。因此,世界各国对重大疾病防治研究的战略规划中,无一不涉及分子病理学内容。

病理学的宗旨是研究疾病。准确把握其科学内涵,应从以下 4 个方面去考虑:一是研究疾病的原因,即病因学;二是研究疾病发生的机制,即各种致病因素作用于人体后,如何使机体的器官、组织或细胞从正常演变为疾病状态的分子机制;三是描述疾病发生发展过程中可见的形态学变化;四是揭示各种形态改变所引起的功能异常。分子病理学就是通过探索上述 4 个方面所出现的细胞生物学和分子生物学改变来揭示疾病的本质。可见凡是传统病理学所关注的领域,几乎都是分子病理学研究的内容。

如今在世界范围内公开出版包括网络版的分子病理学专著或教科书为数不多,其中较有影响的有 6 部:分别是 Killeen 主编的 *Principles of Molecular Pathology*,2004 年出版;Debra G. B. Leonard 主编的 *Molecular Pathology in Clinical Practice*,2016 年第 2 版;Coleman 和 Tsongalis 主编的 *Diagnostic Molecular pathology*,2016 年出版;Coleman 和 Tsongalis 主编的 *Molecular Pathology:The Molecular Basis of Human Disease*,2017 年第 2 版;Horst 主编的 *Molecular Pathology*,1991 年出版,2017 年再版;李玉林教授主编的《分子病理学》,2002 年出版。这些专著和教科书的相继出版,不仅催生并逐渐完善了分子病理学的学科及其内涵,对整个医学科学的发展也起到了极大的推动作用。

改版的《分子病理学》在 2002 年首次出版的基础上,对该书的编写目标、读者对象、出版物定性进行重新定位和设计。从内容、版面设计,到印刷装帧均达到国际同类专著的先进水平,使之从单纯研究生用教科书转为大型权威性病理学专著,力求反映分子病理学在分子生物学和细胞生物学领域 20 年的指数变化。所以不仅可继续作为多用途教科书,选取其中所需内容为医学或生物医学研究生、本科生课堂教学所用。而且对于病理学专业和其他专业的博士后研究人员,以及正在接受住院医师规范化培训的中青年医生,理解疾病分子机制,从拓宽他们在本科/研究生期间学到的知识角度更具价值。此外,本书作为大型病理学参考书,又为从事疾病相关的基础和应用转化研究的各级各类研究人员提供更多的人类疾病发生发展状态的信息资源。

依据病理学学科的进步和科学研究及临床诊断的进展,经过编委会认真研讨确定编写内容和编写目录,以此形成的结构框架作为该书的顶层设计。全书分绪论、4 篇(27 章)。绪论重点介绍分子病理学的内涵和外延、进展及未来发展趋势,为本书的纲要;第一篇人类疾病密切相关的分子基础,对人类疾病本质及人类疾病发展过程的动态变化,给出一些前瞻性的认识和理解;第二篇病理学基本病变及其发病过程的分子机制,从分子水平解释疾病发生发展的共同规律;第三篇病理学各系统或器官主要疾病病理变化的分子机制,以及其研究进展,突出发病学研究和应用中有突破性进展的疾病,聚焦疾病的精准诊断、靶向治疗的应用前景;第四篇人类疾病的分子病理诊断及其个体化医疗,通过阐述人类疾病的分子诊断、质量监控,着重介绍分子生物学领域的新技术及新兴交叉领域。药物基因组学与个体化医疗的转化应用问题,重点阐述分子和遗传病理学的实验室研究成果向临床应用的转化,为将分子病理学诊断应用于治疗策略的设计,实现个体化治疗提供理论和技术指导。

　　本书邀请国内最具影响力的病理学专家和部分有造诣的分子生物学专家组成编写团队,并都有出版专著或编写教材的经历。在付梓之际,主编对专家们渊博的学识、深厚的专业功底和科学严谨的敬业精神致以崇高的敬意! 对吉林大学研究生院及基础医学院对编写工作的支持表示衷心感谢。对编写秘书李伟教授、李莉莎副教授及我的学生吕爽、徐金影、徐子然、贺霞、郑洋洋等同学,在稿件互审、校对、汇总等所做的出色工作也一并表示感谢!

　　分子病理学研究及应用发展迅速,新知识、新概念和新技术不断涌现,加之迄今为止国内尚无同类书籍可供借鉴,更为编写增加了难度。特别是由于主编本人的水平所限,错误在所难免,敬希各位读者及同道批评、指正。

李玉林

2022 年 8 月于长春

第 1 版前言

病理学是从疾病发生的原因、发病机制、形态变化及相关器官的功能损害入手研究疾病发生发展规律的一门科学。从器官病理学概念的提出（Margani，1761）到《细胞病理学》一书的问世（Virchow，1858），至今已出版了数以千计的病理学专著和教科书，并通过不同的文字版本培养了一代又一代的病理学工作者，对医学事业的发展发挥了巨大的作用。

分子病理学是 20 世纪 70 年代初，随着疾病的细胞生物学和分子生物学的发展和相互渗透形成的一个分支学科。由于其在蛋白质和核酸等生物大分子水平上，应用分子生物学理论、技术及方法研究疾病发生发展的过程，从而给传统病理学注入了生机。到目前为止，在我国病理学科国家级科研项目中，无一不涉及分子病理学的内容。一些大学及科研院所也陆续将分子病理学列为研究生教育的必修课程。在全国范围内，对原位分子杂交、核酸提取等技术的应用曾相继举办过各类学习班。但遗憾的是到目前为止，国内尚无一本公开发行的分子病理学教科书或专著。因此，编写此书不仅是主编和编者多年的愿望，也是高等医学教育特别是研究生教育亟待填补的空白。

研究生教育是高等教育的最高层次，随着社会对高层次人才需求的增加及由此带来的研究生招生规模的扩大，研究生教材建设是确保其培养质量的重要环节。为此，我们特邀国内各医学院校的 14 位病理学专家和教授编写此书，并将此书定位于医、药学门类研究生、教师及研究人员的重要参考书。在使用中根据研究生所学专业可节选某些章节作为必修教材，并可与《组织病理技术》（李甘地主编）一书配合使用。

本书的内容及章节设置分两大部分：第一部分是用最简短的篇幅介绍与病理学密切相关的分子生物学概念，包括生物大分子、真核细胞基因组及其功能、基因调控、受体与信号传导等；第二部分则从病理学总论到各论，在各论中则按系统重点介绍某一种或一组疾病发生机制的分子病理学最新进展。其编写手法既不同于五年和七年制用的病理学教科书，也不同于诊断或科研用的专科病理学参考书，体现跨学科、多层次的交叉与渗透，这是本书的主要特色。

由于分子病理学发展迅速，新知识、新概念和新技术不断涌现，加之迄今为止国内尚无同类书籍可供借鉴，更为此书的编写增加了难度；特别是由于主编本人的水平所限，错误在所难免，敬希各位读者及同道批评、指正。

李玉林

2002 年 4 月于长春

目　　录

第二篇　病理学基本病变及其发病过程的分子机制

第四篇　人类疾病的分子病理诊断及其个体化医疗

绪　　论

随着细胞生物学和分子生物学研究的飞速发展,医学的各个学科均与之发生广泛的交叉和渗透,并由此诞生了许多新兴的分支学科。通过这种交叉和渗透,使人们对自身及疾病的认识出现了神奇的加速效应。分子病理学就是在这种背景下应运而生的病理学的一个新兴分支学科,已成为传统病理学学科发展的令人瞩目的新的增长点。

一、病理学与分子病理学的概念和性质

(一) 病理学的概念和任务

病理学是探究疾病的原因(cause)、发病机制(pathogenesis)、病理变化(pathological change)、结局和转归,以及病变形成过程中引发的各种功能异常的医学基础学科。其宗旨是研究疾病(pathos),后者的原意是希腊语"痛苦(suffering)"的意思。但准确把握其科学含义,应从以下4个方面去考虑。①研究疾病的原因:有些疾病的病因是显而易见的,如细菌和病毒感染分别引起细菌和病毒性疾病,如众所周知的人类免疫缺陷病毒(human immunodeficiency virus,HIV)感染引起获得性免疫缺陷综合征(acquired immunodeficiency syndrome,AIDS)。但有相当一部分疾病的病因尚不清楚,因而被称为原因不明性或特发性疾病。②探索疾病的发生机制:各种致病因素作用于人体后,如何使机体的器官、组织或细胞从正常状态过渡到疾病状态的发生机制。③描述疾病发生发展过程中的形态学变化:在器官、组织、细胞或亚细胞水平可见的形态学变化及其转化规律。④揭示各种疾病所引起的功能异常:功能异常是疾病过程引起器官、组织及细胞损伤的客观标志。这种功能变化可以缺如或甚轻微,严重的功能异常则可导致躯体的死亡。

事实上,人类无论是个体还是群体,自其诞生之日起始终与疾病共存。这从考古学家挖掘的具有病变的古人类的骨骼化石上可找到足够的证据。当然这仅仅是肉眼所见到的形态变化。直到1761年意大利帕多瓦大学(University of Padua)的Margani医生通过大量的尸体检查,并详细记录了病变器官的肉眼变化之后,才正式提出了器官病理学的概念。在1个世纪之后的19世纪中叶,随着显微镜的发明和使用,人们可以应用光学显微镜研究正常和病变细胞的形态变化。由此,德国病理学家Virchow创立了细胞病理学,其巨著在1858年出版,直到今天其理论和技术仍在对医学科学的发展产生影响。

如今,病理学工作者仍然在用传统病理学技术研究动物和人类病变器官、组织、细胞和亚细胞水平的形态变化。用肉眼观察病变器官的大体变化,被称为大体所见或解剖病理学。借助于显微镜所进行的组织学或细胞学研究,被称为组织病理学或细胞病理学。用电子显微镜观察病变细胞的超微结构变化被称为超微病理学。

半个世纪以来,随着医学科学研究的飞速发展,病理学与医学各学科之间发生广泛的交叉和渗透,相继诞生了诸如超微结构病理学、分子病理学等的一些分支学科。由此使人们对疾病本质的认识也从观察组织细胞水平的变化进入到基因水平的解析。与学科的交叉渗透相反,一些新的医学学科逐渐从传统的病理学中独立出来。例如,人们从病变部位的组织、细胞进行培养以获得引起某些特异性疾病的细菌和病毒,由此形成现代的微生物学和病毒学;通过对体液如血液和尿液检查,分析体内各种成分的质和量的变化的理论和技术,已独立成为临床生物化学,又称化学病理学;研究机体血液和免疫系统的细胞和相关蛋白质变化的学科,也从病理学和微生物学中独立出来,成为今天的免疫学。可见传统病理学的进步,不仅使其学科的自身不断完善,对整个医学科学的进步也起到了极大的推动作用。也正是由于这些理论和技术的应用,才使人们对疾病本质认识与分子生物学同步进入到分子时代。回顾病理学的发展轨迹,目的在

于强调,尽管疾病的细胞生物学和分子生物学的相互渗透发展迅猛,但病理学仍然是对疾病的认识、精准诊断及精准治疗提供科学依据的不可替代的医学基础学科。

(二) 分子病理学的概念和任务

分子病理学是在蛋白质和核酸水平,应用分子生物学技术研究疾病发生发展过程的病理学的一个分支学科。通常人们将所有的生物分子分为两类:一类是水、无机盐、碳水化合物和寡核苷酸等的小分子,分子量一般小于500Da;另一类为生物大分子,其生物学特性与小分子截然不同,其结构复杂,不但是组装细胞的结构成分,而且是完成细胞各项功能的物质基础。体内最重要的生物大分子即蛋白质和核酸,它们是生命体结构和功能的核心物质。分子生物学是从此类大分子水平上研究生命现象的科学,它的核心内容是通过对蛋白质和核酸等生物大分子的结构、功能及其相互作用等规律的研究来阐明生命的分子基础,从而探索生命和疾病乃至生与死的奥秘。

分子病理学发展于20世纪70年代,病理学家创造性地将分子生物学理论及相关技术引入到自己的领域,在与生物化学、生物合成、细胞生物学和遗传学(genetics)、基因组学(genomics)及蛋白质组学(proteomics)的交叉融合中逐渐形成。其理论和技术的每一项突破,自始至终与分子生物学的发展有着千丝万缕的联系。如质粒(plasmid)的提取和纯化、基因工程(genetic engineering)技术的定型、体细胞核移植(somatic cell nuclear transfer, SCNT)技术的完善、干细胞(stem cell)及其诱导分化、细胞重编程(cell reprogramming)技术的进步,都极大地推进了分子病理学的发展。

分子病理学是在研究正常生命现象的基础上,探索疾病状态及其修复过程中出现的细胞生物学和分子生物学机制。正如继光学显微镜之后,电子显微镜的应用使我们对病理过程的了解不断深入一样,分子病理学及其相关技术的应用使我们能够解释以前不能解释的病理现象。可以认为分子病理学的诞生是传统病理学发展的必然阶段。但是,必须强调分子病理学并不是解释所有病理现象的万能钥匙。寻求分子病理学与其他相关学科相结合的新的增长点,仍是病理学工作者今后为之奋斗的目标。

二、分子病理学的研究内容

就病理学的学科体系而言,凡是传统病理学,如疾病发生的原因、发病机制、病理变化、转化规律及相应的功能变化所涉及的领域,几乎都是分子病理学研究的内容。分子生物学研究所涉及的实验技术和方法,自然成为分子病理学技术的重要组成部分。

以下我们将从《分子病理学》一书的设计,逐一阐释分子病理学的学科体系和研究内容。全书分绪论及四篇(27章)正文。绪论,重点介绍分子病理学的内涵和外延、进展及未来发展趋势,为本书的纲要。第一篇人类疾病密切相关的分子基础,即本书的第一章至第五章。重点介绍和人类疾病密切相关的细胞和分子生物学基础。从细胞的遗传物质以及细胞基本结构入手,内容涉及人类基因组的结构和功能、基因的表达与调控,DNA复制、转录、表达、突变、损伤与修复等基本理论及其与某些人类疾病发生发展的关系。其中,细胞器、细胞内外信号转导、转录组学(transcriptomics)、表观遗传学(epigenetics)等为本书新增加的内容,对其在疾病发生发展中的作用和意义,给出一些前瞻性的认识和理解。

第二篇病理学基本病变及其发病过程的分子机制,即本书第六章至第十三章。重点介绍病理学总论中基本病变形成和转化过程所涉及的共性分子问题。在损伤修复中强调了细胞分化、细胞死亡的病理意义;将血管发生、器官纤维化和感染作为独立章节出现在此部分内容中;遗传、免疫等基本病变过程也各自作为独立章节列出,此内容既拓宽了传统病理学总论中基本病变形成与转化的分子问题,又为后续学习起到举一反三的效果。

第三篇病理学各系统或器官主要疾病病理变化的分子机制,即本书第十四章至第二十五章。重点阐述各系统重大或主要疾病的分子病理学研究进展,相当于病理学的各论部分。疾病及其发生机制的阐述,突出发病学中有突破性进展的疾病,而不是面面俱到。目的是在分子水平认识疾病本质的基础上,聚焦疾病的精准诊断、靶向治疗的应用前景。

第四篇人类疾病的分子病理诊断及其个体化医疗,即本书第二十六、二十七章。提纲挈领地阐述人类疾病的分子诊断、质量监控及药物基因组学与个体化医疗等的转化应用问题。通过阐述人类疾病的分子诊断、质量监控,着重介绍分子生物学领域的新技术及新兴交叉领域,如基因检测(gene test)、蛋白质组学(proteomics)、生物信息学(bioinformatics)、系统生物学(system biology)以及人工智能(artificial intelligence,AI)等与传统病理学的有机融合,推进分子病理学的快速发展;药物基因组学与个体化医疗的转化应用问题,重点阐述分子和遗传病理学的实验室研究成果向临床应用的转化,为将分子病理学诊断应用于临床治疗策略的设计,实现个体化治疗提供理论和技术指导。

书中涉及的分子生物学技术,如自显影、DNA 提取和纯化、DNA 探针(DNA probe)、DNA 测序(DNA sequencing)、原位杂交(in situ hybridization)、突变(mutation)、核酸电泳、限制性片段长度多态性(restriction fragment length polymorphism,RFLP),仅在应用方面结合具体问题做相应的介绍。

总之,从以上内容的设计中可以得出这样的印象,即无论是病理学的基础研究还是应用研究及实践,病理学的各个领域都迫不及待地从分子生物学中吸取营养。例如人类基因组计划(human genome project,HGP)的实施及后基因组计划(genome project)的提出将给病理学知识的增长带来新的契机:首先,我们对疾病本质的认识更加深化,尤其是多基因疾病,人们过去无法对其深入研究,现在发现其中许多疾病的发生本质上是由相关基因的结构和功能异常所致;其次,致病基因和相关基因被大量发现,并将逐步阐明其在疾病发病学中的意义;再次,肿瘤基因诊断和基因治疗(gene therapy)将取得突破性进展。其体细胞遗传突变、多基因参与和多阶段遗传变化的发病机制将得到全面解释;最后,人类基因组计划实施过程中创造发明的新技术和新方法将在病理学中广泛应用,并导致出现更加迅猛的知识增长趋势。

三、分子病理学的发展趋势

分子生物学的发展简史实际上也是分子病理学的发展过程。此间,DNA 分离和双链螺旋结构的确定,限制性内切酶(restriction enzyme)的发现,DNA 测序及 PCR 等生物技术的问世,为打开遗传信息的复制和转录秘密奠定了基础。随着核酸分子生物学迅猛发展,其相关技术,如质粒的提取和纯化及人类基因组计划的启动到完成,使分子生物学成为医学乃至生命科学中的领先学科,分子生物学技术也成为 21 世纪的先导技术。毫不夸张地讲,分子生物学的所有理论和技术,均可在分子病理学的研究中加以运用并彰显优势。

(一) 病因学研究中的分子问题

在基因水平上探讨某些疾病的原因,为病理学开辟了广阔的前景。除了单基因遗传病以外,绝大多数疾病都是多基因和多因素疾病。即使是单基因疾病,也不仅仅存在单一基因的损伤。一些常见慢性疾病如原发性高血压、冠心病和糖尿病等具有家族聚集倾向,其遗传性状受多个易感基因(susceptible gene)控制,属于多基因遗传病(polygenic disease),又称为复杂性状疾病。目前发现的复杂疾病易感基因多为微效基因(minor gene),每个基因对于疾病的贡献相对较小。现代研究认为,这些疾病均为若干微效基因和环境因素共同作用的结果。这些微效基因的发现对阐明复杂性疾病的发病机制及疾病的诊断治疗具有非常积极的意义。

例如,1 型糖尿病(diabetes mellitus type 1)属于自身免疫性疾病,目前已发现 10 多个基因的变异可增加 1 型糖尿病的易感性。但其易感基因(susceptible gene)只大致解释了 20% ~ 50% 的疾病易感性。2 型糖尿病的候选微效基因包括葡萄糖转运体蛋白基因、胰岛素受体基因、胰岛素受体底物(insulin receptor substrate,*IRS*)基因、胰岛素抵抗(insulin resistance,*IR*)因子基因等。2 型糖尿病(diabetes mellitus type 2)的易感基因也只能解释 10% ~ 30% 的疾病易感性。

又如,家族性高胆固醇血症(familial hypercholesterolemia,FH)涉及低密度脂蛋白(low density lipoprotein,*LDL*)基因及载脂蛋白 E(apolipoprotein E,*ApoE*)、载脂蛋白 A(*ApoA*)、载脂蛋白 B(*ApoB*)等多种基因,因此单基因遗传病实际上也是多基因疾病。对于精神分裂症(schizophrenia)、哮喘(athma)、关节炎(arthritis)、脑血管病(cerebral vascular disease)、原发性高血压(essential hypertension,EH)及冠心病(coronary heart disease)等多基因疾病,涉及的基因更多更广。

再如,过去将牛海绵状脑病(bovine spongiform encephalopathy,BSE),俗称疯牛病,归为慢性病毒感染所致的传染性疾病,现在发现是一类既有传染性又缺乏核酸的朊粒蛋白(prion protein,PrP)导致的散发性中枢神经系统变性疾病。这类疾病特征性病理改变是脑海绵状变性，故称为海绵状脑病。已知人类 PrP 病主要有克-雅病（creuzfeldt-jakob disease，CJD）、库鲁病（kuru disease）、格斯特曼-施特劳斯勒尔-沙因克尔综合征（Gerstmann-Straussler-Scheinker syndrome，GSS 综合征）、致死性家族型失眠症（fatal familial insomnia，FFI）、无特征性病理改变的 PrP 痴呆和 PrP 痴呆伴痉挛性截瘫等。该类疾病临床虽属罕见，但传染性 PrP 作为新的致病因子已引起极大关注。

（二）发病机制研究中的分子问题

阿尔茨海默病（Alzheimer disease，AD）的基因定位已获成功，为揭示遗传性 AD 发病机制及治疗奠定了基础。信使 RNA（messenger RNA，mRNA）是基因转录的产物，任何多肽和蛋白质合成时都需经过相应的 mRNA 的编码。通过测定 mRNA 水平，确证了肾素-血管紧张素系统（renin-angiotensin system，RAS）在遗传性原发性高血压的发病中起着重要作用。根据乙肝病毒 DNA 资料，发现肝癌细胞整合有 HBV-DNA，认为乙肝与肝癌发生有密切关系。最近还发现，Alport 综合征是由 X 染色体上 *COL4A5* 基因发生突变所致，因突变部位不同，其临床表现也出现差异。

新发及重大传染病的跨宿主传播、靶细胞感染及其损伤的机制研究是世界范围内的重大课题，由此确定干预及防控策略又是人类面对的共同任务。2002—2020 年国内和国际上多次发生流行性感冒病毒（influenza virus）疫情，2002 年严重急性呼吸综合征（severe acute respiratory syndrome，SARS）疫情暴发，导致全球五大洲的 26 个国家至少 8 096 人发病，其中 774 人死亡，病死率高达 9.56%。2012 年中东呼吸综合征（Middle East respi-ratory syndrome，MERS）疫情，也造成几百人的死亡。2019 年在全世界暴发的新型冠状病毒肺炎（COVID-19）疫情，据美国约翰斯·霍普金斯大学（Johns Hopkins University）发布的新冠疫情统计数据显示，截止本书终稿时间（2022 年 10 月），全球累计确诊病例 62 967 万例，累计死亡病例 658 万例，发病人数和死亡人数仍有逐日上升的趋势。从 SARS 到新型冠状病毒肺炎，病毒性肺炎从未走远。所以新型冠状病毒如何跨宿主传播、感染机体靶细胞后如何引起组织细胞损伤及炎症的机制，既涉及应急状态的精准施救，又关乎急性损伤后并发症的发生、预防及临床治疗。同时，对病毒引起机体损伤的本质的认识又具有重要的科学意义。

表观遗传是指 DNA 序列不发生变化的可遗传性改变。表观遗传在基因表达调控中具有重要作用，在不同发育阶段、不同组织类型以及不同疾病的细胞中具有显著的特征。肿瘤发生、发展是一个涉及遗传和表观遗传改变的多步骤过程。表观遗传变化在肿瘤发生、发展过程中频繁发生。由于表观遗传修饰是可逆的，这就为肿瘤预防、临床诊断与药物开发提供了新的方向。且 DNA 甲基化酶（DNA methyltransferase，DNMT）抑制剂、组蛋白脱乙酰酶（histone deacetylase，HDAC）抑制剂在临床上已成功治疗了肿瘤患者。预计更准确的表观遗传高通量方法、更明确的表观遗传机制、更精确的表观遗传调控剂（活化剂或抑制剂）、对更复杂疾病的探索将有助于肿瘤预防、临床诊断、药物开发与联合疗法的临床转化。

（三）病理学诊断中的分子问题

通过基因突变的检测、基因连续分析、mRNA 的检测、核酸分子杂交及 PCR 等技术，可对遗传性疾病、传染性疾病、病毒性疾病、细菌性疾病、寄生虫疾病和肿瘤进行检测和诊断。近年来发展起来的 DNA 芯片技术，将人体内成百上千种，乃至 10 万个基因全部密集排布在一张芯片上，可以同时检测人类不同时期、不同细胞、不同组织及不同疾病诱发因素作用所引起的基因时空表达谱，用于疾病的诊断、发病机制的研究和药物的筛选。此外，利用芯片技术（chip technology）以制备出免疫芯片、蛋白质芯片和检查突变的芯片，用于大规模检测体内多种基因的表达、蛋白质与蛋白质、蛋白质与 DNA 的关系及单个基因和群体基因的多态性和基因突变位点，确定人体的基因型，这些均大大助推了病理学的研究和诊断水平提高。

随着分子病理学理论和技术的日臻完善，诊断分子病理学已成为近年来临床病理的最热门领域。对遗传性疾病的诊断，通过检测人染色体上基因是最可靠的。对感染性疾病（infectious diseases）的诊断，不仅可检出正在生长的病原体（pathogen），也能检出潜伏的病原体以及既往感染的痕迹。对于以基因改变为病因的肿瘤而言是最准确的，是分子靶向治疗的基础。对组织器官移植领域，在组织抗原匹配，免疫受抑制患者出现威胁生命的感染的快速检测等方面彰显优势。在刑事案件中，DNA 指纹技术，已广泛应用于法医学鉴定，其精确度达到了一个细胞、一根毛发和一个精子，就可取得个体特征性的基因图谱（gene map）。

（四）疾病治疗及治疗后反应的分子问题

1. 疾病的精准治疗　分子病理学的最大优势是能对获取的组织标本进行基因诊断（gene diagnosis）和分子分型（molecular typing），为疾病的精准治疗提供依据。早期仅针对单基因遗传病（single gene disease），现将治疗范围扩大到肿瘤、心血管、自身免疫性疾病及病毒感染等危害较大而且少有治疗手段的疾病。以非小细胞肺癌（non-small cell lung cancer，NSCLC）的精准治疗为例，可在以下三个方面大有作为。一是突变基因的确定。突变基因又称驱动基因。根据基因检测和分子分型，检测出具体的突变基因，进行有针对性的治疗。如果表皮生长因子受体（epidermal growth factor receptor，*EGFR*）基因突变则进行吉非替尼、埃克替尼、厄洛替尼的治疗。间变性淋巴瘤激酶（anaplastic lymphoma kinase，*ALK*）融合基因突变，可用克唑替尼等治疗。根据程序性死亡配体-1（programmed death-ligand1，*PD-L1*）的检测结果，给予免疫的治疗。二是驱动基因的诱导。*PD-L1* 高表达的 NSCLC 免疫治疗已收到很好的效果。γ 干扰素（interferon-γ，IFN-γ）是 *PD-L1* 最好的单独诱导剂。经 IFN-γ 诱导，经治疗观察患者的活检材料中，T 细胞生成增加，表达上调，并显示出很好的治疗效果。三是更深地挖掘基因突变。在努力形成个体化治疗时，基因检测不仅仅是在诊断时使用，在肺癌患者的初始诊断和复发时取得个体的组织样本，更有助于指导治疗。分子检测先是识别 *EGFR* 和 *BRAF* 突变以及 *ALK* 和 *ROS1* 的融合，随后就可确定哪种治疗可能是有效的。目前大约 20% 的患者有所谓的可操作的基因突变，为余下 80% 患者提供个体化治疗方法正是研究人员努力的目标。

2. 预测药物治疗效果　有人估计，人体内有 6 000 余种基因与药物的吸收、代谢、排泄和作用有关，检测其中某些基因在用药以后的变化，可以判定患者对治疗的反应以指导正确用药，实现个体化治疗。如第一代和第二代 EGFR 酪氨酸激酶抑制剂（tyrosine kinase inhibitors，TKIs）同时针对突变和野生型受体，具有典型 EGFR 抑制剂毒性，表现为皮疹和腹泻。而第三代 EGFR 抑制剂特异性地针对 *EGFR* 突变，不是野生型 *EGFR*，因而具有较少的皮肤和胃肠道毒性。简言之，这是药物作用于体内引起基因反应的动态变化，今后工作的重点仍然是找到预测治疗反应的生物标记物，以保证只有在体内产生治疗性应答反应的确切指标，才对患者实施治疗。

四、结语

分子病理学是在蛋白质和核酸水平，应用分子生物学理论、技术和方法研究疾病发生发展过程的病理学的一个分支学科。就学科内涵而言，凡是传统病理学，如疾病发生的原因、发病机制、病理变化、转化规律及相应的功能变化所涉及的领域，几乎都是分子病理学研究的内容。随着医学科学研究的不断深入，学科间的交叉融合及分离独立推动了病理学的进步与发展。分子病理学的优势是能对获取的组织标本进行精准的基因诊断和分子分型，将疾病的病因学、发病机制、病理诊断及其治疗及治疗后反应等的研究推进到分子水平。另外，发育分子生物学、衰老分子生物学、神经分子生物学和肿瘤分子生物学等新型领域与分子病理学交叉融合，又进一步丰富了分子病理学的内涵，并加深了人们对疾病本质的认知和理解。

（李玉林）

主要参考文献

［1］李玉林.分子病理学［M］.北京：人民卫生出版社，2002.

［2］李玉林.病理学［M］.8 版.北京：人民卫生出版社，2012.

［3］HORST A. Molecular Pathology［M］. New York：CRC Press，2018.

［4］KILLEEN A A. Principles of Molecular Pathology［M］. Totowa：Human Press，2004.

［5］COLEMAN W B. Diagnostic Molecular Pathology［M］. London：Academic Press，2017.

［6］COLEMAN W B，TSONGALIS G J. Molecular Pathology：The Molecular Basis of Human Disease［M］. 2nd Edition. London：Academic Press，2018.

第一篇

人类疾病密切相关的分子基础

第一章

细胞的分子生物学基础

所有细胞中的生物大分子(biological macromolecule)是以碳原子为核心,并以共价键的形式及不同方式与氢、氧、氮和磷结合而成。生物体中的核酸和蛋白质生物大分子都是由完全相同的单体,即由核酸分子(DNA 和 RNA)中的 8 种碱基或蛋白质分子中的 20 种氨基酸所组成,这就构成了细胞存活的重要物质基础。因此,构成生物体各类生物大分子的单体在不同生物中都是相同的,生物体内所有生物大分子的构成都遵循共同的规则,而某一特定生物体所拥有的核酸和蛋白质分子又决定其属性。本章主要阐述核酸和蛋白质基本结构和功能,DNA 复制、转录及翻译过程,以及基因表达调控等的一些相关内容。

第一节　生物体的遗传物质核酸

核酸(nucleic acid)是一切生物体的遗传物质。任何物种的生物学特性都是以遗传编码的方式贮存在核酸分子内。核酸分为脱氧核糖核酸(deoxyribonucleic acid,DNA)和核糖核酸(ribonucleic acid,RNA)两类。DNA 主要存在于细胞核的染色质中,是贮存和复制全部遗传信息的分子;RNA 主要分布于细胞质中,承担遗传信息的转录及蛋白质生物合成等重要的功能。

一、核苷酸

核苷酸(nucleotide,nt)是构成核酸的基本单位。但应指出,核苷酸还以其他衍生物的形式参与各种物质代谢的调控和蛋白质功能的调节。多个核苷酸组成核苷酸链,即核酸,后者又称为多聚核苷酸。所有的核苷酸均由 3 种基本成分组成,即碱基、戊糖和磷酸。

(一)碱基

碱基(base)分为嘌呤碱(purine base)和嘧啶碱(pyrimidine base)两种,为含氮杂环化合物。前者包括腺嘌呤(adenine,A)和鸟嘌呤(guanine,G)两种,为 DNA 和 RNA 共有;后者包括胞嘧啶(cytosine,C)、胸腺嘧啶(thymine,T)和尿嘧啶(uracil,U)三种,其中 C 为 DNA 和 RNA 共有,T 只存在于 DNA 中,U 只存在于 RNA 中。除此之外,少数噬菌体的 DNA 含有 U,有的 DNA 还含有上述碱基的衍生物;某些 RNA 中含有 T。

(二)戊糖

DNA 和 RNA 所含的戊糖(pentose)分别为脱氧核糖(deoxyribose)和核糖(ribose)。RNA 分子中的戊糖 C-2 上连接 1 个羟基(OH),易于自发水解,不及 DNA 分子稳定。

碱基与脱氧核糖或核糖通过糖苷键(glycosidic bond)连接形成脱氧核苷(deoxynucleoside)或核苷(nucleoside),其中嘌呤类(脱氧)核苷由嘌呤碱 N-9 与(脱氧)核糖 C-1 形成糖苷键,嘧啶类(脱氧)核苷由嘧啶碱 N-1 与(脱氧)核糖 C-1 形成糖苷键。有关核苷的命名法见表 1-1。

(三)磷酸

磷酸(phosphoric acid)与核苷之中的戊糖羟基以酯键(ester bond)结合为核苷酸。核苷酸之间通过3',5'-磷酸二酯键连接成为多核苷酸(图 1-1),即为核酸。单核苷酸或脱氧单核苷酸分子中的磷酸主要连接在 5' 位上,按照所加的磷酸数目分别称为(脱氧)核苷一磷酸、(脱氧)核苷二磷酸和(脱氧)核苷三磷酸,并分别标记为 α、β 和 γ。有关核苷、核苷酸命名法见表 1-1。

表 1-1　核苷和核苷酸组分命名

碱基	核苷	核苷酸
腺嘌呤	腺嘌呤(脱氧)核苷/(脱氧)腺苷 (deoxy)adenosine	腺嘌呤(脱氧)核苷酸/(脱氧)腺苷酸/(脱氧)腺苷一磷酸 (deoxy)adenosine monophosphate,(d)AMP
鸟嘌呤	鸟嘌呤(脱氧)核苷/(脱氧)鸟苷 (deoxy)guanosine	鸟嘌呤(脱氧)核苷酸/(脱氧)鸟苷酸/(脱氧)鸟苷一磷酸 (deoxy)guanosine monophosphate,(d)GMP
胞嘧啶	胞嘧啶(脱氧)核苷/(脱氧)胞苷 (deoxy)cytidine	胞嘧啶(脱氧)核苷酸/(脱氧)胞苷酸/(脱氧)胞苷一磷酸 (deoxy)cytidine monophosphate,(d)CMP
胸腺嘧啶	胸腺嘧啶脱氧核苷/脱氧胸苷 deoxythymidine	胸腺嘧啶脱氧核苷酸/脱氧胸苷酸/脱氧胸苷一磷酸 deoxythymidine monophosphate,dTMP
尿嘧啶	尿嘧啶核苷/尿苷 uridine	尿嘧啶核苷酸/尿苷酸/尿苷一磷酸 uridine monophosphate,UMP

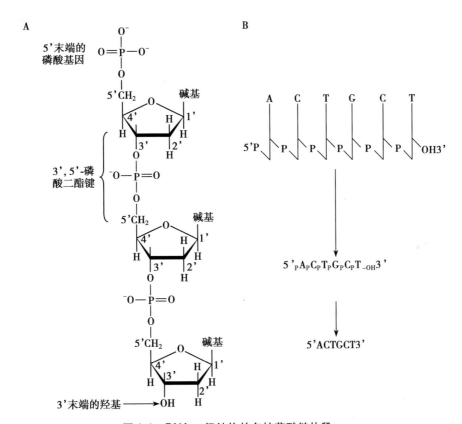

图 1-1　DNA 一级结构的多核苷酸链片段
A. 核苷酸的连接方式;B. DNA 的书写方式举例

二、DNA

1953 年,Watson 和 Crick 两位科学家发现 DNA 的反向平行双螺旋分子构象,从而开创了分子生物学的新纪元,使许多遗传现象从分子水平上得到充分和合理的解决。但是,随着科学技术的发展,人们又发现 DNA 双螺旋结构(double helix structure)并不是完全规整的,其构象随脱氧核苷酸序列的不同而在一定范围内发生变化,并且还存在其他的结构。DNA 结构具有多样性,互相发生转变,处于动态中,这是发挥生物学功能所必需的。DNA 是基因的载体,基因是具有特定生理功能的 DNA 序列。2001 年初,人类基因组草图首次发表,令人吃惊的是人的基因组包含的 35 000 个基因只占不足 2% 的 DNA。因此,进一步深入探讨 DNA 的其他序列及其相关 DNA 的结构和功能有其更重要的意义。

（一）DNA 的一级结构

DNA 的一级结构（primary structure）是指其分子中脱氧单核苷酸的连接方式和排列顺序。在 DNA 分子中，脱氧核糖和磷酸的组成相同，碱基不同，所以碱基的排列顺序就是 DNA 的一级结构。单链 DNA（single-stranded DNA，ssDNA）的大小以碱基数量表示，双链 DNA 以碱基对（base pair，bp）数量表示。一般，真核生物 DNA 分子是线性的，而细菌和一些噬菌体 DNA 分子是环形的。组成 DNA 分子的 4 种脱氧核苷酸可任意排列，形成各种特异的 DNA 片段，或称 DNA 链。DNA 链有两个不同的末端，戊糖 5′ 位带有游离磷酸基端称 5′ 末端，3′ 位带有游离羟基端称 3′ 末端，其方向是以 5′→3′ 为正向。对于每一物种，DNA 分子有其特异的碱基组成。在真核细胞中，某些核苷酸序列大量重复出现，也称重复序列（repetitive sequence），在原核细胞中几乎不存在。

双螺旋结构（double helix structure）是 DNA 分子最多见的一种二级结构形式，也有其他形式的异常结构。一些小分子病毒 DNA 是单链环状结构。核酸分子中如出现二重对称性序列（碱基序列的反向重复），也就是回文序列（palindromic sequence），具有在核酸单链内形成茎-环结构（stem-loop structure），又称发夹结构（hairpin structure），或在双链中形成十字架结构（cruciform structure）的倾向。俄罗斯 Cheloshkina 和 Poptsova 二位研究者在真核细胞 DNA 复制、转录和重组的起始及调节区的许多位点发现有三股螺旋结构，即铰链 DNA（hinged DNA，H-DNA）。利用机器学习技术鉴别出两种最常见的 DNA 茎-环结构和四联体（quadruplex），而这种基因突变可能会增加癌症风险。

美国 Hoshika 等将 4 种合成（脱氧）核苷酸与 4 种天然存在于核酸中的（脱氧）核苷酸相结合，构建出由 8 个（脱氧）核苷酸组成的 DNA 分子（Hachimoji 分子），而且这些 DNA 分子都能够转录为 RNA。这些 Hachimoji 分子的信息存储容量是天然核酸的 2 倍。研究者将已计算出的由 8 种新的嘌呤碱基/嘧啶碱基类型结构形成的总共 4 个额外的通过氢键连接在一起的碱基对成为可能，使整合到 DNA 中的（脱氧）核苷酸数量增加 1 倍，并且维持可预测的化学性质。

（二）DNA 的二级结构

1950 年，Chargaff 发现来源于任何生物的 DNA 分子中存在一个普遍的规律，即腺嘌呤（A）与胸腺嘧啶（T）及鸟嘌呤（G）与胞嘧啶（C）数量相等，而且 A+G=T+C。然而，美国生物合成领域专家 Romesberg 等首次合成 X-Y 碱基对和相应的氨基酸，创造了含 ATGCXY 六种碱基的生命体。这一成果超越自然法则，打破了自然界的碱基束缚，构成了自然界中不存在的全新生命体。

1953 年，Watson 和 Crick 根据前人的工作基础和 DNA 的 X 射线衍射图谱提出了 DNA 分子双螺旋结构模型（图 1-2），即为 DNA 分子的二级结构（secondary structure）。

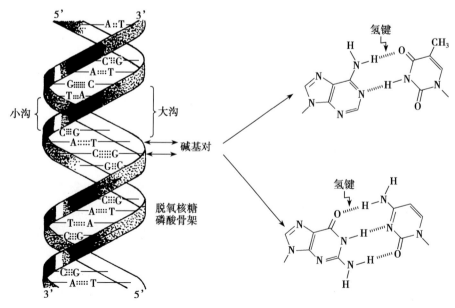

图 1-2　DNA 双螺旋结构示意图

1. DNA 分子双螺旋结构特点 DNA 分子由两条反向平行的多聚脱氧核苷酸链围绕同一中心轴相互缠绕形成右手螺旋结构；磷酸和脱氧核糖位于双螺旋外侧，碱基位于内侧，彼此通过 3',5'-磷酸二酯键连接，形成 DNA 分子主链，其碱平面相互平行叠加，与中心轴垂直。

DNA 分子在不同环境中，尤其在不同湿度中形成不同的立体构象，即 A 型存在于低湿度（高盐）环境，B 型存在于高湿度（低盐）环境，B 型家族中还有 C、D 和 E 等亚型。Watson 和 Crick 提出的 DNA 双螺旋结构为 B-DNA，是 DNA 在溶液中最常见的构象。当环境的相对湿度降至 75% 时，B-DNA 可转为 A-DNA 构象，也为右手螺旋。

1979 年，Rich 等通过 X 射线晶体衍射法发现一种左手双螺旋结构的 DNA，其分子骨架呈锯齿形（zig-zag），因而命名为 Z-DNA，也是由两条反向平行的多聚脱氧核苷酸组成，呈左手螺旋。脱氧胞苷中的脱氧核糖是 C2' 内型，碱基为反式构象；脱氧鸟苷中的脱氧核糖是 C3' 内型，碱基为顺式构象。Z-DNA 中的碱基对靠近螺旋的外表面，致使螺旋仅有一条小沟，较深，含有较高的负电荷密度。在高盐和高浓度乙醇中有利于 Z-DNA 构象的存在；嘌呤碱和嘧啶碱的交替序列，特别是 GC，有利于 Z-DNA 形成；碱基侧链的修饰可促进 Z-DNA 生成和稳定存在。Z-DNA 普遍存在于真核细胞和原核细胞基因组中，聚精氨酸有利于 GC 向 Z-DNA 转变（图 1-3）。

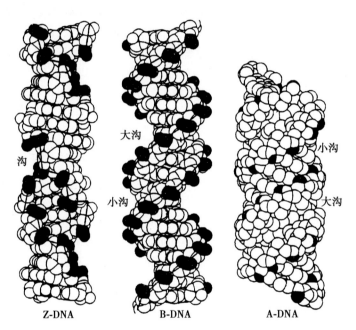

图 1-3 三种类型 DNA 双螺旋结构

2. 凝缩蛋白相互作用将 DNA 折叠成 Z 环结构 2018 年，荷兰的 Kim 等实时地揭示出凝缩蛋白（condensin）在 DNA 上挤压出一个环形结构。近期，Kim 等发现了一种环形结构，证实凝缩蛋白彼此间相互作用，将 DNA 折叠成锯齿形结构，即 Z 环（Z loop），DNA 折叠成字母 Z 的形式。凝缩蛋白所属的染色体结构维持蛋白（structural maintenance of chromosome，SMC），存在的功能缺陷与阿姆斯特丹型侏儒征［Cornelia de Lange syndrome，也称德朗热综合征（Cornelia de Lange syndrome）］等遗传性疾病有关。在细胞分裂过程中，凝缩蛋白在组装染色体的过程中也是至关重要的；这个过程中出现的错误会导致癌症。

3. DNA 的 G 四联体和 i-基元结构 就在 Watson 和 Crick 发现 DNA 双螺旋分子构象后不久，一些科学家发现了富含 GC 的 DNA 区域，具有 G 和 G 配对及 C 和 C 配对现象，前者形成了 G 四联体（G-quadruplex），后者构成了 i-基元（i-motif）的"DNA 扭结"。大多数情况下，i-基元形成于细胞周期的某个特定时刻，可能与基因的打开和关闭有关，而且还可能会影响基因是否被"读取"。根据 DNA 双螺旋结构的碱基互补配对原则，如果一条链能形成 G 四联体，只要条件合适，其对应链理论上可以形成 i-基元。与人类基因组对比，发现在人体基因组内至少有 30 万个 DNA 片段可以形成 G 四联体和 i-基元序列。其中，40% 基因的调控区含有能形成 G 四联体和 i-基元的 DNA 序列，癌基因的启动子区域尤甚。研究者证实，在特定的条件下，*Rb*、*RET*、*VEGF*、*c-Myc* 和 *Bcl-2* 等癌基因的启动子区域可以形成 G 四联体和 i-基元，导致癌症的形成或发展。此外，端粒 DNA 也有形成 G 四联体和 i-基元的能力，这会阻碍端粒（telomere）的延长，加速细胞衰老。澳大利亚 Dinger 和 Christ 科研团队应用特异性结合 i-基元的荧光抗体，观察到 i-基元结构基本分布在人体的细胞核里，可能通过形成和展开而控制基因的开和关；他们首次在人体内观察到能够快速响应酸碱度变化的 i-基元结构，也初步证明其分布于很多癌基因及端粒的调控区，暗示其结构与癌症和衰老有一定的联系，而且可能与细胞周围的酸碱性动态变化有关。

(三) DNA 的超螺旋结构

双螺旋 DNA 链进一步扭曲盘旋形成超螺旋(supercoil)结构,也是 DNA 的三级结构(tertiary structure)。在原核生物小病毒和细菌质粒的 DNA 分子常呈环状,为一个密闭的结构。在真核生物细胞的 DNA 分子是线状的,但由于分子大,经过反复盘绕折叠,与蛋白质结合,使分子末端固定,形成许多相当于环状的结构,这些环状 DNA 是形成超螺旋结构的基础。值得注意的是,美国 Koche 等发现,染色体外环状 DNA,可能会破坏遗传信息,促进癌症发生。DNA 测序结果表明,从染色体中分离的特定 DNA 片段,在形成环状 DNA 的过程或发生于重新整合到染色体不同位置之前,如其诱发原始遗传信息序列被干扰,就可能会导致癌症发生。

根据 DNA 双螺旋的方向,超螺旋 DNA 分为负超螺旋(negative supercoil)和正超螺旋(positive supercoil)两种。DNA 负超螺旋的方向与双螺旋方向相反,为左手超螺旋,是生物体中最常见的超螺旋形式,可使其分子通过调整双螺旋本身的结构减少张力,即减少每个碱基对的旋转,放松两条链的盘绕,也称为盘绕不足(underwound)DNA。DNA 正超螺旋方向与双螺旋方向一致,为右手超螺旋,可使其螺旋更加紧密,也称为过分盘绕(overwound)DNA。

超螺旋 DNA 结构紧密,分子体积变小,有利于包装在细胞内。人类细胞核染色体含有大约 $3×10^9$ bp,其伸展长度为 7mm,远非细胞核(人类细胞核平均直径为 $5\mu m$)所能容纳的。但是,在染色体中线状 DNA 双链以组蛋白为核心盘绕形成核小体(nucleosome),许多核小体以串珠排列,再经过反复盘绕折叠等一系列的组装,通过 2 000 个左右大环将 DNA 浓缩 30 万倍于染色体中。超螺旋结构可影响双螺旋 DNA 的解旋能力,进一步影响 DNA 分子与其他分子之间的相互作用。超螺旋 DNA 可转变为松弛型 DNA,即通过拓扑异构酶(topoisomerase)将双链中的一条链切开,使链的末端沿着松解超螺旋的方向旋转后,再接合接头,即成为松弛型 DNA。

(四) DNA 显微镜

美国 Weinstein 等开发的 DNA 显微镜是一种全新的细胞可视化技术,利用化学手段获取细胞内部信息,绘制的图像反映出细胞内生物分子的基因序列和相对位置的情况。

三、RNA

长期以来,RNA 分子被认为是细胞内传递遗传信息的使者,其实远非如此。生物体内 RNA 分子种类繁多,其生物学功能复杂。现已发现,短链的 RNA 分子在生物体中的重要作用,其编码储存在 DNA 分子序列中;RNA 分子还具有酶的催化作用,因而动摇了过去人们认为生命的最初形式是建立在蛋白质基础上的学说,RNA 很可能要优先于蛋白质。

(一) RNA 结构及其分类

1. RNA 结构 RNA 分子结构与 DNA 分子有许多类似之处,但也存在许多差别。RNA 分子包含的戊糖是核糖(DNA 包含脱氧核糖),即在戊糖的 2' 位上是羟基(—OH),易于水解。RNA 分子的碱基主要包含腺嘌呤(A)、鸟嘌呤(G)、胞嘧啶(C)和尿嘧啶(U),或存在少量的多种稀有碱基或核苷;DNA 分子中由胸腺嘧啶(T)代替 U,除个别 DNA 分子外一般不含有稀有碱基或核苷。RNA 分子通常以单链的形式存在,不具有互补碱基的比例,即 A 与 U 或 G 与 C 的数目不相等。RNA 分子的单链可存在部分折叠而形成局部双螺旋结构,其构象为 A 型双螺旋,这些区域除遵循 A 与 U 及 G 与 C 配对原则外,还存在 G 和 U 配对。RNA 分子中的双链区主要起稳定结构的作用,而单链区在 RNA 与 RNA 或与蛋白质相互作用中起重要作用。RNA 分子的二级结构是存在于同一平面的结构,在此基础上可形成立体的三级结构。

2. RNA 分类 在原核和真核细胞中参与基因表达的 RNA 分子主要为信使 RNA(messenger RNA,mRNA)、转运 RNA(transfer RNA,tRNA)和核糖体 RNA(ribosomal RNA,rRNA)三类,分别约占总 RNA 的 5%、15% 和 80%。在真核生物中,这三类 RNA 在其细胞核内转录成各自前体,再加工成为相应成熟的 RNA,进入细胞质参与遗传信息的传递和表达。mRNA 是蛋白质生物合成的模板,tRNA 在蛋白质合成中作为氨基酸的转运工具,rRNA 是蛋白质合成场所核糖体的重要组成部分。这些 RNA 分工合作,精细地完成蛋白质的生物合成。

另外,具有调节作用的反义 RNA(antisense RNA)在生命科学中有重要的作用。在真核的细胞中还有少量其他的 RNA,为细胞核 RNA(nuclear RNA,nRNA)。其中,核内异质 RNA(heterogeneous nuclear RNA,hnRNA;又称核内不均一 RNA)和 45S RNA 分别是 mRNA 和某些 rRNA、tRNA 的前体。

在真核细胞转录产物中,除了编码 RNA(coding RNA),即 mRNA 外,还有一类非编码 RNA(non-coding RNA,ncRNA)。人类基因组序列约 5%~10% 被稳定转录,其中绝大多数为非编码转录物,分为组成性非编码 RNA(constitutive non-coding RNA,cncRNA)和调控性非编码 RNA(regulatory non-coding RNA,rncRNA)。

对于 cncRNA,其丰度基本恒定,包括 tRNA、rRNA、核酶(ribozyme;又称催化小 RNA)、端粒 RNA(telomere RNA;在保护端粒的过程中起重要作用)和端粒酶 RNA(telomerase RNA,人端粒酶由 450nt 组成,向染色体末端添加 TTAGGG 序列,维持端粒的长度)、核小 RNA(small nuclear RNA,snRNA)、核仁小 RNA(small nucleolar RNA,snoRNA)及胞质小 RNA(small cytoplasmic RNA,scRNA)。

rncRNA 的丰度随外界环境和细胞形状而发生变化,在基因表达过程中发挥重要的调控作用,包括小非编码 RNA(small non-coding RNA,sncRNA)、长非编码 RNA(long non-coding RNA,lncRNA)和环状 RNA(circular RNA,circRNA),sncRNA 包括干扰小 RNA(small interfering RNA,siRNA)、微 RNA(microRNA,miRNA)和 Piwi 相互作用 RNA(Piwi-interacting RNA,piRNA)等。

(二) 信使 RNA(mRNA)

细胞内 mRNA 含量较少,但其种类繁多,哺乳动物细胞中可达几万种。mRNA 分子量大小相差悬殊,一般为几百至几万核苷酸连接的长链,分子量约为 100~2 000kD,沉降系数约为 8~30S。mRNA 除了含有 4 种基本的核苷酸外,在原核细胞不含有稀少的核苷酸,在真核细胞中也含量甚微。mRNA 代谢快,不稳定。

1. 帽子结构　真核和原核细胞 mRNA 的一级结构有相当大的区别(图 1-4)。真核细胞 mRNA 多聚核苷酸链具有与原核细胞 mRNA 不同的独特结构,即 5'末端有一个以 7-甲基鸟嘌呤核苷 5',5'-三磷酸为主体的"帽子"结构($m^7G5'ppp5'Nm$),3'末端大多有一个由 30~300 个腺苷酸连续的多腺苷酸[polyadenylic acid,poly(A)]尾巴。在帽子和尾巴之间依次为 5'非翻译区(5'-untranslated region,5'-UTR)、翻译区(也称编码区)和 3'非翻译区(3'-untranslated region,3'-UTR)。

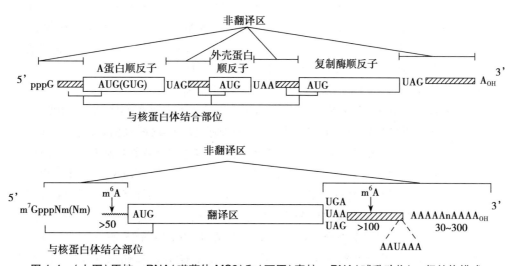

图 1-4　(上图)原核 mRNA(噬菌体 MS2)和(下图)真核 mRNA(哺乳动物)一级结构模式

帽子结构是转录开始后不久(<15nt)由 mRNA 鸟苷酰转移酶在 hnRNA 5'末端加 G,使 5'末端与 5'末端对接,中间有 3 个磷酸基团;5'末端加 G 后经过一系列甲基化(methylation)形成帽子结构(图 1-5)。帽子结构具有保护 5'末端 mRNA 免受核酸酶的降解,并能够被蛋白质的起始因子所识别,从而促进蛋白质合成。在 poly(A)尾巴结合一特定的蛋白质,称为 poly(A)结合蛋白[Poly(A)-binding protein,PABP],每 10~20 个碱基结合 1 个 PABP。PABP 具有保护 mRNA 的作用,防止其降解。poly(A)与 PABP 还可共同

对 mRNA 翻译的起始产生影响。因此,poly(A)尾巴是 mRNA 由细胞核进入细胞质所必需的序列,并且提高了 mRNA 在细胞质中的稳定性。

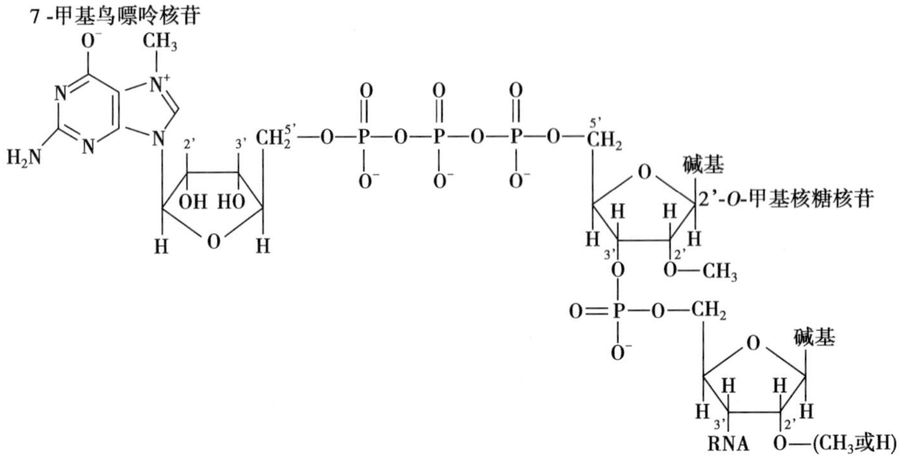

图 1-5　真核细胞 mRNA 的帽子结构

2. poly(A)尾巴　RNA poly(A)尾巴是成熟的 mRNA 和 lncRNA 的重要组成部分,对 RNA 稳定性和翻译起着重要的调控作用。2019 年,我国 Liu 等建立了一种 PAIso-seq(poly(A) inclusive RNA isoform sequencing)的高灵敏度高准确度的 RNA poly(A)尾巴检测技术。通过 PAIso-seq 发现,转录组中存在数千碱基(kilobase,kb)长的 poly(A)尾巴。全长 RNA 信息可以探索 RNA 可变剪切与 poly(A)尾巴两种重要 RNA 转录后调控之间的关联。更有意义的是,通过 PAIso-seq 发现,小鼠生发泡(germinal vesicle,GV)期卵中有超过 17% 的 mRNA poly(A)尾巴主体区域存在广泛的 U、G 和 C 碱基的掺入。另外,在拟南芥、线虫和人细胞系中也发现了 poly(A)尾巴的主体中含有非 A 碱基。

3. mRNA 释放区　原核和真核细胞 mRNA 的释放区是蛋白质生物合成模板的作用部位。原核细胞 mRNA 都是多顺反子(polycistron)或多作用子型信使模板,即 1 个 mRNA 分子带有几种蛋白质的遗传信息,可为几种蛋白质编码的操纵子(operon)的转录产物或自身复制品,合成几种蛋白质。真核细胞 mRNA 与此相反,都是单顺反子(monocistron)或单作用子型信使模板,即 1 个 mRNA 分子只能合成一种蛋白质。在原核细胞中,mRNA 与相应的基因是共线的(co-linear),转录与翻译在同一空间进行,并且两者偶联。在真核细胞中,mRNA 与相应的基因不是共线的,其转录产物是 hnRNA,经核内剪接后成为成熟的 mRNA,再转运到细胞质中进行翻译。

4. 遗传密码(genetic code)　mRNA 作为蛋白质生物合成的模板,可将 DNA 分子中以核苷酸序列形式存在的遗传信息翻译为蛋白质生物合成时氨基酸排列顺序,使生物遗传性状得到表达。mRNA 根据碱基互补规律从 DNA 分子中拷贝遗传信息,再根据三联体密码将遗传信息传递给正在合成的蛋白质。三联体密码即为 mRNA 分子中每 3 个核苷酸组成为 1 个信息单位,称为密码子(codon),代表一种特定的氨基酸。Nirenberg 在 20 世纪 60 年代经过数年潜心的研究,编制一套适用于所有生物体的遗传密码表(表 1-2)。表中的 64 个密码子中的 61 个对应 20 种氨基酸,每个密码子代表 1 种氨基酸,但 1 种氨基酸被 1 个或几个(最多为 6 个)密码子所代表。能够代表 1 种氨基酸的多个密码子称为同义密码子(synonymous codon),或称为简并密码子(degenerate codon)。在真核细胞 mRNA 中,密码子 AUG 在 5' 末端起始处既可代表甲硫氨酸,又可作为起始密码子(initiation codon),起到蛋白质合成的起始信号作用。在原核细胞 mRNA 中,密码子 AUG 和 GUG 在 5' 末端起始处只作为起始密码子,起到蛋白质合成的起始信号作用,不代表甲硫氨酸和缬氨酸,而代表甲酰甲硫氨酸。UAA、UAG 和 UGA 不作为任何氨基酸编码,而是作为翻译的终止符号,称为终止密码子(termination codon)或无义密码子(nonsense codon)。在某些生物中,一些 mRNA 密码子不起终止密码子的作用或不代表某种氨基酸。另外,真核细胞 hnRNA 的释放区内含有一段或数段无编码或翻译功能的核苷酸序列,这些片段称为内含子(intron),经过加工剪接内含子被去除,使成熟 mRNA 翻译区只含有外显子(exon)。

表 1-2　遗传密码表

第一个核苷酸 5'	第二个核苷酸				第三个核苷酸 3'
	U	C	A	G	
U	苯丙氨酸	丝氨酸	酪氨酸	半胱氨酸	U
	苯丙氨酸	丝氨酸	酪氨酸	半胱氨酸	C
	亮氨酸	丝氨酸	终止码	终止码	A
	亮氨酸	丝氨酸	终止码	色氨酸	G
C	亮氨酸	脯氨酸	组氨酸	精氨酸	U
	亮氨酸	脯氨酸	组氨酸	精氨酸	C
	亮氨酸	脯氨酸	谷氨酰胺	精氨酸	A
	亮氨酸	脯氨酸	谷氨酰胺	精氨酸	G
A	异亮氨酸	苏氨酸	天冬酰胺	丝氨酸	U
	异亮氨酸	苏氨酸	天冬酰胺	丝氨酸	C
	异亮氨酸	苏氨酸	赖氨酸	精氨酸	A
	甲硫氨酸	苏氨酸	赖氨酸	精氨酸	G
G	缬氨酸	丙氨酸	天冬氨酸	甘氨酸	U
	缬氨酸	丙氨酸	天冬氨酸	甘氨酸	C
	缬氨酸	丙氨酸	谷氨酸	甘氨酸	A
	缬氨酸	丙氨酸	谷氨酸	甘氨酸	G

　　长期以来,内含子的非编码 DNA 片段通常被认为是垃圾片段而在转录和翻译之间从它们的原始 mRNA 转录物序列中被移除。2019 年,美国 Morgan 等和 Parenteau 等均揭示很多内含子(至少在酵母中)在剪接后长时间地停留在细胞中,并且在应激条件下调节细胞生长。

　　另外,值得注意的是,捷克 Žihala 和 Eliáš 二位研究者对藻类和植物的两项研究结果发现了遗传密码的大量"变异"现象,因此有必要对整个生命进化历程中遗传密码的差异建立更深的认识。否则,从 DNA 序列推断蛋白质序列时若出现编码不正确的情况,可能会导致蛋白质序列预测结果的不准确。

　　所有原核细胞和真核细胞 mRNA 分子中都存在无编码的非翻译区。这些非翻译区的起始处都是终止密码子,可以保证蛋白质在翻译过程中按时停止,也可与核糖体的小亚基结合而构成 mRNA 上的启动部位,并有许多种核苷酸序列已被确定。真核细胞 mRNA 5' 末端的帽子和 3' 末端 poly(A)尾巴也包括在非翻译区之中。mRNA 的二级结构有许多处通过碱基配对自身折叠,形成发夹式结构,但不规律,在转录和翻译中起到调节作用。mRNA 的二级结构可进一步折叠或卷曲,使其某些部位生成许多新的氢键,产生更多的空间联系,形成更加紧密和更加稳定的三级结构。

（三）核糖体 RNA(rRNA)

　　rRNA 是细胞内含量最多的一种 RNA。各种 rRNA 分子的链长相差非常大。rRNA 分子结构较为稳定,碱基修饰成分少。在细胞质中,rRNA 与多种小蛋白质分子结合为核糖体并在蛋白质生物合成中执行"装配机"的功能。在原核和真核细胞中核糖体数量差别较大。各种来源的核糖体都由大亚基和小亚基构成,小亚基负责对序列特异的识别,大亚基负责对氨基酸及 tRNA 的携带。每种亚基都含有 1~3 种 rRNA 分子和多种小蛋白质分子,其含量 rRNA 组分高于蛋白质,特别是原核细胞 rRNA 是蛋白质的 2 倍。大小亚基可根据功能的需要随时相互结合或解离,但 Mg^{2+} 存在与否是两个亚基相互结合或解离的重要条件。在蛋白质合成过程中,多个核糖体可与 1 个分子 mRNA 串联成为多聚核糖体(polyribosome)。

　　在 rRNA 的一级结构中,其修饰碱基的含量比 tRNA 少得多,而且原核细胞 rRNA 分子链的修饰度又远低于真核细胞 rRNA 分子链,但存在甲基化核苷,有时可出现在相当保守的区域内。rRNA 中有非配对的单链区和配对的双链区相间排列,组成茎-环、突环、内部环、多分支环及假结等二级结构(图1-6),也无规律性。各种大小的 rRNA 可在特定的位点与蛋白质结合,这些位点都有一定的二级结构,通常是一些带有碱基突出部分的发夹结构,并且 rRNA 的构象决定某些蛋白质的结合位点是否存在。核糖体组装开始于一组蛋白质与 rRNA 发生反应,使 rRNA 结构折叠,然后允许另一组蛋白质继续加入。在大肠杆菌 5S rRNA 中,除参与形成二级结构的氢键外,还有维持三级结构的氢键,将整个分子折叠成"Y"型。对于 rRNA 的构象,不是固定不变的,可在蛋白质合成过程中随 mRNA 或 tRNA 的结合及大小亚基组装而发生变化。

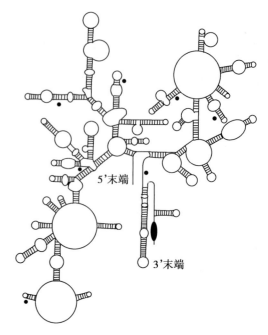

图 1-6　16S 核糖体 RNA(rRNA)的二级结构
图中小圆点代表自 5'→3' 的 200 个核苷酸,3' 末端的黑块代表与 mRNA 中 SD 序列相结合的部位。

rRNA 具有催化活性。某些低等真核生物的细胞核和线粒体 rRNA 前体在成熟过程中能自我剪接,不需蛋白酶的参与。rRNA 在翻译过程中,16S rRNA 3' 末端一段富含嘧啶碱基的保守序列,与 mRNA 起始密码 ACG 之前的一段富含嘌呤碱序列可直接互补;16S rRNA 的另一特定区域,在核糖体的氨酰位(aminoacyl site,A site;简称 A 位)和肽酰位(peptidyl site,P site;简称 P 位)点上均可与 tRNA 分子的反密码子(anticodon,即 mRNA 密码子识别位点的 3 个氨基酸序列)区域发生直接作用。核糖体的大小亚基间的相互作用也与 16S 和 23S rRNA 有关。大亚基 rRNA 具有肽酰转移酶活性,而其蛋白质组分具有增强 rRNA 活性及维持核糖体结构的作用。

(四) 转运 RNA(tRNA)

tRNA 分子量较小,约为 23~31kD,沉降系数约为 4S,又称为 4S tRNA。通常,tRNA 以游离形式或与氨基酸结合为氨酰 tRNA 形式存在,含稀有碱基或稀有核苷较多,其量可高达 5%~20%。tRNA 种类较多,如包括起始 tRNA(特异地识别 mRNA 模板上起始密码子)、延伸 tRNA(除了特异地识别起始密码子以外的密码子)、同工 tRNA(代表一种氨基酸的多个 tRNA)和校正 tRNA(分为保留校正及无义突变和错义突变校正)等。tRNA 能够形成严紧的二级和三级结构,其分子较为稳定。

tRNA 在细胞核内生成无活性的前体,经加工修饰为成熟的 tRNA,进入细胞质发挥其功能。在蛋白质生物合成中,tRNA 能够特异地将细胞质中的氨基酸转运到与 mRNA 结合的核糖体或多聚核糖体上,并与 mRNA 分子中的密码子互补结合,从而准确地供应蛋白质生成所需的各种氨基酸原料。在这一过程中,首先 tRNA 分子的氨基酸连接位点,即 3' 末端的戊糖 3'-OH 通过酯键与氨基酸的羧基端连接;然后,tRNA 上的反密码子与 mRNA 分子上的密码子互补配对,使氨基酸与 mRNA 所携带的遗传信息相对应。tRNA 还有其他的生物学功能,如作为病毒逆转录引物参与许多物质的合成、校正 mRNA 的突变、转移氨基酸的非核糖体及调节某些酶促反应等。

tRNA 一级结构的核苷酸链较短,在 73~94nt 范围内。tRNA 3' 末端有一 CpCpAOH 顺序,活化的氨基酸连接于其中腺苷酸的 3'-OH 上;5' 末端是 1 个被磷酸化(phosphorylation)的残基,通常为磷酸鸟嘌呤(pG)。一般,同工 tRNA 的核苷酸顺序较接近,而非同工 tRNA 的核苷酸顺序相差较大。tRNA 分子中的许多核苷酸保守,其中一些恒定不变;另一些为半恒定,即限定在嘌呤碱或嘧啶碱范围内。tRNA 有 60 多种修饰类型,在所有 RNA 分子中修饰度最高,广泛地发生在分子的各个部分,从单纯的甲基化到嘌呤环的重建。这些修饰增加了 tRNA 结构的多样性,可执行不同种生物学功能。在 tRNA 中,约 50% 的碱基可自身折叠而形成局部双螺旋臂样结构,以及由单链形成的环。绝大多数 tRNA 的二级结构是三叶草形(图1-7),含有 4 条臂和 4 个环。

　　tRNA 的三级结构是一个倒置的"L"字母形状(图 1-8),两个端点分别是氨基酸接受臂的 3' 接收端和反密码子环,转角处由 D 臂、DHU 环和 TψC 环构成。在 L 型三级结构中,几乎所有的 tRNA 立体构象出现碱基堆积或部分堆积,并且二级结构中某些原单链的核苷酸之间通过三级氢键形成多个碱基对或碱基三联体,这些均对三级结构的生成和稳定起重要的作用。

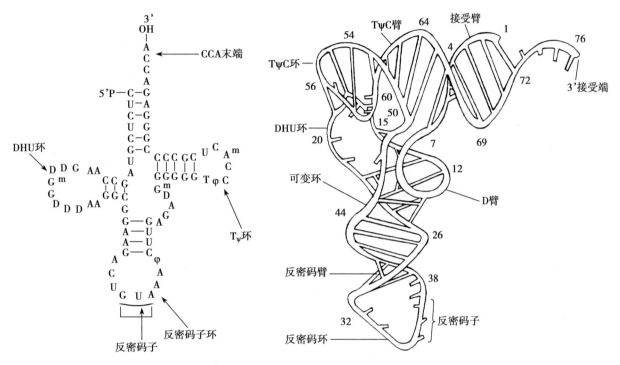

图 1-7　酵母转运 RNA(tRNA)三叶草形二级结构　　　　　图 1-8　转运 RNA(tRNA)的三级结构

(五) 反义 RNA

　　20 世纪 80 年代,在原核生物中发现一些调节基因,能够与特异的 mRNA 序列互补配对,阻断翻译过程,并能选择性关闭基因。这种在 DNA 复制、mRNA 转录和蛋白质翻译中起到调节作用的 RNA 称为反义 RNA,或称为调节 RNA 和 mRNA 干扰互补 RNA(mRNA interfering complementary RNA,micRNA)。

　　反义 RNA 为单链 RNA,分子量不大,由一个或多个稳定的茎和环结构组成。这种特殊的、类似发夹的结构易与 mRNA 形成互补,并且茎结构对环结构起到稳定和微调作用。环结构是 mRNA 靶序列发生作用的功能区,易于突变,这对反义 RNA 的调节作用具有十分重要的意义。反义 RNA 与调控蛋白质不同,无别构性,不会受到其他小分子的影响而改变其自身对 mRNA 靶序列的识别能力。

　　反义 RNA 可与引物 RNA 互补,抑制 DNA 的复制;也可与 mRNA 5' 末端互补,阻断 RNA 转录。在翻译水平上,反义 RNA 可与 mRNA 的某些部位互补,抑制蛋白质翻译;另外,与 mRNA 非翻译区互补,改变 mRNA 构象,阻止与核糖体结合,间接抑制蛋白质翻译。反义 RNA 与 mRNA 结合,可发生在胞核及胞质中。在胞核中,反义 RNA 会干扰 mRNA 的加帽和加 poly(A) 及剪接和加工过程,并与 mRNA 形成的杂交体不能从胞核向胞质中转运。在胞质中,反义 RNA 与 mRNA 形成的杂交体,抑制翻译过程,但其杂交体不稳定,易被核酸酶降解。

　　在真核细胞中,反义 RNA 调节基因表达,并且可用化学法或酶法人工合成反义 RNA,或用重组 DNA 技术从反义表达载体中产生反义 RNA。反义 RNA 现已作为调节翻译过程和基因表达的有效手段和方法。

(六) 核酶

　　20 世纪 80 年代,Cech 等发现原生动物四膜虫(tetrahymena)26S rRNA 前体在成熟过程中通过剪接反应除去自身分子间插序列(intervening sequence,IVS)。与此同时,Altman 等发现核糖核酸酶 P(ribonuclease P,RNase P)中的 RNA 组分(M_1 RNA)能够单独催化 tRNA 5' 前导序列的切除。由此,证实 RNA 具有催化活性,Cech 将其命名为 ribozyme,即核酶,或称酶 RNA 和催化小 RNA 等。

核酶(ribozyme)有几十种,其分子量相差较大,含有十几个到数百个核苷酸,在其中存在催化活性序列或活性中心。核酶的催化作用是特异的,但催化效率较蛋白酶低,又不稳定。核酶可进行自体催化和异体催化,前者以自身 RNA 为作用底物进行自我催化,包括许多 RNA 前体的加工、成熟;后者是以其他化合物为作用底物对异体 RNA 或多糖、DNA 及氨基酸酶等进行催化。根据核酶的作用机制不同,可分为剪切型(cleavage)和剪接型(splicing)两类,前者相当于核酸内切酶的作用,后者具有核酸内切酶和连接酶的活性。

剪切型核酶又分为两类,其中之一是剪切反应发生在 RNA 前体的成熟过程中,另一类是剪切反应发生在某些小环状病原体 RNA 的复制过程中。剪接型核酶发生的剪接反应,包括剪切反应和连接反应,首先是 5'剪接位点的切开,然后是 3'剪接位点切开;并且,在剪接点附近都含有保守的碱基序列。

(七) 三种小分子 RNA

在真核细胞的胞核和胞质中有许多小于 300nt 的小分子 RNA,包括核小 RNA(snRNA)和胞质小 RNA(scRNA),性质十分稳定,一般以结合蛋白质形成核糖核蛋白颗粒(ribonucleoprotein particle)的形式存在。

1. snRNA　有 10 余种 snRNA,其中有多种富含尿苷酸,称为 U-snRNA。snRNA 序列高度保守,也有类似 tRNA 的茎-环状二级结构。除了 U_6-snRNA 的 5'末端为 γ-甲基三磷酸,其余 U-snRNA 的 5'末端均有帽子结构。细胞内的 snRNA 是真核生物转录后加工过程中 RNA 剪接体(spliceosome)的主要成分,其长度在哺乳动物中约为 100~215nt。snRNA 一直存在于细胞核中,与 40 种左右的核蛋白共同组成 RNA 剪接体,在 RNA 转录后加工及组蛋白 mRNA 3'末端的成熟过程中起重要作用。

2. scRNA　scRNA 序列也相当保守,在分泌蛋白和膜蛋白跨膜转运中起重要作用。7S RNA(有 305 个碱基)和 6 个分子蛋白质组成的 scRNA 为信号识别颗粒,可与新合成的分泌蛋白的前导肽结合,同时与内质网膜上的受体蛋白结合。这样,7S RNA 引导新合成的蛋白质进行加工,并通过高尔基体分泌出细胞。

3. snoRNA　snoRNA 定位于核仁,其长度在 60~300nt 不等,能与核仁核糖核蛋白结合形成核仁小核糖核蛋白(small nucleolar ribonucleoprotein,snoRNP,snoRNP)复合物。在脊椎动物中编码 snoRNA 的基因主要存在于蛋白编码基因或非蛋白编码基因的内含子区域,经过进一步的转录后加工处理形成为成熟的 snoRNA。snoRNA 参与的生物学过程主要有 rRNA 的加工处理、RNA 剪接和翻译过程的调控以及氧化应激反应,还参与遗传性疾病、人类的变异、造血、代谢以及癌症的过程中。

(八) 调控性非编码 RNA

1. **干扰小 RNA(siRNA)**　siRNA 有时称干扰短 RNA(short interfering RNA)或沉默 RNA(silencing RNA),是长 20~25 核苷酸的双链 RNA。

(1) siRNA 结构及其特性:在各种生物中,双链 RNA(double-stranded RNA,dsRNA)可通过不同途径被分割成 siRNA。因此,siRNA 具有独特的双链结构,是 RNA 干扰(RNA interference,RNAi)作用的重要部分。siRNA 序列与所作用的靶 mRNA 序列具有同源性,双链两端各有 2 个突出非配对的 3'碱基及两条单链 5'末端磷酸和 3'末端羟基。siRNA 的反义链和正义链对介导 RNAi 均是必要的。外源性 siRNA 可导入细胞内;内源性 siRNA 来自胞核内,可自身折叠成发夹 RNA,被酶剪切成 21~23 核苷酸后,释放入胞质,可抵御转座子、转基因和病毒等侵袭。siRNA 是 dsRNA,干扰 mRNA 翻译的效率比单纯反义或正义 RNA 的抑制效率提高上百倍。

(2) siRNA 生成:如图 1-9 所示,dsRNA 进入细胞后,被细胞内核糖核酸酶(ribonuclease,RNase)家族中的 dsRNA 特异性核酸内切酶(dsRNA specific endonuclease,Dicer)识别结合,先将 dsRNA 解旋,然后将 dsRNA 降解成长度为 21~23 核苷酸的 3'末端带有 2~3 核苷酸末端突出的双链 RNA 分子,即 siRNA。siRNA 与 argonaute2(Ago2)等一些特定的蛋白结合形成 RNA 诱导沉默复合体(RNA-induced silencing complex,RISC),RISC 中含 siRNA、核酸内切酶(endonucleases)、核酸外切酶(exonuclease)及解旋酶(helicase)等,其中的 siRNA 解链为单链,由其中的反义链识别与其同源的靶 mRNA,并与靶 mRNA 配对结合,在mRNA 的近中点位置切割靶 mRNA,并由 RISC 中的酶降解,以阻断 mRNA 传递遗传信息的功能。这种基因能正常转录成 mRNA,但后者因被降解而阻断基因功能。

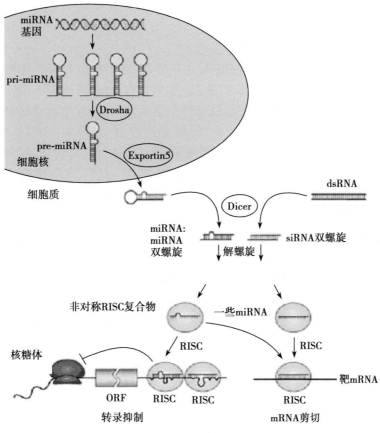

图 1-9　siRNA(右)和 miRNA(左)作用机制

引自龚守良.辐射细胞生物学,2014 版。

（3）siRNA 特异性:siRNA 的特异性强,除正义链 3'末端突出的 2 个碱基在序列识别中不起主要作用外,其他单个碱基的改变均可使 RNAi 效应大大减弱。另外,siRNA 诱发的 RNAi 效应强度随其浓度的增高而增强,并具有时间效应;在哺乳动物细胞中一般只能维持一段时间,2~3d 效果最佳。

（4）siRNA 应用:在哺乳动物细胞中,由 siRNA 介导的 RNAi 能够启动特异基因序列沉默,可为疾病治疗提供新的方法。siRNA 通过 RNAi 可以发挥抵抗病毒入侵、抑制转座子活动及防止自私基因(selfish gene)序列过量增殖等作用,但在将其应用于基因治疗方面还存在一些问题,需要进一步研究解决。

2. 微 RNA(miRNA)

（1）miRNA 及其合成:miRNA 于 1993 年 Lee 等在研究秀丽新小杆线虫(Caenorhabditis elegans)发育缺陷时发现,是指长为 21~25 核苷酸的单链 RNA(single-stranded RNA,ssRNA),位于基因组的非编码区,在许多动植物生物体内广泛表达,可在翻译水平对基因表达进行调节的 RNA 家族。miRNA 是一种对大多真核生物基因组进行转录后调控的信号分子,可调控许多含有同源结构域(homology domain)的基因(同时也是转录因子),miRNA-mRNA 互补程度决定其调控机制。另外,miRNA 分子作为序列特异性调控因子是 RNAi 途径,也是一种细胞内存在 dsRNA 的进化保守现象。miRNA 基因在人类基因组中占约 1%,并已找到逾千个 miRNA,在胚胎发育、细胞增殖、分化、代谢、死亡和肿瘤发生中发挥重要的调节作用。miRNA 基因本身不具有开放阅读框(open reading frame,ORF),其表达具有高度保守性、时序性和组织特异性,在基因组中多以单拷贝、多拷贝或基因簇等多种形式存在,且大部分落于基因间区(intergenic region,IGR)。

（2）miRNA 生成过程中的分子机制:具有功能的 miRNA 是由包含一个颈环结构的更长转录物(又称 pri-miRNA)经过两步切割反应而产生的。第一步切割反应在细胞核内进行,由 Drosha/DGCR8 复合物催化完成,其中 Drosha 为Ⅲ型 RNA 切割酶,DGCR8 为双链 RNA 结合蛋白(RNA-binding protein),负责招募 pri-miRNA 底物。核内切割产生长度约 60~70 个碱基的 miRNA 前体,然后 miRNA 前体出核,在胞质由 Dicer 酶完成第二步切割。我国许瑞明和王宏伟等利用单颗粒冷冻电镜方法解析,Drosha 的 PAZ、MB helix

和 dsRBD 结构域在 pri-miRNA 识别和协同完成切割位点定位中发挥重要的作用。其中,PAZ 结构域在 RNA 结合前后出现了明显的构象变化,与 MB helix 一起,结合在 pri-miRNA 的单、双链交界区两侧,形成 pri-miRNA 关键特性识别的独特模式。

(3) miRNA 介导的 RNAi 沉默机制:由 miRNA 介导的 RNAi 沉默机制有多处与 siRNA 重叠,即两者的长度大致相当,同是 Dicer 切割产物,其生成均需 Ago 家族蛋白存在,同是 RISC 组分,都有优势结合及等式结合的两种方式。但同时也有许多不同之处:①siRNA 是在 RNAi 过程中形成的中间体,miRNA 是细胞内 RNA 的固有组分之一;②siRNA 来源于转座子、转基因或病毒 RNA,miRNA 来源于内源转录物;③siRNA 由长 dsRNA 经酶切获得,miRNA 由发夹结构 miRNA 前体(pre-miRNA)经酶切获得;④siRNA 主要以双链形式存在,miRNA 主要以单链形式存在;⑤siRNA 与靶 mRNA 完全互补、配对结合,特异性强,miRNA 与靶 RNA 并不完全互补,存在错配现象,特异性较 siRNA 差;⑥siRNA 主要在转录后发生作用,miRNA 只在蛋白质转录水平发挥作用(图 1-9)。

(4) miRNA 基因组结构:miRNA 以多顺反子方式转录。miRNA 基因常以基因簇的形式在基因组上串联排列,这些 miRNA 前体大约有 1/3 位于 113 个基因簇中,在人类基因组每一基因簇通常≤51kb,这些 miRNA 基因簇的表达数据来源于多种组织和细胞获得的 miRNA 表达谱数据。

(5) miRNA 调节靶基因:目前,很难精确地鉴定 miRNA 所调节的靶基因,因其通常是在不完全互补的情况下结合其靶基因。然而,生物信息学手段开始利用同一家族的成熟 miRNA 在 5' 末端具有高度的同源性这一特点,对其进入 RISC 中保持稳定,这是非常重要的;而且,这一末端对于其生物学功能也相当关键。因此,大多数生物信息学分析方法使用 miRNA"种子"(miRNA seed)区域,包含了成熟 miRNA 序列的第 2~8 位核苷酸来寻找全部表达基因在 3'-UTR 区域的互补序列。这些研究结果显示,一个单链 miRNA 可能会结合多达 200 个靶基因,且这些靶基因行使各种各样的功能,包括转录因子(transcriptional factor, TF)、分泌蛋白、受体和转运蛋白。因此,miRNA 可能控制大约 1/3 人类 mRNA 的表达。

美国 McGeary 等利用高分辨率数据严格地验证 miRNA 与 mRNA 靶位点结合的强度是 miRNA 降解 mRNA 效果的主要决定因素,其位点亲和力和靶向功效(即 miRNA 能够抑制特定 mRNA 的成功率)之间的关联是创建 miRNA 靶向作用的生化模型,该模型使用大量的亲和力测量值来预测抑制细胞中每种 mRNA 的功效,明显优于现有的所有 miRNA 靶向作用模型。

3. Piwi 相互作用 RNA(piRNA) 与 Piwi 蛋白相互作用的 RNA 称为 piRNA,发现于 2006 年。在生殖细胞中,piRNA 富集现象和 *Miwi* 突变导致的男性不育表明,piRNA 在配子形成的过程中起作用。Piwi 蛋白为 Ago 蛋白家族中的一个成员在果蝇中首先发现,具有调节生殖干细胞的作用。Ago 是一类庞大的蛋白质家族,是组成 RNA 诱导沉默复合体(RNA-induced silencing complex,RISC)的主要成员,不同的 Ago 蛋白有着不同的生物学功能。piRNA 与 Ago 家族蛋白结合,调控 mRNA 的稳定性、蛋白质的合成及染色质组织和基因组的结构。

2020 年,日本 Izumi 等揭示了 piRNA 产生机制,在对完全基因修饰的家蚕卵巢细胞研究中,发现一种 Zucchini 蛋白将较长的 piRNA 未成熟形式加工成较短的中间形式,即 piRNA 前体(pre-piRNA)。随后,pre-piRNA 在另一种 Trimmer 蛋白的作用下成熟为功能性形式的 piRNA。

piRNA 长度为 24~33nt,绝大多数在 29~30nt,5' 末端也具有强烈的尿嘧啶倾向性(约 86%);主要存在于基因间区,很少存在于基因区和重复序列区。piRNA 在小鼠染色体上的分布很不均匀,主要分布在 2、4、5 和 17 号染色体,很少分布于 1、3、16、19 和 X 染色体,基本不分布于 Y 染色体。人类 piRNA 的分布相对均匀,但在 13、20、21 和性染色体分布较少。piRNA 的另一个特点是,成熟 piRNA 3' 末端的 2' 氧被甲基化修饰。在果蝇中,这个反应是由 Hen1 RNA 甲基转移酶催化。甲基化修饰具有重要的生物学意义,增加 piRNA 的稳定性。

研究表明,piRNA 主要存在于哺乳动物的生殖细胞和干细胞中,对于维持生殖系 DNA 完整、抑制转座子转录、抑制翻译、参与异染色质(heterochromatin)的形成、执行表观遗传调控以及生殖细胞发生等均有重要作用。通过与 Piwi 亚家族蛋白结合形成 piRNA 复合物(piRNA complex,piRC),调控基因沉默途径。对 Piwi 亚家族蛋白的遗传分析及 piRNA 积累的时间特性研究发现,piRC 在配子发生过程中起着十分重要的作用。只有 17%～20% 的哺乳动物 piRNA 对应于标记的重复序列,包括转座子和逆转录转座子。因此,piRNA 从后生程序化和抑制转录到转录后调控可能会有不同的功能。

4. 长非编码 RNA(lncRNA)

(1) lncRNA 的生物学特性:人类基因组中,lncRNA>200nt,其编码基因可能位于编码 mRNA 基因的外显子和内含子中,或编码 mRNA 基因之间的序列。lncRNA 具有局部高度保守的序列元件、特定的空间二级结构、组织和细胞特异性表达及明确的亚细胞定位,位于细胞核或细胞质中。很多 lncRNA 来自具有染色质特征信号的基因位点,其转录受到动态的调节,具有明显的细胞特异性,部分 lncRNA 具有 5' 帽子和 poly(A)尾巴,通过剪接而成熟。有些 lncRNA 在不同的物种间相当保守,可能调节不同物种间共有的信号通路,使这些物种具有某些保守的重要生物学功能;有些非保守的 lncRNA 功能具有种系特异性,可能受限于不同种系的环境选择压力和表型分离相关的进化。

(2) lncRNA 的分类:lncRNA 大致分为 5 类,即同义 lncRNA(与同一链上另一转录物的 1 个或多个外显子相重叠)、反义 lncRNA(与另一条反义链上的转录物外显子相重叠)、双向 lncRNA(其表达起始位点与其互补链上相邻编码转录物的表达起始位点十分接近)、基因内 lncRNA(即内含子 lncRNA,来源于另一转录物)和基因间 lncRNA(位于两个基因间的间隔中)。

(3) lncRNA 的产生:对于 lncRNA 的产生有许多看法,主要包括:编码蛋白质的基因结构发生一次框插入,转变成有功能的 lncRNA;染色质重组后,即两个未转录的基因分隔很远的序列区并排重组而产生多个外显子的 lncRNA;非编码基因通过反转录转座作用复制,产生有功能的非编码逆基因或无功能的非编码反转录假基因;在 ncRNA 内部相邻的串联复制子产生 lncRNA;基因组中插入一个转座成分而产生有功能的 lncRNA。

(4) lncRNA 的基因表达调控:lncRNA 可以作用于转录激活因子或转录抑制因子,并作用于 RNA 聚合酶 Ⅱ(RNA polymerase Ⅱ,RNA pol Ⅱ)的不同组分,也可以直接与 DNA 双螺旋相互作用,从不同方面影响基因转录表达。因此,在真核细胞中,存在由 lncRNA 参与构成的复杂而重要的基因表达调控网络,精细地调节基因表达。

1) 转录水平调控:lncRNA 是重要的基因转录表达的调控元件,而且调控基因表达方式具有多样性,主要依赖其基因与所调节的靶基因在基因组中的相对位置或序列特性。lncRNA 激活转录因子,促进靶基因表达。lncRNA 与转录因子形成复合体,引发蛋白质的表达。lncRNA 转录对邻近基因具有干扰沉默的功能。穿过下游蛋白质编码基因启动子区域的 lncRNA,直接干扰转录因子与启动子的结合,并阻止蛋白质编码基因的表达。

2) 转录后水平调控:lncRNA 介导的转录后调控,包括剪切、转运、翻译和降解等,主要以自身序列与靶 mRNA 序列互补配对,形成 RNA 二聚物,以掩蔽 mRNA 分子上与转录加工过程相关因子的作用位点,达到调控 mRNA 转录后加工的目的。

3) 表观修饰水平调控:lncRNA 的启动子位于各种甲基化印迹控制区域内,该区域位于蛋白质编码基因的序列内。因此,lncRNA 可作为表观遗传的调节因子,尤其是特异地调控同源和等位基因。lncRNA 可引起组蛋白修饰,抑制重叠基因起始转录,从而阻止假基因的转录。lncRNA 对基因的表观遗传调节在诱导多能性干细胞(induced pluripotent stem cells,iPSCs)和胚胎干细胞(embryonic stem cells,ESCs)的诱导分化和细胞周期调节中起关键作用。lncRNA 不仅通过表观遗传方式改变染色质结构,也可通过结合 DNA,成为染色质的组成成分,影响染色质的构象。lncRNA 可特异地与 miRNA 结合,影响后者表观遗传修饰作用。

4) 对细胞核仁功能的调控:2017 年,我国陈玲玲等揭示了 lncRNA SLERT 在细胞核仁功能和 RNA 聚合酶 Ⅰ(RNA polymerase Ⅰ,RNA pol Ⅰ)转录过程中的作用机制。通过不含 poly(A)尾巴 RNA 的全转录组测序和分析,发现一条来源于人蛋白编码基因 *TBRG4* 内含子区域的 lncRNA,其分子两端含有 snoRNA 结构,并促进 rRNA 前体(pre-rRNA)转录,命名为 SLERT(snoRNA-ended lncRNA enhances pre-ribosomal RNA transcription)。研究发现,SLERT 来自于转化生长因子 β 调节子 4(transforming growth factor β regulator 4,TBRG4)pre-mRNA 的可变剪切,定位于细胞核仁中。利用 CRISPR/Cas9 技术对 SLERT 进行精确敲

除,发现 SLERT 的缺失导致 RNA pol Ⅰ转录活性的降低。进一步研究发现,SLERT 可与 RNA 解旋酶 DDX21 结合;并发现 DDX21 在细胞核仁中围绕 RNA pol Ⅰ复合体,形成直径约为 400nm 的环状结构;这一环状结构的形成与 RNA pol Ⅰ转录偶联,抑制 RNA pol Ⅰ转录。研究表明,SLERT 与 DDX21 的结合可改变 DDX21 蛋白构象,从而调整 DDX21 环在细胞核仁中的规则排布,最终通过解除 DDX21 环对 RNA pol Ⅰ的抑制作用,起到正调控 RNA pol Ⅰ转录的功能。另外,发现 SLERT 的敲除可以抑制小鼠体外成瘤作用,也为针对 pre-rRNA 转录的肿瘤靶向治疗提供了新的靶标。

(5)最新进展:国际著名的 ncRNA 数据库 NONCODE 显示,2019 年 6 月人类和小鼠的 lncRNA 基因的数目分别为 56 018 和 46 475 个。多数 lncRNA 虽然不直接参与基因编码和蛋白质合成,但在基因组印记、染色质修饰、基因转录后调控、剪切和修饰等过程中发挥重要的功能,与疾病的发生发展、诊断治疗密切相关。另外,lncRNA 的亚细胞位置也呈多样化,在细胞核、细胞质和细胞器均有分布,甚至某些 lncRNA 具有独特的亚细胞位置,有可能是全新的亚细胞构成。

德国 Sarropoulos 等分析了来自 7 个物种(人类、恒河猴、小鼠、大鼠、兔子、负鼠和鸡)的主要器官在不同的发育时间点(从早期的器官发生到成年时)的 lncRNA 表达模式。他们在每种物种中鉴定出大约 15 000~35 000 个候选 lncRNA,其中大多数显示出物种特异性,发现许多随着时间的推移具有动态表达模式 lncRNA 而表现出功能丰富的特征;在发育期间,广泛表达的和保守的 lncRNA 向越来越多的谱系和器官特异性的 lncRNA 转变。

2020 年,陈玲玲等指出基因组来源相同的 lncRNA 在不同物种细胞内的"坐标"定位和功能都存在显著不同,揭示了 lncRNA 物种差异"加工"机制决定功能多样化。研究者通过系统的分析发现,lncRNA 的加工、定位及其功能,在人、猴和鼠来源的 ESCs 内存在着明显的差异。这一发现阐明了 lncRNA 物种差异加工和定位导致的功能进化演变过程。

5. 环状 RNA(circRNA) 20 世纪 90 年代,发现 circRNA 是一类特殊的 ncRNA 分子;与传统的线性 RNA 不同,其分子呈封闭环状结构,不受 RNA 外切酶影响,表达更稳定,不易降解,大量存在于真核转录组中。大部分 circRNA 是由外显子序列构成,在不同的物种中具有保守性,同时存在组织及不同发育阶段的表达特异性。大部分 circRNA 在细胞质中富集,其丰度有时甚至比相应的线性 mRNA 高 10 余倍,这可能是由于 circRNA 比线性 RNA 更稳定造成的。circRNA 对核酸酶具有高耐受性,因此比线性 RNA 更为稳定。

我国李响等阐述,外显子反向剪接来源的 circRNA 是一类不具有 5'末端帽子和 3'末端 poly(A)尾巴,却以共价键形成闭环结构的 RNA 分子,主要由 RNA pol Ⅱ转录产生的 RNA 前体,通过反向剪接产生,受到严格的调控,并发生在多个水平,包括转录速度、多顺反子基因位点的转录通读、剪接复合体的构成、顺式作用元件(cis-acting element)和/或反式作用因子(trans-acting factor)调控等。一些 circRNA 可以通过不同的分子机制参与细胞或个体正常的生命活动中,影响 RNA 转录和干扰 RNA 前体的正常剪接,甚至可以通过翻译产生多肽等。circRNA 分子富含 miRNA 结合位点,在细胞中起到 miRNA 海绵(miRNA sponge)作用,进而解除 miRNA 对其靶基因的抑制作用,增加靶基因的表达水平;这一作用机制被称为竞争性内源 RNA(competitive endogenous RNA,ceRNA)机制。通过与疾病关联的 miRNA 相互作用,circRNA 在疾病中发挥重要的调控作用。

近来研究显示,在哺乳动物细胞中存在多种 circRNA,对 miRNA 行使功能性调控。研究表明,在猪出生后 0~30d,circRNA 主要调控骨骼肌的生长发育和肌纤维类型转换;30~240d 时,主要调控骨骼肌糖代谢和钙离子信号。另外,circRNA 与大脑功能存在关联,有时发挥基因调节的作用。美国 Vo 等在前列腺癌组织中发现 circRNA,可在尿液中检测到,未来将探究这些 circRNA 作为尿液或血液中的癌症生物标志物。

第二节 蛋白质的组成、结构和功能

蛋白质(protein)是基因活化的产物,是一切细胞的重要组成部分,是生命活动的主要物质基础。蛋白质种类繁多,功能复杂,涉及机体生长、发育、繁殖及遗传等所有生命过程。

一、组成蛋白质的氨基酸

氨基酸(amino acid)广泛分布于生物界,有数百种,其中仅有20种是构成蛋白质的基本成分。由于组成蛋白质的氨基酸种类、数量和排列顺序不同,产生了结构和性质不同的蛋白质。

(一)氨基酸的分子结构

组成蛋白质的氨基酸均属于 L 型 α-氨基酸,其分子结构的通式如下表示:

$$R{-}\overset{\displaystyle H}{\underset{\displaystyle NH_2}{C}}{-}COOH$$

除脯氨酸外,在与羧基相连的 α-碳原子上有一个氨基(—NH_2)。除甘氨酸外,α-碳原子均为不对称碳原子,有的含有两个或两个以上不对称碳原子,因此具有旋光性。组成蛋白质的氨基酸各有不同的侧链基团 R。由于 R 基团的结构不同,带来氨基酸的不同性质。

按 R 基因的化学结构,组成蛋白质的氨基酸分为脂肪族氨基酸、芳香族氨基酸及杂环族氨基酸 3 类(表 1-3)。按 R 基团的极性,分为非极性氨基酸(包括丙氨酸、缬氨酸、亮氨酸、异亮氨酸、苯丙氨酸、色氨酸、甲硫氨酸和脯氨酸)、不带电荷的极性氨基酸(包括丝氨酸、苏氨酸、酪氨酸、天冬酰胺、谷氨酰胺、半胱氨酸和甘氨酸)、带正电荷的碱性氨基酸(包括赖氨酸、精氨酸和组氨酸)及带负电荷的酸性氨基酸(包括天冬氨酸和谷氨酸)4 类。

表 1-3 组成蛋白质的氨基酸

分类	氨基酸名称	英文名	缩写名	分子量/Da	等电点
脂肪族氨基酸	甘氨酸	glycine	Gly,G	75.05	5.97
	丙氨酸	alanine	Ala,A	89.09	6.00
	缬氨酸	valine	Val,V	117.15	5.96
	亮氨酸	leucine	Leu,L	131.11	5.98
	异亮氨酸	isoleucine	Ile,I	131.11	6.02
	丝氨酸	serine	Ser,S	105.06	5.68
	苏氨酸	threonine	Thr,T	119.08	6.16
	半胱氨酸	cysteine	Cys,C	121.12	5.07
	甲硫氨酸	methionine	Met,M	149.15	5.74
	天冬酰胺	asparagine	Asn,N	131.12	5.41
	谷氨酰胺	glutamine	Gln,Q	146.15	5.56
	天冬氨酸	aspartic acid	Asp,D	133.60	2.77
	谷氨酸	glutamic acid	Glu,E	147.08	3.32
	赖氨酸	lysine	Lys,K	146.13	9.14
	精氨酸	arginine	Arg,R	174.14	10.76
芳香族氨基酸	苯丙氨酸	phenylalanine	Phe,F	165.09	5.48
	酪氨酸	tyrosine	Tyr,Y	181.09	5.66
杂环族氨基酸	色氨酸	tryptophan	Trp,W	204.22	5.89
	组氨酸	histidine	His,H	155.16	7.59
	脯氨酸	proline	Pro,P	115.13	6.30

（二）氨基酸的化学修饰

在蛋白质多肽链翻译过程中，某些氨基酸残基经化学修饰而成为修饰氨基酸。脯氨酸和赖氨酸残基分别被羟化为4-羟脯氨酸和5-羟赖氨酸，是胶原蛋白的重要结构成分。一些氨基酸残基分别被甲基化、乙酰化（acetylation）或磷酸化为3-甲基组氨酸、ω-N-甲基精氨酸、ε-N-乙酰赖氨酸、N-乙酰丝氨酸和O-磷酸丝氨酸等，是构成核糖蛋白体和染色体组蛋白的重要成分。5-甲基赖氨酸为肌球蛋白的组成部分，行使肌肉的收缩功能。谷氨酸残基经羧基化为γ-羧基谷氨酸，是构成凝血酶原和结合Ca^{2+}蛋白质的重要成分。酪氨酸残基被碘化，构成甲状腺球蛋白的重要成分，这种球蛋白降解为甲状腺素（thyroxine，T$_4$）和三碘甲状腺原氨酸（triiodothyronine，T$_3$）发挥生理作用。由4个赖氨酸组成的吡啶环，称为锁链素（desmosine）是弹性蛋白的重要结构成分。丝氨酸残基被修饰为硒代半胱氨酸（selenocysteine），是构成硒蛋白的重要成分。

另外，除了参与蛋白质组成的氨基酸外，还有许多非蛋白质氨基酸，常以游离的形式或与其他有机化合物结合发挥生物学功能。大多非蛋白质氨基酸是 L 型 α-氨基酸的衍生物，也有一些是 β、γ 或 δ-氨基酸；有些是 D 型氨基酸，如组成细菌细胞壁肽聚糖的 D-谷氨酸和 D-丙氨酸。在非蛋白质氨基酸中，有的参与细胞信息传递和物质代谢调节或物质代谢过程的中间产物及前体，如 γ-氨基丁酸（γ-aminobutyric acid，GABA）、鸟氨酸、瓜氨酸、同型半胱氨酸、S-腺苷基甲硫氨酸（S-adenosylmethionine，SAM）和 β-丙氨酸等。

（三）氨基酸的理化特性

氨基酸具有 L 型和 D 型旋光异构体（optical isomer），具有旋光性（optical rotation）。从蛋白质温和水解得到的 α-氨基酸都属于 L 型。氨基酸旋光大小与其 R 基团性质有关，也与测定时溶液的 pH 值有关，因为不同的 pH 值氨基和羧基解离的状态不同。

组成蛋白质的氨基酸在可见光区域无光的吸收，而酪氨酸、苯丙氨酸和色氨酸的侧链基团含有苯环共轭（conjugation）双键结构，因此在220～300nm 的紫外光区域有光吸收。蛋白质由于含有这一类氨基酸，也具有紫外光吸收能力，其最大光吸收峰在280nm 波长处。利用特定波长的紫外吸收性质，可定量分析蛋白质。但不同蛋白质中这类氨基酸的含量不同，其消光系数（extinction coefficient，又称吸收系数）也不完全相同。因此，根据蛋白质溶液在260nm 和280nm 获得的吸光度（absorbance，A）值换算成蛋白质浓度只是一个近似值。

氨基酸具有两性解离的性质，在溶液中其羧基和氨基在生理 pH 情况下可两性解离。如一种氨基酸处在相对酸的条件下，带正电荷；处在相对碱的条件下，带负电荷；在溶液的 pH 达到某一特定值时，呈现电中性。电中性时，溶液的 pH 称为等电点（isoelectric point，pI）。由于中性氨基酸中羧基的解离度大于氨基，pI 略偏酸性。

氨基酸可参加许多化学反应。因其分子的氨基和羧基分别具有胺和羧酸的基本反应性质，并且互相影响，出现一些特殊反应。氨基酸侧链的某些功能基团也可与多种试剂发生反应。例如，氨基酸与茚三酮反应（ninhydrin reaction）生成蓝紫色化合物。所有这些氨基酸反应是多肽和蛋白质人工合成、蛋白质化学修饰和氨基酸定量分析的基础，具有重要的实际应用价值。

二、蛋白质结构

（一）蛋白质一级结构

1. 一级结构　蛋白质一级结构是多肽链（polypeptide chain）中氨基酸的排列顺序，是由遗传密码的排列顺序所决定的。不同的氨基酸组成和不同的排列顺序形成不同的蛋白质。一级结构可决定蛋白质的三维结构，而三维结构是实现其生物学功能的基础。

肽键（peptide bond）是由1个分子氨基酸的 α-羧基与另1个分子氨基酸 α-氨基脱水缩合形成的共价键，即酰胺键（amide bond，—CO—NH—）。许多 α-氨基酸借助肽键彼此连接形成的化合物称为多肽或肽链。肽键原子及其相连的两个 α-碳原子称为肽单元（peptide unit）。由于肽链是一个共振杂化体（resonance hybrid），C—N 键具有双键性质，其中 C 和 N 原子不易绕键旋转，因此肽单元处于刚性平面，称肽平面（peptide plane）。肽平面在肽键折叠成三维构象过程中起到重要作用。

在肽链中，形成肽键的前后相连的每一氨基酸分子均少2个氢原子和1个氧原子，故称为氨基酸残基

(amino acid residue)。多肽链结构不对称,有 1 个游离的 α-NH$_2$ 端,即氨基端(amino terminal),或称 N 端(N-terminal),位于多肽链的左侧;另有 1 个游离的 α-COOH 端,即羧基端(carboxyl terminal),或称 C 端(C-terminal),位于多肽链的右侧。多肽链的方向是从 N 端到 C 端,故表示蛋白质的一级结构是从左到右,或从上到下,也即 N→C。

值得注意的是,英国 Canavelli 等发现,氨基酸的前体分子氨基腈(aminonitrile)具有反应活性,无需先转变为氨基酸,就可以直接形成多肽。也就是说,研究者找到了一种不需要氨基酸,就可以合成多肽的方法。

多肽链是构成蛋白质分子的基础,但在生物体内存在一些游离的肽,并且有不同的生物学活性,称为活性肽(bioactive peptide)。例如,一些神经肽(催产素、什压素、血管升压素、下丘脑释放素或抑制素、阿片肽和脑肠肽等)及谷胱甘肽等在机体内起到重要的生物学功能。

2. 一级结构功能　蛋白质发挥生物学功能,主要取决于一级结构。存在于不同生物体内,具有相同功能的蛋白质称为同源蛋白质(homologous protein)。不同种属的同源蛋白质,其一级结构存在差别,这种差别引起种属差异(species difference)。研究同源蛋白质的结构在种属间的差异,有助于了解物种的分子进化。

蛋白质的一级结构与某些分子病(molecular disease)有关。由于遗传基因的突变,导致蛋白质分子结构的改变或某种蛋白质的缺失,可引起分子病。例如,镰状细胞贫血(sickle cell anemia)是由于血红蛋白 574 个氨基酸残基中 β 亚基上的一个氨基酸残基发生改变而引起的。

(二) 二级结构

多肽链的肽键是维系蛋白质一级结构的主键,但完成蛋白质特有的三维结构(空间结构)必须借助于次级键的作用,包括范德瓦耳斯力(van der Waals force)、氢键、离子键(盐键)、疏水作用及二硫键等。另外,肽键相连的 6 个原子所形成的肽单元处在同一个刚性的肽平面上,其两侧的 C$_\alpha$—C 和 C$_\alpha$—N 键是可以自由旋转的单键。因此,肽平面可围绕 α-碳原子旋转,使多肽链形成各种形式的主链构象和侧链构象,即为蛋白质的空间结构。蛋白质的二级结构是指多肽链盘绕或折叠,借氢键连接而形成的 α 螺旋、β 折叠、β 转角或无规则卷曲等的构象。

(三) 超二级结构和结构域

1. 超二级结构　在大多球状蛋白质中,二级结构单位(α 螺旋和 β 折叠)互相聚集,形成更高一级有规则的二级结构组合体,即为超二级结构(super-secondary structure)。超二级结构是蛋白质从二级结构延伸到三级结构的一个新的空间层次,主要有 α 螺旋组合(αα)、β 折叠组合(ββ)和 α 螺旋 β 折叠组合(βαβ)三种。

2. 结构域　超二级结构可形成紧密、稳定的,并在蛋白质分子构象上明显可分的区域,称为结构域(structural domain)。结构域一般由 50~400 个氨基酸残基组成,是多肽链的独立折叠单位。不同的结构域具有蛋白质分子的不同功能,是整个蛋白质分子中一些生物学功能的实体。不同的蛋白质分子含有结构类似的结构域,同一蛋白质分子可由结构相似的几个结构域组成。结构域不仅是一定功能的结构单位,也是 1 个遗传单位,某些蛋白质中的结构域与其编码基因中的外显子精确对应,如 IgG 的 1 个外显子编码 1 个结构域。

(四) 三级结构

蛋白质的三级结构是指其多肽链在二级结构基础上,进一步通过盘绕、折叠,形成以次级键维系的紧密球状构象。另外,三级结构也指蛋白质分子或亚基内所有原子的空间排布,但不包括分子间或亚基间的空间排列关系。

维系蛋白质的三级结构,除了借助于主链氢键作用,主要借助于侧链基团之间的次级键作用(图 1-10)。例如,多肽链的侧链形成的氢键和主链的肽链原子与侧链基团形成的氢键,非极性侧链基团产生的疏水作用,侧链基团很近时产生的范德瓦耳斯力,酸性与碱性侧链之间产生的离子键,以及部分蛋白质半胱氨酸巯基之间形成的二硫键。这些次级键的键能虽较弱,但其数量多,灵活性大,足以维系蛋白质构象的紧密和稳定。三级结构的构象与蛋白质的生物学功能相关,其构象发生改变,蛋白质功能也发生相应改变或遭

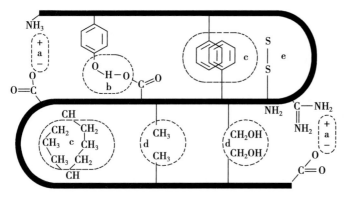

图 1-10　维持蛋白质三级结构的各种作用力

到破坏。

（五）四级结构

蛋白质四级结构（quaternary structure）是指各亚基在寡聚蛋白质（oligomeric protein）中的空间排布及亚基间的相互作用。亚基是独立的结构单位，但不是独立的功能单位。另外，寡聚蛋白质是由少数亚基聚合的蛋白质；严格地说，也应包括多聚蛋白（polyprotein），即由几十个，甚至几千个亚基聚合的蛋白质。

构成蛋白质四级结构的亚基可以是相同的，即为均一的四级结构；也可以是不同的，即为非均一的四级结构。亚基的空间排布主要分为线性排布、螺旋排布及点群排布等。亚基之间借助非共价键相互作用结合在一起，其相互作用的界面在形状和极性基配对上均呈高度互补性。

（六）空间结构功能

蛋白质具有特定的生物学功能，必须具有特定的三维空间结构；空间结构稍有破坏，即可引起生物活性降低，甚至丧失活性。生物体内很多蛋白质往往存在多种天然构象，但只有一种构象显示出正常的功能活性。因此，常可通过调节构象的变化来影响蛋白质的活性，从而调控物质代谢或相应的生理功能。

当某种小分子物质特异地与某种蛋白质结合后，能够引起该蛋白质的构象发生微小而规律的变化，从而使其活性发生变化，这种现象称为别构效应（allosteric effect）。通过别构效应，蛋白质的活性得到不断的调整，使生物机体适应千变万化的内外环境。

血红蛋白（hemoglobin，Hb）是一种具有别构效应的蛋白质，在结构和功能方面研究比较深入的蛋白质，其功能是运输 O_2 和 CO_2。另外，蛋白质相互作用在生命活动中起到非常重要的作用，有助于阐明特定生命过程，为相关疾病的治疗提供理论基础；肌肉蛋白的相互作用引起肌肉收缩，是蛋白质结构相关分子功能的一个较为明确的例子。

1. 血红蛋白的输氧功能　人类 Hb 分子按发育阶段分为不同种类，Hb A 为成年最多见的一种。Hb A 有两个 α 亚基和两个 β 亚基（α2β2），每一个多肽链（亚基）以一定特征方式盘绕、折叠而成为一种复杂的三维结构。Hb 的每个亚基连接一个辅基血红素（heme）。4 个血红素基团在中心形成带有铁原子的卟啉环。在由 4 个亚基组成的三维结构中，血红素位于由亚基形成的空穴。血红素通过铁原子和亚基组氨酸残基之间的配价键与亚基结合在一起。

血红蛋白 β 亚基三级结构（图 1-11A）：Hb 分子中具有别构效应（或称变构效应），即 Hb 的 1 个亚基与氧结合，促进其他亚基与氧的结合。Hb 还可通过分子特殊部分的运动行使其功能。氧与 Hb 分子结合引起血红素-血红素相互作用，起因于三级和四级构象的可逆转变，其生理学意义在于使氧分离和减少排到组织的氧量。血红素-血红素反应包括血红素拉力的变化，通过两种交替的四级结构的转换引起的。在四级氧合构象（图 1-11B）中，血红素结构松弛，引起高氧亲合性；在脱氧构象中通过亚基之间的接触血红素结构紧缩，引起低氧亲合性。血红素在紧缩状态，铁高度自旋；在松弛状态，铁自旋低。

2. 肌肉蛋白（mytolin，muscle protein）的协同作用　肌肉蛋白的相互作用引起肌肉收缩，这是分子相互作用的最佳例子。由 4 种主要肌肉蛋白协同作用引起肌肉收缩：肌球蛋白（myosin）、肌动蛋白（actin）、原肌球蛋白（tropomyosin，TPM）和肌钙蛋白（troponin）。这几种蛋白质的功能依赖于它们在肌肉细胞内形成的高度有序的结构和协调的生物化学作用。

图 1-12 显示形成粗肌丝（thick filament）和细肌丝（thin filament）的有序高分辨的电子显微结构图。在肌肉收缩期间，肌肉纤维并未缩短，而是蛋白纤丝的相互替代。在松弛的肌肉中所有肌球蛋白头部垂直于肌球蛋白丝的轴，而在收缩期间向这些蛋白纤丝的轴倾斜。因此，通过肌球蛋白头部在垂直位置与肌动蛋白细丝（actin filament）的结合后引起肌肉收缩；并且，由于肌球蛋白头部的铰链区运动，替代肌动蛋白丝，

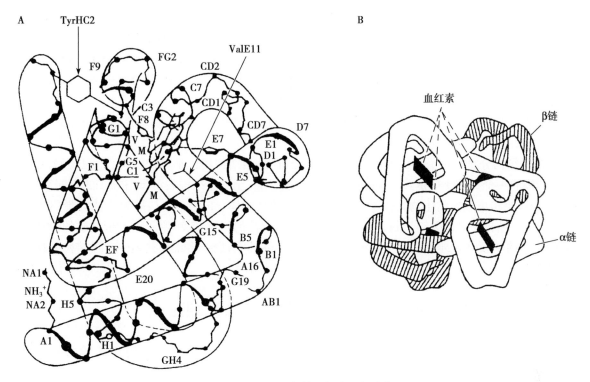

图 1-11　血红蛋白的三级和四级结构
A. 血红蛋白 β 亚基三级结构；B. 血红蛋白的四级结构。

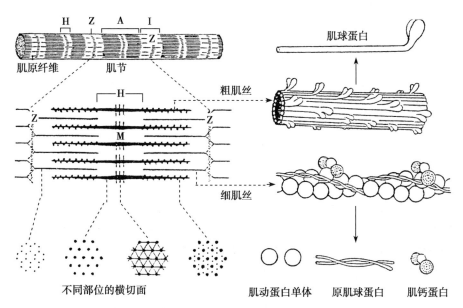

图 1-12　肌纤维的超微结构图

引起整个肌肉的缩短，即肌肉收缩。在这种运动的后期，肌球蛋白头部与肌动蛋白分子之间连接发生分离，肌肉复原到松弛状态，并开始产生 1 个新的肌肉收缩周期。引起这些运动的能量由腺苷三磷酸（adenosine triphosphate，ATP）降解提供。肌肉开始收缩时钙离子起到决定性作用。

（七）从生物信息学阐述蛋白质结构与功能的关系

生物信息学（bioinformatics）以获取、加工、储存、分配、分析和释读生物信息为手段，综合运用数学、计算机科学和生物学工具，以达到理解数据中的生物学含义的目的。生物信息学的发展为组学研究提供了重要方法。对于蛋白质结构和功能，尽管可以通过实验的方法来实现，但由于目前的蛋白质检测技术水平还远远跟不上涌现如潮的新基因数量，因此利用生物信息学工具快速预测蛋白结构与功能特性，对研究蛋白质组,尤其是对那些通过实验难以测定结构的蛋白质分析则具有更大的理论意义与实用价值。

1. **通过生物信息学预测蛋白质结构** 预测蛋白质结构,就是如何从蛋白质的氨基酸序列预测出其空间结构。由于蛋白质的生物学功能在很大程度上依赖于其空间结构,因而进行蛋白质的结构预测,对了解未知蛋白生物学功能具有重要意义。当得到一个未知的全新序列时,可以利用生物信息学技术,先从其中的部分问题着手,如比较未知蛋白是否与已知蛋白结构相似,比较未知序列是否含有特殊蛋白质家族或功能的保守残基等来判定其功能。此外,蛋白质的一些其他性质,如信号肽、跨膜螺旋和卷曲螺旋等,可通过网络软件直接由序列计算得到。

2. **蛋白质结构分析** 对于已知蛋白质结构进行分析、总结结构规律是各种结构预测方法的基础。蛋白质分子结构的一个显著特征是其结构的层次性。一般,用一至五级结构表示蛋白分子的不同结构层次。其中,五级结构是指由独立的生物大分子相互作用而成的聚集体,如蛋白质-核酸聚集体。蛋白质二级结构预测是蛋白质结构预测的关键步骤,在实际工作中有着广泛的用途:①可用于全新蛋白质的设计或蛋白质突变的设计;②有助于确定蛋白质空间结构与功能的关系;③有助于多维磁共振中二级结构的指认以及晶体结构的解析。

第三节 DNA 复制、转录及翻译

DNA 是储存和传递遗传信息的生物大分子,亲代的遗传信息通过 DNA 分子的复制,合成完全相同的两个拷贝,传递给子代,完成遗传信息的传递过程。在个体发育过程中,DNA 分子的遗传信息通过转录,生成 RNA,并翻译成蛋白质,体现特定的生物性状。遗传信息经 DNA 和 RNA 流向蛋白质的过程,称为遗传学的中心法则(central dogma),由 Crick 等于 1958 年最早提出。1970 年,Temin 提出反转录(reverse transcription)的概念,扩充了中心法则的范围(图 1-13)。

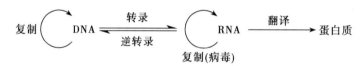

图 1-13 DNA、RNA 和蛋白质的关系
引自龚守良. 辐射细胞生物学,2014 版。

一、DNA 复制

以亲代 DNA 为模板合成子代 DNA 分子的过程称为 DNA 复制(DNA replication)。原核生物和真核生物都通过 DNA 复制完成基因组的复制。生物通过完整复制其基因组将遗传信息传给子代。DNA 复制具有半保留复制(semiconservative replication)、双向复制(bidirectional replication)、半不连续复制(semidiscontinuous replication)和高保真性(high fidelity)的基本特征。

(一) DNA 复制基本特征

DNA 复制是酶促核苷酸聚合反应,底物是 dATP、dGTP、dCTP 和 dTTP,总称 dNTP。病毒或细菌基因组作为一个完整的复制单位进行复制,每一个复制单位称为复制子(replicon)。真核细胞含有多个 DNA 复制子,每个复制子具有控制复制起始的位点,称为复制起点(origin of replication,ori)。这些起点常富含 AT,便于 DNA 解开。DNA 复制时,亲代 DNA 分子在复制起点区域打开双链,以每条单链为模板,复制子代 DNA 分子。复制起点处呈现一"Y"形的复制叉(replication fork)(图 1-14)。随着复制的进行,复制叉向前移动。

当复制叉沿着 DNA 移动复制 DNA 时,会遇到许多内源性 DNA 复制叉障碍点。这些障碍点大部分是由 DNA 二级结构形成的。Tomasetti 等证实,存在停顿 DNA 复制叉是不稳定的,细胞周期检查点(cell cycle checkpoint)起到维持停顿复制叉稳定的调控作用。大数据统计表明,约 66% 的癌症是 DNA 复制错误产生的。DNA 复制叉失能被认为是 DNA 复制错误的主要原因。

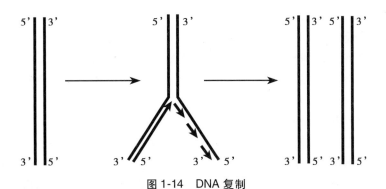

图 1-14 DNA 复制

图中显示 DNA 半保留复制的特点,前导链是连续合成的,后随链的合成是不连续的。

2019 年,美国杨薇课题组利用冷冻电镜技术,研究了模式生物 T7 噬菌体的 DNA 复制机制,获得了第一个复制体(replisome)复制的 DNA 三维结构,揭示了 DNA 复制体的结构和工作原理。研究者发现,在复制体结构中 DNA 聚合酶、DNA 促旋酶(DNA gyrase)和引发酶(primase)紧密地结合在"T 形"的复制叉周围,形成一个多层紧密分子结构。前导链(leading strand)和后随链(lagging strand)分别被 DNA 聚合酶(DNA polymerase,DNA pol)和 DNA 促旋酶捕获,两个酶向相反的方向拉伸母链 DNA,协同完成母链 DNA 的解旋。前导链直接被 DNA 聚合酶复制,而后随链穿过螺旋酶后,先后被后随链上的引发酶和 DNA 聚合酶捕获,作为复制模板被复制。他们甚至捕捉到了复制体,尤其是促旋酶在复制过程中的多个分子构象,揭示了 DNA 复制的动态过程。在这项研究中,第一次观察到真正的复制叉。有趣的是,它不是"Y"形,而是"T"形:下游 DNA 是"T"字的主干,顶上的两个分支是两条分开的前导链和后随链。对于这种复制体动态过程,在细菌和真核生物中均保守存在。这种复制体不仅参与了 DNA 复制过程,还能检测到 DNA 损伤和协同应激反应。对这种 DNA 复制体结构进行深入研究,为加深理解 DNA 复制、重组和修复等过程之间的协调作用关系提供了基础。

1. **半保留复制** DNA 复制时,DNA 双链解开,每条单链作为模板(template),按碱基互补原则合成新的互补链(complementary strand)。新合成的两个 DNA 分子和亲代 DNA 分子完全一样。每个子代 DNA 分子中,一条单链来自亲代,另一条是新合成链,所以这种复制方式称为半保留复制。半保留复制保证遗传信息忠实地从亲代传给子代,使亲代与子代 DNA 之间碱基序列高度一致,这对于理解 DNA 的功能和物种的延续性具有重大意义。但是,在强调遗传保守性的同时,不应忽略遗传的变异性。

2. **双向复制和半不连续复制** 生物体内 DNA 聚合酶催化的 DNA 链合成方向是 5'→3'。DNA 双链是反向平行的,一条是 5'→3' 方向,另一条是 3'→5' 方向,两条链都能做模板。DNA 聚合酶以 3'→5' 方向作为模板链时,可以连续合成新的互补链(前导链)。但是,5'→3' 方向模板链的互补链不能沿着同一方向以同样的方式合成。该链的合成是通过不连续复制解决的,其特点是互补链合成虽然也是沿 5'→3' 方向进行,但不是连续的,而是合成许多片段,且其方向与复制叉的前进方向相反。这些片段称为冈崎片段(Okazaki fragment),在真核生物中这种片段的长度约为 100~200nt。DNA 连接酶(DNA ligase)将冈崎片段连接起来,形成后随链。因为前导链的合成是连续进行的,而后随链是不连续的,所以 DNA 的复制具有半不连续复制的特征。

3. **高保真性** DNA 复制具有高保真性,其错配概率约为 10^{-10}。这种高保真性是 DNA 聚合酶利用严格的碱基配对原则从而保证复制的真实性,复制叉的复杂结构提高了复制的准确性,DNA 聚合酶的核酸内切酶活性和校读功能以及复制后修复系统对错配加以纠正,通过这些机制的协同作用,保证了复制的保真性。

(二)原核细胞 DNA 复制

DNA 复制过程十分复杂,包括 DNA 双链解开、RNA 引物合成、DNA 链延伸、引物切除、缺口填补、相邻 DNA 片段的连接以及切除和修复错配碱基等过程。这些过程大致可以分为起始、延伸和终止三个阶段。复制过程需要多种蛋白质(包括酶)参与,如 DNA 聚合酶、解旋酶、单链 DNA 结合蛋白(single-strand DNA binding protein,SSB)和核酸外切酶等。

1. DNA 复制的主要蛋白酶

（1）DNA 聚合酶（DNA polymerase，DNA pol）：DNA pol 的作用是催化 DNA 合成,发挥其催化活性需要 Mg^{2+} 的存在。大肠杆菌有 DNA pol Ⅰ、DNA pol Ⅱ 和 DNA pol Ⅲ 三种,其中 DNA pol Ⅲ 是主要的 DNA 复制酶。DNA pol Ⅲ 全酶（holoenzyme）由 10 个不同的亚基组成。

（2）DNA 解旋酶（DNA helicase）：DNA pol 催化的 DNA 复制,需要部分 DNA 处于螺旋松弛及双链解开的状态。在这种状态下,碱基外露,新的 DNA 链才能按碱基互补原则进行复制。解旋酶、拓扑异构酶和单链结合蛋白等负责使 DNA 处于这种"解开"状态。

真核生物细胞的 CMG 解旋酶是由 6 个类似的亚基（Mcm2-7）形成一个杂六聚体环状结构,再通过紧密结合其它辅助因子（Cdc45,GINS）形成的蛋白质复合物。2017 年,美国 Georgescu 等成功破解 CMG 解旋酶参与真核生物内 DNA 复制的结构过程,并观察其与 DNA 间的相互作用。研究者从酵母生物体内提纯 CMG 解旋酶,利用低温电子显微镜拍摄 CMG 解旋酶在 DNA 复制中的结构图像。对 DNA 双链解旋过程拍摄的图像显示,CMG 解旋酶能像拉链一样将 DNA 双螺旋打开。过去认为,解旋酶中碳环优先于氮环与双链 DNA 作用,但这次解旋酶极性完全相反,氮链比碳链更先与双链 DNA 作用。这些结果将对高级生命如何繁殖获得更全面的信息,为了解 DNA 复制背后的核心驱动机制提供了原理图。此外,包括癌症和贫血等在内的 40 多种疾病与 DNA 复制失误有关,这有助于开发防治这些疾病的全新疗法。

（3）单链 DNA 结合蛋白（single-strand DNA binding protein,SSB）：SSB 与解开的 DNA 单链紧密结合,维持单链状态;另外,还能与新合成的 DNA 单链结合,以防止核酸酶的水解作用而导致断裂。

（4）引发酶（primase）：DNA 开始复制时,需要引物（primer）,这是因为 DNA pol 不能催化 dNTP 单体聚合,只能在核苷酸链（如引物）的游离 3'-OH 加上一个核苷酸。DNA 复制的引物常常是一小段新合成的与复制起始部位模板互补的 RNA。原核细胞的 RNA 引物长约 55~100nt,动物细胞的引物长约 10nt。催化这种引物 RNA 合成的 RNA pol,与转录过程中起作用的 RNA pol 不同,称为引发酶。

（5）DNA 拓扑异构酶（DNA topoisomerase）：有Ⅰ型和Ⅱ型拓扑异构酶两类,前者使负超螺旋松弛,分子内张力释放,DNA 解链旋转时不致缠结;DNA 促旋酶（DNA gyrase）属于后者,可使超螺旋松弛或使已松弛的 DNA 分子转变为负超螺旋。

（6）DNA 连接酶（DNA ligase）：催化后随链中冈崎片段最终的连接过程。DNA 切除修复时出现的缺口,也由 DNA 连接酶进行连接。DNA 连接酶的活性需要能量。

2. 复制过程

（1）起始（initiation）：可以分为以下 5 个步骤。①起始复合物（initiation complex）与 DNA 结合:大肠杆菌的复制起点是 oriC,起始蛋白 DnaA 形成 20~30 个分子的复合物,每个 DnaA 分子又分别与 ATP 结合,再与 oriC 中的 4 个 9bp 结合位点结合,促使 oriC 中 3 个富含 AT 的 13bp 重复序列局部解链。②形成引发体前体（preprimosome）:oriC 局部解链后,蛋白 DnaB/DnaC 进入局部解链区,形成引发体前体复合物。③解旋酶解链:DnaB 是解旋酶,使双链 DNA 进一步解链,SSB 结合到 DNA 单链上,保护单链模板。④合成引物:RNA 引发酶加入,组合成引发体（primosome）,引发酶以 NTP（UTP、ATP、CTP 和 GTP）为原料,以解开的 DNA 链为模板,按 5'→3' 方向合成 RNA 引物,引物末端游离的 3'-OH 成为 DNA 合成的起点。⑤DNA pol Ⅲ 全酶:此酶组装到起始部位,新 DNA 链的合成和延伸开始。

（2）延伸（elongation）：在 DNA pol Ⅲ 催化下,从引物的 3'-OH 端沿 5'→3' 方向逐个加入脱氧核苷酸,使 DNA 链延伸。复制叉前进时,前导链可以连续地延伸,后随链则分段合成。在后随链,DNA 链延伸至下一个冈崎片段引物前方时,DNA pol 的 5'→3' 外切酶活性切除引物,继续延伸 DNA 链,填满切除引物后留下的间隙。DNA 连接酶最终将两个片段连接起来。

（3）终止（termination）：大肠杆菌的两个复制叉的汇合点一般位于环形染色体和 oriC 相对处,也就是其复制终点。汇合点两侧各有几个终止位点,都含有一个 23bp 的共有序列,能与 Tus 蛋白结合。Tus 蛋白具有抑制解旋酶 DnaB 的活性,阻止复制叉的前进。每个复制叉必须越过另一个复制叉的终止位点才能到达自己的终止位点。

以上介绍的是以细菌为代表的原核细胞染色体 DNA 复制的基本特点。还有一些较特殊的复制形式，如噬菌体环状 DNA 的滚环复制（rolling circle replication）。

3. DNA 复制的实时视频 美国 Graham 等以精密复杂的成像技术，观察到大肠杆菌的 DNA 复制过程，计算解旋酶作用机制并测量其在不同股 DNA 作用所需的时间。研制者第一次捕获大肠杆菌单个 DNA 分子复制的近距离镜头，是实时的，并表明这个特定的组成部分具有"随机性"。当解旋酶解开 DNA 并将其双螺旋解开成两股时，DNA 复制发生；然后，引物酶将引物引入未分解的链，另一种聚合酶伴随该引物，并添加新的碱基以形成 DNA 的另一双螺旋，从而复制该链。这个过程涉及首先缠绕在双螺旋中的前导链，以及随后的后随链。在复制过程中，前导链和后随链行动相互协调。

（三）真核细胞 DNA 复制

真核细胞 DNA 复制在细胞分裂周期的 S 期进行。真核细胞 DNA 分子大，与组蛋白紧密结合形成结构复杂的染色质，复制又移动速度缓慢（约每秒 50bp）。因此，真核细胞染色体上有多个复制起点。

1. 5 种 DNA pol 真核细胞有 5 种 DNA pol，即 DNA pol α、β、γ、δ 及 ε，均能催化核苷酸沿 5'→3' 方向聚合。α 及 δ（可能还有 ε）参与核 DNA 的复制。δ 及 ε 均具有 3'→5' 核酸外切酶活性，可能具有修复和校对功能。γ 存在于线粒体中，参与线粒体 DNA 复制，也具有 3'→5' 核酸外切酶活性。DNA 合成酶的合成能力对于保证 DNA 分子不间断的高效合成至关重要。在真核细胞，DNA 合成酶与增殖细胞核抗原（proliferating cell nuclear antigen，PCNA）的结合，是保证其高效合成能力的重要因素。

2. 存在末端复制问题 真核生物 DNA 为线性 DNA，存在末端复制问题。线性 DNA 复制时，后随链 DNA 末端的引物去除后，不能由 DNA polδ 填补，因其不能进行 3'→5' 方向的合成；否则，会造成 DNA 后随链模板逐渐缩短。真核细胞通过端粒酶解决这一问题（见本章第二节）。

3. 受到细胞周期调控 真核生物染色体的复制受到细胞周期调控机制的精确控制，在每个细胞周期中，只在 S 期进行一次完整的复制。全部复制完成之前，各起始位点不能再开始下一轮复制。真核细胞在复制时，还同步合成组蛋白，在复制叉后方，新合成的 DNA 双链与组蛋白形成核小体。

4. 组蛋白变体 H2A. Z 对 DNA 复制起始位点的调控 2019 年，我国李国红和朱明昭等揭示了组蛋白变体 H2A. Z 对 DNA 复制起始位点的调控机制。实验证实，含有 H2A. Z 的核小体能够通过直接结合甲基转移酶 SUV420H1，促进核小体上的组蛋白 H4 第 20 位赖氨酸发生二甲基化修饰。而带有上述修饰的 H2A. Z 核小体，能够招募复制前体复合物中的复制起始识别复合体（origin recognition complex，ORC）蛋白，从而帮助染色质上复制起始位点的选择。至此，研究者确定了一个全新的 DNA 复制起始位点认证的调控通路：H2A. Z-SUV420H1-H4K20me2-ORC1。进一步实验发现，在小鼠 T 细胞中条件性敲除 H2A. Z，会导致活化后的 T 细胞增殖变慢，复制信号显著降低。

5. 端粒的作用 端粒在维持染色体的稳定性和 DNA 复制的完整性中起到重要的作用。在某些情况下，染色体可以断裂；这时，染色体断端之间会发生融合或断端被脱氧核糖核酸酶（deoxyribonuclease，DNase；简称 DNA 酶）降解。但正常染色体不会整体地互相融合，也不会在末端出现遗传信息的丢失，其原因是端粒酶参与解决染色体末端复制问题。

6. 解决 DNA 双链的缠绕问题 2019 年，美国 Le 等从拓扑学角度解决了 DNA 双螺旋中的两条链是如何在没有缠绕的情况下成功复制的问题。他们通过真核生物模型系统，发现染色质的内在机械性能决定染色质纤维的缠绕。这种拓扑结构对于成功分离新复制的 DNA 至关重要：如果染色质纤维缠绕得太紧太早，这些新复制的 DNA 分子在细胞分裂过程中将无法正确分离。在 DNA 复制过程，复制体（replisome）将两条 DNA 链分开并向前移动，DNA 也必须绕双螺旋轴缠绕，这会使 DNA 承受很大的扭转应力（torsional stress），从而导致 DNA 发生额外的扭曲。问题在于，如果额外的扭曲仅发生在复制体的正面，那么两个子 DNA 分子将不会缠绕在一起，可以分开。但是，如果额外的扭曲发生在复制体的背面，那么两个子 DNA 分子将缠绕在一起，无法分开。研究者发现，一种能解开双螺旋 DNA 的酶（拓扑异构酶Ⅱ）偏爱正面的单条染色质纤维。染色质机械性能和拓扑异构酶活性似乎以协同方式，减少子 DNA 分子之间的缠绕。

7. 线粒体 DNA 复制 真核生物线粒体 DNA（mitochondrial DNA，mtDNA）为闭合环状双链结构，可独立编码线粒体中的一些蛋白质。人线粒体基因组全长 16 569bp，共编码 37 个基因。mtDNA 按 D 袢合成

（D-loop synthesis）方式复制,需合成引物,第一个引物以内环为模板延伸;至第二个复制起点时,又合成另一个反向引物,以外环为模板进行反向的延伸,最后完成两个双链环状 DNA 的复制。mtDNA 容易发生突变,损伤后修复较困难。近期,英国 Chinnery 的研究项目比较了成千上万人的线粒体和核 DNA,发现 mtDNA 能够微量转移到细胞核内。当 mtDNA 向下传代时,会发生某种选择,允许一些突变传递,其他突变则被阻断。由于 mtDNA 具有比核 DNA 高得多的突变率,线粒体基因组突变很常见。研究表明,mtDNA 的变化是由核 DNA 决定的。这一发现说明,细胞中的线粒体和细胞核之间存在某种微妙的关系。

二、转录

以 DNA 为模板合成与其互补的单链 RNA 分子的过程称为转录（transcription）。通过转录过程产生的 RNA 分子称为转录物（transcript）。转录是基因表达过程的第一步。大部分基因编码蛋白质,需要以 RNA 为模板。编码 rRNA 和 tRNA 等基因,则直接转录为相应的 RNA 分子发挥作用。

RNA 也是以 5'→3' 方向合成,需要 RNA pol 催化,以 4 种 NTP（UTP、ATP、CTP 和 GTP）为底物。与新合成的 RNA 序列一致的 DNA 链,称为编码链（coding strand）,又称有义链（sense strand）;与编码链互补的 DNA 链称为模板链（template strand）,又称反义链（antisense strand）。RNA 转录时,是以 DNA 为模板合成 RNA。

（一）RNA 聚合酶

大肠杆菌只有一种 RNA 聚合酶（RNA polymerase,RNA pol）,由 5 个亚基（α、β、β'、ω 和 σ）组成全酶（αββ'ωσ）,称为核心酶。每个亚基具有不同的功能。真核生物有三类 RNA pol,即 RNA pol Ⅰ、RNA pol Ⅱ 和 RNA pol Ⅲ。RNA pol 识别不同的启动子,负责不同基因的转录。

RNA pol Ⅰ 位于核仁,转录大部分 rRNA 基因。RNA pol Ⅱ 定位于核质,负责转录所有编码蛋白质的基因（转录产物是 mRNA 前体）以及一些 snRNA 基因。RNA pol Ⅲ 也位于核质,转录 tRNA 基因和 5S rRNA 基因以及其他一些小 RNA 基因。真核 RNA pol 结构复杂,均由 10 余个亚基组成的大分子复合物。每个 RNA pol 都含有两个在序列上具有同源性的较大亚基。

2018 年,英国与德国的两支研究团队均使用冷冻电镜技术获得了 RNA pol Ⅲ 与转录因子（TF）ⅢB 形成的前起始复合体（preinitiation complex）结构,发现随着 TFⅢB 对 DNA 的完全环绕,RNA pol Ⅲ 的结构发生变化,即 TFⅢB 的 Bdp1 亚基引起 RNA pol Ⅲ 特异亚基 C37 和 C34 重排,协助"打开"双链 DNA;随后,松开的 DNA 链,直接结合 RNA pol Ⅲ 的裂口,准备进行转录。另外,在 DNA 双螺旋尚未打开、已打开以及开始转录的多个阶段,TFⅢB 与 DNA 启动子有多价的结合。此外,TFⅢB 与 RNA pol Ⅲ 的 C37 亚基能激活前起始复合体内类似于"转录因子"的活性,使双链 DNA 开始分离,以便转录进行。从拓扑学和运作机制上看,RNA pol Ⅲ 的复合体结构与 RNA pol Ⅱ 的复合体结构很类似。

三种聚合酶都具有以 NTP 为底物催化 5'→3' 方向合成 RNA 的能力,这一合成过程不需要引物。与原核 RNA pol 不同,真核 RNA pol 还需要其他一些因子的参与才能与启动子结合并开始转录。线粒体中也含有 RNA pol,催化线粒体中 RNA 的合成。

（二）转录过程

转录过程分为起始、延伸和终止 3 个阶段。

1. 起始　真核生物转录起始时,必须有一些转录因子（transcription factor,TF）参与。TATA 结合蛋白（TATA-binding protein,TBP）是一重要的转录因子,为单体,具有 1 个马鞍状结构,与 DNA 的小沟相互作用。鞍子的外部与其他蛋白质相互作用,其内部与启动子的 TATA 框（TATA box/Hogness box）结合,引起结合部位 DNA 弯曲和部分解开。

RNA pol Ⅱ 催化 DNA 转录,合成 mRNA;与其一起作用的 TF 有多种,包括 TFⅡA、TFⅡB 和 TFⅡD 等。RNA pol Ⅰ 催化 18S、5.8S 和 28S rRNA 基因的转录,这些基因以 rRNA 前体转录单元的形式存在。RNA pol Ⅲ 催化 tRNA 和 5S rRNA 基因等的转录。

2. 延伸　转录起始后,RNA pol 按模板链的碱基序列,从 5'→3' 方向逐个加入核糖核苷酸。开头 9 个核苷酸加上后,σ 因子脱落,留下 RNA 聚合酶、DNA 和新生 RNA 的三元复合物。RNA pol 沿着 DNA 链移动,保持部分 DNA 链的解开,形成"转录泡(transcription bubble)"。RNA pol 离开启动子位点后,新的 RNA pol 全酶可以在启动子上立即开始新的转录过程。

2019 年,我国张余等阐述一种特殊的不依赖 DNA 相互作用而激活转录的分子机制。基于研究数据,研究者提出了转录起始因子 Crl 特异结合转录起始因子 σS,是协助 σS 实现基因表达程序快速转换的关键蛋白,稳定 σS 的活性构象,从而促进 σS 与 RNA pol 的组装以及 σS 与启动子 DNA 的结合,进而激活 σS-RNA pol 介导的转录。该工作显示了一种新的转录因子与 RNA pol 的结合方式,揭示了一种新的细菌转录激活分子机制。

我国张余与美国学者合作发现,在细菌转录起始因子存在一个结构模块,即 σ 指(σ finger),深入到 RNA pol 的催化中心,在 RNA pol 解双链 DNA 时,能够稳定单链的转录泡结构。但是,该 σ 指的位置堵住了新生 RNA 的延伸路径。研究者解析了细菌转录起始阶段约 20 个复合物晶体结构,发现 RNA 的延长会逐渐挤压 σ 指,并最终将其推出 RNA pol 中心。研究者提出了启动子逃逸(promoter escape)分子机制,认为 σ 指相当于一个弹簧,RNA 在刚开始延长的过程中不断地挤压这一弹簧,能够将核苷三磷酸(nucleoside triphosphate,NTP)水解的自由能不断转换成机械能,并积累到 σ 指的蛋白弹簧上,当这一弹簧被挤压到极限时,能够促发 RNA pol 与启动子 DNA 的解离,完成启动子逃逸。

3. 终止 基因的 3' 末端存在反向重复序列,可以互补,导致转录的 RNA 形成发夹结构,构成 RNA 转录的终止子,阻止 RNA pol 继续向前移动。终止子的茎常富含 GC,结构稳定。发夹结构的末端常跟随 4 个或者更多 U,有助于 RNA 与模板 DNA 链的解离。有些基因转录的终止还需要一个 Rho 因子的蛋白质。RNA pol Ⅰ 转录到 rRNA 的 3' 末端后,继续转录,在辅助因子的协助下终止在一个 18bp 的终止序列处。RNA pol Ⅲ 的终止子与原核生物终止子相似,具有发夹结构和 U 串。

(三) RNA 加工

RNA 转录产物是成熟 RNA 的前体,多数需要经过 RNA 加工(RNA processing),包括由核酸酶去除一些核苷酸、在 5' 或 3' 末端加上某些核苷酸以及甲基化等。

1. rRNA 前体(precursor rRNA,pre-rRNA) 真核细胞的 pre-rRNA 在核仁中合成并被加工为成熟 rRNA,后者与核糖核蛋白形成核糖体。45S rRNA 前体是含有 18S、28S 和 5.8S rRNA 各 1 个拷贝的长链分子,通过许多 snoRNA 的作用而进行加工。rRNA 前体甲基化主要发生在核糖的 2'-OH。甲基化位点在脊椎动物中高度保守。此外,rRNA 前体中的一些尿嘧啶通过异构作用转变为假尿嘧啶(Ψ)。5S rRNA 转录产物由 RNA pol Ⅲ 催化合成,基本无需加工。

2. mRNA 前体(precursor mRNA,pre-mRNA) 原核细胞 mRNA 基本没有加工过程,甚至在转录结束之前即可开始翻译。真核细胞 mRNA 有比较复杂的加工过程,因其结构基因是断裂基因,基因转录时内含子和外显子一同被转录。这样,形成的 mRNA 前体需要经过剪接,以去除内含子序列,并将外显子序列连接起来,才能成为完整的编码蛋白序列的成熟 mRNA。此外,真核生物 mRNA 还有 5' 末端加帽子和 3' 末端加 poly(A)尾巴等加工过程。

2019 年,美国科罗拉多大学(University of Colorado)Zhao 等发现与 pre-mRNA 剪接相关的关键机制。在 pre-mRNA 剪接过程中,当出现异常剪接,至少会导致 30% 人类遗传疾病,以及许多其他疾病,如癌症。在所有真核生物中,剪接 pre-mRNA 对于基因表达是必不可少的,选择性剪接是真核生物基因表达调控的一种基本方法。另外,美国 Jaganathan 等对任意 pre-mRNA 序列剪接,可精确预测隐性剪接突变,从而改善对遗传疾病的诊断。

(1) 5' 末端加帽:RNA 链合成到链长约 25 个核苷酸时,在其 5' 末端加上一个 m7G(N7-methyladenosine,7-甲基腺苷),形成 5' 末端帽子结构,与防止 RNA 链被核酸外切酶降解等有关。

(2) 3' 末端 poly(A)尾巴:真核细胞 mRNA 的 3' 末端有 poly(A)尾巴,是转录后加上的,模板链上并无相应 poly T 序列。结构基因最后一个外显子的 3' 末端,常有一组共有序列 5'-AATAAA-3',称为多腺苷酸化信号(polyadenylation signal),其下游富含 GT 的序列。这些序列一起构成多腺苷酸化位点。mRNA 前体在 AAUAAA 下游 11~30 个核苷酸处先被特异核酸内切酶切断,随后在多腺苷酸聚合酶(polyadenylate polymerase,poly(A)polymerase)催化下给 3' 末端加上 poly(A)尾巴。真核细胞胞质中 poly(A)长约 200nt。

poly(A)尾巴可与 poly(A)结合蛋白结合,可能起到稳定 mRNA 的功能。加尾在核内进行,某些基因的转录产物(如组蛋白基因的转录产物)无 poly(A)尾巴。

(3) mRNA 前体的剪接:真核细胞 mRNA 前体分子中的内含子被切除及外显子被连接起来的过程,称为 mRNA 的剪接(splicing)。剪接时,内含子大多以 5'-GU-3' 开始,以 5'-AG-3' 结束。5'末端起始序列 GUAAGU 形成 5'剪接位点。3'末端末尾序列(Py)nNPyAG(Py 指嘧啶,n 约为 10,N 为任意碱基)构成 3'剪接位点,其上游是一段富含嘧啶的序列。3'末端上游 10~40nt 处还有 1 个保守序列,称为分支点序列(branchpoint sequence)(图 1-15)。

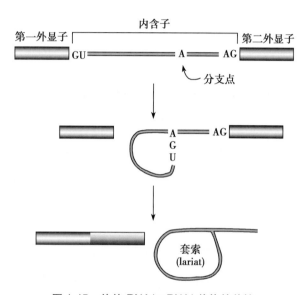

图 1-15 信使 RNA(mRNA)前体的剪接
内含子分支点中 A 的 2'-OH 对内含子 5'-GU-3'处 G 前的共价键进行攻击;内含子 5'末端的 G 与分支点 A 的 2'-OH 形成 2',5'-磷酸二酯键(套索 RNA 结构,lariat)。游离出来的外显子的 3'-OH 攻击内含子末端 5'-AG-3'处 G 后的共价键,呈套索 RNA 结构的内含子脱离并最终降解,两个外显子以 3',5'-磷酸二酯键连接起来。

(4) 甲基化(methylation):真核生物 mRNA 分子内部,含有少量 N^6-甲基腺嘌呤(N^6-methyladenosine,m^6A),由特异的甲基转移酶甲基转移酶(methyltransferase)催化形成,其功能尚不清楚。

(5) 替代加工(alternative processing):mRNA 前体可以通过加工过程产生不止一种成熟 mRNA,称为替代加工。有几种方式可以产生这种结果。一种是通过在剪接过程中去掉某些外显子,或者保留某些内含子,即为替代剪接(alternative splicing)。有些 mRNA 前体分子含有不只 1 个多腺苷酸化信号,加工过程如果使用不同的多腺苷酸化位点,可以产生具有不同的 3'末端成熟 mRNA 分子。这些替代加工途径在不同的细胞中出现,也具有细胞类型特异性,可能与不同细胞产生的一些能够特异地激活或抑制某些加工位点的因子有关。通过插入、删除或更换一些核苷酸的方式,对 mRNA 中的外显子进行替代加工,称为 RNA 编辑(RNA editing),是一种少见的加工形式。

3. tRNA 前体(pre-tRNA) 真核细胞多数 tRNA 前体分子在 5'末端或 3'末端可有一些多余的核苷酸序列,需由核酸内切酶等去除。例如,酵母酪氨酸 tRNA 前体 5'末端有一段 15nt 组成的先导序列,需要由核糖核酸酶 P(RNase P)切除。在 3'末端,有两个多余的 U,切除后在 tRNA 核苷酰转移酶催化下,加上 5'-CCA-3'序列。这是 tRNA 分子中统一的 3'末端。真核细胞 tRNA 前体多数具有内含子,需由核酸内切酶将其切除,再由连接酶将其两侧的序列连接起来。成熟 tRNA 中约 10% 碱基为经过修饰的碱基,包括甲基嘌呤、二氢尿嘧啶和假尿嘧啶等。

三、逆转录

RNA 病毒的基因组是 RNA,其复制方式是逆转录,称为逆转录病毒(retrovirus),但不是所有的 RNA 病毒都是逆转录病毒。逆转录的信息流动方向(RNA→DNA)与转录过程(DNA→RNA)相反,是一种特殊的复制方式。

从单链 RNA 到双链 DNA 的生成分为三步。首先,逆转录酶以病毒基因组 RNA(genomic RNA,gRNA)为模板,催化 dNTP 聚合生成 DNA 互补链,其产物是 RNA/DNA 杂化双链。然后,杂化双链中的 RNA 被逆转录酶中有 RNase 活性的组分水解,被感染细胞内的 RNase H 也可水解 RNA 链。RNA 分解后剩下的单链 DNA 再用做模板,由逆转录酶催化合成第二条 DNA 互补链。合成反应按照 5'→3' 延长的规律。已发现,病毒自身的 tRNA 可用作复制引物。按照这种方式,RNA 病毒在细胞内复制成双链 DNA 的原病毒(provirus)。原病毒保留了 RNA 病毒全部遗传信息,并可在细胞内独立繁殖。

逆转录酶和逆转录现象的发现是分子生物学研究中的重大事件。中心法则认为,DNA 的功能兼有遗传信息的传代和表达,因此 DNA 处于生命活动的中心位置。逆转录现象说明,至少在某些生物,RNA 同样兼有遗传信息传代功能,这是对传统的中心法则的挑战。特别是,从逆转录病毒发现了癌基因;在基因工程操作上,还可用逆转录酶制备互补 DNA(complementary DNA,cDNA),从中获取目的基因。

四、翻译

mRNA 是细胞合成蛋白质的模板,其序列决定了编码蛋白质的氨基酸序列。在核糖体、tRNA 和多种蛋白质因子参与下,按照 mRNA 模板的序列,顺序连接编码的蛋白质中各个氨基酸,形成肽链的过程称为翻译(translation)。

(一) 原核细胞蛋白质合成

1. 蛋白质合成体系

(1) 信使 RNA(mRNA):mRNA 是蛋白质生物合成的模板(见本节第一部分)。在 20 种氨基酸中,色氨酸和甲硫氨酸各有 1 个密码子,其余 18 种氨基酸均有两个或多个密码子。1 种氨基酸具有 2 个或多个密码子这一现象,称为密码子的简并性(degeneracy)或冗余度(redundancy)。编码同一个氨基酸的两个或多个密码子中,一般第三位的碱基不同。

从最简单的病毒直到复杂的人类细胞,都使用差不多同一套遗传密码,只有少数例外。例如,线粒体有其自己的基因组。通常编码精氨酸的 AGA 或者 AGG,在一些线粒体中是终止密码;而通常作为终止密码的 UGA,在线粒体中编码色氨酸。各种生物体基本使用同一套遗传密码,只有少量例外,说明遗传密码具有普遍性,这也是所有生物从同一祖细胞进化假说的重要佐证。

每个密码子的阅读方向是 5'→3',相邻密码子之间没有核苷酸间隔。翻译从起始密码子开始,按顺序连续阅读,直到终止密码子为止。编码区上游的核苷酸序列称为 5' 非翻译区(5'-untranslated region,5'-UTR);编码区下游的核苷酸序列称为 3' 非翻译区(3'-untranslated region,3'-UTR)。原核细胞 mRNA 在起始密码子上游 8~13nt 处,具有一段保守序列 5'-AGGAGGU-3'(或其部分),与核糖体和 mRNA 的正确结合有关,称为核糖体结合位点(ribosome binding site,RBS),又称 SD 序列(Shine-Dalgarno sequence,SD sequence)。

(2) 核糖体(ribosome):核糖体是 rRNA 与多种蛋白质组成的大分子复合物。原核生物核糖体的沉降系数为 70S,分子量为 2 750kD,含有 50S 大亚基和 30S 小亚基。大亚基由 30 余种蛋白质与 23S 和 5S RNA 组成;小亚基由 20 余种蛋白质与 16S RNA 组成。真核生物核糖体的沉降系数为 80S,分子量为 4 500kD,含有 60S 大亚基和 40S 小亚基。大亚基由约 50 种蛋白质及 28S、5.8S 和 5S RNA 组成;小亚基由 30 余种蛋白质和 18S RNA 组成。

细胞内蛋白质的合成在核糖体上进行。翻译过程中核糖体结合 tRNA 的部位称为 A 位和 P 位。核糖体能够结合 mRNA、氨酰 tRNA、起始因子、延伸因子及终止因子等,参与蛋白质生物合成。核糖体的转肽酶活性催化肽键形成。

核糖体开始在 mRNA 链上进行翻译并移动约 80nt 的距离后,另一个核糖体可在起始处开始另一轮翻译。这样,同一 mRNA 链上可有多个核糖体同时在进行翻译,每个核糖体相距至少约 80nt。同一 mRNA 链上的多个核糖体称为多聚核糖体,其上的核糖体数目可达数十个,因此能同时合成多条肽链,提高 mRNA 的利用率和蛋白质生物合成速度。真核生物的多聚核糖体呈环状,也与提高蛋白质合成速度有关。

(3) 转运 RNA(tRNA):tRNA 分子呈三叶草样结构,具有茎、D 环、反密码子环和 TψC 环等。位于茎部尾端的 3' 末端具有 CCA 序列。茎部对侧的反密码环上有反密码子,能特异地识别 mRNA 上互补的密码子。按照 mRNA 的序列,tRNA 将氨基酸逐个携带进入 mRNA-核糖体复合物,合成肽链。tRNA 在蛋白质生物合成过程中起着连接物(adaptor)的作用。细菌中约有 30~40 种 tRNA。一种氨基酸可由数种 tRNA 负责转运。

tRNA 的反密码子通过碱基互补原则识别 mRNA 的密码子。反密码子的第一位碱基与 mRNA 密码子的第三位碱基配对时,不完全遵照碱基互补规律,当它们不严格互补时也能配对,因此一种反密码子可能识别几个密码子。原核生物中的起始 tRNA(initiator tRNA)是结合甲酰甲硫氨酸(formylmethionine,fMet)

的 tRNA(fMet-tRNAfMet),fMet-tRNAfMet 是由对 fMet 专一的氨酰 tRNA 合成酶催化形成的,能识别起始密码子 AUG。

（4）起始因子、延伸因子、释放因子及氨酰 tRNA 合成酶

1）起始因子(initiation factor,IF):IF 参与蛋白质起始复合物的形成。原核生物有三种 IF:IF1 促使核糖体大小亚基分离;IF3 可与 30S 亚基结合,防止未与 mRNA 结合的大亚基与其结合形成无活性的核糖体;IF2 与 GTP 形成复合物,然后与 30S 小亚基结合并促进 fMet-tRNAMetf 与 30S 小亚基结合。

2）延伸因子(elongation factor,EF):大肠杆菌有 3 种 EF:EF-Tu 与氨酰 tRNA 和 GTP 结合形成复合物 EF-Tu/GTP/aa-tRNA,将氨酰 tRNA 转入 A 位;EF-Ts 使 EF-Tu/GDP 再转变为 EF-Tu/GTP(反应由 GTP 供能);EF-G 是核糖体依赖性 GTP 酶(GTPase),并具有转位酶作用。

3）释放因子(release factor,RF):RF 识别 mRNA 上的终止密码子,终止肽链合成,并释放新合成的肽链。原核生物 RF1 和 RF2 负责识别终止密码子。RF1 识别 UAA 和 UAG,RF2 识别 UAA 和 UGA,RF3 协助 RF1 和 RF2 与核糖体的结合。

4）氨酰 tRNA 合成酶(aminoacyl tRNA synthetase):这种酶催化氨基酸与转运该种氨基酸的 tRNA 结合。每种氨基酸至少有一种氨酰 tRNA 合成酶。在 Mg^{2+} 存在时,氨酰 tRNA 合成酶催化氨基酸与 ATP 反应,生成氨酰 AMP,氨基酸被活化,并转移到 tRNA 分子上。氨酰 tRNA 合成酶还有校对作用,当错误的氨酰 tRNA 形成时,可使其水解。

2. 蛋白质合成过程　翻译过程中,mRNA 上密码子的阅读沿 5'→3' 方向进行,多肽链合成自氨基端开始。翻译过程可分为起始、延伸和终止三个阶段。

（1）起始:IF1 促使核糖体大小亚基分离。翻译开始时,IF3 与游离的 30S 小亚基结合并阻止大亚基的再结合。IF2-GTP 与 30S 小亚基结合。30S 小亚基与 mRNA 的 RBS 位点结合,使 AUG 密码子处于肽链合成的起始部位。fMet-tRNAMetf 与游离的核糖体小亚基结合,定位于起始密码子,形成 30S 起始复合物(30S initiation complex)。

IF2 水解 GTP,各 IF 释放。然后,50S 大亚基与 30S 小亚基结合,形成 70S 起始复合物,fMet-tRNAMetf 转至 P 位。

（2）延伸:70S 起始复合物中的 fMet-tRNAMetf 转至 P 位后,空出 A 位。mRNA 第 2 个密码子对应的氨酰 tRNA 进入,翻译进入延伸阶段。延伸阶段是一系列氨酰 tRNA 到位、肽键合成及转位的过程,这一系列过程反复进行,称为延伸循环(elongation cycle)。

A 位密码子对应的氨酰 tRNA 进入 A 位,称为交付(delivery)。氨酰 tRNA 先与 EF-Tu/GTP 结合,形成氨酰 tRNA/EF-Tu/GTP 复合物,随后进入 A 位。然后,GTP 水解,EF-Tu/GDP 从核糖体释放。

氨酰 tRNA 交付后,在肽酰转移酶(peptidyl transferase)催化下,已在 P 位上的甲酰甲硫氨酰基的羧基与 A 位氨基酸的 α-氨基形成肽键。肽键形成的能量来自与 tRNA 结合的活化氨基酸。肽酰转移酶活性存在于核糖体 50S 大亚基中,肽酰转移酶活性中心的 23S rRNA 在催化肽键形成中起重要作用。

延伸因子 EF-G(转位酶)水解 GTP,提供能量,使 P 位上的 tRNA 从 P 位释放,mRNA 与核糖体相对移动 1 个密码子的距离,A 位上的肽酰 tRNA 转至 P 位。空出的 A 位上为 mRNA 分子上的第三个密码子,对应的氨酰 tRNA 可以到位。上述三个步骤(到位、肽键合成和转位)反复进行,使肽链不断延伸。

（3）终止:翻译进行到终点,mRNA 的终止密码子处于核糖体 A 位,氨酰 tRNA 不能再进入 A 位。释放因子识别终止密码子并进入 A 位,肽酰转移酶将 P 位上的肽链转给水分子,肽链离开核糖体。随后,核糖体与 mRNA 和 tRNA 分离,解离成大小亚基。

（二）真核细胞蛋白质合成

与原核细胞相比,真核细胞蛋白质合成过程有些不同,但其基本过程相似,也包括起始、延伸和终止三个阶段。原核细胞与真核细胞在起始阶段差别较大,真核起始因子(eukaryotic cinitiation factor,eIF)有十余种。

真核细胞 mRNA 与多种蛋白质结合为核蛋白颗粒。翻译起始时,mRNA 需要松解,并释放出多余的蛋白质。起始 tRNA(tRNAMeti)结合的是甲硫氨酸(Met),两者结合形成 Met-tRNAMeti。核糖体 40S 小亚基

首先与 Met-tRNAMeti 结合,然后再与 mRNA 结合,形成 80S Met-tRNAMeti-mRNA 起始复合物(80S initiation complex)。由于真核生物 mRNA 没有 SD 序列那样的特殊 RBS 位点,起始复合物先结合在 mRNA 5'末端帽子处,然后沿 5'→3'方向移动扫描,寻找起始密码子 AUG。第一个出现的 AUG 不一定就是起始位点,AUG 及其上下游的核苷酸序列(Kozak 序列,5'-ACCAUGG-3')对于确定其是否起始位点很重要。当找到正确的起始位点且 Met-tRNAMeti 处于 A 位后,便形成了 40S 起始复合物。然后,核糖体 60S 大亚基与其结合,形成 80S 起始复合物。

真核生物肽链延伸过程与原核生物相似,但真核延伸因子(eukaryotic elongation factor,eEF)eEF 与原核生物不同。真核生物 eEF-1α 相当于原核细胞的 EF-Tu,eEf-1βγ 相当于 EF-Ts,eEF-2 相当于 EF-G。真核生物只有 1 种释放因子 eRF,识别所有 3 种密码子(UAA、UAG 与 UGA)。真核生物的多聚核糖体呈环状,其 5'和 3'末端借 poly(A)结合蛋白 1(PABP1)、eIF4G 和 eIF4E 连在一起。当一个核糖体到达终止位点,结束翻译后,离开 mRNA 的 3'末端,解离为亚基,然后可以迅速集结到 5'起始端,开始新一轮翻译。多聚核糖体的环状结构使核糖体快速再循环,保证蛋白质翻译的高效率。

2019 年,我国肇涛澜等利用新型 poly(A)尾巴高通量测序(high-throughput sequencing)技术,揭示了拟南芥 poly(A)尾巴介导的全新转录后调控机制,即在 poly(A)尾巴中散在分布的鸟苷酸(G)可通过抑制与 poly(A)结合蛋白(PABP)的相互作用降低 mRNA 的翻译效率。

(三) 蛋白质折叠和翻译后修饰

新合成的多肽链经过折叠(folding)形成特定的空间结构,以决定每种蛋白质的功能。蛋白质三维结构的信息存在其氨基酸序列中,但其折叠过程也有其他蛋白质参与,如分子伴侣(molecular chaperone)。每个蛋白质如何折叠成各自特有的三维结构,是一个十分复杂的问题,是蛋白质研究中的重大课题。

有些蛋白质翻译后在特定部位进行裂解(如一些无活性的酶原经有限蛋白酶解后激活为有活性的酶),或者在特定的氨基酸上进行翻译后修饰(post-translational modification),如糖基化、甲基化和乙酰基化等,然后才成为一个完整的功能蛋白质。胶原蛋白中的羟脯氨酸是通过脯氨酸羟基化形成的。有些蛋白质分子含有共价相连的脂质,如棕榈酰基、豆蔻酰基和法尼基等。

第四节　基因表达的调控

一、基因表达调控的基本规律

原核和真核生物体系在基因组和细胞结构上的差异使其基因表达方式有所不同。原核细胞无胞核,遗传信息的转录和翻译发生在同一空间,并以偶联的方式进行。真核细胞有胞核,其基因转录和翻译具有空间分布和时间特异性。但是,原核和真核生物体系的基因表达有如下共同的基本规律。

(一) 产生有功能的蛋白质和 RNA

基因表达是基因转录和翻译的过程,也是基因所携带的遗传信息表现为表型的过程,包括基因转录成互补的 RNA 序列;对于蛋白质编码基因,mRNA 继而翻译成多肽链,并装配加工成最终的蛋白质产物。在一定调节机制控制下,基因表达通常经历转录和翻译过程,产生具有特异生物学功能的蛋白质分子,赋予细胞或个体一定的功能或形态表型。但是,并非所有的基因表达过程都产生蛋白质。rRNA 和 tRNA 编码基因转录产生 RNA 的过程也属于基因表达。

(二) 具有时空特异性

所有生物的基因表达都具有严格的规律性,即表现时空特异性,这是由特异的基因启动子(序列)和/或调节序列与调节蛋白相互作用所决定的。

1. **时间特异性(temporal specificity)**　按功能需要,某一特定基因表达严格地按一定的时间顺序发生,这就是基因表达的时间特异性。如噬菌体、病毒或细菌侵入宿主后,表现一定的感染阶段。随感染阶段发展及生长环境变化,这些病原体及宿主的基因表达均可发生改变,即有些基因开启,有些基因关闭。

多细胞生物从受精卵发育为一个成熟个体,经历很多不同的发育阶段。在每个不同的发育阶段,都会有不同的基因严格地按照自己特定的时间顺序开启或关闭,表现为与分化、发育阶段一致的时间性。因此,多细胞生物基因表达的时间特异性又称阶段特异性(stage specificity)。

2. 空间特异性(spatial specificity) 在多细胞生物个体某一发育、生长阶段,同一基因产物在不同的细胞、组织和器官表达水平可能不同。因此,同一个体内不同细胞、组织和器官出现差异性,这种差异性基础是特异的基因表达或称为差异基因表达(differential gene expression)。在个体发育、生长过程中,一种基因产物在个体的不同组织、器官表达,即在个体的不同空间出现,这就是基因表达的空间特异性。

(三)表达方式多样性

不同种类的生物遗传背景不同,同种生物不同个体生活环境不完全相同,不同的基因功能和性质也不相同。因此,不同的基因对生物体内、外环境信号刺激的反应性不同,受基因表达的调控。有些基因在生命全过程中持续表达,有些基因的表达则受环境的影响。

有些基因产物对生命全过程是必需的或必不可少的。这类基因在一个生命个体几乎所有的细胞中持续表达,不易受环境条件的影响,或称为基本表达,属于管家基因(house-keeping gene)。另有一些基因属于诱导基因(inducible gene),易受环境变化的影响,在特定环境信号刺激下,相应的基因被激活,基因表达产物增加。还有一种抑制基因(suppressor gene)对环境信号应答时受抑,使基因表达产物降低,这类基因的调控序列通常含有针对特异刺激的反应元件。

(四)不同基因协调表达

在生物体,通过不同基因协调表达,以适应环境变化,维持其生长和增殖。生物体这种适应环境的能力,与某些蛋白质分子的功能有关,并由编码这些蛋白分子的基因表达情况所决定。通过一定的程序,调控基因的表达,使生物体合成出合适的蛋白质分子,以便更好地适应环境,维持机体的内稳态,促进其协调生长。原核生物、单细胞生物调节基因的表达是其适应环境、维持生长和细胞分裂的需要。高等生物也普遍存在这种适应性表达方式;但在多细胞生物,基因表达调控还维持细胞分化和个体发育。

(五)具有基因表达的调控序列

一个生物体的基因组中,既有携带遗传信息的基因编码序列,也有能够影响基因表达的调控序列。一般,调控序列与被调控的编码序列位于同一条 DNA 链上,称为顺式作用元件或顺式调节元件。还有一些调控基因远离被调控的编码序列,即其他分子的编码基因,只能通过其表达产物(调节蛋白)而发挥作用。这些调节蛋白分子称为反式作用因子,对处于同一条或不在一条 DNA 链上的结构基因表达进行调控。这些反式作用因子以特定的方式识别和结合在顺式作用元件上,实施精确的基因表达调控。还有一类调控基因产物为调节 RNA,以不同的作用方式对基因表达进行精细调节。

无论是原核生物还是真核生物,基因表达调控体现在基因表达的全过程中,包括 RNA 转录合成和蛋白质翻译两个阶段。因此,基因表达的调控是多层次的复杂过程。遗传信息是以基因的形式储存于 DNA 分子中,基因拷贝数越多,其表达产物越多,故基因组 DNA 的部分扩增(amplification)可影响基因表达。为适应某种特定需要而进行的 DNA 重排(DNA rearrangement)及 DNA 甲基化(DNA methylation)等均可在遗传信息水平影响基因表达。另外,遗传信息经转录由 DNA 传递给 RNA 的过程,是基因表达调控最重要、最复杂的一个层次;对于真核细胞,初始转录产物需经转录后加工修饰而成为有功能的成熟 RNA。以 miRNA 为代表的 ncRNA 对基因表达调控的作用,可在新的层面上理解基因表达调控。蛋白质翻译是基因表达的最后一步,影响蛋白质合成的因素也能调节基因表达。并且,翻译与翻译后加工可直接、快速地改变蛋白质的结构与功能,因而对此过程的调控是细胞对外环境变化和某些特异刺激应答时的快速翻译机制。

一旦 DNA 被转录为 RNA,RNA 转录物在其翻译成蛋白质之前被加工、剪接,内含子被移除,外显子区域被保留。然而,美国 Fiszbein 等提出一种反演理论,即 RNA 剪接过程会影响 DNA 的转录。这种新理论,即"外显子介导的转录激活启动(exon-mediated activation of transcription starts,EMATs)",与新外显子相关的剪接可激活附近启动子的转录过程。研究者认为,EMATs 会在进化过程中增强基因组的复杂性,也可能产生物种的特殊差异,并有助于产生新的启动子,从而引起调节性改变,同时还会诱发相同有机体不同组织之间表达的差异。因此,EMATs 为基因表达的调节增加了一层新的复杂性,能够赋予基因组更具灵活性,并潜在改变所产生的 RNA 水平和功能。

二、原核细胞基因表达的调控

对于复杂的多细胞生物,可依靠细胞群体中不同细胞发挥各自功能来适应变化的环境,具有一套比较固定的代谢途径。因此,就某一单个细胞,无需对外界环境变化做出直接的反应。原核生物是单细胞生物,其生存必须具有快速适应环境及有效利用能源的能力。所以,单细胞生物当底物不存在时,不合成与该底物相关的酶类;一旦底物出现,马上合成所需的酶。这种推论从逻辑上解释了原核生物所应有的基因表达调控规律。

(一) 转录水平的调控

原核细胞的基因表达调控主要是使其自身能够根据外界环境的变化,调整自身的基因表达,以达到生长和繁殖的最佳状态。这就需要其具有对外界环境变化做出迅速反应的能力。这种迅速反应能力的生物学基础是转录与翻译过程的偶联性。

原核细胞基因多以操纵子(operon)的形式存在。操纵子由调控区和信息区组成,上游是调控区,包括启动子和操纵基因(operator);下游是信息区,为一组结构基因。启动子是同 RNA 酶结合并启动转录的特异性 DNA 序列。操纵基因是特异性的阻遏蛋白结合区。结构基因是能特异性编码蛋白的基因。

在结构基因中,遗传信息位于双链 DNA 的一条链上,这条链称为信息链(message strand)。mRNA 是以信息链的互补链为模板合成的,因此其核苷酸序列与信息链基本相同(只是 DNA 中的 T 变成 mRNA 中的 U)。1 个基因的 DNA 双链碱基对(bp)的顺序数,是按信息链的上游和下游方向确定的。信息链上与 mRNA 链上的第一个核苷酸对应的碱基标记为+1,由此碱基向信息链上游(5'末端)数的碱基顺序记为负数(-1、-2 等)。向下游(3'末端)数的碱基顺序为正数(+2、+3 等)。

1. **启动子(promoter)**　启动子长约 50~60bp,至少包括 3 个功能区:一是起始位点(initiation site),即 +1 区;二是结合位点(binding site),是 RNA pol 与启动子结合的位点,位于-10bp 处(TATA 框);三是识别位点(recognition site),位于-35bp 处。基因转录时,δ 因子识别-35 区,RNA pol 结合于-10 区,全酶结合 DNA 后覆盖区域是-40~+20 区。转录开始后,RNA pol 沿着信息链的 5'→3'方向移动,以互补链为模板合成 RNA。可见,转录方向是由启动子决定的。

2. **δ 因子与启动子相互作用调节转录起始**　原核生物在转录起始时,RNA pol 依赖 δ 因子识别被转录基因的启动子序列,二者相互作用启动转录。δ 因子与 RNA pol 结合紧密,转录启动后,大约合成至 8nt 时 δ 因子解离。游离的 δ 因子本身不直接结合特定的 DNA,而是竞争结合 RNA pol。

3. **阻遏蛋白(repressor)**　阻遏蛋白是一类在转录水平对基因表达产生负调控的蛋白质,在一定条件下与 DNA 结合,主要有诱导(induction)型和阻遏(repression)型两种。这两种阻遏蛋白均可与特定的信息分子结合而产生变构。不同构象的阻遏蛋白可与 DNA 解离或结合。诱导型阻遏蛋白在结合信息分子后,与 DNA 解离,解除对转录的抑制作用;阻遏型阻遏蛋白在结合信息分子后,与 DNA 结合,抑制转录。通过阻遏蛋白结合 DNA,抑制其转录的基因表达调控方式称负调控(negative control)。

4. **调控蛋白(control protein)**　调控蛋白结合于特异 DNA 序列后促进基因转录的基因表达调控方式称为正调控(positive control)。正调控对一些本身结合 RNA pol 能力很弱的弱启动子非常重要。转录的激活是通过一种激活蛋白结合于邻近的特异 DNA 序列,该蛋白可作用于 RNA pol,促进转录启动,称为正调控蛋白。

5. **衰减子(attenuator)**　细菌中的 mRNA 转录和蛋白翻译是偶联的。这一特点使细菌的一些操纵子中出现一段能减弱转录的序列,称为衰减子或弱化子,常位于一些操纵子中的第一个结构基因之前。原核细胞基因转录负调控的最典型模式是乳糖操纵子(lactose operon),也称 Monod-Jacob 模式。乳糖操纵子由 3 种结构基因、启动子、操纵基因和控制结构基因表达的调控元件(control element)构成。

(二) 翻译水平的调控

1. **RNA pol 活性调节**　与操纵子调节相比,RNA pol 活性调节仅是一种粗调。氨基酸缺乏时,游离核苷酸和空载 tRNA 增加。如 ATP 存在,可产生鸟苷五磷酸(pppGpp)和鸟苷四磷酸(ppGpp),后者与 RNA

pol 形成 ppGpp-RNA pol 复合体。构象改变的 RNA pol 活性减低,使 rRNA 和 tRNA 合成减低或停止。氨基酸充足时,则与上述情况相反,RNA pol 活性增加,rRNA 和 tRNA 合成增多。这种现象称为严紧反应(stringent response),以保证翻译的需求。

2. 位点特异性倒位(site specific inversion)　位点特异性倒位调节依赖于倒位蛋白的存在。倒位蛋白是一种位点特异性重组酶(site-specific recombination enzyme)。对沙门菌 H1 和 H2 的两种蛋白编码基因表达,可揭示倒位蛋白调节基因表达的机制。

3. 小分子 RNA 调节作用　小分子 RNA 调节作用发现于大肠杆菌渗透压调节基因的调节方式。大肠杆菌渗透压调节基因 *ompR* 的产物 OMPR 蛋白在低渗环境下对渗透压蛋白 *ompF* 基因表达起正调控作用,使其转录并翻译出 OMRF 蛋白。相反,在高渗条件下,OMPR 蛋白发生构型改变,促进另一种渗透压蛋白 *ompC* 基因表达,转录翻译出 OMPC 蛋白,同时抑制 OMPF 蛋白的产生。

4. mRNA 的稳定性　原核生物 mRNA 是不稳定的,其降解速度对蛋白质的翻译具有调控作用。细菌蛋白质的合成速度不仅取决于 mRNA 的合成和蛋白翻译偶联的速度,也取决于细菌 mRNA 的降解速度。mRNA 降解产生的游离核苷酸,磷酸化后成为高能磷酸盐,用于新的 mRNA 分子合成。因此,许多用于蛋白质翻译的模板仅在几分钟内就会被全部替换,这意味着基因表达的诱导因素一旦消失,翻译会马上停止。正是由于 mRNA 能迅速合成或降解,细菌得以通过直接的翻译水平调控对环境变化做出快速反应。因此,mRNA 的降解速度是翻译水平基因表达调控的重要机制。

生理状态与环境因素影响 mRNA 的降解速度。mRNA 的一级及二级结构对 mRNA 的稳定性有一定的影响。如 5'或 3'末端的发夹结构可保护 mRNA 不被外切酶水解。mRNA 的 5'末端与核糖结合,其稳定性提高。不同操纵子转录出的 mRNA 序列及结构不同,稳定性也不相同。例如,RNA 聚合酶 III 能识别一种特殊发夹结构,并将其降解,使失去此发夹结构的 RNA 能被其他的 RNA 酶水解。如果这种发夹结构不被破坏,RNA 也就不能被降解。因此,如能保护这一发夹结构,mRNA 的寿命就会延长。一些调控蛋白可与这种发夹结构结合,保持 mRNA 的稳定性。

三、真核细胞基因表达的调控

真核生物的生理功能远较原核生物复杂的多。多细胞生物主要通过细胞集体的分工合作适应外环境,其基因表达的调控非常复杂。单细胞真核生物和易受外环境影响的高等动物的细胞,同原核生物细胞一样,采取在转录水平可逆的诱导与阻遏的方式调控。

多细胞生物体内的大多数细胞一般能免受外环境变化的直接影响,在相当长的一段时间内处于相对恒定的环境中。因此,真核生物体内只有少数基因的表达调控与外环境变化直接相关,而绝大多数基因的表达调控与生物体的发育、分化及内环境变化相关。真核生物在发育和分化过程中的每一步一般是不可逆的,都要受到机体内其他细胞及内环境发出的信号调控。真核细胞的转录主要在核内进行,而翻译则在细胞质中进行。翻译产物的分布、定位及功能活性调节也都十分严谨。这里仅讨论真核细胞不同水平基因表达调控的一些特点。

由于细胞类型的不同,人类基因组编码指令及基因表达的调控存在差异,因而产生具有不同功能的多样化组织,在不同个体中也存在差异。驱动这些差异产生的序列,一般处于基因组的非编码区域,它们决定基因表达的方式和时间。

(一)细胞外信号对基因表达的调控

1. 激素和蛋白质因子对基因表达的调控　激素(hormone)是由内分泌细胞产生的化学物质,通过血液循环或直接同靶细胞的受体结合,调节细胞的生理状态。激素在同受体结合后激发细胞内不同的信号转导系统,影响细胞的功能。所激发的各种功能改变都要通过基因表达调控来完成。除激素外,还有很多生长因子(growth factor)和细胞因子(cytokine)也参加真核细胞基因表达的调控。细胞间的接触也会影响细胞基因表达的调控。例如,原始内胚层细胞与中胚层的间叶细胞接触后才能发育,分化为唾液腺、肺及肝等。虽然细胞间接触对基因的调控有时依赖于某些生长因子,但多数还是靠细胞间的直接接触或通过细胞外基质来完成调节作用。参与细胞间直接接触的细胞表面分子和细胞外基质成分多种多样,包括多种细胞间黏附分子(intercelluar adhesion molecule,ICAM)。这些分子通过量的变化调控基因表达,其表达异常与恶性肿瘤细胞的浸润和转移能力有关。

2. 外界环境因素对基因表达的影响　尽管真核细胞对外界信号的反应能力远比原核细胞弱,但比较低等的真核生物细胞也能接受外界环境因素变化信号的直接调控。例如,外界营养条件的变化会诱导酵母菌产生参与糖代谢的酶类;一些真核生物细胞可接受特定的物理因素作为基因表达调控的信号,如热能可诱导热休克蛋白基因的表达等。

高等真核生物的某些基因能对营养条件的变化发生反应,但这部分基因在基因组中所占的比例很小,且有时难以形成完整的反应体系。体外培养的哺乳动物细胞自身能合成嘌呤和嘧啶,但在培养基中加入腺嘌呤,细胞就不再合成嘌呤,因为此时合成嘌呤的关键酶,即烟酰胺磷酸核糖转移酶的基因表达受到了抑制;而加入尿嘧啶则不能抑制合成嘧啶所需酶的基因表达。另外,体外培养的哺乳动物细胞在含有丝氨酸和甘氨酸的培养基中能继续合成这两种氨基酸。可见,哺乳动物细胞在通常条件下基因表达不受其产物的阻遏。体外培养的动物细胞对营养应激(nutritional stress)也不发生相应酶类反应。如在不含半胱氨酸的条件下,内源性的半胱氨酸的合成并不增加。高等动物体内的多数细胞对某种因素的反应经常是一致的。如在温度升高时,几乎所有的细胞都可以产生热休克蛋白。虽然高等动物的绝大多数细胞存在于相对恒定的内环境中,对外界环境变化通常不发生反应;但也有例外,如肝细胞,这是因为肝细胞必须时刻处理肠道吸收的营养及毒素物质。肝细胞解毒作用的分子生物学基础是肝细胞在毒性物质的刺激下,表达与解毒相关的基因,进而表达相关的酶类。高等动物肿瘤细胞在化疗药物的刺激下则可表达对化疗药物有解毒作用的多药耐药基因(multidrug resistance gene),也是一个很好的佐证。

(二) DNA 水平的基因表达调控

DNA 水平的调控主要有以下几种方式:

1. 染色质丢失　染色质丢失是一种不可逆的调控,如高等动物红细胞在发育成熟过程中的染色质丢失。

2. 染色质结构对基因表达的调控　真核细胞的染色质或染色体是由 DNA 与组蛋白、非组蛋白和少量 RNA 及其他成分构成,具有核小体结构。组蛋白与 DNA 结合,可保护 DNA 免受损伤,维持基因组稳定性,同时抑制基因的表达。去除组蛋白后,基因的转录活性增高。非组蛋白和组蛋白可与 DNA 竞争性结合,解除组蛋白对基因表达的抑制。

3. 基因扩增　细胞在发育或所处环境改变时,对某种基因产物的需要量增多,仅靠调节该基因表达活性不足以满足需要。只有增加这种基因的拷贝数,即基因扩增(gene amplification),才能满足需求。基因扩增是基因表达上调的一种有效方式。肿瘤细胞中某些原癌基因扩增,致使该基因表达产物增多,细胞持续增生、癌变。

4. 基因重排　基因重排(gene rearrangement)是指某些基因片段改变原来的存在顺序,通过调节有关基因片段的衔接顺序,重排形成一个完整的转录单位。编码免疫球蛋白(immunoglobulin,Ig)分子的许多基因片段进行重排和原始转录物的拼接加工,奠定了免疫球蛋白多样性的分子学基础。因此,基因重排是 DNA 水平调控的重要方式。

5. DNA 甲基化　DNA 甲基化(DNA methylation)在真核细胞基因表达调控中起着重要作用。DNA 甲基化程度常与该基因表达呈负相关,即甲基化程度越高,基因表达越低;相反,DNA 去甲基化(DNA demethylation)可使基因表达增加。管家基因等持续表达的基因多呈低甲基化状态,而组织中不表达的基因则多呈高甲基化状态。不同的致癌物质可通过抑癌基因甲基化或原癌基因去甲基化,导致细胞恶性转化。

甲基化可以通过直接和间接作用影响基因表达。①直接作用:甲基化使基因构型发生变化,影响转录因子(TF)与 DNA 特定部位的结合,使基因不能转录。②间接作用:基因在 5′末端调控序列发生甲基化后与核内甲基-CpG 结合蛋白(methyl-CpG binding protein,MeCP)结合,阻止 TF 与基因形成转录复合物。

(三) 转录水平的调控

初始转录水平的调控是基因表达最为关键的调控机制。

1. 基因的活化　无转录活性的染色质称异染色质,通常密度高,与组蛋白结合紧密,DNA 甲基化程度高。有转录活性的染色质称常染色质(euchromatin)，较松散，与组蛋白结合疏松，DNA 甲基化程度相对较低。特别是在基因启动子区域，该区域实际上是 DNA 开放的松散结构。这种结构的疏松使其容易与参加转录起始的 RNA pol 及蛋白因子接近。许多实验证明，异染色质对于 DNA 聚合酶Ⅰ(DNA pol Ⅰ)有较大的耐受性，而常染色质对 DNA pol 酶Ⅰ较敏感。这些对 DNA pol Ⅰ敏感的区域被称为 DNA pol Ⅰ高敏感区。

2. 顺式作用元件及反式作用因子　真核细胞基因可转录 rRNA、tRNA 和 mRNA，其各自基因转录分别对应于三种不同的 RNA pol，调控方式也不相同。rRNA 与 tRNA 结构较单一，在正常情况下均为组成型表达，调控机制也相对比较简单。种类繁多的 mRNA，由于编码蛋白质，与细胞分化、发育、功能和恶变等各种生命活动及疾病发生相关，已成为转录调控研究的热点。下面简要介绍 mRNA 的转录调控机制。

所有真核细胞中都存在三种不同的 RNA pol，分别合成不同类型的 RNA。RNA pol Ⅰ转录 rRNA，RNA pol Ⅱ转录 mRNA，RNA pol Ⅲ转录 tRNA 和 5S RNA。纯化的 RNA pol Ⅱ在体外能按 DNA 模板合成一条 RNA 链，延长 RNA 链的速度为每分钟 60~600nt。但此酶并不能在 DNA 链上选择适当的起始位点，只有在其他 TF 的协同作用下，才能找到恰当的位置，起始基因转录。

基因活化为顺式作用元件、RNA pol 及反式作用因子提供了可以互相趋近的空间。同原核细胞一样，存在于 DNA 中的特异性调控序列称为顺式作用元件；可溶性转录调控蛋白因子称为反式作用因子。顺式作用元件与反式作用因子之间的特异性结合是真核细胞基因组织特异性表达的基础。

(1) 顺式作用元件：顺式作用元件由启动子、增强子或沉默子(silencer)及反应元件等构成。

1) 启动子及其上游近侧序列：启动子是与基因转录启动有关的核苷酸序列，位于基因转录起始位点 5'末端，是转录的最基本信号结构，只能近距离作用(一般在-100bp 以内)，具有方向性，空间位置较恒定。启动子包括 TATA 框(TATA box/Hogness box)、上游启动子元件(upstream promotor element)、诱导型启动子(inducing promotor)和组织特异性启动子(tissue specific promotor)。高等动物的 TATA 框的核心为 TATAT/AAT/A，位于转录起始位点上游-30bp 附近。TATA 框决定基因转录的精确起始，即 RNA 转录起始点。上游启动子元件包括 CAAT 框(CAAT box)与 GC 框(GC box)。CAAT 框和 GC 框与 TATA 框一样，均为普通启动元件，它们协同作用决定基因的基础转录效率。然而，启动子并非都同时含有 3 种元件。cAMP 反应元件(cAMP response element，CRE)能介导来自环磷酸腺苷(cyclic adenosine monophosphate，cAMP)及生长因子等诱导信号的反应，是一种诱导型启动子反应元件。组织特异性启动子元件一般位于分化细胞的特异基因调控区，仅调控特异基因的转录。启动子及其近侧的保守序列元件按其对 RNA pol 的影响可分为两类：一类是位于较上游的元件，能较强地影响转录起始频率，这类元件不与 RNA pol 直接发生作用，但能使 RNA pol 趋近转录起始位点，它的存在与否决定 RNA pol 能否在启动子作用下有效启动转录；另一类就是 TATA 框，具有控制并稳定选择起始位点的作用，如果缺少 TATA 框，转录起始位点的位置将不稳定，甚至可能出现多个位置不同的起始位点。可以说，TATA 框的功能是促使 RNA pol 进入恰当的位置，启动转录。因此，TATA 框的位置一般是恒定的。

2) 增强子：增强子能与反式作用因子结合，大大增加基因转录活性的顺式作用元件，其本身不具有启动子活性。

增强子作用主要的方式有：①改变 DNA 模板的结构，影响染色质的 DNA-蛋白质结构，改变 DNA 超螺旋结构的密度；②提供一个能使 DNA 模板局限于某个特定空间的微环境；③为 RNA 聚合酶和其他蛋白因子提供一种与 DNA 及染色质相关的联系结构，这种结构是 RNA 聚合酶所必需的。增强子通过与 RNA 聚合酶相互作用而发挥功能。从增强子的发现以及对其给出的定义来看，增强子对基因转录仅具有促进作用。然而，现已发现负增强子元件的基因，如小鼠 *IgH* 基因、大鼠胰岛素样生长因子 1 基因、人视网膜结合蛋白 1 基因及人 *IFN-α* 基因等多种。有人称这种负调控元件为沉默子。因此，有人将增强子称为调节子(modulator)。

3) 反应元件(response element)：真核细胞处于某一特定环境时，对其出现反应的基因所具有的相同顺式作用元件，称为反应元件。例如，热激应答元件(heat shock element，HSE)、金属反应元件(metal response element，MRE)和血清反应元件(serum response element，SRE)等。这些反应元件存在于启动子或增强子内,具有较短的保守序列,与转录起始位点的距离不固定,一般在 200bp 内。有些反应元件能被在某些特殊条件下表达的反式作用因子所识别。

(2)反式作用因子:反式作用因子(简称反式因子)是一类胞核内的蛋白质因子。因为这种因子是在基因外合成后转移回 DNA 所在的位置,所以称为反式因子。由于它们大多存在于胞核内,故又称细胞核因子。反式因子能识别启动子、启动子近侧元件和增强子等顺式作用元件中的特异靶序列,并与其结合,改变 DNA 的构象,进而影响基因的转录。反式因子对基因表达的调控分正向和负向,即激活和抑制基因表达。反式因子具有与相应 DNA 顺式作用元件结合的结构域(structural domain)。根据结构域的不同反式因子分为 4 种,其中最常见的是螺旋-转角-螺旋(helix-turn-helix),另外 3 种是锌指(zinc finger)结构、亮氨酸拉链(leucine zipper)和两亲螺旋-环-螺旋(amphipathic helix-loop-helix)。

(3)在基因转录的起始过程中,涉及反式因子及其与顺式作用元件之间的相互作用,而且不同基因的表达受不同组合反式因子协同调控,其过程十分复杂。因此,探讨反式因子的作用特点与规律对研究真核生物细胞基因表达调控意义重大。一般认为,反式因子的作用存在以下特点和规律:①一种反式因子能与一种以上的顺式作用元件结合。一些反式因子甚至可以与同源性很小的顺式作用元件结合,如糖皮质激素受体(glucocorticoid receptor,GR)既能与受控于该激素的不同基因特异 DNA 序列结合,又能与不同病毒基因组的特异 DNA 序列结合。②多种反式因子可结合同一种顺式作用元件,如多种反式因子能同 CAAT 框结合。③反式因子的二聚体或多聚体可以与顺式作用元件作用,如 Fos/Jun 二聚体能识别 TGACTCA 等。④有些反式因子的活性可通过不同 RNA 水平的剪接和翻译后的修饰而受到调节,如热休克蛋白转录因子只有在磷酸化后才能激活基因转录的功能。⑤反式因子之间的相互作用对它们功能的发挥是必需的。结合在不同部位的反式因子通过它们之间的 DNA 形成环状结构。DNA 环状结构形成后,反式因子之间的距离趋近,形成能相互作用的构象。值得注意的是,最终发挥基因表达调控作用的是位于 DNA 环不同位点上的反式因子,而不是 DNA 环本身。

(四)转录后水平调控

真核细胞基因转录的 mRNA,必须经过一系列加工才能成为成熟的 mRNA。因此,对这一过程的调节也是基因表达调控的一个重要内容。

1. 5'末端戴帽和 3'末端加尾 戴帽和加尾有关内容见本章第一节。戴帽与加尾的作用是:①保护 RNA 免受核酸外切酶的消化,即防止 mRNA 降解,延长 mRNA 寿命;②有利于 RNA 由细胞核运至细胞质;③有助于细胞质中的核糖体识别 mRNA,即与小亚基结合;④为翻译起始因子提供信号;⑤便于 RNA 剪接。

2. mRNA 内含子剪接及对基因表达的调控 转录是将基因的外显子和内含子转换成 RNA 序列,这个原始的 RNA 转录体为核内异质 RNA(hnRNA)。其中,外显子和内含子相间排列。将内含子序列切掉,外显子序列拼接,这一剪接过程见本章第一节。

在 mRNA 的剪接过程中,参与拼接的外显子可以不按其在基因组中的线形分布秩序拼接,内含子也可以保留,即一个外显子或内含子是否出现在成熟的 mRNA 中是可以选择的,称为选择剪接。选择剪接的方式有以下几种。

(1)外显子选择(optional exon):也称外显子跳跃,指在不同的剪接方式中,某一外显子或几个外显子可以在成熟的 mRNA 中保留,也可以通过剪接过程被去掉;其结果至少有两种,一种是外显子全部保留,另一种是删去一个或几个外显子。

(2)内含子选择(optional intron):是指在不同的剪接方式中,内含子可以被完全地去掉,也可以有一个内含子被保留在成熟的 mRNA 中。也有两种剪接方式,一种是内含子全部被删除,另一种是保留某一内含子。

(3)互斥外显子(mutually exclusive exon):是指一对外显子在一种剪接方式中只能保留其中的一个,而在另一种剪接方式中保留另一个,两个外显子不能同时出现在同一个成熟的 mRNA 中。

(4)内部剪接位点(internal splice site):这是指通过对外显子或内含子内部 5'末端剪接供点或 3'末端剪接受点的选择,保留全部外显子或剪掉某一外显子的部分序列,或去掉全部内含子或保留某一内含子的部分序列。

3. mRNA 运输的控制 RNA 的转录初始物平均长度为 6 000nt,成熟的 mRNA 平均为 1 500nt,大部分在核内被降解,仅有 20% 进入胞质,留在核内的 RNA 约在 1h 内降解成小片段。mRNA 是通过主动运输过程进入细胞质,核糖体则在核内组装,再运到胞质中。

(五) 翻译水平调控

翻译过程主要涉及 mRNA、tRNA、核糖体及可溶性蛋白因子四大类装置,它们的协调作用完成了蛋白质的合成。细胞正是通过它们调控蛋白质的翻译。

1. **阻遏蛋白的调控作用** 不是所有进入细胞质的 mRNA 分子都可以与核糖体结合,翻译出蛋白质。有些特定的蛋白质可以结合到 mRNA 的 5' 末端,抑制翻译,如铁蛋白(ferritin),其 mRNA 5' 末端非编码区有一个约 30nt 折叠成的茎-环结构称为铁反应元件。未结合铁的铁调节蛋白可以与铁反应元件结合,抑制翻译。结合铁后,则该蛋白与铁反应元件解离,mRNA 的翻译效率将大大提高。

2. **mRNA 稳定性调节** mRNA 是翻译蛋白质的模板,其量的多少可直接影响蛋白质合成的量。所以,mRNA 的稳定性是影响翻译的重要因素之一。mRNA 越稳定,半衰期越长,其翻译效率越高,在细胞内合成蛋白质的量也就越多。真核细胞内的 mRNA 稳定性差别很大,半衰期可以从几分钟到数十小时不等。不稳定 mRNA 多是编码调节蛋白质,如一些生长因子。这些蛋白为适应细胞调节功能的需要,必须随细胞状态改变而变化,在细胞中其 mRNA 的含量也需迅速变化,以适合调节翻译蛋白变化的需要。不稳定 mRNA 的 3' 末端非编码区都含有一段富含 A 和 U 的序列,认为这可能是引起 mRNA 不稳定的原因。

3. **mRNA 结构对蛋白质翻译调控的影响** 除 mRNA 5' 末端帽子及 3' 末端的 poly(A)尾巴影响翻译效率外,mRNA 本身结构对其翻译效率也有调节作用。

(1) 起始密码 AUG 的位置及其旁侧序列:真核细胞 mRNA 的翻译起始于最靠近结构基因的第一个 AUG 密码。当 mRNA 的 5' 非翻译区中存在 1 个以上的 AUG 密码时,仅有 1 个 AUG 为 ORF 的翻译起始位点,而存在于该 AUG 位点上游的其他 AUG 密码被称为"上游 AUG 密码",这些"上游 AUG 密码"常会抑制其下游 ORF 的翻译。原癌基因的"上游 AUG 密码"能抑制原癌基因的表达,"上游 AUG 密码"的缺失可使原癌基因出现翻译启动。因此,"上游 AUG 密码"丢失可能是肿瘤细胞恶性转化的原因之一。AUG 的旁侧序列与翻译起始关系密切,其-3 位的 A 与+4 位的 G 有促进 AUG 起始识别的作用。

(2) 编码区及二级结构对翻译的影响:5'-非翻译区(5'-UTR)中存在的碱基可相互配对,形成环状二级结构。这一结构会阻遏核糖体 40S 亚基单位的迁移,对翻译起始具有抑制作用,其强弱取决于环状结构的稳定性及其在 5'-UTR 中的位置。

第一个 AUG 密码子与 5' 末端帽结构间的距离影响翻译起始效率和翻译起始的准确性。二者距离太近时,AUG 密码子不易被 40S 亚基识别;当二者距离在 12nt 以内时,有一半以上的 40S 亚基会滑过第一个 AUG。5' 末端非编码区的长度在 17~80nt 时,体外翻译效率与其长度成正比。

一个长度适当,无高级结构及"上游 AUG 密码"的 5'-UTR 对 mRNA 的有效翻译是必需的,而一个结构复杂、富含"上游 AUG 密码"的 5'-UTR 区,不论其长度如何,都不利于翻译的起始。

4. **可溶性蛋白因子的修饰** 蛋白在被磷酸化等化学方式修饰后,其性质及功能可发生改变,如肽链起始因子序列被磷酸化修饰后,蛋白质合成受到抑制。

(六) 翻译后水平的调控

生物体内的多数成熟蛋白与直接从 mRNA 翻译的蛋白质结构并不完全一样。例如,某些蛋白质以新合成的前体(原体)形式储存,然后经蛋白酶水解成不同形状的肽链,修饰后的肽链才能完成各自的功能。这些修饰包括肽链的解离、新生肽链的水解及肽链中氨基酸的共价修饰等。合成的蛋白质输送到胞核及各种细胞器,其功能也受到调控,未及时运输的蛋白质就会被迅速降解,这也是控制蛋白功能的一种方式。

综上所述,真核细胞在经过转录、翻译及肽链剪接等复杂而有序的生化过程之后,将遗传信息转变为具有功能的蛋白质。不同分化及发育的细胞所表达的基因并不相同。

结 语

细胞的分子生物学的研究内容十分广泛,包括生物个体的物质结构、化学组成与变化、生物合成及其调节,以及这些物质的相互作用等,从分子水平阐明生物体生命活动的基本规律和现象。自从 20 世纪 40

年代以来,特别是50年代以来,随着DNA结构与功能、RNA在蛋白质合成中的作用、蛋白质的结构与功能以及遗传密码和基因表达调控的本质等被相继阐明,使人们更加深刻认识各种生命活动的本质和意义。

然而,对于细胞的分子生物学,还有许许多多理论需要揭示,并需要给予进一步完善。我们坚信,随着研究技术的不断进步,将会促进生物信息学的快速发展,并将加深对核酸和蛋白质结构和功能的理解,达到彻底洞察生物的奥秘、认识生命的本质,以便贡献于全人类的健康事业。

（龚守良　李玉林）

主要参考文献

[1] 李玉林.分子病理学[M].北京:人民卫生出版社,2002.

[2] KUMAR V,ABBAS A K,ASTER J C. Robbins basic pathology[M]. 10th ed. Amsterdam:Elsevier,2018.

[3] 周春燕,药立波.生物化学与分子生物学[M].9版.北京:人民卫生出版社,2019.

[4] 龚守良.医学放射生物学[M].4版.北京:中国原子能出版社,2015.

[5] INOUE D,CHEW G L,LIU B,et al. Spliceosomal disruption of the non-canonical BAF complex in cancer[J]. Nature,2019, 574(7778):432-436.

[6] SARROPOULOS I,MARIN R,CARDOSO-MOREIRA M,et al. Developmental dynamics of lncRNAs across mammalian organs and species[J]. Nature,2019,571(7766):510-514.

[7] MORGAN J T,FINK G R,BARTEL D P. Excised linear introns regulate growth in yeast[J]. Nature,2019,565(7741): 606-611.

[8] FISZBEIN A,KRICK K S,BEGG B E,et al. Exon-mediated activation of transcription starts[J]. Cell,2019,179(7): 1551-1565.

[9] VORLÄNDER M K,KHATTER H,WETZEL R,et al. Molecular mechanism of promoter opening by RNA polymerase III[J]. Nature,2018,553(7688):295-300.

[10] LI X,YANG L,CHEN L L. The biogenesis,functions,and challenges of circular RNAs[J]. Molecular Cell,2018,71(3):428-442.

第二章

基因组及基因突变

基因组是生物体内遗传信息的集合,是某个特定物种细胞全部 DNA 分子的总和。基因组学是研究并解析生物体整个基因组的所有遗传信息,能够更加系统、全面地研究生命现象。近些年,有关人类基因组的研究成果,不断地被突破、刷新,令人瞩目。基因很稳定,但偶尔也会发生突变。基因突变(gene mutation)是基因组 DNA 分子发生可遗传的变异现象,可以发生在发育的任何时期,是生物进化的重要因素之一;同时,基因突变和脱氧核糖核酸的复制、DNA 损伤修复、癌变和衰老密切相关。因此,研究基因突变具有广泛的生物学意义和实际价值。本章主要阐述基因组结构与功能、人类基因组计划、基因突变、DNA 损伤与修复机制等的一些相关内容。

第一节 基因组结构与功能

DNA 是基因的载体。基因组是细胞或生物体的全套遗传物质,或载有遗传信息的全部核酸,包括所有染色体上的核酸。因此,在细胞分裂时,进行染色体复制,均等分配到两个子细胞中;并承载稳定的遗传作用,遗传给下一代,其生物学意义重大。

一、染色质和染色体

(一) 染色质和染色体的区别

染色质(chromatin)是细胞分裂间期胞核中由 DNA 和组蛋白构成的可被碱性染料着色的物质。在细胞分裂间期,染色质呈细丝状,形态不规则,弥散在细胞核内;当细胞进入分裂期时,染色质高度螺旋、折叠、缩短、变粗,最终凝集成条状的染色体,以保证遗传物质 DNA 能准确地分配到两个子代细胞中。因此,染色质和染色体是细胞核内同一物质在细胞周期不同时相的不同形态表现;细胞核是建立遗传物质稳定的活动环境,是遗传信息储存、复制和转录的场所,是细胞生命活动的控制中心。

(二) 染色质

1. **染色质中的 DNA** 染色质的成分主要包括 DNA 和组蛋白,两者的比率约为 1∶1;还含有非组蛋白和少量的 RNA。在真核细胞中,染色质 DNA 序列根据其在基因组中分子组成的差异分为单一序列(unique sequence)和重复序列(repetitive sequence)两类。单一序列又称单拷贝序列(single-copy sequence),一般具有编码功能的基因,真核生物大多编码蛋白质的结构基因属于这种形式。

重复序列又分为中度重复序列和高度重复序列。前者重复次数可达几百到几百万拷贝,长度为几百到几千个 bp 多数不编码序列,构成基因内和基因间的间隔序列,起到 DNA 复制、RNA 转录和转录后加工等调控作用;但 rRNA、tRNA、组蛋白和核糖体蛋白等基因具有编码功能。后者的长度只有几个到几十个 bp,但其拷贝数超过 10^5,散在或串联重复分布在染色体的端粒和着丝粒(centromere)区,不能转录,主要构成结构基因的间隔,还可与减数分裂中同源染色体联会有关。

2. **染色质中的组蛋白(histone)** 组蛋白属于碱性蛋白质,pI 在 10 以上;分为 5 种,即 H1、H2A、H2B、H3 和 H4。H1 为连接组蛋白(linker histone),由 215 个氨基酸残基组成,分子量较大,在构成核小体时起连接作用,与染色质高级结构的构建有关。H1 在进化中不如另外 4 种组蛋白保守,有一定的种属特异性和组织特异性。在哺乳类动物细胞中,H1 有 6 种密切相关的亚型。H2A、H2B、H3 和 H4 为核小体组蛋白(nucleosomal histone),分子量较小,其间相互作用,具有形成聚合体的趋势,将 DNA 卷曲而形成核小体。这4种组蛋白高度保守,无种属及组织特异性;尤其是H3和H4,是已知蛋白质中最为保守的蛋白质,一旦其分子中任何氨基酸的改变,将对细胞产生重要的影响。

3. 染色质中的非组蛋白(nonhistone protein)　非组蛋白为一类酸性蛋白质,富含天冬氨酸和谷氨酸等;其数量远少于组蛋白,但其种类多,功能多样;分子量在15~100kD之间,包括染色体骨架蛋白、调节蛋白及参与核酸代谢和染色质化学修饰的相关酶类。非组蛋白具有种属和组织特异性,在整个细胞周期都能合成,而组蛋白仅在S期合成。非组蛋白能识别特异的DNA序列,其识别位点在DNA双螺旋的大沟部分,靠近氢键和离子键。非组蛋白主要参与染色体的构建,协助DNA分子进一步盘曲、折叠,构建成染色质的高级结构;含有的启动蛋白、DNA聚合酶及引物酶等启动DNA复制;含有的转录调控因子调控基因转录。

4. 常染色质(euchromatin)和异染色质(heterochromatin)　在间期细胞核中,依据染色质螺旋化程度和功能状态的不同,分为常染色质和异染色质两种。常染色质是指在间期细胞核中处于伸展状态,螺旋化程度低,碱性染料染色浅而均匀,位于细胞核的中央;在细胞分裂期,位于染色体的臂。构成常染色质的DNA主要是单一序列DNA和中度重复序列DNA。常染色质具有转录活性,但并不是其所有的基因都具有转录活性,处于常染色质状态只是基因转录的必要条件。

异染色质是指在间期细胞核中,螺旋化程度高,处于凝缩状态,碱性染料染色较深,位于细胞核的边缘,或围绕在核仁的周围,转录不活跃或无转录活性。异染色质分为组成性异染色质(constitutive heterochromatin)和兼性异染色质(facultative heterochromatin)两类。前者又称恒定性异染色质,是异染色质主要类型,在各种细胞周期中(除复制期外)都呈凝缩状态,是由高度重复的DNA序列构成;具有显著的遗传惰性,不转录也不编码蛋白质;较常染色质早聚缩晚复制,即多在S期晚期复制,而常染色质多在S期早和中期复制。后者是在某些类型细胞或一定发育阶段细胞处于凝缩失活状态,而在其他时期松展为常染色质;一般,在胚胎细胞含量少,在高度分化的细胞含量较多,即,随着细胞分化较多的基因渐次以聚缩状态关闭。

在多细胞生物,25%~90%的染色体区域具有异染色质结构,与基因组稳定、基因表达调控、细胞生长与分裂和细胞分化等直接相关。最近,孔道春等发现,当DNA复制叉障碍后,其周围的染色质结构变得更加紧密,并证明组蛋白去乙酰化和H3K9三甲基化等是复制叉障碍的重要原因。进一步研究发现,如果复制叉障碍诱发的紧密染色质结构被破坏,DNA复制解旋酶将离开DNA复制叉,导致复制叉失能。研究还发现,该调控不受检查点调控影响。因此,发现一种与DNA复制检查点平行的全新细胞调控机制,即通过调控核小体,改变组蛋白修饰,在障碍的复制叉周围形成更紧密的染色体结构,从而防止复制叉失能、基因突变、细胞死亡或癌变。这一调控机制被命名为"The Chromsfork Control"。研究证明,这些天然复制叉障碍点能激活"The Chromsfork Control",导致该区域染色质更紧密,变成异染色质区域。因此,认为复制叉障碍诱发的染色质紧密结构应该是异染色质形成的最根本机制。一旦异染色质结构的形成被启动,辅助一些其他生化机制,最终将在某一个特定染色体区域形成异染色质结构。

5. 染色质有序折叠包装为染色体　组成染色质的基本结构单位是核小体(nucleosome),后者包括约200bp的DNA、八聚体(除H1的其他4种组蛋白各两个分子组成)及其外表结合1个分子的组蛋白H1,即由10nm×5.5nm的组蛋白核心和盘绕于其核心之外的DNA构成;146bp的DNA在八聚体上缠绕1.75圈,形成核心颗粒。在两个相邻的核小体之间以DNA相连,其长度变异较大,典型的约60bp;在其上结合的组蛋白H1,锁定核小体DNA的进出端,起稳定核小体的作用(图2-1)。

一般DNA链上每间隔200nt重复出现一个核小体,但有些细胞中某些DNA区段不存在核小体;而且,这些区段往往位于某个特别活化的基因附近,其上面存在多个序列特异性DNA结合蛋白。由多个核小体形成一条直径约为10nm的念珠状纤维,即呈螺旋盘绕,每6个核小体螺旋1周,形成外径30nm、内径10nm的中空螺线管(solenoid),为染色质的二级结构,其组蛋白H1位于螺线管内部,是螺线管形成和稳定的关键因素。

对于外径30nm的螺线管组装成染色体的过程有不同的看法,其中多极螺旋模型(multiple coiling model)和支架-放射环结构模型(scaffold-radial loop structure model)得到广泛的认可。前者是指螺线管进一步

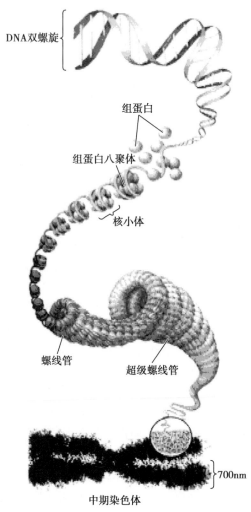

图 2-1 DNA 逐级螺旋压缩为染色体
引自龚守良. 辐射细胞生物学,2014 版。

DNA双螺旋
组蛋白
组蛋白八聚体
核小体
螺线管
超级螺线管
700nm
中期染色体

螺旋盘绕,形成直径 400nm 的圆筒状结构,称为超螺线管(supersolenoid),这是染色质组装的三级结构;超螺线管再进一步螺旋、折叠,形成染色质的四级结构,即染色单体(chromatid);在染色质组装过程中,DNA 分子经过核小体、螺线管、超螺线管到染色单体四级,连续螺旋、折叠后,其长度可压缩近万倍。后者指形成螺线管后的高级结构是由外径 30nm 螺线管纤维折叠成的袢状结构,螺线管一端与非组蛋白构成的染色体支架某一点结合,另一端向周围呈环状迂回后又返回到与其相邻近的点结合,形成一个个围绕支架的袢环;每个 DNA 袢环长约 21μm,包含 315 个核小体,每 18 个袢环呈放射平面排列,结合在核基质上形成微带(miniband),再由微带沿纵轴排列成染色单体。

6. RNA 与染色质相互作用机制 2020 年,美国华人学者 Liu 等揭示 RNA 的 N^6-甲基腺嘌呤(m^6A)修饰调控染色质状态和转录活性机制。m^6A 是真核生物 mRNA 上常见的修饰类型,在胚胎发育、配子发生、免疫系统以及各种肿瘤发生等过程中具有重要作用。研究者利用 m^6A 甲基转移酶 METTL3 调控小鼠胚胎干细胞,分离了处于胞质、核质和染色质 3 个空间中的 RNA,发现其蛋白显著影响染色质上的 RNA,尤其是在基因调控区域以及重复序列区域转录出的 RNA(染色体相关调控 RNA,chromosome-associated regulatory RNA,carRNA)上获得 m^6A 修饰。这些 carRNA 上的 m^6A 可以被修饰蛋白 YTHDC1 识别,而后者一旦发现 carRNA 被 m^6A 修饰,就会降解 RNA。这种依赖于 m^6A 的 carRNA 降解机制对于细胞功能活动非常重要。carRNA 使用相同的 RNA 甲基化(RNA methylation)过程,但不编码蛋白,也不直接参与蛋白表达。然而,它们控制着 DNA 本身如何存储和转录。因此,这一发现揭示了 RNA 本身可以调节 DNA 的转录方式,而不是遗传指令从 DNA 到 RNA 再到蛋白的单向流动,这对理解人类疾病和药物设计具有重要意义。

（三）染色体

1. 染色体结构 染色体(chromosome)在细胞学中是指细胞增殖周期有丝分裂中期核内易被碱性染料着色的小体。人类有 23 对染色体,46 条,与常用实验动物的染色体数目不同。人类染色体的形态和结构在细胞分裂中期最为典型(图 2-2A),图 2-2B 为间期染色体电镜图。

绝大多数高等动物都是二倍体(2n),即每一体细胞中有两套同样的染色体,分别来自该个体的两个亲本。来自亲本的每一配子的一套染色体称为单倍体(n)。非整倍体指的是细胞内染色体的数目发生非整套变异,是癌症的一个典型特征。据统计,实体瘤类型的癌症中有超过 90% 的细胞都是非整倍体,血液类型的癌症中则有超过 75% 的非整倍体细胞。例如,乳腺肿瘤中 85% 的细胞是非整倍体细胞;白血病患者中 90% 的造血干细胞是非整倍体。特别是癌细胞中的非整倍体变异往往涉及多条染色体,称为复杂非整倍体变异。

2. 染色体功能 染色体功能主要体现其具有稳定遗传的作用。在真核生物细胞分裂时,首先进行染色体复制,然后均等分配到两个子细胞中。为了实现这一复杂的过程,染色体必须具有 3 个功能单位,即自主复制序列、着丝粒序列和端粒序列。

3. 染色体遗传 染色体在细胞有丝分裂中,能够均等分成两份拷贝,并将自身的特性保存在世代中。在每一个 DNA 分子上有 3 种特殊的复制必需的核苷酸序列,即多个复制起点、一个着丝粒和两个端粒。

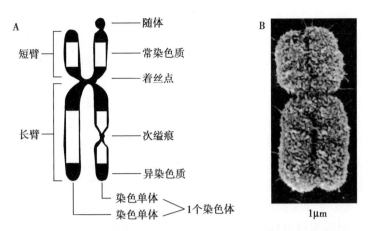

图 2-2　人类细胞有丝分裂中期染色体模式图及间期染色体电镜图

引自龚守良.辐射细胞生物学,2014 版。A.有丝分裂中期染色体模式图;B.间期染色体电镜图。

复制起始位点在每条染色体有多个,其间隔 3 万~30 万 nt 不等,在染色质的每一个袢环结构中可能有一个复制起点;其 DNA 序列特殊,如酵母细胞 DNA 复制起点起作用的是一段由 11bp 组成的"ARS 共有序列(ARS consensus sequence)",即 A/TTTTATA/GTTTA/T。

(1) 端粒和端粒酶:着丝粒使染色体在细胞有丝分裂中期,连接于纺锤丝上,以保证分裂后的两个子细胞各得到一份 DNA。端粒是真核细胞染色体末端的特殊序列,其主要作用是保证 DNA 分子两个末端的完全复制。然而,端粒酶在其中起到重要的作用。在 DNA 复制终末时,由于 DNA 双链中有一条链所进行的 DNA 合成是不连续的,DNA 聚合酶催化的 DNA 合成不能进行到该链的 3' 末端,致使其末端最后一段序列不能进行复制,所形成的 DNA 新链 5' 末端将缺失一段 DNA。端粒酶通过与该链的末端识别而结合,以自身 RNA 为模板,利用其反转录活性,对 DNA 末端富含 G 的链进行延长,通过回折补齐新链 5' 末端,避免 DNA 链随着一次次复制而逐渐增加,以保证 DNA 合成的完整性。人的胚细胞中有端粒酶活性而多数体细胞缺乏端粒酶活性。随着每一次细胞周期的进行,体细胞的端粒逐渐缩短;缩短至某种程度时,细胞即不再能进行有丝分裂,走向老化和死亡。在许多肿瘤细胞中,端粒酶活性重新出现,可能与肿瘤细胞无限分裂繁殖的能力有关。

(2) 分离酶的作用:在每个细胞分裂的过程中,染色体上的遗传信息必须在新产生的子细胞之间平均分配。分离酶(separase)在这个过程中起着决定性的作用。德国 Hellmuth 发现了调节分离酶活性的机制。在细胞开始分裂前,先复制存储在染色体上的遗传信息。然后,每个染色体均由两个相同的姐妹染色单体组成。黏连蛋白(cohesin)是由几种蛋白组成的环状结构,包围着每个染色体,并将一对染色单体保持在一起。在准备进行细胞分裂的过程中,黏连蛋白已从染色体的臂中移除。但是,只有当停留在染色体中部的黏连蛋白被分离酶切割后,一对姐妹染色单体才能完全分离开来。随后,这对姐妹染色单体迁移到纺锤体的两个相对的末端,在那里形成了子细胞的遗传基础。只有在子细胞不包含遗传缺陷的情况下才能保证它们的健康发育。分离酶必须在正确的时间保持活性。如果姐妹染色单体分离太早,那么它们只能随机分布。由此产生的子细胞包含错误的染色体并死亡,或者它们可以发育成肿瘤细胞。只有严格控制分离酶才能防止这些遗传缺陷。研究发现,蛋白 shugoshin 具有这种调节功能。shugoshin 和分离酶抑制蛋白(securin)都可以防止分离酶在错误的时间启动染色体分离过程。如果分离酶抑制蛋白失效,那么 shugoshin 独自也能调节人细胞中的分离酶活性。同时,纺锤体组装检查点(spindle assembly checkpoint,SAC)控制着 shugoshin 和分离酶抑制蛋白的调节作用,即 SAC 对染色体遗传所涉及的所有过程都进行控制。

(3) 早期胚胎染色体三维结构的动态变化:基因组染色体的三维结构由拓扑相关结构域(topologically associated domain,TAD)基本单元构成。研究结果显示,在成熟的人类精子中没有 TAD 结构,并且没有检测到染色质调节蛋白 CTCF(CCCTC 结合因子,CCCTC binding factor,是 *CTCF* 基因编码的

TF),这与在小鼠精子中的情况完全不同。2019年,我国刘江和陈子江等揭示了人类早期胚胎中的染色体三维结构的动态变化,并发现CTCF蛋白对于早期胚胎发育中TAD有着重要的调控功能。染色体三维结构与基因的表达调控密切相关,其结构的动态变化影响细胞功能的发挥、疾病的发生等。

4. 创建单染色体酵母　在自然界,存在的生命体分为具有被核膜包裹染色体细胞核的真核生物和染色体裸露无核膜包裹的原核生物。真核生物通常含有线形结构的多条染色体,而原核生物通常含有环形结构的一条染色体。我国学者覃重军等首次将单细胞真核生物酿酒酵母天然的16条染色体人工创建为具有完整功能的单条染色体的酿酒酵母菌株SY14,其代谢、生理和繁殖功能及其染色体的三维结构发生了巨大变化,但其酵母具有正常的细胞功能,因此颠覆了染色体三维结构决定基因时空表达的传统观念,揭示了染色体三维结构与实现细胞生命功能的全新关系。该项工作是合成生物学的重大突破,即天然复杂的生命体系可以通过人工干预变简约,自然生命的界限可以被人为打破,甚至可以人工创造全新的自然界不存在的生命,建立了原核生物与真核生物之间基因组进化的桥梁,为人类对生命本质的研究开辟了新方向。

5. 染色体断裂修复　西班牙Ortega等鉴别出对染色体断裂修复非常重要的新型因子,能够修复组蛋白。如缺乏这些蛋白质的细胞,由于黏连蛋白负载不足而无法修复这种染色体断裂。这种新型因子能够使姐妹染色单体一起配对,直至在减数分裂过程中发生分离;随着染色体单体之间的内聚力的减弱,修复就会表现出一定的缺陷,从而导致许多断裂无法修复,这就会增加染色体重组的概率。

6. 显示染色体在早期发育过程　细胞核内遗传物质的空间排列在生物体的发育中起重要作用。美国研究者开发了一种在胚胎发育过程中追踪单个细胞染色体在线虫体内重组现象的方法。在早期的胚胎中,染色体被组织成一个非常规的杠铃状结构,其非活性区室被中央活性区隔开。要实现这种杠铃排列,就需要核层板(位于细胞核内表面的蛋白质网)的参与,核层板能够附着在非活动部分并拉伸染色体。只有在胚胎发育的后期阶段,才看到染色体分离成为活跃和不活跃的区域。利用染色体追踪手段,能够绘制整个3D染色体结构图,并显示出染色体在早期发育过程中会发生重排现象。

二、基因与基因编辑技术

基因组(genome)是细胞或生物体的全套遗传物质,或载有遗传信息的全体核酸,包括所有染色体上的核酸,对于真核生物,其基因组还包括线粒体上的核酸。各种生物体之间存在着差异,这种差异正是由基因组所决定的。各种生物体基因组的大小变化很大,但基因组的大小与生物体的复杂性没有直接的关系。基因组中某些成分的位置并非一成不变,而且同种生物的不同个体之间,其基因组大小或基因数目也不是绝对固定的,甚至由于基因组结构变化还会导致功能的变化。尽管如此,各类生物的基因组仍然有着基本的结构特点。人类基因组由3.2×10^9bp的DNA组成,包括细胞核染色体基因组和细胞质内线粒体基因组。细胞核染色体基因组中大约有一半为不同的重复序列,含2.5万~3.5万个基因。基因组控制生物体的生长发育、生命活动。

(一)基因

基因(gene)是合成有功能的多肽或RNA分子所必需的所有核酸序列,除了为蛋白质或RNA编码的序列之外,还包括控制基因转录的序列。基因是负载特定生物遗传信息的DNA分子片段,在一定条件下能够表达这种遗传信息,产生特定的生理功能。有的生物基因是RNA分子。

1. 基因的基本特征　①基因是一种相对独立的遗传信息单位,可以通过各种方式在生物个体之间进行重新组合,并向后代传递;②基因是一段DNA分子,遗传信息贮存在DNA序列之中;③基因的信息内容通过相应的形式表现出来,即指导合成蛋白质或RNA,进而产生生理功能,或影响其他基因的表达。

2. 基因种类

(1) 结构基因(structural gene)和控制基因(controlling gene):按照功能可以将基因分为结构基因和调控基因,前者可被转录形成mRNA,并被翻译成多肽链,构成各种结构的蛋白质、酶和激素;后者是指某些可调节、控制结构基因表达的基因,其突变可能影响一个或者多个基因的功能,导致蛋白质产物量的改变。此外,还有一些只转录而不翻译的基因,如rRNA基因,专门转录rRNA。同样,也有tRNA基因,称为tRNA

基因,专门转录 tRNA。

（2）断裂基因（split gene）和重叠基因（overlapping gene）：在真核生物,由外显子和内含子交替构成的基因,称为断裂基因,或称不连续基因。

如果 2 个或 2 个以上的基因共用一段 DNA 序列,就是重叠基因。重叠基因之间有多种重叠方式：大基因包含小基因;2 个基因首尾重叠,有的甚至只重叠 1 个基因;多个基因形成多重重叠、反向重叠和重叠操纵子。

（3）跳跃基因（jumping gene）：或称可移动基因（movable gene）,又称转座子（transposon;又称转座因子,transposable element）,是指 DNA 可以从染色体基因组上的一个位置转移到另一个位置,甚至在不同染色体之间跃迁,跳跃基因能够进行自我复制,具有扰乱被介入基因组成结构的潜力,并被认为是导致生物基因发生渐变（有时是突变）,并最终促使生物进化的原因。转座子约占人类基因组的一半,一些长散在核元件（long interspersed nuclear element,LINE）的逆转录转座子,在复制自己的同时留下一个旧的版本,从而导致基因组的扩增。真核生物中两个最丰富的逆转录转座子家族是 LINE-1（L1）和 Bovine-B（BovB）。转座子有助于哺乳动物基因组达到至关重要的平衡,美国 Choudhary 等证实,跳跃基因具有稳定细胞核内 DNA 分子的 3D 折叠构象。

（4）假基因（pseudogene）：在 DNA 链上,从基因的起始密码子开始到终止密码子为止的一个连续编码序列称为 ORF。有些 DNA 序列与功能性基因密切相关,但由于缺失、插入和无义突变,在转录、翻译等环节出了问题,使它们丧失了基因功能。这些基因可能发生片段丢失,或缺失了某些调控信号,不能被转录;或缺失了剪切信号,转录产物不能被正确剪切;或在编码区产生终止信号,产生不完整的肽链。这些基因统称为假基因,或称为伪基因。

3. **基因驱动**（gene drive） 是指特定基因有偏向性地遗传给下一代的一种自然现象。基因驱动最早在 2003 年由英国进化遗传学家 Austin Burt 提出的,是一个能够快速将特定性状扩散到群体中去的系统。物种中都会存在这样一些基因,在其繁殖的过程被遗传的概率比普通基因高出 50%。因此,这些基因很容易在群体中散播,即可能导致个体的适应性下降。借与这些特殊基因类似的遗传"偏向性",基因驱动在理论上可将这些人为改造的基因散播到野生群体中。而这些改造可以包括基因的增添、破坏或者修饰,也可以包括减少个体的生育能力,从而可能导致整个物种的毁灭。成簇间隔短回文序列（clustered regularly interspaced short palindromic repeats,CRISPR）基因编辑技术对其有潜力构建、简化和改进,研发出人工基因驱动系统,并在酵母、果蝇和蚊子中证实可实现外部引入的基因多代遗传。人工改造的基因驱动有潜力将所需的基因在野生种群（wild population）中扩散,或者抑制有害的生物物种。

（二）基因编辑技术

这是一种对生物体基因组及其转录产物进行定点修饰或修改的技术,早期基因编辑（gene editing）技术包括归巢内切酶、锌指核酸内切酶和类转录激活因子效应物。近年来,以 CRISPR/Cas9 系统为代表的新型技术使基因编辑的研究和应用领域得以迅速拓展。美国 Maji 等发现,阻断 CRISPR/Cas9 基因组编辑的酿脓链球菌 Cas9（SpCas9）,能够精确地控制 CRISPR/Cas9 的基因组编辑。

1. **CRISPR/Cas9 系统** 这个系统由 CRISPR 及其相关蛋白 9（Cas9）组成,广泛存在于细菌和古菌中,是机体长期进化形成的由 RNA 指导的降解外源遗传物质的适应性免疫系统。由于该系统可以识别靶向序列完成 DNA 双链切割,因此自 2013 年起,CRISPR/Cas9 系统被改造为基因编辑工具,具有设计简单、特异性强和效率高等优点,为基因组定向改造调控和应用带来了突破性革命,并在一些领域中得到广泛研究和应用。瑞典 Jones 等发现,被称为"分子剪刀（molecular scissors）"的 CRISPR/Cas9 能够利用一段人工遗传密码对这种分子进行编程,在基因组中寻找正确的序列。Cas9 能够搜索任何一种 DNA 密码,但是要确定这种分子是否位于合适的位点上,必须打开 DNA 双螺旋,将寻找到的序列与编程的密码进行比较;搜索整个基因组过程中,不需要使用任何能量。另外,来自美国麻省理工学院的学者张峰教授及其同事证实,切割 RNA 的 Cas13a 酶能够特异性地降低哺乳动物细胞中的内源性 RNA 和报告 RNA 水平。

2. **完整的 CRISPR 簇序列** 该序列由一个前导区（leader region）、多个短而高度保守的重复序列区

(repeat region)和多个间隔区(spacer region)组成。前导区一般位于 CRISPR 簇上游,是富含 AT 长度为 300~500bp 的区域,可能是 CRISPR 簇的启动子序列。重复序列区长度为 21~48bp,含有回文序列,可形成发卡结构。重复序列之间被长度为 26~72bp 的间隔区隔开。间隔区域由俘获的外源 DNA 组成,当含有同样序列的外源 DNA 入侵时,可被细菌机体识别,并进行剪切使其表达沉默,达到保护自身安全的目的。

3. **CRISPR/Cas9 系统的作用机制**　细菌对外来病毒的入侵分为三步:①病毒入侵时,CRISPR/Cas9 系统将病毒 DNA 切成短片段,并插入重复序列之间,作为"记忆"储存;②同种病毒再次入侵时,CRISPR 阵列及 *Cas9* 基因转录,*Cas9* 翻译为蛋白,转录出的 pre-crRNA(crRNA 全称 CRISPR RNA)与 tracrRNA(全称 trans-activating crRNA)互补配对,经过内源核糖核酸酶加工成熟,最后形成 Cas9-crRNA-tracrRNA 的三聚体;③在 crRNA 与病毒 DNA 互补配对之前,*Cas9* 需要与特定的前间区序列邻近基序(protospacer adjacent motif,PAM)序列结合以区别病毒和自身基因组,Cas 识别并结合 PAM 后将 DNA 双链解旋,crRNA 在 PAM 上游与目标序列互补配对。在 PAM 和靶点序列均匹配时,Cas9 构象发生改变,其双链内切酶的活性被激活,在 PAM 上游的特定位置将病毒的双链 DNA 切断。

4. **CRISPR/Cas9 技术的应用**　目前,在 CRISPR/Cas9 技术上,已开展基因编辑的基础研究、体细胞和生殖(可遗传)基因编辑等领域的研究,广泛应用于细胞的基因编辑和基因调节、基因敲除动物模型的构建及人类疾病动物模型的治疗等领域;可以精确改变内源致病基因,有望从根本上治愈某些遗传疾病。对 CRISPR/Cas9 系统的进一步优化包括探索未知的 CRISPR 家族蛋白以及对已知的 Cas 蛋白进行改造。虽然研究者利用 CRISPR/Cas 系统开发了很多强有力的基因编辑工具,但是这些工具仍存在着一些问题。但随着基因编辑技术的发展、成熟,会逐步得到解决和完善。来自哈佛大学 Datlinger 等将 CRISPR 筛选与文库筛选结合起来,通过整合 CRISPR 基因组编辑与单细胞 RNA 测序,平行确定多个基因的基因调控影响,在单个实验中研究了数千个单细胞基因组编辑事件。

5. **基因编辑工具脱靶检测技术**　CRISPR/Cas9 及其衍生工具单碱基编辑器已广泛应用于生命科学和医学研究。然而,其基因编辑造成的脱靶风险阻碍着该技术实际应用。我国杨辉等建立了新一代基因编辑工具脱靶检测技术——GOTI(genome-wide off-target analysis by two-cell embryo injection),并使用该技术发现之前普遍认为安全的单碱基基因编辑技术存在严重的、无法预测的 DNA 脱靶问题。该技术进一步将脱靶检测范围扩大至 RNA 水平,发现常用的两种单碱基编辑技术均存在大量的 RNA 脱靶,通过对单碱基编辑工具进行改造,筛选到既保留高效的单碱基编辑活性又不会造成额外脱靶的新一代高保真单碱基编辑工具,为单碱基编辑应用于临床治疗提供了重要的基础。

6. **构建超精准的碱基编辑器**　基于 CRISPR 的基因编辑具有潜在的治疗优势及存在的一些技术缺陷。美国学者构建超精准的碱基编辑器,可以重写组成 DNA 的四个碱基。研究者发明了新的 CRISPR 工具,通过改进碱基编辑器的精确度和基因组靶向能力,解决了一些重大问题。碱基编辑器的工作原理是靶向 DNA 的特定区域,然后将某些碱基转换为其他的碱基;在转换后,碱基编辑器(如将 CG 转化为 TA 的碱基)有时会执行不必要的脱靶编辑。研究者设计出新的胞嘧啶碱基编辑器,将脱靶编辑减少了 10~100 倍,从而使这些新的胞嘧啶碱基编辑器有望用于治疗人类疾病。研究者使现有的 Cas9 蛋白进化而获得了新一代 CRISPR/Cas9 蛋白,能够靶向更大部分的致病突变,包括一种导致镰状细胞贫血的突变。

7. **新型 Cas9 突变体有望使基因编辑更加精准**　Cas9 的螺旋桥(bridge helix)是进化保守结构域。德国 Bratovič 等发现,这种螺旋桥在 Cas9 与其导向 RNA 和 DNA 靶点相互作用上的机制上起到关键作用,他们识别出一组氨基酸残基,能与导向 RNA 的磷酸骨架接触,从而促进稳定回路结构的形成,后者对于 Cas9 的活性非常重要;在这种回路结构中,Cas9 结合导向 RNA 能与 DNA 靶向序列的互补链进行配对,同时还会替换第二股 DNA 链,使 Cas9 能切割两条 DNA 链。通过改变这些氨基酸残基,能产生新的 Cas9 突变体,多个突变体切割脱靶位点的频率明显变低,其中一种 R63A/Q768A 的突变体还能够增加人类细胞中 Cas9 基因编辑的特异性。

三、原核生物及真核生物基因组

（一）原核生物基因组

1. 原核生物的两类 DNA 分子 原核生物基因组比较小,DNA 量少,许多信息都是为了维持细胞的基本功能,如构造和复制 DNA,产生新蛋白质,以及获得和存储能量。原核生物中,有两类 DNA 分子:一是染色体,携带细胞生存和繁殖所必需的所有遗传信息;二是质粒,是胞核外独立存在的 DNA 分子,与细胞的生长没有必然的关系。在原核基因组中,基因分布的密度非常高,其中的 DNA 分子绝大部分是用来编码蛋白质的,只有非常小的一部分不转录。细菌含有染色体和染色体外的质粒 DNA。大肠杆菌的基因组 DNA 是单个双链环状 DNA 分子,有些细菌胞质中还含有小型环状双链 DNA。染色体外的 DNA 也可能含有遗传信息,可以进行自我复制,并将遗传信息传递给子代细胞。

2. 操纵子(operon) 许多基因蛋白质产物需要与其他基因蛋白质产物结合在一起,才能发挥作用。在原核生物 DNA 序列中,编码蛋白质和 RNA 的几个基因往往聚集在基因组的一个连续区域,形成一个功能单位或转录单元,它们可以被一起转录为含多个 mRNA 分子,形成多顺反子 mRNA(polycistronic mRNA)。多个功能相关的基因共享一个启动子,这些基因排列成的结构称为操纵子。这就提供了一个简捷的方法,保证当其中一个基因被转录时,其他具有相关功能的基因也被转录。操纵子的转录合成一个长的多顺反子 RNA 分子,其中包含了核糖体翻译三种蛋白质所需要的编码信息。

操纵子是原核生物基因表达的协调单位,其中的遗传组分包括一个调节基因、一个操纵基因及一组结构基因(编码涉及细胞结构和代谢的蛋白质基因)。调节基因能产生作用于操纵基因的阻遏蛋白(repressor)。操纵基因靠近它所控制的结构基因,阻遏蛋白与操纵基因的结合能阻止结构基因的转录。启动子、操纵基因及与其相关的结构基因一起称为操纵子,绝大部分原核生物操纵子(大于90%)也包含标志转录终止的特异性信号,称作内在终止子(intrinsic terminator)。

3. 大肠杆菌基因组 2019 年,英国 Chin 及其同事重新编码大肠杆菌的全部基因组,只用 59 个密码子合成了所有的必需氨基酸,代表终止信号的密码子也从 3 个压缩为 2 个。而"节省"下来的密码子,可以为活细胞内生成非天然的"定制蛋白质"提供合成空间。在 64 个密码子中,TAA、TAG 和 TGA 代表终止信号,研究者找出基因组 ORF 中的 TAG 密码子,全部替换为同样表达终止的 TAA。而在编码必需氨基酸的 61 个密码子中,有 6 个密码子用来编码丝氨酸,研究者将其中的 TCC 和 TCA 替换为同义密码子(AGC 和 AGT)。

在实现替换的大肠杆菌细胞内,DNA 信息"文本"很大,共由 400 万对碱基写成,经过重新编码设计,被"同义词"替换的密码子共有 18 218 个。为了在基因组中实现高效替换,研究者采用了一种拆解和替代的方法,将大肠杆菌 4Mb 的基因组先隔断为 8 大段,再每段隔为 4~5 个中片段,进而分解为长度 10kb 左右的小片段。接着,以人工合成的 DNA 序列取代大肠杆菌基因组中的小片段。研究者设计了一种 GENESIS 的基因组合成路线,通过不断迭代,逐步替换基因组中其他片段,最终将 8 个重编码的大片段装配成完整的基因组,创建出纯粹为人造基因组的大肠杆菌,这也是迄今为止科学家得到的基因组替换规模最大的生物体。测序结果显示,新合成的大肠杆菌"Syn61"中,三个目标密码子全部被同义密码子取代。同时,这些缺少了特定密码子的大肠杆菌仍能维持生命,可以在培养普通大肠杆菌的培养基中生长,说明重新编写成功。

4. 重建基因组 德国研究者制作了一种基于 DNA 的合成蛋白质的体外表达系统,模拟基因组的复制和蛋白质合成。这个系统能够读取和复制相对较长的 DNA 序列。研究者将多达 11 个环形 DNA 片段组装成人工基因组。这种模块化结构能够轻松插入或去除某些 DNA 片段,复制的最大模块化基因组由 116 000 多个 bp 组成,已达到非常简单的细胞基因组长度。除了编码 DNA 复制很重要的聚合酶外,还包含其他蛋白质的编码基因,如来自大肠杆菌的 30 种翻译因子。研究者使用质谱分析法,还产生自己的翻译因子。通过这种分析方法,他们确定了系统产生蛋白质的含量。将来,希望通过其他 DNA 片段来扩展人工基因组。

5. 病毒基因组 作为一种特别的生物体,病毒(包括噬菌体)的核酸分子量最小。由于病毒依靠宿主细胞的许多功能来复制自身,所以它们所携带的遗传信息要比宿主细胞少得多。几乎所有植物病毒、某些细菌病毒和动物病毒的基因组都是由 RNA 组成的,一般特别小。最小的病毒基因组仅有约 5kb,如单链噬菌体 φX174;最大的有 200kb 左右,如 T2 噬菌体。病毒基因组虽然小,但是它们所编码的蛋白质种类却不少。有些病毒的基因组不够编码自己的蛋白质,于是采用重叠基因的办法编码蛋白质。

在暴发新型冠状病毒肺炎疫情之际,中国疾病预防控制中心向全球首发了第一株新型冠状病毒毒株信息,并报道发现过程、分离方法和基因组序列。随后,美国国立卫生研究院(National Institutes of Health, NIH)提供的新型冠状病毒电镜图。后来,全球 20 多个新型冠状病毒基因组测序结果,未出现太大变异。意大利 Ceraolo 和 Giorgi 报道,在病毒蛋白中鉴别出了一个高度可变的热点区域,最终确定了两种病毒亚型。我国科学出版社出版的综合性英文学术期刊《国家科学评论》,刊发的论文显示,研究者共在 103 株测序毒株的 149 个位点发现了突变;新型冠状病毒演化出两种主要类型(L 型和 S 型)。

深圳国家感染性疾病临床医学研究中心和南方科技大学第二附属医院(深圳市第三人民医院)等研究者报道了带有融合后刺突蛋白的新型冠状病毒冷冻电镜结构,病毒体颗粒近乎球形或一定程度上是多形的,其直径在 80~160nm。刺突蛋白呈钉子状向外,并长长地插在病毒衣壳上。刺突蛋白的宽度约为 7nm,整个刺突的长度约为 23nm。美国 Mclellan 团队采用冷冻电镜技术,绘制了新型冠状病毒附着并感染人类细胞部分的 3D 原子尺度的刺突蛋白(CoV 刺突,S 蛋白)结构图像,其分辨率为 3.5Å。这种处于预融合构象的新型冠状病毒刺突蛋白三聚体的主要状态为 3 个受体结合结构域(receptor binding domain,RBD)之一向上旋转为受体可及构象。

中国医学科学院等研究者对新型冠状病毒进行深入的基因组注释,有 14 个 ORF,编码 27 种蛋白。利用分子进化遗传学分析构建出基于全基因组的系统进化树,分为两个进化枝。针对 pp1ab、pp1a、E、M、7a 和 N 基因编码蛋白的系统进化树进行分析显示,2019-nCoV 最接近于蝙蝠 SARS-like CoV。

2020 年 2 月,西湖大学等三家团队通过新型冠状病毒表面 S 蛋白(刺突糖蛋白,spike glycoprotein)受体结合结构域(RBD)与细胞表面受体血管紧张素转换酶 2(angiotensin-converting enzyme 2,ACE2)全长蛋白的复合物,揭示其病毒入侵人体细胞的结构。这种冠状病毒进入宿主细胞是由跨膜刺突 S 蛋白介导的,其中 S 蛋白形成从病毒表面突出的同型三聚体,包含两个功能性亚基 S1 和 S2。位于远端的 S1 亚基包含受体结合结构域,并有助于稳定膜锚定 S2 亚基的融合前状态。根据美国得克萨斯大学研究团队解析,新型冠状病毒 S 蛋白三聚体的每一个单体中约有 1 300 多个氨基酸,其中 300 多个氨基酸构成了 RBD,即 S 蛋白与 ACE2 相联结处。受体分辨率 2.9Å,其中 S 蛋白受体结合结构域部分的分辨率为 3.5Å。

西湖大学周强等研究证实,这种病毒感染人体细胞的关键在于其 S 蛋白与人体 ACE2 蛋白的结合而入侵人体。清华大学王新泉团队获取了 ACE2 蛋白酶结构域与新型冠状病毒 S 蛋白受体结合结构域的复合物 RBD-ACE2-B0AT1(其中的 RBD 是 SARS-CoV-2 刺突蛋白受体结合结构域)冷冻电镜密度图。

新型冠状病毒是一种冠状病毒科阳性单链 RNA 病毒。澳大利亚研究者在 bioRxiv 网站发文,提供了新型冠状病毒的 RNA 序列,详细介绍了该冠状病毒亚基因组长度的 mRNA 结构,并描述了从共享数据中揭示的冠状病毒进化遗传学的各个方面。韩国 Narry 等研究者绘制出严重急性呼吸系统综合征冠状病毒 2(SARS coronavirus 2,SARS-CoV-2)的高分辨率基因图谱,并指出这种病毒的基因组 RNA(gRNA),产生 9 个亚基因组 RNA(subgenomic RNA)。这些亚基因组 RNA 用于合成 SARS-Cov-2 所需的各种蛋白,如刺突蛋白和包膜蛋白等。我国饶子和等团队成功解析新型冠状病毒 RdRp(RNA 依赖的 RNA 聚合酶)-nsp7-nsp8 复合体的精细结构,揭示了该病毒遗传物质转录复制机器核心"引擎"的结构特征。

我国郭天南等发现,在新型冠状病毒重症患者的样本中发现 93 种特有的蛋白表达和 204 个特征性改变的代谢分子标志物。其中,50 种蛋白,与患者体内的巨噬细胞、补体系统和血小板脱颗粒有关;在重症患者体内,有 100 多种氨基酸及 100 多种脂质均显著减少,并筛选出特征性的 22 个蛋白质和 7 个代谢物。这些蛋白质和代谢物有望成为提前诊断重症患者的生物标记物和治疗的靶点。

6. 万种原生生物基因组计划　2019 年 12 月 30 日,由中国科学院水生生物研究所联合 5 所大学和研究所在武汉启动的"万种原生生物基因组计划",旨在绘制万种代表性原生生物基因组图谱,建立一个大规模的原生生物遗传资源数据库。据介绍,目前国内外针对生物五大界中的四界(动物界、植物界、真菌界和原核生物界)均启动了大型基因组测序计划,原生生物界成为唯一没有启动大规模基因组测序计划的生物类群。该计划的开展将对理解生物多样性形成机制、多细胞生物/有性生殖的起源与演化等重大基础生命科学问题具有重要意义。

(二) 真核生物基因组

真核生物基因组远大于原核生物基因组,组织复杂,信息含量高。在整个 DNA 序列中,蛋白质编码区域仅占一小部分,而非编码序列则占了很大一部分。真核基因结构也远比原核基因结构复杂、多变。真核细胞含有细胞器,如线粒体 DNA,但不同于细胞核基因组 DNA,是很小的环状双链 DNA 分子。

1. 真核细胞基因结构　大多真核基因都是由蛋白质编码序列外显子和非蛋白质编码序列内含子两部分组成的。在一个结构基因中,编码某一蛋白质不同区域的各个外显子并不是连续地排列在一起的,而是被长度不同的内含子所隔离,形成镶嵌排列的断裂方式;所以,真核基因有时被称为分裂基因。不同基因拥有内含子的数量和大小相差非常悬殊。

(1) 外显子和内含子:许多外显子为蛋白质分散的结构和功能单位编码,如血红蛋白基因的中央外显子为一个与血红素结合的区域编码,此区域能够可逆地与 O_2 结合。其他外显子专一地编码 α 螺旋片段,这些片段使蛋白质插在细胞膜中。蛋白质的一个结构域可能是由单个外显子编码。在进化过程中,新蛋白质的出现可能是由于外显子的重新排列,这些外显子编码分散的结构单位、结构部位和催化部位。外显子的混合是产生新基因的迅速而有效的方法。分裂基因有另一个优点,即通过不同方式的剪接而新生 RNA,可能产生一系列相关的蛋白质,这组蛋白质是根据一个发育程序而发生的一个基本特性的变异。

真核基因分裂结构的一个重要特点是外显子-内含子连接区具有高度保守性和特异性的碱基序列,其连接区是指外显子和内含子的交界,又称边界序列;连接区虽然很短,但却是高度保守,与剪切机制密切相关,是 RNA 剪切的信号序列。外显子-内含子在连接区的保守序列几乎存在于所有高等真核生物基因中,这表明在这些基因中可能存在一个共同的剪切机制。但是,在线粒体基因中不存在这类保守序列,还可能存在不同类型的加工过程。

序列分析表明,几乎每个内含子 5' 末端起始的两个碱基都是 GT,3' 末端最后两个碱基总是 AG。由于这两个碱基序列的高度保守性和广泛存在性,有人将其称为 GT-AG 法则,即 5'-GTAG-3'。由于内含子两端的接头序列不同,可定向标明内含子的两个末端,根据剪切加工过程沿内含子自左向右进行的原则,一般将内含子 5' 末端接头序列称为剪切供体(splice donor),3' 末端接头序列称为剪切接纳体(splice acceptor)。有时,也将前者称为剪接供体位点(donor splicing site),后者称为剪接体位点(acceptor splicing site)。

一个完整的基因,不但包括编码区域,还包括 5' 和 3' 末端两侧长度不等的特异性序列。虽然这些序列不编码氨基酸,却在基因表达的过程中起着重要的作用。严格的基因分子生物学定义是:产生一条多肽链或功能 RNA 所必需的全部核苷酸序列。真核基因的一般结构如图 2-3 所示。

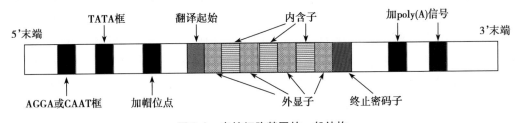

图 2-3　真核细胞基因的一般结构

(2) 启动子:RNA pol 在基因表达起始阶段和基因 5' 末端上游区域的某一段核酸序列结合,然后开始转录,合成基因的 RNA 序列称为启动子。启动子决定 DNA 转录的方向、速度和准确性。RNA pol 必须准确识别基因转录的起始位置。RNA pol 在寻找基因的起点时不能寻找任意一个特定的核苷酸,因为在细胞的 DNA 分子中,单一核苷酸出现的频率非常高。然而,核苷酸间的特定组合却不容易随机出现,涉及核苷酸的数目越多,该组合出现的概率越小。

（3）增强子（enhancer）：在研究猿猴空泡病毒40（simian vacuolating virus 40，SV40）时发现，启动子上游的某些序列如果发生变化，则可能大大降低转录的活性。这些序列在正常的情况下能对转录起增强作用，称为增强子，一般能使转录频率增加10~200倍。

增强子有以下特点：①增强子的序列较长，可达数百个bp，有时是重复序列，其内部常含有一个核心序列"（G）TGGA/TA/TA/T（G）"；②作用无方向性，不受序列方向制约，顺反序列都有作用；③位置不固定，可以是在某个基因的5'末端上游或3'末端下游，甚至可在基因的内含子内；④一般，具有组织或细胞特异性；⑤无距离性，距结构基因可近可远，但只有当它们位于DNA双螺旋的某一特定相位时，才具有活性；⑥无基因特异性，多数增强子能对不同基因发挥效应，如位于鸡β珠蛋白下游和ε珠蛋白上游的增强子，对这两个蛋白基因均能产生效应；⑦有多个反式因子的结合点。

近期，日本Hirabayashi等开发出了一种NET-CAGE新技术，揭示了基因组中增强子的非编码基因结构，在人类发现多达2万个新的增强子，在"超级增强子"的聚类区域内精确定位了活性增强子，发现增强子在生成细胞类型特异性转录组中起到至关重要的作用。

（4）沉默子：除了启动子和增强子之外，还有一种负调控元件，即沉默子。通过沉默子可以抑制基因的表达，或对基因进行有选择性的表达。

（5）转座子：转座子是细胞中的一种寄生性遗传元件（parasitic genetic elements），如果未被严格控制，会从基因组的一个位置跳跃到另一个位置，诱发其他基因发生突变，同时会增加转座子自身的数量。美国Ninova等揭示了基因组自我调节的细胞沉默转座子表达的分子机制。piRNA的核酸分子能够识别并抑制有害的转座子，与小分子泛素相关修饰物蛋白（small ubiquitin-related modifier protein，SUMO）相互协作，修饰这些转座子上的染色质结构，并有效抑制其功能。研究者分析了SUMO和染色质在控制正常细胞基因表达上所起的关键作用，异染色质中存在的基因也会发生表达，因其处于染色质环境中。

2. 单拷贝基因（single-copy gene）和基因家族　在基因组中仅出现一次的基因称为单拷贝基因。单拷贝基因多是编码蛋白质的基因，一般比较复杂，这些基因往往是断裂基因。在真核生物中也存在如同原核生物操纵子结构的转录单位，其转录的初级转录物可以通过不同的拼接方式产生一种以上的蛋白质，即一段DNA序列可编码多种蛋白质。

有25%~50%的真核细胞编码蛋白质的基因是以单个基因存在于基因组中，而其余编码蛋白质的基因都属于两个或两个以上相似基因构成的基因家族（gene family），也称多基因家族（multigene family）。在进化过程中，从一个祖先基因分歧产生多个基因，这些基因构成一族结构和功能上相关的基因群，它们或聚集在一起，或分散在基因组中。这种来自于同一个祖先基因，编码相似而不完全相同的蛋白质基因家族，其基因编码的蛋白质称为蛋白质家族（protein family）。基因家族有大有小，少则仅有几个基因，多则有数百个基因。同一基因家族的成员具有同源性，表现在碱基序列、编码产物的氨基酸序列及空间结构和功能的相似性，其中完全相同的称为多拷贝基因（multicopy gene）。

3. 重复序列　真核生物细胞DNA中存在着大量的重复序列，尤其是脊椎动物。重复序列大致可以分成三类，即低度重复序列、中度重复序列和高度重复序列。

中度重复序列的重复次数在$10~10^5$之间，占总DNA的10%~40%，如小鼠基因组的中度重复序列占20%，果蝇的占15%。高度重复序列的重复次数大于10^6，基本的重复序列长度从几个碱基到几百个碱基或更长，占基因组的10%~60%。高度重复序列按其长度可分为：①卫星DNA（satellite DNA），重复序列的长度在5~200bp，这些序列聚集在一起，串联排列，总长度可达100Mb，在人群中的多态性不强；②小卫星DNA（minisatellite DNA），重复序列的长度从5bp到几十个bp，串联排列，总长度在0.5~30kb之间，这类重复序列在人群中存在高度的多态性；③微卫星DNA（microsatellite DNA），重复序列的长度在2~6bp之间，也有高度的多态性。

2019年，德国Giesselmann等报道，DNA重复序列在错误位置的扩增可能会产生严重的后果。然而，DNA重复序列的扩增非常难以分析。研究者开发的一种方法可以检测这些以前无法进入的基因组区域，即结合纳米孔测序及干细胞和CRISPR/Cas技术，将会改善各种先天性疾病和癌症的诊断。

4. 遗传和变异　基因组的结构不是完全静止的，每一代都有变异（variation）。变异是产生进化的基本条件。可遗传的变异包括基因突变（genetic mutation）、基因重组（genetic recombination）和染色体畸变（chromosome aberration）。基因重组和基因移动是生物进化的动力，具有重要的生物学意义。染色体可能发生畸变，从而使遗传物质发生变化。染色体畸变包括染色体的丢失（loss）、易位（translocation）和转座（transposition）等。这些变化实际上也是 DNA 分子的变化，如染色体的部分丢失，实际上就是 DNA 分子的一部分丢失。

5. **基因重组**　这是指来源于两个或两个以上不同亲本的 DNA 序列组合成一条新的基因 DNA 序列。基因重组是生物界的普遍现象。同源重组（homologous recombination，HR）是任何具有一段同源序列的两个基因 DNA 序列之间的交换。发生同源重组的条件是两个 DNA 分子之间存在同源序列，与实际的碱基序列次序无关。只要它们相似，而且相似区段越长，重组发生的频率就越高。若同源序列太短，则很难发生重组。同源重组也是 DNA 损伤修复的重要机制。当损伤的一条链需要修复，而又不能用另一条互补链作为修复模板时，就要用另外的同源序列，利用同源重组修复机制来修复被损伤的链。另一种重组方式是位点特异性重组（site-specific recombination），发生在位点特异性的短序列区，重组时发生精确的切割反应和连接反应，DNA 既不丢失，也不合成。在基因组中还存在一类可移动的基因序列，可以从染色体的一个部位转移到同一条染色体或另一条染色体上某一新的位置。一个基因通过各种方式从一处移动到另一处，称为基因移动（gene movement），可以移动的基因称为可移动基因。可移动基因一般通过转座子（transposon）的形式进行移动。重组和移动可产生新的序列和功能，或改变原有序列的功能。

第二节　人类基因组计划

一、人类基因组计划实施及研究内容

（一）人类基因组计划实施

人类基因组的研究主要在 20 世纪 80 年代开始形成。1984 年，美国能源部（United States Department of Energy）召开了专业会议讨论测定人类整个基因组 DNA 序列的意义和前景。1985 年 5 月，美国再次提出了测定人类基因组全序列的动议，形成了"人类基因组计划（human genome project，HGP）"草案。1986 年，正式宣布实施这一计划。1990 年 10 月 1 日，经美国国会批准美国人类基因组计划正式启动。后来，意大利（1987）、英国（1989）、法国（1990）、德国（1995）和中国（1999）先后加入 HGP。在此期间，建立了酵母人工染色体（yeast artificial chromosome，YAC）库的筛选与克隆、特异细胞系、DNA 探针、基因组 DNA、cDNA 文库、比较生物基因组 DNA 序列和信息分析等的"英国人类基因组分析中心（The Genome Analysis Centre，TGAC）"。

HGP 的目的是测出人类基因组 DNA 的 30 亿个 bp 序列，发现所有人类基因，并找出其染色体上的位置，破译人类全部遗传信息；其研究内容还包括创建计算机分析管理系统，检验相关的伦理、法律及社会问题，进而通过转录组学（transcriptomics）和蛋白质组学（proteomics）等相关技术对基因表达谱、基因突变进行分析，可获得与疾病相关基因的信息。

2017 年，江苏省正式启动"百万人群基因组测序计划"，拟在南京江北新区建立超大规模的 DNA 测序平台和生物医学大数据分析中心，通过队列研究和百万人基因组 DNA 测序，建立中国人群特有的遗传信息数据库。2018 年，哈尔滨工业大学牵头的"中国十万人基因组计划暨中国人群多组学参比数据库与分析系统建设"项目正式启动，进入为期 4 年的项目实施阶段。项目最终将绘制完成十万人规模的中国人基因组图谱和中国人健康地图，精细绘制中国人基因组变异图谱和多组学健康地图，揭示中国人群特有基因组变异、变异频率及其影响，为个性化医疗与健康管理提供参比数据资源，加快推进健康中国的建设。

2019 年，Genome Asia 100K 联盟对亚洲人群的基因进行的一项新研究，填补了对人类遗传学认识的巨大空白，阐明了人类迁徙的历史，并最终可能有助于提高治疗疾病的能力。来自弗吉尼亚大学医学院（University of Virginia School of Medicine）在内的全球数十个机构的研究者正在寻求解决亚洲人群在基因研究中代表性不足的问题。作为 Genome Asia 100K 联盟的成员，已检测了来自亚洲 64 个国家/地区的 219

个不同人群1 739个人的基因组。该研究小组的最终目标是对亚洲10万人口的基因组进行测序,并将产生大量的遗传信息,以帮助医学研究人员和医生更好地理解和治疗遗传疾病,识别有风险的疾病,甚至确定患者对药物的反应。

人类基因组的编码区域只有DNA序列的2%,基因数为2万~2.5万。人类基因组中重复序列占了很大一部分,约为50%,这些重复序列可能具有一定的功能,也可能没有功能。可以将人类基因组的重复序列分成四种:①短散在重复序列(short interspersed repeated sequence);②长散在重复序列(long interspersed repeated sequence);③长末端重复序列(long terminal repeat,LTR);④DNA转座子。基因组剩余的DNA序列包含启动子、转录调控序列及其他未知特性的序列。

2018年,美国Abascal等发现,高达20%的编码基因可能根本无法进行编码,因其具有非编码或假基因(即过时的编码基因)的特征,由此导致人类基因组的缩小或对生物医学领域产生重要的影响。研究者对来自数据库GENCODE/Ensembl、RefSeq和UniProtKB中参考蛋白质组的详细对比分析后,发现了22 210个编码基因,但这些基因中仅有19 446个基因出现在数据库中;而剩下的2 764个基因似乎仅存在于一个或两个数据库的注释中,这些基因几乎可能是非编码或假基因。实际上,这些基因连同另外1 470个编码基因都无法像典型的蛋白质编码基因一样进化,总共有4 234个基因都不能编码产生蛋白质。

(二)人类基因组计划的研究内容

HGP的主要任务是人类的DNA测序,同时绘制人类基因图(遗传图、物理图、序列图和转录图),还有测序技术、人类基因组序列变异、功能基因组技术、比较基因组学、社会、法律、伦理研究、生物信息学和计算生物学以及教育培训等内容。

1. 遗传图(genetic map) 遗传图又称连锁图(linkage map),是以具有遗传多态性的遗传标记为"路标",以遗传学距离为图距的基因组图。遗传图的建立为基因识别和完成基因定位创造了条件。绘制遗传图的意义在于,5 000多个遗传标记能够将人类基因组分成5 000多个区域,可将某一致病基因定位于一定的已知区域,再对基因进行分离和研究。能够提高寻找基因和基因分析的效率,对于疾病而言,寻找基因和分析基因是关键。

通过遗传图可以大致了解各个基因或DNA片段之间的相对距离与方向,了解哪个基因更靠近着丝粒或端粒等。遗传距离是通过遗传连锁分析确定的。两个遗传位点之间的交换或重组频率,遗传距离用厘摩(centimorgan,cM)来表示;cM值越大,两者之间距离越远。研究中所使用的遗传标志越多、越密集,所得到的遗传连锁图的分辨率就越高。遗传图的建立为人类疾病相关基因的分离克隆奠定了基础。

2019年,来自冰岛Halldorsson等发布了首个使用全基因组序列数据开发的全分辨率人类基因组遗传图。该图谱提供了关于人类进化的两个关键驱动因素之间的位置、速率和关联性的最详细观察,即重组和新发突变(de novo mutation)。研究者观察到,随机遗传变化过程实际上是由基因组本身以及重组和新发突变之间存在关联性的事实系统地进行调节。

2. 物理图(physical map) 物理图是指有关构成基因组的全部基因的排列和间距的信息,是通过对构成基因组的DNA分子进行测定而绘制的,主要使用限制性内切酶水解DNA片段,再通过酶切片段在DNA链上的限制性内切酶酶切片段排列起来,从而将有关基因的遗传信息及其在每条染色体上的相对位置线性而系统地排列出来所形成的图谱。DNA物理图是DNA分子结构的特征之一。由于首先要解决限制性内切酶在DNA片段中所处的位置关系才能绘制出物理图,所以在绘制DNA物理图的同时也要进行DNA序列的分析。DNA测序从物理图制作开始,这是测序工作的第一步。

人类基因组物理图以已知的核苷酸序列的DNA片段序列标签位点(sequence-tagged site,STS)为"路标",以bp作为基本测量单位的基因组图。任何DNA序列,只要了解其基因组中的位置,都能被用作STS标签。物理图的主要内容是建立相互重叠连接的"相连DNA片段重叠群(contig)",并用PCR方法予以证实。

3. 序列图(sequence map) 序列图也称表达序列标签图(expressed sequence tag map)。随着遗传图和物理图的完成,测序就成为最重要的工作。DNA序列分析技术是一个包括制备DNA片段化及碱基分析、DNA信息翻译的多阶段的过程。通过测序得到基因组的序列图。目前,使用的DNA测序技术主要有逐个克隆法和全基因组鸟枪法等。基因组全序列图测定,由 30 亿 nt 组成的全序列。

近年来,单细胞 RNA 测序方法的规模和能力迅速扩展,从而实现了重大发现和大规模的细胞作图工作,单细胞 RNA 测序被视为基因组研究中下一个重大的计划。但是,这些方法尚未得到系统和全面的基准测试。为了确保单细胞 RNA 测序能够使用最好的方法,西班牙 Mereu 等对 13 种方法进行了基准性的测试发现,日本理化所开发的 Quartz-seq2 方法是进行单细胞 RNA 测序的最佳手段。

4. 转录图(transcription map) 转录图,或者基因的 cDNA 片段图,即表达序列标签(expressed sequence tag,EST),是人类基因组图的重要组成部分。因此,可通过一段 cDNA 或 1 个 EST,筛选出全长的转录物,并根据其序列的特异性将该转录物所代表的基因准确地定位于基因组上。另外,通过测定同一转录物的数量,可以进一步得到各转录物表达量的信息。将收集的组织和细胞的基因表达谱进行比较,所获得的表达信息标记到相应的组织和细胞中,可以绘出区分 200 余种人体基本组织或不同细胞的人体基因图谱(genetic map)。基因图可在识别基因组外显子的基础上,绘制结合有关基因序列、位置及表达模式等信息。在人类基因组中鉴别全部基因的位置、结构与功能,最主要的方法是通过基因的表达产物 mRNA 反追到染色体的位置。

二、有关组学的研究

对于生物遗传信息,其传递具有方向性和整体性,即 DNA 转录为 RNA,RNA 翻译为蛋白质,蛋白质发挥生理功能而产生代谢产物。随着这种生物遗传信息方向的传递,引发基因组学、转录组学、蛋白质组学和代谢组学等,这显示了生物遗传信息传递的整体性。因此,生命科学研究发生重大转变,从"微观"(实验医学)向"宏观"(整合生物学)的方向发展。

(一)基因组学

基因组是基因和染色体两个名词的组合,即一个生命单元所拥有的全部遗传物质(包括核内和核外遗传信息),其本质是 DNA/RNA。基因组学(genomics)是阐明整个基因组结构、结构与功能关系以及基因之间相互作用的科学。根据研究的目的不同而分为结构基因组学(structural genomics)、功能基因组学(functional genomics)和比较基因组学(comparative genomics)。

结构基因组学主要通过人类基因组计划的实施,解析人类自身 DNA 序列和结构;其研究内容是通过基因组作图和大规模序列测定等方法,构建人类基因组图谱,即遗传图、物理图、序列图和转录图。功能基因组学的主要研究内容包括基因组的表达、基因组功能注释、基因组表达调控网络及机制的研究等;从整体水平上研究一种组织或细胞在同一时间或同一条件下所表达基因的种类、数量和功能,或同一细胞在不同状态下基因表达的差异;可以同时对多个表达基因或蛋白质进行研究,使生物学研究从以往的单一基因或单一蛋白质分子研究转向多个基因或蛋白质的系统研究。比较基因组学是在基因组序列的基础上,通过与已知生物基因组的比较,鉴别基因组的相似性和差异性,一方面可为阐明物种进化关系提供依据,另一方面可根据基因的同源性预测相关基因的功能;比较基因组学可在物种间和物种内进行,前者称为种间比较基因组学,后者称为种内比较基因组学,两种均可采用基本局部比对搜索工具(basic local alignment search tool,BLAST)等序列比对工具。

(二)转录组学

转录组(transcriptome)指生命单元所能转录出来的全部转录物,包括 mRNA、rRNA、tRNA 和其他 ncRNA。因此,转录组学(transcriptomics)是在整体水平上研究细胞编码基因(编码 RNA 和蛋白质)转录产生的全部转录的种类、结构和功能及其相互作用的科学。与基因组对比,转录组最大的特点是受到内外多种因素的调节,是动态可变的;同时,也决定了转录组学揭示不同物种、不同个体、不同细胞、不同发育阶段和不同生理病理状态下的基因差异表达的信息。因此,转录组学是基因组功能研究的重要部分,即上承基因组,下接蛋白质组,其研究内容为大规模基因表达谱分析和功能注释。

大规模表达谱或全表达谱(global expression profile)是组织和细胞在某一状态下基因表达的整体状况,也决定组织和细胞的生物学行为。近年来,建立的整体性基因表达分析,如微阵列(或芯片)、表达系列分析和大规模平行信号测序系统等技术,可以同时监控成千上万个基因在不同状态(如生理、病理、发育不同时期和诱导刺激等)下的表达变化,从而推断基因间的相互作用,揭示基因和疾病发生、发展的内在关系。

瑞典 Uhlen 等通过流式细胞仪分选出的 18 种免疫细胞群体进行了转录组学的表达分析,将血细胞表达谱与组织表达谱相结合,包括来自外源的转录组学数据以扩大这个开放式数据库中包含的组织类型和大脑区域的数量。他们依据血细胞和组织中的表达特异性和分布对蛋白编码基因进行了全基因组分类,提供了人体血细胞中所有蛋白编码基因的表达图谱,并根据人体所有主要组织和器官中所有蛋白编码基因的特异性和分布进行分类。有 1 448 个蛋白编码基因在单个免疫细胞类型中大量表达。研究者对分选出的血液免疫细胞群体中的蛋白编码基因进行了全基因组范围的转录组分析,以描述所有细胞类型中每个基因的表达水平。所有数据均作为人类蛋白质图谱(human protein atlas)的一部分提供在交互式的可以开放存取的血液图谱(blood atlas)中,并与所有主要组织的表达谱整合在一起,以提供所有蛋白编码基因的空间分类,允许对人类免疫细胞群体中的表达谱以及所有主要人类组织和器官中的表达谱进行全基因组探索。

(三) 蛋白质组学

蛋白质是生物功能的主要载体。蛋白质组(proteome)是指细胞、组织或机体在特定时间和空间上表达的所有蛋白质。蛋白质组学(proteomics)以所有这些蛋白质为研究对象,分析细胞内动态变化的蛋白质组成、表达水平和修饰状态,了解蛋白质之间的相互作用与联系,并在整体水平上阐明蛋白质调控的活动规律,故又称全蛋白质表达谱(global protein expression profile)。

蛋白质组学研究主要涉及结构蛋白质组学(structural proteomics)和功能蛋白质组学(functional proteomics)。由于蛋白质的种类和数量总是处在一个新陈代谢的动态过程中,同一细胞的不同细胞周期,所表达的蛋白质是不同的;同一细胞在不同的生长条件(正常、疾病或外界环境刺激)下,所表达的蛋白质也是不同的。这种动态变化,增加了蛋白质组研究的复杂性。

经过近十年的努力,来自美国、加拿大等国家的 80 多名研究者共同研究绘制出了全球最大的人类蛋白质互作组图谱,这张人类参考蛋白互作组图谱(Human Reference Protein Interactome map;也称人类参考蛋白互作组图谱项目,The Human Reference Protein Interactome Mapping Project)中包含有 8 275 个人类蛋白的 52 569 种互作模式。如今能利用这张人类参考蛋白互作组图谱来预测蛋白质的功能,也能寻找其感兴趣的蛋白,并获得与该蛋白质相互作用的蛋白质相关信息;相关数据能够给研究者提供很多思路,如人类蛋白的新作用以及在分子水平上发生什么问题而引发疾病等。

(四) 代谢组学

代谢是生物体内所有生物化学反应的全过程,代谢活动是生物体维持生命的物质基础,对代谢物的分析是研究生命活动分子基础的一个重要方面。代谢组学(metabonomics)是将人体的生理病理过程作为一个动态的系统,研究生物体被内、外环境因素扰动后其内源代谢产物种类、数量及其变化规律的科学。

代谢组学是测定生物或细胞中所有的小分子组成,描绘其代谢动态变化规律,建立系统代谢图谱,确定这些变化与生物过程的联系。代谢组学分为四个层次:一是代谢物靶标分析(metabolite target analysis),对某个或某几个特定组分进行分析;二是代谢谱分析(metabolic profiling analysis),对一系列预先设定的目标代谢物进行定量分析,如某一类结构、性质相关的化合物或某一代谢途径中所有代谢物或一组由多条代谢途径共享的代谢物进行定量分析;三是代谢组学,对某一生物或细胞所有代谢物进行定性和定量分析;四是代谢指纹分析(metabolic fingerprinting analysis),不分离鉴定具体单一组分,而是对代谢物整体进行高通量的定性分析。

代谢组学主要以生物体液为研究对象,如血样、尿样等,另外还可采用完整的组织样品、组织提取液或细胞培养液等进行研究。血样中的内源性代谢产物比较丰富,信息量较大,有利于观测体内代谢水平的全貌和动态变化过程。尿样信息量相对有限,但样品采集不具损伤性。

近些年,开展的单细胞代谢组学研究具有重要意义。以往的研究证实,形成相同组织的同一群细胞个体之间存在细胞异质性。如果能够在细胞层面上对参与生理病理过程的一些关键生物化学成分进行描述,将有助于了解细胞实现可塑性和稳定性的特定机制。单细胞代谢组学为解答这些问题提供了很好的机会。因此,如何对单个活细胞进行代谢组学分析也是科学家们努力的方向。检测和理解癌细胞是单细胞代谢组学潜在的应用领域。通过单细胞代谢组学技术获得建立细胞代谢数学模型所需要的输入和输出数据,可对衰老和干细胞命运进行更多的了解。

由于脂质代谢的复杂多样及重要性,研究者逐渐将脂质组学(lipidomics)从代谢组学中单独划分出来,认为两者的研究方法不一样。脂质组学是对整体脂质进行系统分析的一门新兴学科,通过比较不同生理状态下脂代谢网络的变化,进而识别代谢调控中关键的脂质生物标志物,最终揭示脂质在各种生命活动中的作用机制。然而,代谢组学和脂质组学对提高疾病进展细胞机制的理解作出了重大贡献,但单一组学方法未能考虑到两种方法所涵盖分析物的细胞代谢中的高水平关联性。将代谢组学和脂质组学结合起来处理临床和生物学问题显然是完整的代谢整体所必需的,能提供一整套分子变化和全局特征,突出脂质和其他代谢物之间的共同细胞机制,使全面的网络分析能够识别疾病病理学中的关键代谢驱动因素,促进脂质和其他代谢产物在疾病进展中相互联系的研究。

三、人类基因组计划在识别疾病相关基因中的作用

在科学家测出人类基因组全序列后,对人体这个复杂的系统有了更深刻的认识,针对基因缺陷的基因疗法也将会有更加可观的前景。

(一)疾病的遗传学研究

HGP 在医学领域的重要意义是确定各种疾病的遗传学基础,即基因结构基础,这将有利于对已知的单基因遗传疾病进行定位克隆。在这一点上,新的鉴定遗传病基因的方法,即定位候选克隆正在发挥越来越大的作用。一旦致病基因的染色体定位得以确认,就可以利用基因网站所提供的基因序列数据鉴定出候选致病基因,此方法被称为定位候选基因克隆策略,此策略将加速致病基因克隆的研究工作。人类基因与其疾病有相关性,与疾病直接相关的基因 5 000～6 000 条。一旦弄清某基因与某疾病有关,利用基因疗法可以治疗一些遗传病。

另外,基因诊断是在 DNA 水平上进行分析,鉴定遗传性疾病所涉及的基因的置换、缺失或插入等突变,直接检测基因结构及表达水平是否正常,从而对疾病做出诊断的方法。

现代医学对于一些与基因变异或表达异常密切相关的疾病,缺乏最有效的防治措施,近年来基因治疗的兴起为上述疾病开辟了新的途径,认为最理想的根治手段应该在基因水平上予以纠正。遗传学长期以来期望能够在了解人类基因变异的基础上确定疾病的易感状态。随着大规模分析的展开,尤其是对患者与正常人群间最精细的新一代 DNA 遗传标志单核苷酸多态性(single-nucleotide polymorphism,SNPs)的比较,SNP 在人类基因组中平均每 1 000bp 出现 1 个,将提供数万个遗传标志,可以精确对基因组进行分区,同时也将成为致病基因定位的有力工具。

(二)癌症研究

鉴定肿瘤相关基因是癌症研究的中心目标之一。人类细胞中的 DNA 在生命过程中持续暴露于各种诱变剂中,并且在复制过程中不可避免地发生错误。一旦不能纠正在关键基因中发生的有害突变,肿瘤细胞就可产生,因此,癌症是最常见的基因病。研究表明,要使人类基因组工作草图或最后的人类基因组序列成为研究癌症的工具,还需要更重要的工作。例如,全部序列完成后进行正常人和癌症患者的全部序列的系统比较,以发现各种突变。所以,导致癌基因活化或抑制基因失活的因素都将有可能从基因组信息中获得,包括基因大片段丢失、重排、碱基替换、小片段插入或缺失及扩增或甲基化等。

2019 年,来自荷兰和澳大利亚多个研究机构的研究者对转移性实体瘤开展了有史以来最大规模的全基因组研究,对 2 399 例癌症患者的 2 520 个肿瘤样本进行全基因组测序(whole genome sequencing,WGS),并对这些患者的血液样本进行同样的操作。在对每例患者的样本进行测序时,将描述这些样本的信息输入到随着研究的开展而不断扩大的目录中。这些研究者指出,这些数据中最重要的部分是描述基因突变的信息。他们还注意到,该目录将被添加到已开发的其他目录中,从而为科学家提供更大的数据集,以供研究。值得注意的是,这些研究者在 62% 的肿瘤患者的研究中,发现了与治疗结果相关的突变。

另外,加拿大 Shuai 等通过在人类癌症基因组中的大量非编码区域研究中发现了一种新型的致癌突

变。这种名为 U1 snRNA 的 RNA 突变会干扰正常 RNA 的剪接过程,从而改变致癌基因的转录,这些分子机制或能提供新型通路帮助治疗携带特殊突变的癌症类型。研究者表示,只要 DNA 编码出现一个"错误",就会产生数百种突变蛋白,研究者能够利用当前现有的免疫疗法来锁定这些突变蛋白。

癌症基因组是极其复杂的。2020 年,国际全基因组泛癌分析联盟(Pan-Cancer Analysis of Whole Genomes Consortium,PCAWGC)揭示了癌症基因组及其复杂性。当前,人们认识的编码蛋白质的基因序列,仅为人类基因组的约 2%,而其余的 98% 中有哪些变异可能与癌症有关尚未了解清楚。为此,在这个合作项目下,来自全球四个大洲 744 个组织的科研人员,分 16 个工作组,对 2 658 份癌症样本做了全基因组测序工作,同时对来自同一癌症患者的相匹配的非癌细胞基因组进行测序,涵盖了 38 种不同的癌症类型。这些数据得到 1 188 个转录组(肿瘤中 RNA 转录物的序列和丰度)的补充。通过使用一系列研究工具对肿瘤全基因组范围的测序数据进行研究,可以分析肿瘤上的每一个遗传变异以及形成变异的过程,甚至一些关键变异的发生顺序。研究者阐述了近乎所有与癌症相关的生物学通路及其在癌症中的作用。研究发现,在 4 700 万种遗传突变中,只有超过 20% 的基因突变被认为是肿瘤发展早期的事件,其中一些变化发生在发现癌症出现之前的几年甚至几十年;仅有 13% 的癌症样本 DNA 发生的突变与此前已知的端粒延长机制有关,绝大多数内部都有端粒酶基因活性增强的现象,但基因组中没有相关的变化,表观遗传学机制可能参与了端粒延长的表型形成;13% 的样本中发现了病毒 DNA 的痕迹,11 种病原体能够引发癌症,并进一步确定了这些病毒 DNA 触发致癌突变的相关机制;染色体碎裂(chromothripsis)事件发生很普遍,可直接与癌症基因组的常见标志物联系起来,包括癌基因的扩增(增加促进癌症发生基因的拷贝)和肿瘤抑制基因的缺失(调节细胞生长和分裂)等,某些癌症类型的发生频率甚至超过了 50%,与癌症患者预后不良直接相关;另外,对线粒体基因组和相关的 RNA 测序数据进行了多维综合分析,揭示了最明确的线粒体基因组突变图谱,并确定了一些高突变性(hypermutation)病例。深圳华大生命科学研究院肿瘤研究团队参与了关于 RNA 变异的研究,并承担了 RNA 编辑变异检测和分析相关工作,基于 1 188 例 RNA 测序数据,系统检测泛癌种 RNA 水平的多种变异,并阐述了 DNA 与 RNA 变异之间的关联机制。这些研究,通过全基因组变异图谱可以准确地鉴定癌症种类,可能有助于在常规临床检测无法确诊时对患者的癌症种类进行诊断,因为确定癌症类型后才方便针对性治疗。

(三) 药物基因组学

每一个体都是基因与环境相互作用的产物。药物基因组学是研究遗传变异如何影响每个患者对药物的反应性。研究将促进药物开发和使用的个性化,使其更为经济、有效。同一疾病的不同患者,将根据他们基因差别,预测他们对药物的反应性。药物基因组学包括利用人类基因组数据资料选择药物靶位,一是针对疾病易感基因,另外针对重要的受体和蛋白酶。而且,人们可用基因直接制药,或通过筛选后制药,其科学价值和经济效益十分明显。

第三节　基因突变

一、基因突变及其种类

(一) 基因突变

19 世纪下半叶,de Vries 在植物月见草中发现了基因突变(gene mutation)现象。1909 年,Morgan 在红眼果蝇群体中发现了白眼果蝇,后来证明是由于 X 染色体上的红眼基因(W)发生突变($W \to w$)引起的。随后,发现果蝇存在几百种突变。现今,根据大量的研究证实,动物、植物及微生物中,很多单位性状内的差别都来自该生物进化过程中基因突变所致的结果。

基因突变是指基因结构的改变,包括 bp 的增添、缺失或改变,是由于细胞分裂时基因的复制发生错误,或受化学物质、辐射或病毒所致的突变。突变通常会导致细胞功能异常,甚至可引发癌症或死亡,但突变也被视为物种进化的"推动力":不理想的突变会经自然选择过程被淘汰,而对物种有利的突变则会被累积下去。中性的突变对物种没有影响而逐渐累积,会导致间断平衡。

对于突变基因,经过再一次突变,又恢复到原来的碱基顺序和表型,称为回复突变(reverse mutation)。如果第二次突变发生在另外的碱基上,部分地恢复原来的表型,称为校正突变(correct mutation)。

1. **突变性**　突变性是指某一基因或基因类型发生突变的程度,这是基因库对环境改变的适应。由于大多数的突变是有害的,突变性过高是不利的;相反,低突变性通常对群体是有益的。相对恒定的突变性一般通过多种机制来实现,比如改变细胞非基因部分,使细胞对致突变物有抵抗力和中和力,或改变对致突变物的敏感性和改变能中和突变剂作用的修复系统。一些可引起其他基因突变性显著增加的基因称为增变基因(mutator gene)。

2. **点突变和染色体突变**　狭义的突变专指点突变(point mutation),广义的突变包括染色体畸变(chromosome aberration)。实际上畸变和点突变的界限并不明确,特别是微细的畸变更是如此。对于染色体较大区域的改变,如重复(duplication)、丢失(loss)、倒位(inversion)和易位(translocation),也被认为是染色体突变,与染色体畸变分类法类似,但前者是从 DNA 结构和基因水平考虑,后者是从亚细胞结构考虑。这里指的倒位是染色体上的一段基因断裂后倒转,在原来的位置上重接上去,结果造成这段染色体的基因顺序方向相反;易位是指染色体断裂的基因片段顺向或反向连接上另一染色体非原来的其他部位上。还有一种染色体错误配对不等交换(mispaired synapsis and unequal crossing-over),在减数分裂期间,同源染色体间的同源部分发生联会和交换,如果联会时配对不精确,会发生不等交换,造成一部分基因缺失和部分基因重复。这种突变常用解释大段多核苷酸的丢失和重复。

点突变是指一个基因内部结构的改变,通常可引起一定的表型变化。基因突变通常发生在 DNA 复制时期,即细胞分裂间期,包括有丝分裂间期和减数分裂间期;同时,基因突变和脱氧核糖核酸的复制、DNA 损伤修复、癌变和衰老都有关系,基因突变也是生物进化的重要因素之一,所以研究基因突变除了本身的理论意义以外,还有广泛的生物学意义。

来自美国研究者开发了一种检测点突变的方法,可应用于活细胞中,提供一种快速、高度准确和廉价的方法来鉴定与人类健康有关的突变。这种方法可与基于试纸的诊断测试结合使用,能够在人体热量驱动的反应中查明突变并显示基于颜色的读数;应用 SNIPR(single-nucleotide-specific programmable riboregulator)系统,根据单个核苷酸差异识别任何 RNA 序列。SNIPR 包含能够与细胞中 RNA 序列结合的互补 RNA 片段的结构。这种技术非常灵敏,甚至可以检测到表观遗传变化,即对遗传序列的细微化学修饰,可以调节基因表达而无需改变单个碱基的身份。在细菌大肠杆菌中观察到了突变的和未突变的 RNA 序列之间基因表达的 100 倍差异(以蛋白产生为准),这使检测点突变非常容易。这种技术依赖于敏锐地检测的结合能(binding energy)或杂交能(hybridization energy)的差异。除了点突变外,当发生表观遗传变化(如甲基化)时,体外分析还可以检测结合能的微小差异。

3. **诱发突变和自发突变**　基因突变可以诱发,也可以自发,两者并没有本质上的区别。诱发突变(induced mutation)是由基因突变诱变剂(物理因素,如 X 射线等;化学因素,亚硝酸盐等)所致,只是提高了基因的突变率;自发突变(spontaneous mutation)是由于自然界中诱变剂的作用或由于偶然的复制、转录或修复时的碱基配对错误所产生的突变,人类单基因遗传病大都为自发突变。自发突变频率(突变率)很低,平均每世代 10 亿个核苷酸有 1 次突变。

4. **体细胞和生殖细胞突变**　基因突变可发生在个体发育的任何阶段,并可发生在体细胞或生殖细胞周期的任何分期。如果突变发生在体细胞,突变的变异只能在体细胞中传递。2019 年,英国 Robertson 等指出一个人一生中机体 DNA 的改变可能显著增加其心脏病和其他年龄相关疾病的风险,体细胞突变(somatic mutation)会影响血液干细胞的功能,并与血液癌症及其并发症发生直接相关;体细胞突变及其所引发的疾病或加速机体的衰老过程。另外,来自英国 Brunner 等发现,DNA 突变特征存在于健康的和患病的肝脏中,正是这些突变特征的不断积累最终导致肝细胞癌(hepatocellular carcinoma,HCC)的发生。与正常肝脏相比,慢性肝病中的突变数量显著增加。肝硬化肝组织含有的突变数量大约为健康肝组织和 HCC 肿瘤组织含有的突变数量的两倍。相比于健康肝组织,病变肝组织和癌变肝组织中突变类型的多样性大得多,而且这些突变对 DNA 的整体完整性造成了更大的损害。这表明,发生肝癌的风险增加是因为在慢性肝病中观察的大量 DNA 损伤促进了有潜力发生癌变细胞的出现。

生殖细胞突变(germ cell mutation)率比体细胞高,主要因其在减数分裂时对外界环境具有较高的敏感性。如果显性突变基因在生殖细胞中发生,其效应可能通过受精卵而直接遗传后代,并在子代中表现出来;如果突变基因是隐性的,则其效应就可能被其等位基因所遮盖。如果突变发生在某一配子中,在子代中只有某一个有可能承继这个突变基因。如果突变发生在配子发生的早期阶段,则多个配子都有可能接受这个突变基因,因此遗传到后代的可能性就会增加。携带突变基因的细胞或个体,称为突变体(mutant),没有发生基因突变的细胞或个体称为野生型(wild type)。

5. 基因外的 DNA 突变　美国加利福尼亚大学圣地亚哥分校(University of California San Diego, UCSD)的研究者发现,在非编码 DNA,将近 200 个突变在癌症发生中起作用,证实了基因外的 DNA 突变会引发癌症。

6. 基因突变使端粒异常的后果　来自美国威斯达研究所(Wistar Institute)研究者揭示保护端粒的部分蛋白复合体相关的基因突变促进一系列癌症。端粒是染色体末端的保护性结构,端粒蛋白复合体是关键组分之一,其中的两个亚单元(POT1 和 TPP1)可发生相互作用,POT1 中癌症相关基因突变会影响端粒的完整性,导致染色体异常及基因组不稳定性,这是癌症进展的一个重要标志之一。

(二) 基因突变频率及其突变特性

1. 突变频率(mutation frequency)及其突变谱　突变频率是在一定时间内一定数量的细胞或微生物群体中,每个细胞分裂或 DNA 复制产生的突变总数或特定种类的突变数,如在基因水平发生的突变频率即为基因突变频率。突变部位并非完全随机分布,即不是 DNA 分子上每一个碱基都可能发生突变。DNA 分子上的各个部分有不同的突变频率,某些部位的突变频率大大高于平均数,称为突变热点(hot spot of mutation),可能与 5-甲基胞嘧啶(5-methylcytosine,5mC)的存在有关。

有时,因测定突变方法的限制,所获结果对细胞表型的遗传学性质不能证实,其结果以变异频率(variable frequency)表示较为确切,但往往比突变频率高。细胞克隆法是测定突变频率的可靠方法,其计算公式为:

$$突变频率 = 突变细胞克隆数 / 种植细胞数 × 细胞克隆效率$$

为了在分子水平上测定基因突变的类型及其在基因组中所占的比例,常用一些基因分析技术进行基因突变谱的测定,以获得化学或物理因素诱发的突变类型及其比例。

2. 突变特性　不论是真核生物还是原核生物的突变,或不同种类的突变,均具有以下特性:①随机性,指基因突变的发生在时间上、在发生这一突变的个体上及在发生突变的基因上,都是随机的;②低频性,突变是极为稀有的,基因以极低的突变率(生物界总体平均突变率为 0.000 1%)发生突变;③可逆性,突变基因又可以通过突变而成为野生型基因,这一过程称为回复突变,正向突变率总是高于回复突变率,一个突变基因内部只有一个位置上的结构改变才能使其恢复原状;④少利多害性,一般基因突变会产生不利的影响,被淘汰或是死亡,但有极少数会使物种增强适应性;⑤不定向性,如控制黑毛 A 基因可能突变为控制白毛的 a^+ 或控制绿毛的 a^-;⑥独立性,某一基因位点的一个等位基因发生突变,不影响另一个等位基因,即等位基因中的两个基因不会同时发生突变;⑦重演性,同一生物不同个体之间可以多次发生同样的突变。

(三) 基因突变种类

1. 按照表型分类　按此类型分类,突变可分为形态突变型、生化突变型及致死突变型等。形态突变是生物体外形可见到的突变,如人的多指。生化突变是突变效应导致一个特定的生化功能的丧失,肉眼无法鉴别,一定要借助于某些特殊方法来检测,如抗药性的改变等。致死突变是指有显性致死突变和隐性致死突变,由于显性致死在杂合态有致死效应,因而它不能在后代中遗传;而隐性致死突变较为常见,只有在纯合时才会致死,如镰状细胞贫血(sickle cell anemia)的基因就是隐性致死突变;另外,存在条件致死突变,是指在某些条件下是成活的,而在另一些条件下是致死的。上述几种类型的区分并不涉及突变的本质,而且也不严格,因为形态的突变和致死的突变必然有其生物化学基础,所以严格地讲一切突变型都是生物化学突变型。

2. 按照基因结构改变的类型分类 按此类型分类,可分为碱基置换、移码突变和动态突变。

(1) 碱基置换:一个碱基被另一碱基取代而造成的突变称为碱基置换(base substitution)。凡是嘌呤之间或嘧啶之间的置换称为转换(transition),如果是嘌呤和嘧啶之间的置换称为颠换(transversion),由此可产生 4 种不同的转换和 8 种不同的颠换。但自然界的突变,转换多于颠换。碱基置换会导致蛋白一级结构氨基酸组成的改变而影响蛋白质酶生物的功能。碱基置换可以发生在基因组 DNA 序列的任何部位。当碱基置换发生在基因的调控区域,如转录因子结合的顺式作用元件,可能造成基因表达的提高和降低。如果突变发生在基因的编码序列,导致 mRNA 的密码子改变,对多肽链中氨基酸序列的影响,可能出现不同突变效应。由于碱基置换导致核苷酸顺序的改变,对多肽链中氨基酸顺序的影响,有下列几种类型。

同义突变(synonymous mutation):由于密码子具有兼并性,同义突变单个碱基置换后使 mRNA 上改变后的密码子与改变前所编码的氨基酸一样,肽链中出现同一氨基酸;这种突变常发生在密码子的第三碱基,并不影响翻译后蛋白质的功能。例如,DNA 分子模板链中 GCG 的第三位 G 被 A 取代而成 GCA,则 mRNA 中相应的密码子 CGC 就被转录为 CGU、CGC 和 CGU 都是精氨酸的密码子,翻译成的多肽链没有变化。同义突变不易检出。据估计,自然界中这样的突变频率占相当高比例,同义突变约占碱基置换总数的 25%。

错义突变(missense mutation):这种突变是由于 DNA 分子中的核苷酸置换后,改变了 mRNA 上遗传密码,导致合成的多肽链中一个氨基酸被另一氨基酸所取代,但在该氨基酸前后的氨基酸不改变。例如,mRNA 分子正常编码顺序为 UAU(酪)GCC(丙)AAA(赖)UUG(亮)AAA(赖)CCA(脯),当第三密码子 A 颠换为 C 时,则 AAA(赖)→ACA(苏),即改变为 UAU(酪)GCC(丙)ACA(苏)UUG(亮)AAA(赖)CCA(脯)。错义突变可产生异常蛋白质,但也有基因因其突变而产生部分活性降低和异质组分的蛋白酶,从而不完全抑制催化反应,这种突变称为渗漏突变(leaky mutation)。如果由于基因错义突变置换了蛋白酶活性中心的氨基酸,因此合成了没有活性的酶蛋白,虽不具有酶活性,但有时还具有蛋白质抗原性,所产生的抗体可与正常蛋白质发生交叉反应。有些错义突变不影响蛋白质的生物活性,因而不表现出明显的表型效应,这种突变可称为中性突变(neutral mutation)。

编码 RNA 剪接因子 *SF3B1*、*SRSF2* 和 *U2AF1* 基因在克隆造血和多种肿瘤疾病中常发生错义突变。大多数"剪接体"突变影响特定的热点残基,导致剪接变化,促进疾病的病理生理过程。但部分患者携带影响非热点残基的剪接体突变,这些残基对疾病的潜在作用尚未明确。2020 年,包括美国在内的多个国家的研究者利用同基因细胞系和患者原发组织发现,14 个研究的 *SRSF2* 和 *U2AF1* 中罕见的和私有的突变导致了明显的剪接改变,包括热点突变引起的外显子和剪接位点部分或完全表型改变,或模仿两个同时发生的热点突变驱动的"双重"表型。

无义突变(nonsense mutation):当单个碱基置换导致终止密码子(UAG、UAA、UGA)出现时,多肽链将提前终止合成,所产生的蛋白质大都失去活性或丧失正常功能,此种突变称为无义突变。例如,正常血红蛋白 β 珠蛋白基因的第 145 密码 TAT 突变为 TAA,mRNA 上 UAA 为终止密码子,使翻译提前终止,产生缩短的 β 珠蛋白为异常血红蛋白。无义突变如果发生在靠近 3' 末端处,所产生的多肽链常有一定的活性,表现为渗漏型,这类多肽多半具有野生型多肽链的抗原特异性。然而,当 DNA 分子中一个终止密码发生突变,成为编码氨基酸的密码子时,多肽链的合成将继续进行下去,肽链延长到下一个终止密码子时停止,因而形成了延长的异常肽链,这种突变称为终止密码突变(termination codon mutation),这也是一种延长突变(elongation mutation)。

生命进化许多应对基因突变的策略,其中之一就是遗传补偿效应(genetic compensation response,GCR)。2019 年,我国陈军和彭金荣等首次揭示 GCR 是由携带提前终止密码子的 mRNA 所致,由无义介导的 mRNA 衰变(nonsensemediated mRNA decay,NMD)途径中的上游移码蛋白 3a(up-frameshift protein,Upf3a)参与。同时,揭示同源序列核酸是上调补偿效应基因的必要条件,并进一步证明补偿效应基因转录水平的增加是由于补偿基因启动子区域组蛋白的表观遗传学修饰所引起。

抑制基因突变(suppressor mutation):当基因内部不同位置上的不同碱基发生了两次突变,其中一次抑制了另一次突变的遗传效应,这种突变称为抑制基因突变。例如,异常血红蛋白 HbC-Harlem 是 β 链第 6

位谷氨酸变成缬氨酸,第73位天冬氨酸变成天冬酰胺;如果单纯β6谷氨酸→缬氨酸,则可产生镰状细胞贫血,往往造成死亡。但血红蛋白HbC-Harlem临床表现却较轻,即β73的突变抑制了β6突变的有害效应。

（2）移码突变（frameshift mutation）：这是指DNA链上插入或丢失1个或几个碱基（但不是密码子及其倍数）。由于原来的密码子移位,导致在插入或丢失碱基部位以后的编码都发生了相应改变。移码突变造成的肽链延长或缩短,取决于移码终止密码子推后或提前出现。例如,异常血红蛋白HbW是由于α珠蛋白基因第138密码子TCC中的C缺失,造成该突变点以后的编码全部改变,最终的α链从第138氨基酸以后序列不同于正常,没有终止于第141密码子,而是延长至第147密码子。

另外,如果在DNA链的密码子之间插入或丢失一个或几个密码子,则合成的肽链将增加或减少一个或几个氨基酸,但插入或丢失部位的前后氨基酸顺序不变,称为整码突变（in-frame mutation）或密码子插入或丢失（codon insertion or lose）。

（3）动态突变：人类基因组中的短串联重复序列,尤其是基因编码序列或侧翼序列的三核苷酸重复,在一代代传递过程中重复次数发生明显增加,从而导致某些遗传病的增加,称为动态突变（dynamic mutation）。例如,亨廷顿病（Huntington disease）是由于5'末端CAG重复序列的拷贝数增加所致。在正常人体中,CAG拷贝数在6~35,而其患者拷贝数多在35~100。这种动态突变的可能机制是姐妹染色单体的不等交换或重复序列中的断裂错位（表2-1）。

表2-1　正常和突变类型

正常	AGT	CAG	CAG	CAG	TTT	TTA	CGT	AAC	CCG…	DNA
	Met	Gln	Gln	Gln	Phe	Leu	Arg	Asn	Pro	氨基酸
同义突变	AGT	CAG	CAG	CAG	TTT	TT[G]	CGT	AAC	CCG…	DNA
	Met	Gln	Gln	Gln	Phe	Leu	Arg	Asn	Pro	氨基酸
错义突变	AGT	CAG	CAG	CAG	TTT	T[C]ACGT	AAC	CCG…		DNA
	Met	Gln	Gln	Gln	Phe	Ser	Arg	Asn	Pro	氨基酸
无义突变	AGT	CAG	CAG	CAG	TTT	T[G]ACGT	AAC	CCG…		DNA
	Met	Gln	Gln	Gln	Phe	终止	Arg	Asn	Pro	氨基酸
移码突变	AGT	CAG	CAG	CAG	TTT	TAC	GTA	ACC	CG…	DNA
（一个碱基缺失）	Met	Gln	Gln	Gln	Phe	Tyr	Val	Thr	Arg	氨基酸
动态突变	AGT	CAG	CAG	CAG	CAG	CAG	CAG	CAG	CAG…	DNA
（三核苷酸重复）	Met	Gln	Gln	Gln	Gln	Gln	Gln	Gln	Gln	氨基酸

二、基因突变后果及其分子机制

（一）基因突变后果

根据基因突变对机体影响的程度,可分为下列几种情况:①变异后果轻微,对机体不产生可察觉的效应,这种突变称为中性突变;②造成正常人体生物化学组成的遗传学差异,这样差异一般对人体并无影响,如血清蛋白类型、ABO血型、人类白细胞抗原（human leukocyte antigen,HLA）类型以及各种同工酶型,但在某种情况下也会发生严重后果,如不同血型间输血和不同HLA型间的同种移植而产生排斥反应等;③可能给个体的生育能力和生存带来一定的好处,如HbS突变基因杂合子比正常的HbA纯合子更能抗恶性疟疾,有利于个体生存;④产生遗传易感性（genetic susceptibility）;⑤引起遗传性疾病,导致个体生育能力降低和寿命缩短,包括基因突变致蛋白质异常的分子病及遗传酶病,据估计人类有50 000个结构基因,正常人的基因座处于杂合状态的可占18%,一个健康人至少带有5~6个处于杂合状态的有害突变,这些突变如在纯合状态时就会产生有害后果;⑥致死突变,造成死胎、自然流产或出生后夭折等。

另外,值得重视的是,基因突变与多种癌症发生之间存在关联。2019 年,美国 Inoue 等发现剪接因子 3b 亚基 1(splicing factor 3b subunit 1,*SF3B1*)基因突变促进许多癌症形成,如白血病、骨髓增生异常综合征(myelodysplastic syndrome,MDS)、黑色素瘤、乳腺癌、胰腺癌、肝癌和膀胱癌等,其中最为频繁发生突变的是剪接因子编码基因。近期,研究者在人类癌症基因组非编码区域中鉴别出关键的致癌突变。

多数基因突变并不引起生物性状的改变,原因有以下几点:①碱基替换产生的同义突变;②DNA 分子中,有的片段带有遗传信息,有的片段不带遗传信息,基因突变发生在 DNA 的不带遗传信息的片段,这种突变不具有遗传效应,不会引起性状的改变;③显性纯合子上某一个基因突变为隐性基因,而在其杂合状态时隐性基因不能表达,生物性状不会发生改变;④某些基因虽然改变了蛋白质中个别氨基酸的种类,但并不影响该蛋白质的功能,如由于基因突变使不同生物中的细胞色素 c(cytochrome c,Cyt c)中的氨基酸发生了改变,其中酵母菌的 Cyt c 肽链第 17 位上是亮氨酸,而小麦是异亮氨酸,尽管有这样的差异,但其 Cytc 功能是相同的;⑤抑制基因突变抑制了突变基因的表达。

少数基因突变可引起生物性状的改变。我国赖良学团队利用国际上最新使用的新型"碱基编辑器(base editor)"(如 BE3 和 ABE),在模式动物兔上改变单个碱基,精确地模拟出人类单碱基突变遗传病中的无义突变、错义突变和 RNA 错误剪切,成功培育出白化病、早衰症和双肌臀等疾病模型兔,使人类距离基因治疗时代更近一步。

(二)基因突变的分子机制

突变的分子机制主要由核酸的内在特性所决定。双链脱氧核糖核酸呈双螺旋结构,其中的腺嘌呤(A)与胸腺嘧啶(T)配对,鸟嘌呤(G)与胞嘧啶(C)配对,碱基间以氢键相连。双链上 1 个碱基发生改变可以吸引错误的碱基并进行配对,引起碱基互变异构体或碱基结构类似物的插入。碱基互变异构体是指电子和质子的分布发生了重排,不能形成和正常配对碱基结合的氢键,却可形成和非配对碱基结合的氢键,这种情况一般很少发生。A 的互变异构体结合 C,C 的互变异构体结合 A,G 的互变异构体结合 T。所有碱基互变异构体都可形成新的错误 bp。

如果 G 以某种方式与 T 错配,那么将会发生突变。美国 Kimsey 等利用磁共振成像揭示出 G-T 错配在"裸露的"DNA 中形成,DNA 聚合酶将 G-T 错配插入到 DNA 链中,通过不同的时间中止这种酶促化学反应并分析形成的 DNA 分子,能够测量这种聚合酶如何高效地形成 G-T 错配。

1. 化学诱变机制

(1)碱基类似物诱导置换突变:嘌呤或嘧啶碱基结构类似物的加入可引起 DNA 的改变。最常见的碱基类似物是 5-溴尿嘧啶(5-bromouracil,5-BU)和 2-氨基嘌呤(2-AP),前者类似于 T,后者类似于 A。这两种碱基可形成配对形式:BU=A,BU≡G;AP=T,AP≡C。这类碱基类似物可在 DNA 复制中代替天然碱基,然后由于其配对的不稳定性,在下一次的 DNA 复制中导致碱基替换突变。如用含 5-BU 的培养基培养噬菌体,可使噬菌体上的 T 全部被 5-BU 代替。5-BU 通常和 A 配对,有时也可和 G 配对,出现碱基配对错误的突变细胞系(图 2-4)。

(2)化学修饰及其诱变机制

亚硝酸的脱氨作用:亚硝酸(HNO_2)可以氧化 NH_2 生成 OH,引起另外一种突变。胞嘧啶脱氨基后形成尿嘧啶(U),和 A 配对。A 脱氨基后形成次黄嘌呤(H),和 C 配对。G 脱氨基后形成黄嘌呤,因黄嘌呤和 G 配对,故 G 脱氨基可能不会产生病理变异体(图 2-5)。

烷化剂,如氮芥子气(nitrogen mustard gas,NM)、乙烯亚胺(ethylenimine,EI)和硫酸二乙酯(diethyl sulfate,DES)等的烷基化作用:G→mG,类似于 A;mG 脱嘌呤作用引起缺失;烷化剂与磷酸结合引起 DNA 断裂;在 DNA 链间形成交联,引起核苷酸的切除或丢失。

羟胺的羟基化作用:C 羟化后类似于 T,导致 G≡C→A=T。

(3)渗入与干扰:吖啶橙等吖啶类物质渗入碱基间,导致碱基间距增加 1 倍,造成密码框错误,引起移码突变。

(4)非定标性突变:在 DNA 受损伤的细胞(在细菌也如此)中,突变可发生在未直接受损伤的碱基部

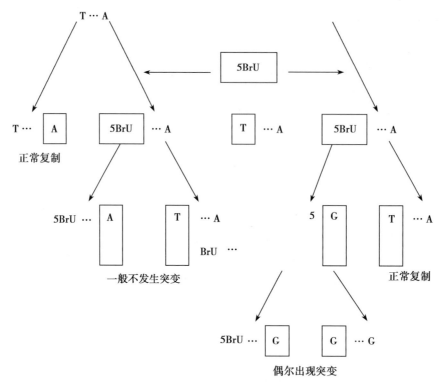

图 2-4　5-溴尿嘧啶(5-BrU)的致突变作用

通常 5-溴化尿嘧啶(5-BrU)取代胸腺嘧啶,和腺嘌呤配对,不会引起突变,但偶尔和鸟嘌呤配对,产生突变 DNA(A-T→C-G);图中新加入的配对碱基用方框标记。

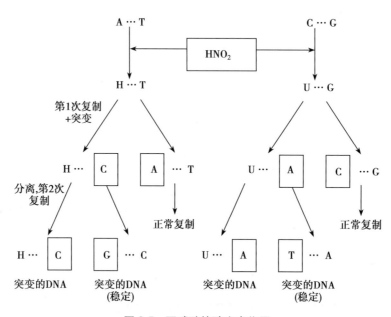

图 2-5　亚硝酸的致突变作用

图左边:腺嘌呤转变为次黄嘌呤(H)。第 1 代复制,次黄嘌呤形成氢键,和胞嘧啶配对;第 2 代复制,胞嘧啶回复与鸟嘌呤配对(突变 DNA 为 T→C 转换)。图右边:胞嘧啶转变为尿嘧啶(U)。第 1 代复制,尿嘧啶形成和腺嘌呤配对的氢键;第 2 代复制,产生突变 DNA(转换 C→A);图中新加入的配对碱基用方框标记。

位,即非定标性突变(nontargeted mutation)。化学诱变剂诱发的基因突变可发生非定标性突变,并有突变谱特征和突变好发的序列特异性,其发生依存于化学诱变剂诱发的基因表达改变。细胞信号转导通路的激活参与非定标性突变的发生,在化学诱变剂作用后,有蛋白磷酸化谱和蛋白酪氨酸残基磷酸化谱的改变以及应激激活蛋白激酶和 cAMP 浓度升高。因此,对诱变剂诱发的以基因非定标性突变为特征的遗传不稳定的发生机制,提出以下假设:化学诱变剂→DNA 损伤和非 DNA 损伤性应激→细胞信号转导途径激活→基因表达改变→DNA 聚合酶谱和其他有关改变→DNA 复制保真度降低→细胞遗传不稳定→基因非定标性突变。由非 DNA 损伤诱发体细胞的基因突变在 B 细胞中已得到证明,被称为体细胞高频突变(somatic hypermutation),是机体对外来抗原的抗原性漂移的一个重要适应机制。

2. 物理诱变机制

(1) 电离辐射:DNA 是电离辐射的重要靶分子之一。对于电离辐射,如 X 射线和 α、β、γ 射线等,可通过直接作用或间接作用(如水的辐解,形成自由基和活性氧)引起物质的电离,对 DNA 结构产生复杂的影响,从碱基损伤到糖基破坏,导致 DNA 链断裂、DNA 交联及整个或部分高级结构的改变,最终核苷酸被修饰,引起遗传密码的突变,使 T 或 G 的第 1 个氮原子失去 1 个质子,从而形成错误的 bp T-G 或 G-T。错误 bp 可引起进一步的错配(图 2-6)。

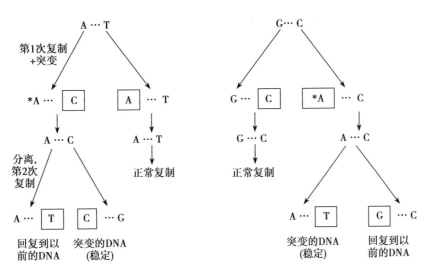

图 2-6　互变异构现象对 DNA 复制过程中碱基的影响
图中互变异构碱基用 * 标记,新加入的碱基用方框标记。图左边:DNA 中腺嘌呤互变异构体使第二代复制产生两种结果:①同原代一致的 DNA;②产生突变 DNA(转换 A→C)。图右边:新加入的配对腺嘌呤互变异构体使第二代复制产生两种结果:①同原代一致的 DNA;②产生突变 DNA(转换 G→A)。

另外,值得注意的是,电离辐射可引起基因组不稳定性。细胞一旦获得高于正常情况下累积的任何突变状态,如电离辐射可引起基因组不稳定性,一些基因的激活(如原癌基因),另一些基因的失活,其基因表达谱发生了变化,表现为各种类型的异常改变。细胞核可能是诱导基因组不稳定性的靶位。有大量的证据表明,在受辐照动物和人体血浆中,可能存在能诱发未受照细胞染色体损伤的"染色体断裂因子"。另外,辐射作用于细胞的 DNA,使其基因组产生某种程度的损伤,处于不稳定状态。其中,DNA 的核苷酸序列和二级结构会影响到基因组不稳定性的各种生物学终点,如 DNA 区段容易产生重组和错动。参与DNA 复制、DNA 修复、端粒稳定和染色体分离的基因发生的初级变化可能会启动基因组不稳定性;信号转导途径的激活和基因表达的改变,可能是导致基因组不稳定性的一个间接途径;基因组的某些短的重复序列容易发生缺失和插入,DNA 双链断裂是启动基因组不稳定性的一种分子变化。

(2) 紫外线:紫外线(ultraviolet,UV)引发以鸟嘌呤颠换为主的突变。长波紫外线(UVA)照射诱发的突变株以鸟嘌呤的颠换最多,占 62%(G→T,38%;G→C,24%),与太阳光照射诱发突变情况相似;而中波紫外线(UVB)照射引发突变以 C→T 为主,与太阳光照射诱发的突变有明显的差异。太阳光的致突变作用与 DNA 的氧化损伤有关,涉及羟自由基(—OH)的参与,UVA 成分在其中发挥重要作用;而 UVB 的致突变作用主要不是通过 DNA 的氧化损伤,可能引起 T 和 T 聚合成二聚体 TT,使 DNA 结构局部变形,引起复制错误,或在修复中出现错误,引起突变。研究发现,DNA 的重要组成部分在阳光照射产生损伤后并不容易被修复还原。

来自美国研究者揭示了紫外线所致 DNA 损伤影响突变发生的分子机制。研究者观察了细胞分裂期间损伤 DNA 所发生的变化,将 DNA 前导链和后随链的突变进行了对比,与 DNA 损伤相关的突变常发生在后随链上,这对于癌症肿瘤发生期间已知诱变剂引发的突变以及遗传性的突变可能是正确的。因此,很多遗传性的突变可能并不是由 DNA 加倍所致的错误引发的,而是脆弱分子的损伤所致。研究结果表明,导致癌症的突变只有在分裂活跃的细胞中由诱变剂所引起,来自父系机体的遗传性突变可能是复制错误导致的结果。

第四节　DNA 损伤与修复

一、DNA 损伤方式及修复信号反应

(一) DNA 损伤方式

在各种因素所致的 DNA 一系列损伤,包括单一位点损伤和区域多位点损伤,即簇集损伤(cluster damage)。单一位点损伤主要包括碱基损伤、DNA 链断裂、DNA 交联及整个或部分高级结构的变化。碱基损伤包括碱基脱落、碱基改变、错误碱基(碱基取代)和碱基的插入或丢失等。DNA 链断裂包括 DNA 单链断裂(single-strand break,SSB)和 DNA 双链断裂(double-strand break,DSB),DSB 是两条互补链于同一对应处或相邻处同时断裂。

对于 DNA 交联,在 DNA 双螺旋结构中一条链上的碱基与其互补链上的碱基以共价键结合,称为 DNA 链间交联(DNA interstrand cross-linking);DNA 分子同一条链上的两个碱基相互以共价键结合,称为 DNA 链内交联(DNA intrastrand cross-linking),如嘧啶二聚体(pyrimidine dimer,PD)就是链内交联的典型例子。DNA 与蛋白质以共价键结合,称为 DNA-蛋白质交联(DNA-protein cross-linking,DPC)。

簇集损伤是指多个到十几个 bp 范围内的 DNA 分子中出现多个 DNA 损伤位点[包括 DSB、SSB 和 APS(无嘌呤或无嘧啶位点,apurinic/apyrimidinic sites)等],是几种 DNA 损伤的集合。簇集损伤又分为 DSB 簇集损伤和非 DSB 簇集损伤两种(图 2-7)。由于 DNA 簇集损伤密集分布在狭小的空间结构里,损伤复杂,损伤类型多样,使其修复更为困难,从而阻碍基因组 DNA 复制和转录等功能,更易造成细胞死亡、突变和癌变的严重后果。

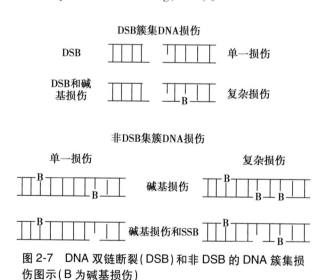

图 2-7　DNA 双链断裂(DSB)和非 DSB 的 DNA 簇集损伤图示(B 为碱基损伤)
引自龚守良.辐射细胞生物学,2014 版。

DNA 双螺旋结构靠 3 种力量保持其稳定性,一是互补 bp 之间的氢键;二是碱基芳香环π电子之间相互作用而引起的碱基堆砌力;三是磷酸上的负电荷与介质中的阳离子之间形成的离子键。如果 DNA 二级和三级结构发生改变,那么 DNA 大分子就会发生变性和降解。DNA 变性系指双螺旋结构解开,氢键断裂,克原子磷消光系数显著升高,出现了增色效应,比旋光度和黏度降低,浮力密度升高,酸碱滴定曲线改变,同时失去生物活性。DNA 降解比变性更为剧烈,伴随着多核苷酸链内共价键的断裂,分子量降低。这些都是由于一级结构中糖基和碱基的损伤以及二级结构稳定性遭到破坏的结果。

（二）DNA 修复信号反应

早在 1935 年，Hollaender 通过观察大肠杆菌在紫外线照射后的存活情况，首次提出了修复的概念。1964 年，Setlow 和 Carrier 首次从分子水平揭示 DNA 的辐射损伤修复，发现大肠杆菌 B 在紫外线照射后经过一段时间的培养，胸腺嘧啶二聚体从酸不溶的 DNA 部分中丢失，而出现在酸溶性部分中，表明 DNA 中损伤的碱基已被切除，并发现这个过程与 DNA 合成的恢复及细胞存活有关。此后，DNA 修复引起众多学者的注意，并对修复方式、途径及其机制进行了大量的研究。

DNA 损伤后，发生一系列 DNA 修复信号反应（图 2-8）。例如，大量 DNA 螺旋扭曲损伤或 SSB，常激活核苷酸切除修复（nucleotide excision repair，NER）或碱基切除修复（base excision repair，BER）途径；当 DNA 损伤较重，引起 DSB，则可激活非同源末端连接（non-homologous end joining，NHEJ）途径和/或同源重组（homologous recombination，HR）途径。DNA 损伤发生后，机体通过细胞周期检查点的调控，使细胞阻滞于某一特定时相（G_1 期或 G_2 期），从而给受损 DNA 修复提供更充分的时间。但如果这种损伤超过一定限度，机体也会启动凋亡程序，诱导受损细胞发生程序性死亡。

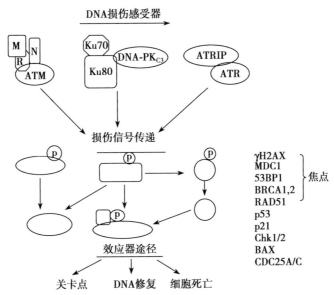

图 2-8 DNA 损伤通过感受器、信号传递器和效应器发生反应

引自龚守良. 辐射细胞生物学，2014 版。完整的 DNA 损伤应答系统包括感受器、信号传递器和效应器三部分，感受器包括可以识别 DNA 损伤的蛋白复合物，即 MRN-ATM、Ku-DNA-PKcs 和 ATRIP-ATR；这些蛋白质将信号传递给其他一些蛋白，可以激活 3 条重要的效应器途径，这 3 条效应器途径为关卡点、DNA 修复和细胞死亡；这里列出了一些能将来自感受器信号传递给效应器途径的蛋白质和相关分子。

DNA 损伤修复反应，特别是其 DSB 修复反应，是一个多步骤的复杂过程，由多个功能蛋白的交替联合，构成一个完整的修复系统，其修复过程涉及蛋白磷酸化、乙酰化、泛素化（ubiquitination）和生物素化等修饰功能。在 DSB 损伤修复中，主要涉及非同源末端连接和同源重组修复两种途径，前者是哺乳动物细胞中一种很普遍的 DSB 修复方式。在 DSB 中，毛细血管扩张性共济失调突变基因（ataxia telangiectasia-mutated gene，ATM 基因）和 DNA 依赖蛋白激酶催化亚单位（catalytic sunbunit of the DNA-dependent protein kinase，DNA-PKcs）是重要的 DNA 损伤修复蛋白，通过结合在 DSB 的 DNA 末端，激活和诱发 DNA 修复。

另外一种重要的 DNA 损伤修复蛋白是多聚腺苷二磷酸核糖聚合酶［poly-（ADP ribose）glycohydrolase，PARP］，分子量为 122kD，含有 633 个氨基酸残基，其分子有 3 个功能区域：N 端的 DNA 结合域、C 端的催化域和中间的自我修饰域。N 端的结合域具有核定位信号（nuclear localization signal，NLS）和 2 个锌指（zinc finger）结构，其作用为非序列依赖型的识别 SSB 或 DSB 损伤。C 端的催化域则具有烟酰胺腺嘌呤二核苷酸（nicotinamide adenine dinucleotide，NAD⁺）结合位点，能够结合烟酰胺二核苷酸（nicotinamide dinu-cleotide）以其为底物，裂解成为腺苷二磷酸核糖（adenosine diphosphate ribose，ADP-ribose）和 NAD，并催化

ADP-ribose 聚合到其他核蛋白(如组蛋白)上,使其形成大分子同源聚合物。多聚基化的蛋白质活性受到抑制,与染色体分离,并使染色体变得松散,从而促进 DNA 修复酶对受到损伤的染色体进行修复。PARP 在发生自身多聚基化后则与结合的损伤 DNA 链解离,并被其他酶水解。中间的自我修饰域则含有自身核糖基化的区域,在发生断裂后能够自身活化,大大地增强活性。

PARP 是一种广泛存在于细胞内的具有蛋白修饰和核苷酸聚合作用的聚合酶,由各种因素造成的 DNA 链断裂损伤可增强 PARP 活性,引起包括自身在内的相应蛋白核苷多聚基化,从而影响相关蛋白的活性,进一步影响由于损伤修复而引起细胞内一系列的生化改变。应用 PARP 抑制剂或 PARP 缺陷细胞,则表现出细胞对各种损伤的敏感性增加。PARP 分子结构为非序列依赖型识别 DNA 链断裂损伤,在 DSB 修复中与 DNA-PKcs 有同等的重要作用。

已经证明,各种因素引起的 DNA 各类损伤在一定条件下都能发生不同程度的修复。通常观察到的修复现象有以下几种:回复修复(包括酶学光复活、SSB、嘌呤的直接插入和甲基转移等)、切除修复(包括碱基切除修复和核苷酸切除修复)、DNA 链断裂修复(SSB 和 DSB 修复)和错配修复等。其中,DSB 是一种最严重的损伤类型,如不能及时修复,DNA 的复制和转录将被阻断,严重时导致细胞死亡;如出现错误修复或不及时修复,将引起基因或染色体缺失或重排性突变。

二、DNA 损伤修复的分子机制

(一) 回复修复

回复修复(reverse repair)是一种最简单的修复方式。细胞对 DNA 的某些损伤在单一基因产物的催化下,一步反应就可以完成修复,包括酶学光复活、单链断裂重接、嘌呤的直接插入及甲基转移等。

1. 酶学光复活　这是修复 DNA 链上的嘧啶二聚体的一种最直接方式。催化此反应的酶称为光修复酶(photolyase)或光复活酶(photoreactivating enzyme),其作用过程分为三个步骤:①酶与 DNA 中的嘧啶二聚体部位相结合;②吸收波长为 260~380nm 的近紫外光将酶激活,使二聚体解聚;③酶从 DNA 链上释放,DNA 恢复正常结构。

光修复酶最初发现于低等生物修复紫外线损伤的主要方式,其活性也受氧分压的影响。虽然在高等生物,包括人的细胞中发现此酶的存在,但光复活并不是高等生物细胞修复嘧啶二聚体的主要途径。光修复酶分子(54kD)有两个与吸收光子有关的生色基团,即次甲四氢叶酸(methenyltetra-hydrofolic acid)和还原型黄素腺嘌呤二核苷酸(reduced flavin adenine dinucleotide,$FADH_2$)前者吸收光子,并激活后者,生成的激发型 $FADH_2$ 再将电子转移给嘧啶二聚体,使其还原。

2. 单链断裂重接　SSB 中有一部分是通过简单的重接而修复,只需要 DNA 连接酶参加,故也属于直接回复。DNA 连接酶能催化 DNA 双螺旋结构中一条链中的缺口处的 5'-磷酸根与相邻的一个 3'-羟基而形成磷酸二酯键。连接所需要的能量来自 NAD^+(如大肠杆菌)或 ATP(如动物细胞)。此酶在各类生物的各种细胞中普遍存在,修复反应容易进行。

3. 嘌呤的直接插入　当 DNA 链上的嘌呤碱基受到辐射损伤时,可被糖基化酶水解而脱落,生成无嘌呤位点。已发现,修复此类损伤需要一种特异性酶,即 DNA 嘌呤插入酶(insertase)。该酶首先与无嘌呤位点相结合,在 K^+ 存在的条件下,催化嘌呤游离碱基或脱氧核苷与 DNA 缺嘌呤部位生成糖苷共价键;其插入酶所插入的碱基具有专一性,如在多聚 dG-dC 链上只插入 G,而在多聚 dA-dT 链上只插入 A。这种机制能确保遗传信息的正确修复。

4. 甲基转移　DNA 的鸟嘌呤可因环境中的甲基卤素化合物、亚硝酸盐代谢产物以及其他烷化剂的存在而发生 O^6 位甲基化。细胞中的 O^6-甲基鸟嘌呤-DNA 甲基转移酶可修复此种损伤,其作用是一步将甲基转移至酶的半胱氨酸残基而使 DNA 的鸟嘌呤恢复正常结构。

上述 4 种直接回复是修复最直接的方式,对细胞非常有利。因为修复所需要的酶比较单一,而且只有一步反应,修复特异性高,较少发生错误。但实际上,这种修复的例子比较局限。

(二) 切除修复

1. 切除修复(excision repair)　在切除修复中,首先切除损伤部位(或连同其附近的一定部位),然后用正确配对的、完好的碱基替代,这是修复 DNA 损伤最为普遍的方式;其过程比直接修复要复杂得多,有多种酶和基因参与。其基本步骤可归纳为:①识别,细胞内存在一系列能识别受损伤碱基的酶和蛋白质,有的只有识别能力,有的同时具有识别能力和切除活性,有的属于糖基化酶,有的还具有无嘌呤位点核酸内切酶活性;②切除,当损伤的碱基被识别后,下一步是将其切除,根据切除部位的大小可分为两种方式,即碱基切除和核苷酸切除;③修补,DNA 链中的损伤区域经上述酶和蛋白切除后,留下一个或一大段空缺,需要 DNA pol 来修补,在大肠杆菌中执行 BER 中补缺功能的是 DNA pol Ⅰ;④连接,修补过程可以将空隙中的核苷酸全部补齐,完成最后一个磷酸二酯键的连接需要依靠 DNA 连接酶Ⅰ。在不同损伤情况下,参与上述切除修复的基本过程的基因产物种类不完全相同。

在紫外线(UV)致 DNA 损伤修复过程中,DNA 链的剪切,需要 3 个功能酶:uvrA(114kD)、uvrB(84kD)和 uvrC(74kD),还需有 ATP 和镁离子的参与。内切位点是二聚体前 8 个磷酸二酯键 5' 末端和二聚体后第 4(有时是第 5)个磷酸二酯键 3' 末端(图 2-9)。通过这种方式,切下的 DNA 片段为损伤部位 12～13nt。酶切留下一个 3' 羟基末端,令 DNA pol Ⅰ合成 DNA 并延伸至受损碱基的 5' 末端,5' 末端上的磷酰基团与 3' 末端的连接。uvrA、uvrB 和 uvrC 三种酶都参与该剪切过程。

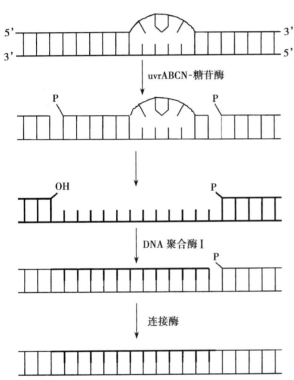

图 2-9　DNA 紫外线损伤(环丁烷嘧啶二聚体)的修复机制过程
环丁烷嘧啶二聚体的切除由大肠杆菌的 uvrABCN-糖苷酶执行,缺口由 DNA 聚合酶Ⅰ修复,最后由连接酶将修复链与原 DNA 链连接。

2. 碱基切除修复(BER)　这是较普遍的切除修复方式之一,修复细胞内源性自发 DNA 损伤,包括胞嘧啶的水解脱氨基、5mC 以及某些简单类型碱基损伤,需要几种酶参与。首先由糖苷酶(glycosidase)识别受损碱基,并切断糖苷键,使异常碱基脱落,出现一个无嘌呤嘧啶碱基的部位(AP 位点),然后由无嘌呤嘧啶裂合酶(简称 AP 裂合酶)在无碱基部位将 DNA 链的磷酸二酯键切开,再由核酸外切酶(或内切酶)去除残基,在该链上留下一缺损区。

3. 核苷酸切除修复(nucleotide excision repair,NER)与转录偶联修复　这与碱基切除方式不同的是,被切除的不是单个的游离碱基,而是一段寡核苷酸,这是细胞内更为普遍的一种修复方式,其步骤也较为复杂。大多以大肠杆菌为模型,主要采用多种突变缺陷株与野生型进行对比观察,首先发现的基因位点为 uvrA,以后又相继发现 uvrB 和 uvrC 基因位点等。正常细胞中这些基因产物的含量很低,通过分子克隆获得 3 种蛋白,而且这 3 种蛋白必须同时存在时才能发挥作用,故称为 uvrABC 核酸内切酶。uvrA 蛋白对双链 DNA 只具有较弱的结合能力,当遇到 uvrB 蛋白时,二者结合形成复合物,与 DNA 的结合能力增强。通过 ATP 供能,复合物沿 DNA 链移动,到达损伤部位,形成稳定复合物,但此时尚无催化功能。当与 uvrC 蛋白结合后,开始发挥切割作用。对二聚体来说,在其上游 7 个碱基处,下游 3～4 个碱基处,切下一段长约 12nt 的片段。uvrABC 核酸内切酶切除的底物不仅限于嘧啶二聚体,而且还可以切除丝裂霉素、氮芥、补骨脂素和顺铂等与 DNA 生成的加合物。由此可见,该体系在 DNA 损伤修复过程发挥十分重要的作用。核苷酸切除修复(NER)缺陷是一些遗传性疾病发生的基础,如人类着色性干皮病(xeroderma pigmentosum,XP)、科凯恩综合征(Cockayne syndrome)和毛发低硫营养不良(trichothiodystrophy)三种疾病与此有关。

上述核酸损伤修复过程是一种泛基因组 NER(global genome NER,GG-NER),又可分为两个亚途径:即泛基因组修复(global genome repair GGR)和转录偶联修复(transcription coupled repair,TCR)。在哺

乳类动物细胞中,还存在一种与基因转录活性状态相关联的 NER,即 TCR,其主要特征是具有活性转录基因的 NER 效率明显优于非活性转录基因或沉默基因,基因转录链的修复优于非转录链的修复。

4. 错配修复(mismatch repair,MMR) 这是一种 DNA 复制后修复机制,主要是修复新合成 DNA 链上的错误。MMR 可看作是 BER 的一种特殊形式,即纠正复制和重组中的碱基配对错误及因损伤引起的碱基编码错误。在 20 世纪 90 年代初,发现几乎所有的人类遗传性非息肉病性结直肠癌的癌细胞及某些散发性的癌症细胞具有极高的突变率,并同时具有 MMR 缺陷。参与 MMR 过程的蛋白因子有多种,从细菌到人类有很高的同源保守性。MMR 过程主要有四个步骤,即错配碱基的识别、寻找错误碱基链的信号、切除含错误碱基的 DNA 链和修复合成。

DNA 碱基错配有两个基本类型,即一种是真正意义上的碱基错误配对(如 G-T),另一种是由于在一条链上插入或缺失一个或几个碱基而引起无配对碱基环,这两种分别由不同的修复蛋白复合物识别。在 MMR 过程中的一个关键反应,是如何鉴别需要切除修复的错误碱基所在链。

英国 Meier 等利用人类和蠕虫的数据深入阐明了诱发癌症的突变原因,对秀丽隐杆线虫动物模型的对照试验结果可能与人类诱发癌症的突变原因有关,证实与癌症风险增加的一种 DNA 修复通路就是 DNA 的 MMR。

(三) DNA 链断裂修复

1. DNA 单链断裂的修复 绝大多数哺乳类动物细胞都能快速高效修复单链断裂(SSB)。SSB 的修补合成和重接关键在于断裂末端基团的化学结构,即需要 3' 末端为磷酸基团和 5' 末端为羟基基团。因此,SSB 修复的启动首先要识别断裂(缺口)点,并对末端基团进行"修剪",其中有 3 个关键蛋白参与 SSB 修复反应,包括 XRCC1、PARP 和多核苷酸激酶(polynucleotide kinase,PNK,即将断点的 3' 末端修剪为磷酸基团和 5' 末端为羟基基团)。*XRCC1* 为 X 射线交错互补修复基因 1(X-ray cross complementing defective repair 1),一种 70kD 蛋白,其羧基端的 BRCT 功能结构域,能与连接酶、DNA 聚合酶 β 和 PARP 等蛋白结合;其中的 BRCT 是 BRCA1 C-terminus 结构域,是 DNA 损伤修复系统重要的信号传导和蛋白靶向结构域,*BRCA1* 为乳腺癌易感基因 1(breast cancer susceptibility gene 1,BRCA1)。

多数实验结果表明,SSB 修复与时间呈指数关系,修复速率依赖于温度。半修复期大致为 10~40min,因细胞类型和温度而异。一般,在 1h 内 DNA 重接可达 90% 左右。

2. DNA 双链断裂的修复 哺乳类动物细胞大多数都能进行双链断裂(DSB)的修复,但需要适宜的代谢条件和时间。细胞 DSB 修复可分为早期的快修复和随后的慢修复两个阶段。在快修复阶段,可修复 50%~70%,或修复更高比例的 DSB,其半修复时间为十到数十分钟;在慢修复阶段,其半修复时间在 1h 以上。

在研究 DSB 修复与细胞存活及染色体畸变的关系时,经过计算和推导证实,延迟接种能提高细胞存活率与 DSB 修复有关,即 DSB 修复与潜在致死损伤的修复有直接的联系。而在重接时,如果发生倒易位置的重组,则导致染色体重排,细胞的突变频率也随之增加。

在真核细胞中,存在同源重组(HR)修复和非同源末端连接(NHEJ)两种 DSB 修复机制。大多认为,前者是酵母细胞中的主要修复机制,后者是哺乳类动物细胞中的主要修复机制;两种机制互相协调,共同修复 DSB,维持基因组的完整性。HR 在减数分裂、有丝分裂晚 S/G_2 期及胚胎细胞修复中发挥重要的作用;NHEJ 在有丝分裂细胞 G_1/G_0 时相起主要的作用。

(1) 同源重组修复:HR 是利用未受损伤的姐妹染色单体和同源染色体(或同源 DNA)的遗传信息,修补 DSB,是一种具有高度保真性有效的修复机制。参与细菌 DNA 同源重组的酶有数十种,其中许多酶和辅助因子与 DNA 复制和修复是共用的。在大肠杆菌中,HR 的关键蛋白是 RecA,可结合单链 DNA(ssDNA),形成 RecA-ssDNA 复合物。在有重复 DNA 存在时,其复合物与含有同源序列的靶双链 DNA 相互作用,将结合的单链 DNA 插入双链 DNA 的同源区,与互补链配对,将同源链解放出来。RecBCD 复合物具有核酸外切酶、核酸内切酶和解旋酶的活性,当遇到 Chi 位点(5'-GCTGGTGG-3'),可在其下游切除 3' 末端的游离单链。RuvC 为核酸内切酶,可切开同源重组的中间体。

大肠杆菌的同源重组过程大致如下:RecBCD 复合物使 DNA 产生单链切口;RecA 蛋白催化单链 DNA

对另一双链的侵入,并与其中的一条链交叉,交叉分支移动,待相交的另一链在 RecBCD 内切酶活性催化下断裂后,由 DNA 连接酶连接缺失的远末端,形成 Holliday 连接体(Holliday junction),后者再经过内切酶 RuvC 切割及 DNA 连接酶的作用而完成重组。

人类 DSB 同源重组修复,根据同源保守性,发现部分酵母同源基因和蛋白。例如,人乳腺癌患者遗传易感突变基因表达产物 BRCA1 蛋白含有 BRCT 结构域,BRCA1 和 BRCA2 可结合 hRad51,参与同源重组修复。

(2)非同源末端连接:NHEJ 修复反应过程相对较为简单,其反应中的核心修复蛋白参与,包括 DNA 依赖蛋白激酶(DNA-dependent protein kinase,DNA-PK)复合物(Ku70、Ku80 和 DNA-PKcs)、XRCC4(DNA 断裂修复蛋白)和 DNA 连接酶Ⅳ。NHEJ 功能缺陷的细胞同时还会出现 V(D)J 重组功能的异常,是 B 细胞和 T 细胞发育过程中必要的分子事件,是在两个重组基因(RAG1 和 RAG2)表达产物的作用下产生位点特异性断裂,介导 V、D 和 J 的重排。

NHEJ 修复 DSB 的主要过程:当 DSB 发生时,Ku70 和 Ku80 蛋白组成的异源二聚体首先识别 DNA 断裂末端,并与其相结合,保护游离 DNA 末端避免被核酸酶分解,随后募集 DNA-PKcs 聚集在 DNA 分子末端,组成 DNA-PK,激发后者的活性,使 H2AX 磷酸化,引发 DNA 损伤信号传递反应,启动 DSB 修复及 DNA-PK 磷酸化其下游的 DNA 修复蛋白(XRCC4 和 DNA 连接酶Ⅳ等)参与修复和损伤信号传导的一系列蛋白质。断端经核酸外切酶和 DNA 聚合酶填充后,最终由 DNA 连接酶Ⅳ将断端重新连接起来。DNA 链一旦被连接,DNA-PK 即发生自我磷酸化,使两个亚单位从 DNA 链上解离。

(3)微管丝和液滴协调的相互作用:2020 年,加拿大 Oshidari 等证实了具有多个 DSB 的酵母细胞,经微管丝和由 DNA 修复蛋白组成的液体状小滴之间协调的相互作用,促进了 Rad52 DNA 修复蛋白在受损的 DNA 位点聚集,维持基因组稳定性,实现 DNA 修复中心的形成与功能。这种液滴是由 DNA 修复蛋白与不同类型 DNA 损伤诱导的细胞核内微管丝(DNA damage-inducible intranuclear microtubule filaments,DIMs)组成的。

3. DNA 修复合成 细胞受某些化学因子、紫外线和电离辐射作用后,经过一段时间保温,可以观察到一种 DNA 合成。这种合成不同于细胞增殖过程中的 DNA 复制,其合成量相当低,合成起始于损伤后即刻,随时间延长而增加,但与细胞周期不相关。经研究证实,这是一种修复合成,即 DNA 期外合成,或程序外 DNA 合成(unscheduled DNA synthesis,UDS)。

通常采用 ^{3}H-胸腺嘧啶核苷(^{3}H-thymine nucleoside,^{3}H-TdR)掺入法测定 UDS。细胞损伤后在抑制半保留复制的条件下,加入 ^{3}H-TdR,保温一定时间后测定其放射性强度。更为直观的方法是放射自显影,计数每个细胞核内的感光银颗粒数。多种来源的哺乳动物细胞均可发生 UDS,故 UDS 的测定已成为研究和观察 DNA 修复的一种重要手段。

(四)基因 DJ-1 修复糖化核苷酸机制

糖化是体内一种重要的 DNA 损伤来源,与增加 DNA 突变率及其链断裂相关联。在乙二醛(glyoxal,GO)和甲基乙二醛(methylglyoxal,MGO)的作用下,核酸发生永久性的糖化;作为糖代谢的副产物,二者在细胞中普遍存在,因而成为主要的糖化剂。对这些糖化剂最为敏感的核苷酸是鸟苷酸(G)和脱氧鸟苷酸(dG)。法国 Richarme 领导的研究团队报道,基因 DJ-1 能够修复糖化核苷酸,起到一种 DNA 去糖化酶(DNA deglycase)的作用,切除核酸中的额外糖分子。缺乏 DJ-1 的体外培养细胞中,DNA 累积突变,更容易发生断裂。因此,DJ-1 可使蛋白去糖化,DJ-1 去糖化酶可能代表仅有的修复蛋白和核酸的酶。Richarme 等人将其研究扩展到核酸。在不含细胞的溶液中,DJ-1 阻止糖分子添加到核苷酸上,而且也切除核苷酸上最近添加的糖分子。在体外培养的大肠杆菌中,缺乏 DJ-1 同源基因(即 Hsp31、YhbO 和 YajL)的细菌具有的糖化 DNA 比野生型细菌多两倍,其突变率提高了 46 倍,这表明当缺乏功能性 DJ-1 时,DNA 稳定性显著下降。在人 HeLa 细胞系中,抑制 DJ-1 也会导致更多的糖化和断裂的 DNA 产生,这再次支持它在 DNA 修复中发挥着作用。

(五)乙醛致 DNA 损伤修复方式

荷兰和英国学者发现一种酒精代谢物乙醛导致的 DNA 损伤修复方式,并可能用于治疗范科尼贫血

（Fanconi anemia，FA）或降低酒精性癌症的发病率。含酒精的饮料是一类致癌物。当酒精进入人体后，会被分解成乙醛，经乙醛脱氢酶2（aldehyde dehydrogenase 2，ALDH2）将乙醛转化成乙酸。但是，亚洲人群中很多人的 *ALDH2* 基因失活了，所以这些人群酒精性癌症的发病率很高。机体的另一层防护就是修复乙醛导致 DNA 损伤的保护机制。

乙醛损伤 DNA，可导致 DNA 链间交联（DNA interstrand cross-linking），研究者发现其修复通路之一是范科尼贫血通路（FA 通路）。FA 这条通路在 DNA 复制到交联位点时，剪断一条 DNA 单链。随后，细胞启动其他机制修复被剪断的 DNA，但是有可能会导致染色体重排，并有可能引起细胞癌变。除了 FA 通路，研究者发现第二种 DNA 交联修复方式，比 FA 通路快，更安全，不切断交联位点附近的 DNA 链，而是直接将 DNA 链的一端解开，对 DNA 交联损伤位点修复后，交联位点的一条链上的碱基正常。研究者发现，第二种修复方式虽然能修复乙醛诱导的 DNA 交联损伤，但是对于顺铂诱导的 DNA 交联损伤却无能为力。下一步需要进一步探讨第二种修复方式的分子机制。

（六）簇集损伤的修复

对于 DNA 簇集损伤位点主要通路是碱基切除修复（BER）通路。已证实，非 DSB 簇集损伤位点影响 BER，导致簇集损伤延长；因此，这种损伤持续到复制过程，突变增加。此外，某些非 DSB 簇集损伤位点在细胞内处理，形成额外的 DSB。在人类，非 DSB 簇集损伤的延迟修复可杀伤肿瘤细胞；在正常细胞，产生突变和基因不稳定性。非 DSB 簇集损伤位点的修复低于离体的有氧代谢引起的单个损伤，可作为细胞高突变或细胞毒的后果。

一般，DSB 损伤均可产生细胞毒、突变和癌变效应。已经证实，DNA 簇集损伤比单一损伤位点修复的细胞机制更加困难。这些未修复的 DNA 簇集损伤可能产生额外的 DSB。DNA 簇集损伤位点似乎延迟修复酶功能。通过模拟含有 AP 位点或 8-氧鸟嘌呤（8-oxoguanine，8-oxoG）位点的 DNA 簇集损伤动力学理论模型，发现这些损伤引起 DNA 非典型构象。这些构象可能使修复酶难以结合这些位点区域，因此降低修复效能。进一步应用带有对应链特殊空间的确定损伤的寡核苷酸（oligonucleotide）和质粒，进行模式系统的研究，证实簇集可能包含不能修复的、很高修复抗性和突变前的损伤。研究指出，非 DSB 簇集损伤，如未修复，能够导致突变的形成和染色体异常。

对于簇集损伤的修复，有一些检测方法。来自于簇集损伤效应的遗传改变潜在性很高，包括 AP 位点、8-oxoG 和 5,6-二氢胸腺嘧啶（5,6-dihydrothymine，DHT）的组合。应用哺乳动物胞核或全细胞提取物，在 AP 位点/SSB 的 5 个碱基内的碱基损伤时，AP 位点或 SSB 修复降低。碱基损伤的性质影响其修复降低的程度。8-oxoG 损伤在对应的 SSB 修复效能上降低 2~8 倍；类似的效应，胸腺嘧啶乙二醇（thymine glycol，Tg）使其降低 2.5 倍；并且，在 SSB 重接效率上，DHT 使其降低 1.4~2 倍。Tg 是非诱变源，但阻断复制的聚合酶作用强；当紧密对应 8-oxoG 或 AP 位点时，含有 Tg 的簇集具有高突变性或潜在的细胞毒损伤。应用细菌质粒-碱基检测法和细胞提取物或纯化蛋白的修复检测法，通过处理 Tg 可以观察 DNA 簇集损伤位点的突变或细胞毒性。

三、DNA 修复异常性疾病

在人类，DNA 突变在其疾病发生中起到重要的作用。DNA 修复缺陷导致多种遗传性疾病的发生，其中着色性干皮病为最经典的例证，囊性纤维化和亨廷顿病等遗传病和某些癌症的发生也与 DNA 突变有关。

由突变产生的遗传病可由亲代传给子代。突变随机存在于任何细胞中，由于细胞的不断更替，一个细胞的突变通常不会影响整个人体。然而，生殖细胞（精子和卵子）的突变可以在受精后被传递下去，在子代所有的细胞中存在，从而产生一个突变的携带者，并将其突变遗传给下一代。遗传病通常只包括一个基因的突变。突变的基因有各种各样，从而导致遗传病的多样性。与癌症发生相关的突变存在于机体体细胞中。癌症经常与调节细胞分裂的基因突变相关。这些突变往往使细胞分裂的能力不能正常控制，从而产生肿瘤。

（一）着色性干皮病

着色性干皮病（xeroderma pigmentosum，XP）在 1870 年由匈牙利皮肤病学家 Kaposi 报道，而后在世界各国逐渐发现此类疾病。XP 特点是暴露处皮肤色素改变，伴角化或萎缩及癌变。XP 男女发病率相似，在各大洲几乎全部种族里均有报道。XP 对紫外线极其敏感，多见于皮肤色素较深的人种，一般为常染色体隐性遗传，偶有性连锁隐性遗传，由核酸内切酶缺陷造成 DNA 修复功能异常所致。本病的主要生化缺陷是由于皮肤部位细胞缺乏核酸内切酶，而使日光损伤的 DNA 不能正常修复。起初在暴露部，如面、唇、结膜、颈部及小腿等处，出现雀斑和皮肤发干，类似日光性皮炎，开始皮肤发红，以后出现持久性网状毛细血管扩张。

XP 主要的临床症状分为 3 组：①皮肤症状，对阳光暴露过敏导致皮肤红斑、大泡，皮肤干燥、色素脱失、毛细血管扩张和皮肤萎缩；②眼部症状，睑缘炎、眼睑红斑、色素沉着和角化过度，眼睑萎缩导致的睑内翻或外翻、睫毛脱落和下眼睑萎缩，伴有畏光性结膜炎、色素沉着、干燥和睑球粘连，水肿的暴露性角膜炎、角膜细胞浸润和血管生长、角膜溃疡，粘连和萎缩的虹膜炎；③神经系统症状，小头畸形、进行性智力下降、舞蹈样手足徐动症、共济失调、痉挛、耳聋、反射减弱和无反射等。此外，XP 患者在阳光照射后易发生光化性角化过度和多种体表肿瘤，如皮肤基底细胞癌、鳞状细胞癌、恶性黑色素瘤、血管瘤、纤维瘤、肉瘤以及眼部肿瘤（包括乳头状瘤和结膜上皮内上皮瘤）等。研究表明，XP 肿瘤易感性是其 *XPC* 基因缺失所致，*XPC* 基因在 DNA 核苷酸切除修复中起重要作用。经遗传工程改造使小鼠出现 *XPC* 基因纯合子缺失（*XPC*$^{-/-}$），这些小鼠在紫外线（UV）辐射后极易患皮肤癌；接触化学致癌物乙酰氨基芴（acetylami-nofluo-rine，AAF）后极易患肝癌和肺癌，而且发病率比对照组明显增高。如同时有 *p53* 基因功能缺失（*XPC*$^{-/-}$ *Trp53*$^{+/-}$），或负责 BER 的 *APEX* 基因缺失时，这些小鼠患皮肤癌的可能性大大增加，皮肤鳞癌的分化变得更差或所诱导的肝癌进展加快。

XP 的发病机制主要是皮肤和眼睛对阳光的过敏，导致 DNA 损伤，环丁烷嘧啶二聚体和（6,4）光产物［（6,4）photoproduct］形成，这些物质无法被有分子缺陷的细胞 DNA 修复机制修复。在 XP 中已发现几种 DNA 的修复机制：不同程度的嘧啶二聚体切除和二聚体切除后由于新碱基插入减少而导致修复性 DNA 复制水平降低等。XP 患者修复性复制水平为正常人的 0~90%。DNA 修复在所有受检的组织中均减少，包括培养的皮肤细胞、外周淋巴细胞、成纤维细胞和肝细胞。大多数 XP 都有染色体畸变。

XP 有两种不同的生化缺陷形式，一种缺乏 NER，另一种缺乏复制 DNA 的能力。XP 的 NER 系统共有 7 种基因受累，分别为 *XPA*、*XPB*、*XPC*、*XPD*、*XPE*、*XPF* 和 *XPG*。XPA 编码蛋白除与各种 UV 射线和化学损伤的 DNA 结合外，在其他修复蛋白的黏附、核苷酸切除和替代合成过程中起核心作用。*XPA* 中 DNA 结合部位的突变比蛋白 C 端区的突变所引起的中枢神经系统紊乱更为严重。此外，XPA、XPB、XPD 和 XPG 亚型患者均可发展为神经系统疾病。

导致 DNA 损伤而难以修复的因子有很多，包括 UV 辐射、甲氧基补骨脂素加合物、4-硝基喹啉 N-氧化物、溴苯［α］蒽、环化［α］苯蒽、1-硝基嘧啶-1-氧化物和乙酰氨基芴等。另外，导致 DNA 损伤后能被 XP 正常修复的因子有 X 射线、溴尿嘧啶光产物、磺化甲基甲烷、N-甲基-N'-硝基-N-亚硝基胍和甲基亚硝基脲等。

（二）Bloom 综合征

Bloom 综合征（Bloom syndrome）又称布卢姆综合征、侏儒面部毛细血管扩张综合征等，为一种罕见的常染色体隐性遗传综合征。Bloom 综合征以极高染色体脆性和大量姐妹染色单体交换为特征。用溴脱氧尿嘧啶（bromodeoxyuridine，BrdU）掺入染色体法显示 Bloom 综合征的姐妹染色单体交换频率与正常相比高出数倍。用植物血凝素（phytohemagglutinin，PHA）刺激培养淋巴细胞，Bloom 综合征发生姐妹染色单体交换频率为 90%，而正常人低于 10%。即使是同一染色体同一片段的互换频率，Bloom 综合征细胞也比正常细胞多 10 倍。这些实验结果证实了 Bloom 综合征 DNA 复制紊乱：Bloom 综合征患者成纤维细胞和淋巴细胞复制叉（replication fork）进行速率约比正常人慢 25%。本病主要临床表现为面部典型对称性毛细血管扩张、光敏感性及侏儒等典型的三大特征，患者身材矮小（大约 150cm），唇部毛细血管扩张和红斑，皮肤黄褐斑，容易发生低色素性贫血和感染，在培养的分裂间期（interphase）成纤维细胞和淋巴细胞比例增加

10%~20%。

研究证实,Bloom综合征中有DNA连接酶Ⅰ缺陷。哺乳动物细胞有两种DNA连接酶,DNA连接酶Ⅰ主要在细胞增殖时被诱导,可能在染色体复制过程中起作用,可催化钝端(blunt end)DNA片段的连接;而DNA连接酶Ⅱ则长期存在于细胞核中,可将寡(dT)分子与多聚(rA)分子连接。寡(dT)是寡脱氧胸腺苷酸oligodeoxythymidylic acid,oligo(dT);多聚(rA)是poly(rA)。

本病患者对UV射线敏感。约5%~10%的患者有患癌症的风险。B细胞姐妹染色单体交换频率高的Bloom综合征患者对多种致癌物的敏感性升高。这些观察提示,致癌物能使危险水平姐妹染色单体交换的细胞发生转化,只有低水平交换的细胞则不发生转化。

(三) 范科尼贫血

范科尼贫血(Fanconi anemia,FA)是一种罕见的常染色体或X染色体隐性遗传性疾病,其患者因缺少DNA的一个关键基因*BRIP1*,使许多与其相互作用的基因不能发挥功能。FA的发病率为$1/10^7 \sim 5/10^7$,为先天性造血衰竭性疾病中最常见的一种,主要与基因组的不稳定性有关。现已发现22种FA亚型,仅FANCB亚型为X染色体隐性遗传。FA传统上被认为是一种儿科疾病,只有9%的患者发生在成年。FA临床表现异质性明显,极易合并各种恶性肿瘤。其中,FA患者发生急性髓细胞性白血病的概率是普通人群的700倍。

FA表现为染色体不稳定性、氧代谢障碍和细胞内氧自由基高负荷。临床上,FA患者主要特征是全血减少性贫血、骨缺陷和身材矮小伴有皮肤色素沉着或减少。约20%的患者还常有肾缺陷(肾发育不良、马蹄肾和双输尿管)、肠扭转、眼缺陷(上睑下垂、眼球震颤、斜视和眼过小等)、耳聋、先天性心脏缺陷及智力低下。在年纪较大的患者,可发生急性白血病。最常见的骨缺陷是桡骨异常,拇指发育不全、缺少或增多,第一掌骨的发育不全,以及桡骨发育不全或缺失等。

将FA患者的淋巴细胞和成纤维细胞进行培养,发现染色体的改变以染色单体断裂、裂隙、染色单体交换和内复制为特征。由于DNA修复功能下降,SSB使染色体端粒缩短速度加快,过短的端粒失去保护染色体的功能结构区,导致细胞凋亡。此外,FA患者细胞对X射线的敏感度增高,提示DNA修复系统中外切酶或连接酶缺陷是FA的原因。

(四) 毛细血管扩张性共济失调综合征

毛细血管扩张性共济失调综合征(ataxia telangiectasia syndrome,ATS)是一种罕见的,累及多系统的常染色体隐性遗传性疾病,其特征是神经元变性、基因组不稳定和癌症高发。ATS发生于婴儿早期,10岁以前完全残疾。ATS患者的主要症状是肢体不协调、震颤和运动机能亢进、肌张力减退和腱反射消失。患病过程中构音障碍、面部表情怪异和眼球跳动等。10岁左右常出现智力障碍。在3~4岁后,毛细血管扩张的症状就会出现,主要在结膜、耳和颈部。最后出现严重的免疫缺陷。多数患者表现为细胞介导的免疫缺陷,IgA和IgE功能下降,可能是由未成熟B细胞合成,也可能是基因重排和拼接错误而造成的,因为ATS患者基因组中有合成IgA的DNA序列。

本病易感基因为*AT*基因,位于染色体11q22-q23。基因编码的大分子蛋白属于激酶家族一员,其C端有高度保守的激酶域,与磷脂酰肌醇3激酶域相当。激酶家族成员的主要功能是修复DNA和控制DNA损伤后细胞周期检查点的作用。当DSB时,*AT*基因首先被激活,并起DNA修复的"看管"作用。大多数*AT*基因的突变都会造成编码蛋白的截断和不稳定性,如果是错义突变和接合错误,则仅引起轻度的表型改变。此外,AT患者的细胞对电离辐射极为敏感,因此患癌概率增高。这些患者的染色体不稳定,DNA修复异常,有早老趋势,血清中有高水平的甲胎蛋白(alpha-fetal protein,AFP)。

神经系统症状的出现与生化改变或免疫缺陷无关,可能是组织分化异常所致,尤其是中枢神经系统、肝和生殖腺。用AT患者细胞进行实验,证实有两种不同的分子现象:在X射线或γ射线照射后,DNA复制受抑制和至少有两种的DNA修复旁路异常。X射线照射后,未经修复的DNA在细胞内长期存在,证实细胞DNA修复机制异常。但是,难以解释的是该病细胞有DNA修复缺陷,无正常照射后细胞有丝分裂延迟现象。

当*AT*为纯合子时,大约10%的患者发展为癌症,所发生的恶性肿瘤主要为B或T细胞性淋巴瘤、霍奇金淋巴瘤或白血病。AT 的杂合子患乳腺癌的危险轻度增加。动物实验证明,AT 缺陷小鼠的症状与 AT 患者有许多相同之处,胸腺淋巴瘤的发病率也升高。AT 患者恶性淋巴肿瘤高发率与 AT 基因突变有关,AT 缺陷的小鼠也证实了 AT 基因灭活是散发性恶性淋巴瘤的病因。另一方面,检查人恶性淋巴瘤染色体,发现 11q22-q23 位置上的 AT 基因杂合性丢失是一常见事件,而且在散发性 T 细胞性幼淋巴细胞白血病(T cell prolymphocytic leukemia,T-PLL)、B 细胞性慢性淋巴细胞白血病(B cell chronic lymphocytic leukemia,B-CLL)和套细胞淋巴瘤(mantle cell lymphoma,MCL)的病例也常检出 AT 基因的灭活。散发性恶性淋巴瘤最常见的 AT 基因突变类型为核苷酸错义突变。因此,AT 基因是一种肿瘤抑制基因。由于从 B-CLL 患者的生殖细胞也检出 AT 基因错义突变,一些患者可能是先天性 AT 杂合子。

(五)科凯恩综合征

科凯恩综合征(Cockayne syndrome)的别名包括侏儒-视网膜萎缩-耳聋综合征、侏儒-视网膜萎缩综合征、侏儒症、早老性侏儒症、小头纹状体小脑钙化和脑白质营养不良综合征、染色体 20-倍体综合征(trisomy-20 syndrome)及 Neill-Ding-wall 综合征。本病的病因不明,常染色体隐性遗传,47 个染色体,在 F 组中有额外染色体,即染色体 20 三倍体。病理检查见中枢神经呈特异性退行性病变。大脑皮质、小脑及视神经萎缩,白质有多发性小钙化病灶。小脑的 Pukinje 细胞脱落,灰质和脑干有脱髓鞘病灶。肾动脉硬化,酷似高血压引起的继发性肾硬化外观。肾小球变性、肾小管萎缩。

科凯恩综合征临床上以侏儒伴进行性精神运动障碍和神经变性为特征,出生时患儿体重降低,多在 2 岁时发病,出现发育障碍、身体衰弱和光性皮炎后形成色素沉着性瘢痕、早衰和智力发育迟缓等症状。脑髓鞘形成有异常,并伴钙盐沉着,进而发展为色素性视网膜病、白内障和神经性耳聋等。通过观察患有科凯恩综合征两姐妹 14 年的疾病过程,证实其临床特征出现早,10 岁以后迅速发展为早老和精神运动障碍,伴有明显的智力下降。CT 和 MRI 扫描发现,大脑破坏。除此以外,科凯恩综合征患者对 UV 射线敏感,从培养患者的细胞也证实了这一点;其原因是在 DNA 转录中,对 UV 引起损伤后 NER 缺陷,但整个核苷酸切除修复(NER)基因组不受影响。另一类有科凯恩综合征症状的患者,同时有 XPB、XPD 或 XPG 基因的突变,这些患者对 UV 敏感,且整个 NER 基因也有缺陷,因而这些患者也有着色性干皮病(XP)的临床特征。

科凯恩综合征是由 CSA 和 CSB 基因突变所致,导致转录偶联修复(transcription coupled repair,TCR)缺陷。转录偶联修复是一种优先修复机制,主要发生在表达基因的转录链上,先于非转录链和其他基因组的修复。从 B 组科凯恩综合征患者分离出一种蛋白,称 CSB,类似 Rad26 编码蛋白,属 DNA 依赖腺苷三磷酸酶(adenosine triphosphatase,ATPase;简称 ATP 酶)SWI2/SNF2 家族成员,正常时参与转录偶联修复过程和染色质重塑,突变时这些功能丧失。

(六)沃纳综合征

沃纳综合征(Werner syndrome)又称成人早老综合征、维尔纳综合征,是一种早发而严重的过早老化性疾病,男多于女,1 岁以内生长发育正常,以后逐渐发生早老改变。早老综合征是一种少见的以代谢异常、发育障碍和侏儒状态的疾病,伴有骨骼、牙齿、指趾甲、毛发及脂肪等发育不全,以童年表现老人面貌和动脉硬化等为其特征。患儿智力大多正常,但血脂增高,生长激素的生成较正常减少 50%。

本病的病因尚未明了,可能与常染色体隐性遗传有关。发病多为散发病例,但亦有同卵双生两人发病的。有人认为,有遗传因素,其家族遗传方式可能与基因突变有关,有些病例有父母近亲结婚史,父亲的年龄多较大;可能由于胶原合成减慢,透明纤维增加,使脂肪细胞减少;其血管结缔组织发生变化,终致动脉粥样硬化。主要病理变化为全身性动脉粥样变、皮下组织缺乏脂肪及皮脂腺,而血脂升高;脱发、骨质疏松、骨质溶解和恶病质。对 UV 射线也呈高度敏感。本病患者的培养细胞不像正常细胞那样,能将断裂的 DNA 链重新连接起来,说明这种细胞 DNA 修复障碍。

(七)Nijmegen 断裂综合征

Nijmegen 断裂综合征(Nijmegen breakage syndrome,NBS)是一种极罕见的常染色体隐性遗传病,NBS1 基因缺陷,该基因位于染色体 8q21,现已被克隆,基因产物为 nibrin,属于 Rad50 蛋白复合物(Mre11-Rad50-Nbs1,MRN)成员,正常该基因与 DSB 修复有关。由于 NBS 不能产生 nibrin,致使 Mre11 不能进行细胞核定位和 DSB 修复。对 55 例 NBS 患者进行分析,发现大多数来自东欧国家,在 Rad50 基因中第 657~661 位点上有 5bp 缺失(缺失 ACAAA)。另外,还发现 4 种缺失性突变。

异染色质蛋白 1(heterochromatin protein 1,HP1)和 MRN 复合物都是保守因子,对基因组的稳定性和完整性具有重要作用。2019 年,意大利等国学者发现果蝇中的 HP1a 蛋白可通过 MRN 复合物的 chromoshadow 结构域(CSD)与其结合。此外,MRN 复合物的任一成员丢失均会降低 HP1a 的水平,说明 MRN 复合物可能是影响 HP1a 稳定性的一种调节剂。HPb1a 在 NBS 突变细胞中过表达会大大减少 NBS 缺失,引起 DNA 损伤,表明 HP1a 与 NBS 可协同作用维持果蝇染色体的完整性。研究者还发现,人源 HP1α 与 *NBS1* 也具有相互作用,且与果蝇相似,siRNA 介导的 *NBS1* 抑制可降低人培养细胞的 HP1α 表达水平。令人意外的是,在 NBS 患者来源的成纤维细胞中发现,携带 *NBS1* 基因 657del5 亚型突变并能够表达 NBS1 蛋白 p26 和 p70 截断片段的细胞能够积累 HP1α 蛋白,该发现与 *NBS1* 基因敲除细胞的结果不同,说明截断 *NBS1* 能够提高 HP1α 的表达和/或增强其稳定性。值得注意的是,采用 siRNA 敲低 HP1α 的表达能够降低成纤维细胞对辐射的超敏性。综上,该研究证明了 HP1 和 NBS1 之间紧密的相互作用对于基因组的稳定性至关重要,HP1α 可能是抵消 NBS 患者细胞染色体不稳定的一个潜在靶标。

NBS 患者的主要临床特征是小头畸形(microcephaly),通常无严重迟缓症状,有典型的鸟样面容(bird-like),免疫缺陷,染色体脆性增加,对 X 射线敏感,容易发生癌症,特别是恶性淋巴瘤。40% 的患者在 21 岁前发生癌症。最为重要的特征是皮肤出现异常色素沉着,特别是咖啡牛奶色斑(café au lait spots)和白斑、先天性畸形,尤其是指/趾弯曲和并指/趾。在 DNA 修复功能障碍的患者,广泛存在有先天性畸形、免疫缺陷、对辐射敏感及易发生癌症。然而,还未发现特殊基因型-表型之间的联系,即有相同基因型的患者所表现的表型不同,而有不同基因型的患者却表现相同的表型。特殊的突变却不表现特别的临床特征。NBS 可以通过 *NBS1* 基因序列分析其是否突变或 nibrin 免疫斑点杂交来确诊。

(八) 遗传性非息肉病性结直肠癌

DNA 修复基因突变造成癌症发生的最好例子是遗传性非息肉病性结直肠癌(hereditary nonpolyposis colorectal cancer,HNPCC)。这种疾病的特征是家族性结直肠癌,好发部位为盲肠和近端结肠,其原因是 DNA 错配修复基因缺陷。DNA 错配修复基因可使 DNA 复制错误减少 1 000 倍以上,一旦 DNA 错配修复基因出现缺陷,DNA 突变率就会增加;在不能有效修复的情况下,会影响到肿瘤抑制基因和癌基因的改变,从而引起肿瘤的发生。与 HNPCC 相关的基因至少有 4 对错配修复基因发生突变,其中 1 个基因称人类 *MSH2*(*hMSH2*),定位于 2 号染色体。部分患者 *hMSH2* 基因中 1 个拷贝缺陷与生俱来,而另 1 个位于结肠上皮细胞的错配修复基因拷贝则遭受“二次打击”。因此,DNA 错配修复基因的遗传致病模式类似 *p53* 和 *Rb* 等肿瘤抑制基因,但该基因对细胞的生长无调控作用。HNPCC 患者除发生结直肠癌外,子宫内膜癌的发生率也相当高,是最常见的结直肠外肿瘤。在一些 HNPCC 家族,不发生结直肠癌,只发生子宫内膜癌,发病率大约为 22%～43%。奇怪的是,其他组织罕见发生癌症。已发现,大多数 HNPCC 家族生殖细胞的 *hMSH2* 第 2 外显子基因突变位于 300～305 的碱基,为 AGTTGA 缺失,因而肿瘤组织中不能表达 *hMSH2* 基因蛋白产物,提示这种缺失突变是该肿瘤的病因。李会晨等研究证实,错配修复基因 *hMSH6* 是中国人 HNPCC 突变的一个组成部分,肿瘤细胞间浸润淋巴细胞增多是其基本特征和标志。

(九) Muir-Torre 综合征

Muir-Torre 综合征(Muir-Torre syndrome,MTS)是一种罕见的染色体显性遗传性疾病,其发生与 DNA 错配修复的种系突变相关。但也有研究发现,器官移植后应用相关免疫抑制剂的患者亦可罹患 MTS。根据是否显示微卫星不稳定性(microsatellite instability,MSI)将 MTS 分为 I 型和 II 型。本病男女均可罹患,男性较多,发病年龄平均为 48 岁。

MTS 患者主要特征为内脏恶性肿瘤和皮脂腺疾病。家族患病的基础是 DNA 错配修复基因缺陷。患者肿瘤见于胃肠道多发性腺癌、子宫内膜癌、卵巢癌、乳腺癌、泌尿道乳头状移行细胞癌、多种皮肤肿瘤以及角化棘皮瘤。所有这些肿瘤都表现为微卫星不稳定和错配修复基因蛋白 MSH2 缺乏。在生殖细胞查出 *hMSH2* 的突变点在 337 密码子,为 CAA→TAA,使 Gln→STOP。

(十) 囊性纤维化

囊性纤维化(cystic fibrosis,CF)是白人中最常见的致寿命缩短的遗传性疾病,美国白人婴儿的发病率约为 1/3 300,黑人婴儿为 1/15 300,亚裔美国人为 1/32 000;30% 患者为成人。

CF 是常染色体隐性遗传,白人中基因携带者占 3%。相关基因位于染色体 7q(长臂)基因组 DNA 的 25 万对 bp 上,编码膜相关蛋白,即囊性纤维化穿膜传导调节蛋白(cystic fibrosis transmembrane conductance regulator,CFTR)。最常见的基因突变,$\Delta F508$ 导致 CFTR 蛋白 508 位置上的苯丙氨酸残基缺失,并发生在约 70% 的等位基因中;另有 30% 有 600 种以上较少见的基因突变,CFTR 的功能尚未明确,但显然是 cAMP 调节的氯离子通道的一部分,并且调节氯和钠跨细胞膜的转运,杂合子无异常的临床症状,但存在上皮细胞膜转运的轻度异常。

根据梗阻性黄疸、肝肿大和门静脉高压等临床表现,血清谷丙转氨酶、谷草转氨酶及碱性磷酸酶升高,胆囊造影不显影,汗液中氯化物增加及肝活检异常可以确立诊断。

(十一) 亨廷顿病

亨廷顿病(Huntington disease,HD)是一种常染色体显性遗传,与衰老和年龄相关的神经系统退行性疾病,在 1872 年首次由 Huntington 医生发现,直到 1993 年研究者才证实其是由于亨廷顿基因(*HTT*)发生突变而导致的,突变的亨廷顿蛋白(mutant huntingtin,mHTT)会导致蛋白质构象的改变,在胞内产生聚集,引起神经元死亡及进行性神经退变。HD 患者体内 *HTT* 基因存在 CAG 三核苷酸重复次数的异常增加,在蛋白质水平上表现为多聚谷氨酰胺(polyglutamine,polyQ)延长,病理表现为基底神经节纹状体神经元的死亡以及大脑萎缩。

HD 患者的临床症状表现为舞蹈样运动、认知障碍和精神失常。HD 的致病机制目前并不完全清楚,现有证据支持一些假说,如氧化压力、线粒体功能异常和基因毒性压力都是引发 HD 的潜在分子机制。越来越多的研究聚焦其 DNA 损伤修复异常在神经退行性疾病中所起的作用。2017 年,美国 Ross 和 Truant 认为 DNA 损伤修复异常是神经退行性疾病发生的共同机制,DNA 损伤修复在 HD 的发生中扮演重要的角色,*HTT* 突变会引发多种 DNA 损伤及修复通路的过度激活,HD 细胞对电离辐射敏感,存在 DSB 修复缺陷;同时,*HTT* 突变会阻碍 DNA 修复关键因子毛细血管扩张性共济失调突变(ATM)蛋白在 DNA 修复中正常功能的发挥。DNA 修复通路还是 HD 发病年龄的重要影响因素。此外,将 ATM 作为治疗靶点,能够减轻突变 *HTT* 基因引发的细胞毒性及动物模型的疾病进程;ATM 还在维持细胞稳态和线粒体信号中起着关键作用。鉴于线粒体异常与 HD 发病的相关性,ATM 作为治疗靶点的分子机制也逐渐明朗。

近期,我国鲁伯埙等在 *Nature* 杂志发文(列为 2019 年 *Nature* 十大杰出论文之一),利用细胞内的天然清除机制——自噬作用,由"自噬小体"有选择地降解 mHTT 蛋白。研究者用小分子筛选 4 种化合物能改善亨廷顿病患者的病情。

另外,以李晓江领衔的国际研究团队首次利用基因编辑技术(CRISPR/Cas9)和体细胞核移植技术,成功培育出世界首例 *HTT* 基因敲入猪,精准地模拟出人类神经退行性疾病。研究表明,该模型不但能够模拟 HD 患者在大脑纹状体的中型棘突神经元选择性死亡的典型病理特征,而且在行为表型上也能表现出类似 HD 的"舞蹈样"行为异常。更重要的是,这些病理特征及异常行为都可以稳定地遗传给后代。

我国陈功领导的研究小组开发一系列基于神经源性分化因子 1(NeuroD1,在正常大脑发育过程中促进神经元生成的一种因子)的基因疗法,将脑内神经胶质细胞直接重编程为功能新的神经元,以治疗各种脑部疾病,包括 HD 等。在基因治疗后,小鼠运动功能明显恢复,寿命显著延长。

结 语

20 世纪末启动的人类基因组计划,为基因组学、转录组学、蛋白质组学和代谢组学等的研究开辟了更加广阔的前景;并且为系统生物学(systems biology)研究所有生物组成成分的变化规律以及在特定遗传或环境条件下相互关系奠定了基础。随着系统生物学的发展,无疑给疾病提供了有效的诊断、治疗和预防策略。基因突变是基因内遗传物质发生可遗传的结构和数量的变化,这些变化的累计将会导致疾病的发生。由于染色体 DNA 在生命过程中占有至高无上的地位,因此,DNA 损伤修复具有特别重要的意义。

近些年来,鉴于在基因组及基因突变领域取得许多崭新、辉煌的成果,我们有理由相信,科学工作者通过他们的不懈努力、奋斗，为未来解码生命、认识疾病产生机制以及生物医学等生命现象，提供更多的科学依据和未曾预见的成果。

（龚守良　李玉林）

主要参考文献

［1］李玉林.分子病理学［M］.北京：人民卫生出版社，2002.

［2］LEONARD. Molecular pathology in clinical practice［M］. 2nd ed. New York：Springer，2016.

［3］朱玉贤，李毅，郑晓峰，等. 现代分子生物学［M］. 5 版. 北京：高等教育出版社，2019.

［4］龚守良. 辐射细胞生物学［M］. 北京：中国原子能出版社，2014.

［5］WISE J F，LAWRENCE M S. Huge whole-genome study of human metastatic cancers［J］. Nature，2019，575(7781)：60-61.

［6］MAJI B，GANGOPADHYAY S A，LEE M，et al. A high-throughput platform to identify small-molecule inhibitors of CRISPR-Cas9［J］. Cell，2019，177(4)：1067-1079.

［7］LIBICHER K，HORNBERGER R，HEYMANN M，et al. In vitro self-replication and multicistronic expression of large synthetic genomes［J］. Nat Commun，2020，11(1)：904.

［8］NINOVA M，CHEN Y A，GODNEEVA B，et al. Su(var)2-10 and the SUMO pathway link piRNA-guided target recognition to chromatin silencing［J］. Molecular Cell，2020，77(3)：556-570.

［9］SIEVERLING L，HONG C，KOSER S D，et al. Genomic footprints of activated telomere maintenance mechanisms in cancer［J］. Nature Communications，2020，11(1)：733.

［10］MEIER B，VOLKOVA N V，HONG Y，et al. Mutational signatures of DNA mismatch repair deficiency in C. elegans and human cancers［J］. Genome Research，2018，28(5)：666-675.

第三章

细胞的基本结构和功能

细胞是生命的基本结构和功能单位。除病毒之外,在地球上存在的所有生物都是由细胞构成的。简单的低等生物仅由单细胞组成,而复杂的高等生物则由各种执行特定功能的细胞群体构成。细胞由细胞膜、细胞质和细胞核构成,细胞质包括细胞质基质和各种细胞器,各种细胞器分别进行着无数的反应,行使各自的独特功能,维持细胞和机体的生命活动,而细胞器的改变是各种病变的基本组成部分。Virchow 在 19 世纪中期就已经预料,通过对细胞及其病变的超微结构以及结构与功能相结合的研究,必将进一步扩大和加深对疾病的理解。

本章主要介绍细胞的基本结构以及其结构和功能异常所致病变的分子机制和细胞内外信号传导的分子机制。由于细胞核的结构和功能已作为有关章节的重要内容,故不在本章单列成节。

第一节 细胞骨架、细胞膜、基膜和细胞连接

一、细胞骨架及细胞间相互作用

(一) 细胞骨架的结构和组成

细胞骨架(cytoskeleton)是指真核细胞胞质中的纤维网络结构,作为真核细胞"骨骼与肌肉"的复杂网状结构,它对于维持细胞的形状、固定细胞器的位置、细胞运动、细胞内外物质运输、细胞信号转导和细胞增殖分裂与分化等均发挥重要作用。细胞骨架主要包括微管(microtubule)、微丝(microfilament)及中间纤维(intermediate filament),分别由不同的蛋白单体组装而成。三类细胞骨架既分散地存在于细胞中,又相互联系形成一个完整的骨架体系。该体系是一个高度动态的结构,在各种结合蛋白及细胞内外各种因素的调控下,可不断地组装和去组装,从而形成特异性的结构并发挥不同的作用。近年来,细胞骨架的研究已经从单纯的形态观察转变到分子水平,细胞骨架的分子结构、蛋白调控、基因表达调节等已经成为细胞骨架研究的重要内容。

1. **微管** 微管是真核细胞中普遍存在的一种细胞骨架,属于真核细胞的保守结构。微管在胞质中呈网状或束状分布,控制膜性细胞器的定位及细胞内物质运输,参与维持细胞形态、细胞极性、细胞运动以及细胞分裂等重要生理过程。

微管为中空的直管状结构,外径约 24~26nm,内径约 15nm,壁厚约 5nm。微管由微管蛋白(tubulin)分子组成,微管蛋白主要包括 α 微管蛋白(α-tubulin),β 微管蛋白(β-tubulin)和 γ 微管蛋白(γ-tubulin),α 微管蛋白和 β 微管蛋白单体均为直径为 4nm 的球形分子,各有 6 种异构体,分别被不同的基因编码,在细胞中的分布和功能各不相同。α 微管蛋白和 β 微管蛋白是微管组装的基本结构,常以异源二聚体形式形成原丝(protofilament)。微管管壁由 13 根原丝纵向包围而成。由于微管管壁的原丝由 α 和 β 微管蛋白首尾相接形成,所以微管具有极性。其两端的增长速度与组装速度不同,增长速度快的一端为正端,另一端则为负端。微管极性的分布走向与细胞器定位分布及物质定向运输等微管功能密切相关。γ 微管蛋白定位于微管组织中心,在微管形成、数量、位置和极性的确定及细胞分裂中发挥作用。

微管在细胞中有三种不同的存在形式,单管,二联管和三联管(图 3-1)。大部分胞质中的微管是单管,分散呈网状或束状,在低温、Ga^{2+} 等环境中容易解聚,属于不稳定的微管。二联管或三联管在细胞中组成一些特殊结构,分布于细胞的某些特定部位。例如,二联管可构成纤毛和鞭毛的周围小管,而三联管则

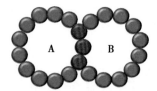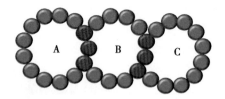

图 3-1　微管三种类型示意图(横断面)

常见于中心粒和纤毛、鞭毛的基体。

微管除含有微管蛋白外,还有一些同微管相结合的辅助蛋白,称为微管相关蛋白(microtubule-associated protein,MAP)。它们不是构成微管壁的基本构件,而是在微管蛋白组装成微管后,结合在微管的表面。MAP 是微管系统结构和功能所必需的组分,能够促进微管聚集成束,增加微管稳定性,促进微管组装。MAP 由两个结构域组成:一个为酸性区域,以横桥方式与质膜、中间纤维和其他骨架纤维连接,并协助微管联结其他细胞组分;另一个为碱性的微管结合结构域(basic microtubule-binding domain),可与微管结合,明显加速微管的成核作用。微管相关蛋白 MAP 有多种,主要包括 MAP-1、MAP-2、Tau 和 MAP-4。不同的MAP 分布于不同区域,执行特殊功能。MAP-1、MAP-2、Tau 蛋白主要存在于神经元中,MAP-1 可中和微管中微管蛋白间的电荷,维持聚合体的稳定。Tau 蛋白是微管的修饰蛋白,存在于神经轴突中,而 MAP-2 则分布于胞体和树突中,MAP-2a 含量减少可影响树突生长;MAP-4 在神经元和非神经元中均存在。

微管的主要功能有以下几个方面:①构成细胞的网状支架,维持细胞形态。②参与细胞的收缩与伪足运动,是纤毛和鞭毛等细胞运动器官的基本构成成分。③参与染色体的运动,尤其是染色体的分裂和位移,调节细胞分裂。④参与细胞内物质的运输,微管在细胞内可能起着运输大分子颗粒的微循环系统的作用。现已证明,病毒与色素颗粒可沿着微管移动且速度很快。⑤维持细胞内细胞器的定位和分布,例如线粒体的分布是与微管相伴随的,而游离核糖体附着于微管和微丝的交叉点上。⑥参与细胞内信号转导,研究证明,微管参与 c-Jun 氨基末端激酶(c-Jun N-terminal kinase,JNK)、Hedgehog(Hh)、Wnt、胞外信号调节激酶(extracellular signal-regulated kinase,ERK)和 PAK 蛋白激酶信号转导通路。

秋水仙碱是一种生物碱,是一种来源于百合科秋水仙的天然产物,能够与微管特异性结合,被归为抗微管药物的一种,但药物毒性是目前亟待解决的问题。

2. **微丝**　微丝是由肌动蛋白亚单位组成的螺旋状纤维,广泛存在于所有真核细胞中。微丝直径约5~8nm,在细胞内形成横向连接的聚合物或形成束。微丝在维持细胞形态及细胞运动中发挥重要作用。微丝主要成分是肌动蛋白,它是微丝的结构和功能基础。肌动蛋白的分子量约43kD,是由约375个氨基酸组成的单链多肽,与一个腺苷三磷酸(adenosine triphosphate,ATP)紧密相连。肌动蛋白单体外观呈哑铃形,称为球状肌动蛋白(globular actin,G-actin)。微丝是由球状肌动蛋白单体形成的多聚体,也称为纤丝状肌动蛋白(filamentous actin,F-actin)。在含有 ATP 和 Ca^{2+} 以及很低浓度 Na^+、K^+ 等阳离子的溶液中,微丝趋向于解聚成球状肌动蛋白;而在含有 Mg^{2+} 和高浓度的 K^+ 或 Na^+ 溶液的诱导下,球状肌动蛋白则装配成纤丝状肌动蛋白。肌动蛋白单体具有极性,装配时首尾相接,所以微丝也有极性,相对迟钝和生长慢的为负端,生长快的为正端。负端又称为"指向端",正端又称为"秃端"。

肌动蛋白立体结构由两个结构域(domain)组成,两个结构域之间有腺嘌呤核苷酸(ATP 或 ADP)和二价阳离子(Ca^{2+}、Mg^{2+} 或 Sr^{2+})的结合位点。在人和其他脊椎动物中,肌动蛋白可分为 α、β 和 γ 3 类共 6 种不同的亚型,它们之间仅有个别氨基酸的差异(通常为 4~6 个)。其中 α 肌动蛋白包括 4 种亚型,即 α 骨骼肌型肌动蛋白(主要存在于骨骼肌细胞)、α 心肌型肌动蛋白(主要存在于心肌细胞)、α 肠型肌动蛋白(主要存在于肠道平滑肌细胞)和 α 血管型肌动蛋白(主要存在于血管平滑肌细胞);β 肌动蛋白仅 1 种亚型,即 β 胞质型肌动蛋白,主要存在于非肌肉细胞;γ 肌动蛋白有 1 种亚型,即 γ 细胞质型肌动蛋白(主要存在于非骨骼肌细胞)。不同类型细胞中所存在的亚型有一定的差别,而同一个细胞中也可以有 2 种或 2 种以上的肌动蛋白亚型同时存在,且不能互相替代。这种现象的存在,可能与不同亚型有不同功能和不同调节机制有关。在体外培养的成纤维细胞中同时存在 3 类肌动蛋白。

在微丝的组成中还有一类微丝结合蛋白,不同的微丝结合蛋白与肌动蛋白相结合形成不同的结构,从而执行不同的功能。目前,分离出的这类蛋白质已超过 100 种,其中有些是特定细胞类型所特有的,但大多数是一般细胞所共有的。

(1) 单体隔离蛋白(monomer-sequestering protein):与肌动蛋白分子单体结合,从而使其不能聚合成微丝,主要包括抑制蛋白(profilin)、胸腺素(thymosin)和丝切蛋白(cofilin)。

(2) 末端阻断蛋白(end-blocking protein):与肌动蛋白纤维的一端或两端结合,调节肌动蛋白纤维的长度。主要有 β 辅肌动蛋白(β-actinin)和加帽蛋白(capping protein)等。当肌动蛋白纤维快速生长时,加帽蛋白可与肌动蛋白纤维末端特异性结合,相当于为肌动蛋白纤维正端(+)加上了帽子,负端(−)发生解聚,从而抑制微丝的生长,调节微丝的长度。

(3) 交联蛋白(cross-linking protein):主要功能是改变细胞内肌动蛋白的三维结构。主要包括细丝蛋白(filamin)、肌动蛋白结合蛋白(actin-binding proteins,ABP)等。细丝蛋白可形成"V"型连接,横向交联微丝,将微丝连接成束成网,并介导微丝连接到质膜上。

(4) 成束蛋白(dematin):为一类致密的蛋白质,能牢固地把微丝平行地连接,形成一个高密度的束状结构。

(5) 纤丝切割蛋白(filament severing protein):可插入单根微丝的肌动蛋白之间,从而把微丝切断,起控制微丝长度的作用。如凝溶胶蛋白(gelsolin)在 Ca^{2+} 浓度较高时可将长微丝切成片段,使肌动蛋白由凝胶态向溶胶态转化。

(6) 肌动蛋白纤维去聚合蛋白(acting filament depolymerizing protein):可与微丝结合,引起微丝快速解聚形成肌动蛋白单体。

(7) 膜结合蛋白(membrane binding protein):是非肌细胞质膜产生收缩的工具。肌动蛋白可以直接与膜结合蛋白结合,形成一个网络结构,引起质膜向内或向外移动,如质膜分裂和吞噬作用。

(8) 肌球蛋白(myosin):在肌细胞内,肌球蛋白与纤丝状肌动蛋白可形成肌小节的有序收缩单位。而在非肌细胞内,非肌肉肌球蛋白(non-muscle myosin)除了为细胞内分子间相互作用提供动力外,也参与细胞内各种生理活动,如细胞运动、有丝分裂、囊泡转运等。

微丝的主要功能如下:①与微管共同组成细胞的支架,以维持细胞的形态。②作为肌纤维的组成成分,参与肌肉收缩。③参与细胞运动,如胞质环流、变形运动、变皱膜运动及细胞的吞噬作用等都与微丝有关。④参与细胞内信号的传递以及作为蛋白合成的支架,mRNA 的 3' 端锚定在微丝上才能进行多肽合成。⑤参与细胞分裂,在有丝分裂末期,两个即将分离的子细胞之间产生收缩环,随着收缩环的逐渐收紧,两个子细胞被分开。收缩环是由大量平行排列但具有不同极性的微丝构成,它是存在于绝大多数非肌细胞中的具有收缩功能的环状微丝束的一个代表。⑥参与细胞内物质运输,在微丝结合蛋白介导下,与微管一起进行物质运输,如小泡的运输等。

细胞松弛素 B 是肌动蛋白聚合的抑制剂,结合在纤丝状肌动蛋白的正端(+),阻断纤丝状肌动蛋白的功能。在许多动植物细胞的运动中,细胞松弛素 B 可逆地抑制与微丝有关的作用(表 3-1)。

表 3-1 微管与微丝的鉴别点

	微管	微丝
大小	24~26nm	5~8nm
形态特点	中空的直管状结构	实心的螺旋状细纤维
化学组成	微管蛋白异源二聚体	肌动蛋白亚单位
组装	异源二聚体构成原丝	球状肌动蛋白单体形成的纤丝状肌动蛋白多聚体
主要功能	支架、细胞的收缩与伪足运动、细胞内细胞器的定位和分布、物质运输、信号传导	支架、细胞运动、肌肉收缩、细胞分裂
作用药物	秋水仙碱	细胞松弛素 B

3. 中间纤维　中间纤维(intermediate filament)直径约10nm,介于微管和微丝之间,因而得名。它是一种坚韧、耐久的蛋白,相对稳定,既不受细胞松弛素B的影响,也不受秋水仙碱的影响。它广泛存在于真核细胞内,单根或成束分布于细胞质中,围绕细胞核分布,它常形成精细发达的纤维网络,其外与细胞膜及细胞外基质相连,内与核纤层有直接的联系。中间纤维与微丝、微管及其他细胞器也有着错综复杂的联络,赋予细胞强大的机械强度,维持细胞的形态结构与功能。

中间纤维的成分比微管、微丝复杂。不同种类细胞的中间纤维在结构上表现出相似的特征,但其构成成分随细胞类型不同而不同,目前已经发现50多种构成中间纤维的单体蛋白纤维分子,不同种类的蛋白纤维分子都有相同的结构特征,即具有1个约310个氨基酸的α螺旋组成的杆状中心区域,杆状区的两端分别是非螺旋化的头部区(氨基端)和尾部区(羧基端),头尾两段是高度可变的。不同种类的中间纤维蛋白主要取决于头部和尾部的变化。杆状区为高度保守的二级结构,是中间纤维聚合的结构基础,被一个短小的间隔分成两个近乎等长的部分,即螺旋Ⅰ和螺旋Ⅱ两段,每段约有140个氨基酸,长21nm。螺旋Ⅰ和螺旋Ⅱ又分别可分为2个亚区(A和B),4个螺旋亚区间由3个短的非螺旋片段相连接。

根据组织来源的免疫原性,有5种生化特征的中间纤维分布在不同类型的细胞中:①角蛋白(keratin),在上皮细胞或外胚层起源的细胞中表达;②神经丝蛋白(neurofilament protein),在中枢和外周神经系统的神经细胞中表达;③结蛋白(desmin),存在于成肌细胞中;④胶质细胞原纤维酸性蛋白(glial fibrillary acidic protein,GFAP),存在于星形神经胶质细胞和周围神经的施万细胞中;⑤波形蛋白(vimentin),广泛存在于间质细胞和中胚层起源的细胞中。

根据中间纤维氨基酸序列的相似性,将其分为6类:①酸性角蛋白(acidic keratin);②中性和碱性角蛋白(neutral or basic keratin);③波形蛋白、结蛋白、胶质细胞原纤维酸性蛋白和外周蛋白(peripherin);④神经丝蛋白;⑤核纤层蛋白(lamin),为核内中间纤维蛋白;⑥神经上皮干细胞蛋白(neuroepithelial stem cell protein)。

中间纤维也具有一组结合蛋白质,称为中间丝结合蛋白(intermediate filament associated protein,IFAP),是一类在结构和功能上与中间纤维有密切联系,但其本身不是中间纤维结构成分的蛋白。IFAP的功能是使中间纤维交联成束、成网,并把中间纤维交联到质膜或其他骨架成分上。在所有的IFAP中,聚丝蛋白(filaggrin)和毛透明蛋白(trichohyalin)是最特异性的IFAP。聚丝蛋白仅在角化上皮中表达,分子量为20kD,具有一个短的重复序列区,可结合角蛋白和波形蛋白。毛透明蛋白分子量为200kD,具有α螺旋结构,可束缚角蛋白使其形成紧密结构,仅表达于毛囊和舌上皮细胞中。这两种蛋白在细胞中都是以无活性的前体贮存在胞质中,其功能与纤维状微丝结合蛋白α辅肌动蛋白或丝束蛋白相似。Plankin/cytolinker类IFAP包括3种蛋白:桥粒斑蛋白(desmoplakin)、网蛋白(plectin)和大疱性类天疱疮抗原1(bullous pemphigoid antigen 1,BPAG1)。它们均具有相似的结构,即中间为一段长的α螺旋区,两侧为非α螺旋的N端(氨基端)和C端(羧基端)。中间区可介导同源双股超螺旋的形成,N端具有肌动蛋白结合区(actin-binding domain,ABD)和/或微管结合区(microtubule-binding domain,MBD),C端除具有中间纤维结合位点外,还具有一些数量不定的桥粒斑蛋白型重复区A、B和C。这3种蛋白都是单基因编码产物,单基因转录成的mRNA可剪切形成不同的亚型,如BPAG1蛋白具有BPAG1e、BPAG1n1、BPAG1n2和BPAG1n3等异型体,桥粒斑蛋白的主要功能是与角蛋白型中间纤维及其他中间纤维结合,将其固定在桥粒中;BPAG1e主要与角蛋白型中间纤维结合,使其位于半桥粒,并分别在桥粒和半桥粒中起着黏附和固定中间纤维的作用。BPAG1n1、BPAG1n2和BPAG1n3主要在神经元中结合神经丝蛋白及其他细胞骨架,如纤丝状肌动蛋白和微管。网蛋白也参与构成桥粒和半桥粒,还可在胞质中与中间纤维结合。另外,还有一种蛋白IFAP300,也属于该类蛋白,但它在生化及免疫特性等方面与网蛋白不同,其主要功能也是与角质中间纤维结合,在桥粒和半桥粒中起着与BPAG1相同的作用。

随着分子生物学及分子遗传学研究方法的进步,如转基因、基因敲除等技术的应用,发现中间纤维在生命过程中具有多方面功能,且中间纤维发挥功能具有时空特异性,在一些特定的种系、细胞、组织及发育的一定时期必须有中间纤维的参与,而在某些种系、细胞及发育阶段则不然,如小鼠胚胎发育早期,细胞角蛋白8(cytokeratin 8,CK8)和细胞角蛋白18(cytokeratin 18,CK18)缺失后并无明显影响,而蛙胚胎缺失

CK8 和 CK18 后可导致囊胚失去致密的表皮层,胚胎不能发育至原肠形成期。又如上皮细胞可表达多种角蛋白,但在胚胎早期及成年肝中,其上皮细胞表达Ⅰ型和Ⅱ型角蛋白,而舌、膀胱和汗腺的上皮细胞则可表达 6 种甚至更多的角蛋白。空间特异性在皮肤中更加典型,不同层的上皮细胞表达不同的角蛋白。

中间纤维的具体功能包括:①中间纤维具有增加细胞机械强度的作用,体外试验证实中间纤维比微管和微丝更耐受剪切力,在受到较大的变形力时中间纤维不断裂。上皮细胞、肌肉细胞和胶质细胞失去完整的中间纤维网状结构后,在遇到剪切力时很容易破裂。单纯型大疱性表皮松解症(epidermolysis bullosa simplex,EBS)患者表达有缺陷的细胞角蛋白,而使他们对机械性损伤非常敏感,轻微的挤压就可使突变的基底细胞破坏,患者皮肤出现水疱。②中间纤维在细胞内形成完整的网状骨架结构,维持细胞和组织的完整性。中间纤维在外可与细胞膜和胞外基质直接联系,在内与核表面和核基质直接联系,在细胞质内形成一个完整的支撑网架,在细胞内和细胞间都起着多方面的结构支架作用,并与细胞器特别是细胞核的定位有关。③在细胞内,中间纤维还参与信息传递及物质运输,如神经细胞中的神经丝蛋白参与神经轴突营养物质的运输。④在细胞有丝分裂时,中间纤维对纺锤体与染色体起空间定向支架作用,并负责子细胞中细胞器的分配与定位。⑤多种细胞在体外培养时,常常出现波形蛋白增多的现象,在体内肿瘤细胞也有类似现象,提示它在细胞癌变调控中起一定的作用。⑥维持细胞核膜稳定,中间纤维的核纤层蛋白在细胞核内膜下组成网络,维持细胞核的形态,中间纤维在胞质溶胶中也组成网络结构,维持细胞的形态。⑦中间纤维与细胞分化及细胞生存有关,表皮的分化提供了一个中间纤维与组织分化关系的重要例子。细胞的分化发生在表皮最深部的生发层,这些细胞分化的同时向表皮的表层运动,直至最后从表皮脱落。生发层细胞有大量束状中间纤维,它们的构成成分为前角质(prekeratin)。随着细胞分化的进程,可以检测出它们逐渐表达出不同的角蛋白。角蛋白中间纤维的一个功能是维持细胞生存,终末分化细胞的细胞器及胞质中的其他蛋白均消失,而角蛋白中间纤维仍然存在,表明它与细胞生存有关。头发角蛋白含有脱氧酸密集区,从而使角蛋白之间以及角蛋白与特异性的中间纤维结合蛋白之间通过二硫键连接,形成稳定的细胞结构,增强细胞的生存能力。

（二）细胞骨架与细胞的运动

细胞运动(cell movement)是生命进化的成果之一。原始细胞不能主动运动,随着细胞进化,细胞内形成细胞运动器,使细胞具有运动能力,细胞的定向运动需要细胞骨架的参与。细胞的定向运动与胚胎发育、伤口愈合、炎症和肿瘤等多种生命活动及疾病过程有关。例如,在胚胎发育过程中,神经嵴细胞在整个胚胎发育过程中从神经管长距离迁移到各部位,形成不同类型的细胞;成纤维细胞在结缔组织中的迁移有助于创伤组织的修复和重塑;巨噬细胞和白细胞从血液循环中运动到炎症部位,吞噬并消灭微生物;而在恶性肿瘤中,恶性肿瘤细胞的运动会导致原发肿瘤向周围组织的侵袭及远隔部位的转移。

1. 微管与细胞运动　单个细胞可依赖某些特化结构如纤毛和鞭毛的摆动进行运动,如纤毛虫借助纤毛进行移动和摄取食物,精子依靠鞭毛的摆动在液体中游动。

纤毛和鞭毛都是以微管为主要成分构成的。纤毛和鞭毛均由基体和鞭杆两部分构成,鞭杆中央为 9 个二联管和一对中央微管构成的"9+2"结构,中央的两个微管之间由细丝相连,外部包有中央鞘,周围的 9 组二联管,近中央的一根称为 A 管,另一条为 B 管。基体均由三连管组成,基体无中央微管,属于"9+0"结构。鞭毛通常要比纤毛长。

鞭毛和纤毛的运动是由于它们局部弯曲,从基部向顶端波浪式地推进的结果。由于微管二联体的长度不变,推测这种局部弯曲是由于相邻的两根微管二联体沿长轴滑动引起的。局部滑动所需的能量是由 ATP 周期性水解提供的。纤毛和鞭毛的运动是一种简单的弯曲运动,其运动机制一般用微管滑动模型解释:①A 管的动力蛋白头部与相邻微管的 B 管接触,促进与动力蛋白结合的 ATP 水解,并释放 ADP 和 Pi,改变了 A 微管头部角度,促进头部朝向相邻二联管的正极滑动,使相邻二联管之间产生弯曲力;②新的 ATP 结合,促使动力蛋白头部与相邻 B 管脱离;③ATP 水解,其放出的能量使动力蛋白头部的角度复原;④带有水解产物的动力蛋白发挥活性,头部与相邻二联管上的另一个位点结合,开始下一个循环。

2. 微丝与细胞运动 微丝主要是由肌动蛋白分子螺旋状聚合成的纤丝,微丝与微丝结合蛋白以及肌球蛋白三者构成化学机械系统,利用化学能产生机械运动,在细胞变形运动过程中发挥关键作用。这种运动可以分为以下过程:①肌动蛋白聚合,使细胞前端或前沿伸出突起,形成伪足,伪足中含有致密的微丝网络,大部分纤维的正端接近细胞膜;②当片状伪足或丝状伪足接触到适当的表面时,伪足与接触的表面形成黏着斑,使这些突起附着在其爬行的表面上;③在肌球蛋白与肌球蛋白的相互作用下,细胞通过内部的收缩产生拉力,利用锚着点将胞体向前拉动,细胞主体前移;④解除细胞后方的黏着点,开始下一循环,细胞向前移动。

(三)细胞骨架与细胞微环境

近年来的研究表明,细胞骨架的微管、微丝和中间纤维交联可形成复杂的骨架网络,在传递压力和张力及感知微环境物理作用方面发挥重要作用。细胞骨架网络结构能分散细胞外压力,微管受到外力时会随着压力增加降低增长率,甚至完全解聚,同时还有部分微丝的聚合也受到限制。细胞骨架通过细胞间连接或胞外基质接受胞外信号,包括化学信号和物理信号,并对这些信号产生应答。有研究报道,有丝分裂细胞中,细胞能够按预期方向分裂是受胞外基质与细胞膜接触控制的,是细胞通过骨架感受外部微环境的机械感受特征决定的。细胞可以通过细胞骨架响应机械信号,在干细胞体外培养时,不同硬度的培养基,可诱导干细胞向不同的方向分化。

(四)细胞骨架与疾病

细胞骨架是一个复杂、动态的相互作用网络,是细胞生命活动中功能最复杂多样的结构之一,在细胞形态的改变和维持、力的传递反应、细胞运动、物质运输、细胞的分裂和分化以及信息传递等过程中均具有重要的作用。细胞骨架在成分、组装和分布上的异常可引起多种疾病,包括肿瘤、某些神经系统疾病和遗传性疾病等。不同细胞骨架在细胞内的特异性分布可用于对一些疑难疾病的诊断,也可根据细胞骨架与疾病的关系来设计药物。

1. 细胞骨架与肿瘤 肿瘤细胞具有增殖失控和不死的特性。细胞骨架在细胞的生命过程中充当重要角色,细胞恶变时细胞骨架的结构和功能异常是导致肿瘤增殖失控的重要因素。而肿瘤细胞转移和化疗耐药是晚期肿瘤患者死亡的主要原因之一,细胞骨架和细胞骨架相关蛋白的突变和异常表达在肿瘤细胞化疗药物抵抗和转移中起重要作用。

(1)肿瘤细胞内的微丝:在恶变的细胞中,肿瘤细胞内微丝束减少,并常出现成片的肌动蛋白凝聚小体。在体外培养多种人癌细胞,免疫荧光染色均显示微丝应力纤维破坏和消失,肌动蛋白发生重组;培养的成纤维细胞转化为肿瘤细胞后,其中的微丝束消失。由猿猴空泡病毒40(simian vacuolating virus 40, SV40)病毒转化的肿瘤细胞中,肌动蛋白微丝束消失。结肠与直肠腺癌患者前臂皮肤的成纤维细胞内肌动蛋白微丝束减少。而肌动蛋白及其作用的一些关键信号通路已经明确在肿瘤转移过程中发挥重要作用,如 Rho 家族小 GTP 酶(Rho-GTPase)和下游效应蛋白可以通过细胞骨架介导肿瘤细胞的迁移、侵袭和转移。

(2)肿瘤细胞内的微管:微管是一种高度动态的结构,在细胞生长、囊泡转运和有丝分裂中起着重要作用,尤其是参与有丝分裂纺锤丝的形成,因而靶向微管并破坏纺锤丝的形成已经成为抗肿瘤治疗的靶点。

研究显示,肿瘤细胞中的微管数量减少,仅为正常细胞内微管数的 1/2,且结构紊乱。我国学者对胃癌、鼻咽癌、食管癌、肺鳞癌、小细胞肺癌、肺腺癌和小鼠肉瘤9株肿瘤细胞的研究表明,肿瘤细胞胞质内免疫荧光染色的微管减少甚至缺如,但钙调蛋白(calmodulin,CaM)为正常细胞的两倍。这可能是由于钙调蛋白抑制了微管蛋白的聚合使微管数目减少。微管的分布排列也发生紊乱,使肿瘤细胞的形状和细胞器的运动均出现异常。

微管与肌动蛋白的相互作用,在肿瘤转移过程中也发挥了重要作用。

(3)肿瘤细胞内的中间纤维:不同类型的中间纤维严格分布于不同类型细胞中,体内肿瘤细胞中间纤维的形态、超微结构和免疫学特征均与正常细胞表现相同,仅在化学组成上有所改变,即使发生转移,仍表达原发肿瘤起源细胞的中间纤维类型,基于此,可根据中间纤维追溯肿瘤细胞的起源和类型,帮助肿瘤的诊断及治疗。

2. 细胞骨架与衰老　衰老机体内各种细胞的特征主要表现为功能低下。细胞骨架在结构和功能上的改变是造成细胞与机体衰老的重要环节。研究表明,衰老的小鼠腹腔巨噬细胞内肌动蛋白微丝较年轻小鼠同种细胞内微丝数量减少。衰老动物脑皮质神经元中的微管多呈扭曲或缠绕状态,阻碍神经轴突微管的运动和轴浆营养物质的运输,使神经元的营养和代谢障碍,引起老年人和动物的痴呆现象。衰老动物神经元中的微管数目也明显减少,影响神经细胞的各种功能,特别是降低神经细胞运动的能力,故老年人和动物的衰老首先出现神经系统症状。

研究显示,细胞骨架与血管老化、心血管事件也有关联,作为血管重要结构的内皮细胞在衰老过程中,细胞内细胞骨架结构紊乱。

另外,细胞发生质膜脂质过氧化可产生自由基,这些自由基可使微丝与质膜的连接断裂,质膜局部呈泡状凸起,细胞不能正常执行质膜与微丝的运动功能而趋于衰亡。

3. 细胞骨架与神经系统疾病　许多神经性疾病与细胞骨架蛋白的异常表达有关,阿尔茨海默病(Alzheimer disease,AD)患者的神经元中可见到大量损伤的神经原纤维,表现为神经原纤维缠结(neurofibrillary tangles,NFT),NFT为纤维性结构,主要由高磷酸化的 Tau 蛋白组成。Tau 蛋白是微管相关蛋白,对死亡 AD 患者的大脑进行分析发现,神经元中微管蛋白的数量并无异常,但因微管与过度磷酸化的 Tau 蛋白亲和力下降,微管稳定性下降、聚集缺陷。因为微管是轴浆流必需的细胞骨架,所以 AD 中微管聚集缺陷,可能引起轴浆流阻塞、NFT 形成,从而使神经信号传递紊乱。对患者脑脊液分析发现,AD 患者脑脊液中 Tau 蛋白含量明显高于非 AD 患者和正常人,提示 AD 患者神经元中存在 Tau 蛋白的积累。与 Tau 蛋白异常相关的其他神经系统疾病还有帕金森病(Parkinson disease,PD)、强直性肌营养不良(myotonic dystrophy)和唐氏综合征(Down syndrome)等;与神经丝蛋白异常相关的神经系统疾病有帕金森病和 AD 等;与结蛋白异常相关的有中央轴空病、中心核肌病和杆状体/线状体肌病杆状体/棒状体病等。

4. 细胞骨架与遗传性疾病　一些遗传性疾病可出现细胞骨架异常或蛋白基因的突变。如遗传性球形红细胞增多症(hereditary spherocytosis)和遗传性椭圆形红细胞增多症(hereditary elliptocytosis)等。遗传性球形红细胞增多症时所出现的异常改变包括细胞形状和细胞膜离子通透性的变化、细胞内代谢紊乱及脾功能亢进所引起的溶血。并非所有的病例都出现上述全部异常改变,因而提示细胞骨架结构的分子异常可能不是本病的基本病变。目前已发现:①患有常染色体隐性遗传性球形红细胞增多症的小鼠突变体表现为血影蛋白缺乏,遗传性球形红细胞增多症患者亦可表现为部分血影蛋白缺乏;②在常染色体显性遗传性球形红细胞增多症患者红细胞内纯化的血影蛋白存在功能性缺陷,缺乏与带 4.1 蛋白(band 4.1 protein)结合的能力;③血影蛋白与红细胞膜的结合过度紧密。遗传性椭圆形红细胞增多症其特征是椭圆形的红细胞,这种疾病是常染色体显性遗传模式,主要的分子缺陷在于细胞骨架的结构和性质的紊乱。

近年来发现,一些遗传性疾病患者常有细胞骨架的异常或细胞骨架蛋白基因的突变。威斯科特-奥尔德里奇综合征(Wiskott-Aldrich syndrome,WAS),又称湿疹-血小板减少-免疫缺陷综合征,是一种遗传性免疫缺陷病,其特征是湿疹、出血和反复感染。研究表明,WAS 患者的 T 淋巴细胞的细胞骨架异常、血小板和淋巴细胞变小。扫描电镜发现 T 淋巴细胞表面相对较光滑,微绒毛数量减少,形态变小,而且 T 细胞对 T 细胞受体 CD3 复合体刺激引起的增强反应缺失。进一步研究表明引起 WAS 的根源是微丝的异常。

利用转基因小鼠来研究中间纤维的功能时,人们发现中间纤维异常与一大批遗传性疾病有关。最典型的例子是人类遗传性皮肤病,即 EBS 中,细胞角蛋白 14(CK14)基因突变。转染突变 CK14 基因的角质细胞可形成与 EBS 患者相似的角质细胞,而与表皮松解性角化过度症(epidermolytic hyperkeratosis,EHK)及表皮松解性掌跖角化病(epidermolytic palmoplantar keratoderma,EPPK)相关的突变基因不止 1 个。表 3-2 为中间纤维蛋白基因转变引起的遗传性疾病。

表 3-2　中间纤维与遗传病

疾病	涉及细胞	种属	突变基因
EBS	上皮基底层	人类、小鼠	*X5*、*CK14*
EBS 伴肌营养不良	上皮基底层	人类	*PLECTIN*
EBS 伴感觉神经元退行性变	上皮基底层、背根神经节	小鼠	*Bpag1*
EHK、EPPK	上皮基底层	人类、小鼠	*K1*、*K10*、*K2E*、*K9*
先天性甲肥厚	甲、毛发	人类	*K6*、*K16*、*K17*
白色海绵状斑痣	食管、口腔上皮	人类	*K4*、*K13*
念珠状发	毛发	人类	*HB6*
慢性肝炎、隐源性肝硬化	肝	人类、小鼠	*K18*
肠增生性息肉	结肠	小鼠	*K8*
运动神经元病	运动神经元	小鼠	*Nf-1*

此外,原发性纤毛运动不良症是由纤毛结构缺陷引起的常染色体隐性遗传病。鞭毛和纤毛是以微管为主要成分构成的,微管的任何异常均可引起精子的鞭毛摆动和纤毛运动障碍,从而发生弱精症,造成男性不育。

5. **细胞骨架与寄生虫病**　只有在宿主细胞膜上存在 ATP 的情况下,疟原虫才能进入到红细胞内。若无 ATP 存在,疟原虫可与位于细胞外表面的受体结合,但不能进入红细胞内。研究表明,其进入过程与细胞骨架有关,导致血影蛋白分子磷酸化的红细胞 cAMP 非依赖性激酶在这一过程中发挥重要作用。

6. **细胞骨架研究的临床应用**　基于对细胞骨架在细胞分裂中所起作用的认识,临床上常用一些微管特异性药物进行抗癌治疗。例如,紫杉醇常被用来治疗乳腺癌、卵巢癌和淋巴瘤等,因其与常规大分子药物无交叉耐药性,故常用于耐药性或难治性的肿瘤患者。

由于中间纤维具有严格的组织特异性,大多数肿瘤细胞通常仍表达其来源细胞的特征性中间纤维。所以,可利用中间纤维的免疫专一性,准确地鉴别来源于不同组织的肿瘤,是肿瘤诊断的有力工具之一。利用中间纤维的鉴别技术与羊膜穿刺技术结合,还可应用于产前诊断。例如,当发现羊水中含有胶质细胞原纤维酸性蛋白或神经丝蛋白的细胞时,即可判断胎儿患有中枢神经系统的畸形。这种技术也能用于心肌和骨骼肌疾病的诊断。

二、细胞膜的结构和功能

细胞膜(cell membrane)是包围在细胞质表面的一层薄膜,又称质膜(plasma membrane)。在生命的进化过程中,细胞膜的出现可视为由非细胞的原始生命演化为细胞生物的一个转折点。细胞膜的形成将细胞内的物质与外界分隔开,使生命体具有更大的相对独立性,并由此获得一个相对稳定的内环境。除质膜外,细胞内还有一些膜性细胞器,如高尔基体、溶酶体、内质网和各种膜泡等,被称为细胞的内膜系统。目前,质膜和细胞内膜系统总称为生物膜(biomembrane)。

细胞膜是具有高度选择性的半透膜,它不仅为细胞提供了稳定的内环境,还可以进行物质的主动运输,控制营养物质的进入和废物的排出,在细胞内外形成离子梯度,并与细胞的增殖、分化、黏附、代谢等多种生命活动相关,而且细胞膜也是接受外界信号的感受器,使细胞能对环境变化产生适当的反应。

随着分子生物学的进展,细胞膜的组成、结构、特性及功能已经有了进一步了解,细胞膜的研究已经成为细胞生物学和分子病理学的主要内容之一。

(一)　细胞膜的结构和组成

所有生物膜,包括细胞膜及真核细胞的内膜系统,都具有基本相似的结构,厚约 7.5～10.5nm,主要由脂类、蛋白质和糖类构成"两暗夹一明"的形态结构,膜的基本结构是由脂类构成的脂质双分子层(简称脂双层);蛋白质分子嵌合在脂质双分子层中,以非共价键与脂类结合,执行膜的各种功能,是功能主体;糖类多为复合糖,通过共价键与膜的某些脂类或蛋白结合形成糖脂、糖蛋白或蛋白聚糖,分布在膜的外表面。功能复杂的细胞膜含蛋白比例较高,不同种属细胞的质膜中脂类与蛋白比例不同(图3-2)。

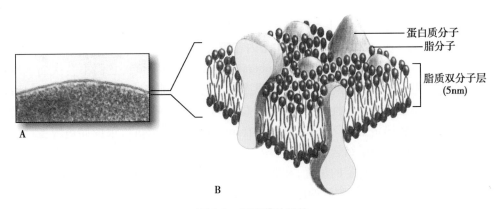

蛋白质分子
脂分子
脂质双分子层
(5nm)

A
B

图 3-2 细胞膜的结构
引自陈誉华,陈志南.医学细胞生物学[M].6版.北京:人民卫生出版社,2018。

细胞膜具有流动性,大部分脂类和膜蛋白分子能够在膜平面上移动。细胞膜具有结构的不对称性:内外两侧的脂类与蛋白的组分不同,反映膜内外两侧的不同功能。

1. **膜脂** 细胞膜上的脂类称为膜脂(membrane lipid),约占膜成分的50%,主要以磷脂(phosphatide)和胆固醇(cholesterol)为主,并含糖脂(glycolipid)。

磷脂含量最多,是膜脂的主要成分,可以分为两类,甘油磷脂(glycerophosphatide)和鞘磷脂(sphingo-myelin,SM)。甘油磷脂均以甘油为骨架,主要包括磷脂酰胆碱(phosphatidylcholine,PC),亦称卵磷脂(lecithin);磷脂酰乙醇胺(phosphatidylethanolamine,PE);磷脂酰丝氨酸(phosphatidylserine,PS);并含有少量磷脂酰肌醇(phosphatidylinositol,PI),在信号转导中起重要作用。SM是细胞膜上唯一不以甘油为骨架的磷脂,主要在高尔基体合成,在膜中含量较少,但神经元细胞膜中含量较多。SM及其代谢产物参与细胞增殖、分化、凋亡等多种细胞活动。

胆固醇为中性脂肪,分布于真核细胞膜。质膜上的胆固醇分子较小,散布在磷脂分子之间,与磷脂的碳氢链相互作用,保持质膜的流动性和加固质膜。

糖脂由脂类和寡糖构成,位于脂双层的非胞质面层,可能与细胞和外环境的相互作用有关。

膜上各种脂质分子具有共同的结构特点,亲水的极性头部排列在细胞膜内外界面上,疏水的非极性尾部则排列于细胞膜中央部分而形成兼性分子。质膜的这种结构特点使其被水环境包围时,可自发聚集形成双分子层结构,而且这些脂双层可相互融合形成封闭式结构,游离端自动闭合形成充满液体的球形小泡,即脂质体(liposome),这样的结构使疏水的尾部藏在内部,亲水的头部与外面水接触,避免疏水的尾部与水接触。脂质双分子层除具有自我装配和自我封闭的特点外,尚具有流动性,而膜的流动性对于细胞所具有的许多功能是至关重要的。

2. **膜蛋白** 膜蛋白(membrane protein)是细胞膜功能的主要承担者。在不同种类的细胞中膜蛋白的含量及类型有很大差异。对神经细胞轴突起绝缘作用的髓鞘中,膜蛋白的含量低于25%,而在担负能量转换功能的线粒体内膜中蛋白含量约占75%,在一般的细胞膜中蛋白含量介于两者之间,约占50%。由于脂类分子的分子量比蛋白分子小,所以在膜内脂类分子数一般远比蛋白分子多。在蛋白含量占50%的膜内,蛋白分子与脂分子数目比例约为1:50,即每有1个蛋白分子就有50个脂类分子。膜蛋白具有许多重要的功能:转运分子进出细胞;接受周围环境中的信号并传递至细胞内;支撑与连接细胞骨架成分和细胞间质成分;在细胞分化和细胞间连接中发挥作用;结合于膜上的各种酶催化细胞各部分的化学反应等。

根据膜蛋白与脂质双分子层结合的方式不同,将其分为内在膜蛋白(intrinsic membrane protein)或整合膜蛋白(integral membrane protein)、膜外在蛋白(extrinsic membrane protein)和脂锚定蛋白(lipid-anchored protein)三种基本类型。内在膜蛋白或整合膜蛋白又称穿膜蛋白(transmembrane protein),约占膜蛋白总量的 70% 以上。内在膜蛋白有的部分插入质膜内,直接与脂质双分子层的疏水区域相互作用,可分为单次穿膜、多次穿膜和多亚基穿膜蛋白三种类型:单次穿膜蛋白以 α 螺旋构象穿越脂双层的疏水区,且只穿过一次;多次穿膜蛋白含有多个由疏水氨基酸组成的穿膜序列,通过 α 螺旋构象穿越脂双层;还有一些穿膜蛋白通过 β 折叠片层构象穿膜。细胞表面的受体是内在膜蛋白。内在膜蛋白只有用去垢剂溶解和纯化后才有可能得到。外在膜蛋白又称周边膜蛋白(peripheral membrane protein),它们不直接插入脂双层,分布在质膜的胞质侧或胞外侧,通过内在膜蛋白间接与膜连接,或直接与脂双层中某些脂肪酸链形成共价键而结合在脂双层上。外在膜蛋白为水溶性,约占膜蛋白总量的 20%~30%。红细胞质面的血影蛋白和锚定蛋白均属外在膜蛋白。脂锚定蛋白又称脂连接蛋白(lipid-linked protein),很像周边膜蛋白,但脂锚定蛋白是以共价键与脂双层的脂质分子结合。

各种膜蛋白在细胞膜中都有特定的位置,在脂双层上呈不对称分布。穿膜蛋白跨越脂双层有一定方向性,例如血型糖蛋白链的 N 端在细胞膜的胞外侧,而带 3 蛋白(band 3 protein)的 N 端却在细胞膜的胞质侧,同一种穿膜蛋白定向是一致的。

而由于穿膜蛋白具有疏水的穿越区,因而研究其结构、功能和性质时,需要使用去垢剂破坏脂双层结构,分离膜蛋白并纯化后进行研究。常用的去垢剂有十二烷基硫酸钠(SDS)(离子型去垢剂)和聚乙二醇辛基苯基醚(非离子型去垢剂)。

3. **膜糖类**　细胞膜中含有一定比例的糖类,93% 以低聚糖或多聚糖链的形式共价结合于膜蛋白,形成糖蛋白;7% 以低聚糖链与膜脂共价结合,形成糖脂。膜糖类约占细胞膜总重量的 2%~10%。主要以糖脂和糖蛋白的形式朝向细胞膜的外表面,构成细胞外表面的微环境,它们与细胞之间的黏着、细胞识别有关。在自然界中发现的单糖及其衍生物有 200 多种,而在动物膜中主要有 7 种,包括 D-半乳糖、D-甘露糖、L-岩藻糖、N-乙酰半乳糖胺、D-葡萄糖、N-乙酰葡糖胺和唾液酸。唾液酸残基常见于糖链的末端,真核细胞表面的净负电荷主要由它形成。

大多数真核细胞表面富含糖类的周缘区,被称为细胞外被(cell coat)或糖萼(glycocalyx)。细胞外被主要是保护细胞抵御各种化学、物理损伤,如消化道、呼吸道的细胞外被有润滑和保护黏膜不受机械和酶损伤的作用。

(二) 细胞膜与物质的穿膜运输

穿膜运输(transmembrane transport)是指物质从细胞膜的一侧向另一侧的运输。细胞膜作为细胞与外环境之间的屏障,对于物质运输有选择和调节功能,从而使细胞保持相对稳定的内环境。细胞器和基质之间有不同的内环境,细胞的内膜系统则维系了这种差异。细胞膜的物质运输有多种机制,主要包括:①小分子和离子物质的运输,又分为简单扩散(simple diffusion)、离子通道扩散、易化扩散(facilitated diffusion)和主动运输(active transport)四种形式;②大分子和颗粒物质的穿膜运输,又分为胞吞和胞吐作用。

1. **膜通道**　细胞膜基本骨架是脂质双分子层,中央部分包含疏水的非极性尾部,这种疏水性结构使大多数极性和水溶性分子不能通过,仅有一些非极性的和脂溶性小分子能以自由扩散的方式通过细胞膜。这种小分子物质穿膜运输最简单的方式称为简单扩散(simple diffusion),也称为被动扩散(passive diffusion),必须满足两个条件:①溶质在膜的两侧有一定的浓度差,细胞穿膜所需能量即来自浓度差的势能,小分子由高浓度向低浓度一侧跨膜扩散;②发生简单扩散的物质必须是能透过膜的、脂溶性的物质如醇、苯、类固醇激素,以及 O_2、CO_2、N_2 等。

而各种极性分子,如离子、葡萄糖和氨基酸等是由细胞膜中特定的膜蛋白转运来通过细胞膜,这些特定的膜蛋白称为膜转运蛋白(membrane transport protein),通常每种膜转运蛋白只转运一种特定类型的分子。所有的膜转运蛋白都是跨膜蛋白,包括通道蛋白(channel protein)和载体蛋白(carrier protein)两类。通道蛋白贯穿脂双层之间,当通道开放时,特定的溶质可经过通道穿越细胞膜,如水通道和电压闸门通道等。载体蛋白与所运输的特定的溶质分子专一性结合,通过改变自身构象使该溶质分子穿越细胞膜。通道蛋白穿膜转运时不耗能,进行的是被动运输;而载体蛋白既能主动运输,又能被动运输。被动运输(passive transport)中,不带电的非电解质的转运方向取决于该物质膜两侧的浓度差和电位差这两个驱动力的代数和,称为该物质的电化学驱动力(electrochemical driving force)。主动运输(active transport)是由载体蛋白参与,需要消耗代谢能驱动物质,逆电化学梯度跨膜转运物质。主动运输时,载体蛋白的构象变化与能量偶联,通过水解 ATP 而起泵的作用,将溶质逆电化学梯度转运过膜。例如钠钾泵(Na^+,K^+泵)就是一种通过水解 ATP 供给能量完成主动转运作用的载体蛋白,它对动物细胞产生跨膜电位起重要作用。载体蛋白也可以被动运输,一些非脂溶性(或亲水性物质),例如葡萄糖、氨基酸、核苷酸以及细胞代谢物等,可在载体蛋白的介导下,顺着浓度梯度或电化学梯度进行转运,这种方式不耗能,属于被动运输,被称为易化扩散(facilitated diffusion)。此外,膜上还有一些通道蛋白与 Na^+、K^+、Ca^{2+} 等极性很强的离子转运有关,这些通道蛋白被称为离子通道(ion channel)。

Ca^{2+} 通道对于细胞许多功能的发挥至关重要。真核细胞的细胞质中含有极低浓度的 Ca^{2+},而在细胞外 Ca^{2+} 浓度却高得多。细胞内外的 Ca^{2+} 梯度由膜上的钙泵(Ca^{2+} 泵)维持,钙泵主动将 Ca^{2+} 转运到细胞外。

2. 囊泡转运　细胞内外的大分子物质在转运过程中由膜包围形成囊泡,而后通过一系列膜囊泡的形成和融合进行运输,称为囊泡转运(vesicle transport)。此过程需要消耗细胞的代谢能。囊泡转运通过胞吞作用(endocytosis)和胞吐作用(exocytosis)完成。

(1) 胞吞作用:又称内吞作用,是指颗粒或液体被细胞膜逐渐包裹,然后内陷,而后与细胞膜分离,含有摄入物的囊泡进入细胞质的过程。其形式包括吞噬作用(phagocytosis)、胞饮作用(pinocytosis)和受体介导的胞吞作用(receptor-mediated endocytosis)。

1) 吞噬作用:为吞噬细胞摄入大颗粒物质的过程,如吞噬细菌和细胞碎片等。在高级生物,吞噬作用是主要的防御功能之一。在进行吞噬作用时,被吞噬的物质与细胞膜作用形成吞噬体(phagosome),吞噬体与细胞内溶酶体融合后形成吞噬溶酶体,在其内摄入的物质被分解、消化。

2) 胞饮作用:为摄入液体和可溶性物质进行消化的过程,形成的胞饮小泡直径一般不超过 100nm,最终也可被溶酶体消化。通过吞噬和胞饮作用所形成的囊泡,由于胞吐作用又可形成细胞膜,以此不断地进行膜循环。

3) 受体介导的胞吞作用:有些大分子物质在细胞外液中的含量并不高,但它们可以与细胞膜上特异性受体识别、结合,然后通过胞膜内陷形成囊泡,囊泡脱离质膜而进入细胞。这种细胞通过受体的介导有选择地摄取细胞外特定的大分子物质的过程即为受体介导的胞吞作用。目前已知大约有 50 种以上的物质,如蛋白、激素、生长因子、铁等均是通过这种方式进入细胞的。流感病毒和人类免疫缺陷病毒(HIV)也是通过这种途径感染细胞的。

细胞膜上的受体集中在特定区域,这个区域称为有被小窝(coated pit)。有被小窝的寿命不长,在其与细胞外溶质(配体)结合形成受体-配体复合物后的 1min 内即内陷入细胞,与细胞膜脱离形成有被小泡(coated vesicle)。有被小泡的外衣为笼状篮网结构,含有数种蛋白质,其中最具特征性的是网格蛋白(clathrin),是一种高度稳定的蛋白复合物,由 3 条长的多肽链(重链)和 3 条较短的多肽链(轻链)形成的三脚蛋白复合体(triskelion)。若干三叉辐射型复合体在细胞膜的细胞质侧组装成六角形或五角形篮网状结构。网格蛋白主要作用为牵拉细胞膜内陷,参与捕获特定膜受体,使它们聚集在有被小窝部位。此外,在有被小泡的外衣中还含有一种衔接蛋白(adaptin),该蛋白结合在网格蛋白和受体-配体复合物之间,介导网格蛋白包被受体-配体复合物,实现受体介导的选择性运输。

有被小泡内陷后,网格蛋白聚集于细胞膜的胞质侧,在发动蛋白(dynamin)作用下,在有被小泡颈部形成环状结构,将有被小泡从质膜上切离下来,形成网格蛋白有被小泡(clathrin coated vesicle)。网格蛋白有被小泡在形成之后的几秒钟内即失去其外衣,变为表面光滑的无被小泡,无被小泡与早期内体(early endosome)融合,内体将胞吞作用摄入的物质转运至溶酶体内降解。

胆固醇是构成细胞膜的主要成分,受体介导的胞吞作用的典型例子是细胞对胆固醇的摄取。胆固醇在肝脏与蛋白质结合形成低密度脂蛋白(low density lipoprotein,LDL),与脂肪酸结合后形成胆固醇脂,其核心之外包绕着一脂质单分子层,由一个大的蛋白质分子围绕这个颗粒,介导 LDL 与细胞表面受体结合。当细胞需要胆固醇时,细胞先合成 LDL 受体(LDL receptor,LDLR),并将其受体镶嵌于细胞膜的有被小窝区,LDL 与其受体在有被小窝结合,结合后内陷形成有被小泡,这样与受体结合的 LDL 颗粒很快被摄入细胞内。有被小泡不久就失去衣被,形成无被小泡,无被小泡与内体融合。在内体酸性环境下,LDL 颗粒与受体分离,受体随囊泡返回细胞膜,完成受体的再循环,含 LDL 颗粒的内体与溶酶体结合,被溶酶体酶降解,释放游离胆固醇和脂肪酸。如果细胞内游离胆固醇积聚过多,细胞将停止合成胆固醇及 LDL 受体蛋白。某些 LDL 受体基因缺陷的患者,胆固醇摄入途径发生障碍,患者出现持续性高胆固醇血症,易发生动脉粥样硬化,多死于冠心病。LDL 受体异常可以是缺乏受体或受体缺陷,也可以是细胞外 LDL 结合部位或细胞内受体与有被小窝结合部位缺陷。后一种情况的 LDL 受体蛋白数目正常,然而它们不能固定于细胞膜的有被小窝内,所以 LDL 即使结合于这些缺陷细胞的受体上,也不能将 LDL 转运至细胞内,这表明有被小窝在受体介导的胆固醇胞吞过程中具有重要作用。

(2) 胞吐作用:又称外排作用或出胞作用,是指细胞内的分泌物或代谢产物的一种与胞吞作用顺序相反的排出过程。首先在细胞内形成由膜包被的小泡,逐渐移动到细胞膜的内表面与细胞膜接触,在接触点两者的膜蛋白构象发生变化,膜互相融合使物质排出。胞吐作用是将细胞内产生的酶、激素等物质排出细胞的重要方式。胞吐作用可分为连续性分泌(constitutive secretion)和受调分泌(regulated secretion)两种形式。连续性分泌是指连续、稳定地将细胞内分泌蛋白排出细胞,参与生命活动的过程,是细胞的分泌蛋白在粗面内质网合成后,转运至高尔基体形成分泌泡,再运至细胞膜并与细胞膜结合排出体外,这种方式普遍存在于各种细胞,如细胞外基质成分、质膜外周蛋白的分泌过程等。而受调分泌是指合成的分泌蛋白储存于分泌小泡中,当受到刺激时才启动胞吐作用,这种分泌方式只见于分泌激素、酶、神经递质的细胞。

(三) 细胞膜与疾病

细胞膜是细胞的重要组成部分,是细胞进行生命活动与维持内环境稳定的必要结构层次。细胞膜结构与功能的损伤,将导致物质运输、能量转换、信息传递和细胞运动乃至机体功能的异常。

1. 细胞膜与肿瘤　肿瘤细胞的特征之一可表现为细胞表面组分和结构改变,导致增殖失控、侵袭和转移。

(1) 细胞膜表面糖链短缺不全:细胞表面糖基转移酶活性降低,而糖苷水解酶活性增强,细胞外被的糖链不能接触延伸,失去接触抑制和密度依赖性生长调节,导致增殖失控。同时,糖链短缺不全可造成高度复杂的鞘糖脂和高分子量糖蛋白丧失,出现一些简单的前体糖脂和低分子量糖蛋白,导致糖蛋白和糖脂出现异常。蛋白聚糖的细胞外"天线"状结构与细胞的恶变和肿瘤细胞的去分化程度有关。

(2) 蛋白改变:恶性肿瘤细胞的侵袭及转移与黏连蛋白的缺失有关,黏连蛋白的缺失使肿瘤细胞彼此之间的黏着性和亲和力降低,使肿瘤细胞易于脱落,浸润病灶周围组织或者通过血液和淋巴液转移到其他部位,从而发生侵袭和转移;而肿瘤细胞糖蛋白的糖链发生改变,出现糖蛋白唾液酸化,使癌细胞表面唾液酸残基增加,导致肿瘤细胞免疫逃避现象的发生;肿瘤细胞还可以合成新的糖蛋白,如小鼠乳腺癌可产生一种表面糖蛋白,掩盖小鼠主要组织相容性抗原,发生免疫逃避,使肿瘤细胞可以发生远处转移。

(3) 糖脂改变:肿瘤细胞糖脂的改变可表现为糖链缩短及糖基缺失,这可能与酶的活化或抑制有关。在结肠、胃、胰腺癌和淋巴瘤细胞中,都发现有鞘糖脂组分的改变和合成肿瘤细胞特有的新糖脂。

(4) 表面降解酶的改变:肿瘤细胞表面的糖苷酶和蛋白水解酶活性增加,使细胞膜对蛋白质和糖的传送能力增强,为肿瘤细胞的分裂和增殖提供物质基础。

(5) 癌基因表达产物增多及细胞表面出现异常的抗原和受体:消化道肿瘤细胞表面可出现癌胚抗原(carcinoembryonic antigen,CEA)和异体的 ABO 血型抗原。正常胃黏膜表面只有单一的 O 型抗原,而在 O 型血胃癌患者的胃癌细胞膜表面可出现 A 型抗原,增加了 1 个单糖残基,这可能与某些糖基转移酶活性改变有关。

人鳞癌细胞表面表皮生长因子(epidermal growth factor，EGF)受体比正常细胞高 50 倍以上，肾上腺皮质癌细胞出现正常细胞表面没有的 β 受体；细胞表面纤连蛋白受体在肿瘤细胞中明显降低，细胞外基质中纤连蛋白也减少，使细胞黏着力下降；晚期转移癌细胞表面层粘连蛋白(laminin，LN)受体增加，且分布于整个细胞表面(正常细胞仅分布于基底面)，使细胞易于与层粘连蛋白黏着结合，转移侵袭。

另外，肿瘤细胞表面凝集素受体含量增加，导致对外源凝集素凝聚力增强，如肝癌细胞表面出现正常细胞没有的花生凝集素受体和菜豆凝集素受体，与外源凝集素结合机会增多；同时由于肿瘤细胞膜脂流动性加大，受体易于流动，导致受体的聚集，使其他膜蛋白缺乏遮蔽，容易受细胞外因子刺激，促使细胞分裂增殖。

2. 细胞膜与遗传性疾病

(1) 细胞膜受体蛋白异常与遗传性疾病：细胞膜受体蛋白在结构上和数量上发生缺陷，多数是由于基因突变导致的遗传性疾病。在无丙种球蛋白血症患者的 B 淋巴细胞膜上，缺少作为抗原受体的免疫球蛋白，因此，B 淋巴细胞不能接受抗原刺激分化成浆细胞，也不能产生相应的抗体，致使机体抗感染能力严重受损，患者常反复出现肺部感染。

家族性高胆固醇血症的发病机制包括 LDL 受体缺陷、受体与 LDL 连接部位的缺失或受体有被小窝的缺失，三者都影响 LDL 受体与 LDL 在细胞膜表面的有被小窝处结合，使细胞对 LDL 摄取障碍，结果导致血液中胆固醇含量比正常人高 1 倍，患者出现持续性高胆固醇血症，易发生严重动脉粥样硬化。

某些 1 型糖尿病患者是由于细胞膜表面胰岛素受体数目减少，使胰岛素不能与细胞膜受体结合，无法产生生物学效应，导致糖尿病的发生。

重症肌无力患者由于体内产生了乙酰胆碱受体的抗体，通过与乙酰胆碱受体结合，封闭了乙酰胆碱(acetylcholine，Ach)的作用。该抗体还可以促使乙酰胆碱受体分解，使患者的受体大大减少，导致重症肌无力。

(2) 细胞膜载体蛋白异常与遗传性疾病：细胞膜上缺少胱氨酸载体蛋白，可造成转运功能降低，导致胱氨酸尿症，该病为遗传性疾病，表现为患者的尿液中含有大量的胱氨酸，当尿液的 pH 值下降时，胱氨酸沉淀形成结石。肾性糖尿病是由于肾小管上皮细胞膜中转运糖类的载体蛋白缺失所致，也是一种遗传病。

3. 细胞膜与细胞的衰老　细胞衰老的过程是细胞生理和生化发生复杂变化的过程，最终表现为细胞形态结构的变化。细胞膜的衰老变化表现为：细胞衰老过程中，细胞膜磷脂的脂肪酸链不饱和程度增加，脂质分子移动减慢，镶嵌蛋白运动减缓乃至停止，膜选择通透性受到损害。细胞的间隙连接减少。膜渗漏引起外界钙大量进入细胞基质中，最终导致磷脂降解，细胞膜崩解。

(1) 细胞膜上的微绒毛数目增加：细胞膜的重要功能之一是实现细胞与细胞之间的相互联系，如信息传递、细胞黏附和移动。细胞衰老时细胞间的联系能力衰退，为了补偿这种衰退，细胞膜上的微绒毛数目增加。微绒毛的效能是扩大细胞膜的表面积，储备细胞移动和分裂的条件并增加膜离子转运的效率，以利于保持细胞内环境的稳定。

(2) 细胞膜的流动性降低：细胞膜的脂质、蛋白质以及与膜结构相联系的细胞骨架在细胞衰老时有明显的变化。年轻而功能健全的细胞膜呈典型的液晶相，膜的组分可以沿膜的平面向侧方扩散流动，使特异性的膜组分改变其配置；蛋白质的流动程度大于脂质。而衰老的细胞膜发生脂质过氧化反应，流动性明显减弱，因而细胞的兴奋性降低，离子转运的效率下降，对内源性和外源性刺激的反应性也随之降低。

(3) 细胞膜受体-配体复合物形成效能降低：细胞膜上的受体、蛋白质或糖蛋白与配体结合形成受体-配体复合物，呈簇状。衰老时形成复合物的效能降低，其流动范围也缩小。

三、基膜的结构和功能

(一) 基膜的化学组成和结构

基膜(basement membrane，BM)也称基底膜，是特化的细胞外基质，是一种薄而坚韧的网膜结构，厚约 40~120nm。基底膜形式多样，可位于上皮及内皮细胞基底部，是细胞基底部的支撑垫；可包绕在肌细胞、脂肪细胞、神经鞘细胞的周围,将细胞与结缔组织隔离;而在肾小球中,基膜介于血管内皮细胞和足细胞(壁层上皮细胞)之间,是滤过膜的主要结构。

电镜下,基膜结构一般可分为3层:外层(靠近上皮细胞)、致密层和内层(靠近结缔组织)。基膜成分复杂,有些蛋白质存在于所有基膜中,包括Ⅳ型胶原蛋白(type Ⅳ collagen)、层粘连蛋白(laminin,LN)、串珠蛋白聚糖(perlecan)、蛋白聚糖(proteoglycan,PG)和巢蛋白(nidogen)等;有些蛋白质则只存在于部分基膜中,包括Ⅴ型胶原蛋白、纤连蛋白(fibronectin)和硫酸软骨素(chondroitin sulfate)等。

Ⅳ型胶原蛋白构成基膜的框架结构,也是基底膜特有的胶原。Ⅳ型胶原蛋白分子通过C端球状头部之间的非共价键相互作用,以及N端非球状尾部之间的共价交联,形成了构成基膜基本框架的二维网络结构。层粘连蛋白由α、β、γ三条肽链构成非对称型十字结构,蛋白之间通过长臂和短臂的臂端相连,自我装配成二维纤维网络结构,进而通过巢蛋白与Ⅳ型胶原蛋白二维网络相连接。层粘连蛋白既能与Ⅳ型胶原蛋白结合,也能与细胞表面受体结合,从而将细胞与基膜紧密结合在一起。巢蛋白又称哑铃蛋白,其分子呈哑铃状,具有3个球区,其G3区域与层粘连蛋白结合;G2区与Ⅳ型胶原蛋白结合,在基膜中形成Ⅳ型胶原蛋白纤维网络与层粘连蛋白纤维网络之间的桥联,而且还可以协助细胞外基质中其他成分的结合,在基膜的组装中起着重要的作用。串珠蛋白聚糖是基膜中最丰富的蛋白聚糖之一。它可与多种细胞外基质成分(Ⅳ型胶原蛋白、层粘连蛋白、纤连蛋白等)以及细胞表面分子交联结合,共同构成基膜的网络结构,肾小球基膜中的串珠蛋白聚糖对于原尿的生成具有筛滤作用。

(二)疾病过程中基膜的分子改变

许多疾病可出现基膜增厚,如膜性肾小球肾炎和糖尿病。糖尿病时基膜增厚可发生于肌肉、视网膜、皮肤和肾脏的毛细血管导致严重的并发症;除基膜增厚外,还可出现明显的功能性变化,如肾病综合征和视网膜渗出物形成等。

上述病理过程的确切机制尚不完全清楚,有人认为糖尿病微血管病变为独立的与遗传相关的疾病,但与下列事实矛盾:①接受肾移植的患者,其移植肾可发生糖尿病性肾病;②血色素沉着病或垂体腺瘤的患者可发生糖尿病和微血管病变;③实验证实,糖尿病大鼠可发生基膜增厚;④在实验中发现,对糖尿病动物模型进行胰岛移植后,微血管病变消失。因此,也有人认为微血管病变是由蛋白的过度糖基化引起的。最近人们发现,在糖尿病微血管病变时,基膜硫酸乙酰肝素蛋白聚糖(heparan sulfate proteoglycans,HSPGs)合成下降,基膜的增厚可能是Ⅳ型胶原蛋白过度合成的结果。

轻微病变性肾小球肾炎(脂性肾病)以出现肾病综合征但无明显基膜改变为特征。通过给动物注射嘌呤霉素可出现相似综合征,因此推测其机制可能是肾小球毛细血管丛的足细胞的代谢损伤,导致基膜内硫酸乙酰肝素蛋白聚糖合成下降,组成成分发生改变,而Ⅳ型胶原蛋白和层粘连蛋白合成正常。

病理过程中基膜的改变涉及其结构和各种组成成分,包括胶原、黏着成分和蛋白聚糖。因胶原的含量、结构或类型异常而导致的疾病颇为多见,如过量基膜成分沉积所导致的糖尿病微血管病变和肾小球病变;基膜破损所导致的银屑病;细胞周围基膜胶原沉积所导致的动脉硬化等。

1. 胶原异常　导致胶原异常的机制大致可分为4个方面。

(1)胶原在体内合成与降解的平衡发生紊乱:胶原在体内的合成与降解均由多步反应完成,由一系列的酶催化。任何一种酶活性的异常均可能导致胶原合成与降解平衡的紊乱,以致组织中胶原不足或过量,从而影响器官的生理特性和功能。胶原合成的辅助因子(如维生素C)缺乏亦可引起胶原的合成障碍或降解加速。

(2)胶原分子结构的异常:由于基因突变或染色体异常,生成的胶原分子在肽链的一级结构上发生改变或者在翻译后修饰上发生改变,结构异常的胶原分子可能无法形成功能健全的胶原纤维。

(3)组织中各种类型胶原蛋白的特定比例失常:不同组织中各种类型胶原蛋白的相对比例是恒定的。某种类型胶原蛋白的增多或减少可导致各型胶原蛋白的比例失常,以致影响组织的生理特性和功能。

(4)胶原分子在组织中组装成胶原纤维发生障碍,或胶原与基质中其他大分子间的交联发生异常:胶原蛋白可引起自身免疫性疾病。过去认为胶原是弱的抗原及免疫原。然而近年研究证明,天然的与变性的胶原分子,乃至胶原与前胶原的 α 链,都可引起体液免疫及细胞免疫反应。人体丧失对自身胶原组织结构的免疫耐受即可产生自身免疫性胶原损伤,例如类风湿性关节炎及肾小球肾炎等。免疫性胶原病还可因免疫复合物在胶原组织中沉积所致。沉降系数大于 19S 的免疫复合物常可沉积在含胶原的组织中,从而引起一系列变化,如补体活化并固定到特殊组织,与特异性细胞反应,释放致病性介质及引起炎症反应等。

2. **纤连蛋白异常** 近年一些动物实验表明肾小球肾炎的发生与血浆、组织中的纤连蛋白有关。在肾小球基膜中含有大量纤连蛋白。DNA、金黄色葡萄球菌、链球菌、胶原和纤维蛋白的降解产物,可直接或以免疫复合物的形式,通过与纤连蛋白结合而沉积于肾小球,引起肾小球肾炎。血浆中的纤连蛋白则可与上述各种抗原结合而阻止其与肾小球纤连蛋白结合。同时,血浆纤连蛋白与抗原结合的复合物可被肝库普弗细胞(Kupffer cell)和脾巨噬细胞表面的纤连蛋白受体识别、结合,引起内吞,加速抗原的清除。血浆纤连蛋白浓度降低,则失去对肾的保护作用。

3. **层粘连蛋白异常** 糖尿病具有广泛的基膜改变,肾小球基膜中层粘连蛋白的含量减低,而血清中出现基膜的降解产物,如层粘连蛋白 pl 片段及来自 IV 型胶原蛋白的 7S 胶原。在链球菌感染后的肾小球肾炎及锥虫病患者血中出现抗层粘连蛋白抗体,而引起自身免疫反应,导致某些器官的基膜损害。在扩张型心肌病与心肌炎患者中也能检测到层粘连蛋白的自身抗体。

4. **蛋白聚糖异常** 动脉粥样硬化的形成与富含胆固醇的 LDL 及钙在动脉壁的沉积有关。造成这种沉积的内在因素是动脉壁中氨基聚糖和蛋白聚糖的改变。动脉壁中的氨基聚糖随年龄的增加而改变,如硫酸软骨素的含量降低,硫酸皮肤素的含量增高,有利于脂质沉积。

四、细胞连接的结构和功能

人和多细胞动物体内除结缔组织和血液外,各种组织的细胞之间、细胞与细胞外基质之间均有一些特殊的蛋白质形成一些特殊结构,从而使同一组织内的细胞间连接成为整体,协同发挥功能,不同组织间相互联系,彼此协调,进一步形成各种器官乃至系统。细胞连接(cell junction)就是细胞间发生关联的结构基础和基本方式,是指在细胞膜的特化区域,通过膜蛋白、细胞骨架蛋白或者胞外基质形成的细胞与细胞之间、细胞与胞外基质之间的连接结构。细胞连接是相邻细胞之间相互联系、协同作用的重要组织方式,对于维持组织的完整性非常重要,有的还具有细胞通信作用。

(一) 细胞连接的结构和组成

细胞连接具有维系组织结构完成性和协调细胞的功能。细胞连接有多种类型,根据其结构和功能特点可分为三大类,即封闭连接(occluding junction)、锚定连接(anchoring junction)和通信连接(communication junction)(表 3-3,图 3-3)。

表 3-3 细胞连接的类型

功能分类	结构分类	主要特征	主要分布
封闭连接	紧密连接	相邻细胞膜形成封闭索	上皮细胞、脑微血管内皮细胞
锚定连接	黏着连接	肌动蛋白纤维参与的锚定连接	
	黏着带	细胞-细胞之间连接	上皮细胞
	黏着斑	细胞-细胞外基质连接	上皮细胞基底面
	桥粒连接	中间纤维参与的锚定连接	
	桥粒	细胞-细胞之间连接	心肌细胞或上皮细胞
	半桥粒	细胞-细胞外基质连接	上皮细胞基底面
通信连接	间隙连接	由连接子介导细胞通信连接	大多数动物组织细胞
	化学突触	神经细胞突触通信连接	神经元和神经-肌细胞间

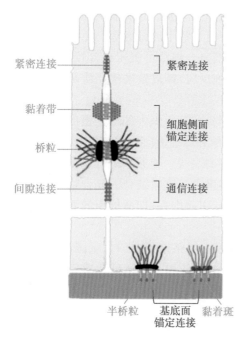

紧密连接
黏着带
桥粒
间隙连接

紧密连接
细胞侧面锚定连接
通信连接

半桥粒　基底面锚定连接　黏着斑

图 3-3　柱状上皮细胞的各种细胞连接模式图

1. 封闭连接　封闭连接也称紧密连接（tight junction）或闭锁小带（zonula occludens），是利用相邻细胞侧面跨膜蛋白的点状融合所形成的索状封闭带，它广泛分布于各种上皮细胞腔面及脑毛细血管内皮细胞浅侧壁，如消化道上皮、膀胱上皮、睾丸支持细胞及脑毛细血管内皮。电镜下，两个相邻上皮细胞的顶部质膜外层呈间断的点状融合，点状接触部位细胞间隙消失，非点状接触处尚有 10～15nm 的细胞间隙。冷冻蚀刻技术结合电镜观察，可见紧密连接处的细胞膜内，特殊穿膜蛋白质颗粒对接，相互吻合交错形成带状网络的嵴，这种在相邻细胞膜上形成的特征性结构称为封闭索（sealing strand），封闭索封闭环绕每个上皮细胞的顶部。

封闭连接主要是贯穿两层单位膜的两排紧密黏着的穿膜蛋白和胞质外周蛋白（cytoplsmic peripheral protein）。主要包含分子量为 65kD 的闭合蛋白（occludin）和分子量为 20～27kD 的密封蛋白（claudin），它们均反复跨膜 4 次。

紧密连接的主要功能有：①封闭上皮细胞的间隙，防止物质扩散，维持细胞间隙和管腔之间的渗透梯度，保证组织内环境的稳定。如肠上皮细胞的紧密连接，既可以防止肠腔内物质通过进入血液，又可以防止组织中物质通过间隙流回肠腔。脑毛细血管内皮之间的紧密连接也是血脑屏障（blood-brain barrier）的重要构成单位。②维持上皮细胞的极性，这是由它所处的位置和功能决定的。③保证物质转运的方向性。由于紧密连接限制了膜蛋白和膜脂分子的流动性，从而保证了小肠上皮细胞物质运转的方向性。④紧密连接还可以通过将上皮细胞联合成整体发挥机械性的连接作用。

紧密连接的作用并非绝对的，在不同组织中，它对小分子物质具有不同程度的通透性。而饥饿状态下，胃上皮细胞紧密连接的封闭索变平坦，距离增宽，饱食后，封闭索隆起，距离缩小。还有人发现在炎性肠病的活动期，紧密连接的完整性被破坏，闭合蛋白表达降低。

2. 锚定连接　锚定连接是一类由细胞骨架纤维参与的，能够将相邻的细胞或细胞与细胞外基质连接在一起，形成一个有序群体的连接结构。锚定连接广泛分布于多种组织中，其主要作用是形成能够抵抗机械张力的牢固黏合，参与组织器官形态和功能的维持、细胞的迁移运动以及发育和分化等多种过程。

根据锚定连接所在位置、结构形态及参与连接的细胞骨架纤维类型不同，可以分为两大类：黏着连接（adhering junction）和桥粒连接（desmosome junction）。黏着连接是由微丝参与的锚定连接，细胞与细胞之间的黏着连接称为黏着带（adhesion belt），细胞与细胞外基质间的黏着连接称为黏着斑（focal adhesion）。桥粒连接是由中间纤维参与的锚定连接，细胞与细胞之间的连接称为桥粒（desmosome）；细胞与细胞外基质间的连接称为半桥粒（hemidesmosome）。

锚定连接主要由两类蛋白构成：一类是细胞内锚定蛋白（intracellular anchor protein），这类蛋白在细胞质面一端与特定的细胞骨架成分（微丝或中间纤维）相连，另一端与穿膜黏着蛋白连接；第二类蛋白统称穿膜黏着蛋白（transmembrane adhesion protein），是一类细胞黏附分子，其胞内部分与细胞内锚定蛋白相连，胞外部分与相邻细胞特异的穿膜黏着蛋白或细胞外基质蛋白相连。

（1）黏着连接

1）黏着带：位于上皮细胞紧密连接的下方，也称带状桥粒（belt desmosome），常位于紧密连接的下方，呈连续的带状环绕上皮细胞。相邻细胞膜间存在约 15～30nm 的间隙，间隙中充满丝状结构连接相邻的细胞膜。丝状结构主要由钙黏着蛋白（cadherin）组成，它是一次性跨膜糖蛋白，是一类 Ca^{2+} 依赖性细胞黏附分子。钙黏着蛋白胞外结构形成胞间横桥相连，胞内区域通过锚定蛋白与微丝相连；从而使细胞间的连接与胞内的微丝束网络连接在一起，细胞间牵拉的张力通过微丝束网络得以缓解。黏着带主要参与构成细胞骨架，维持细胞形态和组织器官完整性；在发育中影响形态发育，如神经管的形成；加强细胞间的黏着，传递细胞应力,协调细胞活动;提供细胞外到细胞质的潜在的信号传导通路。

2）黏着斑:是通过整合素与肌动蛋白的相互作用,将细胞与细胞外基质进行连接的结构。参与黏着斑连接的穿膜黏着蛋白是整合素(integrin)(α5β1),其胞外区与细胞外基质(主要是纤连蛋白与胶原)成分相连,胞内部分通过锚定蛋白与微丝相连,从而介导细胞与细胞外基质的黏着。黏着斑与黏着带不同在于,黏着斑是细胞与细胞外基质进行连接,而黏着带是细胞间的连接;黏着斑连接的是整合素,而黏着带连接的是钙黏着蛋白。黏着斑可以参与肌细胞与肌腱的连接;对于细胞的铺展和迁移具有重要意义,参与细胞信号转导等功能。

（2）桥粒连接

1）桥粒:是上皮细胞间最常见的一种连接方式,常位于上皮细胞黏着带的下方,呈斑点或纽扣状,是相邻细胞间的一种稳固的连接结构,结构中含有桥粒斑(desmosomal plaque)。电镜下,桥粒连接处相邻细胞膜之间的间隙约20~30nm,质膜的胞质侧则各有一致密的胞质斑(cytoplasmic plaque),称为桥粒斑。桥粒斑上汇集很多中间纤维,呈袢状相互交错伸向细胞质。两个细胞的跨膜细丝在细胞间隙重叠结合,胞内部分与桥粒斑相连。桥粒斑主要有细胞内锚定蛋白构成,包括桥粒斑珠蛋白(plakoglobin)和桥粒斑蛋白(desmoplakin)。在不同类型细胞中附着的中间纤维也不同,如上皮细胞中主要是角蛋白丝(keratin filament),心肌细胞中则为结蛋白丝(desmin filament)。桥粒质膜处的穿膜黏着蛋白为桥粒黏蛋白(desmoglein)和桥粒胶蛋白(desmocollin),均属于钙黏着蛋白家族。相邻细胞中的中间纤维通过桥粒斑和穿膜黏着蛋白构成了贯穿整个组织的整体网架,增强了细胞抵抗外界压力与张力的机械强度。

2）半桥粒:半桥粒是上皮细胞基底面与基膜之间的连接结构,因其结构仅为桥粒的一半而得名。半桥粒在质膜内表面存在桥粒斑,其上附着有朝向胞质的中间纤维。半桥粒的桥粒斑是由一种称为网蛋白(plectin)的细胞内锚定蛋白组成,可与细胞内的中间纤维相连。半桥粒部位的穿膜黏着蛋白是整合素(α6β4)和穿膜蛋白大疱性类天疱疮180(bullous pemphigoid,BP180)。半桥粒主要功能是把上皮细胞与其下方的基膜连接在一起,加强上皮细胞与结缔组织的连接。

3. 通信连接　保持细胞间的信号传递及功能协作的连接通道,称为通信连接。在动物组织细胞间通信主要由间隙连接(gap junction)介导。存在于神经元之间或神经元与效应细胞之间的化学突触(chemical synapse)也属于通信连接。

（1）间隙连接:是相邻细胞间的连接子(connexon)相对接形成微小的通道,使细胞相连接起来的方式。除骨骼肌细胞及血细胞外,几乎所有的动物组织细胞都利用间隙连接来进行通信联系。间隙连接的基本结构单位是连接子,是由6个相同或相似的穿膜连接蛋白,即连接子蛋白(connexin,Cx)环绕而成,中央形成1.5~2nm的亲水性通道。相邻细胞膜之间有2~3nm的缝隙,由两个连接子相对接而连在一起,通过中央通道使相邻细胞质连通。间隙连接通过相邻细胞膜内连接子颗粒的相互融合,加强了相邻细胞的机械连接;同时,间隙连接更重要的功能是介导细胞间通信,将细胞的信息通过化学递质或电信号传递给另一个细胞,协调相邻细胞间的功能活动。间隙连接的通信方式有两种,即代谢偶联(metabolic coupling)和电偶联(electrical coupling)。

代谢偶联是指小分子质量(小于1kD)代谢物和信号分子,在相邻细胞间通过间隙连接的传递。电偶联也称离子偶联(ionic coupling),其连接子是一种离子通道,带电的离子能通过间隙连接到达相邻细胞,使电信号从一个细胞传递到另一个细胞。

（2）化学突触:是指两个神经元之间或神经元与效应细胞之间相互接触并传递信号的部位。突触可分为电突触(electrical synapse)和化学突触(chemical synapse)两种基本类型。电突触是指细胞间形成间隙连接,电冲动可直接通过间隙连接从突触前向突触后传导,速度快而准确。化学突触是神经系统中最常见的以化学物质为传递信号的细胞连接。化学突触的突触前和突触后细胞膜之间存在20nm宽的间隙,电信号不能通过,在信号传递时,要经过将电信号转变为化学信号,再将化学信号转变为电信号的过程。

（二）细胞连接与疾病

1. 细胞连接与皮肤疾病　一些皮肤病与桥粒结构的破坏有关。天疱疮(pemphigus),就是由于患者体内产生了抗天疱疮抗体,破坏了桥粒结构,导致上皮细胞桥粒连接丧失,组织液通过细胞间隙进入表皮,引起严重的皮肤水疱病,如不及时治疗,严重者可危及生命。大疱性类天疱疮(bullous pemphigoid),是由于患者体内产生的抗体破坏了半桥粒结构,导致表皮基底层细胞脱离基膜,组织液渗入表皮下空间,引起严重的表皮下水泡。层粘连蛋白和整合素 α6 或 β4 基因的突变均可引起大疱性表皮松解症(epidermolysis bullosa,EB),其症状与大疱性类天疱疮相似。

2. 细胞连接与肿瘤 肿瘤转移与多种细胞连接相关,研究发现间隙连接类似"肿瘤抑制因子"。肿瘤中可见到细胞连接数目减少,结构混乱,间隙连接中断;紧密连接丧失或解体,改变细胞侧壁的通透性;膜下微丝数减少,排列无规则,黏着连接松散,使细胞和结缔组织脱离,易于脱落和转移,细胞自主性增强,失去群体细胞约束和控制。研究发现,恶性肿瘤中,肿瘤细胞表面的黏着带的主要成分钙黏着蛋白减少或消失,导致细胞连接松散,肿瘤细胞容易脱落,导致肿瘤细胞侵袭与转移。

第二节　细　胞　器

细胞器(organelle)是细胞质中散布的具有一定形态和功能的微结构或微器官,也称为拟器官或亚结构。细胞中的细胞器主要有:线粒体、内质网、高尔基体、核糖体等,它们是细胞的基本组成部分(图3-4)。

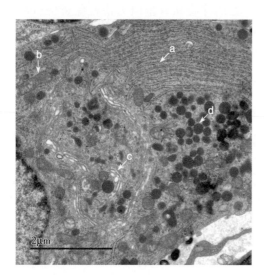

图3-4　腺垂体细胞超微结构
细胞质中可见粗面内质网(a)、线粒体(b)、高尔基体(c)、分泌颗粒(d)。

一、内质网和高尔基体——生物合成的加工厂

(一) 内质网的结构与功能

1. 内质网的结构和组成 内质网(endoplasmic reticulum,ER)广泛分布于除成熟红细胞以外的所有真核细胞的胞质中,其结构主要包括内质网小管(endoplasmic reticulum tubule)、内质网小泡(endoplasmic reticulum vesicle)和内质网扁囊(endoplasmic reticulum lamina),平均膜厚度约5~6nm,三者构成内质网基本"结构单位(structure unit)"。它们大小不同、形态各异,在细胞质中彼此相互连通,构成了一个连续性的膜性三维管网结构系统。

根据内质网外表面是否有核糖体附着,将内质网划分为两种类型,即粗面内质网(rough endoplasmic reticulum,RER)和滑面内质网(smooth endoplasmic reticulum,SER)。粗面内质网又称颗粒内质网(granular endoplasmic reticulum,GER),多呈排列较为整齐的扁平囊状,主要特点是膜外表面有核糖体颗粒的附着,并因此而得名。在具有肽类激素或蛋白分泌功能的细胞中,粗面内质网高度发达;而在未分化或分化低细胞中则相对少见。滑面内质网也称无颗粒内质网(agranular endoplasmic reticulum,AER),多是由小管或小泡构成的网状结构,膜外表面无核糖体颗粒附着,常与粗面内质网相互连通。滑面内质网是一种多功能的细胞器。在不同细胞或同一细胞的不同生理时期,其结构形态、胞内空间分布、发达程度及功能特性差异甚大。以上两种内质网同时存在于大部分细胞中,只是所占比例不同,但也有个别细胞中全为粗面内质网(如胰腺外分泌细胞)或皆为滑面内质网(如肌细胞)。

除了上述两种基本类型之外,内质网还有一些异型结构,如:见于视网膜色素上皮细胞中的髓样体(myeloid body),生殖细胞、快速增殖细胞、某些哺乳类动物的神经元和松果体细胞以及一些癌细胞中的孔环状片层体(annulate lamellae)等。这些异型结构亦可被看作是内质网的第三种结构类型。

内质网通常可占到细胞全部膜相结构组成的50%左右;占细胞总体积的10%以上;相当于整个细胞质量的15%~20%。其化学组成与细胞膜基本一致,也是以脂类和蛋白质为主要组成成分。与细胞膜不同的是各成分的种类和所占比例不尽相同。

内质网膜脂类含量约占30%~40%,蛋白质含量在60%~70%之间。内质网膜的脂质双分子层组成包括磷脂、中性脂肪、缩醛磷脂和神经节苷脂等。其中以磷脂含量最多。不同磷脂的百分比含量大致为:

卵磷脂 55% 左右;磷脂酰乙醇胺 20% ~ 25%;磷脂酰肌醇 5% ~ 10%;磷脂酰丝氨酸 5% ~ 10%;鞘磷脂 4% ~ 7%。

内质网膜含有的蛋白质及酶类是非常复杂、多样的,根据它们的功能特性,大致可以划分为以下几种类型,①与解毒功能相关的氧化反应电子传递酶系:主要由细胞色素 P450(cytochrome P450,CYP)、NADPH-细胞色素 P450 还原酶、细胞色素 b5、还原型烟酰胺腺嘌呤二核苷酸(reduced nicotinamide adenine dinucleotide,NADH)NADH-细胞色素 b5 还原酶和 NADH-细胞色素 c 还原酶等组成。②与脂类物质代谢功能反应相关的酶类:如脂肪酸 CoA 连接酶、磷脂酸磷酸酶、胆固醇羟化酶、脂酰基转移酶、脂酰辅酶 A、磷酸酶和胆碱磷酸转移酶等。③与碳水化合物代谢功能反应相关的酶类:主要包括葡萄糖-6-磷酸酶、β-葡萄糖醛酸酶、葡萄糖醛酸转移酶和 GDP-甘露糖基转移酶等。葡萄糖-6-磷酸酶被视为内质网的主要标志性酶。④与蛋白加工转运相关的酶类。

内质网网腔中普遍存在一类网质蛋白(reticuloplasmin),该类蛋白共同特点是多肽链的羧基端(C 端)均含有一个 KDEL(Lys-Asp-Glu-Leu,即赖氨酸-天冬氨酸-谷氨酸-亮氨酸)或 HDEL(His-Asp-Glu-Leu,即组氨酸-天冬氨酸-谷氨酸-亮氨酸)的 4 氨基酸序列驻留信号(retention signal)。网质蛋白可通过驻留信号与内质网膜上相应受体识别并结合而驻留于内质网腔而不被转运。目前已知的网质蛋白有免疫球蛋白重链结合蛋白质(immunoglobulin heavy chain binding protein)、内质蛋白(endoplasmin)、钙网蛋白(calreticulin)、钙连蛋白(calnexin)和蛋白质二硫键异构酶(protein disulfide isomerase,PDI)。

2. 内质网的功能　内质网不仅是蛋白质和脂类等物质的重要合成场所,还参与物质运输、物质交换、解毒以及对细胞的机械支持等作用。具体功能如下。

(1) 粗面内质网的功能:主要负责蛋白质的合成、加工修饰、分选及转运。包括:①外输性或分泌性蛋白质,如肽类激素、细胞因子、抗体、消化酶、细胞外基质蛋白等;②膜整合蛋白质,如膜抗原、膜受体等;③参与合成细胞器中的驻留蛋白(retention protein),如定位于粗面内质网、滑面内质网、高尔基体、溶酶体等各种细胞器中的可溶性驻留蛋白等。

(2) 滑面内质网的功能:主要参与脂类合成、糖代谢和细胞解毒等。滑面内质网是细胞内脂类合成的重要场所。不同细胞类型中的滑面内质网,因其化学组成上的某些差异及所含酶的种类不同,常常表现出完全不同的功能作用。主要包括:①参与脂质的合成和转运,脂类合成是滑面内质网最为重要的功能之一,在滑面内质网合成的脂类常常会与粗面内质网来源的蛋白质结合形成脂蛋白,然后经由高尔基体分泌出去。比如在正常肝细胞中合成的 LDL。②参与糖原的代谢,参与了糖原的分解过程。③是细胞解毒的主要场所,作为机体中外源性、内源性毒物及药物分解解毒的主要器官组织,肝脏的解毒作用主要由肝细胞中的滑面内质网来完成。④是肌细胞 Ca^{2+} 的储存场所。⑤与胃酸、胆汁的合成与分泌密切相关。

3. 内质网应激　内质网具有较强的稳态系统。但在各种刺激下,如缺氧、氧化应激、病毒感染、化学药物等均可扰乱内质网稳态,导致内质网内 Ca^{2+} 平衡紊乱,未折叠或错误折叠蛋白在内质网腔中聚集,形成内质网应激(endoplasmic reticulum stress,ERS)。适度的 ERS 有利于细胞在外界刺激下恢复细胞的内稳定,是真核细胞的一种自我保护性反应,而长时间或严重的 ERS 会导致内质网功能受损,进而导致细胞凋亡。研究发现,ERS 与多种疾病相关,如动脉粥样硬化、非酒精性脂肪性肝病、糖尿病、心血管疾病、骨质疏松症、肿瘤、神经退行性疾病如阿尔茨海默病和帕金森病等。

(二) 高尔基体的结构和功能

1. 高尔基体的结构和组成　高尔基体(Golgi body)是由一些排列整齐的扁平囊泡(cisterna cisternae)、小囊泡(vesicles)和大囊泡(vacuoles)三种不同类型的膜性囊泡组成的细胞器。扁平囊泡,现统称为潴泡(cisterna),是高尔基体中最具特征的主体结构组分。3~8 个潴泡平行排列在一起,构成高尔基体的主体结构——高尔基体堆(Golgi stack)。小囊泡,现统称为小泡(vesicle),聚集分布于高尔基体形成面,是一些直径为 40~80nm 的膜泡结构,包括两种类型:相对较多的为表面光滑的小泡;较少的为表面有绒毛样结构的有被小泡(coated vesicle),也称为运输小泡(transfer vesicle)。它们可通过相互融合,形成扁平状高尔基潴泡。大囊泡,现统称为液泡(vacuole),直径为 0.1~0.5μm,是见于高尔基体成熟面的分泌小泡(secretory vesicle),为扁平状高尔基潴泡末端膨大、断离而形成。不同分泌小泡的成熟程度不同。

高尔基体是具有极性的细胞器。扁平囊的顺面膜囊一般靠近细胞核和内质网,称为顺面高尔基网(*cis*-Golgi network),顺面膜囊向反面膜囊过渡,囊腔逐渐变大变宽,囊膜变厚,与细胞膜相似,为反面高尔基网(*trans*-Golgi network),位于两者之间的多层间隔囊为高尔基中间膜囊(medial Golgi stack)。

不同组织细胞中高尔基体的分布不同。在神经细胞中的高尔基体一般是围绕细胞核分布;在输卵管内皮、肠上皮黏膜、甲状腺和胰腺等具有生理极性的细胞中,其常常在细胞核附近趋向于一极分布;在肝细胞中,则沿胆小管分布在细胞边缘;在精子、卵子等少数特殊类型的细胞和绝大多数无脊椎动物的某些细胞中,可见到高尔基体呈分散的分布状态。

高尔基体的数量和发达程度也因细胞的生长、发育分化程度和细胞的功能类型不同而存在较大的差异,并且会随着细胞的生理状态而变化。一般而言,在分化发育成熟且具有旺盛分泌功能活动的细胞中,高尔基体较为发达。

高尔基体是一种膜性结构细胞器,其基本化学组分为脂质。高尔基体膜的脂类成分含量介于质膜与内质网膜之间。高尔基体含有多种酶类,包括:①高尔基体中最具特征性的酶——糖基转移酶(glycosyl-transferase);②NADH-细胞色素氧化还原酶;③以 5'-核苷酸酶、ATP 酶、硫胺素焦磷酸酶为主体的磷酸酶类;④参与磷脂合成的溶血卵磷脂酰基转移酶和磷酸甘油脂酰基转移酶;⑤由磷脂酶 A1 与磷脂酶 A2 组成的磷脂酶类;⑥酪蛋白激酶(casein kinase,CK);⑦甘露糖苷酶等。这些酶主要参与糖蛋白、糖脂和磷脂的合成。

2. 高尔基体的功能　高尔基体主要功能是参与细胞的分泌活动,对来自内质网的糖蛋白进行糖基化、水解、分选及定向运输。其主要的功能作用包括:

(1) 高尔基体是细胞内蛋白质运输分泌的中转站:外输性分泌蛋白、溶酶体中的酸性水解酶蛋白、多种细胞膜蛋白以及胶原纤维等细胞外基质成分等均是经由高尔基体进行定向转送和运输的。因此,可以说高尔基体是细胞内蛋白质运输分泌的中转站。

(2) 高尔基体是胞内物质加工合成的重要场所:糖蛋白的加工合成,如 N-连接糖蛋白和 O-连接糖蛋白;蛋白质的水解修饰,如人胰岛素、胰高血糖素、血清白蛋白等的水解成熟均在高尔基体的转运过程中发生和完成。此外,高尔基体还是胞内蛋白质分选和膜泡定向运输的枢纽。

二、溶酶体和蛋白酶体——细胞废物的降解

(一) 溶酶体结构和组成

溶酶体是一种具有高度异质性的膜性结构细胞器,所谓异质性是指不同溶酶体的形态、大小、数量、分布及所包含溶解酶的种类可能存在很大差异。溶酶体普遍地存在于各类组织细胞之中。由一层单位膜包裹而成,膜厚约 6nm,通常呈球形,大小差异显著,一般直径为 $0.2 \sim 0.8\mu m$,最小者直径仅 $0.05\mu m$,而最大者直径可达数微米。溶酶体中约含有 60 多种能够分解机体中几乎所有生物活性物质的酸性水解酶,这些酶作用的最适 pH 通常在 $3.5 \sim 5.5$。

尽管溶酶体是一种具有高度异质性的细胞器,但也具有许多共性特征:①所有的溶酶体都是由一层单位膜包裹而成的囊球状结构小体。②含有丰富的酸性水解酶,包括蛋白酶、核酸酶、脂酶、糖苷酶、磷酸酶和溶菌酶等多种酶类。其中,酸性磷酸酶是溶酶体的标志酶。③溶酶体膜中富含两种高度糖基化的穿膜整合蛋白 IgpA 和 IgpB。它们分布在溶酶体膜腔面,可能有利于防止溶酶体所含的酸性水解酶对其自身膜结构的消化分解。④溶酶体膜上嵌有质子泵,可依赖水解 ATP 释放出的能量将 H^+ 逆浓度梯度地泵入溶酶体中,以形成和维持溶酶体囊腔中酸性的内环境。

此外,溶酶体膜糖蛋白家族具有高度同源性。在多种脊椎动物中已鉴定出了一个溶酶体膜糖蛋白家族——溶酶体相关膜蛋白(lysosomal-associated membrane protein,LAMP)或溶酶体整合膜蛋白(lysosomal integral membrane protein,LIMP)。该类蛋白的肽链组成结构包括:一个较短的 N 端信号肽序列、一个高度糖基化的腔内区、一个单次跨膜区和一个由 10 个左右的氨基酸残基组成的 C 端胞质尾区。在不同物种的同类蛋白质及同一物种的不同蛋白质之间,特别是在其功能结构区,具有高度的氨基酸序列组成同源性。

（二）溶酶体的类型

1. 根据生理功能状态的不同可分为三种基本类型：

（1）初级溶酶体（primary lysosome）：是指通过其形成途径刚刚产生的溶酶体。也称为原溶酶体（protolysosome）或前溶酶体（prelysosome），只含有溶解酶不含有溶解底物。一般呈透明圆球状，膜厚约 6nm。

（2）次级溶酶体（secondary lysosome）：当初级溶酶体经过成熟，接受来自细胞内、外的物质，并与之发生相互作用时，即成为次级溶酶体。因此，次级溶酶体实质上是溶酶体的一种功能作用状态，故又被称作消化泡（digestive vacuole）。次级溶酶体体积较大，形态多不规则，囊腔中含有正在被消化分解的物质颗粒或残损的膜碎片。依据次级溶酶体中所含作用底物性质和来源的不同，次级溶酶体又可分为：自噬溶酶体（autophagolysosome）、异噬溶酶体（heterophagic lysosome）和吞噬溶酶体（phagolysosome）。自噬溶酶体作用底物主要是细胞内衰老蜕变或残损破碎的细胞器（如损伤的内质网、线粒体等）或糖原颗粒等其他胞内物质。异噬溶酶体其作用底物源于外来异物。吞噬溶酶体作用底物为病原体或其他外来较大的颗粒性异物。由于吞噬溶酶体与异噬溶酶体的作用底物均为细胞外来物，因此，二者之间并无本质上的区别。

（3）三级溶酶体（tertiary lysosome）：又称后溶酶体（postlysosome）或终末溶酶体（telolysosome），是指残留一些不能被消化和分解物质的溶酶体。三级溶酶体有些可通过胞吐的方式被清除、释放到细胞外去；有些则可能会沉积于细胞内而不被外排。如心肌细胞内的脂褐质颗粒。

2. 根据形成过程的不同可分为两大类型 近年来，基于对溶酶体形成过程及发育过程的研究，学者提出新的溶酶体分类体系，把溶酶体划分为内体性溶酶体（endolysosome）和吞噬溶酶体（phagolysosome）两大类。内体性溶酶体是由高尔基体芽生的运输小泡和通过胞吞（饮）作用形成的内体结合而成，相当于初级溶酶体。吞噬性溶酶体是由内体性溶酶体和来自细胞内外的自噬体（autophagosome）或异噬体（heterophagosome）相互融合而成，相当于次级溶酶体。

（三）溶酶体的功能

溶酶体的一切功能都源于其对物质的消化和分解作用。

1. 溶酶体能够通过形成异噬溶酶体和自噬溶酶体的不同途径，分解胞内的外来物质，清除衰老、残损的细胞器，保证细胞内环境的相对稳定。

2. 溶酶体具有物质消化与细胞营养功能。在细胞饥饿状态下，溶酶体通过分解细胞内的一些对于细胞生存并非必需的生物大分子物质，为细胞的生命活动提供营养和能量，维持细胞的基本生存。

3. 溶酶体强大的物质消化和分解能力与免疫防御机制密切相关。如巨噬细胞中发达的溶酶体可吞噬细菌或病毒颗粒，最终将其分解消化。

4. 溶酶体参与某些腺体组织细胞分泌过程的调节，如储存于甲状腺腺体内腔中的甲状腺球蛋白通过吞噬作用进入分泌细胞内，在溶酶体中水解成甲状腺素，而后被分泌到细胞外。

5. 溶酶体在生物个体发生与发育过程中起重要作用，如精子与受精卵的结合、哺乳动物子宫内膜的周期性萎缩、断乳后乳腺的退行性变化、衰老红细胞的清除以及某些特定细胞的编程性死亡等，都离不开溶酶体的作用。

三、线粒体功能与细胞代谢

（一）线粒体的结构和组成

线粒体是能量供应的主要场所，是细胞的"能量工厂"，广泛存在于真核细胞。光镜下的线粒体呈线状、粒状或杆状等，直径 0.5~1.0μm。线粒体是由内、外双层单位膜套叠而成的封闭性膜囊结构，电镜下，主要包含线粒体外膜（mitochondrial outer membrane）、线粒体内膜（mitochondrial inner membrane）、膜间隙（intermembrane space）和线粒体基质（mitochondrial matrix）。

1. 线粒体外膜 线粒体最外围的光滑生物膜，在空间上，把线粒体从细胞质中分隔开，厚约 5~7nm。外膜脂类和蛋白质构成各约 50%，外膜上镶嵌的蛋白质包括多种转运蛋白，它们形成较大的水相通道跨越脂质双层，使外膜出现直径 2~3nm 的小孔，允许分子量在 10kD 以下的物质，包括一些小分子多肽通过。

2. **线粒体内膜**　是线粒体外膜内一层封闭性单位膜,比外膜稍薄,平均厚 4.5nm。内膜将线粒体的内部空间分成两部分,其中由内膜直接包围的空间称内腔,含有基质,也称基质腔(matrix space);内膜与外膜之间的空间称为外腔,或膜间隙(intermembrane space)。内膜向内延伸折叠形成线粒体嵴(mitochondrial crista),可显著增加内膜的表面积。内膜(包括嵴)的内表面附着许多突出于内腔的颗粒,每个线粒体大约有 $10^4 \sim 10^5$ 个,称为基粒(elementary particle)。基粒的化学本质是 ATP 合酶(ATP synthase)或 ATP 合酶复合体(ATP synthase complex)。内膜是线粒体合成 ATP 的重要场所。

3. **膜间隙**　是线粒体内外膜之间的腔隙。膜间隙宽约 6~8nm,部分区域膜间隙变狭窄,相互接触,称为转位接触点(translocation contact site)。其间分布有蛋白质等物质进出线粒体的通道蛋白和特异性受体,分别称为内膜转位子(translocon of the inner membrane,Tim)和外膜转位子(translocon of the outer membrane,Tom)。

4. **线粒体基质**　线粒体内腔充满了电子密度较低的可溶性蛋白质和脂肪等成分,呈凝胶状,称为基质。基质具有特定的 pH 值和渗透压,为线粒体各类反应提供稳定的环境。基质中存在催化三羧酸循环、脂肪酸氧化、氨基酸分解、蛋白质合成等有关的酶,是氧化代谢的主要场所。基质中还含有线粒体独特的双链环状 DNA、核糖体,这些构成了线粒体相对独立的遗传信息复制、转录和翻译系统。因此,线粒体是人体细胞除细胞核以外唯一含有 DNA 的细胞器。

线粒体中 65%~70% 是蛋白质,25%~30% 是脂类。线粒体蛋白质分为两类:一类是可溶性蛋白,包括基质中的酶和膜外周蛋白;另一类是不溶性蛋白,为膜结构蛋白或膜镶嵌蛋白。脂类大部分是磷脂。此外,线粒体还含有 DNA 和完整的遗传系统、多种辅酶[如辅酶 Q(coenzyme Q,CoQ)]、黄素单核苷酸(flavin mononucleotide,FMN)、黄素腺嘌呤二核苷酸[(flavin adenine dinucleotide,FAD)和 NAD^+ 等]、维生素和各类无机离子。线粒体是细胞中含酶最多的细胞器,内、外膜的标志酶分别是细胞色素氧化酶和单胺氧化酶等;基质和膜间隙的标志酶分别为苹果酸脱氢酶和腺苷酸激酶等。

(二) 线粒体的功能

线粒体是细胞中制造能量的结构。线粒体是真核生物进行氧化代谢的部位,是糖类、脂肪和氨基酸最终氧化释放能量的场所。营养物质在线粒体内氧化并与磷酸化偶联生成 ATP 是线粒体的主要功能。

线粒体还在摄取和释放 Ca^{2+} 中起着重要的作用,线粒体和内质网一起共同调节胞质中的 Ca^{2+} 浓度,从而使 Ca^{2+} 浓度保持动态平衡。有研究报道,钙稳态对许多细胞日常活动至关重要,线粒体是调节钙稳态的主要部位。

线粒体还参与诸如细胞分化、细胞信息传递和细胞凋亡等过程,并拥有调控细胞生长和细胞周期的能力。线粒体在能量代谢和自由基代谢过程中产生大量超氧阴离子,并通过链式反应形成活性氧(reactive oxygen species,ROS),当 ROS 水平较低时,可促进细胞增生;而 ROS 水平较高时,使得非特异性线粒体膜通透性转换孔(mitochondrial permeability transition pore,MPTP)开放,不仅导致跨膜电位崩溃,也使细胞色素 C 外漏,再启动胱天蛋白酶(caspase)的级联活化,最终由 caspase-3 启动凋亡。

最近,来自 Wistar 研究所的研究人员发现了线粒体裂变因子(mitochondrial fission factor,MFF)在控制癌细胞存活中的作用,表明该蛋白可能成为新的治疗靶标。而 2019 年 10 月 *Cell Metabolism* 一篇关于肾脏炎症和纤维化的文章聚焦于线粒体损伤,发现线粒体代谢、信号通路与慢性肾病之间存在关联。

四、细胞外囊泡——外泌体

(一) 细胞外囊泡的定义和分类

囊泡(vesicle)也称为小泡,是真核细胞内十分常见的由单位膜包围而成的含有特殊内含物的膜泡结构,可呈小球形或较大的无规则形状。细胞外囊泡(extracellular vesicle,EV)是由国际细胞外囊泡学会(International Society for Extracellular Vesicles,ISEV)创造的术语,是指从细胞膜上脱落或者由细胞分泌的双层膜结构的囊泡状小体,直径约 40~1 000nm。根据细胞外囊泡的生物合成或释放途径,细胞外囊泡可分为:微囊泡(microvesicle)、外泌体(exosome)、凋亡小体(apoptotic body)、迁移体(migrasome)和核外颗粒体(ectosome)等。

微囊泡是细胞激活、损伤或凋亡后从细胞膜脱落的小囊泡,直径约为 100~1 000nm。外泌体是由细胞内的多泡体(multivesicular body)与细胞膜融合后以外分泌的形式释放到细胞外的结构,直径约为 40~100nm。凋亡小体是细胞凋亡过程中形成的泡状小体,由胞膜皱缩内陷,分割包裹胞质形成,内含 DNA 物质及细胞器,直径约 1~5μm。迁移体是 2015 年新报道的膜性细胞器,是在细胞定向迁移的过程中产生的膜囊泡结构,细胞迁移过程中细胞尾部产生收缩丝,在收缩丝的末端或交叉部位产生直径约为 0.5~3.0μm 的囊泡。核外颗粒体是一类定义比较狭窄的细胞特异性的细胞外囊泡,是中性粒细胞被趋化因子激活后,伸出的伪足断裂所形成的小囊泡,或者激活的中性粒细胞表面形成的 70~300nm 的小囊泡凸起,这两种小囊泡被定义为核外颗粒体。

各类细胞外囊泡在组成和结构上没有明显的差别,均是由磷脂双分子层为主体构成的膜结构,其间均有一系列跨膜蛋白,其内均包含核酸、蛋白质和脂质。

（二）细胞外囊泡的形成和释放

细胞外囊泡主要存在于细胞生存的微环境中,几乎所有的细胞都可以自发或在一定刺激条件下产生和释放细胞外囊泡。

细胞外囊泡的形成方式有 3 种,即外泌体释放方式、微泡或核外颗粒体从细胞膜表面出芽的生成方式和迁移体的形成方式。细胞外囊泡的释放过程,到目前为止研究还处在初级阶段。有研究显示,细胞骨架蛋白参与到细胞外囊泡的释放过程。

1. **外泌体形成和释放方式** 外泌体是经过"内吞-融合-外排"等一系列调控过程形成释放的,首先是质膜内陷,包绕母细胞所释放的物质,形成体腔内囊泡,而后形成多囊泡胞内体或多泡体。多泡体与母细胞胞膜特定部位融合,之后胞内体中的微小囊泡朝向内体囊腔的内部形成微囊泡,继而细胞将这种芽泡以外泌的形式释放到细胞外。有报道显示,质膜和细胞器膜中一类调节型的小分子鸟苷三磷酸(GTP)结合蛋白 Ras 超家族中的 Rab 蛋白家族 Rab11、Rab27 和 Rab35 参与了外泌体的释放,缺失任何一个都会影响外泌体的释放。

2. **微囊泡或核外颗粒体的形成和释放方式** 微囊泡或核外颗粒体形成过程相对简单,是直接通过出芽方式从母细胞膜表面脱落产生,大小不均一,高表达磷脂酰丝氨酸,没有特定的表面分子标记物,但和外泌体一样表达母细胞来源的表面标记物。如白细胞来源的表达 CD45,网织红细胞来源的表达转铁蛋白受体分子,抗原呈递细胞来源的富含主要组织相容性复合体(major histocompatibility complex,MHC)。微囊泡中也含有如金属蛋白酶等外泌体中不包含的一些物质。

3. **迁移体的形成释放方式** 迁移体是 2014 年由清华大学俞立教授团队首次发现的,他们在研究中发现,细胞迁移过程中会形成一种有胞膜包被、直径 3μm 左右的囊泡,将其命名为迁移体。他们研究发现 Tspan4 蛋白质(四旋蛋白)和胆固醇在迁移体形成时,可组织成为微米级大型微结构域,这一结构即为迁移体的基本结构。研究人员还通过实验与计算机模拟,提出了迁移体形成的理论模型,即迁移体的形成是 Tspan4 蛋白质局部富集使其所在膜结构的刚度增加而产生的一种生物物理过程,Tspan4 蛋白质和胆固醇在迁移体形成过程中发挥关键作用。

（三）细胞外囊泡的功能

细胞外囊泡广泛存在于细胞培养上清以及各种体液(血液、淋巴液、唾液、尿液、精液、乳汁)中,携带蛋白质、脂类、DNA、mRNA、miRNA 等,参与细胞间通信、细胞迁移、血管新生和免疫调节等过程。在糖尿病、心血管疾病、艾滋病、慢性炎症疾病以及癌症中都发现细胞外囊泡水平的升高,它们很有可能成为这类疾病的诊断标志物,因此,对细胞外囊泡进行准确的定性和定量研究显得尤为重要。

1. **细胞外囊泡参与细胞间通信** 细胞外囊泡可将其携带的生物信息运输到周边靶细胞,或经血液循环及体液运输而被远处组织细胞摄取,进而对靶细胞遗传组进行重新编排,使靶细胞获得新的功能或失去某功能甚至死亡。如:外泌体可以通过与受体细胞进行膜融合将信息传递到受体细胞;也可以通过与受体细胞表面的配体和受体识别进行信息交流;受体细胞还可以将外泌体胞吞进去以获得外泌体里面的信息。研究发现迁移体中富集了许多信号因子如形态发生素、趋化因子和生长因子等,这些信号可以为局部提供特定的信息,以支持胚胎的协调发育。

2. 细胞外囊泡参与多种病理过程　细胞外囊泡参与多种疾病的病理过程。如：在肿瘤转移过程中，肿瘤细胞分泌的外泌体会先到达预转移组织，调控预转移组织的一些生理性能，使其更适合循环肿瘤细胞（circulating tumor cells, CTCs）着床和生长。自噬研究中发现，在外泌体生物发生过程中自噬相关蛋白和蛋白质复合物发挥一定作用，外泌体和自噬内涵体在自噬途径相互交叉。

3. 细胞外囊泡与疾病诊断　利用细胞外囊泡所进行的体液活检是一种可以在非入侵情况下，从血液样本中检测疾病症状的技术，已经在疾病诊断中得到广泛应用。因为肿瘤细胞分泌的囊泡会携带肿瘤细胞的特征标志物，如特异性蛋白或 RNA 等，可帮助肿瘤诊断。如：胰腺癌细胞和乳腺癌细胞的外泌体表面表达特异性蛋白磷脂酰肌醇蛋白聚糖 1（glypican-1, GPC-1），该蛋白在其他癌症以及正常细胞分泌的外泌体中不表达或低表达。通过对人血清中含 GPC-1 的外泌体进行检测，可以实现胰腺癌和乳腺癌的早期诊断。

第三节　细胞内外信号转导

一、信号分子及受体

根据信号分子作用位置的不同，将信号分子分为两类，即细胞内信号分子和细胞外信号分子。细胞外信号分子是细胞承载物理或化学信息的载体，包括疏水性（脂溶性）信号分子、气体脂溶性信号分子和亲水性（水溶性）信号分子，这些信号分子也称第一信使。细胞内的信号分子主要指一些小分子活性物质，在其上游信号转导分子的调控下可以迅速升高或降低自身浓度，进行信号的传递，也称其为第二信使，主要包括环磷酸腺苷（cyclic adenosine monophosphate, cAMP）、环磷酸鸟苷（cyclic guanosine monophosphate, cGMP）、三磷酸肌醇（inositol triphosphate, IP$_3$）、二酰甘油（diacylglycerol, DAG）等。

（一）细胞外信号分子

1. 疏水性（脂溶性）信号分子　该种信号分子可以直接进入靶细胞，识别并结合细胞内受体，传递信息。

2. 气体脂溶性信号分子　例如，NO 可直接进入靶细胞，通过 cAMP 和 cGMP 调节局部细胞的功能。

3. 亲水性（水溶性）信号分子　该类信号分子不能自由透过磷脂双分子层，因此其只能通过识别和结合细胞表面的受体进行信号的传递。

（二）细胞内信号分子

细胞在进行信号转导时，具有酶活性的信号转导分子会被激活，生成小分子活性物质，细胞质中该物质的浓度升高，从而进行信号的传递。细胞内的信号分子主要包括 cAMP、cGMP、IP$_3$ 和 DAG 等。例如，特定的 G 蛋白可以激活腺苷酸环化酶（adenylate cyclase, AC），催化 ATP 生成 cAMP；鸟苷酸环化酶（guanylate cyclase, GC）催化并水解 GTP 生成 cGMP；特定的 G 蛋白激活磷脂酶 C（phospholipase C, PLC）催化磷脂酰肌醇 4,5-双磷酸（phosphatidylinositol 4,5-bisphosphate, PIP$_2$）水解，生成 IP$_3$ 和 DAG 两种胞内信使。

（三）膜受体与胞内受体

受体（receptor）是细胞膜上或细胞内能与生物信息分子结合并将这些生物信息传递到效应器，引起相应生物效应的生物大分子。

1. 根据膜受体作用方式的不同，目前多将其分为 3 型。

（1）离子通道偶联受体：受体本身即为门控离子通道，化学信号作用于膜表面的受体，改变通道蛋白的构象，导致离子通道的开启或关闭，进行信号的传递。

（2）G 蛋白偶联受体（G-protein coupled receptors, GPCRs）：G 蛋白又称为 GTP 结合蛋白，GPCRs 是与 G 蛋白相互作用的膜表面受体，在膜表面受体中占据大多数，多样性最丰富。

（3）酶联受体：该类受体包括胞外段、跨膜段和胞内段三种结构域。在有些细胞中其胞内段结构域具有潜在的酶活性，当胞外段结合信号分子以后，胞内段会产生结构的变化进行信号的传递；在有些细胞中其胞内段结构域不具有酶活性，但其可以结合一种有酶活性的蛋白进行信号的传递。

2. 胞内受体是一种具有转录活性的蛋白质，其 DNA 结合区可与 DNA 分子上的激素调节元件结合，促进或者抑制基因的转录。胞内受体根据其作用位置的不同分为胞质受体和核受体(nuclear receptor,NR)。

（1）胞质受体：位于靶细胞的胞质内，例如糖皮质激素和盐皮质激素的受体等。

（2）核受体：位于靶细胞的细胞核内，例如维生素 D_3 及视黄酸受体(retinoic acid receptor,RAR)等。

二、信号转导通路

（一）GPCRs 介导的信号转导通路

GPCRs 作为细胞膜受体中最大的、多样性最丰富的膜蛋白受体家族，其不仅可以介导细胞外环境信号刺激的传递，也可介导细胞之间的信号传递。信号分子与 GPCRs 结合后，激活三聚体 G 蛋白，启动不同的信号转导通路，作用于不同的效应蛋白发挥作用。

1. GPCRs 介导 cAMP 信号通路 G 蛋白由 G_α、G_β、G_γ 三个亚基组成，G_β 和 G_γ 亚基以异二聚体的形式存在，G 蛋白起到的"开关"作用主要依赖于 G_α 亚基。在 AC 信号通路中，信号分子与 GPCRs 结合后，G_α 亚基激活其效应器蛋白——腺苷酸环化酶，通过改变 AC 的活性，调节细胞内第二信使 cAMP 的水平，进而影响信号通路的下游事件。

2. GPCRs 介导 PI 信号通路 细胞外的信号分子与 G 蛋白偶联型受体结合，导致受体构象改变，从而结合三聚体的 G 蛋白，G 蛋白被活化后可作用于磷脂酶 C(phospholipase C,PLC)，使细胞膜上的磷脂酰肌醇4,5-双磷酸(PIP_2)分解产生两个第二信使，其中 IP_3 可以扩散至细胞质，而 DAG 则"锚定"在细胞膜上。

（1）IP_3 促进内质网中 Ca^{2+} 的释放，提高胞质内 Ca^{2+} 浓度：IP_3 的主要作用是将储存在内质网中的 Ca^{2+} 转移到细胞质中，使细胞质基质中游离的 Ca^{2+} 浓度升高。在内质网膜中存在 IP_3 调控的 Ca^{2+} 通道，将内质网中的 Ca^{2+} 释放到细胞质基质，引起下游一系列的反应。

（2）DAG 在 Ca^{2+} 的协同下激活蛋白激酶 C(protein kinase C,PKC)：PKC 是一种 Ca^{2+} 和磷脂酰丝氨酸依赖的丝氨酸和苏氨酸激酶，静息状态时游离在细胞质中。当细胞质中 Ca^{2+} 浓度升高时，PKC 由细胞质移位到细胞膜上与 DAG 结合，PKC 激活后磷酸化相应的靶蛋白发挥功能。

3. GPCRs 调控离子通道 有一些受体的效应蛋白是 Na^+ 或 K^+ 通道，例如神经递质 Ach 可以作为配体与 GPCRs 结合，导致膜受体偶联的离子通道开放，促使 Na^+ 内流，改变局部电位(图 3-5)。

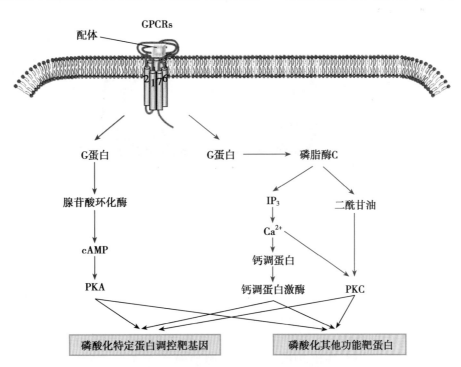

图 3-5 G 蛋白偶联受体介导的信号通路

引自陈誉华,陈志南.医学细胞生物学[M].6 版.北京:人民卫生出版社,2018。

（二）酶偶联受体介导的信号转导通路

酶偶联受体主要分为两类：一类为细胞因子受体，另一类为酪氨酸激酶受体，二者都属于单次跨膜的蛋白。细胞因子受体胞内段不具有酶活性，但其可以连接有酶活性的蛋白进行信号的传递。而酪氨酸激酶受体胞内段具有酪氨酸激酶活性，并且存在不同的酪氨酸残基自我磷酸化的位点。

1. 细胞因子受体与JAK-STAT信号通路　与白介素、干扰素等细胞因子相关的受体属于酶偶联受体，受体不具有酶活性，但胞内段受体具有与酪氨酸蛋白激酶（tyrosine protein kinase，TPK）的结合位点。细胞因子与细胞膜受体特异性结合，引发受体构象改变并导致二聚化，形成同源二聚体，便于二聚体同各自的TPK结合，使彼此酪氨酸残基发生交叉磷酸化，从而激活JAK激酶。活化的JAK磷酸化受体胞内段酪氨酸残基，使活化受体上磷酸酪氨酸残基成为具有SH2结构域的STAT蛋白结合位点，STAT通过SH2结构域与受体磷酸化的酪氨酸残基结合，继而STAT的C端酪氨酸残基被JAK磷酸化，磷酸化的STAT分子随即从受体上解离下来，两个磷酸化的STAT分子形成同源二聚体转位到细胞核内与特异基因的调控序列结合，调节相关基因的表达（图3-6）。

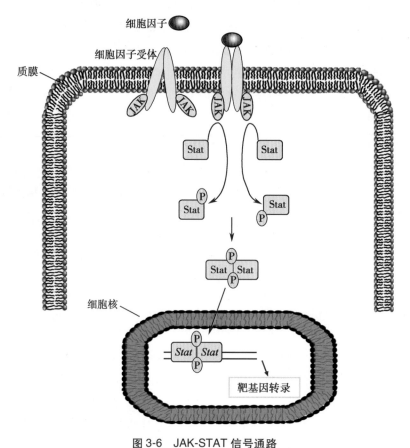

图3-6　JAK-STAT信号通路
引自陈誉华，陈志南.医学细胞生物学[M].6版.北京：人民卫生出版社，2018。

2. Ras蛋白是受体酪氨酸激酶（receptor tyrosine kinase，RTK）介导的信号通路中的关键组分　TPKR通常以单体形式存在于细胞膜上，当配体与TPKR结合后，受体的构象发生改变，形成异二聚体，激活TPKR的酪氨酸残基活性，使胞内段的酪氨酸残基磷酸化，与生长因子受体结合蛋白2（growth factor receptor-bound protein 2，GRB2）等含有SH2残基的蛋白结合，参与RTK-Ras-MAPK信号的转导。

3. PI3K/Akt信号通路是RTK介导的经典信号通路　磷脂酰肌醇3激酶（phosphatidylinositol 3-kinase，PI3K）由两个亚基组成，其中p85调节亚基具有SH2蛋白结构域，表明PI3K可以结合活化的受体酪氨酸激酶定位到细胞膜的内侧，催化PIP₂生成磷脂酰肌醇-3，4，5-三磷酸（phosphatidylinositol 3，4，5-phosphate，PIP3），为多种信号蛋白提供锚定位点。在生长因子等刺激作用下，PI3K活性增高，PIP₃水平升高，募集3-磷酸肌醇依赖性蛋白激酶1（3-phosphoinositide-dependent protein kinase-1，

PDK1）和 Akt 至细胞膜,完全活化的 Akt 脱离细胞膜进入细胞核,进而磷酸化多种靶蛋白,调控细胞行为。

4. TGF-β 信号通路通过 Smad 将细胞外信号转导到细胞核内 转化生长因子-β(transforming growth factor-β,TGF-β)家族有近 30 种成员,主要分为 RⅠ、RⅡ和 RⅢ 三种亚型。Smad 蛋白是细胞内 TGF-β 信号重要的传导和调节分子,可以将 TGF-β 信号由细胞膜直接传导进入细胞核内。在 TGF-β 信号传递过程中,TGF-β 信号分子与 RⅡ 结合,招募并磷酸化激活 RⅠ,活化的 RⅠ型受体可以磷酸化其下游分子 Smad2/3,被磷酸化的 Smad2/3 接着与 Smad4 形成三聚体复合物,进入细胞核中进行转录。TGF-β 信号通路在控制细胞生长、增殖、分化以及个体与器官发育过程中发挥着重要作用(图 3-7)。

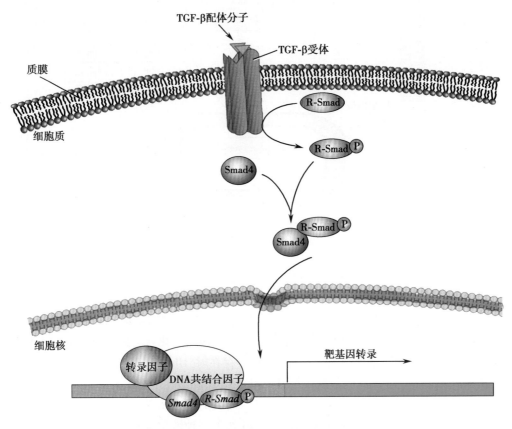

图 3-7 经典的 TGF-β 信号通路
引自陈誉华,陈志南. 医学细胞生物学[M]. 6 版. 北京:人民卫生出版社,2018。

(三) 蛋白质水解相关的信号转导通路

除了前面提到的信号转导通路外,生物体内还存在一系列可控性的蛋白水解相关信号通路,一类为泛素化降解介导的信号通路如 Wnt(wingless-type MMTV integration site family)、Hh(hedgehog)和核因子 κB(nuclear factor-κB,NF-κB)等信号通路,另一类是蛋白切割介导的信号通路,如 Notch 信号通路。

1. 泛素化降解介导 Wnt、Hh 和 NF-κB 等信号通路

(1) Wnt 信号通路中 β-catenin 扮演转录激活因子和膜骨架连接蛋白的双重角色:Wnt 信号通路在个体的发育过程中发挥重要作用,但 Wnt 信号通路的过度活化或失活均会导致疾病或肿瘤的发生。细胞在静息状态下,细胞质中的 β-catenin 可以结合支架蛋白 AXIN、糖原合成酶激酶 3(glycogen synthase kinase-3,GSK-3)等蛋白形成复合物,GSK-3 可以磷酸化 β-catenin,随后在泛素酶的作用下形成泛素标记的蛋白,最终被蛋白酶体降解,核内转录因子和阻遏蛋白结合,抑制靶基因的转录。当细胞外存在高水平的 Wnt 信号时,Wnt 与细胞膜表面受体结合,引发膜上的辅助型受体磷酸化,并且和复合物中 AXIN 结合,使 β-catenin 从复合物中解离,进入细胞核参与转录调控(图 3-8)。

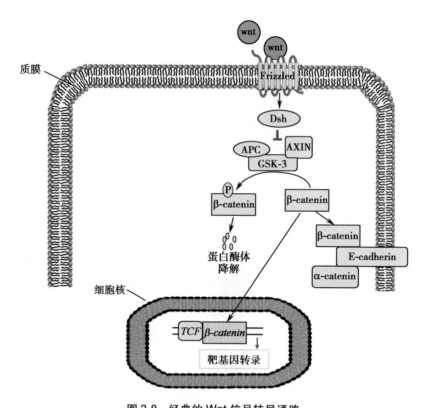

图 3-8　经典的 Wnt 信号转导通路
引自陈誉华,陈志南. 医学细胞生物学[M].6 版. 北京:人民卫生出版社,2018。

(2) Hh 信号通路通过 Ci/Gli 转录因子将信号转入细胞核:Hh 为分泌型蛋白,作用范围不超过 20 个细胞,在小范围内发挥作用。Hh 信号分子有两种膜受体:smoothened(Smo)和 patched(Ptc)。当没有 Hh 信号时,细胞膜上的 Ptc 蛋白抑制细胞内膜泡中 Smo 蛋白,细胞质中可以形成 fused(Fu)、costal-2(Cos2)和 cubitis interruptus(Ci)蛋白的复合物,复合物中的转录因子 Ci 被磷酸化后会通过蛋白酶体作用水解为 Ci75 片段,Ci75 进入核内抑制下游靶基因的表达。当 Hh 信号存在时,Hh 信号与细胞膜上的 Ptc 受体结合后被溶酶体消化,从而解除了 Ptc 对 Smo 的限制作用,Fu 和 Cos2 的磷酸化水平上升导致 Fu/Cos2/Ci 复合物从微管上解离下来,Ci 进入细胞核内进行转录,促进靶基因的表达。

(3) IκBα 泛素化降解激活 NF-κB 信号通路:NF-κB 作为一种转录调控因子广泛存在于哺乳动物免疫系统中,在免疫、炎症反应和应急反应中发挥重要作用。在静息状态下,单分子 IκBα(NF-κB 的抑制物)结合 p50 和 p65 形成三聚体,抑制 NF-κB 的解离,使其不能进入核内发挥作用。在外界应急信号刺激下,三聚体中 IκBα 被磷酸化和泛素化降解,释放 NF-κB 调控基因的表达(图 3-9)。

2. 通过蛋白切割激活 Notch/Delta 信号通路　Notch/Delta 信号通路是两个相邻细胞接触性的通信方式,信号细胞产生的信号分子 Delta 可直接与相邻细胞表面的受体 Notch 结合,先后经历基质金属蛋白酶和 γ 分泌酶切割,从而释放 TF 进入核内,调节应答细胞的分化方向,决定细胞的发育命运(图 3-10)。

(四) 细胞内受体介导的信号转导通路

1. 类固醇激素通过细胞内核受体介导基因表达调控　核受体的配体主要是类固醇激素、甲状腺激素等脂溶性小分子。这些小分子进入细胞内,可特异性地与受体结合,激活受体,被激活的受体与 DNA 上的受体结合元件结合,调控基因转录,影响生物体内稳态。

2. NO 以自由基的形式介导细胞独特的信号通路　当血管内皮细胞基质中 Ca^{2+} 浓度增加,激活一氧化氮合酶(nitric oxide synthase,NOS),将其底物精氨酸催化为胱氨酸并释放 NO,产生的 NO 分子作为一种信号分子进入平滑肌细胞,结合并激活鸟苷酸环化酶,生成 cGMP,从而导致血管平滑肌舒张。

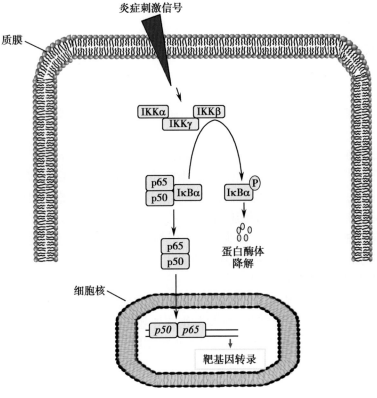

图 3-9 NF-κB 信号通路

引自陈誉华,陈志南.医学细胞生物学[M].6 版.北京:人民卫生出版社,
2018。IKK:IκB 激酶(IκB kinase)。

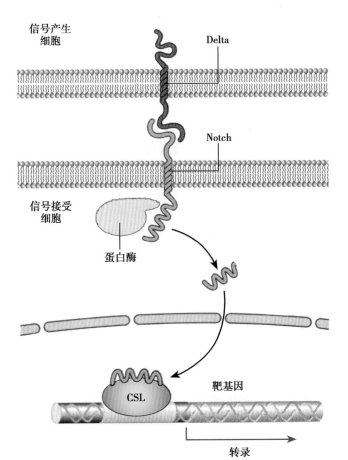

图 3-10 Notch/Delta 信号通路

引自陈誉华,陈志南.医学细胞生物学[M].6 版.
北京:人民卫生出版社,2018。

三、细胞与细胞外基质的相互作用

（一）细胞外基质对细胞生物学行为的影响

细胞外质基质是由大分子构成的错综复杂的网络,可以为细胞提供场所进行细胞信号转导和影响细胞形状、代谢、功能、迁移、增殖和分化。

1. 细胞外基质影响细胞的形态结构 细胞外基质通过与细胞表面受体的结合,影响细胞骨架成分和细胞的形态结构。

2. 细胞外基质影响细胞的生存、增殖与死亡 只有细胞黏附于细胞外基质上,才可以启动细胞存活相关的信号转导途径,维持细胞的存活。细胞黏附在细胞外基质时,通过整合素介导传递多种生存和增殖信号到细胞内影响细胞的生存和增殖。当细胞脱离细胞外基质,会导致细胞骨架松散,进而线粒体释放细胞色素 C,激活 caspase 凋亡途径进而导致细胞凋亡。

3. 细胞外基质参与细胞的分化调控 细胞外基质中的多种组分可通过与细胞表面受体特异性结合,触发细胞内信号传递的某些连锁反应,影响核基因的表达,调控细胞的分化。

（二）细胞对细胞外基质的影响

不同的组织细胞或同一组织细胞的不同时期,其分泌的细胞外基质也各不相同。细胞不仅调控细胞外基质的成分,而且还通过细胞分泌蛋白水解酶参与细胞外基质成分的降解,细胞对细胞外基质成分降解的调控,在创伤修复、组织重构及细胞迁移等方面发挥重要作用。

四、细胞内信号转导

鉴于外界信号和细胞内信号转导的多样性,细胞内信号转导机制必然非常复杂,但同样也都遵守共同的规律,即细胞外信号作为第一信使与细胞表面受体结合并使之活化,活化的受体通过偶联蛋白或直接活化效应酶,产生第二信使,第二信使活化次级效应酶,如此信号逐级传递,产生级联反应,最终完成功能性应答。第二信使有 cAMP、环磷酸鸟苷（cGMP）、三磷酸肌醇（IP$_3$）、DAG、钙离子（Ca^{2+}）及钙调蛋白（calmodulin,CaM）等。

（一）环核苷酸系统

环核苷酸信号转导系统主要由 cAMP 和 cGMP 两个相对独立的信息系统组成,其中对 cAMP 信号系统研究得比较清楚。cAMP 普遍存在于多种细胞中,由 ATP 水解而来,其本身不作为生物合成的前体,也不作为能量代谢的中间产物,仅作为第二信使参与细胞内信号转导。

1. cAMP 信号系统 cAMP 信号系统由受体、G 蛋白及 cAMP 介导的级联反应组成。

（1）G 蛋白偶联受体信号分子:主要包括蛋白和多肽类激素、神经递质、化学引诱物、嗅觉信号、味觉信号和光子等。

（2）G 蛋白:G 蛋白位于细胞膜的内侧,是能与 GTP 结合的蛋白家族,因而简称 G 蛋白,G 蛋白的功能是偶联受体和效应器。G 蛋白由 G$_\alpha$、G$_\beta$ 和 G$_\gamma$ 3 种不同亚基组成,其中 G$_\beta$ 和 G$_\gamma$ 以二聚体的形式存在。当受体接受外来信号被激活后,三聚体的构象发生改变,与 G$_\alpha$ 结合的 GDP 被 GTP 置换,形成 GTP-G$_\alpha$ 复合物,激活相应的效应器蛋白,将信号向下游传递。当 GTP-G$_\alpha$ 复合物中的 GTP 被水解为 GDP 和 G$_\alpha$ 时,重新生成 Gαβγ 三聚体终止信号传递。

（3）cAMP:cAMP 是细胞内重要的第二信使,G 蛋白激活细胞膜上的腺苷酸环化酶（AC）,催化 ATP 生成 cAMP。第一信使作用于靶细胞后在细胞质内产生第二信使,第二信使将获得的信息增强、整合,传递给效应器蛋白发挥特定的功能。

2. cGMP 及其作用机制 cGMP 也是一种环核苷酸,其浓度是 cAMP 的 1/10,Ca^{2+} 对 cGMP 生成及 cGMP 生理反应的完成具有促进作用。cGMP 还能激活一种 cAMP 依赖的磷酸二酯酶（phosphodiesterase,PDE）,参与对 cAMP 的代谢调节。

（二）钙调蛋白系统

钙调蛋白是第二信使系统的重要成分,其可以调控 PDE、AC、磷酸化酶激酶和糖原合成酶等 20 余种酶的表达。CaM 本身无活性,当细胞接受到刺激信号时,细胞质内 Ca^{2+} 浓度上升,形成 Ca^{2+}-CaM 复合物,此时 CaM 构象发生改变,参与信号的传递。Ca^{2+}-CaM 复合物可以活化 AC、加速 ATP 生成 cAMP、介导信号向下游传递;Ca^{2+}-CaM 复合物还可以活化磷酸化酶激酶的 γ 亚基,使磷酸化酶激酶的 α 和 β 亚基磷酸化。

(三) 磷酸肌醇系统

磷酸肌醇是细胞膜的组成成分,多分布在细胞膜的胞质侧。其代谢过程为:受体接受细胞外信号后通过偶联蛋白激活 PLC,催化 PIP_2 水解为 IP_3 和 DAG,IP_3 和 DAG 是细胞内的重要第二信使。IP_3 可以激活内质网中的 Ca^{2+} 通道,释放 Ca^{2+} 进入细胞质中,引发一系列下游的反应。DAG 可以结合 PKC,在 Ca^{2+} 和磷脂的作用下激活 PKC。信号传递结束后,DAG 可被 DAG 激酶磷酸化,形成磷脂酸而失活。

(四) TPK 系统

TPK 系统主要参与生长因子介导的细胞内信息传递,多为受体酪氨酸激酶(receptor tyrosine kinase,RTK)。RTK 为单次跨膜蛋白,胞内段具有酪氨酸激酶活性,且具有不同的酪氨酸残基自我磷酸化位点。

RTK-Ras-MAPKK 信号途径:当细胞外配体与细胞膜上的 RTK 受体结合后,RTK 受体通过自我磷酸化激活,接头蛋白 GRB2 和鸟苷酸交换因子介导 Ras 在细胞膜上形成复合物,随后 Ras 复合物上的 GDP 被 GTP 置换,Ras 被活化后与 Raf 蛋白结合,进而逐级磷酸化下游促分裂原活化的蛋白激酶激酶(mitogen-activated protein kinase kinase,MAPKK)、促分裂原活化的蛋白激酶(mitogenactivated protein kinase,MAPK),调控基因的表达。

(五) 胞内受体信号系统

一些脂溶性信号分子介导的信号通路包括两个阶段,即初级反应和次级反应。初级反应是指当脂溶性配体透过细胞膜向细胞质中扩散,配体与胞内的受体结合,形成激素受体复合物,进入细胞核内与特异的非组蛋白结合,活化少数特殊基因转录,产生特异的 mRNA,最后翻译形成某种调节蛋白行使功能。次级反应是对部分初级反应产物再活化,导致效应蛋白编码 DNA,使之发生转录、翻译,产生次级反应蛋白,放大激素信号。

五、细胞间信息传递障碍相关的疾病

细胞间信息传递在维持细胞正常功能方面发挥重要作用,异常的信号转导,无论是配体、受体或受体后信号转导通路的任何一个环节出现障碍都可能会影响最终效应,使细胞增殖失控、分化异常、凋亡、代谢紊乱或功能失常,导致疾病的发生。

(一) 受体异常与疾病

因受体数量、结构或调节功能的变化,导致配体与受体结合障碍,不能进行有效的信号传递,这类疾病称为受体病。例如,基因突变所致的低密度脂蛋白(LDL)受体缺失,引起血浆 LDL 的清除能力降低,导致家族性高胆固醇血症;重症肌无力患者胞内存在一种与烟碱型乙酰胆碱(nicotinic acetylcholine,nAch)受体结构相似的物质,其可作为一种抗原产生抗 nAch 受体抗体,干扰 nAch 受体与 Ach 结合,影响兴奋传递到肌肉组织,最终导致自身免疫性重症肌无力。

(二) G 蛋白与疾病

G 蛋白偶联受体是迄今发现的最大的受体超家族,其成员有 1 000 多个,对人类健康产生重要影响。当 G 蛋白功能异常时,可导致严重的疾病发生。例如,霍乱是由霍乱弧菌引起的肠道传染病,霍乱毒素可以激活 G_α,并且可以使 GTP 酶活性丧失,不能将 GTP 分解为 GDP,G_α 被持续激活产生 cAMP,开放离子通道,导致小肠细胞内 Na^+ 和水分子持续外流,产生严重的腹泻和脱水。

(三) 细胞信号转导异常与肿瘤

正常细胞的生存和增殖受到精细化的网络调控,细胞发生癌变最显著的特点就是生长失控和分化异常。

1. 生长因子受体类表达异常　某些生长因子受体蛋白在癌细胞中异常表达,影响细胞的生物学功能。例如,人表皮生长因子受体 2(human epidermal growth factor receptor 2,HER2)是表皮生长因子受体

（epidermal growth factor receptor，EGFR）家族中的一员，HER2蛋白表达上调常与乳腺癌恶性进展和不良预后相关。

2. **蛋白激酶表达异常**　PKC在Ca^{2+}、磷脂酰丝氨酸和DAG的共同作用下被激活，可以磷酸化靶蛋白丝氨酸或苏氨酸残基，进行信号的传递。有研究表明，在PKC缺失的结直肠癌中Wnt信号常被过度激活，促进肿瘤细胞的生长。

3. **信号转导分子表达异常**　Ras可通过结合GTP激活下游转导通路，在人体的肿瘤中常伴有Ras的突变，有研究表明，在非小细胞肺癌（NSCLC）患者中，大约30%的患者存在*K-Ras*（*Ras*家族成员）突变。

4. **核蛋白表达异常**　某些癌基因如*Fos*和*Jun*的表达产物位于核内，与DNA直接结合调节转录活性。Fra-1（Fos家族成员）在恶性肿瘤中常高表达，其可与上皮间质转化（epithelial-mesenchymal transition，EMT）激活的TF、细胞因子相互作用，连同Fra-1的靶基因共同调控癌细胞的存活、增殖和转移。

结　语

本章以细胞为中心，阐述了细胞骨架、细胞膜、基膜和细胞连接及重要细胞器的基本结构及功能，并介绍了细胞间信息传递的细胞内外信号转导。细胞骨架是细胞质内横越在细胞核和质膜内侧面的一种纤维状蛋白基质，作为真核细胞"骨骼与肌肉"的复杂网状结构，在建立细胞的形状、固定细胞器的位置、细胞运动、细胞内外物质运输、细胞信号转导和细胞增殖分裂与分化中发挥重要作用。细胞膜是具有高度选择性的半透膜，并且能进行物质的主动运输，控制营养物质的进入和废物的排出，是接收外界信号的感受器，使细胞能对环境变化产生适当的反应。基膜是特化的细胞外基质，它既是细胞基底部的支撑垫，也可将细胞与结缔组织隔离，同时，基膜也是滤过膜的主要结构。细胞之间、细胞与细胞外基质之间通过细胞表面特殊的黏附分子彼此识别和黏着；通过相邻细胞表面形成特殊连接装置以加强彼此间的机械联系和保障功能的协调。细胞器是散布在细胞质内具有一定形态和功能的微结构或微器官。生命信息的传导主要是由带有化学信号的特定化学物质即信息分子予以完成的。信息分子将生命活动的信息传递给靶细胞，后者通过受体将这些信息识别、接受和放大并转换成细胞内信号传递给细胞内生命活性分子，进而产生生物学效应，以此构成了生物体内信号转导通路。

（王医术）

主要参考文献

［1］李玉林. 分子病理学［M］. 北京：人民卫生出版社，2002.

［2］HOHMANN T，DEHGHANI F. The cytoskeleton-A complex interacting meshwork［J］. Cells，2019，8（4）：362.

［3］FIFE C M，MCCARROLL J A，KAVALLARIS M. Movers and shakers：cell cytoskeleton in cancer metastasis［J］. British Journal of Pharmacology，2014，171（24）：5507-5523.

［4］HORST A. Molecular pathology［M］. Boca Raton：CRC Press/Taylor & Francis Group，2017.

［5］陈誉华，陈志南. 医学细胞生物学［M］. 6版. 北京：人民卫生出版社，2018.

［6］刘佳，周天华. 医学细胞生物学［M］. 北京：高等教育出版社，2016.

［7］VAN NIEL G，D'ANGELO G，RAPOSO G. Shedding light on the cell biology of extracellular vesicles［J］. Nature Reviews Molecular Cell Biology，2018，19（4）：213-228.

［8］TKACH M，THERY C. Communication by extracellular vesicles：where we are and where we need to go［J］. Cell，2016，164（6）：1226-1232.

［9］JIANG D，JIANG Z，LU D，et al. Migrasomes provide regional cues for organ morphogenesis during zebrafish gastrulation［J］. Nature Cell Biology，2019，21（8）：966-977.

［10］GUSTEMS M，WOELLMER A，ROTHBAUER U，et al. C-Jun/c-Fos heterodimers regulate cellular genes via a newly identified class of methylated DNA sequence motifs［J］. Nucleic acids research，2014，42（5）：3059-3072.

第四章

转录组学在人类疾病发病与诊断中的应用

转录组学(transcriptomics),是一门在整体水平上揭示细胞中基因转录及转录调控规律,并从 RNA 水平来研究基因表达的新兴学科。它是一个发掘功能基因的重要途径,是基因功能及结构研究的基础和出发点。在转录组学研究中,RNA 的定量和定性改变可以直接与疾病的分子机制相关联,反映某些疾病发生发展的过程,对疾病的预测及预后研究具有重要意义。除传统的 mRNA 外,还有数量和种类庞大的非编码 RNA(ncRNA)参与调控正常的生命现象和疾病的发生、发展以及预后过程。由于正常和病变部位组织细胞中 RNA 有时间和空间的表达差异性,甚至同种细胞也有表达的异质性,这就从理论和技术层面对转录组学研究提出了全新的挑战。

高通量转录组测序是近十几年发展起来的研究转录组学的核心技术,在基因表达水平分析和差异表达分析、新基因的挖掘、寻找 SNPs 及应用、基因功能注释等方面应用广泛,为转录组学的研究带来了新的革命。转录组学、细胞学和蛋白质组学等学科的结合发展,从大数据层面全面和精准分析疾病的发病机制与发展预后之间的关系,对疾病的预防、诊断和治疗具有重要的意义。

第一节　人类疾病转录组的概念及 RNA 提取的质量鉴定

一、人类疾病转录组的概念

传统的转录是指遗传信息从基因(DNA)转移到 RNA 的过程,即在 RNA 聚合酶(RNA pol)的作用下合成一条与 DNA 碱基序列互补的 mRNA 的过程。组成人类基因组的 DNA 大约是 30 亿个碱基对(bp),其中约有 5% ~ 10% 基因被稳定转录,而编码蛋白质的基因只占不到 2%,其余大约 3% ~ 8% 的转录序列中绝大多数为非蛋白质编码转录,统称 ncRNA。因此,随着 RNA 研究的深入,对转录的概念以及范围有了新的理解和定义。转录组指以特殊环境或特殊生理情况为依托,在某个细胞、组织以及生物体内所有基因转录产物 RNA 的集合,包括 mRNA、rRNA、tRNA 及其他的 ncRNA。ncRNA 包括微 RNA(microRNA,miRNA)、长非编码 RNA(long non-coding RNA,lncRNA)以及环状 RNA(circRNA)等。根据转录组所涵盖的内容不同,可以分为狭义转录组和广义转录组。狭义转录组单指所有 mRNA 的总和;广义转录组指生物体的细胞或组织在一个特定状态下转录出来的所有 RNA 的总和,包括 mRNA 和 ncRNA。因此,现在转录组的分析研究,不仅包括特定生理和病理条件下细胞和组织中的 mRNA 的数量和种类的差异表达,而且还包括了 ncRNA 的数量和种类差异表达分析以及这些 mRNA 和 ncRNA 之间的相互交叉作用网络之间的分析。

应用于转录组学的研究技术已从消减杂交(subtractive hybridization)、差示筛选(differential screening)、cDNA 代表性差别分析(representational difference analysis,RDA)以及 mRNA 差异显示(mRNA differential display)和表达序列标签(expressed sequence tag,EST)等,逐步发展到 cDNA 微阵列(cDNA microarray)、基因表达的系列分析(serial analysis of gene expression,SAGE)、大规模平行测序技术(massively parallel signature sequencing,MPSS)和 RNA 测序(RNA sequencing,RNA-seq)等现代技术。RNA-seq 技术由于具有高分辨率、高通量、高灵敏度和使用便捷等优点,已经逐渐发展为目前使用最广泛的转录组测序技术。

二、RNA 提取和纯度的质量鉴定

转录组学分析研究中,第一步也是关键的步骤是在组织或混合的细胞样品中提取总 RNA,分离提取的 RNA 纯度和完整度直接影响分析结果的准确性和可靠性。

(一) 制备病理组织和细胞样品的 RNA

在活细胞和死细胞以及标本取材和储存标本的过程中均有可能发生 RNA 降解。因此,转录组分析中获得高质量、高保全度的完整的总 RNA,能更全面准确地反映标本所处的生理和病理条件下真实的转录组信息。RNA 在核糖核酸酶(RNase)的作用下容易降解,如果不严格控制取材时所用的时间、处理标本和提取 RNA 时所用的器械和试剂,很容易导致标本中 RNA 发生降解,从而使标本中 RNA 完整性降低或丢失中低丰度 RNA 信息,而致结果误判或实验的失败。因此,制备实验材料(如细胞培养)和从组织标本中提取 RNA 时,要严格按操作流程规范取材,尽可能减少 RNA 的降解。如肿瘤切除后,应尽快将标本切成一定大小的小块组织,在-80℃冷冻保存,提取 RNA 时所用器械用焦碳酸二乙酯(diethyl pyrocarbonate, DEPC)处理后高温消毒以清除核糖核酸酶(RNase),在隔离的无菌环境中操作等。有研究报道,快速的转录物的降解主要发生在假基因(pseudogene)、短链 ncRNA 以及 3' 端扩展的未翻译区域的基因,比较典型的缓速转录降解主要发生在具有 4~10 个外显子和富含 GC 核苷酸碱基的蛋白编码基因。

为了减少甲醛固定的组织或石蜡包埋的组织中 RNA 发生不同程度的降解,在对其进行 RNA 转录组分析时,建议最好用新鲜的标本或按要求严格从冰冻保存的组织标本中提取总 RNA。必要时也可从甲醛固定的组织、甲醛固定石蜡包埋(formalin fixed and paraffin embedded, FFPE)组织以及尸体解剖获取的组织中提取 RNA。这时,可以选用商品化的专业 RNA 提取试剂盒对从 FFPE 组织中提取的 RNA 进行相关分析,如 FFPE RNA purification Kit(Norgen),AllPrep DNA/RNA FFPE kit(Qiagen)和 High Pure FFPE RNA Micro Kit(Roche)。

(二) 激光显微切割获取标本 RNA 的提取

收集病理标本,从整体标本中提取 RNA 进行表达谱分析时,分析的结果只能反映整体组织层面不同样本之间在转录组上的表达差异以及通路的变化等信息,掩盖了组织中特定细胞群或亚群的转录组信息,而正是这些细胞,在病理变化中可能具有重要的诊断和治疗价值。特别是肿瘤组织包括实质细胞和各种间质细胞,这两类细胞的基因表达谱明显不同,因此从肿瘤组织中纯化提取特定细胞进行转录组分析有重要的科学意义。应用激光捕获显微切割(laser capture microdissection, LCM)技术能够从冰冻切片或 FFPE 组织切片上直接精确切取特定部位,对其进行转录组分析,从而达到高度敏感和高度特异的目的。如果肿瘤材料被非肿瘤组织(如基质和免疫细胞)污染,或者出现碎片和坏死区域,数据质量可能会受到严重影响,这时也可应用 LCM 技术精确获得特定感兴趣的区域(如癌旁组织)进行转录组分析获得重要的信息。

(三) RNA 纯度的鉴定

由于 RNA 提取过程中可能存在基因组 DNA、蛋白质以及碳水化合物的污染,这些将影响后续的 RNA 质量及表达谱分析结果。在提取 RNA 过程中不仅通过去除 RNase 来保证 RNA 的完整性,同时要用脱氧核糖核酸酶(DNase)消除制备文库前基因组 DNA 的污染。提取纯化 RNA 分离之后,使用 NanoDrop、Qubit 或生物分析仪器检查 RNA 的产量和质量。通过 NanoDrop 等仪器测定提取的 RNA 的 OD260/OD280 比值确定 RNA 的质量(比值参考值范围为 1.8~2.0,小于 1.8 提示有蛋白质污染),OD260/OD230 比值确定 RNA 的碳水化合物污染情况(比值参考值为 2.3,小于 2.3 说明有碳水化合物污染)。并且将分离的 RNA 进行凝胶电泳,通过分析 18S 和 28S 带,确定 RNA 的完整性,如果 28S 和 18S 处各跑出清晰的一条带,且 28S 带的亮度是 18S 的 1~2 倍,无弥散现象时,可以判定分离的 RNA 完整。

提取的 RNA 纯度达到转录组分析标准后,按不同的转录组学分析方法的要求处理提取的 RNA,进行相应的转录组学分析程序。

第二节 转录组分析方法以及数据分析策略

目前进行转录组学数据分析研究时,一般应用两种技术:一种是芯片技术;另一种是高通量测序技术。

一、基于基因生物芯片技术的转录组学分析

基因芯片（gene chip）的原型在 20 世纪 80 年代中期提出，是测量基因表达水平的技术手段之一。利用类似于计算机集成芯片的特点，在一块基片表面固定大量序列已知的 DNA 或寡核苷酸探针，形成密集排列的探针阵列，应用碱基互补配对基本原理，当检测液体中带有荧光标记的核酸序列与基片上对应位置的核酸探针产生互补配对时，用特殊扫描仪检测信号强度确定荧光强度最强的探针位置，检测到一组序列完全互补的探针序列，据此可重组出靶核酸的序列。根据固定核酸探针的基片和方法不同，大体有三种主要类型：①固定在聚合物基片尼龙膜或硝酸纤维膜等表面上的核酸探针或 cDNA 片段，通常用同位素标记的靶基因与其杂交，通过放射显影技术进行检测；②用点样法固定在玻璃板上的 DNA 探针阵列，通过与荧光标记的靶基因杂交进行检测；③在玻璃等硬质表面上直接合成的寡核苷酸探针阵列，通过与荧光标记的靶基因杂交进行检测。

经 20 多年的发展，目前常见和广泛使用的基因芯片有 cDNA 微阵列和 Affymetrix 公司生产的基因芯片。cDNA 微阵列在 1995 年由斯坦福大学（Stanford University）研究成功。它的方法如下：①提取生物细胞、组织或血液中的 mRNA；②质检合格的 mRNA 逆转录成 cDNA，用荧光素进行标记；③标记过的 cDNA 与芯片中的探针进行杂交，杂交结束后进行洗脱染色；④最后用激光显微镜检查杂交后的芯片，扫描取得荧光图形，进而得到 cDNA 芯片上每一点的荧光强度值，利用荧光的信号强度值分析样本中 mRNA 的表达水平。早期，因为该技术与过去传统的检测 RNA 表达水平的方法相比较，具有高通量的独特优势，被广泛使用在基因表达和基因功能检测等方面，但由于这种芯片上探针长度不等，点样量不好控制等原因，逐渐被更先进的基因芯片（Affymetrix 公司）所取代。

2004 年 Affymetrix 公司基于原位光刻合成技术推出了基因芯片。Affymetrix 原位光刻合成技术的原理：①先将基片支持物羟基化，并用对光敏感的保护基团将羟基基团保护起来；②选取特制的光刻掩膜覆盖在基片上，遮挡不需要合成的部位，暴露需合成部位；③当光通过蔽光膜照射到基片上，需要合成探针的部位透光，受光照射部位的羟基脱保护而活化；④加入 3' 端活化（5' 羟基末端连接光敏保护基团）的单一一种核苷酸单体底物后，发生偶联反应；⑤在一轮反应之后更换另一张蔽光膜控制活化区域，并换另一种核苷酸单体实现在待定位点合成预定序列寡聚体。通过以上技术可以达到在每平方厘米基片上合成超过 400 万的探针，且具有特异性极高、重复性好、灵敏度高等特点，广泛应用于 DNA 或 RNA 转录组高通量分析。

人类全转录组芯片 2.0（human transcriptome array 2.0, HTA2.0）芯片是 Affymetrix 公司 2013 年 5 月研发出来的全转录组芯片，此芯片包含 700 多万条探针，28 万条全转录物，包括 24 万条编码转录物和超过 4 万条非编码转录物，其中 70% 的探针覆盖于编码转录物的外显子，30% 的探针覆盖于外显子与外显子之间的剪接位点连接和非编码转录物，可用于基因表达、可变剪接检测。另外，该芯片还收录了大量 ncRNA 片段，可用于 ncRNA 转录物的检测。后续 Affymetrix 公司推出了专门分析 miRNA 转录组的 Affymetrix miRNA 4.0 基因芯片和组合分析 mRNA、lncRNA 和 circRNA 的 Affymetrix Clariom D 基因芯片，极大地推进了高通量、高效和精确分析全转录组的基因芯片技术的发展。除 Affymetrix 基因芯片外，其他主流的基因芯片品牌还有 Illumina 芯片、Agilent 芯片和 Roche NimbleGen 芯片。

经 30 多年的发展，基因芯片检测技术和后期分析方法成熟，在一张芯片上可以分析 mRNA、lncRNA 和 circRNA 等不同种类 RNA 分子表达情况，实现了快速获得准确的高通量大样本数据信息。但由于基因芯片技术是基于以已知序列信息设计探针，以碱基互补杂交，通过荧光表达来进行序列分析和丰度评判，因此该技术只能检测已知的且丰度较高的 RNA，对未知的、新的 RNA 进行检测时只能选用高通量测序分析技术。一般情况下芯片和测序技术的检测效果类似，具有很高的一致性和可重复性，但随着技术和设备等多方面不断优化以及生物信息学的不断发展，涌现出一系列更先进的测序平台，高通量测序技术愈加广泛地应用于高通量转录组分析领域。

二、基于 RNA 测序技术及转录组学分析

高通量测序技术又称下一代测序技术（next-generation sequencing, NGS），属大规模平行测序，它是将

DNA 或者 cDNA 随机片段化、加接头、制备测序文库、通过对文库中克隆进行延伸反应、检测对应的信号，最终获取核苷酸碱基序列信息的技术。此技术与之前的基因芯片等技术不同，具有通量高、成本低、灵敏度高的特点，可以获得低表达丰度且不局限于已知的基因组序列信息，适用于未知基因组序列的物种，不需要克隆的步骤，操作简单和应用领域更广。

应用高通量测序技术研究细胞和组织中转录物的种类和表达量的研究统称为 RNA-seq，此技术经 10 多年发展，已成为研究分子生物学的普遍工具，快速推动了包括基因组和转录组学研究的发展。

（一）高通量测序平台的发展历史

高通量测序技术的发展已经历 3 代。20 世纪 70 年代，出现的第一代测序技术（first generation sequencing techniques）实现了对核酸序列进行测序，有读长（reads）长和精度高的优点。目前，在序列的重测序、突变位点的检测等相关研究当中仍在应用。但是，第一代测序方法由于通量小、成本高，不能应用于深度、高通量测序、基因组测序等大规模的测序，使其应用前景受到了明显的制约。随着研究方法技术的改进，2005 年 454 生命科学公司（之后被 Roche 公司收购）首先推出了第二代测序平台 Genome Sequencer 20，它是基于焦磷酸测序的，并测定了支原体的基因组序列，打开了第二代测序技术（second generation sequencing techniques）的序幕，同时加速了转录组学研究的发展。相比第一代测序技术，该技术测序时间和成本大幅下降、测序通量大幅提高。二代测序平台主要包括 454 生命科学公司推出的 454 测序技术、Illumina 公司和美国应用生物系统公司（Applied Biosystems，ABI）公司相继推出的 Solexa 和 Solid 测序技术等。其中 Illumina 公司的 Solexa 技术，即边合成边测序（sequencing by synthesis，SBS）技术发展迅速，HiSeq 系列的测序平台逐渐成为第二代测序技术中最被广泛应用的平台。SBS 的方法，是将提取的核酸片段切断为几百 bp 大小后，加上接头和测序引物等序列，经聚合酶链式反应（polymerase chain reaction，PCR）扩增后建成文库，在含有接头序列的芯片上对文库进行反应。每个反应循环中，标记 4 种荧光染料的碱基通过互补碱基配对加入到单分子的合成中，通过电荷耦合器件（charge coupled device，CCD）集序列上的荧光信号，读取测序片段的碱基序列。

第三代测序技术（third generation sequencing techniques）也叫单分子测序技术（single molecule sequencing），具有超长读长（平均读长 10~15kb，最长读长可达 60kb），PCR 扩增偏向性及 GC 偏好性的特点，被认为是进行全基因组从头拼接（de novo assembly）、全长转录物测序及表观遗传学测序的理想测序平台。由于第三代测序技术在测序时没有经过模板扩增，测序信号荧光信号较弱，所以具有在碱基识别时产生随机错误，单碱基检测的准确率也较低等缺点。目前第三代测序技术主要有 Helico BioScience 公司的 HeliScope 技术和 Pacific Biosciences（PacBio）公司的单分子实时测序（single-molecule sequencing in real time，SMRT）技术等。目前高通量测序平台以第二代测序平台为主，第三代测序技术初具雏形，第四代测序技术处在探索开发阶段，从标准的 RNA-seq 衍生出来的 RNA-seq 已达到 100 多种。

高通量测序分析原理上可以对已知和未知核酸序列建库来测序分析，因此在挖掘样品中新的 RNA 和新的 RNA 突变或间接转录物时，建议使用高通量测序技术。由于高通量测序技术是序列测序后进行拼接比对分析，才能获得 RNA 的信息，因此在探测获得低丰度和稀有突变的 RNA 时可能导致信息丢失和不准确的问题，准确度不如芯片技术高。

（二）不同种类 RNA 的高通量测序

如前所述，RNA 包括 mRNA、rRNA、tRNA 及其他的 ncRNA，不同种类 RNA 之间特别是 ncRNA 与 mRNA 结构不同，因此对 mRNA 和 ncRNA 进行 RNA-seq 分析时，具体方法上有所不同。但大致都包括三步标准流程，即提取 RNA 构建测序文库，在高通量测序平台对文库进行测序和数据分析。

以 mRNA、miRNA、lncRNA 和 circRNA 为例简单介绍它们 RNA-seq 的测序步骤。

1. mRNA 高通量测序　mRNA 的共同特点是在 3' 端均具有多腺苷酸 poly（A）的结构。利用 mRNA 的这一特点，带有多聚胸腺嘧啶［poly（T）］的磁珠能够选择性地纯化、富集出特定组织或细胞在特定时空条件下转录出来的全部 mRNA，mRNA 被随机打断并反转录成 cDNA 或者先进行反转录后再随机打断，之后在文库各片段两端加上测序接头，进行高通量测序。根据测序得到的 mRNA 序列，可以精确地比对至参考基因组序列上，从而判断外显子与内含子的边界。对于无参考基因组的物种，通过对序列进行从头拼接,得到转录物具体的序列信息。通过对不同物种、不同发育阶段的不同组织中的转录组进行研究,可以发现基因转录的物种特异性和时空差异,为深入理解物种及其性状的分子机制提供转录组水平的线索。

mRNA 的 RNA-seq 技术的测序流程大致包括以下步骤:①提取总 RNA 及 poly(T)小磁珠纯化 mRNA;②筛选 RNA 测序片段,采用超声波或者酶切等技术将纯化的 mRNA 链随机打断为测序片段,通过特定技术筛选特定长度范围的 RNA 测序片段;③RNA 测序片段反转录为 cDNA;④末端修饰及加低聚腺嘌呤核苷酸接头连接;⑤纯化连接产物及分选片段大小;⑥上机进行高通量测序分析。

2. miRNA 高通量测序 小 RNA 是指长度在 20~50nt 的 RNA 分子,包括 miRNA、siRNA、snoRNA 和 piRNA 等,这些 RNA 通过参与 mRNA 降解、抑制翻译、促进异染色质形成和 DNA 表观修饰等多种途径来调控生物学过程。其中 miRNA 的高通量分析研究得最多。miRNA 是一类由内源基因编码的长度约为 22nt 的非编码单链 RNA 分子,它与靶基因的 3'非翻译区(3'-untranslated region,3'-UTR)部位结合位点结合,通过降解靶基因 mRNA 或抑制 mRNA 的蛋白翻译,在转录后翻译水平抑制靶基因的蛋白表达。每种 mRNA 的 3'端有数个不同种类 miRNA 的结合位点,并且每种 miRNA 可作用于数种靶基因 mRNA。根据这些 miRNA 3'端均无 poly(A),5'端磷酸基和 3'端羟基的结构不同特点,连接测序接头并筛选 miRNA 测序文库进行测序。进行 miRNA 测序时,通常将 miRNA 进行分离,单独建立小片段文库后再进行单向测序。

miRNA 的 RNA-seq 技术的测序流程大致包括以下步骤:①提取总 RNA 及去除 rRNA 以纯化 RNA;②取总 RNA,制备 RNA 混合物,加热打开 RNA 二级结构;③3'端接头连接,逆转录引物杂交;④5'端接头连接;⑤逆转录为 cDNA,PCR 扩增文库;⑥回收 140~150bp 大小 PCR 产物,上机进行高通量测序分析。

3. lncRNA 测序 lncRNA 是一类长度在 200nt 以上,具有 mRNA 样结构,通常在 5'端有一个 7-甲基鸟苷(m7G)的帽子,3'端可能携带 poly(A)的尾巴,但无编码蛋白质功能的 RNA 分子。lncRNA 可以通过染色质重塑(chromatin remodeling)、转录调控及转录后加工等多种层面实现对基因和蛋白的表达的调控。由于部分 lncRNA 含有 poly(A)尾结构,因而在 mRNA 的测序结果中往往包含部分 lncRNA 序列信息。

lncRNA 的 RNA-seq 技术的测序流程大致包括以下步骤:①提取总 RNA 及去除 rRNA 纯化 RNA;②RNA 片段化处理并反转录为 cDNA;③cDNA 的末端低聚腺嘌呤核苷酸加尾,并进行与 RNA 接头连接;④纯化连接产物及分选片段;⑤PCR 文库扩增和纯化;⑥上机进行高通量测序分析。

4. circRNA 测序 circRNA 是一类由 mRNA 前体(pre-mRNA)经反向剪切形成的、具有闭合环状结构的内源性 ncRNA。circRNA 与线性 RNA 不同,形成不具有典型的 5'帽子和 3'端 poly(A)尾巴的头尾相接的共价闭环结构,不容易被 RNA 酶降解,比线性 RNA 更稳定,具有高度保守性和稳定性。circRNA 大致可分为外显子来源 circRNA 和内含子来源 circRNA。由于大多数 circRNA 位于蛋白编码基因序列内,主要由外显子组成,一种理论认为 circRNA 主要是由 RNA 聚合酶 Ⅱ(RNA pol Ⅱ)转录,并通过不同的剪切方式形成。其中,外显子来源 circRNA 可由 pre-mRNA 通过套索驱动环化(外显子跳跃及内含子互补驱动环化)的方式剪切形成。以外显子跳跃的方式所形成的 circRNA 可由单个或多个外显子组成。内含子 circRNA,通过内含子直接剪切成环或者通过 RNA 结合蛋白和反式作用因子驱动的方式环化形成。目前研究认为,外显子 circRNA 主要在细胞质中充当 miRNA 海绵作用,调节 miRNA 下游的靶基因表达水平,内含子 circRNA 则主要在细胞核内促进母基因的表达。

circRNA 的 RNA-seq 技术的测序流程大致包括以下步骤:①提取总 RNA,去除 rRNA 以纯化 RNA;②核糖核酸酶 R(RNase R)等处理去除线性 RNA;③RNA 片段化处理并反转录为 cDNA;④cDNA 进行末端修复、接头连接,进行片段大小选择;⑤特异性降解 cDNA 第二链,PCR 文库扩增和纯化;⑥上机进行高通量测序分析。

5. 全转录组高通量测序 细胞和组织中的 mRNA 的表达和翻译受 miRNA、lncRNA 和 circRNA 的协同调控,定量分析某时间或空间状态中特定细胞或组织中生物分子和信号之间复杂的网络和调控关系时,需要对整个转录组中全部的 RNA 分子进行定量和定性分析研究。全转录组测序能够测定特定样品中全部完整的转录信息,包括 mRNA 和 ncRNA(miRNA、lncRNA 和 circRNA 等)。根据 RNA 结构和特点,全转录组测序时从标本中将总 RNA 提取后去除 rRNA 和 DNA 污染,然后将纯化的 RNA 分为 2 部分或 3 部分,如前所述的方法分别建立 2 个文库(mRNA+lncRNA+circRNA 的文库和 miRNA 文库)或 3 个文库(mRNA+lncRNA 文库、circRNA 文库和 miRNA 文库)。

通过全转录组测序数据,不仅能获得所分析的不同种类 RNA 的转录物表达谱,对差异表达的不同 RNA 分子进行鉴定和注释,还可以通过对 RNA 分子之间的互作调控网络的生物信息学分析,从整体上全面分析特定时间和空间状态下细胞或组织的生物学特征。

(三) 高通量测序数据分析及分析流程

通过高通量测序获得数据后,接着对原始数据进行预处理、读长比对、过滤、归一化(normalization)、转录物组装和转录物的预测等数据处理流程,才能进行后续的数据分析。

虽然每种 RNA 高通量测序后都将进行相关的测序数据的评估和质控,但由于每种 RNA 的结构和生物学作用方式和特点不同,因此评估和质控后每种 RNA 相关的数据分析内容有很大差异(表 4-1)。却也都涉及相关种类 RNA 的表达水平、表达差异、基因富集分析。

表 4-1　不同 RNA 高通量测序数据分析流程

mRNA	miRNA	lncRNA	circRNA
数据评估及质控	测序数据处理及质控	数据评估及质控	测序数据处理及质控
RNA-seq 测序评估	对原始数据进行过滤后,剔除了低质量数据的剩余数据比对	RNA-seq 测序评估	clean reads 质控和分析
基因结构分析	miRNA 分析	基因结构分析	circRNA 鉴定
表达水平分析	miRNA 表达水平分析	lncRNA 分析	circRNA 注释
表达差异分析	miRNA 表达差异分析	表达水平分析	circRNA 表达分析
基因富集分析	基因富集分析	lncRNA 靶向 mRNA 预测	circRNA 差异表达分析
		表达差异分析	circRNA 结合的 miRNA 预测
		基因富集分析	差异 circRNA 对应的线性基因富集分析

在这里对每种 RNA 高通量测序数据的分析中常用的分析结果展示方式进行简单介绍,包括:重复相关性检查、样本间距离层次聚类分析、样本间聚类热图、表达差异可视化分析、差异表达基因聚类热图、差异基因表达聚类分析、差异基因功能注释、差异表达基因京都基因和基因组数据库(Kyoto Encyclopedia of Genes and Genomes,KEGG)通路图。

1. 重复相关性检查　生物学重复是任何生物学实验所必需的,高通量测序技术也不例外。生物学重复主要有两个用途:一个是证明所涉及的生物学实验操作是可以重复的且差异不大;另一个是为了确保后续的差异基因分析得到更可靠的结果。样品间基因表达水平相关性是检验实验可靠性和样本选择是否合理的重要指标。相关系数越接近1,表明样品之间表达模式的相似度越高。

2. 样本间距离层次聚类分析　使用统计算法 Bray curtis,计算样本间距离,距离反映样本间总体特征分布上的差异。然后进行层次聚类(hierarchical clustering)分析,构建树状结构,得到树状关系形式用于可视化分析。

3. 样本间聚类热图　样本间聚类热图能通过颜色直观地展现样本与样本之间的距离关系,即样本与样本之间的相似程度。

4. 表达差异可视化分析　表达差异分析可以通过多种表现形式呈现,主要有:散点图、火山图和 MA(M-versus-A plot)图。这几种呈现形式都能从宏观上展示组间差异基因的多少与上调基因和下调基因的个数。

散点图可以直观地反映出两个测量值之间的关系,基因在两个组中的测量值用点表示在坐标系中,通过散点图可以观察到基因在两个样品中是否有差异,以及差异的明显程度(图 4-1)。

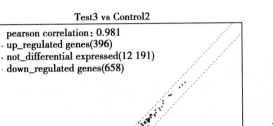

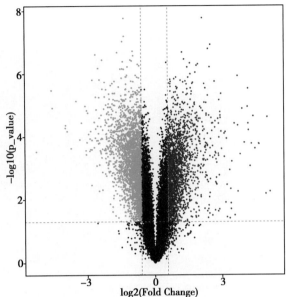

图 4-1　差异表达基因散点图

纵轴和横轴表示各组样本基因的每千个碱基的转录每百万映射读取的片段数(fragments per kilobase of exon model per million mapped fragments,FPKM)值(log2 转化),红点代表 396 个表达上调基因(up regulated genes),绿点代表 658 个表达下调基因(down regulated genes),灰点代表 12 191 个无差异(not differential expressed)基因。两条斜虚线划分出上、下调基因(1.5 倍差异)和无差异基因的界限。(Test3,实验组;Control2,对照组)

图 4-2　差异表达基因火山图

横轴表示 log2 倍数变化值,纵轴表示对 P 值进行 −log10 的转化的值。纵向 2 条绿线分别为上调基因(右侧)和下调基因(左侧),绿色平行线对应 P 阈值。绿点代表差异显著的下调基因,红点代表差异显著的上调基因,灰点代表非显著差异基因。

图 4-2 为火山图,图中显示两组样本数据的显著性差异,由在分析中常用得到的 P 值(统计学差异显著性检验指标)以及基因在两组样本中的倍数差异值(基因在两组样本间的表达差异倍数,正负能够反映该基因在两组样本间的上下调)共同绘制,展示了基因和转录物在不同比较组间表达量的变化倍数情况,可宏观展示两组样本间基因变化情况。

MA 图用于展示标准化的好坏,高表达的基因和低表达的基因分布趋势应相同,样本间表达差异趋势不随基因本身表达量大小而发生偏向。

5. 差异基因聚类热图　可以衡量样本或基因之间表达的相似性(图 4-3)。聚类图中,横坐标代表样本聚类,一列代表一个样本,聚类基于样本间基因表达的相似性,样本间基因表达越接近,靠得越近,以此类推。纵坐标代表基因聚类,一行代表一个基因,聚类基于基因在样本中表达的相似性,基因在样本中表达越接近,靠得越近,以此类推。色阶代表基因表达丰度,红色代表该基因表达上调,绿色代表该基因表达下调。

6. 差异基因表达聚类分析　将有显著差异的基因进行表达模式聚类分析,可以有效地发现不同基因间表达上的共同点,可以根据表达上的相似性推测基因功能的相似性。

7. 差异基因功能注释　基因本体论(gene ontology,GO)是一个国际标准化的基因功能分类体系,提供了一套动态更新的标准词汇表来全面描述生物体中基因和基因产物的属性。GO 总共有三个方面,分别描述基因的分子功能(molecular function,MF)、细胞组分(cellular component,CC)、参与的生物过程(biological process,BP)。如图 4-4 所示 GO 的基本单位是项(term),每个条目有一个唯一的标示符,由 GO 加上 7 个数字组成(例如 GO:0072669);每类 ontology 的条目通过它们之间的联系构成一个有向无环的拓扑结构。

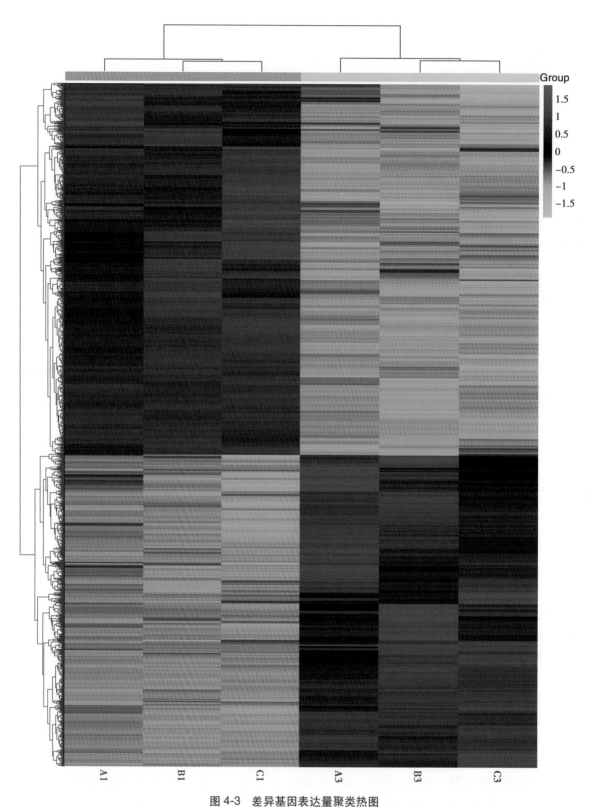

图 4-3　差异基因表达量聚类热图

图中每行代表一个基因,每列代表一个样本,颜色表示基因在样本中相对表达量的大小,红色代表该基因表达上调,绿色代表该基因表达下调(A1、B1 和 C1 是一个组 3 个样本;A3、B3 和 C3 是另一个组 3 个样本)。

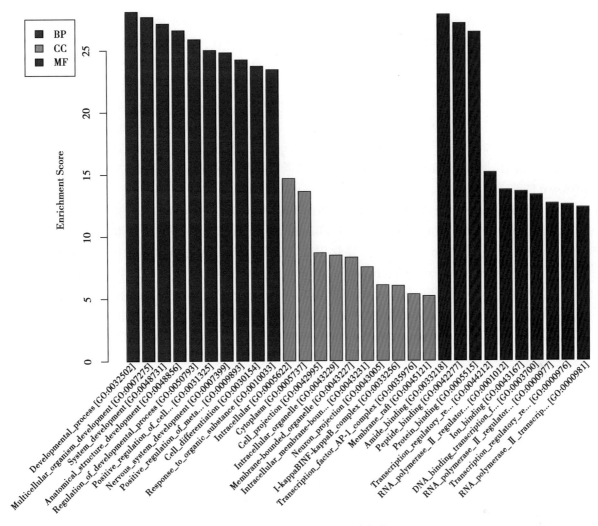

图 4-4　差异基因 GO 注释分类柱状图

GO 分析（BP、CC、MF）结果中差异最显著的前 10 个 GO 条目条形图。按照 P 值从低到高排列，纵坐标表示对 P 值进行−log10 的转化的值。[特别兴趣组 Go 项的差异表达基因（Special Interest Gorup GO terms of differential expressed gene，sig Go terms of DE gene）；富集分数（Enrichment Score）]

　　京都基因和基因组数据库（Kyoto Encyclopedia of Genes and Genomes，KEGG）是一个生物系统较完善的数据库，整合了基因组、化学物质和系统功能信息。其中的 KEGG GENES 数据库搜集了所有已知的完整的基因组的基因序列和蛋白序列，包含每个基因的最低限度信息。KO（KEGG ORTHOLOG）系统将各个 KEGG 注释系统联系在一起，KEGG 已建立了一套完整 KO 注释的系统，可完成新测序物种的基因组或转录组的功能注释。

　　蛋白相邻类的聚簇（clusters of orthologous groups of proteins，COG）和真核直系同源组（EuKaryotic Rrthologous Groups，KOG）是 NCBI 的基于基因直系同源关系注释系统，其中 COG 针对原核生物，KOG 针对真核生物。COG/KOG 结合进化关系将来自不同物种的同源基因分为不同的直系同源簇，目前 COG 有 4 873 个分类，KOG 有 4 852 个分类。来自同一直系同源簇的基因具有相同的功能，这样就可以将功能注释直接继承给同 COG/KOG 簇的其他成员。

　　选出差异基因后，研究差异基因在注释功能中的分布状况，并将在基因功能上阐明样本差异。

　　8. 差异基因 KEGG 通路图　　KEGG 通路图利用图形将代谢途径以及各种途径之间的关系展示出来，可以使研究者对其所要研究的代谢途径有一个直观全面的了解。将差异基因在对应的通路上进行标注可以直观地反映基因表达差异在代谢通路中所产生的影响。

（四）长读长 cDNA 的 RNA-seq

一般以常用的 RNA-seq 进行高通量测序分析时,将转录物打断成较小的片段,将其重新组装合成的 cDNA 长度小于 200bp,每个样本会检测到平均 $2×10^7 ~ 3×10^7$ 条读长,数据经过处理后,使用这些读长对每个转录物进行定量,最后用统计学方法来统计基因的差异及进行相关的信息学分析。因此以上介绍的 RNA-seq 是属于短读长 RNA-seq。短读长 RNA-seq 的技术方法很成熟,已成为基础的 RNA-seq 技术。人类转录物的长度范围为 109~186kb,其中 50% 转录物长度大于 2 500bp。应用短读长 cDNA 的 RNA-seq 通过打断成较小的片段、合成 cDNA、测序和重新组装等一系列步骤,可以对超过 200bp、高度可变的转录异构 RNA 进行全长分析,但由于组装错误的存在,RNA-seq 很可能无法获得完整的转录物,因而难以准确表征异构体的多样性,同时也存在分析数据偏倚、准确性低等问题。现在的长读长 RNA-seq 技术解决了短读长 RNA-seq 的缺点。

目前,长读长 RNA-seq 技术包括 PacBio 公司的 Iso-seq(isoform sequencing)技术和 Oxford Nanopore-Technologies(ONT)公司的 RNA-seq 技术。以 PacBio 的 Iso-seq 技术为例,它可以读取最高达 15kb 的转录物的全长 cDNA。在标准的 Iso-seq 分析中,提取 RNA 后无需打断 RNA 分子,将提取的 RNA 被模板转换逆转录酶(template-switching reverse transcriptase)反转录为全长的 cDNA,再经过 PCR 扩增,构建单分子实时文库进行后续的测序。对 PacBio Iso-seq 和 ONT 的 RNA-seq 技术进行比较发现,无论是在基因表达水平还是剪切水平分析上,前者有更好的重复性、更多的转录物检出量和更少的非全长转录物检出量,且对新转录物的发现有更好的检出效果。除依赖 RNA 合成为 cDNA 进行长读长 RNA 测序外,ONT 还开发了不经 cDNA 合成直接对 RNA 进行测序的纳米孔测序技术。这种技术成为直接测序技术(direct RNA sequencing,dRNA-seq),不仅避免了在常规建文库中出现的偏倚问题,还能保留表观遗传学信息。研究表明,dRNA-seq 的测序长度在 1~10kb 范围,并提高了对异构体的检测,有利于对可变 poly(A)进行分析。因此 dRNA-seq 的技术越来越受重视。

长读长 RNA-seq 技术还不完善,存在通量相对低、错误率高以及更长转录物的覆盖率低等问题。这些不足可以通过与短读长 RNA-seq 联合应用的方法予以弥补,以获得更全面、准确的转录组分析结果。随着技术和方法的成熟,长读长 RNA-seq 可以更准确地分析全长转录物,在转录物新异构体、融合转录物以及在其他复杂的转录物分析中发挥重要的作用。

三、单细胞转录组测序

在过去,错误地认为细胞个体特征与群体特征是一致的,在这一观点的引导下,学者们一直关注于特定正常或病变组织宏观水平的研究而非构成组织的细胞。随着 LCM、荧光激活细胞分选法(fluorescence-activated cell sorting,FACS)和单细胞转录组测序(single-cell RNA-sequencing,scRNA-seq)等技术的发展,已有足够的证据证明,细胞的异质性是生物组织的普遍特征。20 世纪 70 年代就已发现,肿瘤中存在的细胞亚群具有异质性。肿瘤细胞的异质性是指构成实体肿瘤的不同细胞之间具有不同的基因型和表现型,这种差异决定了肿瘤增殖能力、侵袭能力和药物敏感性的不同,最终会影响到肿瘤患者的诊断、治疗以及病情进展。这一发现极大地推动了肿瘤学研究的进展。正常组织即使是相同类型的细胞受到周围微环境的影响也会存在基因表达的差异,并且细胞的发育是一个动态过程,处于不同阶段的同一细胞基因表达也不尽相同。以大脑星形胶质细胞为例,之前一直认为占大脑细胞 20% ~40% 的星形胶质细胞虽然在细胞形态和功能上有所差异,但归类为同质的细胞群。可是 scRNA-seq 结果发现,整个大脑不同区域的星形胶质细胞在细胞形态、功能、生理学特点、来源以及对疾病的反应并不一样,显示出细胞异质性。因此,scRNA-seq 技术的发展以及此技术在分子病理学中的研究必将越来越受关注。

scRNA-seq 文库构建流程主要包括单细胞提取、细胞裂解、mRNA 反转录、cDNA 扩增及文库构建等。

（一）单细胞分离

scRNA-seq 是利用优化后的高通量测序技术在单细胞水平对全转录组进行扩增与测序的一项新技术。自 2009 年,首次应用 scRNA-seq 以来,这项技术已发展成为研究复杂生物体系细胞异质性的有效方法。其原理是将分离的单个细胞的微量的全转录组 RNA 进行扩增后进行高通量测序。其中单细胞的提取和获得是关键的第一步。在组织中分离细胞进行 scRNA-seq 时,首先结合机械分离和胶原酶联合 DNase 消化的方法制备有大量单细胞的悬液,然后应用 FACS 和微流控等技术分离单细胞。先用显微操作在高倍显微镜下观察细胞的形态和颜色特征,人工操作挑取单个细胞的方法分离获得单个细胞,常用于从培养的细胞系、早期的胚胎细胞和固定组织切片中提取单个细胞。此方法有难度较大、耗时较长和产出率较低等缺点。FACS 具有全自动和高通量的特点,适合用于初始细胞量较大样品,并不适用一些稀有细胞群体中细胞的分离。微流控技术是在微米级通道中分离、捕获单个细胞,可以用于稀有细胞的筛选,该方法反应体系小、样本需求量小、节约试剂、减少污染,因此,微流控技术被认为是目前单细胞分离的最好方法。还可以应用 LCM 通过调整激光光斑的大小从活细胞培养物和新鲜冷冻组织中分离单细胞进行 scRNA-seq。

(二) 建立 cDNA 文库及测序

获得单个细胞后,全基因组扩增是 scRNA-seq 的关键步骤。由于单细胞裂解后用于扩增的起始 RNA 量通常只有 10pg 左右,因此最大的难点在于如何尽可能完全地捕获起始样本中的目标 RNA,将微量的由 RNA 反转录的 cDNA 扩增到测序仪所要求的最低量,且在经过多个循环后仍具有高度保真性。为此不同的 scRNA-seq 技术采用不同的 cDNA 扩增方法:mRNA-seq 方法采用通过末端 DNA 转移酶在新合成的 cDNA 的 3'末端加上一串 A 或 G,然后用多聚寡核苷酸 T 或 C 做引物合成其互补链;Smart-seq、Smart-seq2 和单细胞标记反转录测序(Single-Cell Tagged Reverse Transcription,STRT-seq)等方法采用模板转换的方式合成互补 cDNA 链;细胞表达线性扩增测序法(Cell Expression by Linear Amplification and Sequencing,CEL-seq)法在合成第一链之后,通过引入 RNA pol 合成互补 cDNA 链;SMA 法用随机的寡核苷酸引物合成互补 cDNA 链。通过上述方法扩增建立的 cDNA 文库可以用于下一步高通量测序。以下简单介绍 Smart-seq2 步骤:①单细胞裂解后,通过 ploy(T)抓取细胞 mRNA;②加入逆转录酶反转录 PCR(Reverse Transcription PCR,RT-PCR)合成第 1 链;③SMARTer ⅡA 引物结合到逆转录出来的第 1 链上,SMARTscribe RT 逆转录酶催化作用下继续转录反应,得到 5'端与 SMART ⅡA 扩增引物序列互补的延伸序列;④加入常规 PCR 引物,进行常规 PCR 扩增,建立 cDNA 文库;⑤测序。Smart-seq2 技术测全长的转录物,分析更详细的 RNA-seq 数据时,建议使用 Smart-seq2 技术建立文库进行分析。

2015 年诞生液滴测序(Dropret-sequenceing,Drop-seq)和索引液滴测序(indexing droplets for sequencing,inDrops)新技术,两者除生成微珠方式和一些技术细节外,其他步骤基本一样。以 Drop-seq 为例大体步骤是:①利用微流体装置依次将带有 DNA 条形码(barcode)的单个微珠与单个细胞悬液共同封装在一个水凝胶球中;②细胞裂解,释放的 mRNA 与引物杂交被液滴中微珠上的条形码标记;③打破液滴,PCR 扩增附着于微珠的单细胞转录组;④高通量测序分析,通过条形码来推断每个转录物的原始细胞;⑤测序。Drop-seq 和 inDrops 技术极大地降低了单细胞测序的成本并提高了测序效率,据报道 Drop-seq 在 7min 内能完成 100～80 000 个细胞的捕获。研究人员以 Smart-seq、CEl-seq、单细胞 RNA 条形码测序(Single-cell RNA barcoding and sequencing,SCRB-seq)和 Drop-seq 分别对 479 个小鼠胚胎干细胞(ESCs)进行了 scRNA-seq 分析比较,结果发现 Smart-seq 灵敏度最高,CEL-seq 最精确,SCRB-seq 和 Drop-seq 最为高效。

目前,常用的 scRNA-seq 商业化的测序平台有 10X Genomics 和 BD Rhapsody 平台。10X Genomics 采用的是 Drop-Seq 技术,Chromium 单细胞 3'解决方案(Chromium Single Cell 3'Solution)是基于 10X Genomics 平台,能够一次性分离、并标记 500～10 000 个单细胞,在单细胞水平进行基因表达检测。BD Rhapsody 则采用独创的单细胞测序(Cyto sequencing,Cyto-seq)蜂窝板技术,该技术需使用 20 万以上的微孔,该数量级远大于输入细胞数量,以保证单孔中的单细胞捕获,细胞捕获完成后进行细胞裂解,后续进行用 RNA 的 poly(A)序列抓取细胞中的 mRNA 以及进行文库的建立和测序。

目前,开发应用的 SMAR-seq 和 Drop-seq 技术合成得到是 mRNA 信息,缺失 ncRNA 如 lncRNA 和 miRNA 等信息,因此,以此技术开发的 scRNA-seq 分析仅限于 mRNA 转录组的高通量分析。应用 scRNA-seq 分析 ncRNA 的技术的开发有待深入和优化,不久的将来,scRNA-seq 分析有望覆盖包括 mRNA、lncRNA 和 miRNA 等全转录组。

第三节　转录组测序和单细胞转录组测序的应用意义

一、综合分析基因的表达模式

与之前的转录组分析技术相比，RNA-seq 技术以更快速、更简便、更稳定以及高效的方法分析和研究在某一特定时间或空间下细胞或组织中特定种类 RNA 的表达谱以及全部转录物的表达信息，从而更准确地获得细胞和组织在不同发育阶段，正常和病理状态下以及药物处理下的基因转录模式和差异的信息。同时，还可以通过已经建立的各种生物学信息网络软件，分析获得不同转录基因之间的表达网络关系，为阐明新的基因表达模式以及作用机制提供全面深入的数据信息。

二、挖掘新 mRNA 剪切转录物和新 ncRNA

在特定的细胞或组织分化发育阶段，细胞中的某种基因可能受细胞外微环境因子或细胞内调控分子的作用，其 mRNA 或 ncRNA 前体通过不同的剪接方式产生不同的 mRNA 剪接异构体或 ncRNA。这种可变剪接是调节基因表达和产生蛋白质组多样性的重要机制，是导致人类基因和蛋白质数量较大差异的重要原因。与基因芯片技术相比，RNA-seq 灵敏度高且检测范围广，因此通过 RNA-seq 检测，可以发现基因芯片技术探测不到的低丰度表达 RNA 或新种类 RNA，以及等位基因特异的基因表达。

三、阐明 ncRNA 的作用机制

ncRNA 虽然不能翻译成蛋白质，但其在细胞增殖、分裂、分化、迁移以及凋亡等生物学过程，以及在病理条件下发挥极其重要的生物学作用。因此通过 ncRNA 和全转录组高通量分析，结合生物信息，可以为研究 ncRNA 的作用机制以及病理现象的阐明提供关键的线索。

四、应用单细胞转录组测序研究组织和肿瘤异质性

细胞异质性是生物组织的普遍特征，大体可分为正常组织细胞异质性和肿瘤细胞异质性，体现在基因表达谱上和细胞功能上的差异。通过分离纯化单细胞进行 scRNA-seq，可以克服传统转录组高通量测序的弊端，为深入研究细胞异质性在组织和个体发育、病理变化中的作用以及为肿瘤的侵袭性、转移性和耐药性的作用，提供关键的转录组数据。

五、应用单细胞转录组测序研究干细胞等细胞生物学作用

干细胞是组织中少量存在的、具有自我更新和分化潜能的特殊细胞。大体可分为正常组织干细胞和肿瘤干细胞。干细胞在特定组织的发育形成、组织更新和修复以及肿瘤形成、侵袭和耐药复发中起核心作用。因此分离纯化干细胞进行 scRNA-seq，对研究组织的发育、损伤的再生修复以及肿瘤的细胞学和病理特征具有极其重要的科学意义和应用价值。

六、基因组学和蛋白质组学联合解析某些疾病的病理过程及其发病机制

基因通过转录和翻译的过程，控制蛋白质的合成。所有生物现象中，基因和 RNA 的最终生物学功能要通过蛋白质来体现，同时，蛋白质表达谱的改变也能逆向影响基因和 RNA 表达谱的改变。可以说，基因、RNA 和蛋白之间存在错综复杂的相互作用关系。RNA-seq 对于揭示转录组复杂性、确定基因以及转录物结构、可变剪接、ncRNA 和新转录物的作用非常强大。单纯转录组高通量分析面临的问题是，通过大数据筛查和生物信息学分析，虽然能够获得差异表达的 RNA 以及这些 RNA 调控的蛋白和信号通路相关的信息，但只能以此推测相关的作用机制及生物学信息。在转录组分析基础上，需要更深入研究的是：这些转录组表达发生差异是否由基因组基因序列或表观修饰发生改变引起；这些差异表达的 RNA 是否通过改变相关蛋白质表达以及信号通路发挥生理和病理学作用。

一切生物学和病理学现象的发生,涉及众多基因、RNA 和蛋白质之间相互横向、纵向交叉的复杂的作用网络。应用传统的定量反转录 PCR(reverse transcription-quantitative polymerase chain reaction,RT-qPCR)和蛋白质印记等方法验证,只能解答部分 RNA 和基因以及 RNA 和蛋白质之间的关系,不能给出全面的基因与 RNA 及 RNA 和蛋白质的作用关系而忽略全局,可能错失很多重要的信息,不利于发现和解决问题。高通量结构基因组学、功能基因组学和表观基因组学以及质谱为基础的高通量蛋白质组学技术的发展,弥补了这些问题,可以从整体、宏观和多角度分析、发现和解决问题。比如,将高通量转录组分析中获得的转录物映射回基因组数据中,确定转录物位置、剪切情况等更为全面的遗传信息,已广泛应用于生物学研究、医学研究、临床研究和药物研发。在同一批病理学样本上进行以基因组学和转录组学、转录组学和蛋白质组学或三种组合联合分析,将是高通量分析的必然趋势,对研究发现新的疾病病理学过程及其发病机制有重要的意义。

第四节　转录组学在人类疾病发病及诊断中的应用

高通量转录组学技术能够在单核苷酸水平对细胞或组织的整体转录活动进行检测,从而全面快速地获得该细胞或组织在某一状态下的几乎所有转录物信息。由于 RNA-seq 可以得到全部 RNA 转录物的丰度信息,加之准确度高,使得它具有十分广泛的应用领域。

以下举例介绍高通量转录组分析在分子病理学研究中的应用。

一、多细胞或组织转录组高通量分析研究实例

(一) 整合 mRNA 和 lncRNA 信息对三阴型乳腺癌的临床具有预测和预后评估价值

三阴型乳腺癌(triple-negative breast cancer,TNBC)缺失雌激素受体(estrogen receptor,ER)、孕激素受体(progesterone receptor,PR)和 *HER2* 基因表达,在乳腺癌中占 10% ~20% 比例。化疗是主要的治疗方法,但与其他类型乳腺癌相比 TNBC 具有远处转移、易复发和预后效果差的特点。Jiang 等以高通量测序研究了 RNA 信号作为"探索危险分层(risk stratification)和优化选择辅助疗法"指标的可行性。大体步骤如下:①严格按临床诊断筛选标准收集了 275 名 TNBC 的病理标本,切片分析确认标本中肿瘤细胞占 80% 以上;②在以上标本中分别分离提纯了 275 个癌旁肿瘤标本、33 个肿瘤周边正常组织标本以及 88 个穿刺活检标本的总 RNA;③以 Affymetrix 人类全转录组芯片(Human Transcriptome Array 2.0,HTA 2.0)对 165 个 TNBC 标本和 33 个肿瘤周边正常组织标本进行了基因芯片分析,数据分析后用 RT-qPCR 验证了筛选的 RNA 在 275 个病理样本中的表达;④根据数据分析筛选有 3 种 mRNA 和 2 种 lncRNA,应用 TNBN 细胞系(MDA-MB-231,BT549 和 Hs578T)和 293T 细胞在体外分析了以上筛选的 RNA 对细胞增殖、侵袭以及紫杉醇耐药性的影响。结果显示:①跟癌旁正常组织比较发现 TNBC 组中有 188 种 mRNA 和 195 种 lncRNA 差异表达,比较 mRNA 和 lncRNA 之间生物学分析和参考患者无复发生存(relapse free survive,RFS)数据,筛选了 3 种 mRNA(*FCGR1A* 和 *RSAD2* 高表达,*CHRDL1* 低表达)和 2 种高表达的 lncRNA(*HIF1A-AS2* 和 *AK124454*);②在 357 名患者中,筛选的 mRNA 和 lncRNA 表达符合转录组检测结果,发现此 mRNA 和 lncRNA 信息有诊断和预后评估意义;③*HIF1A-AS2* 和 *AK124454* 促进 TNBN 细胞系增殖和侵袭,与紫杉醇耐药性有关。以上研究探索了以 TNBN 患者 mRNA 和 lncRNA 表达为检测指标,预测治疗后复发的概率和紫杉类药物化疗效果的可行性,为今后更有效地个体化治疗 TNBC 患者提供了重要的临床试验数据。

(二) 人室管膜下巨细胞型星形细胞瘤编码和非编码转录组表达谱分析

结节性硬化综合征(tuberous sclerosis complex,TSC)是一种由 *TSC1* 或 *TSC2* 基因突变引起的多系统遗传疾病,包括大脑在内的人体多个脏器形成肿瘤。在中枢神经系统,TSC 与大脑皮层下皮质结节、室管膜下结节和室管膜下巨细胞型星形细胞瘤(subependymal giant cell astrocytoma,SGCA)的形成有关。*TSC1* 或 *TSC2* 突变引起的哺乳类动物雷帕霉素靶蛋白复合物 1(mammalian target of rapamycin complex1,mTORC1)信号通路持续激活是 TSC 有关的 SGCA 形成的主要原因之一。除 *TSC1* 或 *TSC2* 突变外,可能还有潜在的其他基因变化与 SGCA 的生长和进程有关。Bongaarts 等对 SGCA mRNA 进行了 mRNA 和 miRNA 高通量

转录组分析。大体步骤如下：①收集符合临床诊断标准的 19 个 SGCA 临床标本用于 RNA-seq，另收集无 TSC 疾病的 13 个正常大脑活检组织，其中选 8 个标本作为 RNA-seq 对照；②应用 miRNeasy Mini kit 提取 miRNA 在内的总 RNA，分别用 Illumina RNA-seq 和 TruSeq Small RNA-seq sample preparation Kit 建立 mRNA 和 miRNA 测序文库；③分别应用 Illumina cBot 和 HiSeq 2500 进行高通量 RNA-seq 以及数据分析，预测分析 miRNA-mRNA 作用；④RT-qPCR 验证测序结果的准确性，培养星形胶质细胞和 SGCA 细胞，应用组织免疫化学和蛋白印迹等技术进行验证实验。结果显示：①与无 TSC 的对照组相比，在 SGCA 组有 9 400 个 mRNA，其中 4 621 个上调，4 779 个下调，检测到的小分子 RNA 中 miRNA 占 67.1%，有 94 个 miRNA 存在差异表达，45 个高表达 49 个低表达；②转录组表达谱中 SGCA 组富集 MAPK 信号通路相关的 RNA，ERK 蛋白处于活化状态，与细胞增殖有关；③根据 miRNA 靶基因分析发现，富集的 92 个信号通路中 81 信号通路与 45 个 miRNA 相关，其中筛选 RT-qPCR 验证 miRNA-20a-5p、miRNA-34a-5p、miRNA-130b-3p 和 miRNA-181a-5p 符合测序结果；④与对照组相比，在 SGCA 组高表达 *LAMTOR1*、*LAMTOR2*、*LAMTOR3*、*LAMTOR4* 和 *LAMTOR5*，其中 *LAMTOR2* 和 *LAMTOR5* 是 miRNA-20a-5p 的靶基因；⑤*LAMTOR5* 在 SGCA 中形成调控复合物激活 mTORC1 和 MAPK/ERK 信号通路。以上研究结果表明 MAPK/ERK 可作为治疗靶点或结合 mTORC1 抑制剂用于 TSC 疾病的治疗。

二、单细胞转录组测序研究实例

（一）单细胞测序对肿瘤干细胞异质性的研究及意义

异质性是肿瘤的普遍特性。在肝细胞癌的研究中发现，肿瘤的耐药、复发以及转移均与肿瘤的异质性密切相关，而且已经深入到肿瘤干细胞（cancer stem cells，CSCs）异质性的层面。根据不同的细胞表面标志物可以分类不同的 CSCs，这些 CSCs 具有不同的致瘤性，这就给分子靶向的肝细胞癌治疗带来了难题。以肿瘤组织或细胞群为整体进行的高通量基因组和转录组的研究已经不能给出肿瘤中异质细胞之间相互作用以及交流等信息。Zheng 等应用 scRNA-seq 技术以肝癌细胞系 HuH1 和 HuH7 以及临床肝癌组织细胞为目的细胞，研究了肝肿瘤中 CSCs 的异质性及细胞间的关系。大体步骤如下：①细胞免疫荧光和流式细胞术以 CD13、CD24、CD44、CD90、CD133 和 EpCAM 等抗体确认 HuH1 和 HuH7 肝癌细胞系中存在不同种类 CSCs 亚群；②分别将 HuH1 和 HuH7 细胞系和患者肝癌组织酶消化分离为单细胞，以 CD24、CD133 和 EpCAM 为特异性高的抗体流式分选 CSCs 亚群，以 Smart-seq 技术分析单细胞转录组；③上述未分选的肝癌细胞以 10X Genomics 平台 scRNA-seq 分析单细胞转录组；④进行数据分析。结果显示：应用单细胞转录组分析技术能够高灵敏地探测到不同 CSCs 的生物分子信号，证实在肝癌细胞系和肝癌组织中确实存在 CSCs 异质性，不同基因在 CSCs 亚群中表达与肝癌的预后相关，这些结果提示不同的肝癌 CSCs 基因表达影响肝癌异质性和肿瘤的进展。

（二）单细胞测序分析人胶质瘤微环境中巨噬细胞区域性活化的来源和意义

肿瘤相关巨噬细胞（tumor-associated macrophages，TAMs）是浸润在肿瘤组织中的巨噬细胞，是肿瘤微环境中最多的免疫细胞，其具有异质性被认为是促进肿瘤生长和迁移的帮凶，是肿瘤免疫治疗的靶点。胶质瘤中大量存在的 TAMs，按其来源包含两个亚群：第一种为来源于大脑的小神经胶质细胞；第二种为骨髓来源的巨噬细胞（bone marrow-derived macrophages，BMDMs）。由于缺乏特定的标志物来分开这两种细胞亚群，尚不清楚 BMDMs 在多大程度上浸润未经治疗的人类胶质瘤以及是否会转变为脑内小神经胶质细胞的表型。为此 Müller 等分别应用 Fluidigm C1 平台 scRNA-seq 技术（3 例原发性胶质母细胞瘤和 1 例原发性Ⅲ级少突胶质细胞瘤）和 10X genomics 平台的 scRNA-seq 技术（2 例原发性胶质母细胞瘤和 1 例原发性Ⅱ级星形细胞瘤）进行了 TAMs 单细胞转录组分析。大体步骤如下：①首先用木瓜蛋白酶（papain）进行消化分离新鲜手术切除的胶质瘤肿瘤组织，制备单细胞悬液；②部分利用 CD11b 微珠分选出 CD11b⁺ 细胞，应用流式细胞术验证细胞纯度，分为未分选的全肿瘤单细胞悬液和 CD11b⁺ 单细胞悬液；③进行 scRNA-seq 分析，对数据进行基因表达聚类和外显子测序（exome sequencing，exome-seq）数据分析，鉴定体细胞突变克隆。结果发现：不同的基因表达谱将血液来源 TAMs 与小胶质细胞起源的 TAMs 分开，血液来源的 TAMs 主要位于肿瘤组织血管丰富、微血管增生区域的血管周围以及肿瘤坏死部位的周边区域；血液来源 TAMs

与低级别胶质瘤患者生存期缩短显著相关;单细胞数据显示,血液来源 TAMs 与小胶质细胞来源的 TAMs 相比,前者的 M2 巨噬细胞标志物(如 IL-10,TGF-β2 以及一些与氧化代谢有关的基因)表达量增加;不管血液来源的还是小神经胶质细胞来源的 TAMs,两者均共表达 M1 型及 M2 巨噬细胞标志物。这一研究结果对不加选择的靶向 TAMs 的胶质瘤治疗策略提出了异议,并为制订以血液来源的 TAMs 为靶细胞的胶质瘤的治疗策略提供了重要的参考数据。

三、RNA 作为诊断标志物在疾病诊断中的应用实例

在恶性皮肤癌中黑色素瘤仅占 4%,但是其死亡率在皮肤癌中却占 75%。黑色素瘤发展进程快于其他肿瘤,如果在早期发现,5 年生存率可达 95%,因此早期诊断就显得十分重要。无创诊断或液体活检已经实际应用于早期诊断和对患者进行监测。在患者血液中循环的 RNA 可以作为诊断标志物用于黑色素瘤的早期诊断。Solé 等应用高通量测序技术结合 RT-qPCR 对血液中 RNA 进行了研究,结果可用于黑色素瘤早期诊断。大体步骤如下:①收集了 409 名患者和 99 名健康人血浆标本,以上患者和正常人血清分别分为 3 种不同种类 RNA 测序组[mRNA、miRNA 和 YRNA(一种高度保守的小分子非编码 RNA)];②提取总 RNA 后去除 rRNA,建立文库后 Illumina HiSeq 2500 高通量测序;③数据生物信息学分析以及 RT-qPCR(mRNA 和 miRNA)和微滴式数字 PCR(droplet digital PCR,ddPCR)(YRNA)验证筛选的 RNA。结果显示:与正常人样本比较,在患者血清中 442 种 miRNA 表达有变化,其中 11 种 miRNA 表达差异显著,miR-134-5p 和 miR-320a-3p 表达显著下调;与正常人样本比较,在患者血清中富集血管生成、PAK 以及真核起始因子 2(eukaryotic initiation factor 2,eIF2)通路相关 mRNA,自分泌运动因子受体(autocrine motility factor receptor,AMFR),HGF 致病基因之一 SOS1(son of sevenless homolog1)和人白细胞分化抗原 109(cluster of differentiation,CD109)的 mRNA 表达显著上调;在 YRNA,与正常人样本和临床晚期患者相比,在 0 期临床试验患者 RNY3P1、RNY4P1 和 RNY4P25 的表达显著上调。以上结果显示,循环血液中的 RNA 可作为标志物应用于黑色素瘤的早期诊断。

结 语

确定正常及疾病状态下每个转录物的 mRNA 和 ncRNA 序列、转录基因的结构,定量、动态表达的高通量转录组分析技术,为揭示人类疾病本质的病理学注入了生机和活力。高通量转录组分析技术分为高通量基因芯片和高通量测序技术,两者各有优缺点。虽然高通量测序开发应用起步较晚,尚存在一些技术和数据分析方法不够成熟的一面,但随着技术和设备等多方面不断优化以及生物信息学的不断发展,逐步取代芯片技术广泛地应用于高通量转录组分析领域已指日可待。随着各种高通量测序和生物学信息分析软件等技术的不断发展,高通量转录组分析技术与基因组学、蛋白质组学和生物信息学等技术有机整合已成为趋势。scRNA-seq 技术可从单个细胞角度研究干细胞(包括 CSCs)和包括肿瘤在内的组织细胞的异质性,以及这些细胞与其他细胞在转录组层面上的差异。这不仅为进一步揭示干细胞的生物学特征、肿瘤异质性、肿瘤发生和耐药机制等研究提供了新的实验技术,与此同时,其研究结果也将为疾病的个体化精准治疗提供科学依据和临床应用的实际指导。

(池光范 李玉林)

主要参考文献

[1] COSTA V,ANGELINI C,DE FEIS I,et al. Uncovering the complexity of transcriptomes with RNA-Seq[J]. Journal of Biomedicine and Biotechnology,2010,2010:853916.

[2] REIMAN M,LAAN M,RULL K,et al. Effects of RNA integrity on transcript quantification by total RNA sequencing of clinically collected human placental samples[J]. Faseb Journal,2017,31(8):3298-3308.

[3] MARCZYK M,FU C,LAU R,et al. The impact of RNA extraction method on accurate RNA sequencing from formalin-fixed paraffin-embedded tissues[J]. BMC Cancer,2019,19(1):1189.

[4] WESTERGARD T,ROTHSTEIN J D. Astrocyte diversity:current insights and future directions[J]. Neurochemical Research,

2020,45(6):1298-1305.

[5] KLEIN A M,MACOSKO E. InDrops and Drop-seq technologies for single-cell sequencing[J]. Lab on a Chip,2017,17(15):2540-2541.

[6] SOLIMENA M,SCHULTE A M,MARSELLI L,et al. Systems biology of the IMIDIA biobank from organ donors and pancreatectomised patients defines a novel transcriptomic signature of islets from individuals with type 2 diabetes[J]. Diabetologia,2018,61(3):641-657.

[7] BONGAARTS A,VAN SCHEPPINGEN J,KOROTKOV A,et al. The coding and non-coding transcriptional landscape of subependymal giant cell astrocytomas[J]. Brain,2020,143(1):131-149.

[8] ZHENG H,POMYEN Y,HERNANDEZ M O,et al. Single-cell analysis reveals cancer stem cell heterogeneity in hepatocellular carcinoma[J]. Hepatology,2018,68(1):127-140.

[9] MüLLER S,KOHANBASH G,LIU S J,et al. Single-cell profiling of human gliomas reveals macrophage ontogeny as a basis for regional differences in macrophage activation in the tumor microenvironment[J]. Genome Biology,2017,18(1):234.

[10] SOLé C,TRAMONTI D,SCHRAMM M,et al. The circulating transcriptome as a source of biomarkers for melanoma[J]. Cancers(Basel),2019,11(1):70.

第五章

人类疾病的表观遗传学

表观遗传学是研究 DNA 的核苷酸序列不发生改变,但基因表达发生可遗传变化的遗传学分支学科。作为一种通过调控基因表达而引发表型的转换和发育的遗传方式,表观遗传学正逐渐被人们所了解。表观遗传调控是生命现象中普遍存在的基因表达调控方式,是调控生长、发育、衰老与疾病发生发展的重要机制之一。表观遗传修饰包括 DNA 甲基化(DNA methylation)、组蛋白修饰(histone modification)、染色质重塑(chromatin remodeling)和非编码 RNA(ncRNA)等。表观遗传修饰并非静止不变,而是可以随着环境因素发生动态变化。针对不同的表观遗传修饰,研究者们开发出了不同的方法对其进行检测和探索,使得人们对表观遗传的调控机制了解得越来越深入。正常细胞和病变细胞在表观遗传调控上存在差异,凸显了人类疾病(如恶性肿瘤、免疫性、心血管和神经性疾病等)中表观遗传调控的重要性,详细揭示人类疾病中的表观遗传调控机制,将为疾病预防、诊断、预后和治疗提供新的启示和机会。

第一节　表观遗传学基础

在多细胞组织中,细胞类型取决于特定的基因表达模式。细胞类型必须通过表观遗传机制来记忆并传递到子代细胞,这种机制是不涉及 DNA 序列改变的可遗传变化。表观基因组(epigenome)是某一类型的细胞中包括 DNA 甲基化和组蛋白翻译后修饰在内的所有染色质修饰的集合。因此,复杂生物并没有单一的表观基因组,而是拥有取决于组织类型、发育阶段和疾病状态的多重表观基因组。

DNA 和组蛋白的结合变得松弛,能够促进基因转录;而 DNA 与组蛋白结合更加紧密,会抑制基因转录。表观遗传调控通过改变染色质结构,影响基因转录活性,从而确保细胞内各种生物学过程的正确运行,是生命现象中普遍存在的基因表达调控方式。本节将综述 DNA 甲基化、组蛋白修饰、染色体重塑、ncRNA 等表观遗传机制。

一、DNA 甲基化

DNA 甲基化是 DNA 序列的一种共价修饰,普遍存在于所有的脊椎动物中。DNA 甲基转移酶(DNA methyltransferase,DNMT)催化甲基从 SAM 转移到胞嘧啶的第 5 位碳原子上,形成 5mC。DNA 甲基化通过召集参与基因表达的蛋白质或者通过阻止转录因子与 DNA 的结合,调控基因的表达。在发育过程中,基因组中 DNA 甲基化模式的改变是一个动态过程的结果,这个过程包括甲基化和去甲基化。因此,不同的细胞具有不同的稳定且独特的 DNA 甲基化模式,用以调控组织特异的基因转录。

在所有的核苷酸中,胞嘧啶易被甲基化,特别是被称为 CpG 岛(CpG island)的二聚核苷酸簇中的胞嘧啶更易被甲基化。在正常人类细胞的基因组中,只有 3%~6% 的胞嘧啶被甲基化,也就是说,CpG 岛大多是未被甲基化的,其相关基因仍具有被转录因子激活的潜力。CpG 岛是包含有高频 CpG 位点的基因组区域,即 C 和 G 被发现位于同一 DNA 链,并通过磷酸二酯键连接。在至少 200bp 的区域中具有 55% 以上 CG 比例的 DNA 即可被定义为 CpG 岛。但是人类基因组中,CpG 岛长度一般为 300~3 000bp。在人类细胞中,大约 60% 的核心启动子表现出高 GC 含量和 CpG 比例,即它们是 CpG 岛的一部分,或位于 CpG 岛附近。因此,相对于"低 CpG 含量的启动子"而言,它们被称为"高 CpG 含量的启动子"。

(一) DNA 甲基转移酶

实现 DNA 甲基化的 DNMT 主要包括三种:DNMT1、DNMT3A 和 DNMT3B。DNMT3A 和 DNMT3B 具有

相似的结构,二者可以在未修饰的 DNA 上建立新的甲基化模式,所以被称作从头甲基转移酶。而 DNMT1 是第一个被发现的哺乳动物 DNMT,在 DNA 复制时将 DNA 甲基化的模式从亲代 DNA 链中复制到新合成的子代 DNA 链中。DNMT1 通过在细胞分裂过程中以含有半甲基化 CpG 位点的双链 DNA 为底物进行甲基化反应,从而在维持 DNA 甲基化过程中起主要作用。在 DNA 复制过程中,DNMT1 处于复制叉的位置,新合成的半甲基化的 DNA 就在这里形成。DNMT1 与新合成的半甲基化的 DNA 结合,使其精确地模拟 DNA 复制前的甲基化模式进行甲基化。此外,DNMT1 还能修复 DNA 甲基化。因此,DNMT1 被称作维持性甲基转移酶,因为它能够在一个细胞谱系中维持原本的甲基化模式。这三种 DNMT 都广泛地参与胚胎发育过程。当细胞到达终末分化期时,DNMT 的表达大大减少。除去以上三种主要的 DNMT 外,DNMT3L 作为 DNMT3 家族的另一个成员,刺激 DNMT3A 和 DNMT3B 的催化活性,参与维持 DNMT3A 的稳定性。最初命名为 DNMT2 的另一个蛋白质,包含 DNMT 的催化基序,但在从头 DNA 甲基化或维持 DNA 甲基化过程中都不发挥作用。

(二) DNA 去甲基化

DNA 甲基化通常在细胞中稳定存在,但是在发育、细胞分化、衰老和癌细胞中会发生 DNA 去甲基化。DNA 去甲基化过程分为被动去甲基化(passive demethylation)和主动去甲基化(active demethylation)。被动 DNA 去甲基化在分裂的细胞中出现。因为 DNMT1 在细胞复制的时候主动保持 DNA 的甲基化状态,所以抑制或失活 DNMT1 使得新合成的胞嘧啶是未甲基化的,从而在每次细胞分裂时降低整体的甲基化水平。主动 DNA 去甲基化在分裂或者不分裂的细胞中都会出现,但是需要酶催化 5mC 变回未被甲基化的状态。

理论上来讲,DNA 主动去甲基化存在多种发生机制,可通过间接和直接两种方式完成。间接的方式包括:①通过糖苷酶切除 5mC,激活碱基切除修复(BER)途径,完成胞嘧啶对 5mC 的替换;②通过 NER 途径切除包含 5mC 的短的 DNA 片段,之后以互补链为模板进行修复;③5mC 脱氨形成胸腺嘧啶,之后再通过 BER 途径修复 G/T 错配。直接移除甲基或甲基的修饰产物,是真正意义上的去甲基化,包括:①通过胞苷脱氨酶基因 AID(activation-induced cytidine deaminase),直接打断第 5 位碳原子与甲基基团之间的 C-C 键;②甲基基团由 α-酮戊二酸(α-ketoglutaric acid)和 Fe^{2+} 依赖的双加氧酶 TET(ten-eleven translocation)催化发生氧化性修饰,自发从胞嘧啶环上脱离。

(三) 读取 DNA 甲基化

DNA 甲基化可以被三类蛋白质识别:甲基化 CpG 结合域(methyl-CpG-binding domain,MBD)蛋白、泛素样含植物同源域(plant homeodomain,PHD)和环指域蛋白(ubiquitin-like with PHD and ring finger domains,UHRF)和锌指蛋白(zinc finger protein)。MBD 蛋白包含一个保守的甲基 CpG 结合域,保证了对单个甲基化 CpG 位点的高亲和性。此类蛋白家族包括第一个被发现的甲基结合蛋白——甲基化 CpG 结合蛋白 2(methyl CpG binding protein 2,MeCP2),还包括 MBD1、MBD2、MBD3 和 MBD4。MBD 蛋白的表达在大脑中多于在其他组织中,许多 MBD 蛋白在正常的神经发育和功能中起重要作用。在 MBD 家族中,MBD3 和 MBD4 与其他成员的 DNA 结合活性不同。例如,MBD3 不能直接与 DNA 结合,因为它的 MBD 结构域有突变。虽然 MBD4 能够正常地与 DNA 相结合,但是它选择性地识别与胸腺嘧啶、尿嘧啶和 5-氟尿嘧啶结合的鸟嘌呤,并且与参与 DNA 错配修复的蛋白质相结合。UHRF 蛋白家族包括 UHRF1 和 UHRF2,是一种多结构域的蛋白质。在 DNA 复制期间,UHRF 蛋白家族首先结合 DNMT1,然后使其靶定半甲基化的 DNA 来维持 DNA 的甲基化。锌指蛋白家族通过锌指结构域与甲基化的 DNA 结合,包括 Kaiso、ZBTB4 和 ZBTB38 蛋白。尽管有区别,含有锌指结构域的蛋白质也像 MBD 蛋白家族一样,通过一种 DNA 甲基化依赖的方式抑制基因的转录。

二、组蛋白修饰

核心组蛋白存在甲基化、乙酰化、磷酸化、泛素化等多种翻译后修饰的位点,组蛋白的翻译后修饰在很大程度上控制了 DNA 的可及性,影响核小体构象,参与基因转录;组蛋白的翻译后修饰产生新的蛋白质-蛋白质相互作用接口,调节蛋白质识别从而参与基因转录等过程;组蛋白修饰与 DNA 修饰之间也存在着密切的交叉对话,因此,组蛋白修饰在许多细胞事件中具有重要作用。丰富多样的组蛋白修饰被认为构成一类超越基因序列的"组蛋白密码",调控着细胞内遗传信息的组织层次。这类"组蛋白密码"的产生、维持与识别在基因调控和细胞命运决定等生命过程中发挥着至关重要的作用。为了精确调控"组蛋白密码",细胞采用了一系列酶或结合蛋白来产生、消除或识别这些翻译后修饰:负责产生各类组蛋白修饰的酶通常被称作"书写器(writer)";负责消除各类组蛋白修饰的酶通常被称作"擦除器(eraser)";而负责识别这些修饰并介导下游生物学事件的蛋白质或结构域被称作"阅读器(reader)"。这些组蛋白的"书写器"和"擦除器"往往具有修饰位点、修饰类型乃至修饰程度的特异性,而"阅读器"对于组蛋白修饰的识别也往往有着同样的精度和特异性。这些复杂且精确的酶促调控和修饰识别构成了组蛋白修饰介导的表观遗传调控的分子基础。

(一)组蛋白乙酰化

乙酰化是最常见的酰化修饰,组蛋白乙酰化修饰主要发生在赖氨酸残基上,由组蛋白乙酰转移酶(histone acetyltransferase,HAT)催化介导;同时组蛋白 H2A 和 H4 的 N 端也可以发生乙酰化修饰,组蛋白 N 端乙酰化修饰主要由 N 端乙酰转移酶(N-terminal acetyltransferase,NAT)家族成员 NATD 催化完成。下面将主要介绍组蛋白赖氨酸乙酰化。

组蛋白赖氨酸乙酰化中和组蛋白尾部赖氨酸上的正电荷,并降低它们对 DNA 的亲和力,使染色质结构松散,因此,组蛋白赖氨酸乙酰化改变了核小体构象,这可以增加转录调节蛋白与染色质的可及性,通常被认为是促进基因转录的标志。

组蛋白赖氨酸乙酰化是高度可逆的。三类蛋白质参与了组蛋白赖氨酸乙酰化修饰调节:HAT 作为"书写器"负责将乙酰基团共价连接到赖氨酸残基上;组蛋白脱乙酰酶(histone deacetylase,HDAC)作为"擦除器"介导乙酰基团从赖氨酸残基上移除;识别赖氨酸乙酰化修饰并介导下游生物学事件的蛋白质作为"阅读器"发挥作用。过去认为 HAT 和 HDAC 只能在组蛋白上发挥作用,而现在研究表明它们也可以在非组蛋白上发挥调控乙酰化作用。

1. HAT HAT 家族主要有三类:p300/CREB 结合蛋白(CREB-binding protein,CBP),成员均为转录辅助因子;MYST(Moz、Ybf2、Sas2 和 Tip60 家族),该家族在结构上均包含一个 MYST 结构域;Gcn5 相关 N-乙酰转移酶(Gcn5-related N-acetyltransferase,GNAT)超家族,该家族拥有 HAT 结构域和溴结构域。

(1)p300/CBP:p300 由位于 22q13 染色体上的基因编码;CBP 由位于 16p13.3 染色体上的基因编码;两者具有约 75% 的序列相似性和 63% 的同源性;由于二者的结构相似性和功能冗余,常统称为 p300/CBP。大多数已知的 p300/CBP 功能域位于高度保守区,包括四个公认的反式激活结构域(transactivation domains):①转录接头锌指 1(transcriptional adapter zinc finger 1,TAZ1)富含半胱氨酸-组氨酸域 1(cysteine-histidine-rich domain 1,CH1);②KIX(kinase-inducible domain interacting)结构域,与转录因子 cAMP 反应元件结合蛋白(cAMP response element binding protein,CREB)结合,同时 CREB 又作为其他几种转录因子(TF)的锚定位点;③富含半胱氨酸-组氨酸域 3(cysteine-histidine-rich domain 3,CH3),其中包含转录接头锌指 2(transcriptional adapter zinc finger 2,TAZ2)域和 ZZ 型锌指结构域;④核受体辅激活蛋白结合结构域(nuclear receptor coactivator binding domain),也称为干扰素结合结构域(interferon-binding domain)。这些反式激活结构域介导蛋白质-蛋白质与 DNA 结合转录因子和其他辅激活因子的相互作用。p300/CBP 在胚胎发生、造血和肌肉发生中起主要作用。p300/CBP 的转录整合和调控是通过两种不同的细胞功能实现的:蛋白质和组蛋白赖氨酸乙酰转移酶活性和分子支架功能。

(2)MYST:MYST 家族包括 MOF(males absent on the first)、TIP60(tat interacting protein 60kD)、结合 ORC1 的组蛋白乙酰转移酶(histone acetyltransferase binding to ORC1,HBO1)、单核细胞白血病锌指蛋白(monocytic leukemia zinc finger protein,MOZ)和 MOZ 相关蛋白(MOZ related factor,MORF)等,均具有典型的 MYST 结构域。MYST 结构域一般包含一个 HAT 功能域、一个锌指结构和一个乙酰辅酶 A 结合位点。MYST 家族在真核生物中高度保守,并负责大部分乙酰化。MYST 家族催化的底物包括组蛋白和非组蛋白,目前研究最清楚的是组蛋白 H3、H4、H2A 和 H2B 变体。

（3）GNAT 超家族：GNAT 超家族包括组蛋白乙酰转移酶 Gcn5，还有与 Gcn5 序列接近的至少三个组蛋白乙酰转移酶 Hat1、Hpa2 和 Elp3。该类家族也包含了各种能够乙酰化不同底物的其他真核和原核乙酰转移酶，表明这种类型乙酰转移酶的酰化机制在进化方面具有保守性。

2. HDAC　哺乳动物 HDAC 的 18 个成员被分为Ⅰ类、Ⅱa 类、Ⅱb 类、Ⅲ类和Ⅳ类，具有不同的结构、酶功能、亚细胞定位和表达模式以及生物学作用。根据催化机制不同又可以分为两类：Zn^{2+} 依赖的 HDAC 家族，包括Ⅰ、Ⅱ和Ⅳ类 HDAC，这三类之间呈现序列相似性；烟酰胺腺嘌呤二核苷酸（NAD^+）依赖的沉默信息调节因子（sirtuin，SIRT）家族是Ⅲ类 HDAC，与其他分类没有同源性，发挥去乙酰基作用，需要 NAD^+。

Ⅰ类、Ⅱ类和Ⅳ类 HDAC 是根据其发现的时间顺序来进行编号的：Ⅰ类 Rpd3 类蛋白（HDAC1、HDAC2、HDAC3 和 HDAC8）；Ⅱ类 Hda1 类蛋白（HDAC4、HDAC5、HDAC6、HDAC7、HDAC9 和 HDAC10）；Ⅳ类蛋白（HDAC11）。其中Ⅰ类、Ⅱ类 HDAC 具有保守的去乙酰基酶结构域。

Ⅰ类 HDAC 位于细胞核中，并且在许多不同种类的细胞中表达。HDAC1、HDAC2 和 HDAC3 均抑制转录，与转录因子结合并被转录因子招募。如 HDAC2 作为辅阻遏物被招募到 DNA 中发挥负调控转录作用。

Ⅱ类 HDAC 分为Ⅱa 类和Ⅱb 类。Ⅱa 类占 48%~57%，包括 HDAC4、HDAC5、HDAC7 和 HDAC9。它们各自起源于不同的基因，并不是彼此的异构体。Ⅱa 类 HDAC N 端可与 DNA 的转录调节因子结合发挥抑制作用，羧基端包含去乙酰化活性区域，可募集包括 HDAC3 在内的共阻遏复合物，发挥调节基因转录的作用。HDAC4 和 HDAC5 可在细胞核与细胞质之间穿梭，影响组蛋白与染色质结合，调控基因表达。HDAC7 与视黄酸（retinoic acid，RA）或甲状腺激素受体的沉默介质相互作用。HDAC9 具有多个交替剪接的异构体。HDAC9 截短变体 HDRP 或心肌细胞增强子 MEF-2 相互作用转录抑制蛋白（MEF-2 interacting transcription repressor，MITR）是这些异构体之一。

HDAC11 是Ⅳ类 HDAC 的唯一成员。HDAC11 参与调节 DNA 复制因子 CDT1 的蛋白质稳定性和白介素-10 的表达。

Ⅲ类 SIRT 家族（SIRT1、SIRT2、SIRT3、SIRT4、SIRT5、SIRT6 和 SIRT7）NAD^+ 作为反应物去乙酰化底物蛋白质的乙酰赖氨酸残基，形成烟酰胺、去乙酰化产物和代谢物 2'-O-乙酰基 ADP 核糖。在结构上 SIRT 家族与其他三类 HDAC 完全不同，包含一个大的由罗斯曼折叠（Rossman fold）构成的结构域和一个小的锌指结构域，NAD^+ 结合在两个结构域之间的口袋里。人体内的 SIRT 家族通过把乙酰基从赖氨酸转移到 NAD^+ 的糖环上实现乙酰基的去除。SIRT 家族对 NAD^+ 的严格依赖性揭示了能量代谢和基因调控的密切联系。此外，大量研究提示 SIRT 家族成员在饮食热量限制和长寿的关联上扮演着重要角色。

（二）组蛋白甲基化

组蛋白甲基化发生在精氨酸、赖氨酸和组氨酸残基上。赖氨酸 ε 氨基可被单甲基化（me1）、二甲基化（me2）或三甲基化（me3），精氨酸可以被对称二甲基化或不对称二甲基化。研究最广泛的组蛋白甲基化位点包括组蛋白 H3 赖氨酸 4（histone 3 lysine 4，H3K4）、H3K9、H3K27、H3K36、H3K79 和 H4K20。组蛋白甲基化位点和甲基化程度的不同增加了组蛋白修饰和调控基因表达的复杂性，可以产生促进或抑制效果。但是同组蛋白乙酰化一样的是，甲基化也是可逆的。组蛋白甲基转移酶和去甲基化酶，介导组蛋白上不同氨基酸上甲基的添加和去除，充当"书写器"和"擦除器"的作用。参与组蛋白甲基化修饰识别的蛋白则充当"阅读器"的角色。

1. 组蛋白甲基转移酶　主要包括组蛋白赖氨酸甲基转移酶（histone lysine methyltransferase，HKMT）和蛋白质精氨酸甲基转移酶（protein arginine methyltransferase，PRMT）家族。

（1）组蛋白赖氨酸甲基转移酶：一般都包含 SET 结构域来行使催化功能，例外的是 H3K79 的甲基化由非 SET 结构域的类端粒沉默干扰体 1（disruptor of telomeric silencing 1-like，DOT1L）产生。SET 结构域由最早发现表达这个结构域的三个基因来命名，分别为 Su（var）3-9、zeste 增强子（enhancer of zeste，Ez）和 trithorax（Trx）。SET 结构域高度保守，约含 110 个氨基酸。被催化位点的特异性往往是由催化位点周围氨基酸残基的共识别所决定的。例如，对于 H3K4 的甲基转移酶 SET7/9 来说，它可以和组蛋白 H3 的 R2、T3

和 Q5 形成氢键网络介导 H3K4 的特异性识别。HKMT 可以将 SAM 的甲基转移至赖氨酸残基的 ε-氨基上,产生赖氨酸残基的单甲基化、二甲基化或三甲基化修饰。HKMT 主要包括 6 个家族,即 KMT1～KMT6 家族。其中,KMT1 家族催化产生 H3K9me3;KMT2 家族催化产生 H3K4me3;KMT3 家族催化产生 H3K36me3;KMT4 家族催化产生 H3K79me3;KMT5 家族催化产生 H4K20me3;KMT6 家族催化产生 H3K27me3。

（2）蛋白质精氨酸甲基转移酶:催化组蛋白精氨酸残基的甲基化。PRMT 蛋白分为两大类,其中 I 型的 PRMT 催化精氨酸残基的单甲基化和非对称二甲基化修饰;II 型的 PRMT 则催化精氨酸残基的单甲基化和对称二甲基化修饰。PRMT 往往包含两个结构域,一个为 SAM 结合结构域,另一个为羧基端的桶状结构域。其催化口袋位于两个结构域的中间,并且参与催化的关键残基在 PRMT 家族中高度保守。由于精氨酸甲基化是一种高丰度修饰方式,因此 PRMT 涉及很多细胞过程,包括信号转导、转录调控、RNA 加工、DNA 修复和细胞凋亡以及疾病相关的表观遗传学调控等。

2. 组蛋白去甲基化酶　根据去甲基化酶的结构和不同的催化机制,可以将去甲基化酶分为两类:一类是黄素腺嘌呤二核苷酸(flavin adenine dinucleotide,FAD)依赖性去甲基化酶;另一类是依赖于 Fe^{2+} 和共同作用因子 α-酮戊二酸,并含有 Jumonji 结构域的去甲基化酶。KDM1A/LSD1(lysine specific demethylase 1)是第一个被发现的去甲基化酶,属于 FAD 依赖性去甲基化酶。LSD1 能够特异性脱去 H3K4 和 H3K9 位点上的单甲基和二甲基基团,调节基因的转录活性。

3. 组蛋白甲基化识别结构域　甲基化组蛋白的识别是通过具有甲基结合域的蛋白来实现的。组蛋白甲基化修饰的"阅读器"主要包括"皇室家族"和 PHD 锌指等。其中,"皇室家族"主要包括 chromo 结构域、Tudor 结构域、PWWP 结构域、MBT 结构域等。"皇室家族"拥有 3 或 4 个反平行 β 折叠片组成的 β 桶状核心,被认为从同一个祖先蛋白结构域进化而来。异染色质蛋白 1(heterochromatin protein 1,HP1)的 chromo 结构域是最早被鉴定出来的组蛋白甲基化识别结构域,可特异性地识别 H3K9me3 修饰。三甲基化的赖氨酸残基与 chromo 结构域中三个芳香族残基之间的阳离子-π 相互作用介导了识别过程。对于 chromo 结构域蛋白的系统研究表明,人体内大量的 chromo 结构域蛋白参与了对于 H3K9me3 和 H3K27me3 修饰的识别。因此,chromo 结构域是体内一类数量很多的"阅读器"蛋白。Tudor 结构域和类 Tudor 结构域是"皇室家族"中唯一对于甲基化赖氨酸残基和甲基化精氨酸残基都有识别的结构域。除此之外,Tudor 结构域还对 piRNA 通路中一些调控蛋白的甲基化修饰有识别和调控作用。PWWP 的特点在于除了可以识别组蛋白之外还具有识别 DNA 的能力。例如,PWWP 结构域蛋白 MSH6 和 BRPF 对于 DNA 都有一定的识别能力。另外,PWWP 结构域对于 H3K36me3 修饰有一定的偏好性。而 MBT 结构域识别 PHD 锌指结构域,是不同于"皇室家族"蛋白的一类全新的组蛋白甲基化"阅读器",并且在人体内广泛存在,人类基因组中编码了 200 余个 PHD 锌指结构域,隶属于 90 多种蛋白,其中多数与基因转录及染色质状态的调控有关。作为对多种转录事件产生广泛影响的一大类"阅读器",PHD 锌指识别的组蛋白修饰类型也最为多样,包括非修饰的组蛋白、高甲基化状态修饰的赖氨酸残基和酰基化修饰的赖氨酸残基。对于不同的组蛋白肽段和修饰类型,其结合到 PHD 锌指的表面也不一样,如 α 表面、β1 表面、β2 表面和氨基端表面。PHD 锌指蛋白识别甲基化修饰的分子机制是通过芳香笼产生阳离子-π 相互作用。

（三）组蛋白磷酸化

组蛋白磷酸化修饰大部分发生在丝氨酸和苏氨酸残基上,也可发生在酪氨酸残基上。组蛋白磷酸化与组蛋白去磷酸化过程处于动态平衡,由蛋白激酶(protein kinase,PK)和蛋白磷酸酶(protein phosphatase,PP)共同调控。蛋白激酶催化组蛋白尾端的氨基酸残基与磷酸基团结合,与基因转录活化有关;而蛋白磷酸酶的作用则相反,脱去氨基酸残基上的磷酸基团,与基因转录抑制有关。

和其他表观遗传修饰一样,磷酸化修饰也可能是通过两种机制影响染色体的结构与功能:修饰改变了组蛋白的电荷,因而改变了组蛋白与 DNA 结合的特性,即磷酸基团携带的负电荷中和了组蛋白上的正电荷,造成组蛋白与 DNA 之间亲和力的下降;修饰能够产生蛋白识别模块(protein recognition modules)的结合表面,与特异的蛋白复合物相互作用。另外,组蛋白 H3 第 10 位丝氨酸(H3S10)的磷酸化增强了几种乙酰转移酶的催化活性,通过增强乙酰化活性提高基因的转录活性,在 H3S10 缺失的突变体中,基因的转录活性大大下降。

(四) 组蛋白泛素化

泛素(ubiquitin)是一个由 76 个氨基酸残基组成的小肽,因其广泛存在于真核细胞而得名。泛素与底物蛋白质的共价连接是非特异性的,连接即使底物蛋白质带上了泛素标记,称为泛素化。泛素化是通过三个酶促反应而完成的:第一个反应是泛素 C 端的羧基与泛素活化酶(ubiquitin-activating enzyme,E1)的半胱氨酸通过硫酯键结合,这是一个需要 ATP 的反应,此反应将泛素分子激活;在第二个反应中,泛素被转移至泛素缀合酶(ubiquitin-conjugating enzyme,E2)的巯基上;在第三个反应中,由泛素-蛋白质连接酶(ubiquitin-protein ligase,E3)识别待降解蛋白质,并将活化的泛素转移至蛋白质的赖氨酸的 ε-氨基,形成异肽键(isopeptide bond)。而此泛素中赖氨酸的 ε-氨基又可被连接下一个泛素,如此重复反应,可连接多个泛素,形成泛素链(ubiquitin chain)。

组蛋白泛素化水平也是动态变化的,泛素化是可逆的。泛素通过肽键连接到赖氨酸残基上,这些肽键可以被去泛素化酶切断。它包括五种主要成员:①泛素羧基端水解酶家族(ubiquitin C-terminal hydrolase,UCH),通过水解泛素羧基端的甘氨酸将泛素从底物中释放,UCHL1、UCHL2、UCHL3、UCHL4、UCHL5 是其主要代表;②泛素特异性加工酶(ubiquitin-specific processing enzyme,UBP)或泛素特异性蛋白酶(ubiquitin-specific protease,USP)家族,通过半胱氨酸、组氨酸、天冬氨酸/天冬酰胺三联残基发挥酶活性,包括 UBP-M、UBP4、HAUSP 等;③卵巢肿瘤(ovarian tumor)相关蛋白酶家族,该家族与 UBP 家族有较高的相似性,也具备三联催化活性位点;④脊髓小脑共济失调蛋白 ataxin-3,含有 Josephin 结构域,可水解泛素化溶菌酶和泛素-7-氨基-4-甲基香豆素;⑤Jab1/MPN 域相关金属异肽酶(Jab1/MPN domain-associated metalloisopeptidase,JAMM),属于锌指金属蛋白酶家族,其催化中心含有 Zn^{2+}、两个组氨酸和一个天冬氨酸残基。

泛素化可用于多种过程中,例如蛋白质降解、信号传导、DNA 修复和细胞周期控制。细胞内大量的结构和调节性蛋白经泛素化修饰起到靶信号的作用,可将修饰的底物蛋白分配到细胞的不同部位、改变其活性、改变大分子间的相互作用及蛋白的半衰期。底物蛋白的单泛素化往往以非水解的方式调节底物蛋白的生物学活性,如参与底物蛋白的稳定性,使底物蛋白重折叠及易位。染色质组蛋白泛素化而发生的构型改变参与基因的修复、复制及表达的调节等。

(五) 组蛋白变体

大部分组蛋白具有相对保守的氨基酸序列和空间结构,但也存在少量的核心组蛋白的变体,这些组蛋白变体与普通组蛋白具有高度相似的序列,仅在少量氨基酸残基上存在差异。这些组蛋白变体分布在染色质的特定区域上,通过形成特定的核小体构象,进而构建不同的染色质高级结构,使染色体表现出不同的功能特点。与普通的组蛋白严格限制于 S 期不同的是,组蛋白变体可以在有丝分裂多个时期进行复制合成。但组蛋白变体的合成量相对于普通组蛋白少,一般认为这一现象是由于普通组蛋白的基因往往成簇出现且不含内含子,而组蛋白变体的基因多为单拷贝或仅有少数几个拷贝且像普通基因一样包含内含子,这些原因共同导致了组蛋白变体的合成量低于普通组蛋白。

但是,并不是每种组蛋白都拥有数量相当的变体。在真核生物的全部五种组蛋白中,组蛋白 H2A 是最不保守的,拥有最多的变体,主要包括 H2A. 1、H2A. 2、H2A. X、H2A. Z、macroH2A1、macroH2A2 和 H2A. Bbd(barr body deficient)七种,它们在氨基端的异质性决定了它们具有不同的功能。组蛋白 H3 的变体主要包括转录激活的 H3. 3 以及着丝粒特异性变体。组蛋白 H2B 的变体则仅见于精细胞,包括 H2BFWT、TSH2B 和 TH2B。组蛋白 H1 的变体具有发育时期特异性或组织特异性。虽然最保守的组蛋白 H4 是进化最慢的蛋白质之一,但在人的脂肪细胞中,发现了组蛋白 H4 变体。

目前的研究表明,组蛋白在多个生物过程发挥重要的作用(表 5-1)。得益于技术的进步,极大地促进组蛋白变体在多个方面的功能被发现。但是,组蛋白变体研究作为一个新兴的课题方向,依然存在很多问题等待澄清和解释。

表 5-1　部分组蛋白变体在多个生物过程中发挥的作用

组蛋白变体	作用特点
H2A. Bbd	参与转录激活,引起核小体的结构稳定性下降,有利于转录
H3. 3	参与转录激活,仅在转录活跃和核小体内替换 H3
H2A. Z	参与转录激活,富集于启动子区域
H2A. X	DNA 修复所必须
CenH3/macroH2A	存在于基因组的多个异染色质区域
H1	参与核小体包装

三、染色质三维结构及重塑

真核生物的染色质在细胞核内被折叠形成了复杂的三维结构,包括染色质区域(territories)、染色质隔间(compartment)、染色质环(loop)以及拓扑相关结构域(topological associated domains,TAD)。染色质隔间包括基因表达活跃、染色质开放的常染色区域即 compartment A 以及基因表达贫瘠转录沉默的异染色质区域即 compartment B。染色质环使基因启动子和较远的增强子发生相互作用从而影响基因表达。TAD 作为基因复制和调控的单位具有一定的保守性,TAD 的边界主要为 CTCF 的结构域,和大量的管家基因、tRNA、SINE 反转录转座子等 DNA 原件。

染色质结构的高度动态变化在基因转录沉默和激活过程中起重要作用,为表观遗传提供一个重要的信息整合平台。一方面,核小体折叠形成结构紧密的高级结构,即 30nm 染色质纤维,导致基因沉默;另一方面,基因激活过程中的关键步骤是 30nm 染色质纤维的解聚和重塑,从而使各种转录因子及转录机器可以接近 DNA。30nm 染色质纤维结构的动态变化,受各种表观遗传机制的调控,包括连接组蛋白 H1、组蛋白变体、组蛋白/DNA 化学修饰和各种染色质结合蛋白的作用等。

在真核细胞中,大量组蛋白规律性地结合遗传物质,形成以核小体为基本单位的染色质。核小体在进化中出现的机制还没有阐明,但可以明确的是,真核细胞的遗传物质因为组蛋白参与形成染色质结构而变得更加稳定。在染色质的基础上,真核细胞选择了以激活为基本方式的调节。这使得细胞基因表达最经济,也为细胞功能的分化提供了基础。在以染色质为基础的遗传物质中,组蛋白和核小体为一种抑制性结构成分。在基因表达的复制和重组等过程中,对应基因尤其是基因的调控区染色质的包装状态,核小体和组蛋白及对应的 DNA 分子会发生一系列的改变,这些改变就是所谓染色质重塑(chromatin remodeling)。染色质重塑对于多种细胞活动具有重要意义,包括 DNA 复制和修复、染色体分离、细胞发育和分化、干细胞多能性和细胞凋亡等。染色质重塑的过程可在三个方面调节:组蛋白八聚体的固有序列偏好决定核小体沿 DNA 的定位;染色质重塑复合物识别或选择核小体底物;染色质重塑复合物影响核小体的运动。

核小体的位置在不同的细胞周期和生命活动过程中是不同的,处于动态变化的过程中。核小体定位指全基因组染色质上核小体的精确位置。核小体是染色质的基本结构,其沿 DNA 的排列具有间接的序列依赖性这一点已经得到广泛的认可。例如,核小体高亲和力位置处的 GC 二核苷酸的发生率增加,实际上,核小体的序列偏好产生两种类型的位置偏好:旋转定位和翻译定位。旋转定位是由于 DNA 通过其小沟附着到八聚体所致。而翻译定位,反映了核小体的整体偏好,即它位于高 GC 含量的 DNA 片段上,并避免某些基序,例如多聚(dA:dT)片段。

染色质重塑复合物执行重塑功能所需的能量通过 ATP 水解来提供,因此 ATPase 催化亚基为其核心亚基。通过对催化亚基 ATPase 的结构特征归类,将已知的重塑复合物大致划分为以下四类:SWI/SNF(switching defective/sucrose non-fermenting)、ISWI(imitation switch)、CHD(chromodomain-helicase DNA-banding protein)和 INO80(inositol requiring80)。这些重塑复合物的催化亚基 ATPase 功能结构域存在相似之处,又有特异的结构域。除了 CHD1 和 CHD2 染色质重塑酶具有单独发挥重塑功能的特点外,其余多数重塑酶以组成多亚基复合物的形式在体内行使重塑功能,形成通常所说的"染色质重塑复合物"。此类重塑复合物由几个(ISWI 家族)到十几个不等(INO80 家族)的亚基组成。虽然我们目前暂未清楚认识大多数亚基在 DNA 重塑过程中的具体作用，但是可据理推测它们发挥重要作用的环节包括识别特定位点、与特异蛋白结合、维持复合物结构稳定和调节酶活性等。通过这些亚基，染色质重塑复合物有序地参与细胞内的各种生物学过程。一些具有保守序列的亚基常常出现在不同种属的同源染色质重塑复合物中。

重塑复合物具有类似 DNA 移位酶的作用，即在不解开 DNA 双链下使核小体沿 DNA 滑动。同时，一些染色质重塑复合物可以介导组蛋白变体从核小体中进出。大部分染色质中的核小体由四种常见组蛋白(H2A/H2B/H3/H4)构成，但部分核小体中的常见组蛋白可替换为组蛋白变体。含有这种组蛋白变体的核小体通过特殊标记在染色体上显示出来，同时不同变异体的特殊结构会导致染色质结构不同程度和形式的改变，进而介导相应细胞功能的实现、增强或抑制，包括调控基因转录和修复损伤的 DNA 等。

染色质重塑因子影响细胞功能主要通过两种途径：调控基因的转录以及改变染色质的结构稳定性。一个广为接受的观点是：前文已述，细胞中的染色质结构并非恒定的，而是处于动态变化中，致密的染色质结构会抑制转录起始因子和 RNA pol 在特定的 DNA 上形成转录起始复合物，从而影响转录的起始和进行；同理，疏松的染色质结构通常意味着相应区域基因的转录激活。在真核细胞中，染色质结构改变的工作主要由染色质重塑复合物来完成，在这一过程中重塑复合物常在调控基因转录激活或抑制时表现出单方面倾向性，且多数重塑因子表现出激活基因转录的特点。重塑因子对于染色质结构稳定性的影响主要表现在核小体构建的过程中。DNA 的复制必然伴随双链的解离及核小体结构的消失，子链上的核小体结构必须在复制完成后被迅速重新组装形成，这一过程需要众多辅助蛋白的作用，这其中就有染色质重塑因子，例如 ISWI 家族成员 ACF 就具有促进 DNA 缠绕到组蛋白八聚体上的功能；DNA 损伤修复过程中的核小体组装同样有染色质重塑因子的作用。

四、非编码 RNA

ncRNA 是一类不编码功能蛋白的 RNA，其中包括我们所熟知的在所有细胞中普遍表达的"管家"RNA(rRNA 和 tRNA)，还包括一大批发挥不同作用的 ncRNA，也就是我们在表观遗传学中通常所指的 ncRNA。这些不直接参与蛋白质翻译的分子最初被认为仅在转录后水平上调节基因表达。但是，近来大量研究结果表明，ncRNA 在表观遗传控制的多个环节中起重要作用。通常，我们根据一个 ncRNA 分子的长度是否达到 200nt 人为地将其分为小非编码 RNA(sncRNA)和长非编码 RNA(lncRNA)，每一种 ncRNA 都可以根据合成途径、结构特点、作用方式和主要生理作用等再细分为若干种。其中得到广泛研究的调节性 sncRNA 主要可以分为三类：干扰小 RNA(siRNA)、miRNA 和 piRNA。

(一) 非编码 RNA 的作用机制

各种 ncRNA 以不同的机制和原理参与细胞内各种生命活动的调节。这些数量众多的 ncRNA 行使功能的部位主要是细胞核内和细胞质中。细胞质中的 ncRNA，研究较为透彻的主要为 miRNA 对于 mRNA 所进行的转录后调控，其中，miRNA 通过与 Ago2 结合实现调节功能的作用机制已经得到了多方论证。除了 sncRNA，还存在一部分 lncRNA 同样具备在细胞质中发挥调节作用的能力，主要通过作为竞争性内源 RNA，通过与相应的 miRNA 结合从而拮抗 miRNA 对其靶基因的抑制作用。同时需要注意的是，转录生成的 RNA 如果滞留在细胞核内，绝大多数都不会承担翻译模板的功能，而这些滞留在细胞核内的 RNA 广泛地参与并调控目前几乎所有的已知细胞核内调控过程。这些 ncRNA 通过 RNA-DNA、RNA-蛋白质和 RNA-RNA 相互作用实现其调控功能，例如参与异染色质形成、mRNA 降解过程及组蛋白修饰的调控等。当然，对于数量众多的 ncRNA，以上内容并不能完整概括其作用机制，只是对其中研究较为透彻的部分过程进行举例。总而言之，ncRNA 的作用机制，不管是在细胞核内还是在细胞质中的作用机制，都还有无数的未知领域等待揭晓。

(二) 小非编码 RNA

1. siRNA　siRNA 是一种合成的双链 RNA 分子，长度大约为 22nt。它们可以被转染进特定的靶细胞，并且像 miRNA 一样，siRNA 的一条链可以与 RISC 结合，从而引起"干扰"。不管是在细胞培养方面还是在活体内，siRNA 已经成为一种非常有效的研究工具，用于在一个细胞或生物体内系统地敲低每个基因表达的大规模筛选。siRNA 干扰内源性 mRNA 的行为,并且能够选择性地强烈诱导特定基因的抑制,有助于鉴定特定过程的必需基因。

2. miRNA　miRNA 是长约 19~24nt 的单链 RNA,约 50% 位于容易发生结构变化的染色体区域。最初,人们认为 miRNA 和 siRNA 作为 ncRNA,存在两个主要区别:一是 miRNA 是内源性的,是生物基因的表达产物,而 siRNA 是外源性的;另一个不同点是 miRNA 由不完整的发夹状双链 RNA 组成,而 siRNA 是完全互补的长双链 RNA 的产物。不过尽管存在这些差异,由于 miRNA 和 siRNA 之间的密切关系,miRNA 和 siRNA 在介导转录基因沉默中具有相似的作用机制。miRNA 通过与靶 mRNA 互补而发挥作用,但只有极少数的 miRNA 与其 mRNA 靶标完全互补,在这种情况下,可以直接切割和降解目标 mRNA,绝大多数的 miRNA 与其靶 mRNA 部分互补,这一互补区间的长度可仅有 6~7 个核苷酸,但这也赋予了一些 miRNA 调控多个不同基因的能力。虽然目前没有报道 miRNA 在哺乳动物细胞中直接参与表观遗传调控,但一些学者们发现 miRNA 的异常表达可改变重塑染色质酶活性,同时 miRNA 可能也通过调节组蛋白修饰来诱导染色质重塑。

3. piRNA　piRNA 是一类长度约为 26~31nt 的 RNA 分子,其名称反映了在生理条件下 piRNA 结合 Piwi 蛋白。Piwi 为表观遗传学调控因子,能与 PcG 蛋白共同结合于基因组 PcG 反应元件上,协助 PcG 沉默同源异型基因。因此,推测与 Piwi 蛋白相关的 piRNA 在表观遗传调控中也起重要作用。piRNA 生物合成和作用机制目前仍不清楚。

（三）长非编码 RNA

lncRNA 代表另一类非编码调控 RNA。lncRNA 长度通常大于 200 个核苷酸,位于细胞核或细胞质,很少编码蛋白质。lncRNA 的来源包括:蛋白质编码基因的翻译阅读框被破坏;染色体重组产生的结果;通过逆转录复制非编码基因而产生;通过部分串联复制机制产生包含相邻重复的 ncRNA;通过将可转座元件插入基因中而产生功能性、转录 ncRNA。基因组印记和 X 染色体失活的研究首次揭示了 lncRNA 在表观遗传调控中的作用,并分别确定了两种 lncRNA,即 H19 RNA 和 Xist RNA 的作用。H19 RNA 是一种基因组印记 lncRNA,可被转运到细胞质并达到很高的胞质浓度。H19 RNA 是第一个证明与基因组印记紧密相关的基因,但其作用机制尚不清楚。Xist RNA 是一个 17kb 长的 ncRNA,对于 X 染色体失活非常重要。Xist RNA 与 X 染色体发生物理相互作用,通过"覆盖"失活的 X 染色体表面来沉默顺式基因。

lncRNA 的功能包括:①蛋白质编码基因上游的启动子区转录生成的 lncRNA 通过抑制 RNA pol II 聚集和/或介导染色质重塑抑制或者促进下游基因的表达;②lncRNA 可以与 pre-mRNA 杂交,干扰 mRNA 的剪接,从而产生不同的剪接形式;③通过与 mRNA 形成互补双链,在 Dicer 酶的作用下形成内源性 siRNA;④lncRNA 与 miRNA 结合使 miRNA 丧失功能;⑤lncRNA 可以与特定的蛋白质结合,改变蛋白质活性,作为细胞重要的结构和功能组分形成核酸蛋白质复合体,改变与之结合后的蛋白质在细胞中的定位,影响表观遗传过程;⑥lncRNA 可以产生一些小的 ncRNA。

除了上述的 ncRNA,还存在一种可以调节真核生物中的基因表达共价封闭的 circRNA,它在结构上不同于线性 RNA,对核糖核酸酶不敏感,并且比线性 RNA 的半衰期更长。有证据表明,许多 circRNA 具有细胞类型的表达特异性,并与生理发育和各种疾病有关。

ncRNA 已成为现代遗传学研究中的一个"热点"问题,尤其是作为表观遗传调控的新机制。但是,到目前为止,科学家对 ncRNA 调控基因表达的机制了解甚少。目前,一个关键问题是这个庞大而复杂的 RNA 调控网络与蛋白质调控网络的各自作用和相互关系。目前,对 ncRNA 调控网络进行分析是非常困难的,需要逐步改进基因组扫描技术来揭示 ncRNA 的所有信息和功能。最终目标是阐明 ncRNA 的调控机制及其作用。

五、RNA 甲基化

N^6-甲基腺嘌呤(m^6A)是真核生物中最常见的一种 RNA 甲基化修饰,占到 RNA 甲基化修饰的 80%。早在 20 世纪 70 年代,就已经在真核生物的 mRNA 和 lncRNA 中发现了 m^6A 修饰。已知绝大部分真核生物中,mRNA 5'-UTR 区域发生的甲基化修饰,在 mRNA 剪接、编辑、稳定性、降解、多腺苷酸化等方面发挥重要功能;而 3'-UTR 区域发生的甲基化修饰有助于 mRNA 的出核转运、翻译起始以及与 poly(A)结合蛋白一起维持 mRNA 的结构稳定。目前,在全转录组范围检测 m^{6}A 修饰的主流技术是 MeRIP-seq(m^{6}A-seq),该技术使用 N^6-甲基腺嘌呤抗体富集高甲基化的 RNA 片段,然后结合高通量测序,在全转录组范围检测 m^{6}A 修饰。m^{6}A 甲基化修饰被证明是可逆的,由"书写器"甲基化转移酶、"擦除器"去甲基化酶和"阅读器"甲基化阅读蛋白等共同参与。

六、基因组印记

基因组印记(genomic imprinting)指因为不同亲本基因之间的差异性甲基化,导致了亲本中的其中一个等位基因保持活性,而另一个等位基因遭到沉默的表观遗传学调节形式。这表明尽管遗传上相同,但从母亲那里继承的染色体组在功能上与从父亲那里继承的染色体组不尽相同。胚胎要正常发育,需要从每个亲本获得一组染色体,这是由于一种称为"基因组印记"的过程,该过程在配子中起作用。所有细胞都包含每个基因的两个副本(男性中单个 Y 染色体上发现的那些基因除外)。通常基因的两个拷贝都被表达,然而细胞仅表达一个印记基因的拷贝——从父亲继承的拷贝或从母亲继承的拷贝。

基因组印记涉及从配子到后代的 DNA 甲基化标记形式的表观遗传信息的传递。DNA 甲基化在印记中的基本作用通过 DNA 甲基转移酶中突变的遗传来显示,这些 DNA 甲基化标记提供了一个印记,该印记受转录和染色质状态层次的作用,包括两个亲本染色体上的不同组蛋白修饰,从而导致印记基因的单等位基因表达。

印记基因并不是在整个基因组中均匀分布,而是位于特定的基因组区域中,印记基因通常聚集在影响整个簇的单等位基因表达的单个印记控制区(imprinting control region,ICR)周围。实际上,ICR 是控制序列的调控序列,该序列控制编码蛋白质的基因或控制顺式簇活性的 lncRNA 的基因。在某些簇中,一种称为 CTCF 的转录因子也起着重要的作用,以亲本起源特异性的方式调节印记基因表达的调控。

第二节　表观遗传学研究方法

传统的研究方法可以获得局部表观遗传修饰的变化信息,而各种高通量技术如基因芯片技术、第二代测序技术、质谱技术等,能够从全基因组水平扫描表观遗传修饰的变化情况,从而积累更多精准而丰富的认识。和人类基因组图谱的产生类似,表观基因组有助于解读遗传信息,可以发现和注释基因组中的功能调控元件,勾勒出关键的基因调控区域;此外,表观基因组学的发展大大丰富了对疾病的认知。全表观基因组关联研究(epigenome-wide association studies,EWAS)可以精细分析与疾病相关的调节元件,寻找预测性的生物标志物;由于 DNA 甲基化、组蛋白修饰或染色质重塑均可能引起和疾病相关的基因表达调控异常或信号通路变化,从而影响疾病的发生发展进程,因此,表观基因组学也为药物研发提供了新的靶标。例如,DNA 甲基转移酶和组蛋白脱乙酰酶(HDAC)抑制剂已进入临床前或临床试验(clinical trial)阶段,有望成为新的抗肿瘤药物。

意识到表观基因组学的重要性,各国均投入大量的基金支持相关科学研究,最具代表性的包括美国国立卫生研究院发起的表观基因组学路线图项目(roadmap epigenomics project)和美国国家人类基因组研究所(National Human Genome Research Institute Home,NHGRI)资助的 DNA 元件百科全书(encyclopedia of DNA elements,ENCODE)计划;表观基因组学研究得以迅速发展,各种技术革新不断涌现。例如,单细胞水平的甲基化分析的分辨率更高,推动了人们对疾病等的认识;联合使用多种组学平台如表观基因组、基因组、转录组、蛋白质组、代谢组的分析,可以更加精准和全面地认识疾病,能够更有针对性地使用靶向药物或药物组合,对疾病进行精准和个性化的治疗。

本节将对常用的表观遗传实验方法进行概述,尤其是组学水平的研究方法,并对这些方法所产生海量数据的生物信息学处理方法进行总结,同时简要介绍表观基因组学研究方法的前沿进展。

一、表观遗传实验方法

表观遗传相关的实验方法很多,主要可以分为 DNA 甲基化、组蛋白修饰、染色质可接近性(chromatin

accessibility)、染色质构象等几个方面的内容。除了对局部位点的分析,组学水平的研究方法可以从全基因组水平扫描表观遗传修饰的变化,获得海量信息。

(一) DNA 甲基化的研究方法

在哺乳动物中,DNA 甲基化是由 DNMT 催化将甲基基团(-CH3)加到 CpG 岛上。这种共价修饰在基因表达调控、维持染色质稳定性等方面起重要作用。DNA 甲基化的研究可以从 DNA 甲基转移酶或者 DNA 甲基化水平的角度来进行,包括总体基因甲基化水平、特异基因序列 DNA 甲基化水平和全基因组 DNA 甲基化水平的检测,下面将分别进行介绍。

1. DNA 甲基转移酶的研究方法　DNMT 主要有两大类,包括维持甲基化的 DNMT1 与从头甲基化(de novo methylation)的 DNMT3A 和 DNMT3B。不同 DNA 甲基转移酶表达水平的差异在一定程度上可以反映 DNA 甲基化活动的变化。因此,实时荧光定量 PCR(real-time quantitative PCR,RT-qPCR)、蛋白质印迹法(Western blotting)、RNA 印迹法(Northern blotting)等常用实验技术可以对 DNMT 的转录物以及蛋白质进行定性和定量分析。很多商业化的试剂盒可以用来检测 DNMT 的活性。DNMT 的体外活性可以通过细胞提取物中的甲基转移活性来检测:通用的 DNMT 底物稳定地包被在孔板里,DNMT 把甲硫氨酸的甲基集团转移给胞嘧啶,甲基化 DNA 底物;甲基化的 DNA 能被抗 5-甲基胞嘧啶的抗体所识别,甲基化的 DNA 量与 DNMT 的活性成比例。

2. DNA 甲基化水平的研究方法　目前有以下几种主要用于临床应用的检测 DNA 甲基化状态的技术:使用亚硫酸氢盐将未甲基化的胞嘧啶转化为尿嘧啶后通过二代测序进行检测,对甲基化或未甲基化的胞嘧啶具有特异性的限制酶,对甲基化的胞嘧啶具有特异性的抗体,基于纳米孔的单 DNA 分子测序。尽管几种方法均准确且结论可重复,但在综合考虑成本和推广难度之后,亚硫酸氢盐测序(bisulfite sequencing,BS-seq)效果最好。此外,纳米孔测序(nanopore sequencing)技术的电信号对碱基修饰比较敏感,通过碱基附近的电信号会发生变化,检测 DNA 修饰。而且其测序成本低廉,因此纳米孔测序检测表观修饰或将成为未来主流方向,可以在临床环境中以低成本快速检测特定位点的 DNA 甲基化。

(1) 总体基因甲基化:用来确定基因组整体的 DNA 甲基化水平,而不考虑局部 DNA 甲基化水平的变化。其分析方法主要包括:①实时荧光定量 PCR(RT-qPCR)法,特异性胞嘧啶甲基化抗体的免疫沉淀可以用来富集甲基化的 DNA,RT-qPCR 法可以检测其甲基化水平;②高效液相色谱结合紫外检测或串联质谱方法,用于测定甲基化的胞嘧啶;③酶联免疫吸附试验(enzyme-linked immunoadsordent assay,ELISA)。

(2) 局部基因甲基化:指特异基因的甲基化分析。利用甲基化敏感性差异的限制性内切酶进行酶切,可以分析局部 DNA 的甲基化状态。HpaⅡ 和其同裂酶(同裂酶指来源不同,但识别相同靶序列的核酸内切酶,进行同样的切割,产生同样的末端)MspⅠ 是最常用的一对限制性内切酶,两者对甲基化的敏感程度存在差异;当这两个酶的识别位点发生甲基化时,HpaⅡ 不能切开,而 MspⅠ 是甲基化不敏感的,无论识别位点是否发生甲基化,均可以切开。

亚硫酸氢盐处理是最常用的检测 CpG 位点 DNA 甲基化的实验方法。亚硫酸氢盐处理不影响甲基化的胞嘧啶,但是能将非甲基化的胞嘧啶(C)转换成尿嘧啶(U),经过 PCR 扩增之后,尿嘧啶变成胸腺嘧啶(T)。缺点是转化效率受限以及短片段读取测序对于基因组重复区域不能准确鉴定。检测亚硫酸氢盐处理后甲基化状态的实验技术包括克隆测序法、直接测序法、焦磷酸测序法等。另外,关于甲基化特异性引物的设计,科学家们建立了方便快捷的网站。例如,MethPrimer 网站可以帮助研究人员进行甲基化特异性引物的设计。

甲基化间区位点扩增(amplification of inter-methylated sites)技术是研究特定基因或者特异区域 DNA 甲基化的方法。此技术应用甲基化敏感差异的限制性内切酶 SmaⅠ 和其同裂酶 PspAⅠ(SmaⅠ 是甲基化敏感的,而 PspAⅠ 是甲基化不敏感的),切割基因组 DNA,最后在全基因组水平上进行 PCR 反应,进而确定 DNA 甲基化状态的变化。

(3) 全基因组 DNA 甲基化:甲基化 DNA 免疫沉淀(methylated DNA immunoprecipitation,MeDIP)是最常用的在全基因组水平上分析 DNA 甲基化的方法之一。MeDIP 技术通过 5-甲基胞嘧啶(5mC)的特异性抗体进行免疫沉淀进而富集甲基化的 DNA 片段,通常和芯片(MeDIP-chip)或者第二代测序技术(MeDIP-

seq)相结合。MeDIP 技术的主要优点是在全基因组水平上的甲基化位点捕获不具有偏向性,并且不限于酶切位点或者 CpG 岛区域;缺点是达不到单碱基分辨率。

简化代表性亚硫酸氢盐测序(reduced representation bisulfite sequencing,RRBS)技术可以有效地检测 CpG 区域的 DNA 甲基化水平,并且其分辨率能达到单个碱基水平。为了降低亚硫酸氢盐测序的成本,RRBS 技术使用甲基化不敏感的限制性内切酶 Msp I 处理基因组,从而富集出富含 CpG 区域的 DNA,大大降低了测序量,减少了测序成本。由于 RRBS 技术富集富含 CpG 的 DNA 区域,因此相对于 MeDIP,RRBS 很难检测到 CpG 含量低的区域的 DNA 甲基化水平,但是这种方法相比于 MeDIP 技术能检测出更多的差异甲基化 DNA 区域。

甲基化 DNA 捕获测序(methylated-DNA capture sequencing,MethylCap-Seq)技术的原理是利用甲基化 CpG 结合蛋白 2(MeCP2)和第二代测序技术来确定 DNA 甲基化,同 MeDIP 和 RRBS 技术一样,都能获得 DNA 甲基化的精确数据。相比于 RRBS 技术,MethylCap-Seq 可以检测出更多的差异甲基化区域(differentially methylated region,DMR)。

将样品用亚硫酸氢盐处理之后进行全基因组深度测序,可以获得分辨率达 CpG 水平的全基因组 DNA 甲基化信息,对于研究全基因组水平 DNA 甲基化具有很大优势。

在哺乳动物体内,DNA 的去甲基化包括 5mC 氧化成 5-羟甲基胞嘧啶(5-hydroxymethylcytosine,5hmC)、5-甲酰胞嘧啶(5-formylcytosine,5fC)和 5-羧基胞嘧啶(5-carboxylcytosine,5caC)。这一生物学过程是由 TET 家族蛋白所介导的。由于 5hmC 在细胞内的丰度比较低,使其相对于 5mC 更难被检测到。5hmC 和 5mC 都对亚硫酸氢盐不敏感,因此亚硫酸氢盐测序对 5hmC 和 5mC 的检测并不适用。羟甲基化 DNA 免疫沉淀(hydroxymethylated DNA immunoprecipitation,hMeDIP)技术能够检测特定位点或整个基因组中 5hmC 的相对丰度。hMeDIP 是从 MeDIP 技术衍生而来,通过 5hmC 特异性抗体的免疫沉淀捕获 DNA 片段,后续进行定量 PCR 或二代测序。全基因组水平 5fC 的检测不依赖于亚硫酸氢盐处理。在 PCR 过程中化学标记的 5fC 转变成胸腺嘧啶,通过生物素偶联而被富集之后,进行二代测序以检测基因组中的 5fC。甲基转移酶辅助的亚硫酸氢盐测序法(methylase-assisted bisulfite sequencing,MAB-seq)可以检测 5fC 和 5caC,这种检测是在单碱基水平上进行的。简化有代表性的 MAB-seq(reduced representation MAB-seq,RRMAB-seq)是一种改进的方法,在降低成本的同时,这种方法也可以检测到更多 CpG 区域的甲基化变化。

Aba-Seq(AbaSI coupled with sequencing)是基于限制性内切酶 AbaSI 的测序技术,限制性内切酶 AbaSI 能非常特异地识别葡萄糖基化 5-羟甲基胞嘧啶(5-glucosylhydroxymethylcytosine,5ghmC),并且在结合位点的 3' 端产生双链断裂,AbaSI 不切割 5mC 或没有任何修饰的胞嘧啶。5hmC 通过 T4β-葡萄糖基转移酶转化成 5ghmC,AbaSI 切割产生双链断裂之后,进行生物素修饰,最后进行高通量测序。在此基础上,继续开发了单细胞水平上检测全基因组 5hmC 的方法。

利用这些高精度全基因组甲基化检测手段,可以对大量疾病样本进行检测。例如,肿瘤细胞呈现总体低甲基化水平的特征,而在许多基因启动子区域存在着甲基化异常增高的现象。利用全基因组测序技术对基因组序列和甲基化情况进行分析,许多新的癌症相关基因被发现。这些基因参与了染色体组装、DNA 甲基化和去甲基化、组蛋白修饰和染色体重塑等许多过程。例如,在急性髓细胞性白血病中研究人员发现了 IDH1 和 DNMT3A 的突变,在非小细胞肺癌(NSCLC)中发现了 ARID1A 的突变,在小细胞肺癌中发现了 CBP、EP300、MLL 基因的突变等。这些新突变揭示了以前未知的信号通路,它们可以导致肿瘤基因组表观遗传修饰的变化。表观基因组学的发展拓展了我们对癌症的认识。现在对癌症的分析,不只停留在基因突变的层面,还包括拷贝数变异等结构变异、表观遗传修饰、mRNA 和 ncRNA 等多个层面综合考虑;而且表观基因组学也有利于发现新的肿瘤生物标志物和开发新的抗肿瘤药物。目前,已有一些针对表观基因组学元件的药物进入临床前或临床试验,如 DNMT 抑制剂 SGI-110、HDAC 抑制剂 Pivanex、溴结构域和超末端结构域(bromodomain and extra-terminal domain,BET)抑制剂 JQ1 等。

(二)组蛋白修饰及 DNA 结合蛋白的研究方法

DNA 结合蛋白在基因表达调控等许多生物学过程中发挥至关重要的作用。这些蛋白包括与特定 DNA 结合的转录因子(TF)、组蛋白等。组蛋白的修饰包括甲基化、乙酰化、泛素化、磷酸化等。DNA 结合蛋白为细胞的表观遗传提供了重要信息,因此研究 DNA 结合蛋白有助于更好地了解表观遗传机制。

染色质免疫沉淀(chromatin immunoprecipitation,ChIP)技术是研究体内 DNA 与蛋白质(包括组蛋白、染色质调控因子、转录因子或其他 DNA 结合蛋白)相互作用最直接的方法。

ENCODE 计划及模式生物 ENCODE 计划(model organism ENCODE,modENCODE)中的实验室进行了数百种 ChIP 实验,并且发展了一套标准化的实验流程。一般来说,首先用甲醛处理细胞,通过可逆的共价交联固定蛋白质-DNA 复合物,随后将其随机碎片化为一定长度范围内的染色质小片段。通常有两种方式可以将染色质打断成小片段:一种是通过超声打断,另一种是通过微球菌核酸酶(micrococcal nuclease,MNase)将染色质消化成单个核小体。蛋白质-DNA 复合物通过靶蛋白特异性抗体的免疫沉淀而被富集,之后复合物通过解交联释放 DNA,对纯化后的目的 DNA 片段进行测序,通过生物信息学分析,即可获得蛋白质与 DNA 相互作用的信息。

ChIP 实验技术的标准化流程已被广泛应用和发展,但是由于细胞类型、研究的蛋白因子或者组蛋白修饰等条件不同,标准化流程并不适合所有的实验者。所以,为了获得蛋白质-DNA 相互作用的准确信息,实验者必须对实验中的关键步骤进行优化。通常情况下,细胞或组织在 1% 的甲醛溶液中室温孵育 10～15min,或者在 4℃ 孵育更长的时间。较长的交联时间对于微弱或者瞬时的蛋白质-DNA 相互作用是必需的,但是长时间的交联会使染色质更不易被打断。超声打断是 ChIP 实验的关键步骤,实验前须对超声条件进行优化。除了甲醛交联时间以及超声条件外,抗体的亲和性和特异性也是 ChIP 实验成功的关键因素。ENCODE 和 modENCODE 计划评估了超过 200 种人类、果蝇和线虫的抗体。分析结果显示,即使是用同一抗体做独立的实验,抗体质量也存在较大差异。而且,并不是所有的抗体都可以有效地免疫沉淀出蛋白质-DNA 复合物这可能是由于甲醛交联使得蛋白质的抗原表位(epitope)被隐藏,导致抗体无法识别。值得注意的是,要确定某个抗体是否适合做 ChIP 实验,需要通过实际的 ChIP 实验来检测。蛋白质印迹法等传统方法无法确定一个抗体是否适合 ChIP 实验。许多研究者尝试使用抗原表位标记的方法,但是在哺乳动物细胞中,这种方法的应用有其局限性。染色质免疫沉淀反应通常需要已经与抗体连接的磁珠或者琼脂糖珠和染色质孵育,进而通过几步洗脱将非特异性结合的 DNA 去除,在洗脱过程中,磁珠相对于琼脂糖珠更方便,非特异性结合的 DNA 更少。

对于通过 ChIP 实验获得的与特定蛋白质相互作用的 DNA,大致可以用以下 3 种方法分析其序列和富集程度:染色质免疫沉淀 PCR(ChIP-PCR);染色质免疫沉淀芯片法(ChIP-chip);染色质免疫沉淀测序(chromatin immunoprecipitation sequencing,ChIP-seq)。

1. ChIP-PCR　实时荧光定量 PCR 技术可以用来分析某些特定位点 DNA 片段与蛋白质相互作用的信息。简单来说,通过对特定位点进行引物设计,将免疫沉淀样本、阴性对照样本、阳性对照样本分别用引物进行 PCR,计算 ChIP 富集的倍数。

2. ChIP-chip　ChIP-chip 是早期使用的在全基因组水平上研究蛋白质和 DNA 相互作用的技术,通过将 ChIP 和 DNA 芯片相结合获取蛋白质与 DNA 相互作用的信息。近年来,ChIP-chip 技术逐渐被 ChIP-seq 技术所取代。

3. ChIP-seq　随着第二代测序技术的发展,ChIP-seq 广泛应用于在全基因水平上检测组蛋白修饰、组蛋白、组蛋白变体、组蛋白伴侣分子、染色质调控因子、核小体、转录因子、转录辅助因子和其他 DNA 结合蛋白。ChIP 实验获得的纯化后的 DNA 样品需要经过接头连接、PCR 扩增等建库过程方可进行单端或双端测序。近些年来,ChIP-seq 广泛应用,已成为多种大规模表观遗传计划中产生表观遗传图谱的关键技术之一。第二代测序技术的核心思想是边合成边测序。目前已经发表的关于 ChIP-seq 的研究大多数是通过第二代测序技术完成的。

（三）染色质可接近性的研究方法

细胞特异性的转录程序是通过转录因子结合在染色质特定区域实现的,结合位点的可接近性是通过 DNA 甲基化和组蛋白修饰等一系列过程调控的。通常情况下,基因表达活跃的区域,染色体的结构相对比较疏松,"裸露"的 DNA 为基因转录等基本生物学过程提供了可能。目前,染色质可接近性的研究技术包括 DNA 酶Ⅰ超敏感部位测序技术(DNase Ⅰ hypersensitive sites sequencing,DNase-seq)、甲醛辅助分离调控元件测序(formaldehyde-assisted isolation of regulatory elements followed by sequencing,FAIRE-seq)、利用转座酶研究染色质可接近性的高通量测序技术(assay for transposase-accessible chromatin with high-throughput sequencing,ATAC-seq)和 MNase-seq 等。其中,MNase-seq 与 DNase-seq 在多方面具有较高相似性,因此下面将以前三者为例进行简述。

1. DNase-seq　DNase-seq 正式实验前需要摸索和优化细胞裂解的过程和 DNA 酶Ⅰ(DNase Ⅰ)的浓度。DNase 可以非特异性地切割 DNA,但是在正常细胞内,DNase 优先切割"开放"的染色质区段。大多数 DNA 被核小体包裹。DNA 酶Ⅰ超敏感部位(DNase Ⅰ hypersensitive sites,DHS)大多数是没有核小体包裹的 DNA 区段,并且这些位点基本都具有基因表达调控的功能。这些功能元件包括启动子、增强子、沉默子、绝缘子(insulator)等。DNase-seq 结合了传统的 DHS 实验和高通量技术,能够分析全基因组水平中不同类型的调控元件。DNase-seq 测序产生的 DNA 读长的 5'端代表了 DNase Ⅰ的切割位点,并且 DNase-seq 富集的区域有多种蛋白因子结合位点。相比于 ChIP-seq,DNase-seq 能捕获更多蛋白因子结合位点。

2. FAIRE-seq　FAIRE-seq 的实验操作步骤较为简单。第一步与 ChIP 实验类似,也是甲醛交联不同细胞类型的交联时间同样需要优化。但是与 ChIP 实验用特异性抗体免疫沉淀蛋白不同,在 FAIRE-seq 实验中,DNA 在被超声打断之后直接经酚-氯仿抽提,没有被核小体占位的 DNA 片段优先富集到水相。DNase-seq 和 FAIRE-seq 两种方法获得的调控序列信息相似,但不完全一样,这两种方法和 ChIP-seq 得到的结果具有很好的一致性。大多数转录因子的结合位点用这两种方法可以找到,但是每种方法又可以找到各自独有的调控元件。某些转录因子(如 FOXA1、FOXA3、GATA1)的 DNA 结合位点用 FAIRE-seq 可以被富集出来,而另一些转录因子[如锌指蛋白 ZNF263(zinc finger protein 263)、CTCF]的 DNA 结合位点在 DNase-seq 数据中常见。只在 DNase-seq 中发现的位点通常富集在启动子区域,或者是与启动子相关的 H3K4me3 和 H3K9ac 组蛋白修饰的区域,而只在 FAIRE-seq 中发现的位点通常富集在内含子、外显子、基因间区域和 H3K4me1 修饰的区域。与 FAIRE-seq 相比,DNase-seq 技术获得的数据具有更高的信噪比(signal-noise ratio),得到的 DNA 结合位点信息会更加准确。与 ChIP-seq 相比,DNase-seq 和 FAIRE-seq 两种方法的优越性在于它们能够检测到无法用抗体识别的转录因子的结合位点。

3. ATAC-seq　Buenrostro 等在 2013 年提出了 ATAC-seq 方法,用以研究染色质的可接近性。Tn5 转座酶能够切割和标记基因组,转座子优先整合到活跃的调控区域。转座子本质上是一段可移动的 DNA 片段;Tn5 是一种最早在大肠杆菌中发现的细菌转座子,是一段含有若干抗性基因和编码转座酶基因的 DNA 片段,属于复合转座子的一种。在 ATAC-seq 中,500～50 000 个未固定的细胞核被 Tn5 转座酶标记上测序接头。由于核小体的空间位阻效应,Tn5 转座酶携带测序接头主要插入整合到染色质的开放区域,经 PCR 扩增后,进行二代测序。ATAC-seq 建库过程简单快捷,所需细胞数目少,而且可以在很高的分辨率下解释染色质结构。同时,建库过程也不包含任何的片段长度筛选,可以同时检测开放的 DNA 区域和被核小体占据的区域。与 DNase-seq 实验相比,ATAC-seq 技术需要的细胞量更少,步骤较更简单。在无法获得大量细胞的情况下,可以优先考虑 ATAC-seq 技术。

(四) 染色质构象的研究方法

近年来,越来越多的研究表明,基因并不是以线性的形式简单存在于细胞核中。细胞核的组织结构(nuclear organization)即染色质区域之间的相互作用在基因表达过程中起了非常重要的调控作用。因此,仅有相互作用的位点信息并不能深度解释细胞内的调控机制及其他的生物学过程。而上述组学实验技术手段如 ChIP-seq、DNase-seq、FAIRE-seq 和 ATAC-seq 等,可以提供序列信息;但并不能给出细胞核内不同染色质区域之间相互作用,进而形成高级三维结构的信息。

2002 年,Dekker 等发展了染色体构象捕获(chromosome conformation capture,3C)技术,用于研究细胞内染色质之间的"一对一"相互作用。近些年,科学家们基于 3C 技术发展出了其他研究核内染色质长距离相互作用的技术,这些技术包括"一对多"的环状染色体构象捕获(circular chromosome conformation capture,4C)技术、"多对多"染色体构象捕获碳拷贝(chromosome conformation capture carbon copy,5C)技术和 ChIP-loop 实验技术等。另外,基于高通量染色体构象捕获(high-throughput chromosome conformation capture,Hi-C)技术和基于配对末端标签测序的染色质交互作用分析(chromatin interaction analysis with paired-end tag sequencing,ChIA-PET)技术从全基因组的角度反映细胞核内相互作用染色质的空间构象情况，ChIA-PET 技术也反映出蛋白质与染色质之间相互作用的关系。

1. **3C 技术**　3C 技术是用于检测基因组上两个染色质片段是否存在相互作用的实验技术（"一对一"）。3C 及 3C 的衍生基因组学技术，其起始步骤都是要建立细胞核内染色质的三维结构。因此，3C 技术的第一步就是用交联试剂固定染色质，通常所用的交联试剂是甲醛，接下来用 HindⅢ、BglⅡ、BamhⅠ 或 DpnⅡ 等限制性内切酶切割蛋白质-DNA 交联产物。交联的染色质片段的黏性末端在浓度极低的情况下用连接酶连接，以促进交联的 DNA 片段间的连接，此时所用的连接酶浓度要非常高以提高连接效率，减少非特异性连接；将蛋白-DNA 复合物解交联及纯化后获得 DNA，然后用特异引物进行普通 PCR 或定量 PCR，用于 PCR 的引物设计在预测有相互作用的 DNA 片段处，最后根据 PCR 产物的丰度推测两个染色质片段之间在核内是否存在相互作用。对于 3C 实验，需要十分谨慎地设计每一步的对照试验，确定每一步的效率，使得定量 PCR 的结果更加准确，最终确定 DNA 片段之间的相互作用。另外，3C 对于相互作用的两个染色质片段之间的距离有要求，一般在 5 000 至数十万个碱基之间，对于几十万个碱基以上距离的相互作用的染色质特异性的连接产物很难获得，因此，难以用 3C 技术精准定量。

2. **4C 技术**　4C 技术是在 3C 技术基础上发展而来的。3C 实验的前提是必须知道可能存在相互作用的染色质片段的序列信息，这阻碍了 3C 对全基因组的研究，而 4C 可以克服这一缺点。4C 用来分析基因组上感兴趣的某一位点与整个基因组其他位置相互作用的信息（"一对多"）。类似于 3C 技术，4C 实验首先也是用新配置的甲醛溶液交联染色质，使其固定，裂解细胞取得细胞核之后，进行第一次酶切，用过量的六碱基的限制性内切酶酶切蛋白质-DNA 复合物，HindⅢ、EcoRⅠ、BglⅡ 等都是 4C 实验中常用的效率较高的六碱基限制性内切酶；酶切之后将蛋白质-DNA 复合物的浓度稀释到极低，然后用高浓度的连接酶连接消化产物以保证酶切片段的高效率连接，同时又减少非特异性连接。第一次酶切和连接的产物要经过二次酶切和连接，经过二次酶切连接之后形成小的 DNA 环，通过感兴趣位点两端特异引物进行反向 PCR 之后，将 PCR 产物进行二代测序，对测序得到的数据进行生物信息分析，即可获得跟感兴趣位点相互作用的染色质的信息。在 4C 实验中，酶切所用的限制性内切酶对最终获得的数据质量至关重要，因此要谨慎选择内切酶，酶切之后可以通过琼脂糖凝胶电泳大致判断酶切效率。另外，两个酶切位点之间的距离最好不要低于 500bp，否则会导致连接效率比较低。

3. **5C 技术**　5C 技术也是基于 3C 技术发展而来的技术。相对于 3C 技术，5C 技术提高了实验检测的通量，可以同时检测细胞核内上百个染色质片段之间的相互作用（"多对多"）。在 5C 实验中，将 3C 获得的酶切连接后的模板杂交到一组寡聚核苷酸上，每条寡聚核苷酸与感兴趣的基因组区域的不同限制性酶切位点有部分重合，与相互作用片段对应的每对寡聚核苷酸可以被连接在一起。由于所有 5C 实验的寡聚核苷酸在 5' 端都带有一个通用引物，因此所有的连接产物都可以同时被扩增，之后将产物进行二代高通量测序。5C 实验中的引物决定了检测结果的灵敏度和特异性，因此引物设计对于 5C 实验的成功至关重要。目前，已有专业网站（如 my5C）帮助设计 5C 实验所用的引物。

4. **ChIP-loop 技术**　ChIP-loop 技术是 ChIP 与 3C 或 4C 等技术相结合发展而来的，称为 ChIP3C 或 ChIP4C 技术。通过结合 ChIP 与 3C 这两个实验，可以研究介导两个染色质片段之间相互作用的蛋白质。4C 实验中，第一步也是通过甲醛瞬时交联细胞核内的染色质。交联的染色质复合物被纯化之后，再用限制性内切酶进行酶切，得到的酶切产物通过蛋白 A/G（protein A/G）免疫沉淀磁珠和特异性抗体进行免疫沉淀。免疫沉淀得到的染色质通过连接之后就可以进行定量 PCR 反应或者高通量测序，后续过程基本和 3C 或 4C 实验相同。ChIP-loop 得到的实验结果有可能是假阳性，因为靶蛋白有可能并不介导目的染色质片段之间的相互作用，而是作用于目的染色质附近，通过特异性的抗体被沉淀下来；另外，由于 DNA 在连接之前未被浓缩，磁珠相连的 DNA 片段之间可能成环。因此，利用 ChIP-loop 技术获得靶蛋白及其介导的染色质相互作用信息之后，要验证两个染色质之间的相互作用是否是真实的，可以将靶蛋白敲低或敲除来验证。

5. **ChIA-PET 技术**　ChIA-PET 技术是基于 3C 和配对末端标签（paired-end tag，PET）发展而来的技术，是 ChIP-loop 实验在全基因组水平上的扩展，为 DNA 结合蛋白所处基因组位置的染色质片段之间相互作用的高通量信息分析提供了可能。在 ChIA-PET 实验中,首先是用新配置的甲醛溶液交联细胞核内的染色质,使其瞬时固定。酶切基因组 DNA 之后,蛋白质-DNA 复合物可以通过靶蛋白特异性抗体免疫沉淀下来。给酶切 DNA 片段加上接头(此接头带有特殊的酶切位点),然后进行二次连接反应,再使用针对接头的酶进行酶切,所得产物再加上接头,进行高通量测序。ChIA-PET 测序得到的数据信噪比较低,仅有一小部分 PET 能揭示染色质相互作用。并且,ChIA-PET 技术所得的数据依赖于通过靶蛋白免疫沉淀下来的 DNA,靶蛋白被敲低或敲除的样本并不适用于这项技术,因此,ChIA-PET 实验并不能确认测序分析所得到的环是否依赖于靶蛋白。

6. Hi-C 技术　Hi-C 技术又称为全基因组水平的染色体构象捕获。Hi-C 技术也是基于 3C 原理发展而来。其主要步骤为:将细胞用甲醛交联,用限制性内切酶或 DNase Ⅰ 对基因组 DNA 进行酶切消化,对酶切造成的缺口进行补平,同时用 dCTP 进行生物素标记,用连接酶对交联的 DNA 片段进行连接,随后将样本进行超声打断,用链霉抗生物素蛋白包被的磁珠将片段进行沉淀富集,加上测序接头进行深度测序,最后将测序得到的数据进行分析拼接,继而构建出相邻染色质三维空间结构图。Hi-C 可以对整个染色质进行解析。对于基因组较大的物种如人和小鼠,Hi-C 的分辨率通常在 40kb~1Mb,而最近的研究改进了 Hi-C 的实验步骤从而实现了 kb 级别的分辨率。Hi-C 技术已被用于解析酿酒酵母的完整基因组结构,然而要实现高分辨率的 Hi-C 对费用的要求仍然极高。Hi-C 技术改进后出现了限制构象捕获(tethered conformation capture,TCC)技术,能够对信噪比进行提升。这项技术认为,非交联的 DNA 片段之间的随机连接是 Hi-C 技术中最大的噪声,因此这项技术的主要改进在于先将交联的蛋白质-DNA 复合物固定在链霉抗生物素蛋白包被的磁珠上,再进行连接。因此,可以改善交联的 DNA 片段的连接效率,提高信噪比。

二、表观遗传组学数据的系统分析

如前所述,目前有许多可覆盖全基因组表观遗传信息的实验技术已发展起来,这些方法几乎都涉及 3 个基本步骤:①均通过生物化学方法将表观遗传的信息转化为遗传层面的信息,如通过富集基因组区域中含特异化学修饰的 DNA 文库;②都是通过标准的高通量技术,如芯片和二代测序等进行测定;③都是通过生物信息分析从芯片或测序输出数据中提取表观遗传的信息。所有这些实验技术都将产生大量的数据,也都需要有效的生物信息学方法来实现数据的初级处理和质量控制。下面将重点介绍几种常用技术对应的数据分析方法及常用的生物信息分析数据库。

(一) 组蛋白修饰

1. ChIP-on-chip 数据分析　对于 ChIP-on-chip 的数据分析,最大的生物信息分析挑战是要从原始探针信号中生成一个基因组中高度富集区域的排序列表。虽然这与转录组的芯片分析有相似之处,但 ChIP-on-chip 数据处理中有许多算法是针对测序峰值识别(peak calling)设计的,对于 ChIP-on-chip 数据,通用的分析流程包括以下 3 步:①芯片信号归一化(normalization);②利用威尔科克森秩和检验(Wilcoxon rank sum test)进行移动窗口(sliding window)式差异杂交的检验,进而对每个探针生成一个 Z 分数(Z-score,也叫标准分数);③合并彼此邻近的探针作为一个富集区,利用合并的 Z 分数对这些区域进行排序。为提高检测的准确性,工具如 HMMTiling 等引入了隐马尔可夫模型(hidden Markov models,HMM)。另外,在探针特异性差异的控制中,还引入了线性模型。另外,为了远程操作 ChIP-on-chip 数据集,也有许多相应的测序峰值识别工具包。例如,ChIPOTle 是一个整合到 excel 中的测序峰值识别宏,该宏不用考虑平台特异的信息;Tilescope 是一个整合完全的分析流程,该流程对于 Affymetrix 和 NimbleGen 平台的数据都适用。尽管近些年发表的算法已有很多,ChIP-on-chip 数据的测序峰值识别问题还是未得到完全解决。例如,现有的测序峰值识别工具对超过规定的基因组区域的组蛋白修饰都会损失掉大量信号较弱的结合位点。因此,选择可区分显著信号峰(peak)和随机波动的具生物学意义的信号峰的合适临界值(cutoff),以及实验验证一定数量的预测的信号峰非常关键,关于 ChIP-on-chip 数据分析更细致的描述,请参考文献。

2. ChIP-seq 数据分析　对于 ChIP-seq 数据的生物信息分析,最关键的步骤是如何快速、准确地将短的测序读长(read)比对到参考基因组上。原则上,任何基于种子(seed-based)的比对软件如 BLAST 都适用于该步骤。但针对不同平台来源的数据进行过优化的策略可大大提高比对速度和覆盖率。常用的比对软件包括 ELAND 等。不像 ChIP-on-chip 的数据是一种相对的探针信号,ChIP-seq 实验的每一个测序读长都可直接指向一个在免疫沉淀中与抗体结合的染色体片段。因此,一般认为 ChIP-seq 数据不需要进行归一化,并且数据的分析可直接基于读长数或移动窗口化的读长数。

ChIP-seq 数据分析的工具还有用于测序峰值识别的 CisGenome、ERANGE、FindPeaks 等,以及基于模型的工具如 MACS、PeakSeq、SICER、SISSRs 等。

ChIP-seq 分析流程主要包括:

(1) 质量控制:有许多工具可以完成测序序列的质量评估,其中最受欢迎的是 FastQC 与 PiCard。质量控制关注的问题主要有:①重复序列的百分比,DNA 序列中不唯一的序列的比例,较高的重复序列水平可能说明有 PCR 引入人造的结果或 DNA 污染;②每条序列的 GC 含量,正常情况的 GC 含量应当和整个基因组的 GC 含量相似;③所有碱基的质量分数,一般情况下最后几个碱基的质量分数会下降,但当碱基的质量分数的下四分位数降低到 Q20 以下时,测序数据质量便存在问题;④kmer 含量:查看有无类似接头序列等短序列多次出现,若存在,需要进行数据修剪。

(2) 比对到参考基因组:该流程有许多上述提到的软件,其中最常用的是 Bowtie 2。基本上大多数比对软件都可输出每个读长比对到特定的基因组位置上的信息,以及相应的比对质量;比对后,可利用 UCSC 基因组浏览器(UCSC Genome browser)和整合基因组浏览器(Integrative Genomics Viewer,IGV 进行结果的可视化;也可以利用生物信息学开源工具库 Bioconductor 包的 trackable 生成用户友好的可视化和动态的 IGV 报告。

(3) 测序峰值识别:基因组上的组蛋白修饰会以信号峰的形式被找出来,科研工作者们对一些连续的显示重要信号富集的碱基感兴趣。目前,有许多测序峰值识别的软件可从测序数据中获取富集区域即信号峰。例如:①一般的测序峰值识别工具,其中最成功的是基于模型的 MACS,该工具继承了一些 ChIP-on-chip 数据分析的算法。②组蛋白特异的测序峰值识别工具,许多分析方法认为感兴趣的信号峰都是窄的,如在大量转录因子 ChIP-seq 数据中使用的方法。然而,就组蛋白标记而言(如组蛋白修饰酶、染色质重塑酶等),人们期望获得较宽区域的信号。因此,像 SICER 等方法便以发现宽泛的统计上显著的信号为主。当然,也有针对混合来源的宽和窄的信号峰都可进行获取的方法。

(4) 信号峰分析:基序(motif)发现即在信号峰中发现转录因子的结合位点。对转录因子的 ChIP-seq 数据,通过该步分析便可找到相关的转录因子基序;当进行组蛋白标记分析时,利用 TRANSFAC 或 JAS-PAR 可发现组蛋白相关的转录因子的基序并可对其特征进行分析。其他工具还有 Homer、MEME 软件系列及 CisFinder 等。通路富集分析:与基因表达分析类似,该步是为了揭露来源于信号峰的信号是否与特异的通路、疾病和基因功能等相关。其中一种方法是将信号峰比对到基因上,再进行传统的富集分析。ChIP 富集可纠正基因长度,基因组区域富集注释工具(Genomic Regions Enrichment of Annotations Tool,GREAT)通过定义不同基因区域更正不确定的基因信号峰。

(5) 比对到基因:由于不同的组蛋白标记可能有不同的基因组定位,如信号峰可能和基因间区、启动子、基因区、内含子、外显子以及基因的起始位置相关。因此,将信号峰定位的具体位置可提供相关的机制。

(二) DNA 甲基化

DNA 甲基化的测定方法有 MRE、CHARM、MBD、MeDIP、WGBS、RRBS,以及如 TCGA 使用的基于芯片的 Illumina 甲基化 450k 芯片(human methylation 450 bead chip,HM450K)等。基本的 DNA 甲基化数据处理流程包括数据前处理、DNA 甲基化水平的定量、常规分析、差异甲基化位点鉴定以及对甲基化组进行可视化。基于芯片的数据是利用荧光信号定量甲基化和未甲基化的相对含量。而来自于其他非亚硫酸氢盐转化方法的数据(如 MRE-seq、MeDIP-seq),通常的分析是比较片段的相对含量。而对来自亚硫酸氢盐转化方法的数据(如 WGBS 和 RRBS 的数据),需要在单个胞嘧啶上获得甲基化情况,并且还需通过相应的统计检验获得不同样本甲基化的差异。因此,分析流程相对复杂。下面将以 WGBS 和 RRBS 数据分析为例重点介绍亚硫酸氢盐转化方法的数据。

1. 亚硫酸氢盐转化读长的比对和数据可视化　亚硫酸氢盐测序数据的处理通常分为以下步骤,包括接头切割、读长的质量评估、将读长比对到参考基因组以及甲基化位点获取。其中,将亚硫酸氢盐转化读长进行比对最具挑战性。原因之一是转化降低了序列的复杂性,对称的 C 到 T 的比对较难;原因之二是亚硫酸氢盐转化只发生在碱基 C 上而不会在碱基 G 上,使得转化的两条链不再彼此互补。因此,为了解决该问题,开发出一系列比对及比对后分析工具。亚硫酸氢盐测序的比对工具大多基于以下两个算法中的一个:wild cards 和 three-letter wildcards。three-letter wildcards 比对软件是在参考基因组中将所有的碱基 C 替换成 T,这样含有碱基 C 和碱基 T 的读长都可以比对到参考基因组上;这种方法具有较高的基因组覆盖率,同时也会产生较高偏差的甲基化水平。然而,基于 three-letter 的比对软件将参考基因组中所有的碱基 C 转化成 T,由于这样降低了序列的复杂度,标准的具有较低比对能力的比对软件也可以用于比对。BS-Seeker2 是一个基于 three-letter 的比对软件,它可以支持局部比对和移除可能未转化成功的读长。比对的结果也可以通过 UCSC 基因组浏览器、WBSA、IGV 以及 Methylation plotter 进行分辨率达到单个碱基的全基因组的可视化。

2. **比对后数据分析**　以上比对软件会输出比对上的读长以及具有序列信息的每个碱基 C 的甲基化信息。例如,BS-Seeker2 中的 CGmap 文件就含有该信息,用户可以根据覆盖率对输出位点进行过滤,以获得平均的甲基化水平用于一些常规的甲基化相关图表的制作;SAAP-RRBS 可以提取每个碱基 C 的注释情况;MethGO 可以将序列中的甲基化水平转化成平均甲基化水平,用于全基因组范围的图表制作,还可以提取单核苷酸多态性(single-nucleotide polymorphism,SNP)和拷贝数变异(copy number variation,CNV)。

3. **差异甲基化位点和区域检测**　WGBS 和 RRBS 在每个碱基 C 上产生甲基化信号,因此可用于细胞中甲基化比例的评估。在比较分析中,可以利用统计检验发现差异甲基化位点(differentially methylated loci,DML)和差异甲基化区域(DMR)。对于无重复的试验,组内的偏差很难被去除,这将会对差异过度估计,从而产生较高的假阳性。

DMR 是在两组样本中展示不同甲基化状态的基因组区域。DMR 的鉴定主要依赖全基因组范围的扫描和统计检验。一般地,DMR 检测的算法都是采用前述提到的在全基因组上进行窗口移动鉴定可能存在的 DMR。最常用的检验方法是以 CpG 为单位进行 Fisher 精确检验。在 DMR 的鉴定中,由于每个样本覆盖率不一致,只有所有样本都有的位点才具有可比性。对于样本的比较,可以利用常规 t 检验的 t 分数(t-score)和 P 值(P value)进行甲基化的差异检验。BSmooth 使用了 β-二项模型分析具有重复样本的亚硫酸氢盐测序数据。在该模型里,观察组假设服从二项分布,而特异位点的甲基化比例可在样本间有所变动。对于某个位点,其差异可以很小,但只有存在且在一个区域间可延伸的位点方可作为潜在的 DMR。因此,DMR 具有更显著的统计结果和更多的信息。当弱的差异甲基化组进行比较时,检验范围可以从一个碱基 C 延伸至邻近的一簇碱基 C,从而减少假设检验的个数,提高统计能力。另外,较弱的 DNA 甲基化差异最好通过评估生物学重复的标准差获得更有效的 P 值。

(三)染色质开放性检测的高通量数据分析

全基因组范围内检测开放染色质的方法有 MNase-seq、DNase-seq、FAIRE-seq、ATAC-seq 等。这些方法都是通过文库构建及二代测序得以实现。测序可产生大量的数据,许多分析工具可用于这些类型数据的分析。

下面将对各种方法统一分步骤进行描述。

1. **数据前处理、比对、质量控制**　整体上以上描述的所有检测开放染色质方法的分析步骤比较相似。简单来讲,具体的分析步骤包括:提取原始测序数据,将读长比对到参考基因组上,片段过滤及根据具体实验的测序数据进行质量控制。这一步骤的目的就是确定测序是否满足一定的覆盖率,准备比对好的 BAM 文件供下游分析使用。常规的比对工具如 Maq、RMAP、Cloudburst、SOAP、BWA 和 Bowtie 均适用于这些类型数据的比对。比对后,还需移除由于实验误差等导致的基因组中过度出现的区域。这一步骤可以使用 SAMtools 或 Picard。值得说明的是,对于 ATAC-seq 数据,因为转座元件由于位阻(steric hindrance)而具有最小 38bp 的空间,所以还需要移除低于 38bp 的比对片段。对于 ATAC-seq 数据,还须去除比对到线粒体基因组上的读长。测序表现的质量控制在比对过程中便可进行,因为比对的结果对每个样本均可输出成功比对率、唯一比对率及多重比对率。

2. 实验质量控制和数据可视化 本步骤的目的是确定具体的检测试验是否成功,具体可通过可视化、复合图(composite plot)等实现。复合图可使用 ArchTEx、DANPOS-profile 和 CEAS 制作。ArchTEx 可用于评估 MNase-seq 实验交联的正确度,成功的实验应具有同核小体片段长度一致的条带。ATAC-seq 的质量控制可以进一步通过计算比对到线粒体基因组上的读长比例来评估。高质量的 ATAC-seq 数据应当具有较低的线粒体基因组比对率。原始片段及富集基因组区域的可视化也可利用 UCSC 基因组浏览器和 IGV 工具。UCSC 基因组浏览器可提供大量的全基因组和外显子组测序数据、表观遗传相关的数据、基因表达数据、SNP 数据、重复元件以及来自于 ENCODE 和其他研究项目的功能信息。UCSC 基因组浏览器可以支持用户个人的整合数据,可支持的数据格式有 BED、GFF 及 BAM 等,因此,用户可以直接将自己的实验数据和公共数据进行比较。而 IGV 则更加高效,可在本地电子计算机上处理大容量的、多样的数据集。

3. 富集区域检测

(1) MNase-seq 数据:对于经典的 MNase-seq 实验,染色质开放性检测是通过非直接的方法进行的,即通过识别不受核小体保护的区域。目前流行的核小体鉴定方法有 GeneTrack、模板过滤(template filtering)算法及 DANPOS 等。GeneTrack 整合了高斯平滑和平均(Gaussian smoothing and averaging)的方法将每个基因组方向的检测结果转化成一个连续的概率分布。模板过滤算法利用一系列可以在 MNase 产生的核小体末端频繁匹配找到的序列分布,直接从比对数据中提取核小体位置、长度、占据率等信息。然而,目前的模板过滤算法由于内存限制只适用于最大 12Mb 的小型基因组。DANPOS 与以上的方法都不同,它可以进行不同 MNase-seq 数据集间的比较,可根据占据改变和位置切换来发现动态的核小体。

(2) DNase-seq 数据:目前,应用最广泛的 DNase-seq 数据测序峰值识别工具有 F-seq、Hotspot、ZINBA 及 MACS 等。F-seq 和 Hotspot 是专门为 DNase-seq 开发的。ZINBA 可用于许多二代测序数据的测序峰值识别,ChIP-seq 中使用的 MACS 在 DNase-seq 的测序峰值识别中也适用。

(3) FAIRE-seq 数据:对于 FAIRE-seq 数据,是将 MACS 扩展到了 MACS2,MACS2 可以很好地鉴定开放染色质的基因组区域。FAIRE-seq 富集区域也可利用 ZINBA 进行检测。ZINBA 可在较复杂的数据集中或在信噪比较低时提高检测准确度。对于信噪比较高的数据集,MACS 和 ZINBA 表现一样良好。对于邻近的 FAIRE-seq 富集区域,通常会利用 Bedtools 将它们合并起来形成开放调节元件簇(clusters of open regulatory element,CORE)。形成开放调节元件簇有利于鉴定染色质的开放性及基因调节模式,因此有利于鉴别基因组范围内不易发现的区域。

(4) ATAC-seq 数据:ATAC-seq 数据的测序峰值识别也可以用 ZINBA。

4. 核小体间隔、定位、占据和转录因子结合的评估

(1) MNase-seq 数据:核小体定位可显示一群核 DNA 相关的核小体的位置。核小体占据可测试核小体群体的密度,可以通过群体定位曲线的下方面积反映出来。核小体占据和染色质开放程度紧密相关,并且依赖于一个基因组位点被所有基因组元件中的核小体占据的程度。利用 MNase-seq 数据,通过计算从每个 bp 起始的读长数,许多可用于测量核小体定位和占据的方法被开发出来。

(2) DNase-seq 数据:在 DHS 附近稳定结合的转录因子可以保护 DNA 免受核酸酶的切割,因此通过 DNase Ⅰ 产生印记可用来揭露稳定结合的转录因子。因此,高覆盖的 DNase-seq 数据可通过检测转录因子结合的算法进行分析。之前的算法通过比较转录因子结合位点和邻近开放染色质的 DNase Ⅰ 降解深度,已经找到了几百个转录因子结合位点。然而其中一些算法对哺乳动物基因组不够有效。最近发表的印记算法 DNase2TF,可以更快地在大基因组中进行转录因子结合的评估,并且相对之前的算法具有更好、更有可比性的检测准确度。

(3) ATAC-seq 数据:分析 ATAC-seq 双末端数据可用 DNase-FLASH 在基因组分辨率下同时揭示核小体组装核定位的信息、核小体-转录因子的空间作用模式以及转录因子占据。

(四) 基因组三维结构研究

染色体构象捕获,由最初的单个位点水平的 3C、4C 到多个位点的 5C、ChIA-PET 及全基因组范围的 Hi-C,将基因组结构与基因表达、SNP 等关联起来。这里主要介绍 Hi-C 和 ChIA-PET 的数据分析。

1. Hi-C 随着测序深度的提高,为了检测整个基因组的茎-环结构及提高 Hi-C 分辨率,产生了大量的数据集。如其他全基因组测序数据一样,根据不同大小的基因组和分辨率 Hi-C 通常可产生数百万到数十亿的双末端测序读长。总的 Hi-C 数据分析流程包括:读长比对、片段分配、片段过滤、窗口分配、窗口水平过滤、权衡以及最后的数据解释利用和与其他数据的整合。目前已有许多稳定有效的、整合好的流程用于处理以上步骤,如 HOMER、HiCUP 及 HiCdat 等均可用于 Hi-C 数据的处理。HOMER 提供了许多分析 Hi-C 数据的程序包和命令行。HiCUP 也提供了一个完整的分析流程,以及可以最终获得验证的相互作用产物。利用 HiCUP 和 SNPsplit 程序可以提取等位基因特异的相互作用产物,而其他软件无法实现这一点。目前,利用最多的 Hi-C 数据处理包是基于 Python 库的 hiclib 包。

2. ChIA-PET　ChIA-PET 产生的双末端测序数据可以利用 ChIA-PET 工具或统计模型进行分析。一般地,ChIA-PET 数据处理包括 7 个步骤:①接头过滤;②PET 比对;③冗余去除;④自连接的 PET 与相互连接的 PET 分类;⑤自连的 PET 结合位点分析;⑥相互连接的 PET 染色质间相互作用分析;⑦染色质相互作用数据可视化。第一步,接头序列将被比对到参考半-接头的核酸序列(half linker nucleotide sequences)上。半-接头可分为两类,分别称作 A 和 B,除了测序标签(barcode)不一样外,A、B 具有相同的序列。因此,根据接头的组成不同,可以将 PET 分成两类:相同接头的(AA 或 BB)和不同接头的(AB 或 BA)。之后,接头被从原始读长中移除,留下相应的 DNA 片段供后续分析。过滤掉接头后,短的 DNA 序列便可用 BWA、Bowtie、Batmis 或其他比对软件比对到基因组上。利用 SAMtools 和 BEDrolls 可以将冗余的和低质量的比对序列过滤掉。接下来,PET 可以被分成自连接的与相互连接的两类。自连接的 PET 指的是来源于单个 DNA 的两个末端、形成环状的读长,它们可以被比对到同一条染色体上,且距离较短。而相互连接的 PET 指的是来自于不同 DNA 片段的读长,它们通常是两个配对读长被比对到不同的染色体上或同一条染色体上距离非常远的位置。自连接的 PET 可用来揭示基因组上的蛋白质结合位点,而相互连接的 PET 可以用来预测通过聚簇形成的染色体的相互作用。为了验证相互作用簇的存在,Li 等人用基于超几何分布定量相互作用频率的 Fisher 精确检验进行了验证。Paulsen 等人提出了一个基于无偏超几何分布的统计模型,该模型可以在估算 P 值时将基因组距离间有依赖关系的因素考虑在内。最后,Chia-Pet browser 可以生成报告数据,将结合位点和相互作用簇进行可视化。

(五) 表观基因组预测:通过 DNA 序列推测表观遗传状态

有许多生物信息学方法可以通过基因组序列的特征预测表观遗传信息。这种预测具有双重目的:首先,准确的表观基因组预测可以在某种程度上替代实验数据,可以和新发现的表观机制以及除了人和老鼠的其他物种关联起来;其次,预测算法通过训练集数据获得表观信息,建立统计模型。

1. **启动子预测**　活跃的启动子被定义为开放和活跃转录的染色质结构,并且展示了特异的表观遗传特性,如缺少 DNA 甲基化及富集组蛋白乙酰化等。在过去 20 年里,有许多启动子预测的方法被开发出来,大多数是利用 DNA 序列特征和机器学习的方法发现可能的启动子。

2. **CpG 岛预测**　CpG 岛预测和启动子预测具有一定的相似之处,因为在哺乳动物基因组中大多数启动子和 CpG 岛可共定位。然而,CpG 岛作为开放染色质结构的调节子发挥着更加普通的功能。CpG 岛预测比其他表观状态的预测容易,因为甲基化模式具有相对低的组织特异性。预测方式大多是利用机器学习的方法,建立一个分类器来区分给定区域出现或不出现甲基化的 DNA,预测准确率较高。大多预测属性包括 CpG 富集的序列模式、特异的 DNA 结构特性和重复的 DNA 元件以及确定的转录因子结合位点等。

3. **核小体位置预测**　核小体的位置是根据 DNA 分子的序列组成会影响它们对核小体的亲和力来进行预测的。

4. **其他元件的预测**　此外,表观遗传信息预测还包括其他的一些预测。首先,利用支持向量机(support vector machine,SVM)以定长核苷酸串(k-mer)序列基序作预测属性,可以把 DNase 高度敏感的位点从随机控制数据集里识别出来。其次,可利用序列模式在果蝇体内预测多梳蛋白/果蝇胸板(polycomb/trithorax)反应元件。但该方法很难引入人类中,因为哺乳动物的多梳蛋白反应元件具有较少的序列模式。再次,许多基因组特性如序列基序、CpG 岛、重复序列、预测的转录因子结合位点都可以作为预测属性,加上目前常用的基于支持向量机的数据挖掘流程,便可很方便地预测印记基因。最后,逃离 X 染色体失活的基因可以利用支持向量机进行预测,预测结果发现它们富集 Alu 重复序列和 CpG 序列基序。总之,大量的基因组区域都在其 DNA 序列上留下了明显的可以检测的表观遗传印记,因此可以很方便地利用机器学习等方法进行预测。

三、表观遗传组学国际合作研究计划

表观遗传组学研究有很多共同点,基本上是广泛描述性的研究居多,也有很多需要进行大规模扫描的研究领域。在此现状和需求的基础上,很多实验室甚至国家之间进行了大范围的合作,避免了重复研究,节约了人力、物力,提高了全世界范围内的研究效率。表观基因组的未来潜力是巨大的。除了推进基础研究之外,表观基因组还可以立即应用于诊断,而且由于表观基因的改变可能是可逆的,因此它也有可能应用于治疗。以下所列举的是几个具有较大影响的研究计划。

(一) DNA 元件百科全书计划

DNA 元件百科全书(ENCODE)计划,于 2003 年由美国国家人类基因组研究所启动,旨在描述人类细胞的 DNA 调控元件和培养细胞系的表观遗传学特征。ENCODE 计划的主要目标是:全面注释人类基因组中的所有功能序列。ENCODE 已经发布了超过 5 000 个实验,涵盖近 300 种细胞和组织类型,包括人类、小鼠、果蝇和蠕虫的基因组数据。该项目的关键优势源于众多实验室在基因组专家协调下的协作,根据标准化协议大规模并行测序并利用尖端计算技术简化数据生产、处理和分析,并且使用一系列质量控制标准确保数据严谨,在数据协调中心的共同努力下免费公布。研究者可以通过 Ensembl 和 UCSC 基因组浏览器访问查询。ENCODE 计划包含的子项目有:modENCODE、modERN、REMC 和 GGR 项目。modENCODE 项目定义了线虫和果蝇全基因组的功能序列元件,其数据库包含了基因结构域、mRNA 和 ncRNA 的表达、转录因子结合位点、组蛋白修饰、染色质结构等内容;modERN 是描述线虫和果蝇转录因子网络调控的百科全书项目;REMC 是表观路线图谱绘图联盟,是发布 NIH 路线图的原始及可视化数据的组织;GGR 是 NIH 新发起的项目,网站存放基因调控的基因组学数据元和原始数据。

ENCODE 计划利用高通量测序技术,对人类基因组上所有具有调控功能的元件进行详尽注释,为科学界提供了丰富的资源。相关研究结果可参考 ENCODE publications 收集的文献。ENCODE 对基因的注释包括了编码基因、假基因和转录因子结合位点。同时 ENCODE 也对转录物信息进行了注释,如转录起始位点(transcription initiation site)、可变剪接位点、poly(A)位点以及编码蛋白的基因序列转录方向等。EN-CODE 对顺式作用元件的注释包括启动子、增强子、沉默子和绝缘子等。这些调控元件调控了与分化、时间节律和特异性相关的基因表达。染色质解聚后顺式作用元件区域增加了对核酸酶的敏感性和可溶解性。ENCODE 用 DHS 测序技术定义染色质的可访问区域,用转录因子和组蛋白修饰的 ChIP-seq 描述基因组转录的调控过程。这些可访问的开放位点、转录因子、组蛋白修饰与维持染色体的结构和染色体的完整性密切关联,不同细胞系中的调控和基因表达量具有特异性。其中,DHS 是一段约 200bp、甲基化程度较低的染色质开放区域,可以露出转录因子和重要蛋白质的结合位点调控基因转录。ENCODE 计划共对人类 125 种细胞进行了全基因组数据分析,发现了近 290 万个 DHS。约 75% 的 DHS 存在于内含子和基因间,提示这些"垃圾"序列是有功能的 DHS,具有显著的细胞特异性,约 1/3 的 DHS 仅在一种细胞类型中存在,只有 3 700 个 DHS 是所有细胞类型共有的。调控元件数据库是依据 DHS 数据,预测目标基因 DHS 区域的调控因子。在 SNP 位点的非编码序列有多个重叠的功能注释,这些重叠的功能注释不能精细地反映这些序列和疾病的因果关系。因此,2015 年 ENCODE 发布了基因组注释移位器工具软件(genomic annotation shifter,GoShifter)。这是一种新的统计方法,可以优化重叠的功能注释在疾病因果关系中的权重。例如,某疾病关键基因的 SNP 位点有组蛋白修饰、转录因子结合位点、DHS 等多个重叠注释。GoShifter 可以通过计算 SNP 和多个注释之间的相关性强弱,预测最重要的功能注释。

ENCODE 在对 DNA 序列甲基化的研究中发现它可以改变染色质构象,影响转录因子和相关调控元件与目的基因的结合。组蛋白修饰也可以改变染色质结构,使远距离(1 万到几十万个碱基)的增强子可以和启动子共同调节基因表达,ENCODE 用 5C 技术定义了空间上相邻的启动子和远程调控元件之间的相互关联,并且绘制了干细胞分化时染色质的三维结构图。ENCODE 数据拓展了人们对特定细胞中基因调控的认识和基因表达远距离调控的理解。此外,ENCODE 利用免疫沉淀的技术研究 RNA 结合蛋白的结合位点,RNA 结合蛋白在调控基因表达过程中调节 mRNA 转录,保持其稳定性及定位,起到重要作用。

(二) 美国国立卫生研究院的表观基因组学路线图计划

2008 年,美国国立卫生研究院将 2.4 亿美元用于表观基因组学路线图计划(roadmap epigenomics project,REP),以促进人类对重大疾病的了解。REP 是表观遗传学研究的里程碑之一,可以用于发现新的药物靶点及新药研发。REP 绘制了 111 个不同人类细胞和组织来源的表观遗传参考图谱,包括正常的干细胞和原代细胞,也包括重大疾病如肿瘤细胞系的表观遗传学图谱,在网络平台上提供了共享研究工具。REP 计划完成人体所有细胞类型的表观遗传组学数据。这些数据可以分析不同个体的细胞特异性表观基因组的遗传变异,评价年龄和环境如营养、代谢对表观遗传调控的影响。REP 中包含染色质免疫沉淀(ChIP)、DNA 酶Ⅰ消化 DNA(DNA digestion by Dnase Ⅰ)、亚硫酸氢盐处理(bisulfite treatment)、甲基化 DNA 免疫沉淀(MeDIP)、甲基化敏感的限制性内切酶法(methylation-sensitive restriction ndonuclease,MSRE)、RNA 分析(RNA profiling)等数据。该数据库包含不同组织和分化细胞类型的表观注释(组蛋白修饰、DNA 甲基化、DNA 可访问性和 RNA 表达)、表观调控因子等信息。数据也关联了表观遗传学注释和基因多态性,可以帮助研究者了解疾病发生发展的基因调控关系。REP 未来会提供更多细胞和组织表观参考图谱并提供高效的技术平台,用以研究生理、病理和环境的相互关系,推动生物医学研究,推动表观遗传学研究的组学化和高通量化发展。

(三) 欧盟的表观遗传学计划

1998 年,欧洲的表观遗传学研究学者启动了绘制人类基因组启动子区域 DNA 甲基化图谱计划;1999 年,人类表观基因组联盟(Human Epigenome Consortium,HEC)成立,开始了表观遗传基因组学的研究。人类表观基因组计划(human epigenome project,HEP)为人类组织和细胞系提供染色体 DNA 甲基化参考图谱的表观遗传资源。HEP 绘制出人类基因组甲基化可变位点(methylation variable positions,MVP)图谱。MVP 是指在不同组织类型或疾病状态下,基因组序列中甲基胞嘧啶的分布和发生的概率,反映了基因活性、组织类型和疾病状态,是揭示基因组动态状态的有用的表观遗传标记。与 SNP 类似,MVP 为更好地理解复杂的人类疾病奠定基础。同样的科学计划还有 BLUEPRINT Epigenome 计划。

(四) 国际人类表观基因组联盟科研合作

国际人类表观基因组联盟(International Human Epigenome Consortium,IHEC)主要提供人类健康和疾病相关的重要细胞类型表观组的高分辨率参考注释。2010 年 1 月在法国巴黎召开的会议最终促成了 IHEC 的成立。IHEC 主要研究人类复杂疾病相关的表观遗传调控,包括非编码 DNA 的遗传变异、信号通路,协调生物信息学标准、数据模型和开发分析工具,并组织、整合和发布所产生的表观基因组数据。其主要研究内容参见 *Cell* 出版社的 IHEC 门户网站。近年来表观遗传在癌症和炎症等重大疾病领域有很多令人兴奋的新发现。表观基因组结合其他生命组学方法(如蛋白质组学、代谢组学、转录组学和微生物组学)的分析数据有助于揭示疾病发生发展的规律。表观遗传学的变化也可以成为疾病的生物标志物为表观遗传治疗提供新靶点。这些生物标志物也可以应用到疾病诊断和个体化治疗领域。IHEC 目前产出了一定数量的高质量参考表观基因组数据,未来还会将环境和老化的信息整合到细胞数据库中,目标是改善人类健康。中国科学院也启动了重点部署项目"中国人群精准医学研究计划",而表观基因组的研究正是该计划重要的一环。经过科学家们的不懈努力,目前已经取得大量成果。大量研究数据表明,疾病和与性状相关的遗传变异体富含组织特异性表观基因组标记,揭示了与人类多种性状有关的生物学相关细胞类型,并提供了解释人类疾病分子基础的资源,证明了表观基因组信息对于理解基因调控、细胞分化和人类疾病的重要作用。

第三节 与表观遗传调控相关的人类疾病

病变细胞的 DNA 甲基化、组蛋白修饰、ncRNA 和染色质相关蛋白的表达模式通常与健康细胞不同,凸显了表观遗传调控在大多数人类疾病中的重要性。关于人类疾病的大部分表观遗传学知识最初是从癌症中获得的,目前人们对理解表观遗传修饰在其他人类疾病中的作用越来越感兴趣。

一、癌症的表观遗传学

癌症是由于细胞恶性增殖并且生长失去了控制，从而引起的一种复杂的疾病。目前全球均致力于研究其发生发展的机制，期望寻找到有效的治疗方法，但由于其发病较为复杂，迄今尚未完全阐明。癌基因和抑癌基因的基因改变被认为是引起癌症的原因之一。癌症基因组图谱（the cancer genome atlas，TCGA）阐述了与癌症相关的分子变化，并且揭示了与癌症相关基因突变包括染色体的重排以及拷贝数变异。最近，越来越多的研究表明癌症与表观遗传修饰密切相关，因此通过调控表观遗传修饰重置细胞状态，从而更好地预防、治疗癌症，这将是人类抗癌史上的一座里程碑。癌症相关的表观遗传学修饰主要包括 DNA 甲基化、RNA 甲基化、组蛋白修饰、染色质三维结构以及 ncRNA 等。

（一）DNA 甲基化与癌症

DNA 甲基化的异常与疾病紧密相关。与正常细胞相比，癌细胞中的整体 DNA 甲基化程度较低，并且随着恶性程度的增加，其甲基化程度会进一步降低。甲基化程度低导致染色体重组和易位增加、转位子失调，导致染色体不稳；并且原癌基因的异常激活也与低甲基化状态相关。DNA 低甲基化使得促癌基因的表达增加，进一步加剧了癌症的发生发展。此外研究发现 DNA 低甲基化在癌症早期阶段和终末期阶段均有发生，与癌症的发生发展以及预后密切相关，可以成为预防、早期诊断和治疗的重要靶点。在 DNA 整体低甲基化的状态下，存在局部高甲基化。与 DNA 高甲基化相关的基因包括抑癌基因和细胞周期、信号通路关键检查点、DNA 损伤修复和血管生成相关的基因；由于 DNA 高甲基化使得这些基因表达沉默或丧失相关功能，加剧癌细胞的增殖、迁移和侵袭能力，这是癌症发生发展的重要机制。所以，DNA 甲基化所引起的表观遗传学的改变是癌症发生发展的重要组成部分。

（二）RNA 甲基化与癌症

m^6A 在不同组织、细胞系和时空模型中的修饰是一个复杂的调控网络，当 m^6A 甲基化发生紊乱时，机体将会发生一系列的变化，导致疾病的发生以及耐药现象。研究表明 m^6A 甲基化修饰与癌症具有许多潜在联系，且对其发生发展具有重要作用，为癌症的早期诊断和治疗提供了更多可能性。m^6A 甲基化对于癌症是一把双刃剑，缺乏或增加特定基因的 m^6A 都可能导致肿瘤的发生发展。降低胶质母细胞瘤干细胞（glioblastoma stem cell，GSC）ADAM19 的 m^6A 甲基化水平可以增加 ADAM19 表达水平，从而促进 GSC 的增殖，并最终导致胶质母细胞瘤的发生。肿瘤抑制因子细胞因子信号转导传送阻抑物 2（suppressor of cytokine signaling 2，SOCS2）的 m^6A 甲基化修饰增加导致 SOCS2 降解，从而促进肝细胞癌的发展。在急性髓细胞性白血病中，去甲基化酶脂肪和肥胖相关蛋白（fat mass and obesity-associated protein，FTO）的过表达使得 m^6A 水平降低，下调锚蛋白重复序列和细胞因子信号转导传送阻抑物 2（ankyrin repeat and suppressor of cytokine signalling box containing protein 2，ASB2）和维甲酸受体 α（retinoic acid receptor alpha，RARA）的表达水平，促进白血病的发生。烷基化修复同源蛋白 5（alkB homolog 5，ALKBH5）为 m^6A 去甲基化酶，敲低 ALKBH5 明显减弱恶性胶质瘤细胞的增殖能力。另有研究表明 m^6A 可能成为放疗或化疗的新靶标。在进行紫外线辐照时，m^6A 以剂量依赖性的方式出现在 U2OS 骨肉瘤细胞 DNA 损伤位点，且响应值在辐照 2min 后达到峰值，此后逐步降低；敲除甲基转移酶 METTL3 可降低 DNA 损伤。在结直肠癌患者中，METTL3 在 mRNA 及蛋白质水平上均显著上调，且高表达 METTL3 的患者化疗效果差，整体生存率较低，当敲除 METTL3 后发现肿瘤体积减小，且肿瘤的生长速度减缓，表明 METTL3 在肿瘤中扮演着重要角色，而 METTL3 作为 m^6A 甲基化修饰的调控酶，通过它可以改变 m^6A 的水平。另有研究报道，敲低 ALKBH5 后亦能提高生存率。所以，m^6A 甲基化水平对于癌症患者化疗具有重要意义。

（三）组蛋白修饰与癌症

异常组蛋白修饰常发生在包括癌症在内的许多疾病中。异常的组蛋白修饰可能是由基因突变、易位或表达失调引起的。组蛋白修饰与抑癌基因启动子、CpG 甲基化的特异组合密切相关。组蛋白乙酰化可以中和带正电荷的赖氨酸侧链，并使 DNA 结构更加开放，以促进转录因子和其他蛋白质的结合，实现基因表达。组蛋白乙酰化与肿瘤分期、浸润和淋巴转移有关，如 HDAC4 可通过抑制 p21 促进胃癌的进展，组蛋白 H4 在胃组织中乙酰化水平较低。研究表明 HAT 具有肿瘤抑制功能,HAT 活性失调可能会导致癌症的发生及发展。但是 HAT 的过度表达同样也可导致癌症的发生。同时,HDAC 的异常表达也可导致癌症的发生发展。

(四) 染色质三维结构与癌症

染色质三维结构与癌症的发生发展具有密切的联系。在正常细胞和癌细胞中都存在拓扑相关的域,这表明染色体在很大程度上被折叠,并且它们在癌细胞的核内保留了物理位置。同时 H3K4me3 的存在可能有助于在正常细胞和癌细胞中定义 TAD。癌细胞和正常细胞染色质的整体三维空间结构相似,但是存在许多细微的差异。例如,癌症中 TAD 较小,且这些较小的 TAD 通常位于常规 TAD 体系结构内,而不是形成新的 TAD。实际上,在正常细胞中存在的大多数域边界也存在于癌细胞中。并且在较小的 TAD 中发生了新的癌症特异性相互作用,这些癌症差异相互作用在增强子、启动子和 CTCF 占据的基因组区域中富集,癌症的差异相互作用可能解释了癌细胞独特的表观遗传程序,比如增强子动力学在调节正常细胞与癌细胞之间的差异局部相互作用中起作用。研究表明骨髓瘤细胞中的拓扑结构比正常细胞多且其长度比正常细胞的短,并且在 TAD 处容易发生对拷贝数变异断点,这些对拷贝数变异有助于形成新的拓扑相关结构域从而影响基因的表达,表明三维结构影响了骨髓瘤细胞相关基因的表达。异柠檬酸脱氢酶 1(isocitrate dehydrogenase 1,IDH1)产生的异常代谢废物通过调控染色质的三维结构从而驱动癌症,如脑胶质瘤中,突变基因 IDH1 与拓扑相关结构域有相关性。

若核小体重塑发生突变则可能引起多种癌症(如卵巢癌和膀胱癌)的发生,表明重叠性双核小体可调控相关基因的表达从而引发癌症。此外核小体定位与 DNA 甲基化是密切相关的,在基因转录起始位点附近两者互斥。

(五) 非编码 RNA 与癌症

ncRNA 在恶性肿瘤的发生、发展中发挥了重要的作用。2002 年,Calin 等发现 miR-15a/16-1 的缺失在慢性淋巴细胞白血病十分常见,首次阐明了 ncRNA 与恶性肿瘤的关系。此后,众多的研究发现 ncRNA,尤其是 miRNA,可调控恶性肿瘤发生、发展的多个步骤。ncRNA 在恶性肿瘤中的表达发生异常变化,而异常变化的 ncRNA 可调控恶性肿瘤的增殖、凋亡、代谢、侵袭和转移。ncRNA 还可以参与调控基因组的稳定性和 CSCs 的形成,参与调控恶性肿瘤的发生。ncRNA 在恶性肿瘤中的差异表达,提示 ncRNA 可作为肿瘤诊断的标志物。而 ncRNA 对 CSCs 的调控表明其可导致肿瘤耐药性的形成,因而开发针对 ncRNA 的药物可为肿瘤的治疗提供新思路。

二、免疫、神经、心血管和代谢紊乱的异常表观遗传学特征

DNA 甲基化是免疫学中研究最多的表观遗传修饰方式,也是免疫系统分子网络的源头。与肿瘤细胞的 DNA(与正常组织相比)发生的全基因组低甲基化类似,经典的自身免疫性疾病以全基因组整体甲基化为特征:如系统性红斑狼疮(systemic lupus erythematosus,SLE)会产生一系列抗体而导致多器官的炎症和损伤;类风湿性关节炎是一种慢性系统性自身免疫性疾病,主要引起关节的发炎和损伤。T 细胞中的 DNA 低甲基化是如何诱导 SLE 尚不清楚。有研究认为去甲基化可以引起整合素黏附受体过表达,导致自身反应性应答。在全基因组水平,鉴定 DNA 低甲基化调控的基因将有助于理解这些自身免疫性疾病,并发现治愈 SLE 的有效方法。目前已经报道了表观遗传学调控很多免疫疾病,包括表观遗传沉默的 ABO 血型基因、人类白细胞抗原(human leukocyte antigen,HLA)基因和恶性黑色素瘤抗原编码基因(melanoma antigen-encoding gene,MAGE)家族。在大部分细胞中,由于 CpG 岛甲基化,MAGE 基因表达通常被抑制;但在多种肿瘤内,由于 CpG 岛去甲基化,MAGE 基因可能被表达,起到能够被细胞毒性 T 细胞识别的抗原作用。肿瘤学、免疫学、生物医学和科学领域均报道过特异性基因组 DNA 甲基化水平的异常。表观遗传调控控制着神经分化和记忆巩固、学习或认知等重要的过程。因此,许多神经退行性疾病与表观遗传调控失调有关。脑部特定基因的 5mC 和 5hmC 谱变化与阿尔茨海默病的进展有关。在阿尔茨海默病患者脑样本中,双特异性磷酸酶 22(dual specificity phosphatase 22,DUSP22)(负责异常磷酸化 tau 蛋白的去磷酸化)的启

动子区高甲基化,导致其表达下调。而且,在阿尔茨海默病患者体内发现:前额叶皮层中,参与神经功能的基因——脑源性神经营养因子(brain-derived neurotrophic factor,*BDNF*)和 *CREB* 的启动子区高甲基化;颞叶皮质和额叶皮质中,miR-106b 和 miR-153(多个靶点之一,是淀粉样蛋白 mRNA)分别下调。另外,DNA 甲基化异常也可以引起世界死亡率最高的心血管疾病,如动脉粥样硬化病变中 CpG 岛的异常高甲基化。

表观遗传因素的可逆性,特别是它们作为基因组和环境之间的中介的作用,使它们成为令人兴奋的候选治疗靶点。目前,已经在不同的实验系统中,评估了表观遗传调控酶作为药物靶点,改善疾病表型的潜力。治疗性试验表明,HDAC 抑制剂可以改善神经性和精神性疾病,包括亨廷顿病、帕金森病、焦虑和情绪障碍以及鲁宾斯坦-泰比综合征(Rubinstein-Taybi syndrome)和雷特综合征(Rett syndrome,RTT);改善其中的突触可塑性、认知和压力相关行为的缺陷。SLE 患者的 CD4$^+$T 细胞中,也发现异常的组蛋白修饰模式,与特异性基因表达相关;HDAC 抑制剂能够显著逆转这些特异性基因的表达。

三、表观遗传基因的遗传异常

染色质结构调控酶的编码基因异常可能导致染色质凝聚失常,并最终导致基因转录失调和异常蛋白表达。本部分旨在扩展与表观遗传调控相关的、肿瘤以外的遗传性疾病。这些疾病的表型也有助于阐明不同的染色质蛋白在细胞增殖和分化中的作用,包括与染色质重塑因子改变、DNA 甲基化功能复合体成分改变以及组蛋白修饰子异常相关的疾病。

(一) 染色质重塑异常综合征(syndromes of disordered chromatin remodeling)

1. X 连锁 α-地中海贫血/精神发育迟滞综合征(X-linked alpha-thalassemia/mental retardation syndrome,ATR-X 综合征;OMIM#301040) ATR-X 综合征患者具独特的颅面部特征、生殖器异常和发育严重迟滞(张力减退、精神迟缓)。一些 ATR-X 综合征病例患有轻度 α-地中海贫血病,但 α-地中海贫血并不是本病的特征性病变。*ATRX* 基因是 ATR-X 综合征的相关基因,编码 SNF2 家族解旋酶/ATP 酶中着丝粒位点异染色质结合蛋白。着丝粒位点的 ATRX 蛋白对于维持有丝分裂中期 II 两极纺锤体形态,以及在减数分裂过程中建立正确的染色体排列不可或缺。研究证明它的活性与表观遗传修饰相关,如 DNA 甲基化和组蛋白去乙酰化修饰。

2. CHARGE 综合征 虹膜视网膜缺损、心脏畸形、后鼻孔闭锁、成长及大脑发育迟缓、生殖器和/或泌尿道畸形,以及耳发育异常和/或耳聋(coloboma of the eye,heart anomaly,choanal atresia,retardation of mental and somatic development,genital and/or urinary abnormalities,and ear abnormalities and/or deafness,CHARGE;OMIM#214800)综合征在新生儿中的平均发病率约为 1/8 500~1/12 000。这是一种常染色体显性遗传疾病,具有遗传表型多样性。大多数病例是由于 ATP 依赖性染色质重塑酶中染色体解旋酶的 DNA 结合域家族成员的突变或缺失,并最终导致这种调控染色质结构和基因表达的蛋白质的改变。

3. 科凯恩综合征 B 型(cockayne syndrome B,CSB;OMIM#133540) CSB 患者表现为发育不良、身材矮小、早衰、神经病性改变、光敏感增加、乳齿延迟更换、恒牙先天性缺失、假性巨牙症、牙槽突萎缩和龋齿。CSB 是一种常染色体隐性遗传性疾病,由切除修复交叉互补组 6(excision repair cross-complementing group 6,*ERCC6*)基因突变引起。ERCC6 蛋白具 ATP 酶活性,是核苷酸切除修复(NER)通路中的一部分;NER 通路是可以消除多种 DNA 结构病变(包括紫外线引起的二聚体和 DNA 交联作用)的复杂系统。

4. Schimke 免疫-骨发育不良(Schimke immunoosseous dysplasia,SIOD;OMIM#242900) SIOD 是一种常染色体隐性遗传疾病,诊断特征包括:自儿童期开始的生长发育迟缓、肾衰竭、复发性感染、大脑梗死和缓慢进展性免疫缺陷,如 T 细胞免疫缺陷和皮肤色素沉着。SMARCAL1 是 SWI/SNF 复合体的组成部分,而 *SMARCAL1* 基因突变是本病发病原因。

(二) DNA 甲基化相关疾病

1. 免疫缺陷-着丝粒不稳定性-面部异常综合征(immunodeficiency-centromeric instability-facial anomalies syndrome,ICF 综合征;OMIM#242860) ICF 综合征的特征包括免疫缺陷,1 号、9 号和 16 号染色体着丝粒不稳定性,以及面部异常。ICF 综合征患者的面部异常表现为眼距过宽、耳位过低、内眦赘皮和巨舌症。ICF综合征患者血清免疫球蛋白水平不同程度降低,因此感染性疾病导致了大部分患者未成年夭折。这是一种罕见常染色体隐性遗传疾病,以不同严重程度的染色体异常为突出表现。本质上,它包括1号、9号和16号染色体着丝粒旁异染色质形成,体细胞染色体臂之间重组增加,并形成多枝构象的明显倾向。ICF综合征表型的细胞遗传学异常与经DNMT抑制剂5-氮杂胞苷(5-azacytidine)或5-氮杂脱氧胞苷(5-azadeoxycytidine)处理的正常的前B淋巴母细胞样细胞系中发现的去凝集作用非常相似,表明在ICF综合征中基因组的DNA甲基化起到重要作用。事实上,约40%的ICF综合征患者中发现 *DNMT3B* 基因突变,*DNMT3B* 编码一种从头合成的DNA甲基化转移酶,作用于富含CpG的卫星DNA。因此,从生物化学角度来看,ICF综合征具有异染色质区域CpG位点低甲基化的特点。

2. 雷特综合征(RTT;OMIM#312750)　RTT是一种神经系统发育严重失常的疾病,主要发生于女性,新生儿中的平均发病率约为1/15 000。临床表现为出生6~18个月生长发育停滞、获得性技能丧失、语言能力和常规活动能力(常见于手部)丧失、头小畸形、癫痫发作和精神发育迟滞。罕见情况下,RTT可发生于具体细胞嵌合或多余X染色体的男性患者。70%~80%的典型RTT患者中发现 *MeCP2* 基因编码区域的突变,其余病例则是源于 *MeCP2* 基因的大段缺失、*MeCP2* 基因非编码区的突变以及其他基因的突变。具有婴儿期痉挛症状的非典型的RTT可能与类细胞周期蛋白依赖性激酶5(cyclin-dependent kinase-like 5,*CDKL5*)基因突变相关。*MeCP2* 基因编码一种优先结合甲基化的CpG岛的蛋白质,继而通过招募HDAC、组蛋白甲基转移酶和多梳蛋白抑制转录。此外,RTT患者还可能含有异常染色质二级结构,可广泛影响未突变基因的表达。研究已提出,RTT患者中 *MeCP2* 异常导致在神经系统中正常情况下沉默的基因异常上调,如 *BDNF* 基因或印记基因。RTT患者中 *MeCP2* 基因的关键性作用使得利用 *MeCP2* 基因来进行早期诊断和产前筛查成为可能。并且,表观遗传调节在RTT的发病机制中的重要作用为治疗提供了更多的机会。

(三) 组蛋白修饰改变相关的人类疾病

1. Coffin-Lowry综合征(Coffin-Lowry syndrome,CLS;OMIM#303600)　CLS是X染色体连锁性疾病,在男性患者中的症状较女性更加严重。CLS男性患者常表现为重度至极度精神发育迟滞和生长发育迟缓,但女性患者可能完全无症状,或极度轻微。可能观察到其他特征,如骨骼畸形、独特的面部特征、头小畸形和手掌柔软、短锥形手指等。新生儿中CLS的发病率为1/40 000~1/50 000,它是由核糖体蛋白S6激酶(ribosomal protein S6 kinase,*RSK*)基因突变引起 RSK 参与丝裂原活化蛋白激酶级联反应(mitogen-activated protein kinase cascade),刺激细胞增殖(细胞周期的 G_0 和 G_1 期之间的转换)和分化。RSK2负责转录因子CREB和组蛋白H3的磷酸化,是表皮生长因子响应丝裂原刺激的机制之一。对从患者血液中直接提取的淋巴细胞进行 *RSK2* mRNA和蛋白表达的分析发现,一个假定的磷酸化位点发生突变对 *RSK2* 的活性至关重要。这两种方法都是快速实用的CLS诊断技术。

2. Rubinstein-Taybi综合征(Rubinstein-Taybi syndrome,RSTS;OMIM#180849)　RSTS是一种常染色体显性遗传疾病,临床特点包括智力发育迟缓、阔拇指巨趾、面部异常和身材矮小。RSTS患者发生肿瘤的危险性增加,特别是先天性青光眼。新生儿中平均发病率是1/100 000。几乎全部RSTS病例均发现编码转录共激活因子CREB结合蛋白(CBP)的基因有突变,小部分RSTS病例发现 *EP300* 基因突变。CBP和EP300都是组蛋白乙酰转移酶,组蛋白乙酰转移酶丢失与RSTS直接相关,说明RSTS是由于染色质异常调节引起的。

3. Sotos综合征(OMIM#117550)　Sotos综合征是著名的常染色体显性遗传的过度生长综合征,临床表现为儿童期的身体发育显著增长、骨龄提前、头颅巨大、特殊面容和不同程度发育迟缓,其他可能的临床特征还包括心脏和肾脏畸形、癫痫和脊柱侧弯。Sotos综合征患者肿瘤发生的风险平均为2%~3%,高于一般人群。最常见的肿瘤类型是白血病和淋巴瘤,但也有神经嵴肿瘤、小细胞肺癌和骶尾部畸胎瘤。Sotos综合征是由于包含核受体结合的SET区域蛋白1(*NSD1*)基因单倍剂量不足引起的。约90% Sotos综合征患者中 *NSD1* 功能缺失可由多种基因突变造成,如截断突变、错义突变、染色体5q35中包含 *NSD1* 基因的巨大缺失(macrodeletion)和微小缺失(microdeletion)或引起 *NSD1* 与核孔蛋白98(nucleoporin 98,*NUP98*)

融合的 t(5;11)(q35;p15.5)易位。*NSD1* 含有一个 SET 结构域,具有内在组蛋白甲基转移酶活性,特异性针对 H3K36 和 H4K20,这些均为染色质结构和基因功能的表观遗传学标志。

(四) 非编码 RNA 相关的人类疾病

1. ***DGCR8* 突变和 DiGeorge 综合征** DiGeorge 综合征是一种复杂的疾病,其特征包括学习障碍、特征性面部特征、黏膜下腭裂、心脏缺陷、胸腺功能障碍、新生儿低钙血症、精神疾病以及 T 细胞缺乏引起的感染易感性。DiGeorge 综合征是由包含 DiGeorge 综合征临界区基因 8(DGCR8)的染色体 22q11.2 的缺失引起的。该区域包括一个双链 RNA 结合蛋白,这是 miRNA 成熟过程中处理 pri-miRNA 释放 pre-miRNAs 所必需的。DGCR8 转基因小鼠模型显示了大脑中一系列 miRNA 的生物发生变化,导致树突状形态和记忆缺陷的改变。此外,DGCR8 缺乏与细胞增殖减少和血管平滑肌细胞活力降低有关,而这与 miR-17/92 簇和 miR-143/145 簇的废除有关。

2. **多结节性甲状腺肿(multinodular goiter,MNG,OMIM#138800)** MNG 疾病中的 *DICER* 突变,常染色体显性遗传性 MNG 是一种疾病,其特征是 *DICER* 中的杂合突变导致甲状腺结节性过度生长。*DICER* 编码 miRNA 处理所必需的一种 Rnase Ⅲ 家族核酸内切酶,其突变也与胸膜肺母细胞瘤有关。与对照图谱(即 Let-7a 和 miR-345)相比,MNG 患者的 *DICER* 突变与 miRNA 改变有关;进而导致基因表达模式的失调。

3. **TARDBP 突变和肌萎缩侧索硬化 10 型伴有或不伴有额颞叶变性** 肌萎缩侧索硬化 10 型伴有或不伴有额颞叶变性是一种常染色体显性遗传疾病。它是一种神经退行性疾病,可导致致命的瘫痪和呼吸衰竭。据报道,半数患者携带 TAR DNA 结合蛋白 43(TAR DNA-binding protein,*TARDBP*)杂合突变,编码 miRNA 相关的 TARDBP 蛋白。*TARDBP* 的去除对细胞核有两种结果:前体 miRNA 丰度的增加和 pre-miRNA 在细胞质中的保留。同样,体外细胞模型中 TDP43 的缺失降低了特异性 miRNA(miR-132-3p 和 miR-132-5p)的表达。

四、表观遗传学在疾病诊断中的作用

表观遗传学在疾病诊断中的应用,主要体现在癌症中,例如 DNA 甲基化缺陷和异常的组蛋白修饰,在整个肿瘤形成的自然过程中进行调控,并在早期发作,进展以及最终复发和转移中被检测到改变。鉴定和使用这些表观遗传标记来识别高危患者人群,完善诊断标准并提供预后和指导治疗决策具有越来越大的临床意义。此外,表观遗传修饰的靶向性为其作为治疗途径提供了可能,并为具有这些表观遗传异常的恶性肿瘤患者提供了独特的治疗选择,为新的个性化医学指出了一个可行的方向。在这所有的表观遗传学修饰中,DNA 甲基化已证明具有稳定性并且相对易于测试,因此在临床上具有更加重要的意义。

(一) DNA 甲基化在癌症诊断中的作用

自从在恶性肿瘤中发现异常的 DNA 甲基化以来,过去几十年来,恶性肿瘤中的表观遗传学异常及其发生机制已成为癌症研究的一个重点。表观基因组的改变已被证明可以影响肿瘤形成、进展和治疗的每个步骤。而这些变化是癌症检测、诊断、分层和治疗干预的主要靶点。随着高通量测序技术的出现,仅需要非常少量的生物样品便能够测试患者的表观遗传状态。这为 DNA 甲基化作为癌症诊断的标准提供了必要的理论依据。

1. **结直肠癌的诊断** *MLH1* 启动子甲基化在关于结肠癌的文献中经常被提及;许多研究已经鉴定出数百种在原发性结直肠癌基因组中异常甲基化的基因,包括 Wnt 信号通路关键基因(*APC*、*AXIN2*、*DKK1*、*SFRP2*、*SFRP2* 和 *Wnt5A*)、DNA 修复过程的成分(*MGMT* 和 *MSH2*)、细胞周期相关基因(*CDKN2A* 和 *CDKN2B*)以及 Ras 信号级联(*RASSF1A* 和 *RASSF1B*)。

在结直肠癌的发生和发展中,这种特定癌症的 DNA 甲基化促使非侵入性结直肠癌生物标志物检测的发展。已经应用于临床的筛查结直肠癌的血液检测方法可测量异常甲基化 *SEPT9* 的存在,该基因参与细胞增殖的控制。坏死和凋亡癌细胞释放到外周血中的 *SEPT9* 基因可以被检测,报道表明结直肠癌患者血浆中异常甲基化 *SEPT9* 的检出率约为 90%,且在有症状患者中,该测试显示出优于粪便免疫组织化学测试,在无症状患者中,该测试的敏感性和特异性低于粪便免疫化学测试,这提示我们需要进一步研究和完善检测技术以及仔细选择定义异常 *SEPT9* 甲基化检出阈值。尽管有数据支持将其用作诊断工具,但从大规模筛查的角度来看,*SEPT9* 甲基化状态仍仅推荐用于拒绝其他检查的患者进行补充检查。此外,粪便 DNA 分析是另一个具有前景的研究方向。与标准的粪便免疫化学测试相比,包括对 *NDRG4* 和 *BMP3* 甲基化状态以及其他结肠癌基因突变的靶向检查表现出了更高的检测效率。DNA 检测手段可检出那些因遗传变异和表观遗传学改变的积累而导致的结直肠癌,为检出肿瘤特异性的病变提供了一种非侵入式检验工具,其检测敏感性已经达到了和结肠镜检查相当的水平。迄今为止限制这一技术推广的主要障碍是特异性较低,粪便特定位点的异常 DNA 甲基化检测假阳性率显著高于结肠镜检查中观察到的假阳性率。

2. **前列腺癌的诊断**　基于前列腺特异性抗原(prostate specific antigen,PSA)筛查前列腺癌仍存在争议,对于前列腺癌的诊断必须减少任何不必要的活检或其他有创干预,基于这一困境提出了使用表观遗传状态作为标记检测前列腺癌的方法。在多达 90% 的前列腺癌病例中发现谷胱甘肽 S-转移酶 Pi 1(glutathione S-transferase Pi 1,GSTP1)的 CpG 岛序列存在异常甲基化,并且在对血浆、血清或尿液进行检测时,其特异性比传统 PSA 筛查高得多,可以被用来辅助 PSA 的检测,而且 *GSTP1* 启动子 DNA 甲基化水平已经在良性前列腺增生和不同等级腺癌之间表现出了一定的区别。除 *GSTP1* 外的两个基因——*RARβ2* 和 *APC* 的甲基化也表现出了在前列腺癌诊断中的前景,尿液样品中这三种标记物的检测将诊断准确性从仅检测总血清 PSA 的 51.7% 提高到了 61.7%,针对这三个基因添加甲基化特异性分析可以提高诊断准确性。

3. **胰腺癌的诊断**　胰腺癌的早期诊断仍然是现阶段临床上的一个困境,DNA 甲基化分析可能有助于早期诊断并降低胰腺癌的死亡率。有研究表明,对循环血液 DNA 进行甲基化的研究可以识别出胰腺腺癌患者。通过检查基因 *BMP3*、*RASSF1A*、*BNC1*、*TFPI-2*、*APC*、*SFRP1* 和 *SFRP2* 的甲基化状态可以预测胰腺癌,且诊断的预测准确性与肿瘤的分期无关,这表明循环血液 DNA 甲基化状态的检测可能有助于胰腺癌的早期诊断。

4. **隐匿性转移性肿瘤的原发组织诊断**　一些无法确定原发病灶的转移性肿瘤对于肿瘤的临床诊断提出了独特的挑战,这些肿瘤患者在经验性化学疗法治疗的中预后不良。基因表达谱分析已试图通过协助隐匿性肿瘤分类来回应这一挑战,其中一种新的区域 DNA 甲基化指标——甲基化单倍型区域,被证明具有组织特异性,并且能够帮助肺转移癌或结直肠转移癌患者准确定位起源组织。在隐匿性恶性肿瘤的背景下,DNA 甲基化状态是协助选择化疗方案的有用工具;而且 DNA 甲基化是一个相对稳定的表观遗传标记,它可能优于通过 mRNA 谱分析来鉴定肿瘤起源组织。

（二）组蛋白修饰在疾病诊断中的作用

组蛋白修饰调控异常与人类疾病发生、发展密切相关,组蛋白修饰在人类疾病及药物研发中的作用也得到广泛的重视。随着组蛋白修饰调控的生化分子、细胞机制得到越来越清晰的阐明,人们将更好地理解和破译"组蛋白密码"并揭示其与人类疾病和健康的关系。组蛋白修饰调控靶向的创新药物发现和诊疗手段研发必将在疾病的现代精准医疗过程中大放异彩。

在乳腺癌患者中,高水平的 H3K9ac 与更好的无病生存率和转移特异性生存率之间存在相关性。此外,在特定基因(例如 *FGF14*、*PAX3*、*DLX5*、*DLX6*、*MYT1*、*Hand2*、*Gata4*)的启动子中观察到强 H3K9ac 信号。在乳腺癌的部分亚型中确定了 *RUNX1* 基因的 H3K27me3 富集,而 RUNX1 表达与预后不良相关。

现在人们已经认识到表观遗传异常实际上存在于所有形式的癌症中,并已被证明在某些情况下有助于风险评估、诊断、预后和治疗选择。尽管现有数据指出了 DNA 甲基化作为临床工具的实用性,目前其广泛应用限于少数肿瘤。表观遗传学状态的检测在推广之前仍然有许多问题需要解决。

五、疾病的表观遗传学治疗

大多数表观基因组修饰是可逆的,这意味着巨大的治疗潜力。因此,表观基因组学是现代生物学和生物医学领域最具创新性的研究领域之一,表观遗传学控制的分子标志可以用作医学干预和治疗的目标。

从正常细胞向癌细胞转化过程中,表观基因组也在进行重编程。癌细胞中活跃和抑制的染色质区域的定位可以提供更准确的预后,甚至可以促进治疗。例如,DNMT 和 HDAC 抑制剂已被批准用于癌症治疗。此外,可以使用 HDAC 抑制剂治疗许多精神疾病,例如焦虑症和抑郁症。有趣的是,这些小分子抑制剂还能增强免疫治疗剂的疗效,例如阻断细胞毒性 T 细胞表面抑制性受体程序性死亡-1(programmed death-1,PD-1)和癌细胞表面抑制性受体细胞程序性死亡配体-1(programmed death ligand-1,PD-L1)也称为表面抗原分化簇 274(cluster of differentiation 274,CD274)之间的相互作用。目前,免疫疗法是最有前途的癌症疗法,因为它利用了细胞毒性 T 细胞的免疫监视功能。PD-1 诱导的信号转导级联会抑制免疫反应细胞的激活。阻断 PD-1,可以消除其介导的免疫抑制反应。当细胞毒性 T 细胞重新开始生长和/或发挥效应功能时,这种免疫检查点阻断可以增强宿主的抗肿瘤免疫反应。此外,围绕 DNA 甲基化展开的研究是通过表观遗传学治疗肿瘤的一个热点。了解正常和异常 DNA 甲基化的细胞仍然是一个令人充满兴趣的领域,尤其是因为 DNMT 抑制剂是少数获得美国食品和药物管理局(Food and Drug Administration,FDA)批准用于常规临床用途的表观遗传疗法之一。尽管诸如 DNMT 抑制剂 5-氮杂胞苷和地西他滨等在多种恶性肿瘤中显示出不一样的结果,但是它们已经在骨髓增生异常综合征(myelodysplastic syndrome,MDS)中表现出了明确的治疗效果。目前 MDS 的治疗主要是通过支持治疗进行的,然而,有研究表明,即使在预后较差的患者中,用 5-氮杂胞苷治疗也可以改善其生活质量并延长生存时间。DNMT 抑制剂 5-氮杂胞苷和地西他滨诱导编码主要组织相容性复合体(MHC)或肿瘤抗原的基因的表达,这增加了细胞毒性 T 细胞对癌细胞的识别和清除。此外,地西他滨增加了癌细胞对 Ⅰ 型干扰素生长抑制的敏感性,导致了“病毒模拟”,即 DNA 去甲基化激活癌细胞中内源性逆转录病毒元件的转录,从而导致双链 RNA 介导的免疫反应。T 细胞的免疫检查点阻断与表观遗传介质(例如染色质修饰剂抑制剂)的组合提供了一种治疗癌症和慢性感染的更广泛方法。例如,在接受免疫检查点抑制剂治疗之前,霍奇金淋巴瘤患者接受了 DNMT 抑制剂治疗,他们的癌症完全缓解率(remission rate,RR)更高。

组蛋白修饰同样被研究用来治疗多种癌症。Zeste 基因增强子同源物 2(enhancer of zeste homolog 2,EZH2)主要负责 H3K27 的甲基化,多种肿瘤中 EZH2 的基因突变提示 EZH2 的致癌作用和抑癌作用并非绝对。组蛋白磷酸化与一种非 RTK JAK2 有关,JAK2 经常在血液系统恶性肿瘤中扩增或突变。在核内,JAK2 特异性磷酸化 H3Y41,激活造血系统原癌基因(例如 Lmo2)的表达。许多针对激酶的小分子抑制剂在临床上被用作抗癌治疗方法,例如 JAK2 抑制剂,这些抑制剂导致这些酶产生的组蛋白修饰的总体减少,这些药物可以视为间接的表观遗传疗法。

ncRNA 同样被用来研究作为肿瘤治疗药物的可能性。事实证明,基于 RNA 干扰的疗法是对抗多种疾病(包括癌症)的强大工具。科学家们正在研究开发安全有效的方案,以将血清中极易碎的小 RNA 分子递送至人体的靶器官和细胞,涉及可生物降解的纳米颗粒、脂质、化学修饰和结合。另一方面,已经研究了控制细胞生物学过程平衡的 miRNA 作为癌症治疗中治疗靶标的可能性。此外,我们关注于人类癌症中失调的 miRNA,这些 ncRNA 在临床前试验中已作为治疗靶点取得了进展。RNA 干扰技术的进一步发展和临床试验的进展将有助于实现核酸药物的实际应用。

表观遗传药物增加了正在进行临床前或临床试验的化合物的数量。涉及“写入器”“擦除器”和“读取器”,例如带有溴结构域或甲基结合蛋白的染色质重塑蛋白。肿瘤学是当前临床表观遗传学的主要研究方向,表观遗传学正在改变我们对癌症发生以及癌症分期和分类的看法。尽管对于某些癌症,这已经能够成为现实,但对于其他癌症,仍需要进一步的研究。揭示发病机制中涉及的表观遗传和遗传变化一直是一项艰巨的任务,目前迫切需要进一步加快从实验室到临床应用的转化,应用于诊断、预后和治疗反应评估。因此,在分子水平上了解复杂的疾病相关表观遗传变异的功能结果至关重要。表观遗传学修饰最明显的作用是改变基因表达。但是我们需要更深入地了解这一问题。医学领域大量的临床试验或临床前研究表明,在不久的将来,临床表观遗传学将远远扩展到癌症之外(图 5-1)。

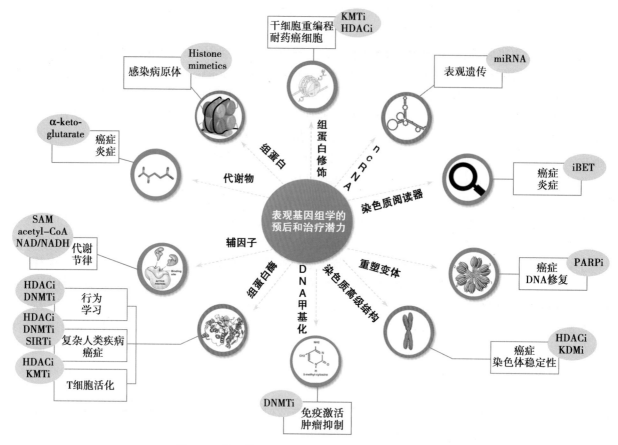

图 5-1　表观基因组学对正常发育和疾病影响的实例

圆圈分别代表关键的表观基因组机制和主要相关因子。利用小分子抑制剂可以通过逆转失调的表观基因组学,例如 HDAC 抑制剂(HDACi)、DNA 甲基化酶抑制剂(DNMTi)、SIRT 抑制剂(SIRTi)、辅因子(例如 SAM)、代谢物(α-keto-glutarate)、组蛋白赖氨酸甲基转移酶抑制剂(HKMTi)、BET 抑制剂(BETi)、PARP 抑制剂(PARPi)和组蛋白赖氨酸去甲基化酶抑制剂(KDMi)。

第四节　环境和表观基因组

　　环境表观遗传学旨在研究环境因素通过表观遗传机制对于人类健康的影响。表观遗传机制在正常发育和分化中至关重要,因此环境因素诱发表观遗传机制的改变可能会导致疾病。实验研究和流行病学调查结果都表明一些环境因素暴露与某些表观遗传异常改变有关,进而影响机体某些调节机制或导致机体稳态失衡。由于表观遗传状态可能被逆转,这些基因与环境的相互作用可以通过基因组的表观遗传修饰来整合。环境因素也可以改变疾病易感性:孕妇产前和婴幼儿出生后早期阶段,环境暴露能够造成表观遗传修饰改变,导致成年后患某种疾病的风险明显增加,如癌症、糖尿病、肥胖、心血管疾病和精神分裂症等。表观基因组的改变,以及随后的基因表达差异,可能直接受到营养、行为、生物化学物质和外源性刺激(如放射剂量)的影响。表观遗传的改变是长期微小的、潜在的积累,而且可能会随着时间的推移而发生改变,如果想在环境因素、表观遗传改变及疾病之间建立相应的因果关系,还需要进一步深入研究分析。现有研究显示能够导致人类表观遗传改变的环境应激可分为以下几类。

一、营养的表观遗传学

　　营养是研究得最多的环境表观遗传因素之一。营养表观遗传学是营养基因组学的一个分支学科,描述饮食如何影响表观基因组。饮食中含有多种生物活性分子,包括微量营养素,例如维生素 D,或大量营养素,例如脂肪酸和胆固醇。研究表明,营养化合物可以充当转录因子的直接配体、转录因子调节剂和信号转导级联反应的激活剂等多种方式影响基因的表达。饮食可能是调节表观遗传的外部刺激的最好例子。在不引起营养不良的情况下，限制营养摄入可以延长许多生物体的寿命，延缓衰老。一些饮食的代谢物对组织和细胞都很重要，可以影响大多数染色质修饰物的活性。代谢物引起的表观基因组改变涉及多种机制。α-酮戊二酸是 DNA 和组蛋白去甲基化所需要的代谢产物，延胡索酸能抑制 DNA 和组蛋白的去甲基化。结构上类似于 α-酮戊二酸的代谢物，如琥珀酸盐和延胡索酸盐，可以阻断 α-酮戊二酸结合位点抑制 TETs 或 KDMs。在缺乏琥珀酸脱氢酶（succinate dehydrogenase）和延胡索酸水合酶（fumarate hydratase）的肿瘤环境中，琥珀酸盐和延胡索酸盐的积累也可以导致高 DNA 和组蛋白甲基化。如果饮食中缺乏甲基化的甲基供体-SAM 叶酸和甲硫氨酸，就会引起 DNA 低甲基化和胰岛素样生长因子 Ⅱ（insulin-like growth factor Ⅱ，IGF-Ⅱ）的异常印记。亚甲基四氢叶酸还原酶（methylenetetrahydrofolate reductase，MTHFR）是利用叶酸将高半胱氨酸重新甲基化为甲硫氨酸的关键。MTHFR 基因第 677 位碱基的 C→T 突变降低了 DNA 甲基化水平，与神经管缺陷、脊柱裂和结直肠癌等疾病的发病机制相关。高半胱氨酸水平与低浓度的叶酸、维生素 B_6 和维生素 B_{12}、胆碱和甜菜碱有关，可能会导致早产、低体重和神经管缺陷的风险增加等。此外，饮食中叶酸或甲硫氨酸的摄入量低会增加结肠腺瘤的风险，而在子宫内暴露于较高的叶酸会降低儿童急性淋巴细胞白血病、脑瘤和神经母细胞瘤的风险。叶酸和维生素 B_{12} 依赖的甲硫氨酸合成酶缺乏与巨幼红细胞贫血、溶血性尿毒症综合征和肺动脉高压之间也存在关联。

跨代表观遗传，即生物通过表观遗传机制将信息从一代传递到下一代，可以通过饮食来调节。许多研究发现孕妇产前营养不良与胎儿出生后健康和患病风险有关。人类中最突出的例子是在荷兰饥荒（1944—1945 年）冬季，孕期妇女因为长期遭受饥荒，孕育的后代体型较小，成年后出现葡萄糖不耐症的风险增加；研究表明，在 60 年后进行分析时，这些个体在 IGF-Ⅱ DMR 处显示甲基化不足。因为生命早期的营养会引起 DNA 甲基化的长期变化，通过表观遗传调控酶（例如 DNMT、HDAC 和 HAT）或改变这些酶促反应所必需的底物，影响整个生命中的个体健康和与年龄相关的疾病。胎儿出生前或出生后缺乏甲基供体叶酸或胆碱的饮食可能会导致部分基因组的永久性低甲基化。在成年人中，缺乏甲基的饮食也可能会减少 DNA 甲基化，但当将甲基重新加入饮食中时，这种变化是可逆的。此外，根据怀孕小鼠接受的膳食补充剂的不同，由于 DNA 甲基化的差异，后代可能会有不同的表型。越来越多的流行病学证据表明，营养不仅与人的正常发育有关，也与许多类型的癌症相关。叶酸和维生素 B_{12} 是表观遗传的活性成分，在 DNA 新陈代谢和维持 DNA 甲基化模式中发挥重要作用。p16 抑癌基因经常被启动子的 DNA 甲基化沉默，体内研究发现叶酸摄入量与 p16 抑癌基因的表达呈正相关。叶酸摄入量低或低甲基化与增加结直肠癌和胰腺癌的风险相关。叶酸可以通过改变表观遗传发挥抗癌的作用，因为叶酸的缺乏可能会降低 DNA 的甲基化，而异常的 DNA 甲基化又与许多类型的癌症有关。日常生活中多食用富含有天然抗氧化剂的水果和蔬菜可以起到预防癌症的作用。由上可得，营养可以通过表观遗传的变化影响人的发育和健康。

饮食中的脂肪成分会影响脂肪细胞中的 DNA 甲基化，这是代谢综合征和相关疾病与表观遗传变化有关的多种迹象之一。近四十年来，中国肥胖患病率迅速攀升。最新的全国统计数据（2015—2019）显示，根据中国标准，16.4% 的中国成人（≥18 岁）存在肥胖（BMI 为 28.0kg/m² 或更高）、34.3% 存在超重（24.0～27.9kg/m²）。专家指出，超重与肥胖人数庞大，与饮食量、饮食结构不合理和运动缺乏有关。

肥胖的发生主要是因为个体摄取的热量高于身体消耗的热量。造成热量摄取及消耗不平衡的原因是错综复杂的，诸如先天性遗传、神经系统、内分泌代谢、营养状态、心理因素、运动、生活及社会环境等多种因素。其中人们的饮食习惯及饮食质量都对肥胖有一定的影响。如喜爱进食大量甜食，大量进食油脂、高热量饮食，嗜好零食以及经常大量饮用啤酒等，往往容易引起肥胖。肥胖不仅会影响美观，更重要的是还会诱发多种严重疾病，例如，糖尿病、心血管疾病和不孕症等。研究显示，每 100 名成人中有 11 人患糖尿病，而肥胖者糖尿病患病率比体重正常者高 4 倍，重度肥胖者糖尿病患病率比体重正常者高 30 倍，这表明肥胖与糖尿病的发病率有明显的关系。40 岁以上 2 型糖尿病患者中，超重 10% 者占 2/3。2 型糖尿病发病的早期，可以通过改变个人饮食和加强体育锻炼来有效控制和逆转这种疾病。在未来几年内，城市化和经济发展变化特别迅速的国家中出生和生活的人口罹患代谢综合征的风险会增加。这表明在肥胖症流行及其相关的代谢异常中起作用的是表观遗传机制而不是基因组的遗传变异。

二、外部环境的表观遗传学

环境污染物是影响环境表观遗传的另一个重要因素,其包括金属(砷、镉、铅、镍和铬等)、空气污染颗粒物、有机化合物、杀虫剂和其他扰乱内分泌的化学物质。环境中存在一类污染物,可通过表观遗传机制对暴露人群产生深远影响,这类污染物又称表观遗传毒物。表观遗传毒物可以导致人类基因启动子区DNA甲基化水平或组蛋白乙酰化/甲基化等化学修饰改变,但不引起基因突变等编码损伤。内分泌干扰物(endocrine disrupting chemicals,EDCs)是一类干扰激素信号通路的环境化学物质,可能存在于塑料瓶和金属食品罐(双酚A)、医疗设备(邻苯二甲酸盐)、清洁剂、阻燃剂(多溴联苯醚)、食品(双酚A)、玩具(邻苯二甲酸盐)、化妆品、药物(对羟基苯甲酸酯)和杀虫剂(烷基酚,例如壬基酚)等物质中。人类和动物经常会接触到各种各样的EDCs,与人类许多内分泌相关疾病的高发病率和患病率有关。越来越多的证据表明,在生命早期,特别是在胎儿发育期间接触EDCs会导致多种疾病。大量证据表明,细胞暴露于EDCs会导致表观遗传的改变。EDCs可以通过核激素受体(例如雌激素和雄激素受体)或miRNA,影响表观遗传酶的表达,例如DNMT、HAT和HDAC。EDCs也可以通过改变DNA甲基化或组蛋白甲基化模式来影响靶组织中细胞的表观遗传,从而影响整体基因表达和转录。除此之外,EDCs还可以模仿天然激素引起内分泌失调,导致胎儿、儿童和成人的发育和生殖疾病以及肿瘤的发生。因此,大多数与年龄相关的疾病是由于长期暴露于环境中的表观遗传毒物,导致许多器官的表观基因组改变的结果。

三、生活习惯的表观遗传学

不健康的生活习惯也可以调节表观基因组,并与疾病风险相关。虽然吸烟和饮酒主要通过诱发机体突变导致疾病,但两者也可以通过表观遗传发挥效应。烟草暴露可改变与细胞稳态和年龄相关疾病发展的相关基因的甲基化状态,导致特定基因位点的H4K16Ac降低和H3K27me3升高。接触尼古丁和其他毒素会导致各个器官发生显著的表观遗传变化,从而解释了吸烟为什么是多种癌症的主要原因,以及如何导致呼吸系统疾病和自身免疫性疾病。通过对怀孕期间孕妇吸烟对婴儿健康、神经发育、行为和认知功能影响调查发现:孕妇吸烟不仅可能会引起婴儿口腔黏膜细胞的表观遗传修饰,也可能与免疫系统失调有关的呼吸系统疾病,如哮喘和过敏,以及子代生命后期的癌症有关。此外,酒精可以通过抑制甲硫氨酸合成酶途径,抑制甲基的利用性,此过程可能与LINE序列的低甲基化有关。动物实验研究证明,早期胚胎暴露于酒精会产生异常的表观遗传修饰,影响其生长、新陈代谢和神经发育等。表观遗传环境中的这些干扰可能会导致某些记忆和学习过程的缺陷,以及畸形和发育异常的胎儿。生活压力则是神经和代谢疾病的一个危险因素,并与表观遗传建立了联系。一些生活压力因素会导致CpG甲基化的改变,影响特定的基因,如糖皮质激素受体。糖皮质激素受体作为一种转录因子,可以自动调节自身的CpG岛启动子。糖皮质激素可以发挥两种互补作用来降低CpG甲基化:降低神经元中DNMT1的表达;上调DNA去甲基化酶TET家族的表达。这些由生活方式引起的表观遗传变化都与慢性炎症有关,这进一步增加了自身免疫性疾病和癌症的风险。

除了以上提到营养、环境污染和不健康的生活习惯,也存在其他因素影响表观遗传。例如,行为因素,母亲爱抚行为是影响幼鼠海马糖皮质激素受体甲基化状态的重要环境因素;生殖因素,如辅助生殖技术作为表观基因组的环境调节剂,与贝-维综合征(Beckwith-Wiedemann syndrome)和快乐木偶综合征(Angelman syndrome)中提到的低甲基化相关。对基因突变个体的研究是理解环境表观基因组相互作用的一种很好的方法。另外,人类单卵双胞胎的表观基因组也会因环境因素的不同而发生变化。综上所述,环境表观遗传因素作为人类疾病病因学中的关键角色的参与已被广泛接受,表观遗传因素可能介导遗传和环境因素之间的相互作用。

结　语

表观遗传学的重要性越来越得到生命科学界的广泛认同,相关领域的研究已成为生命科学的前沿。表观遗传学的理念、研究方法和大数据整合正在迅速发展。未来,随着科学技术发展和研究力度的加强,表观遗传学必将在理论和技术创新上取得一系列关键性突破,带动生命科学的重大发展。表观遗传调控关注染色质层面的遗传信息组织和解读,其主要生化分子基础是修饰依赖的识别与催化。表观遗传调控功能的失调和许多疾病密切相关。因此,针对DNA甲基化和去甲基化、组蛋白乙酰化和去乙酰化、组蛋白乙酰化识别、组蛋白甲基化和去甲基化等和疾病相关的酶和蛋白复合物等靶点的药物研发已经取得了非常显著的进展。很多小分子药物都进入治疗癌症等疾病的临床试验中。结合表观遗传基因组学、转录组学、蛋白质组学、代谢组学等现代技术,对疾病进行大数据分析,有望精确诊断个体患者的可能发病机制,从而有可能进行精准治疗。相信表观遗传相关潜在药物通过单独或联合用药会发挥重要作用。对表观遗传疾病相关蛋白抑制剂的发现,以及和其他药物联合应用的转化医学研究,是今后在疾病治疗上的研究热点。随着表观遗传学的不断发展,人们逐渐认识到几乎所有慢性疾病的发生、发展都是由外在环境变化导致的表观遗传异常与基因改变共同引起的。因此,从表观遗传学角度探寻疾病诊断与治疗的科学内涵是可行且必要的。

(李莉莎　李玉林)

主要参考文献

[1] CARLBERG C,MOLNÁR F,et al. Human epigenetics:how science works[M]. Cham:Springer Nature Switzerland AG,2019.

[2] C.卡尔伯格、F.美恩.基因调控机制[M].秦玉琪,钟耀,译.5版.北京:化学工业出版社,2016.

[3] 朱景德.表观遗传学与精准医学[M].上海:上海交通大学出版社,2017.

[4] 姜怡邓,杨晓玲,张慧萍,等.表观遗传学技术前沿[M].北京:科学出版社,2017.

[5] ROUNDTREE I A,EVANS M E,PAN T,et al. Dynamic RNA modifications in gene expression regulation[J]. Cell,2017,169(7):1187-1200.

[6] COLEMAN W B,TSONGALIS G J. Molecular pathology:the molecular basis of human disease[M]. 2nd ed. New York:Academic Press,2017.

[7] ENCODE Project Consortium,MOORE J E,PURCARO M J,et al. Expanded encyclopaedias of dna elements in the human and mouse genomes[J]. Nature. 2020,583(7818):699-710.

第二篇

病理学基本病变及其发病过程的分子机制

第六章

细胞分化、再生与老化

　　细胞是构成生物体的基本结构和功能单位,生物体在从一个受精卵发育为成熟个体的过程中,细胞需不断经历分裂增殖,从全能性细胞向多能性及单能性分化,直至分化为形态、结构和功能特化的细胞,最终细胞将走向衰老,直至死亡。上述过程伴随着生物个体的发育、成熟机体的自我更新以及机体在各种致病因素作用下损伤后的修复。干细胞因其强大的自我更新能力和多向分化潜能,无疑成为了细胞分化、再生及衰老等问题的关键节点,不论是生理性再生,还是病理性损伤修复过程中都发挥着无与伦比的作用。本章将从分子病理学角度对细胞分化、再生及衰老,以及干细胞与再生医学的前沿问题进行系统阐述,为从细胞和分子水平解释细胞分化、再生及衰老问题提供理论依据,进而探讨其在疾病发生发展过程中的作用,并最终为以上述关键问题为靶点的精准治疗学研究提供参考。

第一节　细　胞　分　化

一、细胞分化概述

（一）细胞分化的概念

　　在个体发育过程中,由一种相同的细胞类型经细胞分裂后逐渐在形态、结构和功能上形成稳定性差异,产生不同的细胞类群的过程,称为细胞分化(cell differentiation)。

　　细胞分化是生物界中普遍存在的一种生命现象。细胞分化包含两层含义,一是胚胎发育时期的分化,即由一个受精卵,通过细胞的增殖和分化产生数百种执行特定功能的细胞,发育为成熟个体(成体);二是指存在于成体组织中保持持续分裂能力、分化较原始的细胞,经过分裂进入终末分化状态的过程。

　　细胞分化是发育生物学的一个核心问题,一个细胞在不同的发育阶段可以有不同的形态和功能,这是时间上的分化,同一细胞的后代,由于所处的环境不同,可以有相异的形态和功能,这是空间上的分化。目前,对细胞分化的研究,已经从单纯的形态学研究,进入到细胞及分子水平。从分子层次的意义上来看,细胞分化意味着细胞内某些特异性蛋白的优先合成,如红细胞中的血红蛋白、肌细胞中的肌动蛋白和肌球蛋白等。为了诱发这种合成,特定细胞的某些基因,必须在一定时间内被激活,因此,只有了解细胞中的基因调控机制,才能从分子水平解释细胞的分化。细胞分化是细胞和分子生物学及分子病理学领域的重要课题,很多生理过程如胃肠黏膜上皮细胞更新、骨髓造血等都与细胞分化有关;细胞分化还涉及多种病理过程,如化生、迷离瘤、组织再生及发育畸形等,恶性肿瘤其本质就是细胞去分化或分化不成熟的表现。因此,研究细胞分化这一根本性问题,必然会极大地推动生物学和医学的发展,清楚阐释细胞分化的机制对于了解个体发育、基因表达调控,以及癌的发生和防治都具有重要的意义。

（二）细胞分化的特点

　　1. 细胞分化的稳定性　　细胞分化的最显著特点是分化状态的稳定性,细胞一旦受到刺激开始向某一方向分化后,即使引起或诱导分化的因素不再存在,分化仍持续进行,不会自发地逆转到未分化状态,并且分化后的细胞将一直保持分化后的状态,直到死亡。因此分化过程基本上是不可逆的,从而也导致个体发育的不可逆性。

　　2. 细胞分化的可逆性　　细胞分化的可逆性包括去分化和转分化。虽然细胞分化是一种相对稳定和持久的过程,处于终末分化状态的细胞常被认为是固定不变的,然而大量研究显示,高度分化的细胞仍然保持全能性的特点,即已经分化的细胞,仍然具有发育的潜能。Stewarol 等在野生胡萝卜游离韧皮部细胞进行体外培养的标本中,观察到已经高度分化的细胞可以重新分裂,进而回复到胚胎细胞状态,这种现象称为去分化(dedifferentiation),然后通过再分化(redifferentiation),形成根、茎,最终发育成完整的新植株。在特化的高等动物细胞中,细胞核仍然保持着全能性,这是因为细胞核内含有物种遗传性所需要的全套遗传物质。

在个体中也可见到分化成熟细胞的转变,如在一些脊椎动物晶状体再生时,虹膜色素上皮细胞可产生晶状体纤维特异的 γ 晶体蛋白和其他一些晶体蛋白。在哺乳类动物,相似现象也多有报道。在一定的条件下,大鼠胰腺中可产生肝细胞;反之,肝脏中也可出现胰腺细胞。病理学上将一种已分化成熟的细胞转化为另一种分化成熟细胞的现象称为化生。例如人皮肤基底细胞在离体培养时,如培养基中富含维生素 A,则分化为分泌黏液的黏膜上皮细胞或具有纤毛的上皮细胞;如培养基中缺乏维生素 A,基底细胞便转变为角化细胞,即鳞状上皮化生。上述细胞之间的转换是间接的,即通过分化成熟的组织中的干细胞增殖并向另一方向分化。但的确存在分化成熟的细胞直接向另一种分化成熟的细胞转变,称之为转分化(trans-differentiation)。Blau 等应用聚乙烯醇将小鼠骨骼肌细胞与人的各种非肌细胞融合,融合后这些非肌细胞可表达肌肉特异的基因,这些基因是人源的而非鼠源的。在被融合的细胞中,肌肉特异基因表达最强的是人肺成纤维细胞,其次是人皮肤角质细胞,表达最弱的是人肝细胞,说明在一定条件下,非肌细胞可以向肌细胞分化。

综上所述,细胞分化的稳定性是普遍的,而分化的可逆性是有条件的。首先细胞核需处于有利于分化细胞逆转的特定微环境中;其次,分化的逆转只发生于具有增殖能力的组织。因为分化细胞本身不能直接转变为其他类型的细胞,而是通过细胞分裂产生子细胞,然后很可能像具有多潜能未分化的胚胎细胞一样,在细胞内外调控因素的作用下,抑制正常分化基因的表达,而转向新的分化途径。

二、细胞分化过程中基因的差异性表达

(一) 细胞分化是基因选择性表达的结果

机体不同类型的细胞无论在结构还是功能上都表现出很大的差异性,即细胞分化的结果。研究表明,细胞分化取决于基因的表达,而非细胞基因组核苷酸序列的变化。为理解细胞分化的本质,首先从观察不同细胞之间的差异入手,并认识不同细胞类型中合成的蛋白质的差异。①同一生物体内的不同细胞具有多种共有蛋白质,如染色体的骨架蛋白、核糖体蛋白、RNA pol、DNA 修复酶、细胞骨架蛋白等。②某些蛋白质在特定种类的细胞中大量存在,而在其他细胞中检测不到,如血红蛋白仅存在于红细胞中。③一个典型的细胞能够表达其自身基因的 30% ~ 60%,比较一系列不同人细胞系的 mRNA 模式,可发现几乎每个活跃基因的表达水平在不同类型的细胞中都有所变化,其中一些基因表达差异显著,而大部分基因的表达差异性则很细微。④虽然在某些细胞类型中 mRNA 的差异显著,但是更不容忽视的是转录后蛋白质产物表达模式的差异。例如,转录后的选择性剪切可以产生不同的蛋白质,蛋白质翻译后的共价修饰等。因此,衡量细胞类型间基因表达根本性差异的最好方法是直接显示蛋白质水平及其翻译后修饰。

综上所述,细胞分化是由于细胞选择性表达各自特有的专一性蛋白质而导致细胞形态、结构与功能的差异,这一过程的发生是通过基因的差异性表达来实现的。通过基因表达的调控,不同的细胞表达不同的蛋白质。如红细胞合成 β 珠蛋白,胰岛 β 细胞(又称胰岛 B 细胞)合成胰岛素等,这些细胞都是在个体发育过程中逐渐产生的。目前,人们可用基因芯片技术检测某一类型细胞中所表达的几乎所有种类的 mRNA 及其丰度,用双向凝胶电泳、质谱技术及蛋白质芯片等技术分析蛋白质表达谱,从而为深入了解细胞分化的机制提供了重要的研究途径。

(二) 管家基因和组织特异性基因

生物体在生长发育过程中,遗传信息的展现按照一定的时间顺序发生改变,基因组中表达的基因分为两类:一类是维持细胞基本生命活动所必需的,称为管家基因(house-keeping gene),又称组成性基因(constitutive gene);另一类是指导合成组织特异性蛋白的基因,称奢侈基因(luxury gene),即组织特异性基因(tissue-specific gene)。

管家基因的表达产物大致以恒定水平始终存在于细胞内,其表达水平受环境因素影响较小,在个体各个生长阶段的大多数或几乎全部组织中持续表达或变化很小。近年来随着 DNA 检测技术的发展以及检测细胞类型的增多,人们发现真正意义上的管家基因可能仅占基因总数很少的一部分(不超过 3%),一般管家基因转录的起始部位没有 TATA 框,仅有 CG 富集区(即 CpG 岛),其内含子相对很短。它的表达只受启动序列或启动子与 RNA pol 相互作用的影响,而不受其他机制调节。管家基因高度保守并且在大多数情况下持续表达,是维持细胞生存必不可少的,多为细胞基础代谢活动所需的酶类、核糖体蛋白、膜转运蛋白,以及细胞周期调控的主要蛋白质等细胞生命活动必需的蛋白质。

组织特异性基因是指在特定细胞类型中大量表达的基因,其产物赋予各种类型细胞特异的形态结构特征和特异的功能。具有相同遗传信息的同一个体细胞间其所利用的基因并不相同,有的基因活动是维持细胞基本代谢所必需的,而有的基因则在一些分化细胞中活动,这正是细胞分化、生物发育的基础,如表皮的角蛋白基因、胰岛素基因等。

1. 组织特异性表达　即空间特异性表达,在多细胞生物个体某一发育、生长阶段,同一基因产物在不同的组织器官表达量是不一样的;在同一生长阶段,不同的基因表达产物在不同的组织、器官分布也不完全相同。在个体生长全过程,某种基因产物按不同组织空间顺序出现,这就是基因表达的空间特异性。基因表达伴随时间或阶段顺序所表现出的空间分布差异,实际上是由细胞在器官的分布决定的,因此基因表达的空间特异性又称细胞或组织特异性。

2. 时间特异性　基因的表达除空间特异性,也存在时间上的特异性。例如噬菌体、病毒或细菌侵入宿主后,呈现一定的感染阶段。随着感染阶段发展、生长环境变化,有些基因被开启,有些基因被关闭。按功能需要,某一特定基因的表达严格按特定的时间顺序发生,这就是基因表达的时间特异性。生物体从组织、器官形成的各个不同发育阶段,相应基因严格按一定时间顺序开启或关闭,表现为与分化、发育阶段一致的时间性。因此,多细胞生物基因表达的时间特异性也被称为阶段特异性。

与细胞分化相关的基因在时间与空间上的差异表达,不仅涉及基因转录水平和转录后水平上的调控,而且涉及染色体和 DNA 水平(如 DNA 和组蛋白修饰)以及蛋白质翻译和翻译后加工与修饰等复杂而严格的调控。

(三) 组合调控引发组织特异性基因的表达

人体至少有 200 余种不同类型的细胞,而有限的少量调控蛋白即能够启动为数众多的特异细胞类型的分化程序,其机制为组合调控(combinational control)方式,即每种类型的细胞分化是由多种调控蛋白共同参与完成的。在启动细胞分化的各类调控蛋白中,往往存在一两种起决定作用的调控蛋白,编码这种蛋白的基因称为主导基因,在某些情况下,主导基因的表达就有可能启动整个细胞的分化过程。

1. 单个基因的转录调控蛋白能够协调一系列基因的表达　细胞能够独自地关闭或开启基因的表达,也可以协调不同基因的表达。例如,当处于 G_0 期的细胞接受细胞分裂的信号时,一系列沉默的基因相继激活,最终使细胞得以分裂。在真核细胞中,每个基因的转录都依赖于独立的启动子。大多数真核生物调节蛋白作为调节蛋白复合体的一部分而存在,所有这些成员对于基因在正确的时间正确的细胞中表达,以应对刺激信号并达到合适的表达水平都是至关重要的。虽然基因表达的调控非常复杂,但单个基因调控蛋白的效应仍能够果断地开启或关闭整个基因群的表达,进而通过各蛋白复合体之间的协调最大限度激活或抑制基因的表达。例如,当人体处于饥饿或生理兴奋时,会释放糖皮质激素,在其他活动中,这一激素能够刺激肝细胞通过氨基酸或其他小分子提高葡萄糖的产量。为了应对这一反应,肝细胞会提高许多代谢酶基因和编码其他产物的基因的表达,虽然这些基因都具有不同的调控复合区域,它们的最大表达量取决于糖皮质激素受体复合物与每个基因的 DNA 调节位点的结合。当人体回到正常水平或激素不再出现,肝中这些基因的表达回落到正常水平。以这种方式,单个基因调节蛋白可以控制多种不同基因的表达。

2. 关键的基因调控蛋白能够调控一系列下游基因的表达　多个基因开启和关闭的协调能力不仅对于细胞功能的调控至关重要,在胚胎发育过程中,对于细胞分化成特定细胞类型也具有重要意义。以肌细胞的发育为例,骨骼肌细胞由许多成肌细胞的前体细胞融合而成,包含许多细胞核,成熟的肌细胞合成了许多特有的蛋白质,包括肌动蛋白、肌球蛋白、肌钙蛋白、肌酸磷酸酶以及乙酰胆碱受体等。在成肌细胞形成过程中,这些肌细胞特有的蛋白质及其 mRNA 不表达或表达量极低,但成肌细胞开始相互融合时,这些基因通过协调而被全部开启。肌细胞分化的过程可以在皮肤成纤维细胞或其他类型细胞的细胞培养体系中被诱导,MyoD 被认为是一种在成肌细胞分化为骨骼肌细胞过程中的关键性调控蛋白,将其基因转入体外培养的成纤维细胞中,可使成纤维细胞表现出骨骼肌细胞的特征,例如合成大量的肌动蛋白和肌球蛋白,在质膜上产生对神经信号敏感的受体蛋白和离子通道蛋白,并融合成肌细胞样的多核细胞等。在成纤维细胞中已经具备了肌细胞特异性基因表达所需的其他必要调控蛋白,一旦加入关键性 MyoD,即形成了启动肌细胞分化的特异的调控蛋白组合。由此证实,通过单一的基因调控蛋白可以使一种细胞(成纤维细胞)转化为另一种细胞(骨骼肌细胞),这一现象也证明基因表达的差异能够产生细胞类型间的巨大差异。借助于组合调控,一旦某种关键性基因调控蛋白与其他调控蛋白形成适当的组合,不仅可以将一种类型的细胞转化成另一种类型的细胞,甚至可以诱发某个器官的形成。通过一种关键性调控蛋白对其他调节蛋白的级联启动,是一种高效而经济的细胞分化调控机制。

三、细胞分化过程中基因表达调控的分子机制

(一) DNA 重排与细胞分化

细胞通过 DNA 重排这种形式进行分化的典型例子是免疫细胞。B 淋巴细胞、T 淋巴细胞在分化过程中,与它们特定功能密切相关的免疫球蛋白和 T 细胞受体就是通过 DNA 重排形成的。

在 B 细胞分化发育的不同阶段,DNA 重排是按一定顺序进行的。当干细胞向裸细胞(null cell)分化时,裸细胞内即发生重链基因的 D-J 连接;当进一步发生 V-(D-J)连接时,即分化为前 B 细胞。成熟的前 B 细胞胞质内含合成的 μ 重链多肽,此时,κ 轻链基因开始重排产生 κ 轻链功能基因,并表达产生 κ 轻链多肽。轻-重链装配后形成 IgM 免疫球蛋白分子(单体),锚定在细胞表面作为抗原的受体,称为 Bμ 细胞。只有当 κ 轻链基因重排失败不能形成功能基因时,λ 基因才发生重排形成 λ 功能基因,表达后与 μ 重链组成 λ-μIgM。Bμ 细胞进一步成熟通过不同的 RNA 剪接可同时产生 IgM 和 IgD,锚定细胞表面,分化为成熟的 Bμ+D 细胞。以上各分化阶段是在骨髓内完成的,且都不是抗原依赖性的。成熟 B 细胞进入外周淋巴组织,当抗原与 Bμ+D 细胞表面的受体结合后,后者即发生母细胞化,变为激活的 B 细胞,细胞表面主要表达 IgA、IgE、IgG 和 IgM 中的任何一型免疫球蛋白。最后通过重链的同种型转换分化为浆细胞,其表面免疫球蛋白开始消失而转为分泌 IgA、IgE、IgG 和 IgM 中的任何一型抗体。另一小部分成熟 B 细胞则分化为记忆 B 细胞(图 6-1)。小鼠的 B 细胞通过不同形式的 DNA 重排、RNA 剪接、轻-重链装配和重组基因的突变在理论上可产生大于 2.7×10^{8} 种不同抗体。

T 细胞的分化与 B 细胞相似。T 细胞表面的受体是一种糖蛋白,为由 α 和 β 两条链组成的异二聚体。T 细胞受体与抗体在进化上是密切相关的蛋白质。α 和 β 链的分子结构与抗体也非常相似,它们靠 N 端的一半是可变区(V 区),靠 C 端的一半是恒定区(C 区),C 区还包括跨膜段和很短的胞内段。有趣的是 V 区和 C 区与抗体一样,均由 110 个左右的氨基酸组成。T 细胞还有与受体有关的 γ 基因,编码类似抗体的蛋白质。在未成熟的胎儿胸腺细胞内存在丰富的 γ-mRNA,而

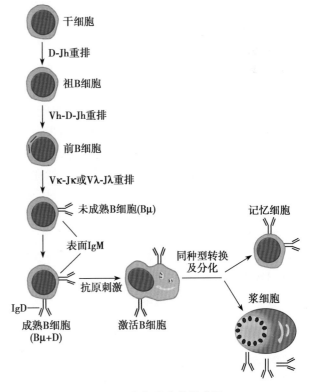

图 6-1 B 细胞分化模式图

α-mRNA 却很低;相反,在成熟的 T 细胞内 γ-mRNA 减少而 β-mRNA 增加。提示 γ 基因对 T 细胞的分化起重要作用。在人类,α、β 和 γ 基因分别位于第 14、7 和 7 号染色体。以 β 链为例,T 细胞受体基因也包括类似抗体重链的 5 个基因片段,即 Lβ、Vβ、Dβ、Jβ 和 Cβ。T 细胞受体基因是通过 V-D-J 连接的 DNA 重排产生 β 链功能基因,以编码 β-mRNA。

免疫细胞通过 DNA 重排这种方式进行分化与其特殊的功能有关,B 细胞和 T 细胞的抗体及受体基因经 DNA 重排可以产生天文数字的不同抗体和受体,以适应机体内外环境中存在的各种抗原并对它们产生免疫反应。

(二) 转录因子在细胞分化中的作用

细胞分化的转录调控,通过顺式作用元件和反式作用因子的复杂相互作用而实现。不同细胞的分化过程在转录调控方式上有所不同。顺式作用元件(cis-acting element)是存在于基因旁侧序列中能影响基因表达的序列,是同一 DNA 分子中具有转录调节功能的特异 DNA 序列。它们的作用是参与基因表达的调控,本身不编码蛋白质,仅仅提供一个作用位点与反式作用因子相互作用。按功能特性,顺式作用元件包括启动子、增强子及沉默子等。反式作用因子指能直接或间接地识别或结合在各类顺式作用元件核心序列上参与调控靶基因转录效率的蛋白质。反式作用因子有两个重要的功能结构:DNA 结合结构域和转录活化结构域,它们是其发挥转录调控功能的必需结构。

真核细胞的基因,其起始序列(initiator)及其上游 25bp 处的 TATA(A/T)A(A/T)序列(TATA 框)称为核心启动子(core promoter);在核心启动子上游 100~200bp 之内有近侧调控元件(proximal control element)。也有人把核心启动子和近侧调控元件统称为启动子。常见的近侧调控元件有:①CAAT 框(GGC-CAATCT);②GC 框(GGGCGG);③八聚体(octamer)(ATTTGCAT);④热休克元件(CnnGAAnnTTCnnG);⑤雌激素反应元件(AGGTCAnnnTGACCT);⑥κB(GGGACTTTCC)。除了以上调控元件外,还有一类特定的 DNA 序列,对基因的转录起增强或抑制的作用,分别称为增强子(enhancer)和沉默子(silencer)。增强子的位置大多距启动子很远,可位于基因的上游或下游,而且不论其方向正反均有功能。增强子必须与转录调节因子结合才能发挥功能,这些因子称为激活因子。增强子距离核心启动子如此之远,如何发挥其增强转录活性的功能,学者提出不少模式,但比较公认的是 DNA 分子环模式(looping of DNA molecule)。在此模式中,普通转录因子 TFIID 起重要作用,当激活因子与增强子结合则形成多种蛋白与 DNA 的复合体,称为增强体(enhancosome),此时 DNA 发生折叠,使增强体接近启动子,通过 TFIID 中的辅激活因子与增强体中的激活因子结合将 TFIID 定位于启动子上,然后其他普通转录因子和 RNA pol 相继结合上去,高活性转录得以启动。转录因子大致可分为两类:一类是普通转录因子,存在于所有的细胞内,加上一些调节因子,负责细胞基础蛋白的基因转录;另一类是与细胞分化时组织特异蛋白基因表达有关的转录因子或转录因子组合。后一类转录因子是某一种分化细胞所特有的,并非普遍存在于所有细胞。以肝细胞中白蛋白基因的转录为例,肝细胞含有一整套能识别白蛋白基因核心启动子和所有调控元件的普通转录因子和调节转录因子,当这些转录因子结合于 DNA 后,白蛋白基因可在高水平上转录;反之,神经细胞所含的调节转录因子不能识别白蛋白基因的调控元件,虽然在启动子部位可形成转录复合体,但其转录水平很低,只能产生极微量的白蛋白。由此可见,细胞分化时,某些组织特异基因的开放与关闭并非原来设想的"全或无",而是高转录与低转录(基础水平)之分。

(三) 转录后水平的调节

1. **mRNA 剪接和可变剪接**　可变剪接是调节基因表达和产生蛋白质组多样性的重要机制,在不同组织和不同发育阶段有不同的可变剪接形式。

2. **miRNA**　细胞基因组编码许多短(约 22bp)RNA 分子,称为微 RNA(miRNA)。miRNA 是许多真核细胞中的调节因子,其通过与靶 mRNA 互补序列的结合在转录后和翻译水平调控基因表达。

miRNA 对 RNA 的调节可以通过 RNA 干扰(RNA interference,RNAi)来模拟。

(四) 翻译及翻译后加工水平的调控

1. **翻译水平**　翻译水平的调控包括控制蛋白质合成的速度,mRNA 稳定性的控制、翻译起始的控制等。红细胞在发育过程中合成珠蛋白依赖于血红素来调控翻译速度,可对细胞内所有蛋白质的合成造成影响,是一种非特异性的调控。铁蛋白则通过细胞中游离铁离子及铁蛋白 mRNA 5′端铁效应元件结合位点控制其自身的翻译,是一种特异性的调控。

在细胞内,蛋白质水平和 mRNA 水平并不一定吻合。未受精的卵细胞中携带有大量的 mRNA,但这些 mRNA 在发育的早期不能进行蛋白质的合成,因为它们被一些蛋白质结合并抑制了活性。只有核糖体结合的 mRNA 才可以翻译成蛋白质,而游离的 mRNA 在翻译中不起作用。

2. 翻译后水平 近年来,越来越多的研究显示翻译后水平的调控在细胞分化中发挥重要作用。翻译后水平包括:磷酸化、乙酰化及泛素化等。

(1)磷酸化和去磷酸化:大部分细胞过程被可逆的蛋白质磷酸化所调控,至少有30%的蛋白质被磷酸化修饰。磷酸化的作用位点为蛋白质上的丝氨酸(Ser)、苏氨酸(Thr)、酪氨酸(Tyr)残基。在磷酸化调节过程中,细胞的形态和功能都发生改变。

磷酸化是一种广泛的翻译后修饰,是细胞中最重要的调控修饰形式,由于蛋白质氨基酸侧链加入了一个带有强负电的磷酸基团,发生酯化作用,从而改变了蛋白质的构型、活性及与其他分子相互作用的能力,可逆的磷酸化过程几乎涉及所有的生理及病理过程,如细胞信号转导、肿瘤发生、新陈代谢、神经活动、肌肉收缩以及细胞的增殖、发育和分化等,异常的蛋白质磷酸化通常与恶性肿瘤的发生有关。

人类基因组中约有500个激酶基因和100个磷酸酶基因,人类蛋白质组中含有10万多个潜在的磷酸化位点,大多数磷酸化蛋白质含有一个以上的磷酸化位点,并且以不同磷酸化形式的混合物存在,在胞内活性调控中发挥重要作用。在蛋白质合成过程中有很多酶和蛋白质因子的活性受到磷酸化和去磷酸化的调控。在细胞信号转导过程中,作为细胞信号的一些激素或细胞因子,与细胞膜受体或细胞内受体结合并被激酶激活,激素或信号因子随着激酶的磷酸化也被磷酸化,引起细胞内的信号效应。

(2)乙酰化:组蛋白等许多蛋白质都可发生乙酰化。组蛋白 N 端结构域的乙酰化可导致染色体局部解旋,这是 DNA 重新包装的必要但非充分条件。现已发现多种不同的乙酰转移酶和乙酰化酶,其中 CBP/p300 尤为重要,它可以与多个转录因子相互作用。CBP 不仅参与启动基因转录,还进一步引起组蛋白的乙酰化。CBP 是 cAMP 反应元件结合蛋白的辅激活蛋白,通过乙酰化组蛋白,促使和 cAMP 反应元件作用的启动子开始转录。正常被抑制的区域高乙酰化或正常具有转录活性的区域去乙酰化,都可导致各种紊乱,诱发发育、增殖相关的疾病,如白血病、皮肤癌及脆性 X 染色体综合征等。

对微管蛋白乙酰化的研究发现,HDAC6 能逆转微管蛋白乙酰化的翻译后修饰。有证据显示,降低微管蛋白乙酰化程度,可以增强细胞的移动性,减少微管蛋白乙酰化的同时也减弱了微管的稳定性。

蛋白质的赖氨酸乙酰化是细胞调节过程关键的翻译后修饰,特别是通过组蛋白和转录因子的修饰。在人类肝组织中,乙酰化存在于糖酵解、糖异生、三羧酸循环、尿素循环、脂肪酸代谢和糖原代谢等过程的酶中。代谢物的浓度,如葡萄糖、氨基酸、脂肪酸的浓度都影响着代谢酶的乙酰化状态。脂肪酸氧化过程中的3-羟酰辅酶 A 脱氢酶和三羧酸循环中的苹果酸脱氢酶可通过乙酰化激活,尿素循环中的精氨基琥珀酸裂解酶和糖异生过程中不稳定的磷酸烯醇丙酮酸可通过乙酰化被抑制。

(3)泛素化:泛素(ubiquitin)存在于所有真核细胞中,是一种高度保守的76个氨基酸残基的蛋白质,游离存在于细胞内或共价结合到各种胞质、胞核和整合的膜蛋白上。共价结合泛素的蛋白质能被蛋白酶识别并降解,这是细胞内短寿命蛋白质和一些异常蛋白质降解的普遍途径。泛素需经过一系列的步骤结合到底物蛋白质。首先,在一个 ATP 依赖性反应中,泛素通过其羧基端甘氨酸残基与泛素活化酶(ubiquitin-activating enzyme,E1)共价结合,进而,泛素从 E1 被转移到泛素结合酶(ubiquitin-conjugating enzyme,E2),最后,泛素结合酶将泛素转移到底物蛋白质上。E2 可直接识别底物蛋白质,但有的还需中间物参与,这就是泛素-蛋白质连接酶(ubiquitin-protein ligase,E3)。E2 传递泛素给 E3,E3 选择性识别多种泛素化底物蛋白质。与 E3 依赖性泛素结合使底物蛋白质进入泛素依赖性蛋白质水解途径。

泛素-蛋白酶系统是存在于所有真核生物细胞的调控系统,降解过程中需要三种酶的参与:泛素活化酶(E1)、泛素结合酶(E2)和泛素-蛋白质连接酶(E3)。泛素化降解蛋白质的过程中对蛋白质的特异性识别依赖 E3。由 E2 和 E3 介导的泛素化过程可被去泛素化酶(deubiquitinating enzyme,DUB)逆转。目前发现的 DUB 可分为两大类:泛素羧基末端水解酶(ubiquitin C-terminal hydrolases,UCHL)和泛素特异性加工酶(ubiquitin-specific processing proteases,UBP),两者都是半胱氨酸水解酶。通常情况下,UCHL 主要水解羧基端的酯键和泛素的氨基键,也可以分解泛素前体,生成活泼的泛素分子;UBP 分解泛素多聚体链。

泛素化的作用:泛素化对细胞分化、细胞器的生物合成、细胞凋亡、DNA 修复、锌蛋白质生成、调控细胞增殖、蛋白质运输、免疫应答和应激反应等生理过程都起到重要作用。细胞内大量结构和调节性蛋白经泛素或泛素样蛋白的附着而修饰,这种修饰起到靶信号的作用,可将修饰的底物蛋白质分配到细胞的不同部位,改变其活性,改变大分子间的相互作用及蛋白质的半衰期。底物蛋白质的多泛素化修饰可使底物蛋白质发生蛋白酶体介导的泛素依赖性蛋白质水解,蛋白质的这种及时的选择性降解在细胞的许多代谢过程中发挥关键作用,如参与细胞周期调控、信号传导、应激反应、受损或错误折叠蛋白质的清除以及 DNA 修复等。

蛋白质的沉积可直接削弱泛素-蛋白酶系统的功能。两种不相关但有聚合倾向蛋白质的瞬时表达,几乎可以完全抑制泛素、蛋白酶系统。神经元包涵体中含有泛素化的纤维状蛋白质沉积物,是很多人类神经退行性疾病如阿尔茨海默病、帕金森病的主要特征。

(五) 细胞分化的表观遗传学调控

表观遗传学谱式在细胞早期发育阶段即建立,并在体细胞分裂过程中得以高保真性传递。表观遗传学机制与遗传学机制相互协同作用决定生物行为有序和正常进行,任一机制的失调都会导致疾病发生,包括肿瘤、神经疾病、老年化进程,以及自身免疫性疾病在内的多种疾病。表观遗传学在细胞分化中的作用包括:CpG 二连体中的 C 的甲基化、组蛋白翻译后修饰、染色体重塑三个密切相关的调控机制。

1. DNA 甲基化　DNA 甲基化是从遗传中获得的使 DNA 发生化学变化的渐进性调控过程,发生在 DNA 复制之后,转录之前。DNA 甲基化直接制约基因的活化状态,在生理和多种病理过程中发挥重要作用。在胚胎发育和分化过程中,DNA 序列一般不改变,但在特异性组织和器官中基因表达有特定的模式,这与 DNA 甲基化密切相关。DNA 甲基化在细胞分化过程中扮演重要角色,细胞分化的方向由组织特异性基因的特异性表达决定,而这些组织特异性基因都携带有特殊的标记,即特定的基因甲基化。这些甲基化的基因控制基因的特异表达,使细胞向特定的方向分化,形成不同的组织器官,促进个体的生长发育。相同类型细胞之间存在高度保持的甲基化模式,而同一器官的不同类型细胞甲基化模式是不同的。甲基化模式建立于配子形成期,并在发育过程中不断变化,通过甲基化和去甲基化来维持动态平衡。另一方面,DNA 甲基化可中和潜在的危险 DNA 序列,如转座子和外源病毒等。甲基化与肿瘤的发生发展有重要的关系,肿瘤抑制基因、肿瘤转移抑制基因、激素受体基因、DNA 修复基因和血管生成抑制基因等启动子区的过甲基化都可使相应基因表达下调或不表达。另外,甲基化的胞嘧啶容易自发脱掉氨基变成胸腺嘧啶,因而导致基因突变率增加。

2. 组蛋白修饰　染色体中的组蛋白虽然在进化中高度保守,但它们并不是保持恒定的结构,而是动态变化的,其修饰状态不仅控制着转录复合物能否靠近,影响基因的表达活性,而且有效地调节染色质转录活跃或沉默状态的转换,并为其他蛋白质因子和 DNA 的结合产生协同或拮抗效应。组蛋白翻译后修饰包括乙酰化与去乙酰化、磷酸化与去磷酸化、甲基化与去甲基化、泛素化与去泛素化等。

单一组蛋白的修饰往往不能独立地发挥作用,一个或多个组蛋白尾部的不同共价修饰依次发挥作用或组合在一起,形成一个修饰的级联,它们通过协同或拮抗来共同发挥作用。这些多样性的修饰以及它们时间和空间上的组合与生物学功能的关系可作为一种重要的表观标志或语言,也被称为"组蛋白密码"。在不同环境中可以被一系列特定的蛋白质或蛋白质复合物所识别,从而将这种密码翻译成一种特定的染色质状态以实现对特定基因的调节。

有趣的是,大部分已知的组蛋白修饰依其修饰的 N 端氨基酸残基位点的不同,而行使激活或抑制功能。这种协同或拮抗作用依赖于催化组蛋白修饰的主要酶系统及其对应的逆向修饰酶系统。由这些拮抗活性共同控制每一种修饰的动态平衡。以组蛋白 H3K4 与 H3K9 为例,H3K9 甲基化形成一个异染色质蛋白 1(heterochromatin protein 1,HP1)的结合位点,而 HP1 可引发染色质包装并使基因表达沉默,但在 H3K4 加上两个或三个甲基之后,其效应却是相反的,它可促进形成开放的染色质结构,促进基因活化。第 4 位赖氨酸(Lys)的甲基化与组蛋白乙酰化这两种修饰类型可能协同作用活化染色质区域。此外,组蛋白

H3S10 的短暂磷酸化使 H3K9 甲基化引起的染色质聚缩变得疏松。稳定的甲基化和动态的磷酸化标记，这是一个两种组蛋白修饰同时调节染色质组装状态很好的例子。

（六） 细胞间相互作用及细胞微环境对细胞分化的影响

基因的选择性表达主要是由调节蛋白所启动。调节蛋白的组合是影响细胞分化的主要直接因素。这种影响又受胞外信号系统的调控，而胞外信号及细胞微环境又通过细胞的信号转导调控网络来起作用。因此，细胞与细胞之间，细胞与细胞微环境之间的相互作用对细胞分化的重要影响日益受到重视，这种作用主要表现为分化诱导与分化抑制。

如胚胎发育时，中胚层首先独立分化，该启动过程对相邻胚层有很强的分化诱导作用，促使内、外胚层朝各自相应的组织器官分化。中胚层（脊索）先是诱导外胚层细胞决定向神经分化和区域特化，并继续诱导神经板细胞的形成，此为初级诱导；神经板卷成神经管后，其前端膨大形成原脑，原脑两侧突出的视杯再次诱导其上方的外胚层形成晶状体，为次级诱导；晶状体进一步诱导其表面的外胚层形成角膜，这为三级诱导。胚胎通过各胚层邻近细胞的分化诱导作用，促进细胞分化与器官发生，但此过程必须有一个负反馈调节，才能使胚胎发育有节制地按一定的程序进行，这个调节机制之一就是分化抑制。已经分化的细胞可产生称为抑素的化学物质，该物质可抑制邻近细胞的同类分化。分化诱导与分化抑制是矛盾的两个方面，两者协同作用，才能完成胚胎发育的正常程序。

1. 受精卵细胞质的不均一性对细胞分化的影响 在卵母细胞的细胞质中除了储存有营养物质和各种蛋白质外，还含有多种 mRNA。其中多数 mRNA 与蛋白质结合处于非活性状态，称为隐蔽 mRNA，不能被核糖体识别。在卵母细胞发育到卵细胞的过程中，其 mRNA 在卵细胞质中均呈不均匀分布，受精后部分母体 mRNA 被激活，合成早期胚胎发育所需要的蛋白质。随着受精卵早期细胞分裂，隐蔽 mRNA 也不均一地分配到子细胞中。通过对海胆受精卵发育的研究证明，在卵裂过程中不同的细胞质分配到不同的子细胞中，从而决定未来细胞分化的命运，产生分化方向的差异。依据这一现象，人们提出决定子的概念，即指影响卵裂细胞向不同方向分化的细胞质成分。在多种物种中，已证实决定细胞向某一方向分化的初始信息储存于卵细胞中，卵裂后的细胞所携带的信息已开始有所不同，这种区别又通过信号分子影响其他细胞产生级联效应。由此，最初存储的信息不断被修饰并逐渐形成更为精细、更为复杂的指令，最终产生分化各异的细胞类型。

2. 细胞外信号分子对细胞分化的影响 在研究早期胚胎发育过程中发现，一部分细胞会影响周围细胞使其向某一方向定向分化，这种作用称近旁组织的相互作用，也称为胚胎诱导。近旁组织的相互作用主要通过细胞旁分泌产生的信号分子来实现，如成纤维细胞生长因子（fibroblast growth factor，FGF）、TGF 以及 Wnt 家族等。干细胞自我更新能力的维持及其定向分化也都是由不同信号分子的组合作用得以实现。

另一种远距离细胞间相互作用对细胞分化的影响主要是通过激素来调节的。如两栖类蝌蚪变态过程中，尾部退化及前后肢形成等变化是由甲状腺分泌的甲状腺素（thyroxine，T_4）和三碘甲状腺原氨酸（triiodothyronine，T_3）增加所致。此外，人血细胞定向分化也受多种细胞因子的调控。

介导细胞-细胞之间相互作用的有细胞因子、激素、黏附分子和细胞外基质等。其中黏附分子包括细胞外基质和细胞表面黏附分子两大类，前者包括纤维粘连蛋白（fibronectin，FN）和层粘连蛋白（laminin，LN）；后者包括细胞外基质受体、钙黏着蛋白、多糖细胞黏附分子、免疫球蛋白超家族（immunoglobulin superfamily，IgSF）、CD44 及血管地址素（vascular addressin）等。细胞黏附分子在细胞识别、聚集与迁移中起重要作用。研究较多的是免疫球蛋白超家族的神经细胞黏附分子（neural cell adhesion molecule，NCAM）和肝细胞黏附分子（Hepatocyte adhesion molecule，HepaCAM）。在胚胎发育初期，NCAM 和 HepaCAM 存在于所有 3 个胚层的初级衍生物中，在神经管形成时，神经外胚层只表达 NCAM，其余外胚层细胞群和内胚层只表达 HepaCAM，NCAM 和 HepaCAM 的表达在时空上的变化可能与神经外胚层和相邻外胚层的分离及以后神经管的形成有关。

第二节　细 胞 再 生

一、再生概述

再生(regeneration)是生物界普遍存在的现象,从无脊椎动物到人类,都具备再生的本领。广义的再生包括细胞水平、组织和器官水平及个体水平的再生。

从生物学角度,再生是指生物体损伤或部分缺失后重建的过程。不同的有机体,其再生能力有明显的差异。一般来说,植物比动物再生能力强,低等动物比高等动物再生能力强。从只有二胚层的腔肠动物水螅中部切下仅占体长 5% 的部分,便可长成完整的水螅;具有三胚层的扁形动物涡虫同样具有极强的再生能力,涡虫也因此成为研究机体再生及干细胞增殖与分化的一种常用模式生物。而两栖类却只能再生形成附肢,人和其他高等动物只具有组织水平(除外肝)的再生能力。再生的能力通常随个体年龄增大而下降。

从病理学角度,再生可分为生理性再生及病理性再生。生理性再生指在生理过程中,有些细胞、组织不断老化、消耗,由新生的同种细胞不断补充,以保持原有的结构和功能的再生。例如,表皮的表层角化细胞经常脱落,由表皮的基底细胞不断地增生、分化,予以补充;消化道黏膜上皮约 1~2d 就更新一次;子宫内膜周期性脱落,又由基底部细胞增生加以恢复;红细胞寿命平均为 120d,白细胞的寿命长短不一,短的如中性粒细胞,只存活 1~3d,因此需不断地从淋巴造血器官输出大量新生的细胞进行补充。现在理论认为再生需要一定数量自我更新的干细胞或具有分化和复制潜能的前体细胞。其中,成体干细胞(adult stem cells,ASCs)在再生过程中发挥重要作用,这些成体干细胞存在于骨髓和特定组织中,在相应组织发生损伤后,通过动员原位或骨髓中的成体干细胞完成组织修复。病理性再生指的是在病理状态下细胞、组织缺损后发生的再生,通过再生使受损组织得以修补、恢复,完全或部分恢复原组织的结构和功能。

再生现象从另一个侧面反映了细胞的全能性。再生过程的本质被认为是去分化和再分化的过程。即分化细胞失去分化特性,重新进入未分化状态,进而分化为同一种细胞(再分化)或另一种细胞(转分化)的过程。以两栖类动物蝾螈的肢体切除为例,伤口处部分细胞凋亡,表皮细胞封闭伤口形成顶帽,顶帽下方皮肤、肌肉、骨和软骨细胞、神经细胞、成纤维细胞等去分化,形成间充质或成纤维细胞样的细胞团——再生芽基(regeneration blastema),芽基细胞增殖再分化形成以有序方式排列的从肱骨直至指骨的完整附肢。另一经典例子是蝾螈沃尔夫晶体的再生,若将发育中的蝾螈晶体摘除,其背面虹膜上含黑色素的平滑肌细胞就会去分化,失去黑色素和肌纤维,然后再分化或转分化成为产生晶体蛋白的晶体细胞。

再生是一个复杂的过程,涉及多种细胞、信号分子及相关信号通路。当机体组织器官受损时,首先,局部受损组织快速对损伤做出应答反应,释放内源性细胞信号,细胞接收信号后启动基因转录和调控,实现创伤的稳态平衡;继而,伤口处细胞重新进入细胞周期,促进细胞增殖、分化和迁移,完成组织器官的修复和再生。不同物种再生能力存在巨大区别,然而迄今为止对参与再生的细胞种群,调控再生的分子机制,以及不同组织器官如何对损伤做出应答反应等,尚存在诸多未知领域。综上所述,如何启动促使细胞再生的开关,利用生命机体的再生潜能,快速有效地完成损伤修复,实现多种组织器官的完美再生,达到治愈疾病的目的,成为基础和临床研究的热点。

二、不同组织的再生过程

(一)细胞的再生潜能

不同种类细胞具有不同的再生能力,取决于细胞周期时程的长短。就个体而言,幼稚组织比高分化组织再生能力强;平时易受损伤的组织及生理状态下经常更新的组织有较强的再生能力。按再生能力的强弱,可将人体细胞分为三类。

1. 不稳定细胞(labile cell)　又称持续分裂细胞(continuously dividing cell)。这类细胞总在不断地增殖,以代替衰亡或破坏的细胞,如表皮细胞、呼吸道和消化道黏膜被覆细胞、男性及女性生殖器官管腔的被覆细胞、淋巴及造血细胞、间皮细胞等。成体干细胞的存在是这类组织不断更新的必要条件,如表皮的基底细胞和胃肠道黏膜的隐窝细胞,在每次细胞分裂后,子代之一继续保持干细胞的特性,另一个子代细胞则分化为相应的成熟细胞,以补充皮肤表皮细胞和胃黏膜上皮的丢失。

2. **稳定细胞(stable cell)** 又称静止细胞(quiescent cell)。这类细胞在生理情况下增殖现象不明显,处于静止期(G_0),但受到组织损伤的刺激时,则进入 DNA 合成前期(G_1),表现出较强的再生能力。包括各种腺体或腺样器官的实质细胞,如胰、涎腺、内分泌腺、汗腺、皮脂腺和肾小管的上皮细胞等。器官的再生能力由其复制潜能决定,而非处于分裂期的细胞数量,如肝脏处于分裂期的细胞数量低于 1/15 000,但在切除 70% 后仍可快速再生。

3. **永久细胞(permanent cell)** 又称非分裂细胞(nondividing cell)。包括神经元和神经节细胞、骨骼肌细胞及心肌细胞。这类细胞一旦遭受破坏即永久性缺失。

(二) 不同组织的再生过程

不同组织由不同的细胞类型组成,决定了其不同的再生能力及再生过程,再生过程受多种增殖及分化相关的信号分子及信号通路调控。以肝组织、血管及纤维组织再生为例阐述不同组织的再生过程及机制。

1. **肝组织再生及分子机制** 肝脏再生是一个多细胞共同参与,多因素共同调节控制的复杂过程。在生理状态下,肝脏为相对静止的器官,但是在肝叶部分切除或者致病因素所致的肝组织受损后,残存的肝细胞及肝内其他细胞(内皮细胞、库普弗细胞、成纤维细胞等)将按一定的先后顺序依次进入增殖状态,以此来补充肝细胞的数量及代偿肝脏的功能。肝细胞的再生能力活跃,肝在部分切除后,通过肝细胞分裂增生,短期内就能恢复原来肝脏的大小。肝细胞再生过程主要包括三个阶段:①启动阶段,通过 IL-6 和肿瘤坏死因子-α(tumor necrosis factor-α,TNF-α)等细胞因子的作用激活处于 G_0 期的肝细胞进入 G_1 期;②增殖阶段,IL-6/STAT3 信号通路及 EGF、肝细胞生长因子(hepatocyte growth factor,HGF)和转化生长因子-α(TGF-α)等在肝细胞的增殖生长中发挥重要作用。其中信号转导因子和转录激活因子 3(signal transducers and activators of transcription 3,STAT3)能控制细胞周期从 G_1 期向为 S 期进展;③终止阶段,主要通过肿瘤坏死因子-β(TNF-β)及细胞因子信号通路的反馈抑制对肝脏再生的负性调控从而使细胞停止生长。此外,肝脏损伤在肝脏修复愈合的过程中都不可避免伴随肝纤维化的过程。肝纤维化发生的核心和始动环节是肝星形细胞的激活。目前已确认在肝脏的黑林管(Hering's canal),即肝实质细胞和胆管系统结合部位存在干细胞,具有分化成胆管上皮细胞和肝细胞的双向潜能。在肝功能衰竭、肝癌、慢性肝炎和肝硬化时,可见此种细胞明显增生,参与损伤肝脏的修复。

2. **血管的再生** 毛细血管的再生过程又称为血管生成(angiogenesis),是以生芽(budding)方式来完成的。毛细血管再生是一个复杂的过程,涉及多种调控血管生成的信号通路和相关信号分子(血管新生的分子机制详见第八章)。过程简述如下:首先在蛋白酶作用下基底膜分解,该处内皮细胞分裂增生形成突起的幼芽,随着内皮细胞向前移动及后续细胞的增生而形成一条细胞索,数小时后便可出现管腔,形成新生的毛细血管,进而彼此吻合构成毛细血管网。增生的内皮细胞分化成熟时还分泌Ⅳ型胶原、层粘连蛋白和纤维粘连蛋白,形成基底膜的基板。周边的成纤维细胞分泌Ⅲ型胶原及基质,组成基底膜的网板,本身则成为血管外膜细胞,至此毛细血管的构筑完成。新生的毛细血管基底膜不完整,内皮细胞间空隙较大,故通透性较高。为适应功能的需要,这些毛细血管还会不断改建,有些管壁增厚发展为小动脉、小静脉,其平滑肌等成分可能由血管外未分化间叶细胞分化而来。新生血管作为肉芽组织的主要成分,在机体创伤修复过程中发挥重要作用。

3. **纤维组织的再生** 纤维组织再生的过程是机体损伤后纤维性修复的核心和最终结局。其中成纤维细胞增殖信号的启动是关键环节。

(1)成纤维细胞增殖:肉芽组织富含新生血管,血管内皮生长因子(vascular endothelial growth factor,VEGF)除了可以促进血管生成外还能增加血管的通透性。血管通透性的增加可以导致血浆蛋白,如纤维蛋白原和血浆纤维粘连蛋白在细胞外基质中积聚,为生长中的成纤维细胞和内皮细胞提供临时基质。多种生长因子可启动成纤维细胞向损伤部位的迁移及随之发生的增殖,包括 TGF-β,血小板源性生长因子(platelet-derived growth factor,PDGF)、EGF,FGF 和促纤维化性细胞因子如 IL-1 和 TNF-α。这些生长因子来源于血小板和各种炎细胞以及活化的内皮细胞。TGF-β 因其在纤维组织积聚中发挥多种作用,被认为是引起感染性纤维化的最重要的生长因子。肉芽组织中大多数细胞都可产生 TGF-β,引起成纤维细胞迁移和增殖、胶原和纤维粘连蛋白合成增加、降低金属蛋白酶对细胞外基质的降解作用。在许多人和实验性动物的慢性纤维化性疾病中,其组织中 TGF-β 的表达明显增强。

（2）细胞外基质积聚:在损伤修复过程中,增生的成纤维细胞和内皮细胞的数量逐渐减少。成纤维细胞开始合成更多的细胞外基质并在细胞外积聚。纤维性胶原是修复部位结缔组织的主要成分,对创伤愈合过程中张力的形成尤为重要。胶原的合成早在 3～5 天即开始出现,并根据创口的大小可持续数周。许多调节成纤维细胞增殖的生长因子同样可刺激细胞外基质的合成。

三、影响细胞再生的因素

细胞死亡和各种因素引起的细胞损伤,皆可刺激细胞增殖,细胞和组织的再生能力除取决于细胞本身的增殖能力外,还在很大程度上受细胞外微环境及各种化学因子和信号分子的调控。过量的刺激因子或抑制因子缺乏,均可导致细胞增生和肿瘤的失控性生长。

（一）细胞外基质在细胞再生过程中的作用

细胞外基质(extracellular matrix,ECM)的主要作用是把细胞连接在一起,借以支撑和维持组织的生理结构和功能。尽管不稳定细胞和稳定细胞都具有完全的再生能力,但再生的细胞能否重新构建为正常组织结构尚依赖 ECM 的调控,因为后者在调节细胞的生物学行为方面发挥更为主动和复杂的作用。它可影响细胞的形态、分化、迁移、增殖和生物学功能。由其提供的信息可以调控胚胎发育、组织重建与修复、创伤愈合、纤维化及肿瘤的侵袭等。ECM 的主要成分包括:胶原蛋白、弹力蛋白、黏附性糖蛋白和整合素、基质细胞蛋白、蛋白聚糖及透明质酸黏素等。损伤修复过程中,ECM 经代谢调整,其成分也会有所改变,如Ⅲ型胶原减少而Ⅰ型胶原增多,使组织修复能力增强。然而实质脏器慢性炎症时,该脏器的某些间叶来源细胞(如肝脏的贮脂细胞,肺泡隔的间叶细胞)可增生、激活、转化为成纤维细胞,最终引起 ECM 过度增多和沉积,器官发生纤维化、硬化。

（二）生长因子

当细胞受到损伤因素的刺激后,可释放多种生长因子,刺激同类细胞或同一胚层发育来的细胞增生,促进修复过程。尽管许多化学介质都可影响细胞的再生与分化,但以多肽类生长因子最为关键,它们除刺激细胞的增殖外,还参与损伤组织的重建。有些生长因子可作用于多种类型的细胞,而有些生长因子只作用于特定的靶细胞。生长因子同样也在细胞移动、收缩和分化中发挥作用。其中较为重要者简述如下。

1. **血小板源性生长因子(platelet-derived growth factor,PDGF)**　来源于血小板的 α 颗粒,能引起成纤维细胞、平滑肌细胞和单核细胞的增生和游走,并能促进胶质细胞增生。

2. **成纤维细胞生长因子(fibroblast growth factor,FGF)**　生物活性十分广泛,几乎可刺激所有间叶细胞,但主要作用于内皮细胞,特别在毛细血管的新生过程中,能使内皮细胞分裂并诱导其产生蛋白溶解酶,后者溶解基膜,便于内皮细胞穿越生芽。

3. **表皮生长因子(epidermal growth factor,EGF)**　是从颌下腺分离出的一种 6kD 多肽。对上皮细胞、成纤维细胞、胶质细胞及平滑肌细胞都有促进增殖的作用。

4. **转化生长因子(transforming growth factor,TGF)**　TGF-α 可由多种细胞分泌,其氨基酸序列有 33%～44% 与 EGF 同源,可与 EGFR 结合,故与 EGF 有相同作用。TGF-β 由血小板、巨噬细胞、内皮细胞等产生,它对成纤维细胞和平滑肌细胞增生的作用依其浓度而异:低浓度诱导 PDGF 合成、分泌,为间接分裂原;高浓度抑制 PDGF 受体表达,使其生长受到抑制。此外 TGF-β 还促进成纤维细胞趋化,产生胶原和纤维连接蛋白,抑制胶原降解,促进纤维化发生。

5. **血管内皮生长因子(vascular endothelial growth factor,VEGF)**　最初从肿瘤组织中分离提纯,对肿瘤血管的形成有促进作用。也可促进正常胚胎的发育、创伤愈合及慢性炎症时的血管增生。VEGF 还可明显增加血管的通透性,进而促进血浆蛋白在细胞基质中沉积,为成纤维细胞和血管内皮细胞长入提供临时基质。由于仅内皮细胞存在血管内皮生长因子受体(vascular endothelial growth factor receptor,VEGFR),故

VEGF 对其他细胞增生的促进作用都是间接的。

在损伤部位,多肽生长因子与细胞膜上相应受体结合,并激活该受体使其具有内源性激酶活性。后者使大量底物发生磷酸化,当然这些底物是参与信号转导和第二信使生成的。通过激酶的扩大效应激活核转录因子,启动 DNA 合成,最终引起细胞分裂。在体内,细胞的增殖又受周期蛋白(cyclin)家族调控,当周期蛋白与周期蛋白依赖性激酶(cyclin-dependent kinase,CDK)形成复合物时,涉及细胞分裂的相关蛋白质的磷酸化将受到抑制,进而抑制了细胞的分裂。可见机体存在着刺激增生与抑制增生两种机制,二者处于动态平衡,如刺激增生机制增强或抑制增生机制减弱,则促进增生,反之增生受到抑制。

(三) 抑素与接触抑制

抑素(chalone)具有组织特异性,任何组织都可能产生一种抑素抑制本身的增殖。例如已分化的表皮细胞丧失时,抑素分泌终止,基底细胞分裂增生,直到增生分化的细胞达到足够数量或抑素达到足够浓度为止。前面提到的 TGF-β 虽然对某些间叶细胞增殖起促进作用,但对上皮细胞则是一种抑素。此外 INF-α,前列腺素 E_2 和肝素在组织培养中对成纤维细胞及平滑肌细胞的增生都有抑素样作用。

皮肤创伤,缺损部周围上皮细胞分裂增生迁移,将创面覆盖而相互接触时,或部分切除后的肝脏,当肝细胞增生使肝脏达到原有大小时,细胞停止生长,不至堆积起来。这种现象称为接触抑制(contact inhibition)。细胞缝隙连接可能参与接触抑制的调控。此外,在对血管生成的研究中已发现多种具有抑制血管内皮细胞生长的因子,如血管抑素(angiostatin)、内皮细胞抑制素(endostatin)和血小板应答蛋白 1(thrombospondin-1)等。

细胞生长和分化涉及多种信号之间的整合及相互作用。某些信号来自于多肽类生长因子、细胞因子和生长抑制因子(growth inhibitory factor,GIF);另一些则来自于细胞外基质的组成成分,并通过整合素依赖性信号转导系统进行传递。虽然某一信号转导系统可被其特异类型的受体所激活,但还存在信号转导系统之间的相互作用,从而使信号整合以调节细胞增殖及细胞的其他生物学行为。

四、干细胞在组织修复与细胞再生中的作用

当组织损伤后,骨髓内的干细胞和组织内的干细胞都可以进入损伤部位,进一步分化成熟来修复受损组织的结构和功能。干细胞在骨髓组织、肝脏、脑、肌肉和表皮损伤等中的作用详见第三节。

第三节　干　细　胞

一、干细胞概述

(一) 干细胞的概念

干细胞是人体及其各种组织细胞的最初来源,它们是一类未分化细胞,具有持久或终身自我更新能力(产生与自身相同的子代细胞),以及多向分化潜能(分化成不同细胞类型)。因此,它们在细胞分化和个体发育中起着关键和决定性作用。

在个体发育不同阶段的不同组织中均存在干细胞,随着发育过程的延伸,干细胞的数量和分化潜能均逐渐降低。为确保自我更新能力的维持,干细胞以两种方式进行分裂。对称分裂产生两个完全相同的子代细胞,均具有干细胞特性;不对称分裂产生一个干细胞和一个具有有限自我更新能力的前体细胞。干细胞是自我复制还是分化为功能细胞,除取决于细胞本身的特性外,还依赖于其所处的特定微环境,包括干细胞与其周围细胞,干细胞与细胞外基质以及干细胞与各种可溶性因子的相互作用。当干细胞离开微环境或不再接受微环境中特定信号的刺激,干细胞将走向分化。

(二) 干细胞的分类

按分化潜能的大小,干细胞可以分为:全能干细胞(totipotent stem cells),三胚层多能干细胞(pluripotent stem cells),单胚层多能干细胞(multipotent stem cells)以及单能干细胞(monopotent stem cells)。干细

胞最终形成特化细胞类型的过程称为终末分化(terminal differentiation)。根据来源不同,干细胞又分为胚胎干细胞(embryonic stem cells,ESCs)和成体干细胞(adult stem cells,ASCs)。此外,成人组织细胞在体外经基因重编程获得的诱导性多能干细胞(induced pluripotent stem cells,iPSCs)成为近年来备受瞩目的干细胞新来源。

全能干细胞指能够产生包括滋养外胚层谱系在内的所有细胞类型的细胞,其能发育为一个完整的个体。在哺乳动物中,受精卵以及胚胎早期卵裂至桑葚胚期的每个卵裂球均具有发育的全能性。这些卵裂球同受精卵一样,提取这些细胞中的任何一个置于子宫内都可以发育成为一个完整的个体。当受精卵发育到囊胚阶段时,部分细胞的发育潜能受限,胚胎的外层细胞分化形成滋养外胚层,而内部的内细胞团(inner cell mass,ICM)细胞,经体外分离培养即为ESCs。ESCs能够产生所有的体细胞谱系,但极少参与滋养外胚层,胚外内胚层或胚外中胚层的形成,将其置于子宫内,已不能发育形成一个完整的个体,故将其归类为三胚层多能干细胞,有学者认为用"亚全能性"来描述ESCs的分化潜能可能更为确切。单胚层多能干细胞隶属于特定的胚层,例如骨髓造血干细胞(hematopoietic stem cells,HSCs),可以分化成红细胞、粒细胞、巨核细胞、淋巴细胞等多种类型细胞;来源于中胚层的间充质干细胞(mesenchymal stem cells,MSCs)也是单胚层多能干细胞的一个典型代表,尽管其具有多向分化潜能,但比ESCs要狭窄得多,其能够分化的细胞谱系受到限制,更倾向于分化为中胚层来源的组织细胞,例如分化为骨、软骨和脂肪组织等。单能干细胞是只能分化为单一类型细胞的干细胞,例如表皮干细胞只能分化为角化表皮细胞。

二、胚胎干细胞

(一)胚胎干细胞的建系

1981年,英国和美国的两个研究团队先后从小鼠的囊胚分离获得多能干细胞,并首次冠以"胚胎干细胞"这一名称。小鼠胚胎干细胞具有向三个胚层分化的潜能,植入囊胚后,参与正常的胚胎发育和器官的形成,在特定条件下还能发育成正常的小鼠。这项研究为基因打靶技术的建立打下基础,开创了哺乳动物功能基因组学研究的新途径。1998年,由美国威斯康星大学(University of Wisconsin)的Thomson研究组利用体外受精的人胚胎囊胚分离ICM细胞,成功建立人胚胎干细胞(human embryonic stem cells,hESCs)系(图6-2),并证实这些细胞能够在体外成功地进行增殖并保持未分化状态。hESCs成功建系极大地推动了细胞分化,特别是人类细胞分化机制研究的发展,也掀起了ESCs研究的热潮,成为干细胞研究史上具有里程碑意义的一个重要事件。

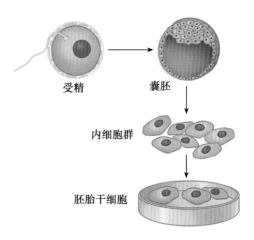

受精　　囊胚

内细胞群

胚胎干细胞

图6-2　胚胎干细胞提取示意图
引自步宏,李一雷.病理学[M].9版.北京:人民卫生出版社,2018。

hESCs来源于人胚胎发育早期囊胚(受精后约5~7天)内的ICM细胞,具有无限自我复制的能力,是最原始的干细胞,能够形成包括生殖细胞在内的所有成体细胞类型。囊胚含有约50~150个细胞,其结构为:外表是一层扁平细胞,称为滋养层,可发育成胚胎的支持组织如胎盘等。中心的腔称囊胚腔,腔内一侧的细胞群,称ICM细胞,这些未分化的细胞可进一步分裂、分化,与滋养层细胞一起发育成个体。ICM细胞在形成内、中、外三个胚层时开始分化,每个胚层将分别分化形成人体的各种组织和器官。外胚层分化为皮肤、眼睛和神经系统等,中胚层形成骨骼、血液和肌肉等组织,内胚层分化为肝、肺和肠等。

(二)ESCs的应用

因其巨大的可塑性和无限的自我更新能力,ESCs治疗一度被视为组织损伤和疾病组织替代治疗的希望。ESCs在人类多种疾病中具有广阔的应用前景,如血液和免疫系统相关的遗传性疾病、癌症、1型糖尿病、帕金森病、失明及髓索损伤等。此外,ESCs还可用于人类早期发育研究,遗传性疾病以及体外毒理学实验。

目前针对 ESCs 的研究主要集中在诱导 ESCs 分化为不同的细胞类型以用于细胞替代治疗（cell replacement therapy，CRT）。迄今为止，一些细胞类型已经成功诱导分化，如心肌细胞、神经元、肝细胞、骨髓细胞、胰岛细胞、内皮细胞以及自然杀伤细胞（natural killer cell，简称 NK 细胞）等。

ESCs 最诱人的应用前景是生产组织和细胞，用于"细胞疗法"，为细胞移植提供无免疫原性的材料。任何涉及丧失正常细胞的疾病，都可以通过移植由 ESCs 分化而来的特异组织细胞来治疗。如用神经细胞治疗神经退行性疾病，用胰岛细胞治疗糖尿病，用心肌细胞修复坏死的心肌等。ESCs 还是基因治疗最理想的靶细胞。即将遗传改造过的人体细胞直接移植或输入患者体内，达到控制和治愈疾病的目的。这种遗传改造包括纠正患者体内存在的基因突变，或使所需基因信息传递到某些特定类型细胞。

hESCs 的获取主要来自早期发育的囊胚，分离囊胚或内细胞团意味着胚胎的破坏，因此面临着伦理方面的争议。除此之外，hESCs 的研究还面临着许多难题，诸如：供体卵母细胞的来源困难、免疫排斥反应、hESCs 具有成瘤性，体外保持 ESCs 全能性的条件复杂，在体外发育分化为完整的器官目前也难以做到。ESCs 治疗性体内移植的一个主要风险是它们在体内形成包括畸胎瘤在内的肿瘤。增强 ESCs 临床应用安全性的一个主要策略是将其分化为特定的细胞类型，如神经元、肌组织、肝细胞等，从而减小或排除其形成肿瘤的可能性。近年来，随着 iPSCs 的问世，科学家发现它们与 ESCs 具有高度的相似性。iPSCs 使无胚胎产生多能干细胞成为可能，避免了 ESCs 应用的伦理学争议，使应用患病个体特异性干细胞进行细胞替代治疗成为可能。

三、成体干细胞

成体干细胞（ASCs）是一群存在于已分化（或特化）的组织中，具有潜在的自我更新和向特定类型细胞分化的细胞。ASCs 存在于机体的各种组织器官中，包括骨髓、牙髓、脑、肌肉、皮肤、消化道、角膜、视网膜、肝脏和胰腺等。

正常成人体内的 ASCs 处于静止状态，当组织疾病或损伤时进入细胞周期，开始活跃地增殖并在局部微环境刺激下向某种类型细胞分化，发挥组织修复和再生功能。研究者利用 ASCs 的这些特性，建立了一系列体外分离、纯化、扩增和诱导分化等理论和技术，这些研究一方面为深入探讨 ASCs 的生物学特性提供理论依据，也为其在组织损伤后再生修复中的应用提供良好的种子细胞来源。ASCs 治疗既避免了 ESCs 应用所面临的胚胎破坏问题，同时由于其可以取自自体，也避免了移植排斥反应的问题，因此越来越受到研究者的青睐。

（一）ASCs 的生物学特性

1. ASCs 有限的自我更新和多向分化潜能　ASCs 与 ESCs 一样，具有自我更新的能力，并可在适宜条件下分化成特殊形态和特定功能的细胞，但两者存在着许多不同。①来源不同，如前所述，ESCs 的起源清楚，来源于人胚胎发育早期囊胚内的 ICM 细胞；而 ASCs 的来源至今尚无定论；②ESCs 和 ASCs 的增殖能力有明显的差别，前者可无限增殖，后者具有有限的增殖能力；③就分化潜能而言，ESCs 为全能干细胞或三胚层多能干细胞，而 ASCs 多为单胚层多能干细胞或单能干细胞。某些类型的 ASCs 具有一定的多能性，即一个来源的 ASCs 能够产生与其起源相似的多个细胞类型，如间充质干细胞可分化为骨、软骨、脂肪、造血基质等多种组织，神经干细胞可分化为神经元和神经胶质细胞。而单能 ASCs 则只限于分化为单一细胞类型，并且具有组织特异性。

2. ASCs 的可塑性　近年来的研究提示 ASCs 具有分化为不同胚层来源细胞的能力。例如，外胚层来源的脑源性神经干细胞（neural stem cells，NSCs），能够分化为内胚层、中胚层和外胚层组织。中胚层来源的骨髓源性干细胞，能够分化成来源于内胚层和外胚层的肝、肺、消化管和皮肤。这一现象被定义为干细胞的转分化（transdifferentiation）或可塑性（plasticity）。干细胞可塑性的发现动摇了早先关于发育的胚层限制性理论，ASCs 可塑性现象的发现使人们对应用 ASCs 进行细胞再生治疗以替代因损伤或疾病导致的组织缺损充满希望。然而迄今为止该现象的发生机制尚不清楚，有研究对 ASCs 的可塑性质疑。目前还未有实验结果证明，ASCs 可产生体内所有类型的细胞。但 ASCs 可塑性的提出，如同胚胎干细胞系的建立一样，成为干细胞研究历史上的又一里程碑。

3. **ASCs 与组织微环境** 组织微环境是维持干细胞自我更新及避免分化的特定三维空间结构。在成体组织内,微环境的一个重要特点是维持 ASCs 静止和活动的动态平衡。ASCs 微环境的共同特点可概括为:①ASCs 微环境由干细胞所定居的特异组织内的细胞组成,不同组织内的 ASCs 微环境拥有相对保守的成分;②ASCs 微环境的主要功能之一是锚定干细胞;③微环境内的细胞可产生调控干细胞命运的信号,并通过对干细胞染色体的修饰和重构而起作用。某些类型的 ASCs 可向体内损伤甚至远离其发源地的部位迁移,成为它们的前体细胞并最终在微环境的刺激作用下分化为终末细胞。例如,在脑损伤动物模型内的 NSCs 可向颅内病变部位迁移,成为该组织的前体细胞,并分化为神经细胞。ASCs 何以离开原来的微环境向损伤部位迁移,进而锚定在该部位并在新的微环境作用下发生分化,尚有待深入的研究证实。

（二）ASCs 在组织修复与细胞再生中的应用

ASCs 的来源至今尚无定论。目前有两种说法:一种认为 ASCs 是个体发育中残留下来的胚胎性干细胞;另一种认为是 ASCs 在特殊情况下(如外伤),经过重新编程后形成。ASCs 按照分化潜能的不同可分为多能性 ASCs 和单能性 ASCs。多能性 ASCs 在体内占据极少的数量,主要存在于骨髓、脐带血和脂肪组织中。当组织损伤后,骨髓内的干细胞和组织内的干细胞进入损伤部位,进一步分化成熟,修复受损组织的结构和功能。以下介绍常见的干细胞类型及其在组织损伤修复和细胞再生中的作用(表 6-1)。

表 6-1　人类成体干细胞及其主要分化方向

细胞类型	分布	分化方向
造血干细胞	骨髓,外周血	骨髓和血液淋巴造血细胞
间充质干细胞	骨髓,外周血	骨,软骨,脂肪组织,肌组织,血管,神经细胞,肝细胞
肝脏干细胞	胆管内或近胆管	卵圆细胞,肝细胞,胆管细胞
胰脏干细胞	胰岛,巢蛋白阳性细胞,卵圆细胞,胆管细胞	胰岛 β 细胞
神经干细胞	室管膜细胞,中枢神经系统的星形胶质细胞	神经元,星形胶质细胞,少突胶质细胞
皮肤干细胞	表皮基底层,毛囊膨大区	表皮,毛囊
肺上皮干细胞	气管基底细胞和黏液分泌细胞,细支气管细胞,Ⅱ型肺泡细胞	黏液细胞,纤毛细胞,Ⅰ型及Ⅱ型肺泡上皮细胞
肠上皮干细胞	肠隐窝周围的上皮细胞	帕内特细胞,刷状缘肠上皮细胞,分泌黏液的杯状细胞,肠绒毛内分泌细胞

（1）造血干细胞（hematopoietic stem cells, HSCs）:存在于骨髓,能够产生所有类型的血细胞。HSCs 是目前研究得最为清楚、应用最为成熟的 ASCs。1961 年,McCulloch 与 Till 首先证实 HSCs 的存在,从而开启了干细胞生物学的新纪元。最早的干细胞治疗始于骨髓移植,从 20 世纪 60 年代开始的实验性治疗,到 70 年代异体骨髓移植已经在治疗血液系统疾病中得到了广泛应用。但是因为配型困难,骨髓资源稀缺,真正能够得到救助的患者仅占少数;至 80 年代开始出现了自体造血干细胞移植的研究,虽然其复发率较异体移植高,但不存在配型和骨髓来源问题,因此得到了广泛的应用。自体骨髓 HSCs 移植不仅可应用于造血系统疾病的治疗,还可应用于自身免疫性疾病、代谢性疾病、先天缺陷性疾病及肿瘤等多种疾病的治疗,在再生医学的临床应用中具有重要地位。HSCs 被认为是整个干细胞生物学和再生医学的主要奠基学科之一,除巨大的治疗价值外,HSCs 的研究也为认识其他 ASCs 提供了重要基础和范式,许多干细胞理论和技术都来源于对 HSCs 的研究。

（2）间充质干细胞（mesenchymal stem cells, MSCs）:来源于发育早期的中胚层和外胚层,存在于基质中,是一类具有自我复制能力和多向分化潜能的 ASCs。起初认为此种细胞仅存在于骨髓,然而近几年发现,MSCs 还可来源于其他组织,迄今为止已经从骨髓、胎盘、脂肪组织、肺、血液、羊水、脐带胶质（Wharton jelly）、牙髓和牙周膜的周围基质等组织中分离获得 MSCs。

MSCs 具有多向分化特性,在适当的条件下,可分化为骨、软骨、肌细胞、神经、血管和血细胞等多种组织(图 6-3)。因此被认为是组织工程和基因工程重要的种子细胞,备受临床治疗学研究者的青睐。此外

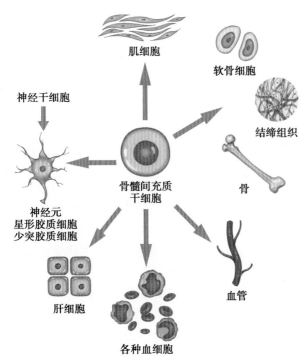

肌细胞

软骨细胞

神经干细胞

结缔组织

骨髓间充质干细胞

骨

神经元
星形胶质细胞
少突胶质细胞

血管

肝细胞

各种血细胞

图 6-3 骨髓间充质干细胞分化模式图
引自步宏,李一雷.病理学[M].9 版.北京:人民卫生出版社,2018。

MSCs 还具有归巢现象,在体内植入的 MSCs 可以在损伤组织微环境的作用下,迁移定位并分化为相应的组织细胞。因此成为外源基因导入和表达的良好靶细胞,更是细胞基因治疗的首选载体。

(3)脐带血干细胞(cord blood stem cell,CB-SCs):是多潜能 ASCs,具有胚胎和造血干细胞的特性。表型分析证实 CB-SCs 具有胚胎细胞的表面标志,八聚体结合转录因子 4(octamer-binding transcription factor,Oct4),同源核转录因子 Nanog,阶段特异性胚胎抗原 3(stage-specific embryonic antigen-3,SSEA-3),阶段特异性胚胎抗原 4(stage-specific embryonic antigen-4,SSEA-4)以及 CD45;而不表达血细胞标志,如 CD1a,CD3,CD4,CD8,CD11b,CD11c 等。此外,CB-SCs 具有分化潜能大、增殖能力强、免疫原性低、取材方便、无道德伦理问题的限制、易于工业化制备等优势,在不同诱导剂刺激下具有向三个胚层分化的能力。CB-SCs 另一重要优势是具有免疫调节功能,因此成为治疗自身免疫性疾病的一个首选靶细胞;同 MSCs 的归巢能力相似,研究者通过动物实验证实 CB-SCs 经静脉注射后,能够迁移至受损脑组织部位,并使受损的神经功能明显改善。因此,CB-SCs 成为干细胞治疗研究的一个理想来源,目前研究者已经应用自体 CB-SCs 进行儿童脑瘫以及自身免疫性 1 型糖尿病的治疗性实验研究。

(4)神经干细胞(neural stem cells,NSCs):随着研究者在成年大鼠中获得了神经元具有再生能力的有力证据,成年脑组织中 NSCs 的存在也得到了证实。灵长类成熟脑组织中存在干细胞于 1967 年被首次提出,此后相继被证实在成年小鼠,乃至包括人类在内的灵长类动物中都有新神经元的再生。通常情况下,人脑内神经元的再生被限制在两个区域内,位于侧脑室的室管膜下区和海马结构的齿状回。在某些特定情况下,如缺血所致的脑组织破坏,神经再生也可以在包括大脑皮质在内的其他部位诱导产生。体外培养的 NSCs 被称为神经球,这些由干细胞聚集形成的神经球能够在体外复制,并能分化为神经元和神经胶质细胞。

(5)肝脏干细胞:来源于两条途径,一是肝组织外,如骨髓和血液中,是肝卵圆细胞的来源;二是肝组织内处于休眠期的肝干细胞。由于肝干细胞本身缺乏特异性标记物,主要通过肝干细胞的分化潜能对其做进一步的鉴定。如双潜能的肝干细胞可分化为肝细胞和胆管上皮细胞,它能同时表达肝细胞和胆管上皮细胞的标记物,因此可利用它们的特异性抗体对肝干细胞进行鉴定。肝脏干细胞体外培养已获得成功,研究人员发现 Wnt 信号通路诱导的 Lgr5 表达不仅可以标记肝脏中的干细胞生成,还可以确定一种在肝损伤时变得活跃的干细胞。利用三维培养系统使 Lgr5 阳性干细胞长期克隆扩增转化为可移植的组织体,保留了许多原始上皮结构的特点。培养液中的重要组成部分为 Wnt 激动剂 R 脊椎蛋白同源物(RSPO1),是 Lgr5 的配体。这种克隆类器官可以在体外诱导分化,并生成完全功能的肝细胞后移植到患病模型小鼠,具有一定的治疗效果。上述研究为大规模扩增肝细胞以满足临床治疗的需要提供了新思路。

(6)肠上皮干细胞:定位于肠上皮基底部(肠隐窝)干细胞龛(stem cell niche)周围,称为利贝昆氏腺。具有持续分裂的能力,通过一系列复杂的基因程序不断地产生上皮细胞被覆在小肠和大肠的表面。肠干细胞同样成为肠癌的一个潜在来源。已有研究者从人肠道组织中成功分离出肠干细胞,这一发现为科学家们探索新的策略来治疗炎性肠病或缓解因化学治疗和放射治疗经常导致肠道损伤而带来的副作用提供了新的途径和资源。

四、诱导性多能干细胞

(一) iPSCs 诞生的研究背景

1. 体细胞核移植技术 1996 年通过体细胞核移植(somatic cell nuclear transfer,SCNT)技术获得了克隆羊多莉,这项研究证明了已经高度分化的哺乳动物细胞(乳腺细胞)核,可以在去核卵细胞内去分化重编程至多能性状态,这种多能性的细胞在一定条件下能发育成为一个完整的个体。由于采用 SCNT 技术得到的细胞在体外可以发育成囊胚,而囊胚阶段的 ICM 细胞具有分化的全能性,这一成果让科学家们发现了 SCNT 技术在临床上的巨大应用前景。此后,科学家们又发现通过与 ESCs 融合也可以使分化的体细胞重编程为 ESCs 样细胞。这些实验结果都证明在未受精的卵母细胞和 ESCs 中存在某些因子使体细胞重编程,而赋予体细胞全能性或者多能性,这些因子对于维持 ESCs 的特性具有重要作用,对这一现象的进一步研究以及对 ESCs 基因表达调控和信号通路的深入研究开启了人类体细胞转变为干细胞的新思路,最终引发了生物医学领域的革命 iPSCs 的产生,这一成果具有里程碑的意义,并迅速成为近年来生物学研究最为活跃的研究领域。

2. 体细胞重编程为多能干细胞的理论基础 个体发育过程中,所有组织细胞遗传物质的同质性与细胞形态结构功能的异质性显示出表观遗传修饰在基因时空表达调控方面具有重要的作用,同时也进一步促使人们"擦除"表观遗传修饰即重编程的尝试。体细胞重编程(reprogramming)是指分化成熟的体细胞由分化状态逆转为未分化状态而恢复多能性的分化潜能或形成 ESCs 系,或进一步发育成一个全新个体的过程。细胞重编程主要发生在表观遗传水平上,是不涉及基因组 DNA 序列改变的基因表达水平的变化,主要包括:DNA 甲基化、组蛋白乙酰化、印记基因表达、端粒长度恢复、X 染色体失活等。判断体细胞重编程的成功与否有两个标准,一是能否获得多能干细胞系,并在体内外证明其能够分化成三个胚层的组织细胞;二是能否通过重编程首先获得全能性的细胞,即早期胚胎,然后进一步发育成全部的组织和细胞,包括胚胎和胚外的组织和细胞,而要完成这一标准,只能通过核移植。对体细胞重编程的机制进行探讨或应用于细胞治疗达到第一个标准即可,而在优良家畜繁殖、转基因家畜的制备、宠物的克隆以及动物保护等应用领域则需要通过核移植的方法获得克隆动物。

(二) iPSCs 的建系

iPSCs 的产生最先开始于 2006 年,日本京都大学 Yamanaka 研究小组采用体外基因转染技术,从 24 个因子中筛选出 4 个转录因子 Oct4、Sox2、c-Myc 及 KLF4,命名为 Yamanaka 因子,通过逆转录病毒将 Yamanaka 因子导入小鼠成纤维细胞中,在小鼠 ESCs 培养条件下获得了 Fbx15+ 的多能干细胞系,该细胞系在细胞形态、生长特性、表面标志物、形成畸胎瘤等方面与小鼠 ESCs 非常相似,而在基因表达谱、DNA 甲基化方式及形成嵌合体动物方面却不同于小鼠 ESCs。2007 年,Yamanaka 研究小组进一步用 Nanog 代替 Fbx15 进行筛选,得到了 Nanog+ 的 iPSCs 系,该 iPSCs 系在 DNA 甲基化方式、基因表达谱、染色质状态、形成嵌合体动物等方面也与小鼠 ESCs 几乎完全相同。同年,iPSCs 技术在人类体细胞中得以应用,威斯康星大学 Thomson 研究小组在 14 个候选基因中选择了 *Oct4*,*Sox2*,*Nanog*,*Lin28* 等 4 个基因(Thomson 因子),通过慢病毒载体成功诱导胎儿成纤维细胞转化为具有 hESCs 基本特征的人类 iPSCs。iPSCs 在形态学、干细胞标志物表达、表观遗传学、基因表达谱以及细胞分化潜能方面与 ESCs 极其相似。这一新的突破在理论上首次证实了人类已分化成熟的体细胞可以被重编程转化为 ESCs-like 细胞,使得在不用胚胎或卵母细胞的前提下制备用于疾病研究或治疗的多能干细胞成为可能,并且在应用上成功地避开了长期以来争论不休的伦理问题,突破了核移植技术缺乏卵母细胞的窘境,为获得患者自身遗传背景的 ESCs 样细胞增加了一个新途径,成为干细胞研究领域新的里程碑和重要研究方向。

继成纤维细胞重编程成功之后,小鼠、人以及其他物种的多种细胞成功重编程诱导获得 iPSCs。不同的细胞类型对重编程过程有不同的影响,表现在重编程的效率,动力学过程以及多能性因子导入的难易程度不同。例如,在重编程小鼠胃细胞和肝细胞的过程中,激活 ESCs 特异基因 *Fbx15* 的速度要比重编程成纤维细胞快很多,而且病毒整合位点很少;人的角质形成细胞(keratinocyte)比人的成纤维细胞重编程更快且具有更高的重编程效率。2014 年,吉林大学李玉林研究团队应用人毛囊源性 MSCs 重编程为 iPSCs 获得成果,因毛囊干细胞取材方便、来源充分、安全无创等诸多优势,成为 iPSCs 颇有前景的新细胞源。

（三）iPSCs 应用展望

iPSCs 从一经问世就引起了整个生命科学领域的轰动,最根本原因在于,其在理论上可以成为备受争议却具有广阔研究前景的 ESCs 的完美替代物,这意味着科学家们已克服了因伦理问题不能采用 ESCs 进行细胞治疗的瓶颈,使得再生医学离临床又近了一步,并且其可以产生个体或病症特异的多能干细胞,避免了免疫排斥的困扰,使应用干细胞的个体化治疗成为可能。尽管目前 iPSCs 研究存诸多问题,利用 iPSCs 进行的一些诱导分化与疾病治疗性研究工作的突破性进展依然值得关注,这些研究为细胞替代治疗所需的供体细胞来源以及组织工程种子细胞来源提供了新的思路。

1. iPSCs 构建移植器官　日本科学家报道了他们构建成功的人源性肝芽(liver buds,LBs),该肝芽(iPSC-LBs)由三种不同类型的干细胞混合而成:iPSCs 诱导分化获得肝细胞,内皮干细胞(被覆血管表面)来自脐带血,以及间充质干细胞(形成结缔组织)。上述三类细胞自我组合形成复杂的器官,模拟了胎儿发育的过程。体外生长数日后,肝芽被移植到小鼠体内,"肝组织"在体内继续生长,并迅速与宿主血管建立连接。更重要的是,这些肝组织行使正常肝脏的功能,包括药物代谢、产生肝特异性蛋白等。

2. iPSCs 推动了个体化医疗的发展　2012 年,由全球 10 家医药企业和 23 所大学联合发起了一个 StemBANCC 干细胞项目,该项目旨在建立来自 1 500 位患者的 iPSCs 库,主要用于药物筛选和治疗学研究。近年来得到迅速发展的通过建立先天遗传性疾病患者体细胞来源 iPSCs,随后将 iPSCs 定向诱导分化,获得与疾病相对应的具有缺陷的体细胞,利用这样一个体外模型,研究者可以有针对性地研究遗传性疾病的发生机制,并利用体外分化获得的有缺陷的体细胞,进行治疗药物筛选。由于靶向性强,大大提高了药物研发的速度。例如利用 iPSCs 技术来研究孤独症,就是一个很好的范例,科学家将来源于孤独症患者的体细胞转变成 iPSCs,然后再将 iPSCs 分化获得神经细胞,在体外模拟孤独症的神经细胞病变,并且成功地利用该平台测试药物的治疗效果。

目前已经应用动物模型进行 iPSCs 个性化治疗研究,修复某些难治性疾病的基因突变。研究者将重编程技术与基因重组结合,治愈了镰状细胞贫血的小鼠,他们将携带致病基因(*Hb* 基因突变)的小鼠成纤维细胞重编程为 iPSCs,继而在体外将这些细胞中的 *Hb* 突变通过同源重组修正,然后将 iPSCs 诱导分化为血液前体细胞,回输到患病小鼠体内,患病小鼠的贫血被完全治愈。

iPSCs 的产生带动了干细胞领域以前所未有的步伐向前迈进,掀开了医学个性化治疗的新篇章。

第四节　基于干细胞修复与再生能力的再生医学

一、再生医学概述

（一）再生医学的概念及范畴

本章第二节已述及,再生是生物界普遍存在的现象,从无脊椎动物到人类,都具备再生的本领。因此如何启动促使细胞再生的开关,利用生命机体的再生潜能,发挥损伤修复,治愈疾病的目的,成为一直以来科学家关注的焦点。基于此,一门新兴的学科——再生医学应运而生。

"再生医学"这一概念 2001 年由美国科学家 Haseltine 首次提出。广义上讲,再生医学(regenerative medicine,RM)是一门研究如何促进创伤与组织器官缺损修复以及如何进行组织器官再生与功能重建的新兴学科。其主要通过研究干细胞分化以及机体的正常组织创伤修复与再生等机制,寻找有效的生物治疗方法,促进机体自我修复与再生,或构建新的组织与器官以维持、修复、再生或改善损伤组织和器官功能。

近年来,再生医学成为在生命科学、材料科学、工程学、计算机技术等多学科的飞速发展和日益交融的基础上发展起来的一门新兴学科,再生医学研究涉及基础研究和临床应用,堪称人类医学发展的一次飞跃。再生医学的发展同时也带动了上述各学科向应用领域的发展以及交叉合作。

（二）再生医学与各学科的交叉融合

1. 干细胞是再生医学的基础　干细胞是人体及其各种组织细胞的最初来源,具有高度自我更新能力和多向分化潜能、可植入性和重建能力等特征。干细胞具有再生各种组织器官的潜在功能,在生命体的胚胎发育、组织更新和修复过程中扮演着关键的角色,干细胞技术因而成为再生医学的基础。

再生医学的发展历程伴随着干细胞生物学三个具有里程碑意义的发展阶段:第一个阶段源于1981年小鼠ESCs系和胚胎生殖细胞系建系的成功,这项成果直接导致了基因敲除技术的产生,这是再生医学理论的诞生。第二个阶段始于1998年,美国科学家Thomson等成功培养出世界上第一株人类ESCs系,至此,科学家寄希望于将ESCs定向分化,构建一个丰富的健康组织库,用来替代疾病损伤及老化的组织或器官,以达到治疗与康复的目的,这是再生医学的真正开始。但由于获取ESCs所带来的伦理学等问题,针对ESCs的研究一直受到来自多方面的制约。第三个阶段是2006年日本京都大学Yamanaka和美国科学家Thomson两个研究组,分别在 *Cell* 与 *Science* 上报道的利用四种转录因子重编程体细胞成功诱导小鼠及人iPSCs,这意味着科学家们已克服了因伦理而不能采用ESCs进行细胞治疗的瓶颈,使得再生医学距离临床又近了一步。

1968年,美国明尼苏达大学医学中心首次采用骨髓HSCs移植,成功治疗了一例先天性联合免疫缺陷病患者,开启了干细胞治疗的先河。作为再生医学的重要组成部分,干细胞技术几乎涉及人体所有的重要组织和器官,也涉及人类面临的大多数医学难题,以干细胞为核心的替代或再生治疗给严重危害人类健康的各种慢性或退行性疾病的治疗与康复带来了希望;以干细胞为载体的基因治疗则给各种遗传缺陷性疾病的治疗带来了曙光。

2. 组织工程是再生医学的重要组成部分　组织工程(tissue engineering)是20世纪80年代后期提出的一个新概念,它是将细胞生物学与材料工程学相结合,采用各种种子细胞和生物材料进行体外或体内构建组织或器官的一门新型学科。目前,多种生物材料已经成功应用于人工骨和关节、人工晶体、医用导管、人工心脏瓣膜以及血管支架;科学家也在致力于构建人造心脏、肺、肾和角膜等各种人工器官。

组织工程最初是用来描述组织体外构建的有关理论和技术。现在其内涵不断扩大,凡是能引导组织再生的各种方法和技术均被列入到组织工程范畴内,并已广泛用于体内组织再生和体外的组织重建。组织工程学的基本原理是:从机体获取少量活组织的功能细胞,与可降解或吸收的三维支架材料按一定比例混合,植入人体内病损部位,最后形成所需要的组织或器官,以达到创伤修复和功能重建的目的。组织工程被认为是继细胞生物学和分子生物学之后,生命科学发展史上又一新的里程碑。其科学意义不仅在于提出了一个新的治疗手段,更主要的是提出了复制组织、器官的新理念,使再生医学步入了一个新的时代。

3. 基因工程技术是再生医学中必不可少的手段　基因工程技术除在干细胞基因治疗中的应用外,iPSCs的问世更完美地诠释了基因工程技术在再生医学领域的应用。人工器官中的种子细胞往往需要通过基因重新构建向特定方向分化。结合基因打靶技术以及干细胞克隆技术可以改变异种组织和器官的表型,使得异种移植成为可能。iPSCs除可在体内激活、诱导分化,用于组织修复外,还成为体外实验的有效载体,比如进行药物毒性筛选,用来研究疾病发生发展的机制,例如针对遗传性疾病等的个体化治疗。首先从患病机体提取体细胞重编程获得疾病特异性iPSCs,该细胞进而可通过两种方式应用于该患者的治疗。途径之一是:如果导致该疾病的基因突变是已知的,如家族性帕金森病,即可用基因打靶的方法进行体外基因修复,进而分化为健康细胞,重新定向移植入患者的脑内,达到从基因水平治愈疾病的目的。另一条途径是:应用此细胞可在体外定向诱导分化为变性的神经细胞类型,使疾病模型在体外复制,进而体外筛选获得疾病特异性靶向药物,用于该患者的治疗。

二、干细胞在再生医学中的应用

长期以来,临床上很多疾病如糖尿病、心血管疾病、神经退行性疾病和癌症等,尚无明确的治愈方法,而这些重大疾病的发病率却不断增加,使现有的以药物和手术为主体的治疗手段面临巨大挑战。目前,以干细胞技术为核心的再生医学已成为大势所趋。截至目前,真正成熟并能够大规模应用于疾病治疗的只有HSCs移植技术,其余均处于研究阶段。即便如此,基于干细胞的再生医学治疗仍然为人类攻克这些疾病带来了前所未有的希望,蕴含着巨大的医学应用前景。

以干细胞为基础的再生医学涵盖的研究领域主要包括以下三个方面:①干细胞移植,即将干细胞或前体细胞移植于组织损伤处。②组织工程学方面,即利用干细胞在体内或体外重新构建组织或器官,用于人体组织或器官移植,干细胞组织工程被认为可以解决临床上供体器官不足和免疫排斥的难题,实现人类用人工培养的组织和器官替代或更换疾病组织和器官的目标。③药物/基因疗法,指通过抑制因子的抑制作用或能刺激再生的支持因子的作用诱导再生;也包括与基因工程技术相结合,利用外源基因、基因定点缺失或突变等进行基因治疗。由此可见,再生医学涵盖了组织工程、细胞工程和基因工程的内容,成为生物医学工程的重要组成部分。以下就干细胞在糖尿病、心血管疾病、神经变性疾病以及恶性肿瘤等领域中的应用进展予以简述。

(一) 干细胞与糖尿病治疗

糖尿病是威胁人类健康的主要疾病之一,目前全世界约 1.5 亿人患糖尿病。不论是 1 型糖尿病还是 2 型糖尿病,其共同特征是胰岛 β 细胞缺陷或缺失导致胰岛素分泌绝对或相对不足,造成糖、脂、蛋白质以及水、电解质代谢紊乱。药物治疗和长期注射外源性胰岛素是目前糖尿病的主要治疗措施,但这些方法并不能从根本上解决糖尿病患者对胰岛素的依赖问题,也不能阻止糖尿病并发症的发生。胰岛移植是治疗糖尿病的有效方法,然而供体来源不足成为限制胰岛细胞移植广泛临床应用的瓶颈,而具有高度增殖和多向分化潜能的干细胞成为解决这一问题的希望。

1. 干细胞技术治疗糖尿病的主要策略及潜在机制　目前应用干细胞治疗糖尿病主要有两种思路:一是在体外将干细胞诱导分化为胰岛样细胞后再移植至体内;二是直接移植干细胞。利用干细胞技术治疗糖尿病的主要理论依据是利用干细胞强大的增殖能力和向胰岛素分泌细胞分化的潜能,为机体补充胰岛 β 细胞数量,重建内源性胰岛素分泌功能。

2. 干细胞定向分化为胰岛样细胞的研究进展　在体外诱导分化为胰岛素分泌细胞的研究中,ESCs 是目前研究最为深入的干细胞类型。有研究者证实 hESCs 可自发分化为胰岛素分泌细胞,并形成胰岛样结构。应用自体骨髓 MSCs 经脾动脉移植治疗糖尿病也获得了初步临床研究结果,自体 MSCs 移植治疗对 1 型及 2 型糖尿病都具有显著的疗效。采用患者自体的骨髓干细胞进行移植不但克服了免疫排斥问题,MSCs 移植治疗可能还存在其他的作用机制,例如 MSCs 移植可纠正胰岛内的免疫损伤,重建胰岛局部的免疫平衡,从而达到治疗 1 型糖尿病的作用;MSCs 还可释放各种细胞生长因子,促进胰岛 β 细胞的增殖和/或胰腺干细胞的分化。胰腺干细胞在特定条件下优先分化为胰腺组织的细胞类型,因此诱导胰腺干细胞定向分化是获得胰岛 β 细胞较为直接的途径。理论上讲可从糖尿病患者的胰腺中获取胰腺干细胞,并在体外进行扩增培养、诱导分化形成新的胰岛样细胞,进而将这些细胞移植入患者体内。此外,iPSCs 治疗糖尿病已经在动物模型中取得成功,将小鼠皮肤成纤维细胞制备的 iPSCs 诱导分化为胰岛素分泌细胞,将这些细胞经肝脏门静脉注入 1 型和 2 型糖尿病小鼠体内,可提高胰岛素释放水平,改善小鼠的高血糖状态,糖化血红蛋白(glycosylated hemoglobin,HbA1c)水平亦趋于正常。iPSCs 不仅可能解决胰岛移植治疗存在的供体组织来源不足和免疫排斥问题,而且提供了很好的疾病研究模型,有助于对糖尿病的病因学和发病机制进行探索,还可在抗糖尿病新药研发中作为药物筛选的工具。

(二) 干细胞与心肌损伤性疾病的治疗

严重心脏疾病如心肌梗死等,由于心肌缺血坏死、纤维化及瘢痕的形成,造成心室重构,心功能急剧下降。阻止这一进程发生的最好办法是通过增加梗死相关动脉的血供,减轻心肌损伤,同时能使损伤的心肌获得修复或再生。

目前绝大多数干细胞治疗心肌梗死主要采用自体骨髓 MSCs。将预先标记的骨髓 MSCs 经静脉注入急性心肌缺血模型的大鼠体内,术后在心肌缺血组织中发现骨髓 MSCs 分化的心肌细胞,说明植入的骨髓 MSCs 归巢至受损部位并分化为心肌细胞。Schachinger 等报道的 REPAIR-AMI 研究是首个评价干细胞移植治疗缺血性心脏病临床疗效的随机、双盲、安慰剂对照、大样本、多中心研究,共纳入 204 例心肌梗死患者,随访发现骨髓 MSCs 移植组患者治疗后 1 年内不良事件(死亡、心肌梗死再发、心脏重构)发生率明显低于安慰剂对照组,表明骨髓 MSCs 治疗心肌梗死是有效的。应用 iPSCs 诱导心肌细胞及制备心脏病模型的研究也取得了多项进展。日本研究人员以 iPSCs 为靶细胞,开发出一种高效安全地制作心肌细胞的新技术,转化率最高可达 98%。有研究者用一种遗传性心脏病患者自身的皮肤细胞经重编程获得 iPSCs,进而在体外培育出心肌细胞,并在培养皿中诱导出心脏病模型,再现了该病发作时的主要特征。上述研究不但有望为心脏病治疗提供理想的细胞来源,同时也为遗传性心脏病的发病机制研究、药物筛选等提供有利的研究模型。

迄今为止文献报道的干细胞作用于心肌损伤性疾病的可能作用机制包括:①分化为心肌细胞或者与宿主心肌细胞融合参与宿主心肌的同步收缩,提高局部室壁运动能力,改善心功能。②分化为血管内皮细胞,参与血管壁的组成,分泌促血管生成因子,促进血管生成,增加心肌灌注,阻止细胞凋亡。③"营养作用",即 MSCs 移植进入心脏组织后,能分泌一些促进心脏功能修复的营养因子,从而不断改善心脏功能;促进心脏神经的再生等。④减少胶原沉积,抑制梗死心肌纤维化,阻止梗死壁变薄和左室腔扩大,减少不利的心室重构。

(三) 干细胞与神经损伤和变性疾病的治疗

中枢神经系统的损伤如脑挫裂伤、脑干损伤或脊髓横断性损伤等常常导致患者瘫痪或死亡,神经损伤的修复一直是医学界研究的热点和难点。神经变性疾病,如帕金森病和阿尔茨海默病目前仍然是医学界面临的一大难题。干细胞治疗为神经损伤和变性疾病的治疗带来了希望。

1. **MSCs 在神经损伤修复中的作用**　MSCs 移植对于多种原因造成的中枢神经损伤具有促进修复和改善神经功能的作用。骨髓 MSCs 在体内外可以分化为神经细胞和星形胶质细胞,并且在植入体内后能够延缓神经鞘磷脂酶缺乏小鼠的神经病变发展。大鼠脊髓半切损伤后在损伤部位移植未经基因修饰的人骨髓 MSCs,移植细胞可长期存活并良好整合入脊髓组织中,而且可见轴突在移植物中生长。其可能的机制有:①MSCs 能够分化为神经元及胶质细胞,补充损坏的细胞结构;②MSCs 能作为细胞桥的作用填充损伤区,提供化学或机械的引导,刺激脊髓神经生长,引导损伤神经再生通过损伤区;③通过产生有益于宿主脊髓的营养因子,这些因子能够促进神经再生。

2. **NSCs 在神经损伤和变性疾病中的应用研究进展**　研究显示,健康成人脑组织中含有 NSCs,这些细胞分裂以维持干细胞数量,或转变成前体细胞,这些前体细胞在脑内迁移,以维持嗅觉神经元的数量和功能。NSCs 具有分化成神经元、星形胶质细胞和少突胶质细胞的能力,能自我更新并足以提供大量脑组织细胞的细胞群落。在脑卒中和外伤性的脑损伤导致脑细胞死亡,脑内神经元细胞和少突胶质细胞丢失等病理情况下,NSCs 分裂增殖能力被激活,加快新的脑实质形成的速率。尽管损伤后这一修复过程即迅速启动,由于脑组织缺乏稳固性,后续的神经组织及其功能恢复很难完成。因此,目前应用 NSCs 来治疗脊髓损伤的机制主要包括两个方面:①激活内源性 NSCs;②干细胞移植。目前 NSCs 移植实验研究主要致力于提高轴突再生能力、替代细胞成分、阻止脱髓鞘和使髓鞘再生等,从而修复损伤的脊髓,促进感觉及运动功能的恢复,而移植的 NSCs 在体内如何与周围细胞建立新的联系尚未可知。

3. **成体细胞可通过重编程转分化为 NSCs**　基于 iPSCs 诱导成功的理论和实验基础,近年来相继有将成体细胞经重编程直接转分化为 NSCs 的报道,该项研究可有效避免应用 iPSCs 所致的成瘤风险性问题,为解决 NSCs 来源问题提供了新思路。有研究者通过活体小鼠实验证明,脑中的神经元也能改变"身份",通过直接谱系重编程,一种已经分化了的神经元能被转化成另一种神经元。这一发现表明脑细胞并非像人们过去认为的那样是不可改变的,这有可能改变神经生物学的发展方向,并对治疗神经退行性疾病具有深远的影响。

干细胞移植治疗神经损伤性疾病虽有大量的报道,但仍处于起步阶段,尚需更深入的基础和临床研究加以验证。在干细胞移植治疗方面还需要进一步研究的方向有:损伤的神经细胞之间的信号传递和基因调控机制;干细胞移植前的定向分化调控;对多种细胞移植的效果进行比较,挑选疗效最佳的细胞类型及细胞移植的时机和途径的选择等。

(四) 干细胞在视网膜黄斑变性中的应用

视网膜黄斑变性是一种累及视网膜黄斑的变性眼疾,以黄斑区出现退行性变为特征。黄斑变性是中老年人致盲的一大主因,被称为"致盲杀手",在美国及欧洲一些国家,黄斑变性导致的盲人比青光眼、白内障和糖尿病视网膜病变这三种常见眼病致盲人数的总和还要多,致盲率位居首位。医学界对黄斑变性的病因尚不完全清楚,临床无特效治疗手段,于是科学家把目标瞄向了再生医学治疗。将人 ESCs 源性视网膜细胞应用于临床黄斑变性的治疗研究已经取得了明确疗效。随着 iPSCs 的诞生,以自体来源的 iPSCs 为靶细胞可能成为更安全有效的治疗手段。

（五）干细胞治疗恶性肿瘤

应用干细胞移植治疗造血系统肿瘤的研究和应用近年来发展迅速,成为干细胞治疗学的典范;应用自体 ASCs 携带治疗性基因的靶向治疗也取得了一定进展。随着干细胞技术的飞速发展,再生医学在人类攻克癌症上也必将大显身手。

1. **iPSCs 在恶性肿瘤治疗中的潜在应用领域**　应用 iPSCs 治疗恶性肿瘤目前主要集中在以下三个方面。①iPSCs 介导的再生医学治疗:应用取自肿瘤患者自身健康细胞(不携带致肿瘤突变基因)的体细胞重编程获得 iPSCs,经诱导获得健康组织体内移植取代或修复由于手术切除、放疗及化疗破坏的组织。②癌症特异性 iPSCs 重建肿瘤免疫治疗:肿瘤患者 T 细胞来源的 iPSCs 保留了固有的 T 细胞受体基因,这些 iPSCs 因而可被诱导分化为功能性 T 细胞,这些 T 细胞可能携带某些特异性的肿瘤抗原,进而将重编程获得的活性 T 细胞重新回输到患者体内使患者获得抗肿瘤免疫能力。③新药筛选:提取肿瘤患者癌细胞重编程获得 iPSCs,这些 iPSCs 携带导致肿瘤发生的异常基因,进而将这些由肿瘤特异性 iPSCs 分化获得的细胞可作为理想的体外模型,用于检测候选抗癌药物的疗效及毒性。

2. **CSCs 成为恶性肿瘤治疗的新希望**　CSCs 概念的提出为肿瘤的治疗带来了新的思路和希望。靶向性或选择性杀伤 CSCs,是根治肿瘤、防止肿瘤复发和转移的关键。研究 CSCs 特异性的生物学特点,对肿瘤的发生、发展和转归的理论以及肿瘤的诊断、预防和治疗均有重要意义。

（六）干细胞在其他系统疾病治疗中的应用

除前述的干细胞与再生医学基础研究与临床应用领域外,干细胞在再生医学研究热点包括:皮肤组织工程学研究,干细胞与软骨、骨的再生(如股骨头坏死、半月板损伤、骨不连等);肝组织工程学研究(肝损伤、肝纤维化替代治疗);干细胞与尿道括约肌的再生(压力性尿失禁);干细胞造血作用(血细胞形成)以及牙齿再生等。相信随着医学技术的进步干细胞还会涉及更多的医学领域。

综上所述,机体损伤和疾病康复过程中受损组织和器官的修复与重建,仍然是生物学和临床医学面临的重大难题。再生医学的核心和终极目标是修复或再生各种组织和器官,解决因疾病、创伤、衰老或遗传因素造成的组织器官缺损和功能障碍。它是继基因工程之后现代生物技术中又一新兴的前沿技术领域,必将成为 21 世纪具有巨大潜力的高科技产业之一。

第五节　细　胞　衰　老

一、细胞衰老概述

机体的生命过程发育、成熟、衰老和死亡几个阶段。机体成熟后,随着年龄的增长,几乎所有的器官系统均发生生理功能和组织结构的退行性变,这种退行性改变一般统称为老化(aging)或衰老(senescence)。

细胞衰老(cell senescence)是个体老化的基础,表现为细胞功能的降低和组织形态学的改变。细胞衰老的一般含义是指复制性衰老(replicative senescence,RS),即体外培养的正常细胞经过无限次数分裂后,停止生长,细胞形态和生理代谢活动发生显著改变的现象。1958 年,美国生物学家 Hayflick 在体外培养细胞中证实人成纤维细胞的复制能力是有限的,首次提出了细胞水平上的"老化"现象。后续的研究者们对培养细胞在老化过程中发生的变化进行了详细的观察,现已证实,衰老细胞在代谢和功能方面表现为线粒体氧化磷酸化功能减弱、核酸和蛋白质合成减少、摄取营养物质的能力降低和 DNA 或线粒体损伤修复功能减弱等。在形态学上表现为细胞核不规则、异常分叶、核膜内折、染色质固缩、线粒体空泡化、内质网减少、高尔基体扭曲和脂褐素(lipofuscin)沉积等。

迄今为止,除干细胞和大多数肿瘤细胞外,来自不同生物、不同年龄供体的原代培养细胞均存在复制性衰老现象。

为了解释包括人体在内的生物体老化现象,科学家已从组织、细胞和分子水平提出了多种学说,但总体来说不外乎两大类:一是认为老化是由环境伤害引起的随机过程,二是认为老化是一个由遗传基因控制的程序化过程,前者强调代谢和环境,后者强调遗传和基因。目前认为,细胞衰老是细胞增殖活性进行性下降和长期的外界影响导致细胞和分子损伤积累的结果。衰老细胞失去分裂能力而发生不可逆的细胞周期阻滞。它可由多种诱导因素触发,如染色质端粒过短、外界刺激(如缺氧等)、DNA 损伤和癌基因、抑癌基因的活性异常等。细胞衰老的发现为从细胞和分子水平探讨"生物寿命"开拓了新视野。基于此研究,研究者发现了控制寿命的"分子钟"——端粒和端粒酶,拮抗肿瘤的"卫士"——细胞衰老与细胞凋亡(正常细胞抵抗自身发生恶性转化的两种主要屏障),细胞衰老成为了近年来生命科学研究领域的热点之一。

二、细胞衰老的生物学特征

(一) 体外培养细胞的复制性衰老

细胞衰老(老化)的观念始于 1961 年 Hayflick 和 Moorhead 对体外培养的人胚肺成纤维细胞自我复制次数极限的观察。他们发现将细胞数以 1:2 的比率连续进行传代,则平均只能传代 40~60 次后细胞逐渐解体并死亡,证实体外培养的细胞增殖能力是有限的,这就是著名的海弗利克极限(Hayflick limit)。这种形式的细胞衰老即为复制性衰老,并视为生物体老化的细胞学基础。细胞衰老过程的长短即细胞的寿命,它随组织种类而不同,同时也受环境条件的影响。

后续的研究者发现,细胞应激、DNA 损伤、某些肿瘤抑制因子和癌基因的过表达等因素也可诱发细胞衰老,称为细胞早衰(cellular premature senescence)。复制性衰老和早衰的诱发因素虽然不同,但其造成细胞衰老的分子机制极为相似。并且均呈现典型的基因表达谱:细胞周期蛋白依赖性激酶 4 抑制剂家族成员 p16、p15、p18、p19,肿瘤抑制因子 p14 和 p53,早幼粒细胞白血病基因 *PML* 编码蛋白,以及周期蛋白依赖性激酶抑制因子 p27^{kip1} 蛋白等细胞衰老标记性蛋白表达上调。

(二) 细胞周期阻滞

长期的细胞周期阻滞是衰老细胞的基本特征,也是体外鉴定细胞衰老的重要指标。以发生细胞衰老的包皮成纤维细胞为例,它们可以在体外持续培养 12~14 个月,而不会重新进入细胞周期。为了检查细胞是否跃出了细胞周期,人们通常检测增殖指示分子 Ki67 的表达丰度;或者通过将与胸腺嘧啶相似的溴脱氧尿嘧啶(BrdU)掺入到细胞培养基中,观察是否有新 DNA 的合成。细胞衰老主要表现为 G_1 期阻滞,但是在个别情况下也可以伴随 G_2/M 期周期阻滞,或直接由 G_2/M 期阻滞诱发形成。

(三) 衰老细胞的形态学改变

虽然由于细胞周期的中断和 DNA 复制的停止,衰老细胞中的 DNA 含量与正常细胞中类似,但衰老细胞中 RNA 与蛋白质丰度均较正常细胞明显升高。这是因为尽管细胞进入老化阶段后蛋白质的整体合成速率降低,但是蛋白质的降解体系受到更为明显的抑制,导致蛋白质在细胞内持续堆积。这种生物大分子的蓄积迫使衰老细胞的形态发生改变,如细胞体积增大、细胞扁平、胞核与核仁体积增加等。除此之外,衰老细胞中高尔基体和溶酶体数量的增多、体积的增大,导致胞质内颗粒明显增多。衰老细胞同时伴随功能和代谢的改变,包括细胞内酶活性降低,新陈代谢速度减慢,细胞内呼吸速度减慢,细胞膜及内膜系统的流动性和通透性发生改变,细胞内外物质交换及细胞内物质运动功能降低等。

细胞形态判别的主观性和异质性以及检测细胞周期阻滞缺乏直观性,往往很难在组织中直接观察到衰老细胞。而衰老相关 β 半乳糖苷酶(senescence associated β-galactosidase,SA-β-gal)活性染色在解决这个问题时具有独特的优势。β 半乳糖苷酶主要位于溶酶体,其酶活的最适 pH 条件为 4.2~4.6。当细胞发生衰老时,溶酶体膨胀、增多,β 半乳糖苷酶在溶酶体中明显蓄积,从而保证了即使在 pH 6 的条件下依然可以检测到该酶的残余活性。故而人们将在 pH 6 时仍活性可检的 β 半乳糖苷酶称为 SA-β-gal。因其敏感性、特异性、简便性、易操作性等优势,SA-β-gal 染色是目前检测细胞衰老应用最为广泛的一种方法。

三、细胞衰老的分子机制

关于细胞衰老的分子机制(原因和假说),学术上可追溯的有数十种。20 世纪 90 年代以来,细胞衰老的分子机制研究才有了重大进展,影响较为深远的理论包括:DNA 损伤,复制性衰老与端粒缩短,活性氧自由基衰老,线粒体衰老,应激诱导的早发衰老,癌基因诱导的细胞衰老,衰老的表观调控等。

（一）DNA 损伤

生理情况下,DNA 损伤是细胞维护完整性的保护机制,大量的实验依据支持 DNA 损伤是促发细胞衰老的核心介体。DNA 损伤反应途径的功能就是发现损伤,发出信号并启动 DNA 修复程序,包括激活细胞分裂周期校验点,开始相关基因的转录,实施 DNA 修复,而当 DNA 损伤严重而难以修复时细胞衰老或凋亡途径被启动。早在 20 世纪 80 年代初,人们就已经观察到细胞内 DNA 损伤的累积水平和修复能力与物种的平均寿命以及原代细胞自个体分离的年龄密切相关,而后人们又发现利用放射线和多种致 DNA 损伤的化学物质处理细胞,均可以有效诱导细胞衰老的发生。

虽然大多数 DNA 损伤可由 DNA 修复酶修复,但因老化使这种修复能力下降,而不能完全修复。某些衰老综合征就与 DNA 修复酶的缺陷有关。有研究表明,热卡限制可导致一定程度的应激,激活 Sirtuin 家族蛋白,如 Sir2,它具有组胺去乙酰化酶的作用,可激活 DNA 修复酶,稳定 DNA,当缺乏这些酶时,DNA 易受损伤。

大量研究显示,p53 是细胞衰老通路上最为重要的结点分子之一,p53 为应对细胞 DNA 损伤而受到 DNA 损伤应答通路的激活。这一过程依赖于上游蛋白质激酶——磷脂酰肌醇-3-激酶样激酶（phosphate-dyl-inositol-3-kinase-like prorein kinases,PIKKs）家族成员 ATM 和 ATR 的活化,以及它们各自下游的级联激酶——检查点激酶 2（checkpoint kinase 2,Chk2）和检查点激酶 1（checkpoint kinase 1,Chk1）的序贯激活。这四种激酶可以使 p53 蛋白质上的多个氨基酸位点发生磷酸化,继而抑制 p53 蛋白质的降解并增强它的转录活性。除直接作用外,ATM/ATR 通路的多种下游底物 p53 结合蛋白 1（p53 binding protein-1,53BP1）、DNA 损伤校验点介质 1（mediator of DNA-damage checkpoint-1,MDC1）、丝氨酸/苏氨酸激酶受体关联蛋白（serine/threonine kinase receptor associated protein,STRAP）、细胞凋亡拮抗转录因子（apoptosis antagonizing transcription factor,AATF）等也可以通过不同的方式促进 p53 的功能,如增加其表达水平、促进其核转位、作为共转录因子增强 p53 对靶基因的转录活性等。

（二）复制性衰老和端粒缩短

正常组织细胞在体外培养条件下的分裂能力是有限的,经过一定次数的传代培养后便会死亡,而体外培养的恶性肿瘤细胞是永生的。研究表明,正常人成纤维细胞在培养条件下可进行 60 次的群体倍增,而早老性常染色体隐性遗传病沃纳综合征（Werner syndrome）患者的成纤维细胞只能倍增 20 次。上述现象提示细胞增殖次数是由基因组中计时器即衰老时钟（aging clock）所控制。

端粒和端粒酶的发现证实了衰老时钟的存在。端粒是位于真核细胞染色体末端的一种特殊结构,在染色体末端串联排列着一段 DNA 重复序列（人和哺乳动物为 TTAGGG）,它们与结合在上面的核蛋白复合物共同构成端粒结构。这种结构有效地保护了染色体末端,避免它们暴露及同相邻染色体末端发生融合。Harley 等 1961 年发现体细胞染色体的端粒 DNA 会随着细胞分裂次数增加而不断缩短,细胞 DNA 每复制一次端粒就缩短一段,当缩短到一定程度至海弗利克点（Hayflick 点）时,可能会启动 DNA 损伤监测点,激活 p53,引起 p21 表达,导致不可逆地退出细胞周期,细胞开启自发性老化程序。

端粒长度的维持是通过与端粒酶（telomerase）的作用来实现的。端粒酶是一种特化的 RNA 蛋白复合体,以自身含有的 RNA 作为模板合成和补充端粒的长度,具有逆转录酶活性,是一种 RNA 依赖性的 DNA 聚合酶。正常情况下,终末分化的细胞中不能检测出端粒酶的活性,随着体细胞的分裂,端粒长度逐渐缩短,直至细胞衰老、增生停止。生殖细胞、干细胞均具有端粒酶活性,但只有生殖细胞有足够的端粒酶活性维持稳定的端粒长度。肿瘤细胞由于"端粒时钟"的关闭激活了端粒酶使细胞表现为无限增殖化,而此时的"端粒时钟"在正常体细胞中起着限制细胞分裂增殖的作用（图 6-4）。

（三）应激诱导的细胞衰老

应激是指细胞受到各种强烈的内外因子作用时,所产生的一系列适应性反应,最终导致基因表达的改变,以增强细胞抗损伤能力和在不利条件下的生存能力。缺氧、剧烈的温度变化、辐射、氧自由基等都可作为应激源造成 DNA 损伤。其中尤为重要的是代谢产物氧自由基,在生理情况下,细胞内存在超氧化物歧化酶（superoxide dismutase,SOD）和谷胱甘肽过氧化物酶（glutathione peroxidase,GPx）等抗氧化酶类,可以

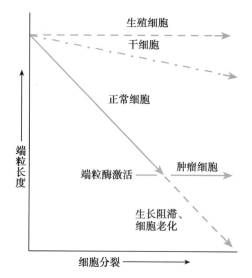

图 6-4 端粒、端粒酶活性与细胞增殖能力
引自步宏,李一雷. 病理学[M]. 9 版. 北京:
人民卫生出版社,2018。

及时清除自由基,避免有害影响。在病理条件下,由于活性氧产生过多或抗氧化酶活性降低,多量的自由基引起 DNA、蛋白质和脂类,尤其是不饱和脂肪酸等大分子物质变性和交联,造成不饱和脂肪酸氧化成超氧化物形成脂褐素,破坏细胞膜及其他重要成分,使蛋白质和酶变性,一旦氧自由基引起的损伤积累超过了机体的修复能力,细胞则走向老化。因此脂褐素又称老年色素,沉积于神经、心肌、肝脏等组织衰老细胞中。

（四）细胞衰老的表观调控

已有大量研究显示表观遗传机制对细胞衰老的调控。了解最多的是组蛋白脱乙酰酶(histone deacetylase,HDAC)SIRT1 和 SIRT2 参与细胞衰老的调节。SIRT1 通过去乙酰化作用来调节蛋白质功能,参与细胞分化、老化、凋亡、损伤修复和能量代谢等多种生理和病理过程。SIRT1 含量及活性下降可导致细胞衰老,而提高体细胞的 SIRT1 活性催化其下游信号蛋白去乙酰化作用可对抗细胞衰老。

在细胞复制性衰老和细胞早衰过程中,SIRT2 功能下调,同时,具有组蛋白乙酰转移酶活性的转录辅因子 CBP/p300 活性下降,最终导致细胞失去自我增殖能力而进入老化过程。

半个多世纪以来,细胞衰老研究从单纯的自发性老化模型拓展至多种应激诱发细胞衰老模型,从细胞衰老到个体衰老的研究。细胞衰老的机制既包括基因程序性因素的决定,也包括细胞内外环境中有害因素积累的影响。对细胞衰老机制的逐步阐明为延缓人类衰老、揭示人类长寿秘诀带来了新的希望。然而针对细胞衰老及个体衰老本质的探索之路仍然十分漫长。细胞衰老与凋亡、自噬的关系、细胞衰老与肿瘤发生的关系、干细胞在延缓衰老中的作用等方面仍需不断探索和深入研究。

结 语

本章以细胞为中心,阐述了与生物体生命活动密切相关的细胞生物学问题:细胞分化、再生以及细胞衰老。细胞分化是个体发育过程中,后代细胞在形态、结构和功能上的差异,其本质是细胞选择性表达特异性基因。在多细胞生物体的个体发育过程中,细胞分化具有时间和空间性,随着发育的进程,细胞分化潜能逐渐受限,变为形态、结构和功能特化的细胞,即从全能性细胞向多能性、单能性及终末分化细胞的分化过程。再生是生理或病理情况下细胞分裂增殖以补充衰老、消耗及受损细胞的过程。细胞衰老是个体老化的基础,表现为细胞功能的降低和组织形态学的改变。干细胞是一类具有自我更新和分化潜能的细胞,这些细胞既可通过分裂维持自身细胞的特性和大小,又可进一步分化为各种组织细胞。以干细胞(胚胎干细胞和成体干细胞)为基础和核心的研究,尤其是 iPSCs 的成果获得,为研究细胞分化分子机制提供了完美的模型;基于干细胞修复及再生能力的再生医学是近年来发展起来的新兴学科,并成为现代临床医学的一种崭新的治疗模式。

（李 伟）

主要参考文献

[1] 李玉林. 分子病理学[M]. 北京:人民卫生出版社,2002.

[2] HORST A. Molecular Pathology[M]. Boca Raton:CRC Press/Taylor & Francis Group. 2017.

[3] 杨恬. 医学细胞生物学[M]. 3 版,北京:人民卫生出版社,2014.

[4] ALBERTS B,JOHNSON A,LEWIS J et al. Molecular biology of the cell[M]. 6th ed. New York:W. W. Norton & Company,2014.

[5] MCHUGH D,GIL J. Senescence and aging:causes,consequences,and therapeutic avenues[J]. The Journal of Cell Biology,2018,217(1):65-77.

［6］ ROWE R G,DALEY G Q. Induced pluripotent stem cells in disease modelling and drug discovery［J］. Nature Reviews Genetics,2019:20(7):377-388.

［7］ BLAU H M,DALEY G Q. Stem cells in the treatment of disease［J］. The New England journal of medicine,2019,380(18):1748-1760.

［8］ MASON C,DUNNILL P. A brief definition of regenerative medicine［J］. Regenerative Medicine,2008,3(1):1-5.

［9］ MADL C M,HEILSHORN S C,BLAU H M. Bioengineering strategies to accelerate stem cell therapeutics. Nature,2018,557(7705):335-342.

第七章

细 胞 死 亡

　　细胞死亡是指细胞发生致死性代谢、结构和功能障碍，导致生命终结的现象。细胞死亡是涉及所有细胞的生理病理过程，主要有细胞坏死与细胞凋亡两种形式。坏死是在外界致病因子作用下，细胞生命活动被强行终止的病理性、被动性的死亡过程。凋亡则是受特定基因调控及胱天蛋白酶（caspase）介导的主动性死亡方式，属于细胞程序性死亡（programmed cell death，PCD），多发生于生理情况下，也可见于某些病理过程中。两者具有相对不同的发生机制、生理病理学意义以及形态学和生化学特点。细胞自噬是细胞对其内部受损的细胞器和大分子物质经双层膜包裹在溶酶体内进行降解的生物学过程。自噬可以帮助细胞抵抗衰老、饥饿等外界压力，但过度的自噬又将导致细胞发生 PCD，故而被称为自噬性细胞死亡（autophagic cell death）或 II 型 PCD。随着研究的不断深入，一些新形式的细胞程序性死亡陆续被发现，包括坏死性凋亡、细胞焦亡、铁死亡等。细胞死亡是各种疾病中存在的普遍现象，个体细胞的死亡可能导致整体器官的不可逆性功能丧失，甚至危及生命。细胞选择何种死亡方式，受外来刺激的种类、强度、持续时间、受累细胞 ATP 缺失的程度，以及细胞内基因程序性表达的调控。本章将从分子病理学角度对不同形式细胞死亡发生的分子机制、形态及生化特征，以及在胚胎发育和疾病发生发展过程中的作用进行系统阐述，以期为正确认识各种细胞死亡及相关疾病的精准治疗研究提供参考。

第一节　细 胞 坏 死

　　细胞坏死（necrosis）是以酶溶性变化为特点的活体内局部组织中细胞的死亡。引起细胞坏死的原因很多，凡是能够引起损伤的因子（如缺氧、物理因子、化学因子、生物因子等），只要其作用达到一定的强度或持续时间，使受损细胞代谢完全停止即可引起细胞死亡。这些损伤因子除直接作用外，还可通过免疫反应激活自然杀伤细胞和巨噬细胞或释放细胞因子引起细胞坏死。坏死基本表现是细胞肿胀、细胞器崩解和蛋白质变性。因此，也有依据形态学特征称细胞坏死为"细胞胀亡"。坏死常同时累及多个细胞，并由于坏死细胞内容物的释放而引起周围炎症反应。

一、细胞坏死的分子机制

（一）线粒体相关机制

　　1. 线粒体通透性改变及 ATP 耗竭　　线粒体参与氧化磷酸化，是细胞内 ATP 的主要来源。氧化磷酸化中，电子沿呼吸链转移提供的能量用于将质子从基质中泵入膜间隙形成电化学梯度，也就是线粒体膜电位（$\Delta\psi$），驱动腺苷二磷酸（ADP）磷酸化生成腺苷三磷酸（ATP）。这种质子的募集需要线粒体内膜对离子和带电荷的代谢产物保持不通透性。生理情况下，线粒体膜上有许多大约 2.3nm 的微孔，称为线粒体膜通透性转换孔（mitochondrial permeability transition pore，MPTP），以多蛋白复合体形式存在，可以容许分子量为 1.5kD 以内的物质进出，使线粒体基质和胞质之间离子保持平衡。

　　MPTP 开放介导的线粒体膜通透性转换（mitochondrial permeability transition，MPT），是介导细胞死亡的关键环节。目前认为 Ca^{2+}、氧化应激、pH 值增高及众多活性化学物质均可导致 MPTP 的开放，诱导 MPT。MPT 的发生使得线粒体对质子变得通透（解偶联），ATP 合成所必需的线粒体膜电位迅速降低，ATP 合成减少；同时，ATP 合酶水解 ATP 企图重新恢复线粒体膜电位，使细胞内 ATP 耗竭，细胞坏死。与细胞凋亡不同，细胞坏死是低耗能或不耗能的被动过程，ATP 耗竭使得启动凋亡途径的 caspase 发生来不及活化,细胞进入坏死状态。在对肾小管上皮细胞等的研究发现,如果 ATP 水平下降在正常值的 80%~85%,细胞可能会启动凋亡程序或修复后继续存活,而耗竭的 ATP 超过 85% 细胞会发生坏死。

2. 活性氧及钙释放 线粒体呼吸链产生活性氧(reactive oxygen species,ROS),当线粒体功能障碍导致 ROS 产生增多,或细胞内抗氧化酶系统不能将其有效清除时,发生氧化应激,它是机体内氧化与抗氧化作用失衡的结果。ROS 作为氧化应激的主要效应分子,可以通过脂质过氧化、蛋白质变性和/或 DNA 修饰等引起细胞坏死。ROS 可引起蛋白质变性和酶失活,从而使得细胞生命活动的很多过程受阻,例如促使线粒体 MPTP 开放,引起线粒体呼吸链中断;促进蛋白酶和脂质酶的释放;通过氧化修饰及促进核酸内切酶的释放,介导 DNA 片段化引起细胞 DNA 损伤。此外,ROS 还可以与脂质反应形成过氧化脂质,该产物进一步降解形成对细胞具有毒性作用的醛类产物来引起细胞坏死。另一方面,线粒体作为细胞内钙库之一,其功能障碍使 Ca^{2+} 大量释放,离子稳态失常加剧了细胞损害。

（二）细胞膜损伤

细胞膜的完整性对细胞存活至关重要。穿孔剂、去垢剂等化学试剂,以及补体介导的攻膜复合物等免疫反应通过破坏细胞膜的屏障功能,引起细胞死亡。膜受体的改变或膜表面离子泵功能障碍亦可引起细胞膜的损伤。研究发现,细胞膜上尚存在介导细胞坏死的特异性受体,即前细胞胀亡受体诱导膜损伤蛋白(Porimin)。在缺氧、ATP 进行性减少等情况时,Porimin 被激活,迅速导致胞膜结构损伤,如胞膜起泡,胞膜通透性增加,孔道形成等。离子泵功能障碍以钠钾泵衰竭为主,有时亦存在钙泵的异常。如缺血性损害可导致细胞钠钾 ATP 酶活性降低,使得 Na^+ 通过氧化应激激活的非选择性阴离子通道进入细胞,引起细胞胀亡。细胞膜磷脂的水解破坏也会造成细胞膜的通透性增加,如 Ca^{2+} 依赖性胞质磷脂酶 A2(cytosolic phospholipase A2,cPLA2)激活后可导致游离脂肪酸和溶血磷脂堆聚或膜磷脂减少而引起细胞坏死。

（三）钙稳态失衡

细胞受损后胞内大量离子,如 Ca^{2+}、Na^+、K^+、Cl^- 等含量均可出现异常,尤其是胞质内 Ca^{2+} 浓度的升高与细胞坏死密切相关。Ca^{2+} 浓度升高诱发细胞坏死的主要机制有:①刺激线粒体钙泵摄取 Ca^{2+},这一过程伴随 ATP 耗能;同时转移进入线粒体内的大量 Ca^{2+} 可与磷酸根结合可形成不溶性磷酸钙,阻碍氧化磷酸化,这两方面的因素加速了细胞内 ATP 的耗竭。研究也证实,钙泵抑制剂处理可以显著降低肾小管上皮细胞经抗霉素 A 诱导的细胞坏死。②激活钙蛋白酶(calpain),使其水解 caspase 和 Bcl-2 相关 X 蛋白(Bcl-2 associated X protein,Bax),分解细胞骨架蛋白,引起细胞膜的破裂,从而启动 caspase 非依赖性的细胞死亡。③使胞质的 cPLA2 外翻至细胞膜,水解膜磷脂使细胞膜完整性丧失。

（四）其他的相关机制

有研究显示,鸟苷酸环化酶、环磷酸鸟苷(cGMP)、蛋白激酶 Cε(PKCε)及 cGMP 依赖性蛋白激酶可抑制 MPT 的发生及缺血引起的细胞坏死。丝裂原活化蛋白激酶(mitogen-activated protein kinase,MAPK)家族的 c-Jun 氨基端激酶(c-Jun N-terminal kinase,JNK),是应激反应诱导细胞凋亡中的主要激酶,也参与细胞坏死程序的启动。在大脑中动脉阻塞引起的缺血性疾病中,蛋白激酶 JNK 表达增强,而抑制 JNK 活性能够减少坏死的发生。同时研究发现,激活 Akt 激酶和胞外信号调节激酶(ERK),能够保护应激反应诱导的细胞凋亡和坏死。

许多细胞因子不仅能够启动细胞凋亡程序,而且也参与到坏死的启动与调节中,如白介素-1(IL-1)、肿瘤坏死因子(TNF)、干扰素(IFN)、自杀相关因子(factor associated suicide,Fas)和肿瘤坏死因子相关凋亡诱导配体(TNF-related apoptosis-inducing ligand,TRAIL)等。如糖尿病胰腺的胰岛 β 细胞在细胞因子 IL-1β、TNF-α 和 IFN-γ 作用下,发生细胞坏死和凋亡。有研究证实,Fas 启动 caspase 非依赖性细胞死亡,体现在将抗 Fas 抗体加入白血病细胞 Jurkat 中,可以同时引起细胞凋亡和细胞死亡;而加入 caspase 抑制剂 z-VAD-fmk 能够阻止凋亡改变,但并不能抑制细胞坏死。

紫外线导致的单链 DNA 断裂、电离辐射及 ROS 均可激活 DNA 修复酶,多聚腺苷二磷酸核糖聚合酶[poly-(ADP ribose)glycohydrolase,PARP]。它募集支架蛋白、DNA 连接酶和 DNA 聚合酶,以修复断裂的 DNA 单链。如果 DNA 损伤严重,PARP 则黏附于断裂处的 ADP 核糖,使 ADP 核糖多聚体结合于 DNA 上并延伸。在糖尿病、休克和心肌缺血等研究中发现 PARP 过度的激活,消耗了合成 ATP 的底物,以及氧化型烟酰胺腺嘌呤二核苷酸(NAD⁺),导致 ATP 生成障碍,引起细胞死亡。而通过对 PARP 活性的抑制,能够抑制细胞坏死的发生。

此外,B 细胞淋巴瘤/白血病-2(B-cell lymphoma/leukemia-2,Bcl-2)家族蛋白不仅能够抑制细胞凋亡,而且可以调节细胞对致死性信号的反应。Bcl-2 蛋白家族成员(Bcl-2,Bcl-X 等)可以通过维持线粒体膜电位而阻断或延迟细胞坏死的发生。

二、坏死的形态特征

(一)坏死的基本病变

细胞核内有维持生命与种属延续的核酸及其核蛋白系统,因而细胞核对各种有害因子的反应也较为敏感。细胞核的变化是细胞坏死的主要形态学标志,主要有三种变化:①核固缩(pyknosis),表现为细胞核染色质 DNA 浓聚、皱缩,核体积减小,嗜碱性增强,提示 DNA 转录合成停止;②核碎裂(karyorrhexis),由于核染色质崩解和核膜破裂,细胞核发生碎裂,使核内 DNA 及蛋白质降解产物泄露至胞质中,也可由核固缩裂解成碎片而来;③核溶解(karyolysis),核膜破裂溶解,非特异性 DNA 酶和蛋白酶激活,分解核 DNA 和核蛋白,核染色质嗜碱性下降,死亡细胞核在 1～2d 内将会完全溶解消失(图 7-1)。

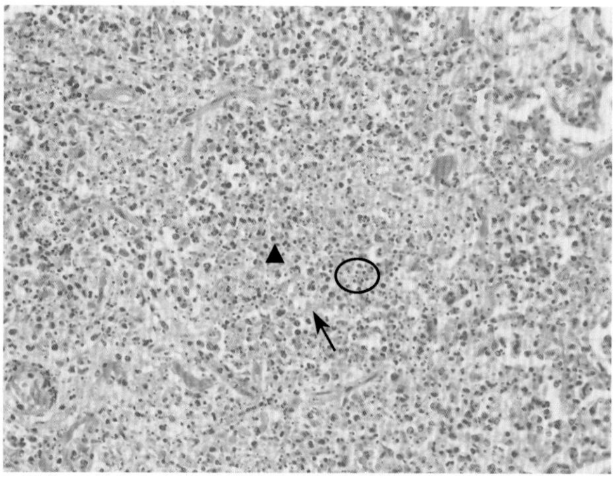

除细胞核的变化外,坏死细胞体积可因失水而变小,或因细胞间质水分内渗而变大,变大的细胞胞质疏松化并且有空泡形成。由于核糖体减少,变性蛋白质增多,糖原颗粒减少等原因,坏死细胞胞质可呈嗜酸性增强。超微结构上,可见细胞表面微绒毛逐渐减少、消失;线粒体、内质网肿胀形成空泡,线粒体嵴断裂、消失,线粒体基质无定形钙致密物堆积。之后细胞膜崩解,溶酶体释放酸性水解酶溶解细胞成分,细胞呈自溶样改变,胞内容物外溢,周围伴有明显炎症反应。

图 7-1　坏死细胞形态

病毒性肺炎的坏死灶内,可见细胞发生核固缩(▲)、核碎裂(◯),以及核溶解(↖)。发生核固缩细胞核体积减小,染色质浓集,嗜碱性增强。核碎裂见细胞内核膜溶解,细胞核碎裂成小片状。核溶解其细胞核溶解消失,只留下隐约不清的淡粉色细胞轮廓。

间质细胞对于损伤的耐受性大于实质细胞,因此间质细胞出现损伤的时间要迟于实质细胞。间质细胞坏死后细胞外基质也逐渐崩解液化,最后融合成片状模糊的无结构坏死物质。

由于坏死时细胞膜通透性增加,细胞内具有组织特异性的乳酸脱氢酶、琥珀酸脱氢酶、肌酸激酶、谷草转氨酶、谷丙转氨酶、淀粉酶及其同工酶等被释放入血,造成细胞内相应酶活性降低和血清中相应酶的水平增高,分别可作为临床诊断某些细胞(如肝、心肌、胰)坏死的参考指标。细胞内和血清中酶活性的变化在坏死初发时即可检出,要早于超微结构的变化至少几小时,因此有助于细胞损伤的早期诊断。

(二)组织坏死的形态学分类

由于酶的分解作用或蛋白质变性所占的比例不同,坏死组织会出现不同的形态学变化,通常分为凝固性坏死、液化性坏死和纤维素样坏死三个基本类型。此外,还有干酪样坏死、脂肪坏死和坏疽等一些特殊类型的坏死。组织坏死后颜色苍白,失去弹性,功能丧失,血管无搏动,切割无新鲜血液流出,临床上称为失活组织,应予以及时切除。

1. 凝固性坏死(coagulative necrosis)　凝固性坏死是组织坏死中最常见的类型,发生于蛋白质变性凝固且溶酶体酶水解作用较弱时,可由缺血缺氧、细菌毒素、化学毒物等引起,常见于心、肝、肾和脾等实质器官。肉眼观察,坏死区呈灰黄色、干燥、质实的状态。显微镜下可见细胞的微细结构消失,而组织结构轮廓尚存,一般可保持数天,其原因可能是坏死导致的持续性酸中毒,使坏死细胞的结构蛋白和酶蛋白变性,延缓了蛋白质的分解过程;坏死区周围形成充血、出血和炎症反应带,与健康组织间界限较明显。

2. 液化性坏死(liquefactive necrosis) 由于坏死组织中可凝固的蛋白质少,或坏死细胞自身及浸润的中性粒细胞等释放大量的水解酶,或组织含水分和磷脂丰富,则细胞组织坏死后容易发生溶解液化,称为液化性坏死。显微镜下特点为死亡细胞完全被消化溶解。常见于细菌或某些真菌感染引起的脓肿、缺血缺氧引起的脑软化,以及由细胞水肿发展而来的溶解性坏死等。

3. 纤维素样坏死(fibrinoid necrosis) 也称为纤维素样变性,是结缔组织及小血管壁常见的坏死形式。显微镜下见病变部位形成细丝状、颗粒状或小条块状无结构物质,由于其与纤维素染色性质相似而得名。见于某些变态反应性疾病,如风湿病、结节性多动脉炎、新月体性肾小球肾炎,以及急进性高血压和胃溃疡底部小血管等,其发生机制与抗原抗体复合物引发的胶原纤维肿胀崩解、结缔组织免疫球蛋白沉积或血浆纤维蛋白渗出变性有关。

4. 干酪样坏死(caseous necrosis) 因病灶中脂质含量较高,坏死区呈黄色,状似干酪而得名,是坏死更为彻底的特殊类型凝固性坏死。显微镜下见,坏死部位原有组织结构完全破坏,不见组织残影,甚至不见核碎片,表现为颗粒状红染无结构的物质。由于坏死灶内富含抑制水解酶活性的物质,因此坏死物不易发生溶解液化,也不易被吸收。干酪样坏死常见于结核病,也偶见于某些梗死、肿瘤和结核样麻风等。

5. 脂肪坏死(fat necrosis) 脂肪坏死属液化性坏死范畴,可发生在急性胰腺炎时细胞释放胰酶分解脂肪酸,或乳房创伤时脂肪细胞破裂。脂肪坏死后,释放出来的脂肪酸和钙离子结合,形成肉眼可见的灰白色钙皂。

6. 坏疽(gangrene) 是指局部组织大块坏死并继发腐败菌感染,又可分为干性、湿性和气性等类型,前两者多为继发于血液循环障碍引起的缺血性坏死。干性坏疽常见于动脉阻塞但静脉回流尚通畅的四肢末端,因水分散失较多,红细胞血红蛋白中的 Fe^{2+} 和腐败组织中硫化氢(H_2S)结合形成硫化铁,故坏死区干燥、皱缩、呈黑色,与正常组织界限清楚,腐败变化相对较轻,表现为凝固性坏死。湿性坏疽多发生于与外界相通的内脏,如肺、肠、子宫、阑尾及胆囊等,也可发生于动脉阻塞及静脉回流受阻的肢体。坏死区水分较多,腐败菌易于繁殖,故坏死区肿胀、呈蓝绿色,与周围正常组织界限不清。气性坏疽也属湿性坏疽,系深达肌肉的开放性创伤,合并产气荚膜梭菌等厌氧菌感染。除发生坏死外,还产生大量气体,使坏死区按之有捻发感。湿性坏疽和气性坏疽为凝固性坏死和液化性坏死的混合物,常伴全身中毒症状。

三、坏死对机体的影响

细胞和组织的坏死根据其发生的部位、范围以及机体的免疫状态等因素,可以出现不同的结局。①溶解吸收:当坏死细胞与周围中性粒细胞释放大量水解酶,坏死组织溶解液化,则可由淋巴管或血管吸收;不能吸收的碎片,可由巨噬细胞吞噬清除。较大范围的坏死液化可形成囊腔。②分离排出:当坏死灶较大不易被完全溶解吸收时,表皮黏膜的坏死物可脱落形成组织缺损,如糜烂和溃疡;或坏死灶形成只开口于皮肤黏膜表面的深在性盲管——窦道;或形成连接两个内脏器官或从内脏器官通向体表的通道样缺损,为瘘管。肺、肾等内脏坏死物液化后,经支气管、输尿管等自然管道排出后形成空洞。③机化与包裹:坏死组织还可以被新生肉芽组织长入并逐渐取代,称为机化。如坏死组织较大,肉芽组织难以向中心部完全长入或吸收,则由周围增生的肉芽组织将其包裹。机化和包裹的肉芽组织最终都可形成纤维瘢痕而影响器官或组织功能。④钙化:坏死细胞和细胞碎片若未被及时清除,有时可吸引钙盐和其他矿物质沉积,引起营养不良性钙化。

坏死除常引起周围组织炎症反应之外,其对机体的影响尚与坏死细胞的生理重要性、坏死细胞的数量、坏死细胞周围同类细胞的再生情况、坏死器官的储备代偿能力等因素有关。例如心、脑组织的坏死常后果严重;小范围的肝细胞坏死一般不会影响肝功能,而广泛的肝细胞坏死,可致机体死亡;肝细胞、表皮细胞等易于再生的细胞,坏死后组织的结构功能容易恢复,而神经细胞、心肌细胞等坏死后则无法再生;肾、肺等成对器官,储备代谢能力较强,一定范围内的坏死不易对其功能造成影响,例如大约 30% 的肾单位正常工作即可维持肾功能正常。

坏死对机体积极意义是防止受损细胞对其他健康细胞产生影响,利于细胞的更新、组织的修复,减少受损细胞或病变细胞进一步恶化而对机体的潜在危害。

第二节　细　胞　凋　亡

细胞凋亡(apoptosis)指在一定的生理或病理条件下,活体内局部组织中单个细胞的细胞程序性死亡(programmed cell death,PCD),是由体内外因素启动的细胞主动性死亡方式,具有严格的基因时空性和细胞选择性。最早由 Kerr 教授在 1972 年根据形态学特征提出,与细胞坏死在诱因、发生机制、形态和生化特征上都有所不同。细胞凋亡现象普遍存在于人类及多种动植物中,是生物个体生长发育、维持成体组织结构不可缺少的部分,是细胞生理性死亡的普遍形式。例如哺乳动物神经系统发育早期阶段会产生过量的神经元,其中近半数的神经元在之后的发育中未能与靶细胞建立良好的突触联系而发生凋亡;人体内每日血细胞的新旧交替,激素依赖性生理退化、老化过程等。此外,某些病理条件下,细胞凋亡过程受阻,又将引起或加重某些疾病,例如炎症、肿瘤、自身免疫病及感染性疾病等。由此可见,细胞凋亡参与多种疾病的发生和发展,而并非仅仅是细胞损伤的结果。

一、细胞凋亡途径及分子机制

细胞凋亡受某些基因的调控,这些基因被称为凋亡相关基因,大约有几十种,其中 *Bad*、*Bax*、*Bak*、*p53* 等基因有促进凋亡作用,*Bcl-2*、*Bcl-XL* 等基因有抑制凋亡作用,*c-Myc* 基因具有双向的调节作用。此外,细胞内与胞外多种信号启动凋亡信号转导途径,主要为死亡受体介导的凋亡途径(外源性途径)和线粒体介导的凋亡途径(内源性途径),最终激活效应蛋白 caspase 家族成员完成细胞凋亡的过程。

(一) 细胞凋亡相关基因

1. 半胱天冬酶家族　半胱天冬酶家族(caspase 家族)是凋亡过程最重要的调控因素之一,因其具有切断底物天冬氨酸残基后肽键的特点而得名。该家族有十余个成员,均是由两大、两小四个亚基组成的四聚体,在细胞内通常以无活性的酶原前体形式存在,经多步骤的水解过程而被激活。caspase 家族中,除 caspase-1 和 caspase-11 主要参与白介素(interleukin,IL)前体的活化而调控炎症反应外,其余成员直接参与细胞凋亡信号的传导,其又分为执行 caspase 与启动 caspase,前者包括 caspase-3、caspase-6、caspase-7,它们可直接降解胞内的结构与功能蛋白而引起细胞凋亡;后者包括 caspase-2、caspase-8、caspase-9、caspase-10,其接收凋亡信号后通过自剪接激活,并活化执行 caspase 引起级联反应。

caspase 家族各成员的活化方式主要有两种,即同源活化和异源活化,两种活化方式密切联系,一般来说前者启动后者。同源活化是细胞凋亡过程中最早发生的 caspase 水解活化事件,是启动 caspase 活化的主要机制。诱导凋亡发生后,启动 caspase 通过连接物被召集到特定的起始活化复合物,形成同源二聚体构象改变,导致同源分子之间的酶切而自身活化,即同源活化。同源活化是首先在前体 N 端前肽与大亚基之间的位点水解,去除 N 端前肽,之后经大、小亚基之间的切割,释放大、小亚基,大亚基和小亚基组成异源二聚体,两个异二聚体形成有活性四聚体的过程。通常 caspase-2、caspase-8、caspase-10 介导死亡受体途径的细胞凋亡,分别被召集到 Fas 死亡诱导信号复合体(death-inducing signaling complex,DISC)而活化。caspase-9 被召集到细胞色素 c(cytochrome c,Cytc)-dATP-凋亡蛋白酶激活因子 1(apoptosis protease-activating factor-1,Apaf1)组成的凋亡复合物而参与线粒体介导的凋亡途径的传递,但其活化不需要去除 N 端前肽。异源活化是指一种 caspase 活化另一种 caspase,是凋亡蛋白酶的酶原被活化的经典途径。启动 caspase 经同源活化方式激活后,通过异源活化方式水解执行 caspase,将凋亡信号放大并向下传递。

2. *Bcl-2* 基因家族　*Bcl-2* 基因最先在 B 细胞淋巴瘤/白血病中被发现而得名。Bcl-2 蛋白家族具有较高的同源性及保守性,氨基酸序列至少包括 BH1、BH2、BH3、BH4 保守结构域。该蛋白存在于多种正常的组织中,如神经组织、皮肤组织、肾脏及软骨组织等,定位于细胞核膜的胞质面、内质网及线粒体外膜上,在细胞凋亡过程中发挥着至关重要的作用。依据其对凋亡促进及抑制的双向作用,Bcl-2 家族可以分为两大类:一类抑制凋亡,包括 Bcl-2、Bcl-XL、Bcl-W、Mcl-1(myeloid cell leukemia-1)、Nr13、CED9 等;另一类促进凋亡，主要包括 Bax、Bak、Bcl-XS、Bad、Bik、Bid、Bim、Mtd 等。

3. **Fas 和 Fas 配体** Fas（又称 APO-1 或 CD95），是通过与相应配体结合传递细胞信号的跨膜蛋白，属于肿瘤坏死因子受体超家族（tumor necrosis factor receptor superfamily，TNFRSF）成员。Fas 由 325 个氨基酸组成，与 Fas 配体（Fas ligand，FasL）结合后，可启动致死性信号转导（外源性凋亡途径），激活细胞凋亡基因产物，诱导其所在的细胞发生凋亡。人类 *Fas* 基因位于第 10 号染色体长臂上，*FasL* 基因定位于第 1 号染色体。*Fas* 普遍表达于多种哺乳动物细胞表面，而 FasL 通常只出现于活化的 T 淋巴细胞与 NK 细胞，因而这类活化的杀伤性免疫细胞能够最有效地以凋亡途径杀死靶细胞。

4. ***p53* 基因** *p53* 基因是肿瘤中突变频率最高的抑癌基因，其可引起细胞周期阻滞，诱导凋亡以及促进细胞分化，因此与肿瘤的发生发展及细胞凋亡存在密切关系。人类 p53 蛋白存在两种形式，一种是可抑制细胞增殖与转化、诱导细胞凋亡发生的野生型（*wt p53*）；另一种是可抑制 *wt p53* 功能，抑制凋亡导致细胞转化与过度增殖而产生肿瘤的突变型（*mt p53*）。*Wt p53* 基因产物是转录激活蛋白，作为"警卫基因"监控及维持细胞基因的完整性、细胞周期的正常运转以及 DNA 的损伤修复。例如，当 DNA 损伤时，*p53* 编码的转录活化蛋白聚集在 DNA 损伤部位，使细胞停止在 G_1 期，阻止 DNA 复制，进行 DNA 修复；若受损 DNA 修复失败，则 *p53* 介导细胞凋亡的发生，使 DNA 损伤细胞不能存活。由此可见，当 *p53* 基因缺失或异常时，p53 的监视及修复功能丧失，DNA 受损细胞得以进入 S 期，在遗传物质变异的基础上细胞不断增殖而导致细胞癌变。

5. ***c-Myc* 基因** *c-Myc* 属于原癌基因，它可以产生两种翻译产物，即 c-Myc1 和 c-Myc2，两者的作用不同，均受到微环境、时期、位点以及自身含量等因素的影响，很难一概而论。*c-Myc* 主要参与转录调节，在转录过程中既可诱导细胞增殖与分化，又可以阻止细胞分化或诱导细胞凋亡，因此它既是凋亡的激活因子又是凋亡的抑制因素。例如，*c-Myc* 的表达可以加速细胞从 G_0 期过渡到 G_1 期，加速细胞分裂；而在细胞分化时，*c-Myc* 的表达降低使细胞的生长受到抑制。*c-Myc* 还可以诱导成纤维细胞、杂交瘤 T 细胞、白血病细胞等发生凋亡，且其作用可被 *Bcl-2* 或突变型 *p53* 所抑制。

除了上述基因或蛋白产物，其他一些基因如 *Jun* 基因、*c-Fos* 基因及 *Myb* 基因等都已证明与凋亡相关，它们的促凋亡作用是在一定条件下对特定的细胞而言。然而由于凋亡的过程异常复杂，新的凋亡相关基因及它们之间的调控网络将随着研究进展不断被发现。

（二）细胞凋亡信号转导途径

细胞凋亡的两条主要途径分别是死亡受体介导的凋亡途径（外源性途径）和线粒体介导的凋亡途径（内源性途径）。凋亡信号途径的启动受细胞种类与来源、微环境以及诱因的影响，凋亡的多条信号途径间存在交互贯通的部分，且与细胞增殖分化途径存在一些共同通路。

1. **死亡受体介导的凋亡途径** 接受细胞外众多凋亡信号分子的受体位于细胞表面，称为死亡受体（death receptor，DR）。哺乳动物的死亡受体属于肿瘤坏死因子受体和神经生长因子受体超家族，主要的成员有 Fas/脱辅基脂蛋白-1（apolipoprotein-1，Apo-1）/CD95、DR-4/TRAIL-R1、DR3/WSL-1/Apo-3/TNF 受体介导的细胞凋亡蛋白质（TRAMP）等。典型的死亡受体 Fas 与其配体 FasL 结合后，引起 Fas 受体三聚体化，致 Fas 胞内段的死亡结构域（death domain，DD）相聚成簇，吸引了胞质中 Fas 相关死亡结构域蛋白（Fas-associated protein with death domain，FADD）并与之结合。FADD 是一种接头蛋白，它由 C 端的 DD 结构域和 N 端的死亡效应结构域（death effector domain，DED）两部分组成。DD 结构域与 Fas 分子胞内段结合，而 DED 连接另一个带有 DED 的后续成分，由此诱导 DED 与胱天蛋白酶原 8（procaspase-8）发生同嗜性交联，聚合多个 procaspase-8 分子，形成 Fas-FADD-procaspase-8 组成的死亡诱导信号复合体（DISC），使得 procaspase-8 分子通过自身或相互之间的切割由单链酶原转成有活性的双链蛋白。活化的 caspase-8 引发 caspase 级联反应（cascade），激活执行 caspase，导致细胞凋亡。

2. **线粒体介导的凋亡途径** 线粒体在细胞凋亡中处于调控的核心位置，众多胞外刺激或胞内刺激（如氧化作用、细胞毒性药物、DNA 损伤等）均可引起线粒体的损伤以及膜渗透性改变，Cytc 的释放，导致细胞凋亡。Cytc 是通过线粒体膜通透性转换孔（MPTP）或 Bcl-2 家族成员形成的线粒体跨膜通道释放到细胞质中的。MPTP 主要由位于内膜的腺嘌呤核苷酸转运体（adenine nucleotide translocator，ANT）和外膜的电压依赖性阴离子通道(voltagedependent anion-selective channel,VDAC)等蛋白组成。许多 Bcl-2 家族蛋白定位于线粒体膜上,对于 MPTP 孔的开放和关闭起关键的调节作用。凋亡激发因子作用于线粒体上,促凋亡蛋白 Bax 等可以通过与 ANT 或 VDAC 的结合介导 MPTP 孔的开放,从而导致线粒体中的 Cytc 释放。而抗凋亡类蛋白如 Bcl-2、Bcl-XI 等则可通过与 Bax 竞争性地和 ANT 结合,或者直接阻止 Bax 与 ANT、VDAC 的结合来抑制 Cytc 的释放而发挥其抗凋亡效应。从线粒体进入到胞质的 Cytc 可以与 Apaf1、pro-caspase-9、ATP/dATP 形成凋亡复合物,活化 caspase-9,后者召集并激活 caspase-3,导致细胞凋亡。

此外,死亡受体途径中活化的 caspase-8,一方面作用于 procaspase-3;另一方面剪切 Bcl-2 家族中的促凋亡分子 Bid,使其裂解为两个片段,其中含有 BH3 结构域的 C 端片段被转位到线粒体上,引起线粒体内 Cytc 的高效释放,从而激活线粒体介导的凋亡途径,有效地扩大了凋亡信号。Bid 诱导 Cytc 的释放效率远高于 Bax。

绝大多数细胞凋亡依赖于 caspase 的激活,研究发现,存在少数 PARP1 介导 caspase 非依赖性的细胞凋亡,其凋亡途径的下游效应物是线粒体内凋亡诱导因子(apoptosis-inducing factor,AIF)。此外,线粒体内还可能存在核酸内切酶 G(endonuclease G)和凋亡抑制蛋白(inhibitor of apoptosis protein,IAP),抑制蛋白 Smac/DIABLO 等参与了非依赖 caspase 的凋亡途径。

无论是死亡受体途径还是线粒体途径,最终激活的执行 caspase(主要是 caspase-3)能够特异性激活限制性核酸内切酶——胱天蛋白酶激活 DNA 酶(caspase-activated DNase,CAD)。正常情况下 CAD 存在于细胞质中,并且与抑制因子 ICAD(inhibitor of CAD)结合,处于无活性状态,不能进入细胞核。caspase 活化后裂解 ICAD 而释放 CAD,CAD 随后从线粒体释放并转移进入细胞核,在核小体的连接处切断降解 DNA,引起 DNA 片段化,形成约为 180~200bp 整数倍的核酸片段。同时执行 caspase 还可以切割核纤层蛋白使核纤层解聚,破坏由核纤层构成的对核膜和染色质结构具有支撑作用的核板;并切割核孔蛋白和支架蛋白,引起细胞核内外信号传导中断、染色质凝聚,最终导致细胞凋亡的发生。

3. 其他凋亡信号转导途径　内质网在细胞凋亡中也发挥重要作用。内质网对 Ca^{2+} 平衡紊乱和内环境的改变具有高度的敏感性,当内质网腔中 Ca^{2+} 浓度降低、化学毒性物质刺激、氧化应激或大量非折叠蛋白质堆积时,内质网正常的生理功能受到损伤,称为内质网应激(endoplasmic reticulum stress,ERS)。细胞主要通过未折叠蛋白反应(unfolded protein response,UPR)来缓解 ERS。内质网上三种跨膜蛋白激酶,蛋白激酶 R 样内质网激酶(protein kinase R-like ER kinase,PERK)、肌醇酶 1(inositol-requiring enzyme 1,IRE1)、活化转录因子 6(activating transcription factor 6,ATF6)在发挥修复作用的同时,如果 UPR 持续时间长或强度过高,它们也可以启动 ERS 介导的细胞凋亡途径,诱导产生促凋亡信号分子 CHOP/GADD153 的转录表达,导致细胞凋亡的发生。

内质网内大量累积的未正常折叠蛋白与 BiP/葡萄糖调节蛋白 78(glucose-regulated protein 78,GRP78)相结合,竞争性干扰 PERK 与 BiP/GRP78 结合而使 PERK 游离,游离 PERK 通过低聚化或自我磷酸化而激活,使翻译起始因子 2α 亚单位(eukaryotic translation initiation factor 2 subunit alpha,$eIF2\alpha$)磷酸化。磷酸化的 $eIF2\alpha$ 可诱导活化转录因子 4(activating transcription factor 6,ATF4)转录激活,进而诱导 CHOP/GADD153 的表达。同样,未正常折叠蛋白累积导致 IRE1-BiP/GRP78 复合物解离,释放的 IRE1 经寡聚化及磷酸化后激活,随后招募激活肿瘤坏死因子受体相关因子 2(tumor necrosis factor receptor-associated factor 2,TRAF2)及 c-Jun N。激活的 c-Jun N 抑制 Bcl-2 家族中凋亡抑制蛋白的活性;而激活的 TRAF2 则活化 caspase-12,启动 caspase 级联反应介导细胞凋亡。此外,IRE1 可发挥核酸酶活性切割 *XBP1* mRNA 促其成熟,而增加 CHOP/GADD153 的表达。第三条内质网凋亡通路则通过 ATF6 发挥作用,其在高尔基体中被鞘氨醇 1-磷酸(sphingosine-1-phosphate,S1P)和 S2P 剪切激活后迁移至细胞核,在核内诱导包括 CHOP/GADD153 在内的多种 ERS 基因的转录表达。此外,ERS 时内质网内的 Ca^{2+} 大量释放,胞内及线粒体内 Ca^{2+} 增多,一方面影响线粒体通透性及 Bcl-2 家族蛋白活性;另一方面激活胞内半胱氨酸内肽酶钙蛋白酶(calpain)而启动 caspase 级联反应促细胞凋亡。

二、影响细胞凋亡的因素

诱导细胞凋亡发生的因素众多,同一因素对不同组织和细胞诱导凋亡的结果各不相同,并且同一组织和细胞受到不同凋亡诱因的刺激,反应也不尽相同。目前多数学者认为,细胞凋亡受机体内、外多种因素的影响,主要包括诱导因素和抑制性因素两大类。

(一) 诱导性因素

1. **理化因素** 射线、高温、强酸、强碱等物理性因子刺激,乙醇、三氧化二砷、β-淀粉样蛋白等细胞毒性物质,以及疾病治疗中采用的化疗、放疗、生物治疗以及中药治疗等。

2. **免疫性因素** 免疫细胞可释放某些分子导致免疫细胞本身或靶细胞的凋亡。例如,细胞毒性 T 细胞(cytotoxic T lymphocyte,CTL)分泌的颗粒酶引起的细胞凋亡。

3. **激素和生长因子失衡** 某些激素或生长因子缺乏或者过多可导致细胞凋亡,例如肿瘤坏死因子、转化生长因子-β 以及糖皮质激素等。

4. **微生物学因素** 细菌与病毒感染、细菌毒素、病毒基因编码产物等。例如人类免疫缺陷病毒(HIV)感染编码的 Tat 蛋白可致大量 $CD4^+T$ 淋巴细胞凋亡;腺病毒 *E1A* 基因编码蛋白可上调野生型 *p53* 表达而诱导凋亡。

5. **原癌与抑癌基因** 如原癌基因 *Myc* 与 *Rel*,抑癌基因(野生型 *p53*)等。

6. **其他因素** 如热休克、缺血与缺氧、神经递质(如谷氨酸、多巴胺、N-甲基-D-天冬氨酸)等。

(二) 抑制性因素

1. **生理性抑制因子** 如 *Bcl-2* 原癌基因、突变型 *p53*、IL-2 和 IL-6 等细胞因子、各种生长因子、细胞外基质、某些中性氨基酸等。此外,某些激素,如促肾上腺皮质激素、睾酮、雌激素等对于维持靶细胞生存,抑制凋亡发挥重要作用。

2. **病毒基因的编码蛋白** 如腺病毒 *E1B*、杆状病毒 *p35* 和 *IAP*、EB 病毒 *BALF1* 和 *LMP1*、痘病毒 *CrmB* 与 *Serpin*、单纯疱疹病毒 *ICP10PK* 等基因的编码产物。这些编码蛋白可通过干扰膜受体信号传导过程、抑制 caspase 活性或作为凋亡抑制基因 *Bcl-2* 的类似物及 *p53* 抑制蛋白来抑制细胞凋亡过程。

3. **其他因素** 某些金属阳离子如 Zn^{2+},半胱氨酸蛋白酶抑制剂,药物如苯巴比妥,促癌剂佛波酯(phorbol ester,PMA)等也具有抑制细胞凋亡的作用。

三、细胞凋亡的形态与生化特征

细胞凋亡的信号传递经由死亡受体通路,细胞表面 TNF-α 受体和相关蛋白 Fas 与其配体 FasL 结合,将凋亡信号导入细胞;而后经由内源性线粒体通路,引起线粒体通透性改变和促凋亡分子如细胞色素 C 释放;最终引起细胞结构的变化,即在前两者的基础上,凋亡蛋白酶进一步激活酶促级联反应,出现凋亡小体等形态学改变。

(一) 细胞凋亡的形态学特征

凋亡起始阶段,细胞表面的微绒毛、细胞突起及细胞表面的褶皱等特化结构消失,细胞间的接触消失,凋亡细胞与周围的细胞分离。细胞皱缩,胞质致密,水分减少,呈高度嗜酸性。但细胞膜依然完整,没有失去选择通透性;线粒体增大,嵴增多,进而出现空泡化,内质网囊腔膨胀扩大;细胞骨架结构变致密、排列紊乱。细胞核内染色质聚集、浓缩,或 DNA 在核小体连接处断裂成片段并聚集在核膜周围,使得核膜在核膜孔处断裂,胞核裂解成碎片。

随后,细胞凋亡的重要形态学标志凋亡小体(apoptotic body)形成,它是含有胞质、细胞器以及核碎片、大小不等的膜包小体。有三种形成机制:①出芽脱落机制,凋亡细胞以出芽、起泡的方式包裹胞内成分,形成球形突起并随后在根部脱落。②自噬体机制,线粒体、内质网等细胞器与胞质成分被内质网膜包裹形成自噬体,再与细胞膜融合后排出到胞外而形成。③内质网分隔机制,内质网将凋亡细胞分割成大小不等的区域,而后分隔膜与邻近的细胞膜融合并脱落形成凋亡小体。凋亡小体形成后,可被巨噬细胞和相邻其他实质细胞吞噬、降解。有时凋亡细胞仅仅是发生核固缩和胞质浓缩,形成单个致密结构,也可被称为凋亡小体。病毒性肝炎患者的肝细胞内的嗜酸性小体,即是凋亡小体(图 7-2)。

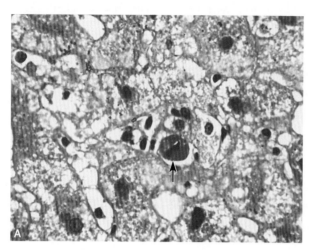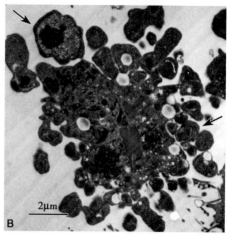

图 7-2 细胞凋亡的形态特点

A. 单个肝细胞凋亡,与邻近细胞分离,胞质嗜酸性明显增强,细胞皱缩,凋亡小体形成(↖)。引自步宏,李一雷.病理学[M].9版.北京:人民卫生出版社,2018。B. 电镜下见发生凋亡的人肝细胞表面微绒毛消失,核碎裂,以出芽脱落的方式形成多个凋亡小体(↖),凋亡小体内含有核碎片、线粒体等细胞器及胞质成分。

此外,凋亡细胞胞膜上还会出现正常情况下位于胞膜内侧的磷脂酰丝氨酸翻转到胞膜外侧表面的现象,这些胞膜结构与成分的改变可以被吞噬细胞表面的黏附分子及磷脂酰丝氨酸受体所识别,引起凋亡细胞的清除。但细胞凋亡整个过程中,细胞质膜保持完整,细胞内容物不会外逸,故既不引起周围炎症反应,也不诱发周围组织损伤及增生修复。从细胞凋亡启动,到凋亡小体的出现仅需数分钟,而被吞噬消化的整个过程可持续 4~9h。

(二) 细胞凋亡过程的生化特征

1. 酶的活化 凋亡的发生与发展是由多种蛋白酶所控制,凋亡发生时,凋亡蛋白酶 caspase,Ca^{2+}/Mg^{2+} 依赖的核酸内切酶及钙蛋白酶(calpain)被激活,其激活与下列因素有关:线粒体呼吸链受损,细胞生成 ATP 的数量减少;跨膜电位降低,细胞色素 C 从线粒体内漏到胞质中,以及线粒体膜的通透性升高;胞质中 Ca^{2+} 和 Mg^{2+} 浓度升高等。大多数核酸内切酶是一种二价金属离子依赖性酶,可被 Ca^{2+} 和 Mg^{2+} 激活,而被 Zn^{2+} 抑制。然而,在某些细胞内也存在非二价金属离子依赖性核酸内切酶。

2. DNA 片段化 caspase 和核酸内切酶是凋亡程序的主要执行者,Caspase 在正常细胞内多以酶原形式存在,活化后可裂解细胞内蛋白,破坏细胞骨架和胞核骨架;激活限制性核酸内切酶,在基因组 DNA 的核小体连接区切断 DNA 链,产生含有不同数量核小体单位的 DNA 片段,琼脂糖凝胶电泳中呈现特征性的 DNA 梯状条带(DNA ladder),其大小为 180~200bp 的整数倍。而细胞坏死时,DNA 发生非特异性断裂,片段长度大小不一,琼脂糖凝胶电泳呈"弥散状"。

3. 胞内 Ca^{2+} 超载 研究者在诱导胸腺细胞凋亡时发现,凋亡细胞内游离 Ca^{2+} 浓度显著升高,而人为提高细胞内 Ca^{2+} 的水平,可诱导 B 淋巴细胞的凋亡;当用钙络合剂降低细胞内 Ca^{2+} 水平可阻止凋亡的发生。胞内 Ca^{2+} 水平增高可由胞内 Ca^{2+} 库释放及胞外 Ca^{2+} 内流所引起。Ca^{2+} 的释放打破了细胞内结构的稳定性,使得凋亡系统的关键成分与某些基质成分反应而触发凋亡,同时作为凋亡信号分子启动凋亡。

(三) 凋亡与坏死的区别

虽然细胞凋亡与坏死的最终结果相似,但两者属于不同的细胞学现象(表 7-1)。如前所述,凋亡是一种主动的、受基因调控的单个细胞自杀过程;而坏死则是细胞受到极端的物理、化学刺激或病理性刺激所引起的多个细胞被动性死亡。细胞凋亡整个过程中,细胞膜的完整性保持良好,发生改变的凋亡细胞胞膜成分与凋亡小体被邻近的细胞所吞噬而降解,不引起局部炎症反应和组织损伤。相反,在细胞坏死时,细胞肿胀,胞膜溶解破裂,细胞内容物发生渗漏,导致周围炎症反应。

表 7-1　细胞凋亡与细胞坏死的比较

特征	细胞凋亡	细胞坏死
诱因	生理性或轻微的病理性刺激,如生长因子的缺乏	较为严重的病理性刺激,如严重缺氧、感染、中毒等
机制	基因调控的细胞程序性死亡,主动进行	意外性细胞死亡,被动进行
累及范围	多为散在的单个细胞	常为集聚的多个细胞
形态特征	细胞固缩,核固缩或染色质边集,细胞膜完整,细胞器无明显变化,形成凋亡小体	细胞肿胀,核染色质疏松,细胞膜及细胞器膜溶解破裂,细胞自溶
生化特征	耗能的主动过程,有新蛋白合成,凋亡早期 DNA 规律降解,琼脂凝胶电泳呈特征性 DNA 梯状条带	不需耗能的被动过程,无新蛋白合成,DNA 不规律降解,片段大小不一,琼脂凝胶电泳呈"弥散状"
周围反应	不引起周围组织炎症反应和修复再生,但凋亡小体可被邻近实质细胞和巨噬细胞吞噬	引起周围组织炎症反应和修复再生

四、细胞凋亡的检测方法

细胞凋亡的检测常基于凋亡细胞的形态特征和生化特征。常用的检测方法有如下 5 种。

(一) 形态学检测方法

细胞凋亡最可靠的鉴定方法之一即是形态学检测,它主要是利用光学及电子显微镜对经各种染色的细胞或组织进行形态学观察。例如经 HE 染色、吉姆萨染色(Giemsa staining)、瑞氏染色(wright staining)、甲基绿染色后,可在普通光学显微镜下观察到凋亡细胞核内染色质凝集、边集,凋亡小体出现等特征。还可以利用荧光染料染色,如吖啶橙、Hoechst 33258 等在荧光显微镜下观察凋亡细胞染色质的改变(图 7-3)。此外,利用台盼蓝染色染色,观察到凋亡细胞不着色,而坏死细胞因细胞膜破裂而呈蓝色,来有效区分细胞凋亡与坏死。或将组织、细胞制成超薄切片在电子显微镜下观察凋亡细胞膜、细胞核及细胞器等改变来加以鉴定。

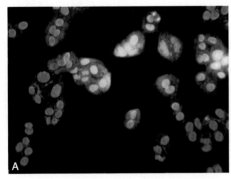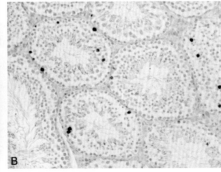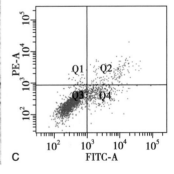

图 7-3　细胞凋亡的检测方法

A. 荧光显微镜下见 Hoechst 33258 染色的 U251 胶质瘤细胞胞核呈淡蓝色,而发生凋亡的 U251 胶质瘤细胞胞核呈致密浓染的亮蓝色荧光;B. TUNEL 检测法(生物素标记)显示,小鼠睾丸组织中凋亡的生精细胞胞核呈棕褐色;C. Annexin V-FITC/PI 染色 X 射线照射后的 U251 胶质瘤细胞,流式细胞术分析见 Q4 区为凋亡细胞。

(二) 生化特征检测方法

细胞凋亡主要的生化特征是活化的核酸内切酶使 DNA 链在核小体处断裂,形成长度为 180~200bp 或其整数倍的核苷酸片段。针对此生化特征开发了一系列检测方法,包括琼脂糖凝胶电泳法、彗星电泳法、ELISA 及 DNA 断裂原位末端标记法,即 TUNEL 检测法(图 7-3)等。其中,TUNEL 检测法根据需要可采用生物素、地高辛、荧光素和同位素等进行标记,可在普通光学或者荧光显微镜下进行定位观察,也可以在流式细胞仪上进行定量分析。彗星电泳法是一种最快速简便的检测方法,其利用凋亡细胞形成的 DNA 降解片断在电场中泳动所呈现出彗星式的拖尾图案,而正常细胞因无 DNA 断裂而保持圆形的特征。

(三) 流式细胞分析方法

流式细胞术检测细胞凋亡具有定性与定量的双重优势。它利用凋亡细胞在细胞膜、细胞核及细胞器上发生的结构改变导致其对荧光染料的着色发生变化,以及影响了光的散射特性来加以鉴定。例如与完整的二倍体细胞相比,凋亡细胞中 DNA 发生断裂和丢失,呈亚二倍体状态,采用碘化丙锭染色使 DNA 产生激发荧光,流式细胞术可以检测出反映亚二倍体细胞的凋亡峰,它出现在 DNA 直方图的 G_0/G_1 峰之前。此外,研究人员尚开发出适用于流式细胞术的凋亡检测试剂盒,如 Annexin V-FITC/PI 试剂盒,它是利用早期凋亡细胞磷脂酰丝氨酸从细胞膜内侧翻转到胞膜表面,而与 Annexin V 结合进而利用荧光染料显色的特点来对凋亡细胞进行定性与定量检测(图 7-3)。与传统的荧光镜检查相比,流式细胞术具有速度快、效率高、精度高、准确性好等优点,成为当代最先进的细胞定量分析技术。

五、细胞凋亡的意义

细胞凋亡与细胞分裂同为机体控制细胞数量的两大生理机制,为维持机体组织中的适宜细胞数量,以及细胞群体及组织的自我更新与平衡,两者之间维持着一种精确的动态平衡。细胞凋亡均贯穿于生物体的全部生命活动中,它不仅与多细胞生物的组织分化、器官发育有关,还可以清除损伤、衰老与突变的细胞来维持机体内环境稳态。

在生物个体发育的组织形成时期,往往形成过量的细胞,然后再经需求选择来留存功能性细胞。如前所述,哺乳动物神经系统发育过程中,半数原始神经元凋亡。手足成形的过程中,指/趾之间的部位以细胞凋亡的形式逐渐消退,形成最终的指/趾间隙;蝌蚪尾部的消失也是细胞凋亡的过程。如果细胞凋亡失控,个体将不能正常发育,或发生畸形,或难以存活。当某些致病因子作用使细胞凋亡调控异常,引起细胞凋亡不足或凋亡过度,将破坏机体内细胞稳态,导致各种疾病的发生。这类疾病主要有肿瘤、自身免疫病、某些病毒性疾病,以及神经退行性疾病等。

(一) 细胞凋亡不足或缺乏导致疾病的发生

细胞凋亡在肿瘤的发病机制中占重要地位,具有恶变倾向的细胞可以通过细胞凋亡的方式得以清除。然而,在恶性肿瘤发病过程中,常出现凋亡抑制基因的激活以及促凋亡基因的突变与失活。例如,*p53* 基因的突变或缺失,使细胞在发生 DNA 损伤后,在不能进行有效修复的情况下未启动细胞凋亡程序,导致这种携带损伤 DNA 的细胞进入无序、失控的生长状态,导致肿瘤形成。此外,肿瘤细胞通常高表达 FasL,低表达 Fas,这使得其一方面通过 FasL 结合淋巴细胞表面 Fas 受体而促进淋巴细胞凋亡;另一方面却因自身低 Fas 而减少凋亡发生,从而增加了肿瘤细胞的免疫逃逸与凋亡耐受。

T 淋巴细胞上的 FasL 与相同淋巴细胞或邻近淋巴细胞上的 Fas 结合,可导致识别自身抗原的淋巴细胞凋亡。若 *Fas* 或 *FasL* 基因突变或缺失,可以导致人类自身免疫性疾病,系统性红斑狼疮即是该类疾病。由于 *Fas* 表达缺陷,引起 T 淋巴细胞阴性选择的凋亡功能丧失,致大量 $CD4^+$、$CD8^+T$ 淋巴细胞出现在外周淋巴器官内,因这些细胞具有自身反应性,从而引起系统性红斑狼疮。

(二) 凋亡过度导致疾病的发生

凋亡过度也可以引起人类疾病。如神经退行性疾病,缺血性损伤和病毒感染性疾病。各类神经退行性疾病,如阿尔茨海默病(AD)、帕金森病、脊椎小脑共济失调等的病理特征均是中枢神经系统不同部位神经元的丧失,而细胞凋亡与此类神经元的丢失关系密切。神经细胞过度凋亡的可能机制是蛋白折叠异常引起。正常生理状态下,内质网中的伴侣蛋白控制新合成蛋白的正常折叠,而异常折叠的蛋白质一般通过泛素化途径,经蛋白酶体降解。如基因突变,异常应急反应等可引起蛋白折叠异常以及异常折叠蛋白质清除减少,在细胞内蓄积而导致神经细胞过度凋亡。此外,β-淀粉样蛋白(amyloid β-protein,Aβ)在 AD 病灶中大量沉积,诱导神经元凋亡与 AD 的发生密切相关。

在动脉粥样硬化、各种类型心肌病、心肌梗死以及心力衰竭等心血管疾病中均出现细胞凋亡,凋亡的细胞包括血管内皮细胞、平滑肌细胞以及心肌细胞等。HIV 感染引起宿主细胞膜表面表达 gp120,而 CD4$^+$T 淋巴细胞表达 gp120 的受体。因此,当 gp120 与 CD4$^+$T 淋巴细胞结合,可诱导 CD4$^+$T 淋巴细胞凋亡,导致免疫系统崩溃而导致艾滋病。

第三节　细 胞 自 噬

细胞自噬(autophagy)最早由 Ashford 和 Porter 在 1962 年通过电子显微镜在人类肝细胞中观察到,是细胞通过溶酶体与双层膜包裹的细胞自身物质融合而降解的过程。其主要特征是细胞质中出现大量的自噬体和自噬溶酶体,是真核生物细胞内普遍存在的一种生物学现象。生理状态下,细胞通过自噬清除和消化受损、变性、衰老和失去功能的细胞、细胞器及各种生物大分子,实现细胞内物质的回收与再循环利用。病理状态下,自噬既可以抵御病原体的入侵,又可保护细胞免受毒物的损伤。自噬与凋亡作为细胞不同的死亡形式,拥有部分类似的刺激因素和调节蛋白,在某些情况下彼此相互影响、互相制约。而且过度的自噬又将导致细胞发生 PCD,被称为自噬性细胞死亡或 II 型 PCD。细胞自噬与病原体的感染与免疫、炎症、过敏性疾病、心血管疾病、神经变性疾病及肿瘤的发生、发展与治疗均有着密切的关系。

一、自噬的形态特征及其发生的分子机制

(一) 细胞自噬的形态特征与分类

细胞自噬源于古希腊语,是"auto(自我)"与"phagy(吞噬)"的组合,意思是细胞的自我消化与降解。细胞自噬是细胞对其内部受损的细胞器和大分子物质经双层膜包裹在溶酶体内进行降解的生物学过程。与细胞坏死与凋亡的形态改变不同,电镜下观察到细胞自噬的形态特征,初期细胞中出现大的双层膜包裹的泡状结构,常见的为包裹细胞器,如线粒体、过氧化物酶体等,有时还包括部分或整个细胞质,这种结构被称为自噬体(autophagosome);而后自噬体变成单层膜结构,并与溶酶体融合形成自噬溶酶体(autolysosome)(图 7-4)。在多种酶的作用下,自噬溶酶体内的物质分解成氨基酸与核苷酸等,并进一步产生能量与小分子物质,以供细胞再利用,最终实现细胞的代谢需要与更新。因此,细胞自噬是生物进化过程中被保留下来的维持细胞稳态的重要生理机制。

根据包裹细胞质内物质的种类、转运入溶酶体方式的不同,细胞自噬可以分为巨自噬(maeroautophagy)、微自噬(microautophagy)和分子伴侣介导的自噬(chaperone-mediated autophagy,CMA)。通常我们所说的自噬是指巨自噬。巨自噬又称大自噬或宏自噬,是指细胞内非溶酶体来源的

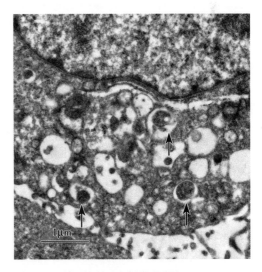

图 7-4　自噬溶酶体
电镜下见肿瘤细胞内多个单层膜的自噬溶酶体(↖)形成,内包含有线粒体等细胞器及部分胞质。

脂质双层膜结构包裹胞质蛋白和细胞器形成自噬体,并与溶酶体融合形成自噬溶酶体再降解的自噬行为。微自噬又称小自噬,是指不形成自噬体,通过溶酶体膜的内凹、突起或分隔,直接包裹吞入胞质的自噬行为,例如胞质内长寿命蛋白的降解过程。分子伴侣介导的自噬,是指胞质内的分子伴侣识别非折叠蛋白底物并与之结合形成复合物,而后复合物与溶酶体膜上的受体结合并转运到溶酶体腔内并被降解的过程。由此可见,CMA 途径在清除蛋白质时是有选择性的,其底物是可溶性蛋白分子;微自噬和巨自噬能特异或非特异地吞噬较大的细胞内结构。为此,根据对降解底物的选择性,细胞自噬又分为选择性自噬与非选择性自噬两类。非选择性自噬中,异常的细胞器或蛋白质被随机转运至溶酶体内降解。选择性自噬对降解底物是有选择性的,具有专一性,例如线粒体自噬、内质网自噬、核糖体自噬、细胞核碎片自噬、异源自噬等。

（二）细胞自噬的发生过程

自噬发生时,细胞胞质中内质网、线粒体的膜结构会形成具有双层膜结构的隔离膜(isolation membrane,IM),IM 不断延伸,逐渐形成杯状凹陷,并包裹细胞质或损伤/衰老的细胞器,形成密闭结构的自噬体,然后与溶酶体融合形成自噬溶酶体后,降解内含物并循环再利用。因此,细胞自噬的发生过程主要包括自噬的启动、自噬体的延伸以及融合降解三个阶段。有多种信号通路与基因产物参与细胞自噬的过程。目前,已经鉴定出三十余种自噬特异性基因及多种相关基因,统一命名为自噬相关基因(autophagy-related gene,Atg)。这些基因编码的蛋白在自噬的各个阶段都起着非常重要的作用。

1. 自噬的启动阶段　自噬的启动与 Unc-51 样自噬激活激酶 1(Unc-51 like autophagy activating kinase 1,ULK1,酵母中 Atg1 的同系物)复合物有关,该复合物由 ULK1、FIP200(酵母中 Atg17 的同系物)、mAtg13 三种蛋白组成。哺乳动物经典的自噬诱导途径主要是哺乳动物雷帕霉素靶蛋白复合物 1(mammalian target of rapamycin complex 1,mTORC1)与 ULK1 复合物之间相互作用实现的。当营养充足时,mTORC1 处于激活状态,通过 ULK1 和 Atg13 的高度磷酸化来抑制细胞自噬,使细胞自噬保持在较低水平。当能量缺乏时,mTORC1 被抑制,发生去磷酸化的 Atg13 与 ULK1 形成 ULK1-mAtg13 复合物,同时活化 ULK1 并与 FIP200 相互作用,激活细胞自噬。自噬得到诱导后,由Ⅲ型磷脂酰肌醇 3 激酶(class Ⅲ PI3K/Vps34)复合体激活并完成细胞膜泡的成核。class Ⅲ PI3K/Vps34 复合体Ⅰ由 class Ⅲ PI3K/Vps34、Bcl-2 同源结构域蛋白 1(Bcl-2 homologous domain protein,Beclin-1)/Vps30/Atg6、p150/Vps15、UVRAG、Bif、Atg14L 和 Ambra1 组成。成核主要以在胞质内形成独立且隔离的 IM,也称为吞噬泡(phagophore)为主要特征。尽管哺乳细胞中吞噬泡的确切来源还不明确,有学者认为是由内质网和/或高尔基体及核内体的脂质双分子层构成。由 class Ⅲ PI3K/Vps34 复合体产生的 3-磷酸磷脂酰肌醇(PtdIns3P),对于 Atg18、Atg2、Atg8、Atg9 和 Atg12 等自噬蛋白的定位起关键作用;同时 PtdIns3P 募集胞质中含有 FYVE 或 PX 结构域的效应蛋白,用于自噬体膜的形成与延伸。此外,Atg9 是自噬体核心结构中唯一的跨膜蛋白,ULK1/Atg1 和 Atg13 保证了 Atg9 跨膜循环正常的转运,使成核顺利完成。

2. 自噬体的延伸阶段　吞噬泡逐渐延伸形成完整的囊泡,其中包裹了细胞质和/或损伤或衰老的细胞器,变为吞噬泡的成熟形式自噬体。自噬体的延伸主要依赖于两个泛素样反应,即 Atg12 的结合与微管相关蛋白轻链 3(light chain 3,LC3)的修饰。第一个反应是 Atg12 的类泛素化过程:首先在依赖 ATP 酶的情况下,Atg12 由 Atg7(泛素活化酶 E1)结合到其羟基端甘氨酸残基上而活化,再通过 Atg10(泛素缀合酶 E2)转运至 Atg5,形成 Atg5-Atg12 复合体,通过非共价键与 Atg16 结合,形成 Atg5-Atg12-Atg16 多聚复合体。第二个反应中,LC3/ATG8 由 Atg4 激活(半胱氨酸蛋白酶)加工成胞质可溶性的 LC3-Ⅰ,通过 Atg7、Atg4(E1)、Atg3(E2)、Atg5-Atg12-Atg16 复合体(泛素缀合酶 E3)以共价键结合到磷脂酰乙醇胺(PE)脂质体上形成 LC3-Ⅱ。在两种泛素样反应的协同作用下,吞噬泡逐渐延伸,最终形成完整的自噬体。在双层膜结构的自噬体经延伸即将形成环状闭合结构或刚闭合时,Atg5 复合物将从膜上脱离下来,膜结合形式的 LC3-Ⅱ保留定位于自噬泡膜上,使得 LC3-Ⅱ含量用于反映自噬体数量成为判断细胞自噬发生的一个重要指标。

3. 自噬体的成熟降解阶段　多个 LC3 阳性的自噬体在胞质内的任意位置随机生成,然后通过微管骨架以动力蛋白依赖的方式,在内吞体分选转运复合体(Endosomal sorting complex required for transport,ESCRT)和单体 GTP 酶(Rab S)作用下与溶酶体融合形成自噬溶酶体,这标志着自噬体的成熟。参与其中的溶酶体相关蛋白包括 LAMP1、LAMP2 及 UVRAG。随后自噬体膜裂解,自噬体内容物被溶酶体内在的水解酶降解。溶酶体通透酶和转运蛋白将降解过程中产生的氨基酸及其他降解产物转运回细胞质,可重新用于细胞的新陈代谢。

（三）细胞自噬的调控机制

细胞自噬的发生主要与饥饿、激素、缺血、缺氧、氧化应激、钙稳态失衡、线粒体功能障碍等因素有关,其过程受众多信号通路和基因的影响,如哺乳动物雷帕霉素靶蛋白(mammalian target of rapamycin,mTOR)、Beclin-1、AMP 活化蛋白激酶(AMP-activated protein kinase,AMPK)、p53、Akt 信号通路等。

1. mTOR 信号通路　mTOR 是磷脂酰肌醇 3 激酶相关蛋白激酶(phosphoinositide 3-kinase related protein kinase,PIKK)家族成员,是细胞能量和营养代谢的感受器,对细胞生长具有重要调节作用。mTOR 存在两种形式,即 mTOR 复合物 1(mTORC1)和 mTOR 复合物 2(mTORC2)。mTORC1 包括 mTOR、Raptor、mLST8、PRAS40;mTORC2 包括 mTOR、mLST8、Rictor、Protor 和 mSin1。这两种激酶除了影响细胞生长、凋亡与自噬外,mTORC2 尚与蛋白的结构有关。而 mTORC1 激酶与细胞自噬关系最为密切,是最重要的细胞自噬负反馈调控分子。mTORC1 通过磷酸化抑制自噬起始分子 ULK1 复合物的形成来阻止自噬的发生。还可以通过调节下游效应器分子以控制蛋白质的转录和翻译,直接或间接干预自噬调控蛋白 Atg,从而影响自噬体的形成。经 mTORC1 调控后,细胞或者继续完成蛋白翻译过程而参与各项功能,或者通过自噬降解蛋白最终导致细胞死亡。

2. Beclin-1 信号通路　Beclin-1 是最早被发现的自噬调控基因,主要是通过与 class Ⅲ PI3K/Vps34 形成复合体来调控自噬体的形成,促进细胞发生自噬。Beclin-1 蛋白由 BH3 结构域(Bcl2-homology 3)、中央螺旋结构域(central coiled-coil domain,CCD)和进化保守结构域(evolutionarily conserved domain,ECD)组成。其中,ECD 是其与 class Ⅲ PI3K/Vps34 的结合位点,是自噬及肿瘤抑制功能的结构域。class Ⅲ PI3K/Vps34 与 Beclin-1 形成 PI3K 复合体,可以特异性地磷酸化磷脂酰肌醇(phosphoinositide,PI)的 3 位羟基,生成 PtdIns3P,通过募集 PtdIns3P 效应蛋白促进自噬体膜的形成与延伸。此外,Beclin-1 含有 BH3 结构域,能与 Bcl-2/Bcl-XL 形成复合物,抑制 Beclin-1 诱导的细胞自噬。当 BH3 结构域被死亡相关蛋白激酶(death-associated protein kinase,DAPK)磷酸化后,Beclin-1 与 Bcl-XL 的结合力下降,促进细胞自噬。当氧化应激发生时,Bcl-2 的磷酸化使复合物 Beclin-1/Bcl-2 解离,将 Beclin-1 释放出来激活自噬。

3. Akt/PKB 信号通路　Akt 激酶,又称作蛋白激酶 B(PKB),是磷脂酰肌醇 3 激酶(PI3K)通路的主要效应物。其中,Ⅰ 型 PI3K 通路(class Ⅰ PI3K)主要通过 Akt 参与自噬的负向调控。在自噬过程中,class Ⅰ PI3K 通过使底物磷脂酰肌醇磷酸(phosphatidylinositol phosphate,PIP)、PIP$_2$ 磷酸化生成 PIP$_3$,PIP$_3$ 作为细胞膜上第二信使,与细胞内信号蛋白 PDK1 和 Akt 结合,使 Akt 磷酸化而活化。活化的 Akt 激活自噬负性调节因子 mTORC1 激酶,进而对自噬发挥抑制作用。而肿瘤抑制因子 PTEN(磷脂酶和张力蛋白同源物,一种磷酸酶)可使 PIP$_3$ 发生去磷酸化,从而解除 class Ⅰ PI3K/Akt 途径对自噬反应的抑制,激活细胞自噬。

4. AMPK 信号通路　AMPK 是细胞内主要的能量感受器。在能量应激条件下,AMP/ATP 之比升高激活 AMPK,活化的 AMPK 可直接磷酸化 ULK1 而启动自噬,但这种激活也能被 mTORC1 依赖的磷酸化所抑制。AMPK 还可通过使 mTORC1 复合体中的 Raptor 亚基去磷酸化而激活自噬。此外,结节性硬化复合物 1(tuberous sclerosis 1and 1,TSC1)和 TSC2 异二聚体复合物是 mTORC1 上游的重要负性调控因子,而 AMPK 可直接磷酸化 TSC2 并激活 TSC,从而衰减 mTORC1 途径,解除 mTORC1 对细胞自噬的抑制。

5. p53 信号通路　p53 作为关键的肿瘤抑制因子,也是调控细胞自噬的重要因子,其对自噬的调控是细胞受到外界环境刺激产生的应激反应中的重要组成部分。目前研究发现不同亚细胞定位的 p53 对细胞自噬产生截然相反的双重调节的作用。在细胞核中的 p53 可通过转录依赖性途径上调细胞自噬水平;而在细胞质中的 p53 对细胞自噬具有负性调节作用,可抑制细胞自噬的发生。

细胞受到外界刺激发生 DNA 损伤或其他应激情况时,细胞核中的 p53 作为转录因子反式激活 mTOR 上游抑制因子,如 TSC2、DAPK1、PTEN、损伤相关自噬调节因子 1(damage-regulated autophagy modulator 1,DRAM1)等使细胞自噬水平上调,但有些具体机制还未完全清楚。p53 还可以通过作用于 AMPK 的 β1 和 β2 亚单位而活化 AMPK,或诱导 Sestrin1/Sestrin2 表达,使之与 AMPK 的 α 亚基作用磷酸化 AMPK 的 Thr172,从而激活 AMPK。而 AMPK 的活化又可以通过作用于 ULK1 和 mTORC1 而激活自噬。p53 还能激活促凋亡蛋白 Bcl-2 家族成员,如 Bad、Bax、BNIP3 等,通过解除 Bcl-2/Bcl-XL 与 Beclin-1 之间的抑制作用而促进细胞自噬。细胞质中基础水平的 p53 就能够抑制自噬的发生。并且通过基因敲除、RNA 干预和化学药物等方法抑制 p53 的活性,均发现细胞自噬水平显著提高,证实了 p53 通过胞质作用而并非细胞核作用抑制自噬。这有可能是因为胞质里的 p53 受抑制后不能有效地激活对细胞自噬产生抑制作用的 mTOR 通路。然而,目前关于细胞质中 p53 抑制自噬的具体机制尚不十分清楚。

除上述信号通路对自噬起主要调控作用外,尚有大量通路与分子参与自噬的过程。例如,死亡相关蛋白激酶(DAPK)/DAPK 相关蛋白激酶1(DAPK-related protein kinase-1,DRP-1)过表达在 p53 功能缺失的肿瘤细胞中诱导自噬,并可能直接参与吞噬泡的形成过程。JNK-1 信号通路作为与饥饿有关的自噬调控通路,当饥饿激活 JNK-1 激酶时,可使 Bcl-2 磷酸化,阻碍 Beclin-1 与 Bcl-2 复合物的形成而启动自噬。三磷酸肌醇(IP$_3$)能通过与内质网表面受体结合,促进内质网内的钙离子释放,激活钙依赖的蛋白酶家族,通过裂解并激活 Gsα 产生大量环磷酸腺苷(cAMP)抑制自噬。此外,游离脂肪酸能通过 EIF2AK2/PKR 依赖途径使 EIF2S1/eIF2α 和 MAPK8 激活,或使 TORC1 受到抑制,从而增强自噬水平。

二、细胞自噬的检测方法

细胞自噬是多种基因和多个信号通路参与调控的、动态的细胞生理或病理性过程,目前尚无普遍适用的自噬检测统一标准,往往需要根据自噬发生的情况及发生的细胞、组织、器官种类而采用多种检测方法,来对细胞自噬的活性进行综合判断。

1. **透射电子显微镜技术** 透射电子显微镜是观察自噬现象最直接、最经典、最值得信赖的方法之一。通过透射电镜可观察到自噬的形态特征,适用于检测选择性和非选择性自噬。自噬在发展过程中依次形成特殊的结构,因此在电子显微镜下呈现不同的形态特征。首先,吞噬泡呈新月状或杯状,双层或多层膜,有包绕胞质成分的趋势,细胞的胞质内可出现受损的细胞器(线粒体、内质网片段等);随后,在细胞核周部位,出现具有双层膜、内含完整的胞质成分和/或受损细胞器的泡状结构,即自噬体;自噬溶酶体通常仅有单层膜,包含细胞质和/或尚未完全降解的细胞器。

随着自噬研究的深入与电子显微镜技术的发展,科学家发明了通过免疫金电镜技术对细胞自噬的结果进行定量分析,通过图像分析软件自动测量所有采集图片中自噬囊泡的面积,并结合数学方法来校正采集结果,最终通过计算原自噬体的大小来反映自噬的活动。

2. **标志性蛋白质轻链3(light chain 3,LC3)的检测** 由于在自噬发生过程中,细胞内新合成的 LC3 前体经过 Atg4 的剪切和修饰后,变成胞质可溶性的形式 LC3-Ⅰ,而后经过 Atg7 和 Atg3 的加工与修饰后与吞噬泡膜表面的磷脂酰乙醇胺(PE)结合形成脂质化形式的 LC3-Ⅱ,并定位于吞噬泡的膜表面成为自噬体的标志分子。因此,可以利用免疫印记技术和免疫荧光染色技术分析 LC3-Ⅱ蛋白的定量变化来获得细胞自噬活动的情况。

此外,利用荧光标记技术标记 LC3,当细胞发生自噬时,胞质内均匀弥散分布的可溶性 LC3-Ⅰ呈点状荧光分布,而 LC3-Ⅱ定位于吞噬泡膜表面而呈聚集状荧光。因此在荧光显微镜下观察,根据点状聚集的密集程度来判断细胞自噬的情况,该现象是自噬增强的重要标志,并被广泛地应用于细胞自噬的检测。

3. **单丹磺酰戊二胺** 单丹磺酰戊二胺(monodansylcadaverine,MDC)是自噬体囊泡示踪剂,能与自噬体囊泡膜上的第二个泛素样反应系统(LC3/Atg8)特异性结合,经 MDC 特异性染色后带有自噬体的细胞,可采用流式细胞术、荧光显微镜或酶标仪来检测细胞中 MDC 染料的结合量,以此来反映细胞自噬过程是否发生,以及自噬体的形成数量。然而,MDC 与胞质内酸性液泡以及溶酶体也可结合,因而该方法不具有特异性,需要通过其他方法确定自噬效应后,再进行 MDC 检测。

4. **自噬通量的检测** 自噬通量是指细胞自噬整个过程的检测,包括吞噬泡出现、自噬体的延伸与形成,并将内含物运输到溶酶体,与溶酶体融合形成自噬溶酶体,以及自噬体的降解和再循环,通常被定义为自噬降解活性的量度。目前自噬通量的检测方法包括以下几种情况:①在溶酶体抑制剂的存在下,检测自噬标志蛋白 LC3-Ⅱ和绿色荧光蛋白(green fluorescent protein,GFP)-LC3 的水平。LC3 与 GFP 结合成后的 GFP-LC3 与 LC3 功能相同,且 GFP 对溶酶体水解酶的降解有相对抗性,可作为自噬产物累积在液泡,因此可通过监控液泡输送和 GFP-LC3 后续的分解而示踪自噬通量。②检测 SQSTM1/p62 蛋白水平的变化。这是由于 p62 蛋白具有连接 LC3 蛋白和泛素化底物的作用,并且被自噬途径所降解,因此通过检测 p62 蛋白的变化情况可以直接反映细胞的自噬活性。③利用 GFP 和红色荧光蛋白(red fluorecent protein,RFP)串联标记 LC3。GFP 是酸敏感型蛋白,由于自噬溶酶体内部的酸性环境可导致 GFP 淬灭。单体红色荧光蛋白(monomeric red fluorescent protein,mRFP)是稳定的荧光表达基团,通过串联 GFP-mRFP-LC3 来评估自噬通量,即利用 mRFP 标记及追踪 LC3,利用 GFP 的减弱来指示溶酶体与自噬体的融合形成自噬溶酶体,此时只能检测到红色荧光。这种串联的荧光蛋白表达载体系统直观清晰地指示了细胞自噬流的水平。④利用放射性同位素标记来定量自噬依赖性长寿命蛋白降解水平。根据自噬机制主要负责降解长寿命蛋白的特性,利用同位素标记氨基酸,使得细胞合成的蛋白质被同位素标记。而后间隔一段时间后,待被标记的短寿命蛋白通过蛋白酶体途径降解后,通过检测培养上清中释放的自噬性降解产物的放射性活度即可反映细胞自噬水平。由于自噬通量是细胞内不断变化的一种动态过程,其检测过程中往往存在技术稳定性差、检测手段单一、缺乏良好对照等情况。

近年,技术人员又开发了较传统方法更灵敏的 Cyto-ID 荧光分光光度测定法,它能够通过对 Cyto-ID 染色隔离膜的测量来估算自噬通量;以及通过应用流式细胞仪对果酸标记的自噬长寿蛋白降解的量化来估计自噬通量的方法。

三、细胞自噬与细胞凋亡及坏死的关系

1. 细胞自噬与凋亡的关系 细胞凋亡与自噬性细胞死亡作为 PCD 的两种主要形式,虽然从代谢途径和形态学特征上存在着明显的差别,但是越来越多的证据表明,自噬和凋亡之间存在相互影响及相互制约的关系。研究两者的交互作用,将有利于进一步揭示包括肿瘤等疾病的发生与发展机制。总结起来,自噬和凋亡之间存在着三种不同类型的交互作用关系。第一种情况,自噬拮抗细胞凋亡而促进细胞存活的效应。例如,细胞遭遇能量危机时,通过自噬消化受损的细胞器或变性的大分子物质为细胞提供能量和营养。自噬通过降解未折叠的蛋白来维护内质网功能,限制了 ERS 反应诱发的细胞凋亡。第二种情况,自噬和凋亡互相协同,共同促进细胞死亡。这表现在诱导凋亡与自噬的刺激常有重叠,例如神经酰胺、三氧化二砷等抗肿瘤药物既可以诱导肿瘤细胞的凋亡,也提高肿瘤细胞的自噬性细胞死亡。如细胞致死性刺激持续存在,自噬过度激活而不能有效修复损伤时,则可作为凋亡的上游调节因子,直接激活细胞凋亡。而当 caspase 酶活性被抑制或 Bax 等促凋亡蛋白被沉默,细胞凋亡功能缺陷时,细胞就向自噬性细胞死亡方向转化。第三种情况,自噬并不直接诱导细胞凋亡,但却参与细胞凋亡的调控,保障凋亡顺利进行。例如细胞在营养匮乏的情况下,通过上调自噬维持胞内 ATP 水平,使得胞内磷脂酰丝氨酸向胞外暴露释放出凋亡信号而促进凋亡的发生。凋亡小体形成初期,膜起泡过程依赖于 ATP 驱动肌动球蛋白收缩,如若抑制自噬会阻碍这类 ATP 依赖性凋亡的发生。

凋亡与自噬的多重交互作用是因其存在共同的信号通路和调节分子,研究人员将其称为交互作用调节子,主要包括 Bcl-2 家族蛋白、caspase、Atg 及 p53 蛋白。Bcl-2 家族蛋白动态调控凋亡与自噬,主要是 Bcl-2/Bcl-XL 与 Beclin-1 结合构成复合体而抑制 Beclin-1 激活的自噬;但当 BH3-only 促凋亡蛋白如 Bad、BNIP3、Puma 竞争性结合 Bcl-2/Bcl-XL 时,则使 Beclin-1 从复合物中被释放而诱发自噬。最新研究发现,Bcl-2 蛋白家族对自噬的抑制主要依赖于固有凋亡途径功能的完整性。抗凋亡蛋白 Bcl-2、Bcl-XL、Mcl-1 不会直接影响自噬,而是通过抑制 Bax、Bak 方式间接发挥作用。

凋亡相关 caspase 家族蛋白可与自噬相关蛋白相互作用。caspase-3 通过剪切灭活 Beclin-1 抑制自噬促发凋亡;死亡受体介导的凋亡途径中死亡诱导信号复合体(DISC)可在自噬体膜上组装,应用蛋白酶抑制剂等抑制自噬,会促进 DISC 形成而进一步激活 caspase-8 寡聚化诱导凋亡;T 细胞研究中发现,caspase-8 缺陷或 FADD 缺陷的 T 细胞其凋亡受抑,而自噬功能上调;Beclin-1 可通过提高 caspase-9 活性而增强凋亡诱导剂的作用。

自噬可通过 Atg5 和 Atg12 诱导细胞凋亡。Atg5 可被钙蛋白酶剪切,使得 Atg5 片段以一种未知的机制从胞质转位到线粒体上,与抗凋亡蛋白 Bcl-XL 结合,促发线粒体细胞色素 C 的释放和 caspase 的活化。研究发现,Atg12 不仅是 caspase 激活所必需;因其具有 BH3 样结构域,它还可通过竞争性结合的方式中和 Bcl-2、Mcl-1 的抗凋亡能力。

凋亡和自噬的交互作用也受到抑癌基因 p53 在转录水平上的调控。p53 可上调促凋亡基因如 Bax、Puma、Noxa 的转录,抑制抗凋亡基因 Bcl-2 转录而促进凋亡发生,进而解除对 Beclin-1 的抑制作用,促进自噬。另一方面,核内 p53 可转录激活 DRAM 诱导自噬,再通过 DRAM 作用指挥细胞在基因毒性压力反应

下走向凋亡。

随着研究的广泛和深入,其他交互作用调节子也相继被发现,如 E2F-1、NF-κB 及 miRNA 都在转录水平上发挥双重调控作用;JNK、PI3K/Akt/mTOR 等激酶信号传导通路也被证实参与自噬与凋亡的交互作用。

2. 细胞自噬与坏死的关系　众多可诱导细胞凋亡发生的因素,同样也可以引起细胞坏死。因此,与凋亡和自噬的关系类似,这些促细胞死亡因素如果被自噬清除,这对坏死的抑制同样是有利的。因此,细胞自噬在一定程度上,可以抑制细胞坏死的发生。此外,促进细胞坏死进程的一些激酶的活化常需要消耗 ATP,例如 PARP 激酶,加重了 ATP 耗竭所启动的坏死进程,而自噬通过细胞内能量的维持可以缓解坏死的压力。自噬对病原微生物的直接清除功能也对细胞坏死的发生有预防或延缓的作用。一些能够抑制细胞自噬的细胞因子或信号通路也参与到细胞坏死的负性调控中,如蛋白激酶 JNK、Bcl-2 家族蛋白、Akt/PKB 信号通路等。虽然相关的具体机制还不清楚,但是在有些情况下,细胞自噬也是细胞坏死发生的必要条件。

四、自噬的意义

真核生物中,细胞自噬是促使细胞存活的自我保护机制。一方面,细胞通过自噬降解自身细胞器或生物大分子,可以缓解代谢压力,如营养或生长因子缺乏、处于低氧环境等,为细胞提供能量与生物合成的材料;另一方面,自噬不仅可以清除细胞内的病原体来抵御病原的入侵,还可以降解错误折叠蛋白及受损的细胞器,维持了细胞内稳态,实现了细胞的自我保护。然而,过度的自噬又将导致自噬性细胞死亡。自噬对细胞的双重作用导致其在人类疾病中起到双刃剑的作用,它与心血管疾病、神经变性疾病、过敏性疾病及肿瘤等的发生发展有着密切关系。

1. 自噬与心血管疾病　许多刺激因素,如缺血、缺氧可导致心肌细胞内的活性氧急剧升高,激活自噬通路诱导心肌细胞自噬的发生,一定程度的自噬可以加快血管生成的速度与程度,对血液循环、心脏正常功能有保护作用,避免心脏重构与心力衰竭的发生;而缺血缺氧持续存在,自噬被过度激活,可能会误将正常细胞器也清除掉,导致心肌死亡,加剧动脉粥样斑块及血栓的形成。

在动脉粥样硬化(atherosclerosis,AS)发生的早期,促 AS 因子——氧化低密度脂蛋白(oxidized low density lipoprotein,ox-LDL)刺激动脉内膜释放 IFN-γ、TNF-α 等细胞因子,进一步激活血管平滑肌细胞的自噬,促进细胞内各物质循环及损伤血管壁的修复;但在 AS 发生后期,粥样斑块成熟加剧,血管细胞自噬已不足以去除有害物质,进而导致冠状动脉综合征的发生。此外,线粒体自噬对心肌细胞 Toll 样受体 9(Toll-like receptor 9,TLR9)起一定的保护作用,阻碍其介导炎症反应的发生,进一步防止心肌炎和扩张型心肌病。

2. 自噬与肿瘤　自噬在肿瘤中的作用也体现着双重性。自噬抑制肿瘤主要体现在肿瘤的发生及治疗过程中:当细胞代谢废物不断堆积时,*Beclin-1* 基因激活而启动自噬,清除胞内损坏的细胞器和错误折叠的蛋白质,维持遗传物质的稳定性,从而抑制肿瘤的发生。另一方面,某些抗肿瘤治疗药物,如被广泛应用于乳腺癌治疗的他莫昔芬可能通过上调 *Beclin-1* 的表达,激活肿瘤细胞自噬而发挥抗肿瘤作用。

自噬保护肿瘤主要表现为自噬能够为肿瘤生长繁殖提供营养基础。Tor 激酶是抑制自噬的关键蛋白,它能够感受细胞内 ATP 水平变化。随着肿瘤细胞的不断增殖,肿瘤细胞的乏氧状态被 Tor 感知,刺激癌细胞通过自噬来获得能量得以生存。

3. 自噬与自身免疫性疾病　自身免疫性疾病是指机体对自身抗原发生免疫反应而导致自身组织损害和器官功能障的疾病。发生自身免疫性疾病时,细胞自噬可以清除病原体和坏死组织,避免炎症的产生,如果细胞自噬功能障碍,就会使自身免疫性疾病进展加重。细胞自噬参与调控自身免疫性疾病的主要基因有 *mTOR*、*IL-10*、*Atg5*、*Atg7* 以及 *Atg16L*。例如,在系统性红斑狼疮(systemic lupus erythematosus,SLE)和 1 型糖尿病患者的淋巴细胞中存在 mTOR 异常激活现象,这可能抑制了细胞自噬相关的功能,导致细胞自噬参与的凋亡小体的清除受阻,而凋亡小体增多又是导致自身抗原持续产生的重要原因。基因组分析显示,*Atg5* 基因座上至少 5 个 SNPs 位点与 SLE 易感性有关,并且除外 *Atg5* 是 SLE 易感基因,*Atg7* 和 *IRGM*(免疫相关的 GTP 酶家族 M)也是 SLE 易感基因。

类风湿性关节炎(rheumatoid arthritis,RA)的重要病因是机体对环瓜氨酸肽的自身免疫反应,抗环瓜氨酸肽抗体产生是 RA 患者特异性生物指标,该病发病机制与免疫细胞异常活化密切相关。细胞自噬基因 *Atg5* 在环瓜氨酸肽的抗原呈递中起作用,自噬抑制剂能减少环瓜氨酸肽修饰蛋白的产生。此外,炎症细胞因子 TNF-α 上调细胞自噬作用,细胞自噬对滑膜成纤维细胞和破骨细胞具有抗凋亡促存活的作用,而破骨细胞增生正是导致 RA 患者骨质吸收、骨骼变形的重要因素。

4. 自噬与神经退行性疾病 多种因素可以造成神经退行性病变。神经退行性病变主要包括帕金森综合征、阿尔茨海默病、肌萎缩侧索硬化和亨廷顿病等。神经退行性疾病特征性标志是错误折叠蛋白和聚集体的形成,导致细胞毒性和细胞蛋白质稳态破坏,使神经细胞进行性变性死亡。自噬对维持神经元正常代谢十分重要,自噬功能发生改变是引起神经系统内异常聚集的病理性蛋白清除障碍,导致神经退行性疾病的原因。

阿尔茨海默病(Alzheimer disease,AD)病理基础主要是神经细胞内神经纤维结的缠绕和 β-淀粉样蛋白(Aβ)及 Tau 蛋白的大量蓄积所致的神经元减少。实验证实,AD 患者其脑内远端轴突的自噬应激增强,这有助于清除受损的细胞器及有害物质,但随着有害物质的不断堆积,自噬通量逐渐受阻,自噬泡不能与溶酶体相结合促进了 AD 的病情发展。帕金森病(Parkinson disease,PD)是以黑质多巴胺能神经元选择性退化为特征的神经变性疾病。用自噬激活剂海藻糖作用于 PD 模型证实,PD 的症状与 p38 MAPK 途径的激活导致自噬下调,异常蛋白蓄积有关。肌萎缩侧索硬化(amyotrophic lateral sclerosis,ALS)是运动神经元过早损失的一类疾病。发病机制虽不清楚,但研究者多认为与多种自噬相关基因的突变,导致病理性TDP43 清除障碍,大量蓄积密切相关。

第四节 细胞程序性死亡的其他形式

当机体内环境受到破坏时,细胞程序性死亡(PCD)用来平衡正常细胞与损伤细胞的比例以维持机体内环境的稳态。过去认为细胞凋亡是 PCD 死亡的主要形式,然而随着对 PCD 认识的不断深入,人们发现它还包括前述的自噬性细胞死亡,以及坏死性凋亡、细胞焦亡和铁死亡等多种形式。

一、坏死性凋亡

坏死性凋亡是近些年新发现的一种形态学类似于坏死的细胞程序性死亡。在坏死性凋亡的发生过程中,受体结合丝氨酸/苏氨酸蛋白激酶 3(receptor-interacting serine/threonine kinase 3,RIPK3)及其底物混合谱系激酶结构域样蛋白(mixed lineage kinase domain-like protein,MLKL)是关键分子,磷酸化的 MLKL 异位至细胞膜的内侧,并破坏细胞膜的完整性是关键步骤。当依赖于 caspase 调控的细胞死亡途径被阻断时,坏死性细胞凋亡作为一种备用的细胞程序性死亡方式被激活。其在形态上与坏死细胞极为相似,表现为细胞器肿胀、胞膜完整性丧失、线粒体功能障碍和核染色质缺失。坏死性凋亡由于细胞膜的破裂,大量细胞内容物泄漏,使得大量的炎细胞浸润与激活,导致并加剧周围组织的炎症反应。

(一)坏死性凋亡的发生过程

首先,肿瘤坏死因子 α(TNF-α)与细胞膜表面的肿瘤坏死因子受体 1(tumor necrosis factor receptor 1,TNFR1)识别后,TNFR1 的构象会发生改变并招募肿瘤坏死因子受体相关死亡结构域蛋白(TNFR-associated death domain protein,TRADD)和丝氨酸/苏氨酸蛋白激酶 1(receptor serine/threonine kinase,RIPK1)形成复合体。TRADD 和 RIPK1 在此相当于支架蛋白作用,进而继续募集 TRAF2、细胞凋亡抑制蛋白 1(cellular inhibitor of apoptosis protein 1,cIAP1)和 cIAP2,从而在细胞膜上形成包含 TRADD、RIPK1、TRAF2、cIAP1/cIAP2 的复合体 I(complex I)。

复合体 I 中的各种组分发生的泛素化有助于稳定细胞膜上的复合体 I 而抑制复合体 II(complex II)的形成,进而促进细胞的存活。当来自复合体 I 中各组分的泛素化受到抑制时,复合体 I 各组分会从细胞膜上释放形成复合体 II。复合体 II 有复合体 II a 和复合体 II b 两种形式,即 TRADD 依赖性(复合体 II a)和 RIPK1 依赖性复合体(复合体 II b)。当去泛素化酶 A20 或 Cylin-dromatosis(CYLD)使复合体 I 中的

RIPK1 去泛素化时可引起复合体 I 裂解,并游离出 RIPK1 和 TRADD。游离的 RIPK1 与细胞内 Fas 相关死亡结构域蛋白(Fas-associated protein with death domain,FADD)、caspase-8 结合形成复合体 II a,激活 caspase-8 及其下游的一系列 caspase,活化的效应 caspase 切割多种底物蛋白使细胞进入凋亡途径。然而,当细胞内 caspase-8 激活受阻时,RIPK3 不能被 caspase-8 切割,而与 RIPK1 相互结合形成复合体 II b,即 RIPK1-RIPK3 坏死复合体(necrosome)。在坏死复合体中,RIPK1 磷酸化激活 RIPK3,一旦被激活,RIPK3 在 T357 位点和 S358 位点磷酸化 MLKL,这些残基的磷酸化导致 MLKL 的构象转变并导致其四螺旋束结构域的暴露,进而导致其通过 N 端结构域(支架区域)发生寡聚化,后易位至细胞质膜,最终直接或间接破坏细胞质膜而导致坏死性凋亡的发生。

(二)坏死性凋亡的调控机制

坏死性凋亡的机制复杂,具体的调控机制尚不清楚。但 RIPK1 的泛素化可抑制凋亡和坏死性凋亡的发生,促进细胞存活。目前已知 RIPK1 可以通过两种机制促进细胞存活:①帮助细胞 FLICE 抑制蛋白(cellular FLICE inhibitory protein,cFLIP)募集到 caspase-8,从而导致 caspase-8 失活;②促进 NF-κB 的激活和促进存活基因的产生。此外,RIPK1 可被去泛素化酶 A20 和 CYLD 去泛素化,使 RIPK1 降解,从而无法激活 NF-κB 信号。复合体 I 中 IKKα/IKKβ 使 RIPK1 磷酸化可以阻止 RIPK1 激酶依赖性复合体 II b 的形成,同时也阻止 RIPK1 激酶依赖性坏死复合体的形成,阻止 RIPK1 激酶依赖性的细胞死亡。此外还有研究发现,细胞质视黄酸受体 γ(retinoic acid receptor gamma,RARγ)对于启动 RIPK1 介导坏死性细胞凋亡是必不可少的。RARγ 通过介导 RIPK1 与 TNFR1 的解离而抑制复合体 II 的形成,从而抑制坏死性凋亡。

以上为影响复合体 I 活性的调控机制,类似的调控机制同样作用于复合体 II 上,从而避免错误的坏死性凋亡的发生。已有研究表明,被磷酸化激活的 RIPK3 通过 FHA 结构域可与 E3 泛素连接酶 Pellino 1(E3 ubiquitin ligase Pellino 1,PELI1)相互作用。PELI1 是一种调节因子,可以使 RIPK3 发生蛋白酶体依赖性降解,从而最大限度地减少细胞发生坏死性凋亡。此外,MLKL 的激活也受到肌醇磷酸(inositol phosphate,IP)激酶的调节。在 IP 激酶突变细胞中,尽管 RIPK3 可以磷酸化 MLKL,但 MLKL 却不能定位到细胞膜上,从而抑制坏死性凋亡。

(三)坏死性凋亡的病理意义

坏死性凋亡与多种疾病相关,和坏死性凋亡相关疾病的第一个证据源于坏死性凋亡小分子抑制剂 Necrostatin-1(Nec-1)的发现。Nec-1 是 RIPK1 激酶抑制剂,已有大量证据表明,给予 Nec-1 可以抑制多种疾病模型中的细胞程序性死亡从而降低疾病致死率。这些疾病包括,炎症相关疾病、肿瘤、心肌梗死、中枢神经系统退行性病变、动脉粥样硬化、缺血再灌注损伤等。因此未来对于研究坏死性凋亡和其他形式细胞程序性死亡的相互联系将为深入研究细胞死亡在各种疾病的发病机制中的作用打下理论基础,并将为开发相关分子靶点的药物提供有价值的线索和手段。

二、细胞焦亡

细胞焦亡(pyroptosis)是近年来发现的一种由炎性小体激活促炎性 caspase 所引发的细胞程序性死亡。它依赖于 caspase-1 或 caspase-4/5/11 的激活,而后切割执行蛋白 GSDMD(gasdermin D),使细胞膜孔隙形成、细胞肿胀、细胞膜破裂,导致细胞死亡、胞内容物及 IL-1β 和 IL-18 等促炎因子的释放,继而放大局部及全身炎症反应。细胞焦亡是机体中主要的非特异性防御机制,在拮抗外部病原体入侵和感知内源危险信号中发挥着不可替代的作用。

(一)细胞焦亡的经典与非经典途径

1. **经典的细胞焦亡途径** 该途径主要依赖于炎性小体激活的 caspase-1。当病原体等外源性或内源性刺激因素入侵宿主细胞时,细胞表面或内部的特异性模式识别受体(pattern recognition receptors,PRRs),包括 Nod 样受体(Nod-like receptor,NLR)、Toll 样受体(Toll-like receptor,TLR)、RIG 样受体(RIG-like receptor,RLR)和 C 型凝集素受体(C-type lectin receptors,CLR),能够识别病毒的核酸、细菌的细胞壁成分等病原体相关分子模式(pathogen associated molecular patterns,PAMPs)结构或活性氧、腺苷三磷酸等内源性危险相关分子模式(danger-associated molecular patterns,DAMPs)结构并与之结合;而后与含有核苷酸结合寡聚结构域(nucleotide binding oligomerization domain,NACHT)、亮氨酸重复序列(leucine rich repeat,LRR)、胱天蛋白酶激活募集结构域(caspase activation and recruitment domain,CARD)结构域的蛋白结合形成多聚体蛋白复合物炎性小体(inflammasome)。至今发现多种类型的炎性小体存在,包括含 NLR 家族 Pyrin 域蛋白 1(nucleotide-binding domain and leucine-rich repeat pyrin-domain containing protein 1,NLRP1)、NLRC4、黑素瘤缺乏因子 2(AIM2)、Pyrin、NLRP3 炎性小体等,不同类型炎性小体分别对不同类别和程度的危险刺激产生应答。

炎性小体中的接头蛋白凋亡相关斑点样蛋白(apoptosis-associated specklike protein containing CARD,ASC)含有 CARD 和 PYD 结构域,通过 CARD-CARD 和 PYD-PYD 方式相结合,能够作为双重接头蛋白分子将炎性小体与 caspase-1 连接起来,将二聚体形式的 caspase-1 前体裂解,形成具有催化活性的 caspase-1。Caspase-1 具有剪切 IL-1β、IL-18 和 GSDMD 使其活化的能力,其中 GSDMD 是启动细胞焦亡的重要介质。GSDMD-N 端能插入细胞膜诱导形成细胞膜孔道,细胞逐渐膨胀至破裂,细胞发生渗透性崩解及大量胞内容物释放。

2. 非经典细胞焦亡途径 大量研究发现,细胞中还存在非依赖 caspase-1 的细胞焦亡途径,与经典途径不同,非经典焦亡途径依赖于 caspase-4、5、11 的激活。人源 caspase4、5 与鼠源 caspase-11 具有同源性,并表现出相同的功能。在细菌等危险信号的刺激下,caspase-11 的 CARD 结构域可直接识别细菌内毒素壁脂多糖(lipopolysaccharide,LPS)组分中酰化脂质 A 部分并与之结合,进而促进其自身寡聚化而表现出蛋白酶活性,活化的 caspase-11 可直接切割 GSDMD 诱导细胞焦亡。此外,随着研究的不断深入,一些新的分子机制逐渐被发现。缝隙连接蛋白 1(pannexin-1)是细胞膜上的通道蛋白,控制小分子物质进出,在非经典焦亡途径的脂多糖免疫应答过程中发挥重要作用。激活的 caspase-11 可剪切修饰 pannexin-1 蛋白打开通道,促使胞内 ATP 的释放来激活 ATP 敏感的胞膜 P2X7 受体,引起非选择性 P2X7 阳性离子通道开放,继而胞内的 K^+ 外流,胞外的 Na^+ 和 Ca^{2+} 内流,打破细胞膜内外离子平衡,细胞发生渗透性肿胀进而膜破裂,最终导致细胞死亡。此外,pannexin-1 还可能通过 K^+ 外释激活 NLRP3 炎症小体,进而参与 caspase-1 的活化及 IL-1β 的释放。

(二)细胞焦亡的形态特征

细胞焦亡在形态学上兼具细胞坏死和凋亡的部分特点。细胞焦亡最显著的特征是质膜完整性丧失和胞质物质释放到细胞外环境,这一特征与细胞坏死相似。发生焦亡的细胞胞膜上形成 1~2nm 的孔隙,细胞逐渐膨胀,胞膜溶解,细胞发生渗透性崩解。而细胞核的完整性保持不变,在细胞核周围形成球形囊泡。与细胞凋亡的形态学特征相似,胞核内染色质 DNA 出现降解,因此,在末端脱氧核苷酸转移酶介导的生物素脱氧尿嘧啶核苷酸缺口末端标记法检测(TUNEL 检测)时显示阳性。

(三)细胞焦亡的意义

细胞焦亡现象最早是在细菌感染的巨噬细胞中被发现,其与感染性疾病密切相关。例如在沙门菌、李斯特菌、志贺菌、军团菌等细菌感染的疾病中,细胞焦亡过程中产生的多蛋白复合物炎性小体介导 caspase-1 激活,通过 IL-1β、IL-18 清除机体胞内病原微生物,抑制细菌在细胞内的繁殖,介导宿主的保护作用。在登革病毒感染引起的急性传染病以及腺病毒等病毒性感染性疾病中,细胞焦亡介导了被病毒感染的巨噬细胞的死亡。HIV 感染,使得大约 95% 处于静息状态的 $CD4^+T$ 细胞引发细胞焦亡而死亡。因此,对于 HIV 患者来说,抑制淋巴组织中 $CD4^+T$ 细胞焦亡的发生,可提高针对宿主而不是病毒的新型"抗艾滋病"疗法的可能性,是具有潜力的辅助治疗策略之一。

细胞焦亡尚参与多种非感染性疾病的发生与发展,这其中包括动脉粥样硬化、神经系统疾病、缺血再灌注损伤、糖尿病心肌病、痛风性关节炎以及肿瘤等。主动脉血管内皮细胞及巨噬细胞的焦亡参与动脉粥样硬化病变的发生与进展,并且 NLRP3 炎性小体及 caspase-1 等细胞焦亡相关的重要功能分子是促进动脉粥样硬化形成的重要因素。脑缺血性疾病、癫痫等神经系统疾病的发生也与 caspase-1 激活密切相关。由 β-淀粉样蛋白(Aβ)激活 NLR 炎性小体诱发的细胞焦亡可能是神经系统退行性疾病阿尔茨海默病的关键致病因素。动物实验中证实,NLRP3 炎性小体激活及细胞焦亡可诱发肝脏炎症与纤维化,这可能是肝脏损伤的一种新机制。通过深入研究细胞焦亡发生的分子机制,可能有助于我们进一步了解细胞程序性死亡的多样性,并对临床病原体感染的防治、自身免疫性疾病等非感染性疾病的诊疗以及新药的设计与开发提供新的思路。

三、铁死亡

铁死亡(ferroptosis)一词于 2012 年首次提出,是一种非凋亡性的新型细胞死亡形式,其特征是细胞内铁依赖的脂质过氧化物蓄积引起的细胞死亡,其在形态、生化改变等方面均与典型的坏死、凋亡和自噬不同,具有其独特性。铁死亡与多种生物过程密切相关,包括氨基酸、铁和多聚不饱和脂肪酸的代谢,以及谷胱甘肽、磷脂、还原型烟酰胺腺嘌呤二核苷酸磷酸(reduced nicotinamide adenine dinucleotide phosphate, NADPH)和辅酶 Q10 的生物合成等。

(一) 铁死亡的分子机制

铁死亡主要是细胞内脂质活性氧生成与降解的平衡失调所致。当细胞抗氧化能力降低,脂质活性氧堆积,就能引起细胞氧化性死亡,即铁死亡。铁死亡可以被多种化合物所诱导,通过不同的信号通路最终抑制谷胱甘肽过氧化物酶(glutathione peroxidase,GPx)的活性,降低细胞抗氧化能力,致使脂质过氧化反应增加,脂质活性氧增多。

1. 作为细胞内重要的抗氧化剂,谷胱甘肽(glutathione,GSH)的水平影响活性氧的清除效率,而胞内半胱氨酸的耗竭,可导致 GSH 合成减少。胱氨酸/谷氨酸逆转运体(cystine/glutamate antiporter system,system Xc-)是由跨膜蛋白溶质载体家族 7 成员 11(solute carrier family 7 member 11,SLC7A11)和 SLC3A 组成的异二聚体。谷氨酸和胱氨酸以 1∶1 的比例在细胞膜两侧通过 system Xc-进行交换,进入胞内的胱氨酸再转化为半胱氨酸用于 GSH 的合成。当选择性抑制 system Xc-时,会导致细胞内 GSH 的合成减少,氧自由基堆积,最终引起细胞死亡。此外,GPx 家族成员(GPx1~GPx8),主要是 GPx4 在铁死亡中扮演重要角色。GPx4 作为 system Xc-的下游分子,是脂质过氧化过程的抑制蛋白,通过氧化 GSH 来降低细胞内 H_2O_2 和过氧化物的含量,并且可以增加维生素 C 的抗氧化作用。GPx4 活性受到抑制引起细胞内 H_2O_2 堆积,在铁的参与下产生氧自由基,也可引起细胞死亡。

2. 多不饱和脂肪酸(polyunsaturated fatty acid,PUFA)的丰度和位置决定了细胞中脂质过氧化的程度。研究表明,磷脂酰乙醇胺(phosphatidylethanolamine,PE)是铁死亡中发生过氧化反应的主要底物,其含有花生四烯酸(arachidonic acid,AA)或肾上腺酸(adrenic acid,AdA)。长链脂酰辅酶 A 合成酶 4(Acyl-CoA synthetase long-chain family member 4,ACSL4)可将 AA 或 AdA 活化为花生四烯酰-CoA 和肾上腺酰-CoA,再由溶血磷脂酰胆碱酰基转移酶 3(lysophosphatidylcholine acyltransferase 3,LPCAT3)将这些衍生物酯化为 PE,形成 AA-PE 和 AdA-PE 并入膜磷脂,最后被脂加氧酶(lipoxygenase,LOX)氧化为脂质氢过氧化物,通过破坏蛋白质与生物膜,执行铁死亡。

3. 铁代谢具有氧化还原活性的铁离子可通过催化可溶性脂质自由基的形成,以酶促或非酶促的方式氧化 PUFA。细胞内不稳定铁主要由 Fe^{2+} 组成,Fe^{2+} 产生的羟基自由基(·OH)是一种具有高度流动的水溶性活性氧,可启动脂质过氧化。此外,铁和铁的衍生物如血红素或铁硫簇,对活性氧产生酶如 NADPH 氧化酶(NADPH oxidase,Nox)、脂加氧酶(LOX)和线粒体电子传递链复合物的活性至关重要。而胞外铁的摄入、储存和利用可影响胞内有毒的游离铁水平。胞外铁可由血清中的转铁蛋白(transferrin,TF)与其受体介导的内吞作用转运至胞内。胞内过量的铁由铁蛋白(ferritin,FT)充当贮库来储存,并在需要时动员为游离铁。铁调节蛋白能精确感应胞内的铁稳态,在铁离子浓度下降时阻遏 FT 的合成。研究发现,敲除 TF 受体基因或上调胞质中铁离子储备库 FT 可以抑制铁超载和铁死亡的发生。影响铁代谢的蛋白,如热休克蛋白 B1 和 CDGSH 铁硫结构域 1(CDGSH iron sulfur domain-containing protein 1,CISD-1)等也可以对铁死亡的敏感性产生影响。

4. 除了上述铁死亡发生的主要机制外,其他机制也可能参与其中。在氧化应激状态下,甲硫氨酸可通过转硫途径转化为半胱氨酸,促进合成 GSH,协助 GPx 抑制脂质活性氧生成,避免氧化性细胞损伤。电压依赖性阴离子通道(voltagedependent anion-selective channel,VDAC)是转运离子和代谢产物的跨膜通道。已经有研究证实,铁死亡诱导剂可以与线粒体外膜上的 VDAC2 和 VDAC3 联结,改变线粒体膜通透性,降低通道对铁离子的敏感性,限制线粒体中的物质外流,引起线粒体功能障碍和大量氧化物质的释放,最终导致铁死亡的发生。此外,抑癌基因与铁死亡之间有着密切的联系。例如 *p53*,其可诱导细胞铁死亡的发生。在细胞应激状态下,*p53* 可通过抑制 *SLC7A11* 的转录来抑制 system XC-吸收胱氨酸,致使胱氨酸依赖的 GPx 活性降低,细胞抗氧化能力降低,从而使细胞对铁死亡更加敏感。

(二) 铁死亡的形态特征与意义

铁死亡的中心环节是以铁超载为主的铁代谢紊乱和脂质过氧化。在形态学上主要表现为细胞膜不破裂但膜上起泡、细胞变小变圆且相互之间分离;胞质内线粒体皱缩、线粒体膜密度增加且外膜破裂、线粒体嵴减少或消失;细胞核大小正常且无染色质凝集。

多种疾病如乳腺癌、胰腺癌等肿瘤、神经性疾病、代谢性疾病、器官缺血再灌注损伤、老年化疾病等均有铁死亡的参与。其中,铁死亡与恶性肿瘤的关系最为密切,部分肿瘤细胞对铁死亡诱导剂较为敏感。如双氢青蒿素可诱导头颈部鳞状细胞癌细胞的铁死亡,抑制肿瘤生长。目前,已有部分小分子化合物和美国食品和药物管理局(FDA)批准的药物用于诱导肿瘤细胞发生铁死亡。虽然迄今为止,铁死亡的众多生理机制尚未完全明确,但积极深入地探讨其潜在的机制及信号通路,更好地了解相关疾病的发生与铁死亡的关系,无疑将为相关疾病的诊疗提供新的靶点。

结　语

细胞死亡是有机体生命发展的必要生物学过程。细胞选择何种死亡方式,受外来刺激的种类、强度、持续时间、受累细胞 ATP 缺失的程度,以及细胞内基因程序性表达的调控。细胞死亡主要表现为两种形式,即细胞凋亡与细胞坏死。坏死是细胞受到极端的物理、化学刺激所发生的病理性、被动性的死亡过程。凋亡则是生理性或病理性、受特定基因调控的细胞主动性死亡方式。以往认为,细胞凋亡即为细胞程序性死亡,但随着研究的深入,近年来不断有新形式的细胞程序性死亡被发现,包括自噬性细胞死亡、坏死性凋亡、细胞焦亡、铁死亡等。自噬性细胞死亡是由细胞自我保护机制——自噬的过度激活而导致。随着研究的不断深入,人们越来越清晰地认识到,细胞凋亡、坏死、自噬性细胞死亡这三种细胞死亡过程通过互相联系、甚至重叠的信号通路进行交叉对话,最终的细胞命运是不同细胞死亡程序相互作用的结果。对于细胞死亡方式的更加深入的认识,以及它们交互网络的明晰,必将为人类对其相关疾病的认识与诊疗产生深刻影响。

(辛　颖)

主要参考文献

[1] 李玉林. 分子病理学[M]. 北京:人民卫生出版社,2002.

[2] HORST A. Molecular Pathology[M]. Boca Raton:CRC Press/Taylor & Francis Group,2017.

[3] 陈誉华. 医学细胞生物学[M]. 6 版,北京:人民卫生出版社,2018.

[4] 成军. 现代细胞凋亡分子生物学[M]. 3 版,北京:科学出版社,2018.

[5] LINKERMANN A,GREEN D R. Necroptosis[J]. The New England journal of medicine,2014,370(5):455-465.

[6] BERGSBAKEN T,FINK S L,COOKSON B T. Pyroptosis:host cell death and inflammation[J]. Nat Rev Microbiol,2009,7(2):99-109.

[7] MAIURI M C,ZALCKVAR E,KIMCHI A,et al. Self-eating and self-killing:crosstalk between autophagy and apoptosis[J]. Nature Reviews Molecular Cell Biology. 2007,8(9):741-752.

[8] GUDIPATY S A,CONNER C M,ROSENBLATT J,et al. ,Unconventional ways to live and die:cell death and survival in development,homeostasis,and disease[J]. Annual Review of Cell and Developmental Biology,2018. 34:311-332.

第八章

血管新生的分子病理学机制

血管广泛地分布在全身各组织中,输送营养,排泄废物,以保持机体正常的新陈代谢和生命活动。在生理条件下,人类的血管新生过程仅见于生长发育的胚胎组织、排卵及黄体形成期的卵巢、月经周期的子宫内膜及创伤愈合等一些特定器官组织,并且受到严密调控,即仅在短时间内发生血管新生,随后即被抑制而处于静止状态。在某些病理条件下,如关节炎、糖尿病性视网膜病变及恶性肿瘤的生长和转移等,其血管生成呈一种持续无控制性的过程。这种无规则的血管生长促进了疾病的发生发展。异常的血管生长和功能是癌症、缺血性和炎性疾病的标志,由此提出"血管新生依赖性疾病"的概念,并广为接受。明确有关血管生成调控机制对治疗"血管新生依赖性疾病"是十分重要的,并已成为21世纪医学及生命科学研究领域的热点。

第一节　血管新生的类型及过程

血管新生是指胚胎发育过程中血管的形成及成熟机体在生理或病理过程中形成新的血管。其主体是内皮细胞,从发生学和组织学观点出发,内皮从发生到新血管的形成包括两个过程:一种为血管发生(vasculogenesis),指的是由成血管细胞(angioblast)来源的内皮细胞原位分化形成新血管的过程;另一种为血管生成(angiogenesis),指由即存的血管以出芽的方式形成新血管的过程。在生理状态下,血管发生仅限于胚胎形成的早期,而血管生成则存在于胚胎发育和出生后两个时期。

一、胚胎期的血管新生

人胚早期以物质弥散方式获取营养,于第3周开始形成原始心血管系统,约第3周末开始血液循环。人胚第3周,卵黄囊壁的胚外中胚层细胞密集成索或团状,称血岛,继而体蒂和绒毛膜等处的胚外中胚层也形成血岛。不久血岛内出现间隙,其周边的细胞分化为扁平的内皮细胞,中央的细胞分化为游离的造血干细胞。管道不断向外出芽延伸,使相邻血岛形成的内皮管道互相融合连通,逐渐形成胚外毛细血管网。

人胚第18~20天,胚体内各处间充质出现许多裂隙,裂隙周围的间充质细胞变扁,分化为内皮细胞,形成胚内毛细血管,相邻血管内皮以出芽方式连接,形成胚内原始血管网。第3周,胚体内和胚体外的毛细血管网经过体蒂相通,造血干细胞进入胚体内,形成了人胚早期原始血管通路(图8-1)。

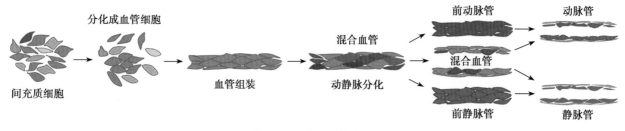

图 8-1　血管形成模式图

二、成熟机体在生理及病理过程中的血管新生

成熟机体的生理性血管新生仅见于有黄体形成的卵巢组织,月经周期的子宫内膜的一过性增殖。其增殖的过程一般以生芽的方式,及血管生成的方式完成。

对血管新生依赖性疾病,如实体肿瘤、炎症、糖尿病视网膜病变、小儿视网膜病变和慢性风湿性关节炎等,过去认为仅仅是残存血管的内皮细胞增生和迁移形成新的血管,即所谓血管生成,但对病变周围相当有限的血管及其内皮细胞能否形成肿瘤组织或缺血部位所需要的丰富血管一直持有疑问。现已明了,血液中存在参与重症缺血区域血管形成的血管内皮前体细胞,其机制与胎儿期血管发生的机制是一致的,也是由内皮前体细胞在原位增殖和分化而形成血管结构。由此可见,病理状态的血管新生既包括血管发生,又有血管生成。

三、血管生成的一般过程

在成熟状态中,血管是静止的,很少形成新的分支。然而,内皮细胞对血管新生信号的反应具有很高的可塑性。血管生成一词通常用来指血管生长的过程,但严格意义上指的是从已存在的血管中发芽形成新的血管。

血管生成的具体过程包括:

首先是内皮细胞的游离,血管壁细胞和基底膜的存在,阻止了内皮细胞的移动,因此,在发芽初期,需要基底膜的蛋白水解和壁细胞的分离。基底膜降解是由基质金属蛋白酶(matrix metalloproteinases,MMPs)介导的,由于胞外基质的过度降解,可能导致支撑分枝发芽的基质过少,因此调控蛋白酶功能对于发芽是必需的。在促血管生成信号的作用下,内皮细胞运动性、侵袭性增高并形成突出的丝状伪足,从而形成芽状结构。

随后芽状结构前端的细胞向前延伸,芽状结构中部的细胞增殖、成管、延伸,以支持芽的伸长芽状结构中部的细胞具有形成管和分枝的能力。与前端的细胞相比,中部的细胞产生的丝状伪足较少,增殖能力更强,同时与邻近细胞建立连接,产生基底膜成分,开始形成血管腔。

最后,芽状结构前端的细胞与邻近芽状结构的细胞融合形成新的血管分支,开始血管连接的重构,随着细胞外基质沉积于基底

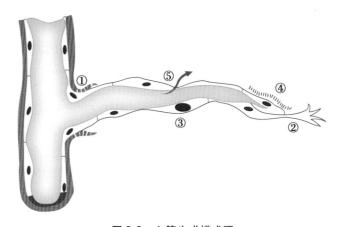

图 8-2　血管生成模式图
①基底膜溶解;②细胞移动和趋化;③细胞增生;④管腔形成、成熟及生长抑制;⑤细胞间通透性增加。引自步宏,李一雷.病理学[M].9 版.北京:人民卫生出版社,2018。

膜,补充支持周细胞,减少内皮细胞增殖,增加细胞间连接的形成,新管腔内血流的开始意味着血管新生完成(图 8-2)。发芽过程反复进行,直到促血管生成信号减弱,并重新恢复静息状态。

第二节　血管新生分子机制

血管新生不仅是胎儿时期循环系统建立的起点,在实体肿瘤、炎症和糖尿病性视网膜病变等许多疾病的发生发展中也起关键作用。有许多因子参与血管新生的调控,它们在多种生理和病理性血管新生中发挥重要作用。

一、VEGF/VEGFR 及其信号转导通路

(一)血管内皮生长因子及受体

1. **血管内皮生长因子的结构**　血管内皮生长因子(vascular endothelial growth factor,VEGF)于 1980 年在下丘脑滤泡细胞培养液中首次发现。人 *VEGF* 基因位于染色体 6p21.3 上,全长 14kb,是由两条分子量各为 24kD 的单体以二硫键的形式组成的高度保守的二聚体,含 8 个外显子和 7 个内含子。由于 *VEGF* mRNA 的选择性剪切方式的不同,产生出 VEGF121、VEGF145、VEGF165、VEGF189 以及 VEGF206 等至少

5种蛋白形式。其中VEGF121、VEGF145及VEGF165是分泌型可溶性蛋白,能特异地直接作用于血管内皮细胞,促进血管内皮细胞的有丝分裂,增加血管内皮细胞的通透性;VEGF189和VEGF206具有肝素亲和性,是与细胞外基质紧密结合的不溶性蛋白,具有增加血管内皮细胞通透性的作用。这几种蛋白间生物学特性的差异可能与其和肝素结合能力的不同有关。体内VEGF165是最常见的形式,VEGF206则较为少见。最近研究表明,缺乏VEGF120(在人相当于VEGF121)的小鼠血管的新生发生障碍、出血及心肌异常,于出生后不久死亡。VEGF可能存在某些特异性亚型。至今发现与VEGF相似的因子包括:胎盘生长因子(placental growth factor,PLGF)、VEGF-B、VEGF-C及VEGF-D等,并由它们构成VEGF家族。近来又发现,能感染山羊的副痘病毒属(parapox virus)(orf病毒)中存在与 VEGF 相同的基因序列,能够复制 VEGF 基因,故将其基因产物命名为VEGF-E,具有与VEGF相同的作用,但在其他哺乳动物中不存在相应的 VEGF-E 基因序列。在VEGF、PLGF、VEGF-B、VEGF-C和VEGF-D家族中研究最多、了解最透彻的当属VEGF,其主要由血管周围的细胞产生,并主要通过旁分泌机制作用于内皮细胞,在促进血管形成、抑制内皮细胞的凋亡以及提高血管通透性等方面发挥重要作用。

2. 血管内皮生长因子受体的类型 VEGF只有与其特异性受体结合后才能发挥其生物学功能。目前,已鉴定并克隆出3种血管内皮生长因子受体(VEGFR),即VEGF受体1(VEGFR-1,又称Flt-1)、VEGF受体2(VEGFR-2,又称Flk-1或KDR)及VEGF受体3(VEGFR-3又称Flt-4)。它们均由细胞外重复免疫球蛋白样区域和细胞内酪氨酸激酶区域以及连接两者的跨膜区域3部分构成,属酪氨酸激酶受体,称为fms样酪氨酸激酶(fms-like tyrosine kinase,Flt)家族。前两种受体一般只表达于血管内皮细胞表面,但偶尔在其他类型细胞,如肿瘤细胞中也有表达;Flt-1与KDR/Flk-1在结构上存在相似性,两者有44%的同源。Flt-4在胎儿早期静脉的内皮细胞上呈一过性表达。胎儿后期和出生后的内皮细胞则不再表达;在成人Flt-4只在淋巴管的内皮细胞上表达。由于 Flt 家族基因的表达部位不同,其配体的结合部位也不同。

(1) VEGFR-1(Flt-1):Flt-1 是1990年涩谷正史等人从人胎盘cDNA文库中分离的新受体酪氨酸激酶基因,与fms(fms/kit/PDGFR)有类似的结构,因此称为Flt;1992年Carlie等人应用编码激酶保守区序列的同源寡核苷酸作引物,又从人胎盘cDNA文库中获得。Flt-1 位于第13号染色体13q12上,全长7 680bp。

Flt-1是酪氨酸激酶家族中的一个跨膜受体,由1 338个氨基酸组成,分子量160kD。Flt-1包括细胞外区、细胞内区及连接两者的跨膜区。①细胞外区:由758个氨基酸组成,包括疏水段和7个免疫球蛋白样结构,其中半胱氨酸的分布及由它形成的分子内二硫键决定了其与配体结合的部位,半胱氨酸的分布特点与 c-fms 基因家族非常相似,两者间存在高度同源性(54%~60%),而它的细胞外区肽链比fms家族长约220个氨基酸。②跨膜区:由22个氨基酸组成,只跨膜一次。③细胞内区:由558个氨基酸组成,其中由66个氨基酸组成酪氨酸激酶插入区,后者决定了Flt功能的特异性。Flt的第834~839位的残基序列为Gly-X-Gly-X-X-Gly,它是ATP识别位点,第861位赖氨酸是ATP结合位点,第1 053位的酪氨酸可能是受体发生自我磷酸化的位点。

(2) VEGFR-2(KDR/Flk-1):胎肝激酶-1(fetal liver kinase 1,Flk-1)是1991年Matthews等人从胎鼠肝脏的原始血细胞中克隆的受体酪氨酸激酶,主要在内皮细胞上表达,因此具有高度特异性。KDR(kinase insert domain-containing receptor)是鼠 Flk-1 的同源体,1992年由美国Terman等人从人脐静脉内皮细胞cDNA文库中,应用已知的受体酪氨酸激酶(RTK)同源引物通过PCR扩增法获得。KDR 基因位于人染色体4q12上,其mRNA长度7kba,在5'端有2 560bp的ORF,其完整编码部分包含4 068个核苷酸。KDR cDNA全长编码为1 356个氨基酸,分子量190kD。KDR/Flk-1是内皮细胞和血细胞发生过程中起关键作用的因子。Flk-1 和 KDR 的基因序列呈高度同源性,两者在细胞外区、激酶区及激酶插入区分别存在33%、80%及43%的同源序列。KDR作为酪氨酸激酶受体也包括3个部分。①细胞外区:由789个氨基酸组成,此区含有与配体结合的典型细胞外结构,即9个调节空间结构的半胱氨酸,其位置决定了它类似免疫球蛋白样结构的特点。②跨膜区:和Flt相似,只有1个跨膜区,由25个氨基酸组成。③细胞内区:由567个氨基酸组成,含有ATP识别序列Gly-X-Gly-X-X-Gly及第365位的赖氨酸ATP结合位点,第951、996、1 054及1 059位的4个酪氨酸残基参与磷酸化反应。

（3）VEGF 的其他受体（Flt-4 和神经纤毛蛋白 1（neuropilin-1，NRP-1）：Flt-4 由 Khatri 等人于 1992 年从人 HEL 红白血病细胞 cDNA 文库中克隆的 VEGF 的第 3 种受体，基因位于 5q33-q34 上，含有 1 298 个氨基酸的 ORF，分子量 180kD。Flt-4 的结构与 KDR/Flk-1 和 Flt-1 的结构很相似，其细胞外区域含 775 个氨基酸，细胞内区域和胞外区域通过由 23 个疏水氨基组成的跨膜区连接。激酶催化区由 65 个氨基酸组成，不含激酶插入区。Flt-4 在胚胎及成年的淋巴管内皮细胞上表达。Flt-4 表达增强与肿瘤的淋巴结转移有关。最近又发现了一种 VEGF165 异构体专一性受体 NRP-1。这类受体主要存在于血管内皮细胞和肿瘤细胞，分子量 130~135kD，只与 VEGF165 结合，其结合位点由 VEGF 基因的第 7 外显子区域编码。当 Flt-4 和 KDR/Flk-1 共同作用时，可增强 VEGF165 与 VEGFR-2 的结合力并增强 VEGF165 促内皮细胞迁移的功能。

（二）血管内皮生长因子的功能

VEGF 与血管内皮细胞表面的特异性受体结合后，可产生多种生物学功能。

1. 促进内皮细胞的增殖　大白鼠肝窦内皮细胞的增殖依赖 VEGF。将 VEGF 加入到含有该细胞的培养液中，很快出现丝裂原活化蛋白激酶（mitogen-activated protein kinase，MAPK）的活化。这表明在内皮细胞的增殖及信息转导过程中，MAPK 起很重要的作用。另外，其信息转导过程与磷脂酶 C-γ（phospholipase C-γ，PLC-γ）的酪氨酸磷酸化和肌酸磷酸激酶（creatine phosphokinase，CPK）系统的活化也有密切关系。内皮细胞除了上述系统外还有其他特异性的适配器（adaptor）分子信息转导系统。增殖信息转导主要通过 KDR/flk-1 完成，而 Flk-1 主要与血管形成和其他几种基因的表达有关。

2. 增强血管的通透性　VEGF 是至今发现的最强的血管通透促进剂。每摩尔（mole）单位体积的 VEGF 的促血管通透力为组胺的 5 万倍。数分钟内即可引发血管通透性增高，并可持续约 30 分钟。过程中并不伴有肥大细胞的脱颗粒，也不被抗组胺类药物所阻断。癌性胸腔积液、腹水、脑肿瘤和脑梗死后的脑水肿等各种病理性水肿均与 VEGF 有密切关系。使用 VEGF 的中和抗体后可明显减少癌性胸腔积液、腹水的产生。VEGF 引起的血管通透性增加呈可逆性，这与血管内皮细胞有孔化、血管内皮细胞间缝隙（gap）形成以及囊泡-空泡细胞器（vesiculo-vacuolar organelles，VVO）有关。VVO 结构位于细静脉内皮细胞胞质内，由直径 50~70nm 的囊泡（vesicles）和直径达前者数倍的空泡（vacuole）组成，它们位于血管内腔至基底膜的全层。当向血管内注入各种色素时，可观察到色素通过 VVO 迅速被排到血管外。每个 VVO 一般由 10 多个囊泡和空泡组成，血液中的大分子物质可以通过相互连接的囊泡和空泡进入周围间隙。VVO 在正常细静脉中也存在，当把色素注入到正常血管内时观察不到血管通透性增加的现象，故认为 VEGF 具有增强 VVO 功能的作用。有人发现在体内增加的 VEGF 可储存在 VVO 中，VEGF 通过增强 VVO 的功能来增加毛细血管后微静脉和小静脉的通透性。

3. 促进单核细胞游走和产生凝固因子、组织因子　几乎所有的内皮细胞都有 KDR/Flk-1 和 Flt-1 两种受体，而人末梢血单核细胞只有 Flt-1 一种受体，当加入 VEGF 或 PLGF 等配体时，单核细胞的促游走和凝固作用及程度几乎与 VEGF 相同。这说明 Flt-1 和 VEGF 或者 PLGF 都能相互配对，Flt-1 与 VEGF 的亲和性比 KDR/Flk-1 与 VEGF 的亲和性强 10 倍，这种作用主要通过 PLCγ-PKC-MAPK 系统来实现。

4. 提高细胞质钙离子浓度　刺激磷脂酰肌醇 3 激酶（phosphatidylinositol 3-kinase，PI3K）形成，介导信号转导。

5. 血管内皮生长因子的其他作用　VEGF 还可改变内皮细胞基因表达方式，促进纤维蛋白酶及基质金属蛋白酶（matrix metalloproteinases，MMPs）的合成，后者可溶解血管基膜和间质纤维，有利于新血管的形成。

（三）血管内皮生长因子与其受体（Flt 家族）的关系

血管系统发生过程中，基因敲除技术常被应用于研究 VEGF 及其特异性受体在各类新血管形成过程中信息转导机制。

1. VEGF 靶基因研究　最近，人们已成功地建立了 VEGF 基因敲除的小鼠模型。当破坏 VEGF 基因的一条链，嵌合体（chimera）的模型小鼠在 10~11 日胎龄时，逐渐出现胎鼠背侧大动脉发育不全、心脏和大动脉连接不良、卵黄囊内集合血管消失及小血管的发育不良，终因血管发育异常而死亡。进一步利用双重基因敲除法分别建立 *VEGF*$^{-/-}$ 和 *VEGF*$^{+/-}$ 基因型小鼠模型,前者出现的异常程度比后者更为严重,表明 *VEGF* 是通过其表达量来严密调控胎生期血管系统形成的各个阶段。

2. *Flt-1* 靶基因研究 针对 *Flt-1* 基因家族,最近陆续报道了 *Flt-1* 基因被破坏时小鼠模型出现的各种异常。在 *Flt-1*(+/-)嵌合体(chimera)时个体发育正常,不出现血管新生障碍。在 *Flt-1*(-/-)纯合子(homozygote)时,在胚胎初期出现血岛形成异常,在以后的血管新生过程中逐渐出现内皮细胞向管腔内过度增生,最终引起血管结构异常,并于8.5~9.5天时死亡。对管腔内过度增生的细胞进行的分析表明,它们表达 *Flt-1* 和血小板内皮细胞黏附分子1(platelet endothelial cell adhesion molecule-1,PECAM-1)蛋白,*Flt-4*、*Tie-1* 及 *Tie-2* 的 mRNA 阳性,因此认为上述过度增生的细胞来源于内皮细胞,见于背侧大动脉、心脏、头部及卵黄囊等多个部位。提示,*Flt-1*(-/-)小鼠基本上能够传递从未分化细胞向内皮细胞分化和增殖的信息,但其制约功能发生了障碍;*Flt-1* 基因在血管新生的初期就开始发挥它的生理作用,使内皮细胞保持正常的适合生理要求的增殖方向。由此可见 *Flt-1* 基因在胎生早期至少对管腔形成及抑制内皮细胞过度增殖等方面发挥重要作用。

3. *KDR/Flk-1* 靶基因研究 *KDR/Flk-1*(+/-)嵌合体胎鼠发育一般正常,而 *KDR/Flk-1*(-/-)纯合子胎鼠表现出较严重的发育障碍,即胚胎初期血岛形成完全受阻,内皮细胞缺如或增殖障碍,血细胞基本不形成,多于 E 8.5~9.5 天时死亡。分析上述细胞表型,Flk-1、Flt-4 及 Tie-2 等内皮细胞标志呈阳性表达,βH1、GATA1 及 IL-3R 等造血细胞标志及 CD34 为阴性表达。从而说明 KDR/Flk-1 在胎生早期至少在内皮细胞增殖信号的转导过程中发挥重要作用。另外,从内皮细胞和血细胞增殖发生严重障碍的事实可以看出,KDR/Flk-1 可能作用于它们共同的前体细胞,或可能先引起内皮细胞损伤,再引起血细胞的形成障碍。

4. *Flk-1* 酪氨酸激酶区域靶基因研究 在胎生早期 *Flk-1* 能够捕捉 *VEGF*,以负型(negative type)调节因子形式发挥作用,即能够调节 VEGF,使其在局部的浓度适宜。另外,在缺失 *Flk-1* 激酶区域基因的纯合子(-/-)小鼠中可以看到巨噬细胞游走能力与 VEGF 浓度呈剂量依赖性下降,表明 *VEGF-Flk-1* 系统也作用于血管外的其他细胞。

(四) VEGF 的信号转导途径

受体酪氨酸激酶的配体通常是各种多肽类生长因子,当受体从细胞外接受增殖和分化等信号的刺激时,细胞内则发生一系列连锁反应,受体酪氨酸激酶作为其连锁反应的起点发挥重要作用。受体酪氨酸激酶是由:①细胞外区域,即配体结合区;②跨膜区域,只跨一次;③胞内区域,即催化域3个部分构成的跨膜蛋白,其 N 端有信号肽,以后是由数百个氨基酸构成的细胞外区域,多数受体酪氨酸激酶已被糖链修饰。受体酪氨酸激酶的细胞外区域非常多样化,它是由免疫球蛋白样区域和纤维粘连蛋白样区域等多种功能区组合而成;跨膜区是由约 20 个疏水性氨基酸残基和几个碱性氨基酸残基构成,具有使蛋白质与细胞膜接触的功能;细胞内区域中含有酪氨酸激酶较完整保留的激酶区(触酶区)。

根据其一级结构的相似性把受体酪氨酸激酶分为几种亚型,与受体相对应的配体也形成相应的蛋白质家族。

1. 信号转导蛋白及其相互作用

(1)二聚体形成:当多肽类生长因子等配体与受体酪氨酸激酶的细胞外区域结合后,受体形成二聚体,而 PDGF 本身就是二聚体的受体。受体形成二聚体后,细胞内的酪氨酸激酶区域相互接近,并在分子之间发生自我磷酸化来提高活性。当由失去激酶活性的一条变异体和正常受体的一条链构成异源二聚体时,受到配体刺激后并不表现出活性。因此认为,在二聚体内发生的自我磷酸化是通过单体间的相互作用来完成的,只有在受体磷酸化后,才能把信号传递下去。

(2)SH2、SH3 和 PTB 蛋白:在上述一系列磷酸化过程中,起重要作用的蛋白是 SH2(src homology 2)、SH3(src homology 3)及磷酸化酪氨酸结合区(phosphotyrosin binding domain,PTB)等,其内含有能在蛋白质分子间相互发生作用的机能区。SH2 和 SH3 区域是非受体酪氨酸激酶 Src 和其类似蛋白质内所见的序列。然而,目前发现在 Ras GAP(GTPase-activating protein)和 PLC-γ 等已知细胞内信息传递因子中也存在上述的序列,因此对其功能的研究重新受到重视。SH2 蛋白结构域含有识别磷酸化酪氨酸的氨基酸序列并与其结合;SH3 蛋白结构域则识别富含脯氨酸(proline)的氨基酸序列;PTB 蛋白结构域和 SH2 蛋白结构域同样,可识别含有磷酸化酪氨酸的氨基酸序列。

(3) 衔接蛋白:有些蛋白,如与 Ras 蛋白质活性相关的 GRB2/Ash 蛋白,含有许多能与 SH2、SH3 和 PTB 等结合的功能区域,但本身不具有酶的活性,故称适衔接蛋白(adapter)。在受体已自我磷酸化的部位,GRB2 蛋白介导 SH2 结构域与受体结合,其后 SH3 结构域与 Sos(son of sevenless)蛋白结合。Sos 蛋白具有 Ras 鸟嘌呤核苷酸交换因子(guanine nucleotide exchange factor,GEF)的活性,使 Ras 蛋白转变成 GTP 结合型(活化型),引起 Ras 来源的 MAPK 级联反应的活化,并向核内转导信号。在此过程中 GRB2 蛋白能把 Sos 蛋白移动到细胞膜的附近并使之活化。

另外,与受体直接结合的主要衔接蛋白还有胰岛素受体底物1(insulin receptor substrate-1,IRS-1)和 Shc。IRS-1 是含有 PTB 区域的蛋白质,由胰岛素受体被激活所产生,其中具有强磷酸化反应的是约 185kD 大小的蛋白质,通过 PTB 区域与胰岛素结合,并发生磷酸化。此部位是与多数 SH2 结合的序列区,因此与 GRB2、Nck、PI3K 及 SH-PTP2 等多种含 SH2 的蛋白质结合,并活化多条信号转导的通路。Shc 蛋白家族存在于几乎所有的生物体中,其包括 5 个成员,可与多数受体酪氨酸激酶结合后发生磷酸化。Shc 只有被磷酸化后才能与 GRB2 结合,认为 Shc 本身是一种不能直接与 GRB2 结合的受体,只起连接 GRB2 的作用。

(4) PI3K 蛋白:PI3K 蛋白为一种能与受体直接结合的酶,结合后使磷脂酰肌醇(phosphatidylinositol,PI)发生磷酸化。在其调节亚型中存在 SH2 区域,与活化的受体结合后,在胰岛系受体信息转导过程中促进脂质的吸收。在 S6 激酶活化等过程中 PI3K 也发挥作用。另外,PLC-γ 是将磷脂酰肌醇 4,5-双磷酸(phosphatidylinositol 4,5-bisphosphate,PIP$_2$)转变为 DAG 和三磷酸肌醇(inositol triphosphate,IP$_3$)的酶,与多数受体酪氨酸激酶结合后被活化,其中 DAG 能激活 PKC,而 IP$_3$ 可导致细胞内钙含量的变化。

总之,受体酪氨酸激酶的活化具有非常多样的生理及病理功能,在各种信息转导蛋白质及其间的相互调节中发挥重要作用。

2. 受体酪氨酸激酶的分类及转导机制

(1) 受体酪氨酸激酶的类型:根据一级结构的相似性,受体酪氨酸激酶可分为若干亚型。①PDGF 受体亚型,PDGF 是对间质细胞有增殖刺激活性的因子,从血小板中分离获得。在结构上有非常类似的 A 链和 B 链,并通过它们之间的相互作用发挥功能。其受体家族包括 PDGF 受体、集落刺激因子 1 受体(colony-stimulating factor-1 receptor,CSF-1R)、干细胞因子受体(stem cell factor receptor,SCFR)/c-Kit 蛋白质、Flk-1、Flt-1 及 Flt-4 等。PDGF 受体的作用不仅限于 C 端,还影响到膜附近的区域,并与各种含 SH2 的蛋白质结合。还可与膜附近的非受体酪氨酸激酶 Src 蛋白质结合,而其他受体酪氨酸激酶不具有这种特性。敲除 PDGF 受体基因的小鼠,在即将出生时因全身出血而死亡,其原因是小鼠的肾小球内缺乏系膜细胞(mesangial cell),说明 PDGF 受体在肾小球的正常发生中起重要作用。②EGF 受体亚型,EGF 受体因其具有能促进兔眼睑开裂和门牙发生的作用,因此作为小鼠颚下腺的一种因子,是最先发现的具有酪氨酸激酶活性的受体型蛋白质。它有 3 种相似的基因产物(ErbB2、ErbB3 和 ErbB4),其中 ErbB3 蛋白质在激酶区域没有氨基酸残基,因而不具有酪氨酸激酶活性(或者活性非常弱)。EGF 受体的配体包括 EGF、TGF-β 和神经调节蛋白(neuregulin)等。③NGF 受体亚型,神经生长因子(nerve growth factor,NGF)是因其具有使脊髓后根神经节增大的活性而被认识,至今已纯化出多种类似的蛋白质,包括脑源性神经营养因子(brain-derived neurotrophic factor,BDNF)和神经营养因子(neurotrophin,NT)等。它们与中枢神经系统的发生以及功能的维持有密切关系。在神经系统内有低亲和性和高亲和性两种 NGF 受体,其中高亲和性 NGF 受体和酪氨酸激酶(tyrosine kinase,Trk 原癌基因产物是同一物质,属于受体酪氨酸激酶。高亲和性 NGF 受体亚型蛋白质包括 TrkA(NGF 受体)、TrkB(BDNF 和 NT-4 的受体)和 TrkC(NT-3 受体)等 3 种。针对上述受体已成功地复制了功能各异的基因敲除小鼠模型,因而阐明了各类受体在体内的功能。TrkA 基因敲除小鼠表现为三叉神经核内传递温痛觉的神经元减少,降低了对实际温痛觉刺激的反应性。TrkB 基因敲除小鼠表现为运动神经元减少,这种小鼠缺乏觅食行为,于生后即死亡。TrkC 基因敲除小鼠,因缺乏部分空间认知神经元,表现为行为异常。总之,NGF 受体亚型族在神经系统内不同核团的发生以及其功能的维持中发挥重要作用。④促红细胞生成素肝细胞(erythropoietin-producing hepatocellular,Eph)受体亚型,此种蛋白质较特殊,是通过分子生物学技术鉴定出来的物质,至今已发现有 13 种之多,是受体酪氨酸激酶中最大的家族。上述物质在细胞外区都含有免疫球蛋白样区域、富含半胱氨酸区域以及纤维连接蛋白样区域等特征性的活化区域,其中有的物质如 Elk 和 Sek 等在脑组织中呈高表达,故认为与神经细胞的重要功能有关,但至今仍未鉴定出与其相对应的配体,故称为孤儿受体(orphan receptor)。

(2) 受体酪氨酸激酶的转导机制:近年来,在催化性受体所参与的信息传递中发现了一种名为丝裂原活化蛋白激酶(mitogen-activated protein kinase,MAPK)的家族,这个家族又依次受其他蛋白激酶[包括 MAPK 激酶(MAPKK)与促分裂原活化的蛋白激酶激酶激酶(mitogen-activated protein kinase kinase kinase,MAPKKK)]活性的调节,形成一个级联放大反应。该级联放大反应是由有丝分裂原(主要是一些生长因子)所启动的信息转导途径中的一个共同途径,是受体后信号转导的重要环节。许多信息需有细胞核的介入才能作出应答。故认为 MAPK 是核内外的联络者,由它将核外信息传入核内。级联放大反应中的 MAPKK 及 MAPKKK 也各自为一个家族。在不同的细胞及对不同胞外信息转导过程中,各家族参与的成员并不一致,由此体现了对不同应答的特异性。MAPK 被激活都是通过双位点,即苏氨酸(T)和酪氨酸(Y)同时磷酸化激活 MAPK。这两个磷酸化位点中间被一氨基酸隔开,构成三肽基TXY,表现出 MAPKK 双重功能的特征。自1980 年至今已发现了多种 MAPK 家族,主要包括胞外信号调节激酶(ERK)、应激活化的蛋白激酶(stress-activated protein kinase,SAPK)/JNK、p38 及 ERK5/BMK1 (big MAP kinase 1)等,它们的激活需要位于其激酶亚区Ⅶ和Ⅷ之间的 Thr(T)和 Tyr(Y)残基的磷酸化。因此,在 MAPK 活化过程中,其分子内 Thr(T)和 Tyr(Y)的磷酸化是关键的步骤。在上述过程中起重要作用的因子是被称为 MAPKK 的一群分子,而 MAPKK 的活化又需要位于自身激酶区Ⅶ和Ⅷ之间的两个丝氨酸(Ser,S)和一个 Thr 的磷酸化,对此过程起作用的是 MAPKK 上游的激酶 MAPKKK。如上所述,MAPK 的活化需要 MAPKK 以及 MAPKKK 的一系列作用才能完成,这种 MAPKKK→MAPKK→MAPK 的关系被称为MAPK 级联放大反应。MAPKK 有 7 个家族,相互间有 40% 以上同源,但各自只对一种 MAPK 分子起作用。另一方面,MAPKKK 也有 8 个家族,其结构非常多样化,更说明在上游区它们所接收信号的多样性以及其活化机制的复杂性。

总之,细胞通过上述的 MAPK 轴将信号进行放大并对复杂的信号进行整合后转导到细胞核内。虽然至今已发现多种受体及其配体,并通过基因敲除模型能了解它们的很多重要功能以及其常规的信号转导过程,然而在病理情况下其准确的转导机制有待进一步研究。

二、基质金属蛋白酶和转录调节因子与血管新生

血管是由内皮细胞和壁细胞构成,壁细胞包括平滑肌细胞(位于大、中型血管)和周细胞(位于细、小血管)。细、小血管的基膜包绕在周细胞和内皮细胞的外侧,周细胞与内皮细胞紧密接触。成熟血管内皮细胞处于静止期,只有在血管新生时内皮细胞才发生分化、迁移和增殖。

血管新生时,在血管生长因子等的作用下内皮细胞产生蛋白酶,消化基膜及其周围的细胞外基质,使周细胞与内皮细胞分离。内皮细胞迁移,在局部形成芽状突起,称为发芽(sprouting)。以后内皮细胞突破基膜向间质内伸展,数量不断增多,再经过内皮细胞特异性黏附分子血管内皮钙黏素(vascular endothelial cadherin,VE-cadherin)的互相连接作用,形成血管样结构。最后,分离的周细胞也紧跟其后发生迁移和增殖,并包绕在内皮细胞的周围;当新的基膜形成时血管的新生即完成。可见,内皮细胞基膜的分解和内皮细胞迁移是血管新生过程的两个关键环节,前者与基质金属蛋白酶(matrix metalloproteinases,MMPs)有关,后者与转录调节因子有关。以下分别予以介绍。

(一) 细胞外基质与基质金属蛋白酶

1. 细胞外基质的种类　人体各种组织均由细胞外基质(extracellular matrix,ECM)构成支架,根据其分

布部位、组成成分及功能的不同可将其分为基膜(basement membrane,BM)和间质结缔组织(connective tissue,CT)两大类。过去认为 ECM 仅是一种惰性支持物,赋予皮肤、肌腱和血管等组织一定的形状和刚性。近年来,随着对 ECM 生物学研究的深入,许多新的 ECM 成分被分离、纯化和命名,对其功能也有了进一步的认识。ECM 具有丰富而活跃的生物学功能,在调控胚胎发育、决定细胞黏附迁移、创伤修复及肿瘤浸润转移等方面都起着重要作用。ECM 成分由 4 大家族组成。

(1) 胶原蛋白家族:胶原蛋白是 ECM 的主要组成成分,它是一组从遗传到分子结构都不同的蛋白质家族,几乎分布于所有组织中。目前发现脊椎动物的胶原类型达 14 种之多,根据其外显子结构分析,这 14 种胶原又可分为 5 组。①纤维性胶原:Ⅰ、Ⅱ、Ⅲ、Ⅴ 和Ⅺ型胶原,这组胶原可以在许多组织中形成高度缠绕的纤维,其中Ⅰ和Ⅲ型胶原主要分布于间质结缔组织中,Ⅱ型胶原则主要分布于软骨。②Facit 胶原:包括Ⅸ、Ⅻ和ⅩⅣ型胶原,这组胶原分子往往与纤维性胶原形成的纤维有关。③短链胶原:由Ⅷ和 X 型胶原组成,这两种胶原分子很小,结构也相似,但分布却不同,X 型胶原仅存在于软骨组织中,Ⅷ型胶原却广泛存在于心、肝、肺和肾等组织中,在星形细胞瘤和尤因肉瘤(Ewing sarcoma)等肿瘤中也发现有Ⅷ型胶原。④基底膜胶原:即Ⅳ型胶原,在 BM 主要基质蛋白成分中占 60%,它与层粘连蛋白(laminin,LN)、硫酸乙酰肝素蛋白聚糖及巢蛋白(nidogen)等共同构成 BM 的网状结构。⑤其他胶原:包括Ⅵ、Ⅶ、Ⅷ型胶原,它们的生物学特性还有待进一步研究。

(2) 蛋白聚糖(proteoglycan,PG):PG 是一种无处不在的蛋白质家族,存在于细胞表面、细胞内囊泡或与 ECM 其他成分结合。PG 分子内含有一种特殊糖链,旧称黏多糖,现称糖胺聚糖(glycosaminoglycan,GAG)。GAG 是多聚阴离子,呈酸性,在人体内有 7 种:透明质酸、硫酸软骨素 A、硫酸软骨素 B、硫酸软骨素 C、硫酸皮肤素、硫酸角质素、肝素及硫酸乙酰肝素。PG 的功能主要是通过介导一系列生物大分子之间信息传递参与组织的发育和维持正常的生理功能。

(3) 弹性蛋白:弹性蛋白的结构比较复杂,由独特的氨基酸组成,分子量 72kD。生理情况下,其结构十分稳定,在组织中可以终生存留,使 ECM 保持一定的弹性。弹性蛋白主要存在于皮肤、血管壁、韧带、软骨和肺等组织中,对维持组织的弹性与张力起重要作用。

(4) ECM 糖蛋白:ECM 糖蛋白是 ECM 四大家族中发展最为迅速的家族。目前发现 ECM 糖蛋白有10 余种,如层粘连蛋白、纤维粘连蛋白(fibronectin,FN)、J₁ 糖蛋白、巢蛋白、骨桥蛋白、突触蛋白聚糖、黏蛋白、限制蛋白、骨粘连蛋白、生腱蛋白和血小板应答蛋白等。其中 FN 主要分布于皮肤、肌腱、血管壁和骨基质等组织。多数 ECM 糖蛋白具有黏附功能,这种功能的发挥与其分子内部含有的某些特殊的蛋白片段有关,通过这些片段,ECM 糖蛋白就可以与细胞及 ECM 其他成分,如蛋白聚糖、脂类和酶类等结合,参与细胞的黏附、迁移、生长和分化。

2. 基质金属蛋白酶的家族成员及其来源

(1) 基质金属蛋白酶的家族成员:基质金属蛋白酶(matrix metalloproteinases,MMPs)的发现历史可追溯到 1962 年,Gross 和 Lapiere 首先对"蝌蚪向青蛙转变过程中尾巴是怎样被吸收"的问题提出了疑问,蝌蚪尾巴组织中的胶原成分是很难被通常的蛋白水解酶所降解的。他们以重组胶原纤维为底物制备培养板,取少量蝌蚪尾部连接组织进行培养,几天后观察到:①培养组织下面的底物全部被消化;②培养基中可回收到一种具有胶原水解活性的酶;③底物中的胶原分子也被非常整齐地裂解为 2 个片段(分别占胶原长度的 1/4 和 3/4)。8 年后,人类胶原酶(MMP-1)被分离纯化,并通过化学分析鉴定其为一种酶原。随着现代基础医学科学理论和实验技术的飞速发展,大量的 MMPs 被发现、分离、纯化及测序。它们广泛地分布于动植物界,几乎能降解所有生物体内的 ECM 成分。到目前为止,MMPs 家族至少包含 20 种酶,而且其新成员仍在继续增加。这些酶既具有描述性名称,又同时具有按发现先后顺序命名的 MMPs 序列名称。尽管 MMPs 命名至 MMP-24,但由于某些 MMPs,如 MMP-4、MMP-5 和 MMP-6 被发现与已知的 MMPs 出现重复而从序列中取消,所以 MMPs 序列名称并不能精确地反映出 MMPs 家族成员的数量。按照 MMPs 结构及作用底物的不同将其分为 6 大类(表 8-1)。

表 8-1　基质金属蛋白酶家族

类别	基质金属蛋白酶		底物	分子量(kD) 全长/酶原/活化	基因库登录号
	描述性名称	序列名称			
胶原酶	间质胶原酶	MMP-1	Ⅰ、Ⅱ、Ⅲ、Ⅶ、Ⅹ型胶原,明胶	54.0/51.8/42.6	X05231,X54925,M13509
	中性粒细胞胶原酶	MMP-8	Ⅰ、Ⅱ、Ⅲ、Ⅶ、Ⅹ型胶原	53.4/51.1/42.2	J05556
	胶原酶-3	MMP-13	Ⅰ、Ⅱ、Ⅲ、Ⅶ、Ⅹ型胶原	53.8/51.7/42.2	X75308
明胶酶	明胶酶 A	MMP-2	明胶,Ⅰ、Ⅳ、Ⅴ、Ⅹ型胶原,层粘连蛋白Ⅴ	73.9/71.0/62.1	J03210
	明胶酶 B	MMP-9	明胶,Ⅰ、Ⅳ、Ⅴ、Ⅹ型胶原	94/92/82	J05070
溶基质蛋白酶	溶基质蛋白酶-1	MMP-3	Ⅲ、Ⅳ、Ⅸ、Ⅹ型胶原,明胶,MMP-1 酶原,层粘连蛋白,蛋白聚糖	54.0/52.2/42.8	J03209,X05232
	溶基质蛋白酶-2	MMP-10	Ⅲ、Ⅳ、Ⅸ型胶原,明胶,MMP-1 酶原,层粘连蛋白,蛋白聚糖	54.2/52.3/43.0	X07820,Y00728
	基质溶素	MMP-7	明胶,MMP-1 酶原,纤维粘连蛋白	29.7/27.9/19.1	X07819,Z11887,S41832
	溶基质蛋白酶-3	MMP-11	α1 抗蛋白酶	54.6/51.1/44.3	X57766
弹性蛋白酶	金属弹性蛋白酶	MMP-12	弹性蛋白	54.0/52.3/42.8	L23808
膜型基质金属蛋白酶	膜型基质金属蛋白酶1	MMP-14	MMP-1 酶原,明胶,各类胶原	65.9/63.8/53.9	26512,Z48481,X83535,U41078,X90925
D86331	膜型基质金属蛋白酶2	MMP-15	MMP-2 酶原	75.8/71.2//61.2	Z48482,D86331
	膜型基质金属蛋白酶3	MMP-16	MMP-2 酶原	69.5/65.8/55.7	D83646,E12862,E12884,D50477,D83647,D85511,AB009303
	膜型基质金属蛋白酶4	MMP-17	MMP-2 酶原	73.11/61.7/53.7	X89576
	膜型基质金属蛋白酶5	MMP-21	未定类	未确定	未确定
未定类	釉质溶解素	MMP-20	牙釉质蛋白	54.4/52.1/42.6	AJ003144,Y12779
		MMP-23	未定类	未确定	未确定
		MMP-24	未定类	未确定	未确定

（2）基质金属蛋白酶的组织来源:MMPs 的组织来源非常广泛,某些细胞在生理条件下就有微弱的表达。在病理条件下,MMPs 的产生、分泌与活化明显增高。MMP-1 可由成纤维细胞、角质细胞、内皮细胞、单核巨噬细胞、成骨细胞(又称骨母细胞)和软骨细胞表达。MMP-8 的作用底物与 MMP-1 完全相同,但

MMP-8 主要由中性粒细胞产生,所以也叫多形核白细胞胶原酶。MMP-13 来源于乳腺癌细胞、骨关节软骨细胞、类风湿病的滑膜、发育中的骨组织及一些鳞状细胞癌细胞。MMP-2 与 MMP-9 同属于明胶酶类,MMP-2 为非糖基化的酶,主要由成纤维细胞、内皮细胞和成骨细胞合成。而 MMP-9 多被糖基化,主要由中性粒细胞、巨噬细胞、角质细胞、滋养层细胞、造血细胞和内皮细胞产生。此外,MMP-2 与 MMP-9 是参与细胞外基质重塑的主要蛋白酶,因此在许多恶性肿瘤的浸润和转移过程中,癌细胞也表达高水平的 MMP-2 与 MMP-9。正常情况下,各种膜型基质金属蛋白酶(membrane-type matrix metalloproteinases,MT-MMPs)在组织中就有很微弱的表达,只是不同类型 MT-MMPs 分布的部位有所不同。*MT1-MMP* mRNA 主要在肺、肾和胎盘等 ECM 重塑活跃的部位表达,而在脑组织中表达很少。相反,*MT3-MMP* mRNA 在心脏、脑和胎盘中表达较多,而在肺、肾、肝、脾和肌肉组织中却检测不出。*MT2-MMP* mRNA 在胎盘、肺和卵巢中表达较高。在胚胎发育过程中,*MT1-MMP* 在骨化的组织中表达水平较高,而此时还有明胶酶的协同表达。此外,*MT1-MMP* 还表达于癌细胞、间质巨噬细胞及成纤维细胞。MMP-19 又名 RASI-1,最初是作为类风湿性关节炎滑膜液中的自身抗原成分被分离、提纯的,现发现 MMP-19 蛋白也表达于正常皮肤、类风湿性关节炎关节滑膜血管壁的平滑肌细胞及子宫韧带平滑肌细胞。另有实验表明,MMP-19 还表达于急性关节炎关节滑膜毛细血管内皮细胞。

3. **基质金属蛋白酶的结构和性质**　MMPs 家族成员有一些共同的结构和功能特性。到目前为止,已测序的 MMPs 成员包含 3 个区域:①含有半胱氨酸残基的前肽区域,此区域在酶原活化过程中将丢失;②含有保守的金属结合位点的活化酶区域,此区域大约有 106～119 个氨基酸残基,具有降解活性;③含有高度保守的锌离子结合活性位点区域,大约有 52～58 个氨基酸残基。在所有的 MMPs 中,仅 MMP-17(MT4-MMP)没有 N 端的信号肽结构;而 MMP-7 的 C 端不含有血红素结合蛋白同源序列区。明胶酶(MMP-2 和 MMP-9)的分子结构相对比较复杂,在降解活性区与锌离子结合活性位点之间插有明胶结合区,可以促进两个明胶酶与底物明胶之间的结合。MMP-9 比 MMP-2 多 1 个 V 型胶原样区域,其功能还有待于进一步研究。血红素结合蛋白同源序列区被认为与底物的特异性有关;对于胶原酶来说,此区域可被自身溶解所去除,留下一个具有催化活性的区域,可消化各种蛋白,但不能再酶解胶原。膜型基质金属蛋白酶(MMP-14、MMP-15、MMP-16 和 MMP-17)在分子结构的 C 端还具有一段独特的跨膜区域,使其嵌合于细胞膜,发挥生物学活性。

各种基质金属蛋白酶(MMPs)具有许多共同性质:①其催化作用依赖于含锌离子的活化中心。②该蛋白酶多以酶原形式由细胞分泌,后经过各种物理、化学和生物因素的作用才能变成具有降解活性的蛋白酶。③MMPs 酶原能被其他的蛋白酶激活。④在 MMPs 酶原的活化过程中要失去约 10kD 的分子结构。⑤在 cDNA 序列上,各 MMPs 之间具有一定的同源性。⑥每个 MMPs 可以裂解一种或多种细胞外基质成分,某一 ECM 成分也可被多个 MMPs 所裂解。只是各种酶对不同底物的降解活性有所不同。多种 MMPs 的协同作用可以降解几乎所有的 ECM 成分。⑦MMPs 的活性可以被一些体内自然产生的组织抑制物或人工合成的抑制物所降低。

4. **基质金属蛋白酶的活化与调控机制**　金属蛋白酶的活化机制 MMPs 是以无活性的酶原形式由细胞合成和分泌的。在酶原结构中,半胱氨酸和锌离子通过配位键紧密相连,使酶原保持在一种非活化状态。在体外,一些物理因素或化学试剂,如 SDS、离散剂(chaotropic agent)、N-乙基马来酰亚胺(N-ethylmaleimide,NEM)、氧化型谷胱甘肽(oxidized glutathione,GSSG)、次氯酸(HOCL)等能和半胱氨酸的巯基反应,解除其与锌离子之间的联系,暴露锌离子,使此时的酶原处于一种活化的中间状态。在体内,一些蛋白水解酶,如胰蛋白酶、血浆纤溶酶和激肽释放酶等能够选择性地裂解前肽片段,甚至能将半胱氨酸残基之前的片段进行裂解,从而使酶原处于一种活化的中间状态。随后,一些已被激活的 MMPs 便可选择性地裂解这些处于活化中间状态的酶原,赋予它们永久的活性。有报道表明,MMP-9 的最终活化是被 MMP-7、MMP-13、MMP-3 及 MMP-2 活化后产生的两个片段(62kD 和 45kD)所完成。MMP-9 酶原可以通过与黏附分子 CD44、整合素 β1 相互作用而结合于肿瘤细胞、内皮细胞表面,进而被丝氨酸蛋白酶或其余已活化的 MMPs 所激活。与其他 MMPs 不同的是,MMP-2 的活化是以一种膜依赖的方式进行,并需要 MT-MMPs 和金属蛋白酶组织抑制物-2(tissue inhibitor of metalloproteinase-2,TIMP-2)的参与。

MMPs 的产生、分泌与发挥功效受到多种因素的严密调控,包括转录水平、酶原激活及活化酶的抑制物 3 个层次的调节。

(1) 转录水平的调节:MMPs 基因的表达不是持续的,某些生理和病理情况可以诱导 MMPs mRNA 的转录。基因分析表明,MMPs 的启动子区域包含各种顺式作用元件,如 NF-κB、激活蛋白位点(AP-1 和 AP-2)、多瘤促活化因子 PEA-3(polymoma virus enhancer 3)位点、CCAAT 增强子结合蛋白(CCAAT/enhancer-binding protein,C/EBP)位点及 SP-1 位点。MMP-2 基因序列中 SP-1 位点位于-91 到-84 碱基对之间,AP-2 位点位于-61 到-53 碱基对之间。MMPs 转录水平的调节关键在于 AP-1 和 PEA-3 两位点与各种因子之间的关系。AP-1 是 c-Fos 和 c-Jun 产物识别的部位,许多生长因子具有刺激原癌基因表达 c-Fos 和 c-Jun 蛋白的作用,这两种蛋白与 AP-1 位点形成杂二聚体,进而促进 MMPs 的转录。c-Fos 的反义 RNA 可以阻断胶原酶和基质溶素表达。TNF-α 与 β 干扰素(interferon-β,IFN-β)可以延长 c-Fos 和 c-Jun 的活化时间,进而对胶原酶和基质溶素的基因转录发挥一定的抑制作用。TNF-α 可以诱导内皮细胞对 MMPs 的表达,其确切机制还有待于进一步研究。IL-1 诱导 c-Fos、c-Jun 和 c-Myc 的表达,导致肺癌细胞及宫颈癌细胞内 MMP-1 酶原、MMP-3 酶原及 TIMP-1 的转录和表达产物的增加。这种作用效果可以被蛋白激酶 C(PKC)抑制物所抑制,可见 IL-1 对 MMPs 的作用是通过 PKC 所介导的。此外,RAS 家族原癌基因也是在人类癌症病变中常被激活而成为对 MMPs 转录进行调节的基因。PEA-3 位点是 Ets 基因产物的结合点,是一个功能性的转录元件。Ets 表达高的细胞中 MMP-1、MMP-3 和 MMP-9 的基因表达及 MMP-9 的明胶水解活性均显著增高。各种生长因子、细胞因子、激素及癌基因产物都对 MMPs 的转录水平调节产生巨大影响,其具体作用关系详见表8-2。

表 8-2 MMPs 转录水平的调节

	促进因素	抑制因素
作用于细胞表面的化学物质	钙离子、基质中的各型胶原、伴刀豆蛋白 A、尿酸盐	维视黄酸、糖皮质激素、雌激素、孕激素、肝素、TGF-β
化学诱导物	cAMP,秋水仙碱,细胞松弛素 B、D,丝裂霉素 C,脂多糖,佛波酯(phorbol ester),三氟拉嗪(trifluoperazine)	
作用于细胞的物理因素	热冲击,紫外线(UV)辐射	
细胞因子和生长因子	ⅠL-1α、ⅠL-1β、PDGF、TNF-α、bFGF、IFN-α、EGF、组织型纤溶酶原激活物(t-PA)	IFN-β、IFN-γ
其他	癌基因、自分泌物质、病毒转染等	腺病毒 5 型 E1A 基因

(2) 酶原激活的调节:一些刺激物通过干扰 MMPs 前体催化位点的锌离子与高度保守的 PRCGVPDV 序列半胱氨酸残基的相互作用来激活此酶。MMPs 酶原在体外可被多种物理和化学因素所激活,如有机汞化合物、HOCL、SDS 和 GSSG 等。在体内可被许多组织蛋白酶所激活,如胰蛋白酶、激肽释放酶、纤溶酶和中性粒细胞弹性蛋白酶等,甚至 MMPs 家族内某些成员间也可具有一定的酶原激活效应。纤溶酶系统在 MMPs 酶原激活中起重要作用,该系统可以启动 MMPs 的级联放大效应:(activator of plasminogen,PA)与其细胞膜表面的纤溶酶原激活物受体(activator of plasminogen receptor,PAR)结合后可将纤溶酶原激活为纤溶酶,纤溶酶水解 MMPs 酶原形成有活性的酶,已激活的 MMPs 又进而活化其他的蛋白酶原,形成正反馈环路,逐级放大。当胶原酶的羧基端被水解后,其蛋白溶解活性增加 5~8 倍。

(3) 活化酶的抑制物调节:在体内,MMPs 的分泌和活化并不能使细胞外基质充分降解,这是因为有些宿主细胞或肿瘤细胞自身所产生的天然抑制物的存在。常见的天然抑制物有 α_2 巨球蛋白(α_2-macroglobulin,α_2M)、纤溶酶原激活物抑制物(plasminogen activator inhibitor,PAI)和金属蛋白酶组织抑制物(tissue inhibitor of matrix metalloproteinases,TIMPs)。

α_2M 是一种由肝脏生成的高分子量(750kD)血浆糖蛋白,是一种重要的 MMPs 清除剂,可非特异性地抑制 MMP-1、MMP-3、MMP-9。$\alpha_2 M$ 具有特殊的"诱饵结构",可被蛋白酶裂解,从而导致 $\alpha_2 M$ 的构象改变,捕获蛋白酶,阻断其与底物发生反应。由于 $\alpha_2 M$ 为一大分子物质,不易进入组织深层,且代谢较快,因而影响了其抑制效果及治疗价值。

纤溶酶原激活物抑制物-1(PAI-1)的单克隆抗体可以使细胞外基质的降解加速 4 倍,PAI-1 也可以通过抑制纤溶酶原激活物(PA)的产生和表达,来干扰级联放大激活过程,继而抑制 MMPs 酶原的激活。

TIMPs 家族是一个多基因家族的编码蛋白质,目前已克隆出 4 个成员。①TIMP-1:是一种由角化细胞、成纤维细胞、平滑肌细胞及内皮细胞合成并分泌的 29kD 糖蛋白,可以与活化的间质胶原酶、溶基质蛋白酶及 MMP-9 形成 1:1 复合体,进而抑制酶的活性。②TIMP-2:是一种分子量 22kD 的非糖基化蛋白,既具有广谱的 TIMPs 抑制物作用,几乎可以抑制所有已知的 MMPs 活性;同时又具有一定的选择性,作为 MMP-2 酶原及活性形式的高效抑制物,以一种浓度依赖的方式启动或抑制 MMP-2 的活化。③TIMP-3:主要存在于细胞外基质,可在发育中的人体骨骼、毛发中大量表达,在皮肤癌、乳腺癌、结肠癌及肠道溃疡中也可检测到,可以抑制 MMP-1、MMP-2、MMP-3、MMP-9 和 MMP-13 的水解活性。④TIMP-4:能抑制裸鼠体内乳腺癌细胞的生长和转移,与乳腺癌细胞的浸润转移呈负相关,可以选择性地抑制 MMP-2 与 MMP-7 的水解活性。MMPs 与 TIMPs 的相互作用关系主要分两步:第一步是 MMPs 与 TIMPs 形成短暂、快速和可逆的双分子复合物过程;第二步是随后发生的缓慢、几乎是完全不可逆的过程,在此过程中 MMPs 与 TIMPs 经同分异构化形成紧密的复合物,从而达到对 MMPs 水解活性的最终抑制。目前,还存在有许多人工合成的 TIMPs,根据其作用方式的不同,可分为 3 大类:①与 MMPs 催化中心锌离子螯合而抑制其水解酶活性的抑制物;②阻断 MMPs 酶原活化的抑制物;③在基因水平阻断 MMPs 合成的抑制物。其中通过与催化中心锌离子螯合而发挥效应是目前人工合成 TIMPs 的主要作用机制,其特点为:①类似于 MMPs 的小分子物质;②均具有锌结合区;③nmol/L 浓度即可发挥作用。该类药物的发展经历了 3 个阶段:早期为广谱 TIMPs,如 Batimastat(BB94);随后出现了吸收好、又便于长期使用的 MMPs 口服抑制剂,如 Marimastat(BB2516);当前开发了可选择性抑制 MMPs,特别是 MMP-2 及 MMP-9 的非肽类抑制物,如 AG-3340、CGS-27023A 及 BAY 12-9566 等。该类药物还包括四环素衍生物 CMT-3(Chemically modified tetracyclines-3)、米诺环素以及卡托普利等。

5. 基质金属蛋白酶的促新血管形成作用

(1) MMPs 在血管新生过程中的表达及调控:血管新生是一个多种因子调控的复杂过程,正、负两类调节因子的相互作用决定了血管形成的全过程,最终形成了新生的微血管。电子显微镜观察结果显示,新的毛细血管围成环状及新合成的细胞外基质成分沉积、铺垫后,血管环前端新合成的 BM 就开始了 MMPs 所介导的蛋白水解过程,内皮细胞迁移将始于局部水解,形成一个新的毛细血管芽,随后又经历了一系列细胞外蛋白水解酶的活化与抑制的动态循环。体外细胞培养发现,当将人脐静脉内皮细胞培养于人工基膜(matrigel)上时,内皮细胞很快排成直线,围成管状,编织成血管网。用明胶酶谱(zymography)分析,检测出培养上清液中含有大量活化的 MMP-2 和 MMP-9,人工额外添加这两种酶的抗体或 TIMP-1、TIMP-2,发现人工抗体与组织抑制物的作用效果相似,均可降低甚至完全阻遏人工基膜中内皮细胞管状结构的形成,可见 MMPs 对于体外血管新生过程具有重大意义。在体内实验还发现人微血管内皮细胞胞质的分泌小泡中含有活化的 MMP-9,在浸润的伪足部位分布尤为密集。同时,TIMP-1 也在胞质中广泛分布,但不与 MMP-9 共存于相同的分泌小泡中。当 MMP-9 与 TIMP-1 被分泌到培养基中时,二者结合形成 MMP-9/TIMP-1 复合体。这种在细胞质中聚集、活化的 MMP-9,一经受到 PMA 等的刺激,就立即释放出来在血管新生过程中促进微血管内皮细胞的移动。内皮细胞在 PMA 和 TNF-α 刺激下,能明显上调其对胶原酶、基质溶素和 MMP-9 表达。通过 Northern 杂交分析发现 PMA、TNF-α 和碱性成纤维细胞生长因子(basic fibroblast growth factor,bFGF)等血管生长因子对 MMPs 的表达调控位于翻译前水平。凝血酶不但可活化大量的 MMP-2 酶原,还可通过 G 蛋白偶联的凝血酶受体所介导,以一种时间和剂量依赖的方式上调内皮细胞产生 MMP-1 和 MMP-3。内皮细胞外三维结构和环境的变化可增加转录因子早期生长反应因子 1(early growth response-1,EGR-1)的产生。后者再通过与 *MT1-MMP* 转录启动子结合来上调 MT1-MMP 的生成量。*EGR-1* 突变体与 *MT1-MMP* 转录启动子区域结合,则这种使受刺激细胞增加 MT1-MMP 产量的作用自然消失。这是由于 ECM 的改变促使内皮细胞通过 *EGR-1* 所介导的 MMPs 调控机制转变为具有迁移性的表型，启动血管新生过程。如将内皮细胞膜片段与 MMP-2 酶原共同孵育，可以明显增加 59~62kD 的 MMP-2 活化酶的含量。不仅内皮细胞对 MMPs 的产生和活化受到调控，血管壁的平滑肌细胞在 VEGF 的作用下也能增加 *MMP-1*、*MMP-3* 和 *MMP-9* 的蛋白质及其 mRNA 的表达，这对于血管新生过程中 BM 的水解及血管成熟过程中平滑肌细胞的移动很有意义。

（2）MMPs 在生理性血管新生过程中的表达及调控：成熟女性体内的黄体形成体现了典型的生理性血管新生过程。排卵后，残留于卵巢内的颗粒黄体细胞和卵膜黄体细胞随同血管一起向卵泡腔塌陷，经过一系列的血管新生过程，最终发育成一个体积较大而又富有血管的内分泌细胞团，此即为黄体。*MMP-2* mRNA 表达于黄体形成过程的始终，而胶原酶-3（collagenase-3）仅表达于黄体退化期。TIMP-1 在黄体的发展和演变过程中也有持续表达。推测 MMP-2 主要参与黄体的形成，而胶原酶-3 主要参与黄体的退化，MT1-MMP 和 TIMP-1 也参与调节 MMPs 的活性，使这种生理情况下的血管新生处于一种平衡状态。在创伤愈合过程中，一方面 *MMP-2* mRNA 在结缔组织成纤维细胞和内皮细胞中有表达，MMP-9 在迁移中的表皮基底层细胞中也有表达，7d 后肉芽组织中 *MMP-9* mRNA 的表达逐渐增强；另一方面 TIMP-1、TIMP-2 和 TIMP-3 的表达也都增加，尤其是 TIMP-2 还见于迁移的表皮细胞尖端及痂下的间质组织中。总之，MMPs 对内皮细胞乃至其他相关细胞的迁移、基质的重塑、组织修复及生理功能的维持发挥着重要作用。此时，MMPs 的表达和活化必须在机体的精确调节下，使这种蛋白水解酶的作用控制在一个适度的范围内，TIMPs 的适时产生及发挥功效即是这种调控机制的有力证据。

（3）MMPs 在某些伴有血管新生的疾病中的表达及调控：许多伴有血管新生的疾病，其发生、发展过程中都伴有 MMPs 表达及含量的变化。在急性类风湿性关节炎病变中和软骨细胞及滑液中 MMP-1 及 MMP-3 的水平显著升高的同时，滑膜血管壁的内皮细胞与平滑肌细胞内 MMP-19 的含量也增加，且与滑膜血管新生过程密切相关。在慢性炎症的牙龈组织及实验性牙周炎的龈沟渗出液中，胶原酶和其他 MMPs 是以活化及酶原两种形式存在，炎症程度愈厉害，牙周袋愈深，其活性酶及衍生的产物就愈多，甚至炎症部位龈沟液中胶原酶的浓度可达 1μg/ml，同时还可检测到典型的被水解的胶原片段。正常皮肤中 *MMP-1* 和 *TIMP-1* mRNA 表达极少，而在皮肤损伤、炎症浸润时，MMP-1 明显增高。烧伤后 2~3d 创面已有 MMP-1 和 TIMP-1 出现，5~7d 达高峰，随后开始下降。当创面的上皮完全再生后，MMP-1 逐渐降至正常皮肤的水平。原位杂交显示在创面边缘、残存的毛囊边缘和汗腺的上皮细胞内均可见 MMP-1 的大量表达，而且其表达高峰期正是表皮细胞大量迁移的时间，提示 MMP-1 在创面中的表达和酶的活性对于坏死组织的清除、表皮细胞的迁移、血管的长入和新合成的 ECM 的改建都十分重要。慢性小腿溃疡中在 MMP-1 和明胶酶的活性明显升高的同时，TIMP-1 水平明显降低，提示酶活性的异常增高和 TIMPs 的降低是创面不愈的重要原因。相反，某些研究则提示在创面愈合及纤维化进程中，胶原降解减少也可能是瘢痕形成的重要原因。

（4）MMPs 在癌组织中的表达及调控：人类癌组织种类繁多，研究癌细胞所产生的各种 MMPs 分子的特点及其在各种癌组织中的分布情况，对了解癌的浸润和转移过程有重要意义。已有资料表明，不同种类的癌细胞所表达的 MMPs 分子种类和表达量也不相同，乳腺癌的 MMPs（除 MMP-7，MMP-8 及 MMP-13 外）表达量明显高于正常乳腺组织。子宫内膜癌的 MMP-7，MMP-8 及 MMP-9 呈高表达。甲状腺癌只有 MMP-2 呈高表达，其他 MMPs 的量非常低，相反，在口腔癌，除 MMP-7 外其他 MMPs 都呈高表达，尤其 MMP-1 的增加更为明显。甲状腺癌和口腔癌是较易发生淋巴结转移的头颈部肿瘤，但两者的预后截然不同。甲状腺癌淋巴结转移浸润能力低，因而预后较好；而口腔癌则浸润能力强，转移率高，因而极易复发。这是因为，淋巴结被膜的主要成分是 I 型胶原和 III 型胶原，上述胶原分解酶的增多导致淋巴结被膜的破坏，结果大大增加了癌细胞向淋巴结内外浸润的可能性。

多数癌组织中潜在型 MMP-2 的激活程度是癌发生转移的重要指标。因此检测癌组织内 MMP-2 活化酶 MT-MMPs 对癌的治疗具有重要意义，在甲状腺癌、乳腺癌、胃癌及肺癌等组织中，对 MMP-2 有激活作用的是 MT1-MMP；在人胶质瘤组织中，对 MMP-2 有激活作用的因子包括 MT1-MMP 和 MT2-MMP，两者具有协同作用；在人类乳腺癌、肺癌及头颈部癌中，MT1-MMP 主要在癌细胞中表达，其 mRNA 则主要存在于间质细胞中；在肺鳞状细胞癌、宫颈癌、结肠癌、甲状腺癌、胃癌以及胶质瘤中，癌细胞和间质细胞都表达 MT1-MMP 及其 mRNA。应用原位明胶酶谱分析（in situ zymography）技术。观察到甲状腺癌和胶质瘤中有分解明胶的现象，其活性还可被 TIMPs 所阻断。上述实验表明，肿瘤细胞及其间质的某些细胞，包括巨噬细胞和成纤维细胞都表达和产生 MT-MMPs，后者能激活 MMP-2，活化的 MMP-2 能分解 ECM，最终促进癌的浸润和转移。

机体内 ECM 的分解取决于 *MMPs* 基因的表达、合成、分泌及激活等多个环节，利用上述的每一个环节进行肿瘤治疗的尝试，都具有潜在的应用前景，合成有效的 TIMPs，则为最受注目、最具实际应用前景的肿瘤治疗手段之一。

（二）转录调节因子 Ets 家族

不同种类的细胞，处于不同环境以及处于不同发育阶段的细胞，其转录或静息的基因各不相同，甚至在一些细胞的全部基因组中只有少数几个基因发生转录。可见，转录调控是遗传信息表达的关键一环。启动子是指能被 RNA pol 识别并与之结合的转录起始上游区段。真核细胞内，辨认起始位点是一些称为转录因子的蛋白质，其结构基因上游的核苷酸序列称为顺式作用元件；直接或间接结合在这些序列上并能影响转录功能的蛋白质称为反式作用因子。顺式作用元件包括：①转录起始位点上游−30 区的 TATA 框；②通常位于−100～−80 区的 CAAT 框；③GC 框；④上游激活序列（upstream activating sequence，UAS）；⑤增强子等。真核细胞的 RNA pol，必须通过一些转录因子的辅助，或与转录因子结合后才能结合于 TATA 框上，因此从转录起始上游的 CAAT 框和 TATA 框这一区段就是真核细胞的转录启动子，其作用是调控转录起始频率。与启动子相关并富含 AT 的 7bp 顺序的蛋白质叫做转录因子（transcriptional factor，TF），即识别启动子上 TATA 框的反式作用因子。各种转录因子相互作用，并与 RNA pol 一起结合到 DNA 模板上，形成起始前复合体（preinitiation complex，PIC），最后完成转录过程。

1. ***Ets* 家族成员** *Ets* 原癌基因于 1983 年由 Leprince 和 Nunn 分别在不同的实验室中分离成功。迄今发现至少有 *Ets-1*、*Ets-2*、*Spi-1*、*Spi-b*、*Erg-1*、*Elk-1*、*Sap-1*、*Tel*、*Elf-1*、*Erf* 及 *Ela-f* 等 11 种 *Ets* 基因家族成员，相应蛋白通常包含转录激活域和 DNA 结合域两个主要的功能域。DNA 结合域，亦称 Ets 结构域，其结构特征为该结构域由 85 个氨基酸残基组成，定位于蛋白的羧基末端，由个 α-螺旋（α1-α3）和 4 个 β-折叠（β1-β4）按照 α1-β1-β2-α2-α3-β3-β4 的方式形成螺旋-转角-螺旋（winged helix-tum-helix，wHTH）这一独特的结构。由精氨酸和赖氨酸残基组成的 DNA 结合域可识别并结合 GGAA/T 这一富含嘌呤的 DNA 核心序列，该序列存在于许多基因的 5′-侧翼调节区，具有反式激活功能。DNA 结构域具有高度保守性，能够与特定序列结合并调控靶基因的表达和功能。例如，通过调节细胞的增殖、分化、凋亡及细胞与细胞间相互作用，进而调控许多生理和病理过程。

Ets-1 发挥作用时需要其他转录因子，如人乳头瘤病毒（human papilloma virus，HPV）癌基因 *Fos* 和 *Jun* 的参与。体外实验不能确定 Fos 和 Jun 与 Ets-1 复合体的活化区域相连接，说明其活化过程还需有其他因子的参与。Ets-1 和 Ets-2 与不同的 DNA 区域相连接，通过不同的基序相互交换信息。Ets-2 又具有两个各自独立的基序，相当于 A 区和 C 区。c-Ets-1 的 C 区是一个活化区，其异构体是由于 mRNA 剪切方式的不同而产生，它含有 A 区，故能够独立发挥作用。B 区内有螺旋-环-螺旋（helix-loop-helix）基序，与 c-Myc、MyoD 及 E12 非常相似，参与蛋白间的相互作用。Ets-1 和 Ets-2 的 B 区不直接发挥转录调节作用，但把它融合到 A 区和 B 区时则有抑制或增强活性的作用。由此推测，B 区可能是生理条件下调节某一个活化区的开关。v-Ets 具有与 DNA 结合的能力，并能诱导转录，当 v-Ets 的 C 区发生突变时，其与 DNA 的结合力下降。

2. **Ets 家族蛋白的调节机制** Ets 家族成员的活化主要通过两种机制，即病毒基因插入和染色体的移位。多种生长调节因子，如生长因子、非核性原癌基因蛋白、PKC 激活剂及细胞内钙浓度等都可作用于 *Ets* 基因，调节 Ets 蛋白表达的不同水平，即基因转录、翻译后修饰及蛋白稳定性。多种增殖信号都可通过 Ets 功能域激活相应的启动子。多数情况下促有丝分裂信号可引起 *Ets-1* 和 *Ets-2* 的磷酸化，说明 *Ets-1* 和 *Ets-2* 是增殖信号的主要靶分子。当 *Ets-1* 的异构体缺乏 D 区时不能发生磷酸化，表明 *Ets-1* 主要磷酸化区域位于 D 区。*Ets-1* 和 *Ets-2* 在其翻译后的蛋白水平调节上有相互调节作用，如当 T 细胞有较高水平的 *Ets-1*

mRNA 和蛋白表时,很快就出现 *Ets-2* mRNA 表达量的增加。现已克隆出 *Ets-1* 和 *Ets-2* 的启动子,相关的调节因子也已清楚,它们都含有 PEA-3 和 AP-1 区,与其他原癌基因的调节因子非常相似,都受有丝分裂促进因子(mitosis promoting factor,MPF)的调控。生长调节因子对 Ets 蛋白的稳定性也起关键作用,如存在 PKC 的激活物时,*Ets-2* 的半衰期由原来的 20min 延长到 140min,对维持 Ets 家族蛋白稳定性方面起重要作用。

3. *Ets-1* 与新血管形成 血管周围基膜的分解和内皮细胞本身的迁移力是血管生成的两个关键因素。前者主要与 *MMP-1* 有关,后者则主要与 *Ets-1* 有关。Ets-1 作为 *Ets* 家族成员,与 DNA 顺式作用元件区的 Ets 结合区结合,对基因表达起重要调节作用。已发现的 4 种典型的血管生长因子酸性成纤维细胞生长因子(acid fibroblast growth factor,aFGF)、bFGF、VEGF 及 EGF 都能调节人脐静脉内皮细胞(human umbilical vein endothelial cells,HUVECs)以及人网膜微血管内皮细胞(human omental microvascular endothelial cells,HOMECs)中的 *Ets* mRNA 的表达。上述培养的细胞当受到生长因子等刺激时,2h 后其 *Ets-1* mRNA 的表达呈最高值,12h 后又恢复到原来水平。如用 VEGF 刺激培养的内皮细胞时,其 DNA-Ets 复合物明显增多;而用 VEGF 和富含嘌呤的 DNA 片段,同时刺激培养的内皮细胞时,DNA-Ets 复合物的量则明显减少。为了进一步弄清 Ets-1 在血管新生过程中的作用,人们设计了正义 Ets-1 寡脱氧核苷酸(oligeodoxynucleotide,ODN)链和反义链并使之与 Ets-1 结合。结果发现,Ets-1 反义链 ODN 的作用包括:①能够有效阻止生长因子促进 Ets-1 蛋白的合成;②能有效地废除内皮细胞 DNA 上与 Ets 的结合功能域;③能够阻止生长因子对 *MMP-1* 表达和内皮细胞迁移力的增强作用;④能够有效阻止由生长因子刺激引起的 HOMECs 等内皮细胞形成管腔的作用。而 Ets-1 正义链则没有上述的功能。上述结果表明,血管生长因子作用于内皮细胞时能够引起内皮细胞 *Ets-1* mRNA 的表达,而且其作用受转录水平的调节。Ets 家族蛋白是转录调节因子,通过 Ets 结合活化区域 GGAA/T 与多数基因上的调节域相结合。在转录调节因子、蛋白酶及受体酪氨酸激酶的基因中含有上述的活化区域 GGAA/T,说明 Ets 家族蛋白在蛋白酶及受体酪氨酸激酶的转录中发挥重要作用。在血管新生的初期,内皮细胞向间质内迁移及蛋白酶的活化既是关键的因素,又是血管新生的最主要特征。在血管新生过程中内皮细胞产生蛋白酶(如 MMPs 等)以消化内皮细胞外的基质,这时内皮细胞向间质内移动,血管才能新生。*MMP-1* 基因在它的顺式作用元件的活化区有与 *Ets-1* 结合的基序,当有血管生长因子等刺激时,内皮细胞等表达 *Ets-1* mRNA,其产物 Ets-1 蛋白则通过与 *MMP-1* 基因上的 *Ets* 基序相结合调节 *MMP-1* 基因的表达,发挥其在血管生成中的调节作用。

三、其他重要的血管生长因子

除 VEGF 外的还有多种重要血管生长因子,包括成纤维细胞生长因子(FGF)、血小板源性生长因子(PDGF)、表皮生长因子(EGF)、转化生长因子(TGF)、胰岛素样生长因子(IGF)、肿瘤坏死因子(TNF)、血小板源性内皮细胞生长因子(platelet-derived endothelial cell growth factor,PD-ECGF)及血管生成素(angiopoietin,Ang)等一些重要的肽类和非肽类生长因子。

(一)碱性成纤维细胞生长因子

1940 年,在脑和垂体提取液中得到一种碱性蛋白质,能刺激 3T3 成纤维细胞分裂增殖,因而称为成纤维细胞生长因子(FGF)。随后,分离出一种与之高度同源的蛋白质,因含有较多的酸性氨基酸残基,等电点为酸性,故命名为酸性成纤维细胞生长因子(aFGF),而最初发现的 FGF 便称为碱性成纤维细胞生长因子(bFGF)。1985 年确定了 bFGF 的氨基酸序列,并在酵母和大肠杆菌中表达出重组产物,从而对 FGF 的生物学作用能进行广泛研究。随着新的 FGF 不断被发现,已形成一个 FGF 家族,而 aFGF 和 bFGF 只不过是其中的两个成员。

1. 碱性成纤维细胞生长因子的结构和分布 bFGF 是一种广泛存在于人体各组织中的生物活性物质,被认为是血管内皮细胞、成纤维细胞、成肌细胞、角膜细胞、神经细胞及星形胶质细胞等生长的刺激物。最早分离得到的牛脑垂体 *bFGF* cDNA 长 479bp,编码 147 个氨基酸。人类 *bFGF* 基因定位于 4 号染色体上,为单拷贝,基因全长大于 40kb。该基因至少含两个内含子,分别位于第 57 和 58 位的异亮氨酸之间及第 91 和 92 位的丝氨酸和谷氨酰胺之间,每个内含子长约 15kb。所有 *bFGF* mRNA 的表达产物都缺乏信号肽,表明它们不是分泌型蛋白质。

现已清楚人的 bFGF 有 18、22、22.5 和 24kD 4 种表达形式。其中,后 3 种高分子量蛋白的氨基酸序列,除了 N 端有一段长短不一的延伸之外,其余部分均与 18kD 的蛋白相同。18kD 的蛋白质主要分布于细胞质中,而高分子量者则多分布于细胞核内及核糖体中,表明 N 端的延伸序列可能包含核定位序列。胞内的 bFGF 可以增强细胞的迁移,介导 FGF 受体的下行调节以及细胞在软琼脂中的生长。这些效应可在 FGF 受体显性失活突变存在的情况下被抑制。而细胞核内的 bFGF 亚型分子只能介导细胞在软琼脂中以及在低血清条件下的生长,并且在 FGF 受体显性失活突变存在的情况下不被抑制。bFGF 是一种碱性多肽,pH 值为 9.6,含有 4 个半胱氨酸残基,其中两个存在于所有 bFGF 分子中,它们通过形成分子内二硫键,在维持 bFGF 三级结构中起重要作用。另外,两个半胱氨酸残基不参与维持 bFGF 结构与功能。bFGF 的 N 端和 C 端区域分别是肝素受体的结合部位。除肝素外,bFGF 与肝素样分子、葡糖胺聚糖也有很强的亲和力。bFGF 与硫酸乙酰肝素蛋白聚糖(HSPGs)形成复合物后更易接近靶细胞。HSPGs 可保护 bFGF 不被水解。bFGF 与细胞表面受体结合后,很快进入细胞,从胞质移位于胞核,聚积于核仁中。进入胞核的 bFGF 很稳定,半衰期达 10h。在许多细胞中,bFGF 不是直接被降解为氨基酸,而是先降解为 16、10 和 8kD 的多肽,然后再分解为氨基酸。

内源性 bFGF 是当细胞暂时受损伤或死亡时,通过细胞的排粒作用释放。

bFGF 在体内分布极为广泛,如脑、心、肝、骨、眼、肾上腺、胎盘和白细胞等均有存在。bFGF 除分布于细胞内,还分布于许多细胞的胞膜及胞外基质中。体外培养的细胞如血管平滑肌细胞、血管内皮细胞、星形胶质细胞和少突胶质细胞,以及一些肿瘤细胞如软骨肉瘤细胞和神经胶质瘤细胞等,也能产生 bFGF。现已证明,bFGF 是一种在体内和体外均具有多种生物学活性的细胞因子。

2. 碱性成纤维细胞生长因子的生物学功能 bFGF 是有很强促细胞生长作用的多肽,低浓度(1ng/ml)即可起作用。它具有广泛的生物学作用,能影响多种细胞,如间充质细胞、血管内皮细胞、平滑肌细胞、成纤维细胞的生长、分化及功能。对于内分泌细胞(卵泡颗粒细胞、肾上腺皮质细胞等)神经元和神经胶质细胞等,bFGF 是重要的有丝分裂促进因子和形态发生、分化的诱导因子,因而生长发育和组织损伤的修复等多种生理和病理过程,bFGF 均是很强的促血管壁细胞增殖因子,可诱导新血管形成。通过对内皮细胞的趋化作用和促有丝分裂作用加强其分化功能。bFGF 还能促进血管平滑肌细胞的有丝分裂。

3. 碱性成纤维细胞生长因子受体的结构及作用机制 *bFGF* 的 mRNA 翻译产物无信号肽,可见其分泌途径与经典途径不同。对其分泌机制的解释:①细胞受损或死亡后释出;②bFGF 通过自分泌和旁分泌起作用。近年来又发现了 1 个能与 bFGF 结合的可分泌性载体蛋白,即分泌型的 bFGF 结合蛋白(bFGF binding protein,bFGF-BP),该蛋白包含一段疏水信号肽序列,可与 bFGF 以非共价键可逆性结合。bFGF 与其结合后可不被降解而保持其有丝分裂原活性。该蛋白可能还是参与 bFGF 从 ECM 中释放的一个重要调节因子。bFGF 存在两类受体:一类是高亲和力受体成纤维细胞生长因子受体(fibroblast growth factor receptors,FGFRs),属酪氨酸激酶类受体;另一类为低亲和力受体 HSPGs,即肝素样受体。高亲和力受体由胞内区、跨膜区和胞外区 3 部分组成。胞外区含 2~3 个免疫球蛋白结合位点类似区。胞内区与其他生长因子受体相似,亦具有酪氨酸激酶活性。目前,已经克隆出 5 个与高亲和力受体有关的基因,即 *FGFR-1*(*flg*,fms-like gene)、*FGFR-2*(*bek*)、*FGFR-3*、*FGFR-4* 和 *FGFR-5*(*flg-2*)。5 个受体基因位点及结构已基本阐明,其中 *FGFR-3* 和 *FGFR-5* 一级结构有 92% 同源。但它们的免疫球蛋白结构区和细胞内酪氨酸激酶区及羧基端区有所差别,说明它们源于两个不同基因。*FGFR-4* 可与 aFGF 结合而不与 bFGF 结合,人 *FGFR-1* 与鼠相应受体比较,缺少 1 个免疫球蛋白样结合位点。HSPGs 主要存在于细胞表面与细胞周围的基质中。bFGF 与 HSPGs 结合形成二聚体,构象发生变化后与 FGFRs 结合,并激活受体酪氨酸激酶,后者使底物磷酸化。当细胞表面缺乏 HSPGs 时,bFGF 不能与 FGFRs 结合,也不能进入细胞。外源性肝素可促进 bFGF 与 FGFRs 结合,因此,bFGF 对靶细胞的生物学效应是通过双受体系统介导的,其促有丝分裂活性在某种程度上依赖于细胞表面存在的肝素样分子。bFGF 的受体信息通过酪氨酸激酶系统进行转导。bFGF 与高亲和力受体结合成二聚体,使受体的胞内酪氨酸激酶区构象发生改变,激活了它的激酶活性。活化了的激酶使磷脂酶 C-γ_1(PLC-γ_1)磷酸化,从而活化 PLC-γ_1。PLC-γ_1 可使磷脂酰肌醇 4,5-双磷酸(PIP$_2$)分解为

DAG 和三磷酸肌醇(IP_3)。实验还证明,bFGF 与受体结合后,可定位于细胞核,通过影响 RNA pol Ⅰ加强核糖体基因的转录,以加速细胞由 $G_0 \rightarrow G_1$、$G_1 \rightarrow S$ 期的转换,促进细胞的分裂与增殖。

（二）血小板源性生长因子

血小板源性生长因子(platelet-derived growth factor,PDGF)是由多种细胞产生的肽类生长因子。由于其在组织修复、胚胎发育、免疫及多种常见疾病的愈复中起着重要作用,已成为人们普遍关注的研究课题。

1. PDGF 的结构及分布　PDGF 主要由黏附于血管损伤处血小板的 α 颗粒释放,是机体普遍存在的促分裂因子,由两种肽链(A 链、B 链)通过二硫键连接形成的同源或异源二聚体。依不同的细胞来源,有 3 种形式:PDGF-AA、PDGF-AB 和 PDGF-BB。PDGF-A 链和 PDGF-B 链分别由位于第 7 号和第 22 号染色体上的基因编码。A 链分子量 16kD,B 链分子量 14kD。人 PDGF-B 链染色体 DNA 长约 24kb,由 7 个外显子组成。正常情况下,平滑肌细胞和受 IL-1 刺激的成纤维细胞能分泌 A 链,而内皮细胞和巨噬细胞可产生 B 链。除血小板外,单核巨噬细胞系统的细胞、血管内皮细胞、胎盘和胚胎细胞、系膜细胞及某些肿瘤细胞均可产生和释放 PDGF。

2. PDGF 受体的结构及分布　PDGF 受体分子量约 164~185kD,由 α 和 β 两种亚基构成 PDGFR-αα、PDGFR-αβ 和 PDGFR-ββ 3 种二聚体。α 和 β 亚基大小相似,α 亚基有 30% 与 β 亚基同源,特别是在跨膜区和酪氨酸激酶区。α 和 β 基因分别定位于第 4 和 5 号染色体的长臂上。PDGF 受体主要分 4 部分,即信号区、胞外区、跨膜区和胞内区。其中信号区是与 PDGF 结合的部位,胞外区含有 10 个保守的半胱氨酸残基及 5 个免疫球蛋白样区域。胞内区为疏水部分,含有酪氨酸激酶和酪氨酸磷酸化酶。PDGF-α 和 PDGF-β 受体与原癌基因 c-Fms 和 c-Kit 表达产物相关。PDGF 通过作用于细胞膜上的专一受体产生一系列的生物学效应。PDGF 受体 α 亚基能与 PDGF-A 链或 PDGF-B 链结合,而 β 亚基只能与 PDGF-B 链结合。故受体 PDGF-αα 可与所有 3 种形式的 PDGF 结合,受体 PDGF-αβ 能和 PDGF-AB 和 PDGF-BB 结合,而受体 PDGF-ββ 只能与 PDGF-BB 结合。β 亚基对 PDGF-BB 的亲和力高于对 PDGF-AB 的亲和力,而 α 亚基对 3 种形式 PDGF 均具有高亲和力。成纤维细胞、平滑肌细胞、内皮细胞及神经细胞等多种细胞均存在 PDGF 受体。不同类型细胞的 PDGF 受体亚基的数量和类型有所不同,如人皮肤成纤维细胞中 β 亚基至少比 α 亚基多 10 倍,人血小板及鼠少突胶质细胞仅有 α 亚基,而一些小血管内皮细胞仅有 β 亚基。同种类型的靶细胞也可因有效结合位点数量不同而使 PDGF 生物学活性存在差异。

3. PDGF 受体的生物学功能　PDGF 与细胞膜上的专一受体结合后可诱发一系列细胞内反应而发挥生物学效应,主要表现在 3 个方面。①促进细胞的有丝分裂:PDGF 能刺激多种细胞如血管平滑肌细胞、成纤维细胞和胶质细胞等的分裂、增殖,通过刺激胶原合成和胶原酶的活化作用,调节细胞外基质的更新,最终导致 DNA 合成和细胞分裂、增殖。②趋化性:PDGF 对成纤维细胞、平滑肌细胞和中性粒细胞有趋化性,β 受体介导趋化反应,而 α 受体则抑制趋化反应。③血管收缩效应:PDGF 收缩大鼠主动脉的作用较经典的血管紧张素Ⅱ(angiotensin Ⅱ,Ang Ⅱ)更强烈。此外,PDGF 通过影响骨骼肌中细胞骨架与细胞膜的相互作用而致细胞骨架重构(cytoskeletal reorganization),还参与胚胎的发育和生长以及中枢神经系统发育过程。原癌基因 v-sis 含有 PDGF-B 链基因,可认为 PDGF-B 链是 v-sis 基因表达产物 p28sis 的一部分。将 v-sis 基因与 PDGF-B 链基因比较发现,v-sis 基因包含 PDGF-B 链基因的第 2~6 个外显子以及部分 5' 端的第 7 个外显子。

（三）表皮生长因子

表皮生长因子(epidermal growth factor,EGF)及其受体(EGFR)是细胞信号转导系统的一部分,EGF 通过与细胞膜上的 EGFR 特异性结合,引起靶细胞内一系列生物学效应包括细胞的代谢、生长、分化和癌变。近年来的研究表明,EGF 与一些肿瘤的发生、发展和皮肤创面愈合等密切相关。

1. EGF 的结构和分布　Cohen 于 1962 年首次从小鼠颌下腺中分离出 EGF,EGF 是一单链多肽,含有 3 个二硫键,为其生物活性部位,由 53 个氨基酸组成,分子量 6 045kD,等电点为 4.6,成为最早被明确结构的生长因子,人的 EGF(又称尿抑胃素,urogastrone,UG)与鼠 EGF 相似,分子量 6 023kD,等电点为 4.5,主要在颌下腺、十二指肠腺和肾脏等部位合成,以外分泌形式分泌并存在于唾液、胃液、胰液、肠液、胆汁、乳汁、前列腺液和血液等几乎所有的体液中。许多恶性肿瘤如白血病、恶性淋巴瘤和多发性骨髓瘤患者的尿液中 EGF 明显增高。肾脏、甲状腺和胰腺组织含有高水平的 EGF。TGF-α 与 EGF 有 40% 的同源性,作用类似于 EGF,且都作用于相同的靶细胞,可刺激血管形成,而作用比 EGF 更强。

2. **EGFR 的结构和分布** EGFR 属于酪氨酸激酶受体超家族中的一员,是原癌基因 *c-erbB₁* 编码的单链跨膜糖蛋白。基因定位于第 7 号染色体短臂上,分子量 170kD。人 EGFR 首先合成有 1 210 个氨基酸残基的前体,其中包括 24 个氨基酸组成的信号肽。成熟的 EGFR 裂解掉信号肽,保留 1 186 个氨基酸。EGFR 在结构上分为细胞外区、跨膜区和细胞内区。细胞外区是配体结合区,由 621 个氨基酸组成,该区含有 4 个由 150 个氨基酸形成的亚区(Ⅰ~Ⅳ)。跨膜区由 23 个疏水性氨基酸组成,分膜外区与膜内区。细胞内区由 542 个氨基酸组成,包含膜毗邻区、蛋白激酶活性区和羧基端调节区。膜毗邻区含有 PKC 磷酸化钙离子交联区(CAIN)和多个酪氨酸自我磷酸化位点。EGFR 的配体包括 EGF、TGF-α、双调蛋白(amphiregulin)和肝素结合 EGF 样生长因子。EGFR 与配体结合后,经跨膜部,激活胞内一系列蛋白质分子(第二信使),将信号传递到细胞核,引起基因转录,编码细胞生长、繁殖及分化所必需的蛋白质,最终调节细胞的生长及分裂。EGFR 信号转导的失控普遍存在于人类恶性肿瘤中,其中在人脑肿瘤中,约 40%~60% 的多形性胶质母细胞瘤有 EGFR 过表达。这是由于第 7 号染色体的改变引起基因的扩增及重排所致。该变异导致编码受体胞外部的核苷酸序列缺失,生成截断型 EGFR(分子量 140kD),即 *c-erbB* 原癌基因的产物。截断型 EGFR 不能结合配体,具有自主功能,以自分泌/旁分泌方式刺激转化细胞的生长、增殖。EGFR 广泛分布于哺乳动物的上皮细胞,在啮齿类和人类内胚层壁层、成熟骨骼肌和造血组织以外的各种组织中表达,在人类的多种肿瘤中,如神经胶质瘤、乳腺癌、卵巢癌、宫颈癌、食管癌和头颈部鳞癌等表达增高。

3. **EGF 和 EGFR 的生物学功能** EGF 通过作用于靶细胞膜上的特异性受体 EGFR 而发挥多种生物学效应。EGF 是一种强有力的促细胞分裂、分化和增殖的因子。主要作用包括:①为广谱的促分裂因子,促进细胞的增殖,能促进细胞内 DNA、RNA 和蛋白质的合成,加速上皮细胞的增殖和分化,还能推迟角化细胞的老化时间。②EGF 通过抑制胃酸分泌,促进上皮增生,改善胃黏膜微循环,对胃黏膜细胞有保护作用和抗消化性溃疡作用。③EGF/TGF-α 也是血管生成因子和化学趋化因子。EGF 可提高培养胚胎毛细血管的生长能力,能刺激体外血管内皮细胞的移行和增殖。培养的微血管内皮细胞有 EGF 受体的表达,体外实验证实 EGF 和 TGF-α 既能刺激内皮细胞合成 DNA,也能刺激大鼠面颊部组织形成新血管。④*EGFR* 基因拷贝数增加或过度表达,能刺激许多肿瘤生长,促进正常细胞的转化和恶性肿瘤的转移。⑤EGF 还有促进 K^+ 的运转和 H^+-Na^+ 交换,激活糖酵解和糖异生,增加前列腺素的合成和释放,调节骨和钙的代谢等功能。

4. **EGF 的调控机制** EGF 分泌的神经调节很复杂,α-肾上腺素和胆碱能神经系统参与其调节。假饲可促发唾液腺释放 EGF,但不像胃酸分泌那样可以被阿托品阻断。胃泌素可促进 EGF 分泌,而生长抑素则抑制其释放。

(四) 转化生长因子

TGF-β 是 TGF 家族中的一类具有激素样活性的多肽,目前已鉴定出 5 个成员,分别命名为 TGF-β1、TGF-β2、TGF-β3、TGF-β4 和 TGF-β5。TGF-β 的生物学功能是多方面的,表现在对细胞生长具有双向调节作用,可以自分泌或旁分泌方式产生并通过与细胞膜上特异性的受体高亲和结合而转导调节信号。TGF-β 族中的 TGF-β1 是研究最多的多肽之一,为多功能生长调节因子。一般认为,TGF-β1 对间皮起源的细胞具有生长刺激作用,而对上皮起源的细胞则是一潜在的生长抑制因子。由于这一特性,TGF-β1 对肿瘤发生的调控作用受到极大重视。目前,认为肿瘤发生是细胞失去了对控制正常细胞生长的负调节因子应答的结果,并认对 TGF-β1 应答的丧失是肿瘤形成的一个重要因素。

转化生长因子及其受体的结构和生物学功能:TGF-β1 最初从血小板中提纯,是一个二硫键连接形成的二聚体多肽,分子量 25kD 二聚体形式具有活性,还原剂可使二聚体解离,丧失活性。TGF-β1 最初以无活性的前体蛋白形式分泌,由 390 个氨基酸组成,经酶解得到 112 个氨基酸后成二聚体。TGF-β1 广泛存在于哺乳动物的所有组织中,以血小板及骨组织中表达水平最高。TGF-β 受体主要有 3 种,即Ⅰ、Ⅱ和Ⅲ型受体,是一跨膜糖蛋白,广泛分布于各种正常细胞与肿瘤细胞表面。Ⅰ和Ⅱ型受体是主要参与 TGF-β 信息转导的分子,分子量分别为 65kD 和 75kD,它们都是跨膜的丝氨酸/苏氨酸蛋白激酶,都由一个细胞外配体结合区、跨膜区和胞内的激酶区组成,可传导 TGF-β 的多种生物学活性。Ⅰ型受体须有Ⅱ型受体的参与才能与 TGF-β 结合,而Ⅱ型受体不需Ⅰ型受体的存在即可与 TGF-β 结合,但进行信息转导时要有Ⅰ型受体同时参与。这就表明Ⅰ和Ⅱ型受体杂二聚体的形成对于 TGF-β 和细胞之间的信息转导十分重要。Ⅲ型受体又叫β聚糖,是蛋白聚糖,分子量 300kD,不参与信号转导,只呈递配体分子,并促进配体与受体的结合。当信号转导时,配体与Ⅱ型受体结合后,Ⅱ型受体自身发生二聚化,然后与Ⅰ型受体结合形成四聚体,Ⅱ型受体使Ⅰ型受体胞内区的富含甘氨酸、丝氨酸残基的区域(GS 结构域)磷酸化,激活Ⅰ型受体,启动细胞的信号转导。

TGF-β 与其受体结合后发挥一系列生物学效应,是具有多种功能的细胞因子,也是迄今为止所了解的功能最复杂的细胞因子之一。主要功能:①抑制上皮源性细胞的生长,包括一些恶性肿瘤细胞;②促进间皮起源细胞的生长;③促进细胞外基质的合成及贮存,包括胶原蛋白和纤连蛋白等;④促血管新生,其机制是通过促进已停止增殖的内皮细胞分化或促进基质的合成刺激血管新生;⑤免疫抑制作用,TGF-β 可拮抗数种白介素、肿瘤坏死因子和干扰素等的作用,抑制某些免疫细胞功能;⑥调节胚胎发生过程;⑦增加某些降解酶抑制因子的合成,如纤溶酶原激活物抑制物-1(plasminogen activator inhibitor-1,PAI-1)、金属蛋白酶组织抑制物(tissue inhibitor of metalloproteinases,TIMPs),还可抑制某些蛋白酶的表达,如胶原酶、凝血酶原激活因子和基质溶素等。这种对抑制因子合成的"上调"作用和对蛋白酶合成的"下调"作用,进一步增加由 TGF-β 诱导的基质蛋白的积聚,因而在组织修复、炎症反应和间质纤维化中也起重要作用。

第三节 血管新生依赖性疾病的靶向治疗策略

病理性血管生成是恶性肿瘤以及各种缺血性和炎性疾病的特征。通过对这一领域的不断研究已经发现越来越多的促血管生成和抗血管生成分子,其中一些已经应用于临床试验中。这些分子之间复杂的相互作用以及它们在不同环境下如何影响血管结构和功能已经逐渐明晰。从而促进了治疗恶性肿瘤和其他疾病新途径、新方法的建立。

一、促进血管生成治疗策略

主要应用于缺血性疾病。

临床试验中已经有多种治疗缺血性疾病的促血管生成方法。其主要策略为将 VEGF 或 bFGF 递送至缺血组织,以刺激新血管的生长。血管内皮生长因子(VEGF)诱导形成的新血管呈迂曲状,管壁部分不完整或通透性增高。血管内皮生长因子和血管生成素 1 联合应用可以避免这种状况,但由此产生的新血管管径不均匀。尚不清楚这种异常的血管形态是否会导致微循环障碍。此外,目前尚不清楚在这些治疗过程中,血管生成细胞因子的全身水平增加是否会改变全身循环中黏附分子的表达,引发休眠肿瘤快速增殖或加速动脉粥样硬化。另一个尚未解决的问题是单一的血管生成因子是否能够刺激"功能性和可持续性"血管生成,或者是否需要血管生成因子的组合来促进血管生成。例如,研究表明,单一的 VEGF 120 亚型能够启动但不能完成全部血管生成过程。由于缺氧诱导因子可引发整个血管生成反应,因此已考虑将其用于缺血条件下的血管生成治疗新手段。然而,由于这些缺氧诱导因子也可以调控细胞死亡,因此需要谨慎。尽管存在这些问题,促进血管生成治疗策略为以前认为难以治愈的疾病带来了新的希望。

二、抑制血管生成治疗策略

主要应用于恶性肿瘤、糖尿病视网膜病变等疾病,以及部分需要抑制血管生成的炎症类疾病和组织损伤后的修复过程。

抑制血管生成治疗策略基于以下机制:①干扰血管生成受体或下游信号传导;②上调或释放内源性抑制剂;③直接靶向血管。

大多数抗血管生成药物是靶向作用于促血管生长因子及其受体,或下游信号通路中的关键分子。现有抗血管生成药物主要包括:大分子单抗药物和小分子靶向抑制剂,可单独使用,亦可与常规治疗手段联合使用,在临床上均取得了一定的疗效。但是,这些药物在临床应用中也存在一些局限性,例如:严重的毒副作用、长期使用导致耐药现象的产生。目前,这些抗血管生成药物产生耐药的机制尚不清楚,探究其耐药产生的机制将为血管新生依赖性疾病的治疗及新药研发提供新的方向和策略。

(一) 抗体药物

贝伐珠单抗(bevacizumab)为重组人源化的靶向 VEGF 的单克隆抗体。能够准确靶向 VEGF,进而直接、快速地阻止血管生成。尽管如此,贝伐珠单抗在临床应用中同样也会产生耐药性、免疫反应,而且其静脉给药的方式使得患者的依从性受限,从而导致其在临床上的普及受限。

此外,还有一些与贝伐珠单抗作用靶点不同的抗体药物,如阿柏西普(aflibercept)、西妥昔单抗(cetuximab)、帕尼单抗(Vectibix)等。其中,阿柏西普是一种作用靶标为 VEGF-A 的人重组融合蛋白,而西妥昔单抗和帕尼单抗均为与人 EGF 受体特异性结合的单克隆抗体。两者的区别在于,西妥昔单抗属于嵌合型 IgG1 单克隆抗体,而帕尼单抗是 IgG2 且为完全人源化的单克隆抗体。尽管这些单抗在临床上已取得一定疗效,但缺乏可靠的疗效预测因子。同时,使用一段时间后,会有耐药现象的出现,并存在毒副作用。

VEGF/VEGFR 抑制剂的临床疗效可归因于多种机制。首先,这些阻滞剂通过阻断血管发芽来抑制血管新生。其次是通过重构未成熟的无周细胞的血管并促进其成熟为功能更强的血管,从而使异常的血管正常化。这可能部分解释了为什么贝伐珠单抗/细胞毒性药物联合给药往往更优。此外,治疗后观察到的血管正常化是短暂的。因为这些药物会导致过度的血管退行性变化。在血管渗漏导致危及生命的颅内水肿(如胶质母细胞瘤)或失明(如年龄相关性黄斑变性)的情况下,通过 VEGF/VEGFR 阻断恢复正常屏障特性可能是一种相关机制。

(二) 小分子抑制剂

尼替尼(sunitinib)是一种多靶向血管生成抑制药物,可与多种受体酪氨酸激酶结合,包括血小板源性生长因子受体-α(platelet-derived growth factor receptor α,PDGFR-α)、PDGFR-β、血管内皮生长因子受体-1(vascular endothelial growth factor receptor-1,VEGFR-1)、VEGFR-2、VEGFR-3、干细胞因子受体(stem cell factor receptor,SCFR)、集落刺激因子 1 受体(colony-stimulating factor-1 receptor,CSF-1R)和转染重排(rearranged during transfection,RET)蛋白,从而预防病理性血管生成。

安罗替尼(anlotinib)是一种可口服给药的多受体酪氨酸激酶小分子抑制剂,其通过 VEGFR-2 和间质表皮转化因子信号通路的双重阻断而抑制血管生成。

然而,这些小分子抑制剂的选择性较差,对其他不相关的靶点也有一定的抑制作用,并且由此产生的脱靶毒性给其耐受性和安全性带来影响。因此,选择性高、亲和力强的小分子抑制剂在肿瘤等血管新生依赖性疾病治疗上仍有较大的需求。

在将抑制血管新生策略应用于肿瘤患者以抑制其血管新生时,存在许多潜在问题,需要在临床应用中予以解决。首先,大多数临床前研究都是在皮下生长的肿瘤中进行的,这并非人类肿瘤的常见原发部位。由于宿主器官可以改变肿瘤的生物学特性,因此需要对自发性或原位生长的肿瘤进行进一步研究,以更准确地预测人类肿瘤的反应。其次,大多数临床前研究使用肿瘤消退而非根除作为终点。由于存活的癌细胞可导致肿瘤复发,所以必须在治疗研究设计中考虑复发。因此,需要进行研究以帮助预测临床确定的肿瘤的长期反应。最后,一些动物研究使用的疗法仅对快速增殖的细胞有疗效,但在这些研究中,癌细胞和内皮细胞的增殖率非常高。因此,需要对缓慢生长的自发性或原位生长的肿瘤进行临床前研究,这些肿瘤才是人类发现的典型肿瘤。

随着血管新生依赖性疾病的进展,它们开始产生更广泛的血管生成分子。因此如果仅一个分子(例如 VEGF)被阻断,则血管新生的促进可能会切换到另一个分子(例如 bFGF)。因此,我们可能需要抗体/抑制剂混合物。同样,在针对肿瘤脉管系统的方法中,通常假设肿瘤中的大多数内皮细胞表达相同的血管标记。考虑到肿瘤中微血管的异质性,需要进行研究以验证这一假设的有效性。如果正常组织中也存在肿瘤血管标记,则需要采取策略来防止对这些组织的损伤。此外,我们需要确定衬在肿瘤血管上的细胞是否始终未转化,并且对长期的抗血管生成治疗没有耐药性。

抗血管生成疗法对正常组织和生理性血管生成的长期副作用尚不清楚。

三、针对肿瘤血管的其他治疗策略

目前公认的抗血管生成疗法都是通过抑制肿瘤的血管新生来达到目的。然而,采用相似的机制但针对不同靶细胞的治疗方式开始受到关注。例如,鉴于血管内皮生长因子(受体)抑制剂更有效地破坏缺乏周细胞的毛细血管,同时靶向内皮细胞和周细胞可能会增强其抗血管生成作用。PDGFR-β 抑制剂通过促进周细胞脱离,从而使血管更加不成熟和更易退化。此外,多靶点酪氨酸激酶抑制剂阻断 PDGFR-β 和 VEGF 受体也比单独抑制剂更有效。

另外,持续血管正常化的概念建议不破坏肿瘤血管,而是恢复其结构和功能,以改善灌注和氧合。完整的血管壁也限制了肿瘤细胞侵入血管,同时也可以改善化疗或免疫治疗的反应。

结　语

血管为机体提供氧气和营养,并为免疫系统发挥功能提供运输通道。血管发生的主体是内皮细胞,从发生学和组织学观点出发,内皮从发生到新血管的形成包括两个过程,一种为血管形成,另一种为血管生成。其即为正常机体发育、组织修复等生理过程所必须,又与许多血管依赖性疾病相关。血管维持或生长不足会导致心肌梗死、脑卒中、神经退行性变或肥胖相关疾病的缺血,而血管过度生长或异常重构则会促进许多疾病的发生和发展,包括肿瘤、炎症性疾病和眼病等。

对血管新生这一过程及机制的不断研究已经发现越来越多的促血管生成和抗血管生成分子,这些分子之间复杂的相互作用以及它们在不同环境下如何影响血管结构和功能已经逐渐明晰。从而促进了治疗恶性肿瘤和其他疾病新途径、新方法的建立,包括促进血管生成治疗策略和抑制血管生成治疗策略等。

此外,在临床应用中,抗血管生成药物产生的耐药性给癌症治疗带来了新的挑战。抗血管生成治疗产生的耐药机制由多因素介导,涉及多种因子和信号途径。因此,对血管新生过程与机制的新理论的发现,将为新药开发及其临床应用提供新的方案。

(李一雷)

主要参考文献

[1] 李玉林. 分子病理学[M]. 北京:人民卫生出版社,2002.

[2] EELEN G,TREPS L,LI X,et al. Basic and therapeutic aspects of angiogenesis. updated[J]. Circulation Research,2020,127(2):310-329.

[3] CHO W C,JOUR G,AUNG P P. Role of angiogenesis in melanoma progression:Update on key angiogenic mechanisms and other associated components[J]. Seminars in Cancer Biology,2019,59:175-186.

[4] LI T,KANG G,WANG T,et al. Tumor angiogenesis and anti angiogenic gene. therapy for cancer(Review)[J]. Oncology letters,2018,16(1):687-702.

[5] NIENHÜSER H,CRNOVRSANIN N,NERZ D,et al. Expression of angiogenic. proteins in tumor and stroma affects survival in patients with gastric cancer[J]. Journal of Surgical Research,2020,255:172-180.

[6] GOEL S,DUDA D G,XU L,et al. Normalization of the vasculature for treatment. of cancer and other diseases[J]. physiological reviews,2011,91(3):1071-1121.

[7] POTENTE M,GERHARDT H,CARMELIET P. Basic and therapeutic aspects of. angiogenesis[J]. Cell,2011,146(6):873-887.

[8] PRAGER G W,POETTLER M. Angiogenesis in cancer. Basic mechanisms and. therapeutic advances[J]. Hamostaseologie,2012,32(2):105-114.

[9] CARMELIET P,JAIN R K. Angiogenesis in cancer and other diseases[J]. Nature,2000,407(6 801):249-257.

第九章

器官纤维化的形成与逆转

器官纤维化是多种慢性疾病的共同病理特征,是导致脏器功能衰竭及患者致残致死的主要原因。器官纤维化患病人数多,已成为世界性重要健康问题。近年来,已从器官、组织、细胞和分子层面对器官纤维化的演进过程、发病机制和治疗方法等进行了较深入研究,在某些方面已取得了重要进展。然而,目前器官纤维化的发病机制尚未完全阐明,也未发现理想的生物标志物,更缺乏特异有效的治疗方法。虽然各种器官纤维化的病因和纤维化形成的过程不尽相同,但其基本发病机制和演进规律有许多共性。本章主要从器官纤维化的细胞机制、分子机制、细胞外基质代谢、纤维化治疗与逆转等几个方面,介绍常见器官纤维化形成与逆转中关键共性的分子病理学问题。

第一节　器官纤维化概述

在世界范围内,纤维化病变是患者致残、致死的主要原因。在发达国家近45%的死亡可归因于某种类型的纤维化疾病。而且随着全球人口老龄化进程的加快,纤维化疾病的发病率及死于纤维化相关疾病的人数将进一步上升。因此,了解纤维化病变的发病机制和形成过程对于防治纤维化相关疾病具有重要的意义。

纤维化(fibrosis)是指组织内细胞外基质(extracellular matrix,ECM)的过度积聚,替代有功能的实质组织,导致正常组织结构破坏和器官功能损害。机体的组织细胞由于各种原因受到损伤后,如果损伤不严重,且该组织的实质细胞具有较强的再生能力,可由实质细胞再生恢复原组织的结构;如果组织损伤比较严重,无法由实质细胞再生完成修复时,ECM将填补组织缺损,最终导致纤维化。

纤维化可发生在多种器官,称为器官纤维化(organ fibrosis)。重要的器官纤维化有肝纤维化(hepatic fibrosis)、肾纤维化(kidney fibrosis)、肺纤维化(lung fibrosis)、心脏纤维化(cardiac fibrosis)和胰腺纤维化(pancreatic fibrosis)等,其他如皮肤纤维化、膀胱纤维化、骨髓纤维化、肠纤维化、腹膜纤维化等也是较常见的组织器官纤维化。器官纤维化不是一种独立的疾病,而是多种疾病发展的共同病理特征和最终结局,结果造成器官组织内纤维结缔组织增多和实质细胞减少,持续而广泛进展可导致器官结构破坏和功能障碍,乃至器官衰竭,严重威胁患者健康和生命。

虽然纤维化形成中ECM的积聚似乎是无序的,但纤维化形成是由确定的分子信号、细胞和组织反应决定的高度协调的动态过程。器官纤维化形成的过程复杂,涉及细胞、细胞因子和ECM等多种因素的作用和多个环节的调控,其形成的基本过程:多种原因(持续感染、免疫反应、毒物、化学损伤、辐射、局部缺血及血流动力学改变等)引起实质细胞损伤,实质细胞发生坏死和慢性炎症反应,释放化学趋化物质,使定居的和迁移来的巨噬细胞等炎症细胞聚集到损伤部位,释放多种细胞因子和生长因子,受损实质细胞也分泌致纤维化细胞因子,促使ECM产生细胞增殖并转化为肌成纤维细胞(myofibroblasts,MFBs)。MFBs增殖并分泌细胞因子,再作用于自身和巨噬细胞。MFBs合成大量ECM,同时ECM的降解减少,导致组织内ECM异常增多和过度积聚,从而形成纤维化(图9-1)。

创伤愈合(healing of wound)是机体对损伤的适应性反应(adaptive response),结局是有一定量的纤维组织形成。但在组织损伤严重并反复的情况下,创伤愈合的稳态调控机制失调,超出了正常创伤愈合反应,导致ECM大量积聚。组织遭受损伤后诱发炎症并启动修复反应。这种修复反应最初是有益的,旨在通过正常组织修复使受损组织恢复结构的完整性。然而,当修复反应过度和失控时,则导致持续性的组织

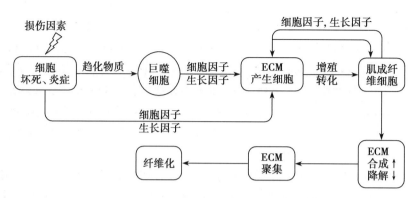

图 9-1　纤维化形成基本过程示意图

修复,引起组织内过量 ECM 沉积。纤维化的病理本质是慢性组织损伤后失调的创伤修复过程(wound repair process),最终导致瘢痕组织沉积。过度瘢痕形成(excessive scarring)即纤维化。

纤维化时过度积聚的 ECM 替代实质组织,但并非简单的"空间替代",不仅沉积的 ECM 量显著增加,而且其成分也发生改变。例如,正常肝脏Ⅰ型胶原与Ⅲ型胶原的比例为 1∶1。肝纤维化早期,Ⅰ型胶原和Ⅲ型胶原含量均增加,而后期Ⅰ型胶原占明显优势,可占总胶原的 60%～70%,Ⅰ型胶原与Ⅲ型胶原的比例可达 2∶1 以上。肾间质纤维化时积聚在肾间质的 ECM,既有大量Ⅰ型胶原和Ⅲ型胶原的沉积,又出现基底膜成分的积聚,如Ⅳ型胶原、Ⅴ型胶原、纤维连接蛋白(fibronectin,FN)、层粘连蛋白(laminin,LN)、串珠蛋白聚糖(perlecan)和硫酸乙酰肝素(heparan sulfate,HS)等。

由于器官纤维化可导致组织结构破坏和器官衰竭,因此通常强调器官纤维化对机体不利的一面。然而,在某些情况下纤维化对机体也有有利的一面,例如,形成的纤维组织能填补实质组织的缺损,可维持器官组织的相对完整性,保留剩余组织的功能;由于纤维组织中含有大量胶原纤维,具有较强抗拉力,可使组织器官保持坚固性,如透壁性心肌梗死后形成的替代性瘢痕可以防止致命的心脏破裂。

由于罹患器官纤维化的人数众多,已成为全球主要医疗负担,也是医学研究的重点之一。近年来,随着细胞和分子生物学等学科理论的发展和先进研究手段的应用,已从器官、组织、细胞和分子层面对器官纤维化的形成过程、机制和治疗药物等进行了较深入研究,在某些方面已取得了重要进展。然而,目前器官纤维化的发病机制尚未完全阐明,未找到用于早期诊断的理想生物标志物,也缺乏特异有效的治疗方法,研究工作有待进一步深入。

第二节　器官纤维化的细胞和分子机制

器官纤维化是发生在不同器官的病理性改变。虽然不同的器官纤维化的病因有很大差别,纤维化形成的过程也不完全相同,但各种器官纤维化的基本病理过程和发病机制具有诸多共性。器官纤维化的发病机制复杂,涉及细胞、细胞因子和 ECM 等多种因素、多个环节之间相互作用和相互调节的复杂过程。

一、细胞机制

(一) ECM 产生细胞

在纤维化病变形成的过程中,间质细胞、炎症细胞和实质细胞通过分泌细胞因子、炎性介质等生物活性物质发挥直接或间接作用。这些细胞相互影响、相互调控,形成交错关联的复杂细胞网络,共同参与纤维化的形成。在纤维化形成过程中,组织内有一种或几种细胞突出地参与 ECM 的产生,这些细胞被称为 ECM 产生细胞(ECM-producing cells)或效应细胞(effector cells)。ECM 产生细胞是一类间充质细胞(mesenchymal cells),是形成 MFBs 的前体细胞(precursor cells),如肝星形细胞(hepatic stellate cells,HSCs)、肾间质成纤维细胞、肺泡成纤维细胞、胰腺星形细胞(pancreatic stellate cells)、心脏成纤维细胞等,都是相应器官纤维化的主要 ECM 产生细胞。近年又陆续报道了另外一些 ECM 产生细胞。虽然组织内存在 ECM

产生细胞,但这些细胞并不是产生 ECM 的唯一细胞,只是这些 ECM 产生细胞在纤维化进程中起着更重要和更突出的作用。

(二) ECM 产生细胞活化和肌成纤维细胞形成

在正常情况下 ECM 产生细胞处于静息状态,代谢和功能均不活跃。但在某些病理情况下,ECM 产生细胞不仅形态发生改变,而且出现明显增殖并分泌细胞因子、合成大量 ECM 和产生蛋白水解酶等功能变化,这一系列变化被称为活化(activation)。在一定条件下 ECM 产生细胞转分化(transdifferentiation)为 MFBs。"活化的 ECM 产生细胞"(activated ECM-producing cells)与"MFBs"是同一个概念,活化的 ECM 产生细胞就是指 MFBs。转分化是指一种类型的分化细胞转变成另一种类型的分化细胞。ECM 产生细胞(如成纤维细胞等)转分化为 MFBs 的过程较为复杂,须经过"原肌成纤维细胞(proto-myofibroblasts)"的过渡形式再转变为成熟的 MFBs。正常组织内通常不存在 MFBs,而在组织损伤后形成。MFBs 形成是纤维化启动和进展的关键细胞事件。通常以 α-平滑肌肌动蛋白(α-smooth muscle actin,α-SMA)作为 MFBs 的标志物,但 α-SMA 不特异,新的标志物正在研究中。近年应用单细胞 RNA 测序(single-cell RNA sequencing,scRNA-seq)技术发现 MFBs 一些新的标志物。例如在博来霉素诱发小鼠纤维化肺中至少发现 3 个新的标志物:刺猬相互作用蛋白(hedgehog interacting protein(Hhip)、asporin 和肌肉骨骼和胚胎核蛋白 1(musculo-skeletal,embryonic nuclear protein 1(Mustn1)。与 α-SMA 相比,这些标志物不仅在 MFBs 中的表达水平明显增高,而且更能鉴别 MFBs,可能对 α-SMA 作为 MFBs 标志物有重要补充。

MFBs 具有以下生物学特性:以 α-SMA 为标志物,兼有成纤维细胞和平滑肌细胞的特征,是一种具有收缩性的分泌型细胞;胞质中富含粗面内质网和发达的高尔基体,表明合成蛋白质的功能旺盛;能合成和分泌大量 ECM 以及细胞因子和趋化因子,并能产生基质金属蛋白酶(matrix metalloproteinases,MMPs)和金属蛋白酶组织抑制物(tissue inhibitor of matrix metalloproteinases,TIMPs),参与 ECM 重构;MFBs 呈异质性,是由不同功能的细胞组成的细胞群。ECM 产生细胞转分化为 MFBs 是纤维化形成最关键的环节,许多细胞因子和生长因子都能促进 ECM 产生细胞转分化,其中转化生长因子-β(transforming growth factor-β,TGF-β)的作用最为显著,但也有 ECM 产生细胞转分化的负性调节因子,如 γ 干扰素(interferon-γ,IFN-γ)等。

MFBs 是处于不同活化状态的异质细胞群,从其前体细胞转分化形成。充分活化的 MFBs 是由原肌成纤维细胞过渡而来,原肌成纤维细胞含有应力纤维(stress fiber)、β 胞质型肌动蛋白和 γ 胞质型肌动蛋白,不含 α-SMA。近年文献中常提到的 MFB 活化(myofibroblast activation)或活化的 MFBs(activated myofibro-blasts),是指成纤维细胞等前体细胞表型逐渐转变的过程,转变为具有生成胶原等 ECM 和高度收缩表型的成熟 MFBs。活化的 MFBs 内 α-SMA 新表达(α-SMA neo-expression),掺入 α-SMA 的应力纤维形成,使细胞获得收缩性能。应力纤维形成和 α-SMA 掺入应力纤维是 MFB 活化的关键表型特征。

(三) 肌成纤维细胞的起源

在各种器官纤维化中,MFBs 形成和活化是最一致和最恒定的细胞事件,MFBs 是驱动纤维化的主控细胞,在器官纤维化形成中起关键作用,也是逆转器官纤维化的重要靶标。因此,近年来 MFBs 起源(origin)的研究已成为国际纤维化研究的热点。有关不同器官纤维化中 MFBs 的起源尚未取得共识,但目前一致的观点是 MFBs 有多种起源。MFBs 的主要起源细胞包括:组织内定居的成纤维细胞;骨髓来源的纤维细胞;上皮细胞、内皮细胞、周细胞和间皮细胞转分化为 MFBs 以及血管周围细胞等(图 9-2)。另外,肾小球系膜细胞(mesangial cells)、肾小球足细胞(podocytes)、平滑肌细胞、肺脂成纤维细胞(lipofibroblasts)和巨噬细胞也是 MFBs 的潜在来源。目前的研究证明,不同器官纤维化中 MFBs 的起源可能有较大差别。

1. 组织内定居的成纤维细胞　虽然 MFBs 有多种来源,但组织内定居的成纤维细胞(resident fibro-blasts)是 MFBs 的最主要来源。成纤维细胞是疏松结缔组织中最主要的细胞,在不同器官中形态有所不同,在同一器官的不同部位也有异质表型。活化的成纤维细胞扁平,多突起,胞核较大,核仁明显,粗面内质网丰富,高尔基体发达。在某些因素刺激下,静息的成纤维细胞转分化为 MFBs,这种表型转变称为成纤维细胞-肌成纤维细胞转化(fibroblast-myofibroblast transition,FMT),是纤维化形成的重要环节。肝脏定居的促纤维化细胞比较特殊,最主要的是 HSCs,其次是位于门管区血管和胆管周围的门脉成纤维细胞(por-

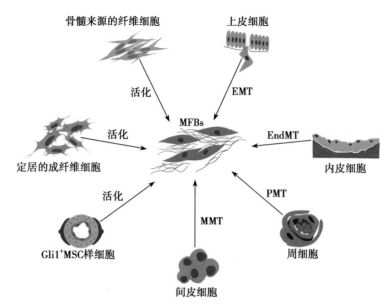

图9-2 纤维化形成中肌成纤维细胞主要起源细胞的示意图

MFBs:肌成纤维细胞;EMT:上皮-间质转化;EndMT:内皮-间质转化;PMT:周细胞-肌成纤维细胞转化;MMT:间皮-间质转化。

tal fibroblasts),它们分别是肝毒性肝纤维化和胆汁淤积性肝纤维化形成中MFBs的主要来源。目前尚未发现成纤维细胞的特异性标志物,常以成纤维细胞特异性蛋白-1(fibroblast-specific protein-1,FSP-1,又称S100A4)鉴定成纤维细胞,目前正在寻找成纤维细胞的特异性标志物。近年对心脏成纤维细胞的标志物研究较多,目前使用的心脏成纤维细胞的标志蛋白主要有:波形蛋白(vimentin)、盘状结构域受体2(discoidin domain receptor 2,DDR2)、FSP-1、胸腺细胞抗原1(thymus cell antigen1,Thy1/CD90)、转录因子21(transcription factor 21,Tcf21)、血小板源性生长因子受体α(platelet-derived growth factor receptor α,PDGFRα)、Ⅰ型胶原、纤维连接蛋白等,但这些标志物也可以在某些非成纤维细胞中表达,因此缺乏特异性。一些研究者主张几种标志物组合应用,可能更有助于成纤维细胞的鉴定。

2. **骨髓来源的纤维细胞** 骨髓来源的纤维细胞(bone marrow-derived fibrocytes)有不同的名称,如骨髓来源的成纤维细胞前体细胞(bone marrow-derived fibroblast precursor cells)、骨髓来源的间充质细胞或间充质干细胞、骨髓来源的循环纤维细胞(bone marrow-derived circulating fibrocytes)等。这类细胞的特点是:来源于骨髓,循环于外周血中,是MFBs的前体细胞。这类细胞在单核细胞趋化蛋白-1(monocyte chemotactic protein-1,MCP-1)等趋化因子作用下从骨髓进入循环,成为循环纤维细胞,随血流进入损伤部位,进一步转分化为MFBs。

3. **上皮-间质转化** 上皮-间质转化(epithelial-mesenchymal transition,EMT)是指上皮细胞转分化为具有间质细胞表型的过程。通过EMT,上皮细胞丧失极性,失去与基底膜的连接,减少细胞间黏附,增加细胞迁移能力,上皮细胞标记分子如上皮钙黏素(E-cadherin)、紧密连接蛋白(tight junction protein)、细胞角蛋白(cytokeratin)、Ⅳ型胶原等表达降低,而间质细胞标记分子如波形蛋白、FSP-1、α-SMA、FN、神经钙黏素(N-cadherin)等的表达增加,产生Ⅰ型胶原和Ⅲ型胶原等ECM成分的能力明显增强。EMT可发生在胚胎发育、癌症转移和纤维化等生理病理情况,在纤维化过程中,EMT实质是上皮细胞-肌成纤维细胞转化(epithelial-myofibroblast transition)。EMT可见于肾小管上皮细胞、肾小球足细胞、肺泡上皮细胞等。EMT过程受多条信号通路调控,主要是Notch、Wnt/β-catenin、PI3K/Akt、Src、TGF-β/Smad、Hh和NF-κB等通路,这些信号通路彼此交互影响,形成复杂的EMT调控网络。TGF-β是诱导EMT的强效生长因子,主要通过Smad依赖性和Smad非依赖性通路介导EMT。越来越多的证据表明,EMT在器官纤维化中扮演着重要角色,调控EMT信号通路和有关调节因素可能成为纤维化疾病治疗的新靶点。虽然在体外条件下已证明能够出现EMT,并作为MFBs的一种来源,但尚缺乏确凿的证据证明在体内有完整的EMT,因此,长期以来

EMT 是否存在及 EMT 能否作为 MFBs 的重要来源,一直存有争议。

最初认为 EMT 是一个比较简单的细胞过程,要么是上皮细胞,要么是间质细胞,而忽视了这两种细胞的转换过渡状态。最近研究证明,EMT 过程较为复杂,既不是完全的上皮细胞,也不是完全的间质细胞,而是"上皮细胞—过渡细胞—间质细胞"的连续动态过渡状态(transitional state),也称为部分 EMT(partial EMT)或杂合 EMT(hybrid EMT)。EMT 过渡状态可能反映了 EMT 驱动与抑制之间的微妙平衡,在某些器官纤维化的进展中可能起重要作用。

4. 内皮-间质转化　内皮细胞(endothelial cells,ECs)在胚胎发育和疾病进展中可以转变为其他类型的细胞。内皮细胞受损后可向间质细胞表型转分化,称为内皮-间质转化(endothelial-mesenchymal transition,EndMT)。EndMT 是指组织中的内皮细胞在某些因素刺激下获得间质细胞表型。在此转化过程中,内皮细胞间的紧密连接减弱,内皮细胞从原细胞层脱落,形态呈长梭形,失去内皮细胞的表型和内皮细胞的特异性标志物,如 CD31、血管性血友病因子(von Willebrand factor,vWF)和血管内皮钙黏素(vascular endothelial cadherin,VE-cadherin)等,而间质细胞标志物如 α-SMA 和 FSP-1 等的表达增加,细胞的增殖、迁移及产生 ECM 的能力增强。EndMT 是 MFBs 的重要来源之一,参与心、肺和肾纤维化的病理过程,很可能成为纤维化疾病防治的靶点之一。EndMT 发生过程的分子机制比较复杂,TGF-β、Notch、Wnt 信号通路、miRNA、转录因子等对 EndMT 的发生均具有调控作用。最近的研究表明,与 EMT 的过渡状态类似,EndMT 发生过程也经历中间过渡状态。

5. 周细胞-肌成纤维细胞转化　周细胞(pericytes)是一种微血管壁细胞,形态扁平,位于微血管系统(毛细血管、毛细血管前微动脉和毛细血管后微静脉)内皮细胞的基底膜侧,嵌入毛细血管壁的内皮细胞与基底膜之间,在内皮细胞面有多个突起,与内皮细胞的胞质凹陷区存在紧密联系。周细胞属于间充质细胞,具有多能性、异质性和未分化性。周细胞对微血管的发育和稳定具有重要作用。在一定因素刺激下,周细胞从毛细血管壁上脱离,迁移到组织间质内并转分化为 MFBs,发生周细胞-肌成纤维细胞转化(pericyte-myofibroblast transition,PMT)。PMT 可能是 MFBs 的主要来源之一,在某些器官纤维化形成中可能发挥重要作用。对肾纤维化动物模型的研究表明,由周细胞转化而来的 MFBs 占总 MFBs 的绝大多数,抑制 PMT 能阻止毛细血管稀疏化并减轻肾纤维化的程度。阻断血小板源性生长因子(platelet-derived growth factor,PDGF)、血管内皮生长因子(vascular endothelial growth factor,VEGF)、TGF-β 和 Wnt 信号通路均能减少 PMT 并改善肾纤维化。在博来霉素诱导的肺纤维化模型中证明,周细胞是肺损伤中 MFBs 的主要前体细胞,PMT 在肺纤维化过程中起一定作用,Notch1 信号可促进 PMT。虽然某些研究者特别强调周细胞对肾和肺纤维化中 MFBs 的来源具有重要贡献,但目前仍存在较大争议。功能和标志物的研究表明,HSCs 是肝脏特异性周细胞(liver-specific pericytes);肾小球系膜细胞是特化的肾脏周细胞(specialized renal pericytes),HSCs 和系膜细胞的周细胞性质提示,周细胞在器官纤维化形成中可能具有重要作用。

6. 间皮-间质转化　间皮细胞(mesothelial cells)属于上皮组织中的单层扁平上皮细胞,衬贴在胸膜、腹膜、心包膜和内脏的表面。间皮细胞起源于中胚层间充质,具有多向分化和迁移的潜能,在肝、肺和肠的发育期间,间皮细胞能分化为特定的间充质类型的细胞。条件细胞谱系示踪(conditional cell lineage tracing)研究发现,间皮细胞可从脏器表面向脏器内迁移。有证据表明,在某些因素刺激下间皮细胞可以发生表型转变,转化为间质细胞表型,称为间皮-间质转化(mesothelial-mesenchymal transition,MMT),并产生 ECM。对小鼠肝损伤模型的条件细胞谱系示踪分析证明,间皮细胞可分化为 HSCs 和 MFBs,表明间皮细胞可发生 MMT。利用特发性肺纤维化(idiopathic pulmonary fibrosis,IPF)患者肺组织的研究表明,胸膜间皮细胞可向肺内迁移并分布在肺实质中,其数量与 IPF 的严重程度相关;胸膜间皮细胞上皮钙黏素的表达减少,α-SMA 和 FN 的表达增加,提示发生 MMT。在实验性腹膜纤维化的研究证明,间皮细胞参与 MFBs 的形成。

7. Gli1⁺间充质干细胞样细胞　胶质瘤相关癌基因同源物 1(glioma-associated oncogene homolog 1,Gli1)是 Hh 信号通路下游的重要转录因子。最近一项遗传谱系示踪(genetic lineage tracing)分析表明,在肾、肺、肝和心脏损伤后,血管周围 Gli1⁺间充质干细胞样细胞(Gli1⁺ mesenchymal stem-like cells)增殖,转分

化为表达 α-SMA 的 MFBs。清除这些细胞的 *Gli1* 基因能明显减轻肾纤维化和心脏纤维化,并恢复心脏功能。进一步的动物实验表明,用 Gli1 拮抗剂 GANT61 靶向抑制 Gli1⁺ 间充质干细胞样细胞,可减轻骨髓纤维化的严重程度。在小鼠肺纤维化模型的研究中证明,抑制 Gli1 可以抑制肺内定居的成纤维细胞向 MFBs 转分化并减轻肺纤维化的程度。这些研究结果表明,血管周围 Gli1⁺ 间充质干细胞样细胞是器官纤维化 MFBs 的重要来源之一,这类细胞可能成为器官纤维化新的治疗靶点。近年研究者特别关注血管周围间充质细胞(perivascular mesenchymal cells)作为 MFBs 来源的重要作用。

现将肝、肾、肺和心脏纤维化中 MFBs 的主要起源细胞总结于表 9-1。

表 9-1　几种器官纤维化中肌成纤维细胞的主要起源细胞

1. 肝纤维化	血管周围 Gli1⁺ 间充质干细胞样细胞
肝星形细胞	3. 肺纤维化
门脉成纤维细胞	组织内定居的成纤维细胞
骨髓来源的成纤维细胞前体细胞(纤维细胞、间充质细胞)	骨髓来源的纤维细胞
间皮细胞	周细胞
肝细胞和胆管上皮细胞	肺泡上皮细胞
血窦内皮细胞	间皮细胞
血管周围 Gli1⁺ 间充质干细胞样细胞	内皮细胞
2. 肾纤维化	血管周围 Gli1⁺ 间充质干细胞样细胞
组织内定居的成纤维细胞	4. 心脏纤维化
肾小管上皮细胞	组织内定居的成纤维细胞
内皮细胞	骨髓来源的循环纤维细胞或成纤维细胞前体细胞
骨髓来源的循环纤维细胞和间充质干细胞	心外膜来源的上皮细胞
周细胞	心内膜来源的内皮细胞
足细胞	血管平滑肌细胞
肾小球系膜细胞	血管周围 Gli1⁺ 间充质干细胞样细胞

近年来随着谱系示踪等技术的改进和 scRNA-seq 技术的应用,对 MFBs 的起源有了更多的认识。譬如对小鼠肺纤维化的研究证明,脂成纤维细胞是肺 MFBs 的重要来源;肺泡上皮细胞对 MFBs 起源的贡献最小;周细胞的贡献不能确定;不支持循环纤维细胞作为肺 MFBs 的来源。

8. 不同起源 MFBs 对总体 MFBs 的贡献　近年来研究者对实验性肾纤维化中 MFBs 的起源进行了广泛研究,但结果并不一致。对小鼠单侧输尿管梗阻(unilateral ureteral occlusion,UUO)诱发肾纤维化模型的细胞示踪研究证明,肾小管上皮细胞在体内并不参与间质 MFBs 的形成,而周细胞来源的 MFBs 则占绝大多数。LeBlue 等利用遗传工程小鼠追踪 UUO 肾纤维化模型中 MFBs 的起源,结果证明,50% MFBs 由组织内定居的成纤维细胞增殖、活化而来,35% MFBs 由骨髓来源的细胞产生,10% MFBs 来自 EndMT,仅有 5% MFBs 来自 EMT,而周细胞不参与 MFBs 的形成。上述小鼠肾纤维化模型中 MFBs 来源的相对比例关系是否适用于其他器官纤维化,目前尚无定论。目前比较的一致结果是,组织内定居的成纤维细胞是 MFBs 的最主要来源。不同来源的细胞对 MFBs 的贡献率可能主要取决于受累的器官、纤维化的病因、研究方法和动物品系等。除了对总体 MFBs 的贡献不同外,不同来源 MFBs 的生物学特点和致纤维化的效力等方面可能存在差异,MFBs 起源的多样性可能反映了纤维化起始和进展的复杂性。

9. 纤维化消退时 MFBs 的去向　当损伤因素去除后纤维化反应消退时,MFBs 也随之显著减少或消失,MFBs 可能通过凋亡、衰老和回复到静息状态三种方式减少或消失。对 MFBs 命运示踪研究证明,损伤因素去除后 MFBs 可以回复到近似静息状态。如在肝纤维化逆转过程中有近一半 HSCs 并非经历凋亡或衰老,而是转变为静息状态。但值得注意的是,这些静息状态的 HSCs 处于预激状态,对再次遇到的促纤维化刺激更为敏感。

(四) 巨噬细胞

1. 巨噬细胞的一般生物学作用 巨噬细胞(macrophage)来源于骨髓的幼单核细胞,后者分化为单核细胞并进入血液,从血液内穿出血管后迁移到不同组织,分化为组织特有的巨噬细胞,如肝库普弗细胞(Kupffer cells)、肺巨噬细胞、神经组织的小胶质细胞等。巨噬细胞是机体内重要的固有免疫细胞,具有趋化运动、吞噬和清除异物、分泌多种生物活性物质以及抗原呈递等功能。巨噬细胞还是组织修复和纤维化的重要参与者,在组织修复的起始、维持和消退阶段均发挥重要作用。各种原因引起实质细胞损伤、坏死,可释放化学趋化物质,包括细胞间黏附分子-1(intercellular adhesion molecule-1,ICAM-1)、MCP-1 等,使巨噬细胞聚集到损伤部位。巨噬细胞主要通过下列机制参与纤维化过程:①损伤部位的巨噬细胞可释放 TGF-β1、PDGF、IL-1、IL-6、碱性成纤维细胞生长因子(basic fibroblast growth factor,bFGF)和肿瘤坏死因子-α(tumor necrosis factor-α,TNF-α)等促纤维化的细胞因子,参与纤维化的进程;②巨噬细胞产生的可溶性介质可刺激局部招募的成纤维细胞转分化为 MFBs;③巨噬细胞是产生 MFBs 活化信号的重要细胞,通过多种机制促进 MFBs 活化和存活;④巨噬细胞产生几种 MMPs 和 TIMPs,调节 ECM 转换的平衡;⑤巨噬细胞还能产生和分泌 I、III、IV、VI 型胶原、FN、硫酸软骨素等 ECM 成分,参与纤维化形成。巨噬细胞在纤维化过程中的这些作用提示,靶向干预巨噬细胞进行纤维化治疗具有重要意义。

2. 巨噬细胞极化在纤维化中的作用 巨噬细胞是高度异质性和可塑性的细胞,受局部微环境的影响可以发生表型和功能转变。巨噬细胞极化(macrophage polarization)是指巨噬细胞在不同微环境下表现出不同的活化状态并发挥不同的功能作用的过程。按照表型的特点和分泌的细胞因子可将巨噬细胞分为两种极化类型:在脂多糖(lipopolysaccharide,LPS)、IFN-γ 和 TNF-α 等刺激下,巨噬细胞被极化为经典活化巨噬细胞(classically activated macrophages),即 M1 巨噬细胞。M1 巨噬细胞分泌炎性细胞因子如 IL-1β、IL-6、IL-12、IL-23、TNF-α 及活性氧等,产生高水平的诱导型一氧化氮合酶(inducible nitric oxide synthetase,iNOS),发挥促炎功能,导致组织损伤,故清除 M1 巨噬细胞可降低组织损伤的程度。巨噬细胞在 IL-4、IL-10、IL-13 等刺激下被极化为替代活化巨噬细胞(alternatively activated macrophage),即 M2 巨噬细胞,包括 M2a、M2b、M2c 和 M2d 四种亚型。M2 巨噬细胞分泌抗炎因子 IL-10、IL-1R 以及 TGF-β、VEGF、PDGF 和 EGF 等,降低炎症反应,促进组织修复,因此 M2 巨噬细胞又称为组织修复型巨噬细胞(图 9-3)。然而,未受控制的 M2 巨噬细胞可释放高水平 TGF-β1,后者通过刺激 ECM 产生细胞活化,增加 ECM 合成,减少 ECM 降解等机制促进纤维化形成。在组织损伤早期,浸润的巨噬细胞以 M1 巨噬细胞为主。而在组织损伤后期,M1 巨噬细胞逐渐减少,M2 巨噬细胞明显增加。M1 和 M2 巨噬细胞的比例失调涉及纤维化的进展与否,调整巨噬细胞极化的状态,维持 M1 和 M2 巨噬细胞比例的平衡,可能成为纤维化治疗的一种新策略。

控制向 M2 巨噬细胞极化可能有助于抑制纤维化形成。M1 巨噬细胞向 M2 巨噬细胞转化主要取决于微环境的改变,但具体机制目前尚不十分清楚。有研究表明,除了细胞因子 IL-4 和 IL-13 外,多种转录因子的激活可促进向 M2 巨噬细胞极化,如信号转导及转录活化因子 3(signal transducer and activator of transcription-3,STAT3)、STAT6、过氧化物酶体增殖物激活受体(peroxisome proliferator-activated receptor,PPAR)、Krüppel 样因子 4(Krüppel-like factor4,KLF4)和干扰素调节因子 4(interferon regulatory factor 4,IRF4)等。Wnt/β-catenin、STAT1 和 NF-κB 信号通路的激活都能促进 M1 巨噬细胞向 M2 巨噬细胞分化。体内吞噬细胞清除衰老和凋亡细胞的过

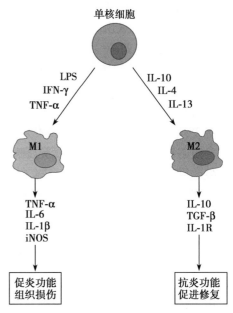

图 9-3 巨噬细胞极化在纤维化形成中作用的示意图

M1:M1 巨噬细胞;M2:M2 巨噬细胞。

程称为胞葬作用(efferocytosis),其作用是将衰老和凋亡的细胞吞噬、降解,防止死亡细胞聚集和继发性炎症,维持机体内稳态。近年研究证明,除了微环境因素外,M1巨噬细胞还可通过胞葬作用分化为M2巨噬细胞。

3. **巨噬细胞转化为MFBs** 巨噬细胞参与纤维化的另一个机制是其转化为MFBs。利用小鼠UUO肾纤维化模型的研究表明,骨髓来源的巨噬细胞可通过巨噬细胞-肌成纤维细胞转化(macrophage-myofibroblast transition,MaMT)过程生成MFBs,这一过程受TGF-β/Smad3和Wnt信号通路的调节。在肾移植引起的慢性肾间质纤维化小鼠模型中也观察到MaMT现象,MaMT来源的细胞占MFBs总数50%左右。在进行性慢性肾脏病患者肾纤维化的研究中发现,巨噬细胞可以直接转化为MFBs。这些研究结果提示,MaMT可能是肾纤维化过程中MFBs的另一种来源。但迄今为止,MaMT主要见于小鼠肾纤维化模型和少量人类肾纤维化的研究,在其他器官纤维化中尚未见类似的报道。

二、分子机制

器官纤维化形成的分子机制复杂,涉及细胞因子、生长因子、信号通路、表观遗传学、外泌体、缺氧、氧化应激、自噬和内质网应激等多种因素。

(一) 细胞因子的作用

细胞因子(cytokine)是由细胞分泌的、能调节细胞功能的多肽。细胞因子通过自分泌(autocrine)和旁分泌(paracrine)方式发挥生物学效应,并通过与靶细胞表面相应受体相互作用,将生物信号转导至细胞内,启动信号转导的级联反应(cascade),调控基因表达。细胞因子根据功能可分为以下几类:IL、TNF、干扰素(interferon,IFN)、生长因子(growth factor)、趋化因子(chemokine)和集落刺激因子(colony-stimulating factor,CSF)。其中生长因子包括:TGF-β、结缔组织生长因子(connective tissue growth factor,CTGF)、表皮生长因子(epidermal growth factor,EGF)、VEGF、成纤维细胞生长因子(fibroblast growth factor,FGF)、神经生长因子(nerve growth factor,NGF)、PDGF、肝细胞生长因子(hepatocyte growth factor,HGF)和胰岛素样生长因子(insulin-like growth factor,IGF)等。

研究证据表明,细胞因子通过作用于其细胞表面的相应受体,在纤维化发生、发展和逆转的多个环节都发挥重要作用。参与器官纤维化形成的常见细胞因子有TGF-β、PDGF、bFGF、EGF、IL-11、IL-1、IL-6、IL-8、TNF-α、IFN-γ和胰岛素样生长因子Ⅰ(insulin-like growth factor Ⅰ,IGF-Ⅰ)等,它们可来自浸润的炎症细胞(如中性粒细胞和单核巨噬细胞等),也可来自血小板和组织的固有细胞。这些细胞因子相互制约、相互调控,形成复杂的细胞因子网络,协同调控纤维化形成的多个环节。细胞因子参与纤维化过程大致可分为三种情况:一是参与局部损伤和炎症反应,如TNF-α、IL-1和IL-8等;二是参与组织修复和纤维化的进展,如TGF-β、PDGF、IGF-Ⅰ及bFGF等;三是一些细胞因子能促进受损细胞修复,具有抗损伤和抑制纤维化的作用,如HGF、IFN-γ和TGF-α等。可见,纤维化过程中涉及促纤维化细胞因子与抑纤维化细胞因子的相互作用。在生理情况下,众多细胞因子构成的网络处于平衡状态。但在病理情况下这一平衡被打破,促纤维化细胞因子增加,并发生级联效应,而抑纤维化细胞因子活性降低,从而导致ECM过度沉积而形成纤维化。因此,这两类细胞因子之间的平衡在很大程度上决定着纤维化是否发生和严重程度。

1. **TGF-β** 虽然发现多种细胞因子参与器官纤维化的发生发展,但研究最多和作用最明显的是TGF-β。TGF-β是一个含40种蛋白成分的超家族,其成员主要包括TGF-β类、活化素(activin)、抑制素(inhibin)和骨形态发生蛋白(bone morphogenetic protein,BMP)等。TGF-β是一种能调节细胞增殖、分化、迁移和死亡的多功能多肽类生长因子。TGF-β分子量25kD,是由两个分子量为12.5kD的亚基通过二硫键连接而成的同源二聚体。哺乳动物主要有TGF-β1、TGF-β2和TGF-β3三种,它们的生物学作用基本相似,其中TGF-β1与器官纤维化形成的关系最为密切。新合成的TGF-β是无活性的前体蛋白。前体蛋白由三部分组成:一个氨基端的信号肽(在分泌前被裂解掉),一个氨基端的潜伏相关肽(latency-associated peptide,LAP)和羧基端的二聚体成熟TGF-β。从细胞中分泌之前,前体蛋白主要由弗林(furin)蛋白酶切割掉氨基端的LAP才具有活性。TGF-β受体(TGF-β receptor,TβR)主要有Ⅰ、Ⅱ和Ⅲ型,广泛分布于各种细胞表面。TβRⅠ和TβRⅡ是主要参与TGF-β信号转导的分子,为丝氨酸/苏氨酸蛋白激酶跨膜受体,均由细胞外配体结合区、跨膜区和细胞内激酶区组成,可转导TGF-β多种生物学活性。当信号转导时,TGF-β首先与TβRⅡ结合,再与TβRⅠ结合。TGF-β与TβRⅡ结合后,TβRⅡ发生自我磷酸化,磷酸化的TβRⅡ与TβRⅠ结合,TβRⅡ使TβRⅠ结构域的丝氨酸和苏氨酸残基磷酸化,激活TβRⅠ,从而启动细胞的TGF-β信号转导。TβRⅢ为跨膜蛋白聚糖,称β聚糖,不参与信号转导。然而最近的研究表明,TβRⅢ在调节TGF-β信号传导和疾病发展中具有复杂的作用。最近报道另外两种TGF-β受体TβRⅣ和TβRⅤ,但其生物学作用尚不清楚。

TGF-β可通过多个环节和机制发挥致纤维化作用,概括起来主要包括:①促进ECM产生细胞活化及MFBs形成,维持MFBs活化状态;②抑制ECM降解酶的活性,增强这些降解酶抑制物的活性,减少ECM降解;③刺激ECM产生细胞合成大量ECM,如Ⅰ、Ⅲ、Ⅳ型胶原和黏附性糖蛋白等;④增加ECM受体如整合素的表达,从而促进ECM与细胞间的相互作用。虽然TGF-β在各种纤维化病变形成中起重要作用,但它并非独立发挥作用,而是与其他细胞因子如PDGF、IL-1和bFGF等协同发挥生物学效应。

由于TGF-β在器官纤维化发病机制中起着重要作用,多年来人们一直试图寻找抑制TGF-β产生及降低其活性的方法,以达到防治纤维化的目的。但TGF-β具有"双面刃"作用,正常表达时能抑制炎症和细胞增生,此为正面效应;而TGF-β的过表达时则可引起病理性改变,如促进ECM合成和引起组织器官纤维化,此为负面效应。因此,抑制TGF-β的正面效应可能使抑制TGF-β的抗纤维化措施的应用受到限制,如敲除*TGF-β1*基因的小鼠,因失去对炎症的抑制作用而在出生后早期即死于全身感染。

2. 结缔组织生长因子 结缔组织生长因子(CTGF)又称细胞通信网络因子2(cellular communication network factor 2,CCN2),是一种具有复杂生物学功能、富含半胱氨酸的分泌型基质细胞蛋白,含349个氨基酸,分子质量为36~38kD。CTGF是一种强的致纤维化分子,能介导与纤维化有关的多种事件,如细胞黏附、迁移、MFBs活化、胶原分泌和ECM沉积等。在肾、肝、肺、心脏、胰腺和皮肤纤维化中,已观察到CTGF呈高表达,表明CTGF是多种器官纤维化形成过程中的重要介质。

CTGF与TGF-β的关系密切,已发现一个新的TGF-β应答元件存在于*CTGF*启动子-157至-145核苷酸序列中,故认为CTGF在TGF-β的下游起作用,TGF-β的生物学作用部分是通过CTGF介导的,但CTGF具有比TGF-β更为广泛的生物学活性。虽然CTGF是TGF-β的下游效应介质,但其缺乏TGF-β的抗增殖作用,在炎症和免疫反应调节中也不涉及CTGF,因此,CTGF仅介导TGF-β促ECM合成的负面效应。在正常情况下CTGF表达水平很低,而且主要在间质细胞表达,其作用也仅限于结缔组织。因此,CTGF可能为防治器官纤维化提供一个更特异、更安全的新治疗靶点。研究证明,应用抗CTGF单克隆抗体FG-3019阻断CTGF可防治和逆转实验性肺纤维化和系统性硬化症的进展。最近一项由7个国家39个医学中心完成的Ⅱ期随机双盲安慰剂对照临床试验(PRAISE)表明,IPF患者应用抗CTGF抗体FG-3019治疗48周后,可显著改善肺功能、延缓疾病进展和减轻肺纤维化的程度,结果非常令人鼓舞,而且未发现安全隐患。

3. 血小板源性生长因子 血小板源性生长因子(PDGF)是由PDGF-A、PDGF-B、PDGF-C和PDGF-D四条多肽链通过二硫键形成的同源或异源二聚体,有PDGF-AA、PDGF-AB、PDGF-BB、PDGF-CC和PDGF-DD五个成员,它们通过靶细胞膜上的PDGF受体(PDGFR-α和PDGFR-β)发挥生物学作用。PDGF可能参与多个器官纤维化的过程,包括肺、肾、肝纤维化和系统性硬化症,成纤维细胞可能是PDGF的主要来源和作用的靶标。与纤维化有关的PDGF生物学效应主要包括:①促进细胞分裂和增殖。PDGF是促使ECM产生细胞DNA合成和细胞增殖最强有力的有丝分裂原,将PDGF加入到成纤维细胞培养中,能显著促进成纤维细胞的增殖,这种作用可被抗PDGF抗体所阻断。②具有趋化作用。对成纤维细胞、平滑肌细胞和单核细胞等产生趋化作用,使它们到达损伤部位。③促进ECM合成。用PDGF刺激成纤维细胞、平滑肌细胞、肾小球系膜细胞和HSCs等,可促进这些细胞合成胶原蛋白、FN、蛋白聚糖等ECM成分。④PDGF可上调TIMP-1,抑制胶原降解酶活性,从而减少ECM的降解。⑤PDGF-BB能促使成纤维细胞转分化为MFBs,并可介导MFBs表达α1(Ⅲ)胶原基因。

4. 碱性成纤维细胞生长因子 bFGF具有多种生物学功能,是重要的促有丝分裂因子,能促进成纤维细胞有丝分裂和分化,是纤维化的启动因子。有研究显示,bFGF可刺激活性TGF-β释放;bFGF作为成纤维细胞增殖的强诱导剂,能刺激成纤维细胞增殖,并能诱导其表达 α-SMA;bFGF 能明显增加 I 型和Ⅲ型胶原 mRNA 的表达。

5. **肿瘤坏死因子**　TNF 为多功能性多肽,有 TNF-α 和 TNF-β 两种。TNF-α 有 1 型(TNFR1)和 2 型(TNFR2)两种受体。TNF-α 与其受体相结合可激活多种信号通路,由此引起多种转录因子、细胞因子、生长因子、受体、细胞黏附分子、炎症介质及急性期蛋白等的表达;TNF-α 具有聚集炎症细胞的作用,对MCP-1、ICAM-1 和血管细胞黏附分子-1(vascular cell adhesion molecule-1,VCAM-1)等具有上调作用,从而促使巨噬细胞等炎症细胞迁移至受累部位;TNF-α 能刺激成纤维细胞增殖,促进其胶原合成,在肝脏可促进 HSCs 增殖并向 MFBs 转分化;TNF-α 基因启动子含有 NF-κB 位点,TNF-α 本身能刺激 NF-κB 活化,活化的 NF-κB 反过来又增加 TNF-α 的形成,两者相互促进;TNF-α 与其受体相结合引起细胞代谢改变,这种改变可能介导细胞凋亡和细胞坏死。

6. **白介素-11**　IL-11 属于 IL-6 家族成员,IL-11 与其受体(IL-11R)结合后起动下游信号通路,参与造血和肿瘤的发生。最近研究证明,IL-11 是 TGF-β1 下游的关键致纤维化因子,可能比 TGF-β1 发挥更为重要的致纤维化作用。IL-11R 在心脏成纤维细胞中呈特异性表达,IL-11 在心脏具有强效促纤维化作用,可增加 MFBs 形成和 ECM 产生。IL-11 能促进心脏和肾纤维化;抗 IL-11 中和抗体可抑制心脏纤维化和肾纤维化形成;抑制 IL-11 能明显降低 TGF-β1 的促纤维化作用。最近报道,IL-11 能刺激体外肺成纤维细胞转分化为 MFBs,抗 IL-11 中和抗体可阻断肺成纤维细胞活化,减少 MFBs 形成,并可逆转肺纤维化。还有研究表明,阻断 IL-11 可减少脂肪性肝炎小鼠的肝纤维化。这些研究提示,IL-11 可能是防治器官纤维化一个更安全的新靶标。

7. **白介素-1**　IL-1 是单核巨噬细胞合成分泌的一种致炎症细胞因子,分为 IL-1α 和 IL-1β 两种亚型,在组织急性损伤中起重要作用。IL-1 能诱导其他炎症细胞因子(如 IL-6)、趋化因子、黏附分子、急性期蛋白和组织蛋白酶等的合成,对中性粒细胞、巨噬细胞具有趋化和促进释放炎症介质的作用;IL-1 能刺激成纤维细胞增殖和产生 ECM,已证明在肝纤维化中 IL-1 对 HSCs 增殖及胶原合成具有双向调节作用。

8. **抑制纤维化的细胞因子**　在纤维化形成过程中,细胞在产生致纤维化细胞因子的同时,也释放一些抑制纤维化的细胞因子,后者具有抑制纤维化发生发展的作用。

(1)肝细胞生长因子:HGF 是由两个亚基通过二硫键连接组成的异二聚体,有两种受体。HGF 分布在肝、肾、肺和胰腺等器官,通常 HGF 由间质来源的细胞产生。HGF 对肝细胞和多种上皮细胞具有很强的促增殖作用。HGF 对肾纤维化、肝纤维化和肺纤维化等有明显治疗效果。某些器官纤维化的形成不仅与TGF-β 表达增加有关,而且还与 HGF 表达降低有关。HGF 可对抗 TGF-β 多种生物学活性,如 TGF-β 可刺激 ECM 积聚,而 HGF 则能通过增加 MMPs 的表达和减少 TIMP-1 和 TIMP-2 的表达,从而促使 ECM 降解;HGF 能明显抑制 TGF-β 表达和 MFBs 形成;TGF-β 和血管紧张素Ⅱ(angiotensin Ⅱ,Ang Ⅱ)能负调节 HGF的分泌,这种负调节在肾纤维化的发生中起重要作用。最近还证明,HGF 能明显阻止由 TGF-β 介导的肾小管上皮细胞向 MFBs 转分化,并降低 α-SMA 的表达水平。

(2)γ 干扰素:IFN 分为 IFN-γ 和 IFN-α 两种,其中 IFN-γ 是重要的免疫调节因子,能抑制成纤维细胞活化和胶原基因表达。有研究证明,IFN-γ 能明显抑制博来霉素诱导的小鼠肺纤维化及纤维化部位 TGF-β1 蛋白的表达,降低 α1(Ⅰ)和 α1(Ⅲ)前胶原 mRNA 表达及羟脯氨酸含量的增加。用小剂量 IFN-γ 治疗肝纤维化有一定效果,可能是由于 IFN-γ 能抑制 HSCs 增殖和活化,降低 α-SMA、Ⅰ型胶原、Ⅳ型胶原及 FN mRNA 表达的水平。IFN-α 能降低Ⅰ型胶原、Ⅲ型胶原的合成,使培养的成纤维细胞胶原产量下降,其作用部位发生在前胶原 mRNA。原代培养 HSCs 加入 IFN-α 后,Ⅰ型胶原和Ⅲ型胶原及 FN mRNA 表达水平均降低。用 IFN-α 治疗人肝纤维化已取得较好疗效。

(二)血管活性物质的作用

1. **肾素-血管紧张素系统**　以往认为肾素-血管紧张素系统(renin-angiotensin system,RAS)是一个循环激素系统,在调节血容量和血压中起重要作用,但近年发现它还是一个局部内分泌系统。局部 RAS 并不依赖于循环中的肾素、血管紧张素和血管紧张素转换酶(angiotensin converting enzyme,ACE),而是独立地通过自分泌和旁分泌的方式发挥生理和病理作用。目前,已知肾、心、血管、肾上腺和脑等均有局部 RAS。

AngⅡ是该系统的效应分子,主要通过与其特异性受体结合而发挥生物学效应。AngⅡ受体主要有两种:血管紧张素Ⅱ1型受体(angiotensin Ⅱ type1 receptor,AT1R)和血管紧张素Ⅱ2型受体(AT2R),前者又分为AT1a和AT1b两种亚型。AngⅡ的生物学作用主要是通过AT1R介导的。AngⅡ除了具有调节血流动力学的作用外,最近发现它还作为一种生长因子和促纤维化因子,影响细胞的增殖和分裂,即非血流动力学作用。AngⅡ刺激细胞生长主要涉及RAS、JAK激酶(Janus kinase,JAK)/STAT和丝裂原活化蛋白激酶(mitogen-activated protein kinase,MAPK)等信号转导通路。RAS主要在肾小球硬化、肾间质纤维化和心肌纤维化的发生中起作用,在其他器官纤维化形成中的作用近年也引起注意。

AngⅡ在肾小球硬化和肾间质纤维化发生中起作用的主要机制是:①AngⅡ通过影响全身及肾脏的血流动力学升高肾小球内压力,导致肾小球硬化的发生。②AngⅡ介导细胞生长,诱导肾小球系膜细胞及肾间质成纤维细胞的增殖和肥大,并能活化肾固有细胞和肾间质成纤维细胞,增加ECM蛋白的表达和合成,引起ECM积聚。③AngⅡ可刺激TGF-β和纤溶酶原激活物抑制物-1(plasminogen activator inhibitor-1,PAI-1)的表达,从而减少ECM的降解。④AngⅡ对单核细胞具有趋化作用,增加趋化因子的表达。另外,大量研究证据表明,血管紧张素转化酶抑制剂(angiotensin converting enzyme inhibitor,ACEI)和血管紧张素Ⅱ受体阻滞剂(angiotensin Ⅱ receptor blocker,ARB)可减轻肾小球硬化和肾间质纤维化的程度。这些资料证明,AngⅡ在肾小球硬化和肾间质纤维化发生中起重要作用。

近年来,研究者十分重视AngⅡ刺激TGF-β和PAI-1表达以及它们之间相互影响在纤维化中的作用:①AngⅡ是TGF-β1产生和活化的诱导物,能上调 *TGF-β1* 基因和蛋白的表达。②AngⅡ可刺激TGF-β1的产生,诱导成纤维细胞增殖并转分化为MFBs。③AngⅡ通过增加Smad2水平和增加磷酸化Smad3的核移位直接增强TGF-β1信号转导。④AngⅡ能直接增加PAI-1活性,并通过TGF-β介导的PAI-1持续表达。⑤TGF-β能促进PAI-1合成,明显升高PAI-1的水平。可见,AngⅡ、TGF-β和PAI-1三者相互影响、协调作用,其结果导致ECM积聚。

心脏除受循环中RAS的作用外,还受心血管局部RAS的影响。越来越多的证据表明RAS在心肌纤维化及心室重构中起作用,研究最多的是高血压心脏病。AngⅡ可能对肝和肺纤维化的发生发展有一定影响,但相关研究较少。

虽然AngⅡ是RAS的主要效应分子,但不是唯一的效应分子,其他血管紧张素肽,如AngⅢ和AngⅣ在促进肾纤维化形成中也起一定作用。最近研究证明,肾素/肾素原受体(renin/prorenin receptor)是RAS上游的一个新成员,肾素/肾素原受体可以通过促使AngⅡ生成、激活MAPK信号通路、上调TGF-β1、PAI-1和FN的表达,加重肾纤维化和肾脏损害。

2. 内皮素-1　内皮素-1(endothelin-1,ET-1)是一种强缩血管多肽。人和哺乳动物体内有三种ET(ET-1、ET-2和ET-3)和三种受体。ET主要由血管内皮细胞合成,也可由其他多种细胞产生,通过自分泌或旁分泌等方式发挥生物学作用。大量实验证据表明,ET-1具有促进纤维化活性,在器官纤维化形成中发挥作用,在一些纤维化疾病和实验性肺纤维化中已发现ET-1水平增加。ET能刺激ECM产生细胞(如肾小球系膜细胞、肾脏、心脏、肺脏成纤维细胞及HSCs)增殖、活化和合成ECM,降低胶原酶的活性,促进肾小球硬化及肾、心脏、肺和肝纤维化。此外,ET-1可能在EMT或EndMT产生MFBs方面具有潜在的作用,ET-1与TGF-β协同可以诱导EndMT。这些研究表明,ET-1可能在人类纤维化疾病的发生发展中发挥重要作用。

除了上述的细胞因子和血管活性物质外,其他细胞因子、趋化因子、黏附分子及醛固酮等在不同器官纤维化的不同发展阶段也起一定作用。

(三) 调控器官纤维化的主要信号通路

器官纤维化的发病机制复杂,主要涉及MFBs形成、多种生长因子、细胞因子的调控及ECM合成与降解的平衡等多个基本环节。某条信号通路可能对上述一个或多个环节起作用,而某个环节可能由多条信号通路调节,而且信号通路之间又相互联系和相互影响,形成精细的信号调控网络。因此,一般很难确定在器官纤维化形成中起决定性调控作用的特异性信号通路。大量研究证实,与器官纤维化发生发展密切相关的信号通路主要包括:TGF-β/Smad、Wnt/β-catenin、Notch、Hh、JAK/STAT、NF-κB、IL-33/ST2和p38MAPK等。

1. **TGF-β/Smad 信号通路**　Smad 是 TGF-β 下游信号的转导蛋白，Smad 蛋白可将 TGF-β 产生的信号转导至细胞核，进而激活下游基因转录，构成 TGF-β/Smad 信号通路。根据 Smad 在 TGF-β1/Smad 信号通路中的功能将 Smad 蛋白分为三类：①受体调节型 Smad：包括 Smad1、Smad2、Smad3、Smad5、Smad8，其中与 TGF-β1 信号转导相关的是 Smad2 和 Smad3；②共同调节型 Smad：仅有 Smad4；③抑制型 Smad（I-Smad）：包括 Smad6 和 Smad7。

TGF-β/Smad 信号通路对 EMT 过程和 MFBs 形成有明显影响。TGF-β 能强效诱导 EMT，主要通过 Smad 依赖性和 Smad 非依赖性通路介导 EMT。M2 巨噬细胞通过 TGF-β/Smad2 信号通路诱导肺泡上皮细胞发生 EMT。在小鼠 UUO 肾纤维化模型中，TGF-β/Smad3 信号促进骨髓来源的巨噬细胞转化为 MFBs。

2. **Wnt/β-catenin 信号通路**　Wnt 信号通路包括三条细胞内信号通路：Wnt/β-catenin 信号通路、Wnt/Ca²⁺ 通路和 Wnt/细胞平面极化通路。目前研究最多的是 Wnt/β-catenin 信号通路。Wnt 的受体是卷曲蛋白（frizzled，Frz）。Wnt/β-catenin 信号通路主要由 Wnt1、Wnt3a 和 Wnt8 等与 Frz 受体及 LDL 受体关联蛋白辅助性受体结合，通过调节细胞内 β-catenin 的水平而激活靶基因的表达。

大量研究表明，Wnt/β-catenin 通路参与纤维化的过程。在小鼠肺纤维化模型、IPF 和慢性阻塞性肺疾病患者中，Wnt/β-catenin 信号通路在肺泡 Ⅱ 型上皮细胞中持续激活。在小鼠肺纤维化模型中，发现 Wnt-1 诱导信号蛋白 1（Wnt-1 induced signal protein 1，WISP-1）能活化 MFBs、促进 EMT、增强 TGF-β1 信号通路和增加 ECM 合成，阻断 Wnt/β-catenin 通路可抑制肺纤维化。Wnt/β-catenin 通路可促进定居在肺的间充质干细胞（mesenchymal stem cells，MSCs）向 MFBs 转分化。Wnt/β-catenin 通路能调控多种与肾纤维化相关下游介质的表达，如 FN、Snail1、MMP-7、HGF 等，靶向抑制 Wnt/β-catenin 通路可改善肾纤维化病变。最近研究揭示 Wnt/β-catenin 通路与 RAS 有密切联系，所有 RAS 各组分基因都是 Wnt/β-catenin 通路新的下游靶点，β-catenin 过表达可以上调 RAS 各组分基因的表达。肾素/肾素原受体作为 RAS 上游的一个新成员，是 Wnt/β-catenin 通路的内源性放大因子，可放大 Wnt/β-catenin 通路的活性。

3. **Notch 信号通路**　哺乳动物 Notch 信号通路由四种受体（Notch1、Notch2、Notch3、Notch4）、五种配体（Delta-like1/3/4 和 Jagged1/2）和效应分子（CSL、Hes 和 Hey 等）组成。当 Notch 配体与其受体结合时，Notch 受体被切割并释放 Notch 胞内结构域，该结构域随后可转位到细胞核，并与其相应的共激活因子相互作用，促进下游靶基因的转录。

Notch 信号通路参与器官纤维化进程主要表现在促进 MFBs 形成和 EMT 过程及与 TGF-β 的交互作用。Notch 通路能促进肺、肾、肝、心脏和皮肤等慢性纤维化中的有关前体细胞转分化为 MFBs。研究发现，当静息 HSCs 活化成为 MFBs 时，Notch2、Notch3 和 Hey2 的表达水平显著升高，而用 Notch 通路抑制剂可以抑制 HSCs 的活化过程，提示 Notch 信号通路能调控 HSCs 的活化。研究表明 Notch 信号通路可通过直接或间接的方式调控 EMT 过程。一项利用大鼠肺泡上皮细胞的研究证明，激活 Notch 可下调上皮钙黏素等上皮细胞标志分子的表达，上调波形蛋白和 α-SMA 等间质标志分子的表达，提示 Notch 活化能诱导 EMT 过程。Notch 信号与 TGF-β1 之间存在交互作用。TGF-β1 可诱导 Notch1、Notch4 及 Jagged1、Jagged2 等表达的明显上调，Notch 信号分子可激活 TGF-β1，介导 TGF-β1 的促纤维化作用，在肾、肝及心肌纤维化的研究中已证明，TGF-β1 信号与 Notch 通路之间交互作用，Notch 受体及其配体 Jagged 可能是 TGF-β1 的下游因子。当 TGF-β1 与受体结合后可以通过 Notch/Jagged 等信号通路促进靶基因的转录，促进 ECM 产生细胞增殖分化及 ECM 分泌等，最终促进器官纤维化的发生和发展。

4. **Hh 信号通路**　Hh 信号通路是较为复杂的信号通路，主要由 Hh 配体、两个跨膜蛋白受体和下游核转录因子三部分组成。Hh 配体是一种高度保守的分泌性糖蛋白，由 *Hh* 基因编码，人类有三种 *Hh* 同源基因：*SHh*（Sonic hedgehog），*IHh*（Indian hedgehog）和 *DHh*（Desert hedgehog），分别编码蛋白 SHh、IHh 和 DHh。两个跨膜蛋白受体包括：Patched（Ptch）和 Smoothened（Smo）受体。受体 Ptch 由肿瘤抑制基因 *Patched* 编码，能与配体直接结合，对 Hh 信号起负性调节作用。Ptch 以 Ptch1 和 Ptch2 两种异构体的形式存在。Ptch1 在 Hh 通路激活中起关键作用。Ptch2 与 Hh 蛋白共表达，但其转录不依赖于通路活化。受体 Smo 由原癌基因 *Smoothened* 编码，由 7 个跨膜区的单一肽链构成，属于 G 蛋白偶联受体的类似物。Smo 是 Hh 信号通路中所必需的受体，主要负责细胞内信号的传导及调节转录因子 Gli 的表达。下游核转录因子 Gli 具有锌指结构,是 Hh 信号通路的主要效应因子,Gli 有 Glil、Gli2 和 Gli3 三种亚型,Gli1 具有强的转录激活功能,Gli2 兼有转录激活与抑制功能,但主要执行转录激活功能,而 Gli3 是转录抑制因子。Hh 信号通路能调节多种下游靶基因的表达。。

Hh 通路的激活可诱导 MFBs 活化标志物的基因表达,包括 α-SMA、FN 和 Ⅰ 型胶原。TGF-β 可以增加 SHh 的表达,SHh 对成纤维细胞向 MFBs 转分化具有强的刺激作用。抑制 SHh 信号或其下游 Smo 活性可阻止 MFBs 形成,减轻 ECM 积聚和纤维化病变。在肝纤维化中 SHh 能诱导 EMT 过程。另外,Hh 信号在促进定居的 MSCs 向 MFBs 转分化及肺纤维化的发展中也起一定作用。

(四) 非编码 RNA 和组蛋白去乙酰化修饰在器官纤维化中的作用

非编码 RNA(non-coding RNA,ncRNA)是一类不编码蛋白质的 RNA。越来越多的证据表明,ncRNA 在纤维化形成和转归中发挥重要作用,已成为当前研究的热点,使人们对纤维化发病机制有了更深入的认识,也为纤维化的诊断和治疗提供了新的思路。

1. miRNA miRNA(miRs)是一类长度为 18~25 个核苷酸的小分子 ncRNA,通过与其靶基因 3' 非翻译区(3'-UTR)结合,在转录后水平调节靶基因的表达水平,从而调控细胞的多种生物学行为。近年大量证据表明,许多 miRs 参与多种器官纤维化的过程,发挥促纤维化或抗纤维化作用。目前已证明 miR-21、miR-15、miR-34a、miR-199b 和 miR-125b 等具有促心脏纤维化的作用;而 Let-7i、miR-101a、miR-133、miR-30、miR-133a、miR-24、miR-26a 和 miR-29 家族等则具有抗心脏纤维化的作用。多种 miRs 参与肾纤维化过程,其中 miR-21、miR-214、miR-199 家族、miR-433、miR-324-3p、miR-382、miR-216a 和 miR-200 等具有促肾纤维化的作用;而 Let-7 家族、miR-29 家族、miR-126、miR-30 家族、miR-146a 和 miR-34c 等则发挥抗肾纤维化的作用。发现 miR-17-5p、miR-33a、miR-221/222、miR-21、miR-885-5p 等能促肝纤维化,而 miR-29 家族、miR-122、miR-132a、miR-133a、miR-124、miR-214 和 miR-146 等则可抗肝纤维化。MiRs 参与纤维化调控的机制主要是,miRs 通过靶向调节纤维化过程关键靶基因的表达发挥作用,如调节 ECM 成分、降解酶活性、EMT 及 TGF-β 的表达等。

2. **长非编码 RNA 和环状 RNA** 长非编码 RNA(long non-coding RNA,lncRNA)是一类长度大于 200 个核苷酸的 ncRNA,能够在转录及转录后水平调节蛋白编码基因的表达。研究表明,lncRNA 在多种纤维化组织中存在差异表达谱,这些差异表达的 lncRNA 可能参与纤维化的发生发展过程。越来越多与纤维化疾病相关的候选 lncRNA 及其作用机制正在被鉴定和阐明,lncRNA 可能成为人类纤维化疾病诊断和治疗中一个重要的突破点。环状 RNA(circular RNA,circRNA)是一类新发现的 ncRNA,是在 mRNA 前体加工过程中由于相邻外显子的反向剪接,使得基因的外显子序列反向首尾连接,形成环状。circRNA 可作为 miRs 海绵体,竞争性结合 miRs 位点,调节 miRs 活性,影响 miRs 下游靶基因的表达。最近的研究表明,circRNA 参与多个器官纤维化形成过程,可能成为纤维化的生物标志物及治疗的新靶点。

然而,人们对 ncRNA 与纤维化关系的认识尚有待进一步研究,目前将 ncRNA 作为诊断纤维化的生物标志物、监测因子或治疗靶点仍须进行深入的基础和临床研究。

3. **组蛋白去乙酰化修饰** 组蛋白去乙酰化修饰是组蛋白修饰形式的一种,是表观遗传学调控机制的一部分。组蛋白去乙酰化修饰主要由组蛋白脱乙酰酶(histone deacetylase,HDAC)介导的组蛋白去乙酰化(histone deacetylation)。目前多数研究以 HDAC 抑制剂作为工具,通过观察该抑制剂对纤维化发生发展的影响,间接证明组蛋白去乙酰化修饰在纤维化中的作用。

研究证据表明,HDAC 可通过不同机制加速纤维化的发生,而 HDAC 抑制剂能明显抑制纤维化的进程。HDAC 表达增加可促进成纤维细胞转分化为 MFBs,HDAC 抑制剂能显著降低这种转分化程度。HDAC 抑制剂可抑制 HSCs 活性,从而减轻大鼠胆管结扎术诱发的肝纤维化,并改善肝功能,提高动物生存率。曲古抑菌素 A(trichostatin A)是一种泛 HDAC 抑制剂,其可减轻小鼠心房纤维化及伴随的心房颤动。利用肾脏成纤维细胞及分离的人肺成纤维细胞的研究表明,曲古他汀 A 可以阻断成纤维细胞向 MFBs 转分化,并抑制 EMT 过程。其他泛 HDAC 抑制剂或选择性 HDAC 抑制剂也可减轻啮齿动物心肌肥大的发展和纤维化的进展,长期应用 HDAC 抑制剂可显著改善心力衰竭的转归和心肌纤维化。在肾纤维化中,HDAC 抑制剂处理可以明显减轻小鼠 UUO 诱导的肾纤维化。这些研究表明,HDAC 能加速纤维化的发生,抑制 HDAC 可减轻纤维化的程度,组蛋白去乙酰化修饰参与多种器官纤维化的发生和发展。

(五) 外泌体在器官纤维化中的调控作用

外泌体(exosome)是一种由多种细胞分泌的、直径 30~100nm 的囊泡,可通过其携带的 mRNA、miRNA、lncRNA、circRNA 和蛋白质等内容物作为细胞间通信(intercellular communication)的介质,调节细胞的生物学活性,与多种疾病的发生发展密切有关。外泌体不仅可以调节其邻近的细胞,也可以影响远处的受体细胞。来源细胞分泌的外泌体可将其内容物靶向运输到远处组织,结合到受体细胞的质膜上,通过直接与质膜融合或被受体细胞摄取,在受体细胞内释放内容物,完成来源细胞与受体细胞之间信息和核酸等物质的交流。近年来外泌体在纤维化疾病中的作用越来越受到重视。由于携带的内容物不同,外泌体在器官纤维化形成中具有促进或抑制纤维化的不同作用。

1. **外泌体促进纤维化的发生** 外泌体及其内容物作为促纤维化信号的载体,参与纤维化的发生。组织细胞损伤后释放的外泌体能通过触发炎症、活化成纤维细胞等方式启动异常的创伤修复反应,导致组织器官纤维化。例如,心肌细胞通过分泌含有 miR-208a 的外泌体,促进成纤维细胞增殖并转分化为 MFBs,从而诱导心肌纤维化。损伤的心肌细胞通过其分泌的外泌体,促进心脏固有的 Gli1⁺ 细胞内纤维化相关蛋白的表达,加速心脏纤维化的进程。在 UUO 肾纤维化模型的早期即有外泌体分泌增多,近端肾小管上皮细胞来源的外泌体能诱导肾间质成纤维细胞活化,给小鼠注射分离的外泌体可加重肾损伤和肾纤维化,而阻止外泌体分泌可改善小鼠肾纤维化的程度。研究发现,TGF-β1 可刺激肾小管上皮细胞分泌富含 miR-21 的外泌体,该外泌体可促进肾纤维化的进展。外泌体能调控 EMT 相关信号通路,可促进细胞发生 EMT,促进纤维化。

2. **外泌体抑制和逆转纤维化** 体外和体内研究证明,外泌体来源的 miR-22 通过抑制成纤维细胞向 MFBs 转分化而减轻肺纤维化。外泌体所含的某些成分通过抑制巨噬细胞活化和细胞因子分泌,促使 HSCs 失活及调节 ECM 生成而减少纤维性瘢痕形成,促进肝纤维化消退。目前研究最多是多种 MSCs 来源的外泌体内容物通过调节某些信号通路抑制或逆转纤维化,可能成为纤维化治疗的新策略。例如,骨髓 MSCs 来源的外泌体可通过 Wnt/β-catenin 通路抑制 HSCs 活化,从而减轻四氯化碳诱发的肝纤维化。经 miR-181-5p 修饰的脂肪干细胞来源的外泌体可通过激活自噬信号抑制肝纤维化。骨髓 MSCs 来源的外泌体通过修饰单核细胞表型,防止和逆转博来霉素诱发的小鼠肺纤维化。另外,MSCs 来源的外泌体可抑制 EMT 过程,抑制心、肝和肾纤维化。

3. **外泌体作为纤维化的生物标志物** 外泌体存在于血液、尿液、唾液和脑脊液等体液中,并携带一些重要的信号分子,可能成为纤维化疾病新的诊断指标或生物标志物。一项人体研究发现,从尿液分离的外泌体 miR-29c 的表达水平与慢性肾损伤的程度呈负相关,表明外泌体中 miR-29c 可作为诊断肾纤维化新的生物标志物。有研究表明,血浆外泌体 miR-425 和 miR-744 水平有可能成为预测心肌纤维化的生物标志物。此外,外泌体可能作为抗纤维化药物的载体,应用于组织器官纤维化的治疗。

(六) 缺氧和活性氧的作用

1. **缺氧** 缺氧(hypoxia)在纤维化形成中起重要作用,缺氧诱导因子(hypoxia-inducible factor, HIF)是介导缺氧致纤维化作用的关键因子。HIF 包括 HIF-1α 和 HIF-1β 两种亚基,其中 HIF-1α 是主要的氧调节亚基。在缺氧微环境中 HIF-1α 显著表达并诱导多种因子表达上调,以适应低氧的不利环境。HIF-1α 诱导纤维化反应涉及促纤维化生长因子的表达,如 HIF-1α 能够诱导 TGF-β、CTGF、VEGF、ET-1 和 PAI-1 的表达。增加 HIF-1α 的表达能诱导肾脏成纤维细胞和肝脏 HSCs 活化,并能诱导 EMT 过程。HIF-1α 参与纤维化形成的主要信号通路是 TGF-β、MAPK、PI3K/Akt/mTOR 和 HIF-1α/VEGF 等信号通路。

2. **活性氧和氧化应激** 活性氧(reactive oxygen species, ROS)在纤维化形成中起促进作用,包括刺激 TGF-β1、CTGF、PDGF 和 VEGF 等生长因子的表达,这些生长因子表达的增加可导致 ECM 过度积聚。ROS 的过多产生会导致 HSCs 增殖和迁移,从而促进肝纤维化。ROS 与 TGF-β 的相互作用是 ROS 促纤维化作用的主要机制,ROS 产生增多可导致 TGF-β1 表达增加并促进 TGF-β 释放。ROS 可通过上调 HIF-1α 和趋化因子基质细胞衍生因子-1(stromal cell-derived factor 1, SDF-1,又称 CXCL12)促进成纤维细胞活化。在正常生理状态下,组织可产生少量 ROS,在体内各种抗氧化物质如超氧化物歧化酶、谷胱甘肽过氧化物酶、过氧化氢酶等的作用下,过多的 ROS 会被及时清除,使 ROS 产生与清除处于动态平衡状态。然而,当体内产生过多的 ROS 超出机体的清除能力时,则出现氧化应激(oxidative stress)。氧化应激可通过激活 TGF-β1/Smad3、MAPK/ERK、PI3K/Akt、JAK/STAT 等多条信号通路影响 ECM 各组分代谢及相关因子的表达异常,参与肺纤维化、肝纤维化、动脉粥样硬化、心室重构等多种纤维化病变的发生发展。虽然细胞内 ROS 可以通过多种反应产生,但 NADPH 氧化酶(Nox)是 ROS 的主要来源。Nox 有七种亚型,其中 Nox4 介导的 ROS 在纤维化的发生发展中起重要作用。研究证明,Nox4 参与 TGF-β 诱导的 MFBs 增殖和形成,有助于产生更多的 ECM 而导致纤维化。选择性抑制 Nox4 活性可降低 TGF-β1 的促纤维化作用。

(七) 自噬和内质网应激在器官纤维化中的作用

自噬(autophagy)是指在应激条件下细胞通过溶酶体途径对自身组分进行分解代谢和循环利用的过程,是细胞的一种适应性反应和保护机制,与许多生物学过程和疾病密切相关。虽然自噬在肝、肾等器官纤维化中可能起一定作用,但研究结果并不一致,自噬可以显示促纤维化或抗纤维化的不同作用。例如,诱导 HSCs 自噬可以促进这些细胞活化而促进肝纤维化。与之相反,肝巨噬细胞(库普弗细胞)和肝细胞的自噬可抑制炎症和凋亡,防止肝纤维化;激活自噬可以导致 HSCs 细胞衰老,促进其凋亡,从而减轻肝纤维化病变。在肾纤维化的研究中也出现相反的结果,一方面,自噬可以诱导肾小管萎缩和分解,从而促进肾纤维化;持续激活自噬可促进小鼠 UUO 诱发的肾纤维化;而另一方面,自噬通过促进活性 TGF-β1 和 I 型胶原蛋白的降解而抑制肾纤维化。自噬在器官纤维化中的不同作用,可能与细胞或组织类型及局部微环境等有关。

内质网是真核细胞重要的细胞器,在细胞的生理调控中扮演重要角色。多种有害因素可造成内质网处理细胞内蛋白质的能力下降,使大量未折叠/错误折叠的蛋白质在内质网腔聚集,从而导致内质网应激(endoplasmic reticulum stress,ERS)。ERS 时细胞为对抗有害因素的不利影响而启动未折叠蛋白反应(unfolded protein response,UPR)以恢复内质网的稳态。目前体外和动物实验的证据表明,ERS 作为一种致纤维化刺激,在肾、心、肝和肺等多种器官纤维化中起着致纤维化作用。ERS 和 UPR 信号参与促纤维化可能机制是,ERS 通过诱导上皮细胞凋亡和 EMT、促进上皮细胞和免疫细胞产生细胞因子以及增加 MFBs 形成等。

另外,端粒异常、细胞凋亡、一氧化氮(nitric oxide,NO)、脂肪细胞因子(adipocytokine)、肠道微生态(intestinal microecology)、ECM 微环境(ECM microenvironment)、基质硬度(matrix stiffness)、细胞焦亡(pyroptosis)、糖酵解等细胞代谢、免疫因素和某些介质等,也在某些器官纤维化的发病机制中起一定作用。

第三节　细胞外基质的组成和降解

一、细胞外基质的组成

ECM 是由细胞合成并分泌到细胞外、分布在细胞表面及细胞之间的大分子网架结构。ECM 在细胞与细胞之间起支撑和连接作用,通过膜整合素将细胞内外连成整体,参与细胞的形态、生存、增殖、分化、迁移等多种生物学活动,对调控细胞与细胞之间的信号转导具有重要作用,与肿瘤转移、器官纤维化等许多病理过程有密切联系。ECM 主要由如下成分组成。

1. **胶原蛋白**　胶原蛋白(collagen)是 ECM 中最丰富的成分,是构成 ECM 的框架结构。目前已发现至少 28 种不同类型的胶原,组成胶原超家族。胶原的分类方法有多种,按分布和功能可将胶原分为三类:间质胶原、基底膜胶原和细胞外周胶原。间质胶原包括 I、II 和 III 型胶原等,主要分布在细胞或组织之间;基底膜胶原主要是 IV 型胶原,是基底膜的支架结构;细胞外周胶原以无定形状态围绕在细胞周围,主要是 V、VI 型胶原。胶原主要由成纤维细胞或其来源相似的细胞合成。胶原是由三条 α 链组装而成的三聚体,每条 α 链本身盘绕成螺旋,三条 α 链又相互拧成三股螺旋(triple helix)。每条 α 链约含 1 000 个氨基酸残基,以"甘氨酸+X+Y"三肽单位循环延长成链;甘氨酸位于螺旋中央部;X 和 Y 以脯氨酸及羟脯氨酸为多。由于 α 链中氨基酸排列的顺序不同,迄今已鉴定出至少 49 条胶原蛋白 α 链,可分为 α1、α2、α3、α4 等类型。α1 链至少又分为 α1（Ⅰ）、α1（Ⅱ）、α1（Ⅲ）、α1（Ⅳ）、α1（Ⅴ）、α1（Ⅵ）、α1（Ⅸ）等不同亚型；α2 链又分为 α2（Ⅰ）、α2（Ⅳ）、α2（Ⅴ）、α2（Ⅸ））、α2（Ⅺ）等。这些肽链组装成异三聚体或同三聚体,例如,[α1（Ⅰ）]$_2$α2（Ⅰ）表示 Ⅰ 型胶原由两条 Ⅰ 型 α1 链和一条 Ⅰ 型 α2 链组成;[α1（Ⅲ）]$_3$ 表示Ⅲ型胶原由三条相同的Ⅲ型 α1 链组成。

Ⅰ 型胶原是器官纤维化时病变部位沉积的主要 ECM 成分。近年来,在 Ⅰ 型胶原基因转录调控研究方面已取得许多进展。Ⅰ 型胶原基因表达主要由细胞因子和生长因子调控,如 TGF-β、TNF-α 和 IFN-γ 等,其中最重要的是 TGF-β。在 Ⅰ 型胶原基因启动子上已鉴定出 TGF-β、TNF-α、IFN-γ、糖皮质激素及视黄酸等的应答元件。

TGF-β 对 Ⅰ 型胶原基因表达的调控主要发生在转录水平。对人 α1（Ⅰ）前胶原基因启动子活性的研究表明,在人 α1（Ⅰ）前胶原基因启动子中有正性和负性顺式调控元件,这是 TGF-β 对启动子产生作用的基础。TGF-β 通过核蛋白因子与相应 TGF-β 应答元件结合,激活 α1（Ⅰ）胶原基因的表达。在病理条件下,TGF-β 通过提高多种核转录因子与 Ⅰ 型胶原基因相应 DNA 调控序列（顺式调控元件）的结合活性,促使 Ⅰ 型胶原基因激活并呈高水平转录。此外,在肾小球系膜细胞中,TGF-β 可通过 MAPK 信号通路刺激 α1（Ⅰ）胶原的表达,并认为这是 TGF-β 的直接作用。此外,在 Ⅰ 型胶原基因启动子上 TNF-α 和 IFN-γ 的应答元件及对启动子转录活性的影响也进行了较深入研究。

2. 弹性蛋白 弹性蛋白（elastin）是弹性纤维的主要成分,弹性纤维与胶原纤维共同存在,赋予组织弹性和抗张能力。弹性蛋白分布在富有弹性的组织,如大动脉、某些韧带、皮肤及耳部软骨等。与胶原蛋白相似,弹性蛋白也富含甘氨酸和脯氨酸,但与胶原蛋白的重要区别在于弹性蛋白只含很少量羟脯氨酸,无羟赖氨酸,没有胶原蛋白特有的"甘氨酸-X-Y"序列,故不形成规则的三股螺旋结构,而呈无规则卷曲状。

3. 黏附性糖蛋白 黏附性糖蛋白（adhesive glycoprotein）对细胞及 ECM 的其他成分有特异性黏附作用,参与 ECM 纤维网架形成、基质与细胞连接以及细胞信号转导和功能调节。黏附性糖蛋白主要有两种.①纤维连接蛋白（FN）:简称纤维蛋白,是体内广泛存在的多功能、多结构域的大分子糖蛋白,是细胞基质和细胞间黏附的主要成分之一。FN 既能与胶原、纤维蛋白结合,又能与肝素及透明质酸等蛋白聚糖成分结合,同时还与多种细胞结合,维持细胞微环境的稳定,并能将结合的细胞分散在 ECM 中,调节细胞功能。FN 在血小板凝集、组织损伤修复、细胞增殖和分化等方面均起作用,对维持成纤维细胞的形态、排列、运动和分裂等也有重要影响。FN 对 ECM 分子的作用是通过其与细胞表面整合素受体结合实现的。②层粘连蛋白（LN）:LN 是一种由多个结构域组成的多功能糖蛋白,是基底膜的主要组成成分之一,具有复杂的分子结构和生物学功能。一般认为 LN 主要与细胞表面的整合素结合,进而发挥生理作用。LN 主要介导上皮细胞和内皮细胞附着于基底膜,从而影响细胞的生长、分化和运动等。

4. 整合素 整合素（integrin）是由 α 和 β 两个亚单位形成的异二聚体,迄今已发现 18 种 α 亚单位和 9 种 β 亚单位,按不同的组合构成 20 余种整合素。整合素为细胞黏附分子家族的重要成员之一,是分布在细胞表面的跨膜糖蛋白和 ECM 蛋白的主要受体,在 ECM 与细胞的相互作用中起重要作用。整合素主要介导细胞与细胞、细胞与 ECM 之间的相互黏附,并参与细胞与 ECM 之间的双向信号转导,对细胞的识别、生长、分化等有重要影响。

5. 基质细胞蛋白 基质细胞蛋白（matricellular protein）是一组非结构性、非黏附性的分泌性蛋白,可与基质蛋白、细胞表面受体、生长因子、细胞因子或蛋白水解酶相互作用,在基质与细胞之间架起桥梁,影响细胞和基质之间的相互作用。基质细胞蛋白家族包括:富含半胱氨酸的酸性分泌蛋白（secreted protein acidic and rich in cysteine,SPARC）,亦称骨粘连蛋白（osteonectin）,血小板应答蛋白（thrombospondin）,骨膜蛋白（periostin）,骨桥蛋白（osteopontin）,生腱蛋白-C（tenascin-C,TN-C）和 TN-X 及细胞通信网络因子（cellular communication network factor,CCN）家族成员等。

6. 蛋白聚糖和糖胺聚糖 蛋白聚糖（proteoglycan,PG）是由一个核心蛋白与一个或多个糖胺聚糖（glycosaminoglycan）侧链组成的生物大分子。与一般糖蛋白不同,其结构中 90% 以上为糖,并且是糖胺聚糖,故蛋白聚糖实为含蛋白的聚糖。糖胺聚糖是一类长链杂多糖,体内的糖胺聚糖很少游离存在,多与蛋白共价结合形成蛋白聚糖。体内重要的糖胺聚糖有以下几种:硫酸软骨素（chondroitin sulfate）、硫酸皮肤素(dermatan sulfate)、硫酸角质素(keratan sulfate)、透明质酸(hyaluronic acid)、肝素(heparin)和硫酸乙酰肝素(又称硫酸类肝素)。与糖胺聚糖结合所形成的蛋白聚糖,根据糖胺聚糖的不同而命名,如与硫酸软骨素结合形成的蛋白聚糖,称为硫酸软骨素蛋白聚糖。

近年研究证明,蛋白聚糖不仅广泛分布在 ECM,还存在于细胞表面、细胞内分泌颗粒中。蛋白聚糖的分类方法尚不统一,根据蛋白聚糖在细胞的位置及整体基因/蛋白的同源性等,可将蛋白聚糖综合分为四类:①细胞内蛋白聚糖,只有丝甘蛋白聚糖(serglycan)一种;②细胞表面蛋白聚糖,包括黏结蛋白聚糖(syndecan)、磷脂酰肌醇蛋白聚糖(glypican)、β 蛋白聚糖(betaglycan)和 phosphacan;③细胞周围和基底膜区蛋白聚糖,包括串珠蛋白聚糖(perlecan)、突触蛋白聚糖(agrin)、XⅧ型胶原和 XV 型胶原;④细胞外蛋白聚糖,包括聚集蛋白聚糖(aggrecan)、多能蛋白聚糖(versican)、神经蛋白聚糖(neurocan)、短蛋白聚糖(brevican)和富含亮氨酸的小蛋白聚糖(small leucine-rich proteoglycans,SLRPs)。SLRPs 共有 18 个成员,分为五类,其中对饰胶蛋白聚糖(decorin)、双糖链蛋白聚糖(biglycan)、纤调蛋白聚糖(fibromodulin)和光蛋白聚糖(lumican)的研究较多。

糖胺聚糖带有负电荷,具有高度亲水性,既能结合阳离子又能结合水分子形成凝胶状,允许细胞在其间移动和水溶性分子在其间选择性渗透,起到分子筛的作用。形成的凝胶填充了 ECM 的空间,使基质具有膨胀性、黏弹性、抗压性和滑润性。此外,蛋白聚糖与其他生物大分子包括某些细胞因子等相互作用,参与许多生理过程的调节。糖胺聚糖更多的生物学功能有待阐明。

二、细胞外基质的降解

ECM 并非静态结构,而是处于不断合成和降解的动态过程中。ECM 的量是由合成与降解两个代谢过程调控的,其代谢平衡是决定 ECM 积聚与否的关键。在生理情况下,组织内 ECM 处于不断合成与降解的更新转换动态平衡状态,这对于维持组织器官的正常结构和功能具有重要作用。但在病理条件下,出现 ECM 合成增加和/或降解减少的转换失平衡,引起 ECM 过度积聚,导致器官纤维化。虽然器官纤维化时 ECM 积聚的过程及其发生机制十分复杂,但其本质是以 ECM 合成增加和/或降解减少为结局。近年一些研究证明,ECM 降解酶活性被抑制是引起 ECM 在组织内不断沉积、进而导致纤维化的又一重要机制。ECM 降解机制的研究可能为器官纤维化的治疗和逆转提供有前景的新策略。

降解 ECM 的蛋白水解酶类至少有以下几种:①丝氨酸蛋白酶类(serine proteinases);②半胱氨酸蛋白酶(cysteine protease);③MMP 类;④天门冬氨酸蛋白酶(aspartic proteinase);⑤脯氨酰氨基酸二肽酶(prolinase);⑥糖苷酶(glycosidase),其中丝氨酸蛋白酶类和 MMP 类在 ECM 成分的降解中起重要作用。另外,还有新发现的金属蛋白酶类。

(一)丝氨酸蛋白酶类

丝氨酸蛋白酶类中以纤溶酶原激活物/纤溶酶系统占有重要地位,此系统包括:纤溶酶原(plasminogen)、纤溶酶(plasmin)、纤溶酶原激活物(plasminogen activators,PAs)和纤溶酶原激活物抑制物(plasminogen activator inhibitor,PAI)。纤溶酶原在纤溶酶原激活物催化下转变为纤溶酶,后者不仅能降解纤维蛋白原和纤维蛋白,还可以降解多种 ECM 成分,包括 FN 和 LN 等。

1. 纤溶酶原激活物　纤溶酶原激活物的主要生理功能是催化纤溶酶原转变为纤溶酶。PAs 可分为组织型纤溶酶原激活物(tissue-type plasminogen activator,t-PA)和尿激酶型纤溶酶原激活物(urokinase-type plasminogen activator,u-PA)。t-PA 由 527 个氨基酸组成,分子量约 68kD。t-PA 有单链和双链两种形式,两者均有酶活性。t-PA 与纤溶酶原、纤维蛋白形成三元复合物而使纤溶酶原活化。当体内出现纤维蛋白或血栓时,t-PA 能有效地激活纤溶酶原,形成的纤溶酶溶解局部的纤维蛋白或血栓,又不至于引起系统性纤维蛋白溶解。u-PA 也有单链和双链两种形式。单链 u-PA 是双链 u-PA 的前体,其活性很低。在纤溶酶或激肽释放酶的作用下,单链 u-PA 被水解后形成双链 u-PA,后者的纤溶活性比单链 u-PA 高 100 倍。

2. 纤溶酶原激活物抑制物　PAI 分为三种亚型,即 PAI-1,PAI-2 和 PAI-3,其中以 PAI-1 的作用最强。PAI-1 是 t-PA 和 u-PA 有效的生理抑制剂,其活性中心与 PAs 形成 1:1 复合物,使 PAs 失活,从而抑制其后的级联反应。PAI-1 水平的升高和活性增强能有效抑制 ECM 的降解。PAs 和 PAI-1 是 ECM 转换的主要调控者,PAs 起正调节作用,促进 ECM 降解;而 PAI 起负调节作用,抑制 ECM 降解,两者之间的平衡在一定程度上决定 ECM 转换的结局。

3. PAI-1 在 ECM 积聚中的作用　PAI-1 在 ECM 积聚中的具有重要作用,这种作用主要通过以下机制实现的:①PAI-1 抑制 u-PA 和 t-PA 活性,减少由纤溶酶原生成纤溶酶,从而降低对 ECM 成分的降解作用。②PAI-1 通过抑制纤溶酶介导的 MMPs 激活。PAI-1 抑制 PAs 活性,减少纤溶酶生成,纤溶酶生成减少不能有效激活 MMPs,从而减少对 ECM 的降解。③通过 PAs 对某些酶原型 MMPs 的促活作用。PAI-1 抑制 PAs 活性,减少 PAs 促进酶原型 MMPs 转变为活性 MMPs,从而降低

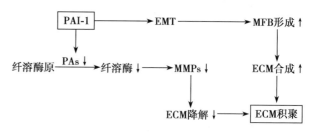

图 9-4　PAI-1 引起细胞外基质积聚的示意图

MMPs 对 ECM 的降解效率。④PAI-1 本身是 TGF-β 下游效应因子,TGF-β 通过 PAI-1 介导而诱导 EMT 过程,并诱导成纤维细胞转分化为 MFBs,后者合成更多 ECM。总之,PAI-1 通过上述机制最终导致 ECM 积聚(图 9-4)。因此,过量的 PAI-1 有助于胶原和其他 ECM 蛋白的过度积聚,从而促进纤维化。肝、肾、肺等器官纤维化的实验研究表明,抑制 PAI-1 活性或使 PAI-1 缺乏可减轻纤维化,提示 PAI-1 在 ECM 降解及纤维化形成中具有重要作用,PAI-1 可能作为器官纤维化的治疗靶点。

(二)基质金属蛋白酶类

MMPs 是一类 Zn^{2+} 依赖性内源性内肽酶的总称,因含有金属离子而得名。MMPs 可由成纤维细胞、中性粒细胞、巨噬细胞及肿瘤细胞等合成和分泌,是降解 ECM 最重要的一类蛋白酶,几乎能降解 ECM 的各种成分。

1. MMPs 的分类　迄今已在脊椎动物体内发现 28 种 MMPs,至少有 23 种在人体组织中表达。按 MMPs 的结构和作用底物的特异性可将 MMPs 分为五类。

(1) 胶原酶:胶原酶(collagenase)包括 MMP-1、MMP-8、MMP-13 和 MMP-18,其主要底物为 Ⅰ、Ⅱ、Ⅲ、Ⅶ、Ⅹ 型胶原和明胶,MMP-1、MMP-8 和 MMP-13 的底物还包括聚集蛋白聚糖、巢蛋白、串珠蛋白聚糖、FN 和 LN 等。

(2) 明胶酶:明胶酶(gelatinase)包括 MMP-2 和 MMP-9,又称Ⅳ型胶原酶(type Ⅳ collagenase),主要作用底物为明胶、Ⅰ、Ⅳ、Ⅴ、Ⅶ、Ⅹ、Ⅺ 型胶原、弹性蛋白、FN、聚集蛋白聚糖、LN、巢蛋白和多能蛋白聚糖等。

(3) 溶基质蛋白酶和基质溶素:溶基质蛋白酶(stromelysin)包括溶基质蛋白酶-1(MMP-3)、溶基质蛋白酶-2(MMP-10)和溶基质蛋白酶-3(MMP-11);基质溶素(matrilysin)包括基质溶素-1(MMP-7)和基质溶素-2(MMP-26)。溶基质蛋白酶和基质溶素作用的底物主要为 Ⅲ、Ⅳ、Ⅴ、Ⅸ、Ⅹ 型胶原、明胶、聚集蛋白聚糖、弹性蛋白、FN、LN 和巢蛋白等。

(4) 膜型 MMPs:膜型基质金属蛋白酶(membrane-type matrix metalloproteinases,MT-MMPs)包括 MT1-MMP(MMP-14)、MT2-MMP(MMP-15)、MT3-MMP(MMP-16)、MT4-MMP(MMP-17)、MT5-MMP(MMP-24)和 MT6-MMP(MMP-25)。已经明确 MT1-MMP(MMP-14)的作用底物为 Ⅰ、Ⅱ、Ⅲ 型胶原、明胶、聚集蛋白聚糖、弹性蛋白、FN、LN 和巢蛋白等。

(5) 其他 MMPs:包括金属弹性蛋白酶(metalloelastase,MMP-12)、MMP-19、MMP-20、MMP-21、MMP-22、MMP-23、MMP-27 和 MMP-28,它们的作用底物为明胶、Ⅰ、Ⅳ、Ⅴ 型胶原、聚集蛋白聚糖、FN 和 LN 等。

2. MMPs 的结构　MMPs 家族成员具有相似的结构,一般由五个功能不同的结构域组成,从 N 端到 C 端依次为:①信号肽序列,信号肽的作用是引导翻译后的新生肽链至胞质内;②前肽区,前肽区含有保守的氨基酸序列 PRCGVPD,其中半胱氨酸残基在维持大多数 MMP 酶原活化中起重要作用;③催化结构域,含有两个 Zn^{2+} 结合区和至少一个 Ca^{2+} 结合区,两个 Zn^{2+} 结合区中的一个具有催化作用,位于活性中心内,对酶的催化作用至关重要,另一个为结构性 Zn^{2+};④铰链区,位于催化结构域与血色素结合蛋白样结构域之间,以二硫键与血色素结合蛋白样结构域末端氨基酸残基相连;⑤C 端的血色素结合蛋白样结构域含四个

重复序列,与 MMPs 的底物特异性有关。一些 MMPs 成员在上述结构的基础上还有其他特殊的结构,如明胶酶的催化结构域中含有 FN 样结构域,它在明胶酶与底物明胶的结合中起作用;MT-MMPs 的 C 端含有跨膜结构域,可以将 MT-MMPs 固定在细胞膜上。

3. **MMPs 的功能**　MMPs 主要有两方面功能,一是几乎能降解所有 ECM 成分,二是 MMPs 之间能相互激活。MMPs 的共性功能特点是:MMPs 以前体或酶原的形式分泌到 ECM 中,需在激活剂作用下脱去前肽后才具有酶活性;酶活性可被 TIMPs 或合成的 TIMPs 所抑制;各种 MMPs 能降解一定的特异性底物,但这是相对的,一些 MMPs 降解的底物有交叉,同一种 MMP 能降解多种 ECM 成分,而某一种 ECM 成分又可被多种 MMPs 所降解。

MMPs 之间能相互激活,已知 MT1-MMP 和溶基质蛋白酶可活化胶原酶-3(MMP-13),MT1-MMP 和 MT3-MMP 可激活 MMP-2,溶基质蛋白酶(MMP-3)能激活多种酶原型 MMPs,还能活化 MMP-1。

4. **MMPs 活性的调节**　MMPs 在体内的表达、激活及对底物的降解过程均受到严格的调控,这种调控可在几个不同水平上进行。体内 MMPs 的调节方式主要有以下几种。

(1) 转录水平调节:在大多数 *MMPs*(如 *MMP-1*、*MMP-3*、*MMP-9* 等)基因序列中含有 TATA 框,在此 TATA 框之前存在多种转录调节结合位点,多种原癌基因如 *c-Fos* 和 *c-Jun* 的表达产物能与这些位点结合,刺激 *MMPs* 的转录。即当某种刺激因素引起细胞增殖及 ECM 产生增多的同时,也诱导 MMPs 的表达,这可能是正常组织保持 ECM 处于动态平衡的重要机制之一。以前认为,与其他 MMPs 不同的是,*MMP-2* 基因的调节序列中不含 TATA 框,其表达也很少受原癌基因的调控,而是一个管家基因。但近年的研究表明,人的 *MMP-2* 基因启动子序列中同样含有 SP-1、SP-3 和 AP-2,它们均能激活 *MMP-2* 基因的启动子,协同增强 *MMP-2* 的活性。

多种生长因子和细胞因子能调节 MMPs 和 TIMPs 转录,也可影响 MMPs 产生及其 mRNA 的稳定性,如 EGF、PDGF、bFGF、TGF-β、TNF-α、TNF-β、IL-1、IL-2、IL-4、IL-10、IFN-γ、NGF、NO 和晚期糖基化终末产物(advanced glycation end products,AGEs)等。

在 *MMPs* 基因启动子上存在转录因子的结合位点,如在 *MMP-1*、*MMP-3* 和 *MMP-9* 基因启动子中包含 AP-1 应答元件。上述胞外刺激导致核内 AP-1 转录因子复合物的活化,并与 *MMPs* 启动子 AP-1 应答元件结合,从而启动相应 *MMPs* 基因的转录。AP-1 作为转录因子是由 c-Jun 和 c-Fos 组成的同源或异源二聚体。

(2) 酶原的活化:大多数 MMPs 以前体或酶原的形式分泌至细胞外,然后被活化。MMPs 前体的活化依赖于“半胱氨酸开关”。保守的前肽区的半胱氨酸残基与高度保守的催化区 Zn^{2+} 相互作用,组成“半胱氨酸开关”,阻止催化位点与底物的结合。某些因素能断裂半胱氨酸残基与 Zn^{2+} 之间的共价键,暴露催化区,使 MMPs 活化。

(3) 金属蛋白酶组织抑制物:金属蛋白酶组织抑制物(TIMPs)是 MMPs 的特异性抑制因子,现已发现 4 种 TIMPs,分别为 TIMP-1~TIMP-4。TIMPs 分为两个功能区,其 N 端功能区的半胱氨酸残基与 MMPs 的锌活性中心结合;其 C 端功能区与 MMPs 的其他部位结合,以 1:1 的比例形成 MMP-TIMP 复合体,从而阻断 MMPs 与底物结合,是一种转录后调节机制。TIMPs 与 MMPs 之间存在一定程度的抑制特异性,TIMP-1 是大多数 MMPs 的抑制物,但对 MT1-MMP 和 MMP-2 例外。TIMP-2 能抑制大多数 MMPs 的活性,但对 MMP-9 例外。有人证明,TIMP-2 只能抑制 MMP-2 活性,而不影响 MMP-9 活性。TIMP-2 与 MMP-2、TIMP-1 与 MMP-9 能分别形成酶原型复合物。

体内还存在 MMPs 的其他抑制物,如血浆中 α_2 巨球蛋白是一种非特异性蛋白酶抑制因子,能抑制 MMPs 活性。

MMPs 对 ECM 成分降解的过程既受其激活物的调节,也受其抑制剂的调节,即需要 MMPs 与其激活物和抑制物三者之间的协调作用。当某种刺激因素激活某些细胞使其产生的生长因子和细胞因子增多,介导细胞增殖和 ECM 合成的同时,也诱导或上调 MMPs 和 TIMPs 的表达;反之,MMPs 和 TIMPs 对这些细胞又有抑制作用,从而构成了细胞、生长因子、细胞因子、ECM、MMPs 和 TIMPs 之间的复杂调控机制,以维持 ECM 的动态平衡,一旦这种调控机制被打乱,就可能出现相应的病理状态。

5. 器官纤维化时 MMPs 表达和活性特点　器官纤维化时,由于多种因素的相互作用,导致 ECM 在器官组织内大量沉积,原因之一是组织内 ECM 降解酶活性降低,从而妨碍了 ECM 的降解。但在不同原因所致的纤维化病变的不同时期,ECM 降解酶可能有不同的活性和表达方式。

一般而言,在疾病早期的组织损伤和纤维化起动阶段,组织的固有细胞和早期活化的 ECM 产生细胞,既合成胶原又合成蛋白水解酶,MMPs 的分泌增加和活性增强,起溶解破坏胶原等 ECM 的作用。形成的胶原能及时被蛋白水解酶水解并移除,使胶原合成和水解处于平衡状态,不至于发生纤维化。如在大鼠实验性肺纤维化的早期,MMP-2 活性往往进行性升高,于 14 天达高峰,28 天回落;而 TIMP-1 活性持续增加,至 28 天仍无下降趋势。

当损伤因素反复持续存在及纤维化阶段,主要表现为基质重构。此阶段随着组织炎症反应趋于减弱,MMPs 活性逐渐降低。ECM 产生细胞被充分活化并转分化为 MFBs,一方面胶原的合成明显增加,另一方面由于 TIMPs 的合成和活性增加,抑制 MMPs 的活性,引起 MMPs/TIMPs 比例失调,蛋白水解酶的总降解能力下降,使胶原合成与降解之间的平衡被打破,最后导致 ECM 过度积聚和纤维化形成。

在同一器官的不同疾病,MMPs 的活性可能不同。如在非炎症性糖尿病肾病和高血压引起的肾小球硬化,MMPs 的活性往往较低;而在炎症性的肾小球肾炎早期,MMPs 活性则明显增加,后者可能与疾病活动、炎症细胞浸润及肾小球结构破坏有关。当器官纤维化晚期或器官硬化时,通常是蛋白水解酶活性降低和/或其抑制物活性增加,使蛋白水解酶与其抑制物的比例发生改变。因此,在研究纤维化器官的蛋白水解酶活性时,不但要考虑疾病的时期和性质,还应注意 MMPs/TIMPs 的比例。

(三) 两类蛋白水解酶系统的共性和关系

1. 两类蛋白水解酶系统的共性　作为降解 ECM 最重要的两类蛋白水解酶系统,PA/纤溶酶系统和 MMPs 系统有许多共性:①PAs 和 MMPs 都是典型的镶嵌蛋白质(mosaic protein);②PAs 和 MMPs 均在转录水平受激素和生长因子等的调控;③丝氨酸蛋白酶和 MMPs 均以无活性的酶原形式分泌,由酶原向活性酶的转变需要纤溶酶等的参与;④酶的活性受特异性抑制物选择性抑制,即 PAI 抑制 PAs,TIMPs 抑制 MMPs,而这些抑制物的表达也受生长因子、激素和细胞因子的调控;⑤几种生长因子可诱导 PAs 和 MMPs 的平行表达,另外一些生长因子则可同时下调 PAs 和 MMPs 的表达,并上调 PAI 和 TIMPs 的表达。上述两类蛋白水解酶系统的共同特点表明,PA/纤溶酶系统和 MMPs 系统的生物学作用是一致的,它们共同执行蛋白降解级联,最终结果是产生广谱蛋白降解效应。

2. 两类蛋白水解酶系统之间的关系　PA/纤溶酶系统与 MMPs 系统有着密切的关系,主要表现在前者对后者的影响。研究证明,PAs 和纤溶酶均能增加 MMPs 的分泌,而且还能激活多种 MMPs,形成纤溶酶/MMP 系统(plasmin/MMP system)。这样就使 PAs、纤溶酶与 MMPs 联系起来,形成了"PAs/纤溶酶/MMP 级联放大系统",进一步增大对局部 ECM 的降解作用,表明这两个系统的协同关系。事实上,由于所有组织中均含有高浓度的纤溶酶原,一旦局部产生少量 PAs 即能导致局部高浓度的纤溶酶。形成的纤溶酶,一方面将低活性或无活性的单链 PAs 转变为高活性的双链 PAs;另一方面使 MMPs 活化,从而加速和扩大了对 ECM 的降解效率。

(四) 新发现的金属蛋白酶类

含血小板应答蛋白基序的解聚蛋白样金属蛋白酶(a disintegrin and metalloprotease with thrombospondin motifs,ADAMTSs),是继 MMPs 之后新发现的一类 Zn^{2+} 依赖的分泌型金属蛋白酶家族。迄今已发现 19 个 ADAMTSs 成员,它们与 MMPs 同属金属蛋白酶家族,但在结构组成、细胞分布、底物特异性、酶活性调节等方面有明显差别。与 MMPs 相比,ADAMTSs 底物谱相对狭窄。ADAMTSs 参与多种生理和病理生理过程,在保持凝血系统的稳态、器官生成、炎症、生育等方面起重要作用。尽管大部分 ADAMTSs 的功能尚不甚清楚,但已有研究显示该家族成员与多种疾病密切相关。ADAMTSs 的作用底物主要是蛋白聚糖类,如多能蛋白聚糖、短蛋白聚糖、聚集蛋白聚糖和饰胶蛋白聚糖等。目前研究表明,ADAMTS 家族的某些成员可能参与肾和心肌纤维化的发生和发展。然而,ADAMTSs 对 ECM 的降解作用不像 MMPs 那样明显,ADAMTSs 家族与纤维化的关系尚有待进一步研究。

第四节　器官纤维化的靶向治疗和逆转

纤维化的治疗通常称为抗纤维化疗法(antifibrotic therapy),是指延缓、阻止或逆转纤维化的治疗方法,但目前尚缺乏公认的特异有效的抗纤维化疗法。器官纤维化的发病机制极为复杂,涉及 ECM 产生细胞的增殖、活化和 MFBs 形成、多种细胞因子的参与及 ECM 合成与降解的平衡等,这给器官纤维化的治疗增加了难度,但同时也提示应该采取多环节、多靶点的治疗策略。目前抗纤维化疗法的主要原则包括:治疗原发病,去除致纤维化的病因;控制存在的炎症;抑制 ECM 产生细胞的增殖、活化及 MFBs 形成并诱导其凋亡;拮抗致纤维化细胞因子及其受体;促进 ECM 降解。近年越来越多研究证据表明,针对纤维化分子发病机制中核心事件的靶向治疗可能从根本上延缓、阻止或逆转纤维化,已成为当前抗纤维化治疗的重要方向。

一、器官纤维化的靶向治疗

纤维化的靶向治疗(targeted therapy),是指在细胞和分子水平上针对已经明确的致纤维化关键因素的治疗方式。虽然器官纤维化的发病机制十分复杂,但其中最一致和最重要的细胞和分子事件是:ECM 产生细胞活化和 MFBs 形成、促纤维化细胞因子产生及 ECM 过度沉积,这些构成了纤维化靶向治疗的重要靶点。然而多数研究者指出,尽管近年对纤维化治疗靶点的认识取得了令人瞩目的进展,但把抗纤维化靶点转化为有效的抗纤维化疗法,仍然面临很大的挑战。

1. **靶向 ECM 产生细胞和 MFBs**　ECM 产生细胞向 MFBs 转分化是纤维化形成的核心事件,因此干预纤维化的最有效方法应该直接靶向 ECM 产生细胞向 MFBs 转分化和已形成的 MFBs。有些措施可以抑制 ECM 产生细胞活化或 MFBs 转分化,例如,目前已证明 PPAR 激动剂、IFN-γ、环腺苷酸(cyclic adenosine,cAMP)诱导剂、ET 受体拮抗剂、细胞外基质蛋白 1、双氢青蒿素和某些抗氧化剂,可以抑制 HSCs 活化。松弛素(relaxin)可抑制心脏成纤维细胞转分化为 MFBs。褪黑素(melatonin)通过抑制活性氧等机制阻止肾间质成纤维细胞向 MFBs 转分化。一种内源性肽 N-乙酰基-丝氨酰-天冬氨酰-赖氨酰-脯氨酸(N-acetyl-Ser-Asp-Lys-Pro,AcSDKP)可抑制心脏和肺成纤维细胞向 MFBs 转分化。最近高通量筛选发现,一种抗精神病药物氟哌啶醇(haloperidol)可有效抑制 MFBs 转分化。

清除已形成的 MFBs 主要措施包括:①诱导 MFBs 凋亡。研究发现,丹参酮ⅡA 通过 ERK/Bax/caspase 通路可诱导 HSCs 凋亡;塞来昔布(celecoxib)抑制 Akt 活化进而诱导 HSCs 凋亡;一种小分子 Bcl-2 同源结构域 3(BH3)模拟物 ABT-263 可诱导 MFBs 凋亡。不过,纤维组织中的 MFBs 对凋亡具有较强的抵抗力,这可能给通过诱导凋亡清除 MFBs 带来一定困难。②促进 MFBs 衰老。基质细胞蛋白 CCN1 能促进 MFBs 衰老;姜黄素通过激活 PPARγ/P53 信号诱导活化的 HSCs 衰老。③使 MFBs 去分化回复到其前体细胞的非活性表型。有研究证明,BMP7 可使 MFBs 逆转为无活性的表型。小鼠肺纤维化模型的遗传谱系示踪研究表明,二甲双胍(metformin)可促进 MFBs 向其前体细胞转化。④重编程为不具有致纤维化功能的细胞。据报道,二甲双胍能够使胰腺星形细胞重编程,抑制该细胞活化。虽然目前有些措施可以清除已形成的 MFBs,但效果并不理想,充分阐明 MFBs 命运转归的分子调控机制,可能从根本上清除已形成的 MFBs。

2. **靶向致纤维化的细胞因子**　在各种致纤维化作用的细胞因子中,TGF-β1 的作用最突出、最关键,已成为器官纤维化治疗的重要靶标。TGF-β1 中和抗体、TGF-β 可溶性受体、TGF-β1 反义寡核苷酸等均可阻断 TGF-β1 的生物学活性。此外,外源性饰胶蛋白聚糖能中和 TGF-β 活性而降低后者的生物学作用。HGF、白藜芦醇、槲皮素、苦参碱等均能拮抗 TGF-β 的活性。然而,应该注意的是,TGF-β 具有维持生理稳态等重要功能,长期过度抑制 TGF-β 活性可能造成潜在的不利影响。CTGF 是另一个致纤维化细胞因子,在 TGF-β 的下游起作用,CTGF 具有比 TGF-β 更为广泛的生物学活性,能介导与纤维化有关的多种细胞和分子事件,因此,CTGF 可能是防治纤维化更特异、更安全的新靶标。抗 CTGF 单克隆抗体 FG-3019 可阻断 CTGF 引起的成纤维细胞增殖和 MFBs 活化,阻止和逆转纤维化。一项治疗 IPF 的临床试验表明,抗 CTGF 单克隆抗体 FG-3019 在二期临床试验中显示出抗肺纤维化的作用。针对其他致纤维化方法正在研究中。

3. **靶向沉积的 ECM** 随着纤维化的进展,沉积的 ECM 通过交联酶的交联作用,形成更加抵抗蛋白酶降解的稳固结构,因此,ECM 交联是纤维化发展和消退的关键调控关卡。目前已发现两类蛋白交联酶与 ECM 的稳固性有关,抑制交联酶的活性,解除 ECM 交联反应,可能是有效逆转纤维化的重要策略。

(1) 赖氨酰氧化酶样蛋白 2:赖氨酰氧化酶样蛋白 2(lysyl oxidase-like 2,LOXL2)为赖氨酰氧化酶家族成员,是一种 Cu^{2+} 依赖的蛋白交联酶,能催化胶原蛋白、弹性蛋白分子间及分子内的交联(cross-linking),抑制 LOXL2 的表达可以阻断胶原蛋白、弹性蛋白的交联,减少 ECM 过度沉积。已证明抑制 LOXL2 可以减轻和逆转心、肺和肝纤维化;LOXL2 选择性小分子抑制剂能降低糖尿病小鼠尿蛋白的排泄,并减轻肾小球硬化。这些为阻断 LOXL2 治疗和逆转纤维化提供了线索。人源化辛妥珠单抗(simtuzumab)是一种针对 LOXL2 的单克隆抗体。一项治疗 IPF 有效性和安全性的临床试验证明,辛妥珠单抗对肺纤维化无改善作用,入选 544 例 IPF 患者被随机分到辛妥珠单抗治疗组(125mg,皮内注射,1 次/周)和安慰剂组。主要终点为无进展生存期(progression-free survival,PFS),重要次要终点为全因死亡率、用力肺活量(forced vital capacity,FVC),其他次要终点为 6min 步行距离和圣乔治呼吸问卷(SGRQ)评分。最后的结果显示,与安慰剂组比较,辛妥珠单抗治疗组 PFS、FVC 和其他次要终点均无统计学意义,患者症状无明显改善,未显示出抗纤维化的效果。

(2) 组织型转谷氨酰胺酶:组织型转谷氨酰胺酶(tissue transglutaminase,tTG)也称 2 型转谷氨酰胺酶(transglutaminase type 2,TG2),是一类 Ca^{2+} 依赖的具有转酰胺基作用的翻译后修饰酶,可使大部分 ECM 成分如胶原蛋白、FN 和弹性蛋白等蛋白质分子间形成难以降解的 ε-(γ-谷氨酰基)赖氨酸肽键,导致 ECM 蛋白交联,抵抗蛋白酶的降解,引起 ECM 聚积。有研究证明,应用 tTG 选择性小分子抑制剂能明显减低心肌胶原基因和蛋白表达的水平,减轻心脏纤维化的程度。在高血压肾硬化小鼠模型中使用 tTG 抑制剂可使肾脏胶原沉积减少 40% 以上。应用 tTG 抑制剂 GK921 能明显减轻博来霉素诱导的小鼠肺纤维化。目前正在研制有效和高选择性的 tTG 抑制剂。

必须指出,上述研究主要为体外或动物实验研究的结果,临床研究的资料尚有限,有待进一步深入研究。

二、器官纤维化的逆转

器官纤维化的逆转(reversal of organ fibrosis)是指已形成的纤维化消退(resolution of fibrosis),组织结构和器官功能恢复接近正常。以往认为纤维化是一种单向的、进行性发展的过程,从慢性组织损伤到纤维化形成,再到组织结构破坏和器官功能障碍,一旦纤维化形成即不能逆转。然而,越来越多的证据显示,纤维化在很大程度上可以逆转,甚至在纤维化后期。目前对纤维化可以逆转的认识,主要来自实验研究和临床研究。对肝、肾、肺和心脏纤维化的实验动物模型研究表明,如果去除诱导纤维化的因素后,在大多数情况下实验性纤维化可以逆转并使脏器功能恢复到接近疾病前的状态。例如,在气管内单次给予博来霉素诱发大鼠肺纤维化数周后,可见肺纤维化消退,肺结构可以完全或几乎完全恢复正常。如果在诱发纤维化后再进行有效的抗纤维化治疗,肺纤维化的消退可能更快。

越来越多的临床研究表明,在一定条件下人类器官纤维化可以逆转。在肝脏,有效的病因治疗可以逆转肝纤维化/早期肝硬化。一项研究显示,慢性胆总管阻塞导致的严重肝纤维化患者,在胆管引流术后 2.5 年的组织学分析显示肝纤维化已消退。在最近的一项研究中,抑制乙型肝炎病毒复制的恩替卡韦(entecavir)长期治疗后,96% 肝纤维化患者出现肝脏组织学改善。在拉米夫定(lamivudine)治疗乙型肝炎的 3 年研究中,随访肝活检证明 73% 患者肝硬化发生逆转。在使用替诺福韦(tenofovir)治疗慢性乙型肝炎病毒感染的前瞻性临床试验中,于开始有效抗病毒治疗 5 年后的随访肝活检发现,75% 肝硬化患者能够恢复到非肝硬化阶段。有 10 名患者在基线检查时为晚期肝纤维化或肝硬化,长期使用恩替卡韦治疗后,这 10 名患者的晚期肝纤维化或肝硬化均消退。在肾脏,1 型糖尿病患者接受胰腺移植后 10 年的组织学分析显示,肾小球系膜扩张、结节性病变和肾小球基膜增厚较移植前显著减轻,肾小球毛细血管袢重新开放,小管间质纤维化区域减少,表明肾纤维化是可逆的。在肺脏,目前已有吡非尼酮(pirfenidone)和尼达尼布(nintedanib)被批准用于治疗轻到中度IPF。临床研究证实,这两种药可以抑制IPF患者肺功能下降,改善患者生活质量,延长患者的生存时间。这两种药物在其他器官的抗纤维化作用正在研究中。在心脏,在高血压并发左心室肥厚患者中,分别使用抗高血压药赖诺普利(lisinopril)治疗6个月和氯沙坦(losartan)治疗12个月后,经心内膜活检证实心肌纤维化发生逆转,其中氯沙坦治疗的是严重心肌纤维化。一般认为大面积心肌梗死后已形成的替代性纤维化是不可逆转的,但目前的临床研究尚无定论。

目前尚很难确定某种器官纤维化的不可逆点(point of no return),即纤维化发展到该时间点就不能逆转。纤维化能否逆转取决于许多因素,如原发疾病的病因和程度、损伤组织病变是否持续、纤维化形成的时间、纤维组织的成分、数量和致密度、降解ECM蛋白酶的活性、受损组织的再生能力、个体健康状况以及采用的抗纤维化药物及纤维化的评估方法等。对纤维化逆转规律的研究不仅有助于探讨纤维化形成的机制,而且可能为纤维化的治疗开辟一条新途径。

基于MSCs移植减轻或逆转纤维化的研究正在进行中,将异体或自体MSCs注入动物体内可以减轻或逆转肝、肾和肺纤维化,但人体研究资料很少。有人应用脐带MSCs治疗肝硬化患者,临床结果证实回输这种细胞可明显改善患者肝功能和提高患者生存率。两项Ⅰ期临床试验的结果表明,异体胎盘和骨髓MSCs在IPF患者是可行的和可耐受的。嵌合抗原受体T细胞免疫疗法(chimeric antigen receptor T cell immunotherapy,简称CAR-T细胞免疫疗法)目前主要用于人类某些类型白血病和淋巴瘤的治疗。最近报道以成纤维细胞活化蛋白(fibroblast activation protein,FAP)为靶标的CAR-T细胞免疫疗法,可以有效靶向活化的心脏成纤维细胞,显著减轻小鼠心脏纤维化的程度,改善心脏功能。这项将肿瘤治疗领域的CAR-T细胞免疫疗法创造性地应用于心脏纤维化治疗,为细胞疗法逆转纤维化病变提供了新的思路和途径。

吡非尼酮和尼达尼布虽然可以改善IPF患者的肺功能和提高患者存活率,但并未显示肺纤维化消退的组织学证据。目前,尚无特异有效的抗纤维化疗法,临床上对抗纤维化药物有巨大需求。近年发现己酮可可碱(pentoxifylline)对实验性肝、肾和肺纤维化具有一定治疗作用,其主要作用机制是抗炎、抗增殖、降低ECM产生细胞中*TIMP-1*基因的表达,阻止ECM产生细胞转分化为MFBs。常山酮(卤夫酮,halofuginone)可抑制Ⅰ型胶原合成,阻抑TGF-β/Smad3信号通路,抑制成纤维细胞增殖,并减少成纤维细胞向MFBs转分化,是具有应用前景的抗纤维化药物。一种来源于内皮细胞抑素的E4肽可以预防和逆转实验性皮肤和肺纤维化。某些中药单体如苦参素、水飞蓟宾、丹参等具有多靶点的综合抗肝纤维化作用,值得在器官纤维化治疗中深入研究。目前正在研究的治疗IPF药物主要有以下几种:①PRM-151,是一种完全重组的人类正五聚蛋白(pentraxin-2,PTX2)。PTX-2是人体中调节单核细胞的内源性免疫调节蛋白,能够特异性结合受损组织微环境中的细胞和组织残余物,并通过与单核细胞结合,促进它们分化为能消除纤维化组织中巨噬细胞类型。PRM-151已经在多种纤维化疾病临床前模型中表现出活性,包括肺纤维化、骨髓纤维化、急性和慢性肾病、肝纤维化和年龄相关性黄斑变性。在为期76周的Ⅱ期临床研究表明,PRM-151治疗组IPF患者的FVC和6分钟步行距离指标都得到显著改善,进一步证明了该药物在治疗IPF患者中的长期疗效。目前该药物已进入第Ⅲ期研究。②GB0139,是一种新型有效的半乳糖凝集素3(galectin-3)小分子抑制剂。在多种器官纤维化模型中,已经证明半乳糖凝集素3具有促纤维化作用,并能调节慢性炎症组织中成纤维细胞和巨噬细胞的活性。有人认为,慢性炎症组织中半乳糖凝集素3表达的增加会激活MFBs,从而导致瘢痕形成。因此,抑制半乳糖凝集素3可能具有抗纤维化效果。目前正在进行IPF患者的临床研究。③曲前列素(treprostinil),是一种人工合成的前列环素模拟物,主要通过直接舒张肺和全身动脉血管床并抑制血小板聚集发挥作用。一项IPF患者曲前列环素16周的临床试验表明,与安慰剂组比较,曲前列素接受者的步行距离明显改善,并稳定了患者的肺功能,但缺少进一步的临床研究。④BI 1015550,是一种口服磷酸二酯酶4B(PDF4B)抑制剂,最近报道,一项12周Ⅱ期临床试验数据显示,该抑制剂治疗能显著延缓IPF患者肺功能下降。

目前,纤维化逆转的大部分资料来自体外研究和实验动物模型的研究。与诱导因素明确的动物模型相比,人类纤维化疾病往往是多因素的,情况较为复杂,现有的实验动物纤维化模型往往不能完全重现有关人类纤维化疾病,将实验动物纤维化逆转的方法转化为人类纤维化的临床治疗,效果尚有待深入研究。如何把这些实验研究结果在临床上进行科学、系统验证,筛选出有效的抗纤维化药物,进一步提高临床疗效,是值得今后进一步探索的重要问题。

三、器官纤维化的生物标志物

器官纤维化的准确分期对纤维化的诊断和逆转的动态评估十分重要。纤维化血清学指标的标本易获取,检测方便,但临床应用的器官纤维化血清学指标尚不能有效区分纤维化的不同阶段,且特异性较差。目前脏器穿刺活组织检查仍是纤维化诊断和分期的"金标准",然而存在有创性、取样误差、患者不易接受等局限性。研究无创定量纤维化诊断和评估的生物标志物(biomarker)具有明显的优点和临床应用前景,然而,目前尚未发现理想的纤维化生物标志物。

近年对器官纤维化的生物标志物及其对纤维化的评估价值进行了广泛研究。已经提出将血清Ⅲ型前胶原氨基端肽(aminoterminal peptide of procollagen type Ⅲ,PⅢNP)、Ⅳ胶原及其分解片段[氨基端的7S结构域和羧基端的非胶原结构域1(noncollagenous domain 1,NC1)]作为肝纤维化的生物标志物。近年提出Mac-2结合蛋白(Mac-2-binding protein,M2BP)作为纤维化评价的血清学标志物。肾纤维化可能的生物标志物包括:尿TGF-β、MCP-1、MMP-2、MMP-7排泄水平、尿Ⅲ型胶原及PⅢNP的排泄水平等。目前研究的心脏纤维化相关生物标志物包括:半乳糖凝集素-3、胎盘生长因子、心锚重复蛋白、PDGF、可溶性致癌抑制因子2和FAP等。一些miRNA、circRNA、lncRNA和外泌体等被认为是具有临床应用前景的新型生物标志物。多数研究者认为,联合应用几种生物标志物对器官纤维化进行准确评估可能更具有临床应用价值。

总之,寻找和发现有价值的器官纤维化生物标志物,对于纤维化的早期诊断及逆转的动态评估具有十分重要的应用价值,已成为当今研究的热点。但目前尚未发现理想的生物标志物。今后借助基因组学等新兴技术,有望筛选出敏感性和特异性高的器官纤维化生物标志物。

结　语

本章介绍了器官纤维化的细胞机制、分子机制、细胞外基质代谢以及器官纤维化的靶向治疗和逆转的研究现状。尽管器官纤维化的研究已取得了一些重要进展,但仍有一些关键科学问题尚未阐明,例如,不同起源的MFBs在特定器官纤维化的准确贡献率;器官纤维化形成中MFBs活化早期的功能变化和规律;MFBs异质性的特点、不同亚群MFBs的功能及表型鉴定;MFBs的活化、分化和命运转归的分子调控机制;组蛋白修饰及ncRNA在器官纤维化不同阶段的变化规律及对纤维化进程的影响;局部微环境及肠道微生态对器官纤维化形成和逆转的影响;调控器官纤维化演进的信号通路网络及关键节点;ECM合成和降解的分子调节机制;发现器官纤维化定量诊断和评估的早期生物标志物;研发特异有效治疗和逆转器官纤维化的新药物及新技术等。利用现代细胞生物学和单细胞多组学(single-cell multiomics)技术,从不同层面阐释器官纤维化的发病机制,研制有效的诊断和治疗方法,尚需进行大量深入的工作。

(李　才)

主要参考文献

[1] 李玉林. 分子病理学[M]. 北京:人民卫生出版社,2002.

[2] 李才. 器官纤维化 基础与临床[M]. 北京:人民卫生出版社,2003.

[3] ROSENBLOOM J,MACARAK E,PIERA-VELAZQUEZ S,et al. Human fibrotic diseases:current challenges in fibrosis research[J]. Methods in Molecular Biology,2017,1627:1-23.

[4] WEISKIRCHEN R,WEISKIRCHEN S,TACKE F. Organ and tissue fibrosis:molecular signals,cellular mechanisms and translational implications[J]. Molecular Aspects of Medicine,2019,65:2-15.

[5] PAKSHIR P,NOSKOVICOVA N,LODYGA M,et al. The myofibroblast at a glance[J]. Journal of Cell Science,2020,133(13):jcs227900-jcs227910.

[6] THANNICKAL V J. Myofibroblast functions in tissue repair and fibrosis:an introduction[J]. Methods in Molecular Biology,2021,2299:9-15.

[7] HENDERSON N C,RIEDER F,WYNN T A. Fibrosis:from mechanisms to medicines[J]. Nature,2020,587(7835):555-566.

［8］ DEES C,CHAKRABORTY D,DISTLER J H W. Cellular and molecular mechanisms in fibrosis［J］. Experimental Dermatology,
　　2021,30(1):121-131.

［9］ HOROWITZ J C,THANNICKAL V J. Mechanisms for the resolution of organ fibrosis［J］. Physiology,2019,34(1):43-55.

［10］ SANTORO R,MANGIA A. Progress in promising anti-fibrotic therapies［J］. Expert Review of Gastroenterology and Hepatolo-
　　gy,2019,13(12):1145-1152.

第十章

炎　症

炎症(inflammation)是人类最早认识的疾病现象,是具有血管系统的活体组织对各种损伤因子的刺激所发生的以防御反应为主的基本病理过程。依据炎症持续的时间可分为急性炎症和慢性炎症。炎症是损伤、抗损伤和修复的动态过程,如果没有炎症反应,机体将不能控制感染和修复损伤。然而,在一定情况下,炎症对机体也可引起不同程度的危害,甚至导致肿瘤的发生。随着现代分子生物学理论和技术的发展和应用,对炎症的认识有了长足的进步。炎症过程中的很多现象如血管反应和白细胞反应,特别是白细胞的黏附、游出和激活以及炎症介质在炎症反应过程中的作用等都涉及大量的分子机制。本章将从分子病理学角度介绍急性炎症和慢性炎症的分子基础以及炎症与肿瘤发生的关系,期望为阐明炎症发生发展的机制以及精准治疗炎症性疾病提供依据。

第一节　急性炎症过程的分子基础

急性炎症(acute inflammation)是机体对致炎因子的快速反应,持续时间短,常常仅几天,一般不超过一个月,以渗出性病变为主,浸润的炎症细胞主要为中性粒细胞。急性炎症的目的是把白细胞和血浆蛋白(例如抗体、补体、纤维素)运送到炎症病灶,杀伤和清除致炎因子。在急性炎症过程中,机体主要发生血管反应和白细胞反应。炎症局部组织内血流动力学改变、血管通透性增加及白细胞渗出、激活等构成了急性炎症的主要过程和形态特征。该过程的发生、发展涉及多种因素,特别是大量的生物分子参与了急性炎症过程不同阶段的发生、发展和调控。

一、急性炎症过程中的血管反应

在急性炎症过程中,血管反应包括两个方面:一是血流动力学改变,引起血流量增加;二是血管通透性增加,致使血浆蛋白和白细胞渗出到血管外组织或体腔内。

(一) 血流动力学改变

急性炎症过程中组织发生损伤后,损伤局部的小血管很快会发生血流动力学改变,即血管口径和血流量的改变。血流动力学改变的速度取决于致炎因子的种类和损伤的严重程度。

损伤发生后立即出现细动脉短暂收缩,持续时间仅几秒,由神经调节和化学介质引起。其中,细动脉平滑肌的收缩主要是神经反射使肾上腺素能神经纤维兴奋的直接结果。细动脉短暂收缩后随即扩张,然后毛细血管床开放,使局部血流加快、血流量增加和能量代谢增强,进而导致炎症局部组织发红和发热,此过程即为炎性充血(inflammatory hyperemia)。血管扩张的发生机制与神经和体液因素有关。扩张初期是由神经因素即轴突反射引起,体液因素包括组胺、一氧化氮、缓激肽和前列腺素等化学介质,这些炎症介质作用于血管平滑肌而引起血管扩张。伴随着血管扩张,血管通透性升高,导致血浆渗出,小血管内红细胞浓集,使血液黏稠度增加,血流阻力增大,血流速度逐渐减慢甚至发生淤滞(stasis)。血流淤滞有利于白细胞靠近血管壁、黏附于血管内皮细胞表面,从而为白细胞的游出创造了必要的条件。

(二) 血管通透性增加

急性炎症主要是通过血管内渗出的液体成分和白细胞实现其对机体的防御功能。血管通透性增加是导致炎症局部液体渗出的重要因素,微循环血管通透性的维持依赖于血管内皮细胞的完整性。在炎症过程中,下列机制可引起血管通透性增加(图 10-1)。

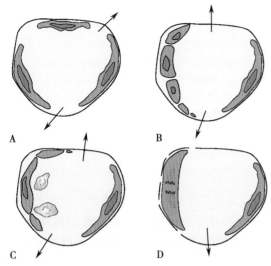

图 10-1　血管通透性增加机制模式图

A. 内皮细胞收缩;B. 内皮细胞损伤;C. 白细胞介导的内皮细胞损伤;D. 新生毛细血管高通透性。引自陈杰,周桥. 病理学[M]. 3 版,北京:人民卫生出版社,2015。

1. **内皮细胞收缩**　组胺、缓激肽、白三烯及 P 物质等作用于内皮细胞受体后,使内皮细胞迅速收缩,细胞间连接分离,致使内皮细胞间出现 0.5~1.0μm 的缝隙,进而导致血管通透性增加。血管内皮细胞收缩导致内皮细胞的缝隙增大,是血管通透性增加最常见的机制。由于引起内皮细胞收缩的炎症介质的半衰期仅为 15~30min,且所引起的内皮细胞收缩是可逆的,故该过程持续时间较短,称速发短暂反应(immediate transient response)。这种反应常发生于毛细血管后小静脉,不累及毛细血管和动脉。其原因可能与细静脉的内皮细胞具有较多上述介质的受体有关。二者的结合使内皮细胞胞质内,特别是近细胞间连接处的收缩蛋白发生磷酸化,进而导致细胞收缩。

细胞骨架重构(cytoskeletal reorganization)是引起内皮细胞收缩的另一机制。白介素-1(interleukin-1,IL-1)、肿瘤坏死因子(tumor necrosis factor,TNF)和 γ 干扰素(interferon-γ,IFN-γ)等细胞因子及缺氧作用于内皮细胞,使内皮细胞的骨架蛋白发生结构重排,导致内皮细胞之间的距离增大,形成间隙。这种反应一般发生较迟(损伤后 4~6h 发生),但持续较长,可超过 24h。

2. **内皮细胞损伤**　急性炎症过程中,内皮细胞受到损伤后发生坏死脱落,导致血管通透性增加。

(1)直接内皮损伤:即由损伤因子直接作用于内皮细胞而造成的损伤。烧伤和化脓菌感染等严重损伤因子可直接损伤内皮细胞,使之坏死脱落,这种损伤引起的血管通透性增加明显并且发生迅速,在较高水平持续数小时乃至数天,直至受损血管形成血栓或内皮细胞修复。此过程称为速发持续反应(immediate sustained response)。这种损伤可累及包括细静脉、毛细血管和细动脉在内的所有微循环血管。血管内皮细胞的损伤也可由轻至中等程度的热损伤或 X 线、紫外线或某些细菌毒素所引起。由此引发的血管通透性升高发生较晚,常在损伤后 2~12h 发生,但持续时间可达几小时至数天,故称迟发持续反应(delayed prolonged response),主要累及细静脉和毛细血管。

(2)白细胞介导的内皮损伤:炎症早期黏附于血管内皮的白细胞在炎症过程中被激活后,释放具有毒性的活性氧代谢产物和蛋白水解酶可造成内皮细胞的损伤和脱落,从而导致血管通透性增加。在急性炎症中,这种由白细胞介导的内皮细胞损伤常发生于静脉及肺、肾小球等的毛细血管。

3. **内皮细胞穿胞作用增强**　在靠近内皮细胞连接处的胞质内,存在着由相互连接的囊泡所构成的囊泡体,这些囊泡体形成穿胞通道。富含蛋白质的液体通过穿胞通道穿越内皮细胞的现象称为穿胞作用(transcytosis)。当血管内皮细胞受到损伤刺激后,如血管内皮生长因子(VEGF)、组胺、缓激肽、白三烯和 P 物质等炎症介质的刺激,这种穿胞作用增强,表现为内皮细胞穿胞通道数量增加及口径增大,从而导致血管通透性升高,使富含蛋白质的液体渗出。

4. **新生毛细血管的高通透性**　血管形成是组织修复的必要前提。在炎症修复过程中,以出芽方式形成新生毛细血管。由于新生毛细血管发育不成熟,内皮细胞间的连接不健全,基底膜尚未完全形成,因而具有高通透性。此外,一些促血管形成的因子,如 VEGF 等也有增加血管通透性的作用,且新生毛细血管的内皮细胞表面分布此类因子的受体较多。新生毛细血管的这些特点是炎症修复过程中局部组织发生水肿的重要原因。

尽管上述引起血管通透性增加的机制互不相同,但在某一损伤刺激下可同时或先后起作用。例如,热损伤的不同阶段可通过化学介质引起内皮细胞收缩、直接损伤内皮细胞、白细胞介导的内皮细胞损伤以及新生毛细血管的高通透性等诸多机制,引起血管通透性持续增加,大量液体外渗。这就可以解释严重烧伤患者为什么会出现致命的液体丢失。此外,血管扩张和血流加速引起血管内流体静压升高,同时富含蛋白质的液体外渗到血管外,使血浆胶体渗透压降低,组织内胶体渗透压升高,均可造成血管通透性增加。上述因素为渗出提供了基础。

二、急性炎症过程中的白细胞反应

炎症反应最重要的功能是将炎症细胞输送到炎症病灶。炎症反应过程中,白细胞参与了一系列复杂的连续的主动过程,主要包括:①白细胞渗出血管并聚集到感染和损伤的部位;②白细胞激活,在病灶局部发挥吞噬和免疫作用;③白细胞介导的组织损伤作用,白细胞通过释放蛋白水解酶、化学介质和氧自由基等,引起机体正常组织损伤并可能延长炎症过程。

(一) 白细胞渗出

白细胞通过血管壁游出到血管外的过程称为白细胞渗出,是炎症反应最重要的特征。白细胞渗出是复杂的连续过程。首先,白细胞在血管内边集和滚动,并黏附于内皮细胞;然后,白细胞游出血管、在组织中游走;最后,在趋化因子的作用下到达炎症灶,在局部发挥重要的防御作用(图 10-2)。下面将重点讨论该过程发生的分子机制。

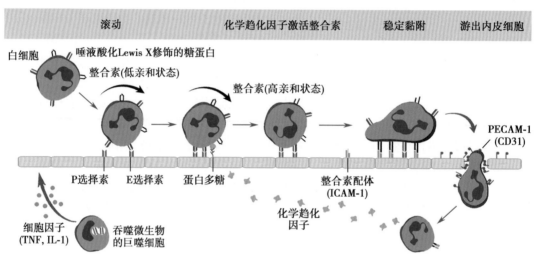

图 10-2 中性粒细胞渗出过程模式图
引自陈杰,周桥.病理学[M].3 版,北京:人民卫生出版社,2015。

1. 白细胞边集和滚动 在毛细血管后小静脉,随着血流缓慢和液体的渗出,体积较小而移动较快的红细胞逐渐把体积较大、移动较慢的白细胞推离血管的中心部(轴流),白细胞到达血管的边缘部(边流),并沿血管内皮表面分布,这一过程称为白细胞边集(leukocytic margination)。随后,内皮细胞被细胞因子和其他炎症介质激活并表达黏附分子,白细胞与内皮细胞表面的黏附分子不断地发生结合和分离,白细胞在内皮细胞表面翻滚,称为白细胞滚动(leukocytic rolling)。

介导白细胞滚动的黏附分子是选择素(selectin)。选择素是表达在白细胞和内皮细胞表面的一种糖蛋白受体。它们分子结构的共同特点是具有一个 N 端凝集素(lectin)样结构域,该区域是与配体结合的部位。目前,已经发现三种选择素:内皮细胞选择素(endothelium-selectin,E 选择素),表达于内皮细胞;血小板选择素(platelet-selectin,P 选择素),表达于内皮细胞和血小板;白细胞选择素(leukocyte-selectin,L 选择素),表达于白细胞。在正常情况下,P 选择素仅位于内皮细胞 Weibel-Palade 小体中,发生炎症时,在组胺、凝血酶或血小板活化因子(platelet activating factor,PAF)的作用下,P 选择素重新分布到内皮细胞表面。内皮细胞正常情况下不表达或仅表达少量选择素,感染灶或损伤灶释放的细胞因子,如 TNF、IL-1 等,激活内皮细胞,使内皮细胞表面选择素表达水平增高。因此,白细胞主要通过与炎症病灶处的血管内皮细胞结合而游出血管。内皮细胞的 P 选择素和 E 选择素,通过它们的凝集素结构域与白细胞表面糖蛋白的唾液酸化 Lewis X 结合,介导中性粒细胞、单核细胞、T 淋巴细胞在内皮细胞表面的滚动。白细胞表面的 L

选择素可以与内皮细胞的含糖细胞黏附分子 1(glycan-bearing cell adhesion molecule 1,GlyCAM-1)、CD34 结合,介导中性粒细胞、单核细胞在内皮细胞表面的滚动。

2. 白细胞黏附 白细胞紧紧黏附于内皮细胞是白细胞从血管中游出的前提。该过程是由白细胞表面的黏附分子(整合素)和内皮细胞黏附分子(免疫球蛋白超家族分子)介导的。黏附分子(adhesion molecule,AM)是一类介导细胞与细胞、细胞与细胞外基质间黏附的膜表面糖蛋白,在多种生理和病理过程中起重要作用。黏附分子具有广泛的生物学活性,不同的黏附分子功能各异,但都具有某些共同特点:①通过受体与配体结合的形式发挥作用,这种结合通常是可逆性的,与抗原与抗体的结合不同,不具高度特异性,同一黏附分子可与不同配体结合;②同一种属不同个体的同类黏附分子基本相同;③同一细胞表面可表达多种不同类型的黏附分子;④黏附分子的作用往往通过受体和配体共同完成;⑤同一黏附分子在不同细胞表面可能发挥不同作用,同一生物学效应也可能由不同的黏附分子介导;⑥黏附分子在介导黏附作用的同时也启动信号传递,其效应与黏附分子的密度及其与配体的亲和力有关。

(1)介导白细胞黏附于内皮细胞的黏附分子:整合素(integrin)是细胞黏附分子家族的重要成员之一,是一组细胞表面的糖蛋白受体,其配体为细胞外基质成分,不仅介导白细胞与内皮细胞的黏附,还介导白细胞与细胞外基质之间的黏附。整合素分子是由 α 和 β 亚单位通过非共价键连接组成的异二聚体,α 和 β 亚单位共同组成识别配体的结合点。目前已发现整合素家族中至少有 18 种 α 亚单位和 8 种 β 亚单位,它们按不同的组合构成 20 余种整合素。整合素具有多种生物学功能,不仅在受精、胚胎着床及生长发育等多种生理过程中起重要作用,还参与免疫反应、炎症反应、凝血、创伤修复及肿瘤生长、浸润、转移等病理过程。整合素信号通路能够调节细胞增殖、分化、黏附及迁移等过程。根据 β 亚单位的不同可将整合素家族分为 8 个组(β1~β8)。含 β1 亚单位的整合素主要介导细胞与细胞外基质成分之间的黏附,其中整合素 α4β1(VLA-4)只表达于白细胞,是介导白细胞黏附于内皮细胞最重要的分子。含 β3 亚单位的整合素主要存在于血小板表面,介导血小板聚集,并参与血栓的形成。在整合素家族中,与白细胞黏附关系密切的黏附分子是存在于各种白细胞表面的含 β2 亚单位的整合素,其中淋巴细胞功能相关抗原-1(lymphocyte function associated antigen-1,LFA-1)只表达于白细胞,在介导白细胞黏附于内皮细胞和抗原呈递方面发挥非常重要的作用;MAC-1(补体受体 3)分布于白细胞表面,除了介导中性粒细胞和单核细胞与内皮细胞的黏附以及白细胞从血管渗出之外,还是巨噬细胞表面的纤维粘连蛋白和补体的受体,参与补体结合和吞噬调理;P150/95(补体受体 4)的分布及作用与 MAC-1 相同。

免疫球蛋白超家族分子是一组与免疫球蛋白结构相似的蛋白质,具有与免疫球蛋白同源的 V 区和 C 区,主要表达于淋巴细胞、粒细胞及内皮细胞。介导白细胞黏附的免疫球蛋白超家族分子包括细胞间黏附分子-1(intercellular adhesion molecule-1,ICAM-1)和血管细胞黏附分子-1(vascular cell adhesion molecule-1,VCAM-1),它们是 β1、β2 整合素的配体。与 ICAM-1 结合的是 LFA-1(CD11a/CD18)和 MAC-1(CD11b/CD18),与 VCAM-1 结合的是 VLA-4 和 α4β7。ICAM-1 广泛表达于造血和非造血系统来源的多种细胞,VCAM-1 表达于激活的内皮细胞表面,二者分别与相应配体结合后参与炎症反应。VCAM-1 的主要功能是参与单核巨噬细胞和淋巴细胞向炎症部位的移动,NK 细胞的黏附、迁移以及对嗜酸性粒细胞的选择性趋化作用等。

(2)黏附过程的调控机制

1)黏附分子向细胞表面再分布:如 P 选择素正常情况下分布于内皮细胞胞质内,在组胺、凝血酶和 PAF 等化学介质的刺激下,数分钟内即向细胞表面再分布,并与白细胞表面的受体结合,使两种细胞发生黏附。这一机制在炎症早期白细胞沿内皮细胞滚动过程中起重要作用。

2)增加黏附分子的合成与表达:内皮细胞正常情况下不表达 E 选择素,在 IL-1 和 TNF 等细胞因子的诱导下,内皮细胞合成 E 选择素并在细胞表面表达,使其与中性粒细胞、单核细胞和某些淋巴细胞的相应受体结合而发生黏附。与此同时,内皮细胞被上述细胞因子激活,ICAM-1 和 VCAM-1 表达量增加。白细胞表面的整合素与其配体结合后,白细胞的细胞骨架发生改变,导致其紧密黏附于内皮细胞。

3)增强黏附分子的亲和力:正常情况下,白细胞表面的 LFA-1 处于低亲和状态,因而不与内皮细胞的 ICAM-1 结合;在炎症损伤部位,内皮细胞、巨噬细胞和成纤维细胞等释放的化学趋化因子,激活附着于内皮细胞的白细胞,白细胞表面的整合素 LFA-1 发生构型改变,转变为高亲和状态,通过与 ICAM-1 结合使白细胞紧紧黏附于内皮细胞。同样,与 VCAM-1 结合的迟现抗原-4(VLA-4) 也可由低亲和状态变为高亲和状态。LFA-1 和 ICAM-1 分子间的相互作用是白细胞和内皮细胞之间黏附的重要环节,为随后白细胞的游出创造了条件。

(3) 白细胞黏附的过程:白细胞黏附的过程涉及诸多黏附分子,同时有细胞因子等多种炎症介质参与及调控。下面以中性粒细胞为例,简单介绍白细胞黏附的步骤。

1) 血管内皮细胞和白细胞的活化:炎症起始阶段,组织中的巨噬细胞或肥大细胞聚集到炎症部位并释放 IL-1、TNF、组胺和转化生长因子-β(TGF-β) 等活性物质激活内皮细胞。当细菌感染时,内毒素和某些趋化因子可激活内皮细胞,活化的内皮细胞高表达 P 选择素和 E 选择素、ICAM-1 和 VCAM-1 等黏附分子。在某些趋化因子及活化因子(如 C5a、LTB4、血小板因子-4、IL-8 和 PAF) 或其他因子(如 CD31) 等的作用下,血管腔内的白细胞被激活,表达整合素和 ICAM-1 等。

2) 选择素介导的起始黏附——白细胞滚动:静止的中性粒细胞表面高表达 L 选择素,在组织损伤后数分钟内 L 选择素与炎症部位血管内皮细胞表面的 P 选择素和 E 选择素相互作用,在血液流动状态下介导中性粒细胞的起始黏附,即中性粒细胞沿血管内皮细胞表面滚动,这种滚动是短暂、可逆的。

3) 稳定的黏附:中性粒细胞被血小板因子-4、IL-8 和 PAF 等激活后,其表面的 LFA-1 表达上调,使其与 ICAM-1 结合更紧密,进而使黏附作用更稳固。同时,中性粒细胞表面活化的整合素分子的胞外配体结合区发生构型变化,增强了中性粒细胞与内皮细胞的稳定黏附。参与此稳定黏附作用的黏附分子除 LFA-1/ICAM-1 外,还有 LFA-1/ICAM-2、MAC-1/ICAM-1、VLA-4/VCAM-1、CD44 及其配体、P150/95 及其配体等。

3. 白细胞游出　白细胞穿过血管壁进入周围组织的过程,称为白细胞游出(transmigration),通常发生在毛细血管后小静脉。白细胞游出是炎症过程的重要步骤,主要是由炎症病灶产生的化学趋化因子介导的。当白细胞稳定黏附后,L 选择素迅速从白细胞表面脱落,白细胞与内皮细胞间的黏附作用减弱。在化学趋化因子的作用下,黏附在血管内皮的白细胞与内皮细胞分离,伸出伪足(pseudopod) 插入内皮细胞间隙,以阿米巴运动的方式从内皮细胞缝隙中逸出。

穿过内皮细胞的白细胞可分泌胶原酶降解血管基底膜,游出血管进入周围组织中,然后通过白细胞表面的整合素和 CD44 分子而黏附于细胞外基质,使白细胞滞留于炎症病灶。白细胞的这种运动主要依赖于细胞骨架重构(cytoskeletal reorganization),而 ICAM-1 与 LFA-1 结合后发生的级联反应与这种重排有关。除白细胞-血管内皮的细胞间黏附分子在白细胞游出中起重要作用外,血管的内皮细胞间黏附分子在白细胞游出中也起重要作用。例如,免疫球蛋白超家族成员——血小板内皮细胞黏附分子 1(platelet endothelial cell adhesion molecule-1,PECAM-1/CD31),位于内皮细胞连接处,能够将内皮细胞黏附在一起而促使白细胞游出血管内皮,可溶性 CD31 或 CD31 抗体能抑制白细胞从血管中游出。

急性炎症过程中,各种白细胞的游出过程相同,但所涉及的分子机制不同,因此,炎症的不同阶段游出的白细胞种类有所不同,其主要原因在于激活的黏附因子及激活过程中的诸多影响因素(如细胞因子、化学介质) 的差异。此外,不同类型的炎症因致炎因子不同,以及诱导、参与黏附和游出过程的分子不同,渗出的白细胞也不同。

4. 趋化作用　白细胞在炎症病灶中的聚集是炎症反应的最重要标志。白细胞游出血管后聚集到炎症病灶是通过趋化作用实现的,趋化作用在炎症过程中具有特殊意义。趋化作用(chemotaxis) 是指白细胞沿化学物质浓度梯度向着化学刺激物作定向移动,移动速度为每分钟 $5\sim20\mu m$。这些具有吸引白细胞定向移动的化学刺激物称为趋化因子(chemokine)。

趋化因子依一定的浓度梯度分布于炎症组织内,白细胞沿浓度差由低至高运动,最终到达浓度最高的损伤病灶中心。趋化因子具有特异性,包括外源性和内源性两大类。最常见的外源性趋化因子是细菌产物,特别是含有 N-甲酰甲硫氨酸末端的多肽。内源性趋化因子包括补体成分(特别是 C5a)、白三烯(主要是 LTB4) 和细胞因子(特别是 IL-8 等)。

趋化因子通过与白细胞表面的特异性 G 蛋白偶联受体结合,激活磷脂酶 C(受 G 蛋白调节),使磷脂酰肌醇 4,5-双磷酸(PIP₂)水解,生成三磷酸肌醇(IP₃)和 DAG,并释放钙离子。钙离子的来源包括细胞内储存钙被动员及细胞外钙内流,使得细胞内钙离子浓度升高。不断增加的钙离子激发细胞运动所依赖的某些成分的组装、积累和再分布,并激活 Rac/Rho/cdc42 家族的 GTP 酶和一系列激酶,导致肌动蛋白(actin)聚合并分布在细胞运动的前缘,而肌球蛋白(myosin)纤维则分布在细胞后缘,白细胞通过延伸丝状伪足而拉动细胞向前运动,引起细胞的移位激活。

在组织中移动的白细胞会遇到各种各样复杂的化学诱导信号(包括来自体内的一些趋化因子和来自损伤部位的靶物质,如细胞产物),并做出恰当的反应,一步一步做定向运动。其运动方向主要取决于其表达的趋化因子受体类型及它们所处趋化因子浓度梯度顺序。此外,靶源性趋化因子对白细胞的影响超过宿主源性趋化因子,这也是引导白细胞向原始损伤部位运动的主要原因。

许多趋化因子,尤其是高浓度的趋化因子,不仅能够诱导白细胞做定向运动,同时也参与了白细胞的激活过程,即诱导白细胞发生其他反应,包括:①由 DAG 和高浓度的钙离子激活磷脂酶 A,诱导花生四烯酸代谢产物的形成;②DAG 介导蛋白激酶活化,促进白细胞的脱颗粒作用和溶酶体酶释放,而钙内流的不断增加使胞内磷脂酶 D 活化,又有利于 DAG 的产生和聚集;③某些趋化因子通过增加白细胞表面黏附分子的表达,增加其与内皮细胞的黏附,而当白细胞游出时,又可促进 L 选择素从其表面脱离,从而降低与内皮细胞的亲和力,利于白细胞的游出。

(二) 白细胞激活

白细胞聚集到组织损伤部位后,必须被激活才能发挥作用。在病原体、坏死细胞产物、抗原抗体复合物和细胞因子的作用下,白细胞被激活而发挥杀伤和清除作用。白细胞表达不同受体,通过受体来识别感染的微生物和坏死组织并被激活。①Toll 样受体(toll-like receptors,TLRs):白细胞 TLRs 表达于细胞膜及胞质的内体小泡,可以识别细胞外和吞入细胞内的微生物产物。迄今为止,已经发现了 10 种哺乳动物 TLRs,不同的 TLRs 分别识别细菌脂多糖、蛋白聚糖、脂类、未甲基化 CpG 核苷以及病毒的双链 RNA 等,通过受体相关激酶而刺激杀菌物质和细胞因子的产生。白细胞的某些胞质内蛋白质也可以识别细菌多肽和病毒 RNA。②G 蛋白偶联受体:该受体表达于中性粒细胞和巨噬细胞等多种白细胞,主要识别含有 N-甲酰甲硫氨酸的细菌短肽。有些 G 蛋白偶联受体识别趋化因子、C5a 的降解产物和脂类介质。G 蛋白偶联受体通过与微生物产物和化学介质等配体结合而导致白细胞游出血管,并产生杀菌物。③调理素受体:调理素(opsonin)是指一类通过包裹微生物而增强吞噬细胞吞噬功能的血清蛋白质,包括抗体 IgG 的 Fc 段、补体 C3b 和凝集素(lectin)。调理素包裹微生物而提高吞噬作用的过程,称为调理作用(opsonization)。调理作用的微生物与白细胞的调理素受体(Fc 受体、C3b 受体)结合后,明显提高白细胞的吞噬作用,并激活白细胞。④细胞因子受体:感染微生物后,机体产生多种细胞因子,这些细胞因子通过与白细胞表面的受体结合而激活白细胞。其中,IFN-γ 是最重要的细胞因子,是由自然杀伤细胞和抗原激活的 T 淋巴细胞产生,主要作用是激活巨噬细胞。

白细胞被激活后,具有如下功能:①吞噬微生物、坏死细胞或异物;②利用吞噬溶酶体内产生的活性氧、活性氮、溶酶体酶等杀伤和清除吞入细胞内的微生物及坏死细胞;③杀伤和清除细胞外的微生物及坏死细胞,作用机制与杀伤和清除吞入细胞的微生物及坏死细胞的机制相似;④通过产生炎症介质(如花生四烯酸、细胞因子等),促进白细胞渗出和激活,放大炎症反应。在杀伤微生物和清除致炎物质过程中,白细胞的吞噬作用和免疫作用发挥了重要功能。

1. 吞噬作用 吞噬作用(phagocytosis)是指白细胞吞噬病原体、组织碎片和异物的过程,是炎症防御反应的重要环节。

(1) 吞噬细胞的种类:具有吞噬作用的细胞主要为中性粒细胞(小吞噬细胞)和巨噬细胞(大吞噬细胞)。中性粒细胞吞噬能力较强,胞质内含有嗜天青颗粒和特异性颗粒,颗粒中的髓过氧化物酶(myeloperoxidase,MPO)、溶菌酶等在杀伤、降解微生物的过程中起重要作用。炎症灶中的巨噬细胞来自血液的单核细胞和局部的组织细胞,其溶酶体中含有酸性磷酸酶和过氧化物酶。巨噬细胞受到外界刺激被激活后,细胞体积增大,细胞表面皱襞增多,线粒体和溶酶体增多,功能增强。此外,近来的研究表明嗜酸性粒细胞也具有较弱的吞噬功能,其主要吞噬对象为抗原抗体复合物。

（2）吞噬过程：吞噬过程包括识别和附着、吞入、杀伤和降解三个阶段。

1）识别和附着（recognition and attachment）：吞噬细胞表面的甘露糖受体、清道夫受体（scavenger receptor，SR）和各种调理素受体都有识别、结合和摄入微生物的功能。甘露糖受体作为一种巨噬细胞凝集素，可与糖蛋白和糖脂末端的甘露糖和海藻糖残基结合。病原体的细胞壁含有甘露糖和岩藻糖，而哺乳类细胞的糖蛋白和糖脂的末端为唾液酸或 N-乙酰半乳糖胺，因此吞噬细胞能吞噬病原体而不会吞噬自身细胞。清道夫受体也可与各种病原体的细胞壁结合。

绝大多数情况下，吞噬细胞首先由调理素（抗体 IgG 的 Fc 段、补体 C3b 和凝集素）识别和黏着病原微生物颗粒。在吞噬细胞的表面存在着相应的受体（调理素受体），包括识别 Fc 段的 Fcγ 受体（Fcγ receptor，FcγR），与 C3b 相互作用的受体 CR1、CR2 和 CR3，以及与凝集素相结合的 C1q 受体。细菌等颗粒状物与含调理素的血清接触并被包裹，然后吞噬细胞通过表面的受体识别并黏着经调理作用的细菌等。这些受体中，CR3 是一种特别重要的受体。除能识别 C3bi 发挥调理作用外，因其与黏附分子 β2 整合素 MAC-1（CD11b/CD18）的作用相同，故在白细胞与内皮细胞黏附过程中也发挥重要作用。此外，CR3 还能直接识别细菌的脂多糖，故其与某些细菌的结合无需抗体和补体的参与，这就是所谓的非调理性吞噬作用。CR3/MAC-1 也可以与细胞外基质成分纤维粘连蛋白及层粘连蛋白结合。受体中的某些成分除能与配体（调理素）结合发挥识别和黏附作用外，还能激活巨噬细胞，如来自 FcγR 的信号也参与了吞噬细胞的激活，促进被摄入物在胞内的降解过程，产生与溶酶体释放的蛋白酶同样的效应。

2）吞入（engulfment）：经调理作用的颗粒（细菌、组织碎片等）表面包裹的配体与吞噬细胞表面的相应受体结合后，巨噬细胞被激活，其激活机制与趋化作用过程相似，先是磷脂酶 C 的活化，IP$_3$ 和 DAG 产生，蛋白激酶 C（PKC）的活化及细胞内钙的积聚，而 PKC 和钙离子可作为第二信使激发吞入过程。首先与颗粒接触部位胞膜下方的微丝收缩，局部形成杯口状的凹陷。随后，凹陷周边伸出伪足包绕细菌等，随着伪足的延伸和互相融合、封闭，最终将细菌等颗粒完全吞入。由吞噬细胞的细胞膜包围吞噬物形成泡状小体，即吞噬体（phagosome）。然后，吞噬体脱离细胞膜进入胞质后，与初级溶酶体颗粒融合形成吞噬溶酶体（phagolysosome）。溶酶体内容物通过脱颗粒作用释放，进而导致细菌被杀伤和降解。FcγR 附着于调理作用的颗粒能引起吞入，但单纯补体 C3 受体不能引起吞入，只有在 C3 受体被细胞外基质成分纤维粘连蛋白及层粘连蛋白以及某些细胞因子激活的情况下，才能引起吞入。在此过程中，白细胞发生活跃的细胞膜重构和细胞骨架重构。

3）杀伤和降解（killing and degradation）：进入吞噬溶酶体的细菌可被依赖氧的机制和不依赖氧的机制杀伤和降解。

依赖氧的机制（oxygen-dependent mechanism）主要是通过活性氧和活性氮杀伤微生物。活性氧由激活的白细胞 NADPH 氧化酶产生，后者使 NADPH 氧化而产生超氧负离子（O$_2^-$）。NADPH 氧化酶是一种至少由 7 种蛋白构成的多蛋白酶复合物。在静息状态下，中性粒细胞内的 NADPH 氧化酶蛋白部分被分别置于吞噬体膜和胞质内。在活化过程中，氧化酶位于胞质中的蛋白部分移位至吞噬体膜，与该酶的膜上蛋白成分聚合形成功能性的酶复合物。由于氧化酶的组成成分被分隔于细胞的不同部位，故能防止吞噬细胞氧化酶系统不恰当的活化，且对呼吸爆发的时相也能进行控制。吞噬细胞的 NADPH 氧化酶复合物是免疫反应的一个基本成分，它的活化也与一些炎症性疾病的非特异性组织损伤有关。

大多数超氧负离子经自发性歧化作用转变为过氧化氢（H$_2$O$_2$），H$_2$O$_2$ 进一步被还原成高度活跃的羟自由基。吞噬溶酶体内产生的 H$_2$O$_2$ 不足以杀灭细菌，但在卤化物（Cl$^-$）存在的条件下，中性粒细胞胞质内的嗜天青颗粒中含有髓过氧化物酶（MPO）可催化 H$_2$O$_2$ 和卤化物产生次氯酸（HOCl）。HOCl 是强氧化剂和杀菌因子，因而使 H$_2$O$_2$ 杀菌能力极大增强。通过卤化作用（卤化物与细胞内成分共价结合）或蛋白质和脂质的氧化作用（脂质过氧化作用）破坏细菌细胞膜的正常生理状态，或使细菌生存所依赖的酶类失活，或影响 DNA 复制阻断细菌的繁殖等不同途径，最终导致细菌死亡。真菌、病毒、原虫和蠕虫等也能被类似的机制有效地杀灭。H$_2$O$_2$-MPO-卤素是中性粒细胞最有效的杀菌系统，其杀菌能力比单独 H$_2$O$_2$ 增强约 50 倍。

此外，活性氮（主要是 NO），也参与微生物杀伤。NO 由一氧化氮合成酶作用于精氨酸而产生，NO 与超氧负离子(O_2^-)相互作用而生成高活性的自由基——过氧亚硝酸盐($ONOO^-$)。这些氧自由基和氮自由基攻击和破坏微生物的蛋白、脂质和核酸。

$$2O_2+NADPH \xrightarrow{\text{NADPH 氧化酶}} 2O_2^-+NADP^++H^+$$

$$H_2O_2+Cl^- \xrightarrow{\text{MPO}} HOCl+H_2O$$

除上述依赖氧的机制外,白细胞还可以通过不依赖氧机制杀伤微生物。该机制是白细胞在没有氧参与的条件下发挥杀菌作用的方式,此种杀菌方式由白细胞颗粒中的某些成分完成。包括:①溶酶体内的细菌通透性增加蛋白(bacterial permeability-increasing protein,BPI),是一种与阳离子颗粒密切相关的蛋白,通过激活磷脂酶和降解细胞膜磷脂,使细菌外膜通透性增加,导致细菌死亡。②溶菌酶:通过水解细菌糖肽外衣而杀伤病原微生物。③嗜酸性粒细胞的主要碱性蛋白(major basic protein,MBP):对许多寄生虫具有细胞毒性;④防御素(defensin):是一种富含精氨酸颗粒的阳离子肽,存在于白细胞颗粒中,通过对微生物细胞膜的损伤而杀伤病原微生物。

细菌等病原微生物被杀灭后,可被溶酶体内水解酶降解,其中酸性水解酶尤为重要。当细菌被吞入后,吞噬溶酶体内的 pH 值通常降至 4~5,正是酸性水解酶发挥降解作用的最佳环境。

2. 免疫作用　参与免疫作用的细胞主要为淋巴细胞、浆细胞和巨噬细胞。抗原进入机体后,巨噬细胞将其吞噬处理,再把抗原呈递给 T 淋巴细胞和 B 淋巴细胞。T 淋巴细胞受到抗原刺激后转化为致敏 T 淋巴细胞,当其再次与相应抗原接触时,激活的 T 淋巴细胞可直接杀伤靶细胞,或通过释放一系列淋巴因子作用于靶细胞,发挥细胞免疫作用。B 淋巴细胞在抗原刺激下,可以增殖转化为浆细胞,浆细胞产生抗体引起体液免疫反应。因此,免疫活化的淋巴细胞通过细胞和体液免疫反应,发挥杀伤病原微生物的作用。

（三）白细胞介导的组织损伤

白细胞在化学趋化、激活和吞噬过程中,不仅可向吞噬溶酶体内释放产物,而且可以脱颗粒方式向细胞外间质释放产物。中性粒细胞释放的产物主要有溶酶体酶、活性氧自由基、前列腺素、花生四烯酸代谢产物等物质,这些物质引起血管内皮细胞和组织损伤,加重原始致炎因子的损伤作用。单核巨噬细胞及其他白细胞吞噬过程中潜在的危害性如果未能控制并持续存在,则可给机体造成更大的损伤。如结核分枝杆菌被吞噬后,在吞噬细胞(主要为巨噬细胞)内虽不再继续繁殖,但仍具生命力,且不易受抗菌药物和机体防御作用的影响。一旦机体抵抗力降低,结核分枝杆菌即可随吞噬细胞游走并造成广泛播散。吞噬细胞在硅沉着病(silicosis)的形成和发展过程中所起的作用亦属这方面的例子。此外,坏死、崩解的白细胞也可释放大量毒性物质,引起组织的损伤。这种白细胞介导的组织损伤见于多种疾病,例如肾小球肾炎、哮喘、移植排斥反应及肺纤维化等。

白细胞向细胞外间质释放产物的机制包括:①吞噬溶酶体在完全封闭之前仍与细胞外相通,溶酶体酶可外溢;②某些不容易被吞噬的物质(如沉积在肾小球基膜的免疫复合物)可以引发白细胞高度激活,导致溶酶体酶被释放到细胞外间质中;③白细胞吞噬了能损伤溶酶体膜的物质(如尿酸盐、二氧化硅),使溶酶体酶释放出来;④白细胞对细菌或其他异物发挥表面吞噬作用时也可释放溶酶体酶;⑤中性粒细胞的特异性颗粒可直接通过出胞作用分泌到细胞外。

一般情况下,吞噬作用完成后,中性粒细胞迅速进入凋亡细胞死亡程序,最终被巨噬细胞吞噬或被淋巴系统清除。这种由吞噬作用介导的细胞死亡依赖于中性粒细胞表面存在的整合素 MAC-1(CD11b/CD18),这也是 MAC-1 在急性炎症过程中发挥的另一重要功能。

（四）白细胞功能缺陷

白细胞在机体的防御反应中起着极为重要的作用,任何影响白细胞黏附、化学趋化、吞入、杀伤和降解的先天性或后天性缺陷均可引起白细胞功能缺陷,导致炎症失控,引起患者严重、反复的感染。如艾滋病患者,由于体内辅助 T 淋巴细胞被大量破坏及巨噬细胞功能受抑制所造成的严重免疫缺陷,常导致致命的机会性感染。

1. **黏附缺陷**　白细胞黏附缺陷症(leukocyte adhesion deficiency,LAD)是一种罕见的常染色体隐性遗传病,分为 LAD-1 和 LAD-2 两型。LAD-1 型是由于整合素 CD18 的 β2 缺陷,导致白细胞黏附、迁移、吞噬和氧化激增反应障碍,使患者反复发生细菌感染及创伤愈合不良。LAD-2 型是由于岩藻糖代谢障碍致使唾液酸化 Lewis X 缺乏,临床也表现为反复细菌感染,但较 LAD-1 型轻。

2. **吞噬溶酶体形成障碍**　白细胞异常色素减退综合征(Chediak-Higashi syndrome)为常染色体隐性遗传性疾病,由于细胞器移动障碍导致吞噬体与溶酶体融合出现异常,同时细胞毒性 T 细胞不能正常分泌具有溶解作用的颗粒,引起严重的免疫缺陷和患者反复细菌感染。该病的基因缺陷表现为细胞的一种膜相关蛋白异常。如果这种溶酶体酶转运障碍发生于黑色素细胞(melanocyte),可导致白化病;发生于神经系统细胞,则与神经功能障碍有关;累及血小板,会引发出血性疾病。在某些疾病中出现的严重免疫功能缺陷与细胞毒性 T 细胞的可溶性颗粒的分泌障碍有关。此类患者的外周血涂片中常常可见到中性粒细胞或其他白细胞胞质内出现巨大的颗粒,是由膜相关蛋白异常导致的畸形细胞器融合而成。

3. **杀菌活性障碍**　先天性杀菌活性障碍的患者易出现长期复发性感染,而引起一系列慢性肉芽肿性疾病。由于吞噬细胞 NADPH 氧化酶某种成分的基因缺陷,导致依赖活性氧杀伤机制的功能障碍,由于巨噬细胞的杀菌能力减弱,常导致慢性肉芽肿疾病发生。这种基因缺陷大部分遗传方式为 X 连锁(质膜结合成分 *Gp91phox* 突变),部分为常染色体隐性遗传(胞质成分 *p47phox* 和 *p67phox* 突变)。

4. **骨髓白细胞生成障碍**　造成白细胞数目下降,主要原因有再生障碍性贫血、肿瘤化疗和肿瘤广泛骨转移等。

三、炎症介质的作用及机制

炎症的血管反应和白细胞反应都是通过一系列化学因子的作用实现的。参与和介导炎症反应的化学因子称为化学介质或炎症介质(inflammatory mediator)。

(一) 炎症介质的共同特点

炎症介质种类繁多,作用机制复杂,共同特点如下:①炎症介质可来自细胞和血浆。来自细胞的炎症介质,有些以细胞内颗粒的形式储存于细胞内,在有需要的时候释放到细胞外,有些炎症介质在致炎因子的刺激下即刻合成。产生急性炎症介质的细胞主要是中性粒细胞、单核巨噬细胞和肥大细胞,间质细胞(内皮细胞、平滑肌细胞、成纤维细胞),多数上皮细胞可以产生炎症介质。来自血浆的炎症介质主要在肝脏合成,以前体的形式存在,需经蛋白酶水解才能激活。②多数炎症介质通过与靶细胞表面的受体结合发挥其生物活性作用,然而某些炎症介质直接有酶活性或者可介导氧化损伤。③炎症介质作用于靶细胞可进一步引起靶细胞产生次级炎症介质,使初级炎症介质的作用放大或抵消初级炎症介质的作用。④一种炎症介质可作用于一种或多种靶细胞,可对不同的细胞和组织产生不同的作用。⑤炎症介质被激活或分泌到细胞外后,半衰期十分短暂,很快被酶降解灭活,或被拮抗分子抑制或清除。⑥大多数炎症介质对正常组织都具有潜在的危害性。

(二) 主要炎症介质的作用及其作用机制

1. 细胞内释放的炎症介质

(1) 血管活性胺(vasoactive amine):包括组胺和 5-羟色胺,储存在细胞的分泌颗粒中,一旦受刺激即可迅速释放并产生效应,故在急性炎症反应时最先释放。

1) 组胺:组胺(histamine)由组胺酸在组胺酸脱羧酶的作用下生成,主要存在于肥大细胞和嗜碱性粒细胞的颗粒中,也存在于血小板内。当受到刺激时即从肥大细胞中以脱颗粒方式释放出来。可引起肥大细胞脱颗粒的刺激因子包括:引起损伤的冷、热等物理因子;免疫反应,IgE 抗体与肥大细胞表面的 Fc 受体结合;C3a 和 C5a 补体片段,又称过敏毒素(anaphylatoxin);白细胞来源的组胺释放蛋白;某些神经肽,如 P 物质;细胞因子,如 IL-1 和 IL-8。这种脱颗粒反应不依赖 IgE,也不需要其他刺激性抗原的激活。由肥大细胞释放的组胺可与 3 种受体(H1、H2 和 H3)特异性结合并产生不同的效应。其中通过与血管内皮细胞的 H1 受体结合作用于微循环,使细动脉扩张,血管内皮细胞收缩以及细静脉通透性增加。组胺直接作用于内皮细胞后可使其瞬间表达 P 选择素,并释放脂性介质,如前列环素(prostacyclin/prostaglandin I_2,PGI_2)、血小板活化因子和白三烯 B_4（leukotriene B_4，LTB_4）。此外，激活的内皮细胞分泌 IL-6 和 IL-8 的量也显著增多，IL-6 也可以引起血管通透性升高，而 IL-8 对中性粒细胞、嗜酸性粒细胞和嗜碱性粒细胞均有趋化作用，其中对嗜酸性粒细胞的趋化作用尤为显著。

2）5-羟色胺（5-hydroxytryptamine，5-HT）：又称血清素（serotonin），主要存在于血小板和肠嗜铬细胞内。当血小板与胶原纤维、凝血酶、ADP 和免疫复合物等接触后，引起血小板凝集，促进血小板释放 5-HT。血小板的凝集和 5-HT 的释放也可由血小板活化因子（PAF）诱导发生，PAF 来源于 IgE 介导的免疫反应过程中的肥大细胞。5-HT 的生物学作用与组胺相似，可使血管扩张、血管通透性增加。

（2）花生四烯酸代谢产物：包括前列腺素、白三烯和脂氧素。花生四烯酸（arachidonic acid，AA）是二十碳不饱和脂肪酸，来源于饮食或由亚油酸转换产生，广泛存在于体内多种器官，如前列腺、脑、肾、肺和肠等的细胞内。正常细胞内无游离的 AA 存在，而是以脂化的形式与细胞的膜磷脂结合。在炎症刺激因子和炎症介质的作用下，细胞的磷脂酶 A2 被激活，使 AA 从膜磷脂中释放。炎症时，磷脂酶主要来源于中性粒细胞的溶酶体。AA 本身无炎症介质作用，当 AA 释放后通过环氧合酶或脂加氧酶途径分别产生前列腺素、白三烯和脂氧素等代谢产物。

1）前列腺素（prostaglandin，PG）：是 AA 通过环氧合酶途径生成的代谢产物。环氧合酶（cyclooxygenase，COX）有 COX-1 和 COX-2 两种类型，前者在生理条件下可由多种组织和细胞合成。在炎症过程中，COX-2 可由 NO、IL-1 和 TNF 等细胞因子诱导合成。根据分子结构特点，PG 可分为多种，其中与炎症过程有关的有前列腺素 E_2（prostaglandin E_2，PGE_2）、前列腺素 D_2（PGD_2）、前列腺素 F_2（PGF_2）、前列腺素和血栓素 A_2（thromboxane A_2，TXA_2）等。它们分别由特异性酶作用于中间产物而产生，参与全身的炎症反应和血管反应。由于不同细胞含有不同的酶，所以不同细胞产生的 AA 代谢产物不同。TXA_2 主要由含有 TXA_2 合成酶的血小板产生，其主要作用是使血小板聚集和血管收缩。而前列环素主要由血管内皮细胞产生，可抑制血小板聚集，使血管扩张及血管通透性增加。PGD_2 主要由肥大细胞产生，而产生 PGE_2 和 $PGF_{2\alpha}$ 的细胞种类则较多。PGD_2、PGE_2 和 $PGF_{2\alpha}$ 协同作用，可引起血管扩张并促进水肿发生。PG 还可引起发热和疼痛。PGE_2 使机体对疼痛的刺激更为敏感，并在感染过程中与细胞因子相互作用引起发热。

2）白三烯（leukotriene，LT）：是 AA 通过脂加氧酶（lipoxygenase，LOX）途径产生的。LOX 有三种，分别存在于不同类型细胞中。5-LOX 是中性粒细胞中的主导性酶，细胞活化时，5-LOX 移位至核膜上并与膜相关调节蛋白（5-LOX 活化蛋白）相互作用，形成活性的酶复合物 5-羟基过氧二十碳四烯酸（5-hydroperoxyeicosatetraenoic acid，5-HPETE），其主要产物为 5-HETE，是中性粒细胞的化学趋化因子。此外，5-HPETE 也可转化为白三烯 LTB_4、LTC_4、LTD_4 和 LTE_4 等。其中 LTB_4 是中性粒细胞的化学趋化因子和白细胞功能反应（黏附于内皮细胞、产生氧自由基和释放溶酶体酶）的激活因子。此外，LTB_4 还具有多种免疫调节功能，能抑制外周血单核细胞增生及 $CD4^+T$ 细胞（辅助性 T 细胞）和 B 细胞的增生；抑制 $CD8^+T$ 细胞（抑制性 T 细胞）产生干扰素；促进 $CD4^+T$ 细胞产生 γ 干扰素和 IL-2，促进单核细胞产生 IL-1。LTC_4、LTD_4 和 LTE_4 主要由肥大细胞产生，可引起明显血管收缩、支气管痉挛和静脉血管通透性增加。

3）脂氧素（lipoxin，LX）：也是 AA 通过脂加氧酶途径产生的，是炎症的抑制因子，主要通过转细胞生物合成机制（transcellular biosynthetic mechanism）形成。血小板本身不能形成 LX，只有当其与白细胞相互接触并由中性粒细胞内衍生的中间介质转入后才能形成。如脂氧素 A_4 和 B_4（LXA_4 和 LXB_4）就是由血小板内的 12-脂加氧酶作用于来自中性粒细胞的中间介质 5-HPETE 所形成的代谢产物。细胞与细胞间的接触可增强细胞合成机制，若阻断细胞间的黏附，LX 的产生则受到抑制。LX 的主要功能是抑制中性粒细胞的黏附及趋化作用。LXA_4 有刺激血管扩张作用，从而削弱 LTC_4 引起的血管收缩作用。LX 可能是 LT 内源性的炎症负性调节因子，还可能与炎症的消散有关。

很多抗炎药物是通过抑制 AA 的代谢而发挥作用。非甾体消炎药（如阿司匹林和吲哚美辛）可抑制环氧合酶活性，抑制 PG 的产生，用于治疗疼痛和发热。齐留通（zileuton）可抑制脂加氧酶，抑制 LT 的产生，用于治疗哮喘。糖皮质激素可抑制磷脂酶 A2、环氧合酶-2（COX-2）、细胞因子（IL-1 和 TNF-α）等的基因转录，发挥着抗炎作用。

（3）血小板活化因子（platelet activating factor，PAF）：PAF 是磷脂类炎症介质，其分子结构为乙酰甘油基磷酸胆碱（acetyl glyceryl ether phosphatidylcholine，AGEPC），是一种带有典型甘油架构的磷脂，由 A 和 B 两部分组成。A 部分是一个长链脂肪酸，B 部分是一个短链取代基和一个磷脂酰胆碱部分。当 B 部分原有的长链脂肪酸被磷脂酶 A2 去除后，即被乙酰转移酶乙酰化而形成 PAF。

PAF 由嗜碱性粒细胞、血小板、肥大细胞、中性粒细胞、单核巨噬细胞和血管内皮细胞产生，分为分泌型和细胞膜结合型。除了激活血小板外，PAF 还参与和影响炎症过程中一些重要的特征性反应，包括：①引起血管、支气管收缩；②PAF 在极低浓度下可使血管扩张和小静脉通透性增加，比组胺作用强 100～10 000 倍；③通过提高白细胞整合素的活性，PAF 可引起白细胞与内皮细胞黏附，促进白细胞化学趋化和脱颗粒。此外，PAF 还可刺激白细胞及其他细胞合成 PG 和 LT。人工合成的 PAF 受体的拮抗剂可抑制炎症反应。PAF 的上述作用是由含有成对受体的单个 G 蛋白所介导，并受一类能灭活 PAF 的乙酰基水解酶所调控。

（4）细胞因子（cytokine）：是由多种细胞产生的多肽类物质，主要由激活的淋巴细胞、巨噬细胞、内皮细胞、上皮细胞和结缔组织细胞等产生，可以调节其他细胞的生理功能，参与免疫应答，介导炎症反应等生物学效应。

1）细胞因子的分类：细胞因子的种类很多，可以从不同角度进行分类。

根据功能可将其大致分为七类：①白介素（interleukin，IL）：目前至少发现 38 种白介素，分别命名为 IL-1 至 IL-38；②干扰素（interferon，IFN）：分为 IFN-α、IFN-β 和 IFN-γ 三种类型；③肿瘤坏死因子（tumor necrosis factor，TNF）：分为 TNF-α 和 TNF-β 两种；④集落刺激因子（colony-stimulating factor，CSF）；⑤TGF-β；⑥生长因子（growth factor）⑦趋化因子（chemokine，CK）。

根据产生细胞因子的细胞种类不同分为三类。①淋巴因子（lymphokine）：主要由淋巴细胞产生，包括 T 淋巴细胞、B 淋巴细胞和 NK 细胞等，如 IL-2、IL-3、IL-4、IL-6、IL-10、IFN-γ、TNF-β 和粒细胞-巨噬细胞集落刺激因子（granulocyte-macrophage colony stimulating factor，GM-CSF）等。②单核因子（monokine）：主要由单核巨噬细胞产生，如 IL-1、IL-6、IL-8、TNF-α、粒细胞集落刺激因子（granulocyte colony-stimulating factor，G-CSF）和巨噬细胞集落刺激因子（macrophage colony-stimulating factor，M-CSF）等。③非淋巴细胞、非单核巨噬细胞产生的细胞因子：主要由骨髓和胸腺中的基质细胞、血管内皮细胞及成纤维细胞等产生，如促红细胞生成素（erythrogenin，EPO）、IL-7、IL-11、干细胞因子（stem cell factor，SCF）、内皮细胞源性 IL-8 和 IFN-β 等。

根据作用的靶细胞和主要功能，可将细胞因子分为四类。①调节淋巴细胞激活、增殖和分化的细胞因子：如 IL-2 和 IL-4 可促进淋巴细胞增殖，IL-10 和 TGF-β 是免疫反应的负调节因子。②调节固有免疫的细胞因子：如 TNF-α、IL-1β、IFN-α、IFN-β 和 IL-6。③激活巨噬细胞的细胞因子：如 IFN-γ、TNF-α、TNF-β、IL-5、IL-10 和 IL-12。④各种炎症细胞化学趋化因子等。

2）细胞因子的作用特点和调节　生物学作用特点：细胞因子通过与靶细胞上特异性受体结合而发挥生物学效应。细胞因子与其受体的亲和力比抗原与抗体的亲和力强，极微量的细胞因子即可发挥明显的生物学效应。细胞因子具有多种生物学效应，既可介导和调节炎症反应、免疫应答，也可作为生长因子促进靶细胞增生、分化、组织修复以及刺激造血等。此外，细胞因子的生物学效应也极为复杂。一种细胞因子可作用于多种不同类型的靶细胞，而多种细胞因子又可作用于同一种靶细胞；不同细胞因子具有某些相同效应，如 IL-2 和 IL-4 均可维持、促进 T 细胞增生；同一细胞因子对不同靶细胞具有不同效应，如 TNF 对某些细胞具有毒性作用，而对成纤维细胞则可促进其分裂和增生；细胞因子生物学作用具有双向性，细胞因子适量时具有生理性调节作用，而过量的细胞因子则对机体造成损伤。

细胞因子的表达与功能调节：细胞因子在免疫和炎症过程中产生，其合成、表达、激活及生物学活性受到一系列严密的调控。细胞因子的合成分别受转录水平、翻译水平、翻译后水平及分泌水平等不同层次的调节；其表达与活化又受神经-内分泌、细胞因子之间（正、负调节）和细胞因子自身（通过自分泌途径）以及外源性和内源性调节因子（各种抗原、某些药物和介质）等诸多因素的调节；细胞因子的生物学活性受细胞因子受体的数量、构型和亲和力的直接影响，又可通过影响细胞因子受体的表达进而调节自身或其他细胞因子的生物学活性。如 IL-2 可通过自分泌和旁分泌促进靶细胞表达 IL-2 的受体(IL-2R),IL-1 和 TNF 等也可促进 IL-2R 的表达,而 TGF-β 则降低 IL-2R 的表达。

细胞因子在炎症反应中的作用:在炎症过程中,多种细胞因子直接或间接参与急、慢性炎症。其中 TNF 和 IL-1 是介导炎症反应的两个重要细胞因子,主要由激活的巨噬细胞、肥大细胞和内皮细胞等产生。内毒素、免疫复合物和物理性因子等可以刺激 TNF 和 IL-1 的分泌。TNF 和 IL-1 在急性炎症中的主要作用如下:①在炎症局部,TNF 和 IL-1 均可促进血管内皮细胞黏附分子的表达以及其他细胞因子的分泌,促进白细胞的渗出和激活。如促进内皮细胞表达 ICAM-1 和 VCAM-1,促进中性粒细胞表达 MAC-1(CD11b/CD18),从而增强白细胞与内皮细胞的黏附,促进白细胞的渗出。②在炎症过程中具有积极防御作用。TNF 和 IL-1 促进肝脏合成各种急性期蛋白,如 C 反应蛋白、血清淀粉样蛋白 A、α 酸性糖蛋白和某些补体成分,增强机体抵御病原微生物的能力;促进骨髓向末梢血循环释放中性粒细胞;TNF 和 IL-1 可作用于下丘脑体温调节中枢,提高局部环氧合酶水平,促进花生四烯酸转变为前列腺素 E(prostaglandin E,PGE)而引起发热。③在炎症过程中具有病理作用。TNF-α 可以通过介导心肌重构、减弱心肌收缩力而降低心脏输出量,在充血性心力衰竭的发生、发展中起重要作用;TNF 促进血栓形成,与心脑血管疾病的发生、发展密切相关;TNF 和 IL-1 可以干扰胰岛素信号转导而引起骨骼肌的胰岛素抵抗;TNF 和 IL-1 可使败血症患者血压降低、血管外周阻力减小、心率加快和血液 pH 值降低。

3) 化学趋化因子(chemokine):是一类一级结构相似、分子量较小,对白细胞具有趋化作用的细胞因子,主要功能是刺激白细胞渗出以及调节细胞在组织中的迁移。

目前,已知的趋化因子达 50 余种,均具有相似的一级结构,一般在 N 端都含有 4 个保守的半胱氨酸残基,此区域是与受体结合的重要区域。根据前两个半胱氨酸残基的相对位置不同,趋化因子可分为 CXC、CC、C 和 CX3C 类。它们都可与内皮细胞表面的硫酸乙酰肝素蛋白聚糖结合,主要对黏附在血管内皮细胞上的白细胞发挥趋化作用。各类趋化因子的来源、分布及主要作用如下:①趋化因子 CXC 亚家族,α 亚家族:N 端的第一个与第二个半胱氨酸残基之间含有任意一个氨基酸。该类由激活的单核细胞、内皮细胞、成纤维细胞及巨噬细胞产生,主要对中性粒细胞具有强大的趋化和功能活化作用。该类的主要成员有 IL-8 和生长相关基因(growth related gene,GRG)。IL-8 主要由单核巨噬细胞产生,除了对中性粒细胞有很强的趋化作用和激活作用,还可趋化 T 细胞和嗜碱性粒细胞,其受体分为 IL-8RA 和 IL-8RB 两型。IL-8RA 为高亲和力受体,特异性结合 IL-8,主要分布于中性粒细胞、单核细胞、T 细胞和黑色素瘤细胞;IL-8RB 除与 IL-8 结合外,还可与其他一些趋化因子(如中性粒细胞激活蛋白-2 等)结合,主要分布于中性粒细胞和髓样前体细胞系。GRG 可分为 GRG-α、GRG-β 和 GRG-γ 三种,GRG-α 由激活的单核细胞、内皮细胞、成纤维细胞和某些肿瘤细胞产生,GRG-β 和 GRG-γ 型主要由激活的单核细胞和中性粒细胞产生,三种 GRG 均可介导中性粒细胞的趋化和脱颗粒作用,也可介导嗜碱性粒细胞的趋化和激活。②趋化因子 CC 亚家族,β 亚家族:N 端两个半胱氨酸残基直接相邻,其间无任何氨基酸。该类多由活化的 T 细胞产生,主要作用于单核巨噬细胞、淋巴细胞、嗜酸性粒细胞、嗜碱性粒细胞及 NK 细胞,诱导它们的迁移和功能活化。该类趋化因子成员包括单核细胞趋化蛋白(monocyte chemoattractant protein,MCP)和 T 细胞激活性低分泌因子(reduced upon activation normal T cell expressed and secreted factor,RANTES)。MCP 包括 MCP-1、MCP-2 和 MCP-3。在炎症介质的刺激下,MCP-1 由单核巨噬细胞、成纤维细胞、B 细胞、内皮细胞和平滑肌细胞等分泌,对单核巨噬细胞和嗜碱性粒细胞有趋化和激活作用;MCP-2 和 MCP-3 对单核细胞有趋化作用。RANTES 是由正常 T 细胞表达和分泌的趋化因子,也可由血小板、肾小管上皮细胞、肾小球系膜细胞、肝脏和脾脏的细胞产生。除中性粒细胞外,RANTES 对多种白细胞有趋化和激活作用。③趋化因子 C 亚家族,γ 亚家族:只有两个半胱氨酸残基。该类趋化因子对淋巴细胞有特异性的化学趋化作用。④趋化因子 CX3C 亚家族,δ 亚家族:该类趋化因子以两种形式存在,即细胞表面蛋白结合形式和可溶形式。在炎症介质的诱导下,细胞表面蛋白结合形式由内皮细胞产生,能促使单核细胞及 T 细胞与内皮细胞牢固黏附;可溶形式由膜结合蛋白水解产生,它既有黏附活性又有趋化活性,其激活是由靶细胞上的单独信号受体所介导。

(5) 一氧化氮(nitric oxide,NO):NO 是一种可溶性气体,由内皮细胞、巨噬细胞和脑内某些神经细胞产生。NO 在炎症过程中有双重作用,一方面,NO 可导致平滑肌细胞松弛,引起小血管扩张;另一方面,NO

可抑制炎症细胞反应,抑制血小板黏附、聚集和脱颗粒,抑制肥大细胞引起的炎症反应,并且是白细胞游出的抑制因子。因此,NO被认为是调控炎症反应的内源性因子。NO及其衍生物可杀伤病原微生物,是宿主抗感染的炎症介质。

L-精氨酸、分子氧、NADPH及其他辅助因子在不同类型一氧化氮合酶(nitric oxide synthase,NOS)催化下合成NO。NOS有三种类型,包括主要存在于血管内皮细胞的内皮型一氧化氮合酶(endothelial nitric oxide synthase,eNOS),存在于中枢神经和肠神经细胞的神经元型一氧化氮合酶(neuronal nitric oxide synthase,nNOS)以及存在于巨噬细胞的细胞因子诱导型一氧化氮合酶(inducible nitric oxide synthase,iNOS)。在生理条件下,eNOS和nNOS由细胞内Ca^{2+}激活,通常呈低水平表达,所合成的少量NO主要发挥生理调节作用,如维持足够的血容量、微血管通透性,调节血小板的聚集和黏附、肠道黏膜的完整性等。此外,少量的NO可通过抗氧化作用而发挥抗炎功能。其机制为:①通过抑制重要的炎症分子前体的产生,影响中性粒细胞的黏附能力,抑制各种黏附分子的表达,进而减少中性粒细胞的聚集和浸润;②抑制中性粒细胞内NADPH氧化酶的活性,减少氧化物的生成;③直接与超氧离子发生反应并使之灭活,从而发挥抗氧化作用。与eNOS和nNOS不同,iNOS是在炎症过程中由细胞因子(如TNF-α、IFN-γ)或其他因子诱导产生并被激活,在正常情况下一般不表达。炎症时由iNOS产生的NO量较大,过多的NO对细胞和组织是有害的。NO本身无毒性,但当其与白细胞的活性氧代谢产物作用时生成的氧化物,如过氧亚硝酸盐类($OONO^-$)、NO_2和N_2O_3等,具有强烈的细胞毒作用。其中,过氧亚硝酸盐类具有极强的氧化作用,可以氧化多种生物分子,包括血浆蛋白、脂类、糖类和核酸。当DNA受损断裂后,其裂解物可激活多聚ADP核糖合成酶[poly(ADP-ribose)synthetase,PARS],也称多聚ADP核糖转移酶[poly(ADP-ribose)transferase,PADPRT]。PARS的激活耗竭了其底物烟酰胺腺嘌呤二核苷酸(nicotinamide adenine dinucleotide,NAD),从而减缓了糖酵解、呼吸链的电子转移和ADP的形成,严重影响细胞的正常功能,最终导致细胞死亡。此外,这些氧化物也可通过破坏致病微生物的DNA、蛋白质和糖类而发挥杀菌作用。细胞内高浓度的NO还可限制细菌、寄生虫等的生存和病毒的复制,从而在炎症过程中广泛发挥抗感染作用。

(6)白细胞产物:主要包括中性粒细胞和巨噬细胞释放的活性氧代谢产物和溶酶体酶。

1)活性氧代谢产物(氧自由基):中性粒细胞和巨噬细胞受到微生物、免疫复合物、细胞因子及其他炎症因子刺激或发生吞噬作用后,会向细胞外释放氧自由基,包括超氧阴离子(O_2^-)、过氧化氢(H_2O_2)和羟自由基(OH^-)。

当中性粒细胞和巨噬细胞吞噬入侵的微生物形成吞噬体时,其氧耗量增加,氧代谢增强。通过NADPH氧化酶作用,将氧分子氧化为O_2^-、H_2O_2和OH^-等产物,这些氧代谢产物本身具有损伤组织的作用。O_2^-还能与NO结合产生活性氮中间产物($OONO^-$和NO_2等)。这些炎症介质的少量释放可促进细胞因子、趋化因子(如IL-8)及内皮细胞-白细胞间黏附分子的表达,增强和放大炎症反应。这些介质的大量释放可使组织损伤,主要包括:①损伤内皮细胞,使血管通透性增加;②激活中性粒细胞,产生毒性物质,还可刺激内皮细胞本身的黄嘌呤氧化作用,从而产生更多的过氧化物;③灭活抗蛋白酶系统,造成细胞外基质的破坏加重。例如肺组织由于α1-抗胰蛋白酶(α1-antitrypsin,α1-AT)灭活,导致肺弹力组织破坏,引起肺气肿;④直接损伤其他细胞,如红细胞、实质细胞等。

人体也存在抗氧化保护机制,以避免或减轻氧自由基对机体组织的损伤,是否引起损伤取决于两者的平衡。血清、组织液和靶细胞中均存在一些抗氧化剂,包括:含铜的血浆蛋白(血浆铜蓝蛋白);血清内游离的含铁片段(转铁蛋白);超氧化物歧化酶(superoxide dismutase,SOD),存在于多种细胞;过氧化物酶,解毒H_2O_2;谷胱甘肽过氧化物酶,为H_2O_2的强力解毒剂。炎症反应过程中氧自由基的作用正是由这些介质的产生和灭活得以维持平衡。

2)溶酶体酶:中性粒细胞和巨噬细胞的胞质内都含有大量的溶酶体颗粒,它们可以通过胞质内溶酶体颗粒的释放而引起炎症反应。由于溶酶体颗粒含有多种酶,如酸性水解酶、中性蛋白酶、溶菌酶等,经脱颗粒后,溶酶体酶可以杀伤和降解吞噬的微生物,并引起组织损伤。

中性粒细胞主要有特异性颗粒和嗜天青颗粒两种。前者体积较小,占总颗粒的80%,其内主要含溶菌酶、胶原酶、明胶酶、碱性磷酸酶、乳铁蛋白、纤维蛋白酶原活化因子和组胺酶等;后者颗粒较大,其内主要含髓过氧化物酶(MPO)、溶菌酶、防御素(defensin)、酸性水解酶和中性蛋白酶。其中,酸性水解酶主要在吞噬溶酶体内降解细菌等微生物和组织碎片。中性蛋白酶包括弹力蛋白酶、胶原酶和组织蛋白酶,具有降解多种细胞外成分的能力,包括胶原纤维、基底膜、纤维蛋白、弹力蛋白和软骨基质等,在化脓性炎症的组织破坏中起重要作用。中性蛋白酶还能直接降解 C3 和 C5 而产生 C3a 和 C5a,并促进激肽原产生缓激肽样多肽。当吞噬溶酶体形成后,特异性颗粒和嗜天青颗粒在相关介质作用下排空内容物,杀伤和降解吞噬物,或在吞噬细胞死亡崩解后颗粒内成分溢出而发挥作用。特异性颗粒多以细胞外分泌的形式发挥作用,且低强度的刺激即能被激活;而嗜天青颗粒主要是在细胞内向被吞噬物释放内容物,向细胞外分泌则需要较强的刺激。

单核巨噬细胞胞质内的溶酶体颗粒也含有酸性水解酶、弹力蛋白酶等,其作用与中性粒细胞溶酶体酶相似,在慢性炎症中被特异性激活而发挥更多的介质作用。

在炎症过程中溶酶体酶具有多方面作用,包括增加血管通透性、趋化作用、杀灭病原微生物、降解细胞碎屑和引起组织损伤等。引起组织损伤的蛋白酶在体内受控于血清和组织液中的抗蛋白酶系统。例如,α1-抗胰蛋白酶(α1-antitrypsin,α1-AT)主要为中性粒细胞弹力蛋白酶的抑制剂,α1-AT 缺乏可导致持续性白细胞弹力蛋白酶活性增强,造成严重的组织损伤。α_2 巨球蛋白则是另一种存在于血清和其他分泌物中的抗蛋白酶物质。

(7) 神经肽:神经肽是泛指存在于神经组织并参与神经系统功能作用的内源性生物活性物质,在体内调节多种生理功能,如痛觉、睡眠、情绪、学习、记忆以及神经系统本身的分化和发育。例如,P 物质是肺和胃肠道的神经纤维分泌较多的神经肽,可传导疼痛,引起血管扩张和血管通透性增加。

2. 血浆中的炎症介质 血浆中存在着三种相互关联的系统:激肽、补体和凝血系统/纤维蛋白溶解系统,是重要的炎症介质。当血管内皮损伤处暴露的胶原、基底膜等激活因子XII后,可以启动与炎症有关的该三大系统。

(1) 激肽系统(kinin system):由激肽原(kininogen)、激肽释放酶(kallikrein)、激肽酶和激肽组成。激肽包括缓激肽(bradykinin)、赖氨酰缓激肽和甲硫氨酰-赖氨酰缓激肽,其中缓激肽是激肽的主要类型,也是一种重要的炎症介质。

1) 激肽的生物合成及调节:因子XII被胶原和基底膜激活后,产生的XIIa 片段使前激肽释放酶(prekal-likrein)转变为激肽释放酶,后者将血浆中激肽原裂解为有生物活性的缓激肽。同时激肽释放酶又是因子XII较强的激活剂,从而使原始的刺激效应放大。激肽释放酶本身还具有化学趋化活性,并能使 C5 转变为C5a。缓激肽作用十分短暂,很快被组织和血浆中的激肽酶灭活。

激肽的合成速度主要取决于激肽释放酶的水平。激肽释放酶的量则受其合成、激活、灭活和清除四个环节的影响。激肽释放酶结合蛋白(kallikrein-binding protein,KBP)可以特异性地与激肽释放酶共价结合,从而调节激肽释放酶的活性和清除率。KBP 主要由肝脏合成,广泛分布于各种组织、细胞及体液中,是循环系统外激肽释放酶的一种重要调节因子。

2) 缓激肽的生物学功能:缓激肽通过与其受体结合而发挥作用。缓激肽受体位于细胞表面,具有 7个跨膜区段,并与 G 蛋白相偶联,包括缓激肽 B1 和 B2 两种受体。缓激肽与受体结合后,可引起细动脉扩张、内皮细胞收缩、细静脉通透性增加以及除血管以外的平滑肌收缩。在正常状态下,缓激肽可维持血管扩张;而当内皮细胞缺失时,则可刺激血管内皮修复、平滑肌细胞增生和内膜增厚。缓激肽也可引起疼痛,是在炎症过程中的重要作用之一。除本身具有炎症介质作用外,缓激肽还可调节其他炎症介质的合成。缓激肽可以刺激内皮细胞合成前列环素,并促进组织型纤溶酶原激活物的释放。高分子量激肽原和缓激肽可选择性地抑制 α-凝血酶诱导的血小板激活,从而抑制血小板释放炎性介质。此外,缓激肽还能刺激神经元和神经胶质细胞合成和释放前列腺素、氧自由基、NO 以及某些细胞因子,导致组织损伤和血脑屏障功能障碍。缓激肽 B1 受体激活后,参与慢性炎症反应并引起持续的痛觉过敏;缓激肽 B2 受体激活后,则引起水肿、疼痛,参与急性炎症过程。

(2) 补体系统(complement system):补体系统由 20 多种血浆蛋白质组成,是存在于血浆和组织液中的一组具有酶活性的蛋白质,不仅是抵抗病原微生物的固有和过继免疫的重要因子,也是重要的炎症介质。根据其生物学功能分为三类：①存在于血浆及体液中，参与补体激活的各种固有成分；②存在于血浆中和细胞膜表面，通过调节补体激活途径中的关键酶而控制补体活化强度和范围的各种补体调节蛋白；③存在于不同细胞膜表面，能与补体激活后所形成的活性片段相结合，介导多种生物效应的受体分子。

1）补体的来源及生物合成的调节：体内许多不同组织的细胞均能合成补体，包括肝细胞、单核巨噬细胞、内皮细胞、肠上皮细胞和角质细胞等，其中肝细胞和巨噬细胞是产生补体的主要细胞。血浆中的大部分补体成分都是由肝细胞分泌，而在炎症病灶中，巨噬细胞是补体的主要来源。补体的生物合成具有两个特点：①补体的基因表达具有组织特异性，不同细胞各自调节其补体的生物合成；②补体生物合成受多种因素的调节，既包括局部组织的某些特异性因子，也包括多种全身因素。如机体应激反应中产生的细胞因子（IL-1、IL-6、TNF 和 IFN-γ 等）均可调节补体的生物合成。补体的代谢率极快，血浆补体每天约有一半被更新。在疾病状态下，补体代谢会发生更为复杂的变化。

2）补体的激活：在生理状态下，血浆中大多数补体成分均以非活化形式存在，只有在某些活化物的作用下或在特定的反应表面，补体成分才能通过级联酶促反应被激活，产生具有生物学活性的产物。活化过程进行的同时，裂解作用生成了分子量大小不等的多种补体片断，参与机体的免疫调节与炎症反应，发挥不同的生物学效应。依据启动激活途径的不同，补体激活途径分为三种。①经典途径（classical pathway）：指激活物与 C1q 结合后，顺序活化 C1r、C1s、C4、C2 和 C3，形成 C3 转化酶和 C5 转化酶的级联酶促反应过程。②凝集素途径（lectin pathway）：又称 MBL 途径（MBL pathway），指血浆中甘露糖结合凝集素（mannose-binding lectin，MBL）、纤胶凝蛋白（ficolin，FCN）等直接识别病原体表面的糖结构，依次活化 MBL 相关丝氨酸蛋白酶（MBL-associated serine protease，MASP）、C4、C2、C3，形成与经典途径中相同的 C3 转化酶和 C5 转化酶的级联酶促反应过程；③旁路途径（alternative pathway）：又称替代激活途径，其不依赖于抗体，而由微生物或外源异物直接激活 C3，在 B 因子、D 因子和备解素（又称 P 因子）参与下，形成 C3 转化酶和 C5 转化酶，启动级联酶促反应过程。三条补体激活途径起点各异，但存在相互交叉，并具有共同的末端通路。所形成的 C3 转化酶可将 C3 裂解成 C3a 和 C3b 片段；而不同途径形成的 C5 转化酶均可裂解 C5 片段，这是补体级联反应中最后的酶促步骤，随后的激活过程都相同。

3）补体系统的生物学功能：补体系统的功能可以归纳为两方面：①补体成分在细胞膜上组装攻膜复合物（membrane attack complex，MAC），介导细胞溶解效应。②补体活化过程中产生的裂解片段在免疫和炎症反应中介导多种生物学功能。补体激活过程中的裂解片段（称配体）必须通过与细胞膜相应受体的特异性结合才能发挥作用，这些受体分别存在于肥大细胞、嗜碱性粒细胞、中性粒细胞、单核巨噬细胞、淋巴细胞、内皮细胞和平滑肌细胞等的表面。目前，已知的补体受体（complement receptor，CR）有 10 余种，主要包括 C3a、C5a、C4a 和 H 因子等的受体。它们除与相应配体结合发挥生物学效应外，本身还具有抑制补体激活、免疫调节及清除免疫复合物等多方面的功能。

补体系统在炎症过程中的主要作用包括：①补体介导的细胞毒作用：补体系统激活后，在靶细胞表面脂质双层膜上形成 MAC（C5b-C9），可致细胞膜上形成内径为 10nm 的小孔。可溶性分子、离子和水分可自由通过这些小孔进入胞内，从而使细胞内外渗透压失衡，导致细胞溶解。这种细胞毒作用使某些细菌、其他病原微生物及寄生虫被溶解消灭，是机体抗微生物感染的重要防御机制。在某些病理情况下，引起机体自身细胞破坏，导致组织损伤与疾病。②补体的炎症介质作用：补体活化过程中产生多种具有炎症介质作用的片段，如 C3a、C5a 等，在炎症过程中发挥重要的作用。主要表现在以下几个方面：首先，C3a 和 C5a 通过刺激肥大细胞释放组胺，导致血管扩张和通透性增加，引起类似过敏反应的病理变化，故称为过敏毒素（anaphylatoxin）。C5a 还可以激活中性粒细胞和单核细胞中花生四烯酸脂加氧酶途径，进一步引起炎症介质的释放。其次，C5a 可激活白细胞，通过增强白细胞表面整合素的亲和力而促进白细胞黏附。C5a 还是中性粒细胞和单核细胞强有力的趋化因子。最后，C3b 和 C3bi 可与细菌细胞壁结合，通过其调理作用，增强具有 C3b 和 C3bi 受体的中性粒细胞和单核细胞的吞噬作用。

C3a 和 C5a 可被炎性渗出物中的血浆酶和溶酶体酶激活。炎症过程中，中性粒细胞的游出受 C5a 等补体趋化作用的影响，而中性粒细胞释放的溶酶体酶又能激活补体，因而形成了一个中性粒细胞游出的自我促进循环体系。

4）补体活化的调控：机体对补体系统活化存在着精细的调控机制，除受自身调控外，主要还受到一系列被称作补体调节蛋白的严密控制。目前，已知的补体调节蛋白有 10 余种，包括 C1 抑制物、C4 结合蛋白、I 因子、H 因子、S 蛋白和膜辅因子蛋白等。它们存在于血浆和细胞膜表面，主要通过以下方式发挥调节作用：①防止和限制补体的激活和形成，如 C1 抑制物可有效抑制 C1r 和 C1s 的激活，C4 结合蛋白和 I 因子等多种调节蛋白可抑制 C3 转化酶的形成；②加速补体成分的降解及灭活，如灭活因子和 I 因子等可灭活和清除 C3a、C3b、C5a 等；③保护机体组织细胞免受补体破坏作用，如同源限制因子（又称 C8 结合蛋白）可抑制 MAC 的形成，而 S 蛋白则可阻止补体成分插入细胞脂质双层膜而防止过度的溶细胞反应。正是由于上述调节机制的存在，补体系统成为一种既能有效杀灭外来微生物又能保护宿主细胞和组织不受损害的平衡体系。

（3）凝血系统（clotting system）/纤维蛋白溶解系统（fibrinolytic system）：因子XII激活后，不仅能启动激肽系统，还能启动凝血系统和纤维蛋白溶解系统。凝血系统激活后产生凝血酶、纤维蛋白多肽和促凝血酶原激酶（又称凝血因子Ⅹa）等，其中凝血酶和促凝血酶原激酶作为凝血反应和炎症反应的连接点，在炎症过程中发挥重要的介质作用。

1）凝血酶（thrombin）：在因子XII作用下，凝血酶原转变为凝血酶，后者使纤维蛋白原形成不溶性的纤维蛋白并释放出纤维蛋白多肽（fibrinopeptide）。除在凝血过程中的重要作用外，凝血酶还可以剪切 C5 产生 C5a，把凝血和补体系统联系起来。凝血酶在炎症介质方面的作用主要表现为：①激活内皮细胞表面的 P 选择素，促进中性粒细胞和单核细胞的黏附和趋化作用；②在炎症晚期，可促进成纤维细胞增生，并促进血小板产生血小板源性生长因子（platelet-derived growth factor，PDGF）和 TGF-β，也可刺激内皮细胞产生 PDGF。纤维蛋白多肽是纤维蛋白原的降解产物，其炎症介质作用在于能够增加血管通透性和白细胞的趋化反应。

2）促凝血酶原激酶：内源性与外源性凝血途径在凝血因子Ⅹ转化为促凝血酶原激酶处连接，所形成的促凝血酶原激酶通过与效应细胞蛋白酶受体-1（effector cell protease receptor-1）结合后，在急性炎症中发挥介质作用，引起血管通透性升高并促进白细胞游出。

因子XII诱发凝血过程的同时，也激活纤维蛋白溶解系统。该系统在激活过程中，通过降解纤维蛋白使纤维蛋白凝块溶解而与凝血作用相拮抗。纤维蛋白溶解系统的激活也与激肽系统的激活密切相关。激肽释放酶可使纤溶酶原转变为纤溶酶（plasmin），纤溶酶在溶解纤维蛋白过程中所形成的纤维蛋白降解产物具有增加血管通透性的作用。纤溶酶还可降解 C3 产生 C3a，使血管扩张和血管通透性增加。

因此，血浆中补体系统、激肽系统、凝血系统/纤维蛋白溶解系统被激活所形成的产物，如 C3a、C3b 和 C5a、缓激肽、凝血酶、纤维蛋白多肽、促凝血酶原激酶、纤溶酶和纤维蛋白降解产物等，具有重要的炎症介质作用，而且彼此间又有着密切的联系。如因子XII被激活后，可以直接或间接启动上述与炎症有关的三大系统，而它们的部分中间产物，尤其是激肽释放酶和纤溶酶能反馈激活因子XII，使启动效应进一步放大，因而使血浆中的这些系统在炎症过程中发挥着重要的作用。

四、模式识别受体和炎症反应

（一）病原体相关分子模式与危险相关分子模式

1989 年美国免疫学家 Janeway 提出"模式识别理论"，认为机体固有免疫系统通过模式识别受体（pattern recognition receptors，PRRs）识别某些病原体（或其产物）高度保守的分子结构，引发受体-配体反应，继而向细胞内传递微生物感染信号，激发机体的免疫反应和炎症反应，从而将病原微生物清除。病原体（及其产物）共有的某些非特异性、高度保守的分子结构，称为病原体相关分子模式（pathogen associated molecular patterns，PAMPs）。PAMPs 是 PPRs 识别结合的配体分子，主要包括革兰氏阴性菌的脂多糖和鞭毛蛋白、革兰氏阳性菌的脂磷壁酸和肽聚糖、病原体表面甘露糖、病毒双链 RNA 和单链 RNA，细菌和病毒未甲基化 CpG DNA 基序等。PAMPs 具有如下特征：①通常为病原微生物共有的某些保守组分，而宿主细胞不存在这些分子结构，因此机体可以区分病原微生物与机体自身细胞；②为微生物的生存和致病性所必须；③是宿主固有免疫细胞特异性识别的分子基础。在此基础上，1994 年 Matzinger 提出免疫识别的"危险模式理论"，认为机体免疫系统通过 PPRs 还可以识别宿主在应激或病理状态下所产生的某些成分，如细胞外基质（透明质酸寡糖、硫酸乙酰肝素蛋白聚糖、纤维蛋白原）、氧自由基、高速泳动族蛋白 B1（high mobility group protein B1，HMGB1）、热休克蛋白（heat shock protein，HSP）、细胞外 ATP、核酸以及凋亡细胞某些胞膜成分。机体把宿主在病理状态下产生的内源性成分视为"危险信号"，即危险相关分子模式（danger-associated molecular patterns，DAMPs）。通过 PRRs 识别 DAMPs 而激发机体的免疫反应和炎症反应，来识别和清除自身细胞释放的内源性"危险"分子。

（二）模式识别受体

模式识别受体（PRRs）是一类进化上保守、可识别一种或多种 PAMPs/DAMPs 的识别分子。目前已发现多种 PRRs，根据 PRRs 的分布，可将其分为 4 种类型。①胞膜型 PRRs：主要包括甘露糖受体（mannose receptor，MR）、清道夫受体（SR）和 Toll 样受体（toll-like receptors，TLRs）家族某些成员，其中 MR 和 SR 为内吞型 PRRs，胞膜型 TLRs 为信号转导型 PRRs。②内体膜型 PRRs：包括广泛分布于经典固有免疫细胞、内皮细胞和上皮细胞胞质内体膜上的 TLR3、TLR7、TLR8 和 TLR9 同源二聚体。内体膜型 TLRs 为信号转导型 PRRs。③胞质型 PRRs：一类广泛分布于固有免疫细胞和正常组织细胞胞质内的信号转导型 PRRs，主要包括 Nod 样受体（Nod-like receptor，NLR）和 RIG 样受体（RIG-like receptor，RLR），其中 NLR 感受病原体及危险信号后组装形成炎症小体（inflammasome），是一种细胞内大分子多蛋白复合体。④分泌型 PRRs：是机体被病原体感染或组织细胞损伤时血浆浓度急剧升高的一类急性期蛋白，主要包括脂多糖结合蛋白（lipopolysaccharide-binding protein，LBP）、C 反应蛋白（C-reactive protein，CRP）和甘露糖结合凝集素（mannose-binding lectin，MBL）。

PRRs 广泛分布于固有免疫细胞表面、胞内器室膜上、胞质和血液中，每种细胞所表达的 PRRs 种类有所不同。PRRs 介导的生物学效应具有两面性，不仅在机体的防御反应过程中起重要作用，而且在某些条件下参与病理损伤及某些疾病的发生，如脓毒败血症、炎性肠病、类风湿性关节炎、系统性红斑狼疮以及成人型呼吸窘迫综合征等局部或全身性炎症反应。启动炎症反应的 PRRs 主要有 TLRs、NLRs、RLR 和炎症小体等，下面简单介绍 TLRs、NLRs 和炎症小体介导炎症反应的分子机制。

1. Toll 样受体　Toll 样受体（TLRs）是模式识别受体（PRRs）家族中的主要成员，因其胞外段与果蝇蛋白 Toll 同源而得名。迄今为止，在哺乳动物中已发现 13 个 TLRs 家族成员，人类发现 10 个 TLRs，其中 TLR1～TLR9 较为保守，在人和小鼠体内均有表达，TLR10 仅存在于人类，而 TLR11～TLR13 则只发现存在于小鼠体内。TLRs 通过识别并结合相应的 PAMPs，传递活化信号，诱导活化细胞表达一系列免疫效应分子，在免疫应答和炎症反应中发挥重要作用。

（1）TLRs 结构与分布：TLRs 属于 I 型跨膜蛋白，分为胞外区、跨膜区和胞内区三部分。胞外区是由富含亮氨酸的重复序列组成，能够识别 PAMPs；跨膜区是富含半胱氨酸的结构域；胞内区含有 Toll/IL-1 受体同源结构域（Toll/IL1R homology domain，TIR domain），是启动下游信号转导的核心元件。TLRs 主要以同源或异源二聚体形式发挥作用，由于结构的差异，不同 TLRs 识别不同的 PAMPs。如 TLR1 与 TLR2 或 TLR6 的二聚体识别革兰氏阳性菌的肽聚糖、脂蛋白和磷壁酸及真菌的酵母聚糖，TLR3 特异识别病毒的双链 RNA（dsRNA），TLR4 识别大多数细菌的脂质体及其衍生的单磷酸化脂质，TLR5 识别细菌的鞭毛蛋白，TLR9 识别细菌、病毒、原虫等的 DNA CpG 岛。根据定位不同，TLRs 分为两类，①胞膜型 TLRs：主要表达于经典固有免疫细胞表面，包括 TLR1 与 TLR2、TLR2 与 TLR6 异二聚体和 TLR2、TLR4、TLR5 同源二聚体。②内体膜型 TLRs：广泛分布于经典固有免疫细胞、内皮细胞和上皮细胞胞质内体膜上，包括 TLR3、TLR7、TLR8 和 TLR9 同源二聚体。TLRs 广泛分布于多种组织和细胞中，在各种免疫细胞中都有表达，同一细胞可表达多种 TLRs，同一 TLRs 也可表达于不同细胞。

（2）TLRs 的信号转导：TLRs 家族依赖于胞质区的接头蛋白分子，如 MyD88 和含 Toll/IL-1 受体同源结构域诱导 IFN-β 的接头蛋白（TIR-domain-containing adaptor inducing interferon β，TRIF），以及蛋白激酶和转录因子进行信号转导。除 TLR3 外（单一招募 TRIF），其他 TLRs 家族成员的信号通路均依赖于髓样分化基础应答蛋白 88（myeloid differentiation primary response protein 88，MyD88）向下传导信号，然后通过激活 NF-κB 和丝裂原活化蛋白激酶（MAPK），诱导产生 I 型干扰素（IFN-α 和 IFN-β）和 IL-1 等促炎细胞因子,进而调节炎症反应。根据含 Toll/IL-1 受体同源结构域接头蛋白的不同,将 TLRs 介导的信号通路分为 MyD88 依赖型和 TRIF 依赖型(MyD88 非依赖型)信号通路,其中 TLR4 是唯一可经 MyD88 依赖型和 TRIF 依赖型两条信号通路转导的 TLRs 家族成员,是介导信号转导的重要 PPRs。

(3) TLRs 在炎症中的作用:TLRs 通过识别 PAMPs 而被活化,在炎症反应中起重要作用。①上调与吞噬有关的基因表达,增强吞噬细胞的吞噬及杀伤能力;②诱导 I 型干扰素的产生,提高机体对病原体的抵抗和清除能力;③激活 NF-κB 等转录因子,引起多种细胞因子和趋化因子的合成和分泌,启动炎症反应,促使中性粒细胞聚集及巨噬细胞活化,抵御入侵病原体(图 10-3)。然而,TLRs 过度激活会造成免疫病理损伤,因此机体存在多种 TLRs 信号的负调控分子,可通过多种途径对 TLRs 信号起负调控作用。首先,阻断 TLRs 信号通路,下调炎性细胞因子表达,从而抑制炎症反应;其次,下调 TLRs 的表达,如 TGF-β 能抑制 TLR4 的表达;最后,参与介导细胞凋亡。上述这些负调控机制参与调控 TLRs 信号通路,以减弱 TLRs 信号,避免机体损伤并维持免疫系统的平衡和稳定。

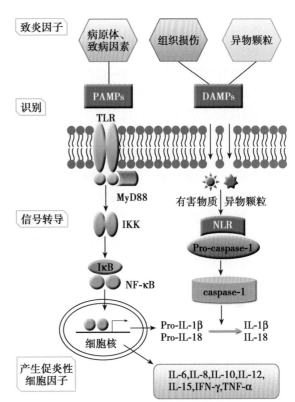

图 10-3　模式识别受体识别微生物和损伤组织以及启动炎症反应模式图
引自来茂德. 病理学[M]. 北京:人民卫生出版社,2014。

2. Nod 样受体　Nod 样受体(NLRs)家族是感知存在于细胞质中病原体的 PPRs,属于胞质型 PPRs,可识别胞质中不同的 PAMPs/DAMPs,是抗胞内病原菌感染的固有免疫信号通路中重要的受体。

(1) NLRs 结构与分类:NLRs 由三个结构域组成:N 端为效应结构域,主要由 CARD 或 PYD 组成,用于结合下游的效应分子,向下游传递信号;中间为核苷酸结合寡聚化结构域(nucleotide-binding and oligomerization domain,NACHT),具有结合核苷酸和 ATPase 的活性,对于 NLRs 的寡聚体化和活化非常重要;C 端是富含亮氨酸重复序列(leucine-rich repeat,LRR)的结构域,主要负责识别和结合特异的 PAMPs/DAMPs。根据 NLRs 中 N 端效应结构域的不同,将 NLRs 家族分为五个亚家族:①NLRA,N 端为酸性激活域(acidic activation domain,AD);②NLRB,N 端为杆状病毒凋亡抑制蛋白重复序列(baculovirus IAP repeat,BIR)结构域;③NLRC,N 端为胱天蛋白酶激活募集结构域(caspase activation and recruitment domain,CARD);④NLRP,N 端为热蛋白结构域(pyrin domain,PYD);⑤NLRX,N 端结构域不明确者。NLRs 家族成员 NOD1 和 NOD2 主要分布于黏膜上皮细胞、巨噬细胞、树突状细胞和中性粒细胞胞质中,可以识别胞质中不同的 PAMPs/DAMPs。

(2) NLRs 的信号转导及功能:当 PAMPs 与 NLRs 的 C 端 LRR 结合后,NLRs 分子构象发生变化,暴露出 NACHT 结构域,于是触发寡聚体化(可能形成六聚体或七聚体),同时暴露出 N 端的效应结构域。效应结构域通过同型间相互作用,募集下游具有相同结构域的接头蛋白分子和信号蛋白,如 caspase、受体相互作用蛋白激酶 2(RICK),从而活化下游分子,激活信号通路的转导。NLRs 主要通过激活 NF-κB 通路、MAPK 通路及炎症小体通路,诱导产生 IL-1 等促炎细胞因子,进而调节炎症反应,使进入机体的病原体和体内有害成分通过多种途径被识别并清除,在机体免疫防御和免疫监视中发挥重要作用。

3. 炎症小体　当病原体或危险信号刺激宿主细胞,NLRs 家族在宿主细胞的胞质内诱导组装炎症小体(inflammasome)。炎症小体是由多种蛋白质组成的复合体,是固有免疫系统的重要组成部分。目前已发现的炎症小体主要有 5 种,即 NLRP1 炎症小体、NLRP3 炎症小体、NLRC4 炎症小体、IPAF 炎症小体和

AIM2 炎症小体,一般均含有凋亡相关斑点样蛋白(apoptosis-associated speck-like protein containing CARD, ASC)、caspase-1、NLRs、黑色素瘤缺乏因子 2(absent in melanoma 2,AIM2)或 PYHIN 家族(pyrin and HIN domain family)蛋白。炎症小体能够识别 PAMPs/DAMPs,通过激活胱天蛋白酶 1(caspase-1),促进细胞因子前体 pro-IL-1β 和 pro-IL-18 的切割成熟,产生 IL-1β 和 IL-18 等促炎细胞因子而发挥生物学效应,从而参与机体的固有免疫反应和炎症反应。活化的炎症小体还能够诱导细胞焦亡。在细菌感染、调控代谢以及免疫应答过程中,炎症小体都起着重要的作用。

4. 模式识别和炎症反应　TLRs、NLRs 和炎症小体等 PPRs 能够引起细胞活化,致使大量炎症分子释放,故具有潜在的致病作用。如果这些炎症分子得不到适当的调控,就会促进炎症反应,进而导致机体损伤。PRRs 能够显著上调两个重要激活系统——Ⅰ型干扰素(IRF 介导)和早期反应性细胞因子(NF-κB 介导)的级联反应。通过诱导趋化因子的产生,上述两个系统对炎症反应的强度和发展起重要作用。除了高水平趋化因子引起的细胞因子级联反应外,由于许多趋化因子基因在其启动子中均具有 NF-κB 和/或 IRF 转录因子的结合位点,故 PRRs 还能直接调节趋化因子的表达。因此,局部炎症反应迅速被放大,并将损伤扩展到邻近未受累区域。当病原体持续存在或异物不能清除时,这种炎性损伤则更为明显。除 PAMPs 之外,免疫系统还能识别 DAMPs,这些危险信号可能来自内源性因素,如机体损伤过程中受损组织发出的信号。尽管 TLRs 识别 DAMPs 后被激活,能够促进组织修复,但也可导致炎症性疾病的发生,例如类风湿性关节炎和动脉粥样硬化。因此,TLRs 的内源性活化在炎症性疾病中也具有重要作用。

第二节　慢性炎症的分子病理

慢性炎症一般病程较长,可持续数周、数月甚至数年。慢性炎症多由急性炎症迁延而来,也可隐匿发生而无急性炎症过程,或者在急性炎症反复发作的间期存在。慢性炎症的发生与以下因素有关:①病原微生物的持续存在,例如结核分枝杆菌、梅毒螺旋体及某些霉菌等难以彻底清除,常可激发免疫反应,特别是迟发性过敏反应,有时可表现为特异性肉芽肿性炎;②长期暴露于内源性或外源性毒性因子,例如长期暴露于二氧化硅引发硅沉着病;③对自身组织产生免疫反应,如类风湿性关节炎和系统性红斑狼疮等。

由于慢性炎症病灶内浸润的细胞类型多种多样,生成的细胞因子种类较多,细胞间的调控关系复杂,因而构成了慢性炎症的多态性。例如淋巴因子和致纤维化单核因子(fibrogenic monokine)可促使组织内单核巨噬细胞的聚集、成纤维细胞的增生和胶原基质的合成。细胞外基质内的纤维粘连蛋白(fibronectin,FN)和某些生长因子,促使血管内皮细胞增生,形成新生血管网。这些变化就构成了慢性炎症时的肉芽组织形成和纤维化的特征。由炎症细胞介导的组织损伤也是慢性炎症的常见现象。因此,慢性炎症中连绵不断的炎症反应、组织损伤和修复反应相伴发生。根据慢性炎症的形态学特点,将其分为两大类:一般慢性炎症(又称非特异性慢性炎)和肉芽肿性炎(又称特异性慢性炎)。

一、慢性炎症中的细胞及相关分子机制

在慢性炎症中,炎症灶内浸润的细胞主要为巨噬细胞、淋巴细胞、浆细胞、肥大细胞等慢性炎症细胞,反映了机体对损伤的持续反应。

(一)巨噬细胞

巨噬细胞(macrophage)是慢性炎症的主要炎症细胞,是单核巨噬细胞系统(mononuclear phagocyte system,MPS)的重要成员。MPS 包括骨髓内的前单核细胞、外周血中的单核细胞和组织中的巨噬细胞。巨噬细胞除具有吞噬功能外,还具有广泛的生物学功能,如抗感染、抗肿瘤、参与免疫应答和免疫调节等。MPS 激活是慢性炎症的一个重要特征。

MPS 是由骨髓干细胞衍生而来。骨髓干细胞受骨髓微环境的影响发育成前单核细胞。然后,在单核诱生因子刺激下发育成单核细胞,并不断进入血流。单核细胞在血液中仅停留数小时到数日,即移行至全身各组织器官内,发育为成熟的巨噬细胞。单核细胞在血液中的生命期仅为一天,而组织中的巨噬细胞的生存期则为数月到数年。定居在组织中的巨噬细胞一般不再返回血流,它们可在组织间隙中自由移动,成

为游动的巨噬细胞;另一部分则进入组织或器官中,称为固定的巨噬细胞。不同器官或组织中的巨噬细胞其名称不同,例如肝脏的库普弗细胞、脾脏和淋巴结的窦组织细胞、肺泡的巨噬细胞、中枢神经系统的小胶质细胞等。急性炎症24~48h后,单核细胞在黏附分子和化学趋化因子的作用下,从血管中渗出并聚集到炎症灶,转化为巨噬细胞。巨噬细胞与单核细胞相比,其体积增大、生命周期长、吞噬能力增强。

骨髓干细胞生长发育为单核细胞直至巨噬细胞,随后在炎症灶聚集并被激活的过程受一系列因素的调控,它们包括多种细胞因子、黏附分子及细胞间相互作用等。

1. 巨噬细胞的发育与成熟　巨噬细胞的发育受四种集落刺激因子的影响和调节,这些因子刺激骨髓干细胞向成熟巨噬细胞分化。

(1) 白介素-3(IL-3):IL-3能刺激骨髓中多种谱系细胞的细胞集落形成,故称为多集落刺激因子。IL-3由活化的$CD4^+$ Th1和Th2细胞及活化的NK细胞产生。IL-3受体(IL-3R)分布于骨髓多能干细胞以及包括单核细胞在内的多种定向细胞的表面。IL-3的高亲和力受体由α和β两条链组成,其中β链为信号传导链,它还可与IL-5受体及粒细胞-巨噬细胞集落刺激因子的α链构成相应受体。IL-3的主要生物学作用是促进多谱系造血干细胞的增生、分化、成熟和形成集落,并增强不同靶细胞的功能等。

(2) 粒细胞-巨噬细胞集落刺激因子(granulocyte-macrophage colony stimulating factor,GM-CSF):主要由活化的T细胞、巨噬细胞、成纤维细胞及内皮细胞产生。GM-CSF受体(GM-CSFR)主要分布于中性粒细胞、单核细胞、嗜酸性粒细胞和嗜碱性粒细胞,由α链和参与信号传递的β链(150kD)组成,其中β链为IL-3和IL-5受体共用。GM-CSF主要的生物学作用包括:刺激造血干细胞增生;增强中性粒细胞、单核细胞和嗜酸性粒细胞的杀菌、抗寄生虫及抗肿瘤作用;增强中性粒细胞的吞噬活性并上调黏附分子的表达;促进单核细胞释放细胞因子及趋化粒细胞和单核细胞。

(3) 巨噬细胞集落刺激因子(macrophage colony-stimulating factor,M-CSF):主要来源于成纤维细胞、内皮细胞、活化的单核细胞、骨髓基质细胞、活化的T细胞、B细胞及多种肿瘤细胞。M-CSF分为分泌型(分子量约40kD)和膜结合型两种类型。膜结合型M-CSF表达于成纤维细胞表面,可刺激表达M-CSF受体的巨噬细胞的增生和黏附。M-CSF受体由*c-Fos*原癌基因编码,是高亲合力受体,分布于单核巨噬细胞及其他相应细胞的表面。M-CSF仅在局部发挥效应,其主要生物学作用是促进骨髓前体细胞发育成单核巨噬细胞,并通过促进单核巨噬细胞增生、活化而参与炎症反应。

(4) 干细胞因子(stem cell factor,SCF):又称c-Kit配体或肥大细胞生长因子(mast cell growth factor,MGF),主要由骨髓基质细胞(包括脂肪细胞、成纤维细胞和内皮细胞)产生。SCF以分泌型(分子量约24kD)和跨膜型(分子量约27kD)两种形式存在,二者可能是同一基因的mRNA不同剪接方式的产物。SCF的受体(stem cell factor receptor c-Kit)表达于多种干细胞及肥大细胞表面。SCF的主要生物学作用是刺激干细胞分化成包括单核细胞在内的不同谱系的血细胞,刺激肥大细胞增生等。

2. 巨噬细胞的聚集　单核细胞在急性炎症的早期就有渗出,在48h内逐渐成为主要的炎症细胞。在慢性炎症中,巨噬细胞的聚集过程持续存在,该过程主要包括以下步骤。

(1) 单核细胞从血液循环中连续募集:血液中大量的单核细胞离开血液并聚集到炎症灶,即为巨噬细胞,这是黏附分子和趋化因子持续稳定表达的结果。就数量而言,这是巨噬细胞的最主要来源。对单核细胞发挥趋化作用的因子包括:①C5a;②由活化的单核细胞、淋巴细胞及其他类细胞所产生的化学趋化因子(如MCP-1);③某些生长因子,如血小板源性生长因子(PDGF)和TGF-β;④胶原和纤维结合素被破坏后形成的片段;⑤纤维蛋白多肽。上述趋化因子在单核细胞募集过程中发挥重要作用。

(2) 巨噬细胞在局部的增殖:浸润到炎症灶的巨噬细胞除具有吞噬功能外,还获得了更强的分裂增殖能力,使巨噬细胞数量不断增加。

(3) 巨噬细胞在炎症部位的固定(immobilization):某些细胞因子,如巨噬细胞移动抑制因子,使巨噬细胞长期停留于炎症灶内,同时某些细胞因子和氧化性类脂质的共同作用可使巨噬细胞的寿命延长。

3. 巨噬细胞的激活　固定后的巨噬细胞一般处于静止状态,当受到致敏T细胞释放的IFN-γ、细菌毒素及其他化学介质、细胞外基质成分(如纤维粘连蛋白)等刺激后被激活。激活的巨噬细胞体积增大,溶酶体酶水平及活性升高,新陈代谢更活跃,从而具有更强的吞噬和杀伤能力。巨噬细胞的激活过程可分为三个阶段。

（1）触发应答阶段：病原体等异物与静止状态的巨噬细胞表面受体结合，作为一般信号激活巨噬细胞，导致胞内 cAMP/cGMP 比值升高，激发胞内生理、生化反应，使巨噬细胞具备应答能力，成为应答巨噬细胞。此时，巨噬细胞活化、增生、趋化并吞噬异物，但尚未表达 MHC Ⅱ 类分子（MHC class Ⅱ molecule），故不具备呈递抗原及杀伤肿瘤细胞的功能。

（2）启动兴奋阶段：应答的巨噬细胞受淋巴因子，如巨噬细胞活化因子（macrophage activating factor, MAF）和 IFN-γ 等第一类信号刺激，转变成兴奋（或启动）的巨噬细胞。其胞内 Ca^{2+} 浓度缓慢持续升高，激活 PKC，导致巨噬细胞代谢活跃并能表达 MHC Ⅱ 类分子和 LFA-1 抗原，故具有抗原呈递功能。

（3）激活发展阶段：兴奋的巨噬细胞在受到细菌脂多糖（LPS）、IFN-α 和分枝杆菌等第二信号刺激后，迅速引起胞内 Ca^{2+} 浓度骤然短暂升高，促使 PKC 对蛋白质磷酸化，巨噬细胞被充分激活成为活化的巨噬细胞。活化的巨噬细胞可产生 TNF 及溶细胞蛋白酶等物质，从而发挥强大的杀伤和降解功能。若激活过度，则发展成为抑制性巨噬细胞，产生 PGE 等抑制物。

4. 巨噬细胞的生物学功能　巨噬细胞是构成机体防御体系的重要成员，具有多种重要的生物学功能。巨噬细胞表面有 FcγR、C3bR 和细胞因子受体等多种受体，与巨噬细胞识别抗原、吞噬及细胞毒作用等多种功能密切相关。不同组织器官及同一组织中的巨噬细胞功能具有异质性。

（1）吞噬杀伤作用：巨噬细胞具有较强的吞噬和杀伤能力，是参与机体非特异性免疫防御的重要免疫细胞。巨噬细胞通过表面 PPRs 和调理性受体有效识别结合病原体等抗原性异物，并通过受体介导的内吞作用将其摄入胞内。巨噬细胞还可以通过一种非受体介导的巨胞饮作用将病原体等抗原性异物摄入胞内。然后，巨噬细胞通过氧依赖性杀菌系统和非氧依赖杀菌系统两种途径杀伤破坏摄取的病原体。巨噬细胞还可作为效应细胞直接消除各种异物，杀伤肿瘤细胞和胞内寄生的病原体。

（2）参与炎症反应：感染部位产生的趋化因子（如 CCL3）和细胞因子（如 IFN-γ）可募集并活化巨噬细胞；活化的巨噬细胞又可通过分泌 CCL2、CCL3 等趋化因子及 IL-1、IL-6、TNF-α 等促炎细胞因子或其他炎症介质，参与并促进炎症反应。另外，活化的巨噬细胞所产生和分泌的大量物质中，某些成分对组织和细胞具有毒性作用（如氧和 NO 代谢产物）或能破坏细胞外基质（如蛋白酶类）；某些成分可趋化淋巴细胞和中性粒细胞等（如细胞因子、趋化因子）；还有一些成分可引起成纤维细胞增生、胶原沉积和血管发生（如生长因子）。因此，巨噬细胞在慢性炎症过程中处于核心地位。

（3）抗原呈递作用：巨噬细胞是重要的抗原呈递细胞，可参与摄取、加工、处理、呈递抗原并激发免疫应答。

（4）免疫调节作用：巨噬细胞通过呈递抗原、产生和分泌各种细胞因子（如 IL-1、IL-6、TNF-α、IFN-γ等）、某些神经肽（β-内啡肽）及激素（ACTH）等，参与免疫应答和免疫调节。抑制性巨噬细胞能分泌 PGE，从而抑制免疫应答。

5. 巨噬细胞的极化　巨噬细胞具有较强的可塑性，在体内外微环境的影响下表现出不同表型和功能的过程，称为巨噬细胞的极化（macrophage polarization）。巨噬细胞对损伤或感染发生迅速的反应，活化后的巨噬细胞分化为两个不同的亚群：经典活化巨噬细胞（classically activated macrophage），又称 M1 巨噬细胞和替代活化巨噬细胞（alternatively activated macrophage），又称 M2 巨噬细胞。M1 和 M2 巨噬细胞代表的是巨噬细胞的两个极端和简化的功能状态，实际上巨噬细胞的活化是一个连续的复杂的功能状态。

Ⅰ 型炎症因子和微生物的代谢产物活化的巨噬细胞称为 M1 巨噬细胞。M2 巨噬细胞由于表达不同的活化标志而被分为三个亚群：M2a，由 IL-4 或 IL-13 诱导；M2b，由免疫复合体和 TLR 或 IL-1R 的激动剂诱导；M2c，由 IL-10 和糖皮质激素诱导。M1 和 M2 在受体、细胞因子分泌及效应性功能方面差异很大。M1 巨噬细胞具有杀灭微生物及促炎症作用。IFN-γ、LPS 等均能诱导巨噬细胞向 M1 极化，活化后的 M1 巨噬细胞能够分泌大量的促炎细胞因子（如 IL-6、IL-12 等），产生大量的超氧阴离子和 NO，从而提高巨噬细胞的杀伤能力，增强其抗感染功能。M2 巨噬细胞具有很强的免疫调节作用和组织修复能力而其杀灭微生物的功能很弱。M2a 型巨噬细胞可分泌细胞外基质，参与组织修复。M2b 和 M2c 型巨噬细胞均可以分泌 IL-10，具有调节免疫应答的作用而被统称为调节性巨噬细胞。由于 IL-10 能够抑制各种促炎细胞因子的产生和活性,故调节性巨噬细胞能够强有力地抑制炎症。因此,巨噬细胞的活化既可以是促炎的,也可以是抗炎的。

巨噬细胞的极化受到多种信号分子及其通路的调控,如 PI3K/Akt 信号通路、Notch 信号通路、JAK/STAT 信号通路、TGF-β 信号通路及 TLR4/NF-κB 信号通路等。PI3K 产生 PIP$_3$,其激活 Akt 激酶。Akt 激酶有 3 种亚型:Akt1,Akt2 和 Akt3,其中 Akt1 促进 M2 巨噬细胞的形成,而 Akt2 促进 M1 巨噬细胞的形成。JAK 激活的 STAT 蛋白家族成员是调控巨噬细胞向 M1/M2 极化的关键转录因子。STAT1 是 IFN-γ 诱导的 M1 巨噬细胞形成的重要转录因子,STAT6 是 IL-4 或 IL-13 诱导的 M2 巨噬细胞形成的关键转录因子。TGF-β 激活的 Smad 依赖性途径促进 M2 极化相关基因的表达,诱导巨噬细胞向 M2 型极化。TGF-β-Smad 非依赖性途径可激活促炎因子及转录因子如 JNK,p38 和 NF-κB,从而诱导巨噬细胞向 M1 型极化。有研究表明 NF-κB p50 是 M2 巨噬细胞触发的炎症反应中的关键成分,同时它还可以抑制 NF-κB 触发的偏向 M1 型的 IFN-β 的产生,NF-κB p50 缺陷小鼠表现为 M1 巨噬细胞触发的炎症的加重,而激发过敏原与寄生虫触发的 M2 型炎症反应的能力存在缺陷,提示 NF-κB p50 在 M2 巨噬细胞的分化中发挥重要的作用。另外,染色质重排在 M2 巨噬细胞表型的获得上具有重要作用,提示 M2 巨噬细胞的表型获得与维持可受细胞内染色质的表观遗传学调控。

在炎症反应过程中 M1 和 M2 巨噬细胞能够相互转换,发挥不同功能。在炎症早期 M1 巨噬细胞通过释放促炎细胞因子,招募和激活适应性免疫细胞,诱导 Th1 和 Th17 反应,促进炎症反应,从而杀伤病原体,但可能也会对机体正常组织造成损伤。而在炎症恢复阶段,这些细胞转化为 M2 巨噬细胞,拮抗炎症反应,诱导 Th2 反应,参与创伤愈合和组织修复等。M1/M2 极化的不平衡在炎症性疾病中起着重要作用,调控巨噬细胞极化的方向有望改善炎症性疾病的发生发展。此外,阐明巨噬细胞极化的分子机制、研究各型巨噬细胞在不同疾病中的作用将为诊断和治疗炎症性疾病提供新策略。

除巨噬细胞外,慢性炎症中常见的细胞还有淋巴细胞、浆细胞、肥大细胞和嗜酸性粒细胞等。

(二) 淋巴细胞

淋巴细胞(lymphocytes)是慢性炎症中浸润的另一种炎症细胞。不同类型(T 或 B 细胞)或状态(活化或记忆)的淋巴细胞在黏附分子(主要是 VLA-4/VCAM-1 和 ICAM-1/LFA-1)和化学趋化因子(如 RANTES、淋巴细胞趋化因子)介导下,从血液中渗出并迁移到炎症病灶处。在组织中,B 淋巴细胞接触到抗原后可分化为浆细胞并产生抗体,亦可产生针对自身抗原的自身抗体;CD4$^+$ T 淋巴细胞接触到抗原后可被激活,产生一系列细胞因子,促进炎症反应。另外,巨噬细胞吞噬并处理抗原后,把抗原呈递给 T 淋巴细胞,并产生 IL-12 刺激 T 淋巴细胞;激活的 T 淋巴细胞可产生细胞因子,反过来又可激活巨噬细胞,如 IFN-γ,是激活巨噬细胞的主要因子。因此,在慢性炎症过程中,淋巴细胞和巨噬细胞相互作用,使炎症反应周而复始、连绵不断。

(三) 肥大细胞

肥大细胞(mast cell)广泛分布于全身结缔组织中,尤其在皮肤及内脏黏膜下的血管周围多见。肥大细胞参与急性和持续性慢性炎症反应,其胞质内的颗粒含有多种酶类(碱性蛋白酶、中性蛋白酶等)、趋化因子(C5a)、肝素蛋白聚糖、组胺和 TNF-α 等生物活性介质。肥大细胞表面存在能与免疫球蛋白 IgE 的 Fc 段相结合的 IgE Fc 受体(FcεR Ⅰ)。在急性炎症中,能与细胞 Fc 受体结合的 IgE 抗体特异性地识别并结合抗原后,通过跨膜信号转导激活腺苷酸环化酶(AC),产生 cAMP,cAMP 能激活胞质内蛋白激酶 A。另外,抗原抗体结合后,可激活甲基转移酶,使膜磷脂甲基化,从而激活钙通道,增加钙内流,促进肥大细胞脱颗粒、释放组胺及花生四烯酸代谢产物(前列腺素,主要是 PGE$_2$;白三烯,主要是 LTC$_4$),还产生细胞因子,如 IL-13、IL-5、GM-CSF 等。肥大细胞在对昆虫叮咬、食物或药物过敏反应以及对寄生虫的炎症反应中起重要作用。

(四) 嗜酸性粒细胞

嗜酸性粒细胞(eosinophil)主要分布于呼吸道、消化道和泌尿生殖道黏膜上皮下的结缔组织内,其胞质中含有嗜酸性颗粒,颗粒中储存有嗜酸性粒细胞阳离子蛋白、主要碱性蛋白、嗜酸性粒细胞衍生的神经毒素、过氧化物酶和胶原酶等。嗜酸性粒细胞的游出和聚集过程与其他白细胞相同,其定向移动依赖于细表面的嗜酸性粒细胞趋化因子（eotaxin）。eotaxin 是 CC（β）趋化因子家族的一个成员，其受体为 CC 趋化因子受体3（CC chemokine receptor 3，CCR3），该受体主要表达于嗜酸性粒细胞。嗜酸性粒细胞表面除有 eotaxin 受体外，还有 C3a、C5a 和 C567 等的受体。在化学趋化因子 eotaxin 的作用下，嗜酸性粒细胞迁移到炎症灶处。嗜酸性粒细胞浸润主要见于寄生虫感染以及 IgE 介导的炎症反应（尤其是过敏反应）。此外，嗜酸性粒细胞对组胺和淋巴因子有一定的反应性。嗜酸性粒细胞被激活后，主要发挥以下4种作用。

（1）参与Ⅰ型超敏反应：嗜酸性粒细胞释放的生物活性介质具有不同的生物学效应，如组胺酶可灭活组胺，主要碱性蛋白（major basic protein，MBP）可中和肝素，芳香硫酸酯酶可灭活白三烯。嗜酸性粒细胞表面由花生四烯酸代谢形成的 PGE_1 可使嗜碱性粒细胞、肥大细胞内的 cAMP 浓度升高，抑制细胞脱颗粒。通过上述方式嗜酸性粒细胞发挥对Ⅰ型超敏反应的调节作用。

（2）吞噬作用：嗜酸性粒细胞具有吞噬作用，但吞噬缓慢，主要是选择性吞噬抗原抗体复合物，其溶酶体酶对吞噬物进行水解。补体和抗体能增强其吞噬功能。

（3）抗寄生虫感染：在 IgG 和 C3b 作用下，嗜酸性粒细胞能黏附于虫体上，释放主要碱性蛋白（MBP）、嗜酸性阳离子蛋白（eosinophil cationic protein，ECP）、过氧化物酶和氧自由基等，杀伤血吸虫、旋毛虫和蛔虫的幼虫。其中 MBP 对寄生虫有独特的毒性，也能引起哺乳类上皮细胞的坏死。

（4）炎症介质作用：嗜酸性粒细胞释放的炎症介质（如 LT 等）可引起血管通透性升高及支气管平滑肌痉挛；释放的蛋白酶能分解结缔组织的组织蛋白，胶原酶能分解结缔组织和肺组织的Ⅰ型和Ⅱ型胶原，从而引起组织损伤。

二、肉芽肿性炎

肉芽肿性炎（granulomatous inflammation）是以肉芽肿形成为特点的炎症，是一种特殊类型的慢性炎症。肉芽肿（granuloma）是炎症局部巨噬细胞及其衍生细胞增生形成的境界清楚的结节状病灶，直径一般在 0.5～2mm。巨噬细胞衍生的细胞包括上皮样细胞和多核巨细胞。不同致病因子引起的肉芽肿往往形态不同，常可根据肉芽肿形态特点做出病因诊断。肉芽肿的常见类型有感染性肉芽肿、异物性肉芽肿和原因不明的肉芽肿。

（一）感染性肉芽肿

感染性肉芽肿（infectious granuloma）是由细菌、螺旋体、真菌、寄生虫等生物病原体感染引起的肉芽肿，是在病原体的不溶性颗粒诱导下由细胞介导的免疫反应引起，故也称免疫性肉芽肿（immune granuloma）。某些病原微生物（如结核分枝杆菌、麻风分枝杆菌），由于其特殊的菌壁结构导致抵抗吞噬能力较强，当被巨噬细胞吞噬后不易被杀伤降解，引起机体细胞免疫反应。巨噬细胞吞噬病原微生物后将抗原呈递给 T 淋巴细胞，并使其激活产生细胞因子 IL-2 和 IFN-γ 等。IL-2 可进一步激活其他 T 淋巴细胞，IFN-γ 又可进一步激活巨噬细胞。在趋化因子作用下，巨噬细胞不断移动并聚集在炎症灶局部，巨噬细胞通过上述免疫反应途径或非免疫反应途径被激活。激活的巨噬细胞在形态和功能上均发生改变，其吞噬和消灭病原的能力显著增强，形态转变为上皮样细胞或多核巨细胞。

结核性肉芽肿（又称结核结节）、风湿性肉芽肿（又称阿绍夫小体）、麻风性肉芽肿、伤寒肉芽肿及血吸虫病慢性虫卵结节等均属感染性肉芽肿。其中，由结核分枝杆菌引起的结核性肉芽肿是最具代表性的感染性肉芽肿，其发生和发展过程除与结核分枝杆菌本身的特性有关外，机体的反应性（免疫反应和超敏反应）及反应过程中产生的一些细胞因子在结核病的发病过程中也起着重要的作用。

1. 结核分枝杆菌的致病物质　结核分枝杆菌的致病性与其逃脱被巨噬细胞杀灭的能力以及诱发机体产生迟发型超敏反应（又称Ⅳ型超敏反应）有关，这主要由菌体和细胞壁内某些成分所决定，它们可直接对宿主细胞造成损伤或以炎症介质方式参与影响炎症过程。主要成分有，①脂质（lipid）：其中糖脂更为重要，其衍生物索状因子（cord factor）能破坏线粒体膜、影响细胞呼吸、抑制白细胞游走，引起慢性肉芽肿形成。另一种糖脂是蜡质 D（wax D），能引起强烈的迟发型超敏反应，损伤细胞和组织。磷脂（phosphatide）能刺激单核细胞增生，促使巨噬细胞转变为上皮样细胞而形成结核结节，并参与干酪样坏死的形成。②脂阿拉伯甘露聚糖（lipoarabinomannan，LAM）：是一种结构上类似内毒素的杂多糖，可抑制巨噬细胞吞噬杀伤活性,并能促进巨噬细胞分泌 TNF-α 和 IL-10。IL-10 可抑制由病原菌激发的 T 细胞增生,从而抑制细胞免疫反应。③补体(complement):结合在结核分枝杆菌表面的补体被激活后,发挥调理作用,促进巨噬细胞通过补体受体 3(CR3)摄入结核分枝杆菌,但不能激发呼吸爆发而杀死病原菌。④热休克蛋白(heat shock protein,HSP):类似于人热休克蛋白,是细菌产生的高免疫源性蛋白,分子量为 65kD,可激发机体的自身免疫反应。⑤结核菌素蛋白:具有抗原性,与蜡质 D 结合后能引起机体的超敏反应。⑥荚膜:能与巨噬细胞表面的 CR3 结合,有助于巨噬细胞对结核分枝杆菌的识别和吞入。

2. 结核性肉芽肿的形成机制 在初次感染结核分枝杆菌时,产生类似于其他细菌感染的非特异性炎症。当结核分枝杆菌被未致敏的巨噬细胞吞噬后,其抗原信息可由巨噬细胞呈递给周围的 T 细胞;而被吞入的细菌不仅不能被杀灭,还能在巨噬细胞内繁殖并导致细胞死亡。结核分枝杆菌释出后又能感染其他巨噬细胞。感染结核分枝杆菌后近 3 周时,机体的细胞免疫开始发挥作用,致敏的 T 细胞以下述三种方式与携带结核分枝杆菌的巨噬细胞发生反应:①CD4⁺辅助性 T 细胞分泌的 IFN-γ 激活巨噬细胞,通过呼吸爆发,产生的 NO 和自由基杀灭巨噬细胞内的细菌;同时,巨噬细胞在形态上发生改变,逐渐演变为上皮样细胞,并可融合为朗汉斯巨细胞(Langhans giant cell),形成上皮样肉芽肿。②CD8⁺抑制性 T 细胞通过依赖颗粒的反应机制溶解被感染的巨噬细胞并杀死结核分枝杆菌。③CD4⁻CD8⁻T 细胞(主要为 TCRγT 细胞)通过 Fas 依赖机制,即 T 细胞表面的 Fas 配体(FasL)与靶细胞表面 Fas 抗原(受体)结合而导致巨噬细胞溶解,但不能杀灭结核分枝杆菌。结核分枝杆菌对巨噬细胞的直接毒性作用、巨噬细胞的溶解及结核分枝杆菌胞壁上含有的大量磷脂对蛋白水解酶的抑制作用,最终导致病灶中心局限性干酪样坏死灶的形成。

T 细胞释放的多种细胞因子,如巨噬细胞趋化因子(MCF)、移动抑制因子(migration inhibition factor,MIF)和巨噬细胞活化因子(MAF)等,可使巨噬细胞向结核分枝杆菌移动并聚集,限制细菌扩散。同时,被激活的巨噬细胞的形态和功能发生一系列改变,增强了对细菌的吞噬和杀灭作用。另一方面,聚集的巨噬细胞被 IFN-γ 等淋巴因子激活演化成上皮样细胞,继而彼此融合形成多核巨细胞。病灶中央的干酪样坏死以及其周边聚集的由巨噬细胞演化成的上皮样细胞及散在其中的多核巨细胞构成结核结节的主体,加上周边少量的淋巴细胞和成纤维细胞共同构成一个典型的肉芽肿性病变。

(二) 异物性肉芽肿

异物性肉芽肿(foreign body granuloma)是由外来异物如手术缝线、滑石粉或体内较大且不能溶解的代谢物质(如尿酸盐结晶)等引起的肉芽肿病变。这些异物体积较大且长期存在,不能被吞噬降解而引发慢性炎症。病灶中释放的各种炎症介质也可激活巨噬细胞,使巨噬细胞增生并演化成上皮样细胞和多核巨细胞,附着于异物表面并包绕异物。因此一个典型的异物性肉芽肿中央常可见到异物成分。

(三) 原因不明的肉芽肿

如结节病肉芽肿。结节病是一种病因未明的全身性疾病,认为与免疫功能障碍有关。

第三节 炎症与肿瘤

炎症是机体对损伤因子所发生的复杂防御反应。然而,慢性持久性炎症可能引起机体过度应激和组织损伤,甚至导致肿瘤发生。1863 年德国著名病理学家 Virchow 发现肿瘤组织中存在炎症细胞,并提出肿瘤起源于慢性炎症这一假说。大量的临床和流行病学研究发现慢性炎症患者易继发各种肿瘤,因此抑制癌前病变患者或肿瘤易感者的慢性炎症,可降低肿瘤发病和/或复发的风险。近年来的分子生物学研究也证实,慢性炎症中的炎性细胞因子既能调节细胞表型和功能,间接介导特异性或先天性免疫,也能作为始发因子直接影响上皮细胞的增殖,促进慢性炎症癌变。因此,炎症也被称为恶性肿瘤的第八大生物学特征,在肿瘤发生、发展、侵袭和转移等过程中发挥重要作用。

一、炎症与肿瘤发生相关的流行病学证据

大量流行病学资料表明,目前约有 15% ~20% 的肿瘤与慢性感染/炎症刺激有关。如幽门螺杆菌持续感染所形成的慢性胃炎与胃癌及胃黏膜淋巴瘤有关,乙型肝炎病毒和丙型肝炎病毒可导致肝细胞癌,人乳

头瘤病毒感染与宫颈癌有关,EB 病毒感染与鼻咽癌和伯基特淋巴瘤(Burkitt lymphoma)有关,华支睾吸虫感染与原位胆管癌有关。此外,炎性肠病与结直肠癌、慢性胆囊炎与胆囊癌、化学刺激物诱发的慢性炎症(如吸烟、石棉沉着)与肺癌等疾病之间也存在密切的关系。临床研究也证实,长期使用非甾体抗炎药可以显著降低结直肠癌的发病率,并可预防肺癌、食管癌、胃癌等肿瘤的发生,延缓乳腺癌及前列腺癌的进展。目前许多抗炎药物,如糖皮质激素、维生素 D 受体激动剂、非类固醇类抗炎药等也逐渐用于临床对肿瘤进行预防和辅助治疗。由此可见,炎症与肿瘤之间有着密切的关联。

二、炎症相关肿瘤

下面简单介绍几种常见的炎症相关肿瘤。

(一) 胃癌

幽门螺杆菌感染与胃癌发生发展密切相关,说明慢性炎症可能与肠上皮化生致癌基因突变有关,进而导致胃癌的发生发展。在此过程中 IL-1β 发挥了核心作用。幽门螺杆菌感染可促进 IL-1β 的产生,IL-1β 的过表达可诱导骨髓来源抑制细胞(myeloid-derived suppressor cells,MDSCs)中 NF-κB 早期的蓄积和激活,NF-κB 活化进一步引起 IL-6、TNF-α 和基质细胞衍生因子 1(stromal cell-derived factor 1,SDF-1)生成增加。反之,这些促炎细胞因子可进一步动员 MDSCs、其他免疫细胞及基质细胞包括 T 细胞、巨噬细胞、肌成纤维细胞募集到胃,放大炎症反应,因而促进异型增生的发生。有研究表明,即使没有幽门螺杆菌感染,IL-1β 过表达的转基因小鼠仍可发生癌症,进一步说明炎症在肿瘤发生中起重要作用。此外,遗传学研究发现编码炎症介质(如 IL-1β、TNF-α)基因的多态性与胃癌发生的风险增加有关。

(二) 肝癌

大多数的肝癌与乙型肝炎病毒(hepatitis B virus,HBV)及丙型肝炎病毒(hepatitis C virus,HCV)感染所致的慢性肝炎有关。在乙型肝炎的高发地区,如我国内地(大陆)、香港及台湾等地区,肝细胞癌中 60%~90% 有 HBV 感染;在日本及欧洲一些国家,肝细胞癌患者中 HCV 感染占 50%~70%。肝癌的发生与 HBV、HCV 的感染、酗酒及环境因素(如饮食和饮水中的黄曲霉毒素)等有关。原发性肝癌通常发生在慢性肝损伤的基础上,由于慢性肝损伤(如肝炎病毒感染、长期饮酒等)引起的炎症反应促进了肝硬化的发展,并且激发了肝细胞的再生能力,而修复机制的持续激活则可以促进肝癌的形成和发展。环氧合酶-2(cyclooxygenase-2,COX-2)信号通路在原发性肝癌发生、发展过程中起重要作用。两种肝炎病毒均可增强 COX-2 的表达。此外,肝炎病毒感染能刺激 NF-κB 表达并使其 DNA 结合能力增强,胞内 NF-κB 异常活化与原发性肝癌的发生发展密切相关。

(三) 结直肠癌

炎性肠病与结直肠癌的发病有密切联系。炎性肠病是指病因未明的慢性炎症性肠道疾病,包括溃疡性结肠炎(ulcerative colitis,UC)和克罗恩病。UC 是结直肠癌的癌前病变,长期存在 UC 的患者易患结肠炎相关癌症。UC 的炎症状态是难以控制的,炎症病灶中有大量的细胞因子、趋化因子和活性氧/氮介质,可引起 DNA 损害和基因不稳定,如 *TP53* 和 *p16* 基因突变,诱发肠上皮非典型增生,最终导致癌变。

(四) 肺癌

肺部的炎症疾病(如肺炎和肺结核等)与肺癌的发生有相关性,且肺癌的发生在一定程度上与局部的持续炎症状态有关。慢性呼吸道炎症引起支气管上皮细胞和肺部微环境的改变,这种微环境变化有利于肿瘤的发生。同样,慢性持续性炎症可以刺激静止的支气管干细胞增殖并导致肺上皮细胞的癌变。吸烟常引起肺部发生不可控制的炎症,即使戒烟,炎症仍持续存在,可引起 *TP53* 基因、*K-Ras* 基因、*EGFR* 基因突变而启动肺癌的发生。对于不吸烟患者,由于感染结核分枝杆菌等病原体引起的肺部炎症,长期吸入石棉和二氧化硅颗粒引起的肺尘埃沉着病等都可以在一定程度上引起肺癌。因此,肺部炎症是肺癌发生的关键因素。

三、非可控性炎症与肿瘤的发生

炎症是宿主对病原体感染及机体各种组织损伤等产生的一系列复杂应答事件。炎症通过机体微环境中多种细胞和因子的相互作用,调控机体多种生理与病理信号网络。一般情况下,炎性因素如感染或组织损伤消除后,炎症反应随即终结,之后转变成为一种高度活跃、精细调控的平衡状态,这种炎症称为"可控性炎症(resolving inflammation)"。然而,在某些因素的存在下,如持续或低强度的刺激,靶组织处于长期或过度反应时,炎症无法从抗感染、修复组织损伤模式下转变成为稳定的平衡状态,导致炎症反应持续存在,这种炎症被称为"非可控性炎症(non-resolving inflammation)"。

(一) 非可控性炎症促进肿瘤的发生

长期持续的非可控性炎症可以诱导肿瘤的发生,在肿瘤发生发展中起重要作用。其中,非可控性炎症导致的 DNA 损伤被认为是诱导肿瘤发生的主要机制。在非可控性炎症的状态下,细胞因子、趋化因子、生长因子、活性氧及活性氮等炎症介质大量生成,这些炎症介质能诱导细胞增殖、趋化炎症细胞聚集,导致 DNA 氧化损伤和基因组的不稳定性,并抑制或失活 DNA 损伤修复基因,使许多发生基因突变的增殖细胞在炎性微环境中持续失控性增殖,最终导致肿瘤的发生。此外,炎性细胞因子可以抑制 *p53* 等抑癌基因的活性,*p53* 功能失活可促进细胞增殖、抑制细胞凋亡,并形成一个对 DNA 损伤缺乏反应的环境,增加潜在癌变的机会。炎性细胞因子过表达还可以促进肿瘤的发展,而靶向抑制炎症细胞、炎症介质及炎症相关转录因子可以降低肿瘤发生和播散的概率。

(二) 肿瘤发生促进非可控性炎症反应

肿瘤发生后,一些活化的癌基因,如 *RAS* 家族、*Myc* 家族等可导致肿瘤细胞自身分泌炎性分子,进一步招募炎症细胞,促进非可控性炎症微环境形成,从而影响肿瘤细胞的增殖、侵袭和转移。肿瘤微环境中存在大量非可控性炎症细胞,如中性粒细胞、肿瘤相关巨噬细胞、树突状细胞、嗜酸性粒细胞、肥大细胞等,在肿瘤生长的后期,炎症细胞分泌的促炎因子不仅直接受肿瘤细胞调控,而且有助于肿瘤的生长和转移,并产生抗肿瘤免疫抑制作用。另一方面,肿瘤微环境通过调节复杂的通路,如活化 NF-κB、STAT3 等信号通路,诱导多种促炎因子、趋化因子和生长因子的表达,促进肿瘤的生长、侵袭和转移以及血管生成,加速肿瘤的发展进程。同时,恶性实体瘤由于生长速度较快,其环境中缺乏足够的氧气和营养成分,也可导致促炎因子的释放,并募集大量的炎症细胞,形成肿瘤相关性炎症。此外,肿瘤治疗也可以引起局部或系统性肿瘤相关性炎症,刺激残留的肿瘤细胞再生长,进而促进肿瘤的发生和发展。

四、炎症相关肿瘤的发病机制

目前,炎症引起肿瘤发生的确切机制尚未完全阐明,可能与以下两个因素有关。①内源性因素:指基因的改变,包括原癌基因的激活和抑癌基因的失活,引起基因组不稳定,进而促进炎症微环境形成的炎症因子的表达,导致炎症和肿瘤的发生;②外源性因素:指炎症或感染促进肿瘤的发展和转移(图 10-4)。上述两种因素均可通过转录因子及促炎因子,促进炎症细胞募集,它们在非可控性炎症转化为肿瘤的过程中发挥重要作用。炎症细胞和炎症因子构成的炎症微环境可以直接或间接地促进血管生成。此外,炎症导致的细胞 DNA 损伤和基因的不稳定性、NF-κB 及 STAT3 等炎性信号通路的异常激活、上皮-间质转化(epithelial-mesenchymal transition,EMT)等可促进肿瘤细胞转化及转移。

(一) 肿瘤微环境中的炎症特征

肿瘤微环境(tumor microenvironment,TME)是指肿瘤在其发生发展过程中所处的内在环境,主要由肿瘤细胞及其周围的免疫细胞、炎症细胞、肿瘤相关的成纤维细胞等间质细胞、血管及淋巴管,以及这些细胞通过自分泌或旁分泌产生的细胞因子、生长因子、趋化因子及蛋白水解酶等组成。当机体在感染或创伤修复时,能持久激活和吸引大量白细胞聚集在感染部位,不断地产生活性氧、活性氮及花生四烯酸类等物质,诱导正常上皮细胞发生恶性转化。同时,炎症细胞又通过分泌多种细胞因子、趋化因子、黏附分子等组成新的炎症微环境。炎症微环境不仅调节上皮细胞向间质细胞转变,启动肿瘤转移,还可以通过降解细胞外基质促进肿瘤细胞的侵袭;炎症细胞因子可以促进肿瘤血管的新生,为肿瘤的发生发展提供保障。其中,肿瘤相关巨噬细胞、骨髓来源抑制细胞、肿瘤坏死因子和白介素家族是较为重要的炎症细胞和炎症因子。

1. **肿瘤相关巨噬细胞(tumor-associated macrophages,TAMs)** 炎症对肿瘤的发生发展具有双刃剑作用(促进或抑制),主要取决于肿瘤微环境中的巨噬细胞,其中研究最多的就是肿瘤相关巨噬细胞

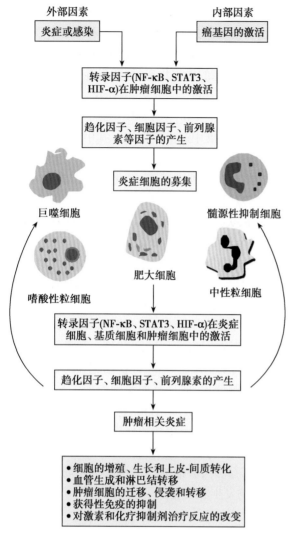

图 10-4 炎症相关肿瘤的发病机制
引自来茂德. 病理学［M］. 北京：人民卫生出版社，2014。

（TAMs）。TAMs 是外周血单核细胞浸润到实体肿瘤组织中演变而成的，在肿瘤的基质细胞中占很大的比例。以往认为 TAMs 是一种重要的抗肿瘤效应细胞，可以直接杀伤肿瘤细胞，或者通过呈递肿瘤相关抗原诱导机体免疫应答而清除肿瘤。然而近年来研究发现 TAMs 参与了肿瘤的发生、生长、侵袭和转移，并能诱导肿瘤新生血管的形成。因此，目前普遍认为 TAMs 对肿瘤具有双刃剑的作用。在肝癌、肺癌、乳腺癌等肿瘤中，TAMs 促进肿瘤作用占主要地位，TAMs 的表达与患者的预后呈负相关；而在胃癌、部分结直肠癌及鼻咽癌中 TAMs 作用则相反。这是因为 TAMs 既可以分泌免调节因子（如 IFN、IL 和 TNF）来发挥抗肿瘤免疫和抗原呈递作用，也可以分泌促有丝分裂因子来促进肿瘤生成，并抑制肿瘤的免疫反应，同时还可以分泌血管生成因子直接或间接地促进血管生成。另外，TAMs 与肿瘤细胞之间还存在旁分泌环路，即肿瘤细胞分泌集落刺激因子受体活化巨噬细胞，分泌大量表皮生长因子（EGF）、血小板源性生长因子受体、IL-6、MMPs，降解细胞外基质和基底膜，从而有利肿瘤细胞侵袭和转移。

2. 骨髓来源抑制细胞（myeloid-derived suppressor cells，MDSCs） 细胞因子及其他的肿瘤源性可溶性因子不仅可以来源于肿瘤相关的炎症细胞，还可以来源于骨髓来源抑制细胞（MDSCs）。MDSCs 是骨髓来源的一群异质性的未成熟细胞，是树突状细胞（dendritic cell，DC）、巨噬细胞和/或粒细胞的前体，具有显著抑制免疫应答的能力。肿瘤微环境中存在大量的炎症介质，其中 PGE_2 和 IL-1β 可以刺激 MDSCs 的积累。MDSCs 通过产生大量诱导性一氧化氮合成酶和精氨酸酶抑制 T 细胞的抗肿瘤免疫功能，MDSCs 还可以分泌大量的因子如 ROS、NO、TGF、IL-10 等来抑制 T 细胞的增殖和分化。因此 MDSCs 抑制肿瘤免疫是炎症发展为癌的一个重要机制。

3. 细胞因子（cytokine） 肿瘤微环境中的细胞因子可被炎症细胞和肿瘤细胞激活，它们对于维持慢性炎症、促进肿瘤发展与血管生成、抑制免疫介导的肿瘤监视具有非常重要的作用。慢性炎症过程中，由于促炎的细胞因子（如 IL-1、IL-6、TNF-α、IFN-γ 及 CSF 等）和抗炎的细胞因子（如 IL-4、IL-10、IFN-α、IFN-β、TGF-β 等）比例失衡从而启动或促进肿瘤的生长。

（1）肿瘤坏死因子（tumor necrosis factor，TNF）：TNF 在肿瘤发生发展中具有双重作用。在肿瘤微环境中，TNF-α 由巨噬细胞、肿瘤细胞等分泌，一方面可以杀伤肿瘤细胞，而另一方面还可以促进肿瘤血管的生成，并通过多种途径促进肿瘤细胞的生长、侵袭和转移。TNF-α 主要通过与 TNF 受体 1（TNF-receptor 1，TNF-R1）结合后经自分泌和旁分泌途径发挥作用，可以直接引起原癌基因的活化和 DNA 的损伤，增加基因组不稳定性，加快肿瘤的启动。同时，TNF-α 通过激活 NF-κB 信号通路促进肿瘤的演进。TNF-α 还能诱导肿瘤细胞释放大量趋化因子和细胞因子，这些因子可以刺激细胞外基质重塑，引起骨髓干细胞分化为内皮细胞，促进新生血管生成，从而促进肿瘤的生长和转移。此外，TNF-α 可通过诱导 EMT 促进肿瘤的转移。

（2）白介素（interleukin，IL）：白介素是存在于肿瘤微环境中重要的炎性细胞因子，其中，IL-1、IL-4、IL-6与肿瘤密切相关。IL-1存在IL-1α和IL-1β两种形式，主要富集于肿瘤部位。其中IL-1β在炎症与肿瘤发生发展中的作用已较为明确。炎性信号可以通过激活炎症小体而刺激分泌IL-1β，IL-1β可以显著诱导尿激酶的表达和活性，通过蛋白激酶（protein kinase C alpha，PKCα）依赖的c-Jun氨基端激酶（JNK）1/2和NF-κB诱导激酶级联；IL-1β也可以通过丝裂原活化蛋白激酶和NF-κB诱导MMP-9的表达。IL-4是一种抗炎因子，在多种细胞的增殖分化和坏死中发挥作用。IL-4可以通过诱导TAMs的组织蛋白酶而促进肿瘤的生长和侵袭。IL-6是一种具有多种生物学效应的促炎细胞因子，在机体的免疫调节、炎症反应和肿瘤的发生发展中均发挥重要作用，其促炎活性主要由反式信号（trans-signaling）机制所介导。IL-6通过结合其可溶性IL-6受体（soluble IL-6 receptor，sIL-6R）和辅助受体人糖蛋白130（glycoprotein 130，gp130），激活JAK激酶（Janus kinase，JAK）和STAT3信号通路。另外，IL-6能激活多种细胞级联反应，如STAT信号通路、PI3K信号通路以及MAPK信号通路；IL-6还能导致DNA甲基化，包括LINE-1和一些重要的抑癌基因，如CHFR、GATA5和PAX6等，对口腔癌等肿瘤的发生发展有很大的促进作用。

（二）炎症介导的遗传不稳定性

1. DNA损伤及修复功能抑制　肿瘤是一种基因病，破坏细胞基因的稳定性是炎症促进肿瘤启动的一个重要机制。在非可控性炎症微环境中，活化的炎症细胞如中性粒细胞和巨噬细胞释放大量的活性氧（ROS）和反应性氮中间物（reactive nitrogen intermediate，RNI），两类介质通过作用于MSH2/MSH6启动子，下调或沉默错配修复（MMR）蛋白。ROS也可以直接氧化错配修复酶使其失活，进而增加整个基因组DNA复制错误的积累，诱导DNA损伤并影响DNA损伤的修复。慢性炎症的持续刺激可使机体产生免疫耐受，对突变细胞不能进行及时地识别和清除；同时，DNA修复功能发生异常，因而形成了具有发展为肿瘤潜力的细胞。ROS和RNI诱导的持续性损伤将进一步扩大这些具有肿瘤潜力细胞的克隆，逐渐增加基因组的不稳定性和细胞异型性，最终形成肿瘤细胞，引起肿瘤的发生。

2. 癌基因的激活和抑癌基因的失活　肿瘤的发生发展与原癌基因的激活和抑癌基因的失活密切相关。原癌基因如EGFR、ALK、Kirsten大鼠肉瘤病毒癌基因同源物（Kirsten rat sarcoma viral oncogene homolog，KRAS）等，一旦发生激活突变，能促进肿瘤的增殖，而抑癌基因，如TP53、BRAC1或BRAC2、PTEN、RB1和APC等，则能抑制肿瘤细胞的增殖。TP53基因是一种抑癌基因，是人类肿瘤中突变频率最高的基因，TP53基因突变在肿瘤的发生发展中起重要作用。TP53编码的蛋白作为转录因子，是细胞周期的负性调节因子。当DNA损伤时，TP53表达上调，通过激活其下游基因来发挥其生物学功能。在非可控性炎症微环境中，ROS可以使癌细胞和上皮细胞中的原癌基因RAS活化和抑癌基因TP53失活。在慢性炎症中，大量ROS及T细胞、巨噬细胞分泌的促炎因子——巨噬细胞移动抑制因子（MIF）能显著抑制TP53的功能，尤其是MIF通过自分泌的方式，在花生四烯酸、COX-2同时表达的情况下，通过抑制TP53的功能使整个细胞周期的调控作用失控。除了活性氧/氮介质外，胞嘧啶核苷脱氨酶在多种恶性肿瘤中高表达，诱导多种基因的突变，包括TP53、c-Myc、Bcl-6的基因突变。此外，炎症微环境中的炎症介质如NO和IL-6能上调DNMT的表达，使大量胞嘧啶甲基化，引起包括$p16^{INK4}$和上皮钙黏素（E-cadherin）在内的抑癌基因失活，使细胞发生失控性增殖，最终导致癌变。

（三）炎症信号通路

肿瘤的发生发展只有基因突变是远远不够的，慢性炎症向肿瘤恶性转化的过程涉及了大量的基因、细胞因子、趋化因子、活性氧、活性氮等各种生物分子构成的信号通路和调控网络。NF-κB和STAT3信号通路是调节促炎细胞因子及与肿瘤增殖和慢性炎症相关的重要介质释放的关键通路，通常以正反馈形式促进细胞因子的进一步释放，从而调节肿瘤细胞的存活、增殖、生长、血管新生、浸润及转移等过程。NF-κB和STAT3的激活不是源于基因突变，而是源于邻近细胞产生的信号刺激，并且这两条信号通路之间存在着交叉联系，在肿瘤发生发展的过程中发挥着重要作用。

1. NF-κB信号通路　NF-κB是一种多效性的转录因子，普遍存在于真核生物的细胞中，是固有免疫和炎症反应的重要调节因子，也是内源性促肿瘤因子。作为炎症反应中的关键转录因子，NF-κB能够调控与细胞周期和凋亡相关基因的表达和功能，进而影响细胞稳态，促进细胞恶变。NF-κB在大多数恶性肿瘤中呈现异常活化,因此被认为是炎症发展为肿瘤的关键促进因素。

正常情况下,NF-κB以非活化形式的NF-κB-IκB复合物存在于胞质中。IκB激酶(IκB kinase,IKK)复合物可被细菌脂多糖、双链RNA、免疫刺激DNA序列(immunostimulatory DNA sequences,ISS-DNA)、负链RNA病毒、抗原、TNF-α和IL-10等激活,引起IκB磷酸化,并通过泛素-蛋白酶体途径降解,释放出NF-κB。NF-κB和IκB解聚后,从胞质移位至胞核内,并与特定的启动子结合,激活编码细胞因子、黏附分子、血管生成因子及趋化因子等的基因表达,进而使促炎因子表达增加。促炎因子和NF-κB活化之间存在一个正反馈的环路,即NF-κB被促炎因子活化并进一步诱导促炎因子的表达,这些因子包括TNF-α、IL-1、IL-6、IL-8、ROS、COX-2、诱导型一氧化氮合成酶(iNOS)、生长因子以及集落刺激因子等。在炎症相关肿瘤的发生发展过程中,炎症反应中活化的NF-κB促进了正常细胞的恶性转化。NF-κB活化后通过激活下游的靶基因,如抗凋亡基因(*c-IAP*、*Bcl-XL*、*Bcl-2*、*c-FLIP*)、促增殖基因(*cyclin*、*c-Myc*)、应激基因、趋化因子、促血管新生的因子(VEGF、CXCL12)等,加快细胞分裂,促进细胞增殖,抑制细胞凋亡,促进周围新生血管的形成,从而导致肿瘤形成,推动肿瘤的发展和演进。

2. **STAT3信号通路**　信号转导及转录活化因子(signal transducer and activator of transcription,STAT)家族包括STAT1、STAT2、STAT3、STAT4、STAT5a、STAT5b和STAT6,其中,STAT3蛋白是该家族的重要成员,是慢性炎症促进肿瘤发生及肿瘤相关性炎症形成过程中不可或缺的关键分子。STAT3能够介导多种细胞因子和生长因子的信号向细胞核传导,影响其下游靶基因转录,如*c-Fos*、*c-Myc*、*cyclin D1*、*MMP-2*、*VEGF*等,调控细胞功能,广泛参与细胞增殖、凋亡及免疫调节等过程。

在正常细胞信号传导中,STAT3快速并短暂地被激活,而在恶性肿瘤细胞中的STAT3呈持续过度激活状态,通过刺激细胞增殖、存活、血管生成以及抑制树突状细胞的分化、成熟,促进癌变和免疫逃逸。大量临床研究发现,在肝癌、结肠癌、乳腺癌、肺癌、胃癌、前列腺癌等多种肿瘤中,STAT3均发生高频率的异常活化,且其活化程度与肿瘤患者的预后呈负相关。STAT3的活化主要由IL-6-JAK-STAT3轴介导的。IL-6是NF-κB的下游产物,主要由微环境中的基质细胞产生,是连接炎症与肿瘤的核心炎症因子。IL-6与其受体sIL-6R结合后,形成sIL-6R/IL-6复合物,进一步活化细胞膜表面的gp130,激活胞质中与gp130偶联的JAK,同时gp130的酪氨酸残基磷酸化并与STAT3蛋白结合,STAT3磷酸化后以二聚体形式向细胞核转移,与靶基因的DNA启动子结合,促进靶基因转录,完成信号转导。此外,在慢性炎症诱导肿瘤发生过程中,NF-κB信号通路对STAT3也具有重要的调控作用。例如,TNF-α及IL-1能够上调NF-κB活性,进而促进IL-6的分泌,从而间接地活化STAT3通路。STAT3活化后能够诱导大量与炎症相关的基因表达,促进新生血管的形成,促进肿瘤细胞的增殖,抑制肿瘤细胞的凋亡,这些炎症因子反过来又可以活化STAT3,进一步促进炎症反应,维持肿瘤的生长和存活。

结　语

炎症是人类疾病中最常见而复杂的病理过程,炎症反应参与了诸多疾病的发生和发展。本章以炎症为中心,阐述了急性、慢性炎症的分子基础以及炎症与肿瘤发生的关系。近年来随着世界人口老龄化的加速和生活方式的改变,炎症性疾病已成为影响人类健康的重要威胁,包括许多传染病和自身免疫性疾病、恶性肿瘤、心血管疾病、糖尿病等慢性非传染性疾病都属于炎症性疾病范畴,炎症性疾病已成为严重危害人类健康和社会经济可持续发展的重要问题。因此,应用分子生物学理论和技术,深入探讨炎症的分子病理学基础和调控机制,将有助于精确地引导或控制炎症的发生、发展,是防治炎症性疾病重要的理论基础。

(何　旭)

主要参考文献

[1] 李玉林.分子病理学[M].北京:人民卫生出版社,2002.

[2] COLEMAN W B,TSONGALIS G J. Molecular pathology:the molecular basis of human disease[M]. 2nd ed. New York:Academic Press,2017.

[3] 陈杰,周桥.病理学[M].3版,北京:人民卫生出版社,2015.

［4］ HORST A. Molecular Pathology［M］. Boca Raton：CRC Press/Taylor &Francis Group，2017.

［5］ 曹雪涛. 医学免疫学［M］. 7 版，北京：人民卫生出版社，2018.

［6］ 来茂德. 病理学［M］. 北京：人民卫生出版社，2014.

［7］ HANAHAN D，WEINBERG R A. Hallmarks of cancer：the next generation［J］. Cell，2011，144（5）：646-674.

［8］ GRETEN F R，GRIVENNIKOV S I. Inflammation and cancer：triggers，mechanisms，and consequences［J］. Immunity，2019，51（1）：27-41.

［9］ DIAKOS C I，CHARLES K A，MCMILLAN D C，et al. Cancer-related inflammation and treatment effectiveness［J］. Lancet Oncology，2014，15（11）：e493-503.

第十一章

感染与宿主反应

病原微生物(pathogenic microorganism)又称病原体(pathogen),突破机体防御屏障,与免疫系统相互作用,造成组织器官不同程度损伤的病理过程,称为感染(infection)。病原体进入机体后能否引起感染,取决于病原体和机体两方面的相互作用。病原体的毒力、入侵的数量、入侵的途径,以及机体的状态,决定了感染的发生、发展和结局。宿主抗感染能力除了与遗传、年龄、机体的营养状态等因素有关外,还取决于机体的免疫功能,包括固有免疫及感染所诱发的适应性免疫。感染与抗感染是同一过程的两个方面。病原体突破机体防御屏障,进入宿主体内生长繁殖并产生毒性物质,对机体造成损伤;宿主机体启动固有免疫和适应性免疫与病原体展开"博弈",尽可能将病变局限,保护宿主机体免受病原体的侵袭和损伤。肠道菌群在与宿主长期的共同进化中形成了互利共生的复杂关系,其数量、相对丰度等变化均可能导致肠道菌群失调,并与很多疾病的发生和发展有关。

第一节　病原体对宿主的作用

一、病原体的致病机制

不同的微生物对机体的感染方式及致病机制不同。下面主要阐述细菌、病毒、真菌及朊病毒的致病机制。

(一) 细菌的感染与致病机制

凡能引起人类疾病的细菌,统称为致病菌(pathogenic bacterium)或病原菌。细菌感染(bacterial infection)是指细菌侵入宿主机体后,通过生长繁殖、释放毒性物质等导致不同程度病理变化的过程。致病菌突破宿主机体防御屏障,在宿主体内引起感染性疾病的能力,称为致病性(pathogenicity)。致病菌侵入宿主后能否引起感染和疾病,关键取决于细菌的毒力,包括侵袭力和毒素两方面。

1. **侵袭力**　侵袭力(invasiveness)是指致病菌突破宿主的免疫防御机制侵入宿主、进入组织,并在组织内定植、繁殖和扩散的能力。细菌的侵袭力主要与黏附素、荚膜和微荚膜、鞭毛、细菌形成的生物被膜和侵袭性物质等有关。

(1) 黏附素:黏附素(adhesin)是具有黏附作用的特殊结构及相关物质,可使细菌特异性黏附至宿主的呼吸道、消化道及泌尿生殖道黏膜上皮,黏附是细菌感染机体的首要条件。黏附素是细菌表面的蛋白质或多糖,其受体一般是靶细胞表面的糖蛋白或糖脂。细菌黏附素与宿主上皮细胞表面受体的相互作用具有高度特异性,从而决定感的组织特异性。革兰氏阳性菌主要通过磷壁酸黏附于黏膜细胞表面;革兰氏阴性菌主要通过菌毛进行黏附,某些革兰氏阴性菌也可通过外膜蛋白黏附于黏膜细胞表面。例如,致腹泻大肠埃希菌借助 I 型菌毛与小肠黏膜上皮细胞的受体 D-甘露糖结合,而尿路致病性大肠埃希菌则借助 P 菌毛黏附于泌尿生殖道黏膜上皮细胞的 P 血型抗原。很多致病菌可表达多种黏附素,参与识别和黏附不同的组织细胞,例如,大肠埃希菌有多种黏附素,能侵犯肺、脑膜、小肠或泌尿生殖道,引起肺炎、脑膜炎、腹泻或尿路感染等。

(2) 荚膜和微荚膜:有些致病菌具有荚膜,例如肺炎链球菌等,荚膜能保护细菌抵抗吞噬细胞的吞噬和消化,增强细菌的侵袭能力,使致病菌能在宿主体内大量繁殖和扩散。当细菌失去荚膜后,其致病能力会下降或消失。

（3）鞭毛：在部分细菌的黏附与定植过程中,细菌的鞭毛可增加其黏附、定植和侵袭力,同时促进细菌生物膜的形成,并通过Ⅲ型分泌系统将毒力蛋白转入宿主细胞,是革兰氏阴性菌发挥致病性的重要因素。例如,幽门螺杆菌借助活跃的鞭毛运动,迅速穿过胃黏膜表面的黏液层,到达胃黏膜上皮细胞,以避免胃酸的杀灭作用;霍乱弧菌和空肠弯曲菌通过鞭毛运动,迅速穿越小肠黏液层,到达小肠黏膜上皮细胞表面并黏附与定植,从而避免由于肠蠕动而排出体外。

（4）细菌生物被膜：细菌生物被膜(bacterial biofilm)是细菌附着在有生命或无生命的材料表面后,由细菌及其所分泌的胞外多聚物共同组成的呈膜状的细菌群体,由细菌、胞外多糖、藻酸盐等多种成分组成,可由单一菌种或多菌种构成。生物被膜是细菌生长过程中为适应环境而形成的一种天然保护状态,具有屏障作用,故存在于生物被膜中的菌体较其单个浮游状态的菌体,对抗菌药物、消毒剂表现出更强的抗性,可抵抗宿主免疫防御机制的清除,是细菌持续性致病、引起难治性慢性细菌感染的原因。

（5）侵袭性物质：侵袭性物质是感染过程中可以协助致病菌抗吞噬或向四周扩散的酶或其他物质。一些致病菌(例如金黄色葡萄球菌、白喉棒状杆菌)的感染仅局限于皮肤或黏膜表面。但是,大多数致病菌需要侵入宿主上皮细胞内或更深层组织,或经血液播散至全身,到达适合其生长繁殖的靶细胞,方可引起疾病,该过程称为侵袭(invasion)。有些致病菌(如产单核细胞李斯特菌)借助黏附素与宿主细胞表面受体结合后,即可启动侵袭过程;有些致病菌的侵袭过程可能涉及一系列基因的表达、将效应蛋白注入宿主细胞内、细菌与宿主细胞之间发生信号转导、细胞骨架重构、致病菌内化(internalization)等。例如,福氏志贺菌通过微皱褶细胞(microfold cell,MC)的转运,穿越结肠黏膜上皮细胞层,到达黏膜下固有层后,在巨噬细胞内形成吞噬泡(phagocytic vacuole),继而迅速破坏吞噬泡膜,逃逸至细胞质中繁殖,并诱导巨噬细胞凋亡而释放。之后,位于黏膜上皮细胞基底膜的志贺菌侵入结肠上皮细胞内,并向邻近上皮细胞扩散,大量繁殖后产生毒素,导致宿主细胞死亡,造成浅表组织产生炎症或损伤。有的致病菌(如脑膜炎球菌、伤寒沙门菌等)能穿越黏膜上皮细胞或通过细胞间质,侵入更深层组织或血液中,导致深部感染或全身感染。有的致病菌(如结核分枝杆菌等)被吞噬细胞吞噬后不被杀死,随着吞噬细胞转移至淋巴结和血液中,可扩散至宿主全身,引起全身感染。当致病菌在感染原始部位向其他部位扩散时,会受到宿主屏障作用的限制。但是,有些致病菌能产生降解和损伤组织细胞的侵袭性胞外酶,进而破坏宿主防御机制,协助细菌扩散。例如,A群溶血性链球菌产生的透明质酸酶、链激酶和链球菌DNA酶,能降解机体结缔组织中的透明质酸、溶解血纤维蛋白、液化脓液中高黏度的脱氧核糖核酸(DNA)等,有利于细菌扩散至邻近组织,引起扩散性很强的化脓性炎症,与周围组织界限不清,脓汁稀薄。

2. **毒素** 毒素(toxin)是指细菌合成的对机体组织有损害的毒性物质的总称。根据来源、性质和作用机制等不同,细菌毒素可分为外毒素(exotoxin)和内毒素(endotoxin)。在细菌毒素和侵袭性酶的直接作用下,宿主细胞的功能受到破坏。

（1）外毒素：外毒素(exotoxin)是细菌生长过程中分泌到菌体外或细胞死亡后分泌到菌体外的毒性蛋白质。产生外毒素的细菌主要是革兰氏阳性菌,如破伤风梭菌、肉毒梭菌、白喉棒状杆菌、产气荚膜梭菌、A群溶血性链球菌等。少数革兰氏阴性菌也能产生外毒素。外毒素的特点:①毒性强,不同致病菌产生的外毒素,对宿主组织细胞具有高度选择性毒性作用,作用机制不同,引起的临床病变也不同。例如神经毒素可选择性作用于神经,引起神经功能紊乱。肉毒素作用于神经肌肉接头突触前膜,能阻断胆碱能神经末梢释放乙酰胆碱(Ach),导致神经肌肉麻痹。细胞毒素通过作用于细胞代谢的特定环节,引起相应组织器官炎症和坏死等。肠毒素可引起胃肠道各种炎症及呕吐、腹泻等症状。②大部分外毒素属于A-B型结构模式,由两种不同功能的肽链构成,其中A链是毒性中心,决定毒素作用方式及致病特点;B链无致病作用,可识别靶细胞膜上特异性受体并与之结合,介导A链进入靶细胞内,决定毒素对宿主细胞的选择亲和性。③外毒素大多具有良好的抗原性,可刺激机体产生抗毒素。抗毒素能中和游离外毒素的毒性作用,保护靶细胞免受损伤。外毒素可被甲醛脱去毒性,但仍保持免疫原性,成为类毒素。类毒素注入机体后,不再引起疾病,但可刺激机体产生抗毒素。因此,类毒素和抗毒素在防治白喉、破伤风、肉毒中毒等疾病中具有重要意义。④部分外毒素具有超抗原特性,例如葡萄球菌肠毒素等,极微量就可激发大量T细胞活化增殖,释放IL-2和肿瘤坏死因子(TNF)等细胞因子。

（2）内毒素：内毒素（endotoxin）是革兰氏阴性菌细胞壁外膜中的脂多糖（lipopolysaccharide，LPS），在细菌死亡裂解后或用人工方法破坏菌体后才会被释放出来。在细菌存活时，LPS 只是细胞壁的结构组分，通常不表现出毒性作用。只有当细菌死亡裂解后，LPS 被释放出来并发挥其毒性效应。内毒素的特点：①毒性作用相对较弱，且无选择性；②不同的革兰氏阴性菌产生的内毒素所引起的毒性作用大致相同；③LPS 并不直接损伤组织器官，而是通过组分中的脂质 A 与血液中 LPS 结合蛋白结合后，再与单核巨噬细胞表面的受体结合，释放多种细胞因子，从而引起多种组织器官或全身性多种病理生理反应，包括发热反应、白细胞反应、内毒素血症与内毒素性休克、弥散性血管内凝血等。

（二）病毒的感染与致病机制

病毒侵入机体、并在体内靶细胞中繁殖的过程称为病毒感染（virus infection）。病毒致病是由侵入宿主和感染细胞开始的，首先是病毒表面蛋白与宿主细胞膜表面相应受体结合后，通过不同方式进入细胞。有包膜病毒多通过包膜与宿主细胞膜融合而进入细胞，然后将核衣壳释入胞质内；无包膜病毒一般通过细胞膜以胞饮方式进入细胞。病毒侵入机体后，首先进入易感细胞并在细胞中繁殖，进而对宿主产生致病作用。病毒能否感染机体以及能否引起疾病，不仅取决于病毒自身的致病性，而且还与机体的免疫状态和两者的相互作用密切相关。病毒感染宿主活细胞后，若不能够完成复制周期、没有感染性子代病毒产生，称为病毒的非增殖性感染（又称为顿挫感染）。多数病毒感染机体后产生病毒的增殖性感染，机体表现出不同的临床类型。依据有无症状，可分为隐性感染和显性感染。病毒感染的不同类型是病毒感染在机体整体水平上的表现，其感染的过程和结局取决于病毒和机体间的相互作用。病毒的致病作用表现在机体的细胞和整体两个水平上。

1. 病毒感染对宿主细胞的致病作用　病毒在细胞中增殖而导致宿主细胞结构受损和功能障碍是病毒的致病基础，包括病毒的直接损伤和机体免疫反应两个方面。细胞被病毒感染后，由于病毒和宿主细胞相互作用的结果不同，其表现形式也多种多样。除进入非允许细胞后产生顿挫感染而终止感染过程外，在容纳细胞中可有以下表现（图 11-1）。

（1）杀细胞效应：病毒在宿主细胞内增殖成熟后，短时间内释放大量子代病毒引起细胞破坏而死亡，这种作用被称为病毒的杀细胞效应（cytocidal effect）。杀细胞效应主要见于无包膜、杀伤性强的病毒，常引起急性感染，如脊髓灰质炎病毒、腺病毒等。杀细胞效应的机制包括：①由病毒编码的早期蛋白，通过各种途径抑制、阻断细胞核酸或蛋白质合成；②病毒感染对细胞核、内质网、线粒体等的损伤，可使细胞出现浑浊、肿胀、固缩等改变；③细胞被病毒感染后，细胞的溶酶体膜通透性增加或破坏、溶酶体中的酶类可致细胞自溶；④病毒抗原成分也可插入细胞膜表面，引起抗原改变，造成细胞融合，或引起免疫性细胞损伤；⑤病毒产生的毒性蛋白对细胞有毒性作用。

（2）稳定状态感染：有些病毒（多为有包膜病毒）在宿主细胞内增殖过程中，对细胞代谢、溶酶体膜影响不大，以出芽方式释放病毒，其过程缓慢、病变较轻，短时间内也不会引起细胞溶解和死亡，称为病毒的稳定状态感染（steady state infection）。稳定状态感染常造成细胞膜成分改变和细胞膜受体的破坏，例如，被麻疹病毒、副流感病毒感染的细胞，其细胞膜成分发生改变，导致与邻近细胞融合，形成多核巨细胞，利于病毒在细胞间扩散。流感病毒抗原出现在细胞膜上后，除引起抗原决定簇改变外，病毒血凝集素的存在使细胞具有吸附红细胞的功能。稳定状态感染的细胞经病毒长期增殖、多次释放后，细胞

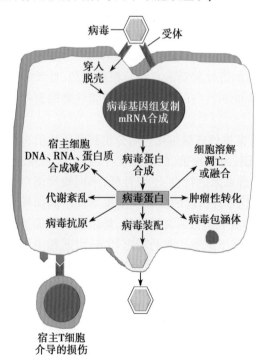

图 11-1　病毒导致细胞损伤的机制
RNA：核糖核酸；mRNA：信使核糖核酸；DNA：脱氧核糖核酸。

最终仍会因能量和营养物质消耗殆尽而亡。

（3）细胞凋亡：在一定条件下，细胞受到诱导因子作用，激发的信号传到细胞核内，激活细胞凋亡基因，形成凋亡小体。有些病毒感染细胞后，病毒可直接或通过病毒编码的蛋白因子的间接作用，诱发细胞凋亡，例如，腺病毒、人乳头瘤病毒（human papilloma virus，HPV）和人类免疫缺陷病毒（human immunodeficiency virus，HIV）等。

（4）病毒基因组的整合：病毒的遗传物质核酸插入到宿主细胞染色体 DNA 中，称为整合（integration）。整合的病毒 DNA 可随细胞分裂而带入子代细胞中。病毒基因组的整合必然造成宿主细胞基因组的损伤，病毒若在细胞中增殖，其损害与一般病毒致细胞病理作用相似。有些病毒 DNA 整合后并无病毒的增殖现象，此时整合的病毒 DNA 片段，可造成细胞染色体整合处基因的失活和附近基因的激活等现象。有些整合病毒基因也可以表达、编码出对细胞有特殊作用的蛋白，例如，猿猴空泡病毒 40（SV40）的 T 蛋白引起细胞转化。

（5）细胞的增生与转化：少数病毒感染细胞后不但不抑制宿主细胞 DNA 的合成，反而促进细胞 DNA 的合成，例如，SV40 病毒可促进细胞增殖，并使细胞形态发生变化，失去细胞间接触性抑制而成堆生长。这些细胞生物学行为的改变，称为细胞转化（cell transformation）。单纯疱疹病毒（herpes simplex virus，HSV）、巨细胞病毒（cytomegalovirus，CMV）、EB 病毒（Epstein-Barr virus，EBV）、HPV 和腺病毒中某些类型可转化体外培养的细胞。病毒转化细胞多具有旺盛的生长能力，细胞表面可出现新抗原，而且多数细胞染色体中整合有病毒 DNA。这些具有细胞转化能力的病毒与病毒的致瘤潜能有密切联系。

（6）包涵体的形成：细胞被病毒感染后，在细胞质或细胞核内出现光镜下可见的斑块状结构，称为包涵体（inclusion body）。病毒包涵体由病毒颗粒或未装配的病毒成分组成，可破坏细胞的正常结构和功能，甚至导致细胞死亡。

2. 病毒感染对机体的致病作用

（1）病毒对组织器官的亲嗜性与组织器官的损伤：病毒侵入机体感染细胞具有一定的选择性，绝大多数病毒只能够侵入、感染有限种类的细胞并能在其中产生子代病毒，称之为病毒对组织的亲嗜性（tropism）。病毒的亲嗜性表现在种属特异性（宿主范围）和细胞、组织和器官亲嗜性（组织向性）两个方面。种属特异性决定了感染宿主范围和流行程度。组织和器官亲嗜性决定了感染的部位及疾病的症状，如脊髓灰质炎病毒主要破坏人的脊髓前角运动神经细胞，流感病毒感染呼吸道黏膜细胞，肝炎病毒感染肝组织等。病毒的细胞、组织和器官亲嗜性造成了病毒对特定组织器官的损伤，也是形成临床上不同系统疾病的原因。

（2）免疫病理损伤：病毒具有很强的抗原性，感染细胞后还会出现自身抗原，从而诱发机体的免疫应答。免疫应答对机体有利，但是所产生的变态反应和炎症反应也会引起病理变化。①体液免疫的病理作用：许多病毒特别是有包膜病毒能诱发细胞表面出现新抗原，当特异抗体与这些抗原结合后，在补体参与下引起细胞的破坏。例如，登革病毒在体内与相应抗体在红细胞和血小板表面结合，激活补体，导致红细胞和血小板破坏，出现出血和登革休克综合征。有些病毒抗原与相应抗体结合形成免疫复合物，可长期存在于血液中。当这种免疫复合物沉积在某些器官组织的膜表面时，激活补体引起Ⅲ型超敏反应，引起局部损伤和炎症。如沉积在肾毛细血管基底膜导致肾损伤，引起蛋白尿和血尿；沉积在关节滑膜上导致关节炎等。②细胞免疫病理作用：细胞免疫在其发挥抗病毒感染同时，特异性细胞毒性 T 细胞（cytotoxic T lymphocyte，CTL）也可杀伤病毒的感染细胞。此外，病毒蛋白因与宿主细胞蛋白之间存在共同抗原性而导致自身免疫应答。

（3）病毒对免疫系统的致病作用：①病毒感染可引起免疫抑制，这种免疫抑制使病毒性疾病加重且持续，并可能使疾病进程复杂化。免疫应答低下可能与病毒直接侵犯免疫细胞有关。病毒入侵免疫细胞后，不仅影响机体免疫功能，使病毒难以清除，而且病毒存在于这些细胞中受到保护，可逃避机体、补体等作用，并随免疫细胞播散至全身。②病毒对免疫活性细胞的杀伤，如 HIV 侵犯巨噬细胞和辅助性 T 细胞（CD4+）后，由于 HIV 对 CD4+ T 细胞具有较强的亲和性和杀伤性，使其数量明显减少，细胞免疫功能低下，因此，艾滋病患者极易发生机会性感染或并发肿瘤。③病毒感染免疫系统后使免疫应答功能紊乱，导致机体失去对自身与非自身抗原的识别功能,引发自身免疫病。

3. **病毒和机体的相互作用** 病毒和机体的相互作用贯穿病毒感染和病毒复制的全过程,其作用结果对双方都有决定性影响。对于病毒方面涉及能否发生病毒感染、病毒能否增殖及病毒遗传和变异等许多问题。对于宿主方面涉及抗感染防御机制能否抵御感染、清除病毒,机体能否产生特定的免疫力,能否发生疾病和产生哪一种类型的感染等。

（三）真菌的感染与致病机制

由致病性真菌和机会致病性真菌感染引起的疾病统称为霉菌病。真菌感染同细菌感染一样,需要一定的毒力和致病条件。例如在侵袭力方面,新型隐球菌的荚膜具有抗吞噬作用;白念珠菌具有黏附人体细胞的能力;双向性真菌如组织胞浆菌、皮炎芽生菌等进入机体后便转换成酵母型真菌,在巨噬细胞中不仅不被杀灭,反而能帮助其扩散。在毒性物质方面,白念珠菌、黄曲霉和烟曲霉的细胞壁糖蛋白有内毒素样活性,可引起休克和化脓性反应,而且黄曲霉和烟曲霉还能导致多器官的出血和坏死。

1. **致病性真菌感染** 这类感染属于外源性感染,因真菌侵入机体而致病。根据感染部位可分为浅部和深部致病性真菌感染。浅部致病性真菌感染多具有较强的传染性。皮肤及角层癣菌的感染是由于这些真菌有嗜角质性,可分解细胞的脂质和角蛋白作为真菌生长的营养物质,还可通过在皮肤局部大量繁殖后的机械刺激和代谢产物的作用,引起局部病变。深部感染的真菌可在吞噬细胞内繁殖,抑制机体的免疫反应,引起组织慢性肉芽肿、组织坏死和溃疡。

2. **机会致病性真菌感染** 机会致病性真菌多属于非致病的腐生真菌和寄居在人体的正常菌群,其感染多发生在机体免疫力降低和菌群失调时。

3. **真菌超敏反应性疾病** 是指由于吸入或食入某些真菌的菌丝或孢子而引发的各类超敏反应。这些真菌表面具有较强的致敏原,可诱发很强的超敏反应。

4. **真菌毒素** 真菌污染粮食和油料作物等可产生有毒的代谢产物,称为真菌毒素,人食入后导致急性或慢性中毒和损伤。有些真菌毒素具有致癌作用,如黄曲霉毒素可引发肝癌。

（四）朊病毒的致病机制

朊病毒(prion)是一种特殊的传染性蛋白粒子。朊病毒不是任何形式的病毒、类病毒或卫星病毒,而是一种由正常宿主细胞基因编码的构象异常的蛋白质,也被称为朊粒蛋白(prion protein,PrP)。*PrP* 基因表达细胞朊粒蛋白(cellular prion protein,PrPc),PrPc 可能与细胞跨膜信号转导有关。朊病毒不含核酸,具有自我增殖能力和传染性。在人和哺乳动物中可引起以传染性海绵状脑病(transmissible spongiform encephalopathy,TSE)为特征的致死性中枢神经系统慢性进行性疾病,其特点为潜伏期长,可达数年至数十年之久,一旦发病即呈慢性进行性发展,最终死亡。病理学特点是中枢神经系统神经元空泡变性、死亡、弥漫性神经元缺失,而星形胶质细胞增生,故大脑皮质疏松呈海绵状,伴有淀粉样斑块形成等。脑组织无炎症反应。患者表现为痴呆、共济失调、震颤等中枢神经系统症状。目前已知人和动物的朊病毒病有十多种。人类朊病毒病主要有库鲁病、克-雅病(Creutzfeldt-Jakob disease,CJD)、新变异型克-雅病等。动物朊病毒病有羊瘙痒病、牛海绵状脑病等。

朊病毒的致病机制尚未明了,但是 PrPc 转变为羊瘙痒病朊粒蛋白(scrapie prion protein,PrPsc)是朊病毒病发生的基本条件,可能的原因有 *PrP* 基因突变、PrPc 异常折叠、外源性朊病毒结合催化构象改变等。对传染性朊病毒病的研究结果提示,致病因子可以通过破损的皮肤、黏膜或消化道进入机体,在附近淋巴结增殖后,再扩散到脾脏、阑尾及派尔集合淋巴结(Peyer patch)等淋巴组织中逐渐累积,最后通过内脏神经到达中枢神经系统,PrPsc 在中枢神经系统细胞内蓄积,引起神经元损伤,最终导致神经系统的退行性病变。

朊病毒分子量小,免疫原性低,免疫系统不能识别氨基酸序列完全一致但构象不同的两种蛋白质,因此,被感染的人或动物不产生特异性抗体和细胞免疫反应。

二、病原体的免疫逃逸

免疫系统的三大功能是免疫防御、免疫自稳和免疫监视,其中免疫防御是最重要的功能。但在许多情况下,入侵体内的病原体并不能被彻底清除,从而导致持续感染、慢性感染或重复感染。此现象的发生一方面取决于机体免疫功能状态,另一方面取决于病原体的免疫逃逸(immune escape)。病原体侵入机体后,可采用不同的策略来抵抗或逃避宿主的免疫杀伤,称为免疫逃逸。

(一) 病原体免疫逃逸的基本机制

1. 病原体不能有效诱导机体产生免疫应答

(1) 病原体藏匿与抗原屏蔽:某些病毒可在免疫豁免部位复制,例如,单纯疱疹病毒1型(HSV-1)潜伏于感觉神经元;伤寒沙门菌藏匿于胆囊;结核分枝杆菌被包裹于慢性非活动性结核灶内;多达数百种细菌存在于牙斑等。

(2) 病原体抗原表达水平和抗原的免疫原性改变:某些病原体(如高侵袭力梅毒螺旋体)表面抗原免疫原性很弱,难以有效激活淋巴细胞。某些病原体在宿主免疫压力下,可发生基因突变或缺失,导致表位突变,即抗原漂移(antigenic drift)、抗原转换(antigenic shift)。例如:接种流感疫苗的人可致流感病毒血凝素(hemagglutinin,HA)与神经氨酸酶(neuraminidase,NA)抗原表位变异,从而影响疫苗的保护性效果;结核分枝杆菌临床分离株出现某些脂蛋白编码基因缺失;流感病毒、HIV具有高变异性,导致患者已建立的免疫保护力对病毒变异株无效。

(3) 病原体抗原的化学属性:某些病原体其诱导机体产生保护性应答的抗原成分并非蛋白,而是多糖或糖脂,不能诱导记忆细胞形成和再次免疫应答。

2. 病原体及其产物具有免疫抑制效应

(1) 病原体及其代谢产物直接损伤免疫细胞:HIV、麻疹病毒及人T细胞白血病病毒可感染并损伤T细胞。EB病毒可感染并损伤B细胞。麻疹病毒与CMV可持续抑制固有免疫。结核分枝杆菌可诱导吞噬细胞凋亡。

(2) 病原体产生免疫抑制因子:①淋病奈瑟球菌分泌膜孔蛋白(porin),可抑制中性粒细胞吞噬作用,并干扰补体激活;②疱疹病毒等可表达Fc受体及补体调控蛋白同源物,抑制抗体中和活性及抗体依赖细胞介导的细胞毒作用(antibody-dependent cell-mediated cytotoxicity,ADCC);③乙型肝炎病毒(HBV)、轮状病毒、流感病毒及多瘤病毒等可产生抑制α/β干扰素(IFN-α/β)的物质;④EB病毒等可产生抑制性细胞因子(IL-10等);⑤某些病毒可产生MHC I类分子类似物,干扰抗原提呈并抑制CD8$^+$T细胞功能;⑥卡波西肉瘤相关疱疹病毒(Kaposi's sarcoma-associated herpesvirus)产生多种蛋白,可抑制补体激活及免疫分子表达,包括,干扰素(IFN)、p53、人类白细胞抗原(HLA)、B细胞受体(B cell receptor,BCR)。

(3) 干扰免疫细胞活性:如疱疹病毒及巨细胞病毒可激活抑制性受体或抑制激活性受体,从而抑制自然杀伤细胞(natural killer cell,NK cell)的杀伤活性。

(二) 细菌的免疫逃逸机制

致病菌侵入机体后,可通过以下方式逃避机体免疫应答(图11-2)。

1. 抗吞噬和消化作用　在无特异性免疫力的宿主体内,具有荚膜和微荚膜的细菌,能抵抗吞噬细胞的吞噬和消化作用,使致病菌在宿主体内迅速繁殖,产生病变。金黄色葡萄球菌产生的血浆凝固酶能加速血浆凝固,形成的纤维蛋白网状结构可阻止吞噬细胞接近和吞噬,同时使其免受抗体等体液因子的作用。金黄色葡萄球菌和化脓性链球菌可产生溶血素、杀白细胞素,有抑制粒细胞趋化及杀伤粒细胞的作用,对巨噬细胞也有毒性。某些细菌如淋病奈瑟球菌的菌毛具有抗吞噬作用。有些胞内菌进入宿主体内后,虽被吞噬细胞吞噬,但能抵抗杀伤作用而在吞噬细胞中生存和繁殖,其机制可能

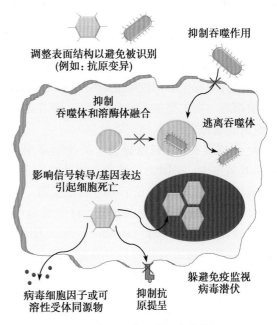

图 11-2　细菌和病毒免疫逃逸的基本机制

为:①避免进入吞噬溶酶体,例如产单核细胞李斯特菌、志贺菌等;②阻止吞噬体与溶酶体的融合,在吞噬体内生存,例如结核分枝杆菌、嗜肺军团菌、伤寒沙门菌等;③抑制吞噬溶酶体酸化,以不寻常的方式进入吞噬细胞,不引起呼吸爆发,免受因呼吸爆发产生的反应性氧中间物(reactive oxygen intermediate,ROI)等强氧化物质的杀伤,例如嗜肺军团菌;④产生过氧化氢酶和超氧化物歧化酶,可在吞噬溶酶体中存活,例如结核分枝杆菌;⑤合成酪氨酸磷酸酯酶和丝氨酸激酶,注入吞噬细胞内,导致吞噬功能完全丧失,例如伤寒沙门菌。

2. 产生免疫球蛋白 A(IgA)蛋白酶 为逃避宿主特异性黏膜免疫应答,流感嗜血杆菌、肺炎链球菌、脑膜炎球菌和淋病奈瑟球菌等可产生 IgA 蛋白酶,水解宿主黏膜表面的分泌型 IgA(secretory IgA,sIgA),增强致病菌在黏膜上皮细胞的黏附与生存能力。

3. 抗原变异 通过修饰菌体表面抗原,协助致病菌逃避宿主特异性免疫应答。例如淋病奈瑟球菌感染后,机体免疫反应主要是针对菌毛和外膜蛋白抗原 P Ⅱ。由于细菌的基因突变或基因重排,菌毛和外膜蛋白抗原 P Ⅱ 不断改变其抗原性,使宿主原有的特异性抗体失效。

4. 干扰补体活性 某些致病菌能抑制补体活化或灭活补体活性片段,抵抗补体的溶菌、调理及趋化作用。例如,铜绿假单胞菌分泌弹性蛋白酶,可灭活补体片段 C3a、C5a 等,抑制趋化作用。此外,细菌性超抗原及 LPS 可过度激活多种免疫细胞,诱导产生过量的 TNF-α、IL-1 等细胞因子,导致宿主免疫功能紊乱。葡萄球菌 A 蛋白可与 IgG 类抗体的 Fc 段结合,干扰抗体介导的调理作用。凝固酶阴性葡萄球菌、铜绿假单胞菌和甲型溶血性链球菌等能形成生物被膜,抵抗免疫细胞、免疫分子等的渗透和杀灭作用。

(三)病毒的免疫逃逸机制

在宿主和病毒的长期共同进化过程中,病毒通过各种免疫逃逸机制,以逃避宿主的免疫应答,其主要机制如下(图 11-2)。

1. 病毒抗原变异 病毒表面抗原变异可逃避抗体的中和或调理作用。例如,流感病毒抗原血凝素(HA)和神经氨酸酶(NA),如果发生抗原漂移,变异幅度小,则仅引起局部中小流行;如果发生抗原转换,变异幅度大,常导致全球大流行。病毒抗原肽可干扰 CD4$^+$ 或 CD8$^+$T 细胞对病毒抗原的特异性识别。

2. 病毒基因整合及限制性表达 某些逆转录病毒可在逆转录酶作用下合成中间 DNA,后者以一定方式整合入宿主细胞染色体 DNA,并在宿主细胞内长期存在,在人体免疫力低下时转录为病毒 mRNA,继而合成病毒结构蛋白和非结构蛋白,同时合成复制病毒的 RNA 基因组,以相对缓慢的速度增殖,产生子代病毒颗粒,释放到细胞外导致新的感染。HSV 在神经元细胞内潜伏感染,基因组中除 1 个区转录外,其他病毒基因表达完全关闭,使感染的神经元细胞几乎不表达任何病毒蛋白,从而逃避免疫系统识别。

3. 病毒潜伏于免疫豁免部位 病毒潜伏于宿主免疫细胞不易接近的组织和细胞。例如,血脑屏障可限制淋巴细胞进入中枢神经系统,且神经元细胞不表达 MHC Ⅱ 类分子,低表达或不表达 MHC Ⅰ 类分子,难以启动针对病毒的适应性免疫应答,故中枢神经系统是多种病毒长期慢性感染或潜伏的部位。另外,病毒在角化过程中发生增殖也可逃避免疫系统的识别,例如 HPV 感染具有增殖能力的基底细胞,而基底膜能使感染细胞与宿主免疫系统分隔开来,随着角质形成细胞的角化,HPV 开始进行早期和晚期基因转录翻译,组装成病毒颗粒,并随皮屑脱落。

4. 干扰宿主细胞抗原提呈 某些病毒感染可通过影响抗原肽-MHC 复合物(peptide-major histocompatibility complex,pMHC)形成而干扰免疫应答。例如,HSV 的早期蛋白能干扰抗原转运蛋白的功能,从而阻断抗原肽合成和转运,使 pMHC 合成受阻。

5. 干扰细胞因子表达与功能 许多病毒可通过干扰干扰素(interferon,IFN)的抗病毒效应而逃避杀伤。例如,乙型肝炎病毒(hepatitis B virus,HBV)基因组中编码乙型肝炎核心抗原(hepatitis B core antigen,HBcAg)的基因起始端 DR2 区核苷酸序列与干扰素应答基因上游一段序列有高度同源性。这段同源序列使 HBV 易与肝细胞基因整合,导致 IFN 应答基因封闭,对 IFN 反应性下降。某些病毒蛋白还可干扰其他细胞因子的表达和效应,例如腺病毒早期蛋白 E3、E1B 能拮抗 TNF 裂解感染细胞的作用;痘病毒 T2 蛋白与 TNF 受体高度同源,其与 TNF 结合可阻止 TNF 的生物学效应。

6. 免疫耐受 病毒可诱导机体产生免疫耐受,从而维持病毒持续感染。高复制状态的病毒表达大量抗原,引起某些特异性T细胞凋亡,从而诱导免疫耐受。另外,病毒低复制状态导致抗原表达低下,不能被抗原提呈细胞(antigen presenting cell,APC)提呈并有效激活T细胞,可诱导免疫耐受或免疫忽视。

7. **抑制免疫细胞功能** 某些慢性病毒感染会启动T细胞抑制信号,如HIV感染可通过启动程序性死亡-1(PD-1)信号途径而抑制性T细胞应答。另外,HIV感染可直接杀伤或灭活免疫细胞,进而启动免疫逃逸。

(四) 真菌的免疫逃逸

免疫能力强的宿主其固有免疫防御系统通常能够消灭机会性真菌病原体。然而在免疫受损的宿主中,真菌更容易逃避宿主防御机制,最终导致疾病的发生。真菌免疫逃逸的机制可能包括以下几方面。

1. **隐形** 通过隐形,真菌可以有效地躲过特定免疫细胞或特定免疫识别分子的发现。真菌的细胞壁成分也可帮助真菌逃避免疫系统的监视。

2. **控制** 通常情况下,真菌会以某种方式被宿主识别。致病真菌常能找到、利用宿主的识别系统,并以自己的方式控制它们。真菌可能在其表面表达或分泌特异性激活调节分子,通过这种方式直接抑制免疫反应,或者引发对真菌不是特别有效的反应类型。

3. **攻击** 在攻击期间,真菌可能产生特异性地破坏宿主免疫防御的分子。

三、感染及免疫反应所致的组织损伤

感染可参与多种免疫相关疾病的发生。一方面,入侵的病原体直接损伤免疫组织、免疫细胞,导致机体免疫功能低下或紊乱。另一方面,宿主针对病原体的免疫应答也可能对宿主机体造成损伤,如抗原抗体复合物沉积可致相应组织功能紊乱及结构损伤,某些病原体与宿主成分存在共同抗原,通过交叉反应而导致相应组织器官损伤。

1. **感染与炎症反应** 病原体感染可引发机体产生炎症反应,适度的炎症反应有利于机体清除病原体。但是,过强或持续时间过长的炎症反应则可对机体造成损伤,例如针对HBV的免疫应答可致急性肝损伤;针对严重急性呼吸综合征(SARS)冠状病毒的免疫应答可致急性肺损伤。过度的全身性炎症反应可导致脓毒血症、全身炎症反应综合征、弥散性毛细血管内凝血及器官特异性过度炎症反应等。

2. **感染与自身免疫病** 病原体的某些特殊蛋白抗原能与人体自身抗原发生交叉反应,从而介导自身免疫应答和自身免疫病。乙型溶血性链球菌与肾脏和心脏某些组织成分具有共同抗原,此细菌感染后可引起肾小球肾炎、心肌炎、风湿性关节炎;EB病毒可引起多发性硬化及系统性红斑狼疮。

3. **感染与超敏反应** 某些病原体可激发保护性免疫应答,还可引起超敏反应。例如,链球菌感染引起的免疫复合物肾小球肾炎属于Ⅲ型超敏反应。结核分枝杆菌感染引起的肉芽肿,属Ⅳ型超敏反应。巨细胞病毒等抗体附着于红细胞并启动Ⅱ型超敏反应导致红细胞溶解。乙型肝炎时,HBV还可感染肝脏以外的一些组织,引起肝外多系统的病变,主要为HBV抗原抗体相结合形成的免疫复合物在组织器官中沉积,进而引起组织的损害。

4. **感染与肿瘤** 部分恶性肿瘤的发生与病原体感染有关。如HPV16型感染与宫颈癌,EB病毒感染与鼻咽癌,HBV感染与原发性肝癌,幽门螺杆菌感染与胃癌,CMV感染与脑胶质瘤、肠癌、乳腺癌等。另一方面,急性感染可能降低某些恶性肿瘤风险,例如,儿童急性感染伴发热,可能降低日后发生黑色素瘤、卵巢癌的风险;成年人急性感染可能降低以后发生脑膜瘤、胶质瘤、黑色素瘤的风险。可能是因为大量固有免疫细胞(尤其是NK细胞)浸润及活化,有利于杀伤肿瘤细胞。

5. **免疫缺陷病** 病原体感染可导致继发性免疫缺陷,如HIV感染所导致的人类获得性免疫缺陷综合征(AIDS)。

第二节 抗感染与免疫调节

人体的免疫系统由免疫器官、免疫细胞和免疫分子组成。在抗感染过程中,各免疫器官、细胞和分子间相互协作、相互制约、密切配合,共同完成复杂的免疫防御功能。病原体侵入人体后,首先遇到的是固有

免疫的抵御。一般经 7~10d 后,才产生适应性免疫;然后两者配合,共同杀灭病原体。

一、机体的抗细菌感染免疫

(一) 固有免疫

固有免疫(innate immunity),亦称天然免疫、非特异性免疫(nonspecific immunity)。固有免疫主要由屏障结构、吞噬细胞和免疫分子等组成,可阻止致病菌的入侵,或者在致病菌在体内生长繁殖和造成感染之前将其破坏,从而抵御大多数致病菌的感染。与此同时,致病菌的菌体成分和毒性产物可诱发宿主免疫细胞释放多种细胞因子,其中,IL-1、白介素-6(IL-6)、TNF-α 等引起发热,IL-6 等诱导产生急性期蛋白。还可激活补体旁路途径,产生 C3a 和 C5a,继而促使肥大细胞和血小板等释放大量生物活性介质,如组胺、5-羟色胺、前列腺素、缓激肽、白三烯等,导致毛细血管通透性增加,血流加快,以输送更多的吞噬细胞。产生的白介素-8(IL-8)、TNF-α、C3a 和 C5a 等趋化因子吸引吞噬细胞穿过毛细血管壁,移向并聚集到感染部位,诱发炎症反应,表现为红、肿、热、痛和发热等症状,以破坏入侵的致病菌。但过度的炎症反应可能给机体带来不利影响。

1. 屏障结构　健康完整的皮肤和黏膜是阻止致病菌入侵的第一道防线,主要通过机械阻挡、分泌杀菌物质、正常菌群拮抗作用以及黏膜局部 sIgA 等发挥抗感染作用。血脑屏障能阻止致病菌从血液进入脑组织或脑脊液,对中枢神经系统有保护作用。胎盘屏障能防止母体内的致病菌入侵胎儿,从而保护胎儿的正常发育。此外,正常血液和体液中的阳离子蛋白、乙型溶素、吞噬细胞杀菌素、白细胞素、乳铁蛋白等也可起到杀菌或抑菌的作用。

2. 吞噬细胞　当致病菌突破宿主屏障进入组织后,吞噬细胞首先发挥作用。吞噬细胞是固有免疫中最重要、最有效的防御成分,包括外周血中的中性粒细胞、单核细胞和各种组织中的巨噬细胞。中性粒细胞是主要的吞噬细胞,在血液中仅存留 6~12h,即迅速进入感染或组织损伤部位。单核细胞在血液中存留数天后迁移至组织中,并分化为游走或固定的巨噬细胞,能存活数周至数月。多数情况下,致病菌被吞噬消灭。少数未被吞噬的致病菌可随淋巴液经淋巴管到附近淋巴结,由淋巴结内的吞噬细胞吞噬和杀灭。一般只有当致病菌毒力强、数量多时才有可能突破阻挡而侵入血液和内脏器官,再由各处的吞噬细胞继续吞噬杀灭。吞噬细胞在吞噬和杀灭大多数种类致病菌的同时,也释放多种细胞因子,引发炎症反应。吞噬过程大致经过识别和附着、吞入、杀灭和降解三个阶段。吞噬细胞吞噬致病菌后,其后果随细菌种类、毒力和宿主免疫力不同而异。大多数细菌会被吞噬杀灭,称为完全吞噬。例如,大多数化脓性球菌被吞噬后,一般在 5~10min 内死亡,30~60min 内被完全破坏。但部分细菌虽被吞噬却未被杀死,称为不完全吞噬,例如结核分枝杆菌、嗜肺军团菌等胞内菌,在免疫力缺乏或低下的宿主中,可发生不完全吞噬。不完全吞噬可使致病菌在吞噬细胞内得到保护,免受体液中非特异性抗菌物质、特异性抗体或抗菌药物等破坏。有的致病菌甚至能在吞噬细胞内生长繁殖,最终诱导吞噬细胞凋亡;或者随游走的吞噬细胞经淋巴液或血液扩散到人体其他部位,造成多器官组织病变。此外,吞噬细胞在吞噬过程中,溶酶体释放出的多种酶也能破坏邻近的正常组织细胞,导致组织损伤和炎症反应。

3. 免疫分子

(1) 补体:在感染的早期,抗体尚未产生之前,补体系统可通过旁路途径或甘露糖结合凝集素途径,由细菌肽聚糖、甘露糖残基、LPS 等激活。在感染中晚期,抗体产生之后,补体的经典途径被免疫复合物激活,可产生多种生物活性产物,其主要作用有:①溶菌和溶解靶细胞:C5b6789 是攻膜复合物(membrane attack complex, MAC),可溶解破坏靶细胞和胞内菌感染细胞;②C3b 和 C4b 具有调理素作用,与致病菌结合后,可被具有相应受体的吞噬细胞识别结合,增强吞噬作用;③C3a 和 C5a 具有趋化作用,募集大量的吞噬细胞聚集到感染部位;能刺激肥大细胞、血小板等释放组胺、前列腺素、激肽等生物活性介质,增加血流量和毛细血管通透性,介导炎症反应。

(2) 细胞因子:IL-1、IL-6 和 TNF-α 等可引起发热和炎症反应;IL-8 可趋化和激活中性粒细胞;IL-6 可诱导肝细胞合成和分泌急性期蛋白,引起急性期反应等。

(3) 急性期蛋白(acute phase protein):是在细菌 LPS、IL-6 等刺激下,主要由肝细胞产生的一组血浆蛋白,包括 C 反应蛋白、脂多糖结合蛋白、甘露糖结合凝集素、血清淀粉样蛋白 A 和蛋白酶抑制剂等。急性期蛋白最主要功能是最大限度地激活补体系统和调理吞噬入侵的致病菌,引发炎症反应。蛋白酶抑制剂可抑制吞噬细胞所释放酶类的活性,减轻由致病菌感染所致的组织损伤。

(二) 适应性免疫

致病菌一旦突破宿主的第一道防线,就有可能引起感染性疾病,与此同时诱发适应性免疫(adaptive immunity)应答,以最终清除致病菌。适应性免疫又称获得性免疫(acquired immunity),是个体出生后,在生活过程中与病原微生物及其代谢产物等抗原接触后产生的,或通过人工免疫而获得的免疫防御功能,担负人体第二道防线的作用,仅对诱发免疫力的相同致病菌起作用,故亦称特异性免疫(specific immunity)。适应性免疫可分为黏膜免疫、体液免疫和细胞免疫。

1. 黏膜免疫　黏膜免疫系统又称为黏膜相关淋巴组织(mucosal-associated lymphoid tissue,MALT),主要指呼吸道、消化道及泌尿生殖道黏膜上皮和黏膜下层中弥散的无被膜淋巴组织,以及某些带有生发中心的器官化淋巴组织,如扁桃体、派尔集合淋巴结和阑尾。黏膜免疫的诱导部位主要是派尔集合淋巴结,效应部位主要是黏膜上皮内或黏膜下固有层。微皱褶细胞为特化的上皮细胞,散布于黏膜上皮细胞之间,是启动黏膜免疫的关键细胞。当致病菌经黏膜入侵后,微皱褶细胞可作为抗原捕获细胞或抗原转运细胞,以吞饮方式将致病菌等抗原吞入胞内,跨上皮转运至黏膜下固有层,供巨噬细胞或树突状细胞所摄取。在派尔集合淋巴结内,抗原提呈细胞、T 细胞、B 细胞等发生相互作用,B 细胞活化、增殖、分化为浆细胞,合成和分泌大量特异性抗体,主要是 IgA,与分泌片结合后称为分泌型 IgA(sIgA),可第一时间阻断致病菌在黏膜上皮细胞表面的黏附与定植。由于绝大多数细菌感染是从黏膜侵入或仅发生在黏膜局部,故黏膜免疫在抗菌免疫中的作用至关重要。

2. 体液免疫　是指由 B 细胞(或特异性抗体)介导的免疫应答,主要作用于胞外菌及其毒素。当机体受到某些致病菌和/或其产物刺激后,在 $CD4^+Th2$ 细胞辅助下,B 细胞活化、增殖、分化为浆细胞。根据抗原性质、进入途径、应答过程等不同,浆细胞可合成和分泌 IgG、IgM、IgA、IgD 和 IgE 五类免疫球蛋白(抗体)。大多数宿主血清中约 80% 免疫球蛋白是 IgG。根据它们在抗菌免疫中的作用,可分为抗菌抗体(调理素)和抗外毒素抗体(抗毒素)。

3. 细胞免疫　是指由 T 细胞介导的免疫应答,在抵御胞内菌感染中起主要作用。当某些胞内菌侵入人体后,经抗原提呈细胞加工处理后,形成抗原肽-MHC 分子复合物,提呈给 T 细胞识别,主要是 $CD4^+Th1$ 细胞和 CTL。其中,$CD4^+Th1$ 细胞可诱发慢性炎症反应或迟发型超敏反应,杀死可逃避抗体攻击的胞内菌;CTL 可特异、高效、连续地杀死胞内菌感染的靶细胞。

(三) 抗细菌感染的免疫特点

1. 抗胞外菌感染的免疫　胞外菌(extracellular bacteria)寄居在宿主细胞外的组织间隙和血液、淋巴液、组织液等体液中。大多数致病菌属胞外菌,主要有金黄色葡萄球菌、肺炎链球菌、淋病奈瑟球菌、产气荚膜梭菌、流感嗜血杆菌等。吞噬细胞(中性粒细胞、单核细胞和巨噬细胞)是杀灭和清除胞外菌的主要力量,黏膜免疫和体液免疫是抗胞外菌感染的主要免疫机制。特异性抗体的作用有:

(1) 阻断致病菌黏附与定植:黏膜免疫系统可产生 sIgA,释放到唾液、泪液、乳汁等多种黏膜分泌液中。sIgA 在黏膜表面与入侵的相应致病菌表面的鞭毛、菌毛结合后,可阻断致病菌在黏膜上皮细胞表面的黏附与定植。

(2) 中和外毒素:抗毒素抗体与外毒素结合后,可封闭外毒素的活性部位,或阻止其与靶细胞表面的相应受体结合,从而中和外毒素的毒性作用。

(3) 调理作用:无荚膜的致病菌易被吞噬杀灭,而有荚膜的致病菌则需要借助 IgG 的调理作用,促进吞噬细胞的吞噬作用。

(4) 激活补体:IgM、IgG 类抗体与致病菌结合后形成免疫复合物,可激活补体经典途径,形成终末攻膜复合物,导致细菌溶解;补体激活过程中产生的 C3a、C5a 等介导炎症反应;C3b、C4b 可覆盖到致病菌表面,并与吞噬细胞上的补体受体结合,增强调理吞噬作用。

(5) ADCC:IgG 类抗体的 Fab 段与靶细胞表面的相应抗原(表位)结合后,其 Fc 段与 NK 细胞等表面的 Fc 受体结合,增强或触发 NK 细胞对靶细胞的杀伤作用,称之为抗体依赖细胞介导的细胞毒作用(antibody-dependent cell-mediated cytotoxicity,ADCC),主要破坏胞内菌感染的细胞。

参与胞外菌免疫应答的 T 细胞主要是 CD4$^+$Th2 细胞。除了辅助 B 细胞对胸腺依赖性抗原产生抗体外,CD4$^+$Th2 细胞尚能产生 Th2 型细胞因子,促进巨噬细胞的吞噬和杀伤,吸引和活化中性粒细胞等,引起局部炎症反应,以阻止致病菌从感染部位扩散。但是,如果细胞因子产生过多,则可造成严重的组织损伤。有些胞外菌与人体某些细胞组织存在着交叉抗原,这些致病菌诱生的抗体有可能与人体细胞组织发生交叉反应,引起 Ⅱ 型超敏和/或 Ⅲ 型超敏反应,造成组织损伤而致病。例如,A 群溶血性链球菌感染后的风湿热和肾小球肾炎。

2. 抗胞内菌感染的免疫　胞内菌(intracellular bacteria)可分为兼性和专性两类。兼性胞内菌在宿主体内主要寄居在细胞内生长繁殖;在体外,亦可在无活细胞的适宜环境中生存和繁殖。医学上重要的兼性胞内菌有结核分枝杆菌、伤寒沙门菌、布鲁氏菌、嗜肺军团菌、产单核细胞李斯特菌等。专性胞内菌则不论在宿主体内或体外,都只能在活细胞内生长繁殖。

由于特异性抗体不能进入胞内菌寄居的吞噬细胞内与之作用,故体液免疫对胞内菌感染作用不大,主要依靠以 T 细胞为主的细胞免疫,包括:①CD4$^+$Th1 细胞,是抗胞内菌的主要效应细胞,分泌多种 Th1 型细胞因子,其中 IFN-γ 是巨噬细胞最强的激活因子,可增强其吞噬杀菌能力,并可诱导 MHC Ⅱ 类分子表达,增强其抗原提呈能力。巨噬细胞活化后释放的 IFN-γ、IL-1、IL-6 和溶酶体酶等是重要的炎性因子,可促进感染部位的血管内皮细胞黏附分子的表达,募集大量的吞噬细胞移向炎症部位,在局部组织产生以淋巴细胞和单个核细胞浸润为主的慢性炎症反应或迟发型超敏反应,有利于对胞内菌的清除。②CTL:能分泌穿孔素(perforin),直接破坏胞内菌感染细胞;亦可分泌颗粒酶(granzyme),或高表达 FasL 和 TNF-α,激活胱天蛋白酶,诱导受感染的靶细胞发生凋亡,释放出致病菌,再由抗体或补体等调理后,由吞噬细胞吞噬消灭。

二、机体的抗病毒免疫

病毒感染机体后可诱导固有免疫和适应性免疫。

(一)抗病毒的固有免疫

固有免疫在感染早期对限制病毒迅速繁殖和扩散有重要作用,吞噬细胞可阻止病毒感染和促进感染的恢复。如果吞噬的病毒不能清除,则可将病毒带到全身引起播散。抗病毒固有免疫除了皮肤、黏膜、胎盘和血脑的机械和化学屏障外,干扰素和自然杀伤细胞在抗病毒固有免疫中发挥着重要作用。

1. 干扰素　病毒进入机体后,能刺激人体的巨噬细胞、淋巴细胞以及体细胞产生干扰素(IFN)。干扰素不能直接灭活病毒,而是与邻近未感染细胞上的相应受体结合而启动信号转导通路,使细胞合成多种抗病毒蛋白,继而阻止病毒的合成、抑制病毒的复制、限制病毒扩散。干扰素的抗病毒作用具有广谱性、间接性、相对种属特异性以及选择性。

2. 自然杀伤细胞　自然杀伤细胞(NK 细胞)能在感染早期杀伤病毒感染的靶细胞,它不受 MHC 的限制,也不需抗体参与,在无抗原刺激的情况下发挥非特异性细胞固有免疫作用,是抗病毒感染中主要的杀伤细胞。病毒诱生的内源性 IFN-α/β 可激活 NK 细胞,杀伤被病毒感染的细胞;病毒感染可降低感染细胞表面 MHC Ⅰ 类分子的表达,通过阻断抑制性受体的效应,促进 NK 细胞对病毒感染细胞的杀伤作用;NK 细胞与感染了病毒的靶细胞结合和作用后,通过释放穿孔素溶解病毒感染细胞;通过丝氨酸脂酶激活核酸内切酶切断病毒 DNA 诱发细胞凋亡;通过细胞因子 TNF 诱导细胞死亡,IFN-γ 抑制细胞内病毒增殖。

3. 巨噬细胞　激活的巨噬细胞可通过产生 TNF-α 或 iNOS 依赖途径发挥抗病毒作用,激活的巨噬细胞可产生多种细胞因子,发挥免疫调节作用,巨噬细胞加工、提呈病毒抗原给 T 细胞,启动适应性免疫应答过程。

(二)抗病毒的适应性免疫

病毒逃脱了机体固有免疫的第一道防线后,就面临适应性免疫,包括体液免疫的抗病毒作用和细胞免疫抗病毒作用。由于病毒为严格细胞内寄生的微生物,因此机体对抗病毒以细胞免疫为主,体液免疫主要对细胞外的游离病毒发挥作用。

1. **抗病毒的体液免疫效应**　体液免疫在抗病毒感染中的作用有限,其作用主要包括:病毒表面的各种抗原刺激机体产生特异性抗体与病毒包膜或衣壳结合后,覆盖病毒的吸附位点,从而阻止病毒吸附及侵入易感细胞;阻止病毒在组织细胞间及经血流播散;通过激活补体、调理作用、ADCC 等机制破坏被病毒感染的细胞。

2. **抗病毒的细胞免疫效应**　对进入靶细胞的细胞内病毒,抗体不能直接发挥抗病毒作用。清除感染细胞内的病毒需要由细胞免疫来完成,参与抗病毒细胞免疫的效应细胞主要依靠 CD8$^+$CTL 和 CD4$^+$Th1 细胞。①病毒特异的 CTL 细胞必须与靶细胞接触才能发生杀伤作用,CTL 通过表面抗原受体识别并结合病毒感染的靶细胞,然后通过分泌穿孔素、颗粒蛋白酶等效应分子导致病毒感染细胞裂解和细胞凋亡。穿孔素通过在靶细胞膜上形成孔道,使靶细胞渗透压改变,进而使感染的靶细胞死亡;颗粒蛋白酶可降解靶细胞的细胞核。②活化的 Th1 细胞能分泌 IFN-γ、TNF-α 和 IL-2 等多种细胞因子,激活巨噬细胞和 NK 细胞,促进 CTL 细胞的增殖和分化,诱发炎症反应,进而发挥增强细胞免疫、限制病毒的扩散和增殖的抗病毒感染作用。

三、机体的抗真菌免疫

真菌在感染过程中可产生特异性细胞免疫和体液免疫,但一般来说免疫力不强。

（一）抗真菌的固有免疫

1. **皮肤黏膜屏障作用和正常菌群拮抗作用**　健康的皮肤黏膜对皮肤癣菌具有一定屏障作用。

2. **吞噬作用**　真菌进入机体后易被单核巨噬细胞及中性粒细胞吞噬,但被吞噬的真菌孢子并不能完全被杀灭。有的可能在细胞内增殖,刺激组织增生,引起细胞浸润形成肉芽肿;有的还被吞噬细胞带到深部组织器官中增殖,引起深部组织感染。巨噬细胞借助 Toll 样受体(TLRs)和凝集素样受体 dectin 识别真菌,如同清除胞内菌一样清除真菌。某些真菌可抑制 TNF 和 IL-12 产生,促进 IL-10 产生,从而抑制巨噬细胞激活,中性粒细胞可释放抗真菌物质。

（二）抗真菌的适应性免疫

真菌侵入机体,刺激机体的免疫系统,产生特异性免疫应答。通常以细胞免疫为主,同时可诱发迟发型超敏反应。真菌感染一般不能形成稳固的感染后免疫。

1. **细胞免疫**　Th1 反应占优势的细胞免疫应答在抗深部真菌感染中起重要作用。Th1 细胞产生 IFN-γ、IL-2 等激活巨噬细胞、淋巴细胞和 NK 细胞等,增强其对真菌的杀伤力。CD4$^+$Th1 还可诱发迟发型超敏反应,抑制真菌感染的扩散。特异性 CD8$^+$T 细胞可杀伤酵母菌。

2. **体液免疫**　真菌是完全抗原,深部真菌感染可刺激机体产生相应抗体。抗体的抗真菌作用目前仍有争论。

第三节　肠道菌群失调

一、肠道菌群

肠道微生态(intestinal microecology)系统是由肠腔、肠上皮细胞、上皮细胞分泌物、进入肠道内的物质和肠道菌群(gut microbiota)共同构成。人类肠道内细菌数量约 $10^{13} \sim 10^{14}$ 个,有 1 000 余种不同的细菌和超过 7 000 种不同的菌株,其中约 99% 为厌氧菌,其次为需氧菌及真菌等,这些统称为肠道菌群,是肠道微生态的核心组成。人体肠道内的微生物数量约为人体体细胞的 10 倍,拥有的基因数量是人类基因的 100 倍以上,被称为人体第二基因组。肠道菌群主要分布在结肠,其中革兰氏阳性的厚壁菌门(Firmicutes)和革兰氏阴性的拟杆菌门(Bacteroidetes)数量较多,其次还有放线菌门(Actinobacteria)、变形菌门(Proteobacteria)和疣微菌门(Verrucomicrobia)。

肠道菌群可因宿主内外不同因素而发生变化,性别、年龄、饮食因素、机体的免疫状态、药物、感染等因素都可对肠道菌群产生影响。在正常生理状态下,肠道菌群以一定比例组合,不同菌属的细菌相互制约,相互依存,共同维持肠道微生态的平衡。肠道菌群的作用主要包括:①参与肠道黏膜屏障作用,肠道细菌、肠道细菌分泌物、肠上皮、黏液层共同组成肠道屏障,避免有害物质及病原体侵入。②肠道细菌发酵产生乙酸、丙酸、丁酸等短链脂肪酸(short-chain fatty acids,SCFAs),可通过降低肠内 pH 值等抑制致病菌生长,同时为肠上皮提供能量来源。③定植于肠黏膜上皮细胞的肠道正常菌群,通过占位、营养争夺等抵抗外来菌的定植及生长。④肠道菌群能够通过肠上皮细胞紧密连接蛋白的表达来保持肠道黏膜屏障的完整性,调节肠道通透性。⑤肠道菌群参与物质代谢:肠道细菌参与肠道内物质的分解代谢,并将肠道内宿主不能消化的大分子化合物分解为最终代谢产物,不仅为宿主提供能量,还为自身的生长繁殖提供营养。肠道细菌还参与多种物质的合成,如 B 族维生素、维生素 K、烟酸及多种氨基酸,且具有抗炎、抗肿瘤和排除病原体的作用。⑥肠道细菌作为抗原除具有促进宿主免疫器官发育作用外,还能刺激肠黏膜免疫系统产生免疫应答,合成的 sIgA 在抑制肠道致病菌黏附定植过程中发挥重要作用。

二、肠道菌群失调

在病理状态下,肠道菌群与宿主的平衡状态被打破,导致肠道菌群失调(intestinal flora dysregulation),则会引起一系列的肠内、外疾病。同样,一些肠外疾病的发生、发展也会引起肠道菌群的失调。肠道菌群失调包括菌群失衡和菌群易位。菌群失衡是指肠道原有菌群构成发生改变,益生菌减少和/或致病菌增多。菌群易位可分为横向易位和纵向易位。横向易位指细菌由原定植处向周围转移,如下消化道细菌向上消化道转移,结肠细菌向小肠转移。纵向易位指细菌由原定植处向肠黏膜深层乃至全身转移。肠道菌群失调与多种疾病有关。

(一) 肠道菌群失调与肠道疾病

1. 肠易激综合征(irritable bowel syndrome,IBS)　IBS 是一组持续或间歇发作,以腹痛、腹胀、排便习惯和/或大便性状改变为临床表现,而缺乏胃肠道结构和生化异常的肠道功能紊乱性疾病。其确切病因和发病机制尚不清楚,研究发现,肠道菌群失调导致胃肠道动力失调及器官神经敏感性改变,以及免疫系统紊乱,均有助于 IBS 的发生和发展。与健康人群相比,患者的小肠细菌过度生长、结肠菌群与健康人群在菌种构成、细菌数量以及比例上均有显著差异。食物抗原、肠道有害菌群等引起肠道黏膜免疫应答,使肠黏膜长期处于炎症状态,造成特异性 IgG 抗体产生、肥大细胞浸润及其生物活性介质的释放等,肠内菌群代谢毒素亦可加重肠道神经内分泌功能紊乱,在多因素相互作用下引起肠功能的紊乱。

2. 炎性肠病(inflammatory bowel disease,IBD)　IBD 包括克罗恩病(Crohn disease,CD)和溃疡性结肠炎(ulcerative colitis,UC)。肠道菌群失调引起的肠黏膜异常免疫应答被认为是 IBD 发病机制的关键。通过对健康人和 IBD 患者肠道微生态的基因丰度进行比较显示,IBD 患者的肠道菌群发生了变化,表现为基因丰度降低,菌群多样性下降。有研究比较了 CD 和 UC 患者的肠道菌群发现,UC 患者富集双歧杆菌(*Bifidobacterium*),CD 患者富集乳杆菌(*Lactobacillus*),而这两类疾病患者的粪便细菌普拉梭菌(*Faecalibacterium prausnitzii*)均显著降低。将健康人的粪便移植给患者能够成功治愈 IBD。新近的研究显示,IBD 患者肠道内的真菌菌群多样性和组成也有变化,提示真菌也可能在 IBD 的发生过程中发挥作用。

3. 结直肠癌(colorectal cancer,CRC)　有研究发现,与腺瘤和正常肠组织相比,结肠腺癌组织内的菌群有较大的变化,表现为某些可能致癌的细菌(如梭杆菌属)丰度高于正常组织和腺瘤组织,而某些具有抑制肿瘤发生的细菌[如普拉梭菌和布劳特氏菌属(*Blautia*)]丰度则降低。结肠腺瘤和正常肠组织相比菌群则没有显著差异。结肠癌组织内的梭杆菌属的丰度高于癌旁组织,癌组织中的梭杆菌黏附素 A (*Fusobacterium* adhesin A,FadA)基因表达水平高于正常人群的大肠组织。另外,梭杆菌属中的具核梭形杆菌(*Fusobacterium nucleatum*)可以通过改变肿瘤微环境及激活相关信号通路等方式介导 CRC 的发生。FadA 是具核梭形杆菌分泌的黏附分子,与具核梭形杆菌的黏附与侵袭功能有关。具核梭形杆菌通过分泌蛋白成纤维细胞活化蛋白(fibroblast activation protein 2,Fap2)结合免疫抑制受体 TIGIT,抑制性 T 细胞活化和 NK 细胞介导的肿瘤细胞杀伤作用,并促进肿瘤细胞的增殖。还可与上皮钙黏素(E-cadherin)结合,激活 Wnt/β-catenin 信号通路,通过扩增髓系来源的免疫细胞系调节肿瘤微环境,参与肿瘤的发生。具核梭形杆菌还可随结直肠癌细胞一起转移。另外,CRC 组织中的具核梭形杆菌 DNA 含量与患者较短的生存期相关。

肠道菌群失调后,肠道内的屏障功能削弱,肠道细菌及细菌毒素参与肠道物质的合成与代谢,并产生多种有促癌作用的代谢产物,可刺激炎性细胞因子的产生,引起持续而隐匿的炎症反应,导致组织损伤和再生的反复发生,产生氧化应激和上皮细胞 DNA 损伤,最终导致肠道肿瘤的发生。除了具有促癌作用的产物增加可能促进 CRC 发生以外,具有抑癌作用的代谢产物(如 SCFAs)的减少也在肿瘤发生中起重要作用。SCFAs 可降低肠道 pH 值,较低的 pH 值使肠道有害菌不易生存,进而降低结直肠癌发生的风险,SCFAs 也可通过抑制抗凋亡蛋白 Bcl-2 和调节细胞周期来抑制肿瘤发生发展。除代谢产物外,肠道中产生的一些酶也可损伤 DNA、增加基因突变以及激活致癌物,从而增加 CRC 的风险。

肠道内的产肠毒素脆弱拟杆菌可以通过产生脆弱拟杆菌肠毒素,激活 Th17 细胞和 STAT3 导致肿瘤的发生。大肠杆菌能够触发 Wnt 有丝分裂信号、DNA 损伤以及干扰 DNA 修复过程,并通过使黏附分子(如上皮钙黏素)功能失调而增加黏膜通透性,诱导 CRC 发生。厌氧消化链球菌(*Peptostreptococcus anaerobius*)在大肠癌患者粪便及黏膜中表达水平明显升高,这种细菌能通过干扰多个关键信号通路刺激细胞增殖,包括胆固醇生物合成、TLR2/TLR4 信号通路、AMP 活化蛋白激酶(AMPK)、细胞周期和其他营养代谢途径等参与肿瘤的发生。卟啉单胞菌可损害上皮细胞层的完整性,并通过抑制线粒体细胞色素 C 的释放和下调胱天蛋白酶 3 的活性而抑制细胞凋亡;还可增加 TNF-α 和一氧化氮合酶的表达,促进肿瘤的发生。

(二) 肠道菌群失调与代谢相关疾病

1. 肥胖和高脂血症 肥胖者肠道菌群的多样性和基因数目均较正常人显著降低。肥胖者的厚壁菌门比例增高,拟杆菌门比例降低,这些细菌能帮助人体消化多糖,释放额外能量而转化为脂肪,通过糖脂代谢途径加速动脉粥样硬化的发生。肠道菌群可能通过降低禁食诱导脂肪因子(fasting-induced adipose factor, FIAF)致机体三酰甘油生成增多,引起脂代谢紊乱和肥胖;通过 LPS-CD14-TLR4 途径刺激多种炎症因子的产生,慢性系统炎症导致肥胖及胰岛素抵抗;活化内源性大麻素系统,增加宿主的食欲和体质量,使肠道通透性增加及脂肪储存增多,并通过引发系统炎症加快肥胖进程。

2. 动脉粥样硬化 肠道菌群通过影响脂质代谢在动脉粥样硬化的发生发展中发挥了重要的作用。动脉粥样硬化的病理变化包括脂纹、纤维斑块、粥样斑块、继发性病变等,而泡沫细胞形成是动脉粥样硬化病变的早期形态学特征。单核巨噬细胞介导渗入血管内皮下的低密度脂蛋白胆固醇(low-density lipoprotein cholesterol, LDL-C)发生氧化修饰,形成氧化型低密度脂蛋白(oxidized low density lipoprotein, ox-LDL),并通过清道夫受体介导进而吞噬大量 ox-LDL,导致细胞内脂质堆积,形成泡沫细胞。

在动脉硬化性心血管病患者中,其肠道菌群的菌属发生变化,其中产生 SCFAs 的细菌如罗氏弧菌、柔嫩梭菌群减少。SCFAs 在体内除了给全身细胞提供能源外,还可作为信号分子调控相关通路对机体代谢发挥作用。丙酸和丁酸盐可以抑制核因子 κB(NF-κB)的易位,从而减少促炎细胞因子表达和 TNF-α 诱导的细胞黏附分子血管细胞黏附分子-1(VCAM-1)的表达,进而阻止泡沫细胞形成,延缓动脉粥样硬化的发生。

肠道菌群失调导致紧密连接蛋白表达减少,肠黏膜通透性增加,革兰氏阴性菌外膜上 LPS 成分进入血液循环。LPS 诱导趋化因子和细胞黏附分子表达,促进单核细胞黏附于内皮细胞进而形成泡沫细胞,启动粥样硬化进程。另外 LPS 还可间接触发促炎因子释放,抑制胆固醇转运蛋白的表达,促进泡沫细胞形成。胆固醇在体内主要以胆汁酸的形式被清除出去,胆汁酸的合成为胆固醇代谢的重要排泄途径。肠道菌群失调后能够抑制胆盐水解酶(bile salt hydrolase)活性,减少次级胆汁酸形成,而次级胆汁酸具有明显的动脉保护作用。

人体在食用富含胆碱、左旋肉碱、卵磷脂等食物后,经肠道菌群代谢产生三甲胺(trimethylamine, TMA),三甲胺从肠道吸收入肝,经肝黄素单加氧酶氧化形成氧化三甲胺(trimethylamine N-oxide, TMAO)。TMAO 可上调巨噬细胞内的清道夫受体,促使巨噬细胞内胆固醇蓄积和泡沫细胞的形成,进而促进血管内粥样斑块的形成,并通过丝裂原活化蛋白激酶(MAPK)和 NF-κB 通路促进血管发生炎性反应;其次 TMAO 还可引起胰岛素抵抗、促进血小板聚集、诱发血栓形成等。动脉粥样硬化患者空腹血清 TMAO 水平与颈动脉内膜厚度呈正相关,推测 TMAO 是动脉粥样硬化的独立预测因子。一项临床前瞻性队列研究发现,

TMAO 水平高的冠心病患者在 3 年内发生心肌梗死等不良心血管事件风险较 TMAO 水平低的患者高,可能与 TMAO 使血小板活性增强和血栓栓塞有关。

3. **高血压**　高血压患者肠道菌群丰度和多样性减低,而普氏菌属和克雷伯菌属数量却相对增多。一项临床研究将健康对照组与高血压组患者的肠道菌群移植入无菌小鼠体内后发现,高血压组粪菌移植的小鼠出现血压升高,说明高血压的发生可能与肠道菌群失调有关。有研究显示,高盐饮食可以改变肠道菌群,进而影响血压水平。原发性高血压大鼠的粪便菌群种类和数量均明显降低,其中厚壁菌门与拟杆菌门的比值升高,并伴有产丁酸盐细菌的减少,在给予米诺环素治疗后,厚壁菌门和拟杆菌门的比例下降,肠道菌群重新恢复平衡,其血压升高也得到缓解。

肠道菌群还可影响宿主基因表达和基础代谢过程,诱导高血压的发生。肠道菌群改变可使宿主肝黄素单加氧酶相关基因突变,表达水平增高,黄素单加氧酶合成增加,导致高血压发病率升高。肠道菌群结构改变激活炎症反应或增强交感神经和肾素-血管紧张素系统活性,导致高血压。另外,肠道菌群代谢物 SCFAs 激活肾脏 G 蛋白偶联受体 41(GPCR41)和嗅觉受体 78(olfactory receptor 78,Olfr78),抑制脂肪细胞释放胰岛素转导信号,肾脏释放肾素水平增加,后者激活肾素-血管紧张素系统并增强交感神经活性,导致高血压的发生。

4. **2 型糖尿病**(type 2 diabetes mellitus,T2DM)　T2DM 是因胰岛素抵抗及胰岛 β 细胞缺陷而形成的以血糖升高为主的代谢性疾病。对 T2DM 患者的粪便样品进行微生物分析发现,受试者的肠道菌群出现中等程度紊乱,患者肠道内的总菌数较正常健康人明显减少,肠道内益生菌的绝对数量比健康人明显减少,而有害菌群比例明显上升,且与血浆葡萄糖浓度呈正相关;拟杆菌门与厚壁菌门的比值和糖耐量减低呈正相关。其乳杆菌的丰度显著增加,且乳杆菌属的丰度与 T2DM 患者的空腹血糖、糖化血红蛋白(HbA1c)和胰岛素水平呈正相关。糖尿病患者肠道革兰氏阴性菌变形菌门比例增加,LPS 产生增多。肠道菌群的改变减弱了肠道黏膜屏障功能,肠道通透性增高,LPS 更易吸收入血。LPS 入血后,与 CD14 及 TLR4/5 结合,释放一系列炎性因子,可以促进糖尿病的发生。

SCFAs 能够通过促进肠黏膜 L 细胞分泌胰高血糖素样肽 1(glucagon-like peptide 1,GLP-1)来改善胰岛素抵抗及代谢紊乱。治疗糖尿病的药物二甲双胍可提高肠道菌群产生丁酸盐的能力。丁酸疗法或增加丁酸产量的疗法,如增加膳食纤维或肠道内的细菌定植,可以预防、减弱胰岛素抵抗。肠道菌群也可以通过胆汁的重要成分胆汁酸(BA)影响糖尿病发展。

(三) 肠道菌群失调与肝脏疾病

肠道与肝脏是两个独立的器官,但通过门静脉系统使二者在解剖上和功能上又紧密联系、相互影响,称之为肠-肝轴。肝脏是人体最大的腺器官,70%~80% 的血供来自门静脉。门静脉血富含自肠道吸收的各种营养物质,同时也含有肠道细菌产生的各种代谢产物、微量的肠源性内毒素及肠道易位的细菌。少量的肠源性内毒素和/或细菌可刺激肝脏库普弗细胞,使之保持"觉醒"状态和较强的吞噬潜能。肝脏的多种生物功能均与肠道菌群有着密切的联系。一方面肝脏分泌的结合型胆汁酸在小肠对肠道内的致病菌有抑制作用,游离型胆汁酸在大肠内通过调节 pH 值而调节肠道菌群平衡。另一方面肠道菌群的代谢产物对肝脏的脂肪、蛋白质、糖、维生素、激素等代谢过程有重要的调节作用;双歧杆菌等产生的酸性代谢产物如乙酸、丁酸等,通过肝脏的转化作用参与宿主的能量代谢;肠道有益菌通过其酸性代谢产物还可抑制肠道产氨、产脲酶细菌的生长,并可利用氨作为氮源合成蛋白质,减轻肝脏的解毒负荷。胆汁酸、尿素、激素、药物等物质还可通过肠肝循环参与多种重要的生理功能。来源于肠道的致病菌、病原体相关分子模式(包括模式识别受体如 TLRs、Nod 样受体、解旋酶受体等)进入体循环后,肝脏为首要受累的器官,肠道微生物组成结构的改变势必会对肝脏造成影响。因此,肝脏的多种生物学功能与肠道正常微生态之间有着密切的联系,菌群失调可以影响肝功能,肝脏疾病也可诱发或加重菌群失调,二者相互作用,互为因果。

1. **酒精性肝病**(alcoholic liver disease,ALD)　ALD 时肠道菌群无论是细菌数量、还是菌群构成比均发生紊乱。长期饮酒后酒精可降低肠道蠕动功能,导致肠腔细菌增多,结肠转运时间延长,造成肠道细菌的过度生长。过度生长的细菌可促进内源性及外源性乙醇代谢,使肠腔内及门静脉血中出现高浓度的乙醛而加重肝脏损伤。在酒精暴露的人群中,结肠组织检查发现拟杆菌含量减少,变形菌门细菌含量增加,其中主要是革兰氏阴性杆菌,绝大多数为致病菌,可产生内毒素,细菌含量的增加与血清内毒素水平升高及肝脏的炎症反应相关。宏基因组分析也证实,摄入酒精使肠道的放线菌、变形杆菌数量增加,厚壁菌门与拟杆菌门的比值增加。

研究表明 ALD 患者和小鼠的 LPS 和细菌产物水平明显升高。酒精及其代谢产物乙醛可以直接损伤肠黏膜上皮细胞,同时还可抑制肠道紧密连接蛋白的表达,导致肠黏膜屏障功能损害,使肠黏膜通透性增加,肠源性微生物群及其代谢产物直接进入门脉系统到达肝脏引起肝损伤。通过使用抗生素降低 LPS 水平,ALD 小鼠的肝损伤明显减轻,说明肠道菌群与慢性肝脏疾病发病有一定的关系。酒精还可引起肠道细菌易位(细菌离开肠道进入到肠外组织如肠系膜淋巴结、肝、肾、血流等)。肠道细菌及细菌成分易位不仅可以造成易位感染,同时诱发炎性细胞因子的产生,进而促进酒精性肝损伤的发生发展。肠道菌群失调、屏障功能受损和内毒素血症,是 ALD 发生和发展的三个重要环节。

2. 非酒精性脂肪性肝病(non-alcoholic fatty liver disease,NAFLD) 与健康人群相比,非酒精性脂肪肝患者的双歧杆菌、乳杆菌、拟杆菌数量降低,而肠杆菌、肠球菌、葡萄球菌数量则显著升高。肠道菌群数量的变化与 NAFLD 及肝脏纤维化评分之间具有显著的相关性。肠道菌群可能通过增加内源性酒精的产生导致脂肪肝的发生。乙醇呼气试验显示,肥胖小鼠乙醇水平明显高于体重轻的小鼠,而经过抗生素处理后,能明显减少这种内源性酒精的产生。NAFLD 肠道内革兰氏阴性杆菌过度生长、代谢增快,最终导致肠源性内毒素血症,肠道屏障功能受损,肠道细菌及其各种代谢产物大量易位进入肠外器官,过度激活机体免疫系统,引起异常免疫反应,并进一步加重肝脏损伤,形成恶性循环。有研究证实门静脉循环系统 LPS 或微生物抗原能诱导肝脏的炎症级联反应,调节肝纤维组织沉积。此外肠道菌群还可通过调节胆碱和胆汁酸代谢增加 NAFLD 的发生。

GLP-1 是由位于肠道的 L 细胞分泌的一种强效肠促胰岛素,肠道菌群可能影响 GLP-1 生物学作用的发挥。NAFLD 患者体质量增加、血脂紊乱等可能与肠道 GLP-1 分泌不足有关。肠道细菌的代谢产物 SCFAs、次级胆汁酸等可能参与 GLP-1 分泌的调控;另外肠道菌群失调还可能与 GLP-1 抵抗有关。总之,肠道菌群主要通过增加肠道通透性、改变饮食能量吸收、产生内源性乙醇、调节脂肪、胆碱及胆汁酸代谢信号通路相关基因的表达,以及与免疫系统相互作用等参与 NAFLD 的发病。

3. 病毒性肝炎 成年人感染 HBV 后,95% 可自发清除,而超过 90% 的新生儿以及约 30% 的 1~5 岁儿童感染 HBV 后无法清除,并发展为慢性感染。研究发现,肠道菌群可能与这种年龄相关的乙型肝炎急慢性发作有关。该研究显示,肠道菌群尚未成熟的幼年小鼠感染 HBV 后易发展为慢性感染,而成年小鼠的肠道菌群已成熟,能刺激肝脏免疫,从而快速清除 HBV。与健康者相比,慢性乙型肝炎患者的肠道菌群中普拉梭菌、普氏菌属和毛螺菌科丰度较低。免疫细胞可激活受感染肝细胞的 LPS-TLR4 通路,TLR4 的激活引起局部炎性反应介质的过度分泌,使机体对 HBV 产生强烈的免疫反应,引起肝细胞大量损伤。

对不同程度慢性丙型肝炎(chronic hepatitis C,CHC)患者和健康受试者的粪便菌群进行分析发现,与健康受试者相比,CHC 患者的粪便细菌多样性降低,梭菌目减少,链球菌属和乳杆菌属增加;CHC 患者在血清谷丙转氨酶持续正常阶段已出现菌群失调,拟杆菌属和肠杆菌科瞬时增加;在 CHC 进展期间脲酶基因上调,慢性肝炎和肝硬化患者的粪便 pH 值显著高于健康受试者或谷丙转氨酶持续正常阶段患者,脲酶基因与粪便 pH 值显著相关。该研究提示,HCV 感染与菌群失调有关,调节肠道菌群有助于减少慢性肝炎的并发症。

肠道菌群的状态会影响机体对 HBV 的免疫清除。双歧杆菌和肠杆菌科比值表明肠道菌群的定植抗力,从健康对照组、无症状携带者,慢性乙型肝炎(chronic hepatitis B,CHB)患者,到肝硬化失代偿患者依次显著降低,表明双歧杆菌和肠杆菌科比值可以反映肝脏疾病进展过程中肠道微生态的失调。在失代偿乙肝肝硬化患者中,粪便 sIgA 和 TNF 的水平高于其他组,表明机体试图通过复杂的自我调节系统达到新的肠道微生态平衡。肠道菌群失调使肠道细菌易位,肠道通透性改变、肠道黏膜淤血、水肿,影响慢性 HBV 感染的临床结局。CHB 与肠道菌群失调之间相互作用、彼此影响,疾病本身可导致肠道菌群的改变,同时,肠道菌群失调在某种程度上加快病情的进展,形成恶性循环。

4. 肝硬化 肝硬化患者的肠道菌群多样性显著降低,且易发生肠道细菌易位。在门静脉高压时,肠道菌群中潜在致病菌(肠杆菌科、链球菌科等)明显增加,而益生菌(毛螺菌科、双歧杆菌、乳杆菌等)明显减少。肠道细菌产生的内毒素可以激活肝星形细胞、促进肝细胞上的 TLR4 表达,使肝脏中产生较多细胞外基质,促进肝脏炎症、肝纤维化及肝细胞的过度增殖。而肝硬化患者因肠道长期慢性淤血,导致肠壁水肿、蠕动功能减弱及肠道通透性增加;肝功能受损导致机体清除代谢产物的能力下降、防御功能降低以及宿主抵抗力下降等,导致肠道微环境改变,菌群紊乱。肠道菌群失调反过来加重了肝脏微环境的恶化,诱发肝纤维化和肝细胞的基因突变,促进了肝硬化甚至是肝癌的发生,形成恶性循环。

5. **肝细胞癌**(hepatocellular carcinoma,HCC) NAFLD 相关的 HCC 患者粪便菌群多样性显著降低;与未发生 HCC 的 NAFLD 相关肝硬化患者相比,HCC 患者粪便中拟杆菌属、瘤胃球菌属、肠球菌属、考拉杆菌属和颤螺菌属的丰度增加,双歧杆菌和布劳特氏菌属的丰度降低。研究表明,小鼠肠道中的细菌能够影响肝脏的抗肿瘤免疫功能。细菌内毒素即脂多糖 LPS 可特异性激活 TLR4。TLR4 存在于肝组织细胞中,如肝细胞、肝星形细胞和库普弗细胞等。LPS-TLR4 途径被认为是 HCC 发生的关键启动子,分析显示,TLR4 的激活与肝细胞损伤和 HCC 的发生密切相关。库普弗细胞的 LPS-TLR4 通路激活可引起 TNF-α 和 IL-6 等多种炎性介质的过量分泌,不仅使肝细胞代偿性增生、凋亡信号减少,还可导致肝脏的炎性反应以及氧化应激,引起 DNA 损伤,从而导致突变的发生与积累。LPS-TLR4 途径可激活肝星形细胞,促进其分泌血管内皮生长因子(vascular endothelial growth factor,VEGF),VEGF 与 LPS 共同作用,诱导肿瘤血管的形成。LPS 激活肝癌细胞的 TLR4 受体,通过 NF-κB 通路诱导了上皮-间质转化(epithelial-mesenchymal transition,EMT),而 EMT 是肿瘤细胞扩散、转移的重要分子机制。

肠道菌群的正常代谢产物 SCFAs 是肠黏膜细胞的直接能量来源,可减少细胞凋亡,维持机械屏障的完整;还可以降低肠道内的 pH 值,对致病菌的生长、定植有抑制作用,并减轻炎性反应的发生。当肠道菌群失调时,SCFAs 的产生受到影响,可促进肠屏障渗漏的发生,引起细菌代谢产物的过量吸收,继而激活 LPS-TLR4 通路引起肝细胞损害。SCFAs 在肥胖、糖尿病的发生过程有着其独特的作用,而肥胖和糖尿病是与HCC 相关性最高的代谢因素。SCFAs 中的丁酸盐可以通过激活肝细胞 AMP 活化蛋白激酶(AMPK)通路抑制脂肪的合成,对肥胖、胰岛素抵抗有着较好的改善,从而阻止了 NAFLD 的发展,同时丁酸盐可通过上调细胞核中 p53 水平,从而有效促进肝癌细胞的凋亡,抑制肝癌的发展。

胆汁酸是促进 HCC 发生的另一代谢性因素。肝细胞内合成的初级胆汁酸随胆汁进入肠道内,在肠道菌群的作用下,转化为具有疏水性的次级胆汁酸。动物实验证实,与肠道菌群失调相关的胆汁酸代谢紊乱可诱导小鼠 NAFLD 的发生并产生 HCC。

(四)肠道菌群失调与慢性肾脏病

研究发现,慢性肾脏病(chronic kidney disease,CKD)患者肠道微生物在数量、构成和分布方面存在异常。血液透析患者的肠道需氧菌包括肠杆菌和肠球菌的数量为正常人的 100 倍以上,而双歧杆菌数量明显减少。在尿毒症患者肠道中数量增加的细菌分别与尿素、尿酸、对甲酚硫酸盐(p-cresol sulfate,pCS)和硫酸吲哚酚(indoxyl sulfate,IS)的代谢有关;而具有合成 SCFAs 功能的细菌数量减少。此外,TMAO 是一种肠源性尿毒症毒素,CKD 患者中高 TMAO 水平预示着更高的死亡风险,可能与肾小管间质纤维化相关。健康人群十二指肠和空肠中微生物数量较少,而尿毒症患者的十二指肠和空肠中厌氧和需氧微生物的总数明显增加。CKD 患者出现肠道菌群失调可能与患者肠道排泄尿素增多有关,肠内脲酶分解产氨增加,导致肠腔内 pH 值升高,破坏肠道屏障。随着肾功能的丢失,肠道起到排泄尿酸和草酸的代偿性作用。肠道内尿酸和草酸的富集,促进以其为代谢底物的菌属大量繁殖。CKD 患者饮食习惯的改变也可影响肠道菌群。另外,抗生素、铁剂、磷结合剂等药物的使用也可改变肠道内环境,刺激肠壁黏膜呈持续炎症状态,导致肠道菌谱改变。

CKD 和肠道微生态之间存在着复杂的相互影响:一方面,CKD 的发展改变了肠道菌群的组成及其代谢方式,导致肠道上皮屏障的破坏。加之药物使用,饮食改变,进一步引起肠道微生态的紊乱。另一方面,大量的尿毒症毒素来源于失调的微生物代谢,以 IS、pCS、TMAO 等为代表的肠源性尿毒症毒素在体内蓄积,同时内毒素的暴露及炎症反应,都进一步加重肾脏病进展。最终在肾脏和肠道之间形成恶性循环,使患者预后不良。肠道内中间菌的增多和细菌的易位可导致腐败物质堆积,细菌及其毒素进入血循环,从而促进 CKD 的发生和发展。

（五）肠道菌群失调与神经系统疾病

中枢神经系统可以通过调节饱腹感来控制机体食物摄入的饮食习惯变化,影响肠道微生物群的营养供应,从而影响其组成;肠道微生物还可以通过神经、内分泌、代谢和免疫机制来调控神经系统的功能。因此,肠道菌群和神经系统之间的调控是双向的,被称为脑-肠轴,在大脑相关疾病的发生发展中发挥作用。

肠道菌群对脑代谢的影响取决于肠上皮和血脑屏障的完整性。这种影响很大程度上可以通过肠细菌分泌的外膜囊泡来调节,外膜囊泡进入体循环并被传递到包括大脑在内的不同器官,引发各种免疫和代谢反应。有研究显示,在抑郁症患者粪便中,肠道菌群丰度及多样性下降,拟杆菌门、变形菌门和放线菌门的水平显著增加,而厚壁菌门显著降低。并且粪杆菌属（*Faecalibacterium*）与抑郁症状的严重程度呈负相关。利用粪菌移植技术将重度抑郁症患者的肠道菌群移植入无菌小鼠内,小鼠的碳水化合物及氨基酸代谢和相关微生物群基因受到干扰,可导致其出现抑郁症样的行为,提示肠道菌群紊乱在抑郁症样行为的发展过程中发挥作用。

帕金森病（Parkinson disease,PD）是一种由中枢神经系统中多巴胺能神经元的缺失所引起的神经退行性疾病。研究发现,PD 患者的粪便中具有抗炎作用的产丁酸细菌（布劳特氏菌属、粪球菌属和罗氏菌属）明显减少;肠黏膜上具有促炎作用的变形杆菌明显增加。粪便微生物中参与代谢的基因显著降低,而参与脂多糖生物合成和细菌Ⅲ型分泌系统的基因显著升高。引发的炎症可能导致 α 突触核蛋白（α-synuclein,α-Syn）出现错误折叠,进而促进 PD 病理发展。通过比较 PD 患者和健康人的肠道微生态发现,PD 患者的普雷沃氏菌科（*Prevotellaceae*）丰度显著性降低,增加了患 PD 的风险;另外,肠杆菌科（*Enterobacteriaceae*）的丰度与 PD 患者步态困难和姿势不稳的症状的严重程度呈现正相关。

与健康人群相比,自闭症患者肠道梭菌属含量显著增加,拟杆菌门/厚壁菌门比值下降,乳杆菌属（*Lactobacillus*）和脱硫弧菌属含量增加,其中梭状芽孢杆菌与神经毒素产生相关,释放的神经毒素通过迷走神经传入中枢神经系统,抑制神经递质释放,从而引起自闭症相关的行为表现。自闭症患者肠道中,降解和代谢碳水化合物的重要菌属（普氏菌属、粪球菌属和韦荣球菌科）含量降低,这些菌属能够调节肠黏膜和肠上皮细胞完整性。

（六）肠道菌群失调与自身免疫病

自身免疫病患者体内存在微生态失衡,表现为有益菌丰度下降、细菌功能减弱,肠道免疫屏障受损,炎症反应增加等。

类风湿性关节炎（rheumatoid arthritis,RA）与口腔菌群和肠道菌群密切相关。细菌 DNA 和细胞壁成分可引起易感个体的滑膜组织炎症,提示细菌可能是引起 RA 的关键环境因素之一。通过分析 RA 患者和健康人的粪便、牙菌斑和唾液的菌群发现,RA 患者的三个部位都缺失嗜血杆菌属（*Haemophilus spp.*）,且该菌与血清中的自身抗体呈负相关;唾液乳杆菌（*Lactobacillus salivarius*）在 RA 患者的三个部位都富集且该菌与疾病的严重程度呈正相关。比较 RA 患者与健康人粪便中细菌的数量及结构改变,结果发现 RA 患者的双歧杆菌和脆弱拟杆菌数量明显减少,早期 RA 患者肠道乳杆菌多样性显著高于健康受试者,群落结构发生改变。与慢性已接受治疗的 RA 患者肠道菌群相比,早期未经治疗的 RA 患者肠道普氏菌含量明显升高,而拟杆菌和梭状芽孢杆菌数量显著减少。RA 患者肠道微生物的氧化还原能力及铁、硫、锌、精氨酸的转运代谢能力都发生改变。这些都提示 RA 的发病机制可能与肠道菌群紊乱有密切的关系。

系统性红斑狼疮（systemic lupus erythematosus,SLE）是一种累及多脏器的自身免疫性炎症性结缔组织病。SLE 患者的肠道菌群与正常人相比有显著差异,其中厚壁菌门和拟杆菌门的比例较正常减小,但是菌群的多样性没有改变。研究表明,与饮用 pH 值中性水的小鼠相比,饮用 pH 酸性水的自发性 SLE 小鼠疾病进程发展较慢且抗核抗体产生较少,同时肠道菌群组成也明显不同,提示不同的肠道环境通过影响肠道菌群组成而影响 SLE 的发生和发展。

结　语

不同病原体的致病机制不同,对机体造成的影响也不同。致病菌的致病性与其毒力有关,毒力的物质基础是侵袭力和毒素。机体的体液免疫主要发挥对胞外菌的抗感染作用,而对于胞内菌感染则主要依靠细胞免疫。病毒的致病作用包括对宿主细胞的直接作用、对组织器官的损伤及免疫病理损伤。抗病毒免疫由固有免疫和适应性免疫组成。真菌的致病力比细菌弱,真菌感染多发生于机体免疫功能低下时,还可引起真菌性超敏反应和真菌毒素性中毒。机体的固有免疫在抵抗真菌感染中具有重要作用,细胞免疫也具有保护作用。朊病毒是正常宿主细胞基因编码的一种构象异常的蛋白质,可在人和动物中引起以传染性海绵状脑病为特征的致死性中枢神经系统慢性进行性疾病。免疫逃逸在病原体的致病过程中发挥重要作用。

肠道菌群失调会引起一系列的肠内、外疾病;而一些肠外疾病的发生、发展也会导致肠道菌群的失调,进而形成恶性循环。

(王　琳)

主要参考文献

[1] RYAN K J,RAY C G. Sherris Medical Microbiology[M]. 6th ed. New York:McGraw-Hill Education,2014.

[2] KUMAR V,ABBAS A K,ASTER J C. Robbins Basic Pathology[M]. 9th ed. Philadelphia:Elsevier Saunders,2013.

[3] 龚非力. 医学免疫学[M]. 3 版. 北京:科学出版社,2014.

[4] 李凡,徐志凯. 医学微生物学[M]. 9 版. 北京:人民卫生出版社,2018.

[5] MARCOS C M,DE OLIVEIRA H C,DE MELO W C,et al. Anti-immune. strategies of pathogenic fungi[J]. Frontiers in Cellular and Infection Microbiology,2016,6:e142.

[6] LIU Z,CAO A T,CONG Y. Microbiota regulation of inflammatory bowel disease. and colorectal cancer[J]. Seminars in Cancer Biology,2013,23(6PtB):543-552.

[7] WOTING A,BLAUT M. The intestinal microbiota in metabolic disease[J]. Nutrients,2016,8:e202.

[8] MILOSEVIC I,VUJOVIC A,BARAC A,et al. Gut-liver axis,gut microbiota,and. its modulation in the management of liver diseases:A review of the literature[J]. International Journal of Molecular Sciences,2019,20(2):e395.

[9] PLATA C,CRUZ C,CERVANTES L G,et al. The gut microbiota and its. relationship with chronic kidney disease[J]. International Urology and Nephrology,2019,51(12):2209-2226.

第十二章

肿瘤分子病理学

肿瘤分子病理学内容广泛,重点是研究肿瘤的分子基础,包括具有共性的分子机制和各种肿瘤特有的分子改变,以及这些分子改变在肿瘤诊断和治疗上的转化与应用,是肿瘤分子诊断(molecular diagnosis)和肿瘤靶向治疗(targeted therapy)的基石。

肿瘤分子病理学是随着分子细胞生物学、细胞遗传学与分子遗传学等领域近几十年的发展而形成的重要学术领域,同时又推动了分子和细胞生物学基础研究。很多基本生物学问题正是通过研究肿瘤而得到解决的。

第一节　肿瘤分子病理学概述及历史回顾

一、肿瘤分子病理学概述

近 20 年来,肿瘤分子病理学基础研究的成果越来越多地转化到肿瘤临床诊断与治疗实践中。许多的肿瘤的诊断需要获得精准的分子改变信息、进行分子分类(molecular classification);针对肿瘤分子改变的靶向治疗、个体化治疗(individualized therapy)、精准治疗,已成为临床肿瘤学领域最活跃的方向,是精准医学(precision medicine)的典型。

数百年来,医学家先是借助尸体解剖的观察,后来又借助对手术标本的观察,详尽细致地描述了肿瘤的大体病理改变,构成传统病理学的基本内容。百余年来,基于显微镜下形态变化的肿瘤组织病理学(histopathology of tumors)对肿瘤组织形态进行了极为广泛和深入的研究,是现代医学最重要的基础。根据肿瘤形态进行的肿瘤分类(形态学分类,morphologic classification)既是病理医师的标准专业语言,又是临床医师进行治疗的主要依据。近年来,在肿瘤基因组、转录组、蛋白质组、代谢组学等多组学研究和高通量测序技术迅速发展的基础上,肿瘤的分类正在从传统的形态学分类转变为分子分类;综合临床表现、组织病理形态、免疫标记和分子检测信息形成的整合诊断(integrated diagnosis),越来越多地应用于肿瘤治疗选择和预后评估。世界卫生组织(World Health Organization,WHO)约请众多专家制定的各器官系统肿瘤分类(WHO Classification of Tumours),是肿瘤病理学和临床肿瘤学进行肿瘤诊断和分类的最重要的指南,自2000 年第三版起(2000—2006 年陆续出版)即十分重视肿瘤的分子遗传改变。第四版分类(2007—2018年陆续出版)更是引入了很多需要分子检测才能确立的肿瘤类型或亚型(包括中枢神经系统肿瘤、淋巴造血组织肿瘤等)。第五版自 2019 年开始出版,已出版消化系统肿瘤(2019)、乳腺肿瘤(2019)、软组织和骨肿瘤(2020)、女性生殖系统肿瘤(2020)、胸部肿瘤(2021)、中枢神经系统肿瘤(2021)、泌尿和男性生殖系统肿瘤等分册,并将在传统的器官系统肿瘤分类基础上,增加儿童肿瘤等专辑,包含大量肿瘤分子病理学的内容。分子病理诊断的重要性在未来将更显突出。

二、肿瘤发生学说的简短历史回顾

考古学和古病理学(paleopathology)研究显示,肿瘤这一类疾病,古已有之。据报道,公元前 1 000 多年的纸草上的某些记载,可能描述了肿瘤患者的病况。

古人已注意到肿瘤这一类疾病,对其直观认识就是机体发生的异常组织团块(肿块),并不能如今人那样知道肿块并不一定是肿瘤,更无法了解它们是如何发生的,只有朴素的猜想。历史上,对肿瘤的发生提出了许多"学说"。先民天真地猜测其为神灵的诅咒、上帝的惩罚。中国汉代许慎编撰的《说文解字》中已有"瘤"字,解释为:"瘤,肿也。"东汉刘熙在《释名·释疾病》中说:"瘤,流也。血流聚所生瘤肿也。"英文中的 tumor(来自拉丁语),其本义就是"肿"(swelling);neoplasm(来自希腊语)意为"新生物"(neo+plasma)。希波克拉底及其学派用源自"螃蟹"一词的术语 karkinos(carcinos)/karkinoma(carcinoma)描述肿瘤,这些形象化的术语沿用至今。"体液论"将疾病归因为身体内诸种体液的失衡,肿瘤也被认为是"黑胆汁"的过度蓄积,这种观点持续了近 1 500 年。

直到 19 世纪,实验医学、细胞学说兴起,人们才开始对肿瘤有了细胞层面的认识;也产生了关于肿瘤转移的"种子与土壤(seed and soil)"学说。虽然 18 世纪已有医生注意到特定职业或环境因素与某些肿瘤有关,如 Percival Pott 医生(1714—1788 年)注意到阴囊皮肤癌与烟囱清洁童工接触煤烟(soot)的关系,但直到 20 世纪初,学者才开展了化学物致癌的理论和实验研究。1911 年 Peyton Rous 对禽类肿瘤的研究,是现代肿瘤研究的里程碑,开启了肿瘤病毒研究的先河。

1953 年 Watson 和 Crick 提出 DNA 双螺旋结构,标志着现代分子生物学黄金时代的到来。20 世纪中叶以来,肿瘤分子生物学所取得的成就令人叹为观止,最终使人们认识到,肿瘤的形成是由于癌基因、肿瘤抑制基因等各种分子的改变导致细胞生长与增殖的调控发生严重紊乱、机体细胞异常增殖的结果。

近二三十年来肿瘤分子病理研究更大幅度扩展至分子生物学和细胞生物学的各个层面,包括 DNA 修复、表观遗传调控、肿瘤干细胞(CSCs)、肿瘤微环境、肿瘤血管生成、肿瘤代谢、肿瘤免疫等;近期在 RNA 修饰(例如 m^6A 修饰)与肿瘤的关系、肿瘤微生物组与肿瘤的关系(例如与肿瘤类型相关的肿瘤细胞内菌群、肠道微生物组与肿瘤的关系)等方面,新发现层出不穷,日新月异,令人目不暇接,不断刷新人们对肿瘤的认识。

本章择要介绍肿瘤分子病理学的基本知识和一些进展。

第二节　肿瘤的分子基础

20 世纪下半叶以来肿瘤分子生物学的研究,揭示了肿瘤最重要的分子改变,Weinberg 等学者将之归纳为肿瘤的十大特性,包括生长信号自足、生长抑制信号丢失或不敏感、细胞代谢重编程、逃避细胞凋亡、无限增殖能力、持续的血管生成、浸润和转移、逃避免疫监视、基因组不稳定、促肿瘤性炎症。近年来,在肿瘤表观遗传调控、非编码 RNA(ncRNA)、RNA 和蛋白质修饰、微生物组与肿瘤的关系等方面,又发现了许多新的机制。

一、癌基因活化导致生长信号自足

多细胞生物正常细胞的生长与增殖依赖于生长因子(growth factor)信号通路的活化。生长因子与其受体结合,引发细胞内信号转导分子及转录因子有序活化,促进细胞分裂。例如,生长因子与受体结合后,可活化 Ras-Raf-MEK-ERK-c-Jun/c-Fos/c-Myc 通路。Ras 是"小 G 蛋白",结合 GTP 时活化,活化的 Ras 导致 MAPK 通路活化,首先激活丝氨酸/苏氨酸蛋白激酶 Raf,后者再激活 MEK(MAPK/ERK kinase,MAPK/ERK 激酶),它能使 ERK 上的一个酪氨酸和一个邻近的苏氨酸磷酸化,再磷酸化激活转录因子 c-Jun、c-Fos、c-Myc 等下游效应分子,促进细胞周期基因转录和细胞增殖。Ras 自身的 GTP 酶活性随即水解结合的 GTP 为 GDP,恢复至无活性状态。这一 GTP 酶活性受 GTP 酶激活蛋白(GTPase-activating protein,GAP)的控制。

细胞周期需要周期蛋白(cyclin)和周期蛋白依赖性激酶(cyclin-dependent kinase,CDK)复合物的推动。在细胞周期不同时期,相应的 CDK 与周期蛋白形成复合物并活化,例如 G_1 末期,cyclin D-CDK4 复合物使视网膜母细胞瘤蛋白(retinoblastoma protein,Rb 蛋白)转变为高磷酸化状态,释放 E2F 家族转录因子,促进 S 期基因转录,细胞进入 S 期。CDK 抑制物如 p16、p21、p27 等抑制 CDK 的活性。p21 的转录由肿瘤抑制基因 *p53* 控制。

癌基因是可引起正常细胞发生恶性转化、促进肿瘤细胞自主生长的基因。在正常细胞基因组中对应的 DNA 序列称为原癌基因(proto-oncogene),并不导致肿瘤,它们编码的蛋白具有调节正常细胞生长、增殖的功能,如生长因子、生长因子受体、信号传导蛋白、转录因子或辅因子、细胞周期调控蛋白等。原癌基因发生突变、基因扩增、转位等异常时,激活成为具有致瘤能力的细胞癌基因(cellular oncogene),导致细胞发生恶性转化。癌基因的活化使细胞不受外源性生长信号控制,具有自足的生长信号,自主持续分裂繁殖,形成肿瘤。

癌基因活化的主要机制包括点突变、基因扩增、基因易位等。

(一) 点突变

点突变(point mutation)是原癌基因激活的常见方式。例如 ras 基因 12 号密码子 GGC 突变成为 GTC,导致 12 号氨基酸(甘氨酸)变为缬氨酸,Ras 蛋白丧失 GTP 酶活性,不能将 GTP 水解为 GDP,持续处于活化状态,成为 Ras 癌蛋白(oncoprotein),促进细胞持续增殖。

(二) 基因扩增

基因扩增(gene amplification)也是许多癌基因活化的重要方式。原癌基因过度复制、拷贝数增加,形成细胞遗传学上可以观察到的双微体(double minute)或均染区(homogeneously staining regions),导致基因产物过量表达。例如,非典型脂肪瘤性肿瘤/高分化脂肪肉瘤/去分化脂肪肉瘤中常见的 MDM2(murine double minute2,小鼠双微体 2)基因扩增、神经母细胞瘤中的 N-MYC 基因扩增、一些胶质母细胞瘤中 EGFR 基因扩增、乳腺癌中 HER2 基因扩增,既是这些肿瘤发生的重要分子基础,又可用于其分子诊断或治疗决策及预后评估。

(三) 基因易位/染色体易位

基因易位/染色体易位(chromosomal translocation)是原癌基因激活的另一机制。染色体易位可使原癌基因发生易位,被置于强启动子控制之下,过度转录、表达;或者易位的原癌基因与其他基因融合,产生具有致癌能力的融合基因(fusion gene),编码融合蛋白,导致细胞恶性转化。前一种情况可以 c-Myc 在伯基特淋巴瘤中的激活为例:位于 8 号染色体上的 c-Myc 转位到 14 号染色体上编码免疫球蛋白重链的位点,导致 c-Myc 的过度表达。后一种情况以慢性粒细胞白血病中经典的“费城染色体”为例:9 号染色体上的原癌基因 abl 转位至 22 号染色体的 bcr 位点,导致 Abl 蛋白的氨基端被 Bcr 蛋白序列取代,形成一个功能异常的 BCR/ABL 融合蛋白,导致细胞转化。

生长因子受体(特别是受体酪氨酸激酶)突变或过表达是癌基因激活的重要方式,例如 EGFR 家族的 ERBB1 基因过表达见于许多头颈部鳞状细胞癌、肺鳞状细胞癌、胶质母细胞瘤等。部分乳腺癌、胃癌有 HER2/ERBB2 基因扩增/过表达。

肿瘤细胞中突变的 Ras 导致 Ras/Raf/MEK/ERK 通路持续活化,细胞持续失控增殖。Ras 家族基因突变在人类肿瘤(如结直肠癌)中常见。

BRAF 是 RAF 基因家族成员,其蛋白产物为丝氨酸/苏氨酸蛋白激酶,由活化的 Ras 激活,是 Ras/Raf/MEK/ERK 信号通路中重要的信号转导因子。BRAF 可有 40 余种突变,在肿瘤中最常见的是 15 号外显子 1 799 位胸腺嘧啶突变为腺嘌呤,导致缬氨酸突变为谷氨酸(V600E)。BRAF V600E 突变见于很多肿瘤类型,包括黑色素瘤、甲状腺乳头状癌、一些上皮肿瘤(如部分肠癌)、多形性黄色瘤型星形细胞瘤、上皮样胶质母细胞瘤、神经节细胞胶质瘤、小脑外的毛细胞型星形细胞瘤、成釉细胞瘤、颅咽管瘤、后肾腺瘤、一些软组织肿瘤(如胃肠道间质瘤、血管球瘤)、一些淋巴造血组织肿瘤(如朗格汉斯细胞组织细胞增生症)等。

转录因子可发生基因扩增、突变或转位,使其过表达。例如位于 8 号染色体的 c-Myc 基因,在伯基特淋巴瘤中因 t(8;14)(q24;q32)基因转位,产生 IgH/c-Myc 基因融合,IgH 基因上游的强启动子促进 c-Myc 蛋白过表达。

细胞周期调控蛋白也可发生基因扩增、易位等异常。套细胞淋巴瘤中发生 t(11;14)(q13;q12)染色体易位,使 cyclin D1 基因 CCND1/IgH 基因融合,细胞周期蛋白 D1(cyclin D1)过表达。CDK4 基因扩增可见于一些脂肪肉瘤、骨肉瘤。

针对 EGFR、HER2 等受体酪氨酸激酶的靶向治疗药物/抗体,是现代肿瘤治疗中最重要的进展,对具有相应基因改变的肿瘤,有可观的疗效。有 RAS 基因突变的肿瘤患者,因 RAS 已经持续活化,针对上游生长因子受体的靶向药物治疗效果不佳。因此,使用生长因子受体抗体药物治疗结直肠癌之前,需要检测 *RAS* 基因的突变情况。针对 *BRAF* V600E 突变的靶向药物如维莫非尼(Vemurafenib)、达拉非尼(Dabrafenib)已应用于治疗黑色素瘤。

二、肿瘤抑制基因功能丧失导致生长抑制信号丢失或不敏感

肿瘤抑制基因(tumor suppressor gene)对细胞生长与增殖发挥负调控作用。肿瘤抑制基因发生突变或丢失的时候,其功能丧失,可导致细胞发生转化。近年研究还显示,一些肿瘤抑制基因的功能障碍,不是因为基因结构的改变,而是由于基因表观遗传改变如启动子过甲基化(hypermethylation)导致其表达障碍。

以下举例介绍典型的肿瘤抑制基因如 *TP53*、*RB* 等的结构和功能。

(一) *TP53* 基因

位于染色体 17p13.1,编码由 393 个氨基酸组成的 p53 蛋白,具有调控基因转录、调节细胞周期等多种生物学功能,也是得到最为广泛和深入研究的肿瘤抑制基因。电离辐射等导致 DNA 损伤时,细胞的 p53 蛋白表达增加并磷酸化/活化,促进细胞周期蛋白依赖性激酶抑制因子(cyclin-dependent kinase inhibitor,*CKI*)$p21$ 基因和 DNA 修复基因 *GADD45* 转录。$p21$ 使细胞阻滞在 G_1 期(G_1 phase),阻止 DNA 合成;*GADD45* 促进 DNA 损伤修复。G_1 阻滞或 DNA 修复如出现障碍,p53 即启动细胞凋亡机制,清除有 DNA 损伤的细胞,防止 DNA 损伤传递给子代细胞。在正常细胞中,*TP53* 基因活化后还促进 *MDM2* 基因转录,MDM2 蛋白与 p53 蛋白结合,促使其通过泛素-蛋白酶体途径降解。这是 *TP53* 基因的正常反馈调控机制。

p53 突变/缺失的细胞,DNA 损伤不能通过 p53 介导的机制诱导 G_1 期阻滞和 DNA 修复,细胞继续增殖并将 DNA 异常传递给子代细胞,可导致肿瘤形成。

人类肿瘤中,50% 以上有 $p53$ 基因突变,可为纯合缺失、杂合缺失或突变。常见的是一个等位基因的错义突变,另一个等位基因常最终丢失。癌基因 *MDM2* 在一些肿瘤中发生基因扩增/过表达,MDM2 蛋白与 p53 蛋白结合,促进其降解,从而抑制其功能。一些 DNA 肿瘤病毒蛋白(如 HPV 的 E6、SV40 的大 T 抗原)等可与 p53 蛋白结合,抑制其功能。Li-Fraumeni 综合征是 *TP53* 基因胚系突变导致的常染色体显性遗传性癌症综合征,患者可发生多种肿瘤(如乳腺癌、软组织肉瘤、骨肉瘤),且发病年龄轻。

p53 蛋白与特定 DNA 序列结合的核心部分是 102~292 号氨基酸,支架由两个片层组成,伸出两个与 DNA 大沟和小沟结合的结构。$p53$ 基因有多个突变位点,而其突变"热点"(hot spot)包括 Arg248、Arg249、Arg175、Arg273 等位点,即与 DNA 直接接触的残基(Arg248,Arg273)或维系蛋白结构的重要残基(Arg249,Arg175)。其中,Arg248 突变率最高。在霉变花生、玉米等食品中检出的强致癌物"黄曲霉毒素 B_1(aflatoxin B_1,AFB_1)",可导致 Arg249 突变,是肝细胞癌中常见的 $p53$ 突变。

(二) *Rb* 基因

Rb 基因位于染色体 13q14,其编码的 Rb 蛋白在细胞周期的 G_1/S 检控点调节中起关键作用。在静止细胞中 Rb 以低磷酸化形式存在,而在处于细胞周期进行中的细胞,G_1 期时 CDK4/6 活化,cyclin D-CDK4 复合物可使 Rb 蛋白从低磷酸化状态转变为高磷酸化状态,阻止其与转录因子 E2F 家族成员的结合,E2F 家族转录因子得以释放、入核,活化 S 期基因(如 *cyclin A*)转录,促进细胞增殖。*Rb* 基因突变/功能丧失,细胞失去 G_1/S 期检控机制,E2F 转录活性持续活化,细胞持续增殖。一些肿瘤病毒产生的致癌蛋白,如 DNA 肿瘤病毒 HPV 产生的 E7 蛋白,可与 Rb 蛋白结合,抑制其活性,从而促进肿瘤发生。

Rb 基因可发生单等位基因丢失或者突变失活,或通过"二次打击(two-hit)"机制发生纯合型丢失/失活。典型的 *Rb* 基因的丢失/失活见于视网膜母细胞瘤。家族性视网膜母细胞瘤的发生机制,即由遗传原因导致患儿的一个 *Rb* 等位基因有胚系缺陷,当另一个正常的 *Rb* 等位基因在体细胞中发生突变/灭活(二次打击)后,导致 *Rb* 双等位基因丢失/灭活,发生肿瘤。散发性视网膜母细胞瘤患者的两次突变/灭活都发生于体细胞,发病年龄较大。

Rb 基因的双等位基因或单等位基因丢失/突变失活还见于膀胱癌、肺癌、乳腺癌、骨肉瘤、梭形细胞脂肪瘤、乳腺型肌成纤维细胞瘤、富于细胞性血管纤维瘤等多种肿瘤。

（三）CDKN2A/INK4a/p16基因

细胞周期蛋白依赖性激酶抑制因子2A（cyclin dependent kinase inhibitor 2A,CDKN2A/INK4a/p16）基因位于染色体9p21,编码148个氨基酸组成的p16蛋白,也是细胞周期蛋白依赖性激酶抑制因子（CKI）。p16抑制CDK4/cyclin D或CDK6/cyclin D的活性,阻断Rb蛋白高磷酸化和G_1/S转换,使细胞发生G_1阻滞。p16活性丧失的效应,与Rb基因功能丧失类似,导致细胞周期调节障碍。p16/INK4a基因异常包括缺失、突变、启动子甲基化等。p16缺失/突变见于黑色素瘤、恶性间皮瘤、胰腺癌、头颈部癌、肺癌、尿路上皮癌、乳腺癌、胶质瘤等多种肿瘤。

（四）APC基因

APC基因位于5q22.2,其蛋白产物调节Wnt/β-catenin信号通路。APC结合并促进β-catenin降解,阻止β-catenin进入细胞核激活c-Myc转录。APC失活是大肠癌发生中的早期事件,也是家族性腺瘤性息肉病（familial adenomatous polyposis,FAP）的致病性基因改变,还见于加德纳综合征（Gardner syndrome）及相关肿瘤（部分韧带样纤维瘤病、加德纳纤维瘤、其他一些类型皮肤/软组织肿瘤）、FAP相关的甲状腺癌等。

（五）VHL基因

VHL基因位于3p25.3,编码von Hippel-Lindau蛋白（VHL蛋白,pVHL）,具有E3泛素-蛋白质连接酶活性,促进缺氧诱导因子1（hypoxia-inducible factor 1,HIF-1）的降解。转录因子HIF具有调节细胞增殖、肿瘤血管生成、代谢等多种重要功能。细胞处于正氧状态时,在脯氨酰羟化酶（prolyl hydroxylase,PHD）作用下,HIF-1分子脯氨酰残基P564和P402羟基化（该过程依赖O_2、Fe、α-酮戊二酸）,形成β折叠样构象,被von Hippel-Lindau蛋白（pVHL）特异地识别,与pVHL-elonginB-elonginC-Cul2-bxl（VCBCR）复合体结合,发生泛素化,通过蛋白酶体途径降解。细胞处于低氧状态时,HIF-1的泛素化降解被抑制。

von Hippel-Lindau综合征（简称VHL综合征）是VHL基因胚系突变导致的常染色体显性遗传性癌症综合征,其表现包括肾细胞癌、小脑血管母细胞瘤、嗜铬细胞瘤等多种肿瘤。VHL突变不但是VHL综合征相关透明细胞肾细胞癌的重要分子病理变化,在散发性肾透明细胞癌中也存在;导致HIF-1表达显著增加,受HIF-1调控的多种下游靶基因过表达,包括调控血管生成（如VEGF）、细胞增殖（如cyclin、TGF）、糖代谢（如GLUT-1）、红细胞生成（如EPO）、药物抵抗（如MDR1）、抗凋亡（如Bcl-xL、BIRC5/survivin、Mcl-1）等生物学过程的许多基因,促进肿瘤生成与进展。

（六）PTEN基因

PTEN（phosphatase and tensin homology deleted on chrmosome ten）基因（"10号染色体缺失的磷酸酶及张力蛋白同源基因"）位于染色体10q23.3,共9个外显子,编码403个氨基酸的蛋白质,其磷酸酶活性使磷酸化的蛋白去磷酸化,拮抗蛋白激酶功能、抑制PI3K/Akt信号通路等的活性。PTEN基因突变、缺失或甲基化导致其功能失活,见于多种肿瘤,包括前列腺癌（可达60%）、子宫内膜癌（可达80%）、肾癌、膀胱癌、卵巢癌、乳腺癌、胃癌、肺癌、胶质母细胞瘤（40%以上）、黑色素瘤、涎腺导管癌等。PTEN基因胚系突变与一些遗传性肿瘤有关,如Cowden病/Cowden综合征患者的乳腺肿瘤、甲状腺肿瘤、皮肤肿瘤以及错构瘤性疾病如小脑发育不良性神经节细胞瘤（dysplastic cerebellar gangliocytoma）、Proteus样综合征、Bannayan-Riley-Ruvalcaba综合征等。

（七）NF1和NF2基因

NF1基因位于染色体17q11.2,编码蛋白为神经纤维瘤蛋白。神经纤维瘤蛋白是GTP酶激活蛋白（GAP）,可激活小G蛋白Ras的GTP酶活性,水解活化的GTP为GDP,使Ras恢复至非活化的GDP结合状态。NF1的失活导致Ras持续处于活化状态,促进细胞增殖、肿瘤形成。NF1基因的突变失活导致1型神经纤维瘤病（neurofibromatosis type 1,NF1）。神经纤维瘤病易感基因NF2位于染色体22q12,其功能丧失导致细胞内骨架结构紊乱、细胞异常增殖,见于NF2相关的神经鞘瘤病（听神经瘤）和脑膜瘤（常为多发）。

（八）BRCA1和BRCA2基因

BRCA1基因定位于17q21,23个外显子编码分子量220kD的核仁磷蛋白。BRCA2基因位于13q12;它们在DNA损伤修复过程中发挥功能。BRCA1和BRCA2基因等位基因杂合性丢失或突变与家族性乳腺癌、卵巢癌、胰腺癌等相关。男性的前列腺癌也有一些与 *BRCA* 基因相关。

（九）*Smad4/DPC4* 基因

Smad4（smad family member 4）/*DPC4*（homozygously deleted in pancreatic carcinoma，胰腺癌同源缺失基因）位于染色体18q21.1，编码552个氨基酸的 DPC4 蛋白，参与 TGF-β 信号通路调节。TGF-β 信号通路活化时，Smad 蛋白发生磷酸化，形成同源二聚体或与其他 Smad 蛋白形成异源二聚体，参与基因转录调控。Smad4/DPC4 是骨形成蛋白信号通路的关键成员。Smad4/DPC4 识别 Smad 结合元件（smad-binding element，SBE）的 5'-GTCT/AGAC-3' 回文序列，参与抑制细胞增殖、抑制血管生成。*Smad4/DPC4* 缺失或突变与胰腺癌、一些结直肠癌、幼年性息肉病/遗传性出血性毛细血管扩张症（hereditary hemorrhagic telangiectasia，HHT）等有关。

三、细胞凋亡调节基因功能紊乱导致凋亡抵抗

细胞凋亡（apoptosis）是多细胞生物体内由特定基因调控的细胞主动死亡的过程，是多细胞生物的重要生命特征之一，参与胚胎发育、器官形成等多种生物学过程，与细胞增殖共同维持机体内环境稳定。细胞凋亡过程有独特的分子改变和形态变化，包括一系列分子的有序活化、细胞质膜磷脂酰丝氨酸外翻、核染色质浓聚、凋亡小体形成、DNA 有序裂解等。

细胞凋亡由各种促凋亡信号启动。促凋亡信号通过死亡受体途径（death receptor pathway）（外源性途径）或线粒体途径（mitochondrial pathway）（内源性途径）诱导细胞内 caspase 级联活化，最终导致细胞凋亡的一系列生物学效应。

胱天蛋白酶（*caspase*）家族、凋亡抑制蛋白（inhibitor of apoptosis protein，*IAP*）家族、*Bcl-2* 家族是调节细胞凋亡过程的主要基因家族。

IAP 家族包括 NAIP、c-IAP1、c-IAP2、XIAP、survivin、Apollon/Bruce、livin 及 ILP2。IAP 分子含有至少一个杆状病毒凋亡抑制蛋白重复序列（baculovirus IAP repeat，BIR），是 caspase 的主要抑制物。c-IAP1 和 c-IAP2 能直接抑制 caspase-3、caspase-7、caspase-9。Livin/ML-IAP（melanoma inhibitor of apoptosis protein，KIAP，BIRC7）可直接抑制 caspase-3 和 caspase-9，或与线粒体促凋亡分子 Smac/DIABLO 结合，抑制凋亡。

Bcl-2 家族成员 Bcl-2、Bcl-XL、Mcl-1 可维持线粒体膜完整性，抑制线粒体释放细胞色素 c，从而抑制凋亡。Bcl-2 家族的 Bax、Bak、Bad、Bid 等成员，以及其他一些线粒体蛋白（如 Smac）则具有促凋亡作用。Bcl-2 家族中抑制凋亡和促凋亡的两组分子具有相互作用，其相对表达量有重要意义。Bax 表达量较多时，形成同源二聚体，诱导凋亡；Bcl-2 蛋白过量表达时，形成 Bax/Bcl-2 异源二聚体，抑制凋亡。

死亡受体途径（外源性途径）由细胞膜上的肿瘤坏死因子受体（TNFR）超家族成员介导，它们与配体结合，活化受体胞内段的死亡结构域（death domain，DD），募集下游凋亡蛋白与 procaspase-8 结合，形成死亡诱导信号复合体（death-inducing signaling complex，DISC），剪切 procaspase-8，使之成为活化的 caspase-8，进一步激活下游效应 caspase，分解底物、活化核酸内切酶，导致细胞凋亡。

线粒体途径（内源性途径）在 DNA 损伤、放射线、药物等凋亡诱导因素作用下启动。线粒体膜电位发生改变，线粒体膜通透性转换孔（mitochondrial permeability transition pore，MPTP）开放，细胞色素 C 释放至胞质，与凋亡蛋白酶激活因子1（Apaf1）结合（需要 ATP 存在），使 Apaf1 形成多聚体。Apaf1 氨基端的胱天蛋白酶激活募集结构域（caspase activation and recruitment domain，CARD）与 caspase-9 结合，形成凋亡体（apoptosome），促进 caspase-9 自我剪切、活化。活化的 caspase-9 激活下游 caspase（caspase-3、caspase-7），导致细胞凋亡。

细胞凋亡的内外源途径之间有相互作用。例如，caspase-8 可裂解 Bcl-2 家族促凋亡分子 Bid 为 tBid（截短型 BID），tBid 转移至线粒体，可启动细胞凋亡内源性途径。

细胞凋亡障碍或失调，与多种肿瘤性或非肿瘤性疾病发生发展过程相关。例如，survivin 在胚胎组织中高表达，在大部分成熟组织中表达缺失，仅表达于一些增殖活跃的组织/细胞，如胸腺、结肠上皮（基底）、血管内皮、神经干细胞、子宫内膜、造血细胞等，但在多种恶性肿瘤中表达，如肺癌、口腔/食管鳞状细胞癌、胃癌、结直肠癌、胰腺癌、肝癌、尿路上皮癌、乳腺癌、卵巢癌、子宫内膜癌、部分淋巴瘤、白血病、多种

脑肿瘤、部分软组织肉瘤、恶性黑色素瘤等,与肿瘤类型、演进、放化疗抵抗及预后相关。survivin 的亚细胞定位(核、浆)使其具有不同的功能,survivin 在核内表达增加是一些肿瘤(例如膀胱尿路上皮癌)的预后不良指标,也是潜在治疗靶点。Survivin 剪接变异体(全长 survivin、survivin-2B 和 survivin-ΔEx3 等)与某些肿瘤的类型或预后有关,例如弥漫浸润性星形细胞瘤中 survivin 剪接变异体(survivin、survivin-ΔEx3、survivin-2B 和 survivin-2)的表达与肿瘤级别和患者的预后相关,有助于判断患者预后。ML-IAP 在一些黑色素瘤中高表达,在黑色素瘤组织中的表达率明显高于黑色素细胞痣组织,参与对药物诱导的凋亡的耐受。

滤泡性淋巴瘤中,常有 t(14;18)(q32;q21)易位,导致 *Bcl-2/IgH* 基因融合,Bcl-2 蛋白过表达,B 淋巴细胞凋亡失调,是滤泡性淋巴瘤的重要发病基础。

四、DNA 修复基因功能障碍:基因组不稳定

癌基因、肿瘤抑制基因等的异常,可起自 DNA 复制过程中出现的错误或碱基自发改变而出现的内源性异常,也可是生物因素、物理化学因素等外源性因素引起的改变,如电离辐射、紫外线、烷化剂、氧化剂等许多外源性致突变因子或致瘤因子都可引起 DNA 损伤,导致癌基因活化,或肿瘤抑制基因失活。正常细胞的 DNA 修复机制可修复 DNA 的轻微损伤,维持基因组稳定性。例如 NER 和 BER 都是重要的 DNA 损伤修复方式。DNA 复制过程中也可出现碱基错配,可由 DNA 聚合酶的校对功能修正,或由错配修复(mismatch repair,MMR)机制修复。

DNA 修复机制异常,使内源性和外源性致瘤因子所致 DNA 损伤不能有效修复,是肿瘤发生的重要机制。一些遗传性疾病患者或具有遗传易感性的家族成员有 DNA 修复基因缺陷,发生肿瘤风险显著增加。典型的例子是着色性干皮病。此种常染色体隐性遗传病有数种类型,患者都具有 DNA 修复基因(如 *XPC*、*ERCC2*、*POLH* 等基因)的遗传性异常,导致 DNA 修复功能缺陷,UV 照射后 DNA 损伤不能通过 NER 修复,患者皮肤对日光/紫外线高度敏感,极易损害;发生各类恶性皮肤肿瘤的概率几乎是 100%,且发病年龄轻。

DNA 修复基因 *BRCA1*(breast cancer 1,乳腺癌基因 1)具有 E3 泛素-蛋白酶体连接酶功能,参与 'Lys-6'-linked polyubiquitin chains(Lys-6 链接的多聚泛素链)形成、DNA 双链断裂修复、同源重组。BRCA1 或 BRCA2 都是 DNA 修复机器中的重要组成部分。*BRCA1* 或 *BRCA2* 基因突变,可导致家族性乳腺癌、卵巢癌、胰腺癌;在男性可导致前列腺癌。

错配修复系统可修复碱基错配或小的插入/缺失。错配修复机制的缺陷导致突变率显著增加,癌基因活化,或者肿瘤抑制基因失活。*MMR* 基因 *MLH1*(MutL homolog 1,MutL 同系物 1)、*MSH2*(MutS homolog 2,MutL 同系物 2)、*MSH6*(MutS homolog 6,MutL 同系物 6)和 *PMS2*(PMS1 homolog 2,PMS1 同系物 2)等的突变是林奇综合征(遗传性非息肉病性结直肠癌,HNPCC)的发病基础,患者发生大肠癌、子宫内膜癌的风险显著增加。较多见的为 MSH2 或 MLH1 缺陷,部分为 MSH6 与 PMS2 缺陷。

微卫星 DNA(1~6bp 的重复单元组成的短串联重复,short tandem repeat,STR,或称简单重复序列,simple repeated sequence,SRS)具有丰富多态性、高度杂合性等特点;微卫星不稳定性是微卫星 DNA 序列的增加或丢失,常出现在 DNA 错配修复缺陷的肿瘤细胞基因组中。近年研究显示,与 *MMR* 基因突变/微卫星不稳定性(microsatellite instability,MSI)相关的肿瘤越来越多,包括胃癌、胆道癌、尿路上皮癌、前列腺癌、胰腺癌、肺癌、乳腺癌等。散发肿瘤中多为 *MLH1* 基因沉默。MMR 蛋白表达检测及 MSI 分子检测已广泛用于相关肿瘤,特别是对于治疗决策、家族成员风险评估和监测等方面。

五、细胞永生化与无限增殖能力

端粒(telomere)由真核细胞染色体末端的 DNA 重复序列(5'-TTAGGG-3')与端粒结合蛋白组成,具有保护染色体末端的功能。每一次细胞 DNA 复制,端粒即丢失一部分,其长度逐渐缩短。正常细胞分裂繁殖一定次数后(体外培养的成纤维细胞大约为 50 次,称为海弗利克极限),细胞衰老,细胞周期阻滞;端粒缩短,导致染色体相互融合、细胞死亡。

生殖细胞具有端粒酶(telomerase)活性,可使缩短的端粒长度恢复,是生殖细胞具有强大的自我复制能力的重要基础。端粒酶包括模板 RNA(hTERC)和端粒酶逆转录酶(telomerase reverse transcriptase,

TERT)组分。

正常体细胞中,端粒酶活性缺乏或很低。肿瘤细胞中端粒酶活化,可恢复缩短的端粒,保持其长度,肿瘤细胞失去正常的老化/死亡机制,发生永生化(immortalization),获得无限增殖能力。

TERT 基因启动子突变与多种肿瘤的发生与演进相关。肿瘤细胞 *TERT* 基因启动子区突变,形成 Ets 家族转录因子结合位点(GGAA),使 TERT 转录活性增加。转录起始位点上游的 228 位点(C→T)和 250 位点(C→T)为突变热点,见于多种肿瘤,例如少突胶质细胞瘤(78%)、原发胶质母细胞瘤(83%)、膀胱尿路上皮癌(59%~66%)、恶性黑色素瘤(29%~73%)、肝细胞癌(59%)等。在临床病理工作中,*TERT* 基因启动子突变检测已用于多种肿瘤。

六、持续的肿瘤血管生成

20 世纪中叶,Folkman 等学者在肿瘤血管生成方面进行了开创性的研究工作。之后,学界逐渐形成对肿瘤血管生成的基本认识。实体肿瘤体积甚小时($<2mm^3$),肿瘤内缺乏血管,主要依靠弥散作用获取营养和氧气。肿瘤继续生长,需要持续诱导新生血管长入,即持续的肿瘤血管生成(sustained tumor angiogenesis)。血管生成受血管生成因子和抗血管生成因子调节。肿瘤细胞及肿瘤微环境中的巨噬细胞等炎细胞可产生血管生成因子,与血管生成因子受体结合,促进新生血管生长。抗肿瘤血管生成是现代肿瘤学研究和临床实践的重要内容。

肿瘤细胞产生的血管生成因子(如 VEGF),刺激血管内皮细胞分裂,形成新生血管。VEGF 家族包括 VEGFA、VEGFB、VEGFC、VEGFD(FIGF)和 PIGF 等成员。VEGFA 有 121、165、189 和 206 等剪接变异体。VEGF165 是在人类多种肿瘤中优势表达的异构体。VEGFA(简称为 VEGF)是内皮细胞主要的丝裂原,与血管内皮细胞的两个主要的受体 VEGFR-1(Flt-1)和 VEGFR-2(KDR)特异结合。VEGFR-1 和 VEGFR-2 属于 RTK,促进内皮细胞增殖、迁移,诱导血管生成。

肿瘤血管内皮细胞、骨髓衍生的内皮前体细胞高表达 VEGFR-2(KDR)。VEGFR-1(Flt-1)与 VEGF 有高亲和性,但其酪氨酸激酶活性较弱,可作为 VEGFR-2 的竞争性受体。可溶性 Flt-1(soluble Flt-1,sFlt-1)缺乏胞内段激酶结构域,起竞争性受体的作用。

肿瘤细胞高表达 VEGF,可通过旁分泌方式促进内皮细胞增殖;也可自身同时高表达 VEGF 受体,通过自分泌方式促进血管生成。细胞质中的 VEGF 受体(例如在乳腺癌细胞内 VEGFR-1)还可通过胞内分泌(intracrine)方式促进肿瘤细胞生长。

除了上述经典的肿瘤血管生成方式,近年研究显示肿瘤血管生成还可有其他方式,如血管生成拟态(vasculogenic mimicry,VM)、肿瘤干细胞分化为内皮细胞等。肿瘤血管生成拟态是高侵袭性肿瘤细胞经过重塑并与细胞外基质形成的血管样结构,是不依赖于血管内皮细胞的肿瘤微循环方式,但 VEGF 在其形成中仍有重要作用。在多种肿瘤(如恶性黑色素瘤、透明细胞肾细胞癌、胶质母细胞瘤)中都观察到肿瘤血管生成拟态,在透明细胞肾细胞癌中甚至是独立预后指标。

肿瘤微环境,包括其中的低氧状态,对血管生成有重要影响。缺氧诱导因子 1α(HIF-1α)激活下游多种基因的转录,包括血管生成相关的生长因子如 VEGF、PDGF、EGF 等,促进肿瘤血管生成。透明细胞肾细胞癌中肿瘤抑制基因 *VHL* 功能障碍,HIF-1α 及下游 VEGF 高表达。

促血管生成因子可招募骨髓来源的内皮前体细胞(endothelial progenitor cell,EPC)和造血祖细胞(hematopoietic progenitor cell,HPC)到肿瘤微环境中,这些细胞常高表达 VEGFR-1、VEGFR-2、Tie-2,参与肿瘤血管生成。肿瘤微环境中的髓源抑制性细胞也可产生 VEGF、PDGF、bFGF 等生长因子,促进血管生成。

肿瘤细胞与肿瘤血管周微环境之间也有重要的相互作用。血管内皮细胞表达受体酪氨酸激酶 Tie-2,与配体血管生成素 1(Ang-1)和血管生成素 2(Ang-2)结合,调节血管生成。Ang-1 主要由血管周细胞、平滑肌细胞、成纤维细胞等产生,是 Tie-2 的激动剂。Ang-2 是 Tie-2 的抑制剂,亦可上调内皮细胞 VEGFR 表达。在 VEGF 协同作用之下,Ang-1 和 Ang-2 调节内皮细胞间、内皮细胞-周围支持细胞间的相互作用,促进肿瘤微血管结构成熟和稳定。

血管生成受血管生成抑制因子的负调控。血管生成抑制因子通过影响细胞外基质、内皮细胞增殖和迁移等过程,调节血管生成。内源性血管生成抑制因子包括特异性作用于内皮细胞的细胞因子,如血管生成抑制素、内皮细胞抑素等,是大分子蛋白前体的酶解片段。还有一些非特异的细胞因子,如 IFN-α、IFN-β、IFN-γ、基质金属蛋白酶抑制剂等,也对肿瘤血管生成有抑制作用。

七、浸润和转移与上皮-间质转化

恶性肿瘤最主要的生物学特征是其侵袭性(aggressiveness),表现为局部浸润(invasion)和远处转移(metastasis)。原发肿瘤浸润生长,破坏邻近器官或组织,可进一步通过淋巴道、血道迁徙至远隔部位/器官,形成转移性肿瘤。

对肿瘤浸润和转移机制的研究,包括肿瘤细胞如何获得浸润和转移的能力,浸润和转移的具体过程和影响因素,是肿瘤分子病理和临床肿瘤学的重要领域,涉及复杂的分子机制。肿瘤细胞获得浸润和转移能力的过程,与肿瘤异质性(heterogeneity of tumor)和肿瘤进展(tumor progression)密切相关。恶性肿瘤从发生恶性转化的细胞克隆性增殖而来,在初始阶段细胞群体比较均质化;之后在环境选择的进化压力下,细胞发生不同的基因改变(或其他大分子的改变),形成具有异质性的肿瘤细胞群体;其中,具有更强的侵袭能力的"亚克隆",获得生长速度、侵袭能力方面的显著优势,以及对抗癌药物更强的耐受性。

对于上皮性肿瘤而言,近年研究尤其关注上皮-间质转化(epithelial-mesenchymal transition,EMT)在肿瘤浸润和转移中的作用。肿瘤细胞从上皮表型(如表达细胞黏附分子)转变成间质细胞表型(如细胞黏附分子表达下降或缺失,而表达间质细胞的一些分子),即上皮-间质转化(EMT),在上皮性肿瘤细胞获得侵袭转移能力的过程中起重要作用。

正常上皮细胞表面表达多种细胞黏附分子(cell adhesion molecule,CAM),如上皮钙黏素(E-cadherin),使细胞互相黏附,存在于一定的位置,不能自由移动。肿瘤间质中的成纤维细胞、髓源细胞、淋巴细胞等产生的 TGF-β、Wnt 和干扰素等因子,诱导肿瘤细胞发生 EMT。EMT 的发生与 ZEB1、SNAIL、SLUG、TWIST 等分子密切相关。转录因子 ZEB1 受 SNAIL、SLUG、TWIST 等的调控,并与其共同抑制下游细胞黏附分子和细胞极性分子 Lgl2、MUC1、LAMC2、ITGB4、EpCAM 等的表达,促进肿瘤细胞发生 EMT。在前列腺癌细胞中,ZEB1 与 SIRT 协同参与 EMT 的调控。此外,EMT 在胚胎发育、慢性炎症、纤维化疾病中也发挥重要作用。

发生浸润转移时,癌细胞表面黏附分子表达下降或缺失,细胞间黏附性下降,彼此分离;同时更多表达可与细胞外基质相互作用的分子如层粘连蛋白受体与层粘连蛋白、Ⅳ型胶原等细胞外基质结合,黏附增加;之后分泌或促使间质细胞产生基质金属蛋白酶、Ⅳ型胶原酶、组织蛋白酶 D 和纤溶酶原激活物等,降解细胞外基质,使癌细胞便于迁移(migration)和浸润。癌细胞借助细胞骨架做阿米巴运动,穿过基底膜,浸润周围组织;或侵入淋巴管、血管,迁徙至远隔部位(转移)。迁徙到远隔部位的肿瘤细胞,又可发生间质上皮转化,有利于其定植和形成转移灶。

肿瘤细胞的迁移受多种因子的趋化作用影响,如自分泌移动因子、基质降解产物、生长因子(如胰岛素样生长因子Ⅰ和Ⅱ)等。间质细胞可产生旁分泌因子,如肝细胞生长因子,介导癌细胞的移动。MMP-2 和 MMP-9 分解层粘连蛋白和Ⅳ型胶原产生的碎片,可暴露出与肿瘤细胞表面受体结合的新位点,促进瘤细胞的迁移。组织金属蛋白酶抑制物则有抑制肿瘤转移的作用。

进入血管内的单个恶性肿瘤细胞,大多被自然杀伤(NK)细胞消灭。和血小板等凝集成团的肿瘤细胞,则可形成不易消灭的肿瘤细胞栓:血小板和纤维蛋白原包裹的肿瘤细胞,可不受免疫细胞的杀伤;血小板释放 TGF-β 和 PDGF 抑制 NK 细胞活性;血小板促进肿瘤细胞与血管内皮细胞的相互作用,有利于肿瘤细胞穿出血管、远处转移。

中性粒细胞也有促进肿瘤细胞转移的作用。中性粒细胞裂解时释放的 DNA 分子与酶形成"中性粒细胞胞外诱捕网(neutrophil extracellular trap,NET)"。中性粒细胞这种特殊的细胞死亡(NETosis)方式和形成的 NET,本来是捕获病原微生物的一种机制。近年研究显示,NET 有趋化和捕获循环肿瘤细胞并促进其转移的作用。2020 年 6 月发表于 *Nature* 上的一项研究显示,NET-DNA 可与肿瘤细胞表面的 CCD25(coiled-coil domain-containing protein 25)胞外段氨基端 21~25 位氨基酸结合,激活 ILK-parvin-RAC1-

CDC42 级联反应,促进肿瘤细胞迁移。该项研究不但提示 CCD25 是潜在的治疗靶点,而且检测血液中 NET 水平可作为预测转移风险的生物标志物。此外,中性粒细胞可与血管或窦内皮细胞相互作用,促进肿瘤细胞游出;还可抑制细胞毒性 T 细胞或 NK 细胞。

血管内的肿瘤细胞游出血管壁的过程也涉及复杂的机制,包括血小板激活、释放 ATP、增加血管内皮通透性;肿瘤细胞产生的金属基质蛋白酶(MMPs)等破坏血管壁完整性等。肿瘤细胞游出血管后,多数不能存活,或与微环境相互作用,形成休眠状态的细胞龛(niche),可逃避 NK 细胞和 T 细胞杀伤,如"种子与土壤"学说所推测的状态。微环境中的信号(如 CXCL12)可激活处于休眠状态且表达化学趋化因子受体(如 CXCR4)的癌细胞。肿瘤细胞可能需要具备某些干细胞特性才可形成增殖状态的转移灶。

肿瘤血道转移的部位和器官分布受肿瘤原发部位和血液循环途径的影响。肿瘤转移可有器官亲嗜性(tropism),可能与这些器官的血管内皮细胞上的配体能特异性识别并结合某些癌细胞表面的黏附分子有关。黏附分子 CD44 可能与血行播散有关。正常 T 细胞表面的 CD44 分子可以识别毛细血管后微静脉内皮上的透明质酸盐,回到特定的淋巴组织(淋巴细胞归巢现象)。高表达 CD44 的恶性肿瘤细胞,可通过类似机制转移。某些器官可能释放吸引癌细胞的趋化物质,如表达化学趋化因子受体 CXCR4 和 CCR7 的乳腺癌细胞容易转移到高表达相应趋化因子的器官。某些组织或器官的环境并不适合肿瘤生长,可产生负选择效应。

八、代谢重编程:瓦尔堡效应

认为肿瘤细胞代谢模式与正常细胞不同的观点由来已久,由 Warburg 多年前提出,但长期未得到学界关注,直到最近才得到充分重视。瓦尔堡效应(Warburg effect)表现为:即使在氧气充足的情况下,细胞代谢也转向糖酵解途径,相关分子发生明显改变,促进细胞快速增殖。癌细胞中生长因子信号通路分子的突变和 *MYC* 等基因的高表达导致瓦尔堡效应。多种癌基因信号通路的激活,包括 GFR/RTK、PI3K/Akt、Myc 等的活化,可促进代谢重编程和糖酵解。肿瘤抑制基因(*P53*、*PTEN*)可抑制这种代谢重编程。

看似低效的糖酵解途径,能为快速增殖/分裂的细胞提供细胞合成所需的中间代谢物,是旺盛生长细胞的重要属性。氧化磷酸化虽可产生丰富的 ATP,却不能为快速增殖/分裂的细胞提供其所需的中间代谢物。

近年肿瘤分子病理研究的一项重要进展是发现一些代谢酶的突变在肿瘤中的重要作用。例如三羧酸循环中的异柠檬酸脱氢酶(IDH)在多种肿瘤存在突变,包括少突胶质细胞瘤、一些星形细胞肿瘤、软骨肿瘤、部分肝内胆管癌、梭形细胞血管瘤、一些淋巴造血组织肿瘤如急性髓性白血病。最常见的突变形式是 IDH1 R132H,约占 90%。少见的突变形式包括 R132C、R132S、R132G 和 R132L 等。同源基因 *IDH2* 可有 R172 突变。IDH1/2 突变检测已应用于日常病理诊断。

野生型 IDH1 催化异柠檬酸盐氧化脱羧产生 α-酮戊二酸,烟酰胺腺嘌呤二核苷酸磷酸(nicotinamide adenine dinucleotide phosphate,NADP)还原成 NADPH。R132H 突变导致 IDH1 与底物的亲和力降低,并与野生型 IDH1 形成无催化活性的异二聚体,抑制后者的活性,导致细胞内 α-酮戊二酸水平明显下降,HIF-1α 水平增高。HIF-1α 促进肿瘤细胞在低氧环境下增殖。突变后 IDH1 转而催化 α-酮戊二酸和 NADPH 生成 2-羟基戊二酸(2-hydroxyglutarate,2-HG)和 NADP。这一异常的"癌性代谢(oncometabolism)"产生的癌性代谢产物(oncometabolite)2-HG,可抑制 TET 家族的酶,包括 Tet 甲基胞嘧啶双加氧酶 2(Tet methylcytosine dioxygenase 2,TET2),导致 DNA 甲基化状态异常,促进肿瘤发生发展。

肿瘤微环境中的低氧状态等许多因素,可导致代谢重编程,且进一步引起组蛋白修饰状态的改变(如 H3K27me3 水平降低)。例如最近在 *Cell* 发表的一项研究显示,儿童颅后窝室管膜瘤 A 型的低氧状态导致糖酵解增加、PRC2 抑制物、SAM、α-酮戊二酸、乙酰辅酶 A 表达增加,H3K27me3 水平降低,H3K27 乙酰化水平增加,促进肿瘤生长。

与肿瘤细胞代谢异常相关的另一重要生物学过程是细胞自噬(autophagy)。在细胞营养严重缺乏状态下,细胞生长停滞,消耗自身的细胞器、蛋白质、细胞膜,以之作为碳源产生能量,否则细胞死亡。一些具有肿瘤抑制功能的基因可调控细胞自噬。肿瘤细胞自噬过程发生障碍,可不启动自噬,或通过自噬进入"休眠"状态以长期存活。

九、免疫逃逸和免疫抵抗

先天性或后天性免疫缺陷患者,以及接受免疫抑制治疗的患者,发生肿瘤的风险增加,提示机体对肿瘤细胞或其产物产生免疫反应、行使免疫监视(immune surveillance)在防止肿瘤发生上有重要作用。

即使机体免疫功能正常,肿瘤细胞也可通过多种机制逃避免疫或诱导免疫抑制,阻止机体免疫机制有效清除肿瘤细胞。肿瘤细胞可减少肿瘤抗原、组织相容性抗原的表达,避免诱导机体的免疫反应;或表达TGF-β、PD-1配体(PD-L1)等,抑制机体免疫反应;或诱导免疫细胞死亡,破坏机体的免疫系统。肿瘤细胞表面的死亡配体可介导免疫逃避或"免疫反攻":肿瘤细胞可表达FasL,与活化T细胞表面的Fas结合,介导T细胞凋亡。肿瘤细胞还可通过外泌体输送FasL和TRAIL,诱导淋巴细胞或NK细胞凋亡。

机体对肿瘤细胞产生免疫反应,需要识别肿瘤抗原,包括肿瘤特异性抗原(tumor specific antigen)和肿瘤相关抗原(tumor-associated antigen)。肿瘤特异性抗原为肿瘤细胞所独有,例如突变基因产物形成的新生抗原(neoantigen)。突变蛋白与MHC分子形成的复合物,经CD8$^+$T细胞表面受体识别;还可被抗原呈递细胞吞噬,通过MHC Ⅱ类分子处理途径,为CD4$^+$T细胞所识别。一个肿瘤细胞基因组中编码蛋白的基因发生体细胞突变(包括碱基置换、插入/缺失等)的数量越多,其肿瘤突变负荷(tumor mutational burden, TMB)越大,就可能产生更多的新抗原,对免疫治疗的反应就可能越好。在免疫治疗策略中,通过全外显子测序或大panel基因芯片进行高通量基因测序(二代测序/NGS技术)检测TMB,有助于评估患者从免疫治疗获益的可能性。

肿瘤相关抗原是肿瘤细胞和正常细胞都可表达的抗原。肿瘤分化抗原是某一类型正常细胞和相应肿瘤细胞都表达的、提示特定分化特征的抗原,如前列腺特异性抗原(prostate specific antigen,PSA),正常前列腺上皮细胞与前列腺癌细胞均可表达,但在前列腺癌中表达水平常增加,在高分级、高分期的前列腺癌中表达水平可很高。血清PSA水平是临床筛查、诊断前列腺癌的重要指标,也是治疗后病情监测与预后判断的重要指标。淋巴细胞的分化抗原,例如B淋巴细胞CD20抗原,是诊断B细胞淋巴瘤的重要指标;针对CD20的单克隆抗体是B细胞淋巴瘤免疫治疗的重要手段。

肿瘤胚胎抗原(oncofetal antigen)在胎儿组织中表达量高,组织分化成熟后表达量低或不表达,但在肿瘤组织中又可再表达,或表达量增加。典型例子是甲胎蛋白(alpha-fetal protein,AFP)和癌胚抗原(carcino-embryonic antigen,CEA),是临床上常用的肿瘤标志物。

致瘤病毒产生的抗原,如HPV和EBV等病毒蛋白,也可使宿主产生免疫反应。HPV检测是临床筛查、诊断HPV感染相关肿瘤(如宫颈癌、头颈/口咽鳞状细胞癌)的重要环节。抗HPV疫苗已在临床使用,有助于宫颈癌的预防。

抗肿瘤免疫反应以细胞免疫为主,主要效应细胞是细胞毒性T细胞(cytotoxic T lymphocyte,CTL)和自然杀伤细胞(natural killer cell,NK cell)。CTL(CD8$^+$)细胞表面的T细胞受体识别抗原呈递细胞(如树突状细胞)表面的肿瘤抗原-MHC复合物,在共刺激因子作用下激活成为具有杀伤作用的CTL,释放可杀伤肿瘤细胞的酶。激活的NK细胞可杀灭多种肿瘤细胞。T细胞产生β干扰素还可激活巨噬细胞,巨噬细胞产生肿瘤坏死因子(TNF-α),参与杀伤肿瘤细胞。

细胞程序性死亡配体-1(PD-L1)等B7家族配体,与CTL细胞表面的受体PD-1和细胞毒性T淋巴细胞相关抗原4(cytotoxic T lymphocyte-associated antigen 4,CTLA-4)结合,抑制CTL活化,作为正常情况下的"免疫检查点(immune checkpoint)",可调控T细胞功能、防止自身免疫。在肿瘤组织中,肿瘤细胞或肿瘤相关巨噬细胞(TAMs)可过表达PD-L1等B7家族配体,与T细胞表面受体PD-1、CTLA-4结合,抑制CTL功能,诱导其凋亡,是肿瘤细胞免疫逃避和免疫抵抗的重要机制。

上述免疫细胞-肿瘤细胞的相互作用,是近年来迅速发展的肿瘤免疫治疗(immunotherapy)的基础,特别是针对免疫检查点的治疗,是目前发展最快的领域之一。针对PD-1/PD-L1的免疫治疗药物Keytruda(pembrolizumab,帕母单抗)、Opdivo(nivolumab,纳武单抗)等,已用于多种肿瘤,且适用范围在不断扩大。2018年诺贝尔生理学或医学奖即授予在该领域做出开拓性工作的科学家。对各种PD-1/PD-L1检测试剂/抗体的判读和评价标准进行探索并形成规范,是病理医师的重要工作。

十、肿瘤微环境

肿瘤组织中肿瘤细胞周围的炎细胞/免疫细胞、成纤维细胞、血管内皮/血管周细胞、细胞因子、细胞外基质等,与肿瘤细胞相互作用,构成促进肿瘤细胞生存和肿瘤演进的局部微观环境,称为肿瘤微环境(tumor microenvironment,TME)。

对肿瘤分子病理的研究,基于分子生物学和细胞生物学的发展,在过去70年中,以肿瘤细胞本身、肿瘤细胞内各种基因的改变(包括上文简介的癌基因、肿瘤抑制基因、DNA修复基因、凋亡调控基因等)为主要关注点,在很大程度上厘清了正常细胞转变为肿瘤细胞的各种分子事件。肿瘤组织中的其他非肿瘤细胞或非细胞成分,长期以来并不受重视,被简单视为支持肿瘤生长的"间质"。直到近年才出现大量研究显示"肿瘤微环境"中的非肿瘤细胞成分,如炎症细胞、间质细胞、基质成分、细胞因子、新生血管和淋巴管、血管周细胞等,在肿瘤发生发展中有重要作用。

肿瘤微环境中的炎症细胞/免疫细胞及炎症介质与肿瘤细胞有复杂的相互作用,可直接参与肿瘤发生发展,或对肿瘤免疫产生影响,形成"肿瘤免疫微环境(tumor immune microenviroment,TIME)"。肿瘤免疫微环境中免疫检查点的作用、Fas/FasL介导的细胞凋亡等,已于"九、免疫逃逸和免疫抵抗"中介绍。

早期肿瘤中的免疫细胞(如$CD4^+$及$CD8^+$T细胞)可有抑制或免疫监视作用;但肿瘤发展过程中,肿瘤微环境中的肿瘤相关巨噬细胞(tumor-associated macrophage,TAM)、调节性T细胞(regulatory T cell,Tr cell)、Th17细胞以及IL-6、TNF-α、TGF-β等细胞因子,以及髓源性抑制细胞(myeloid-derived suppressor cells,MDSCs),有促进肿瘤发展的作用。MDSCs是异质性的幼稚髓系细胞,在肿瘤微环境中数量显著增加,通过多种机制抑制$CD8^+$ CTL、NK细胞等,诱导调节性T细胞发育,促进T细胞凋亡;还可产生VEGF等血管生成因子,促进肿瘤血管生成。肿瘤微环境中的GM-CSF、G-CSF、IL-6等促炎细胞因子,可促进幼稚MDSCs增殖,阻碍MDSCs分化,抑制免疫细胞活性。

肿瘤形成早期,肿瘤相关巨噬细胞(TAM)可释放促炎因子和趋化因子,募集Th1、NK、Th17细胞并促进其分化;炎症部位的IFN-γ等细胞因子可维持TAM的功能,促进淋巴细胞增殖、Th1/Th17细胞反应及炎症进程。肿瘤生长后期(特别是在低氧区域),TAM及免疫细胞促进Th2细胞募集/分化,表达的细胞因子及趋化因子有利于调节性T细胞的募集/分化。TAM可表达PD-L1等B7家族配体,与CTL的PD-1或CTLA-4结合,抑制其功能,促进其凋亡;还可产生VEGF、NOS、EGF等,促进肿瘤细胞生长、肿瘤血管生成和细胞外基质改建;还可通过外泌体将促进肿瘤浸润的miRNA传递给肿瘤细胞。细胞因子可激活NF-κB和STAT3信号通路,上调炎性介质(IL-8、TNF-α)、促肿瘤转移分子(MMP-9、CAM-1)、促血管生成分子(VEGF、HGF、PDGF)及EMT相关基因*TWIST*、*CXCR4*的表达。

肿瘤微环境中的低氧(hypoxia)状态,抑制脯氨酰羟化酶(prolyl hydroxylase,PHD)活性,促进转录因子缺氧诱导因子1α(HIF-1α)在细胞内蓄积,与HIF-1β结合,进入胞核,与靶基因低氧反应元件(hypoxia response element,HRE)G/ACGTG结合,启动与肿瘤血管生成、细胞增殖、肿瘤侵袭转移、肿瘤微环境/炎症、CSCs维持、药物耐受、抗细胞凋亡等相关的众多基因的转录。HIF-1α是血管生成的关键调控因子,促进血管内皮生长因子、血管生成素2(Ang-2)、分化抑制蛋白2(inhibitor of differentiation 2)、胎盘生长因子(PLGF)、血小板源性生长因子B(platelet-derived growth factor B)和基质细胞衍生因子1(stromal cell-derived factor 1,SDF-1)等促血管生成因子表达上调。HIF-1上调SNAIL、TWIST等EMT关键因子的表达,促进EMT;TGF-α、赖氨酰氧化酶(lysyl oxidase)、MMPs和纤溶酶原激活物抑制物-1(PAI-1)表达也增加,有助于肿瘤的侵袭转移。低氧促进肿瘤细胞及微环境中的免疫细胞分泌TNF-α、TGF-β、白介素等促炎因子,募集炎细胞;持续的炎症反应进一步活化HIF信号途径,形成有利于肿瘤的正反馈,并与NF-κB和STAT3信号通路互相作用。低氧状态下核苷酸切除修复与错配修复发生障碍,导致基因组不稳定。低氧条件亦有助于维持CSCs状态。低氧还可引起代谢重编程,细胞内脂质、蛋白质及核苷合成增加,促进肿瘤细胞生长和肿瘤细胞迁徙。例如,在上文"代谢重编程"中已述及,儿童颅后窝室管膜瘤A型的低氧状态导致糖酵解增加、PRC2抑制物、SAM、α-酮戊二酸、乙酰辅酶A增加,H3K27me3水平降低,H3K27乙酰化水平增加,是促进该种肿瘤生长的重要分子机制。

肿瘤微环境中,肿瘤相关成纤维细胞(cancer-associated fibroblast,CAF)持续存在。肿瘤细胞释放 VEGF、EGF 等促进 CAF 活化。CAF 激活还与 TGF-β 介导的 EMT 或全基因组 DNA 的低甲基化有关。CAF 产生 ECM 的各种成分;通过自分泌/旁分泌途径产生有利于肿瘤生长的大量细胞因子、生长因子等物质, 如 SDF-1、EGF、FGF、TGF-β、IL-6、VEGF、MMPs 及其活化剂(如 u-PA),促进肿瘤生长、肿瘤血管生成、招募 炎症细胞到肿瘤间质、增加炎性介质释放、破坏细胞外基质和基底膜、促进肿瘤上皮-间质转化、侵袭转移、 抑制 CTL 和 NK 细胞功能。

肿瘤微环境中的 MMPs 的作用很复杂。MMPs 可由多种细胞产生,与肿瘤细胞表面的整合素、透明质 酸受体 CD44、跨膜蛋白 CD151、CD63 等结合,降低肿瘤细胞与周围基质的黏附力,降解细胞外基质,促进 肿瘤细胞浸润转移。MMPs 还调节肿瘤微环境中的许多组分,如 IGF、TGF-β、Fas/FasL 等表达水平、释放 可溶性 c-Kit 配体,具有促进肿瘤细胞增殖、血管生成、侵袭转移、肿瘤相关炎症反应、逃避凋亡、募集髓源 性干细胞和祖细胞、促进转移前小龛形成等复杂功能。

十一、肿瘤干细胞

肿瘤干细胞(cancer stem cells,CSCs)是肿瘤细胞群体中具有干细胞特性的小部分细胞,亦称癌症干细 胞、肿瘤启动细胞(tumor initiating cell,TIC),具备启动和维持肿瘤生长、自我更新(self-renewal)能力及多 向分化潜能。CSCs 具有无限增殖能力,可通过对称和非对称分裂实现自我更新(产生两个子代细胞,至少 一个保持亲代干细胞特性),并能衍生不同分化阶段或不同谱系的子代细胞,是肿瘤细胞群体中的层级结 构(hierarchy)和异质性(heterogeneity)的重要基础,使肿瘤类似异常发育的器官。CSCs 突变累积、分化异 常导致肿瘤细胞异质性。

CSCs 可通过正常成体干细胞突变而来,或由分化过程中发生突变的干细胞或定向祖细胞(progenitor cell)、短暂扩充细胞(transit-amplifying cell)衍生;或源于去分化的终末细胞。

干细胞龛(stem cell niche)是干细胞生长和发挥功能的微环境,包括其中的各种细胞(如成纤维细胞、 巨噬细胞、血管内皮细胞、血管周细胞等)以及这些细胞分泌的各种细胞因子、细胞外基质等。Niche 的正 常功能是维持其内干细胞的正常"干性(stemness)"。Niche 内的干细胞,通过钙黏着蛋白和整合素锚定于 niche 内;VEGFR-1[+]细胞可介导干细胞"归巢"。Niche 内的干细胞多维持于 G_0 期,可有限地自我更新,分 裂时产生一个子代干细胞,继续留在 niche 中,另一个为定向分化细胞,迁出 niche,发生分化。Niche 功能 异常可导致其中的干细胞过度增殖、异常分化,形成 CSCs。

各种肿瘤中的 CSCs 存在特征表型,如造血组织肿瘤中的 CD34[+]/CD38[-]、CD33、CD123、IL-3 受体 α 链 等;中枢神经系统 CSCs 中的 CD133、Musashi-1、Sox2、Bim-1、CD44 等;乳腺癌中的 Lin[-]/ESA[+]/CD44[+]/ CD24[-/low]细胞群;前列腺癌中的 CD44/α2β1hi/CD133[+]细胞群;肺癌中的 SCa-1[+]/CD45[-]/PECAM[-]/CD34[+] 细胞等。干细胞分选借助于表面标记的荧光激活细胞分选(fluorescence activated cell sorting,FACS)、磁性 激活细胞分选(magnetic activated cell sorting,MACS)、基于干细胞生物学特性的分选方法,如 SP(side popu- lation cell,侧群细胞)分选、细胞内醛脱氢酶 1(ALDH1)活性测定、活性氧(ROS)检测、26S 蛋白体活性检 测等。CSCs 高表达耐药泵,如 ATP 结合盒(ATP-binding cassette,ABC)转运蛋白,包括多药耐药蛋白(mul- tidrug resistance protein,MRP)、乳腺癌耐药蛋白(breast cancer resistance protein,BCRP/ABCG2)等,可外排 核酸染料 Hoechst 33342,在流式细胞图上呈现为低染的一群细胞,可用 SP 分选作为粗筛。CSCs 具有较高 的 ALDH1 活性,Aldefluor 流式细胞术可筛选出具备高 ALDH1 活性的 CSCs。

筛选出的 CSCs 在 NOD/SCID 小鼠体内成瘤是判断其"干性"的主要标准。仅需很少量具有干细胞 特性的肿瘤细胞(约 100~1 000 个)即可在 NOD/SCID 小鼠体内成瘤。实验室也常采用悬浮培养法研究 CSCs。单个 CSCs 可悬浮培养,形成悬浮肿瘤球,并表达干细胞标记和具备多向分化潜能;接种裸鼠后,能 再现原肿瘤组织形态。但人工制造的干细胞生长环境与体内状况有很多不同,对体外培养的干细胞研究 仍应审慎评估。

CSCs 在肿瘤的侵袭、转移、复发等方面都有重要作用,也是肿瘤治疗抵抗的重要因素。CSCs 位于组织的特定部位;对药物有不同反应。CSCs 所处微环境不但影响 CSCs 的命运和分化方向、还可影响肿瘤耐药。

谱系示踪(lineage tracing)等研究显示,CSCs 和非 CSCs 肿瘤细胞具有可塑性(plasticity),可在外界因素刺激和调节下相互转化,也可随机地相互转化。非 CSCs 肿瘤细胞向 CSCs 的转化需要其位于干细胞龛内;空间充裕时,非 CSCs 肿瘤细胞可进入干细胞龛,在 Wnt、EGF、HGF 等信号的诱导下,转化为 niche-induced CSCs(干细胞龛诱导的 CSC)。肿瘤演进过程中可获得干细胞龛非依赖的干性特点,使肿瘤细胞群体的层级结构(hierarchy)改变,CSCs 比例增加。上述可塑性等机制,在维持/扩大 CSCs 数量、肿瘤耐药等方面,具有重要作用。

在肿瘤转移过程中,CSCs 龛也发挥重要作用。多种肿瘤细胞表面表达的 CXCR4,是基质细胞衍生因子 1(stromal cell-derived factor 1,SDF-1,CXCL12)的受体,为 CSCs 龛中重要的趋化因子,可诱导 CXCR4$^+$ 肿瘤细胞迁入;还可诱导骨髓动员的 CXCR4$^+$ 幼稚细胞迁入,促进肿瘤新生血管形成。肿瘤发生转移前,在远离原发肿瘤的部位,免疫耐受或表型改变的肿瘤免疫相关细胞(如 MDSC、TAM 等)可形成适宜于肿瘤细胞定植生长的转移前小龛(pre-metastatic niche)。肿瘤进展过程中,转移前小龛可发展成为转移性小龛(metastatic niche),促进肿瘤转移。

根除肿瘤中数量很少、常规治疗方法无效的 CSCs,以及针对 CSCs 的靶向治疗,或诱导 CSCs 分化,是肿瘤治疗领域积极探索的方向。例如,针对 CXCR4/SDF-1 的靶向治疗,可能是抑制肿瘤转移和防止干细胞耐药的策略。

十二、肿瘤表观遗传学

肿瘤分子遗传学的经典研究内容是 DNA 碱基序列改变所致的遗传变化(如上文所述癌基因突变或扩增、肿瘤抑制基因突变或缺失)。近年研究显示,DNA 甲基化、组蛋白修饰等表观遗传修饰(epigenetic modification)调控机制的异常,与肿瘤密切相关。

DNA 甲基化在遗传印记、X 染色体失活、胚胎发育、个体老化、病毒感染、肿瘤生成等多方面发挥重要功能。在 DNMT 作用下,将 SAM 提供的甲基转移至胞嘧啶第五位碳原子上,形成 5-甲基胞嘧啶(5mC)。各物种 DNA 甲基化的序列有所不同,多数无脊椎动物和脊椎动物甲基化序列为 CG 二核苷酸。哺乳动物基因组中散布 1 000bp 左右富含 CpG 岛的片段。甲基化的 CpG 岛及其邻近序列(包括启动子和转录起始位点附近的部分外显子)可阻碍转录因子与 DNA 的结合,或募集 MBD 蛋白、HDAC、组蛋白甲基转移酶等分子,改变组蛋白修饰,诱导和维持基因沉默。基因组中众多重复序列、基因间区和基因编码区亦可发生甲基化。哺乳动物 DNMT 包括 DNMT1、DNMT3A、DNMT3B 及调节蛋白 DNMT3L。DNMT1 参与 DNA 甲基化的维持。DNMT3A 和 DNMT3B 参与 DNA 从头甲基化。

肿瘤基因组存在全基因组低甲基化,又伴随特定基因启动子 CpG 岛高甲基化。全基因组低甲基化造成基因组不稳定性,是肿瘤细胞的一个特征。低甲基化使转录增加。一些基因如 *c-Myc*、肿瘤-睾丸相关分子 MAGE、P-cadherin、HRAS 因低甲基化而过表达,见于多种肿瘤。多种基因特别是肿瘤抑制基因或转移抑制基因可发生高甲基化,包括细胞周期调控蛋白(CDKN2A/p16,CDKN2B/p15,RB1)、DNA 修复蛋白(MGMT,BRCA1,MLH1)、细胞凋亡分子(DAPK,FAS,TRAIL-R1,CAS8 TMS1,TP73)、侵袭和转移抑制分子(TIMP3,ADAMTS1,PTGER2,CDH1,CDH13,PCDH10)等。一些同源框基因(homeobox gene)*OTX1*、*NR2E1*、*PAX6*、*IRX2*、*OC2*、*TFAP2A*、*EVX2* 等,polycomb 作用靶点以及其他发育相关因子也常有异常甲基化。CpG 岛甲基化表型(CpG island methylator phenotype,CIMP)描述肿瘤的多基因甲基化状态,在结直肠癌中与微卫星不稳定性、KRAS 和 BRAF 突变状态相关。在脑肿瘤的研究中,学者也提出基于甲基化指纹或表观基因组数据的分类和风险预测模型。

染色体近着丝粒区域重复 DNA 序列甲基化,有助于维护染色质结构、基因组稳定。多种肿瘤中,这些重复序列低甲基化,促进基因组不稳定性及异常重组。许多 ncRNA 的表达受 DNA 甲基化影响,例如,高甲基化使 miR-127、miR-124a、miR-148a、miR-34b/c、miR-9、miR-1,miR-124a-1,miR-124a-2 和 miR-124a-3 低表达,抑制其抗肿瘤功能。另一些 ncRNA 基因甲基化水平降低。如 miR-29b 由于低甲基化,表达水平上调,对 DNMT1、DNMT3A 和 DNMT3B 的转录后抑制增加,与肿瘤全基因组低甲基化有关。

DNA 甲基化与某些序列特点或局部微环境有关,特别是与组蛋白修饰状态相关。组蛋白修饰包括甲基化、乙酰化、磷酸化和泛素化等翻译后修饰,影响染色质的压缩松紧程度,在 DNA 复制、损伤修复及基因表达调控过程中发挥重要作用。组蛋白甲基化是重要的修饰方式,多发生于组蛋白 H3、H4 的赖氨酸(K)和精氨酸(R)残基,根据其位点的不同,组蛋白甲基化可以促进转录激活或失活:如 H3K9、H3K27 或 H4K20 甲基化是失活性修饰,而 H3K4 及 H3K36 甲基化是激活性修饰。

组蛋白修饰是不稳定和暂时的,而 DNA 甲基化相对稳定,其起始和维持过程有组蛋白修饰因子参与。DNMT3L 与未甲基化的 H3K4 结合可诱导从头甲基化;组蛋白甲基转移酶 MLL 需结合未甲基化的 DNA 使 H3K4 发生甲基化修饰。DNA 甲基化通常伴随 H3K9 的甲基化;而 H3K9 甲基转移酶 Suv39h 和 G9a 诱导 DNA 甲基化。PRC2(polycomb repressive complex 2,多梳抑制复合体 2)的成员 EZH2 与 SUZ12、EED 组成复合物催化 H3K27 甲基化,还可同 DNMT 直接调控 DNA 甲基化的起始和维持,而 *EZH2* 基因在多种肿瘤中(包括前列腺癌、乳腺癌、淋巴瘤)高表达。PRC1 的成员 BMI1 也在多种肿瘤中高表达。

许多转录因子可直接与 DNMT 作用,将其募集至甲基化位点,导致相应 DNA 片段的甲基化。转录因子 c-Myc、CREB、AP2a、p53、SP-1 等可以和 DNMT3a/DNMT3b 直接作用,并将其募集至 CDKN2A、CCND1、TIMP2 等基因的转录因子结合位点,导致 DNA 甲基化。在 polycomb 介导的组蛋白修饰过程中,需要转录因子与特异性 DNA 序列如多梳反应元件(polycomb response elements,PREs)的结合。

组蛋白的甲基化、乙酰基化等共价修饰,是调节 DNA 复制、转录以及损伤修复的重要方式。基因启动子区组蛋白 H3K4 甲基化是基因的活化信号,识别 H3K4me3 的效应蛋白可结合组蛋白乙酰转移酶(HAT),使组蛋白乙酰化,染色质结构变松散,转录因子与启动子结合,使基因转录。还有一些 H3K4me3 的效应分子和其他组蛋白甲基化/去甲基化酶作用,使邻近区域 H3K4me3 增多,或使 H3K9me3 减少,促进转录。催化 H3K4 甲基化的酶主要为 MLL 家族蛋白,包括 MLL1、MLL2、MLL3、MLL4、SET1A、SET1B 以及 ASH1。

Zeste 基因增强子同源物 2(enhancer of *zeste* homolog 2,EZH2)是 PRC2 中的甲基转移酶组分,在前列腺癌、肾细胞癌、膀胱癌、胃癌、结肠癌、胰腺癌、乳腺癌、恶性黑色素瘤等多种肿瘤中高表达。EZH2 高表达的机制包括基因突变、基因扩增等,促进 H3K27me3 修饰,抑制多种肿瘤抑制基因的表达,如 *DAB2IP*(为 RAS-GTP 酶活化蛋白)、*E-cadherin*、*PIK3C4*、*ADRB2*、*RKIP*、*TIMP2/3*、*MST1*、*SLIT2* 等,促进肿瘤生长和转移。

近年来发现,组蛋白基因自身的突变或组蛋白修饰异常,是某些肿瘤的特征性改变,例如 *H3K27M* 突变,是 H3K27M 突变型弥漫中线胶质瘤的特征性分子改变和诊断依据;*H3G34* 突变见于一组特殊的高级别胶质肿瘤;*H3F3A*(G34)和 *H3F3B*(K36)突变分别是骨巨细胞瘤和软骨母细胞瘤的特征性分子改变,有助于二者的诊断和鉴别诊断;PRC2 失活/H3K27me3 表达缺失是恶性神经鞘膜瘤的重要分子变化。针对表观遗传修饰的药物,如 DNMT 抑制剂、HDAC 抑制剂,是抗肿瘤药物研究的一个重要方向。

十三、ncRNA 与肿瘤

基因组转录生成的 RNA,除了编码蛋白质的 mRNA,还有大量的非编码 RNA(ncRNA),包括 miRNA、piRNA、snoRNA、lncRNA、circRNA 等,在转录和转录后发挥调控功能,例如 miRNA 介导的转录后基因沉默(post-transcriptional gene silencing,PTGS)可抑制特定的靶 mRNA 的翻译。ncRNA 表达异常,可导致癌基因的过表达,或肿瘤抑制基因表达降低。有些 ncRNA 除了作为非编码 RNA 行使调节功能,也可编码蛋白质,参与多种生物学过程的调节。

miRNA 长约 22nt,通过与靶 mRNA 3'-UTR 结合,抑制靶 mRNA 翻译,或导致靶 mRNA 降解,实现对靶 mRNA 的转录后调控。miRNA 在进化中高度保守,参与器官发生、细胞分化等重要过程。一种 miRNA 可以调控多个 mRNA,一个 mRNA 也可受多个 miRNA 调控。miRNA 转录产物为原初 miRNA(primitive miRNA),由 RNA 酶 Drosha 和 DGCR8/Pasha 构成的 miRNA 处理复合体处理,产生约 60~70nt 茎-环结构 miRNA 前体(pre-miRNA),再经 RNA 酶 Dicer 加工为成熟 miRNA。

一些 miRNA 在肿瘤中高表达,下调肿瘤抑制蛋白的表达、促进肿瘤发展,作用类似癌基因,称为促癌性 miRNA(oncogenic miRNA,oncomir),如乳腺癌细胞中 miR-21 过表达,抑制其靶基因 *PDCD4*(programmed cell death 4),促进细胞增殖。抑癌基因 *PTEN* 也是 miR-21 的靶分子,miR-21 过表达导致 PTEN 低表达,Akt 和 ERK1/2 信号通路活化,HIF-1α 过表达,VEGF 升高,促进肿瘤血管生成。另一些 miRNA 的作用相反,其功能为下调原癌基因产物的表达,抑制肿瘤发生,其功能如同肿瘤抑制基因,称为肿瘤抑制性 miRNA(tumor suppressor miRNA),如肝癌细胞中 let-7 表达降低,对癌基因 *RAS* 的负调控减弱,促进肿瘤细胞增殖。miR-145 是重要的 tumor suppressor miRNA,在前列腺癌、结直肠癌、乳腺癌、卵巢癌、B 细胞淋巴瘤等多种肿瘤表达下降。TP53 突变是导致其表达下降的原因之一。受 miR-145 调控的下游分子包括 BNIP3、IRS-1、IGF-1R、c-Myc、YES、STAT1、RTKN、HUB、MUC1 等。

lncRNA 通常长度大于 200nt,数量庞大,种类众多,如正义、反义、双向、基因内、基因间、启动子相关、增强子相关等。lncRNA 参与表观遗传、转录、RNA 剪接、蛋白质活化、小 RNA 成熟、X 染色体失活、遗传印记等多种重要生物学过程。

肿瘤细胞中有特定的 lncRNA 表达谱改变。H19 等 lncRNA 受缺氧/HIF 的调控。某些 lncRNA 能够作为肿瘤诊断的标志物、预后判断的指标和潜在的药物靶点。lncRNA HOTAIR、MALAT-1 等在肺癌、乳腺癌等多种肿瘤中高表达,促进肿瘤增殖和转移;HOTAIR 可调控 *ABL2*、*SNAIL*、*LAMB3*、*LAMC2*、*JAM2*、*PCDH10*、*PCDHB5* 等多个基因表达;MALAT-1 调控 *MIA2*、*HNF4G*、*CA2* 等基因表达。lncRNA MEG3 能活化 p53,激活 p53 下游信号通路,抑制肿瘤增殖;lincRNA-p21 受 p53 诱导,调控 *STAT3*、*Noxa*、*CDK4*、*Cyclin D2* 等基因的表达,导致细胞周期停滞,促进肿瘤细胞凋亡。

circRNA 呈封闭环状,由 pre-mRNA 反向剪接(back splicing)后首尾相接(head-to-tail)形成,分为外显子 circRNA、内含子 circRNA(circular intronic RNA,ciRNA)和外显子-内含子 circRNA。

circRNA 数量和种类也很多,可作为竞争性内源 RNA(competitive endogenous RNA,ceRNA)竞争性结合 miRNA,在转录后水平调节基因表达;或与 RNA 结合蛋白结合,调节基因表达或蛋白功能;或与 RNA Pol Ⅱ和 U1 snRNP(small nuclear ribonucleoprotein particle,核小核糖核蛋白颗粒)形成复合物,在转录起始水平调节基因表达。circRNA 与多种肿瘤的发生与进展相关。如 cZNF292 调控 Wnt/β-catenin 通路、促进胶质瘤的发生发展;hsa-circ-002059 与胃癌患者高 TNM 分期(tumor node metastasis classification,TNM classification)和肿瘤转移相关;circPVT1 干扰 miR-125b 对 E2F-1 的抑制;hsa-circ-0000069 在结肠癌中高表达,促进肿瘤增殖、转移,与肿瘤分期正相关。circTCF25 在膀胱癌中高表达,抑制 miR-103a-3p/miR-107 表达,上调 CDK6 水平。

snoRNA 是一类广泛分布于真核生物细胞核仁的 ncRNA。已有一些文献报道 snoRNA 异常表达参与细胞恶性转化、肿瘤形成、生长和转移等过程,与预后相关,可能成为有诊断价值的分子标志物和临床治疗靶点。

第三节　肿瘤分子病理诊断和分子靶向治疗

一、肿瘤分子病理诊断

转化医学(translational medicine)研究(包括分子病理学研究)借助生物信息学分析和各种组学技术,加上良好设计的临床试验,将基础研究结果转向临床应用。精准医学(precision medicine)试图将转化医学推向精准和个性化的理想境界,对疾病进行精确的预防、诊断和治疗,其前提是精细的分子病理分析和整合诊断。上文讨论的许多分子改变,已在临床病理诊断和临床治疗实践中得到应用。

肿瘤分子病理学的长足进展,已使病理学诊断发生了巨大变化。分子病理学研究不断确立新的肿瘤类型,如 MiTF(小眼球转录因子)家族基因易位相关肾细胞癌、H3K27M 突变的弥漫中线胶质瘤、涎腺的分泌型癌和微分泌型癌,以及许多形态学类似而实为不同实体的肿瘤。虽然基于大体和组织学变化的形态学改变仍然是病理学诊断的核心和基石,但分子病理学诊断已日益广泛地应用于日常诊断工作,包括原位蛋白检测(免疫组化)、核酸原位杂交(显色原位杂交、荧光原位杂交)、基因突变检测、高通基因测序技术、流式细胞术等,在许多肿瘤的诊断中已成为必不可少的手段。例如,胶质肿瘤的许多类型,需要分子检测和组织学检查的整合,包括 *IDH1/2* 突变、*H3*(K27M)突变、*BRAF*(V600E)突变、染色体 1p/19q 共缺失、*BRAF* 基因融合、*ZFTA-RELA* 基因融合、*MGMT*(O^6-甲基鸟嘌呤-DNA 甲基转移酶)基因启动子甲基化检测等;*TFE3* 和 *TFEB* 易位的肾细胞癌,需行基因检测确诊;许多软组织肿瘤都有特征性分子改变,需要分子检测协助诊断。既往对其分子改变了解不多的一些肿瘤,例如许多骨或软骨肿瘤、涎腺肿瘤,近年都陆续确定了特征性分子变化,例如一些软骨性肿瘤中的 *IDH1/2* 突变、骨巨细胞瘤中的 *H3F3A*(G34)突变、软骨母细胞瘤中的 *H3F3B*(K36)突变;涎腺多形性腺瘤中的 *PLAG1* 基因易位;腺样囊性癌中的 *MYB-NFIB* 基因融合;黏液表皮样癌中的 *MAML2-MECT1* 基因融合;分泌型癌中的 *ETV6-NTRK3* 基因融合;伴玻璃样变透明细胞癌(hyalinizing clear cell carcinon,HCCC)中的 *EWSR1-ATF1* 基因融合,有助于它们的诊断和鉴别诊断。

一些分子改变是肿瘤类型特异或比较特异的,但有许多分子改变可见于多种肿瘤,不能仅根据分子检测结果进行诊断,需由病理医师综合临床病理特点判断。例如,*BRAF*(V600E)突变,可见于多种肿瘤类型,包括甲状腺乳头状癌、一些上皮肿瘤、黑色素瘤、中枢神经系统多种肿瘤(多形性黄色瘤型星形细胞瘤、上皮样胶质母细胞瘤、神经节细胞胶质瘤、小脑外的毛细胞星形细胞瘤、部分颅咽管瘤)、成釉细胞瘤、后肾腺瘤、一些软组织肿瘤(如胃肠间质瘤、血管球瘤)、一些淋巴造血组织肿瘤(如朗格汉斯细胞组织细胞增生症)等,从分子改变角度,可将它们统称为 BRAFoma,理论上可能均对 BRAF 靶向药物有反应,但它们却是不同的临床病理实体(entity)。再如 *EWSR1* 基因易位,见于多种软组织肿瘤,包括 Ewing 肉瘤、促结缔组织增生性小圆细胞肿瘤、血管瘤样纤维组织细胞瘤、软组织肌上皮瘤、一些低级别纤维黏液样肉瘤、软组织透明细胞肉瘤、一些骨外黏液样软骨肉瘤、一些黏液样脂肪肉瘤、肺原发性黏液样肉瘤等;进一步检测融合基因伴侣可区分其中一些肿瘤类型,但仍有一些融合形式见于不止一种类型的肿瘤,如 *EWSR1-ATF1* 融合,既可见于血管瘤样纤维组织细胞瘤,也可见于软组织透明细胞肉瘤,甚至还可见于一些非软组织肿瘤,如涎腺的伴玻璃样变透明细胞癌。*ETV6-NTRK3* 基因融合既可见于婴儿纤维肉瘤,也可见于先天性中胚叶肾瘤,还可见于乳腺和涎腺的分泌型癌。

分子病理学诊断还有确定用于精准治疗靶标的重要任务,以及检测肿瘤易感基因状态、早期诊断、预后判断、治疗后监测等诸多功能。分子病理诊断技术具有敏感性高的特点,需要建立标准化的分子病理实验室和标准化的实验操作程序,进行严格的质量控制和质量管理。

恶性肿瘤的靶向治疗,是近年来最重要的治疗进展。靶向治疗是针对特异靶分子的,必需先行检测肿瘤细胞是否存在相应的靶点,需要病理医师为临床提供靶向治疗的分子诊断依据,亦即个体化的、精准的靶向诊断。随着研究的进展,越来越多的肿瘤病理诊断报告将不仅限于组织学分型、分级、分期等,还将包括临床靶向治疗和预后判断的分子指标检测结果,如乳腺浸润性癌 HER2 的检测结果(免疫组化和/或荧光原位杂交),是临床上是否使用曲妥珠单抗(trastuzumab)进行靶向治疗的依据。肺癌驱动基因(包括 *EGFR*、*ALK*、*ROS1* 等基因)的分子检测,是临床使用相应靶向药物治疗的依据。错配修复蛋白(MLH1、MSH2、MSH6 和 PMS2)的免疫组化检测及微卫星不稳定性检测,是诊断林奇综合征的依据,在其他多种类型肿瘤中也很重要。

二、肿瘤分子靶向治疗

肿瘤分子靶向治疗正处于快速发展的时期。针对癌基因产物及相关信号通路或肿瘤细胞表面分化抗原的抑制剂是目前临床使用最广泛的,包括针对受体酪氨酸激酶(RTK,如表皮生长因子受体 EGFR)等的小分子药物,如吉非替尼(gefitinib)、厄洛替尼,用于肺腺癌等的治疗;针对 HER2 的人源化抗体曲妥珠单抗,用于治疗具有 *HER-2* 基因扩增的浸润性乳腺癌、胃癌等;针对 BCR-ABL 酪氨酸激酶、c-Kit 等的抑制剂伊马替尼(imatinib)和达沙替尼(dasatinib),用于慢性髓性白血病、胃肠间质瘤等;针对信号转导分子如 *BRAF*(V600E)突变体的维莫非尼,用于治疗黑色素瘤;针对 ALK 激酶的克唑替尼(crizotinib),用于 ALK 易位的肺癌等;针对 *NTRK*(neurotrophic tropomyosin receptor kinase,神经营养原肌球蛋白受体激酶)基因融合的靶向药物恩曲替尼(entrectinib)也是酪氨酸激酶抑制剂,对 ROS1 或 ALK 基因融合的肿瘤也有疗效;针对血管内皮生长因子 VEGF 的人源化单抗贝伐珠单抗,用于治疗结直肠癌、胶质母细胞瘤等。此外,还有针对细胞表面分化抗原的单抗如利妥昔单抗(rituximab),用于治疗 CD20 阳性的 B 细胞淋巴瘤;针对泛素-蛋白酶体的抑制剂如硼替佐米(bortezomib),用于治疗浆细胞骨髓瘤。

靶向药物治疗后,肿瘤常会产生耐药性,可能机制包括新的基因改变、不敏感肿瘤选择性存活等。例如伊马替尼治疗慢性髓性白血病效果很好,但肿瘤耐药后需使用新一代治疗药物,克服耐药性。如何检查新的基因改变和监测相关分子靶标,包括能否再取得组织检查,以明确用药指征、合理用药,使患者获益,是靶向治疗过程中的难题。循环肿瘤细胞(circulating tumor cells,CTCs)或循环肿瘤 DNA(circulating tumor DNA,ctDNA)检查,可能成为有用的替代检测方法。

针对免疫检查点的免疫治疗近来发展很快。PD-1/PD-L1 抑制剂可阻断肿瘤细胞表达的 PD-L1 与 T 细胞上的受体 PD-1 结合,促进 T 细胞杀灭肿瘤细胞。抗 PD-1 单克隆抗体药物 Opdivo(nivolumab,纳武单抗)、Keytruda(pembrolizumab,帕姆单抗)等,已用于多种肿瘤,且适应范围在持续扩大,甚至作为泛癌种治疗药物,用于突变负荷高(TMB-H,TMB 在 10Mb 或以上)、既往治疗后进展而无法切除或有转移的实体瘤。

除了上述针对免疫检查点、解除免疫抑制的治疗方法,在增强抗原呈递、诱导记忆 T 细胞活化/存活等方面,也做了大量研究。免疫细胞治疗,包括嵌合抗原受体 T 细胞(chimeric antigen receptor T cell,CAR-T)、肿瘤浸润性淋巴细胞(tumor infiltrating lymphocyte,TIL)等过继免疫疗法,近年也受到重视。

有一些药物是针对细胞因子或其受体的。集落刺激因子 1 受体(colony-stimulating factor-1 receptor,CSF-1R)可刺激 TAM,参与腱鞘巨细胞瘤(tenosynovial giant cell tumor,TGCT)的发生;针对 CSF-1R 的抑制剂 pexidartinib(培西达替尼)已应用于腱鞘巨细胞瘤的治疗。再如,骨巨细胞瘤中间质细胞表达 NF-κB 受体激活蛋白配体(receptor activator of NF-κB ligand,RANKL),诱导骨巨细胞(表达 NF-κB 受体激活蛋白)形成与活化,参与骨巨细胞瘤的发生;地诺单抗(denosumab)是抑制 RANKL 的人源化单抗,用于治疗骨巨细胞瘤,其治疗效应在组织学上十分明显:在地诺单抗治疗后再取组织检查,原有的骨巨细胞瘤的组织图像甚至不复可见,由编织骨和纤维组织取代;如诊断医师未注意治疗历史,可能无法诊断。

抗血管生成治疗方面,有多种靶向药物已进入临床使用或正在进行临床试验,包括贝伐单抗、受体酪氨酸激酶抑制剂(TKIs)索拉非尼(sorafenib)、舒尼替尼以及重组内皮细胞抑制素等。贝伐单抗为 VEGF 中和性抗体,阻止其与受体结合,阻断血管生成,用于非鳞状细胞非小细胞肺癌、晚期结肠癌、乳腺癌、复发胶质母细胞瘤等。TKIs 阻断生长因子受体的酪氨酸激酶活性,作用广泛,是转移性肾癌的一线治疗药物,但毒副反应多。内皮细胞抑制素是ⅩⅧ型胶原 C 片段,具有很强抗血管生成活性。

抗血管生成治疗也有耐药问题。VEGF/VEGFR 非依赖型的肿瘤血管生成,可抵抗 VEGF 靶向治疗。靶向药物加重肿瘤低氧状态,招募髓源性细胞如 TAMs、中性粒细胞、肥大细胞等,释放血管活性分子 VEGF、PGF、FGF、MMPs 等;刺激肿瘤炎症微环境产生,可促进肿瘤转移,或促进 CSCs、肿瘤血管内皮细胞产生新的突变,产生二次耐药。此外,肿瘤血管生成在血管构筑和功能上更具异质性,内皮细胞、血管周细胞及基膜不完整,漏出增多,灌注不足,影响化疗药物的输送和局部药物有效浓度。组织缺氧也导致放疗过程中氧自由基产生不足,促进放疗抵抗。如何促使肿瘤血管"正常化",是提高肿瘤血管靶向药物疗效的重要课题。

另一治疗策略是针对 CSCs 相关分子的药物。传统肿瘤药物治疗和放射治疗针对增殖期细胞,不能有效杀死相对静止的 CSCs。清除 CSCs,而不损伤正常干细胞,可能是提高肿瘤药物治疗的关键。CSCs 靶向治疗策略包括针对 CSCs 特异性表面分子的药物治疗,例如吉妥珠单抗(gemtuzumab)是人源化抗 CD33 单抗,用于治疗 AML;或针对 CSCs 信号转导途径,如 PI3K/Akt/mTOR 通路抑制剂西罗莫司(又称雷帕霉素)、Wnt 信号通路拮抗剂等;或诱导 CSCs 分化,如全反式视黄酸治疗急性早幼粒细胞白血病;或改变 CSCs 微环境,如针对肿瘤血管生成的受体酪氨酸激酶抑制剂类药物索拉非尼、舒尼替尼,可降低微环境中血管密度,间接影响 CSCs 活性。BCR/ABL 阳性的 CML CSCs 高表达 IL-3 受体 α 链,是潜在的治疗靶点。

针对表观遗传修饰的药物(如 DNA 甲基转移酶抑制剂、组蛋白去乙酰酶抑制剂)是抗肿瘤药物研究的一个重要方向。在透明细胞肾细胞癌中,舒尼替尼等受体酪氨酸激酶抑制剂治疗抵抗,与 DNMT EZH2 高表达有关;在胶质母细胞瘤干细胞中,丝氨酸/苏氨酸蛋白激酶 MELK(maternal embryonic leucine-zipper kinase,母体胚胎亮氨酸拉链激酶)与转录因子 FoxM1(Forkhead transcription factor M1,又头状转录因子 M1)形成复合物,促进 EZH2 表达,增强 CSCs 的放疗抵抗;在替莫唑胺(temozolomide)抵抗的胶质母细胞瘤细胞株 U251 和 U87 中,EZH2 表达增加;采用 RNAi 干预 EZH2 表达后,耐药相关基因 *MDR1*、*MRP* 和 *BCRP* 表达下调,可逆转对替莫唑胺的化疗抵抗作用。第一代 EZH2 抑制剂 DZNep 非选择性抑制 EZH2 表达,在甲状腺癌、卵巢癌和胶质母细胞瘤有效。选择性 EZH2 抑制剂 EPZ 005687 和 GSK-12 直接结合野生型 EZH2 和 Y641 突变型 EZH2,可有效抑制 EZH2 突变型弥漫大 B 细胞淋巴瘤(diffuse large B cell lymphoma,DLBCL)细胞增殖。口服 EZH2 抑制剂 EPZ 6438(tazemetostat,他泽司他)正在一些实体瘤和淋巴瘤患者中进行临床试验,在上皮样肉瘤和一些滤泡性淋巴瘤的治疗中显示了较好的效果。

结　语

从肿瘤组织病理学到肿瘤分子病理学,百余年来,肿瘤基础研究和临床诊疗的进展,见证了现代科学的辉煌。人们在生物学、医学等领域对各种生命现象包括肿瘤分子机制最细微尺度的精细解析,与人类在物理学、天文学领域对广漠无垠的宇宙在最大尺度上的无穷探索,遥相辉映,堪称双璧。无数学者、医师,带领最富创造力的青年医师、研究生(他们又相继成长为新一代的导师),殚精竭虑,探幽发微,使我们进入肿瘤分子病理学的大千世界,让我们得以窥见基因变化之奥妙、表观调控之精微,又让我们一睹肿瘤微环境之复杂、肿瘤免疫之关键。最重要的是,在实现"除人类之病痛、助健康之完美"这一宏愿的漫漫长路上,基础研究成果不断转化为临床应用,现代肿瘤分子病理诊断和肿瘤靶向治疗成效日益提高,已使越来越多的患者受益,并显现出十分广阔的前景。

(周　桥)

主要参考文献

［1］MENDELSOHN J,GRAY J W,HOWLEY P M,et al. The molecular basis of cancer［M］. 4th ed. Philadelphia:W. B. Saunders,2014.

［2］VAN DEN TWEEL J G,GU J,TAYLOR C R. From magic to molecules. an illustrated history of disease［M］. Peking:Peking Medical University Press,2016.

［3］WEINBERG R A. The biology of cancer［M］. 2nd ed. New York:W. W. Norton & Company,2013.

［4］VASEF MA,AUERBACH A. Diagnostic pathology:molecular oncology［M］. 2nd ed. Elsevier-Health Sciences Division,2019.

［5］KUMAR V,ABBAS A K,ASTER J C. Robbins basic pathology［M］. 10th ed. Philadelphia:W. B. Saunders,2018.

［6］KUMAR V,ABBAS A K,FAUSTO N. Robbins pathologic basis of disease［M］. 10th ed. Philadelphia:W. B. Saunders,2019.

［7］Atlas of tumor pathology［M］. 4th ed. In many volumes. Washington DC:American Registry of Pathology,2004-2020.

［8］Atlas of tumor pathology［M］. 5th ed. In many volumes. Washington DC:American Registry of Pathology,2020.

［9］WHO Classification of Tumours Editorial Board. WHO classification of tumours［M］. 5th ed. Lyon:IARC Press,2019.

［10］STRAYER D S,SAFFITZ J E,RUBIN E. Rubin's pathology:mechanisms of human diseases［M］. 8th ed. Philadelphia:Lippincott Williams & Wilkins,2019.

［11］潘秀懿,苏征征,钟金晶,等. 肿瘤分子病理学中的调节性 RNA［J］. 中国科学:生命科学,2022,52:1578-1602.

第十三章

遗传性疾病的分子病理学基础

遗传病是由于遗传物质改变所引起的疾病,环境因素在一些遗传性疾病发病中亦起到重要作用。根据遗传物质改变的不同,可将遗传病分为单基因遗传病、多基因遗传病、染色体病和体细胞遗传病。

遗传病的发病涉及一对基因时,这对基因可称为主基因(major gene),它导致的疾病称为单基因遗传病(monogenic disease)。一些常见慢性疾病和先天畸形,其遗传基础不是一对基因,而是涉及多对基因,且需要环境因素作用才发病,称为多基因遗传病(polygenic disease),寻找多基因遗传病发病相关基因是目前常见慢性病研究的一个热点领域。人类染色体数目或结构改变所致的疾病称为染色体病(chromosome disease),由于它往往涉及许多基因,常表现出严重的临床综合征。体细胞遗传病是体细胞中遗传物质的改变,并不向后代传递。

随着现代生物医学理论和技术的发展,人们对遗传病的病理变化认识在分子水平逐渐展开。本章在概述了各种遗传性疾病的同时,对一些研究较深入的病理分子机制亦做了较详细的介绍。对一些遗传病,尤其是单基因遗传病的病因和分子水平病理变化的探讨,将非常有助于了解这些基因的作用环节和水平。某些遗传性疾病可以看作是天然的"基因敲除"模式,这些遗传性疾病的深入研究,对其他非遗传性疾病病理机制研究亦有重要的借鉴意义。

第一节 遗传性疾病的类型及分子机制

遗传性疾病简称遗传病(genetic disease),是由于遗传物质改变所引起的疾病。根据遗传物质改变的不同,将遗传病加以分类,见表 13-1。

表 13-1 遗传性疾病分类

类型	概念	分类				常见实例
染色体病	染色体的数目或结构发生改变所导致的疾病	常染色体病				唐氏综合征、18 三体综合征等
		性染色体病				特纳综合征、X 三体综合征等
基因病	由于基因结构与功能异常导致的遗传性疾病	单基因遗传病	常染色体遗传	常染色体显性遗传病	完全显性遗传	短指/趾
					不完全显性遗传	软骨发育不全
					不规则显性遗传	多指/趾
					共显性遗传	ABO 血型的遗传
					延迟显性遗传	亨廷顿病
				常染色体隐性遗传病		镰状细胞贫血、β-地中海贫血、苯丙酮尿症等
			X 连锁遗传病	X 连锁显性遗传		家族性低磷酸血症佝偻病、口面指综合征 I 型等
				X 连锁隐性遗传		红绿色盲、血友病 A、血友病 B 等
				Y 连锁遗传病		无精子因子症
				线粒体遗传病		莱伯遗传性视神经病变、氨基糖苷类抗生素致聋等
		多基因遗传病				冠心病、唇腭裂、糖尿病等
		体细胞遗传病				组织病变或肿瘤

一、单基因遗传病

（一）单基因遗传病概述

单基因遗传是指某种性状或疾病的遗传受一对等位基因控制，符合孟德尔遗传定律，又称为孟德尔遗传。由单基因突变引起的疾病称为单基因遗传病（又称孟德尔遗传病）。

根据 2020 年 2 月 20 日在线人类孟德尔遗传（Online Mendelian Inheritance in Man，OMIM）公布的统计数据，目前发现的人类细胞核基因组决定的单基因遗传性状共有 25 273 种，包括常染色体遗传 23 907 种，X 连锁遗传 1 303 种，Y 连锁遗传 63 种。此外，由线粒体遗传的性状有 70 种。

OMIM 是一个提供人类基因和遗传表型概要的权威网站（https://omim.org/），网页的条目中包含其他大量遗传资源链接。该网站可查询任何已知的遗传病、性状或基因的资料，每一种疾病或性状及基因会有一个独特的六位数编号，并为全世界遗传病学研究者们通用。

在研究单基因遗传病要注意存在遗传异质性问题。同一个基因座上发生不同形式的突变可导致患者临床表现程度差异较大，称为等位基因异质性（allelic heterogeneity）。在 β-地中海贫血中，由于编码珠蛋白的 β 基因有众多突变类型，患者可表现为不同程度的贫血；不同基因座上的基因突变引起的表型效应相同或相似，称为基因座异质性（locus heterogeneity）。例如，已定位的非综合征性耳聋（non-syndromic hearing loss，NSHL）基因座位点有 100 多个，遗传方式也不尽相同，因此父母均为先天性聋哑患者的孩子可能没有聋哑。随着人们对遗传病研究的深入，发现遗传异质性是一个较为普遍的现象，因此很多遗传疾病又被分为不同的亚型，比如血友病分为 A、B 和 C 三个亚型。

（二）单基因遗传病遗传方式

由单个基因突变所致的疾病为单基因遗传病。其遗传方式取决于两个因素：一是突变基因位置，即基因位于常染色体还是性染色体上；二是该基因的性质，即基因显性表达还是隐性表达，其区别在于杂合子（Aa）的表型。若杂合子（Aa）能表现出与显性基因 A 有关的性状或遗传病时，其遗传方式称为显性遗传，否则为隐性遗传。按遗传方式分为常染色体显性遗传、常染色体隐性遗传、X 连锁显性遗传、X 连锁隐性遗传和 Y 连锁遗传。

1. 常染色体显性遗传 致病基因位于 1~22 号常染色体上，且该基因显性表达，这种遗传方式为常染色体显性（autosomal dominant，AD）遗传。根据显性性状的表现特点，常染色体显性遗传可以分为 5 个亚类。

（1）完全显性遗传：完全显性（complete dominance）是指杂合子（Aa）表现出与显性纯合子（AA）完全相同的表型。手/足畸形的短指/趾症即为完全显性遗传。由于指/趾骨短小或缺如，致使手指/趾变短。假设决定短指/趾的基因为显性基因（A），正常指/趾为隐性基因（a），则患者基因型应为 AA 或 Aa，根据表型不能区分患者基因型。

（2）不完全显性遗传：不完全显性（incomplete dominance）也称为半显性（semi-dominance），指杂合子（Aa）的表型介于显性纯合子（AA）和隐性纯合子（aa）之间，其显性基因 A 和隐性基因 a 都会得到一定程度地表达。例如，软骨发育不全为成纤维细胞生长因子受体 3（FGFR3）基因突变所致疾病。显性纯合子（AA）患者病情严重，多于胎儿期或新生儿期死亡；杂合子（Aa）患者出生时体态异常，表现为躯体矮小等症状，病情不若显性纯合子患者严重。

（3）不规则显性遗传：不规则显性（irregular dominance）也称外显不全，指在一些常染色体显性遗传病中，有些携带致病基因的杂合子（Aa）患者因受修饰基因等因素的影响并不能表现出相应性状，或者发病但病情程度有所差异。修饰基因是指本身没有表型效应，可对主基因的表达起到增强或削弱作用，使主基因所决定的性状表达完全或得不到表达，从而出现各种表现度和不完全的外显率。多指/趾症即为不规则显性遗传的典型实例。有些个体在杂合子（Aa）状态表现正常，但致病基因仍可传给后代；有些杂合子（Aa）个体显性基因 A 作用虽然得到表达，但多指/趾数目及长度不等。

（4）共显性遗传：一对常染色体上的等位基因在杂合状态时，显性基因和隐性基因都可以表达，分别独立地产生各自的基因产物，形成相应表型，这种遗传方式为共显性遗传（codominace inheritance）。ABO

血型由一组复等位基因(multiple allele)决定。复等位基因是指在一个群体中,一对特定基因座上的基因不是两种(如 A 和 a),可以是三种或三种以上,有时可达数十种,每一个人只拥有其中两个等位基因。复等位基因是一个基因发生多种突变,从而产生多种基因型的结果。ABO 血型基因定位于 9q34,由 A、B 和 O 三种基因组成复等位基因。基因型 OO 产生 H 物质,而不产生抗原 A 和抗原 B;基因 A 和基因 B 分别决定红细胞膜上抗原 A 和抗原 B 的产生,基因型 AB 个体红细胞膜上有抗原 A 和抗原 B,为共显性遗传。

(5) 延迟显性遗传:有些显性遗传病并非出生后即表现出来,而是到达一定年龄才出现症状,这种情况称为延迟显性(delayed dominance)。亨廷顿病为染色体显性遗传病,致病基因位于 4p16。杂合子(Aa) 20 岁时只有 1% 发病,40 岁有 38% 发病,而到 60 岁有 94% 发病,年龄是发病的一个重要影响因素。

2. 常染色体隐性遗传 致病基因位于一对常染色体上,基因纯合时致病,这种遗传方式称为常染色体隐性(autosomal recessive,AR)遗传,其所致疾病则为常染色体隐性遗传病。基因在杂合状态(Aa)时不表现相应性状,只有当隐性致病基因(a)纯合时性状方得以表现。

白化病是常见的常染色体隐性遗传病。由于患者体内编码酪氨酸酶的基因发生突变,酪氨酸酶缺乏以致黑色素合成障碍,全身黑色素细胞缺乏黑色素,引起白化病。本病患者只有当致病基因型为纯合子(aa)时才发病。当个体为杂合状态(Aa)时,患者本人不发病,由于携带致病基因,可将致病基因(a)传给后代。

3. X 连锁显性遗传 控制显性性状的基因在 X 染色体上,其遗传方式称为 X 连锁显性(X-linked dominant,XD)遗传。由 X 染色体上的显性致病基因所致的疾病为 X 连锁显性遗传病。由于致病基因是显性的,并位于 X 染色体上,因此不论是男性(XY)还是女性(XX),只要有一个显性致病基因(XA)就会发病。与常染色体显性遗传不同的是,男性患者只能将致病基因(XA)传给女儿,不能传给儿子。一般而言,这类疾病的女性患病率约为男性的两倍,同时女性患者的病情较男性患者轻。

家族性低磷酸血症佝偻病(又称抗维生素 D 佝偻病)就是一种 X 连锁显性遗传病。患者由于肾小管对磷的重吸收障碍,因而尿排磷酸盐增多,血磷酸盐降低而影响骨质钙化。男性患者(XAY)与正常女性(XaXa)婚配后,子女中儿子均正常,女儿均患病。女性纯合子患者(XAXA)生育子女均患病,而女性杂合子患者(XAXa)与正常男性(XaY)婚配后子女均有 1/2 发病风险。

4. X 连锁隐性遗传 控制隐性性状的基因位于 X 染色体上,其遗传方式称为 X 连锁隐性(X-linked recessive,XR)遗传,所致疾病为 X 连锁隐性遗传病。红绿色盲即为 X 连锁隐性遗传病,其致病基因定位于 Xq28。女性有两条 X 染色体,只有两条 X 染色体上的等位基因都是隐性(XaXa)时才为红绿色盲患者。当其与正常男性(XAY)婚配后,子女中女儿均正常,儿子均患病;当致病基因在杂合状态(XAXa)时,隐性基因控制的性状不显示,这些女性是红绿色盲携带者。由于 Y 染色体上缺少相应同源节段,男性只要 X 染色体有致病基因(XaY)就患病,当其与正常女性(XAXA)婚配后子女均正常。

5. Y 连锁遗传 如果致病基因位于 Y 染色体上,可随着 Y 染色体而传递;由于女性没有 Y 染色体,故只有男性才出现症状。这类致病基因只能由父亲传给儿子,这种遗传方式称为 Y 连锁遗传(Y-linked inheritance)。由于这些基因控制的性状只出现在雄性个体中,因此又称为限雄遗传(holandric inheritance)。

二、多基因遗传病

(一) 多基因遗传病的概念和遗传特点

人类先天畸形和常见的慢性疾病可表现出家族聚集倾向,但不符合单基因遗传的孟德尔遗传规律。这些疾病的遗传性状受多对等位基因控制,称为多基因遗传病(polygenic disease)。这些等位基因对遗传性状的作用比较小,每对等位基因又称为微效基因(minor gene)。若干对微效基因对遗传性状的影响可以累积成一个明显的表型效应,称为加性效应(additive allelic effect)。多基因遗传病的发生不仅取决于微效基因的加性效应,而且同时受环境因素影响(激发、加速、加重或抑制作用),因此这种遗传方式又称为多因子遗传(multifactorial inheritance)。

多基因遗传病在遗传上具有如下特点:①发病有家族聚集倾向,但无明显的遗传规律;②发病率有种族差异;③近亲婚配发病风险有增高趋势;④患者亲属发病风险随亲属级别的降低而迅速下降。

（二）常见多基因遗传病

常见多基因遗传包括先天性畸形和常见慢性病。现代研究认为,患者人群的多个微效基因存在"异常",这些"异常"包括一些特定基因型、基因多态性及突变,导致对某种疾病易感性增高。目前,绝大多数多基因遗传病的微效基因尚不明确,众多候选基因正在筛查中。

1. 冠状动脉粥样硬化性心脏病　本病简称冠心病,也称缺血性心脏病。引起该病的主要原因是冠状动脉粥样硬化(占95%以上)。由于冠状动脉发生严重粥样硬化,有的合并痉挛、血栓形成,造成冠状动脉管阻塞,引起心肌缺血或梗死。

遗传因素在冠心病发病中有明确作用。当患者首次发病小于55岁时,一级亲属发病率是普通人群的11.4倍。在双生子发病一致性的研究中,男性一卵双生和二卵双生心肌梗死的发病率比正常男性别高6~8倍和3倍;女性双生子一卵双生和二卵双生心肌梗死发病率则比正常女性别高15倍和2.6倍。

冠状动脉需要经历多个发展阶段才能最终发生粥样硬化病变,一些因素与该病变的形成明确相关。例如,载脂蛋白(apolipoprotein,Apo)主要功能是运载血浆中的脂类,分A、B、C、D和E五类,参与脂类的转化和代谢过程。ApoE基因位于19号染色体,有三种常见的等位基因:$ApoE^*E2$、$ApoE^*E3$和$ApoE^*E4$。其中,$ApoE^*E3$是野生型,$ApoE^*E2$和$ApoE^*E4$是单基因置换而形成的变异型等位基因。研究表明,$ApoE^*E4$可导致胆固醇升高而引发包括冠状动脉粥样硬化在内的多种疾病,而$ApoE^*E2$则具有减少发生动脉粥样硬化风险的作用。

2. 糖尿病　糖尿病(diabetes mellitus,DM)是一种由于胰岛病变使胰岛素分泌减少及机体对胰岛素敏感性下降等因素而导致的以高血糖为特征的代谢性疾病。

糖尿病分为1型、2型两种类型。其中,1型约占10%,2型约占90%。1型糖尿病属于自身免疫性疾病,病因为分泌胰岛素的胰岛β细胞被自身免疫反应破坏。1型糖尿病在一卵双生子中的发病率一致性约为40%。在微效基因研究方面,目前已经发现十多个基因的变异可增加1型糖尿病的易感性,尤其是人类白细胞抗原(HLA)基因、胰岛素基因启动子可变数量串联重复多态性、免疫调节基因CTLA-4和编码蛋白磷酸酶的PTPN22基因的SNPs与1型糖尿病易感性的关系已经获得较为充分的研究依据。2型糖尿病是由于年龄原因的胰岛老化造成胰岛素分泌减少及机体对胰岛素不敏感等因素而引起的高血糖状态。遗传因素和环境因素均在糖尿病发病中起重要作用。

3. 精神分裂症　精神分裂症(schizophrenia)是一类以患者在思维、情感和行为等方面出现障碍,精神活动和周围环境不协调为特征的精神疾患。本病多起病于青壮年,通常患者意识清晰、智力尚正常,部分可出现认知障碍。该病具体发病病因目前尚不明确。该病一卵双生发病一致性为40%~60%,二卵双生发病率一致性为10%~16%。患者一级亲属和二级亲属再发风险明显增高。

精神分裂症和染色体畸变之间关系尚无明确结论。研究表明,精神分裂症的发生与多种基因有关,如多巴胺受体基因、5-羟色胺受体(5-HTR)基因及HLA基因等。这些基因的多态性、突变或特定的基因型与精神分裂症具有不同强度的相关性。

4. 阿尔茨海默病　阿尔茨海默病(Alzheimer disease,AD)是以进行性认知功能障碍和行为损害为特征的中枢神经系统退行性病变,神经病理可见特征性β-淀粉样蛋白斑和神经原纤维缠结,是老年人最常见神经系统疾病。

AD可分为家族性和散发性AD。前者不足10%,因多早期发病,又称为早发型AD。目前,发现发生突变基因包括淀粉样前体蛋白(amyloid precursor protein,APP)、早老蛋白1(presenilin-1,PS1)和早老蛋白2(PS2)。

散发性AD属于多基因遗传病,因发病年龄较大(>65岁),又称晚发型AD。载脂蛋白$ApoE^*E4$基因已经证实在晚发型AD中具有重要作用。50%的晚发型AD患者带有$ApoE^*E4$等位基因,其发病年龄较早。除$ApoE^*E4$外,尚可能有多个基因与AD的发病风险显著相关,但尚需进一步研究证实。

三、染色体病

（一）染色体畸变

1. 染色体畸变及原因　染色体数目和结构相对恒定是保证个体遗传性状相对稳定的基础。某些因素可使染色体发生数目或结构的异常改变，即发生染色体畸变（chromosome aberration），成为染色体病形成的基础。

由自身原因引起的染色体畸变称为自发畸变（spontaneous aberration）；因外部因素引起的畸变为诱发畸变（induced aberration），染色体畸变的原因包括以下几方面。

（1）物理因素：包括辐射、高热等，如孕妇接触射线后其子代发生染色体畸变的危险性增加。

（2）化学因素：包括抗代谢药物、农药及一些食品添加剂等。

（3）生物因素：风疹病毒可以引起染色体断裂；麻疹病毒会引起染色体重排、丢失。

（4）年龄因素：高龄孕妇在形成卵子过程中发生染色体不分离的概率上升，因此高龄孕妇生育染色体病患儿风险较高。

（5）遗传因素：某些遗传因素也会影响发生染色体畸变的敏感性。

2. 染色体数目异常和描述方法　人类正常配子含有 23 条染色体，称为一个染色体组（chromosome set）。人类正常体细胞含 46 条（23 对）染色体，核型描述为 46，XY（男性）或 46，XX（女性）。染色体数目异常（numerical abnormality）包括整倍体异常和非整倍体异常两类，前者特指染色体组中增加的染色体数目为单倍体（$n = 23$）的整数倍。

常染色体数目异常的核型描述是在描述的后一部分列出异常染色体序号，用"+"或"-"号表示该染色体的增加或缺失，如 47，XY，+21，表示有 47 条染色体，男性，多出一条 21 号染色体。性染色体异常则直接写出性染色体即可，如 47，XXX，表示 47 条染色体，女性，有 3 条 X 染色体。如果个体是存在两种以上核型的嵌合体，各核型用"/"间隔。一般，将带有异常染色体的核型写在正常核型前面，如 45，X/46，XX，表示是嵌合体，异常核型缺一条 X 染色体。嵌合体患者的临床症状轻重与异常核型所占比例及所在组织器官有关。异常核型细胞所占比例越大，组织器官越重要，其相关症状越重，反之则轻。

（1）整倍体异常：①三倍体：三倍体细胞含 3 个染色体组，核型为 69，XXX 或 69，XXY。人类全身性三倍体是致死的，能活到出生的三倍体患儿多为含有二倍体的嵌合体。三倍体产生原因是受精卵形成过程中两个精子进入一个卵子或一个精子进入一个 2 倍体的卵子。②四倍体：四倍体细胞含有 4 个染色体组，染色体总数为 92 条，核型为 92，XXXX、92，XXYY 两种。临床中 5% 自然流产儿是四倍体和四倍体的嵌合体。四倍体产生的原因是在一次细胞分裂周期中核内复制 2 次或虽然细胞完成染色体复制却没有成功分裂。四倍体以上的多倍体未见报道。

（2）非整倍体异常：人类染色体数目少于 46 的细胞或个体称亚二倍体。在亚二倍体中，常见丢失一条染色体核型，称为某号染色体的单体型。人类染色体数目多于 46 的细胞或个体称超二倍体。常见多出一条染色体核型，称为某号染色体的三体型。染色体非整倍性改变的原因一般与细胞在有丝分裂或减数分裂时，染色体分离机制出现异常有关。

3. 染色体结构畸变的类型及描述方法

（1）常见染色体结构畸变：染色体结构畸变（structural chromosome aberration）是染色体发生断裂或断裂后异位连接而发生的染色体结构变化。自然界中的电离辐射、化学诱变剂和病毒等因素都可能使染色体发生断裂。根据染色体发生断裂的部位及重接方式的不同，可以分为以下结构畸变类型。

1）缺失（deletion）：染色体断裂后丢失了相应的节段，称为缺失（用 del 表示），包括只有 1 个断裂点的末端缺失和丢失 2 个断裂点之间断片的中间缺失。

2）倒位（inversion）：一条染色体上发生两处断裂，形成三个断片，中间的断片倒转 180° 后重接，称为倒位（用 inv 表示）。两处断裂点位于着丝粒一侧（长臂或短臂）形成的倒位，称为臂内倒位。两处断裂点分别位于着丝粒的两侧而形成的倒位，称为臂间倒位。

3）插入（insertion）：一条染色体的臂内嵌入一个额外的染色体片段，称为插入（用 ins 表示）。根据插入片段的方向分为正位插入和倒位插入。

4）易位（translocation）：两条非同源染色体各断裂一次，断裂断片互换位置后连接，称为相互易位（用t/der 表示）。两条近端着丝粒染色体在着丝粒或其附近部位各发生 1 次断裂，断裂后两个短臂丢失，两个长臂连接成一条染色体，称为罗伯逊易位（Robertsonian translocation），用 der 或 rob 描述。

5）环状染色体（ring chromosome）：一条染色体自身的长臂和短臂各自发生一次断裂后，断裂的小片段丢失，染色体在断裂点自身连接成环状（用 r 表示）。

6）双着丝粒染色体（dicentric chromosome）：两条染色体各发生一次断裂后，带有着丝粒的染色体片段相互连接（用 dic 表示）。

7）等臂染色体（isochromosome）：染色体的两臂完全相同（用 i 表示）。

（2）染色体结构畸变描述方法：一般，用简式或详式两种方式描述发生结构畸变的染色体核型。简式分 4 个部分，依次为染色体总数、性染色体组成、断裂方式和染色体号、断裂点位置。例如，46,XX,del(1)(q21q41)，表示 46 条染色体，女性，1 号染色体缺失畸变，断裂位置分别在 1 号染色体长臂 2 区 1 带（q21）和 4 区 1 带（q41），2 个断裂点之间片段缺失。

（二）常见染色体病

染色体病是指由于染色体数目或结构畸变导致的疾病，通常表现为具有多种症状，故又称为染色体综合征（chromosome syndrome）。染色体病分为常染色体病和性染色体病两类。

1. 常染色体病　常染色体病是人类第 1~22 号染色体的数目或结构异常引起的疾病，常见三体及其嵌合体核型，生长发育迟缓、智力低下并伴有多发畸形为共有临床特征。

（1）唐氏综合征：英国医生 Down 于 1866 年首先描述该疾病，故称为唐氏综合征（Down syndrome），又称为先天愚型。该病患者体内多出 1 条 21 号染色体，又称为 21 三体综合征（trisomy 21 syndrome）。在新生儿中的发病率为 1/800~1/600，为最常见染色体病。

患者生长发育迟缓，体力和智力发育均有障碍，生活自理能力较弱，可有眼距宽、鼻根低平和舌大外伸等特征性面容。40% 患者有先天性心脏病。男性患者常有隐睾，无生育能力；女性患者少数有生育能力，但将此病传给后代的风险较高。

患者核型分为三种：一是 21 三体型[47,XX(XY),+21]，约占 95%。二是嵌合型[46,XX(XY)/47,XX(XY),+21]，约占 1%~2%。嵌合型患者临床表现可由异常细胞所占比例不同而差异较大。三是易位型，由 21 号染色体与 D 和 E 组染色体发生罗伯逊易位所致。

（2）Edward 综合征：由 Edward 医生于 1960 年首先描述，故称为 Edward 综合征（Edward syndrome）。该病患者多一条 18 号染色体，又称 18 三体综合征（trisomy 18 syndrome）。本病新生儿发病率为 1/5 000~1/4 000，患儿男女比例为 1∶4。大多数患儿胚胎期流产，90%~95% 活婴 1 年内死亡，个别能存活数年甚至 10 年以上。

患者生长、运动和智力发育迟缓，包括体重过轻、头小畸形、唇裂或腭裂等。95% 患者患有先天性心脏病。

患者核型多为 47,XX(XY),+18；少数患者的核型为嵌合型及易位型。52% 患儿的产妇年龄大于 35 岁。

（3）Patau 综合征：Patau 于 1960 年首先描述该病，患者多出一条 13 号染色体，又称为 13 三体综合征（trisomy 13 syndrome）。新生儿发病率为 1/29 000~1/5 000 之间。70% 的患儿在出生 6 个月内死亡，罕有活到成年。

Patau 综合征（Patau syndrome）临床以出生体重低、生长发育障碍、智力发育差、视觉和嗅觉神经发育不全等为特征。80% 患有先天性心脏病。患者核型 75% 为 47,XX(XY),+13，该核型与母亲年龄呈正相关；易位型占 20%，多为 der(13;14)罗伯逊易位，此型多为年轻母亲所生；5% 为嵌合型。

（4）猫叫综合征：猫叫综合征（cri-du-chat syndrome）为 5 号染色体短臂部分缺失所致，又称5p 部分单体综合征，发病率为 1/50 000~1/20 000，女性多于男性，是最常见的染色体缺失综合征。多数患者可活至儿童期，少数活至成年。

婴幼儿时期的患儿哭声似小猫叫,猫叫样哭声随着年龄增大逐渐消失。患者智力低下,生长缓慢,头小,脸圆,耳低位,斜视,全身肌张力低,扁平足。50%有先天性心脏病。研究表明,患者猫叫样哭声源于5p15.3缺失,其他症状源于5p15.2缺失。

2. 性染色体病　由性染色体结构或数目异常引起的疾病,其共同特征是性发育不全或两性畸形,也可表现为原发闭经、生殖力下降和智力下降。

(1) Turner 综合征:Turner 于 1938 年首先描述该病。由患者体内 X 染色体缺失或部分缺失所致。女性发病率为 1/5 000～1/2 000。Turner 综合征(Turner syndrome)患者为女性表型,身材矮小,后发际低,60%患者有蹼颈。患者第二性征发育不全、性腺发育不全,故又称为性腺发育障碍综合征。

50%以上患者核型为 45,X,症状较典型;30%左右患者核型为 45,X 的嵌合型,只有体矮、条索状性腺和原发闭经等症状;另一种较为常见的核型是 X 等臂染色体,包括 46,X,i(X)(q10)和 46,X,i(X)(p10),患者表型近似于 45,X。

(2) Klinefelter 综合征:Klinefelter 综合征(Klinefelter syndrome)被 Klinefelter 于 1942 年首次描述,患者比正常男性多出一条 X 染色体,又称 47,XXY 综合征或 XXY 综合征。该病群体发生率为 1/1 000～1/500,因不育而就诊的男性中占 1/10。

患者外表男性,睾丸发育不良,也称为先天性睾丸发育不全。临床症状在青春期开始后逐渐明显:体型高瘦长,体力较差,睾丸小且不能产生精子,性情体态表现趋于女性化,部分患者智力低下,某些患者有精神异常。

患者核型多为 47,XXY;少数患者为嵌合型;还可见 48,XXXY 和 49,XXXXY 等,核型中 X 染色体数量越多其症状越严重。

(3) X 三体综合征:X 三体综合征(triple X syndrome)是一种女性常见的性染色体病,也称 XXX 综合征,新生儿中发病率约为 1/1 000。

大多数 X 三体综合征个体表型基本正常,一般发育较早,身高较正常女性高,平均智商略低,但个体差异很大,部分患者有语言学习障碍和精神性疾患的倾向。

多数患者核型为 47,XXX,少数为 47,XXX/46,XX 嵌合型,原因为年龄偏大的母亲在配子形成中发生 X 染色体数目畸变所致。

(4) XYY 综合征:XYY 综合征(XYY syndrome)患者多 1 条 Y 染色体,又称超雄综合征。男性中发病率为 1/1 000 左右。

患者身材高大,成年后常达 185cm 或 190cm 以上,睾酮水平及生育能力正常。少数患者智力稍弱,有学习困难,对周围环境适应不良或伴发精神障碍。

多数患者核型为 47,XYY,原因是含有 2 条 Y 染色体的精子和卵子结合,其受精卵则有 2 条 Y 染色体;少数个体核型为 47,XYY/46,XY 嵌合型,为胚胎早期有丝分裂 Y 染色体不分离导致。

(5) 脆性 X 综合征:脆性 X 综合征(fragile X syndrome)属于 XD 遗传,*FMR1* 基因中的三核苷酸串联重复序列(CGG)$_n$ 扩增和基因上游的 CpG 岛异常甲基化,可抑制该基因正常表达而患病。

本病在男性中发病率高于女性,男性患者核型为 46,fra(X)(q27)Y,患者表现为中度至重度的智力低下。多数女性携带者不发病,因女性 X 染色体随机失活机制,30%的女性携带者可出现轻度智力障碍。

四、分子病

分子病(molecular disease)是可以从分子水平揭示发病机制的一类单基因遗传病,这类疾病的致病基因突变方式、相关蛋白质异常和所引起的机体功能障碍已基本清楚。

(一) 血红蛋白病

血红蛋白病(hemoglobinopathy)是珠蛋白分子结构或合成量异常所引起的疾病。目前,全球有 2 亿多人携带血红蛋白缺陷基因。血红蛋白病分两类:一类是由于珠蛋白结构异常引起的异常血红蛋白病,另一类是由于珠蛋白肽链合成异常导致的地中海贫血。

1. 血红蛋白在个体发育中有不同的类型　人类血红蛋白是由 2 对(4 条)血红蛋白单体聚合成的四聚

体,其中一对是类 α 链(包括 ζ 链和 α 链),由 141 个氨基酸组成,另一对是类 β 链(包括 ε、γ、δ 和 β 链),由 146 个氨基酸组成。类 α 链(ζ 链和 α 链)和类 β 链(ε、γ、δ 和 β 链)基因在胚胎早期、胎儿期和出生后这三个时期可分别表达。在相同时期内,这些表达的类 α 珠蛋白和类 β 珠蛋白可以组合不同类型的血红蛋白,一共可组成 6 个类型的血红蛋白,其中重要的血红蛋白类型为胎儿血红蛋白(fetal hemoglobin,HbF,$\alpha_2\gamma_2$)和成人血红蛋白(adult hemoglobin,HbA,$\alpha_2\beta_2$)。

2. 异常血红蛋白病 珠蛋白基因突变导致珠蛋白分子结构改变,称为异常血红蛋白(abnormal hemoglobin)。目前,全世界已发现异常血红蛋白达 1 004 种,其中 40% 可引起人体不同程度的功能障碍。

(1) 异常血红蛋白病的种类

1) 镰状细胞贫血:镰状细胞贫血(sickle cell anaemia)是编码 β 珠蛋白肽链的 HBB 第 6 位密码子突变(GAG→GTG),导致 β 链第 6 位谷氨酸被缬氨酸取代,正常 HbA 转变成了病理性 HbS,为 AR 遗传。*HbS* 纯合子表现为镰状细胞贫血,源于病理性 HbS 存在电荷改变,因而 HbS 聚合成为棒状聚合物,使红细胞镰形变,引起血黏度增高,发生血管梗阻性继发症状及溶血性贫血。

2) 高铁血红蛋白血症:高铁血红蛋白血症(methemoglobinemia),又称血红蛋白 M 病(hemoglobin M disease,HbM),呈 AD 遗传,杂合子 HbM 含量一般在 30% 以内。患者珠蛋白肽链中与血红素铁原子连接的组氨酸被酪氨酸替代,酪氨酸酚基上的氧与血红素的铁原子构成离子键,导致部分血红素的二价铁离子(Fe^{2+})变成高价铁离子(Fe^{3+}),形成高铁血红蛋白。高铁血红蛋白丧失了与氧的结合能力,使组织供氧不足,出现发绀及红细胞增多。高铁血红素易与珠蛋白链分离,使血红蛋白分子结构不稳定而发生溶血。

3) 不稳定血红蛋白病:不稳定血红蛋白病(unstable hemoglobinopathy)一般呈不完全显性 AD,杂合子可有临床症状,纯合子致死,目前已发现 80 种以上。轻者仅在服用磺胺类药物或有感染时溶血,重者需反复输血才能维持生命。患者 Hb 易自发(或在氧化剂作用下)变性,形成变性珠蛋白小体(又称 Heinz 小体)。Heinz 小体可引起红细胞膜离子通透性增加及变形能力降低,最后导致溶血。

Hb. Bristol 不稳定血红蛋白病是 *HBB* 基因第 67 位密码子发生突变,使 β 链该位置的缬氨酸被天冬氨酸取代,导致血红蛋白不稳定,容易降解为变性珠蛋白小体,并附于细胞膜使之失去可塑性,不易通过脾脏而破裂造成溶血,出现乏力、头晕、苍白和黄疸等症状。

4) 氧亲和力改变的血红蛋白病:患者珠蛋白链氨基酸发生替代突变,使血红蛋白与氧的亲和力增高或降低,导致机体缺氧性症状。例如,Hb Yakima 病,β 珠蛋白链第 99 位天冬氨酸变为组氨酸,使血红蛋白与氧的亲和力增高,组织释放氧量减少,继发红细胞增多症;Hb Kansas 病中,β 珠蛋白肽链第 102 位天冬酰胺变为苏氨酸,血红蛋白与氧亲和力降低,使动脉血的氧饱和度下降,严重者可引起发绀。

(2) 异常血红蛋白病中珠蛋白基因的突变类型

1) 碱基置换:①错义突变,单碱基置换导致编码氨基酸的改变。例如,中国人较常见的 HbE 病是 β 基因第 26 位密码子由 GAG(谷氨酸)→AAG(赖氨酸)所致。单点突变一般没有特殊的超级突变热点。②无义突变,单碱基置换使编码氨基酸的密码子变成终止密码子,导致多肽链合成提前终止。无义突变的 mRNA 通常会被快速降解,其编码的多肽链通常也会因稳定性下降而被降解。例如,Hb McKees Rocks 病,编码酪氨酸的 TAT 突变为终止密码子 TAA 或 TAG,使 β 珠蛋白链合成提前终止。③终止密码子突变,终止密码子单碱基置换为编码氨基酸的密码子,直至遇到下一个终止密码子才停止肽链合成。此种突变不仅延长多肽链长度,也使 mRNA 3' 末端非编码区丧失正常调节功能。例如,Hb Constant Spring 病,α 链第 142 位终止密码子 UAA 变为 CAA,直至第 173 位密码子才出现终止密码。

2) 移码突变:基因编码区中插入或缺失一个或几个碱基(但不是 3 的整倍数),会使翻译阅读框发生移位,通常会使血红蛋白分子不稳定,导致溶血性贫血。例如,Hb Tak 病,为 β 链第 147 位终止密码 UAA 前插入 AC,使 β 链延长至第 157 位氨基酸,比正常 β 链多 11 个氨基酸。

3) 整码突变:基因编码区中缺失或插入的碱基数是 3 的整倍数,导致若干个相应氨基酸的缺失或插入。例如,Hb Gun Hill 病,缺失 β 珠蛋白肽链 91~95 位的氨基酸。

4) 融合基因:在配子形成的减数分裂过程中,同源染色体联会时发生错配及不等交换,交换后的染色体在错配和不等交换的部分可形成融合基因而编码异常血红蛋白。例如,Hb Lepore 病,其 β 珠蛋白链由

δ链N端部分片段和β链C端部分片段融合而成δβ链。

3. 地中海贫血　形成血红蛋白的某一种珠蛋白,由于其基因突变而发生合成障碍,另外一种正常的珠蛋白则相对"过剩",相对过剩的珠蛋白可引发溶血性贫血等症状,称为地中海贫血(thalassemia),又称为珠蛋白生成障碍性贫血。如果患者同时发生α-地中海贫血和β-地中海贫血,相对"过剩"的珠蛋白链数量变少,患者临床症状一般较轻。

(1) α-地中海贫血:α-地中海贫血(α-thalassemia)是α珠蛋白基因突变使α珠蛋白链(简称α链)合成减少而引起溶血性贫血。该病主要分布在热带和亚热带地区,在我国也较常见。

地中海贫血类型:人类两条16号染色体共有4个α基因,因缺陷的α基因数量不同而分为4个类型。①巴氏胎儿水肿综合征(Bart's hydrops fetalis syndrome):患者4个α基因都缺失或突变,不能合成α珠蛋白链,结果不能生成正常胎儿血红蛋白(HbF, $a_2\gamma_2$),正常表达的γ链自身形成γ四聚体(γ_4),称为Hb Bart's。Hb Bart's(γ_4)对氧亲和力非常高,因而释放给组织的氧减少,组织严重缺氧导致胎儿水肿,引起死胎或新生儿死亡。常见并发症包括毒血症、梗阻性分娩和产后出血。在广西壮族自治区某医院报道,26.3%围产期死亡胎儿为巴氏胎儿水肿综合征。②血红蛋白H病(hemoglobin H disease, HbH disease):患者3个α基因发生缺失或突变,能合成少量α链,相对过多的β链形成的β四聚体(β_4)易被氧化,使β4解体成游离的单链,游离β链沉淀聚积形成包涵体,使膜对阳离子通透性发生改变,钾盐与水逐渐从红细胞内渗透至细胞外。缺钾的红细胞寿命缩短,易在单核/吞噬细胞系统破坏,导致中度或较严重的溶血性贫血。③轻型(标准型)α-地中海贫血:患者缺失2个α基因,由于能合成相当数量的α链,所以仅表现出轻型贫血或无症状。④静止型α-地中海贫血:患者仅缺失1个α基因,无症状。

α-地中海贫血基因突变形式:①基因缺失占大多数,减数分裂中两条16号染色体上的α珠蛋白基因之间发生联会错配和不等交换,导致1条16号染色体缺失了α基因,另1条16号染色体增加了α基因。不等交换后的2条16号染色体分配到不同配子,缺失α基因的配子与另一种配子结合,组合成不同基因型的个体。有时,缺失只涉及α基因的部分关键片段,残余的α基因片段大多无功能。②基因突变为非缺失型α-地中海贫血,包括α基因转录缺陷、mRNA无功能或不稳定等导致蛋白合成障碍。现在,已明确的突变有40多种,中国人较常见的有2种,即*HBA₂*基因第125位密码子突变(CTG→CCG)和终止密码子突变(TAA→CAA)。

(2) β-地中海贫血:β-地中海贫血(β-thalassemia),是β珠蛋白基因突变使β珠蛋白链(简称β链)的合成减少而引起的溶血性贫血。通常β-地中海贫血可出现低血红蛋白的小红细胞,HbF和HbA2合成可代偿性增加。全世界至少1.5亿人携带β-地中海贫血基因,多发于地中海沿岸地区及东南亚各国。在我国南方广东、广西和四川等省和地区亦较常见。根据临床表现分为重型、轻型和中间型。

β-地中海贫血的分类,①重型β-地中海贫血:患者β链基因纯合性突变导致β链几乎不能合成,或合成量很少,以致无HbA或量很低,过剩的α肽链在细胞膜上沉积,改变膜的通透性,导致溶血性贫血。同时,γ链的合成相对增加形成胎儿血红蛋白(HbF),由于HbF较HbA的氧亲和力高,在组织中不易释放氧,导致β-地中海贫血患者有组织缺氧症状。组织缺氧促使红细胞生成素大量分泌,使红骨髓大量增生并破坏骨质,导致骨质疏松及出现"地中海贫血面容"(头颅大,额顶及枕部隆起,鼻梁塌陷,上颌及牙齿前突,眼距宽,眼睑浮肿)。我国广东、广西和四川省和地区发病率为2.19%~5.1%,患儿出生几个月即出现溶血反应,该型需要长期输血治疗。②轻型β-地中海贫血:患者带有一个正常的*HBB*基因,能合成相当数量的β链,贫血不明显或轻度贫血,HbA2升高或/和HbF升高。③中间型β-地中海贫血:患者症状介于重型和轻型之间,中度贫血,不需要输血治疗。患者通常是某些β-地中海贫血基因变异型的纯合子,可合成一定量的β链,并伴有HbF升高。

β-地中海贫血的基因突变:现已发现的100多种β珠蛋白基因突变中,多数为点突变,只发现十几种缺失突变。突变可发生在β基因编码序列、5'末端转录调控序列、内含子剪接信号序列和3'末端poly(A)附加信号序列,引起转录、翻译障碍或转录产物加工缺陷。

在我国患者中,出现β基因转录起始位点上游-28位A→G和-29位A→G突变,被证实是患者只能合成少量β链的原因。正常内含子和外显子接头是GT-AG,地中海沿岸患者中存在GT→AT突变,印度和中国患者中则存在 GT→TT 突变,这些突变影响内含子正常剪接,亦可导致 β-地中海贫血。尚可见 β 基因 3'末端 poly(A)加尾信号发生 AATAAA→AACAAA 突变,该突变导致 mRNA 不能"加尾",未加尾的 mRNA 不能通过核膜孔进入细胞质内。

(二) 血友病

血友病是一组凝血功能障碍的出血性遗传病,分为甲型、乙型和丙型,又称为血友病 A、B 和 C。

1. **血友病 A**　血友病 A(hemophilia A)又称Ⅷ因子缺乏症或抗血友病球蛋白缺乏症,主要表现为出血倾向。出血部位涉及皮肤、黏膜、肌肉、关节腔和颅内等。

凝血因子Ⅷ由 3 种成分构成:①抗血友病球蛋白(antihemophilic globulin,AHG);②Ⅷ因子相关抗原;③血管性血友病因子(vWF),其中 AHG 缺乏可导致血友病 A,呈 XR 遗传。血友病 A 男性发病率约 1/5 000,新突变产生约占 20%~30%。目前,已发现 AHG 有 2 600 多种基因突变,Lakich 等发现 40%患者的 *AHG* 基因缺陷是由于其内含子 22 倒位所致。该病可使用 AHG 制剂进行替代治疗,相关基因治疗研究正在进行中。

2. **血友病 B**　血友病 B(hemophilia B)又称血浆凝血活酶成分缺乏症或Ⅸ因子缺乏症。临床症状与血友病 A 基本相同,XR 遗传,其男性血友病 B 患者占血友病总数的 15%~20%。女性杂合子Ⅸ因子活性为正常人的 1/3,易出现出血性症状。本病是由于Ⅸ因子基因突变导致的Ⅸ因子缺乏或活性降低所致,目前已发现Ⅸ因子有 1 100 多种基因突变形式,其中碱基置换约占 80%。

3. **血友病 C**　血友病 C(hemophilia C)又称血浆促凝血酶原激酶前体缺乏症或Ⅺ因子缺乏症。临床症状较 A、B 型血友病轻,AR 遗传,发病率很低,主要见于土耳其南部犹太人后裔。

(三) 胶原蛋白病

胶原蛋白遍布于体内各种器官和组织,占机体蛋白质总量的 20%~30%,可由成纤维细胞、平滑肌细胞、成骨细胞、软骨细胞和某些上皮细胞合成分泌。胶原蛋白病(collagen disease)是组成胶原的几种 α 链基因发生突变,不能组成正常胶原蛋白而引起的一类疾病。成骨不全(osteogenesis imperfecta,OI)即为一类胶原蛋白病,分为Ⅰ、Ⅱ、Ⅲ和Ⅳ型,Ⅰ型和Ⅱ型多见。

1. **Ⅰ型成骨不全**　Ⅰ型成骨不全又称蓝色巩膜综合征,患者青春期后发病,主要症状为骨质疏松、巩膜蓝色、传导性耳聋及牙发育不良。本病为组成Ⅰ型胶原的 α1(Ⅰ)链编码基因 *COL1A1* 突变所致,AD 遗传,发病率为 1/30 000。

2. **Ⅱ型成骨不全**　Ⅱ型成骨不全又称先天性致死型成骨不全,AD 遗传,多数为新发突变,新生儿发病率 1/60 000。胎儿在宫内发生严重的骨质疏松,多死于宫内或出生后不久死亡。本病由参与编码Ⅰ型胶原的 *COL1A1* 和 *COL1A2* 基因突变所致。

(四) 受体蛋白病

受体蛋白病(receptor protein disease)是基因突变导致受体蛋白缺陷引起的疾病。家族性高胆固醇血症(familial hypercholesterolemia,FH)是最为常见的受体蛋白病,表现为早发性冠心病、动脉粥样硬化和黄色瘤,出现角膜环(老人环),常有心肌梗死。本病为 AD 不完全显性遗传,发病率约为 1/500,杂合子发病较晚,病情较轻,纯合子患者病情严重。

FH 由 *LDLR* 基因突变所致,其中缺失突变最为常见。各种基因突变可导致 5 种方式的 LDLR 蛋白障碍:①LDLR 合成障碍;②合成的 LDLR 转运到细胞膜障碍;③与 LDL 结合障碍;④结合 LDL 后向细胞内移动障碍;⑤LDLR 再循环利用障碍。

LDLR 蛋白障碍导致 LDL 携带的胆固醇不能有效进入细胞内。细胞内无游离胆固醇,可导致 β-羟基-β 甲基戊二酰 CoA 还原酶持续合成内源性胆固醇,并运输到细胞外。这两种内、外源因素导致血液中胆固醇堆积并沉积在血管壁造成动脉硬化等症状。

五、遗传性肿瘤

大多数肿瘤发生中的遗传因素通常只表现为对致癌因素的易感性或倾向性,如多基因遗传的乳腺癌、肺癌、胃癌和肝癌等。只有少数肿瘤可直接遗传,如遗传性视网膜母细胞瘤和肾母细胞瘤等。

（一）视网膜母细胞瘤

视网膜母细胞瘤（retinoblastoma，RB）为婴幼儿最常见眼内原发恶性肿瘤，多于 4 岁前发病，发病率为 1/30 000~1/15 000。患儿早期出现眼底灰白色肿块，无自觉症状。后期肿瘤侵入玻璃体或者接近晶体，因出现视力异常而去就诊。

视网膜母细胞瘤可分为遗传型和非遗传型两类。遗传型占 40%，AD 遗传方式，常在 1 岁半之前发病，多累及双眼，有家族遗传史。非遗传型占 60%，常 2 岁以后发病，一般为单眼发病。

该病为视网膜母细胞瘤（*RB1*）基因突变所致。突变类型包括大片段缺失、移码突变、错义突变和无义突变。遗传型患儿出生时即为 *RB1* 突变基因的杂合子，出生后受环境因素影响，同源染色体上另一个野生型 *RB1* 基因发生突变并丧失功能，是该病致病原因，但在家系遗传上呈 AD 遗传特征。非遗传型为正常个体视网膜细胞中的 2 个正常的 *RB1* 等位基因受环境因素作用，相继突变而导致 *RB1* 基因突变的纯合性形式，由此导致该病发生。

（二）肾母细胞瘤

肾母细胞瘤（nephroblastoma），又称 Wilms 瘤（Wilms tumor，WT），是儿童最常见原发性泌尿系统恶性肿瘤，平均发病年龄约为 3.5 岁，发病率约为 1/10 000。肾母细胞瘤生长速度快，发生转移早，恶性度较高。临床表现主要为婴幼儿虚弱及上腹季肋部包块。

肾母细胞瘤分为遗传型和散发型，所占比例分别为 38% 和 62%，遗传型符合 AD 遗传特征。肾母细胞瘤基因 *WT* 是肿瘤抑制基因，研究表明，*WT* 基因突变能够促进肾母细胞瘤增殖。在不同的肾母细胞瘤家系中，发现基因 *WT1*、*WT2*、*WT3*、*WT4*、*WT5* 和 *WT6* 突变均可分别导致肿瘤发生。

（三）遗传性非息肉病性结直肠癌

遗传性非息肉病性结直肠癌（hereditary nonpolyposis colorectal cancer，HNPCC）又称为林奇综合征（Lynch syndrome），人群发病率 1/1 000~1/200，占所有结直肠癌的 2%~5%。HNPCC 具有明显的家族聚集性，发病年龄较早，多见于右半结肠并伴有肠外恶性肿瘤。一些 DNA 错配修复基因，包括 *MLH1*、*MSH2*、*MSH6* 和 *PMS2* 等的突变是该病主要原因。

（四）家族性腺瘤性息肉病

家族性腺瘤性息肉病（familial adenomatous polyposis，FAP）是一种以结直肠多发腺瘤性息肉为特征的家族性肿瘤综合征，分为 FAP1、FAP2、FAP3 和 FAP4 四个类型。其中，FAP1 常见，发病率为 1/15 000~1/10 000，结肠腺瘤性息肉病（adenomatous polyposis coli，*APC*）基因突变是 FAP1 病因，*APC* 的基因突变能使肠细胞过度增生而产生结肠息肉。

（五）范科尼贫血

范科尼贫血（Fanconi anemia，FA）是一种先天性家族性再生障碍性贫血，AR 遗传，发病率 1/160 000。临床表现主要为先天畸形、进行性骨髓衰竭、色素沉着症和恶性肿瘤易感性等。范科尼贫血细胞中的染色体不稳定，染色体自发断裂率明显增高，导致体细胞的染色体畸变较多。目前，发现 *FANCA*、*FANCB* 和 *FANCC* 等 13 个基因的突变会导致范科尼贫血。

六、线粒体病

线粒体（mitochondrion）是细胞进行生物氧化还原反应和能量供给的主要场所，提供 80% 的细胞所需能量。线粒体还与细胞内氧自由基的生成、细胞生长与死亡，以及一些人类疾病的发生有关。

（一）线粒体 DNA 及其遗传特点

1. 线粒体 DNA 结构及转录特点　线粒体 DNA（mitochondrial DNA，mtDNA）存在于线粒体基质中或附着于线粒体内膜。人线粒体基因组是环状双链 DNA 分子，含有 16 568bp。双环的外环称为重链（H），内环称为轻链（L），两条链均有编码功能。

转录时 H 链和 L 链分别以顺时针和逆时针方向同时以相同速度转录。H 链编码 12 种蛋白质、14 种 tRNA 和 2 种 rRNA，L 链编码 1 种蛋白质和 8 种 tRNA，两条链编码的 RNA 和蛋白质均不运出线粒体外，编码的蛋白质均在线粒体内的核糖体上翻译。线粒体其他大部分蛋白质亚基以及维持线粒体结构和功能的蛋白质仍需依赖于核 DNA(nuclear DNA)进行编码,经由细胞质合成后以特定方式转送到线粒体。

2. mtDNA 遗传特点

(1) mtDNA 复制的半自主性和高突变性:mtDNA 上有两个受细胞核控制的具有半自主性的复制起始位点,可在细胞周期 S 期和 G_2 期分别起始复制 H 链和 L 链。mtDNA 自然突变率比核 DNA 高 10~20 倍,其高突变率与 mtDNA 特点有关:①无组蛋白保护;②位于线粒体内膜附近,容易受到氧化损伤;③复制频率高。

(2) mtDNA 的母系遗传及抽样-扩增效应:卵母细胞拥有上百万拷贝的线粒体,精子中只有很少的线粒体,所以人受精卵中的线粒体几乎均来自于卵细胞,线粒体的这种传递方式称为母系遗传。生殖细胞中的 mtDNA 如果发生突变,突变的 mtDNA 在随后发育的成熟卵细胞中会大量扩增,这种现象称为抽样-扩增效应。

(3) mtDNA 的异质性与阈值效应:平均每个细胞含有大约 200 个线粒体,每个线粒体含有 2~10 个 mtDNA 分子。在细胞或组织中所有 mtDNA 分子都相同,称为同质性(homogeneity)。这些同质性 mtDNA 可以是野生型,也可以是突变型。在细胞或组织既含有野生型又含突变型的 mtDNA,称为异质性(heterogeneity)。野生型 mtDNA 和突变型 mtDNA 的比例决定细胞是否会发生能量供给障碍。只有突变的 mtDNA 达到一定比例时,细胞才会出现受损情况,这种现象称为阈值效应(threshold effect)。一些对能量需求较高的组织,如脑、骨骼肌、心脏和肝脏更容易受到阈值效应影响。

(二) 常见线粒体病

当 mtDNA 突变达到阈值效应,线粒体不能提供足够能量,将导致细胞衰老、坏死,组织和器官功能的减退,进一步发展会导致某些退行性疾病或肿瘤。对能量依赖程度较高的组织更容易受到能量供应不足及氧化磷酸化损伤的影响,较低的 mtDNA 突变就可能引起临床症状。

1. 莱伯遗传性视神经病变　莱伯遗传性视神经病变(Leber hereditary optic neuropathy,LHON)是一种导致视神经退行性病变的线粒体遗传病,我国 LHON 发病率约为 1/40 000,多为青壮年发病。首发症状为视物模糊,几个月内出现视力丧失,可累及双眼。

LHON 患者家族中 mtDNA 同质性突变较常见。目前,发现 9 种线粒体蛋白编码基因(ND1、ND2、CO1、ATP6、CO3、ND4、ND5、ND6 和 CYTB)的 31 种突变可直接或间接导致 LHON。其中,NADH 脱氢酶亚单位4(NADH dehydrogenase subunit 4,ND4)基因置换突变较多见,该突变导致的氨基酸替换降低了 NAD 关联底物的氧化速率,从而减少了视神经细胞中 ATP 产生。

2. MELAS 综合征　MELAS 综合征又称线粒体脑肌病伴高乳酸血症和卒中样发作(mitochondrial encephalomyopathy with lactic acidosis and stroke-like episode,MELAS),是最常见的线粒体疾病。大多数患者在 40 岁之前出现复发性休克、癫痫、共济失调、肌阵挛和耳聋等症状。

该病患者因线粒体异常而不能代谢丙酮酸。大量丙酮酸转化成乳酸并在血液和体液中累积导致乳酸中毒。MELAS 患者的一个特征性病理变化是在脑和肌肉小动脉和毛细血管壁中有大量形态异常的线粒体聚集。

80% 的 MELAS 综合征源于线粒体 tRNA 编码基因发生突变。当这种突变达到阈值时,线粒体上氧化还原相关酶的合成受到影响,糖原、脂肪酸等底物不能进入线粒体或不能被充分利用,产生相关症状。值得一提的是,不同线粒体 tRNA 基因突变引起不同的功能紊乱,同一线粒体 tRNA 基因在不同位点突变也可以出现不同的临床表现。

3. MERRF 综合征　MERRF 综合征即肌阵挛性癫痫伴破碎红纤维综合征(myoclonic epilepsy associated with ragged red fiber,MERRF),是一种罕见异质性线粒体肌病。临床表现为骨骼肌痉挛、癫痫与失神发作和肌病等。严重的患者大脑卵圆核和齿状核中可发现神经元缺失。破碎红纤维(ragged red fiber)是大量团块状异常线粒体聚集在肌细胞中,被电子传导链中复合物 Ⅱ 特异性染料染成红色。骨骼肌病理中存在破碎红纤维常作为诊断此病的重要依据。

绝大部分 MERRF 综合征是一种 tRNA 基因点突变的结果,其线粒体遗传病的名称为 MTTK* MERRF 8344G。其中,MT 表示线粒体基因突变,T 表示转运 RNA,K 表示赖氨酸,8344G 表示在 8344 位置的鸟嘌吟发生变异。当突变 mtDNA 的比例≥90% 时,个体将会出现典型临床症状。当突变的 mtDNA 所占比例较小时,MERRF 综合征的症状也会随之降低。

4. 线粒体脑肌病 线粒体脑肌病(Kearns-Sayre syndrome, KSS)是一种多系统的线粒体病,常见临床症状为慢性进行性眼外肌麻痹(chronic progressive external ophthalmo-plegia, CPEO),发病年龄多于 20 岁之前,临床表现为进行性外部眼肌麻痹,常伴有心肌电传导异常、小脑性共济失调、神经性耳聋和糖尿病等。该病进展较快,大多数患者在确诊后几年内死亡。

体细胞 mtDNA 大片段缺失是导致线粒体脑肌病的主要病因,约 1/3 的线粒体脑肌病例与一段长度为 4 977bp 片段的缺失有关。该缺失导致多个线粒体蛋白编码或合成障碍。线粒体脑肌病病情严重程度取决于 mtDNA 异质性程度和受累组织。当肌细胞中缺失性 mtDNA 大于 85% 时,可出现线粒体脑肌病的全部临床症状。异质性较低时,只出现进行性眼外肌麻痹症状。大多数的线粒体脑肌病是散发的,仅 5% 表现为母系遗传。

5. 糖尿病-耳聋综合征 糖尿病-耳聋综合征(diabetes mellitus-deafness syndrome, DMDF)临床表现为糖尿病伴耳聋,由 mtDNA 缺失或点突变引起。目前,发现的缺失包括 mtDNA 8 469~13 447 之间约 5kb 的片段缺失或 mtDNA 其他部位一个长度为 10.4kb 片段的缺失。在多个患者家系中发现存在 mtDNA A3243G 点突变。

6. 线粒体心肌病 线粒体心肌病(mitochondrial cardiomyopathy, MCM)累及心脏和骨骼肌,患者常患有严重心力衰竭。临床表现为劳动性呼吸困难、心动过速、全身肌无力及严重水肿、心脏和肝脏增大。MCM 多由 mtDNA 突变所引起,部分源于核 DNA 突变。目前,发现与此病相关的 mtDNA 突变包括 tRNA 基因点突变、编码呼吸链复合体亚基基因突变及 mtDNA 片段缺失。

(三) 线粒体基因突变与衰老

体细胞中 mtDNA 突变随年龄而增加,与衰老程度呈正相关性。研究表明,人在 40 岁以下 mtDNA 突变概率很低,在 50 岁以上则广泛发生突变。在大脑、肌肉等高耗氧组织中 mtDNA 突变更加明显。衰老机体中的自由基大量增多,衰老细胞中的线粒体对自由基清除能力下降,自由基又可导致 mtDNA 突变,损伤线粒体呼吸链功能,自由基和 mtDNA 突变之间形成恶性循环。另一方面,机体衰老后呼吸链功能下降使活性氧水平升高,增加了细胞内蛋白质、脂类和核酸等的氧化应激发生,加速了衰老。

在老龄人器官组织中已发现 10 多种 mtDNA 缺失突变;其中 4 977bp 片段的缺失最为常见。衰老器官的 mtDNA 缺失表现为多样性,即不同组织中可发生不同类型的缺失突变,一种组织也可发生多种缺失突变。有的缺失突变仅在特定组织中出现。例如,mtDNA 3610 缺失突变只见于骨骼肌;心肌则可发生 mtDNA 7438、mtDNA 4977 和 mtDNA 1023 等多部位缺失突变,其中以 mtDNA 7438 片段缺失最多见。从死于各种疾病患者的心肌发现,mtDNA 7438 缺失突变风险随年龄的增长而提高,小于 30 岁者罕见,31~40 岁发生率为 25%,41~50 岁为 63%,61~70 岁为 75%,超过 70 岁达 100%。

最新发现,mtDNA C150T 点突变具有一定抵抗衰老的作用。随着年龄的增长,C150T 突变可在皮肤成纤维细胞中不断累计。据调查,百岁老人血液中的淋巴细胞存在 C150T 突变累积现象。目前认为,C150T 突变降低了氧化磷酸化效率,可减低细胞内产生活性氧,氧化应激随之减少,从而达到了延长机体寿命的目的。

七、酶突变所致遗传性溶血性贫血

红细胞内仅有单一的葡萄糖代谢,相关酶的遗传性缺陷可导致溶血性贫血,与溶血有关的酶按照代谢途径可分为三类:①无氧糖酵解途径中的酶;②戊糖磷酸旁路中的酶;③参与核苷酸代谢的酶。

(一) 无氧糖酵解途径中的酶缺陷

由于红细胞缺乏完整的有氧氧化酶系统,其能量 90% 来自无氧糖酵解,后者主要产生 ATP、还原型烟酰胺腺嘌呤二核苷酸(NADH)和 2,3-二磷酸甘油酸(2,3-diphosphoglyceric acid, 2,3-DFG)。

ATP 降解为 ADP 过程中释放能量。红细胞膜内外离子分布的差异主要依靠钠钾 ATP 酶,ATP 合成减少,细胞内易失钾而钠增加,红细胞易于破坏。当能量缺乏时,红细胞膜上钙 ATP 酶不能发挥作用,致使钙沉积在细胞膜上影响膜的变形性,在微循环中易被破坏。

无氧糖酵解的初期阶段即需要 ATP,在己糖激酶的作用下使葡萄糖转化为葡糖-6-磷酸,进入戊糖磷酸旁路,后者为红细胞氢内还原物质的主要来源,如果发生障碍将使细胞易受各种氧化作用的破坏。

NADH 在细胞色素 b5 还原酶(cytochrome b5 reductase,b5R)作用下使细胞色素 b5 氧化型转为还原型,后者将电子传递给高铁血红蛋白,是将高铁血红蛋白还原为正常血红蛋白最重要的途径,约占总还原量的 67%。NADH 每天以 1%~3% 的速度还原正常生成的高铁血红蛋白,防止细胞内血红蛋白发生变性。

红细胞无氧糖酵解需要一系列酶的催化作用,任何酶缺陷不但可阻碍糖酵解过程的进行,而且很易产生以溶血性贫血为主的各种病理现象。

1. **己糖激酶缺乏**　己糖激酶(hexokinase,HK)催化葡萄糖代谢是糖酵解途径中的第一步反应。该酶缺乏可导致从轻度到中度的溶血症状。由于不能充分利用葡萄糖,红细胞内 ATP 水平降低,葡萄糖和果糖转化为乳酸的速度降低,葡糖-6-磷酸和 2,3-二磷酸甘油酸的浓度可降至正常的 50%,使红细胞提前降解。本病以 AR 方式遗传,脾切除能改善病情。

2. **磷酸果糖激酶缺乏**　磷酸果糖激酶(phosphofructokinase,PFK)利用 ATP 催化果糖-6-磷酸转化为果糖-1,6-双磷酸,同时 ATP 转变为 ADP。PFK 缺乏有两种形式:红细胞 PFK 缺乏导致的溶血性贫血,通常症状较轻;PFK 缺乏并伴有严重的肌病综合征,即糖原累积病Ⅶ型。二者均以 AR 方式遗传。

3. **磷酸葡萄糖异构酶缺乏**　磷酸葡萄糖异构酶(glucose-phosphate isomerase,GPI)催化果糖-6-磷酸(F-6-P)和葡糖-6-磷酸(G-6-P)的相互转化。GPI 缺乏可导致溶血性贫血及神经肌肉症状,粒细胞内因超氧化阴离子生成减少而杀菌功能减弱。GPI 缺乏症 ATP 水平正常,属于 AR 遗传。

4. **磷酸丙糖异构酶缺乏**　磷酸丙糖异构酶(triose-phosphate isomerase,TPI)缺乏可导致溶血及伴有严重全身性疾病,表现为先天性非球形红细胞性溶血性贫血和进行性神经肌肉症状(肌无力并伴肌痉挛和肌萎缩,活动减少,生长停止,智力迟缓)及心力衰竭。典型病例常伴有进行性加重的细菌感染,通常导致 20 岁之前死亡。TPI 催化磷酸二羟丙酮和 3-磷酸甘油醛相互转化,该酶缺乏对磷酸二羟丙酮转化为 3-磷酸甘油醛,进而转化为磷酸甘油有阻滞作用,可阻碍一半的磷酸二羟丙酮分子的利用。TPI 缺乏以红细胞 TPI 活性降低和酶对热的不稳定性为特征。该病可通过胎儿成纤维细胞培养作出产前诊断,为 AR 遗传方式。

5. **2,3-二磷酸甘油酸变位酶缺乏**　2,3-二磷酸甘油酸变位酶(2,3-diphosphoglycerate mutase)催化 1,3-二磷酸甘油转变为 2,3-二磷酸甘油酸。该酶缺乏可引起轻至重度的原发性非球形红细胞性贫血,并伴有 2,3-二磷酸甘油酸水平降低、果糖-1,6-双磷酸水平升高及 ATP 水平轻度下降。该病为 AR 遗传。

6. **磷酸甘油酸激酶缺乏**　磷酸甘油酸激酶(phosphoglycerate kinase,PGK)缺乏常伴有溶血性贫血及精神障碍。PGK 催化 2,3-二磷酸甘油酸和甘油-3-磷酸相互转化,同时 ADP 转化为 ATP。PGK 缺乏使红细胞内糖代谢少生成 1 分子 ATP,并导致 2,3-二磷酸甘油酸含量增多,引起血红蛋白与氧的亲合力下降。溶血症状男重女轻,可伴有智力发育不全、抽搐、行为异常及反复感染。该病为 X 连锁遗传,几种 *PGK* 基因突变导致的氨基酸置换的研究表明,该酶功能异常与结构异常相关。

7. **丙酮酸激酶缺乏**　引起溶血性贫血的第二种常见酶缺乏是丙酮酸激酶(pyruvate kinase)缺乏,其发生频率仅次于葡萄糖-6-磷酸脱氢酶(glucose-6-phosphate dehydrogenase,G-6-PD)缺乏引起的溶血性贫血。本病为 AR 遗传,杂合子无溶血,其酶活性下降 50%。丙酮酸激酶缺乏患者表现为慢性溶血性贫血、黄疸及轻度脾肿大,胆石症亦多见。患者大多幼年或儿童期发病,早期表现为中度或重度溶血,脾切除术后生存期可延长。脾切除后数日网织红细胞增加,红细胞渗透脆性正常。丙酮酸激酶可催化磷酸烯醇丙酮酸转化为丙酮酸并产生 ATP,丙酮酸激酶缺乏引起的糖代谢阻滞发生在糖酵解途径最后一步,红细胞胞质内其他酶活性均正常,还原型谷胱甘肽补充也正常。丙酮酸激酶缺乏使 ATP 减少,导致红细胞内钾丢失和红细胞在脾内的过多破坏。

8. **醛缩酶缺乏**　醛缩酶(aldolase)缺乏可能是遗传性球形红细胞症的发病原因,患者醛缩酶活性降低,有慢性贫血,肝肿大,伴轻度智力发育不全。醛缩酶催化果糖-1,6-双磷酸、甘油醛-3-磷酸及磷酸二羟丙酮之间相互转化。在葡萄糖代谢中醛缩酶尚有其他多重作用,其缺乏的致病机制尚未完全明确,该病可能是通过 AD 方式遗传的。

（二）戊糖磷酸途径中的酶突变

1. 葡萄糖-6-磷酸脱氢酶缺乏　葡萄糖-6-磷酸脱氢酶（glucose-6-phosphate dehydrogenase，G-6-PD）缺乏症是常见酶缺陷病，全世界约有 4 亿人受累。我国主要分布在黄河流域以南各省，发病率 5%~20%。我国多数 G-6P-D 缺乏者平时没有临床症状，在某些诱因作用下可发病。

G-6-PD 是戊糖磷酸途径中的限速酶，可脱下葡糖-6-磷酸的氢，经 NADP 传递谷胱甘肽还原酶（glutathione reductase，GR）生成还原型谷胱甘肽（GSH）。还原型 GSH 有保护红细胞膜和血红蛋白上的巯基免受氧化作用。G-6-PD 缺乏时，NADPH 生成不足，还原型 GSH 含量减少，无法消除机体产生的 H_2O_2。过多的 H_2O_2 破坏红细胞膜和血红蛋白上的巯基，导致血红蛋白变性，形成变性珠蛋白小体（Heinz 小体）而发生溶血。

按世界卫生组织制定的标准，G-6-PD 活性可分成 5 级。G-6-PD 活性 1 级是指酶活性几乎为 0，伴自发性非球型红细胞溶血性贫血；2 级是指酶活性是正常量的 10% 以下，摄入有害物质后一般发生溶血，如使用某些药物，镇痛药（乙酰苯胺）、磺胺类和砜类（氨苯磺胺和磺胺嘧啶）、抗疟药（伯氨喹和阿的平）及抗生素类（呋喃唑酮、呋喃妥因、呋喃西林和氯霉素）等；3 级是指酶活性为正常量的 10%~60%，一般无临床症状，仅在摄入大剂量有害物质后才出现贫血；4 级是指酶活性为正常的 60%~100%，一般无临床症状；5 级指酶活性轻度增加，无临床症状。

已知数十种药物与化学制剂能引起 G-6-PD 缺乏症患者发生药物性溶血，其中有不少是常用药。也有些药物本身并不具有溶血作用，但其代谢产物可诱发溶血，如伯氨喹即是通过其分解产物氧化型醌而引起溶血。

G-6-PD 缺乏症为不完全 XD 遗传。男性半合子酶活性严重缺乏，女性杂合子由于 X 染色体随机失活而使 G-6-PD 活性变化范围较大，可以低到患者水平，也可接近正常水平。目前，全球已发现 *G-6-PD* 基因突变型 188 种，在中国人中检出的突变型有 31 种。

2. 葡糖-6-磷酸酸内酯酶缺乏　葡糖-6-磷酸酸内酯酶（6-phosphogluconolactonase）的天然底物非常不稳定，影响了对其研究。利用一种稳定的人工底物，即葡萄糖酸 γ-内酯测定葡糖-6-磷酸酸内酯酶活性，发现在这种酶缺陷的家族中，常与 G-6-PD 缺陷协同作用，导致中度溶血性贫血，呈 AD 遗传的。这种葡糖-6-磷酸酸内酯酶缺陷与 G-6-PD 缺陷协同作用，阐明了一些过去无法解释的 G-6-PD 缺陷变异型的分子基础。

3. 谷胱甘肽还原酶、过氧化物酶及合成酶缺乏　谷胱甘肽还原酶（glutathione reductase）缺乏引起轻度到中度溶血，可伴有全血细胞减少，智力下降，肌强直，AR 遗传方式。谷胱甘肽还原酶使氧化型谷胱甘肽（GSSG）还原为还原型谷胱甘肽（GSH），同时 NADP 还原为 NADPH。服用 NAD 和核黄素可使谷胱甘肽还原酶活性增强。

谷胱甘肽过氧化物酶（glutathione peroxidase）催化 H_2O_2 分解，同时将还原型谷胱甘肽转化为氧化型。谷胱甘肽过氧化物酶缺乏患者出生后可有严重溶血，3 个月左右血常规恢复，溶血现象常出现在服用氧化剂（如磺胺类、硝基呋喃类）后，为 AR 遗传方式。

谷胱甘肽合成酶（glutathione synthetase）缺乏可有轻度到中度的溶血，摄入氧化剂后可发生溶血性贫血，主要由红细胞内谷胱甘肽水平较低而不能有效分解 H_2O_2 所致，为 AR 遗传方式。

（三）参与核苷酸代谢的酶缺陷

1. 腺苷酸激酶缺乏　腺苷酸激酶（adenylate kinase）催化 AMP、ADP 及 ATP 之间相互转化。因腺苷酸激酶缺乏引起的溶血综合征很少见，AR 遗传，临床表现与丙酮酸激酶缺乏引起的溶血综合征相似。

2. 嘧啶 5'-核苷酸酶缺乏　该病以红细胞内出现大量尿嘧啶和胞嘧啶为特征，并伴有谷胱甘肽及磷酸核糖焦磷酸激酶合成酶水平升高，红细胞出现嗜碱性点彩。随着红细胞成熟，细胞质内 RNA 发生降解，但不能被活性降低的嘧啶 5'-核苷酸酶（pyrimidine 5'-nucleotidase）脱去磷酸，从而发生堆积。嗜碱性点彩很可能是未降解或部分降解的核糖体堆积而成的。该病为 AR 遗传，纯合子酶活性下降至 9%~26%，杂合子下降至 50%，其溶血机制尚未完全清楚。

八、遗传性代谢病

遗传性代谢病是基因突变导致酶蛋白缺失或活性异常而引起机体代谢紊乱的疾病,又称酶蛋白病(enzyme protein disease)。迄今已发现遗传代谢病有2 000多种,其中已明确酶蛋白缺陷种类的有200多种,大多数为AR遗传。

酶蛋白由于结构异常或数量减少,可造成酶促化学反应的底物堆积和产物减少。大量堆积的底物通常可通过旁路途径进行代谢。如果堆积的底物和旁路途径产物具有毒性,则会引起相关疾病。根据酶促反应的种类可分为氨基酸代谢病、糖代谢病、脂类代谢病和核酸代谢病。

(一)氨基酸代谢病

氨基酸代谢病是氨基酸代谢相关酶遗传性缺乏而引起的氨基酸代谢异常。

1. 苯丙酮尿症 苯丙酮尿症(phenylketonuria,PKU)因患者尿中含有大量苯丙酮酸而得名,由于苯丙氨酸羟化酶(phenylalanine hydroxylase,*PAH*)基因突变而不能编码正常酶蛋白而引起。

由于患者体内缺乏苯丙氨酸羟化酶,使苯丙氨酸在体内贮积并激活旁路代谢途径,经苯谷丙转氨酶作用生成苯丙酮酸,进而产生苯乳酸、苯乙酸,二者有臭味并均可经尿液和汗液排出,患儿尿液及周身可有异常臭味。

γ-氨基丁酸和5-羟色胺是脑发育的重要物质。体内积累的苯丙氨酸及其旁路代谢产物抑制脑组织的谷氨酸代谢为γ-氨基丁酸,还影响色氨酸代谢为5-羟色胺,严重影响了患儿的脑发育。过量的苯丙氨酸还可抑制酪氨酸酶活性,导致黑色素减少,患者皮肤、毛发和眼睛色素减少,色泽较浅。

患儿出生3~4个月后逐渐出现症状,尿、汗有一种特殊的腐臭味,智力发育迟缓,不及时治疗将发展成白痴。患儿肌张力高、易激动,甚至惊厥,可有脑电图异常,大多患儿存在不同程度白化现象(肤白、黄发和眼色异常)。

PKU为AR遗传,我国发病率约1/16 500。目前,已发现有180多种突变,在中国人中发现约20种点突变,最常见的是外显子7的第111位密码子CGA变为TGA,所编码的精氨酸变为终止密码而终止了蛋白编码。

PKU的治疗主要是饮食疗法。婴儿出生后应进行PKU筛查,确诊后,立即停乳,喂给低苯丙氨酸水解蛋白,禁荤食、乳类和豆类,可避免神经系统发育障碍。如及早治疗可使智力发育正常。一般认为,饮食控制至少应维持到6岁左右,有人认为,饮食控制应保持更长时间,甚至终生。

2. 白化病 白化病(albinism)是由于黑色素缺乏引起皮肤、毛发白化及眼部相关症状的疾病。临床上分Ⅰ型和Ⅱ型。

白化病Ⅰ型患者完全不能合成黑色素,为常见类型。患者全身皮肤、毛发和眼睛缺乏黑色素,全身白化,终生不变。患者眼睛视网膜无色素,畏光,虹膜和瞳孔呈现淡红色,眼球震颤,常伴有视力异常。暴晒可引起皮肤角化,易诱发皮癌。

白化病Ⅰ型患者体内由于酪氨酸酶基因突变不能合成正常酪氨酸酶,在黑色素细胞中不能催化酪氨酸转变为黑色素前体,导致代谢终产物黑色素缺乏。该病发病率1/20 000~1/10 000,为AR遗传,目前已发现20余种酪氨酸酶基因点突变。

白化病Ⅱ型患者能合成部分黑色素,酪氨酸酶基因正常,患者缺乏酪氨酸透过酶,导致酪氨酸不易进黑色素细胞,进而影响黑色素的生成而呈轻度白化,毛发呈赤黄或淡黄,黑色素合成可随年龄增大而有所增加。

(二)糖代谢病

糖代谢病是由于糖类代谢相关酶遗传性缺陷所引起的疾病。

1. 半乳糖血症 半乳糖血症(galactosemia)主要表现为对乳糖不耐受。婴儿在哺乳后呕吐、腹泻,继而出现肝硬化、黄疸、腹水、白内障和智力低下等症状,分为Ⅰ型(经典型)、Ⅱ型和Ⅲ型,为半乳糖代谢途径中不同的酶基因突变所引起,AR遗传,发病率约为1/50 000。

乳类中的乳糖经消化道乳糖酶分解成葡萄糖和半乳糖。半乳糖经半乳糖激酶催化生成半乳糖-1-磷酸,再经半乳糖-1-磷酸尿苷转移酶催化生成 1-磷酸葡萄糖,供代谢组织利用。

Ⅰ型半乳糖血症患者存在半乳糖-1-磷酸尿苷转移酶基因缺陷,导致半乳糖和半乳糖-1-磷酸在血中积累,产生的葡萄糖减少,出现低血糖;积累的半乳糖在醛糖还原酶作用下生成半乳糖醇,半乳糖醇可改变晶状体渗透压而致白内障;半乳糖-1-磷酸在脑组织积累可引起智力障碍;在肝积累可引起肝损害,甚至肝硬化;在肾脏及肠组织中积聚可导致氨基酸吸收障碍,可致肾功能损害而呈蛋白尿和氨基酸尿。现已发现半乳糖-1-磷酸尿苷转移酶基因多种点突变,如第 188 位密码子由 CAA 变为 CGA,编码由谷氨酰胺变为精氨酸,即可导致半乳糖血症。

Ⅱ型半乳糖血症是半乳糖激酶缺乏所致。由于酶的缺乏,血中半乳糖浓度增高,尿内出现半乳糖和半乳糖醇,白内障常见(为青年型白内障),有的患儿肝、脾大。

Ⅲ型半乳糖血症是半乳糖尿苷二磷酸-4-表异构酶缺乏所致。临床表现不一,可无临床症状或类似于经典型半乳糖血症。

2. 糖原贮积症 糖原贮积症(glycogen storage disease)是由于酶缺陷使糖原在肝脏及肌肉中的代谢缺陷所致疾病,属于 AR 遗传,在白种人中的发病率为 1/100 000。由于糖原在肝脏、心脏及肌肉中含量最多,也因此是受累及比较严重的器官组织,有的也伴有心脏、肾和神经系统的损害。糖原贮积症分为 13 种类型,Ⅰ型最多见且症状较严重,又分为Ⅰa、Ⅰb、Ⅰc 和Ⅰd 四个亚型。

糖原贮积症Ⅰa 型是葡萄糖-6-磷酸酶(glucose-6-phosphatase,G6Pase)缺陷所致。葡萄糖-6-磷酸酶催化亚单位(glucose-6-phosphatase catalytic subunit,G6PC)是 G6Pase 组成成分。编码 G6PC 的基因突变使 G6PC 缺乏导致 G6Pase 缺陷,葡萄糖-6-磷酸不能转化为葡萄糖供组织利用,只能合成过多的肝糖原并积聚在肝细胞,引起患儿肝大等一系列临床表现。葡萄糖-6-磷酸增多导致糖酵解及戊糖磷酸途径增强,产生过多的乳酸、尿酸及脂肪,引起酸中毒、高尿酸血症和高脂血症。

(三)脂类代谢病

脂类代谢病是脂类分解代谢中相关酶的缺乏,导致相应脂类底物累积而导致的一类疾病,Tay-Sachs 病是多发于犹太人群的脂类代谢病,也称为 GM2 神经节苷脂贮积症变异型 B(GM2 gangliosidosis variant B)或家族性黑矇性痴呆(familial amaurotic idiocy),为 AR 遗传。

患儿出生后 3~6 月发病,病情进展快,多于 5 岁左右死亡。主要表现为神经系统障碍症状,如听觉过敏,易受惊吓,肌张力低下,四肢呈蛙样姿态,癫痫发作等。

该病是编码氨基己糖苷酶(hexosaminidase,Hex)肽链的 *HexA* 基因发生突变,导致溶酶体氨基己糖苷酶 A(HexA)缺乏,不能降解 GM2 神经节苷脂,导致其累积而致病。目前,已发现可导致 Tay-sachs 病的 *HexA* 基因突变有 50 多种。

(四)核酸代谢病

核酸代谢相关酶的遗传性缺陷导致核酸代谢异常而引起核酸代谢病,较常见有 Lesch-Nyhan 综合征,也称自毁性综合征或次黄嘌呤-鸟嘌呤磷酸核糖转移酶 1(hypoxanthine guanine phosphoribosyl transferase1,HPRT1)缺乏症。本病的临床特征表现为强直性大脑性麻痹,舞蹈样动作和强迫性自残行为,如抓挠面部、咬伤自己的嘴唇、手指和足趾等。患者智力发育不全,常伴有高尿酸血症、痛风性关节炎等。

该病存在 HPRT1 缺乏,使鸟苷酸和次黄苷酸合成减少,不能反馈抑制嘌呤前体物质 5-磷酸核糖-1-胺生成,嘌呤合成加快,导致尿酸增高引起代谢紊乱而致病。如果 HPRT1 活性部分缺乏时,只引起高尿酸血症和痛风。目前,发现可导致 Lesch-Nyhan 综合征的 *HPRT1* 基因突变有 43 种,为 XR 遗传,男性发病率约 1/10 000。

第二节 遗传性疾病的分子检测

遗传病的诊断除了解病史、症状和体征外,还需应用遗传学诊断手段,包括系谱分析、染色体检查、蛋白质的生化分析以及基因诊断。

随着 DNA 检测技术的发展和数据库的完善,遗传病致病基因的检测逐渐成为遗传性疾病诊断的"金标准"。基因检测在遗传病诊断和致病基因筛查中具有多方面优势。在某些方面基因诊断成为不可或缺的手段,如胚胎植入前诊断(preimplantation diagnosis),即在胚胎着床前对处于卵裂期的胚胎进行基因检测,以判断胚胎是否携带有致病基因。

蛋白质水平的检测可以应用于患者现症诊断(symptomatic diagnosis),即针对出现临床表现的遗传病患者进行相关蛋白的检测;基因水平的检测,即可应用于现症诊断,还可用于症状前诊断(presymptomatic diagnosis),包括遗传病风险评估、遗传病筛查和产前诊断等。有效的症状前诊断能较早地发现遗传病患者或携带者,在症状出现前可以及早治疗或采取相应手段。因此,基因检测在遗传病的检测具有独特的优势和发展潜力。

一、遗传病蛋白水平诊断

遗传病的蛋白质水平诊断又称为遗传病的生物化学检查,是遗传病现症诊断的重要辅助手段,包括一般的临床生化检查和遗传病的特异性检查,其主要通过两方面来诊断遗传病:检测蛋白质、酶的量和活性;检测酶促反应底物或产物的变化,其结果可间接反映基因变异所导致酶活性变化情况。比如,诊断以蛋白质分子结构和功能缺陷为病变基础的单基因遗传病,就可对蛋白质分子本身和酶促反应过程中的底物或产物进行定量或定性分析。

由于遗传病的种类繁多,加上蛋白质分子或酶促反应的底物或产物的性质各不相同,所以针对不同类型的遗传病缺陷,采用的生化检查方法也不相同。分析酶变异型的方法主要有电泳速率、酶动力学、指纹分析和免疫反应等技术;分析蛋白质变性的方法主要有电泳技术、肽链和氨基酸序列分析等。

迄今已发现2 000余种因酶的缺陷而引起的遗传代谢病,在诊断中常采集血、尿、皮肤和头发等样本进行分析。例如,白化病由于先天性缺乏酪氨酸酶,或酪氨酸酶功能减退,黑色素合成发生障碍,可以采集毛囊后通过银染法诊断表皮黑色素缺乏。常见的遗传代谢病亦建立了多种尿检测法,包括10%三氯化铁法、2,4-二硝基苯肼法、靛红反应、银硝普钠和甲苯胺蓝检测等。例如,10%三氯化铁用于检测苯丙酮酸,呈阳性反应(绿色)的遗传性代谢病包括苯丙酮尿症、尿黑酸尿症、组氨酸血症和高酪氨酸血症。

生化检查还常用于先天性代谢病的产前诊断和新生儿代谢病的筛查。新生儿的筛查最常用的标本是血和尿,其检测方法也向简单化、快捷化发展,目前已有多种遗传病的诊断中可以通过滤纸片及显色反应对血和尿液进行检测。

二、遗传病基因水平诊断

基因诊断(gene diagnosis)又称为分子诊断(molecular diagnosis),是指利用分子生物学技术,直接检测体内DNA或RNA在结构或表达水平上的变化,作为对疾病作出诊断的依据。基因诊断直接从基因型推断表型,越过产物(酶与蛋白质)直接检测基因而做出诊断,又称为逆向诊断(reverse diagnosis)。

遗传异质性在基因诊断中是一个值得注意的问题。存在遗传异质性疾病的基因诊断需要参考其他诊断手段。比如,有些疾病有多种致病基因或不同遗传方式,但临床表现相同,对此类遗传必须通过家系进行连锁分析,确定相关致病基因,才能进行基因诊断。

基因诊断有高特异性、高灵敏性、早期诊断性和应用广泛性的优点,不仅可用于诊断先天性遗传性疾患,还可用于体细胞基因突变引起的疾病及病原生物侵入的检测。

根据人们对遗传病致病基因及其突变形式的了解情况,遗传病基因诊断有两种途径:直接基因诊断和间接基因诊断。

(一) 直接基因诊断

直接基因诊断适用于已明确致病基因的遗传性疾病。其必要条件包括已知致病基因,并建立了患者群体致病基因的突变谱,了解致病基因的各种突变形式。

直接基因诊断是直接检测致病基因本身的异常,通常使用基因本身或紧邻的DNA序列作为探针,或通过聚合酶链式反应(PCR)扩增产物,以探查基因有无突变和缺失等异常形式。

1. 以 PCR 为基础的检测技术

（1）PCR 技术：1987 年，张基增等首次用 PCR 法鉴定巴氏胎儿水肿综合征患儿缺陷的 *HBA1* 和 *HBA2* 两对等位基因的缺失，可以明确作出该病的产前诊断。

（2）单链构象多态性：单链构象多态性（single-strand conformation polymorphism，SSCP）SSCP 技术原理是基于单链 DNA 中单个碱基变化，使其空间构象发生变化，通过聚丙烯酰胺凝胶电泳可以区分 PCR 产物在单链状态下的这种差异，以鉴定基因是否发生突变。该方法操作上不够简便，尚不利于临床上的推广应用。

（3）限制性片段长度多态性：限制性片段长度多态性（restriction fragment length polymorphism，RFLP），RFLP 是指 DNA 序列的多态性影响限制性内切酶的切割位点，可以使原有酶切位点消失或产生新的酶切位点。用同一种酶消化不同个体的这段多态性片段时，可得到长度不同的酶切片段，称为限制性片段长度多态性。如果致病基因的突变引起酶切位点发生变化，即可应用 PCR 技术扩增含有该酶切位点的 DNA 片段，之后进行酶切鉴定。

RFLP 技术在某些特定遗传病的诊断中具有优势。例如，RFLP 目前是诊断软骨发育不全最有效的方法。成纤维细胞生长因子受体 3（*FGFR3*）跨膜区基因第 10 外显子 1 138 位核苷酸的点突变（G-A）是软骨发育不全发病的原因。应用 PCR 技术扩增该区域一个 164bp 片段，经 *Sfc* Ⅰ 或 *Bfm* Ⅰ 酶解后可产生 109bp 和 55bp 两带，即可判断为 G-A 突变患者。

2. 分子杂交　分子杂交是最早用于基因诊断检测遗传病基因缺陷的手段，原理为具有互补序列的两条来源不同的核酸单链，在一定条件下按碱基互补配对的原则形成双链的过程。分子杂交中应用的 DNA 探针是一段特定序列的寡核苷酸，能专一地和被检测核苷酸片段进行杂交。

等位基因特异性寡核苷酸（allele-specific oligonucleotide，ASO）技术一般用来检测已知点突变的致病基因，灵敏度高，可检测到单碱基突变。ASO 通常需要两种探针，一种探针与正常基因序列一致，一种与基因的突变序列一致，这两种探针在杂交时可分别与正常基因和突变基因结合，从而区分出正常基因与发生突变的基因。需要注意的是，ASO 结果为阴性不代表该基因中不存在突变，突变可能发生在 ASO 无法检测的位置。

ASO 与 PCR 技术结合可简化方法、节约时间及减少基因组 DNA 用量，而且比 DNA 印迹杂交的灵敏度高。

3. DNA 测序　Sanger 测序法是经典 DNA 测序方法，是基因诊断的"金标准"。后期发展起来的高通量测序和 DNA 芯片测序则具有多方面优势。

高通量测序（high-throughput sequencing）又称下一代测序技术（next-generation sequencing，NGS），可检测整个基因组存在的点突变、插入和缺失等。高通量测序产生大量的测序信息，具有分析速度快捷且与 Sanger 测序法比成本显著降低。

高通量测序基本操作流程为：①将目标 DNA 剪切为小片段；②单个小片段 DNA 分子结合到固相表面；③单分子独立扩增；④每次只复制 1 个碱基并检测信号；⑤高分辨率的成像系统处理结果；⑥序列组装和比对。

高通量测序技术目前已经广泛应用于动植物全基因组测序、外显子组测序、RNA-seq、小 RNA 测序和表观基因组测序等方面。在孟德尔遗传病和复杂疾病的研究以及疾病的基因诊断中发挥重要作用。

DNA 芯片（DNA chip）测序原理是杂交测序。将大量探针分子固定于固相支持物上，与荧光标记的靶基因进行杂交，再通过荧光检测系统对芯片上各个反应点进行扫描，根据杂交信号强度获取样品分子的拷贝数和序列信息。经相关软件分析处理后，对基因突变进行诊断，由计算机实现数据分析和报告检测结果。

DNA 芯片的突出优点是高效、敏感和高通量，一次性对样品大量序列进行检测和分析，不仅可以用于遗传病致病基因的诊断，更适合用于寻找和鉴定与疾病相关未知的致病基因突变。

（二）间接基因诊断

当致病基因未知，或致病基因已知而其突变未知时，可运用连锁分析方法检测受检者及其家系是否存在带有致病基因的染色体片段,从而间接推断受检者是否携带致病基因。

连锁分析多使用基因组中广泛存在的各种基因多态性位点,特别是基因突变部位或紧邻的多态性位点作为标记。SSCP 和 PCR-短串联重复序列分析等技术均可用于连锁分析。

1. 短串联重复序列分析 短串联重复序列(short tandem repeat,STR)又称为微卫星 DNA,通常是以 2~6 个 bp 为核心序列重复串联形成的一类广泛存在于人类基因组中的 DNA 序列,其重复次数的不同构成了 STR 基因座的遗传多态性。STR 的检测方法是对基因组特定多态性区域进行 PCR 扩增,并通过毛细血管电泳鉴别扩增产物,以确定某个位点重复的微卫星序列数量。

血友病 B 是由凝血因子Ⅸ(FⅨ)缺乏引起的一种 XR 遗传出血性疾病。目前,已知 FⅨ基因突变有上千种,包括错义突变、无义突变、小的插入和缺失等,导致该病直接基因诊断存在困难。国内周海燕等应用 6 个 STR 位点(*DXS102*、*DXS8094*、*DXS1192*、*DXS1211*、*DXS8013* 和 *DXS1227*)成功地对 3 个血友病 B 家系进行了间接基因诊断,并根据上述基因连锁分析的结果,成功地对其中一家系进行了产前诊断,为血友病 B 的基因诊断开创出一条新路。

2. 全基因组关联分析 全基因组关联分析(genome wide association study,GWAS)是一种利用基因组中数以百万计的 SNP 作为分子遗传标记,进行全基因组水平上的对照分析或相关性分析,寻找与疾病相关的遗传因素。

GWAS 最早采用的是单阶段方法,即选择足够多的样本,一次性地在所有研究对象中对目标 SNP 进行基因分型,然后分析每个 SNP 与目标性状的关联,统计分析关联强度。

目前,GWAS 研究主要采用两阶段或多阶段方法。第一阶段用全基因组范围的 SNP 进行对照分析,统计分析后筛选出较少数量的性状相关阳性 SNP;第二阶段或随后的多阶段中,参照阳性 SNP 位点,采用更多的对照样本群(多于第一阶段的某疾病或性状的样本量)进行基因分型,然后结合两阶段或多阶段的结果进行分析。这种两阶段或多阶段方法可以减少 GWAS 分析的假阳性或假阴性,根据验证结果最终确认阳性 SNP 与目标性状之间的相关性。

令人惊讶的是,与疾病相关的 SNP 变异大多不在蛋白质的 DNA 编码区域,通常位于染色体上编码基因间的大型非编码区域上,或者位于编码基因的内含子上,该内含子通常在蛋白质的表达过程中被剪切掉,提示这些 DNA 序列可能对目标基因具有调控作用。

复杂性状疾病是由决定数量性状的微效基因决定的,SNP 位点可能通过影响基因表达量而对这些数量性状产生轻微的作用。它们可能在 RNA 的转录或翻译效率上发挥作用,也可能在基因表达上产生短暂的或依赖时空的多种影响,比如刺激调节基因的转录表达或影响其 RNA 剪接方式。此外,还要考虑到某基因在不同性状中可能发挥不同的功能。

在 GWAS 研究过程中,由于连锁不平衡的原因,相邻的 SNP 之间会有连锁现象发生。同样,在测序时同样存在连锁不平衡现象。GWAS 研究中获得大量样本基因组数据也常存在一定困难。

GWAS 研究在遗传性疾病的研究领域,尤其是复杂性状的多基因遗传病研究领域,具有不可比拟的优势,随着该技术的不断丰富和发展,将为遗传病的病因研究、诊断和防治方面做出巨大的贡献。

(三)基因筛查

基因筛查是对健康人群或易感人群进行基因突变的大规模检测,要求检测方法简便、经济,又适合大规模样本操作。

1. 变性高效液相色谱 变性高效液相色谱(denaturing high performance liquid chromatography,DHPLC)可用于筛查各种杂合性突变,具有自动化、高通量、高灵敏度、高特异性、高准确性和价格相对价廉的优点。检测杂合性突变时,随着色谱柱工作温度升高,异源双链因存在错配区而更易变性洗脱下来,被色谱柱保留时间短于同源双链,色谱洗脱曲线可表现出双峰或多峰。

DHPLC 目前已成功应用于基因杂合性突变的筛选,如血友病相关基因 *F8C*、多发性硬化症相关基因 *MAG* 和肿瘤相关基因 *BRCA1*、*TSC1*、*ATM* 和 *p53* 等突变的筛选。在对乳腺癌 *BRCA1* 基因杂合性突变的筛选中,用 PCR 法扩增 *BRCA1* 高突变区,之后进行 DHPLC 筛选,选择有峰型改变的样本进一步做测序分析,最终可确定 *BRCA1* 基因突变位点。该方法也被拓展到其他基因组研究领域,如 DNA 片段长度分析检测和微生物耐药鉴定等。

2. 高分辨率溶解曲线　高分辨率熔解曲线(high resolution melting,HRM)可高通量检测核酸片段中的单碱基突变,具有闭管操作、分析时间短、灵敏度和特异性高等优点。在应用 PCR 扩增被检基因时,加入荧光染料结合扩增产物。PCR 反应结束后,升高温度将 PCR 扩增产物变性。被检基因若携带杂合性突变,PCR 产物中会存在异源双链。异源双链由于存在错配区,随着温度升高会优先解链,双链中荧光染料被释放后荧光信号下降;反之,被检基因若无杂合性突变,变性时荧光信号下降相对较慢。通过光学实时检测系统采集荧光信号绘制出溶解曲线,即可筛查出被检基因中的杂合性突变。

HRM 检测方法目前已广泛应用于基因疾病的等位基因频率分析、SNP 基因分型和 DNA 甲基化研究等多个领域。例如,陈志红等研究者利用该技术筛选出了结直肠癌相关的 *KRAS* 基因中密码子 12 和 13 点突变。

三、产前分子诊断

(一)产前诊断的对象

产前诊断又称宫内诊断,是指在胎儿出生前,通过一些生物化学、生物物理或遗传学等方法,诊断胎儿是否患有遗传性疾病或先天性畸形。产前诊断的指征包括:35 岁以上的高龄孕妇;夫妇之一有致畸因素接触史的孕妇;羊水过多的孕妇;有遗传病家族史,又属近亲婚配的孕妇;以及医师认为有必要进行产前诊断的其他情况。

(二)产前诊断的方法

产前诊断的方法主要有两类:有创性方法和无创性方法。

传统产前诊断取样方法均为有创性方法,包括羊膜穿刺、绒毛取样、脐带穿刺和胎儿镜检查等,这些方法可能会对母体或胎儿造成不同程度的损害,有流产风险。但由于这些损害在熟练的技术和先进设备的帮助下可以有一定程度的避免,其诊断结果又较为可靠,因此目前临床上仍较为常用。

近年来,无创性方法逐渐发展起来,包括 B 超检查和 X 射线检查等,孕妇外周血分离胎儿细胞和孕妇外周血游离 DNA 检测成为关注热点。

1. 孕妇外周血分离胎儿细胞　孕妇外周血中主要存在两种来源的胎儿细胞:一种是胎盘细胞,如合体滋养层细胞和细胞滋养层细胞;另一种是胎儿血细胞,如淋巴细胞、粒细胞及胎儿有核红细胞等。其中,由于胎儿滋养层细胞和胎儿有核红细胞外形易于辨别,且寿命较短而不会受到上次妊娠残留细胞的影响,使这两种细胞得到较多的研究应用。

(1) 胎儿滋养层细胞(fetal trophoblast cell):胎儿滋养层细胞是母体外周血循环中最早被发现的一类胎儿细胞。其体积较大,理论上易于分离,但容易积聚于肺部毛细血管中,外周血中含量相对稀少。外周血滋养层细胞的最佳采集时间为孕 9~11 周,宫颈口滋养层细胞采集的最优时间为孕 13~15 周。滋养层细胞特异性标记不多,已证实的标记有细胞角蛋白(cytokeratin)、CD105 和 CD141。其缺点为有 1% 孕妇染色体嵌合,且因其多核而不适合用荧光原位杂交(fluorescence in situ hybridization,FISH)等相关常规检测技术。

(2) 胎儿有核红细胞(fetal nucleated red blood cell,FNRBC):FNRBC 是在胎儿造血系统建立和发育过程中胎儿血液循环中出现的有特殊形态的细胞,有一个小而密集的胞核偏于细胞一边,胞质清澈,核质比较大,容易与其他种类细胞相分离。FNRBC 最早于孕 6 周就能在外周血中发现,一般认为孕 11~16 周是合适的采集时间。FNRBC 表达多种相对稳定的特异性抗原,如 CD71 受体、血型糖蛋白 A(GPA)受体和多种胎儿血红蛋白肽链(γ、ε 和 ζ 链)等,有利于对目标细胞进行分类、鉴别和富集。正常情况下,成人外周血中不会出现有核红细胞,但在特殊病理情况下,如孕妇患有溶血性贫血、恶性肿瘤、骨髓纤维化症或急慢性白血病等疾病时,孕妇自身有核红细胞会释放入外周血,从而干扰 FNRBC 的分离与检测。

2. 孕妇外周血游离 DNA 检测　无创产前基因检测技术(non-invasive prenatal testing,NIPT)是在母体外周血中含有胎儿游离 DNA 片段(cell-free fetal DNA)的基础上发展起来的一种新技术。NIPT 运用高通量测序技术对产妇外周血中存在的胎儿游离 DNA 进行检测,具有所用样本较少、染色体疾病检出率较高及无创等优点。但 NIPT 在技术上也具有一定的局限性,包括无法检测自身染色体异常、孕期合并恶性肿瘤或 1 年内接受过异体输血、移植手术以及异体细胞治疗等的孕妇不适用;在双胎、多胎等情况下的灵敏度与特异性会下降;无法筛查胎儿染色体结构异常,无法检出嵌合体,且无法取代传统胎儿染色体核型检测分析技术等。目前,该方法主要用于检测胎儿是否患有唐氏综合征(21 三体综合征)、Edward 综合征(18 三体综合征)和 Patau 综合征(13 三体综合征),其检出率均在 90% 以上。

3. 胚胎植入前的遗传学检测 随着辅助生殖技术(assisted reproductive technology,ART)及测序技术的发展,胚胎植入前遗传学检测(preimplantation genetic testing,PGT)开始应用于临床。在体外受精-胚胎移植技术基础上,PGT 通过对配子或胚胎进行活检后,进行染色体和/或基因学检测,诊断其遗传学物质是否存在单基因缺陷、非整倍体或染色体拷贝数异常等,筛选无遗传学疾病的胚胎植入宫腔,从而增加种植率、降低流产率,有效地防止患有遗传疾病的患儿出生。

PGT 分为三类:胚胎植入前单基因病遗传学检测(PGT for monogenic disease,PGT-M),主要应用于数百种单基因遗传病的检测;胚胎植入前染色体结构重排检测(PGT for structural rearrangement,PGT-SR),主要应用于染色体病的检测,包括染色体数目异常与结构异常;胚胎植入前染色体非整倍体检测(PGT for aneuploidy,PGT-A),主要应用于高龄、不明原因反复移植失败和夫妇双方核型正常但有多次流产史等患者。

PGT 技术目前距离广泛应用还存在不少的挑战与阻碍。胚胎活组织检查(简称活检)是 PGT 过程中获取遗传物质进行检测的关键步骤,对胚胎本身发育潜能和出生子代健康的影响一直备受关注。根据取材时间可分为卵母细胞的极体活检(polar body biopsy,PBB)、卵裂期胚胎的卵裂球活检(blastomere biopsy,BB)和囊胚期滋养外胚层活检(trophectoderm biopsy,TB)。PBB 对胚胎损伤小,可检测母源染色体整倍性和疾病相关 SNP 位点,但因其只能检测母方的遗传信息,故进行非整倍体筛查时会错漏高达 40% 的染色体异常;BB 曾因无需等待胚胎发育到囊胚期而被广泛应用,但其对胚胎的损伤大,可供检测的细胞数量少、准确度低及嵌合比例高,且卵裂期的胚胎普遍存在染色体不稳定现象;TB 现已逐渐取代了 BB,对胚胎损伤更小,可一次性检测多个细胞,诊断结果更可靠;然而,TB 样本中含有 20% ~ 40% 的母子嵌合比例,大多数胚胎具有整倍体内细胞团(inner cell mass,ICM)。尽管如此,一些非侵入性的检测技术仍是未来 PGT 发展的重要趋势。

等位基因脱扣(allele dropout,ADO)、等位基因优势扩增、扩增失败和 DNA 污染等是影响 PGT-M 准确诊断的重要因素。ADO 指 2 个等位基因中的 1 个无法通过 PCR 扩增。当对致病基因(特别是存在杂合性致病基因时)直接测序时,高频率 ADO 的发生将严重影响诊断结果。尤其在 PGT-M 过程中,由于活检细胞数量有限、DNA 浓度低,全基因组扩增(whole genome amplification,WGA)大大增加了 ADO 发生的概率。尽管目前基于多重置换扩增(multiple displacement amplification,MDA)的 WGA 具有较高的保真性和扩增效率,但 ADO 的发生仍不可避免。因此,建立能够发现潜在 ADO 的检测方法是避免 PGT-M 误诊的重要手段。

同时,在数据解读方面,目前我国临床仍缺少大量专业的、经验丰富的遗传咨询及检测结果的遗传解读人员。

结　语

分子病理学在人类孟德尔遗传病的应用已经有了长足的进步。一部分孟德尔遗传病的致病突变已经明确,利用致病突变的基因型和系谱信息、临床表型信息等就可以做出诊断。另外,我们也看到,仍有大量的孟德尔遗传病的致病突变仍不明确。今后的临床研究仍然任重道远。

目前,发现的复杂疾病易感基因多为微效基因,这些疾病均为若干微效基因和环境因素共同作用的结果。这些微效基因的发现对阐明复杂性疾病的发病机制及疾病的诊断治疗具有非常积极的意义。

全基因组关联分析为复杂性疾病的研究提供了新的希望。在全基因组水平上研究 SNP 基因型与疾病关联的分析方法,可以有效地减少 SNP 研究的假阳性率,是目前研究复杂性状疾病微效基因分型及其数量性状位点的重要手段。

　　如何有效地利用易感基因的基因型预测患病风险及提高诊断的准确性,是遗传学乃至分子病理学的重要研究内容。当前,已经有很多种疾病风险预测模型,包括多基因风险评分、孟德尔随机化加成的多因素风险评分及基于人工神经网络的风险预测模型等。虽然这些模型存在自身的限制,但为基因诊断方面的研究开拓了更广泛的思路。

(温剑平)

主要参考文献

[1] 傅松滨. 医学遗传学[M]. 4版. 北京:北京大学出版社,2018.

[2] 张咸宁,左伋,祁鸣. Thompson & thompson genetics in medicine 医学遗传学[M]. 7版. 北京:北京大学医学出版社,2009.

[3] 李玉林. 分子病理学[M]. 北京:人民卫生出版社,2002.

[4] COLEMAN W B,TSONGALIS G J. Molecular pathology:the molecular basis of. human disease[M]. 2nd ed. New York:Academic Press,2017.

第三篇

病理学各系统或器官主要疾病病理变化的分子机制

第十四章

免疫性疾病

免疫反应是机体识别自我、排斥异己的一种重要生理反应。20世纪70年代随着分子生物学技术的出现，人们发现免疫反应受基因调控，主要组织相容性复合体（major histocompatibility complex，MHC）在基因水平和基因产物水平的表达决定了机体对特定抗原是否发生反应；T细胞必须在抗原和MHC分子的共同作用下才能被活化；参与免疫细胞活化的细胞表面抗原受体及辅助性表面活性分子和效应性免疫球蛋白均由相应的基因所编码，编码基因通过重排、转录和剪接等步骤完成整个编码过程。在此过程中任一功能基因的异常，都可能导致机体出现免疫反应过度或不足，造成组织损伤和功能紊乱，导致疾病。本章主要介绍超敏反应、自身免疫病、免疫缺陷病和移植排斥反应的主要分子机制。

第一节　免疫反应的基础

一、参与免疫反应的细胞

参与免疫反应的细胞主要有T细胞、B细胞、NK细胞、K细胞、巨噬细胞、树突状细胞、粒细胞和浆细胞等，分别通过产生细胞因子、抗体和行使抗原呈递功能等相互作用完成反应过程。

（一）T细胞

来源于骨髓淋巴样干细胞的T细胞，在胸腺内发育成熟后进入外周淋巴结。T细胞在机体的细胞免疫和诱导体液免疫中发挥重要作用。

T细胞受体（T cell receptor，TCR）是T细胞特有的表面标志，有TCRαβ和TCRγδ两种类型，是由α、β、γ和δ4种肽链形成的两种异源二聚体。TCRαβ约占成熟T细胞的95%。α和β链分别由V、J和C基因片段及V、D、J和C基因片段编码，两条肽链通过二硫键形成异源二聚体，每条肽链均含V区和C区，结构类似免疫球蛋白（图14-1）。在人类，编码α和δ链的基因位于14号染色体，编码β和γ链的基因位于7号染色体。由于两条肽链基因重排后可形成众多不同的TCR分子，故T细胞能特异性和多样性地识别抗原。但1个T细胞克隆仅表达1种受体。

CD3是T细胞的重要分子，与TCR以非共价键结合形成的TCR-CD3复合物，是T细胞识别抗原和转导信号的主要单位。TCR特异性识别由MHC分子呈递的抗原肽，而CD3因含有胞内免疫受体酪氨酸激活模体（immunoreceptor tyrosine-based activation motif，ITAM），可转导T细胞活化的第一信号。

T细胞的活化尚需T细胞表面的CD28分子和主要表达于抗原提呈细胞（antigen presenting cell，APC）表面的CD80（B7.1）配体结合转导的第二信号，以及由LFA-1与ICAM及LFA-2与LFA-3等提供的辅助信号共同作用。当B7分子缺乏时，免疫细胞不能活化。

外周成熟的T细胞按分化群（cluster of differentiation，CD）分子的不同，分为CD4+和CD8+两大亚群；按功能分为辅助性T细胞（help T cell，Th cell）、抑制性T细胞（suppressor T cell，Ts cell）和细胞毒性T细胞（cytotoxic T lymphocyte，CTL）。CD4+T细胞主要是Th细胞，也有部分属Ts细胞和CTL

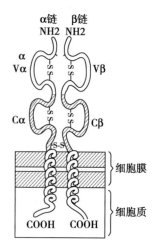

图14-1　TCR结构示意图

细胞。CD8⁺ T 细胞属 Ts 细胞和 CTL。T 细胞两大亚群的主要区别在于:CD4⁺ T 细胞识别 MHC Ⅱ类分子;CD8⁺ T 细胞识别 MHC Ⅰ类分子,两者均为 MHC 限制性。

CD4⁺和 CD8⁺ T 细胞只表达 TCRαβ。CD4 和 CD8 分子是 MHC 限制性 T 细胞活化的辅助受体(co-receptor)。CD4 分子细胞外区第一和第二结构域及 CD8 分子 α 链的 V 样区,分别与 MHC Ⅱ类分子的 β2 和 MHC Ⅰ类分子 α3 功能区结合,一方面可增强 T 细胞与 APC 和靶细胞之间的作用;另一方面可通过 T 细胞中的原癌基因 *lck* 编码的 TPK 或 p56lck 介导直接进行信号转导,也可参与 TCR-CD3 的第一信号转导。

T 细胞功能主要表现在两方面,一是介导迟发型超敏反应(delayed hypersensitivity)和直接杀死靶细胞;二是辅助其他免疫细胞分化和调节免疫应答。Th 细胞具有辅助 B 细胞生成抗体、增强 CTL 和 Ts 细胞功能活性的作用。根据分泌的细胞因子不同,Th 细胞分为 3 个亚型,即 Th0、Th1 和 Th2。受到抗原刺激后,Th0 可以在细胞因子和激素等影响下,分化成 Th1 或 Th2 细胞。Th1 可以分泌白介素-2(interleukin-2,IL-2)和 γ 干扰素(interferon-γ,IFN-γ)等,与迟发型超敏反应性 T 淋巴细胞(delayed type hypersensitivity T lymphocyte)和 CTL 的增殖、分化及成熟有关,促进细胞介导的免疫应答。Th2 分泌 IL-4、IL-5、IL-6 和 IL-10,参与 B 细胞的增殖、成熟和促进抗体产生,增强抗体介导的免疫应答。

效应性 CTL 可以通过分泌穿孔素(perforin)和颗粒酶(granzyme)直接接触并杀死靶细胞;也可通过 CTL 活化后表达的 Fas 配体(FasL)与靶细胞表面的 Fas 分子结合,以两种方式特异性地诱导靶细胞凋亡,直接杀伤靶细胞。

Ts 细胞分为 CD4⁺和 CD8⁺ Ts 细胞两种类型,作用的靶细胞是 Th 细胞。CD4⁺ Th2 细胞通过分泌 IL-10 和转化生长因子-β(transforming growth factor-β,TGF-β),抑制 Th1 介导的细胞免疫应答;Th1 释放的 IFN-γ 抑制 Th0 向 Th2 的分化,不同程度地影响体液免疫反应。

关于 NK1.1⁺ T 细胞,是指表达 NKR-P1C(NK1.1)的 TCR-CD3 的 T 细胞,广泛分布于骨髓、肝、脾、胸腺和淋巴结中,在皮肤黏膜和外周血中也有少量存在。NK1.1⁺ T 细胞绝大多数为 TCRαβ,多数不表达 CD4 和 CD8 分子。NK1.1⁺ T 细胞通过 TCR 识别 APC 或胃肠道黏膜上皮细胞表面 CD1 分子所呈递的抗原而被激活。活化的 NK1.1⁺ T 细胞有两种功能,一是与 CTL 相同的细胞毒作用;二是免疫调节作用。免疫调节作用包括:①在寄生虫感染等情况下,NK1.1⁺ T 细胞分泌大量 IL-4,诱导 Th0 细胞分化为 Th2 细胞,参与体液免疫应答或诱导 B 细胞发生 Ig 类别转换(class swith),产生特异性 IgE;②在病毒感染情况下,可产生 IFN-γ,与 IL-12 共同作用,促使 Th0 向 Th1 细胞转化,增强免疫应答。

(二) B 细胞

来源于骨髓淋巴样干细胞并在骨髓内发育成熟,进入周围组织,是体液免疫的主要细胞,能产生与特异性抗原结合的抗体。

成熟 B 细胞受体(B cell receptor,BCR),是由 2 条重链和 2 条轻链以二硫键共价相连而成的 B 细胞膜表面免疫球蛋白(surface membrane immunoglobulin,mIg)。BCR 和两对异源二聚体 Igα(CD79a)/Igβ(CD79b)跨膜多肽结合形成 BCR 复合物,其中 mIg 的作用是通过 VH 和 VL 高变区与抗原特异性结合,Igα/Igβ 因含有胞内 ITAM 结构,主要作用是转导第一活化信号,但也参与 mIg 的表达与转运。

B 细胞表面的 CD19 与 CD21 分子非共价结合,并与 CD81 和 Leu13 结合,形成 B 细胞特异的多分子活化辅助受体,增强第一信号的转导。B 细胞表面表达的分化抗原 CD40 分子与活化 Th 细胞表面的 CD40 配体(CD40 ligand,CD40L)结合,为 B 细胞激活提供必不可少的第二信号转导。B 细胞被激活后分化成浆细胞,产生特异性抗体。1 个 B 细胞克隆只表达 1 种 BCR,只分泌 1 种抗体。

B 细胞的主要功能是产生抗体、呈递抗原和分泌细胞因子,参与免疫调节。在抗体应答过程中,抗原激活 B 细胞后,细胞膜上表达和分泌的 Ig 可发生类别转换,由最早的 IgM 转换成 IgG、IgA 和 IgE。发生类别转换的原因主要是由于重链 C 区内的一段重复性 DNA 序列,又称为转换区(switch region),发生重组,使 Ig 亚类发生转化,效应会随亚类的改变而变化,但不影响抗体的特异性。Ig 的类别转换在抗原诱导下发生,受 Th1 和 Th2 细胞分泌的细胞因子的调节。

抗体以多种方式参与免疫反应。如抗体可中和毒素,与病毒和胞内细菌结合,阻止了病原体与靶细胞的结合;抗体与细菌表面结合的同时,其 Fc 片段又与吞噬细胞表面的 Fc 受体结合,使细菌易被吞噬细胞吞噬发挥调理作用;抗体与胞外细菌结合后,激活补体,形成抗原-抗体-补体复合物,补体与吞噬细胞表面的补体受体结合,使细菌被吞噬细胞吞噬。

成熟和活化的 B 细胞尚有抗原呈递功能。B 细胞可通过 BCR 结合可溶性抗原,胞饮加工后,以抗原肽-MHC 分子复合物形式呈递给 T 细胞。因细菌和病毒抗原多呈颗粒状,因此该途径在机体固有免疫应答中的作用有限。而活化的 B 细胞具有很强的抗原呈递能力,通常表达协同刺激分子 CD80(B7.1) 和 CD86(B7.2),与 T 细胞表面的 CD28 分子或 CTLA-4 分子结合,辅助激活 T 细胞。活化的 B 细胞能产生大量的淋巴因子,参与免疫调节、炎症反应和造血过程。

(三) 巨噬细胞

巨噬细胞(macrophage)来自于骨髓的单核细胞,经血流到达全身各脏器,发育成熟为巨噬细胞,是体内功能最活跃的细胞之一,在炎症反应、抗原呈递和免疫调节等方面发挥重要作用,其功能的活跃是由于表面存在多种抗原及多种受体。

绝大多数巨噬细胞表面表达 MHC Ⅰ 类分子和 MHC Ⅱ 类分子,使其具有处理和呈递抗原的功能,在识别抗原和诱发免疫应答中发挥不可缺少的作用。巨噬细胞对各种刺激的反应能力依赖于受体的表达。巨噬细胞表面的 Fc 受体和补体 C3b 及 C3d 受体主要的作用是使巨噬细胞能有效地与受到抗体和补体调理作用的颗粒或细菌结合,发生调理粘连,增强细胞的吞噬作用;其表面的趋化多肽受体能刺激巨噬细胞进入炎症部位。总之,巨噬细胞受体在捕捉异物、加速内吞作用、识别和呈递抗原、连接抗体和补体以发挥抗体依赖细胞介导的细胞毒作用(antibody-dependent cell-mediated cytotoxicity,ADCC)等方面均起重要作用。

活化的巨噬细胞能分泌多种细胞因子,如 IL-1 和 IL-12、补体成分 C1~C5 和 B 因子、多种凝血因子、产生反应性氧代谢中间产物等;产生溶酶体酶、溶菌酶、髓过氧化物酶、核苷酸酶等,杀灭、消化、溶解吞入细胞内的异物。

(四) 树突状细胞

树突状细胞(dendritic cell,DC)分为髓系来源的髓样树突状细胞(myeloid dendritic cell)和淋巴系来源的淋巴样树突状细胞(lymphoid dendritic cell)两大类,前者起源于骨髓造血干细胞的单核和粒细胞系的共同祖细胞,后者起源于骨髓造血干细胞的 T 细胞和 NK 细胞的共同前体细胞,随血流分布到脑以外的全身各脏器,但数量极少。

DC 是体内功能最强的抗原提呈细胞(antigen presenting cell,APC)。APC 能诱导各种性质的原发性和继发性免疫应答。不同于巨噬细胞和 B 细胞的是,DC 能够显著刺激初始 T 细胞(naïve T cell)增殖,是免疫应答的始动者。DC 还有佐剂作用。

DC 包括胸腺髓质和淋巴结 T 细胞区的交错突细胞(interdigitating cell,IDC)、脾脏边缘区 DC、皮肤表皮内的朗格汉斯细胞(Langerhans cell,LC)、非淋巴组织中的间质性 DC 和体液中的隐蔽细胞(veiled cell)。IDC 高表达 MHC Ⅰ 类分子和 MHC Ⅱ 类分子,不表达 Fc 受体和补体受体,主要发挥免疫激活作用。LC 是位于表皮和胃肠道上皮部位的未成熟 DC,高表达 Fc 受体和补体受体、MHC Ⅰ 类分子和 MHC Ⅱ 类分子,具有较强的摄取和加工处理抗原的能力,但免疫激活能力较弱。

DC 主要的表面特异性标志是 CD1a、CD11c 及 CD83。DC 高表达 MHC 分子,具有捕捉和保留低浓度抗原配体的能力,当抗原含量极低时,T 细胞也可发生原发性免疫应答。DC 对抗原的处理途径包括:吞饮抗原,FcγR Ⅱ 受体介导的内吞作用和对较大颗粒抗原的吞噬作用。外来抗原被摄入 DC 内后降解成抗原肽,与 MHC Ⅱ 类分子结合,呈递给 CD4$^+$ T 细胞,可强烈激发相应 CD4$^+$ T 细胞的克隆性增殖,也可通过 MHC Ⅰ 类分子呈递给 CD8$^+$ T 细胞。

DC 可直接或间接激活 T 细胞和 B 细胞。DC 表达的 ICAM-1 等黏附分子,有利于 DC 与 T 细胞的黏附。DC 表达高水平的辅助刺激分子 CD80 和 CD86、黏附分子 CD40 等,为淋巴细胞激活提供第二信号。DC 可诱导 Ig 类别的转换,通过释放某些可溶性因子等直接调节 B 细胞的增殖和分化。与巨噬细胞一样,可表达特异性结合病原体的受体以及 Fc 受体,也可产生多种细胞因子参与机体的免疫调节。

DC 可诱导免疫耐受。胸腺内的 DC 通过排除自身应答性克隆,参与中枢免疫耐受的诱导,是胸腺内对 T 细胞进行阴性选择的最重要细胞。

（五）自然杀伤细胞

自然杀伤细胞（natural killer cell，NK cell）来源于骨髓的淋巴样干细胞，在骨髓内发育成熟，主要分布于人的外周血和脾脏。骨髓中很少，胸腺中无 NK 细胞。NK 细胞是一类具有自发细胞毒活性的细胞，属于先天性免疫，不具有记忆功能，以非 MHC 限制形式杀伤各种靶细胞。具有抗肿瘤、抗感染和免疫调节作用。

NK 细胞表面表达 CD16（FcγRⅢ）和 CD2 分子，与 ζζ 的同源二聚体结合，进行信号转导，诱发非特异性免疫，可直接溶解病毒感染细胞和肿瘤细胞。在高浓度 IL-2 存在的条件下，NK 细胞可分化成淋巴因子激活的杀伤细胞（lymphokine-activated killer cell，LAK 细胞），杀伤多种肿瘤细胞和正常细胞。

（六）粒细胞

粒细胞包括中性粒细胞、嗜酸性粒细胞、嗜碱性粒细胞和肥大细胞。

中性粒细胞在抗细菌反应中发挥主要作用。中性粒细胞产物如 α-防御素、CCL3、乳铁蛋白等，可募集树突状细胞，而中性粒细胞胞外诱捕网（neutrophil extracellular trap，NET），则能诱导浆细胞样树突状细胞产生 IFN-α；中性粒细胞释放的细胞因子如 IL-8，具有激活 NK 细胞的功能；中性粒细胞分泌的趋化因子、颗粒蛋白对巨噬细胞有趋化作用，CCL2、CXCL9、CCL10 对 Th1 和 Th12 也有趋化作用；细胞因子 B 细胞活化因子（B cell-activating factor，BAF）及增殖诱导配体（proliferation inducing ligand）则可对 B 细胞发挥调解作用。

嗜酸性粒细胞具有免疫球蛋白 E（immunoglobulin E，IgE）Fc 受体，其可捕捉被 IgE 包被的病原生物，释放多种酶、血管活性物质，从而在抗感染和免疫调节中发挥作用；肥大细胞胞质内颗粒含有组胺及血管活性物质，其释放后可调节抗原引起的局部炎症反应。嗜碱性粒细胞表面存在的 Toll 样受体（Toll-like receptor，TLR）（如 TLR2、TLR3、TLR4、TLR6、TLR7、TLR9 等）、补体受体（如 CR1、CR3、CR4、CD88、CD200R3 等）、蛋白激酶激活受体等，可与相应配体结合，并释放 IL-4、IL-13 等，参与过敏反应及炎症相关的免疫调节。

二、免疫反应类型

（一）固有免疫

固有免疫（innate immunity）是种系长期进化后的机体防御体系。又称为先天免疫（innate immunity）或非特异性免疫（nonspecific immunity）。屏障结构、固有免疫细胞和固有免疫分子共同构成固有免疫系统。个体在出生时就具备、作用无特异性、作用范围广泛是固有免疫的主要特点。固有免疫是机体的首条防线，在启动机体特异性免疫应答、免疫反应强度、类型、免疫记忆等方面，都具有重要作用。

随着对固有免疫的不断深入研究，固有免疫的模式识别从"克隆选择"发展到"模式识别"和"危险模式"理论。关于固有免疫识别的分子模式，包括病原体相关分子模式（pathogen associated molecular patterns，PAMPs）、损伤相关分子模式（damage associated molecular patterns，DAMPs）、消退相关分子模式（resolution associated molecular patterns，RAMPs）。

PAMPs 是指一类特定病原微生物或其产物的恒定分子结构所启动的固有免疫模式。这一类分子结构是维持该类病原微生物生存和致病性的必要分子，是该类病原微生物所共有的泛特异性分子。革兰氏阴性、革兰氏阳性、病毒、真菌等不同种类的病原微生物，该类分子是不同的。因此，固有免疫细胞可通过 PAMPs 识别不同种类的病原微生物，如革兰氏阴性菌的脂多糖（lipopolysaccharide，LPS），可被固有免疫细胞识别，从而启动固有免疫。

DAMPs 是指由各种因素导致的组织损伤，损伤的组织细胞及一些被激活的免疫细胞，可释放出一些内源性细胞因子，如热休克蛋白（heat shock protein，HSP）、高速泳动族蛋白 B1（high mobility group protein B1，HMGB1）、肝癌衍生生长因子（hepatoma-derived growth factor，HDGF）、IL-1α、IL-33、防御素、氧自由基等，启动固有免疫。

RAMPs 是指处于应激状态的细胞释放的一类高度保守的内源性分子，如免疫球蛋白结合蛋白（immunoglobulin binding protein，BiP）、HSP10、HSP27 等，启动固有免疫，对 PAMPs、DAMPs 产生负调控作用，从而促进炎症消退。

参与固有免疫模式识别的受体,目前研究比较多的是模式识别受体(pattern recognition receptor,PRR)和 TLR。PRR 主要表达于巨噬细胞、树突状细胞等固有免疫细胞表面。PRR 属于胚系基因编码产物,因而生物多样性较少,仅识别 PAMPs 或 DAMPs,是固有免疫能够区别"自我"或"非自我"的重要机制。PRR介导的免疫反应非常迅速,不需要细胞增殖,PRR 一旦识别 PAMPs 的分子,即刻触发免疫反应。TLR 属于胚系编码的 I 型跨膜蛋白,可识别 PAMPs 和 DAMPs 分子,启动细胞内相应信号传导途径,促使基因活化、表达。主要信号途径包括 MyD88 依赖途径、TRIF 依赖性(非 MyD88 依赖性)途径。

(二) 适应性免疫

适应性免疫(adaptive immunity)是个体针对所接触的抗原产生的特定免疫反应。又称获得性免疫(acquired immunity)或特异性免疫(specific immunity)。适应性免疫主要由 T 细胞和 B 细胞完成,抗原提呈细胞在此过程中发挥重要作用。当抗原刺激机体后,抗原提呈细胞整合(即摄取、加工、处理)抗原信息,提呈给 T 细胞;T 细胞、B 细胞识别特异性抗原后,在激活的抗原提呈细胞和 T 细胞产生的淋巴因子作用下,淋巴细胞增殖、分化,形成 T 效应细胞和浆细胞,清除抗原物质或诱导免疫耐受,活化增殖的淋巴细胞在清除抗原后,通过不同途径死亡,恢复机体免疫平衡,同时,形成免疫记忆(即产生抗原特异性记忆性淋巴细胞)。适应性免疫可分为 T 细胞介导的细胞免疫和 B 细胞介导的体液免疫。适应性免疫最重要的特征是具有特异性、记忆性和耐受性。

对于内源性抗原(如肿瘤细胞抗原、病毒感染细胞表达的抗原),APC 细胞内蛋白水解酶将其降解为肽段,肽段与 MHC I 类分子结合,形成肽段-MHC I 类分子复合物表达于细胞膜表面,向 CD8$^+$ T 细胞呈递抗原信息。外源性抗原被 APC 溶酶体酶降解为肽段后,则与 MHC II 类分子形成肽段-MHC II 类分子复合物,表达于细胞膜表面,向 CD4$^+$ T 细胞呈递抗原信息。

T 细胞活化的第一信号是由 TCR 特异性识别 APC 细胞膜表面的 MHC II 类分子槽中的抗原肽并与MHC II 类分子结合而触发,该结合使 CD3 与 CD4 胞质段尾部聚集,使与其相连接的酪氨酸激酶(tyrosine kinase)激活,从而导致一系列酶联反应,部分转录因子活化,但还不足以活化 T 细胞。T 细胞活化还需要第二信号(共刺激信号)的作用。T 细胞与 APC 表面均存在的共刺激分子相互作用,产生第二信号。有研究表明,在 APC 众多共刺激信号分子中,APC 表面的 B7(CD80 和 CD86)和 T 细胞表面的 CD28 是最为重要的共刺激分子。在第一信号和第二信号(双信号)作用下,一系列信号传导途径被激活,如 PI3K-Ras-MAPK、PLC-PKC 等信号转导途径激活,引起相应因子的基因激活转录和产物合成,促使 T 细胞分化、增殖,产生免疫反应。

B 细胞活化也需要双信号。B 细胞可直接通过 BCR 识别抗原表位与抗原结合。CD21、CD19、CD81 等组成的 B 细胞表面的 BCR 共受体复合物,也可与抗原表面的补体 C3d、C3dg 结合。上述结合可使 CD19胞质内段、Igα/Igβ 相关的酪氨酸激酶激活,通过 PI3K-Ras-MAPK、PLC-PKC 等信号转导途径,引起相应因子的基因激活转录和产物合成,促使 B 细胞激活。B 细胞活化,对第二信号更具有依赖性。B 细胞通过BCR 识别抗原,抗原被降解为抗原肽段与 MHC II 类分子结合形成肽段-MHC II 类分子复合物在 B 细胞表面表达,效应 Th 细胞识别特异性肽段-MHC II 类分子复合物并与 B 细胞结合,B 细胞、Th 细胞表面的多种共刺激分子相互作用,尤其是 B 细胞表面的共刺激分子 CD40 与 Th 细胞表面的共刺激分子 CD40L 结合,使 B 细胞获得 Th 细胞提供的共刺激信号,活化 B 细胞。

第二节　超敏反应——免疫介导的组织损伤

超敏反应(hypersensitivity)既往称为变态反应(allergy),是指机体再次接触相同抗原(变应原)时发生的以机体生理功能紊乱和/或组织损伤为主的病理性免疫反应。超敏反应按其发病机制不同,分为 4 型,I、II 和 III 型分别由 IgE、IgG 和 IgM 参与,IV 型由 T 细胞参与。

一、I 型超敏反应

I 型超敏反应主要由特异性 IgE 抗体介导发生。当变应原与致敏靶细胞表面 IgE 结合后使其脱颗粒和分泌介质,导致全身或局部平滑肌收缩,毛细血管扩张、通透性增强和腺体分泌增加为特征的病变。在整个反应过程中无补体参与,一般很少导致组织损伤,具有明显个体差异和遗传倾向,过敏体质者存在免疫应答基因(immune response gene,Ir gene),即 *Ir-Ra3* 和 *Ir-Ra5*,位于人类 6 号染色体 *HLA* 区域附近,与HLA-A2、HLA-A3、HLA-DW2 和 HLA-B8 呈遗传相关,其遗传方式为常染色体显性遗传。

(一) Ⅰ型超敏反应临床和病理特征

临床常见的Ⅰ型超敏反应性疾病有全身性和局部性两种。前者如抗血清和药物引起的过敏性休克,尸检可见喉头水肿,双肺弥漫性出血、水肿,内脏淤血,血液不凝固;后者如支气管哮喘、过敏性鼻炎和荨麻疹等,主要表现为局部组织水肿、嗜酸性粒细胞浸润、黏液分泌增加和平滑肌痉挛等,通常无明显的组织细胞坏死性改变。

(二) Ⅰ型超敏反应发病分子机制

当变应原进入体内后,APC 向 T 细胞提呈抗原信息。变应原特异性 IgE 受免疫应答基因的调控。免疫应答基因使 T 细胞向 Th 细胞分化,Th2 细胞可识别变应原,并产生细胞因子 IL-4 和 IL-13,诱导变应原特异性 B 细胞产生 IgE。IgE 在不结合抗原的情况下,可以其 Fc 段与肥大细胞和嗜碱性粒细胞表面相应的 Fcε 受体(FcεR)结合。FcεR 分为 2 种类型,FcεR1 是由 1 个 α 链(45kD)、1 个 β 链(33kD)和 2 个 γ 链(94kD)组成的四聚体,存在于肥大细胞和嗜碱性粒细胞表面,与 IgE 具有很高的亲和力;FcεR2 是由 α 链(45~50kD)和 β 链(25~33kD)组成的二聚体,存在于巨噬细胞、单核细胞、嗜酸性粒细胞、血小板、T 和 B 细胞表面,与 IgE 亲和力较低。当 IgE 与 FcεR1 结合时,可使肥大细胞和嗜碱性粒细胞致敏,机体对该变应原处于致敏状态。当该变应原再次进入机体时,即与致敏的肥大细胞和嗜碱性粒细胞表面 IgE 抗体特异性结合。多价变应原与致敏靶细胞上两个或两个以上相邻 IgE 抗体结合,可使膜表面 FcεR1 相互交联,通过其 γ 链 C 端 ITAM 的磷酸化作用,促进脾酪氨酸激酶(spleen tyrosine kinase,Syk)和 Fyn 蛋白磷酸化而被激活,导致靶细胞脱颗粒并合成释放生物活性介质,引起平滑肌收缩、血管扩张、通透性增强、浆液分泌增加等病理过程。致敏靶细胞脱颗粒释放的介质称为储备介质,主要包括组胺和血小板活化因子(platelet activating factor,PAF)等;新合成的介质主要是活化的磷脂酶 A2,使细胞膜磷脂成分降解,产生花生四烯酸,再经过环氧合酶和脂加氧酶作用,生成白三烯(leukotriene,LT)和前列腺素 D_2(prostaglandin D_2,PGD_2),引起剧烈的炎症反应。IgE 与 FcεR2 结合,可激活炎症细胞,促进介质释放,参与超敏反应的病理过程。

二、Ⅱ型超敏反应

Ⅱ型超敏反应(抗体介导的反应)是抗体(IgG 或 IgM)与靶细胞表面同种异体的特异性抗原或改变了的自身细胞或组织抗原结合,在补体、巨噬细胞和 NK 细胞的协同作用下,导致细胞溶解或组织损伤的病理性免疫反应。因其可通过 ADCC、调理作用及免疫粘连而发挥细胞毒作用,故又称为细胞毒型超敏反应(cytotoxic type hypersensitivity)。

(一) Ⅱ型超敏反应临床和病理特征

Ⅱ型超敏反应引起细胞损伤的分子机制不完全相同,临床和病理特征也不完全相同。

(二) Ⅱ型超敏反应发病的分子机制

Ⅱ型超敏反应主要通过以下途径引起细胞损伤。

1. 补体介导的细胞毒作用　抗体 IgG 和 IgM 具有补体 C1q 结合位点,与靶细胞表面抗原结合后,通过激活经典的补体途径和补体裂解产生的 C3b 与巨噬细胞表面 C3b 受体结合发挥调理作用,破坏和溶解靶细胞。如血型不符的输血反应、溶血性贫血、血小板减少性紫癜和粒细胞减少症等。肺出血肾炎综合征(Goodpasture syndrome)也属该类型为主的损伤。

2. ADCC 作用　低浓度的 IgG 与靶细胞结合后,还可通过其 Fc 段与效应细胞表面的 Fc 受体结合,通过非吞噬性杀伤或 ADCC 作用,破坏或溶解靶细胞。如移植排斥反应、肿瘤细胞和寄生虫的杀伤等均通过 ADCC 作用实现的。

3. 抗体介导的细胞功能异常　抗受体的自身抗体与靶细胞表面的受体结合,因没有补体的参与,并不破坏靶细胞,而表现为对靶细胞的刺激或抑制作用。如 1 型糖尿病、重症肌无力和甲状腺功能亢进等属于此类疾病。

三、Ⅲ型超敏反应

Ⅲ型超敏反应(免疫复合物介导的超敏反应)是由中等大小的可溶性免疫复合物沉积于局部或全身毛细血管壁,激活补体,吸引中性粒细胞,导致免疫复合物沉积部位出现炎症反应和组织损伤。

(一)Ⅲ型超敏反应临床和病理特征

Ⅲ型超敏反应引起的疾病,根据免疫复合物沉积的部位不同,分为局限性和全身性两大类。局限性免疫复合物沉积引起的典型病变又称为 Arthus 反应。主要表现是急性免疫复合物沉积引起血管炎导致局部组织坏死。全身性免疫复合物病又称为血清病(serum sickness),抗原和抗体在血液循环中形成复合物,沉积在组织致组织损伤。一次大量沉积在多个脏器内,引起急性血清病,表现为血管壁纤维素样坏死伴大量中性粒细胞浸润;反复持续沉积则引起慢性血清病,如膜性肾小球肾炎。

(二)Ⅲ型超敏反应发病的分子机制

参与Ⅲ型超敏反应的抗体与Ⅱ型超敏反应相同,主要是 IgG 和 IgM,不同的是,Ⅱ型超敏反应的抗原是抗特异性组织相关抗原,Ⅲ型则是可溶性抗原。可溶性抗原与抗体形成中等大小的循环免疫复合物,沉积在压力高的毛细血管迂曲处,如肾小球基膜。沉积的复合物可激活补体产生过敏毒素(C3a 和 C5a),同时也可直接与血小板表面的 FcγR 结合,活化肥大细胞、嗜碱性粒细胞和血小板,释放组胺等炎症介质,并通过趋化作用吸引巨噬细胞和中性粒细胞到达免疫复合物沉积部位,导致血管炎和组织损伤。

四、Ⅳ型超敏反应

Ⅳ型超敏反应(T 细胞介导的反应)是由效应 T 细胞与相应抗原结合后 24~48h 发生的组织损伤。因发生时间较晚,又称为迟发型超敏反应(delayed hypersensitivity)。参与反应的是致敏的 T 细胞、巨噬细胞及其产生的细胞因子或细胞毒性介质。

(一)Ⅳ型超敏反应临床和病理特征

Ⅳ型超敏反应病变特点是以单核细胞浸润为主的炎症和坏死。常见的疾病有肉芽肿性炎、胞内寄生菌、某些真菌、寄生虫和病毒感染,接触性皮炎及移植排斥反应等。肿瘤免疫主要属于Ⅳ型超敏反应。

(二)Ⅳ型超敏反应发病的分子机制

引起Ⅳ型超敏反应的抗原主要有胞内寄生菌、病毒、真菌、寄生虫、异体组织和化学物质。当这些变应原进入机体后,首先经 APC 加工处理后,以抗原肽-MHC Ⅰ/Ⅱ类分子复合物的形式表达于 APC 表面,使具有相应抗原受体的迟发型超敏反应性 T 淋巴细胞和 CTL 致敏。当致敏 T 细胞再次接触相同变应原时,即可释放趋化因子、IFN-γ、TNF、IL-2、IL-3 和 GM-CSF 等细胞因子,活化巨噬细胞,引起炎细胞浸润和组织损伤。CTL 细胞与靶细胞表面相应抗原结合后,释放穿孔素和颗粒酶等介质,直接导致靶细胞的溶解;也可诱导靶细胞表达 Fas,与效应 CTL 细胞表面的 FasL 结合,诱导靶细胞凋亡。

第三节　自身免疫病

自身免疫病(autoimmune disease)是机体免疫系统对其自身抗原发生免疫应答,导致组织损伤或器官功能障碍的疾病状态,是自身免疫耐受的丧失和自我稳定机制发生紊乱的结果。

一、免疫耐受

免疫耐受(immune tolerance)是指机体免疫系统对接触的某种抗原产生特异的"免疫无反应"状态。免疫耐受具有高度特异性,只针对特异抗原产生,对其他抗原保持免疫反应。这也是免疫耐受与免疫抑制或缺陷的重要区别。免疫耐受可天然形成,亦可后天获得(称为获得性免疫耐受)。前者如正常机体对自身的组织抗原不会产生免疫反应,后者如人工注射某种抗原后诱导的免疫耐受。诱导耐受形成的抗原称为耐受原(tolerogen)。耐受原和免疫原可以是同一物质,这与多种因素有关,如抗原的理化性质、抗原进入机体的剂量途径、机体本身的遗传背景和生理状态等。

根据免疫耐受发生时期或部位的不同,可分为中枢耐受(central tolerance)和外周耐受(peripheral tolerance)。

(一) 中枢耐受

是指未发育成熟的淋巴细胞在胸腺和骨髓(中枢免疫器官)内接触抗原所产生的特异性免疫无反应。

1. **T 细胞中枢耐受** 一方面通过克隆清除(clonal deletion)实现,胸腺髓质上皮细胞(medullary thymic epithelial cell,mTEC)在自身免疫调节因子(autoimmune regulator,AIRE)等多种因素影响下,可表达原本仅在外周组织表达的自身抗原即组织限制性抗原(tissue-restricted antigen,TRA)。T 细胞从骨髓进入胸腺发育过程中,可产生 TCR,这些 TCR 能识别包含自身抗原在内的不同抗原,在 T 细胞发育后期,T 细胞表达的 TCR 如果与胸腺上皮细胞(thymic epithelial cell,TEC)或胸腺 DC 表面表达的自身抗原肽-MHC 分子复合物发生高亲和力结合,则可引起 T 细胞凋亡,从而将相应的 T 细胞克隆清除。另一方面,通过形成自然发生的调节性 T 细胞实现。部分发育过程中的 T 细胞与自身抗原结合后,可发育成为具有相应免疫抑制特性的调节性 T 细胞。

2. **B 细胞中枢耐受** 一方面同样通过克隆清除实现,即与 T 细胞耐受相似,发育中的 B 细胞也表达 BCR,也能与异位表达的自身抗原高亲和力结合,导致 B 细胞凋亡,将相应的 B 细胞克隆清除。另一方面,通过受体编辑(receptor editing)实现,即部分自身反应性 B 细胞,在自身抗原刺激下,重新启动免疫球蛋白基因重排,形成不能识别异位表达的自身抗原的 BCR,自身抗原不能识别,不能产生应答,形成耐受。

(二) 外周耐受

指成熟淋巴细胞在外周组织接触内源性或外源性抗原引起的特异性免疫无反应。

克隆清除也是外周耐受形成的机制之一。在外周组织,自身反应性淋巴细胞与自身抗原接触,在高水平自身抗原持续刺激下,T 细胞反复活化,使 Fas 和其配体 FasL 表达增加,通过 Fas 与 FasL 结合,激活受体介导的细胞凋亡通路,从而发生凋亡。B 细胞也可在大量自身抗原持续刺激下,受体广泛交联,并因 T 细胞提供辅助信号缺失,发生凋亡。如果 RCR 或 BCR 与自身抗原亲和力低,或自身抗原水平低,则对应的 T 细胞和 B 细胞则不能活化,从而形成免疫忽视(immunological ignorance),导致外周耐受。此外,不成熟 DC 共刺激分子低水平表达,导致 IL-12 产生障碍,不能提供第二信号使 T 细胞活化,使 T 细胞处于克隆无反应性(clonal anergy)或失活(inactivation)状态,该类细胞容易发生凋亡被克隆清除。自身抗原特异性 T 细胞失活,相应 B 细胞在自身抗原刺激下也失去活化能力,失活 B 细胞高表达 Fas 易发生凋亡。包括胸腺细胞发育过程中自然形成的自然调节性 T 细胞、外周诱导产生的适应性调节性 T 细胞、调节性 B 细胞、调节性树突状细胞及髓源性抑制细胞(myeloid derived suppressor cell,MDSC)等,对维持外周免疫耐受均具有一定作用。

二、自身免疫病发病机制

(一) 自身抗原变化

1. **隐蔽抗原的释放** 隐蔽抗原(veiled antigen)或称隔离抗原(sequestered antigen),是指体内某些与免疫系统在解剖位置上处于隔离部位的抗原。精子、眼晶状体、某些器官或细胞(如甲状腺、胃壁细胞和胰岛 β 细胞等)均属这类抗原。在手术、外伤或感染等情况下,隐蔽抗原释放入血液循环或周围免疫器官,与免疫系统接触,导致免疫应答,发生自身免疫病。如眼组织损伤后发生自身免疫性交感性眼炎。

若将周围组织相关抗原以实验方法导入胸腺,可引起自身免疫耐受,丧失对组织特异性自身免疫病的易感性。如在胸腺内注入胰腺胰岛细胞,可防止 BB 大鼠和 NOD 小鼠自身免疫性糖尿病的发生。将疾病相关的主要自身抗原通过转基因方式在胸腺内表达,即可防止实验性自身免疫性胃炎的发生。

2. **自身抗原发生改变** 生物、物理、化学及药物等因素可以改变自身抗原分子,被原有耐受性的 T 细胞所识别,通过旁路活化自身反应性 B 细胞,产生自身免疫性。如甲状腺球蛋白经蛋白酶部分消化及化学或物理方法处理,使甲状腺球蛋白分子构型发生改变。将处理后的甲状腺球蛋白单独注射于动物体内可刺激机体产生自身抗体,导致组织的损伤。α-甲基多巴可与红细胞膜的 Rh 抗原结合,改变红细胞表面结构,活化 B 细胞,产生抗 Rh 抗体,引起溶血性贫血。

在感染过程中,中性粒细胞吞噬细菌后释放出的溶酶体酶,可以改变自身的 IgG 分子结构,变性的 IgG 可刺激机体产生抗自身变性 IgG 抗体,最终可引起类风湿性关节炎及多种自身免疫病。

3. 分子模拟(molecular mimicry)　很多感染因子的多肽成分与机体蛋白质(包括 HLA 分子)有同源性。当自身分子和异体分子线性氨基酸序列具有同源性时称为分子模拟。若微生物与正常宿主细胞或细胞外成分有相类似的抗原表位时,针对微生物抗原表位的免疫应答可引起自身免疫病。如 A 组乙型溶血性链球菌(group A β-hemolytic streptococcus,GAS)感染后引起的风湿热常累及心肌,原因是该细菌与心肌之间有一些共同的抗原表位,细菌感染后即产生抗心肌自身抗体,致心肌受损。热休克蛋白广泛存在于机体各种组织和微生物中,有交叉抗原性,与自身免疫病如肾小球肾炎、慢性活动性肝炎、类风湿性关节炎、红斑狼疮和心肌炎等疾病发生有关。

感染因子参与自身免疫病的诱发过程并非仅限于分子模拟作用,组织损伤、隐蔽抗原释放及通过 MHC 分子表达增强而出现隐蔽自身表位和细胞内分子的再分配、细胞因子产生增强及 T 细胞的旁路活化等,这些均参与了此过程。

(二) 免疫调节功能异常

1. 多克隆激活　机体对自身抗原的免疫耐受是指 T 细胞对这些自身抗原处于免疫耐受状态,而 B 细胞仍保持对自身抗原的免疫应答性。细菌性和病毒性超抗原(superantigen)可激活处于免疫耐受状态的 T 细胞,与结合于 B 细胞的 MHC Ⅱ类分子的超抗原发生反应,并刺激载有超抗原的 B 细胞产生多克隆免疫球蛋白,在某些情况下产生自身抗体。

2. APC 表面共刺激因子的异常表达　在感染和组织硬化等情况下,APC 表面共刺激因子表达异常,可激活自身应答 T 细胞,引起自身免疫病。实验发现,转染 B7 和 TNF-α 的小鼠,很快发生胰腺的损伤和糖尿病,这是由于巨噬细胞被激活后表达的 B7 分子可导致 T 细胞耐受丧失。此外,T 细胞对组织中的抗原应答时产生的 IL-2,可使 T 细胞免疫耐受丧失。当含 *IL-2* 基因的逆转录病毒感染小鼠时,可激活外周无反应性的 T 细胞,导致多部位损伤。这可能是局部炎症导致自身免疫的另一机制。

3. Th1 和 Th2 细胞功能失衡　Th1 细胞和 Th2 细胞亚群的失衡与自身免疫病发生有关。Th1 细胞分泌干扰素,诱发迟发型超敏反应。Th2 细胞分泌 IL-4、IL-5、IL-10 和 IL-13,刺激 IgE 等免疫球蛋白的产生,抑制迟发型超敏反应。因此,Th1 细胞功能亢进可促进某些器官特异性自身免疫病的发展,如 1 型糖尿病和多发性硬化症等。*IFN-γ* 转基因小鼠的胰岛有明显的炎细胞浸润和胰岛素分泌细胞的破坏。Th2 细胞的功能亢进,可促进抗体介导的全身性自身免疫病如系统性红斑狼疮(SLE)的发展。

(三) 凋亡基因

在带有常染色体隐性突变的 3 种小鼠(lpr、lprcg 和 gld)中能检出有增强凋亡过程的 *Fas* 基因或其配体 FasL 的缺陷,导致类似 SLE 的表现及出现双阴 T 细胞(CD4⁻/CD8⁻ 和 TCRαβ⁺)聚集的淋巴结病,与自身免疫病发生有关。正常胰岛细胞不表达 *Fas*,在 1 型糖尿病发病过程中局部 APC 和 CTL 相互作用,产生的 IL-1β 可选择性地使胰岛 β 细胞表达 *Fas*,CTL 表达 FasL,通过细胞间的相互作用或释放可溶性 FasL,使表达 *Fas* 的胰岛 β 细胞遭到破坏。Fas/FasL 表达异常与多发性硬化症和桥本甲状腺炎(Hashimoto's thyroiditis)等多种自身免疫病的发生有关。

(四) 遗传因素

自身免疫病发病常有家族遗传倾向,目前已明确了多种此类疾病的发生发展与 HLA-Ⅱ类基因有关。通过计算相对风险因子(relative risk,RR)来判断人类 HLA 等位基因的频率,发现 HLA-Ⅱ类基因的多态性可以改变 HLA 分子、抗原和 T 细胞之间相互作用的特性,控制对外来抗原(有时是自身抗原)的免疫应答。HLA-Ⅱ类分子的晶体结构研究表明,Ⅱ类分子 α 链和 β 链的远膜区,由 1 个 β 折叠和 2 个 α 螺旋构成分子顶部的裂隙,形成抗原结合槽,槽底是 β 折叠片层,槽壁是 α 螺旋,与疾病相关的关键性氨基酸分布其中,形成抗原表位(epitope)。该部位氨基酸的改变均可影响抗原结合槽的结构,使 HLA-Ⅱ类分子结合抗原肽呈递并被 TCR 异常识别,导致自身免疫病的发生。HLA-Ⅱ类基因编码的某一氨基酸序列控制着对疾病的易感性和症状,与自身免疫病的相关性主要表现在 HLA-DR 或 HLA-DQ 多形性Ⅱ类位点。构成 *HLA* 基因群的各个基因是高度连锁的,因此与某一特定疾病关联的易感基因可能不是单一基因,而是一些连锁基因的组合。连锁基因的缺陷也与自身免疫病发生有关,如补体成分 C1、C4 或 C2 基因缺陷的纯合子个体和 *Fas*(CD95)/*FasL*(CD95 配体)基因缺陷的个体均易患 SLE。*TNF*、*IL-10* 和 *TGF-β1* 基因与 HLA 疾病易感基因之间存在连锁不平衡,形成紧密连锁的基因复合体,影响疾病的发生。

三、自身免疫病的类型

自身免疫病分为器官特异性和非器官特异性两类,可累及任何器官,女性发病率明显高于男性。

自身免疫病的基本特征:①患者循环血液中可检出自身抗体;②女性发病率较高;③常反复发作并慢性迁延;④有遗传倾向;⑤HLA 与疾病相关;⑥在动物模型可复制出自身免疫病;⑦多数自身免疫病的病因不明。

(一) 器官特异性自身免疫病

病变常局限于某一特定的器官,体内均出现器官特异性自身抗体,实质病变通常由细胞介导的超敏反应或自身抗体引起。常见较典型的疾病有 1 型糖尿病、多发性硬化症、甲状腺功能亢进、桥本甲状腺炎、重症肌无力和恶性贫血等。

(二) 非器官特异性自身免疫病

非器官特异性自身免疫病又称为全身性或系统性自身免疫病,其病变和自身抗体均非局限在某一特定器官,病变广泛,主要由抗原抗体复合物引起,表现为多种器官和结缔组织受累,故该类疾病又称为结缔组织病或胶原病。病变特点是结缔组织发生纤维素样坏死。病变常累及皮肤、肾小球、关节、血管和浆膜。血液中可检出各种各样的自身抗体,其中有些能与细胞核内 DNA 及其他核内成分发生反应。常见的该类疾病有 SLE、肌皮病、硬皮病和类风湿性关节炎等。

1. **系统性红斑狼疮**(systemic lupus erythematosus,SLE)　是累及全身结缔组织的自身免疫病,与遗传有关。多见于青年女性,临床表现复杂多样。

(1) SLE 临床和病理特征:SLE 临床表现多种多样。约 80% 患者出现皮肤损害,50% 可表现为面部蝶形红斑,50% 以上的 SLE 患者可出现肾损害(狼疮性肾炎),可表现为原发性肾小球肾炎的各种组织学类型;约 50% 患者有心脏病变表现(心瓣膜非细菌性疣赘性心内膜炎),95% 患者可出现关节损害表现(滑膜炎性改变,结缔组织灶性纤维素样坏死),脾、肝、肺等也可受到累及(脾滤泡增生,小动脉周围纤维化呈洋葱皮样改变;肺纤维化和肝门管区非特异性炎症)。大部分患者血清中可检出多种自身抗体,与抗原结合形成的免疫复合物广泛沉积在全身各脏器,引起各脏器小血管壁广泛的纤维素样坏死。病程迁延反复,缓解和复发交替出现,患者常死于肾和脑的损伤。

(2) SLE 发病的分子机制:SLE 是一种多基因遗传病,具有一定的遗传倾向,与 HLA-Ⅱ类(HLA-DR、HLA-DQ 等位基因)、HLA-Ⅲ类基因(特别是补体 C4 等位基因的缺乏或无效)以及 *TCR*、*Ig* 等基因存在一定的关联,其编码的蛋白质参与免疫应答,诱发 SLE。研究证明,不同人种 *SLE* 易感基因和拮抗基因不完全相同,SLE 与 HLA 的遗传关联与人种的遗传背景有关,其中可能有某些关键、共同特有的氨基酸残基作为易感位点起作用。*DQA1* 基因分型研究表明,某些 *DQA1**0101 基因人群对 SLE 有易感倾向,而 *DQA1**0102 基因则对 SLE 有抵抗作用。用 PCR 技术对 SLE 多发病例家族患者 IL-1 受体拮抗等位基因(*IL1RN**2)与 HLA-Ⅱ类基因进行分析,发现两者同时存在,可使 SLE 的发病危险性增加 7 倍。也有研究认为,HLA-DRB1 和催乳素相关微卫星标记(尤其是 *D6S422**1)的连锁可导致 SLE 发病增加;HLA-Ⅱ类区域的 *TNF-α* 基因的遗传多态性与部分 SLE 患者 TNF-α 水平降低有关,可能会加重 SLE 患者肾炎的病情。TCR-β 与 HLA-Ⅱ类等位基因共同作用于 SLE 患者,可促使其产生特异性自身抗体,对核抗原肽产生免疫应答。

HLA-Ⅲ类基因产物包括补体成分 C2、C4 和 B 因子、肿瘤坏死因子、热休克蛋白(HSP)和 21-羟化酶。现已证明,*C4* 基因,特别是同种型 C4A 的部分缺乏也是 SLE 的易患危险因素,且不受连锁的 HLA-Ⅱ类等位基因的影响。SLE 的发病与 C4 蛋白不表达(即 C4Q0)特别是 C4AQ0 有关,造成 C4Q0 的原因有 C4 基因缺失和不表达等,其中 C4 基因缺失是最常见的原因。C4 基因状态可使 C4 活性降低,影响补体经典激活途径中免疫复合物的清除。此外,*C2* 基因第 28 位碱基缺乏的频率在白人 SLE 患者中明显升高,纯合子 *C2* 缺乏也是 SLE 的易感因素,常伴有抗 Ro/SSA 抗体的出现。

HSP 与 SLE 发病关系的研究发现,*HSP70-2* 等位基因可能是一些 SLE 患者的独立易感基因,但在另外一些 SLE 患者则发现 *HSP70-2B* 等位基因与 HLA 单体型(尤其是 *HLA-DR3*)紧密连锁,认为其不是 SLE 患者的独立易感因素。HSP70 的异常表达与 SLE 皮肤损伤和自身抗体形成有关。

根据基因连锁不平衡的规律,国外报道比较肯定的易感单倍体型是 HLA-A1-B8-SC01-DR3,与 SLE 遗传易感性呈正相关。

HLA-Ⅱ类和 HLA-Ⅲ类基因均参与了 SLE 患者自身抗体的生成。抗 Sm 抗体和抗双链 DNA(dsDNA)抗体在 SLE 诊断中具有较高特异性。在 30 余种抗核抗体中只有 IgG 类抗 dsDNA 抗体可诱发肾炎。目前的研究认为,SLE 患者抗自身抗体的形成是自身 DNA 免疫所致。在活动期 SLE 患者血浆 DNA 的特点是:①DNA 浓度显著高于正常人;②DNA 与组蛋白以复合体的形式存在,其存在形式与破裂的凋亡小体一致,由此推测 DNA 浓度升高可能是由于淋巴细胞凋亡增加以及吞噬细胞吞噬凋亡小体的功能低下所致;③DNA 含有较高的 CG,尤其是 CpG(胞嘧啶-磷酸-鸟嘌呤)二核苷酸,且甲基化程度低。在活动期 SLE 患者 DNA 的甲基化程度和甲基转移酶活性都明显降低;使用 DNMT 抑制剂,可诱发 SLE。

2. 类风湿性关节炎(rheumatoid arthritis,RA) 系慢性全身性自身免疫性疾病,是以侵犯关节和关节周围组织为主,也可累及心脏、血管、肺、皮肤、血液及神经系统的全身结缔组织性疾病。25~55 岁为好发年龄,也可见于儿童。女性多于男性。绝大多数患者血浆中有类风湿因子(rheumatoid factor,RF)及其免疫复合物存在。患者血清中可检测出自身抗体,这类抗体即上述的类风湿因子。在临床上具有诊断意义。

(1) RA 临床和病理特征:以多发性和对称性增生性滑膜炎为主要表现。以手足小关节为最常见部位,也可累及肘、腕、膝、踝、髋及脊椎等关节。病变常呈多发性、对称性。受累关节组织学表现为慢性滑膜炎。因病变反复发作,使关节软骨和关节囊破坏,最终关节强直畸形。关节以外,约 25% 患者可出现皮下类风湿结节(rheumatoid nodule),类风湿结节对本病具有一定特征性。类风湿结节也可发生于肺、脾、心瓣膜、心包和大动脉。动脉可发生急性坏死性动脉炎。

(2) RA 发病的分子机制:RF 与抗自身变性 IgG 结合形成的免疫复合物,一方面直接导致关节软骨破坏,同时可在关节腔内诱发 Arthus 反应,进一步损伤关节软骨;另一方面又可激活滑膜组织中的巨噬细胞和活化致敏 T 细胞,释放 IL-1、TNF-α、IL-2、IFN-γ 和 IL-9 等细胞因子,直接或间接通过细胞因子的网络调节作用导致组织损伤。T 细胞的活化及其产物是引起 RA 组织损伤的主要启动因素。

RA 的易感性与 HLA-DR4 单倍体型有关联,表现为:①DR4 与 RA 具有共同的抗原结合位点。研究表明,与 RA 相关的 DR 基因编码蛋白的第三高变区 HVR3 的第 70~74 位氨基酸残基与 RA 具有相同的 QK/RRAA 序列,可与致关节炎抗原肽结合,并呈递给 T 细胞,引发自身免疫反应,导致 RA 发生,影响 RA 预后和严重程度。DRB1*0401 在 RA 病变进展中起重要作用。DRB1*0401 与 DRB1*0404 或 DRB1*0408 和 DRB1*0404 并存时,则出现类风湿结节;DRB1*0401 或 DRB1*0404 纯合子患者多伴有多个关节外脏器病变。②基因叠加效应。对 RA 患者 DRB1 基因分析发现,病情轻,并发关节外病变少的 RA 患者一般为表达 1 个 DR4 单倍型者,另 1 单倍型则为非 RA 相关 DRB1 等位基因。而 DR4 纯合子,尤其是 DRB1*0401 纯合子患者,几乎都并发关节外病变及关节炎,说明两个等位基因在 RA 致病性上具有协同作用。研究还发现,DR5(DRB1*0511)是 RA 易感基因,而 DR5(即 DRB1*0512)与 HLA-DR9 是 RA 的保护基因。同时携带 DR4 和 DR5 两个易感基因的 RA 患者,临床症状重,多表现为侵袭性滑膜炎。

3. 多发性硬化(multiple sclerosis,MS) 是一类中枢神经系统自身免疫病。病因尚不清楚。发病年龄为 20~40 岁,女性多于男性,我国虽属于低发区,但随着诊断技术的提高,检出率也逐渐增高。

(1) MS 临床和病理特征:临床表现多样,主要可表现为反复发作的中枢神经系统功能障碍,如感觉、视力、平衡、运动、认知障碍,常造成不同程度的残疾。MS 病变主要累及视神经、脊髓、小脑、脑干及侧脑室周围,病变特征是中枢神经系统白质多发性脱髓鞘斑块形成,可见轴突损害、胶质细胞增生,T 细胞和巨噬细胞浸润。

（2）MS 发病的分子机制：现通常认为，病毒感染及遗传因素与本病发生有关。目前研究显示，与 MS 相关的基因众多，但与本病易感性最相关的基因是 6 号染色体短臂的 *MHC* 基因。MS 的组织损伤性改变，主要是由 Th1、Th2、Th17 等 T 细胞介导的自身免疫引起。病毒感染或其他致病因素导致血脑屏障功能损害，T 细胞进入脑组织，APC 提呈抗原激活 T 细胞，针对髓鞘成分如髓鞘碱性蛋白（myelin basic protein，MBP）、髓鞘相关糖蛋白（myelin-associated glycoprotein，MAG）、PDE、S100、蛋白脂质蛋白（proteolipid protein，PLP）等产生免疫反应，IL-12、IL-23、TNF-α、IL-17 等释放，导致髓鞘破坏及炎症改变。此外，抗体依赖的细胞毒性作用，也参与了本病的发生。

4. 乳糜泻　乳糜泻（celiac disease，CD）系吸收障碍性疾病。因具有基因特异性（遗传易感性）个体摄入面筋（麦胶），导致肠黏膜损伤而致病。在我国并不常见。

（1）乳糜泻临床和病理特征：乳糜泻临床表现多样，主要表现为胃肠道症状（慢性腹泻、脂肪泻、腹胀、腹痛、呕吐等）伴吸收障碍（营养缺乏如贫血、体重减轻、儿童发育迟缓等表现）。乳糜泻病变在十二指肠较为明显，呈片块状分布，但病变不具有特异性，可表现为绒毛萎缩、肠上皮细胞变性、上皮内淋巴细胞浸润、隐窝增生、固有膜单核细胞和嗜酸性粒细胞增多。患者摄入含面筋（麦胶）食物肠黏膜活检异常，但摄入不含面筋（麦胶）食物肠黏膜病变改善的现象具有诊断价值。

（2）乳糜泻发病的分子机制：小麦、大麦、稞麦和燕麦，均为含面筋（麦胶）食物，它们均含麦醇溶蛋白。麦醇溶蛋白富含脯氨酸、谷氨酸。其中，α-麦醇溶蛋白致病性被认为是最强的。CD 发病与 HLA-Ⅱ的 DQ 区（HLA-DQ2、HLA-DQ8）密切相关，但研究也显示，HLA 相关的 CD 易感性是多基因参与，如 CTLA-4、MYO9B 可能也与发病有关。

在 CD 患者，麦醇溶蛋白不能被吸收，产生一个 33-mer 肽，其与肠道内组织型转谷氨酰胺酶（tissue transglutaminase，tTG）作用，导致麦醇溶蛋白相应谷氨酸盐残基脱酰胺形成谷氨酸。在此过程中产生负电荷，与 HLA-DQ2、HLA-DQ8 结合。细胞麦醇溶蛋白抗原由肠道的微皱褶细胞转移给 APC，APC 通过 HLA-Ⅱ类分子将抗原信息提呈给 CD4$^+$ T 细胞。CD4$^+$ T 细胞通过 TCR 识别 HLA-Ⅱ类分子复合物，分化为 Th$_1$ 细胞，释放细胞因子，导致小肠黏膜损伤。

第四节　免疫缺陷病

免疫缺陷病（immunodeficiency disease，IDD）是由于免疫系统中任一成分的缺失或功能不全而导致的免疫功能缺陷的一组疾病。根据病因可分为原发性和继发性两大类；根据主要累及的成分分为体液免疫缺陷、细胞免疫缺陷、联合免疫缺陷、吞噬功能缺陷和补体缺陷。临床上表现为对各种感染的易感性增加，患者出现反复、严重、难治性感染。在体液免疫缺陷、吞噬细胞缺陷和补体缺陷的患者常发生化脓菌感染；细胞免疫缺陷的患者常发生病毒、真菌、胞内寄生菌和原虫的感染。IDD 患者自身免疫病和恶性肿瘤罹患率很高，特别是 T 细胞免疫缺陷患者恶性肿瘤的发病率较同龄正常人高 300 倍。

一、原发性免疫缺陷病

原发性免疫缺陷病（primary immunodeficiency disease，PIDD）又称为先天性免疫缺陷病，是由于免疫系统先天性发育缺陷而导致的免疫功能不全，发病率约为 0.01%，多见于婴幼儿，与遗传有关。根据累及成分又分为 B 细胞缺陷、T 细胞缺陷、两者联合免疫缺陷、伴有其他缺陷的免疫缺陷、吞噬功能缺陷及补体缺陷等。在我国 B 细胞缺陷占 50%，T 细胞缺陷占 10%，两者联合免疫缺陷占 30%，吞噬功能缺陷占 6%，补体缺陷占 4%，可见抗体缺陷及有抗体缺陷的联合免疫缺陷发病率最高，约占 80%。

（一）原发性 B 细胞免疫缺陷病

1. X 连锁无丙种球蛋白血症（X-linked agammaglobulinemia，XLA）　本病是由 Bruton 在 1952 年首次报道的原发性免疫缺陷病，故又称为 Bruton 无丙种球蛋白血症，是最常见的先天性 B 细胞免疫缺陷病，属 X 连锁隐性遗传，女性为携带者，男性发病。

（1）XLA临床和病理特征：常见于男婴。患儿通常在出生1年后出现结膜、咽喉、皮肤、中耳、气管和肺的反复化脓性炎症，20%的患者并发自身免疫病。临床突出表现为血清中各种免疫球蛋白均减少或缺失，对抗原刺激不产生抗体应答。外周血和淋巴组织中B细胞减少或缺乏，淋巴结和淋巴组织中无生发中心和淋巴滤泡，无浆细胞。骨髓中前B细胞和T细胞数量及其功能均正常。

（2）XLA发病的分子机制：XLA缺陷基因是位于X染色体长臂（Xq21.3-q22）的Bruton酪氨酸激酶（Bruton tyrosine kinase，*BTK*）基因。*BTK*由N端类似血小板-白细胞C激酶底物区、SH1及SH2各1区和C端1个SH1区（酪氨酸激酶区）组成，是一种信号分子，主要在B细胞和中性粒细胞表达，当其与前B细胞受体偶联后，即发挥信号转导作用，促进前B细胞发育为成熟B细胞。在XLA患者，*BTK*的4个区均发生变异，信号不能正常转导，使B细胞发育停滞在前B细胞阶段，导致成熟B细胞数目减少或缺失。该病女性为携带者，因女性有两条X染色体，当一条X染色体上带有缺陷基因，另一条是正常时，其表现型是正常的。而男性因只有一条X染色体，当其携带缺陷基因时，即发病。

2. 选择性IgA缺陷（selective IgA deficiency）　本病是最常见的原发性免疫缺陷病，属常染色体的隐性或显性遗传。

（1）选择性IgA缺陷临床和病理特征：大多数人无临床症状，部分人偶尔有呼吸道感染和腹泻。极少数人伴有反复而严重的呼吸道和肠道感染，并伴相应的自身免疫病。患者血清IgA水平异常降低，而IgG和IgM正常或升高为主要特点。T细胞数量、表型及免疫应答均无明显异常。

（2）选择性IgA缺陷发病的分子机制：其免疫缺陷在于表达分泌型IgA的B细胞向分泌抗体的浆细胞分化时受阻，但其α链基因和分泌型IgA的表达是正常的。这种B细胞分化受阻是由于B细胞的内在缺陷，还是T细胞辅助功能异常，如促IgA分泌的转化生长因子-β（TGF-β）和IL-5产生不足，或是B细胞对上述因子反应性降低，尚不清楚。

3. X连锁高IgM综合征（X-linked hyper immunoglobulin M syndrome，HIM）　本病是一种罕见的原发性免疫缺陷病，多数为X连锁遗传，个别为常染色体隐性或显性遗传。

（1）X连锁高IgM综合征临床和病理特征：本病多见于男性。临床上患儿常出现反复性中耳、上呼吸道和肺部胞外细菌感染和某些机会性感染，如肺孢子菌肺炎。因IgM可与患者自身的红细胞、白细胞和血小板发生自身抗体反应，所以临床上患者常出现周期性粒细胞减少、口腔黏膜溃疡、溶血性贫血和血小板减少等症状。血清IgM升高或正常，IgG、IgA和IgE均明显降低或缺如是其重要特点。

（2）X连锁高IgM综合征发病的分子机制：本病是由于定位在X染色体长臂（Xq20-q27）的*CD40L*基因突变，导致活化的CD4⁺T细胞不表达CD40L，使T细胞丧失了诱导B细胞转化的能力，表现为免疫球蛋白类型转换功能障碍。正常时在B细胞最先出现的是IgM，然后B细胞表达的分化抗原CD40与CD4⁺T细胞表达的CD40L结合，使B细胞陆续转换成其他类型。

4. 常见变异型免疫缺陷病（common variable immunodeficiency disease，CVID）　本病是一组反复发生细菌感染、低丙种球蛋白血症和缺乏抗体反应的综合性疾病，可能是常染色体隐性遗传。发病年龄在15~35岁，有家族史。

（1）CVID临床和病理特征：主要表现为呼吸道和消化道的持续慢性炎症。常伴发自身免疫病，如风湿性关节炎和自身免疫性溶血性贫血。

（2）CVID发病的分子机制：CVID缺陷归因于多方面的异常，包括B细胞增殖、分化或转化成浆细胞的功能缺陷；B细胞分化及合成Ig正常，但无法将Ig分泌出来；B细胞数量正常甚至增多，但有功能缺陷。近年研究认为本病可能是由于T细胞亚群的数量或功能异常所致。患者常表现为CD4⁺T细胞数量减少，功能异常，CD8⁺T细胞数量相对较多。尽管B细胞数量正常，但CD8⁺T细胞具有抑制B细胞因受到丝裂原刺激而产生免疫球蛋白的作用。研究还发现，在部分患者存在信号转导缺陷，继而导致体液免疫的缺陷；也有少数患者体内可检测到抗T细胞和抗B细胞的自身抗体，抑制T和B细胞的功能，造成免疫缺陷。

（二）原发性T细胞免疫缺陷病

DiGeorge综合征　又称为先天性胸腺发育不全综合征。是婴幼儿一种严重的免疫缺陷病。

（1）DiGeorge综合征临床和病理特征：患者易发生反复而严重的胞内寄生菌、病毒和真菌感染，出现特殊面容,心脏大血管畸形,伴有甲状腺功能低下表现。外周血中 T 细胞缺乏或数量减少,B 细胞正常。注射活疫苗可致全身感染甚至死亡。

(2) DiGeorge 综合征发病的分子机制:其发生是由于 22 号染色体某区域小片段缺失,导致胚胎早期第Ⅲ和Ⅳ咽囊发育障碍导致胸腺发育不全、甲状旁腺缺失、大血管发育异常及颜面畸形。胸腺发育不全致 T 细胞成熟障碍,细胞免疫和 T 细胞依赖的抗体产生缺陷。

(三) 原发性联合免疫缺陷病

联合免疫缺陷病(combined immunodeficiency disease,CID)通常是由于 T 和 B 细胞均发育不全,导致体液免疫和细胞免疫联合缺陷,其病因不同,但临床特征相同。

1. 重症联合免疫缺陷病(severe combined-immunodeficiency disease,SCID) SCID 是一组异源性疾病,特点是 T 和 B 细胞发育障碍,淋巴细胞数目极度减少,导致体液和细胞免疫缺陷。根据病因分为 X 连锁隐性遗传和常染色体隐性遗传两种类型,多数病例是由于已知酶的缺陷所致。临床特征常出现反复的、致死性机会性感染,75% 为男性。

(1) X 连锁重症联合免疫缺陷病(X-linked severe combined-immunodeficiency):本病为性染色体遗传缺陷。

1) X 连锁重症联合免疫缺陷病临床和病理特征:患儿常频发细菌感染伴机会性感染。SCID 患儿外周血、淋巴结或胸腺 T 细胞数量减少。B 细胞数量正常但缺乏功能,致血清 Ig 水平低下。如不及时治疗,通常在出生后 1 年内死于感染。

2) X 连锁重症联合免疫缺陷病发病的分子机制:病变基因位于 X 染色体长臂(Xq13),主要是 IL-2 受体 γ 链基因突变。IL-2 受体 γ 链是 IL-4、IL-7、IL-9 和 IL-15 受体共有的亚单位,又称为共同 γ 链(commom γ chain,γc 链),参与细胞因子的信号转导,调控 T 细胞的增殖、分化和免疫应答的能力,对 B 细胞分化、成熟及免疫球蛋白的产生具有调节作用。γc 链突变致 T 细胞发育停滞在前 T 阶段。

(2) 常染色体隐性遗传 SCID:本组疾病是由位于 20 号染色体长臂(20q13ter)的腺苷脱氨酶(adenosine deaminase,ADA)基因缺陷(占免疫缺陷病总数的 20%)或位于 14 号染色体长臂(14q13.1)的嘌呤核苷磷酸化酶(purine nucleoside phosphorylase,PNP)基因缺陷(占 4%)以及 MHC Ⅰ 类分子和/或 MHC Ⅱ 类分子缺陷所致。

1) 常染色体隐性遗传 SCID 临床和病理特征:ADA 基因缺陷患儿在出生几个月即易患口腔念珠菌病、顽固腹泻和肺炎。有些患儿有神经系统异常或骨发育不良。患儿均有淋巴细胞减少和血清 Ig 低下。检测红细胞或淋巴细胞的 ADA 活力可确诊本病。羊水成纤维细胞的 ADA 活力测定有助于产前诊断。

PNP 基因缺陷患儿病程进展非常缓慢,常出生数年后出现临床症状。主要为反复性真菌、病毒和胞内细菌感染。有些患儿可出现自身免疫性贫血及类风湿因子(RF)和抗核抗体(antinuclear antibody,ANA)阳性。血淋巴细胞数可减少,但血清 Ig 正常。

MHC Ⅰ 类分子和/或 Ⅱ 类分子缺陷可使 T 细胞表面形态光滑似裸细胞,故又称为裸淋巴细胞综合征(bare lymphocyte syndrome)。临床表现为迟发型超敏反应以及 T 细胞依赖性抗原的抗体应答缺陷。

2) 常染色体隐性遗传 SCID 发病的分子机制:ADA cDNA 全长 1.5kb,含 1 089 个核苷酸。目前已发现 30 种以上的基因突变,约有 60 种独立的染色体异常的 ADA 缺陷患者,但常见的有 10 种。ADA 酶在体内分布广泛,在淋巴细胞中特别丰富,在不成熟的 T 细胞活性最强,其可催化腺苷和脱氧腺苷的不可逆地脱氨。ADA 基因或 PNP 基因的突变和缺失,导致细胞内 dATP 或 dGTP 的蓄积,通过对 DNA 合成必需的核糖核苷酸还原酶的抑制作用而阻碍免疫活性细胞 DNA 的合成,阻抑 T 和 B 细胞发育,使其停滞在前 T 或前 B 细胞阶段,导致淋巴细胞数目减少,T 和 B 细胞缺陷。PNP 基因缺陷主要影响细胞免疫。

MHC Ⅰ 类分子和/或 Ⅱ 类分子缺陷发生原因并非 MHC Ⅱ 类基因自身的缺陷,而是调节 MHC Ⅱ 类分子表达的转录蛋白缺陷,导致 MHC Ⅱ 类基因转录障碍。目前已知影响 MHC Ⅱ 类基因转录的相关基因有:①Ⅱ类反式激活因子(class Ⅱ transactivator,CⅡTA)基因缺陷;②RFX5 和 RFXAP 基因突变。该基因编码的蛋白能与 MHC Ⅱ 类基因的启动子结合。MHC Ⅱ 类基因在 B 细胞、巨噬细胞和朗格汉斯细胞等 APC 表达缺乏,主要导致 CD4⁺ T 细胞的识别功能受损;在胸腺表达缺乏,导致 T 细胞阳性选择受阻,CD4⁺ T 细胞发育异常,外周血 CD4$^+$ T 细胞减少,抗体合成和血清 Ig 减少,但患者 MHC Ⅰ类分子表达正常或轻度减少,CD8$^+$ T 细胞发育及功能正常,B 细胞数正常。

2. 湿疹-血小板减少-免疫缺陷综合征　本病是一种 X 连锁隐性遗传病,又称为 Wiskott-Aldrich 综合征(Wiskott-Aldrich syndrome,WAS)。

(1) 湿疹-血小板减少-免疫缺陷综合征临床和病理特征:临床以湿疹和血小板减少和对化脓菌易感三联征为特点,患儿对肺炎球菌和带多糖荚膜的细菌特别易感。随年龄增长,逐渐出现细胞免疫功能缺陷,易患肺孢子菌肺炎及病毒感染性疾病。易并发严重血管炎和肾小球肾炎等自身免疫病和恶性淋巴瘤,常死于感染和恶性肿瘤。

(2) 湿疹-血小板减少-免疫缺陷综合征发病的分子机制:由于位于 X 染色体短臂(Xp11.22)上编码 WAS 蛋白(*WASP*)基因的缺陷,导致白细胞和血小板表面的唾液酸糖蛋白、CD43 及糖蛋白 Ib(glycoprotein Ib,GPIb)均缺失,造成胞内信号转导障碍及细胞骨架结构异常。表现为 T 细胞对抗 CD3 抗体的刺激增殖反应减弱或消失。血清 Ig 早期正常,以后逐渐减少(主要是 IgM),抗体形成受损。进行性淋巴细胞减少,尤其是 T 细胞数目减少并伴功能缺陷。

3. 毛细血管扩张性共济失调综合征(ataxia telangiectasia syndrome,ATS)　本病是一种常染色体隐性遗传病。

(1) 毛细血管扩张性共济失调综合征临床和病理特征:临床表现为进行性新生儿神经系统退行性变,首发症状是小脑性共济失调,并进行性加重,同时伴有眼结膜和面部毛细血管扩张,反复发生呼吸道(鼻窦和肺部)细菌和病毒感染,每 5 例患者中有 1 例进展成恶性肿瘤(通常是淋巴系统肿瘤)。血清 IgA、IgG2 和 IgG4 减少或缺失。

(2) 毛细血管扩张性共济失调综合征发病的分子机制:因位于 11 号染色体长臂(11q22-q23)的 DNA 修复基因缺陷,特别是 *TCR* 基因和 Ig 重链基因、信号转导相关基因(如磷脂酰肌醇激酶基因)的异常,导致血清 IgG2、IgG4、IgA 和 IgE 减少甚至缺乏,对多糖抗原和外源性蛋白刺激产生抗体的能力降低,外周血 T 细胞数量减少和功能降低。患者细胞周期异常,对电离辐射极其敏感。

(四) 吞噬功能缺陷

1. 慢性肉芽肿病(chronic granulomatous disease,CGD)　本病 2/3 属 X 连锁隐性遗传,其余患者属常染色体隐性遗传。

(1) CGD 的临床和病理特征:临床上表现为婴儿期反复出现化脓性感染,表现为颈部淋巴结、皮肤、肺和骨髓等处出现慢性化脓性炎症或肉芽肿性炎,病变迁延不愈。淋巴结和肝脾肿大,白细胞数增加,体液和细胞免疫正常。

(2) CGD 发病的分子机制:X 连锁隐性遗传者,病变基因位于 X 染色体短臂(Xp21.1),常染色体隐性遗传者,基因缺失位于 16 号、7 号和 1 号染色体长臂(16q24、7q11.2 和 1q25)。由于编码细胞色素 b 基因(Xp21.1)和编码 NADPH 氧化酶基因缺失,导致超氧阴离子(O_2^-)、过氧化氢和单氧(singlet)产生不足,使吞噬细胞杀菌功能减弱,不但不能将摄入的细菌和真菌杀死,反而成为病原微生物增殖的场所,引起更多的吞噬细胞趋化和聚集,形成肉芽肿。

2. 白细胞黏附缺陷症(leukocyte adhesion deficiency,LAD)　本病是一种罕见的常染色体隐性遗传病。

(1) LAD 的临床和病理特征:临床上患者常有皮肤感染、牙周炎、肠道或肛周瘘管形成。疾病的严重程度与 CD18 缺乏的程度有关。

(2) LAD 发病的分子机制:病变基因位于 21 号染色体长臂(21q22.3),编码 95kD 蛋白 β 链(CD18)的基因发生突变,使整合素 β2 亚单位表达障碍,致整合素家族中具有共同 β2 亚单位的淋巴细胞相关因子(LFA-1)、巨噬细胞分化抗原-1(macrophage differentiation antigen-1,MAC-1)/CR3 和 gp150、95/CR4 缺乏,使白细胞与内皮细胞的黏附、移动和胞饮功能以及由中性粒细胞、NK 细胞和 T 淋巴细胞介导的细胞毒作用异常。

（五）原发性补体免疫缺陷

补体系统中所有成分（包括补体调节因子和补体受体）都可发生缺陷，不同补体缺陷，在临床表现不完全相同。

1. **C3 缺乏症** 属常染色体隐性遗传病。

（1）C3 缺乏症临床和病理特征：主要表现为反复甚至致命性化脓菌感染。

（2）C3 缺乏症发病的分子机制：其主要因 C3 缺陷使白细胞趋化物质减少，到达病变部位的白细胞数量减少，不足以吞噬和杀灭入侵的病原体。

2. **C1 酯酶抑制因子缺乏症** 为常染色体显性遗传病，是补体调节因子缺陷中最常见的类型。又称为遗传性血管性水肿。

（1）C1 酯酶抑制因子缺乏症临床和病理特征：本病常见于青少年，40 岁后自愈。表现为反复发作的皮下、消化道等部位水肿，喉头和肠道水肿常导致严重后果。

（2）C1 酯酶抑制因子缺乏症发病的分子机制：C1 酯酶抑制因子是血清中的一种糖蛋白，可与活化的 C1r 和 C1s 结合，使 C1 酯酶失活。当 C1 酯酶抑制因子缺乏时，C2 裂解的调控失常，C2a 产生过多，使血管通透性增强，组织水肿。

二、继发性免疫缺陷病

继发性免疫缺陷病（secondary immunodeficiency disease）系后天获得。许多外界因素和疾病影响细胞免疫和体液免疫，致免疫功能低下。常见影响因素，如感染、长期使用免疫抑制剂、细胞毒性药物和某些抗菌药物、淋巴组织来源的恶性肿瘤，特别是恶性淋巴瘤和淋巴细胞性白血病、营养不良等，均可直接或间接影响 T 和 B 细胞功能，继发免疫缺陷。

1981 年美国亚特兰大（Atlanta）发现了首例获得性免疫缺陷综合征（acquired immunodeficiency syndrome，AIDS）患者，该病在全世界迅速蔓延。AIDS 的特征是严重的 T 细胞免疫缺陷伴发机会性感染和恶性肿瘤。患者通常死于肺孢子菌肺炎、隐孢子虫和弓浆虫等原虫感染，真菌感染也常见，75% 的患者晚期出现多发性卡波西肉瘤（Kaposi sarcoma）等恶性肿瘤，预后差，绝大多数死亡。

1984 年 Gallo 等人首先从 AIDS 患者淋巴细胞中分离出一种人类嗜 T 细胞病毒（human T-cell lymphotropic virus，HTLV），1986 年正式命名为人类免疫缺陷病毒（human immunodeficiency virus，HIV），该病毒主要与 $CD4^+$ T 细胞结合，引起 Th 细胞的溶解，导致 AIDS。

（一）AIDS 的临床和病理特征

AIDS 患者和 HIV 病毒携带者是本病的传染源。主要传播途径包括经性接触传播、血液传播（注射污染的血液和血制品、使用污染注射器进行静脉注射等）、垂直传播（经胎盘或哺乳等方式传播）、职业暴露（少见）。

由于 HIV 生物学的复杂性，感染患者临床表现也多种多样，按病程一般分 3 个阶段：①早期或称急性期，可出现咽痛、发热、肌肉酸痛和皮疹等非特异性表现。病毒在体内复制，血中可检出抗 HIV 抗体（在初次接触病毒后 3~20 周出现）。②中期或称慢性期，患者有发热、全身淋巴结肿大、腹泻和 $CD4^+$ T 细胞减少。大部分人感染 HIV 后在第 1、2 阶段可停留 2~10 年，也可终身不发展成典型的 AIDS，但具有传染性。③后期或称危险期，机体免疫功能全面崩溃，可出现持续发热、消瘦乏力、腹泻、神经系统症状等，常伴发明显的机会性感染和恶性肿瘤。血中 $CD4^+$ T 细胞明显减少，细胞免疫功能丧失殆尽。

多发性机会性感染是本病的特征，其中 50% 的 AIDS 患者患有肺孢子虫病，对诊断本病有一定的参考价值。该病也是 AIDS 患者最常见的死因之一。

脑也是 HIV 感染的主要部位。血液单核细胞受到 HIV 病毒感染后可以穿过血脑屏障感染巨噬细胞和其他脑组织中表达 CD4 分子的细胞，导致感染细胞变性。约 60% 的患者发生人类免疫缺陷病毒性脑病（又称艾滋病性痴呆综合征）。尸检见神经元也有损伤，其机制可能与 HIV 感染的巨噬细胞分泌对神经元有害的细胞因子有关。

AIDS 患者常伴发各种恶性肿瘤，大约 30% 的患者患有卡波西肉瘤，该肿瘤起源于血管内皮细胞，广泛累及皮肤、黏膜、淋巴结和内脏,以下肢多见。与散发性卡波西肉瘤不同之处,是其呈多灶性生长。此外,AIDS 患者也较易伴发恶性淋巴瘤。

AIDS 患者常伴发自身免疫缺陷病,如血中可检出抗血小板抗体,致患者出现血小板减少性紫癜,本病可见于 80% 的 AIDS 患者。

AIDS 患者晚期淋巴结内淋巴细胞几乎消失殆尽,仅残留少许巨噬细胞和浆细胞。脾脏、胸腺淋巴细胞也明显减少。

(二) AIDS 发病的分子机制

1. **HIV 的分子生物学特征**　HIV 是一种 C 型逆转录病毒,分为 HIV1 和 HIV2 两型,尽管两型在基因结构和抗原性上有很大差异,但两种病毒引起的临床症状相同。目前,95% 的 AIDS 是由 HIV1 所致。HIV 由核心和外壳两部分组成,核心由病毒基因组(两条相同的 RNA 链,每条链长约 9.2~9.7kb)、与 RNA 链结合的逆转录酶、p24 衣壳蛋白和 p17 核衣壳蛋白组成。病毒基因组包括编码核心结构蛋白的 gag 序列和编码衣壳糖蛋白的 env 序列,编码病毒复制所需的逆转录酶、核酸内切酶和病毒蛋白酶的 pol 序列,此外,vpr、vif、tat、rev、nef 和 vpu 基因也参与了病毒复制的调节过程。外壳是来源于宿主细胞的磷脂双层膜,病毒编码的包膜糖蛋白 gp120 和 gp41 分别以膜表面糖蛋白和跨膜糖蛋白的形式存在于膜上。

CD4 分子是 HIV 的受体,其辅助受体是 CXCR4 和 CCR5。HIV 可以攻击所有表达 CD4 分子的细胞,如 CD4$^+$ T 细胞、单核巨噬细胞、树突状细胞和神经胶质细胞,其中的 CD4$^+$ T 细胞是其攻击的主要靶细胞。HIV 包膜糖蛋白 gp120 与细胞表面的 CD4 分子高度亲和的同时,也与表达在这些细胞表面的辅助受体结合,在病毒包膜糖蛋白 gp41 的介导下,病毒包膜与细胞膜融合,使 HIV 基因组和相关蛋白进入细胞。在细胞内,病毒可迅速增殖,每天产生 10^9~10^{10} 个病毒颗粒。HIV 病毒包膜抗原高度易变,使其极易逃避机体的免疫监视。病毒侵入宿主细胞后,也可以原病毒状态潜伏在体内数月或数年而不发生转录,从而逃避和阻止免疫系统对病毒的清除,并可导致机体产生免疫耐受。

原病毒整合 DNA 的基因转录是由位于病毒两侧结构基因的长末端重复序列(long terminal repeat,LTR)调节的。LTR 序列含有多腺苷酸信号序列 poly(A)、TATA 框启动子序列和调节病毒转录的顺式激活调控子。顺式激活序列包括随机重复的增强子序列,其可与宿主的转录因子 NF-κB 和 SP-1 结合,促进 HIV 的转录,经组装后形成大量的病毒颗粒,以出芽的方式从宿主细胞释放出来,继续感染其他宿主细胞。

2. **AIDS 发病的分子机制**　HIV 感染主要导致体内 CD4$^+$ T 细胞损害,从而引起机体所有类型免疫应答出现损害。

(1) CD4$^+$ T 细胞改变:机体内 CD4$^+$ T 细胞数量显著减少,功能严重受损。外周血 CD4$^+$ T 细胞与 CD8$^+$ T 细胞的比例可由正常的 2:1 降低至 0.5:1,此现象可能与 HIV 对感染细胞的直接溶解和 HIV 介导的未感染细胞的损伤有关。

HIV 感染导致 CD4$^+$ T 细胞减少:①病毒以出芽的方式和/或病毒包膜糖蛋白的插入,可导致 CD4$^+$ T 细胞出现溶解性坏死;②病毒 DNA 和 RNA 在宿主细胞内未整合呈游离状态时,可直接杀死 CD4$^+$ T 细胞;③gp120 或 gp120 抗原抗体复合物与 CD4 分子结合,直接诱导 CD4$^+$ T 细胞凋亡;④病毒 gp41 分子与 MHC Ⅱ 类分子的 β1 功能区有同源性,活化的 T 细胞表达 MHC Ⅱ 类分子,针对 gp41 的抗体可与之发生交叉反应,杀死感染或未感染的 T 细胞;⑤HIV LTR 的(U3 区)可同宿主细胞的转录因子 NF-κB 结合,竞争性抑制 T 细胞的增殖及细胞因子的分泌。正常情况下,T 细胞被激活后 NF-κB 与相应的 DNA 结合,促进 IL-2 分泌和 T 细胞增殖。

HIV 感染导致 CD4$^+$ T 细胞功能障碍:①结合 gp120 的 CD4$^+$ T 细胞不能再与 APC 上的 MHCⅡ类分子结合,从而抑制了 CD4$^+$ T 细胞对可溶性抗原的应答;②与 CD4 分子结合的 gp120 可通过抑制 CD3 转录,下调 T 细胞活化分子 CD3 的表达;③HIV 的 Tat 蛋白可通过阻断细胞内活化信号传导,抑制抗原诱导的 T 细胞应答。

(2) 巨噬细胞改变:由于 CD4 分子的表达较低,HIV 虽可感染巨噬细胞并在胞内复制,但不能将其杀死。因此,巨噬细胞可作为 HIV 的重要庇护所,将病毒播散到其他组织。HIV 感染的巨噬细胞是晚期 AIDS 患者血中高水平病毒的主要来源。感染 HIV 病毒的巨噬细胞抗原呈递能力、趋化性、IL-1 生成能力及氧活性物质产生能力均降低。

(3) 树突状细胞改变:树突状细胞也是 HIV 感染的重要靶细胞和病毒的主要庇护所。HIV 可以通过两种途径进入该细胞:①gp120 与细胞表面 CD4 分子和辅助受体 CCR 结合侵入细胞;②以免疫复合物形式通过 Fc 受体或补体受体结合在 DC 表面,再侵入细胞。感染 HIV 的 DC 功能低下,导致记忆性 T 细胞缺乏,再次免疫应答能力低下。

（4）B 细胞改变:HIV 感染可导致 B 细胞多克隆性激活,患者表现为高免疫球蛋白血症,并产生多种自身抗体。

第五节　移植排斥反应

同种异体细胞、组织和器官移植时,由于免疫活性细胞对靶抗原的攻击方向不同,移植免疫反应可分为两种:①宿主抗移植物反应(host versus graft reaction,HVGR),即移植排斥反应(transplant rejection);②移植物抗宿主反应(graft versus host reaction,GVHR)。移植免疫反应的强弱取决于供者和受者间的组织相容性,特别是 MHC 等位基因的匹配程度。

一、同种异体移植的识别与排斥

人类主要组织相容性抗原又称作人类白细胞抗原(human leukocyte antigen,HLA),其基因位于第 6 号染色体短臂(6p21.31),由 224 个位置相邻的基因座组成,其中 128 个是功能性基因。每一基因座又存在多个等位基因,结构非常复杂和多样。除单卵双生外,两个个体具有完全相同的 HLA 组织配型几乎是不存在的。目前已知每一个体至少有 6 个 HLA 位点(HLA-A、HLA-B、HLA-C、HLA-DR、HLA-DQ 和 HLA-DP)和 12 个 HLA 等位基因,按其功能,*HLA* 基因复合体分为 3 类。HLA-Ⅰ类基因包括 HLA-A、HLA-B 和 HLA-C 3 个基因座,其产物为 HLA-Ⅰ类分子,由 α 重链和 β2 微球蛋白(β2-microglobulin,β2M)轻链组成,分布于所有有核细胞上,但在抗原呈递细胞上较少。其主要功能是识别和呈递内源性抗原肽,与辅助受体 CD8 分子结合,对 CTL 的识别起限制作用。HLA-Ⅰ类基因仅编码 HLA-Ⅰ类分子中的 α 链,β2M 轻链的编码基因位于 15 号染色体。HLA-Ⅱ类基因结构最为复杂,由 HLA-DR、HLA-DQ 和 HLA-DP 3 个亚区组成,每一亚区又包括两个以上的功能性基因座,分别编码分子量相近的 α 链和 β 链,形成 DRα-DRβ、DQα-DQβ 和 DPα-DPβ 3 种异源二聚体。编码的 HLA-Ⅱ类分子分布相对局限,主要存在于巨噬细胞、树突状细胞和 B 细胞,在某些情况下也存在于活化的 T 细胞和血管内皮细胞。其主要功能是识别和呈递外源性抗原肽,与辅助受体 CD4 分子结合,对 Th 的识别起限制作用。HLA-Ⅲ类基因位于 HLA-A、HLA-B、HLA-C 和 HLA-D 之间,编码补体 C4A、C4B、Bf 和 C2,在免疫应答和免疫调节中发挥重要作用(图 14-2)。HLA 各类

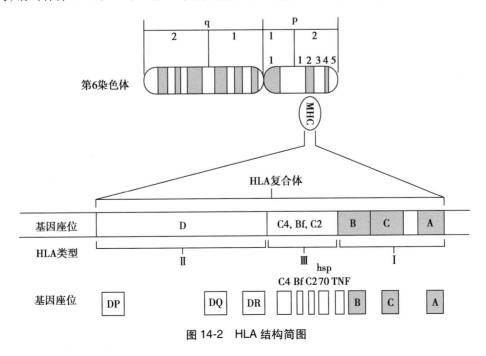

图 14-2　HLA 结构简图

基因编码的分子在移植排斥反应中的作用不尽相同,一般认为 HLA-Ⅱ类分子的配合比 HLA-Ⅰ类分子的配合更为重要。HLA-Ⅲ类基因编码的成分不参与免疫排斥反应。

在同种异体细胞、组织和器官移植时,受者的免疫系统常对移植物产生移植排斥反应,本质是针对异体移植抗原(主要是 HLA)的适应性免疫应答,涉及 T 细胞介导的细胞免疫和 B 细胞介导的体液免疫等多种免疫损伤机制。

(一)T 细胞介导的排斥反应

TCR 识别移植物细胞表面同种异型 HLA 分子是通过 2 种途径实现的。①直接途径:指受者 TCR 识别的抗原表位是移植物细胞表面完整的同种异型 HLA 分子肽结合槽的多肽性氨基酸残基,由供者 APC 直接呈递给受者的 T 细胞识别。个体能识别同种异型 HLA 的 T 细胞占 T 细胞总数的 1% ~ 10%,因此直接识别引起的免疫应答的特点,一是反应速度快,二是反应强度大,是移植物早期急性排斥反应的主要原因。②间接途径:指移植物细胞表面的同种异型 HLA 分子被受者 APC 摄取和加工处理并形成抗原肽后,TCR 识别自身 HLA 分子的多肽性氨基酸残基加上结合的抗原肽所构成的特异性表位(图 14-3)。直接与间接途径的区别是,后者的同种异型抗原首先被受者 APC 加工和处理后,再以抗原肽的形式呈递给 T 细胞。间接途径引起的排斥反应发生较晚,可能在慢性排斥反应中起重要作用。当 T 细胞被激活后,即可产生效应细胞引起下列变化。

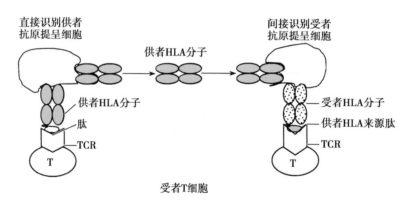

图 14-3 同种异型 HLA 分子的直接识别和间接识别

1. **CD8$^+$细胞毒性 T 细胞(CTL)变化** CD8$^+$ T 细胞可直接识别移植物同种异型 HLA-I 类分子,引起自身增殖分化成 CD8$^+$ CTL 细胞,发挥细胞毒作用,直接杀死移植物的内皮细胞和实质细胞。是同种异体移植排斥反应中的一种主要效应机制。

2. **CD4$^+$辅助性 T 细胞(Th)变化** CD4$^+$ T 细胞可通过直接和间接途径识别移植物上同种异型 HLA-Ⅱ类分子和/或自身 HLA-Ⅱ类分子抗原肽,并与 APC 相互作用,使 APC 释放 IL-1,后者促进 Th 细胞释放 IL-2、IL-4、IL-5 和 IFN-γ 等细胞因子,诱发迟发型超敏反应,是移植排斥的重要机制。IL-2 可促进 Th 细胞增殖,并为 CTL 细胞的分化提供辅助信号;IL-4 和 IL-5 可促进 B 细胞分化并产生抗移植物抗体,参与移植排斥。IFN-γ 既可使移植物高度表达 MHCⅡ类分子,又可促进血管内皮细胞表达新的黏附分子 VCAM-1。VCAM-1 可与淋巴细胞迟现抗原-4(VLA-4)结合,吸引淋巴细胞游走进入炎症灶,进一步加剧排斥反应。

(二)抗体介导的排斥反应

抗体介导的排斥反应又称体液性排斥反应(humoral rejection)。抗体介导的排斥反应有两种形式:①过敏排斥反应,受者在移植前曾因输血、妊娠及感染等原因使体内已获得抗 HLA 抗体,当移植开始后抗 HLA 抗体立即与相应的抗原结合,激活补体系统,促使缓激肽等血管活性物质的生成和释放,引起血管内皮细胞受损,导致血管炎、血栓形成和组织坏死,移植物在数分钟或数小时内被排斥;②在移植物同种异型抗原激活的 Th 细胞的辅助下,在移植物抗原刺激下,受者 B 细胞产生抗 HLA 抗体,主要通过激活补体和 ADCC 两种途径作用于靶细胞,在较早期的排斥反应中发挥作用。

当机体的免疫功能缺陷,而移植物又含有大量的免疫活性细胞(如骨髓、胸腺移植)时,移植物中供体免疫活性细胞可被宿主的组织相容性抗原所活化,产生针对宿主组织细胞的免疫应答,造成宿主全身性组织损伤,即移植物抗宿主病(graft versus host disease,GVHD)。

二、实体器官移植排斥反应

实体器官移植排斥反应根据形态变化及发病机制不同,分为超急性排斥反应、急性排斥反应和慢性排斥反应三类。超急性排斥反应(hyperacute rejection,HAR)是指移植物在移植后数分钟至24h内被排斥。本型是由于受者体内移植前已存在抗移植物的抗体或供者与受者ABO血型不相容而引发的Ⅱ型超敏反应,某些非免疫因素也与其发生有关。急性排斥反应(acute rejection,AR)是同种异体移植最常见的一种排斥反应,其发生以细胞免疫为主,体液免疫也参与其中。可发生于术后任何时间段,以术后数周至1年内多见。慢性排斥反应(chronic rejection,CR)是急性排斥细胞坏死的延续和结果,一般见于移植术后6月至1年以后,但也有移植术后3个月即可发生的报道。现认为,除特异性免疫参与慢性排斥反应,非免疫性因素在慢性排斥反应发生中具有重要作用。

(一) 肾移植排斥反应

迄今为止,肾脏终末期疾病最佳治疗方式仍然是肾移植。移植排斥反应仍然是影响移植肾长期存活的主要问题。

1. 肾移植超急性排斥反应　系肾移植中最严重的排斥反应类型。肾脏对超急性排斥反应很敏感(不同的器官对超急性反应的敏感性不同)。多为不可逆性。现因术前已广泛采用了组织交叉配型,故本型已属少见。

(1) 肾移植超急性排斥反应的临床和病理特征:一般发生在肾移植术中移植肾血供重建后数分钟到数小时内,通常不超过72h内发生。表现为尿液迅速减少或无尿,移植肾胀痛,肾脏体积显著增大,甚至破裂,肾表面呈紫色或花纹状,切面皮质增宽,见较多梗死灶。超急性排斥反应在肾移植时可见移植肾在数分钟内由粉红色转变成暗红色,伴出血或梗死。病理改变以肾小球及肾间质广泛小动脉壁的纤维素样坏死伴血栓形成为主,肾实质因此出现缺血性坏死并伴不同程度中性粒细胞、巨噬细胞浸润为特征。免疫荧光可见肾小球毛细血管袢IgG、IgM沉积。

(2) 肾移植超急性排斥反应发病的分子机制:本型反应的发生主要系受者血循环中已存在供体组织特异性抗原的抗体,如抗供者HLA抗原抗体、抗供者ABO血型抗原抗体、抗供者血管内皮细胞抗原抗体等。肾移植后,预存的这些抗体与供者抗原结合,触发抗体介导的排斥反应。

2. 肾移植急性排斥反应　是肾移植排斥反应最常见类型。一般发生于移植术后一周至数月内,少数也可发生于移植术几年后。随着移植手术、移植器官保存以及供受者组织配型技术和多种新型强效免疫抑制剂的合理应用,急性排斥反应发生率已明显降低。

(1) 肾移植急性排斥反应的临床和病理特征:典型表现为尿量减少、发热、血压升高,移植肾肿大、胀痛,但目前因免疫抑制剂的广泛应用,典型表现已很少见,多仅表现为肾功能减退。病理改变分为两种类型:①急性细胞性排斥反应,主要表现为肾间质内有大量淋巴细胞浸润、间质水肿、小出血灶和肾小管坏死;②急性体液性排斥反应,又称为急性血管性排斥反应。主要表现为肾细、小动脉的坏死性血管炎,可呈局灶或弥漫性分布。后期血管内膜纤维化,管腔狭窄。间质内有不同程度的炎细胞浸润。

(2) 肾移植急性排斥反应发病的分子机制:①T细胞介导的免疫排斥,即以CD8$^+$ CTL及CD4$^+$辅助性T细胞改变为特征的T细胞介导的免疫排斥在急性细胞性排斥反应中发挥主要作用;②急性体液性排斥反应,以抗体介导为主。抗HLA分子抗体和抗内皮细胞表面分子抗体等与相应抗原结合形成抗原抗体复合物,补体分子尤其是C1q与移植肾内皮细胞的抗原抗体复合物、膜攻击复合物,激活补体,导致血管损伤。同时,激活的补体,也可导致趋化因子释放,使移植肾免疫细胞(包括中性粒细胞和巨噬细胞等)浸润,进一步损伤移植肾。在补体反应后,常常会残留补体片段C4d,因此,C4d也成为抗体介导的免疫排斥反应的重要标志,也是诊断的重要指标之一。

3. 肾移植慢性排斥反应　多发生在术后几个月至1年以后。其诊断需要排除其他因素导致的肾功能减退。肾移植慢性排斥反应药物治疗效果不佳,已成为阻碍移植物长期存在的一个主要问题。

(1) 肾移植慢性排斥反应的临床和病理特征:常表现为慢性进行性移植肾功能减退。病变肾表现为肾体积缩小,包膜增厚,有多少不等的小瘢痕。肾小管萎缩,基膜增厚,肾小球硬化,间质纤维化伴单核细胞、淋巴细胞及浆细胞浸润,动脉内膜增厚,管腔狭窄,以细小动脉和小动脉显著,血管壁炎细胞浸润。闭塞性动脉血管病是肾移植慢性排斥反应的突出表现。

(2)肾移植慢性排斥反应发病的分子机制:目前尚不完全清楚。一般认为,特异性免疫排斥反应和非特异性组织损伤共同参与了肾移植慢性排斥反应的发生。在免疫特异性排斥方面,现认为是以体液免疫为主,CD4$^+$ Th 细胞的活化,一方面诱导 CD8$^+$CTL、NK 细胞和巨噬细胞活化,另一方面促进 B 细胞产生特异性抗体,激活补体,导致慢性排斥反应的产生。非特异性组织损伤如缺血再灌注损伤、感染和药物毒性等,则通过直接或间接参与宿主抗移植物免疫反应过程介导移植物损伤。

研究表明,肾细胞外基质过度积聚是肾慢性排斥反应间质纤维化与肾小管萎缩的重要事件。TGF-β1被认为在纤维化过程中具有重要作用。TGF-β1 可通过多种途径增加细胞外基质的形成促进肾纤维化,其中,通过诱导肾小管上皮-间质转化(epithelial-mesenchymal transition,EMT),可能是 TGF-β1 作用的主要途径。

(二)肝移植排斥反应

迄今为止,肝移植是治疗多种原因造成的终末期肝脏疾病、急性暴发性肝衰竭的最有效方法。有数据显示,肝移植受者 1 年存活率为 90%,3 年存活率为 80%,5 年存活率达到 70% 左右。肝移植排斥反应,仍然是影响受者存活率的重要原因之一。根据肝移植排斥反应发生的时间、免疫应答类型和病理改变特点,肝移植排斥反应可分为超急性排斥反应、急性排斥反应和慢性排斥反应。

1. 肝移植超急性排斥反应　与其他实质器官移植比较,肝移植发生超急性排斥反应较为罕见。这主要与供肝肝窦内皮细胞(liver sinusoidal endothelial cell,LSEC)可表达 MHC Ⅰ、MHC Ⅱ、共刺激分子(CD80和 CD86)和 ICAM 等、库普弗细胞可吞食处理免疫复合物、活化血小板凝聚因子有关,肝脏双重血供、肝血窦缺乏基底膜、可能存在同源性补体等,也可能与此有关。超急性排斥反应目前尚无药物可以逆转,需要再次肝移植。

(1)肝移植超急性排斥反应的临床和病理特征:一般发生于肝移植术后几小时或几天内。临床主要表现为转氨酶增高、血小板减少、补体活性降低、持续性血清胆红素增高等,可出现急性肝衰竭。病理改变与病程有关,开始主要表现为小静脉内纤维素性血栓形成,局灶中性粒细胞浸润,以后出现肝细胞广泛凝固性坏死、出血。免疫荧光可见血管壁 IgG、IgM、C1q、C3 等沉积。

(2)肝移植超急性排斥反应发病的分子机制:主要由体液免疫引起。受者体内预存抗体或移植后新生抗体,与移植肝血管内皮相应抗原结合,激活免疫级联反应,导致超急性排斥反应。

2. 肝移植急性排斥反应　肝移植急性排斥反应,是肝移植排斥反应中最常见类型。肝移植急性排斥反应对免疫抑制剂治疗具有良好的反应,对难治性急性排斥反应则可选择再次肝移植。

(1)肝移植急性排斥反应的临床和病理特征:可发生于肝移植后的任何时间,但一般多发生于移植术后 1 周至 4 周。临床主要表现为发热、乏力、食欲下降、肝大肝痛、胆汁分泌减少、胆汁稀薄色浅,血清胆红素及转氨酶增高。病理改变表现为:①门管区混合性炎细胞浸润,包括单核细胞、淋巴细胞、中性粒细胞、嗜酸性粒细胞等;②小叶间胆管损害及小胆管炎,表现为小胆管变形,上皮空泡变性,核质比例失调,核极性紊乱,上皮间见淋巴细胞浸润;③门管区或中央静脉炎,表现为内皮细胞下炎细胞浸润,内皮细胞被掀起。肝细胞可出现胆汁淤积,严重时肝细胞坏死。

(2)肝移植急性排斥反应发病的分子机制:肝移植急性排斥反应以细胞性排斥反应为主。肝内胆管上皮和血管内皮 MHC Ⅰ类、Ⅱ类分子含量丰富(肝细胞不表达 MHC Ⅱ类分子),抗原呈递细胞尤其是树突状细胞摄取、处理、递呈抗原信息,激活 CD4$^+$、CD8$^+$ T 细胞,使含有 MHC Ⅱ类分子的胆管上皮和血管内皮细胞受到攻击,导致病变坏死。

3. 肝移植慢性排斥反应　肝移植慢性排斥反应又称为胆管消失排斥反应(ductopenic rejection)、胆管消失综合征、不可逆性排斥反应。目前,肝移植后期功能丧失的主要原因为肝移植慢性排斥反应。免疫抑制剂治疗通常效果不明显,一般需再次肝移植。

(1)肝移植慢性排斥反应的临床和病理特征:肝移植慢性排斥反应可发生于移植术后数周至数年

内,但多发生于移植术后 2 至 6 月。临床主要表现为进行性黄疸,血清胆红素及转氨酶持续增高。病理改变表现为门管区小胆管明显减少甚至消失,门管区纤维组织增生,可见大或中动脉内膜下泡沫细胞聚集,管腔狭窄。肝小叶中央区肝细胞出现肿胀、坏死和纤维化。

（2）肝移植慢性排斥反应发病的分子机制:尚未完全明了。免疫因素（多次反复发作的急性排斥反应）、非免疫因素（如巨细胞病毒感染、较长时间的冷热缺血等）可能与慢性移植排斥反应发生有关。

（三）心脏移植排斥反应

目前,心脏移植仍然是终末期心脏疾病的最有效手段。移植排斥反应仍然是心脏移植成功与否的重要影响因素之一。心脏移植排斥反应包括超急性排斥反应、急性排斥反应和慢性排斥反应。

1. **心脏移植超急性排斥反应**　心脏移植超急性排斥反应是心脏移植术后的严重并发症,发生后难以逆转,病死率高。目前已很罕见。

（1）心脏移植超急性排斥反应的临床和病理特征:一般发生于心脏移植术后数小时内。临床主要表现为明显心律失常,心力衰竭、心脏搏动停止。病理改变表现为心脏体积迅速增大,颜色由红变暗、变紫。镜下见心肌组织广泛水肿、出血,心肌纤维广泛溶解性坏死。

（2）心脏移植超急性排斥反应发病的分子机制:主要由体液免疫介导。超急性排斥反应发生是受者体内预先存在抗供者组织抗原的抗体,包括针对供者 ABO 血型抗原、血小板抗原和 HLA 抗原等的抗体。抗原抗体复合物激活补体和血小板,导致移植心脏血管内皮细胞损伤、微循环障碍。

2. **心脏移植急性排斥反应**　随着新型强效免疫抑制剂在临床的应用,心脏移植急性排斥反应发病率已明显降低。

（1）心脏移植急性排斥反应的临床和病理特征:心脏急性排斥反应可发生于移植术后几周内,但多发生于术后 3 个月内。临床早期可无明显临床表现。晚期可出现心力衰竭。病理改变主要表现为心肌间质内单个核炎细胞浸润（包括淋巴细胞、单核细胞、浆细胞）,严重时可见中性粒细胞、嗜酸性粒细胞浸润;心肌细胞损伤（肿胀、变性、溶解性坏死）;冠状动脉分支的动脉内膜炎。

（2）心脏移植急性排斥反应发病的分子机制:心脏移植急性排斥反应以细胞免疫为主,但体液免疫也同样发挥重要作用。心脏血管内皮细胞抗原,可诱导受体产生相应抗体,引发体液免疫,导致血管损伤。

3. **心脏移植慢性排斥反应**　心脏移植慢性排斥反应是以移植心脏冠状动脉血管病变为特征,故又称为移植心脏冠状动脉血管病（transplant coronary artery disease）。心脏慢性移植排斥反应是长期存活心脏移植受者的主要死亡原因。

（1）心脏移植慢性排斥反应的临床和病理特征:心脏移植慢性排斥反应一般发生于心脏移植术后 6 个月以后。临床主要表现为心肌缺血及心功能障碍。病理改变主要表现为心外膜冠状动脉主干及其分支血管内膜显著增厚,增厚的内膜中含大量平滑肌细胞、成纤维细胞、泡沫细胞,不同程度淋巴细胞浸润,并见胶原增加、脂质沉积,血管管腔狭窄、闭塞。

（2）心脏移植慢性排斥反应发病的分子机制:心脏慢性排斥反应的机制尚未阐明。现有研究显示,导致普通冠状动脉病变的非免疫因素与心脏慢性移植排斥反应有关,同时,免疫因素也具有关键作用。

三、造血干细胞移植排斥反应

造血干细胞移植（hematopoietic stem cell transplantation）是指将同种异体或自体的造血干细胞植入受者体内,使受者造血和免疫功能重建,达到某些疾病治疗的目的。按照造血干细胞来源不同,可分为骨髓移植、外周血干细胞移植、脐血干细胞移植。自体造血干细胞移植无排斥反应,但同种异体造血干细胞移植存在移植排斥反应问题。下面以骨髓移植为例进行介绍。

骨髓移植可纠正受者造血系统及免疫系统不可逆的严重疾病,目前已应用于造血系统肿瘤、再生障碍性贫血、免疫缺陷病和某些非造血系统肿瘤等疾病。骨髓移植所面临的两个主要问题是移植物抗宿主病和移植排斥反应。

（一）移植物抗宿主病

移植物抗宿主病（GVHD）发生于具有免疫活性细胞或其前体细胞的骨髓,植入由于原发性疾病或因采用药物、放射线照射而导致免疫功能缺陷的受者。GVHD 为骨髓移植后常见并发症,也是致死性并发症。

1. 移植物抗宿主病临床和病理特征　GVHD 可分为急性、慢性两种:①急性 GVHD,一般发生在移植后 2 个月内,主要累及皮肤、肠道和肝脏,以皮肤损害最常见且最早发生。皮肤损害主要表现为局部或全身性斑丘疹,严重者皮肤剥落。肝小胆管破坏可导致黄疸;肠道黏膜溃疡可导致血性腹泻;病理改变主要表现为皮肤、肝脏和肠道等多器官细胞凋亡、死亡和炎细胞的浸润。②慢性 GVHD,可以是急性 GVHD 的延续或在移植后 3 个月自然发生,病变可累及皮肤、肝脏、口腔、眼、小肠及肺等多个器官。病理改变主要表现为表皮损害、单个核细胞浸润、纤维化。纤维增生性改变可发生在身体的任何器官。皮肤病变则类似于系统性硬化。慢性 GVHD 是骨髓移植最为严重的、影响移植后患者生存质量的并发症。

2. 移植物抗宿主病发病的分子机制　接受骨髓移植后,来自于供者骨髓的免疫活性细胞可识别受者组织并产生免疫应答,使 CD4$^+$ 和 CD8$^+$ T 细胞活化,导致受者组织损害。急性 GVHD 主要是 Th1 和 Th17 介导的炎症反应和 CTL 介导的细胞毒作用。除了 T 细胞,NK 细胞、DC、巨噬细胞和中性粒细胞也参与该过程。慢性 GVHD 发病机制尚不清楚。

(二) 骨髓移植的排斥反应

由宿主的 T 细胞和 NK 细胞介导。T 细胞介导的排斥反应机制与实体器官的排斥反应机制相同,而供体骨髓细胞因为不能与表达于 NK 细胞表面的宿主自身 HLA-I 类分子特异性的抑制性受体结合,而被 NK 细胞直接破坏。

结　语

免疫性疾病尤其是自身免疫病、器官移植慢性排斥反应等发生发展的详尽机制目前尚不完全清楚,临床早期诊断、早期干预尚存在诸多问题。随着分子生物学技术的飞速发展,相关研究进展也不断呈现。新型自身免疫病早期诊断抗体的研发、各实验室检测的标准化及深度学习和智能化检测手段的研发趋势,给人们在早期诊断早期干预中展现了鼓舞人心的希望。同时,近年来,自身免疫性疾病的精准治疗已开始受到人们关注,针对系统性红斑狼疮、类风湿性关节炎等病种的未来诊治模式已在积极探索之中,开辟了精准诊疗途径的新思路。随着免疫疾病分子生物学研究进展,该类疾病的诊断也将逐渐延伸到分子生物学水平,治疗也将逐渐深入到基因层面,实现针对病因的精准治疗。

(王娅兰)

主要参考文献

[1] 李玉林. 分子病理学[M]. 北京:人民卫生出版社,2002.

[2] COLEMAN W B,TSONGALIS G J. Molecular pathology:the molecular basis of human disease[M]. 2nd ed. New York:Academic Press,2017.

[3] HORST A. Molicular Pathology[M]. Boca Raton:CRC Press/Taylor &Francis Group,2017.

第十五章

心血管系统疾病

心血管系统疾病是对人类健康和生命产生威胁最大的一组疾病。近年来的主要研究热点集中在细胞和分子水平探讨心血管系统疾病的病因和发病机制、易感基因和表观遗传学方面在心血管系统疾病中的关键作用等。随着新技术的发展和进步，人们对心血管系统疾病发生、发展有了新的认识，在致病基因、重要突变、人群多态性、信号转导机制等方面取得了较大的成果。本章主要阐述动脉粥样硬化、冠心病、高血压和心肌病等疾病的病理特征及其研究进展。

第一节　动脉粥样硬化

动脉粥样硬化(atherosclerosis, AS)主要累及弹力型动脉和弹力肌型动脉(如冠状动脉、脑动脉等)。AS 是个体遗传倾向、环境暴露和生活习惯之间相互作用的结果。斑块的产生与进展是一个慢性动态的炎症过程，病变特征是血中脂质在动脉内膜沉积，内膜灶性纤维性增厚及其深部成分的坏死、崩解，形成粥样物，而使动脉壁变硬、管腔狭窄。AS 的形成与血脂异常及代谢紊乱、炎症反应、血管壁组织重塑、血栓形成等因素有关。AS 的研究历史较长，研究内容繁杂。本节以 AS 发病机制研究中的主要学说为中心，对病变发展的主要分子机制进行阐述。

一、血脂异常与 AS

高脂血症被认为是引起 AS 发生的重要危险因素。脂蛋白代谢障碍学说在 AS 发病机制研究领域一直备受重视。

(一) 血浆脂蛋白

血浆脂蛋白(lipoprotein)由脂类和蛋白质两部分组成。前者主要包括甘油三酯、磷脂、胆固醇和胆固醇酯等，后者称为载脂蛋白(apolipoprotein, Apo)。

1. 脂蛋白的分类和结构

(1) 分类：一般采用超速离心法或电泳法将血浆脂蛋白分为 4 类。

根据超速离心法分为：①乳糜微粒(chylomicron, CM)，其密度最低，小于 0.95g/cm^3；②极低密度脂蛋白(very low density lipoprotein, VLDL)：密度为 $0.95\sim1.006\text{g/cm}^3$；③低密度脂蛋白(low density lipoprotein, LDL)：密度在 $1.019\sim1.063\text{g/cm}^3$ 之间；④高密度脂蛋白(high density lipoprotein, HDL)：密度在 $1.063\sim1.21\text{g/cm}^3$ 之间。除上述 4 类外，还有中间密度脂蛋白(intermediate density lipoprotein, IDL)，是 VLDL 在血浆中的代谢物，其密度为 $1.006\sim1.019\text{g/cm}^3$。HDL 可再分为密度不同的 HDL1、HDL2 和 HDL3。HDL1 仅在高胆固醇膳食诱导后才在血中出现，又称为高密度脂蛋白胆固醇(High density liptein cholesterol, HDLC)。正常人血浆中仅含 HDL2 和 HDL3。

脂蛋白根据电泳法分为：α 脂蛋白、β 脂蛋白、前 β 脂蛋白和 CM4 类，分别相当于超速离心法的 HDL、LDL、VLDL 和 CM。

CM 含甘油三酯最多，达 80%~95%，蛋白质最少，仅占 1%，故其颗粒最大，密度最小；VLDL 含甘油三酯为 50%~70%，蛋白质含量约占 10%；LDL 含胆固醇和胆固醇酯最多，为 40%~50%；HDL 含蛋白质最多，约占 50%，故密度最高，颗粒最小。

(2) 结构：各种脂蛋白的结构基本相似，为大小不同的球状颗粒。以甘油三酯和胆固醇酯为内核，其外为磷脂、游离胆固醇及载脂蛋白组成的单层结构。后者的非极性基团向内与内核相连,极性基团向外,增加了脂蛋白颗粒的亲水性,使血浆脂蛋白颗粒能均匀分散在血液中。CM 及 VLDL 主要以甘油三酯为内核,LDL 及 HDL 以胆固醇酯为内核。从 CM 到 HDL 颗粒,其外层所占比例逐渐增加,故 HDL 颗粒所含的载脂蛋白、磷脂及游离胆固醇比例较其他几类高。

2. **载脂蛋白**　载脂蛋白是血浆脂蛋白中的非脂肪成分。现已发现有 10 多种,其中主要的有 ApoA、ApoB、ApoC、ApoD 和 ApoE 5 类。ApoA 又分为 ApoA-Ⅰ、ApoA-Ⅱ和 ApoA-Ⅳ亚类;ApoB 分为 ApoB48 和 ApoB100 亚类;ApoC 分为 ApoC-Ⅰ、ApoC-Ⅱ和 ApoC-Ⅲ等亚类。

不同的脂蛋白含不同的载脂蛋白。HDL 主要含 ApoA-Ⅰ和 ApoA-Ⅱ;LDL 主要含 ApoB100;VLDL 含 ApoB100、ApoC 和 ApoE;CM 只含 ApoB48。

载脂蛋白的作用包括:结合和转运脂质,稳定脂蛋白的结构,调节脂蛋白代谢关键性酶的活性,参与脂蛋白受体的识别等,在脂蛋白代谢上发挥重要作用。

3. **脂蛋白的代谢**

(1) CM:CM 的主要功能是运输外源性脂类(以甘油三酯和胆固醇酯为主)。在小肠黏膜细胞内合成的甘油三酯和由食物中的胆固醇酯化的胆固醇酯与载脂蛋白等形成 CM。在血循环中,CM 中的甘油三酯被脂蛋白脂肪酶分解,供脂肪组织和骨骼肌利用。其后,形成含胆固醇酯、ApoB48 和 ApoE 的乳糜微粒残粒。后者在 ApoE 和 ApoB 的介导下,与肝细胞上的受体结合,被肝细胞摄取代谢。正常人 CM 在血浆中的半寿期为 5~15min。

(2) VLDL:VLDL 是转运内源性甘油三酯的主要脂蛋白。在肝细胞合成的甘油三酯与胆固醇、ApoB100 和 ApoE 等形成 VLDL。在血循环中,VLDL 中的甘油三酯被水解,VLDL 转变为 IDL。IDL 的一部分被肝脏摄取代谢。在血中残留的 IDL 将 ApoE 转移至 HDL 后,IDL 转化为 LDL。VLDL 在血浆中的半寿期为 6~12h。

(3) LDL:LDL 是转运内源性胆固醇的主要脂蛋白,在血浆中由 VLDL 转变而来,主要在肝脏降解。LDL 颗粒与肝细胞表面的 LDL 受体结合,由受体介导进入细胞。在溶酶体中,胆固醇酯被水解为游离的胆固醇。LDL 在血浆中的半寿期是 2~4d。

(4) HDL:HDL 由肝细胞和小肠黏膜细胞合成,主要在肝脏降解。HDL 在卵磷脂胆固醇酰基转移酶(lecithin cholesterol acyltransferase,LCAT)和 ApoA-Ⅰ的作用下,可从肝外组织将胆固醇转运到肝脏进行代谢,此过程称为胆固醇的逆向转运。通过此种机制,胆固醇被代谢。HDL 在血浆中的半寿期是 3~5d。

4. **高脂蛋白血症(hyperlipoproteinemia)**　高脂蛋白血症是常见的脂蛋白异常。脂蛋白中某一成分的升高便会引起一种高脂血症。如 CM 的增多,引起外源性高甘油三酯血症;VLDL 的升高引起内源性高甘油三酯血症;LDL 的升高引起高胆固醇血症。一般将高脂血症分为以下五型。Ⅰ型:家族性脂蛋白脂酶缺乏症(肝外甘油三酯酶缺陷),血中 CM 含量升高即外源性甘油三酯的含量增高,胆固醇水平正常或升高。Ⅱ型:分为Ⅱa 型和Ⅱb 型,前者为 LDL 受体缺陷引起的家族性高胆固醇血症,LDL 增加使胆固醇含量明显升高,常见早年性 AS;后者 VLDL 与 LDL 水平同时升高,导致内源性甘油三酯和胆固醇的升高,常见早年性 AS。Ⅲ型:IDL 水平升高使胆固醇、甘油三酯水平升高,可导致早年性 AS。Ⅳ型:家族性高甘油三酯血症,VLDL 水平升高即甘油三酯水平升高,可导致早年性 AS。Ⅴ型:乳糜微粒和 VLDL 两者同时升高的家族性高脂血症,有内源和外源性高甘油三酯血症,实际上是Ⅰ型和Ⅳ型的混合症。

(二) **脂蛋白受体**

脂质在血液中以脂蛋白的形式被搬运,到达靶细胞时与靶细胞膜上的特异性受体结合,被摄入细胞进行代谢。参与脂蛋白代谢的脂蛋白受体包括 LDL 受体(LDL receptor,LDLR)、清道夫受体(scavenger receptor,SR)和 VLDL 受体(VLDL receptor,VLDLR)。本节主要叙述与 AS 关系密切的 LDLR 和 SR。

1. **LDLR**　胆固醇的主要载体 LDL 通过与 LDLR 结合而被代谢。LDLR 的功能与 AS 的关系非常密切。

(1) LDLR 的结构和功能:LDLR 是具有 5 个结构域的蛋白质。N 端的配体结合域与 ApoE 螺旋中带正电的残基可互相吸引,使含 ApoE 的配体与 LDLR 具有较高的亲和力。与 LDL 结合后,受体聚集成簇,形成被覆小泡。入胞之后,被覆小泡彼此融合,形成边界不规则的大囊泡,称之为内含体或受体小体。当泡内的 pH 值降至 6.5 以下时,LDL 从受体上脱离,受体重新回到细胞的表面。LDLR 每 10min 完成一个循环(可循环 100 次以上)。在溶酶体中,LDL 被降解。在酰基辅酶 A-胆固醇酰基转移酶(acyl-CoA cholesterol acyltransferase,ACAT)作用下形成酯化胆固醇储存。LDLR 对于血中 LDL 浓度的调节和胆固醇的重新分布等起到很大作用。LDLR 广泛表达于肝细胞、血管壁细胞和全身各组织的细胞膜表面。特异识别含 ApoB100 和 ApoE 的脂蛋白,故可称 ApoB 和 ApoE 受体。

LDLR 的合成受细胞内胆固醇的控制。游离胆固醇可以在转录水平抑制 LDLR 的合成;而游离胆固醇的不足,会上调 LDLR 的合成,促进 LDLR 介导的胆固醇摄取。正常情况下,胆固醇通过 LDLR 进入细胞,LDLR 是一个在胆固醇稳态中起重要作用的细胞内受体家族,该受体表达在一定程度上受前蛋白转化酶枯草杆菌蛋白酶/kexin 9 型(proprotein convertase subtilisin/kexin type 9,PCSK9)的调节,一旦 PCSK9 功能受到抑制,则可干扰其与 LDLR 的结合,使 LDLR 的降解减少,从而降低血浆 LDL 水平。PCSK9 抑制剂相关的降血脂药物已上市。

(2) LDLR 基因与基因突变:LDLR 基因位于第 19 号染色体上,约 45kb,含有 18 个外显子和 17 个内含子,编码由 839 个氨基酸组成的蛋白质。LDLR 基因突变会引发家族性高胆固醇血症(familial hypercholesterolemia,FH)。

FH 是一种由 LDLR 异常引起的常染色体显性遗传病,1938 年由挪威的 Mciler 医师首次报道。1973 年 Goldstein 和 Brown 在发现 LDLR 的同时,明确了该病的病因。本病临床上出现高胆固醇血症、黄色瘤和冠状动脉性心脏病,发生率可达 1/500,血中 LDL 浓度可达正常人的 2~6 倍,患者在 20 岁前就可出现冠心病症状。

LDLR 基因突变按受体结构和功能的改变分为 5 种类型:①受体蛋白合成表达受阻;②受体转运受阻(包括受体转运完全受阻和受体转运速度降低两种);③受体与配体结合受损;④受体-配体复合物内化受阻;⑤受体循环缺陷。按临床症状可分为 2 种:受体缺陷型和受体缺失型。受体缺失型患者与受体缺陷型患者相比,其 LDL 胆固醇水平较受体缺陷型高 18%,HDL 胆固醇水平低 5%,而黄色瘤和冠心病的发病率高 20%。

2. SR SR 能介导巨噬细胞大量吞噬氧化的 LDL,使巨噬细胞转变为泡沫细胞,与 AS 病变的形成密切相关。

在对家族性高胆固醇血症纯合子的研究中发现,虽然这一家系的患者存在 LDLR 的缺失,但在其病变的动脉内膜仍可见大量吞噬胆固醇酯的泡沫细胞。从而提出体内可能存在不同于 LDLR 的受体;并且 LDL 是在受到某种修饰后,才能与该受体结合被巨噬细胞摄入胞内。进一步的研究明确,体内 LDL 的修饰主要是脂质过氧化修饰形成的氧化 LDL。AS 病灶中有大量氧化 LDL 的存在,而可大量结合氧化 LDL 的受体即 SR。

(1) SR 的结构:SR 是一种细胞表面糖蛋白,属于受体超家族。已知至少有 5 类 12 个亚型。目前,较明确的是 A 类(SR-A)。SR-A 基因位于第 8 对染色体短臂,其 DNA 有 11 个外显子。按氨基酸结构的不同,分为 SR-AⅠ与 SR-AⅡ两种亚型,两型功能基本相同。

(2) SR 的功能:SR 在体内分布广泛,其配体包括化学修饰的脂蛋白,参与脂质的代谢过程。许多证据表明,在 AS 病变处有 SR 的表达,并且在斑块进展期表达增多。受体表达的不断增多导致巨噬细胞摄取氧化型低密度脂蛋白(oxidized low density lipoprotein,ox-LDL)不断增多,最终形成泡沫细胞。在 AS 病变中,除了巨噬细胞外,平滑肌细胞和内皮细胞也可表达 SR。

重要的是,SR 的基因结构中 5'端没有类似 LDL 受体基因的胆固醇反应组分,因此 SR 的表达与活性不受体内游离胆固醇水平的反馈调节。一旦 SR 功能被破坏,则会导致血浆游离胆固醇升高,AS 病灶中的巨噬细胞可无限度地大量摄入胆固醇,形成泡沫细胞,这为斑块的形成奠定基础。

(三) 脂蛋白的氧化修饰

氧化修饰脂蛋白与 AS 的发生有着非常密切的关系。研究表明,LDL、VLDL 和脂蛋白 a 等都可发生氧化修饰,所形成的氧化型脂蛋白具有致 AS 作用。可参与 LDL 氧化的细胞包括内皮细胞、平滑肌细胞、单核细胞和巨噬细胞等。HDL 具有抗 AS 效应,而氧化型 HDL 抗 AS 效应明显降低。

Ox-LDL 可能参与 AS 发生发展的全过程,其作用如下。

1. 对内皮细胞的作用 Ox-LDL 具有细胞毒性,可使内皮细胞变性、坏死和脱落;可以诱导内皮细胞表达多种黏附分子,增强单核细胞和 T 淋巴细胞的黏附及向内皮下移行。由于 ox-LDL 的存在,内皮细胞的细胞外微环境中含有大量的炎性细胞因子和生长因子。Ox-LDL 可导致内皮细胞和血管平滑肌细胞释放趋化因子,控制免疫细胞向炎症区域的募集。

2. 对单核巨噬细胞的作用 Ox-LDL 不仅促使单核细胞对内皮细胞的黏附,而且促使其向巨噬细胞转化。巨噬细胞可通过 LDLR 和 SR 吞噬 ox-LDL,巨噬细胞 SR 摄取 ox-LDL 可诱导巨噬细胞促炎表型的产生,激活巨噬细胞分泌趋化因子、细胞因子及蛋白水解酶,其会导致更多的巨噬细胞进入血管壁。且这一过程无负反馈抑制,故大量积聚胆固醇酯的巨噬细胞转化形成泡沫细胞。

3. 对平滑肌细胞的作用 Ox-LDL 使平滑肌细胞由收缩型向合成型转化,并有促使平滑肌细胞游走的作用。Ox-LDL 通过诱发一系列与细胞增殖有关的反应,包括增加原癌基因的表达、刺激白细胞介素-1（interleukin-1,IL-1）及血小板源性生长因子（platelet-derived growth factor,PDGF）的产生等,促进平滑肌细胞增殖。

4. 对血小板的作用 Ox-LDL 对花生四烯酸代谢、血栓素 A2 生成及降低膜流动性等作用均较天然 LDL 强,可以引起血小板黏附、聚集,促进血栓形成。

（四）脂源性学说

高脂血症被认为是 AS 的重要危险因素。1925 年 Anitschkow 提出的浸润学说,1943 年 Rössle 提出的渗入学说,1963 年 Doerr 提出的灌注学说都是基于高脂血症与 AS 的关系,强调脂质代谢异常参与 AS 病变的发生而提出的。目前认为,血脂代谢异常与 AS 的关系主要有以下几方面。

AS 的严重程度随血浆胆固醇水平的升高而加重,并且血浆胆固醇浓度与冠心病的死亡率呈正相关。此外,高甘油三酯血症也被认为是 AS 和冠心病的危险因素。我国的饮食结构中多以碳水化合物为主食,而高碳水化合物膳食易发生高甘油三酯血症。

LDL 与 AS 和冠心病的发生关系密切。LDL 亚型中的小颗粒致密低密度脂蛋白（small dense low density lipoprotein,s-LDL）因其具有经 LDLR 清除缓慢、易黏附于血管壁及抗氧化能力低等特点而有更强的致 AS 作用。此外,VLDL 和 CM 也与 AS 的发生关系密切。与上述脂蛋白相反,HDL 具有很强的抗 AS 和冠心病发病的作用,其机制被认为与其介导胆固醇的逆向转运和抗氧化作用有关。近年流行病学资料表明,HDL 水平的降低是冠心病的一个独立的危险因素。

各种脂蛋白在 AS 发病中的不同作用还与其载脂蛋白有关:CM、VLDL 和 LDL 的主要载脂蛋白分别是 ApoB48 或 ApoB100,HDL 的主要载脂蛋白为 ApoA-Ⅰ。LDL、VLDL 和 ApoB 的异常升高与 HDL 和 ApoA-Ⅰ的降低同时存在,可称之为致 AS 性脂蛋白表型。

脂蛋白 a（lipoprotein a,Lpa）与 ApoA:Lpa 为 LDL 的变异体,其载脂蛋白为 ApoA 和 ApoB 通过二硫键结合组成。Lpa 在血浆中的浓度与 AS 的发病率呈正相关;在尸检材料中也证实,AS 的病灶中有 Lpa 的沉积。有人认为,若 Lpa 呈高水平,则 AS 形成的相对危险便升高 1 倍;若 LDL 与 Lpa 水平均升高,则患病风险升高 5 倍。因此,有人认为 Lpa 的增加是 AS 病因中的一个遗传性危险因素。

二、内皮细胞功能障碍与 AS

内皮细胞具有多种生理功能,在维持机体内环境稳定中发挥重要作用。AS 斑块最初在内膜前驱病变的基础上进展而来。轻度内皮功能障碍和/或内膜平滑肌细胞积聚常发生于此。多种因素导致内皮细胞损伤,如血流动力学剪切应力、病毒或微生物因子、免疫机制、全身炎症因子、细胞因子、趋化因子和 ROS 形成,内皮屏障完整性被破坏,导致内皮通透性增加。由于高胆固醇血症、高血糖、吸烟和病毒感染等多种因素造成的内皮损伤,导致血管壁抗凝、抗血小板和纤溶性能降低,易发生附壁血栓。Ross 提出的损伤应答学说进一步强调了内皮细胞功能障碍在 AS 发生发展中的作用。

（一）内皮细胞的生理功能

血管内皮细胞被覆于全身的血管腔面，不仅具有血液成分与组织间物质交换的屏障作用，而且可以合成多种生物活性物质（表 15-1），参与机体的多种生理过程。

表 15-1　血管内皮细胞分泌生物活性物质

内皮源性舒血管因子

一氧化氮（nitric oxide，NO）
前列腺素 I2（prostaglandin I2，PGI$_2$）
内皮源性超极化因子（endothelium-derived hyperpolarizing factor，EDHF）
C 型利尿钠肽（C-type natriuretic peptide，CNP）

内皮源性缩血管因子

内皮素（endothelin，ET）
血管紧张素 Ⅱ（angiotensin Ⅱ，Ang Ⅱ）
前列腺素 H$_2$（prostaglandin H2，PGH$_2$）

内皮源性增殖因子

增殖促进因子：
血小板源性生长因子（platelet-derived growth factor，PDGF）
成纤维细胞生长因子（fibroblast growth factor，FGF）
胰岛素样生长因子 1（insulin-like growth factor-1，IGF-1）
白细胞间介素-1（interleukin-1，IL-1）
内皮素-1（endothelin-1，ET-1）
肝素结合性表皮生长因子（heparin-binding EGF-like growth factor，HBEGF）等
增殖抑制因子：
转化生长因子-β（transforming growth factor beta，TGF-β）
硫酸乙酰肝素（heparan sulphate，HS）等

内皮源性抗凝、抗血栓因子

组织因子途径抑制物（tissue factor pathway inhibitor，TFPI）
抗凝血酶Ⅲ（antithrombin Ⅲ，ATⅢ）
α-巨球蛋白（α-macroglobulin，α-MG）
凝血酶调节蛋白（thrombomodulin，TM）
组织型纤溶酶原激活物（tissue-type plasminogen activator，t-PA）
HS、NO 和 PG 等

1. 屏障功能　单层内皮细胞形成完整的抗血栓大分子通透性屏障，可选择性地抑制血液或血浆成分进入血管壁。血管内皮细胞通透性的增强与血流动力学有一定关系。内皮细胞的肌动蛋白细胞骨架参与形成细胞间紧密连接和黏着连接。肌动蛋白细胞骨架纤维束对血流动力存在反应，在血流动力学剪切应力强的部位显著增多，实验结果显示覆盖在 AS 斑块表面的内皮细胞纤维束非常薄。当血流减少时，内皮细胞不再暴露于最佳血流剪切应力中，从而使得内皮细胞屏障功能降低。在 AS 病变的早期，脂质的沉积主要见于动脉分支部，因为这些部位血流速度较缓，易产生涡流。

2. 抗凝与抗血栓作用　内皮细胞的抗凝和抗血栓作用除了与内皮细胞的完整性和内皮细胞表面的负电荷有关外，还与内皮细胞合成与释放的多种抑制血小板聚集和血液凝固的生物活性因子有关。内皮斑块表面血流层减弱使血小板更容易相互作用并形成聚集物，从而激活血小板与血管壁的黏附。内皮细胞分泌的 NO 和 PGI2 为高效的血小板抑制剂，可抑制血小板活化。内皮还可分泌 TFPI，TFPI 可抑制组织因子（tissue factor，TF）活化。二者在 AS 斑块中共存，因此能够抑制 TF/FⅦa 复合物的功能，一方面干扰凝血，另一方面抑制平滑肌细胞的促 AS 作用，包括平滑肌细胞迁移和内膜增生。

3. 血管张力调节作用　内皮细胞通过合成与释放血管活性物质，调节血管的收缩和舒张，维持血管

正常的紧张性。内皮源性血管舒张因子主要有 NO 和 PGI2,而内皮源性血管收缩因子主要是 ET。

4. 血管壁细胞增殖的调节作用　内皮细胞能通过膜受体接受血流动力学或血液中的刺激信号,产生并分泌生长调节因子或趋化因子,调节血管壁平滑肌的增殖和迁移。平滑肌细胞的增殖、血管舒张和血管收缩都受到内皮-平滑肌细胞相互作用的影响。例如,ET 和 NO 由内皮细胞分泌,通过旁分泌途径调节平滑肌细胞功能。此外,内皮细胞还可以促进间充质干细胞向平滑肌细胞的分化。

血管内皮细胞的功能还包括脂蛋白的氧化修饰、产生和释放细胞因子调节白细胞的黏附和合成细胞外基质等。内皮细胞上述功能特性出现一种或多种变化,即出现内皮细胞功能失调。

（二）内皮细胞功能障碍的主要因素

各种损伤刺激和 AS 危险因素均可以作用于内皮细胞,使内皮细胞出现功能障碍。

1. 血脂异常　目前认为,各种血脂异常均可导致内皮细胞损伤,包括高胆固醇血症、Lpa 的异常增高等,ox-LDL 的作用尤其重要。

2. 高血压　受到各种损伤刺激,内皮细胞可大量合成并释放内皮素等,导致血压的升高。高血压又可加重内皮细胞损伤,使之出现功能障碍。

3. 糖尿病　糖尿病可由于高甘油三酯血症等脂质代谢紊乱,导致明显的内皮功能障碍。

4. 炎症与感染　炎症与感染可直接损伤内皮细胞或间接释放炎性细胞因子,导致内皮功能障碍。

5. 吸烟　烟草中的主要成分尼古丁和一氧化碳等可通过刺激儿茶酚胺的释放,影响血流动力学及脂质代谢等多个环节,引起内皮功能障碍。

6. 同型半胱氨酸　同型半胱氨酸(homocysteine,Hcy)是一种衍生的含巯基氨基酸,为甲硫氨酸和半胱氨酸的中间产物。在正常人体内,Hcy 的生成和代谢保持平衡。因遗传和膳食导致甲硫氨酸代谢中的酶及其辅助因子,如叶酸、维生素 B_6 和维生素 B_{12} 缺乏是引起血中 Hcy 增高的主要原因。研究认为,Hcy 可在金属离子介导下氧化生成过氧化物及氧自由基,从而引起血管内皮细胞损伤。

（三）损伤应答学说

Ross 首次提出了内皮细胞损伤能促进 AS 过程的假说,之后该假说被不断充实完善成为损伤应答学说。该学说的中心论点是,不同致 AS 的危险因素首先引起内皮细胞的功能失调,从而引发血液和血管壁细胞间的一系列相互作用,最终导致 AS 的发生。

该学说认为,AS 病变的发生首先出现内皮细胞的损伤。并且提出,在病变的早期,内皮细胞的损伤不一定表现为细胞的剥脱,内皮细胞仍可保持其形态的完整性,但已出现细胞功能的失调。

内皮细胞的功能异常可引起动脉壁的脂蛋白浸润;内皮细胞表达黏附性糖蛋白,使血液中的单核细胞黏附于受损的内皮细胞表面;此后内皮细胞和内皮细胞表面黏附的白细胞和平滑肌细胞能释放趋化因子,从而使单核细胞和 T 淋巴细胞进入内膜。随着损伤过程的继续,穿入内膜的单核细胞转化为巨噬细胞,并在其胞质内积聚大量的脂质而成为泡沫细胞。泡沫细胞和 T 淋巴细胞等共同形成动脉硬化的早期病变,即脂纹。损伤进一步发展,内皮细胞、单核巨噬细胞和平滑肌细胞自身均可释放生长调节因子,使平滑肌细胞增生并合成包括弹性纤维蛋白、胶原纤维和蛋白聚糖的基质成分,最终形成纤维斑块。

损伤应答学说认为,AS 病变的形成是动脉壁受损伤刺激后出现的保护性反应。一旦损伤进一步加重,则会造成过度的纤维性增生,最终引起动脉管腔的狭窄或闭塞。AS 的纤维增生性改变与创伤愈合等损伤修复过程有相同之处。其不同仅在于,一是动脉壁的结缔组织形成主要源于平滑肌细胞;二是动脉损伤的原因多是一种慢性过程,所以从脂纹发展到纤维斑块是一种间断性的过程。该学说得到了许多实验研究的支持,并被广泛接受。

三、炎症与 AS

先天性免疫应答和适应性免疫应答在 AS 的发病机制中均起着重要作用,一旦在内膜开启 AS 的进程,适应性免疫应答的作用就更加突出。炎症细胞进入血管壁并被激活,调节各种细胞内途径,并分泌趋化因子、细胞因子、生长因子、调节基质结构和功能的促进因子和抑制因子、促血栓形成因子和血管生成因子,它们都可参与启动和促进斑块生长的过程。

多种炎症细胞参与其中,单核巨噬细胞在炎症反应中发挥了最为重要的作用,其他细胞如单核巨噬细胞、树突状细胞及淋巴细胞等也发挥关键作用。

(一) 单核巨噬细胞与 AS

高胆固醇饮食动物模型或内皮细胞损伤实验模型中发现,在动脉壁尚未出现 AS 病变或病变早期,即可见单核细胞黏附于内皮细胞表面,该步骤被认为是单核细胞穿入内膜的前提,是 AS 发生的最早期事件。以后的研究证实,在多种致内皮细胞损伤因素的作用下,内皮细胞表面可发生黏附性改变,即表达吸引白细胞黏附于表面的趋化因子和黏附分子,从而促进单核细胞与内皮细胞黏附(图 15-1)。同时,病灶内的平滑肌细胞等也参与单核细胞的黏附过程。单核巨噬细胞接受刺激而释放多种生物活性物质,参与 AS 中多种细胞间刺激应答反应。AS 中,单核巨噬细胞主要有以下几个方面。

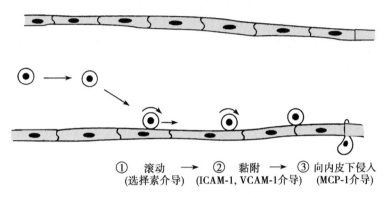

① 滚动 → ② 黏附 → ③ 向内皮下侵入
(选择素介导) (ICAM-1, VCAM-1介导) (MCP-1介导)

图 15-1 单核细胞穿入内皮细胞的过程

1. 吞噬作用 AS 早期病变的脂纹由内皮下大量吞噬胆固醇的泡沫细胞聚集而成。一般认为,病变早期的泡沫细胞多数是来源于血液中的单核细胞,后者进入内皮下转变为巨噬细胞,其表面的特异性受体(LDLR 和 SR)可与 ox-LDL 结合,使之摄入大量的胆固醇,成为泡沫细胞;单核巨噬细胞表面的 CD36 是一种与 AS 有关的 SR,为膜糖蛋白,也存在于其他多种细胞表面,如微血管内皮细胞、脂肪细胞和血小板。单核巨噬细胞表面的 CD36(B 型 SR)通过与 ox-LDL 相互作用介导 AS 动脉病变的形成,从而触发炎症反应的信号级联反应,并在 ox-LDL 摄取和泡沫细胞形成中起作用,这是 AS 的初始临界阶段。Ox-LDL 通过 CD36 抑制巨噬细胞迁移,这可能是 AS 病变中巨噬细胞的捕获机制。CD36 缺乏可减弱 AS 病变的形成,血小板 CD36 也促进 AS 炎症过程,参与 AS 斑块破裂后血栓形成。

2. 促增殖作用 被激活的巨噬细胞可以释放多种生长因子和细胞因子,促进中膜平滑肌细胞的迁移和增生。

3. 介导炎症与免疫反应 在 AS 病变中可见 T 淋巴细胞的浸润,T 淋巴细胞是通过与巨噬细胞的相互作用,参与 AS 病变形成的。单核巨噬细胞表面的某些受体在参与 AS 的过程中发挥重要作用。

(二) 黏附分子参与单核巨噬细胞与内皮细胞黏附

细胞黏附分子是指介导细胞与细胞间、或细胞与基质间相互接触和结合的一类分子。许多细胞因子和黏附分子参与单核细胞的内皮细胞黏附,其为分布于细胞膜表面的糖蛋白,以受体-配体相对应的形式发挥作用。目前,在 AS 发病机制中研究较多的主要为表达于内皮细胞的 CAM:细胞间黏附分子(intercellular adhesion molecule, ICAM)、血管细胞黏附分子(vascular cell adhesion molecule, VCAM)、E 选择素(E-selectin)和 P 选择素(P-selectin)。

1. ICAM-1 和 VCAM-1 两者均属免疫球蛋白超家族成员。人类 AS 病变中,平滑肌细胞、内皮细胞和巨噬细胞均表达 ICAM-1 和 VCAM-1。ICAM-1 的配体为 β2 整合素 LFA-1(CD11A/CD18)和 MAC-1(CD11b/CD18)。ICAM-1/LFA-1 和 ICAM-1/MAC-1 主要介导单核细胞、淋巴细胞、中性粒细胞与内皮细胞的黏附。其中脂纹在病变中表达量最大,正常动脉内皮及斑块以外的内膜平滑肌细胞不表达或仅轻微表达。研究认为,ICAM-1 在内皮细胞的表达涉及单核细胞和淋巴细胞向内皮的黏附及迁移,而平滑肌细胞和巨噬细胞表达 ICAM-1 可能有助于 T 淋巴细胞识别抗原和巨噬细胞呈递抗原。

VCAM-1 的配体为 β1 整合素 VLA-4（CD49d/CD29）。VCAM-1/VLA-4 主要介导单核细胞、淋巴细胞与内皮细胞黏附。AS 形成早期，VCAM-1 主要表达于内皮细胞，而在进展期纤维斑块，VCAM-1 主要表达于平滑肌细胞。在粥样斑块时，动脉腔面内皮表达 VCAM-1 呈最低水平或消失，主要以平滑肌细胞的表达为主。研究认为，在病变形成早期 VCAM-1 主要是促进单核细胞向内皮黏附、迁移，在进展期病变，促进已迁入病灶的单核细胞滚动和 T 淋巴细胞的激活，并增加其与其他细胞间的相互作用。大多数研究表明，细胞因子，如 IL-1、α 肿瘤坏死因子（tumor necrosis factor-alpha，TNF-α 和 γ-干扰素（Interferon-γ，IFN-γ）等、脂多糖（lipopolysaccharide，LPS）、LDL、溶血磷脂酰胆碱（lysophosphatidylcholine）及脂蛋白 a 等可诱导 VCMA-1、ICAM-1 和 E 选择素等在内皮细胞和平滑肌细胞的表达。目前的研究认为，单核细胞与内皮细胞的黏附是多阶段的过程：首先是单核细胞脱离血流，在内皮细胞表面滚动（rolling），这一过程主要与内皮细胞表面的选择素关系密切。之后，VCAM-1 和 ICAM-1 被激活，促进单核与内皮细胞间出现紧密黏附。而在单核细胞穿入内皮细胞向内皮下迁移的过程中，单核细胞趋化蛋白-1（monocyte chemoattractant protein-1，MCP-1）发挥主要作用（图 15-1）。它能使单核细胞进入内膜，并在 AS 中显著存在。趋化因子导致内皮细胞表达 VCAM-1 和其他受体，单核细胞和 T 细胞与之结合。一些趋化因子激活白细胞整合素并诱导内皮-血液界面血流中白细胞停止。

2. E 选择素　又称内皮细胞选择素（endothelial leucocyte adhesion molecule-1，ELAM-1），仅分布于已被细胞因子活化的内皮细胞，功能为启动白细胞与内皮细胞的黏附。在邻近巨噬细胞和 T 淋巴细胞浸润区域的内皮细胞存在 E 选择素和主要组织相容性复合物（Major Histocompatibility Complex Ⅱ，MHCⅡ）表达的增加，而在没有炎症细胞浸润的区域，上述分子不表达。提示 E 选择素表达与内皮下巨噬细胞和 T 淋巴细胞浸润有关。

3. P 选择素　又称颗粒膜蛋白 140（granule membrane protein-140，GMP-140）或血小板活化依赖性颗粒外膜蛋白（platelet activation dependent granule-external membrane protein，PADGEM），主要存在于血小板 α 颗粒和内皮细胞的 Weibel-Palade 小体中，可被细胞因子、血栓素、组胺、凝血酶和过氧化物等激活，快速表达于血小板和内皮细胞表面，介导白细胞与内皮细胞、白细胞与血小板黏附，加速单核细胞趋化因子合成等。

（三）炎症学说

AS 发病机制在近一个半世纪的研究历史中，主要围绕 3 种学说：脂质浸润学说、血栓形成学说和损伤反应学说。Virchow 曾提出 AS 是一种炎症的观点，但一直未被普遍接受。近几年随着研究的深入，尤其是随着对细胞因子和化学因子参与 AS 病变形成研究的深入，AS 是一种炎症过程的观点又被重新提出。Ross 教授在 1999 年较系统地综述近年研究文献，在他提出的损伤应答学说的基础上，明确提出 AS 是一种炎症性疾病的论点。

1. AS 是一种慢性炎症过程

（1）AS 符合炎症的基本病理表现：炎症的基本病理变化包括变质、渗出和增生，AS 同炎症过程相同，可见组织细胞的变性和坏死，单核细胞和淋巴细胞的渗出，平滑肌细胞的纤维性增生。Ross 提出，AS 形成中的细胞反应与肝硬化、类风湿性关节炎、肾小球硬化和肝纤维化等慢性炎症及纤维增生性疾病无本质上的差异。炎症过程的重要标志物 C-反应蛋白和热休克蛋白在动脉硬化病变中明显增高，并且被认为是 AS 的极具敏感性的检测指标。

（2）感染是 AS 的重要发病原因：在 AS 斑块中有肺炎支原体、疱疹病毒和巨细胞病毒等病原体检出的报道。目前，关于感染与 AS 关系研究的基本观点是：从现有的流行病学、病理学和动物模型的研究看，感染与 AS 之间是否存在着必然的因果关系，AS 病变中发现的病原体是直接引起 AS 的病理变化还是通过免疫反应起作用尚未明确。目前认为，感染可能与伴发的其他致病危险因子共同促进 AS 的发生。

（3）AS 病变形成中存在免疫反应过程：免疫反应被认为是炎症过程的重要标志。在 AS 病变中有 T 淋巴细胞与补体系统的参与。T 淋巴细胞是由化学趋化因子作用而进入内膜的。活化的巨噬细胞表达人类白细胞抗原 DR（human leucocyte antigen DR，HLA-DR）等组织相容性抗原，呈递于 T 淋巴细胞，使 T 淋巴细胞活化。活化后的 T 淋巴细胞分泌各种细胞因子，增强免疫反应。同时，激活的补体可趋化单核细胞,诱导单核细胞产生 IL-1 及内皮细胞表达黏附分子,并可使巨噬细胞转化为泡沫细胞。

2. **炎症过程**　Ross 认为,AS 中血管壁各种细胞的变化是机体对损伤的反应。AS 的各种改变可认为是动脉慢性炎症的不同阶段。如不加以阻止使其过度发展,可导致进展期的复杂病变。

Ox-LDL 可引起内皮细胞损伤和平滑肌细胞增殖,其被激活的巨噬细胞吞噬后,形成泡沫细胞。而清除 ox-LDL 是巨噬细胞在炎症反应中的防御功能,此过程能减小 ox-LDL 对内皮细胞和平滑肌细胞的影响。活化的巨噬细胞释放生长因子和细胞因子,包括 TNF-α,促进巨噬细胞和更多 T 淋巴细胞、B 淋巴细胞的进一步进入,增强适应性免疫。由于细胞内脂质过多,巨噬细胞可能发生细胞死亡。胆固醇晶体在斑块中积聚亦会促进炎症。胆固醇晶体可激活 caspase-1 活化的 NLRP3 炎症小体,促进白介素家族细胞因子分泌,进而激活白细胞。同时炎症反应本身对脂蛋白代谢和转运有重要影响。TNF-α、IL-1 和集落刺激因子(colony-stimulating factor,CSF)等炎症介质能增加内皮细胞和平滑肌细胞对 LDL 的氧化修饰及 LDLR 的基因转录。因此脂类物质在 AS 过程中出现恶性循环:炎症→LDL 氧化修饰→炎症加重。而抗氧化剂如维生素 E 的抗 AS 作用被认为与其抗炎效果有关。

各种细胞在 AS 病变发展过程中发挥的作用与炎症反应相似。以上我们简单介绍了单核巨噬细胞,下面将介绍另外几种细胞。

(1) 树突状细胞:树突状细胞可能参与内膜炎症过程的启动。血管树突状细胞存在于内皮细胞之下,特别是小鼠体内。其主要源于血液中单核细胞向树突状细胞的分化。树突状细胞在高胆固醇血症时增殖,参与早期脂质积聚。小鼠体内,树突状细胞在粒细胞巨噬细胞集落刺激因子(granulocyte-macrophage colony-stimulating factor,GM-CSF)的调节下增殖,以填充早期 AS 病变。树突状细胞可介导致 AS 中 T 细胞产生免疫应答,上述过程通过 MHC Ⅱ 类限制性抗原呈递实现。研究发现,在对斑块形成有抵抗力的动脉壁区域缺乏树突状细胞,而 AS 斑块中树突状细胞的数量增加,这与斑块的严重程度呈正相关。

(2) 淋巴细胞:T 淋巴细胞可引起 AS 中的免疫反应,促进 AS 的形成和发展。T 细胞亚群存在于斑块中,包括 CD4+、CD8+、TCRγ/δ+ 和 NK/T 细胞。活化的 CD4+ 和 CD8+ T 细胞局限于病变,分泌肿瘤坏死因子从而抑制脂蛋白脂肪酶,进而促进泡沫细胞形成。活化 T 细胞分泌 IFN-γ 促进斑块形成,调节性 T 细胞通过 IL-10 和 TGF-β 发挥抗 AS 作用。B 淋巴细胞具有异质性,根据其特性和活化特征可分为若干亚群。不同亚群在 AS 形成中发挥作用不同,一些亚群可促进 AS 形成,而另一亚群抑制 AS 形成。一般来说,B1 细胞,尤其是 B1a 细胞,似乎具有 AS 保护作用,而 B2 细胞似乎具有致 AS 作用。此类研究是建立在小鼠 AS 的基础上,仍需更多的研究,尤其是在人体。

值得一提的是,炎症反应还将激活平滑肌细胞的迁移与增殖,使之在炎症灶内大量存在以至形成中期病变。如果这些平滑肌的反应持续下去,动脉壁增厚,但动脉可发生代偿性扩张。因而,在这个阶段动脉管腔不会有缩窄,这种现象称之为"结构的重建"。持续的炎症导致巨噬细胞和淋巴细胞数目增加,这两种细胞都从血液中游出并在病灶内增殖。这些细胞的激活导致水解酶、细胞因子和生长因子的释放。单核细胞的聚集,平滑肌细胞的迁移、增殖,以及纤维组织的形成,最终导致病灶的扩大与结构的重建,使病变成为由纤维帽覆盖在脂类与坏死物质形成的中心上的晚期病变。在这个阶段,动脉不能扩张代偿而引起狭窄。

四、平滑肌细胞与 AS

平滑肌细胞增殖被认为是 AS 病变形成的关键性环节,而近年的研究表明,凋亡等平滑肌细胞的退行性变是影响 AS 斑块稳定性的重要因素。

(一) 平滑肌细胞在 AS 病变中的作用

目前的研究认为,平滑肌细胞从 AS 病变的早期开始就参与病变的形成。①平滑肌细胞与 AS 病灶中的脂质沉积密切相关。AS 病变中的泡沫细胞除来自于血液中的单核巨噬细胞外,还来源于平滑肌细胞即肌源性泡沫细胞。平滑肌肌球蛋白重链被认为是平滑肌细胞最特异的标记物。电镜下两者的主要区别是:肌源性泡沫细胞具有基膜和肌丝结构,且胞质中的脂滴周围可见丝状结构。巨噬细胞源性泡沫细胞无基膜和胞质内的肌丝,亦无脂滴周围的丝状结构。通过组织化学检查,巨噬细胞源性泡沫细胞脂酶活性高,偏光镜下脂滴小且散在,多位于内皮细胞下 AS 病灶浅层;而平滑肌源性泡沫细胞脂酶活性低,胞质内见巨大脂滴,多位于 AS 病灶深部。②平滑肌细胞在 AS 的纤维性增生中起重要作用。在 AS 斑块中只有极少数的成纤维细胞,平滑肌细胞作为一种多功能的细胞,兼有成纤维细胞的性质,可产生大量的细胞外基质。AS 斑块中包括胶原蛋白、弹性纤维和多糖等细胞外基质是由增生的平滑肌细胞产生的。在斑块内,某些平滑肌细胞可共表达平滑肌细胞和巨噬细胞标记物。根据平滑肌 α 肌动蛋白(alpha-smooth muscle actin,α-SMA)的表达,高达 50% 的油红 O 染色泡沫细胞被认为是平滑肌细胞。体内研究表明,成熟的中膜平滑肌细胞可能被激活并转分化为具有巨噬细胞表型的巨噬细胞样细胞。作为支持平滑肌细胞广泛可塑性概念的一部分,有证据表明平滑肌细胞可能失去其收缩表型并表达成骨蛋白,以促进 AS 斑块中的钙化。

(二) 平滑肌细胞的表型转换

血管中膜平滑肌细胞有两种表型:合成型和收缩型。在胎儿期或血管新生过程中,平滑肌细胞可呈旺盛的蛋白质合成和细胞外基质分泌状态,称为合成型(synthetic type)。正常状态下,平滑肌细胞的功能主要是通过不断收缩与松弛起到调节血流的作用,称为收缩型(contractile type)。

合成型平滑肌细胞蛋白质合成能力旺盛,细胞呈上皮样,线粒体、高尔基体和粗面内质网等细胞器结构多见,肌原纤维少,可增殖、迁移并产生细胞外基质。收缩型平滑肌细胞的功能以收缩为主,细胞呈梭形,肌原纤维丰富,细胞器少见,细胞增殖、迁移和细胞外基质的合成能力很低。

血管成熟过程中,平滑肌细胞逐渐由合成型向收缩型分化。而在一些刺激作用下,平滑肌细胞可出现表型的改变,细胞呈收缩型向合成型的去分化状态,一般称为表型转换(phenotypic modulation)。在此变化过程中,平滑肌细胞的分子标记物可出现特异性改变。如收缩型平滑肌细胞表达肌动蛋白以 α-SMA 为主,而合成型则可表达 β 肌动蛋白(beta-smooth muscle actin,β-SMA)和 γ 肌动蛋白(gama-smooth muscle actin,γ-SMA)。此外,收缩型平滑肌细胞以 SM1 和 SM2 两种肌球蛋白重链的表达为主,而合成型可出现胎儿型肌球蛋白重链的表达。平滑肌细胞内某些启动子区的 DNA 甲基化状态也标志着平滑肌细胞的分化状态,其会决定平滑肌细胞分化基因的表达水平。研究表明微小 RNA(MicroRNA,miRNA)可以通过影响表观遗传途径调节平滑肌细胞表型,有报道 miR-145 和 miR-663 能促进平滑肌细胞的收缩表型的转化。目前该领域尚处于起步阶段。

AS 病灶中大量平滑肌细胞由收缩型转换为合成型。研究认为,收缩型与合成型平滑肌细胞对外来刺激的反应能力不同。当细胞处于收缩型,细胞对缩血管和舒血管物质(ET、Ang Ⅱ 和 NO 等)均可发生反应。与此相反,当处于合成型,平滑肌细胞主要通过表面的受体接受外来生长因子的调节而大量增殖,并且合成大量的细胞外基质。AS 中,合成型的平滑肌细胞由中膜向内膜迁移,在内膜增生,合成细胞外基质;并且通过其表面的 SR 等摄入 ox-LDL,成为泡沫细胞。所以,平滑肌细胞的表型转换在 AS 的病变中起重要作用。

(三) 平滑肌细胞的增殖

AS 病变形成中,内皮细胞、单核巨噬细胞、血小板和增生的平滑肌细胞自身都可以释放大量的生长因子和细胞因子,促进平滑肌细胞的增殖,使平滑肌细胞成为 AS 病变形成中增殖最为活跃的细胞。

1. 主要的增殖因子

(1) PDGF:PDGF 最初是于血小板中发现的一种促有丝分裂因子。目前,已发现许多细胞,如血管平滑肌细胞、内皮细胞、巨噬细胞、表皮细胞和成纤维细胞都可以产生 PDGF,后者由 A 链和 B 链组成。在体内以 PDGF-AA、PDGF-BB 和 PDGF-AB 3 种形式的二聚体存在,其作用与受体的类型和分布有关。AS 形成过程中,PDGF 在平滑肌细胞的游走、增生和胶原沉积方面起重要作用。目前认为,AS 病变中,损伤的内皮细胞、激活的巨噬细胞和血小板均可产生 PDGF,增生灶内的平滑肌细胞也产生 PDGF,通过自分泌和旁分泌途径促进自身和邻近平滑肌细胞的增生。上述环节相互作用,参与形成 AS 的纤维斑块(表 15-2)。

表 15-2　平滑肌细胞增殖相关因子

增殖促进因子

血小板源性生长因子 AA（platelet-derived growth factor，PDGF-AA），PDGF-AB，PDGF-BB

成纤维细胞生长因子（fibroblast growth factor，FGF）

胰岛素样生长因子 1（insulin-like growth factor-1，IGF-1）

表皮生长因子（epidermal growth factor，EGF）

肝素结合性表皮生长因子（heparin-binding EGF-like growth Factor，HBEGF）

粒细胞集落刺激因子（granulocyte colony-stimulating factor，G-CSF）

白细胞介素-1（interleukin-1，IL-1）

白细胞介素-6（interleukin-6，IL-6）

增殖抑制因子

转化生长因子-β（transforming growth factor beta，TGF-β）

β 干扰素（interferon-β，IFN-β）

γ 干扰素（interferon-γ，IFN-γ）

（2）FGF：FGF 最早是在垂体中发现的，对成纤维细胞有促有丝分裂作用的生长因子。之后，又发现了多种，称为 FGF 家族。目前，一般将 FGF 分为碱性 FGF（bFGF）和酸性 FGF（aFGF）。许多细胞如成纤维细胞、血管内皮细胞、平滑肌细胞和神经胶质细胞等可产生 FGF。FGF 的生物活性是多方面的，目前发现，除成纤维细胞外，FGF 还对许多细胞尤其是中胚层和外胚层来源的细胞有促有丝分裂作用。此外，FGF 还可以调节细胞的趋化性，诱导某些特殊蛋白的合成或分泌及细胞分化等。在 AS 病变中，FGF 可呈现表达增加，并与 PDGF 相同，可促进平滑肌细胞的增生。

2. 平滑肌细胞增殖的调控　生理状态下平滑肌细胞增殖和凋亡存在着有序的调控，两者保持平衡。在 AS 病变中，外界的刺激使细胞生长因子增加，继而通过激活信号转导通路，调节核内基因的表达，使平滑肌细胞的增殖失去控制而出现血管壁的一系列变化。

（1）信号转导调控：PDGF、FGF 和 ET 等生长因子之间可形成信号调节网络，通过下列几种主要的信号转导通路，调节平滑肌细胞的增殖。

丝裂原活化蛋白激酶（mitogen-activated protein kinase，MAPK）家系：MAPK 是一组广泛存在于细胞内具有丝氨酸和苏氨酸磷酸化能力的蛋白激酶。MAPK 家族成员中的胞外信号调节激酶（extracellular signal-regulated kinase，ERK）主要介导生长因子和细胞因子所引起的细胞增殖反应。大部分促平滑肌细胞增殖的有丝分裂刺激反应都是经过 ERK 途径，而各种生长因子是 ERK 的强激活剂。

磷脂酶 C（phospholipase C，PLC）-蛋白激酶 C（protein kinase C，PKC）通路：平滑肌细胞受生长因子或细胞因子刺激后，可激活 PLC，PLC 水解细胞膜内侧的磷脂酰肌醇 4,5-双磷酸（phospholipid phosphatidylinositol 4,5-biphosphate，PIP_2），生成 2 种重要的细胞内信息分子三磷酸肌醇（Inositol trisphosphate，IP_3）和甘油二酯（diacylglycerol，DAG）。IP_3 可促进细胞内储存 Ca^{2+} 的释放，增加细胞内的 Ca^{2+} 浓度，通过兴奋收缩偶联，引起快速的血管收缩反应。而 DAG 可激活 PKC，PKC 可使胞质内与调节增殖有关的蛋白质磷酸化，从而促进平滑肌细胞的增殖。

此外，Src/FAK 通路和 JAK/STAT 信号通路也在调节平滑肌细胞增殖中起作用。

（2）基因调控：c-Myc、c-Fos 和 c-sis 基因是一组具有相似功能的原癌基因。c-Myc 基因对细胞的调节有双重作用，可表现为正调节或负调节。c-Fos 是即刻早期基因（immediate early gene，IEG）家族的一员，G_0 期细胞受到生长因子或丝裂原诱导时，c-Fos 基因快速表达，其基因产物参与细胞增殖的调控，刺激迟反应基因表达，所以 c-Fos 的表达产物可作为核内第四信使。c-sis 基因主要在细胞周期的 G_0/G_1 期表达，其表达产物是 28kD 蛋白，称 p28，其生物学效应与 PDGF 相同。研究证实，在 PDGF 等生长因子的刺激下，平滑肌细胞上述癌基因的表达均增多。

Bcl-2 和 Bax 基因：Bcl-2 基因具有抑制细胞凋亡，促进细胞存活的作用。Bcl-2 与 c-Myc 共同存在时，对细胞增殖的促进作用更加明显。Bax 的作用与 Bcl-2 相反，为凋亡调控基因。其过度表达可以拮抗 Bcl-2

抑制凋亡的作用,两者平衡时对细胞的生存或死亡有决定作用。有研究认为,某些致 AS 因素可通过调节 Bax/Bcl-2 比值来诱导平滑肌细胞的增殖或凋亡。

此外,ras 基因、p53 基因和 p16 基因等也在调控平滑肌细胞的增殖上发挥作用。

3. 致突变学说(单克隆学说)　该学说强调了 AS 发生中平滑肌细胞增殖的作用,提出 AS 发生的本质是一种良性肿瘤形成过程的观点。此学说是 Benditt 和 JM Benditt 1973 年提出的。该学说认为,AS 斑块内的平滑肌细胞为单克隆性,即由 1 个突变的平滑肌细胞迁移入内膜后分裂增生形成斑块,其过程似平滑肌瘤。按此学说可将纤维斑块的形成分为 3 期:初期是平滑肌细胞受病毒或化学致突变物的作用而发生突变,这些突变的细胞处于"阈下肿瘤状态",可持续存在数年;第二期是细胞在某些生长因子的作用下,大量增殖形成斑块;第三期是增殖的细胞发生坏死或形成血栓。

在提出此假说的过程中,研究者采用了检测葡萄糖-6-磷酸脱氢酶(glucose-6-phosphate dehydrogenase,G-6-PD)的同工酶的方法。G-6-PD 有两种同工酶,形成 A 和 B 两种异构体。女性体内某些细胞的 X 染色体上含有决定一种同工酶的基因,而另一些细胞的 X 染色体上则有决定另一种同工酶的基因,所以只要测其体内某一组织细胞群所产生的 G-6-PD 是单一的还是两种异构体,就可证明细胞群是否源于单个细胞。应用此种方法对杂合子黑人妇女进行了检查。检测的结果表明,正常动脉壁的平滑肌细胞由两种表型的 G-6-PD 细胞组成,而 AS 斑块区由产生一种表型的 G-6-PD 平滑肌细胞组成。此学说还有待进一步的研究。

(四) 平滑肌细胞的凋亡

在人 AS 晚期病变中,检测到的凋亡细胞可达 30% ~ 40%。凋亡细胞包括:内皮细胞、平滑肌细胞和巨噬细胞。而中膜平滑肌层仅有极少数凋亡细胞。体外培养发现,AS 斑块来源的平滑肌细胞比正常动脉平滑肌细胞具有更高的凋亡率。AS 斑块的发生发展取决于细胞凋亡和细胞增殖的平衡。一般来说,AS 损伤早期和损伤中某一时期,细胞增殖占优势,细胞凋亡相对迟于细胞增殖。

细胞凋亡直接影响粥样硬化动脉的形态和结构,以及斑块的稳定性。在 AS 晚期,由于平滑肌细胞的凋亡,致使粥样斑块的纤维帽区和交界区平滑肌细胞数目减少、细胞外基质分泌减少及破坏崩解增加,使斑块极不稳定而易于破裂。AS 病变部内膜组织的凋亡可诱发斑块破裂、动脉瘤形成、血栓形成及栓塞等并发症。所以,在 AS 晚期,阻止平滑肌细胞凋亡对防止 AS 临床并发症的发生有积极的意义。

诱导平滑肌细胞凋亡的因素有多种,并且诱导凋亡的因子或刺激是通过第二信使系统传递信号的。体外实验发现巨噬细胞和 T 淋巴细胞产生的炎性细胞因子如 IFN-γ、TNF-α 及 IL-1β 等能诱导平滑肌细胞的凋亡;内源性 bFGF 分泌被抑制,抗氧化剂、缺血、去除血清或者去除某些生长因子等也可诱导平滑肌细胞凋亡;低浓度的氧化修饰 LDL 能刺激平滑肌细胞增殖,而在较高浓度下则诱导其凋亡。但目前对体内平滑肌细胞凋亡的机制尚知之甚少。

五、血小板在 AS 中的作用

早在 19 世纪关于 AS 的镶饰假说认为,AS 的病变是血液成分不断沉积于血管壁所致。之后,又有学者提出血栓形成学说,认为 AS 的病变是先有动脉血栓形成,然后通过机化转变为纤维性增厚,加上血液中脂质成分的沉积,最后形成 AS 病变。虽然没有证据证明血栓形成是 AS 形成的始动机制,但可认为它是 AS 发生的一个重要环节。在此过程中,血小板发挥了重要的作用。

AS 病变发生中,血管内皮细胞首先出现损伤。血小板可黏附于损伤的血管内膜,并被激活。激活的血小板可释放生物活性物质,如 5-羟色胺(5-hydroxytryptamine,5-HT)、腺苷二磷酸(adenosine di-phosphate,ADP)、花生四烯酸和血栓素 A2(Thromboxane A2,TXA2)等。这些生物活性物质能使血小板变形、黏附和聚集。同时,内源性和外源性凝血系统被激活,最终导致血栓的形成。

上述过程与内皮细胞损伤尤其是抗凝、抗血栓形成功能的降低密切相关。因为正常状态下,血管内皮细胞表面带有负电荷,并产生多种抗凝和促纤溶物质,包括 PGI2、α1-微球蛋白、TFPI 和肝素等。并且内皮细胞的脱落,使内皮下的 von Willebrand 因子(von Willebrand factor,vWF)等成分介导的血小板与胶原间的黏附性增加。此外,内皮细胞的损伤使血管正常舒缩功能失调,血管收缩和痉挛,亦可促进血栓的形成。

激活的血小板可通过释放 PDGF、EGF 和 TGF-β 等因子促进平滑肌细胞的增殖;同时血小板被激活后,可释放其内贮存的胆固醇,促进平滑肌细胞对胆固醇的摄入,并且血栓形成可使内皮细胞的损伤进一步加重。所以血小板及血栓形成参与 AS 病变的形成并使病变加重。

六、表观遗传学在 AS 中的研究进展

AS 是环境因素与遗传因素相互作用所致的慢性炎症疾病,血管的慢性炎症与脂质沉积为主要特点,急性心血管事件为其最终结局。表观遗传修饰可能是连接环境因素与遗传因素的桥梁,深入了解表观遗传修饰对 AS 形成和发展的影响及其作用机制,将进一步阐明 AS 的发病机制,并且由于表观遗传修饰可逆,这可能为 AS 的治疗提供新的靶点和策略。近年来研究发现表观遗传学如 DNA 甲基化、组蛋白修饰和非编码 RNA(non-coding RNA,ncRNA),在粥样斑块进展与易损性中发挥重要作用。

在 AS 中,斑块主要表现为低甲基化状态,通过化学修饰染色质结构来激活或抑制基因转录调节。正在研究的表观遗传修饰包括染色质结构的甲基化、乙酰化和磷酸化。DNA 甲基化水平是其中研究较多的一种修饰方式,其发生在启动子、外显子和内含子等处,影响胞嘧啶-磷酸-鸟嘌呤(cytosine-phosphate-guanine,CpG)的甲基化状态。已有多篇高质量研究在 DNA 甲基化方面为 AS 治疗指引方向。研究发现 Tet 甲基胞嘧啶双加氧酶 2(Tet methylcytosine dioxygenase 2,TET2)具有抑制 AS 的功能,可通过将 5-甲基胞嘧啶(5-methylcytosine,5mC)催化为 5-羟甲基胞嘧啶(5-hydroxymethylcytosine,5hmC)来实现 DNA 去甲基化,进而完成相关基因表达调控。TET2 可抑制促炎细胞因子和趋化因子上调以及抑制炎症小体激活抑制炎症反应;另外,在活化的平滑肌细胞内,TET2 及 5hmC 常富集于收缩启动子的 CArG 框,可参与调节 *Myocd*、*SRF* 及 *MYH11* 基因表达,进而调控平滑肌细胞表型转换;同时,TET2 还可促进自噬相关基因过表达从而改善内皮细胞功能,亦可诱导内皮型一氧化氮合酶高表达促进内皮细胞释放 NO,维持内皮细胞功能稳定。TET2 有望成为 AS 治疗的新靶点。除 TET2 研究以外,参与血流动力异常的基因甲基化(如 *HOXA5*、*KLF3*、*KLF4*)及单核巨噬细胞炎症通路基因甲基化也是研究热点,均有望成为深入了解该病发病机制及靶向治疗的新热点。

除直接调控 DNA 甲基化外,基于 RNA 水平的表观遗传调控正在逐渐成为心血管疾病的重要研究热点,包括 miRNA 和长链 ncRNA。miRNA 约 22 个核苷酸,是内源性单链 ncRNA。miRNA 从细胞中释放,通过膜囊泡、外泌体、凋亡小体等方式或通过与脂蛋白或细胞外蛋白形成复合物的形式在血流中运输,可以作为细胞之间的通信媒介从一个细胞转移到另一个细胞。一个 miRNA 可能干扰多个基因,通过翻译抑制或降解其靶基因来负向调控基因表达。miRNA 参与转录后调控基因表达,通过调节细胞增殖、分化和凋亡、脂质和脂蛋白代谢、血小板功能以及各种炎症途径,直接或间接对内皮细胞、平滑肌细胞和炎症细胞功能产生影响。miR-92a 可促进内皮细胞炎症反应并促进单核细胞浸润动脉壁,其可以抑制转录因子 KLF2 和 KLF4,进而抑制细胞黏附和血栓形成。Ox-LDL 激活 miRNA 可诱导炎症细胞因子和核因子 κB(nuclear factor kappa-B,NF-κB)的表达上调,后者又可上调黏附分子、细胞因子和趋化因子。研究发现 ApoE 缺乏的小鼠体内,miR-155 缺乏可减少巨噬细胞聚集及抑制斑块形成。miR-29b 通过下调靶基因 *Mcl-1* 和 *MMP-2* 来控制 IL-3 刺激的平滑肌细胞增殖和迁移。

AS 斑块的全基因组分析表明,染色体 14q32 处呈现显著的低甲基化簇,并伴有 miRNA 的表达增加,如 miR-127、miR-136、miR-410 等。因此,患者循环中脉管细胞富集的 miRNA 表达水平可作为疾病严重程度和粥样斑块表型的标志。越来越多的证据也表明,我们能够利用 miRNA 作为新的治疗方法或临床生物标记物,从而更好地管理心血管疾病。

鉴于表观遗传机制参与了 AS 的各个阶段,可以预见 AS 的表观遗传治疗即将到来,在未来的几十年里,越来越多的表观遗传药物将获得开发。

总之,对 AS 的研究经历了上百年的历史。目前,随着分子生物学研究方法的进步,对其发病机制的研究不断深入,可以设想 AS 的防治将因此更为有效。但目前尚有许多需要解决的问题,AS 的防治仍是医学界面临的难题之一。

第二节　缺血性心脏病

缺血性心脏病(ischemic heart disease,IHD)临床上可表现为稳定型心绞痛和急性冠脉综合征,包括不稳定型心绞痛、非 ST 段抬高型心肌梗死和 ST 段抬高型心肌梗死。已有可靠的生物标记物可用于识别心脏损伤,例如敏感性很好的心肌肌钙蛋白测定。已有研究证实了急性冠脉综合征的潜在危险因素,但候选基因变异尚未明确。缺血性心脏病的新型生物标记物正在研究阶段,尚未进入临床应用,因为该类标志物尚不能显著提高诊断水平及疾病监测水平。

一、心肌梗死

目前心肌梗死的诊断依赖于临床标准、心电图表现、影像学改变和检测心肌细胞死亡的生物标记物的敏感性和特异性。尽管血肌钙蛋白水平的突然升高可反映心肌损伤,但其并非缺血性心肌细胞死亡的特异性标志,其他疾病也会导致血清肌钙蛋白水平升高。另外,慢性心力衰竭、肾功能衰竭、心肌炎和其他疾病可导致大量心肌细胞的非缺血性死亡,这些因素所导致的心肌细胞损伤不应认为是心肌梗死。与缺血相比,非缺血损伤涉及不同的病理生理过程,可能触发不同的细胞死亡途径,并在心肌细胞和非心肌细胞中引起截然不同的反应。

(一) 心肌梗死的过程与危险因素

1. 心肌梗死的过程　冠状动脉阻塞导致有氧代谢立即停止,并导致 ATP 快速消耗和代谢产物的积累。心肌细胞缺血导致一系列的细胞内结构和生化改变,这些变化几乎在发病后立即开始,并随着时间的推移而演变。

缺血损伤后几秒钟内出现严重的收缩功能障碍;几分钟后出现早期超微结构心肌细胞改变,包括胞质糖原颗粒减少、横管系统扭曲和线粒体肿胀。如果缺血损伤的持续时间小于 15~20min,这些改变在冠状动脉血流恢复后可完全可逆,不会导致心肌细胞死亡。但一旦缺血时间延长,则会导致心肌细胞不可逆转性损伤并坏死。心内膜下的心肌细胞最易发生缺血,不可逆性损伤首先发生在心内膜下,大型动物模型研究中,冠状动脉闭塞 60min 可导致缺血区域心内膜下广泛心肌细胞死亡,出现线粒体肿胀、嵴紊乱和无定型的基质聚集,核染色质边集、肌膜局部破坏是心肌细胞不可逆性损伤的标志。冠状动脉闭塞 3h 后,梗死区即可见坏死的光镜改变。核溶解、空泡变性(心肌细胞溶解)和嗜酸性粒细胞增多,这些均是梗死区心肌细胞早期死亡的典型组织学表现。心肌细胞坏死可释放相关信号因子,引起炎症反应,坏死区可见广泛炎症细胞浸润,炎症细胞浸润有利于加速坏死心肌细胞清除。梗死区心肌细胞多数在冠状动脉闭塞后 24h 内死亡。24h 后,梗死区促炎症通路的激活可导致心肌细胞进一步广泛死亡,但程度远低于急性缺血期所导致的心肌细胞损伤。

传统观点认为,心肌细胞死亡是通过两种不同的机制。①细胞凋亡:涉及细胞收缩、凋亡小体形成及吞噬细胞吞噬过程。②细胞坏死:是以细胞肿胀和膜完整性破坏为特征,被动的、不受调控的过程。近年来,通过大量的研究发现,心肌细胞死亡可能存在凋亡和坏死相互交织或接续的情况。

心肌梗死后的组织学特征依次为明确的组织坏死、炎症反应、肉芽组织增生、纤维重塑和瘢痕形成。

2. 危险因素

(1) 血浆脂蛋白异常:多个研究证实,血清 LDL 会增加心肌梗死的风险,而 HDL 可降低风险。总胆固醇与高密度脂蛋白的比值似乎比单独检测血清胆固醇水平能更好地预测冠状动脉疾病的风险。

(2) 全身性高血压:除了血脂水平异常外,高血压也是缺血性心脏病的独立危险因素。有研究显示,血压 160/95mmHg 的患者与 140/75mmHg 的患者相比,罹患缺血性心脏病的风险高 2 倍以上。

(3) 吸烟:缺血性心脏病患病的风险随着吸烟的数量增多而升高。另外,吸烟女性比吸烟男性患心肌梗死的风险高 50%。

（4）血栓形成：参与血栓形成的血浆凝血因子水平升高，如纤维蛋白、纤溶酶原激活物抑制物-1（plasminogen activator inhibitor type-1，PAI-1）、同型半胱氨酸水平与纤溶活性降低，均可升高缺血性心脏的风险。

（5）糖尿病：1型和2型糖尿病均可导致缺血性心脏病的发生，糖尿病患者发生缺血性心脏病的风险是非糖尿病患者的2~3倍。

（6）肥胖：肥胖是缺血性心脏病的独立危险因素，肥胖人群的患病风险相对于正常人群高2~2.5倍。

（二）心肌梗死不同过程涉及的主要分子变化

1. 心肌细胞凋亡的分子改变　缺血介导的线粒体功能障碍与梗死心肌细胞的坏死和凋亡密切相关。

线粒体外膜的通透性对于心肌细胞凋亡的活化至关重要，该过程涉及与Bcl-2家族成员之间的相互作用。Bcl-2家族成员在心肌梗死后心肌细胞凋亡中的作用已被大量报道。梗死再灌注模型的研究发现，心肌细胞特异性过表达Bcl-2可减轻心肌细胞凋亡并改善心肌功能。另一方面，Bax下调可有效减轻心肌缺血后的心功能障碍，并减轻心肌细胞凋亡。一项非缺血再灌注模型的研究报道称，Bax缺失可减轻心功能障碍，并在急性缺血28d后使纤维瘢痕明显缩小约50%。

线粒体外膜通透性改变可释放线粒体凋亡因子（如细胞色素C，凋亡诱导因子等）进入细胞质中，细胞色素C与衔接蛋白凋亡蛋白酶激活因子1（adaptor protein apoptotic protease activating factor 1，Apaf1）结合，可导致其寡聚并募集胱天蛋白酶原9（procaspase-9）。胱天蛋白酶9（caspase-9）可诱导procaspase-3及procaspase-7的下游活化，进而催化细胞裂解，导致细胞凋亡。应该强调的是，caspase依赖性细胞死亡途径激活也可能诱导与凋亡无关的反应，如心肌细胞肥大。

2. 心肌细胞自噬　自噬是指细胞由于功能障碍或细胞非必要成分被运送至溶酶体中进行降解的过程。自噬除了细胞废物处理外，还可为暴露于压力之下的细胞提供能量与营养，亦可谓是一种适应性反应。近些年的研究表明，自噬除了维持正常心肌结构和功能外，还在调节梗死后心肌细胞存活中具有重要作用。心肌特异性自噬调控基因的功能异常可引起年龄相关性心肌病。心肌缺血可介导AMP活化蛋白激酶（AMP-activated protein kinase，AMPK）依赖性途径的自噬激活，越来越多的研究证明，在心肌缺血期间，自噬可保护心肌细胞免于死亡。这与自噬反应在营养物质和氧气供应有限情况下的适应性作用是一致的。但在梗死的研究中发现，自噬的作用更为复杂，其兼具保护和损伤心肌的作用。

3. 炎症反应进程中主要的分子改变　心肌细胞坏死会释放大量细胞内物质，后者作为预警信号分子可激活多种免疫相关信号通路，参与心肌梗死后的炎症反应。重要的预警信号分子包括高速泳动族蛋白B1（High mobility group box 1，HMGB1）、S100家族成员的S100A8/A9、热休克蛋白、IL-1α等。

（1）活性氧自由基：活性氧（reactive oxygen species，ROS）通过多种方式促进白细胞的趋化反应，如激活补体系统、刺激P选择素表达及激活NF-κB系统上调细胞因子和趋化因子的合成，加速炎症反应。虽然活性氧的产生对于心肌梗死后的修复很重要，但活性氧介导的信号转导通路过度激活又可引起细胞凋亡与细胞外基质降解，从而产生负向作用。

（2）NF-κB信号通路活化：多种预警信号分子可激活NF-κB信号通路调节参与多种细胞活动，如炎症反应、细胞黏附、细胞增殖调控等。细胞受刺激后，如坏死，可通过磷酸化或多泛素化的方式降解NF-κB的抑制因子，释放活化的NF-κB，随后其可转运至细胞核并与靶基因的启动子或增强子区域结合，启动靶基因转录。NF-κB级联反应的激活诱导促炎症细胞因子转录。

（3）细胞因子：IL-1作为一种典型的促炎细胞因子，在梗死心脏中显著上调，诱导内皮细胞黏附分子的表达和趋化因子合成，募集白细胞，IL-1受体作为IL-1唯一受体，其基因突变与梗死区域白细胞浸润减少有关。IL-1还可以抑制心脏成纤维细胞的表型转换与增殖。TNF-α也是重要的促炎细胞因子，梗死心肌释放的TNF-α可利用单核细胞浸润从而参与细胞因子合成。除了促进炎症外，TNF-α还可通过与TNF受体结合参与细胞保护作用。心肌梗死患者及心力衰竭患者在使用抗TNF治疗时常失败，这是因为TNF-α在体内具有多重细胞效应。

二、心肌修复与重构

心肌损伤后则进入了梗死后修复阶段，修复的前提是清除坏死细胞和基质碎片。修复过程与细胞外基质成分的动态变化有关，还与成纤维细胞、巨噬细胞及血管内皮细胞等细胞中的一系列关键信号通路有关。

（一）修复与重构过程中参与的细胞与细胞因子

在修复期，心脏成纤维细胞发生显著表型转换，成为梗死愈合的主导细胞类型，因此做主要介绍。梗死心肌细胞被清除后，成纤维细胞转化为具有合成功能的肌成纤维细胞，这类细胞具有以下特点：①细胞外基质蛋白的合成能力增强；②具有增殖能力；③表达收缩蛋白，如 α-SMA。

梗死灶中成纤维细胞的来源仍不清楚，近年来的心脏压力超负荷模型研究表明，心脏本身的成纤维细胞可能是肌成纤维细胞的主要来源。也有观点认为其来源于心外膜细胞或血管平滑肌细胞等。多种细胞因子参与了成纤维细胞的表型转换，血管紧张素 Ⅱ（angiotensin Ⅱ，AngⅡ）、生长因子和基质细胞蛋白均参与心梗愈合及成纤维细胞活化。

在梗死灶边缘，肌成纤维细胞会呈现出平滑肌细胞的某些特征，包括表达 α-SMA 及收缩应力纤维。生长因子（如 TGF-β）和特征性基质蛋白（如纤维连接蛋白）可促进成纤维细胞转化为肌成纤维细胞。TGF-β 除了参与成纤维细胞表型转换外，还可驱动心肌成纤维细胞的基质合成程序，诱导细胞外基质蛋白合成，刺激蛋白酶抑制剂的表达，如金属蛋白酶组织抑制物-1（tissue inhibitor of matrix metalloproteinase-1，TIMP-1）和 PAI-1。Smad3 信号活化可刺激心脏成纤维细胞合成基质蛋白，并刺激其表达 α-SMA。此外，在肾脏和肺的损伤模型中也发现了 Smad 依赖性级联反应与纤维化反应相关。

神经体液通路也参与了梗死区成纤维细胞的激活。AngⅡ 通过活化血管紧张素 Ⅱ 1 型受体（angiotensin Ⅱ receptor type 1，AT1R），可激活梗死区肌成纤维细胞的基质合成能力。除此之外，肾素-血管紧张素-醛固酮系统（renin-angiotensin-aldosterone system，RAAS）系统的所有成分均在梗死区局部表达上调。心肌 AngⅡ 可能与局部成纤维细胞活化及基质沉积有关。醛固酮在梗死心脏中发挥强烈的促纤维化作用，直接刺激心脏成纤维细胞增殖及激活其他细胞（如巨噬细胞和心肌细胞）的促纤维化程序。RAAS 也可通过 TGF-β 在一定程度上促进成纤维细胞活化。

其他成纤维介质，如 PDGF、FGF、肥大细胞蛋白酶的类胰蛋白酶和糜蛋白酶均可刺激成纤维细胞增殖，诱导基质蛋白合成，可能参与梗死区肌成纤维细胞的形成。

（二）心肌梗死与心肌细胞重编程

过去人们认为细胞的分化过程是不可逆的，当细胞进入不同的发育途径后便获得了一种稳定的状态，这些细胞的"命运"是无法改变的。Yamanaka 和 Gurdon 的突破性研究——体细胞可以经重编程后转化为可诱导的多能干细胞，改变了人类对自身发育和细胞分化的认识，使人们清楚地了解到，细胞不一定仅局限于其特定的状态，其"命运"可通过基因重编程得以改变。为表彰这两位科学家在细胞重编程研究领域的杰出贡献，两者共同分享了 2012 年诺贝尔生理学或医学奖。成年哺乳动物的心肌细胞再生能力非常有限，目前的医疗手段尚不能完全修复损伤的心肌组织，因此心肌梗死的治疗依然集中于提前预防。

基于 Yamanaka 和 Gurdon 的研究成果，日本科学家 Ieda 等首次利用转录因子 Gata4、Mef2c 和 Tbx5（三者合称 GMT），将小鼠的心脏成纤维细胞在体外直接重编程，转化为诱导性心肌样细胞（induced cardiomyocyte-like cells，iCMs），iCMs 可表达多种心脏相关基因。另外，电生理分析及基因表达谱芯片分析技术也证实了两者的相似性。

随后有很多研究利用转录因子、miRNA、表观遗传因子及小分子重编程或尝试体内重编程来提高心肌细胞直接重编程效率，取得了值得关注的研究成果。关于心肌重编程的详细介绍参见本章第六节。

第三节　高血压与高血压心脏病

高血压(hypertension)是我国最常见的心血管疾病,主要是以体循环动脉血压持续高于正常水平为主要临床表现,以细小动脉硬化为基本病变的全身性疾病。原发性高血压(essential hypertension)最多见,占高血压的近95%,且发病机制较复杂。剩下的病例为继发性高血压(secondary hypertension),是由原发性肾脏疾病、肾动脉狭窄(肾血管性高血压)或肾上腺疾病等引起。本节主要就原发性高血压的发病因素、高血压和高血压心脏病发生的分子机制作一阐述。

一、高血压发病的遗传因素与环境因素

血压是血液在血管内充盈并流动产生的对血管壁的侧压强。动脉血压维持在一定的水平,使全身各器官的血管树都能维持一个相对恒定的灌注压。动脉血压取决于两个基本的血流动力学变量,即心输出量和外周阻力之积。心输出量又受心率、心肌收缩性及血容量的影响;而外周阻力主要取决于血管张力的调节。血管张力受控于神经体液调节及局部的自身调节。由于自身调节主要在局部血流量的精细调节中发挥作用,所以血管张力主要是由化学信号介导的神经体液调节。各种能引起血容量、心率、心肌收缩性及外周阻力增加的因素,都可以使动脉血压升高。一般将高血压的血流动力学类型分为高输出量状态与高血管阻力状态。导致高输出量状态而引起血压升高的主要机制是肾钠潴留;而高血管阻力状态的主要机制是血管张力增加。一般认为血管张力增强是血压升高最关键的环节。

(一) 流行病学与遗传模式

1. 流行病学　高血压病患者常有明显的家族集聚性。据统计研究表明,约75%的高血压病患者具有遗传倾向。双亲有高血压病史的高血压发病率比无高血压家族高2~3倍,单亲有高血压史的患病率比无高血压家族高1.5倍。单卵双生子间的血压相关系数为0.55,双卵双生子间为0.25。不同种族间的高血压患病率不同,全球约有20个以上的人群,其血压不随年龄增加而升高,临床上不出现高血压。动物研究表明,遗传性高血压大鼠的后代几乎都患高血压。

2. 遗传模式　遗传因素可引起高血压,所起作用大约为30%~60%。高血压有两种遗传模式,即寡基因模式(oligogenic model)和多基因模式(polygenic model)。前者指血压升高与一种或几种主基因的作用有关,而后者涉及许多微效基因的累积效应。随着分子遗传学研究的不断深入,尽管已发现了符合寡基因模式的单基因遗传性高血压(monogenic hypertension);但由于高血压病具有遗传异质性、外显不全及表型模糊等特点使其更符合多基因遗传模式。目前多数学者认为,高血压属于多基因遗传病,呈遗传易感性与环境因素相结合的发病模式,并且嗜盐、肥胖等与高血压发病有关的环境因素也与遗传有关,提示本病乃多基因遗传与环境因素共同作用下的结果。

(二) 高血压遗传机制研究的基本方法

1. 候选基因的确定　被认为可能与疾病发生有关而加以研究的基因称为候选基因。高血压的相关基因研究多采用候选基因策略。从理论上讲,任何基因如果其编码的蛋白质参与了血压调节机制,则该基因就可作为高血压病的候选基因。目前采用该策略迄今已鉴定了数十种高血压病的相关基因。但该策略需要鉴定的基因很多,且存在遗传异质性和外显不全的干扰等问题。

2. 遗传分析方法

(1) 连锁分析(linkage analysis):根据重组率来计算两基因之间的染色体图距称为连锁分析,主要包括:①家系连锁分析(family linkage analysis);②受累同胞对分析(affected sib-pair analysis)。在连锁分析中,家系是遗传学研究的基本单位,每个家系至少包含两名亲属,通常是一对同胞。与血压调节有关的染色体区域相关基因是指那些可能影响亲属间血压相近性的 DNA 序列,这些基因在亲属中的同源性远高于其在一般人群中的分布,血压的相近性既可以量化,也可以定性处理,统计学方法对这两种资料都可分析。

（2）相关分析（correlation analysis）：主要是病例对照研究，其研究对象是群体。是基于无血缘关系的病例组与血压正常的对照组在某个遗传标记位点上会出现不同的频率而设计的分析方法。如果分子标记物与某一血压相关性位点相距很近，则该标记物在病例组和对照组中的分布频率就不相同。一般而言，如果相关基因对遗传性状的作用较小，那么相关分析的统计学效力要高于连锁分析。

（3）传递不平衡试验（transmission disequilibrium test）：是一种新的遗传标记物连锁性研究方法，是连锁分析与相关分析结合的产物。

（4）遗传性高血压动物模型：通过对高血压候选基因以及对遗传性高血压动物模型的研究，目前已发现了与单基因变异有关的家族型高血压；同时发现了一些高血压时表达异常或结构异常的基因，如 RAS 中的一些基因及胰岛素受体基因等；明确了一些遗传性缺陷，如盐敏感大鼠的肾排钠缺陷及自发性高血压大鼠的细胞膜离子转运缺陷等。

（三）高血压相关基因与遗传性高血压病

1. RAAS 相关基因

（1）血管紧张素原（angiotensinogen, AGT）基因：该基因位于人染色体的 1q42-q43，基因组 DNA 全长 12kb，包含 5 个外显子，4 个内含子，是单拷贝基因。该基因编码的 AGT 作为血管活性物质 Ang II 的唯一前体物质，是 RAAS 重要的组成成分。血管中 AGT 的浓度影响 Ang I 及 Ang II 的生成，因而对于维持血压发挥着重要作用。高血压中研究最多、作用最重要的易感基因正是 AGT 基因。对原发性高血压患者孪生群中每个人的 AGT 基因随体 DNA 多态性比较分析发现，第 235 号氨基酸由甲硫氨酸变为苏氨酸（M235T），第 174 号氨基酸由苏氨酸变为甲硫氨酸（T174M），上述多态性变异在原发性高血压患者中出现频率比血压正常组高出 10%，携带 M235T 多态性的高血压患者体内 AGT 水平较非携带者高。国内研究也发现蒙古族人群 AGT 基因 5'端启动子 A-20C 和 A-6G SNPs 与原发性高血压相关。对中国北方汉族人群 AGT 基因多态性与原发性高血压关系的研究发现：AGT 基因中含突变纯合子 CC 基因型的个体具有较高的原发性高血压患病倾向，且在男性中更为明显。

（2）血管紧张素转换酶（angiotensin converting enzyme, ACE）基因：ACE 可催化 Ang I 向活性强的 Ang II 的转化。该基因定位于 17q23，长度约为 21kb，包括 26 个外显子和 25 个内含子，在第 16 号内含子中存在 287bp 的 Alu 重复序列，具有插入/缺失多态性，含有此片段的 ACE 基因为"插入"（insertion, I）型，不含此片段为"缺失"（deletion, D）型，根据有无这种插入或缺失片段，ACE 基因可分为 II，ID，DD 三型。在中国藏族人群中的研究表明，ACE 基因 DD 型与女性高血压显著相关，与男性相关性不大。

（3）肾素基因：肾素（renin, ren）是 AGT 向具有强血管收缩活性的 Ang II 转化的限速酶。人的 ren 基因位于 1q21.3-q32.3 区域，有 10 个外显子和 9 个内含子。对蒙古族人的高血压遗传分析显示：肾素基因 I/D 多态性中 D 等位基因可增加蒙古族人群高血压的危险性。动物实验中，将小鼠肾素基因 ren-2 导入大鼠胚胎卵内，能出生拥有 ren-2 基因的高血压大鼠，其血压可高达 200~260mmHg。

（4）血管紧张素受体（angiotensin receptor, ATR）基因：目前已知的 ATR 基因主要为两种：AT1R 和 AT2R。高血压患者 AT1R 基因 A1166C 型频率与正常人群不同。国内外关于 AT1R 基因 A1166C 多态性与高血压的研究较多，但结论不一，有学者认为 AT1R 基因 A1166C 多态性可能参与高血压患者左室肥厚的形成；也有学者认为该多态性是高血压病的独立危险因素。

2. 影响水钠重吸收基因

（1）α-内收蛋白（α-adducin, ADD）基因：ADD 是一种异源二聚体细胞骨架蛋白，由 2 个亚单位 α 和 β 组成，并以束成长丝状的方式连接肌动蛋白帽，控制其排列，从而调节细胞骨架结构和透膜蛋白的暴露情况及细胞表面钠钾泵的数量和活性。目前，已知人类的 α 亚单位全长 85kb，包含 16 个外显子，定位于 4p16.3。

（2）上皮钠通道（epithelial sodium channel, ENaC）基因：ENaC 是 Na^+ 重吸收的关键部位，存在于肾远曲小管、大肠、唾液腺和汗腺等处。它是由 3 个非同源亚单位 α、β 和 γ 组成。其活性受激素（如醛固酮和血管升压素)及细胞骨架蛋白和 PKC 相关的细胞内途径的调控。研究发现,α、β 和 γ 亚单位均可能出现突变,而 β 亚单位胞内段 C 端的突变可引起假性醛固酮增多症,又称 Liddle 综合征,是一种单基因遗传性高血压病。

(3) 利钠激素相关基因:利尿钠肽在调节血压与液体容量方面起着重要作用。研究证实,高血压患者血浆利尿钠肽水平降低,有高血压家族史的正常血压者其血浆中利尿钠肽水平较对照组显著下降。在利尿钠肽受体基因 3'-非编码区(three prime untranslated region,3'-UTR)处存在插入/缺失多态性,该处的缺失多态性与高血压家族史和收缩压的增高有关。

3. 其他基因

(1) *TGF-β* 基因:TGF-β 是一种多功能蛋白质,可影响多种细胞的生长、分化、凋亡及细胞免疫调节功能。TGF-β 包括三种亚型:TGF-β1、TGF-β2 和 TGF-β3。国内外众多研究提示 *TGF-β1* 基因的多态性与原发性高血压相关。在美国纽约,对 *TGF-β1* 基因 G915C 多态性研究发现,TGF-β1 的水平与平均动脉压、收缩压、舒张压呈正相关。日本研究发现,日本女性高血压人群中 C 等位基因频率显著高于正常血压人群,而男性却未发现上述特征。

(2) *STK39* 基因:该基因位于 2 号染色体,能编码一种特定蛋白可参与调控肾脏排泄盐的过程,约翰斯·霍普金斯大学医学院(Johns Hopkins University School of Medicine)和马里兰大学(University of Maryland)的研究小组均报道 *STK39* 基因多态性与血压相关,可能是原发性高血压的一个易感因素。其他与人类高血压有关的基因见表 15-3。

表 15-3　主要人类高血压基因

染色体	候选基因
1q42-q43	血管紧张素原(angiotensinogen,*AGT*)基因
17q23	血管紧张素转换酶(angiotensin converting enzyme,*ACE*)基因
3q22	血管紧张素 Ⅱ A1 受体(angiotensin Ⅱ receptor,*AT1R*)基因
1p36	心房钠尿肽(atrial natriuretic peptide,*ANP*)基因
4p16.3	α-内收蛋白(α-adducin,*ADD*)基因
5q11-q13	糖皮质激素受体(glucocorticoid receptor,*GR*)基因
5q31-q32	α2 肾上腺素受体(α2-adrenergic receptor,*α2-AR*)基因
8p22	脂蛋白脂肪酶(lipoprotein lipase,*LPL*)基因
16q22.1	11β-羟类固醇脱氢酶(11β-hydroxysteroid dehydrogenase,*11β-OHSD*)基因
19p13.2-p13.3	胰岛素受体(Insulin receptor,*InsR*)基因

4. 单基因遗传性高血压病

(1) 家族性醛固酮增多症 Ⅰ 型(familial hyperaldosteronism-Ⅰ,FH-Ⅰ):该病由 Lidlow 等于 1996 年首先报道。它是一种以严重高血压、盐敏感性、高血容量、低钾血症、代谢性碱中毒、高醛固酮和低肾素水平及尿 18-羟与 18-酮类固醇排泄增多为主要临床特征的常染色体显性遗传病,是因位于染色体 8q22 上 2 个紧密连锁的 11β-羟化酶基因(*CYP11B1*)与醛固酮合成酶基因(*CYP11B2*)发生了不等交换,形成嵌合基因(chimeric gene),从而引起醛固酮合成酶在肾上腺束状带异位表达所致。该嵌合基因包含有 *CYP11B1* 基因的启动子,因而其表达受糖皮质激素的调节,地塞米松治疗有效。

(2) 表征性盐皮质激素增多症(apparent mineralocorticoid excess,AME):该病由 Mune 等首先报道。它是以血压升高、盐敏感性、高血容量、低钾血症、代谢性碱中毒及低肾素和低醛固酮水平为特征的常染色体隐性遗传病。为 11β-羟类固醇脱氢酶(11β-hydroxysteroid dehydrogenase,*11β-OHSD*)基因突变引起先天性 11β-OHSD 缺乏,因而不能将氢化可的松转化为可的松,致使肾远曲小管的盐皮质激素受体不能受到保护。

（3）Liddle 综合征（Liddle syndrome）：以血压升高、盐敏感性、低钾血症、代谢性碱中毒及低肾素和低醛固酮水平为临床特征，呈常染色体显性遗传。Shimkets 等在家系研究中将该病定位在 16 号染色体编码 ENaC β 亚单位的基因突变上，随后发现 γ 亚单位基因突变也可引起肾集合管 ENaC 持续激活，使水盐重吸收增加而诱发高血压。

（4）Gordon 综合征（Gordon syndrome）：为一种常染色体显性遗传病，是由 WNK 家族（丝氨酸/苏氨酸蛋白激酶家族，有 WNK1~WNK4 四个成员）中的 *WNK1* 和 *WNK4* 基因突变所致，患者有高血压伴 E 型短指畸形。

（5）先天性肾上腺皮质增生症（congenital adrenal hyperplasia, CAH）：21-羟化酶（编码基因为 CYP21A2）缺乏症是 CAH 中最常见的一种，占典型病例的 90%~95%；11β-羟化酶缺乏症占本病的 5%~8%；17α-羟化酶（编码基因为 CYP17）缺乏症较少见。*CYP11B1* 和 *CYP17* 基因突变使酶的活性丧失或功能下降，11β-羟化酶缺乏导致 11-脱氧皮质酮（11-deoxycorticosterone, DOC）堆积，雄激素分泌增多；17α-羟化酶缺乏导致皮质醇和性激素合成受阻，而 DOC 和皮质酮分泌增多，反馈性增加腺垂体和下丘脑生成促肾上腺皮质激素，刺激肾上腺皮质增生，皮质醇前体生成增多，进一步导致 DOC 蓄积。

（四）环境因素

1. 饮食和电解质因素　最重要的是 Na^+ 的摄入量，日均摄盐量高的人群高血压的患病率比日均摄盐量低的人群明显升高；减少日均摄盐量或用药物增加 Na^+ 的排泄均可降低高血压的患病率。但并非所有的人对摄盐的反应都一样，存在着盐敏感和不敏感的个体差异。K^+ 和 Ca^{2+} 摄入不足也有促使高血压发生的作用。多食富含 K^+ 和 Ca^{2+} 饮食可降低高血压的患病率。

2. 社会和心理应激因素　据调查，精神长期或反复处于紧张状态的职业，其高血压患病率比对照组升高；应激性生活事件，如暴怒、过度惊恐和忧伤等使神经受到剧烈的刺激，可导致高血压的发生发展。在高血压病的早期，临床可只服镇静药使血压恢复正常。

3. 其他因素　肥胖、吸烟、年龄增长和缺乏体力活动等，也是促使血压升高的环境因素。

二、高血压发病的分子机制

高血压病的发病机制有多种学说，如精神神经源学说、内分泌学说、肾源学说、遗传学说和钠摄入过多学说等。但迄今为止，尚没有一种学说能完全解释高血压的发病。目前认为，将各种学说结合起来可能会更好地阐明高血压病的发病机制。

（一）交感神经系统活动增强

年轻高血压患者其循环儿茶酚胺水平有升高倾向，心率较快且血管对去甲肾上腺素反应性增强，这都表明交感神经系统活性增高。推测与年轻患者易有情绪过分激动的倾向，以及反复的精神应激、焦虑和愤怒的表达被压抑等精神因素有关。

交感神经系统活动增强可通过多种途径使血压升高，包括使心率加快和心肌收缩力增强；肾血管收缩致水钠潴留，同时容量血管收缩，回心血量增多；上述机制作用结果可使心输出量增加。同时，交感神经系统活动增强可使阻力血管收缩及血细胞比容增大而致外周阻力增大；并且可激活肾素-血管紧张素系统（renin-angiotensin system, RAS）。所以，交感神经系统活动增强可通过高输出量和高血管阻力两种途径使血压升高。

（二）RAS 激活

RAS 是血压长时程调控的重要机制。当钠摄入量减少或有效循环量降低时，RAS 激活引起 Ang Ⅱ 增多，它通过强有力的缩血管作用（为去甲肾上腺素的 10~40 倍）使外周阻力增大；同时，还通过肾血管收缩，肾小球滤过率降低，肾小管对钠和水重吸收增强的直接作用，以及刺激醛固酮释放的间接水钠潴留作用，调节细胞外液容量、钠平衡及血压。

肾素的释放受血压、细胞外液容量和钠平衡状态的负反馈调节,因此原发性高血压患者可伴有血浆肾素水平的降低。然而,原发性高血压患者仅 30% 为低肾素活性型,50% 为正常肾素活性型,另外 20% 属高肾素活性型。提示,多数原发性高血压患者血压升高与 RAS 活性相对或绝对升高有关。

（三）内皮细胞功能受损——舒血管-缩血管因子失衡

内皮细胞通过本身所产生的舒血管因子和缩血管因子,实现对血管张力的调控,其中最主要的是 ET-1 及 NO。高血压时,内皮细胞可出现原发的或继发的功能受损,舒血管因子和缩血管因子分泌失衡,即血管对缩血管因子的反应性增强,血管张力增大。同时,由于缩血管因子具有的促平滑肌生长的作用,导致血管由功能性收缩发展为结构的重塑。

1. 内皮细胞产生的缩血管因子　ET-1 是含 21 个氨基酸的多肽,是已知的最强力的缩血管物质。它通过作用于平滑肌细胞上的内皮素 A 型受体(endothelin-A receptor,ET-AR),经偶联的 G 蛋白激活 PLC,而产生第二信使 IP_3 和 DAG。前者使滑面内质网 Ca^{2+} 释放增多而发挥收缩平滑肌作用,前者则通过 PKC 发挥刺激平滑肌增殖的作用。ET-1 还可作用于内皮细胞上的内皮素 B 型受体,通过 Ca^{2+} 钙调蛋白途径激活原生型一氧化氮合酶(constitutive nitric oxide synthase,cNOS),使 NO 合成增加;NO 可进入内皮细胞核内抑制 *ET-1* 基因的表达,从而在分子水平相互制衡其对血管的舒缩作用。

此外,内皮细胞分泌的 PGH2 及 PDGF 等也有缩血管作用。

2. 内皮细胞产生的舒血管因子　多种活性物质和刺激可通过内皮细胞上的受体激活原生型一氧化氮合成酶,将 *L*-精氨酸转变为 NO 和瓜氨酸,从而使 NO 生成增多。此外,细胞因子等可使诱生型一氧化氮合酶(inducible nitric oxide synthase,iNOS)基因表达增强,也使 NO 合成增多。NO 扩散入平滑肌细胞,激活可溶性鸟苷酸环化酶使 cGMP 增多。cGMP 可能通过降低胞质内 Ca^{2+} 而使平滑肌舒张。

PGI2 也是作用很强的扩血管物质,是通过作用于 G 蛋白偶联受体,激活腺苷酸环化酶(AC)使 cAMP 增多,通过蛋白激酶 A(protein kinase A,PKA)引起肌球蛋白轻链激酶磷酸化,而肌球蛋白 ATP 酶不能激活而引起平滑肌舒张。另外,内皮产生的舒血管因子内皮源性超极化因子(endothelium-derived hyperpolarizing factor,EDHF)则是通过使 K^+ 通道开放,使平滑肌细胞超极化而舒张。

（四）高血压的血管重塑

高血压血管重塑(vascular remodeling in hypertension)是近几年提出的一种新机制,它既是高血压的重要病理变化,又是高血压病变持续加重的结构基础。

1. 高血压血管重塑的特征　血管重塑主要有 4 种类型:①血管平滑肌细胞增殖肥大或细胞和非细胞成分变化引起的血管壁厚度与腔径比值增大为主的重塑;②由管壁细胞和非细胞成分的变化引起的,以管腔扩大为主,而管壁肥厚相对较轻的重塑;③管壁厚度和腔径均下降,使微循环血管床面积减少的重塑;④管壁结构发生显著变化,包括伴有血栓形成、血管细胞的迁徙和增殖、基质生成及炎性细胞浸润等变化的重塑。

高血压时动脉系统均出现血管重塑过程,但重塑的特点在管径不等的动脉间,不同动物种属间以及抗高血压干预前后有一定的差异。既包含严格意义上的重塑(即仅有血管平滑肌细胞的重新排列使细胞层数增加,管腔内径缩小,而不伴有细胞增多),又包含动脉中膜平滑肌总体积的增加。后者可以是单个平滑肌细胞体积增加(肥大),也可是平滑肌细胞数量增生。

2. 高血压血管重塑的机制　高血压血管重塑机制十分复杂,遗传、血流动力学、血管活性物质和神经体液等因素共同参与重塑过程。

血管壁能感受环境中理化因素的变化,并通过旁分泌、自分泌机制释放多种血管活性物质。这些活性物质主要分为两类:一类发挥收缩血管,促血小板聚集,促血管平滑肌增生的作用(如内皮素-1 和血管紧张素 Ⅱ 等);另一类则发挥舒张血管,抑制血小板聚集及平滑肌增生的作用(如 NO 等)。正常血管自身功能和结构稳定的维持依靠这两类物质之间的平衡。血管内皮及 RAAS 在维持这种平衡中起关键作用。

高血压时血管内皮功能失调,使 NO/AngⅡ 比例失衡,导致血小板聚集,血管平滑肌细胞增生、移行,促进血管重塑;而高血压时全身及血管局部 RAS 的激活除参与血管紧张素-醛固酮分泌调节外,还能激活前列腺素合成,刺激血管增生和肥大,提高 AngⅡ 受体亲和力。AngⅡ 不仅能使平滑肌强烈收缩,而且还能刺激血管平滑肌增生和肥大,抑制交感神经末梢对去甲肾上腺素的重摄取,促进核酸的合成,调控某些基因的表达,在高血压血管重塑中具有重要作用。此外,细胞凋亡也是调节内膜增厚进程中的一个重要机制,细胞生长和细胞凋亡之间的平衡是决定管壁构成的关键因素之一。

综上所述,原发性高血压发病的分子机制主要涉及水钠潴留、功能性的血管收缩及血管重塑引起的结构性肥厚3条途径(图15-2)。

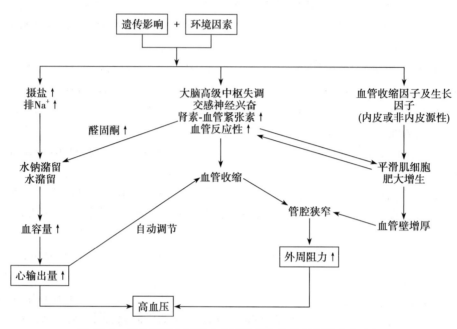

图15-2　原发性高血压发病主要涉及结构性肥厚的3条途径

三、高血压心脏病的发生机制

高血压心脏病(hypertensive heart disease)是长期慢性高血压的心脏并发症,主要表现为左心室肥大。

(一)基本病理生理改变

左心室因血压升高使压力性负荷增大,发生代偿性肥大。由于左心室的代偿能力强,所以这种状态可持续较长时间。病变继续发展,肥大的心肌因供血不足等原因使收缩力降低,出现失代偿,患者可出现相应的临床症状。所以,可将左心室肥大分为压力超负荷性及容量超负荷性两个类型。压力超负荷性的特征是左心室壁显著增厚使室壁厚度与心腔半径之比增大,又称为向心性肥大(concentric hypertrophy)。容量超负荷性则是心腔半径显著增大而室壁厚度与心腔半径比值正常,又称为离心性肥大(eccentric hyper-trophy)。前者是一种适应性代偿,后者则为失代偿。

左心室肥大的机制可从功能和代谢两方面解释。即由于血压的持续性升高引起左心室心肌工作负荷加重,心肌为适应做功增加和代谢需求,逐渐发生肥大。但心肌肥大的分子机制较复杂,尚不完全清楚。本节主要阐述其可能的分子机制。

高血压时,心脏通过增加左心室肌肉组织的质量来适应负荷的增加。研究表明,心肌的结构性适应不仅有量的增加(心肌细胞肥大),还伴随着质的变化(细胞表型改变);心室壁不仅有心肌细胞发生改变,非心肌细胞包括成纤维细胞、血管平滑肌细胞、内皮细胞及细胞外基质也发生改变。由于上述的改变使心室的结构、代谢和功能发生模式改建的过程,可称为心室重塑(ventricular remodeling)。以下主要阐述心室重塑过程中,心肌细胞的肥大、表型改变及心肌细胞外基质改建。

(二)心肌细胞结构与表型改变

压力负荷的增加可导致心脏与机体大小比值的增大。在组织水平上是指心肌重量和体积的增加;在细胞水平上是指心肌细胞体积增大,即心肌细胞肥大。在胚胎发育阶段及新生儿期,心脏的生长过程是通过心肌细胞的增殖和心肌细胞的肥大两种方式完成的。一般认为,出生后不久心肌细胞即丧失了有丝分裂能力而成为永久细胞。因此,高血压引起的心肌细胞肥大主要是指心肌细胞体积的增大。

在心肌细胞肥大的基础上,可发生心肌细胞"质"的改变,即细胞表型的改变。细胞表型改变的分子基础是构成心肌细胞的蛋白质的多态性。在压力负荷引起的机械信号和化学信号的刺激下,心肌细胞处于静止状态的胎儿基因程序可被重激活,表达胎儿型蛋白质,从而使细胞发生表型改变。

1. **心肌细胞结构的改变** 心肌细胞肥大的初期,线粒体数目增多且体积增大,肌原纤维增多,细胞核增大,而细胞内的组织结构与正常无明显差异。心肌细胞进一步肥大,肌丝明显增加,造成肌节不规则叠加排列;同时,增大的细胞核对邻近肌节挤压,使肌原纤维排列紊乱。此外,细胞骨架中的微管密度增大造成心肌细胞内肌丝滑行的阻力增大。心肌肥大的晚期,细胞结构明显紊乱,表现为肌原纤维的减少。此外,细胞大小不一,细胞内各种细胞器比例失衡,心肌与间质成分间比例失衡。这些变化是心肌舒缩能力降低的结构基础。

2. **心肌细胞肥大和表型改变的机制** 高血压时血流动力学负荷增加如何将信息传递到核内,而使基因表达及蛋白质合成增加和变化的机制尚不完全清楚。可能与以下环节有关:伴随血流动力学负荷的增加,机械性牵拉、代谢性变化(如缺氧等)、神经内分泌信号(如去甲肾上腺素、Ang Ⅱ等)以及由心肌及非心肌细胞释放的细胞因子(如 TGF-β、ET-1 等)构成刺激信号。各种信号通过各自的受体及细胞内信使激活相应的蛋白激酶,或通过激活 Na⁺ 和 Ca²⁺ 通道及细胞骨架将信号传递至细胞核内。原癌基因 *c-Fos*、*c-Myc* 和 *c-Jun* 等即早期基因被激活,通过表达转录调节因子、表达生长因子及信号转导途径的蛋白质或激活转录因子等调控基因表达。最后导致功能或结构蛋白质的合成增加,并且使通常只在胎儿期表达的 α-SMA 和 β 原肌球蛋白等基因的表达增加,心肌细胞发生肥大和表型的改变。

（三）细胞外基质改建

心肌细胞外基质包绕且连接心肌细胞和心肌束,并构成心外膜、心内膜及中心纤维环组成的网络结构,主要是 Ⅰ 型和 Ⅲ 型胶原。在心肌细胞肥大的同时,间质中的纤维细胞也在机械负荷及化学信号的刺激下活化,成为有增殖和活跃分泌能力的成纤维细胞。它们在分泌胶原及其他细胞外基质成分的同时,调控细胞外基质中胶原酶等与胶原分解、聚合和成熟相关酶的活性,使胶原网络的生化组成(如 Ⅰ 型与 Ⅲ 型胶原的比值)和空间结构发生改变,即胶原网络的改建。胶原的改建是一种适应过程,但胶原量的过度增多可使心肌舒缩功能进一步降低。

总之,心肌细胞表型改变和细胞外基质改建,最终使肥大心肌由于继发的舒缩功能降低而出现失代偿甚至衰竭。

第四节 风湿性心脏病

风湿性心脏病(rheumatic heart disease,RHD)是指由于 A 组乙型溶血性链球菌(group A β-hemolytic streptococcus,GAS)感染后风湿热活动累及心脏瓣膜组织而造成的心脏病变。

一、临床和病理学特点

在急性期,风湿性心脏病以急性风湿性心脏瓣膜炎为主要特征,而慢性期主要表现为反复风湿热(rheumatic fever,RF)发作后遗留的心脏瓣膜损伤,如瓣膜纤维化、狭窄、钙化等,其中以二尖瓣病变最为常见,主动脉瓣次之,近而出现心脏增大、心脏杂音以及呼吸困难、急性肺水肿等心功能不全的临床表现,形成以纤维性心包炎、间质肉芽肿(即风湿小体)为表征的慢性风湿性心脏病。

虽然近几十年来,由于风湿性心脏病一级预防和二级预防的不断完善,风湿性心脏病的发病率已明显下降,但是在发展中国家或者发达国家的贫困地区,风湿性心脏病的致死、致残率仍然很高,给患者带来了严重的生活负担。据统计,目前全球风湿性心脏病致残人数超过癌症致残人数约25%,每年因风湿性心脏病导致的死亡人数高达 25 万。

二、细胞、分子遗传学和发病机制

尽管进行了大量研究工作,但确切的风湿热发病机制目前仍不清楚。基于临床、流行病学和免疫学研究的证据强烈提示风湿热是细胞对链球菌抗原反应的异常体液反应的结果。这种体液反应通常贯穿于 A 组链球菌入侵体内引起局部症状到风湿热初发或反复发作的全过程。目前对风湿性心脏病发病的具体分子机制尚未明确,但学术界普遍认为风湿性心脏病的发病机制主要是自身免疫紊乱主导的反复发作的心脏瓣膜炎症,引起心脏瓣膜组织慢性纤维化、钙化。主要有以下几方面的研究。

(一) 免疫应答

随着检测技术的不断革新,关于风湿性心脏病的研究已经深入基因层面,其中大部分风湿性心脏病相关基因都与分子拟态、细胞免疫及相关细胞效应因子密切相关。链球菌抗原中最重要的是高度免疫原性的 M 蛋白,它是细菌细胞壁的主要组成部分。根据 M 蛋白的抗原性差异,可将 A 组链球菌分为 80 多种不同的亚型,特定的 M 蛋白亚型与风湿热暴发有关。此外,M 蛋白也是主要的致病因子。抗链球菌抗体能识别宿主组织抗原包括 α-螺旋卷曲螺旋分子原肌球蛋白、角蛋白、波形蛋白、层粘连蛋白、DNA 和 N-乙酰基-β-D-葡糖胺。如 A 组乙型溶血性链球菌表面 M 蛋白与心肌肌球蛋白拥有相同的 α 螺旋结构,在人体感染 A 组乙型溶血性链球菌时,免疫系统会产生特异性抗体与其发生相互作用,因为具有相同的 α 螺旋结构,在免疫过程中,机体将正常细胞也当作病原清除,从而产生自身免疫损伤。除与心肌肌球蛋白反应,抗 M 蛋白抗体也会靶向瓣膜表面内皮和层粘连蛋白,并在心内膜引发炎症,然后 T 细胞靶向激活的瓣膜内皮并浸润瓣膜。Kiran 等用链球菌 M5 蛋白肽刺激大鼠,进行交叉反应产生 CD4$^+$ T 细胞并移植至幼鼠体内,证实了 M 蛋白可以刺激机体产生针对心瓣膜的特异性 CD4$^+$ T 细胞。在风湿性心脏病的发生过程中,心瓣膜内存在众多抗原提呈细胞,包括从外周迁徙而来的单核细胞、树突状细胞以及瓣膜本身的成纤维细胞等,这些细胞通过提呈抗原反复刺激活化自身反应性 T 细胞,促使急性炎症转变为慢性炎症。表面 M 蛋白的风湿热相关肽(peptide associated with rheumatic fever,PARF)结构域与Ⅳ型胶原的 CB3 区域绑定导致自身免疫反应的发生。目前,胶原对疾病发生所起的作用同样尚不明确,但是病理观察到急性风湿热患者的内皮下和血管周结缔组织内胶原含量出现异常,这显示胶原可能与疾病发生存在很大关联。由此可见,免疫紊乱是风湿性心脏病的主要发病机制,免疫细胞的异常激活及细胞因子异常表达参与风湿性心脏病的具体发病过程。Lucia 等发现了 TGF-β1 的异常表达,肌成纤维细胞的增殖,风湿性心脏病组织中胶原、蛋白含量的改变都说明 TGF-β1 在风湿性心脏病中的致病作用。Kellen 等在风湿性心脏病患者心脏活检组织内检测趋化因子和趋化因子受体的表达,表明趋化因子对调控 T 细胞富集于心脏炎症发生部位有重要作用。Bhatnagar 等研究则发现了一个非常重要的涉及风湿性心脏病和风湿热的现象,即 CD4$^+$ 和 CD8$^+$ T 细胞对链球菌致热外毒素 A 的应答效果不同。体外研究发现 CD8$^+$ T 细胞对链球菌致热外毒素 A 无应答,这说明淋巴细胞在抑制某些疾病发生中可能起到重要作用。有研究者发现 FGF-21 的表达与心房纤维化程度正相关,可能与房颤和心房纤维化有密切关系,有学者设想 FGF-21 可作为一个新的鉴定心肌纤维化的生物标记物。同样,已有研究结果证明生长分化因子 15(growth differentiation factor-15,GDF-15)可以作为鉴定心肌纤维化的生物标记物。同时,bFGF 也会促进心房纤维化,其中 MAPK 信号通路可能是实现上述功能的分子生物学基础。在临床上以纤维性心包炎、间质肉芽肿(风湿小体)为特征的慢性风湿性心脏病,其心脏组织的损伤有机会得到修复,然而与心脏瓣膜炎相关的风湿性心脏病通常会导致组织永久性的损伤。瓣膜受损后,暴露的胶原蛋白从损伤的瓣膜上脱落或是结合到 A 组乙型溶血性链球菌上,一旦瓣膜完全损伤,抗胶原抗体会启动复杂的免疫应答机制对组织造成持续损伤。

(二) 分子拟态

在免疫学方面,风湿性心脏病通常被认为是一种自身免疫性疾病,但链球菌和心脏抗原之间的分子拟态关联尚未有明确定论。T 淋巴细胞和 B 淋巴细胞都可以通过四种不同类分子模拟识别病理和自身抗原:①相同的氨基酸序列;②同源的但不相同的序列;③不同的分子但具有相同或相似的氨基酸序列(蛋白质、碳水化合物);④微生物或环境物质与其宿主之间结构的相似性。抗原表位的扩展可导致其对不同抗原表位发生反应,它不同于原始疾病诱导的抗原表位 T 细胞受体的减少,允许同一 T 淋巴细胞通过受体识别广谱的抗原(自身和微生物抗原)。M蛋白是化脓性链球菌最重要的抗原结构,这股结构与α螺旋卷曲的人类蛋白质,如原肌球蛋白、心肌肌球蛋白、层粘连蛋白、角蛋白和波形蛋白具有同源性。与链球菌和人体蛋白质具有交叉反应的抗体结合于内皮表面,上调VCAM-1,从而导致炎症细胞浸润及炎症反应,反复发作并最终形成瓣膜瘢痕。

(三) miRNA

近年来,随着对miRNA的深入研究,发现miRNA参与多种自身免疫性疾病的发病进程,而风湿性心脏病作为一种免疫紊乱相关的自身免疫性疾病,其发生发展也受到多种miRNA的调控。在一项通过比较风湿性心脏病患者和健康对照者之间的miRNA表达谱的研究中,研究者利用微阵列分析来检测miRNA表达,总共有133个miRNA在风湿性心脏病患者显著上调,包括miR-1183、miR-1299、miR-4455、miR-3148和miR-4460等;总共137个miRNA在风湿性心脏病患者中显著下调,包括miR-4423-3p、miR-744-5p、miR-466a-5p和miR-208b等。此外,实时荧光定量聚合酶链式反应(quantitative real-time polymerase chain reaction)证实miR-1183和miR-1299在风湿性心脏病患者瓣膜组织和血浆中均表达上调,这与miRNA微阵列分析结果一致,提示miR-1183和miR-1299参与了风湿性心脏病的具体发病过程。Hai等通过对比miR-101、miR-27b和miR-199a等在风湿性心脏病和健康人群心脏组织中的表达差异,发现miR-101在风湿性心脏病患者中表达下调,通过靶基因验证、免疫印迹法(Western blott,WB)和酶联免疫吸附测定(enzyme linked immunosorbent assay,ELISA)证实,miR-101通过靶向作用于Toll样受体2(toll-like receptor 2,TLR2)调节血清中的TNF-α、IL-1b和IL-6浓度,从而参与风湿性心脏病的发病过程。同时,Li等对中国汉族人群风湿性心脏病患者和健康人群中TLR2的3'非翻译区全长826bp进行了扫描,发现rs35514500的罕见等位基因G与风湿性心脏病高度相关,并进一步通过双荧光素酶检测结果表明,这种T>G变异削弱了miR-340和3'-UTR之间的相互作用。Lu等通过对1名健康人及4名风湿性心脏病患者血清miRNA测序分析发现,超过200个miRNA在风湿性心脏病患者血清中是低表达的(差异倍数大于2倍),超过20个miRNA在风湿性心脏病患者血清中是过表达的(差异倍数大于2倍),其中hsa-miR-205-3p和hsa-miR-3909分别通过调控其靶基因,使得细胞因子IL-1β和IL-1R1在心脏瓣膜组织中表达上调,提示慢性炎症参与了风湿性心脏病瓣膜组织纤维化、钙化的过程。

第五节 心 肌 病

心肌病(cardiomyopathy)一般指原发性心肌病,即原因不明的心肌原发性异常。随着分子生物学方法在疾病病因等方面研究的广泛应用,一些原因不明的心肌病与特异性基因异常的关系已被确定。因此,以病因不明而分类的原发性心肌病出现概念和实际上的混乱。美国心脏协会(American Heart Association,AHA)将心肌病定义为"心肌病是一组由一系列病因(遗传因素多见)引起的,以心肌机械和/或心电异常为表现的心肌异质性疾病,可伴心肌不适当肥厚或心腔扩张,心肌病可局限于心脏,亦可为全身性疾病的一部分,常导致进行性心力衰竭或心血管死亡"。与世界卫生组织(World Health Organization,WHO)定义比较,AHA定义不仅包括了心肌的机械功能障碍,还包括了原发性心电功能疾患即心脏离子通道病(cardiac ion channelopathies),将心肌病的内涵延伸至分子层面。

一、心肌病基本分类

根据主要器官的受累情况,AHA将心肌病分为原发性和继发性两大类,前者病变仅局限于心肌,相对数量较少;后者为全身性疾病的一部分,其心肌受累的频度和程度相差极大。原发性或继发性心肌病有时难以区分,需依靠临床和相关检查。原发性心肌病又分为遗传性、混合性(遗传和非遗传)和获得性3个亚类。遗传性心肌病包括肥厚性心肌病、致心律失常性右室心肌病(arrhythmogenic right ventricular cardiomyopathy,ARVC)、左心室致密化不全、原发性心肌糖原累积病、传导障碍、线粒体肌病和离子通道病,离子通道病包括遗传性长QT间期综合征、Brugada综合征(Brugada syndrome,BrS)、短QT综合征、儿茶酚胺敏感性多形性室性心动过速(catecholaminergic polymorphic ventricular tachycardia,CPVT)及所谓的特发性心室颤动等;混合性心肌病包括扩张型心肌病、原发性限制型心肌病;获得性心肌病包括心肌炎(炎症性心肌病)、应激性心肌病(Tako-tsubo 综合征或 Tako-Tsubo 心肌病)、围产期心肌病、酒精性心肌病及心动过速性心肌病等。

肥厚性心肌病(hypertrophic cardiomyopathy,HCM)因其具有明显的家族聚集性和较高的病死率等特点而受到重视。本节主要就肥厚性心肌病尤其是家族性肥厚性心肌病(familial hypertrophic cardiomyopathy,FHCM)的发病机制和致病基因进行阐述。

二、HCM 的发病机制

HCM 的发生与编码心肌肌小节蛋白基因的突变有关。迄今所发现的 9 个 FHCM 致病基因全是编码肌小节蛋白的基因,故可将肥厚性心肌病称为"肌小节病"。所以,从分子水平阐明肌小节基因突变引起心肌肥厚的信号转导过程是肥厚性心肌病发病机制研究的重要内容。

肌小节蛋白的编码基因发生突变,产生"变异蛋白"和"截短蛋白",这些功能异常的蛋白分子可使肌小节的收缩功能受到影响。目前认为,引起心肌肥厚的信号转导过程大致如下:心肌为代偿其收缩能力的不足,细胞内钙离子浓度明显增加。一方面可提高肌小节的收缩能力;另一方面作为第二信使的钙离子可激活钙调蛋白和钙调磷酸酶等钙结合蛋白,后者促使活性 T 淋巴细胞核因子转入细胞核内,并介导一系列心肌胎儿型基因的异常表达,致使细胞内蛋白质合成增多,心肌细胞肥大。这一信号转导途径在转基因鼠的实验模型中得到证实。另外,G 蛋白介导的 ras 基因的异常表达也可能参与肌小节基因突变引起心肌肥厚的信号转导过程。

(一) HCM 的遗传异质性

HCM 是第一个被定性为基因缺陷的原发性心肌疾病,这一重要突破发生于 1989 年。Jericho 等报道了一患有 HCM 的法国高加索裔家族,其第 14 号染色体部分基因发生变异。用位于该染色体长臂的抗原肽-主要组织相容性复合物(peptide-major histocompatibility complex,pMHC)为标记,进一步的分析表明,β 肌球蛋白重链(β-myosin heavy chain,β-MHC)为 HCM 的候选基因。接着,Hetman-cikl1 和 epstein121 两个研究组证明了 β-MHC 是引起 HCM 的主要基因。但仍有许多家族与该基因没有连锁关系,显示了 HCM 的遗传异质性。不久,即明确了只有不足半数的 HCM 家族与 β-MHC 有关,其余的家族一定与另一些基因有关。那时的遗传连锁分析用的是限制性片段长度多态性(restriction fragment length polymorphism,RFLP)方法,效率很低。近些年遗传连锁分析用了新的遗传标记——短串联重复序列(short tandem repeat,STR),极大方便了寻找新 HCM 基因位点,其确切基因尚在鉴定中。另有一些家族不与上述任何一个位点相关联,表明还有其他引起 HCM 的基因位点存在。鉴定导致 HCM 的所有基因将有助于明了 HCM 的分子基础。该病的遗传异质性提示,因心肌肥厚不是原发病变,而是心肌对其结构或功能蛋白改变的反应,心肌对环境刺激或结构的反应只能依赖于肥厚和/或扩张,所以任何心肌收缩蛋白或结构蛋白的基因突变都有可能导致肥厚性或扩张型心肌病。

(二) HCM 的致病基因

已发现 9 个能引起家族性肥厚性心肌病的致病基因及 100 多种类型的基因突变。

1. **MYH7 基因**　该基因编码 β-MHC,是最早发现的 FHCM 致病基因。位于染色体 14q11.2-q12 处,约 23kb,有 40 个外显子,编码 1 935 个氨基酸。目前,在 MYH7 上已发现近 50 个突变,包括 46 个错义突变和 3 个缺失突变。

2. **MYL2 基因**　该基因编码肌球蛋白调节轻链,位于染色体 12q23-q24.3 处,约 12kb,有 7 个外显子,编码 166 个氨基酸。现认为 MYL2 上存在一个结合镁离子的功能域,对心肌细胞正常结构和功能的维持有重要意义。在 MYL2 上发现 5 个错义突变,其中 A13T 和 E22K 可引起心室中部肥厚,而另外 3 个突变 F18L、R58Q 和 P95A 则表现为典型的室间隔肥厚。

3. **MYL3 基因**　该基因编码肌球蛋白必需轻链,位于染色体 3p21.2-21.3 处,由 7 个外显子组成,编码 195 个氨基酸。其上有 6 个功能位点,包括 1 个和肌动蛋白结合的位点及 4 个与钙离子结合的螺旋状区域。现已在 MYL3 的第 4 个外显子上发现 M149V 和 R154H 2 个错义突变。

4. **_MYBPC3_ 基因**　该基因编码肌球蛋白结合蛋白 C,位于染色体 11p11.2 处,约 21kb,有 35 个外显子,编码 1 173 个氨基酸。肌球蛋白结合蛋白 C 是细胞内免疫球蛋白超家族成员,具有结构蛋白和调节蛋白的双重功能,有 10 个功能区,可与肌球蛋白和巨丝蛋白结合。_MYBPC3_ 突变的特点是,错义突变只占少数,多数为缺失、插入和重复突变,这些突变很容易改变或全部丢失蛋白质的末端,产生“截短蛋白”,造成肌小节结构和功能损害。目前,已知的 _MYBPC3_ 突变有 27 个,其中 7 个错义突变,另外 20 个为可产生“截短蛋白”的非错义突变。

5. **_TPM1_ 基因**　该基因编码 α 原肌球蛋白,位于染色体 15q22 处,有 14 个外显子,编码 284 个氨基酸的肽链。α 螺旋状的肽链首尾相连形成原肌球蛋白。现已知的 _TPM1_ 突变有 4 个,均为错义突变。

6. **_TNNT2_ 基因**　该基因编码肌钙蛋白结合原肌球蛋白亚单位,位于染色体 1q32 处,约 17kb,有 17 个外显子。已发现 11 个突变,10 个为错义突变,1 个缺失突变。

7. **_TNNI3_ 基因**　该基因编码肌钙蛋白抑制亚单位,位于染色体 19p13.2-q13.2 处,约 6.2kb,有 8 个外显子,编码 210 个氨基酸。现有 6 个突变已被证实。

8. **_ACTC_ 基因**　该基因编码 α-SMA,位于染色体 7p3 处,有 6 个外显子。迄今发现 3 个错义突变可引起家族性肥厚性心肌病,另 2 个突变则导致特发性扩张型心肌病。_ACTC_ 基因是迄今发现的唯一能引起两种心肌病的基因。

9. **_titin_ 基因**　该基因编码巨丝蛋白,位于染色体 2q31 处,其基因结构尚未完全阐明。巨丝蛋白由约 27 000 个氨基酸组成,属大分子肌小节骨架蛋白,连接于 Z 盘和 M 线之间,对维持肌小节的张力和弹性有重要作用。现已证实编码巨丝蛋白 N 端 942 个氨基酸的基因片段由 17 个外显子组成。该基因是最新发现的 FHCM 致病基因。

上述各种致病基因与基因表型之间的关系较复杂。首先,不同基因突变所致 FHCM 的严重程度及预后明显不同。如 _MYH7_ 基因恶性突变的家系成员室间隔均重度肥厚并梗阻,45 岁以前 50% 发生猝死;而 _MYH7_ 基因良性突变的病例心肌肥厚及梗阻程度明显减轻,且猝死发生率低,对生存期无明显影响。_TNNT2_ 基因突变的病例有很高的猝死率,而 _MYBPC3_、_TPM1_ 及 _ACTC_ 基因突变的家系成员猝死发生率均较低。其次,某些突变可表现为不典型部位的肥厚,如 _MYL3_ 和 _MYL2_ 基因突变的家系成员常表现为乳头肌及心室中部肥厚,严重者心室收缩时呈两个腔。而 _TNNI3_ 基因突变常表现为心尖肥厚。最后,不同致病基因其外显率和发病年龄不同,临床上会造成某些病例的诊断困难。

对肥厚性心肌病发病机制的研究主要集中在家族性肥厚性心肌病。一般认为,约 50% 的肥厚性心肌病的发病为遗传所致,50% 为散发。而近年在许多散发的肥厚性心肌病亦发现了相关基因的突变,说明散发患者的发病亦存在遗传学基础,其机制尚需要进一步地探讨。

随着分子生物学研究方法的应用,对心肌病的病因与发病机制的认识将逐步深入,对可疑人群致病基因的筛选和针对致心肌肥厚信号途径的靶向治疗将成为可能。

第六节　心脏重编程

全球心血管疾病死亡率占总死亡率的 31.5%,尽管近年来心脏药物治疗、同步化治疗取得了巨大进步,但这些疗法在治疗重症心力衰竭时仍具有一定局限性。由于成体心肌细胞的再生能力有限,心脏移植成为终末期心力衰竭患者的最终解决方案。但是,供体器官不足往往导致大多数患者难以受益。外源性细胞疗法可为广大患者提供更多的选择。目前,心脏再生领域主流的细胞疗法有:①自体成体干细胞的移植;②移植胚胎干细胞(embryonic stem cells, ESCs) 或诱导多能干细胞(induced pluripotent stem cells, iPSCs) 衍生的心肌细胞;③激活内源性祖细胞;④成体心肌细胞周期重入;⑤心肌重编程/非心肌细胞重编程。前两种疗法移植的细胞生存能力有限,移植的干/祖细胞分泌的信号分子产生的心肌细胞数量不足以产生治疗效应,且移植胚胎干细胞可能面临伦理上的问题。第 3、4 种方法尽管可以产生数量可观的新生心肌细胞,但同时也会增加肿瘤发生的概率。相较于前 4 种细胞疗法,心肌重编程具有一定的优势。心肌重编程技术可以使成纤维细胞在体内外直接转化为功能性心肌细胞或诱导成心血管祖细胞(心血管祖细胞又可以进一步分化为内皮细胞,心肌细胞,平滑肌细胞),能够在减少瘢痕组织的同时又产生心肌细胞,因此,有助于预防或减轻心脏病理性重塑并重建损伤的心脏组织。

一、心脏发生的遗传调控机制

心脏是胚胎发育过程中首先发育的器官之一。在原肠胚期间,Mesp1⁺细胞从原条游出形成侧中胚层,然后生成由第一心脏领域(first heart field,FHF)(标志分子 Nkx2-5、Tbx5)和第二心脏领域(second heart field,SHF)(标志分子 Isl1)组成的心脏新月。在晚期心管和心腔形成过程中,第一心脏领域的细胞参与左心室和小部分心房的组成,第二心脏领域的细胞则参与右心室、心室流出道和大部分心房的形成。此外,来自前心膜外膜器官和心脏神经嵴的细胞也有助于心脏形成。心脏发生过程中的细胞谱系增殖分化受一套独特的转录和表观遗传网络调控。

原肠胚期之后,第一心脏领域的特异性转录因子 Nkx2-5 在 Mesp1⁺的中胚层细胞中开始表达,心脏发生过程开始启动。之后,Gata4 开始在心脏新月表达,并且在胚胎发育的 7.5 周左右与 Nkx2-5 同步启动Mef2c 表达,其他心脏特异性转录因子和表观遗传因子,包括 Tbx5 和 Baf60c,也开始表达。心脏的发生依赖于这些因子的协同作用。组蛋白脱乙酰酶与 Hopx 会改变 Gata4 功能,使其功能从促进细胞增殖转变成诱导分化。

Tbx5 和 Mef2c 之间的相互作用对心脏的早期发育至关重要,两者协同作用可促进心肌 α 肌球蛋白重链(α-myosin heavy chain,αMHC)的表达。染色质重塑因子 Baf60c 可调节 Brg1 与转录因子如 Tbx5、Nkx2-5和 Gata4 的相互作用。这些转录因子和表观遗传因子是心脏基因精确调控的关键,在早期心脏发生过程中发挥着重要的作用。心脏发生发展也受到信号分子在时间和空间上的严格调控,不同信号通路调节心脏发育的不同阶段。例如,Wnt/β-catenin 通路对心脏祖细胞的增殖很重要;FGF 对于心肌细胞的增殖有着重要调控作用;抑制 Wnt 信号通路能极大地增强分化能力等。

二、心脏的病理性重塑

梗死心脏会经历病理性重塑:坏死的心肌被非心肌细胞所替代,心脏成纤维细胞分泌的细胞外基质中的胶原过度积聚。在正常健康心脏中,心脏成纤维细胞处于静止期,在维护心脏结构和电生理功能中起着至关重要的作用。然而在心肌梗死后,静止的成纤维细胞被激活后可分泌各种促炎因子,并迅速重新进入细胞周期。在大量增殖之后,心脏成纤维细胞分化为可收缩的肌成纤维细胞。心肌梗死后一周内可见α-SMA 的表达。在重塑末期,肌成纤维细胞退出细胞周期,并通过分泌大量细胞外基质给受损心脏提供了强力机械支撑。在大多数组织中,肌成纤维细胞在瘢痕完全成熟和愈合过程末期发生凋亡。然而,在心脏中大量静止的肌成纤维细胞持续存在。在成熟瘢痕形成后的很长时间(如心肌梗死 60d 之后)仍会提供机械支持和保护,且心脏不会受到进一步损害。Fu 等发现了一种可表达软骨蛋白(Chondroadherin,CHAD)和软骨低聚合基质蛋白质(Cartilage Oligomeric Matrix Protein,COMP)等新标记物的细胞,称为基质纤维细胞。这种细胞是从肌成纤维细胞进一步分化而来,且持续存在于慢性心肌瘢痕中。对这种细胞的族谱追踪研究加深了我们对梗死心脏病理重塑的理解。简而言之,静止心脏成纤维细胞在损伤后被激活,并在2~4 天内达到最大增殖率。心肌梗死后 3~7 天,肌成纤维细胞增殖分化并表达 α-SMA。心肌梗死后第 10天,肌成纤维细胞逐渐失去增殖能力和 α-SMA 的表达,在 60 天内分化成基质纤维细胞,最终形成成熟的瘢痕。然而,基质纤维细胞在心脏重塑和再生中的作用尚不清楚。

三、心脏重编程转录因子的研究

2010 年 Ieda 等从 αMHC-GFP 转基因小鼠身上分离出心肌成纤维细胞,在体外培养时发现 Gata4、Mef2c 和 Tbx5 三种转录因子形成的复合物 GMT 可以直接将心肌成纤维细胞诱导为诱导性心肌样细胞(induced cardiomyocytes,iCMs),该细胞可表达一组心肌细胞相关基因,包括 MYH6(αMHC)、ACTC1、ACTN2 和 NPPA,并组装成肌节结构。重编程诱导后两周,许多 iCMs 中可观察到自发钙振荡/瞬变,但动作电位和细胞收缩仅在极少数重编程细胞群(0.01%~0.1%)中产生。诱导过程中无需经历诱导细胞去分化、再分化阶段,Isl1-Cre/R26R-YFP 和 Mesp1-Cre/R26R-YFP 转基因小鼠实验表明,心脏祖细胞的标记物 Isl1 和 Mesp1 并未在重编程过程中表达。GMT 转录因子的排布对重编程效率有一定影响,Wang 等人研究了单个多顺反子载体中 GMT 三种转录因子的不同排布,发现 MGT 的多顺反子载体 Mef2c 的表达水平高于 Gata4 和 Tbx5,可以提高体外重编程的 iCMs 的效率和质量。但是在体内实验中,MGT 只会增加体内重编程的 iCMs 的数量,而不会增加其质量。进一步的研究对心脏重编程因子的组合进行了优化,他们对 αMHC-GFP 成年小鼠的尾尖成纤维细胞和心脏成纤维细胞进行重编程,发现添加 Hand2 的 GMT(GHMT)可以使尾尖成纤维细胞和心脏成纤维细胞产生更多的 αMHC-GFP/心肌肌钙蛋白(cTnT)双阳性 iCMs。Christoforou 等人进一步证明,添加 Myocd、SRF、Mesp1 和 Smarcd3 的 GMT 几乎将 cTnT mRNA 表达量提高了五倍。随后,Addis 等人借助 cTnT 启动子驱动的遗传编码的钙指示剂 GCaMP,发现 Nkx2-5 可以显著提高 GHMT 重编程的效率并产生自发性钙振荡和跳动功能更强的 iCMs。Hiroyuki Hirai 等人将 MyoD 结构域与 Mef2c 融合后再与三个野生型基因(Gata4、Hand2 和 Tbx5)结合在一起,发现也可以提高重编程效率。Protze 等人则对多种转录因子组合的重编程效率进行评估,他们发现与 GMT 相比,Mef2c、Tbx5 和 Myocd 的组合可以更广泛地激活心脏基因表达。Miyamoto 等人在重编程中利用仙台病毒(Sendai virus,SeV),开发了非整合的多顺反子 GMT 载体系统(SeV-GMT),在体外以更高的效率成功将心脏成纤维细胞重编程为 iCMs。体内实验也证明 SeV-GMT 使心脏功能恢复得更好,SeV-GMT 减小的瘢痕面积是逆转录病毒 GMT 的 3.5 倍。

四、miRNA 在心脏重编程中的作用

除了转录因子,miRNA 也参与心脏细胞重编程。既往研究发现 MiR-1,miR-133 和 miR-208 在心脏发育中发挥关键作用,而 miR-499 与同工型肌球蛋白间的转换有关,因此,Jayawardena 等人从 miRNA 角度出发研究诱导 iCMs 的相关因子,发现肌肉特异性 miRNA(miR-1、-133、-208 和499)的组合单独将新生和成年小鼠心脏成纤维细胞重编程为 iCMs。为了探索 miRNA 对转录因子介导的重编程的影响,Muraoka 等人将 miR-133a 添加到 GMT(GMT/miR-133a)时,发现 miR-133 通过抑制上皮-间质转化的 Snai1,可提高 iCMs 的产量并缩短诱导时间。Hand2 和 miR-1 可提高 7F 重编程的 iCMs 质量,表现为更多的激活心肌细胞相关基因和沉默成纤维细胞基因,然而 iCMs 的产量没有提高。

五、心脏重编程的信号通路

已经发现多条信号通路参与并直接调节 iCMs 重编程。TGF-β 信号通路是重编程过程中涉及的重要通路之一。Ifkovits 等人的研究表明 SB432542 通过抑制 TGF-β 通路可以将 Hand2,Nkx2.5,Gata4,Mef2c,and Tbx5(HNGMT)介导的胚胎和成体成纤维细胞重编程效率提高五倍。此外,Zhao 等发现用小分子抑制 RhoA-ROCK 或 TGF-β 通路能促进纤维化信号传导,使添加了 miR-1,miR-133 的 GHMT(GHMT2m)小鼠胚胎成体成纤维细胞转化为心肌细胞的效率提高到 60%。

抑制 Notch 信号转导可增强 Mef2c 与心脏结构基因启动子区域的结合从而提高的心脏重编程效率。其他研究也表明抑制 Notch 信号通路有利于心脏重编程,且抑制 Notch 信号通路同时激活 Akt1 会进一步提高重编程效率。Wnt 抑制剂和 TGF-β 抑制剂的组合可显著提高 GMT 重新编程效率并加快 iCMs 的转换。通过激活 IGF-Ⅰ/PI3K/Akt1 信号通路调控下游介质 mTORC1 和 Foxo3a,增强了 GHMT 介导的重编程效果。在含有 FGF2,FGF10 和 VEGF 的无血清培养基中可见 p38 MAPK 和 PI3K/Akt 途径的激活,加快了重编程 iCMs 转换为成熟有功能的 iCMs。

抑制炎症信号已可增强直接心脏重编程。例如,锌指蛋白 281(zinc finger protein 281,ZNF281)通过抑制成体小鼠尾尖成纤维细胞部分炎症标志物来增强心脏的重编程效果。最近,抑制小鼠胚胎成纤维细胞或胚胎心脏成纤维细胞的 C-C 趋化因子信号传导可增强心脏重编程效率,强调了抑制免疫应答对 iCMs 重编程进程影响的重要性。抑制环氧合酶-2 阻断了炎症免疫信号通路,从而大大改善了新生和成年小鼠成纤维细胞中重编程的 iCMs 的产量和质量,但在小鼠胚胎成纤维细胞中并未观察到上述现象。

JAK 抑制剂改善了重编程 miRNA 组合的功能。有研究人员开发了一种名为细胞激活和信号导向谱

系转化(cell activation and signaling-directed, CASD)的方法,将小鼠成纤维细胞转化为心肌细胞。即通过瞬时表达多能性因子 OSKM(Oct4,Sox2,KLF4 和 c-Myc),然后是谱系特异信号小分子 JAK 抑制剂建立 OSKM 诱导的心脏转归模型。2014 年他们改进了 CASD 方法,仅使用 Oct4 和小分子化合物 CHIR99021 (Wnt 激活剂),SB431542(TGF-β 抑制剂),parnate 和 forskolin(四种化合物合称 SCPF)就能实现小鼠成年和胚胎成纤维细胞重新编程为能够自发收缩的 iCMs。

六、心脏重编程的表观遗传学修饰

基因的表观遗传调控对细胞谱系的转换至关重要。Baf60c 能促进 Gata4 和 Tbx5 与心脏基因座上的 DNA 结合以启动异位心脏基因表达。Takeuchi 和 Bruneau 通过转染 Baf60c、Gata4 和 Tbx5 将鼠胚胎中胚层诱导为可跳动的心肌细胞,Baf60c 是心脏特异性染色质重塑复合物的亚基,揭示染色质重塑在转分化过程中起着重要的作用。重编程涉及一系列的染色质重塑,将体细胞直接重编程为其他类型的细胞,需要删改原有细胞的表观遗传学标志。组蛋白乙酰化是表观遗传学调控的一种方式。多项研究表明,抑制组蛋白去乙酰化酶上调心脏转录因子的表达,利于心脏重编程。

心脏重编程涉及广泛的表观遗传学改变。Zhao 等在 GHMT 重编程一周后对 H3K4me2(转录活性基因启动子和增强子的标志物)进行免疫沉淀测序,发现 47% 的 H3K4me2 峰与原代心肌细胞的峰一致。Liu 等人则证明了 GMT 早期重编程过程中,H3K27me3(一种抑制性表观遗传标记)耗竭而激活组蛋白修饰的 H3K4me3 富集,随后,心脏相关 mRNA 的快速增加,在之后成纤维细胞 mRNA 表达下降。Dal-Pra 等人认为 H3K27 去甲基化在诱导心脏基因的表达过程中必不可少,他们使用 miR-1、miR-133、miR-208 和 miR-499 的 miRNA 混合物改变了 H3K27 甲基转移酶和去甲基化酶表达,H3K27 甲基转移酶 EZH2 表达减少 50%,H3K27 去甲基化酶 KDM6B 和 KDM6A 的表达分别增加了 40% 和 50%。随后他们用药物抑制 H3K27 甲基转移酶或多梳抑制复合物 2,发现可以增加心脏基因和蛋白质表达,反过来,敲减 H3K27 去甲基化酶则抑制心脏标记物表达。这些发现证明 H3K27 去甲基化利于直接心脏重编程。Liu 等人则是筛选出了影响重编程的 H3K4 甲基转移酶 MLL1,抑制 MLL1 可防止 MGT 介导的脂肪细胞基因上调。脂肪细胞相关基因 Ebf1 是 MLL1 的关键靶标,抑制 MLL1 可使 Ebf1 表达减少,从而抑制脂肪细胞谱系转换。

表观遗传调控的时机对于心脏直接重编程是否成功具有重要影响。心脏重编程第 3 天,H3K4me3(一种激活转录的因子)开始增加,而心脏基因启动子区域的 H3K27me3(一种转录抑制因子)减少,重编程的第 1~4 天是 H3K27me3 发挥作用的最佳时间,而 H3K9me2(另一种转录抑制因子)则是在第 3~7 天发挥最大效果。用两种组蛋白甲基转移酶 EZH2 和 G9a 的抑制剂分别催化 H3K27me2/3 和 H3K9me1/2 均可以提高重编程效率。并且为了达到最大重编程效率,抑制过程需要分步进行,即先抑制 EZH2 再抑制 G9a。

Bmi1 可与心脏基因座结合从而抑制心脏基因的表达。重编程早期抑制 Bmi1,可增强心脏基因表达,而在晚期抑制 Bmi1 对重编程没有影响。抑制 Bmi1 可以激活 Gata4 的表达,并减少了对外源性 Gata4 的需要。转录调节因子 ZNF281 与 Gata4 增强子通过协同作用激活多种心脏基因以促进 GHMT 和 Akt1 介导的成年小鼠成纤维细胞心脏重编程。最近发现,Mef2 通过募集 Gata4 和 Tbx5 因子到 Mef2 结合位点来修饰染色质。另一方面,异位 Gata4 在其他靶基因位点呈现低水平富集,并与先导因子 Foxa2 共表达可增加基因组位点的富集。

七、心脏重编程的细胞周期调控

受损心脏中的成纤维细胞会快速重新进入细胞周期,细胞周期涉及染色质表观遗传修饰,包括基因组 DNA 甲基化和组蛋白修饰;因此了解直接心脏重编程期间细胞周期调节机制很重要。延时成像直接显示,含有 GMT 病毒感染后的第 2~4 天,将近 40% 来自小鼠胚胎成纤维细胞重编程的 αMHC-GFP$^+$iCMs 在重编程细胞周期的早期仍然活跃,但随着进展,αMHC-GFP$^+$iCMs 逐渐退出重编程细胞周期。有趣的是,延时成像显示 iCMs 重编程主要是在 G$_1$ 晚期或 S 阶段开始的,这表明细胞周期的特定阶段可能为重编程诱导提供更理想的表观遗传状态。人类包皮成纤维细胞中 Foxa2 的耗尽导致处于 S 期而非 G$_1$ 阻滞期的细胞中 Foxa2 的靶基因去甲基化减少。这表明 S 期染色体的结构松动,有利于协助转录因子结合靶基因。

退出细胞周期对重编程的 iCMs 成熟至关重要,而赋予心脏成纤维细胞增殖能力的大 T 抗原过表达会抑制重编程诱导。最近,对人类心脏成纤维细胞重编程的 iCMs 单细胞分析结果同样验证了细胞周期退出对心肌细胞成熟的重要性。综上所述,细胞周期退出是哺乳动物心脏成熟发育的必要过程。

八、细胞外基质的修饰

细胞外基质(extracellular ma-trix,ECM)对心肌细胞的功能有重要影响。合适的细胞外基质硬度有利于形成良好的肌节结构,有利于人 iPSCs 衍生的心肌细胞的功能成熟,同时,在心脏重编程中也发挥重要作用。尽管基质的硬度不能提高重编程心肌细胞的产量,但通过巨核细胞白血病因子 1(megakaryoblastic leukemia 1,MKL1,也称为机械敏感的转录因子)表达增加,进而上调心脏相关基因表达,从而提升重编程心肌细胞质量。Li 等人将重编程的成纤维细胞封装在三维水凝胶中植入机体,发现这种三维结构增加了基质金属蛋白酶的表达,并且提高了直接心脏重编程的产量和质量。这些发现证明了适当的细胞外基质对于重编程的重要性。然而这些研究只能部分模拟瘢痕的体内环境,在梗死后的不同时间点沉积的胶原蛋白数量有所不同,因此实际的瘢痕会呈现出的硬度不同,这可能会影响重编程质量。因此心肌梗死后的某一个时间窗可能会出现最佳的硬度环境以使体内重编程效率最大化。事实上,梗死的心肌在一个月内硬度逐渐增加,第 7~14 天心肌再生达到最高水平,这为移植的骨髓单核细胞移植转换为内皮细胞祖细胞谱系提供了最佳硬度。因此,未来重编程研究应更加关注细胞中的机械微环境。

九、心脏的非基因组整合重编程方法

逆转录病毒/慢病毒整合入宿主细胞的基因组可能会出现随机突变,出于安全考虑,非基因组整合方法应运而生。由 CHIR99021、RepSox、forskolin、VPA、parnate 和 TTNPB 组成的化学复合物(CRFVPT)可成功地将小鼠胚胎成纤维细胞和尾尖成纤维细胞转变为化学诱导的心肌样细胞(Chemically induced cardio-myocyte-like cells,CiCMs)。CRFVPT 诱导 CiCMs 需经过心脏祖细胞阶段,在重编程的早期阶段,*Sca-1*、*WT1*、*Flk-1*、*ABCG2* 和 *Mesp* 表达上调,但该诱导过程不会进入多能干细胞阶段。动物实验表明,CRFVPT 诱导的重编程减少了梗死心脏中纤维化瘢痕组织的形成,并改善了心脏的功能。CHIR99021、A83-01、BIX01294、AS8351、SC1、Y27632、OAC2、SU16F 和 JNJ10198409 九种化合物可使人类包皮成纤维细胞重编程为 CiCMs。人 CiCMs 要经历一个祖细胞阶段再最终转化为功能性 iCMs,这表明 CiCMs 重编程机制与基因介导的心脏重编程不同。

Chang 等人利用阳离子金纳米颗粒(gold nanoparticles,AuNPs)将 GMT 转录因子传递到小鼠胚胎成纤维细胞中。AuNPs 使无整合转染的重编程因子不具有细胞毒性。与常规 GMT 相比,AuNP-GMT 可以更有效地将成纤维细胞重编程为 iCMs。此外,在小鼠模型中体内递送 AuNP-GMT 可改善心脏功能,在心梗后两周,瘢痕面积和纤维化区域明显减小。除了基因疗法,所有这些研究都是运用非基因整合的方法,这有助于将直接心脏重编程转化为更高效且安全的疗法并在未来应用于临床。

十、多能祖细胞重编程

除了心肌细胞外,受损部位还需要其他细胞类型如内皮细胞和平滑肌细胞以实现完全的心脏组织再生。诱导心血管祖细胞(induced cardiovascular progenitor cells,iCPCs)因能在体外和体内分化为三种心血管谱系:内皮细胞、平滑肌细胞、心肌细胞,也可以作为重编程的一种可靠细胞来源。

Islas 等人在 2012 年发现慢病毒介导转录因子 Ets-2 过表达一周后,可将正常人真皮成纤维细胞转化为具有内皮祖细胞和心脏祖细胞特征的细胞,该细胞增殖能力强,Flk-1[+],PECAM-1[+]。此外,Mesp1 的表达激活了 Flk-1 和 PECAM-1 的出现,但成纤维细胞的形态没有明显改变,这表明 Ets-2 或 Mesp1 可以诱导心血管基因在人成纤维细胞中表达。Flk-1[+]、PECAM-1[+] 和 Nkx2-5[+] 的细胞是具有分化为心肌细胞、内皮细胞和平滑肌细胞潜能的心血管祖细胞,但在最终心脏发生过程中不能转换为特定谱系。但他们发现 Ets-2 和 Mesp1 共表达持续 4d 后加用活化素 A 和 BMP2 可以显著增加中胚层信号分子及成纤维细胞中心脏特定基因的表达,并将成纤维细胞直接重编程为心肌祖细胞或未成熟的心肌细胞。2015 年,Li 等人的研究表

明 GHMT 与生长因子(BMP4、活化素 A 和 bFGF)结合可快速高效地将人类皮肤成纤维细胞重编程为具有分化为三种心血管谱系潜力的 iCPCs。而且将这些细胞移植到大鼠梗死心脏,能够改善其心脏功能。在 2016 年,Lalit 等人证明,与 Wnt 和 JAK/STAT 通路相关的 5 种因子 Mesp1、Tbx5、Gata4、Nkx2-5 和 Baf60c 足以重编程成年小鼠心脏成纤维细胞,使其转化为能稳定增殖且 Flk-1、PDGFRa 和 Isl1 表达阳性的 iCPCs。这些 iCPCs 在体内外可分化为心肌细胞、内皮细胞和平滑肌细胞。有趣的是,将其注入发育中小鼠胚胎的心脏,这些 iCPCs 能整合到心管中并分化为心肌细胞,注入心梗后小鼠的心脏也能分化为功能性心肌细胞。iCPCs 通过分化为平滑肌细胞和内皮细胞从而有助于在瘢痕组织形成脉管系统。

心球(cardiospheres,CS)是在非黏附性基质中培养的心脏外植体细胞簇。它们包含原始的增殖细胞核心,以及间充质/基质细胞和表达心肌细胞蛋白和连接蛋白 43 的分化细胞的外层,是潜在的心脏祖细胞,对梗死心脏的再生有效。Xu 等人使用 CASD 方法将小鼠和人成纤维细胞重编程为诱导性心球(induced cardiospheres,iCS)。将 iCS 植入小鼠心肌梗死区,4 周后可改善小鼠左心室射血分数,减少梗死面积,增加前室壁/室间隔厚度,使毛细血管密度与内源性 CS 相似。这一发现表明,iCS 具有治疗作用,并且可以改善心梗后的心功能。Panciera 等人证明了 Hippo 信号通路下游主要效应分子 Yes 相关蛋白(Yes-associated protein,YAP)及具有 PDZ 结合域的转录共激活因子(transcriptional coactivator with PDZ-binding motif,TAZ)的瞬时表达使一些已分化的小鼠细胞类型转化为组织特异性干/祖细胞。有趣的是,每种已分化的细胞类型会根据其组织来源转化为相应的干/祖细胞。这提示 YAP/TAZ 是通用的重编程因子,且能够将分化的细胞类型转化为相应的组织特异性祖细胞。

十一、体内重编程的研究现状

与体外重编程相比,体内重编程在 iCMs 的产量和质量上,以及改善心功能方面更具有优越性,这表明急性心肌梗死后心脏的环境似乎克服了更多的细胞层面和表观遗传的障碍。心肌损伤时,成纤维细胞以及其他非心肌细胞,例如巨噬细胞,被激活以重塑梗死的心脏组织。梗死区域和梗死周围区域的各类型细胞间的相互作用在心脏重编程中发挥重要作用。例如,心脏常驻的间充质干细胞分泌保护心脏使其不受损害的分子,因此,分泌因子可能提高直接心脏重编程的效率,同时重编程因子也可能分泌更多的心脏保护性和再生性因子,从而对心脏间充质干细胞具有积极作用。此外,心脏中的细胞外基质可提供合适的硬度和微环境,对于 iCMs 的诱导和成熟很重要。iCMs 与邻近的肌细胞/非肌细胞/ECM 之间的直接机械相互作用、电子相互作用和内源性分泌因子相互作用共同影响重编程效率。但具体机制需要进行更深入的研究。

十二、直接心脏重编程的前景

尽管取得了巨大进步,但直接进行心脏重编程仍是一项不成熟的技术。值得注意的是,目前所有关于体内重编程的研究都是针对急性心肌梗死模型。因此,那些刚激活的心脏成纤维细胞是不同重编程方法所靶向的主要细胞。但是,大多数活化的成纤维细胞已分化为 α-SMA 阳性的肌成纤维细胞然后进一步成为慢性瘢痕中 α-SMA⁻ 的基质纤维细胞。目前,尚未确定这些分化的成纤维细胞/基质纤维细胞是否可在体内外重编程。由于目前没有有效治疗慢性心脏瘢痕的方法,因此开发一种可将肌成纤维细胞/基质纤维细胞重编程为 iCMs 的方法,有助于将慢性心脏瘢痕转化为功能性心肌组织。如前所述,梗死区域瘢痕的硬度不一,梗死的面积大小不同,这可能是今后在慢性瘢痕重编程为 iCMs 的研究领域里亟待解决的问题。

将人成纤维细胞转化为功能性 iCMs 仍然非常具有挑战性。首先,高质量人心脏成纤维细胞的来源非常有限,而这是决定直接心脏重编程是否成功的重要因素。其次,与小鼠心脏重编程相比,人 iCMs 重编程需要更多的重编程因子并且需要更长的时间。再次,人 iCMs 的转化率很低。Zhou 等人的最新研究开发了一种算法分析单细胞 RNA-Seq 数据,并以此评估重编程进程,发现人细胞中的 iCMs 重编程进程慢于小鼠。因此,更好的理解机制对优化人细胞重编程进程非常重要。然后,将 iCPCs 体外培养扩增后注射至受损区域,对成纤维细胞体外分离/培养要求很高。而直接注射重编程因子到心肌进行直接重编程,相关化合物或生长因子在体内最佳持续时间以及浓度都不好把控。最后,体内重编程过程中若使用病毒载体转运重编程因子,由于外源 DNA 进入宿主基因组会导致基因调节失调,增加致瘤性和发育异常的风险。而直接输入 RNA 和人工合成蛋白等小分子可适当减少上述风险,但可能会引起机体免疫炎症反应。不过由于这些小分子成本低、半衰期长及结构和功能呈多样性,因此可以灵活地调节信号通路,在组织再生领域具有很高的应用价值。

结　语

近年来,心血管疾病遗传学基础及分子信号通路研究取得了许多新发现,以分子病理学和细胞生物学作为研究手段,加深了我们对于心血管疾病发病机制的了解。在高血压及 AS 的研究方面,单基因和多基因疾病的发病机制已逐渐被阐明,这些机制为认识复杂心血管疾病的病理生理提供了重要的理论依据。未来的研究将集中于:第一,对基因组和蛋白质组学的研究,发现新的致病基因和相关蛋白;第二,根据基因和蛋白等新发现寻找新的生物标记物、诊断工具及分子疗法,对多种相关基因突变的发现可以为我们提供早期的准确诊断和对家庭成员风险程度的评估。单独的药物治疗不足以阻止当今 AS 和高血压的发生发展,个人生活方式的干预依然是控制此类疾病的重要方式之一。目前心肌病的治疗方法依然有限,但随着基因研究的进展,动物疾病模型的建立和对基因突变影响途径的不断认知,针对此类疾病的靶向治疗策略正在蓬勃发展。鉴于许多心血管病均与遗传相关,且潜伏期长,有关这方面知识的研究可帮助人们尽早对该类疾病进行干预和治疗。

（段亚琦　王国平）

主要参考文献

[1] GIMBRONE MA J R,GARCÍA-CARDEÑA G. Vascular endothelium,hemodynamics,and the pathobiology of atherosclerosis [J]. Cardiovascular Pathology,2013,22(1):9-15.

[2] WRONSKA A,KURKOWSKA-JASTRZEBSKA I,SANTULLI G. Application of microRNAs in diagnosis and treatment of cardiovascular disease[J]. Acta Physiologica,2014,213(1):60-83.

[3] MOHAMED T M A,ANG Y S,RADZINSKY E,et al. Regulation of cell cycle to stimulate adult cardiomyocyte proliferation and cardiac regeneration[J]. Cell,2018,173(1):104-116.

[4] DUTTA P,COURTIES G,WEI Y,et al. Myocardial infarction accelerates atherosclerosis[J]. Nature,2012,487(7407):325-329.

[5] MARON B J,OMMEN S R,SEMSARIAN C,et al. Hypertrophic cardiomyopathy:present and future,with translation into contemporary cardiovascular medicine[J]. Journal of the American College of Cardiology,2014,64(1):83-99.

[6] FU X,KHALIL H,KANISICAK O,et al. Specialized fibroblast differentiated states underlie scar formation in the infarcted mouse heart[J]. Journal of Clinical Investigation,2018,128(5):2127-2143.

第十六章 肺 疾 病

肺部病理学涵盖了肺部的肿瘤与非肿瘤疾病。由于呼吸道与外界相通,空气中的有害气体、粉尘颗粒、病原微生物等,可随空气通过气道进入肺,引起气管、支气管及肺部疾病。呼吸系统具有黏液-纤毛排送系统,可使吸入气管、支气管内的粉尘颗粒或病原微生物黏着在气管、支气管黏膜表面的黏液层上,随痰排出体外,若被吸入肺泡,则被肺泡内巨噬细胞吞噬。肺泡巨噬细胞可释放多种酶类及细胞因子等,不仅能消化降解被吞噬物质;还能提升肺泡毛细血管的通透性,以利于补体和白细胞的渗出,增强局部的防御能力。而当这些防御机制失衡时,就会导致肺部病变。在许多情况下,宿主细胞和细胞产物参与损伤的发病机制。肺部由于其功能的重要性,需要完成气血交换,为机体提供氧气;因而肺功能的损伤,往往波及全身。肺病理学主要阐述疾病状态下,肺组织的病理学改变及其发生机制。以下是肺部常见疾病和现阶段关于主要肺部疾病的分子病理学知识及特点的认识。

第一节 肺肿瘤概述

一、病因学与流行病学

肺癌是全世界发病率和死亡率最高的恶性肿瘤。据 2019 年中国癌症中心的数据表明,在 2015 年中国有超过 78.7 万人被诊断出患有肺癌和支气管癌,超过 63.1 万人死于这些疾病。然而在过去的几十年里,尤其男性肺部疾病的发病率和死亡率,已取得一定程度改善,这可能与吸烟率的下降有关,毕竟吸烟是肺癌发生发展的最重要危险因素。另外,近年来中国非吸烟女性肺癌患者的发病率,有逐年递增趋势,值得注意。大气污染可能是这部分病例的危险因素之一。

鉴于肺癌对社会和个体的不利影响,肺癌的分子生物学已成为近几年研究的重点与热点。现今,在阐明肿瘤发病的分子机制方面,已经取得了显著的进展,促进了新的分子靶向疗法的发展及生存预测分析模型的改进,并取得了可喜的治疗进展。对于肺癌发生早期分子事件理解的拓展,也促进了对肺癌前期病变的识别。

二、肺肿瘤组织学类型与临床表现

(一)组织学类型

世界卫生组织(WHO)分类方案是目前应用最广泛的肺肿瘤分类体系(表 16-1)。虽然肺癌的组织学类型和亚型分类庞杂,但大多数常见的肺上皮肿瘤,可被分为 NSCLC 和小细胞肺癌(small cell lung cancer,SCLC)。NSCLC 占所有肺癌的 85%~90%,包含两种最常见的组织学类型,分别是腺癌(adenocarcinoma,AC)(约占所有肺癌的 40%)和鳞状细胞癌(squamous cell carcinoma,SCC),简称鳞癌(占所有肺癌的 25%~30%)。罕见的组织学类型,还包括大细胞癌(large cell carcinoma),腺鳞癌,肉瘤样癌和其他罕见类型。肺小细胞癌,包括单纯型肺小细胞癌和复合型肺小细胞癌。

(二)临床表现

与肺癌有关的常见呼吸道症状,包括咳嗽、呼吸短促、胸痛或紧绷以及咯血。由于某些癌症导致气道阻塞,诱发肺炎,这为肿瘤的诊断提供重要线索。全身症状可包括发热、体重减轻和萎靡不振。部分病例会因肿瘤侵入邻近结构,如胸壁、神经、上腔静脉、食管或心脏,出现相应症状而被发现。小细胞肺癌一个

表 16-1　肺部肿瘤分类

上皮性肿瘤	间叶性肿瘤
腺癌	肺错构瘤
贴壁为主型腺癌	软骨瘤
腺泡型腺癌	血管周上皮样细胞肿瘤
乳头状腺癌	淋巴管平滑肌瘤病
微乳头状腺癌	良性血管周上皮样细胞肿瘤
实体型腺癌	透明细胞瘤
浸润性黏液腺癌	恶性血管周上皮样细胞肿瘤
混合性浸润性黏液腺癌和非黏液腺癌	先天性支气管周围肌成纤维细胞瘤
胶体腺癌	弥漫性肺淋巴管瘤病
胎儿型腺癌	炎性肌成纤维细胞瘤
肠型腺癌	上皮样血管内皮瘤
微浸润性腺癌	胸膜肺母细胞瘤
非黏液性	滑膜肉瘤
黏液性	肺动脉内膜肉瘤
浸润前病变	肺黏液样肉瘤伴 *EWSR1/CREB1* 易位
不典型腺瘤样增生	肌上皮肿瘤
原位腺癌	肌上皮瘤
非黏液性	肌上皮癌
黏液性	淋巴组织肿瘤
鳞状细胞癌	结外边缘区淋巴瘤
角化型鳞状细胞癌	弥漫大 B 细胞淋巴瘤
非角化型鳞状细胞癌	淋巴瘤样肉芽肿病
基底细胞样鳞状细胞癌	血管内大 B 细胞淋巴瘤
浸润前病变	肺朗格汉斯细胞组织细胞增生症
原位鳞状细胞癌	Erdheim-Chester 病
神经内分泌肿瘤	异位起源的肿瘤
小细胞癌	生殖细胞肿瘤
复合型小细胞癌	成熟畸胎瘤
大细胞神经内分泌癌	未成熟畸胎瘤
复合型大细胞神经内分泌癌	肺内胸腺瘤
类癌	黑色素瘤
典型类癌	脑膜瘤,非特殊型
不典型类癌	转移性肿瘤
浸润前病变	
弥漫性特发性肺神经内分泌细胞增生	
大细胞癌	

上皮性肿瘤	间叶性肿瘤
腺鳞癌	
多形性癌	
梭形细胞癌	
巨细胞癌	
癌肉瘤	
肺母细胞瘤	
其他和未分类癌	
淋巴上皮瘤样癌	
NUT 癌	
涎腺型肿瘤	
黏液表皮样癌	
腺样囊性癌	
上皮-肌上皮癌	
多形性腺瘤	
乳头状瘤	
鳞状细胞乳头状瘤	
腺性乳头状瘤	
混合性鳞状细胞和腺性乳头状瘤	
腺瘤	
硬化性肺泡细胞瘤	
肺泡性腺瘤	
乳头状腺瘤	
黏液性囊腺瘤	
黏液腺腺瘤	

显著的特点,就是早期即可发生广泛转移,因此,小细胞肺癌更容易因出现远处转移病灶而被发现。还有些肿瘤是由于肿瘤产物(如异位激素的产生)而引起内分泌综合征,包括库欣综合征、血管升压素分泌失调综合征、高钙血症、类癌综合征、男性乳腺发育等而被识别。此外,肺癌常伴有血液呈高凝状态,导致肺癌静脉血栓形成、非细菌性血栓性心内膜炎和弥散性血管内凝血。血液学变化可能包括贫血、粒细胞增多症、嗜酸粒细胞增多和其他异常。其他副肿瘤综合征,还包括杵状指、肌无力综合征、皮肌炎/多发性肌炎、横贯性脊髓炎。

（三）临床检查

当怀疑肺癌时,就需要对患者进行包括临床、影像学和实验室检查的综合评估,同时收集组织或细胞学样本,以明确病理诊断,并进行组织学分类。常见的肺部病变取样途径包括:

1. 纤维支气管镜活检　大部分肺部病变,可以经过纤维支气管镜来获取样品,包括经支气管和支气管内活组织检查、支气管刷洗、支气管冲洗、支气管肺泡灌洗液和经支气管针吸出物。

2. **穿刺活检**　对于周围型肺癌,则可以在介入影像指导下,经皮细针或粗针穿刺活检进行取样。

3. **痰细胞学检查**　对于中心型肺癌(如肺鳞癌和 NSCLC),除了纤维支气管镜取材外,还可以通过痰液细胞学检查提供诊断。

4. **胸腔积液细胞学**　如果肺实质肿瘤伴发胸腔积液,那么胸腔积液细胞学也能提供诊断依据。

5. **胸膜活检、纵隔镜活检**　根据临床和放射学检查结果,选择胸膜活检、纵隔镜活检,并且还可以进行肺的楔形活检。

6. **转移灶活检**　对于具有明显远处转移的癌症,转移灶的活检通常可以确立病理诊断,并确定肿瘤分期。

(四) 肺癌的分期与预后

肺癌的预后与肿瘤分期密切相关。肿瘤分期是基于肿瘤大小、周围脏器受累程度和转移与否进行评估。具有肿瘤局部和远处转移的患者,相比于病灶局限的患者,存活率下降。美国癌症联合委员会(American Joint Committee on Cancer,AJCC)的肿瘤、淋巴结和转移分期系统,是目前使用最广泛的分期系统(表16-2)。总体而言,肺癌的 5 年生存率为 17.4%。肺癌诊断时多为晚期,是导致这种相对存活率较低的重要因素。来自监测、流行病学和最终结果(Surveillance,Epidemiology,and End Results,SEER)数据库的信息表明,在 2010 年,49.3% 的患者在发现癌症时,已被诊断为远处转移(Ⅳ期)疾病。但近年来,随着高分辨CT 的普及,早期病变的识别率大幅度提升,这也给临床病理诊断(特别是冰冻诊断)提出了巨大挑战。

表 16-2　肺癌 TNM 分期

原发肿瘤(T)	
Tx	原发肿瘤可以被痰液和支气管冲洗液中的癌细胞被证实,但不能通过影像学或支气管镜观察到
T0	无原发肿瘤的证据
Tis	原位癌
T1	肿瘤最大直径≤3cm,与肺脏层胸膜有关,支气管镜下可见近端浸润,并且不位于主支气管
	T1a:肿瘤的最大直径≤2cm
	T1b:肿瘤的最大直径>2cm,但≤3cm
T2	肿瘤的直径>3cm,但≤7cm,或拥有以下任何一个特点:包含主支气管,在隆突的远端;内脏胸膜炎;伴随着扩散到肺门部位的肺不张或阻塞性肺炎,但未波及整个肺
	T2a:肿瘤最大直径>3cm 但≤5cm
	T2b:肿瘤最大直径>5cm 但≤7cm
T3	肿瘤>7cm 或直接入侵到下列组织的任何一个:胸壁(包括肺上沟瘤)、膈、膈神经、纵隔胸膜或肿瘤位于主支气管远离隆突且<2cm,但未波及隆突;或伴有全肺的肺不张或阻塞性肺炎;或有分散在相同肺叶的与原发肿瘤相同的结节
T4	任何大小的肿瘤,只要侵入下列任何一个部位:纵隔、心脏、大血管、气管、喉返神经、食管、椎骨、隆突;或有分散在不同侧肺叶的与原发肿瘤相同的结节
区域淋巴结(N)	
Nx	没有接触到区域淋巴结
N0	没有淋巴结转移
N1	通过直接转移的方式,转移到同侧支气管周围淋巴结和/或肺门周围淋巴结和肺内淋巴结
N2	转移到同侧的纵隔和/或隆突下淋巴结
N3	转移到对侧纵隔、对侧肺门、同侧或对侧斜角肌,或锁骨上淋巴结

远处转移情况(M)			
M0	没有远处转移		
M1a	在对侧肺叶中分散的肿瘤;肿瘤伴有胸膜结节或恶性胸膜或心包积液		
M1b	远处转移		
M2	有远处转移		
TNM 分期分组			
隐匿性癌	Tx	N0	M0
0 级	Tis	N0	M0
Ⅰ A 级	T1a	N0	M0
	T1b	N0	M0
Ⅰ B 级	T2a	N0	M0
Ⅱ A 级	T1a	N1	M0
	T1b	N1	M0
	T2a	N1	M0
	T2b	N0	M0
Ⅱ B 级	T2b	N0	M0
	T3	N0	M0
Ⅲ A 级	T1	N2	M0
	T2	N2	M0
	T3	N1	M0
	T4	N0	M0
	T4	N1	M0
Ⅲ B 级	T4	N2	M0
	任何 T	N3	M0
Ⅳ 级	任何 T	任何 N	M1a
	任何 T	任何 N	M1b

对于非小细胞肺癌患者,治疗取决于分期和合并症。手术切除是治疗局限型非小细胞肺癌的首选方法,但手术的前提是没有医学禁忌证。除非因其他合并症不能手术,通常建议采用肺叶切除术或更广泛的切除术(取决于肿瘤范围)。然而,在某些临床情况下,针对早期局限型肺癌,可进行更小范围的切除。术中纵隔淋巴结活检,也被推荐用于准确的病理分期和治疗方案的选择。对于晚期 NSCLC 和小细胞肺癌,化疗和放疗仍是主要的治疗方式。化疗方案包括常规化疗和/或基于肿瘤分子遗传学改变而选择的靶向治疗。

第二节 肺癌的病因学和发病学进展

肺癌的发生发展伴随着多重、复杂、渐进的基因和表观遗传学异常,包括等位基因丢失、染色体不稳定性和失衡、肿瘤抑制基因(tumor suppressor gene)和显性致癌基因的突变、启动子高甲基化所致的基因表观遗传学沉默以及出现参与细胞周期、氧化应激、细胞分化、细胞增殖、凋亡以及细胞黏附等调控基因的异常表达。在 NSCLC 和小细胞肺癌的组织学谱系中发现的分子变化,既具有相似性,也有组织类型的特异性(图 16-1,表 16-3 和表 16-4)。关于肺癌发生发展存在诸多的理论假说,并涉及众多通路和大量基因异常,

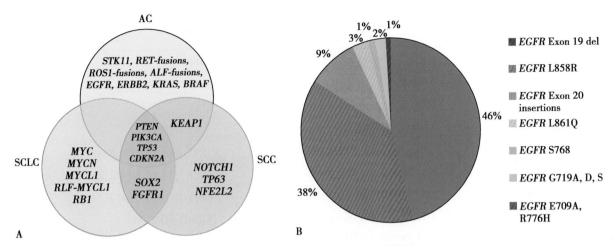

图 16-1 肺癌中常见的基因突变、扩增和融合

A. 维恩图显示了三种常见 NSCLC 类型中基因表达的关系;B. 在这些遗传基因座内,存在的突变性质存在很大差异。AC:腺癌;SCC:鳞状细胞癌。

表 16-3 肺癌个体化治疗的突变现状和潜在治疗靶点

突变/重排	AC[a]	SCC[a]	大细胞癌[b]	小细胞肺癌[c]	治疗选择[d]
ECFK	10%～15%	<5%	1%		吉非替尼,厄洛替尼,阿法替尼
KRAS	12%	<6%	29%		替吡法尼,ionafamib
NRAS	1.5%				替吡法尼,ionafamib
CTNNB1	<1%				
MET	<1%	<5%			替万替尼,奥那妥组单抗,卡博替尼,利妥木单抗,非拉妥组单抗,MetMAb
BRAF	<1%	1%～3%	5.3%		索拉非尼
P1K3CA	1%	16%	1%		LY294002,BEz235,XL 147,XL 765
ROS1 重排	1.5%	<1%			
其他基因重排	1.5%				
Akt1	罕见	1%			PP04691502,MK2206,哌立福新
DDR2 突变	1%	4%			达沙替尼
HER2	2%～5%	1%			达米替尼,阿法替尼,拉帕替尼
LKB1	20%～34%	5%			
FCFR1 突变	1%	22%			PD173074
PENT 突变	2%	8%			
SOX2 突变	罕见	23%		27%	
TP53	35%～70%	50%～81%		21.9%	
EML4-ALK 重排	2%～7%	<5%	3%		克唑替尼
MEK1	0	0	1%		舍美替尼,AZd8330,GDc0973,GSKI1202212,PD0325901,TAK733

[a] Data taken from Planchard D. Identification of driver mutation sinlung cancer:first step in personalized cancer. Target Oncol 2013;8(1):3-14.

[b] Data taken from Rekhtman N,et al. Distinct profile of driver mutations and clinical features in immuno marker-defined subsetsofpulmonarylarge-cellcarcinoma. Mod Pathol 2013;26(4):511-22.

[c] Data taken from Rudin CM,et al. Comprehensivegenomicanalysisidentifies SOX2asafrequently amplified gene in small-cell lung cancer. Nat Genet 2012;44(10):1111-6.

[d] Drug candidates listed are frequently in the pre-clinical trial stage. Lapatinib has been tested within phase-Ⅱ trials.

表 16-4　LUSC 与 LUAD 的 TCGA 标志性文章比较

目录	LUSC	LUAD
出版年	2012	2014
研究样本量	178TCGA	412（230TCGA）
有吸烟史或正在吸烟的百分比	96%	81%
每兆碱基没有突变	8.10	8.87
最常见的突变基因	*TP53*、*CNKN2A*、*PTEN*、*PIK3CA*、*KEAP1*	*TP53*、*KRAS*、*EGFR*、*BRAF*
显著扩增	*SOX2*、*TP63*、3q 染色体	*Nkx2-1*、*TERT*、*MDM2*、*KRAS*、*EGFR*、*MET*
显著缺失/功能缺失	FoxP1、*NOTCH1*、*NOTCH2*、*ASCL4*	*CDKN2A*、*MET* 外显子 14 跳读
致癌基因阴性肿瘤的可能癌症驱动因素	FAM123B、HRAS、FBXW7、SMARCA4、NF1、Smad4、EGFR	ERBB2、MET、NF1

LUSC：肺鳞状细胞癌（lung squamous cell carcinoma）；LUAD：肺腺癌（lung adenocarcinoma）；TCGA：癌症基因组图谱。

这些分子事件相互交叉，形成错综复杂的分子网络。为了方便理解，本节我们将对肺癌发生的常见共性分子事件进行概述；而关于不同组织学类型的肺癌及其前驱病变的分子机制，我们将在后面的章节中进行详细阐述。

肺癌的发生涉及一系列癌基因的异常活化与抑癌基因的失活。这些分子事件进而影响细胞分化、细胞周期、细胞增殖、凋亡和 DNA 合成等现象。这些异常激活的癌基因，可以激活调控细胞周期、细胞增殖、DNA 合成的相关信号通路，进而导致肿瘤演进。反之，抑癌基因的失活，则引发细胞周期检查点失调控，并导致基因受损细胞的异常存活。

一、驱动基因

与癌症发生发展相关的重要基因称为驱动基因。驱动基因突变对于癌细胞的存活至关重要，并且在癌发生发展中起重要作用。近年来，人类对肿瘤驱动基因突变有了深入认识，特别是对于肺腺癌。肺腺癌中常见的驱动突变，涉及 *EGFR*、*KRAS* 和间变性淋巴瘤激酶（anaplastic lymphoma kinase，*ALK*）基因。针对 *EGFR* 突变与 *ALK* 重排的肿瘤，分别使用 EGFR 酪氨酸激酶抑制剂和 ALK 抑制剂，有效地改善了这些进展期癌症患者的治疗前景。

（一）受体酪氨酸激酶

1. EGFR　关于 EGFR 突变将在第三节肺腺癌的分子机制中详细展开论述。

2. ALK　ALK 是一种受体酪氨酸激酶，在肺癌中常与棘皮动物微管相关蛋白样 4（echinoderm microtubule-associated protein like 4，*EML4*）基因发生融合。*ALK* 阳性肺癌具有明显的临床病理特征：包括年龄较小，从不吸烟或轻度吸烟，以及形态学呈现腺泡，筛状或印戒样生长模式。*ALK* 重排的肺癌占腺癌的 5%～6%，此类患者对 ALK 抑制剂（如克唑替尼）治疗有效。

3. HER2　HER2/neu 是另一种相关的酪氨酸激酶受体，在大约 20%～30% 的 NSCLC 中表达上调，但与 HER2/neu 阳性乳腺癌不同，NSCLC 患者并未从单独使用抗 HER2/neu 抗体或与化疗联合使用中获益。

4. ROS1　ROS1 与 ALK 同属胰岛素样受体酪氨酸激酶超家族成员，二者氨基酸序列上具有近 49% 的相似性。ROS1 可通过 RAS 磷酸化使 MAPK 信号级联下降。*ROS1* 重排发生在大约 1% 的 NSCLC 患者中。与 *ALK* 类似，*ROS1* 重排易发生于年轻且不吸烟的肺腺癌患者。并且，携带 *ROS1* 重排的 NSCLC 患者对 ALK 抑制剂克唑替尼治疗有效。

5. MET　MET 是肝细胞生长因子（hepatocyte growth factor，HGF）的受体酪氨酸激酶。在 NSCLC 中，异常的 MET 信号转导可以通过多种机制共同促进 NSCLC 发生，这些机制包括 MET 的过表达、*MET* 基因的扩增、*MET* 基因的突变或融合/重排（以 *MET* 基因第 14 外显子跳跃性突变为主）及下游信号/靶基因的异常。据报道 3%～4% 的肺腺癌中 *MET* 的第 14 外显子突变。对于此类患者，临床上应用克唑替尼和卡博替尼进行治疗。

6. FGFR1 FGFR1 是 FGFR 家族的受体酪氨酸激酶成员,通过 PI3K/Akt、RAS/MAPK 激活下游信号转导,促使肿瘤生长、迁徙和血管生成等。比较而言,FGFR1 扩增在鳞癌(21%)中比在肺腺癌(3.4%)中更为普遍。通过整合基因组分析,发现 6% 的小细胞癌中 FGFR1 发生了扩增。

7. DDR2 DDR2 是与胶原结合的膜结合受体酪氨酸激酶,可以调节细胞增殖和迁移。在约 4% 的鳞癌中发生突变。

(二) GTP 酶

1. KRAS 在 20%~30% 的肺腺癌和 15%~50% 的 NSCLC 中,可以检测到 RAS 家族致癌基因(最常见于 KRAS 密码子 12、13 或 61)的点突变。尽管法尼基转移酶抑制剂可以阻断 Ras 信号通路,但这些药物在未治疗的 NSCLC 或复发的小细胞肺癌中,并未显示出作为单药治疗的显著疗效。因此,目前仍然在积极寻求有效的抗 KRAS 突变的靶向药物。

2. NRAS NRAS 是一种与 KRAS 相关的 GTP 酶。NRAS 在黑色素瘤中常发生改变,但在 NSCLC 中 NRAS 的改变仅约 1%,且与吸烟有关。

(三) 激酶

1. PIK3CA PIK3CA 编码 I 类 PI3K 的催化亚基。磷脂酰肌醇 3 激酶(phosphatidylinositol 3-kinase, PI3K)是脂质激酶家族,在调节细胞生长、增殖和存活中起重要作用。其在腺癌中突变率约为 1.5%~2.6%。在鳞癌中突变频率高于腺癌,约为 4%。

2. BRAF BRAF 是一种丝氨酸/苏氨酸蛋白激酶,可将 RAS GTP 酶与控制细胞增殖的 MAPK 家族的下游蛋白连接起来。约 2% 的 NSCLC 中发现 BRAF 突变,其中约 50% 腺癌发生了 $BRAF^{V600E}$ 的改变。与 KRAS 突变一样,BRAF 突变优先出现在以前或正在吸烟患者中。

3. **肝激酶 B1(LKB1)** LKB1(也称为 STK11)蛋白是一种丝氨酸/苏氨酸蛋白激酶,其突变会导致 Peutz-Jeghers 综合征,并增加患肿瘤(以胃肠肿瘤为主)的风险。在 NSCLC 中,LKB1 改变是一种特征性的改变,尤其在肺腺癌中,大约在 1/3 的散发肺腺癌中发生 LKB1 突变。LKB1 的失活与吸烟有关,并且在腺癌中其失活常伴随着 KRAS 的活化。

4. MEK1 MEK1 也称为促分裂原活化的蛋白激酶激酶 1(mitogen-activated protein kinase kinase 1, MAPKK),在 <1% 的肺腺癌中发生突变,且与吸烟有很大关联;在许多受体酪氨酸激酶(包括 EGFR)激活的 Raf-MEK-ERK 途径中起关键作用。

5. Akt1 Akt1/蛋白激酶 B 是被 PI3Kα 激活,并介导 PI3K 信号转导的丝氨酸/苏氨酸蛋白激酶,其在 NSCLC 中突变频率在 1% 左右。

(四) 转录因子

SOX2 是一种转录因子,并且对胚胎和神经干细胞发育及分化严格调控,在肺上皮细胞的分化中发挥关键作用。在鳞癌、腺癌、小细胞肺癌中都存在 SOX2 过表达的情况。在 Cai 等人的研究中,SOX2 在鳞癌与腺癌中的扩增比例分别为 31.6% 和 20%。在鳞癌中,SOX2 可能与鳞状上皮分化有关。在腺癌中,SOX2 是 EGFR 重要的靶标。约 27% 的小细胞癌中发现 SOX2 扩增,并与神经内分泌干细胞维持有关。

(五) 癌基因

1. *MYC* 对于在细胞周期调控、增殖和 DNA 合成中,发挥重要作用的 MYC 家族基因(*MYC,MYCN* 和 *MYCL*)的研究表明,与 NSCLC 相比,其在小细胞肺癌中,通过基因扩增或转录失调的方式被频繁地激活。

2. *CTNNB1* 编码 β-catenin 连环蛋白(catenin cadherin-associated protein beta 1, *CTNNB1*)基因在多种人类恶性肿瘤中发生了基因突变,但在 NSCLC 中改变并不常见。但 Wnt 信号在 NSCLC 细胞系中很重要,而抑制 Wnt 通路会抑制细胞增殖。

二、抑癌基因失活

普遍认为抑制癌基因的失活,是通过两阶段发生的。第一个等位基因失活通常是通过点突变发生,第二个等位基因因染色体缺失、易位或其他改变(如基因启动子区甲基化)失活。

（一）等位基因丢失

抑癌基因失活,是癌症发生中的常见分子事件。涉及 3p14-23 位点的等位基因丢失,是肺癌发病机制的重要特征。96% 的肺癌和 78% 的癌前病变中,存在 3p 染色体等位基因丢失,而且这种丢失常是多灶和跳跃性的。与肺腺癌（71%）和癌前/浸润前病变相比,大多数小细胞肺癌（91%）和肺鳞癌（95%）中,发现较大的等位基因区段丢失的现象。77% 的肺癌中出现 3p21.3 区域 600kb 片段等位基因的丢失;同时,在 70% 的肺癌患者的癌旁正常或癌前/浸润前病变中,以及 49% 非肺癌的吸烟者的正常、轻度异常病变或癌前/浸润前病变中,也找到了该片段的丢失。然而,在从未吸烟人群样本中,并未发现任何丢失。8p21-23 丢失也是肺癌发病的常见和早期分子事件,其他常见的改变还包括 13q、17q、18q 和 22p 的杂合性丢失。与肺腺癌相比,肺鳞癌中更常见的等位基因丢失包括 17p13（*TP53*）、13q14（*RB*）、9p21（*p16^INK4a^*）、8p21-23 和 3p 这几个区域的丢失。下面我们介绍两种肺癌中常见的抑癌基因失活。

1. p53 编码 p53 蛋白的抑癌基因 *TP53* 的失活,是肺癌中最常见的突变。这些突变在高达 50% 的 NSCLC 和超过 70% 的小细胞肺癌中发现,并主要由烟草烟雾致癌物的直接 DNA 损伤所致。肺癌吸烟者中 *TP53* 中 G-T 的突变率较高（30%）,而非吸烟者中,只有 12% 显示出此种突变。p53 蛋白是转录因子,是细胞周期进程的关键调节因子。DNA 损伤、癌基因表达或其他刺激诱导的细胞信号,触发 p53 依赖性反应,包括启动细胞周期停滞、凋亡、分化和 DNA 修复。癌细胞中 p53 功能的丧失,引发细胞周期检查点失调控,并导致基因受损细胞的异常存活。

2. p16 $p16^{INK4a}$-细胞周期蛋白 D1（cyclin D1）/CDK4/Rb 通路,在细胞周期的 G_1 至 S 期转变中起重要调控作用,并且是肺癌中另一种重要的但经常被破坏的肿瘤抑制途径。它通过 $p14^{ARF}$ 和 $p21^{Waf/Cip1}$ 途径,影响 p53 作用。在 30% ~ 70% 的 NSCLC 中,存在 $p16^{INK4a}$ 突变;包括纯合缺失、点突变或表观遗传改变,导致 $p16^{INK4a}$ 失活。几乎 90% 的小细胞肺癌和较少部分 NSCLC 中,显示 Rb 表达缺失,并且突变机制通常包括缺失、无义突变和剪接异常导致截短的 Rb 蛋白。$p16^{INK4a}$ 导致 Rb 蛋白的低磷酸化,使细胞周期停滞在 G_1 期。低磷酸化的 Rb（活性型）可以调节其他细胞蛋白,包括转录因子 E2F-1、E2F-2 和 E2F-3,它们是通过 G_1/S 细胞检查点转换所必需的。$p16^{INK4a}$ 蛋白的丢失或 cyclin D-CDK4/6 或细胞周期蛋白 E（cyclin E）-CDK2 的复合物增加,导致 Rb 的过度磷酸化,使细胞周期进入并停滞于 S 期。$p21^{Waf/Cip1}$ 通过抑制细胞周期蛋白复合物抑制细胞周期进程。在 10% ~ 30% 的 NSCLC 中,虽然检测不到 $p16^{INK4a}$ 和 Rb 缺失,但因存在功能异常的 cyclin D1 和 CDK4,也可导致 Rb 途径的失活。

（二）抑癌基因的表观遗传改变

抑癌基因的表观遗传改变（5' 端 CpG 岛的高甲基化）在肺癌发生过程中也经常发生;并且 NSCLC 的甲基化谱显示,这与被动吸烟、组织学类型和地理因素有关。在正在或曾经吸烟者中,*p16^INK4a^* 和 *APC* 的甲基化率和平均甲基化指数（methylation index,MI）（总体甲基化状态的反映）显著高于从不吸烟人群。癌症患者中,平均甲基化指数在当前吸烟者人群中最高。肺腺癌中 *APC*、*CDH13* 和 *RARβ* 的甲基化率显著高于肺鳞癌;并且似乎与地理因素相关。来自美国和澳大利亚的病例表明,肿瘤的 *MGMT* 和 *GSTP1* 甲基化率明显高于中国台湾地区和日本的病例。然而,未发现甲基化模式与患者性别相关。

三、其他相关信号通路异常

如 PI3K/Akt/mTOR 途径、Ras/Raf/MEK/ERK 途径、Wnt 途径、Notch 途径、CDKN2A/RB1 途径、CUL3 氧化应激途径和染色体组蛋白修饰途径等。

四、血管内皮生长因子介导肿瘤性血供

血管内皮生长因子（vascular endothelial growth factor,VEGF）是一种同型二聚体糖蛋白,在许多肺癌中过表达,并直接刺激内皮细胞增殖,促进新生血管中内皮细胞的存活,并诱导产生内皮细胞迁移所需的细胞外基质降解的蛋白酶。其血管生成作用,由三种受体（VEGFR-1,VEGFR-2 和 VEGFR-3）介导,配体与之结合可导致酪氨酸激酶活化及血管生成所需信号通路的激活。一项关于联合应用贝伐珠单抗（一种针对血清 VEGF 的单克隆抗体）与铂类化疗治疗 NSCLC 的 meta 分析显示,患者的死亡风险降低了 10%。目前,

贝伐珠单抗治疗仅限于非鳞状细胞癌、良好的机能状态、无脑转移、无出血或血栓性疾病的 NSCLC 患者。

五、miRNA

miRNA 是一种小的 ncRNA,其通过翻译抑制或靶向降解 mRNA,在转录后水平调节基因表达。越来越多的证据表明,miRNA 在肺癌的发生和发展中发挥作用,并且可以被用作诊断和治疗工具。表 16-5 列出了参与肺癌发生或进展的主要 miRNA。miRNA 谱在不同的肺癌亚型之间似乎不同,并且特定的 miRNA 表达特征可以区分不同肺癌组的预后。循环 miRNA 有望成为肺癌早期诊断和预后评估的生物标志物,关于 miRNA 活性的调节,预示了一种潜在的治疗方法。

表 16-5 miRNA 参与肺癌的发生、演进的原理

miRNA	靶基因	生物过程
肿瘤抑制 miRNA 在肺癌中的下调		
let-7 家族	*RAS*、*HMGA2*、*CDK6*、*MYC*、*DICER1*	细胞增殖(*RAS*、*MYC*、*HMGA2*);细胞周期调节(*CDK6*);miRNA 形成
MiR-34 家族	*MET*、*Bcl-2*、*PDGFRA*、*PDGFRB*	TRAIL 诱导的细胞死亡和细胞增殖
MiR-200 家族	*ZEB1*、*ZEB2*、钙黏附蛋白(*CDH1*)、波形蛋白	促进上皮-间质转化和侵袭
肿瘤促进 miRNA 在肺癌中的上调		
MiR-21 家族	*PTEN*、*PDCD4*、*TPM1*	凋亡、细胞增殖和转移
MiR-17-92 群	*E2F-1*、*PTEN*、*HIF1A*	细胞增殖和致癌
MiR-221/222	*PTEN*、*TIMP3*	凋亡和细胞转移

EMT:上皮-间质转化;TRAIL:肿瘤坏死因子相关凋亡诱导配体。

随着研究深入,对于癌症发生发展中涉及的分子途径及机制有了深入理解,并研发出新的分子靶向治疗药物,而预测这些药物疗效的伴随检测也应运而生(图 16-2)。因此,准确的组织学分型,依然是正确选择靶向治疗的基础。选取合适的病变组织进行分子检测,对于后续的靶向治疗至关重要。值得注意的是,

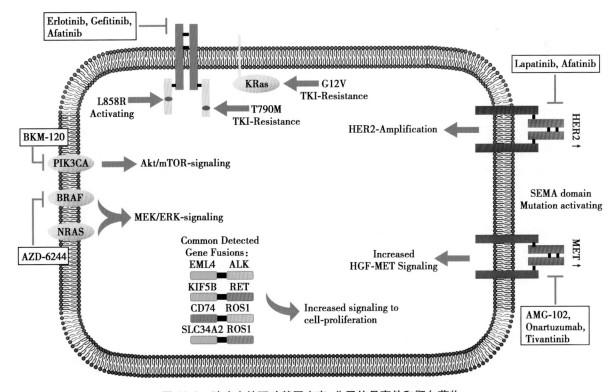

图 16-2 肺癌中的驱动基因突变:分子信号事件和靶向药物

肿瘤的异质性仍然会影响最终的疗效。这是由于肿瘤细胞在克隆进化过程中,其后代子细胞获得附加的基因组改变(分支进化),并因此产生具有不同基因组特征(肿瘤异质性)的亚克隆,而这些亚克隆可能对药物的反应亦不相同。而自然选择的结果,往往是驱动肿瘤中耐药亚克隆的扩增。

通过转录组分析(微阵列以及 RNA-seq)和肺癌样本的 DNA 测序,对 NSCLC 进行分子分析,已确定了肺癌中多个关键的驱动基因突变。为叙述方便,此示意图中将这些突变绘制在同一细胞内,但必须注意的是,这些突变未必同时检测,也可能互斥。肺癌中两个最常检测到的突变事件是 *EGFR* 突变(L858R 和/或 Exon19 缺失作为激活突变)和 *KRAS* 突变(G12V)。*EGFR* 突变型肿瘤,目前对靶向药物酪氨酸激酶抑制剂(厄洛替尼、吉非替尼或阿法替尼)治疗有效。*EGFR* 看家基因突变(例如 T790M)或 *KRAS* 突变,可能导致对 EGFR-TKIs 耐药。对 EGFR-TKIs 的耐药性,还可以通过旁路途径激活来介导,例如 HER2 受体的过表达或肝细胞生长因子(hepatocyte growth factor,HGF)受体的表达增加。Met/HGF 旁路信号转导,最常通过 Met 受体的过表达和/或在受体的外部 SEMA 域内存在激活突变而发生。除了受体过度表达和激活突变外,肺癌还包含许多激活细胞信号转导的基因融合。图 16-1 中描述了 4 种常见的基因融合,其中 *EML4-ALK* 融合是研究最多的基因融合之一,是治疗药物克唑替尼的靶标。肺癌中检测频率较低的癌症驱动因素,还包括 *PIK3CA* 突变和通过 BRAF/NRAS 介导的信号转导。所有这些肺癌驱动因子突变的共同特征,是这些信号通路介导细胞增殖。除了这些介导细胞增殖的信号通路外,肺癌还包含关键肿瘤抑制基因的缺失/表观沉默事件(当前模式图中省略了这些事件)。

第三节　肺癌的组织发生与病理分型

一、腺癌及其癌前病变

(一)腺癌

在 2021 年世界卫生组织胸部肿瘤分类方案中,肺腺癌被定义为"……具有腺体分化、黏蛋白产生或肺细胞标记物表达的恶性上皮肿瘤……肿瘤显示腺泡、乳头状、微乳头状、鳞状细胞或实体型生长模式,并有黏蛋白或肺细胞标记物表达……"。在美国,肺腺癌已成为肺癌最常见的组织学类型。它主要发生在吸烟者,但也是未吸烟的人群和女性中最常见的肺癌组织学类型。这些肿瘤的小部分,出现在患有局部瘢痕或弥漫性纤维化肺病的患者中,例如硬皮病相关的石棉沉着病和间质性肺炎。肺腺癌通常出现在肺的外周,与其他组织学类型的肺癌相比,其更容易侵入胸膜和胸壁。影像学研究显示一个或多个磨玻璃样结节,或混合性实性磨玻璃病变。在大体检查中,肿瘤通常是孤立的灰白色结节或肿块,表面被覆的胸膜有时出现皱缩,有时肿瘤表现出坏死或空洞。产生黏蛋白为主的肿瘤可具有闪亮的凝胶状外观。其他表现,包括类似重症肺炎表现(通常为腺鳞癌)、多发结节、淋巴管扩散引起的弥漫性间质扩张、黏膜下浸润的支气管内病变、弥漫性内脏胸膜浸润和类间皮瘤的胸膜增厚。

肺腺癌显示的常见组织学模式,包括乳头状、微乳头状的腺泡、贴壁生长(图 16-3)、实性腺泡(图 16-4),以及这些模式的混合也十分常见。较不常见的组织学亚型,包括胎儿型腺癌、浸润性黏液性腺癌、胶体腺癌和肠型腺癌。肺腺癌可以表现出向克拉拉细胞(Clara cell)、Ⅱ型肺泡细胞或含有黏蛋白的柱状细胞方向分化的特点,有时可具有杯状细胞的形态。它们表现出分化谱系特点,从具有广泛腺体形成和较小的细胞异型性的高分化肿瘤,到分化不良的实体型生长模式;并且,实体型腺癌,除非有黏蛋白染色或可靠的肺细胞免疫标记,否则不能归类为肺腺癌。然而,大多数肿瘤还是具有容易识别的腺体结构。肿瘤性腺体通过破坏,并替代非肿瘤性组织,浸润血管或淋巴管,以及刺激成纤维细胞(促纤维增生)反应,反映出浸润基质和胸膜的侵袭性特征。

(二)腺癌癌前病变

近年来,关于肺腺癌相应的癌前病变已有明确定义。不典型腺瘤样增生(atypical adenomatous hyperplasia,AAH)已被认为是周围型肺腺癌的癌前病变,其定义为"……小的(通常 ≤0.5cm)局部增生伴有轻度至中度非典型肺细胞和/或克拉拉细胞沿肺泡壁或呼吸性细支气管生长模式……"。不典型腺瘤样增生

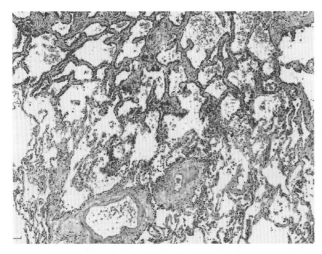

图 16-3 腺癌(贴壁为主型腺癌)

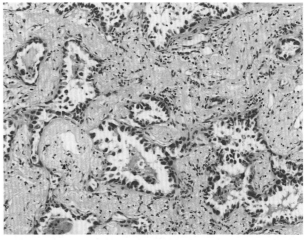

图 16-4 腺癌(腺泡型)

与原位腺癌(adenocarcinoma in situ,AIS)是连续谱系病变,其被定义为"……一个小的(≤3cm)局部腺癌,其仅限于肿瘤细胞沿着肺泡结构生长(纯粹的贴壁生长型),并且没有基质、血管或胸膜浸润……"。大多数原位腺癌的直径超过1cm,由肺细胞和/或克拉拉细胞组成,通常异型性比不典型腺瘤样增生更明显,但非黏液性原位腺癌,也只能显示轻度或极小的核异型。存在罕见的由黏液性或杯状细胞组成的原位腺癌,这些病例表现出很小的或基本上没有核异型性。约有3%未患肺癌的人,在尸检中发现不典型腺瘤样增生;而在9%~21%的原发性肺癌的切除标本中,和16%~35%的肺腺癌切除标本中,可以找到不典型腺瘤样增生。微浸润性腺癌(microinvasive adenocarcinoma,MIA)被世界卫生组织定义为"……一种小的(≤3cm)孤立性腺癌,主要以贴壁生长模式(Lepidic 模式)生长,并且最大浸润直径≤5mm……"。肿瘤通常由非黏液性上皮组成,只有罕见的例子由黏液性上皮细胞组成。微浸润性腺癌、原位腺癌和不典型腺瘤样增生的预后非常好,如果能够完全切除,则可完全治愈。

(三)分子致病机制

过去十年的研究,极大地拓展了人们对于肺腺癌分子发病机制的了解。来自癌症基因组图谱研究网络的数据显示,肺腺癌中体细胞突变率较高(每兆碱基平均8.9个突变),并发现18个具有显著统计学差异的突变基因。在230例病例中,KRAS 突变率为33%,EGFR 突变率为14%,且两种突变模式具有互斥性。其他常见的突变基因,包括 BRAF(10%)、PIK3CA(7%)、MET(7%)和小 GTP 酶基因 RIT1(2%)。突变的抑癌基因,包括 STK11(17%)、KEAP1(17%)、NF1(11%)、RB1(4%)和 CDKN2A(4%)。此外,还发现了染色质修饰基因 SETD2(9%)、ARID1A(7%)和 SMARCA4(6%)以及 RNA 剪接基因 RBM10(8%)和 U2AF1(3%)的突变。在8%的样本中,发现了 MGA 基因的重复突变,MGA 编码 MYC 途径上的 Max 互作蛋白,并且 MGA 的功能丢失(移码和无义突变)与 MYC 扩增互斥;表明其具有潜在激活 MYC 通路的作用。而不吸烟人群的肺腺癌突变负荷(每兆碱基突变0.8~1)明显低于吸烟人群。

1. 驱动基因突变 驱动基因突变构成了分子靶向治疗的基础。从临床角度来看,EGFR 突变和 ALK 重排是最重要的。表现为这些突变的患者,通常会对特定的靶向药物产生反应,从而延长了患者的预期寿命。一项多学科共识小组最近发布建议,在所有进展期腺癌患者中,根据 EGFR 突变和 ALK 融合突变检测结果,指导患者接受 EGFR 或 ALK 抑制剂治疗,并推荐在分子检测中,首先进行 EGFR 和 ALK 突变检测。其他可能作为靶点的癌基因包括 KRAS 突变、BRAF 突变、HER2 突变、ROS1 重排、RET 重排、PIK3CA 突变和 MET 扩增。虽然大多数肿瘤只显示一个驱动基因突变,但罕见情况下,存在两个驱动基因突变的个例。此外,许多患者还接受 ROS、RET、MET、BRAF 和 HER2 的突变检测(图 16-5)。目前,许多临床试验,正在测试针对这些突变的靶向药物对肺癌的疗效。

(1)EGFR:EGFR 是受体酪氨酸激酶,通过与配体结合激活下游信号通路,如 Ras/MAPK 和磷脂酰肌醇3激酶(PI3K),进而调控细胞增殖、凋亡、分化、运动、侵袭和黏附。EGFR 酪氨酸激酶结构域中的获得

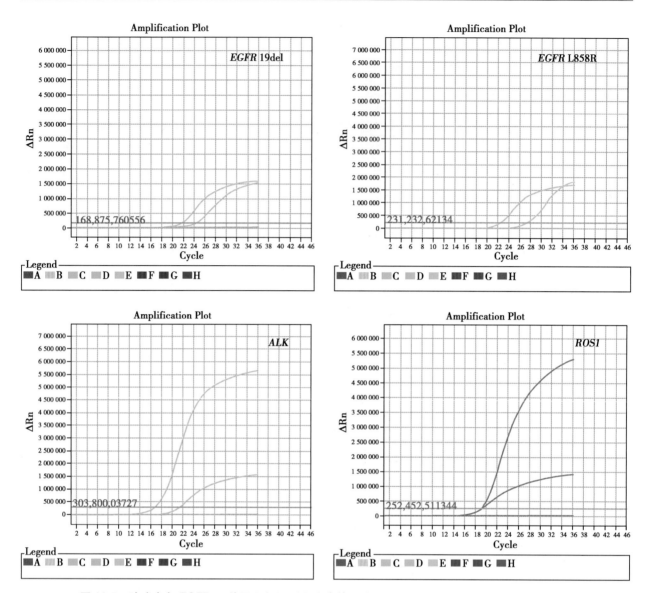

图 16-5　肺腺癌中 *EGFR* 19 外显子和 L858R 突变检测结果,以及 *ALK*,*ROS1* 融合突变检测结果

性突变,通常导致 *EGFR* 扩增,并与腺癌组织学类型,非吸烟人群和女性等因素相关。肺腺癌患者人群中 *EGFR* 突变的患病率在亚洲地区人群为 45%,高加索人群为 24%,非裔美国人患者为 20%。*EGFR* 突变通常是外显子 19 的框内缺失、外显子 21 的单个错义突变、外显子 20 中的框内重复/插入,偶尔也可检测到错义突变和双突变。*EGFR* 突变与 $p16^{INK4a}$ 基因的甲基化和富含半胱氨酸的酸性分泌蛋白(SPARC)呈负相关,SPARC 是一种与细胞黏附和生长调节相关的细胞外 Ca^{2+} 结合糖蛋白。EGFR 的状态是 EGFR 激酶抑制剂疗效的重要预测因素,*EGFR* 突变患者最有可能从 EGFR 酪氨酸激酶抑制剂治疗中获益。但是,在耐药方面依然存在挑战,如 *EGFR* 790 位点苏氨酸突变为甲硫氨酸(T790M),可能导致患者对 EGFR 酪氨酸激酶抑制剂出现耐药。

(2) KRAS:KRAS 是 Ras 蛋白质家族的成员,其在基于细胞膜的生长因子信号转导和 MAPK 途径之间充当信号转导者。*KRAS* 突变与吸烟、性别和肿瘤的分化程度密切相关,并且在 20%~30% 的肺腺癌中存在 *KRAS* 突变。全外显子组和 RNA-seq 的整合分析表明,腺癌中容易出现 RTK/RAS/RAF 通路组成部分的变化(76% 的病例)。开发针对 *KRAS* 突变途径的有效靶向疗法进展缓慢,但是有前途的药物临床试验正在进行中。

(3) ALK:在 3%~7% 的非小细胞肺癌,特别是在腺癌中,发现了棘皮动物微管相关蛋白样 4(echinoderm microtubule-associated protein like 4,EML4)和间变性淋巴瘤激酶(anaplastic lymphoma kinase,ALK)的

融合基因 *EML4-ALK*,该融合基因是对克唑替尼(一种 ALK 酪氨酸激酶抑制剂)疗效的最佳预测因子。*EML4-ALK* 融合基因,来自 2 号染色体短臂中的倒位,将 EML4 的 N 端结构域融合到 ALK 的细胞内激酶结构域(3'基因区域),产生组成型活性的 ALK 酪氨酸激酶。携带此基因融合的患者,往往很年轻且不吸烟(70% ~ 80%)。

(4) HER2(也称为 EGFR2 或 ERBB2):是 EGFR 受体酪氨酸激酶家族的成员,在不到 2% 的非小细胞癌中发生突变。*HER2* 突变(表现为外显子 20 的框内插入)频繁出现在腺癌(2.8%)、不吸烟者(3.2%)、亚洲种族(3.9%)和女性(3.6%)患者中,这些现象与 EGFR 突变相似。

2. 原癌基因 使用密集的 SNPs 阵列,对原发性肺腺癌进行的大规模研究,发现了 57 个显著的重复拷贝数改变。39 个常染色体中,26 个显示出一致的大规模拷贝数增加或减少,并且发现了 31 个重复出现的焦点事件,包括 24 个扩增和 7 个纯合性缺失。尽管某些改变,涉及已知具有原癌基因或抑癌基因的区域,但这些基因,仍需在其他一些受影响的区域进一步鉴定。染色体 14q13.3 的扩增是最常见的分子事件,在约 12% 的样品中被发现。该区域包括 *Nkx2-1*,其编码为甲状腺转录因子 1(thyroid transcription factor-1,TTF-1),激活包括表面活性蛋白在内的靶基因的转录,并且可能作为最重要的原癌基因,参与大部分肺腺癌发生。TTF-1 在大多数肺腺癌中表达,其阳性表达有助于判定肿瘤来源于肺。

3. 表观遗传学变化 DNA 甲基化的改变,是癌症中很重要的表观遗传学变化。通过整体性低甲基化导致染色体不稳定,并通过启动子 CpG 岛上甲基化水平的改变,导致异常基因表达。EGFR 与 KRAS 介导的肿瘤发生之间,存在表观遗传学差异,并且可能与基因改变相关。一项研究表明,具有 $p16^{INK4a}$ 和 CDH13 甲基化的患者中发生 EGFR 突变的可能性显著低于未发生 $p16^{INK4a}$ 和 CDH13 甲基化的患者。而具有 EGFR 突变患者的甲基化指数,则显著低于野生型。相反,$p16^{INK4a}$ 甲基化病例的 *KRAS* 突变率明显高于未甲基化病例,并且 *KRAS* 突变病例的甲基化指数,也高于野生型。

4. 不典型腺瘤样增生、原位腺癌和微浸润性腺癌中分子事件异同点 关于不典型腺瘤样增生、原位腺癌和微浸润性腺癌中分子改变的研究数据非常有限。不典型腺瘤样增生病变和原位腺癌病变中,都存在 *EGFR* 和 *KRAS* 突变,发生频率均接近 1/3。然而,最近发表的一项研究,利用靶向高通量测序,评估多灶性 AAH、AIS 和 MIA 中不同的组织学区域,揭示了同一肿瘤内存在不同的遗传驱动因素,并表明克隆性扩增是肿瘤发生的早期事件。不典型腺瘤样增生病变,每个病灶平均含有 2.2 个突变,其中最常见的是 *BRAF* 和 *ARID1B* 突变(每种突变约占 16%),其他突变基因,还包括 *EGFR*、*MAML1*、*TP53* 和 *KRAS*。在多个不典型腺瘤样增生病变中,发现了与 DNA 修复和染色质重塑相关基因的改变,预示着这些病变易于获得更多的遗传异常。对原位腺癌和微浸润腺癌病变的评估发现,每位患者的平均突变率分别为 6.2 和 10.8 个突变。*EGFR* 和 *TP53* 是微浸润性腺癌患者中最常见的突变基因,其次是 *CTNNB1*、*MED12* 和 *ATRX*。其他异常包括 NOTCH 家族和 Wnt 通路相关基因的异常。EGFR 和 TP53 的突变频率,从早期病变到微浸润性腺癌依次增加,反映出向恶性转变的本质。

在不典型腺瘤样增生、原位腺癌和微浸润性腺癌中,多个基因簇的 DNA 甲基化水平也逐渐增加。这也支持了不典型腺瘤样增生和原位腺癌是肺腺癌进展的连续阶段这一普遍观点。在不典型腺瘤样增生中,*CDKN2A ex2* 和 *PTPRN2* 的 DNA 甲基化水平显著提高;原位腺癌中,*2C35*、*EYA4*、*HOXA1*、*HOXA11*、*NEUROD1*、*NEUROD2* 和 *TMEFF2* 处的 CpG 岛呈现显著的高甲基化;*CDH13*、*CDX2*、*OPCML*、*RASSF1*、*SFRP1* 和 *TWIST1* 的高甲基化以及整体 DNA 低甲基化,似乎主要发生在微浸润性腺癌中。

(1) 不典型腺瘤样增生

1) BRAF:*BRAF* 为不典型腺瘤样增生中最常突变的基因。在肺腺癌中,*BRAF* 失活突变和活化突变都有发生,但 *BRAF* 失活突变占主导地位。早期研究认为,*BRAF* 失活突变没有明显致癌功能。新的研究发现,小鼠内源性 Braf(D631A)激酶失活亚型的表达[对应于人 BRAF(D594A)突变]在体内触发肺腺癌。这表明 *Braf* 失活突变,是肺癌发生的始动事件。还有研究发现,KRAS(G12V)和 Braf(D631A)在小鼠肺细胞中的共表达显著增强了肿瘤的发生,这种现象是由 c-Raf 激酶活性介导的,在晚期肺腺癌中激活后,可有效加速肿瘤的进展。具体机制是:在存在致癌 *RAS* 基因的情况下,BRAF 通过自身的激酶活性,通过自我磷酸化,或通过磷酸化伴侣蛋白,使其保持非活性构象,CRAF 被 RAS 吸收到质膜中,激活 MAPK 通路;当

BRAF 通过遗传(基因失活突变)或化学途径被抑制时,它会脱离这种自抑制状态,并被 RAS 吸收到质膜上,与 CRAF 形成一个稳定的复合物。BRAF 不会直接磷酸化 MEK,而是作为一种支架,其功能是增强 CRAF 激活,从而致使 CRAF 激活 MAPK 通路。MAPK 通路的信号强度,不仅是肿瘤发展的关键决定因素,而且也是肿瘤发生的关键因素。

2) *KRAS*:*KRAS* 在不典型腺瘤样增生中突变频率低于 *BRAF*。超过 90% 的突变发生在 *KRAS* 的密码子 12,偶尔在密码子 13,更少地发生在密码子 61。有研究表明,*KRAS* 和 *TP53* 突变型肿瘤,在吸烟者中常见。未转化的人支气管上皮细胞,长期暴露于烟草烟雾的冷凝物中,会引起表观遗传变化,诱导 *DNMT1*、*EZH2* 和 *SIRT1*(转录抑制蛋白)与染色质结合,使细胞对 *KRAS* 单次突变的转化敏感,最终导致癌症的发生。除此之外,*KRAS* 突变在侵袭前病变中的频率高于侵袭性病变,这些结果表明 *KRAS* 突变诱导细胞增殖和细胞异型性;但是,含有 *KRAS* 突变的侵袭前病变,很少进展为侵袭性病变,除非它们经历额外的基因组改变。

3) *EGFR*:*EGFR* 突变在不典型腺瘤样增生中发生的概率低于 *BRAF*、*KRAS*。*EGFR* 最常见的突变是外显子 21 的 L858R 突变(占 *EGFR* 突变的 40%)和外显子 19 缺失(>50%),这与 EGFR-TKIs 治疗反应最密切相关。其次是外显子 18、20 突变。EGFR-Ras-Raf-MEK(MAP2K)-ERK(MAPK1)信号通路,是细胞生长和转化的关键调控因子。EGFR 突变后持续磷酸化,与生长因子受体结合蛋白 2(GRB2)的复合物直接或间接结合,在鸟苷释放蛋白 Sos 催化作用下激活下游 Ras 蛋白磷酸化,Ras 蛋白与 GTP 结合,发挥 GTP 酶活性,分解 GTP,激活下游丝氨酸/苏氨酸蛋白激酶 Raf,Raf 磷酸化后激活 MEK,MEK 磷酸化后激活 ERK,ERK 磷酸化后将信号传导至细胞核,核内的转录因子磷酸化,启动靶基因转录,调节细胞生长、分化、增殖、凋亡等,继而发展为原位癌、浸润癌。

4) *CDKN2A*:*CDKN2A* 在高级别不典型腺瘤样增生中,因高甲基化而失活。*CDKN2A* 编码 p16 蛋白,p16 失活,不能与 cyclin D 竞争结合 CDK4 或者 CDK6。活性型 cyclin D/CDK4 和 cyclin D/CDK6 复合物导致视网膜母细胞瘤蛋白 Rb 过度磷酸化,磷酸化的 Rb 与转录因子 E2F 解离,E2F 获得转录活性,促进细胞周期 G_1/S 转换,启动 DNA 复制,使细胞不断增殖。

5) *TP53*:*TP53* 在不典型腺瘤样增生中发生突变。野生型 p53 蛋白是一种负调控因子,主要在 G_1/S 期发挥检查点的功能,当其发现 DNA 损伤时,通过刺激 CKI 如 p21 的表达,引起 G_1 期阻滞,并启动 DNA 修复;如修复失败则启动细胞凋亡,将可能癌变的细胞消灭。*TP53* 突变失活,则 p53 功能丧失,引发细胞周期检查点失调控,并导致 DNA 损伤的细胞异常存活。

6) 染色质修饰基因:*SMARCA4*、*ARID1A* 和 *SETD2* 等染色质修饰基因突变,在多个不典型腺瘤样增生中失活。预示着这些突变易于获得更多的遗传异常,进而发展成癌。

(2) 原位腺癌:与不典型腺瘤样增生相比,在原位癌中,*EGFR*、*TP53* 突变频率增加,反映出向浸润性癌的转变。*CDKN2A* 除了在高级别不典型腺瘤样增生中呈现高甲基化,也在原位癌中呈现高甲基化,说明 p16 与癌前病变发展为癌的进程有关。

(3) 微浸润性腺癌

1) *EGFR*:*EGFR* 为微浸润性腺癌中最常突变的基因之一。在东亚人群中,*EGFR* 的突变和扩增彼此密切相关,*EGFR* 扩增仅发生在 *EGFR* 突变的腺癌中。在 *EGFR* 突变的肺腺癌的逐步发展过程中,*EGFR* 扩增在浸润性腺癌的发展过程中起着至关重要的作用。有研究表明,含有 *EGFR* 第 19 外显子缺失突变的肿瘤细胞,只有在 *EGFR* 基因扩增的情况下,才表现出 *EGFR* 持续磷酸化。值得注意的是,TTF-1 扩增通常与 EGFR 扩增同时发生,表达 TTF-1 的肺腺癌细胞系,依赖于转录因子 TTF-1 的持续表达,而 TTF-1 是细胞生存和增殖的关键因子。

2) *TP53*:*TP53* 是微浸润性腺癌中最常突变的基因之一。在浸润性腺癌中,*KRAS* 突变和 *TP53* 突变之间,存在着关联。在 *TP53* 突变引起额外的基因组突变后,含有 *KRAS* 突变的浸润前病变,可能会发展成为浸润性病变。有研究证明,只有在选定的细胞系(Ⅱ型肺泡细胞,而不是克拉拉细胞)中,*KRAS* 突变引起一个良性的肺泡瘤(与 AAH 非常相似),通过 *TP53* 失活发展为浸润性腺癌。

二、鳞状细胞癌及其癌前病变

(一) 鳞癌

在 2021 年世界卫生组织胸部肿瘤分类中,鳞状细胞癌被定义为"……显示出角质化和/或细胞间桥的恶性上皮肿瘤,或是形态学上未分化的,但表达鳞状细胞分化的免疫组织化学标记的非小细胞癌……"。鳞状细胞癌是 NSCLC 的常见组织学类型,与吸烟密切相关。在大多数患者中,该癌症发生在主干、大叶或节段性支气管中,影像学显示中心性肿块。这些癌症中许多可以在支气管内生长,引起气道阻塞,导致阻塞性肺炎、肺不张或支气管扩张。很多鳞癌病例,是在对肺炎进行评估时被发现的。鳞状细胞癌很少发生在肺周边部。

大体检查显示,大支气管中通常会出现棕褐色或灰色团块,并且经常包括支气管内成分。气道的部分或完全阻塞,可能与肺炎、支气管炎、脓肿、支气管扩张或肺不张等病变有关。肿瘤中出现坏死和空洞化非常普遍。在一些切除的标本中,可以看到棕褐色的肿瘤累及肺门淋巴结。显微镜下,该肿瘤的主要特征是角化,有时形成角化珠和细胞间桥。与肺腺癌一样,这种肿瘤的分化程度从高分化(存在大量的角化和细胞间桥)到低分化(角化和细胞间桥不明显,且肿瘤细胞异型性明显和病理性核分裂易见,并见瘤巨细胞和出血、坏死)。然而,大多数病例在谱系的中间。浸润性证据包括不规则的巢状和片状浸润组织,促纤维结缔组织增生性反应,或表现为血管或淋巴管腔隙浸润。

浸润性鳞状细胞癌常常伴有原位鳞状细胞癌和异型增生的前驱病变。这些病变出现在支气管中,可能与浸润性癌相邻或以一个或多个单独的病灶存在。这些前驱病变,也可以在不存在浸润性癌的情况下发现。与鳞状细胞癌一样,吸烟是原位鳞状细胞癌和异型增生的主要诱因。但是,与浸润性鳞状细胞癌不同,这些病变不是浸润性的,它们不会延伸穿过支气管上皮的基底膜。总体而言,它们可能不可见,或表现为支气管黏膜的扁平化及颜色异常,如棕褐色或红色,或为棕褐色的疣状突起。在显微镜下,这些病变表现出一系列鳞状分化,包括支气管上皮厚度的改变、鳞状细胞分化的成熟过程、细胞增殖、细胞大小和核特征性改变。随着非典型增生从轻度到中度再到重度,成熟度逐渐受限。基底层区域随着上皮细胞的拥挤而被扩大,中间区域缩小,浅层的扁平鳞状细胞减少。细胞大小、多形性和细胞差异性通常会增加,染色质变粗,核仁明显,核成角和折叠。在原位癌中,上皮可能增厚或不增厚,细胞大小可能很小、中等或较大,从基底部到浅表层的成熟化减少或无成熟现象,整个上皮中都存在非典型核特征。核分裂象最初出现在上皮下 1/3(轻度非典型增生),在重度非典型增生和原位癌中,上移至超过 2/3 和全层。

支气管上皮中的基底细胞,被认为是代表浸润性鳞状细胞癌的祖细胞,人们认为鳞状细胞癌的发展顺序为基底细胞增生、鳞状化生、鳞状增生、原位鳞状细胞癌和浸润性鳞状细胞癌。除浸润性鳞状细胞癌之外的病变可能会消退,尤其是较早的病变。然而,随着时间的推移,监测性支气管镜检发现,严重的非典型增生和原位癌,与患者发展为浸润性鳞状细胞癌具有显著相关性。

(二) 分子致病机制

癌症基因组图谱研究网络,评估了 178 例肺鳞状细胞癌,并显示出明显的基因组复杂性,总体突变率高达 8.1 每兆碱基。几乎在所有标本中,鉴定出包括 *TP53* 突变在内的 18 个基因出现重复突变,并具有统计学差异。出现高频异常的通路包括:NFE2L2/KEAP1/CUL3(34%)、鳞状分化基因(*SOX2/TP63/NOTCH1* 等)(44%)、PI3K/Akt(47%)和 CDKN2A/RB1(72%)。*NFE2L2* 和 *KEAP1* 负责调控细胞对氧化损伤、化疗和放疗反应,并且该通路的异常具有与功能丧失一致的模式。鳞状上皮分化基因的改变,包括 *SOX2* 和 *TP63* 的过表达和扩增,*NOTCH1*、*NOTCH2* 和 *ASCL4* 的功能丧失突变,以及 *FoxP1* 中的局灶性缺失。编码 INK4a/p16 和 ARF/p14 蛋白的抑癌基因 *CDKN2A*,在 72% 的病例中,通过表观遗传沉默而被灭活,其中包括甲基化(21%)、失活突变(18%)、外显子 1β 跳跃(4%)及纯合缺失(29%)。根据全转录组表达谱,将鳞状细胞癌分成四种亚型,分别称为经典型(36%)、基底样型(25%)、分泌型(24%)和原始型(15%)。体细胞突变、拷贝数变化和基因表达特征之间的相关性分析,显示 TP53、PI3K、RB1 和 NFE2L2/KEAP1 通路的改变,与上述亚型的分类,呈显著相关性。另一方面,*EGFR* 突变、*KRAS* 突变以及 *ALK* 融合突变在肺鳞癌中很少见。对于具有这些突变的肺鳞癌患者,通常不能从靶向治疗中获益。肺鳞癌中可能成为潜在治疗靶点的致癌基因突变包括：*PIK3CA* 突变、*FGFR1* 扩增、*FGFR2/3* 突变、*FGFR3* 重排以及 *DDR2* 突变。

肺癌及其前驱病变的杂合性丢失（loss of heterozygosity，LOH）经常发生在下述缺失的 10 个染色体区域（3p12、3p14.2、3p14.1-21.3、3p21、3p22-24、3p25、5q22、9p21、13q14 *RB* 和 17p13 *TP53*）；在肺鳞癌早期发生阶段，在单独且独立克隆的病灶中，发现多个顺序发生的等位基因特异性分子变化，表明存在癌变效应。在 31% 的组织学正常上皮和 42% 的增生或化生的上皮标本中，观察到具有上述等位基因缺失的细胞的克隆性增生。并且，随着组织病理学病变加重，克隆中杂合性丢失的频率也随之增加；等位基因丢失最频繁和最早的区域是 3p21、3p22-24、3p25 和 9p21；随着组织学演进，3p 缺失片段的大小也逐渐增加；并且，在代表病变组织学进展的异型增生和原位癌中，也观察到 *TP53* 等位基因丢失频率增高。

正常 II 型肺泡细胞、克拉拉细胞鳞状化生、增生，*SOX2*、*TP63/NOTCH1*、*NOTCH2* 基因相关突变。*SOX2*、*TP63* 在肺鳞癌中扩增，而 *NOTCH1*、*NOTCH2* 失活突变。转录因子 SOX2 的表达与肺鳞状细胞癌的鳞状分化标记物相关。编码鳞状细胞标记物 p63 和细胞角蛋白 6A 的 *TP63* 和 *KRT6A* 是与肺鳞癌中与 *SOX2* 表达最相关的转录物；当 *SOX2* 在肺腺癌细胞系 NCI-H2009 中表达时，*TP63* 和 *KRT6A* 均被诱导，表明 *SOX2* 的作用促进鳞状细胞分化，而不是去分化为多能状态。*NOTCH1* 在血液肿瘤中被普遍认为是癌基因，但在肺鳞癌中，*NOTCH1* 和 *NOTCH2* 发生截短突变。此外，转录因子 *ASCL4* 的截短突变，是人类癌症中首次被报道的突变。考虑到 *ASCL1* 对小细胞肺癌细胞生存的作用，推测 *ASCL4* 可能具有谱系作用。*NOTCH1*、*NOTCH2* 和 *ASCL4* 的改变是相互排斥的，并且与 *TP63* 和/或 *SOX2* 的扩增显示出最小的重叠，这表明这些鳞状细胞分化调节剂中的畸变，具有重叠的功能结果。

（三）从癌前病变发展为癌

1. PI3K/Akt/mTOR　　*PIK3CA* 和 *Akt3* 在肺鳞癌中都检测到扩增。PI3K/Akt/mTOR 通路的失调与肺肿瘤发生有关，与高级别肿瘤（G3 和 G4）和晚期疾病（III 期）相关。当接受来自酪氨酸激酶和 G 蛋白偶联受体的信号后，*PI3K* 的 p85 调节亚基，即被募集到邻近质膜的部位，p110 亚基通过与 p85 亚基结合，把底物磷脂酰肌醇 4,5-双磷酸（phosphatidylinositol 4,5-bisphosphate，PIP_2）转化为磷脂酰肌醇-3,4,5-三磷酸（phosphatidylinositol 3,4,5-phosphate，PIP_3）。PIP_3 可以和蛋白激酶 B（protein kinase B，PKB）的 N 端 PH 结构域结合，使 Akt 从细胞质转移到细胞膜上，并在 3-磷酸肌醇依赖性蛋白激酶 1（3-phosphoinositide-dependent protein kinase-1，PDK1）和 3-磷酸肌醇依赖性蛋白激酶 2（PDK2）的辅助下，分别导致 Akt 蛋白上的苏氨酸磷酸化位点（Thr308）和丝氨酸磷酸化位点（Ser473）磷酸化，而使其激活。激活后的 Akt 通过直接和间接两种途径，激活其底物哺乳动物雷帕霉素靶蛋白（mammalian target of rapamycin，mTOR）：①直接磷酸化 mTOR；②通过失活结节性硬化复合物 1/2（TSC1/2），从而维持小 GTP 酶（Rheb）的 GTP 结合态，然后增强 mTOR 的激活。

mTOR 是一种进化上保守的丝氨酸/苏氨酸蛋白激酶。它存在于两个不同的多蛋白信号复合物 mTORC1 和 mTORC2 中。mTORC1 由 mTOR、Raptor、mLST8、PRAS40 和 Deptor 组成，整合来自细胞外环境（生长因子、营养素和能量来源）和细胞内代谢变化的多种信号，协同调节细胞生长、增殖、存活和代谢。在这些多个 mTORC1 功能中，翻译的调节是与肿瘤发生相关的最佳特征，并由两个下游效应器介导，即真核起始因子 4E-结合蛋白 1（eukaryotic initiation factor 4E-binding protein 1，eIF4E-BP1）和 p70 核糖体 S6 激酶 1（p70 ribosomal protein S6 kinase，p70S6K1）。4E-结合蛋白 1（4E-BP1）通过结合并灭活真核起始因子 4E（eIF4E），来抑制蛋白质翻译的启动；mTORC1 介导的 4E-BP1 磷酸化，促进 eIF4E-BP1 复合物的解离，从而允许 eIF4E 依赖性翻译。S6 激酶 1（S6K1）是一种丝氨酸/苏氨酸蛋白激酶，由 mTORC1 介导的磷酸化激活，进而磷酸化 40S 核糖体蛋白 S6，增强 cap 依赖的 mRNA 翻译。自噬是另一个 mTORC1 调节的过程，它既作为抑癌剂，又通过阻止受损蛋白质和细胞器的积累，作为一种细胞存活机制，在压力条件下赋予已建立的肿瘤生长优势。mTORC1 通过几种机制负性地控制自噬。另一方面，mTORC2，包括 mTOR、Rictor、mLST8、Sin1、PRR5/Protor-1 和 Deptor，激活 Akt，从而在正反馈回路中加强 Akt/mTORC1 信号。

mTORC1、mTORC2 和 PI3K 被证明，在外部信号和细胞骨架机制之间提供了重要的联系。通过调节 Rho 家族 G 蛋白的活性，其参与肌动蛋白组装形成板足和丝足的机制，PI3K 或 mTORC1/mTORC2 调节细胞迁移和侵袭。尤其是 I 类 PI3K 的 p85 亚单位,可以与 RhoA、Rac 和 Cdc42/Rho 家族 GTP 酶相互作用,调节它们的活性。并且已经证明,抑制 mTORC1 和 mTORC2 可以降低 Cdc42 和 Rac1 的激活,从而减少细胞迁移和侵袭。此外,mTORC1 通过上调基质金属蛋白酶 9(matrix metalloproteinase-9,MMP-9)对细胞外基质的蛋白水解作用,调节 F-actin 重组、局灶性黏附形成和组织重塑。

2. **CDKN2A/RB1**　有研究表明,编码 INK4a/p16 和 ARF/p14 蛋白的抑癌基因 *CDKN2A*,在 72% 的肺鳞癌病例中,通过表观遗传沉默而失活,其中包括甲基化(21%)、失活突变(18%)、外显子 1β 跳跃(4%)、纯合缺失(29%)。一方面,INK4a/p16 不能与 cyclin D 竞争结合 CDK4 或者 CDK6,导致 cyclin D/CDK4、cyclin D/CDK6 复合物能够形成且具有活性,导致视网膜母细胞瘤蛋白 Rb 过度磷酸化;磷酸化的 Rb 与转录因子 E2F 解离,E2F 获得转录活性,促进细胞周期 G_1/S 转换,启动 DNA 复制,使细胞不断增殖。另一方面,ARF/p14 不能参与形成 p14ARF-MDM2-p53 三体复合物,从而增强 p53 的降解,引发细胞周期检查点失调控,并导致 DNA 损伤的细胞异常存活。

3. **NFE2L2/KEAP1/CUL3**　在肺鳞癌中,*NFE2L2* 扩增,*KEAP1* 和 *CUL3* 失活。NFE2L2/KEAP1/CUL3 通路在没有突变没有刺激的情况下,机制如下:胞质蛋白伴侣分子 Keap1 结合在肌动蛋白丝上,与转录因子 Nrf2 结合,将其隔离在细胞质中;此外,Keap1 的 IVR 域中的两个半胱氨酸残基,作为氧化和亲电应力的传感器,与 E3 连接酶复合物的亚单位 cullin 3(Cul3)肽的 N 端区域特异性结合,Keap1 作为 Cul3 的适配器发挥作用,Cul3 使 Nrf2 泛素化,促进蛋白酶体对 Nrf2 的降解,抑制氧化应激反应基因的表达。当该通路的基因突变,Nrf2 被释放出来,进入细胞核,与小的 Maf 蛋白形成异源二聚体,并调节抗氧化响应元件(antioxidant response element,ARE)介导的各种编码抗氧化酶的基因和被分类为 II 期酶的代谢蛋白的转录,从而保护细胞免受多种应激的侵害,维持细胞存活。

三、大细胞癌

大细胞癌是未分化的 NSCLC,没有鳞状或腺样分化的组织学或免疫组织化学证据,尽管这些特征可能通过超微结构检查而被识别。仅在对标本进行全面彻底检查后,才能做出大细胞癌诊断,而不能根据活检或细胞学样本做出大细胞癌的诊断。以往大细胞癌定义中的某些组织学亚型,已从该类别移至其他组织学类别,现在定义的大细胞亚型,是基于组织学和免疫组化染色结果(TTF-1、Napsin A、p63、p40 和 CK5/6)进行评估。大细胞癌的临床体征和症状,与其他类型的 NSCLC 相似,并且大细胞癌大多数会发展成肺周边型肿块。组织学上,大细胞癌由片状或巢状的大细胞组成,这些细胞有泡状核、明显的核仁以及中等或丰富的细胞质。

关于大细胞癌的许多早期的遗传数据,都来自根据当前标准被重新划归为肺腺癌或鳞癌的病例。没有免疫组化特征,即所谓无标记大细胞癌中的部分病例,可能因出现 *KRAS* 或 *EGFR* 突变,而纠正诊断为肺腺癌或鳞癌。因此,在考虑靶向治疗时,建议对这个亚组的病例先进行分子检测。

四、神经内分泌肿瘤及其前体

1. **临床病理特征**　肺神经内分泌肿瘤(neuroendocrine tumor)的主要类别包括小细胞癌、大细胞神经内分泌癌(large cell neuroendocrine carcinoma,LCNEC)、不典型类癌(atypical carcinoid,AC)和典型类癌(typical carcinoid,TC)。小细胞癌和大细胞神经内分泌癌是高度恶性肿瘤,典型类癌是低度恶性肿瘤,不典型类癌在生物学侵袭性上处于谱系中间位置。在一项大样本研究中,典型类癌的 5 年和 10 年生存率均为 87%,不典型类癌中分别为 56% 和 35%,大细胞神经内分泌癌中为 27% 和 9%,而小细胞癌中则为 9% 和 5%。小细胞癌的特征为早期转移,在原发癌发现之前转移的情况并不少见。几乎所有这些癌症,都可以通过胸部影像学检查发现,通常显示出肺部肿块或结节。临床症状一般包括咳嗽(有时会产生带血黏液)、呼吸急促、胸痛和发热。

通过光学显微镜观察,这些癌症显示出神经内分泌结构特征,包括类器官样、小梁排列、玫瑰花环和栅栏排列。这些样式在类癌中,比在大细胞神经内分泌癌中更为突出,且在单独的小细胞癌中通常不可见,小细胞癌通常由片状和巢状细胞组成。典型类癌直径 ≥5mm,核分裂象 <2/2mm²,且无坏死,而不典型类

癌的核分裂象为(2~10)/2mm² 和/或局灶坏死。小细胞癌由小的、未分化的肿瘤细胞组成,其胞质少、染色质细腻,核仁缺失或不明显。有特征性的核铸型,常见坏死,核分裂象数通常很高,核分裂象>10(中位数:80)/2mm²。复合型小细胞癌是指包含小细胞癌成分,并伴有一种或多种组织学类型为非小细胞癌的复合型肿瘤。大细胞神经内分泌癌,由类似于大细胞癌的肿瘤大细胞组成,具有神经内分泌结构特点,有坏死,核分裂象>10(中位数:70)/2mm²,以及具有神经内分泌分化,即表达一个或多个神经内分泌标记物,如嗜铬粒蛋白 A、突触素(synapsin,Syn)或 CD56(神经细胞黏附分子),或通过超微结构检查中发现的神经内分泌颗粒来证实。复合型大细胞神经内分泌癌,是包括大细胞神经内分泌癌成分和非小细胞癌成分的复合型恶性肿瘤。

与小细胞癌和大细胞神经内分泌癌患者相比,类癌患者通常比小细胞癌和大细胞神经内分泌癌患者更年轻,并且一般为不吸烟人群,而绝大多数小细胞癌和大细胞神经内分泌癌患者有吸烟史。罕见的类癌患者有多发性内分泌肿瘤 1 型(multiple endocrine neoplasia-1,MEN-1),并且类癌可能与前驱病变——弥漫性特发性肺神经内分泌细胞增生(diffuse idiopathic pulmonary neuroendocrine cell hyperplasia,DIPNECH)有关。DIPNECH 是单个细胞、小结节(神经内分泌小体)和肺神经内分泌细胞的弥漫性增殖,这些细胞可能存在于支气管和/或支气管上皮,并可能伴有腔外增殖(肿瘤和类癌)。

2. 分子致病机制 肺神经内分泌肿瘤的免疫标记物包括嗜铬粒蛋白 A、突触素和 NCAM(CD56)。这些标记物在所有类型的神经内分泌肿瘤中均有表达,在类癌和不典型类癌中的表达频率高于小细胞癌和大细胞神经内分泌癌。此外,胃泌素释放肽、降钙素、其他肽激素、胰岛素瘤相关蛋白 1(insulinoma-associated 1,INSM1)启动子和人类无刚毛鳞甲同源物 1(human achaete-scute homolog-1,hASH1)基因,在这些癌症中也经常高表达。TTF-1 的表达率在小细胞肺癌、大细胞神经内分泌癌和类癌细胞中分别为 80% ~ 90%、30% ~ 50% 和 0 ~ 70%。

(1)小细胞癌和大细胞神经内分泌癌与类癌和不典型类癌相比,虽然同为神经内分泌肿瘤范畴,但是两组病变,具有完全不同的发病机制,前者并不是由后者演进而来。主要的分子生物学证据有以下几个方面。

1)RB/TP53 途径:小细胞癌和许多大细胞神经内分泌癌,是由 RB 和 TP53 基因的失活突变驱动的。TP53 失活导致基因组不稳定,形成多个等位基因的不平衡位点,伴随多条染色体丢失。小细胞癌是一种非整倍体癌,经常出现下述染色体的高频缺失,3 号染色体短臂缺失,包括 ROBO1/DUTT1(3p12.13)、FHIT(3p14.2)、RASSF1(3p21.3)、β-catenin(3p21.3)、FUS1(3p21.3)、SEMA3B(3p21.3)、SEMA3F(3p21.3)、VHL(3p24.6)和 RARβ(3p24.6);4 号染色体长臂缺失,包括促凋亡基因 MAPK10(4q21);5 号和 10 号染色体长臂缺失,包括促凋亡基因 TNFRSF6(10q23);13 号染色体长臂缺失(RB 基因的位置);和 17 号染色体短臂缺失(TP53);以及 3q、5p、6p、8q、17q、19q 和 20q 缺失的增加。90% 以上的小细胞癌和鳞状细胞癌,显示 3p 染色体上的等位基因的较大片段、不连续性缺失,该区域包含多个候选肿瘤抑制基因,包括一些先前已经介绍的。不典型类癌在 3p、13q、9p21 和 17p 出现杂合性丢失的频率,高于典型类癌,但没有高级别神经内分泌癌的丢失频率高。高级别肺神经内分泌癌中,均会出现 p16^{INK4a}/cyclin D1/RB 通路异常所致的 G₁ 阻滞,并主要通过 RB 缺失介导完成;但在不典型类癌中,该通路异常发生较少(59%),在典型类癌中也不常见。许多小细胞癌中 RB1 基因突变与基因产物功能丧失有关。在另一项研究中,89% 的神经内分泌癌(不包括类癌)与 13% 的非神经内分泌癌,表现出 LOH 和 Rb 蛋白表达缺失。Rb 蛋白的低磷酸化形式所致的 G₁ 期阻滞,是细胞周期调节剂;cyclin D1 的过表达和 p16^{INK4a} 的丢失,导致 Rb 持续高磷酸化,从而导致肿瘤细胞的细胞周期逃逸。数据还表明,在小细胞癌中,MDM2(p53 的转录调控靶点)的过表达或 p14^{ARF} 的丢失,导致肿瘤细胞通过 p53 和 Rb 途径逃避细胞周期停滞。

抑癌基因在大部分的小细胞癌中失活,在大细胞神经内分泌癌中失活率大于 50%,在不典型类癌中失活更少,在典型类癌中几乎没有。小细胞癌中的 TP53 突变大多是错义突变,导致 p53 突变蛋白稳定表达,易被免疫组化检测出来。p53 蛋白高表达,常发生在高级别的神经内分泌癌中,但在典型类癌中并不常见,在不典型类癌中居中。p53 的失调对影响下游靶基因 Bcl-2 和 Bax 的表达。抗凋亡基因 Bcl-2 的表达,在高级别神经内分泌癌中占优势,而在类癌中则相反。大细胞神经内分泌癌与小细胞癌相似,其 TP53

突变率高,*Bcl-2* 表达高于 *Bax* 表达。大约 20% 的不典型类癌表现出 *TP53* 或 *RB1* 的突变失活。

2）*MEN-1* 基因家族突变和相关的染色质修饰基因突变驱动途径:典型和不典型类癌,通常由 11q13 染色体上的 *MEN-1* 基因家族突变,和相关的染色质修饰基因突变驱动,而这些异常在小细胞癌和大细胞神经内分泌癌中的发生频率较低,说明典型和不典型类癌与小细胞癌和大细胞神经内分泌癌中的发生机制不同。*MEN-1* 编码核蛋白 menin,它通过将转录因子功能与组蛋白修饰途径联系起来,在肿瘤发生中发挥多种作用,其中一部分是通过与激活蛋白 1 家族转录因子 JunD 相互作用,将其从癌蛋白修饰为抑癌蛋白。在没有 *MEN-1* 胚系突变的患者中,40% 的类癌被报道存在 MEN-1 突变,该突变在非典型性类癌中更常见。

使用基因拷贝数分析、基因组/外显子组和 RNA-seq 方法,对肺类癌进行研究。平均体细胞突变率每兆碱基为 0.4,缺乏与吸烟相关的突变特征。还观察到染色质重塑基因的频繁突变,包括共价组蛋白修饰物和 SWI/SNF 复合体亚基的突变,两者分别占病例的 40% 和 22.2%,*MEN-1*、*PSIP1* 和 *ARID1A* 出现反复突变。与小细胞癌和大细胞神经内分泌癌相比,*TP53* 和 *RB1* 突变在典型类癌中很少见,这表明它们是通过与高级肺神经内分泌癌不同的分子途径发展而来的。

3）细胞周期调控:转录因子 E2F-1 似乎也通过激活 S 期调控基因在细胞增殖过程中发挥作用。E2F-1 蛋白在 92% 的小细胞癌和 50% 的大细胞神经内分泌癌中过表达,并与高 Ki67 指数和 Bcl-2/Bax 比值>1 显著相关。F-box 蛋白,一种 E2F-1 和 S 期激酶相关蛋白 2（S-phase kinase-associated protein 2,Skp2）降解媒介物,在 86% 的高级别神经内分泌癌中出现蓄积,它的过表达与肺神经内分泌肿瘤的分期进展和淋巴结转移相关。在高级别神经内分泌肿瘤中,Skp2 似乎与 E2F-1 相互作用,并强化其对细胞周期蛋白 E 启动子的转录激活。

4）端粒酶活性:端粒在保护染色体免受降解方面起着重要的作用。端粒酶是端粒 DNA 链的合成酶,用来抵消细胞分裂过程中 DNA 的损失。在超过 80% 的小细胞癌和大细胞神经内分泌癌中,发现了高端粒酶活性,而典型类癌中的端粒酶活性为 14% 或更少。人类端粒酶 mRNA 和端粒酶逆转录酶 mRNA,在典型类癌中的表达率分别为 58% 和 74%;在不典型类癌、大细胞神经内分泌癌和小细胞癌中的表达率均为 100%,大细胞神经内分泌癌和小细胞癌的端粒长度变化,比之典型类癌则更显著。

5）抑癌基因沉默:恶性肿瘤细胞启动子区 CpG 岛的异常甲基化,是抑癌基因沉默（表观遗传失活）的一个重要机制。DNA 的甲基化,包括通过 DNMT 将甲基转移到 CpG 岛的胞嘧啶。*RASSF1A* 是一种潜在的抑癌基因,它在几乎所有 SCLC 和大多数 NSCLC 中,都会通过其启动子区域的超甲基化,而发生表观遗传失活。神经内分泌肿瘤中 p16、APC 和 CDH13（H-钙黏素）的甲基化频率低于非小细胞癌,而小细胞癌的 *RASSF1A*、*CDH1*（上皮钙黏素）和 *RARβ* 甲基化频率高于类癌。35% 的小细胞癌和 18% 的类癌中,发现编码凋亡诱导脱天蛋白酶 8（caspase-8）的 *caspase-8* 存在启动子甲基化,而在非小细胞癌中并未发现这一现象,表明 *caspase-8* 可能在肺神经内分泌肿瘤起到肿瘤抑制基因的作用。

（2）SCLC 的关键体细胞驱动突变:虽然缺乏小细胞癌前驱病变的组织学定义,但小细胞癌患者同非小细胞癌患者相比,其正常或增生的气道上皮有着更高的基因异常发生率。引申开来,小细胞癌可能直接起源于组织学正常或轻度异常的上皮,而不是通过一系列可识别的组织学中间变化演变而来。

整合基因组分析已证实了许多发现,并进一步揭示了 SCLC 的关键体细胞驱动突变。Peifer 及其同事对小细胞癌外显子组、基因组和转录组进行了测序,发现每兆碱基的突变率极高,为（7.4±1）蛋白改变。在所有病例中,都有 *TP53* 和 *RB1* 失活的证据。*MYC* 家族成员 *MYCL1*、*MYCN* 和 *MYC* 的扩增,发生在 16% 的小细胞癌病例中,并且这些基因突变是相互排斥的。在编码组蛋白修饰因子的 *CREBBP*、*EP300* 和 *MLL* 基因中,发现了反复突变,它们成为小细胞癌中第二类最常突变的基因。此外,还观察到 *PTEN*、*SLIT2* 和 *EPHA7* 的附加突变,以及 *FGFR1* 酪氨酸激酶基因的局部扩增。这些癌症还包含与烟草致癌物相关的分子标记,由多环芳烃引起的大量 G→T 转化,通常发生在甲基化的 CpG 岛。

高通量测序技术被用于研究原发性小细胞癌和小细胞癌细胞系样本,包括全基因组拷贝数分析和全转录组测序。Rudin 等人在小细胞肺癌中鉴定出 22 个显著的突变基因,包括编码激酶、G 蛋白偶联受体和染色质修饰蛋白的基因。此外,他们发现在小细胞肺癌中 *SOX* 基因家族的几个成员发生了突变,大约

27%的样本中有 *SOX2* 扩增。抑制 *SOX2* 可以阻止 *SOX2* 扩增的小细胞癌细胞系的增殖。人们还发现了多个融合转录物和重复性的 *RLF-MYCL1* 融合,并且在具有这种融合的小细胞癌细胞系中,沉默 *MYCL1* 可以抑制细胞增殖。显著突变的基因还包括 *TP53* 和 *RB1*,以及之前在小细胞癌中未报道的其他突变基因。研究人员在 116 个基因中发现了 150 个热点突变,除了 *TP53*、*RB1*、*PIK3CA*、*CDKN2A* 和 *PTEN* 这些已知热点外,新的热点突变还包括编码 Ras 家族调节因子(*RAB37*、*RASGRF1* 和 *RASGRF2*)、染色质修饰酶或转录调节因子(*EP300*、*DMBX1*、*M112*、*MED12L*、*TRRAP* 和 *RUNX1T1*),离子亲和性谷氨酸受体(*GRID1*),激酶(*STK38*、*LRRK2*、*PRKD3* 和 *CDK14*)、蛋白磷酸酶(*PTPRD* 和 *PPEF2*)以及 G 蛋白偶联受体(*GPR55*、*GPR113* 和 *GPR133*)的基因。在磷脂酰肌醇 3 激酶(phosphatidylinositol 3-kinase, PI3K)途径(*PIK3CA*、*AKT1-3*、*MTOR*、*RPS6KA2* 和 *RPS6KA6*)、介体复合物(*MED12*、*MED12L*、*MED13*、*MED13L*、*MED15*、*MED24*、*MED25*、*MED27* 和 *MED29*)、Notch 和 Hh 家族成员(*Notch1*、*Notch2*、*Notch3* 和 *Smo*)、谷氨酸受体家族成员(*GRIA1*、*GRIA2*、*GRIA3*、*GRIA4*、*GRIND1*、*GRID2*、*GRM1*、*GRM2*、*GRM3*、*GRM5*、*GRM7* 和 *GRM8*)、SOX 家族成员(*SOX3*、*SOX4*、*SOX5*、*SOX6*、*SOX9*、*SOX11*、*SOX14* 和 *SOX17*)以及 DNA 修复和/或检查点途径基因(*ATM*、*ATR*、*CHEK1* 和 *CHEK2*)中,发现了特定基因家族和通路的群集突变。然而并未发现 *KRAS* 突变。酪氨酸激酶受体基因中,在 *Flt-1*、*Flt-4*、*KDR* 和 *Kit* 以及 *Ephrin* 家族成员(*EphA1* ~ *EphA7* 和 *EphB4*)中发现了突变。最后,染色体拷贝数分析显示了(*MYC*、*SOX4* 和 *Kit*)重复拷贝增加,以及(*RB1*、*RASSF1*、*FHIT*、*KIF2A* 和 *CNTN3*)丢失。

(3)类癌的前驱病变:弥漫性特发性肺神经内分泌细胞增生(DIPNECH)被世界卫生组织确认为肿瘤前疾病,它常见于慢性肺损伤,如支气管扩张、肺间质纤维化、肺脓肿和肺结核,也可在无潜在疾病的肺组织中发现。其定义是:在支气管黏膜上皮中,存在弥散性簇状、线性或结节状神经内分泌细胞增生,而没有穿透基底膜。如果显示局部浸润性生长和结节形成,且穿透基底膜,结节直径≤5mm 的称为类癌小瘤,结节直径>5mm 称为类癌。

DIPNECH 可能会进一步发展为神经内分泌微小瘤,并进一步发展成类癌(TC 或 AC)。在 DIPNECH 中发现 *Bcl-2* 水平增高,赋予细胞抗凋亡的能力。此外,*CALLA*(*CD10*)在 DIPNECH 中表达增高。进一步 Ki67 阳性细胞的出现赋予了 DIPNECH 增殖的能力,进一步发展为神经内分泌微小瘤,并且在此阶段,抑癌基因 *RASSF1A* 发生甲基化而沉默。类癌进展的后续步骤,可能包括 *menin* 途径的失活,11q 号染色体的端粒部分的删除。TC 和 AC 频繁丢失,包括 *MEN-1* 在内的 11q(AC 丢失的概率大于 TC),代表这些肿瘤的特征性遗传改变。10q 和 13q 序列的缺失,使 TC 和 AC 之间发生进一步的细胞遗传分化,这些基因改变可能是 AC 更具侵袭性的原因。人们对类癌前驱病变中的分子异常知之甚少。虽然类癌被认为是起源于神经内分泌微小瘤,但 11q13(*int-2*)等位基因的不平衡,在类癌(73%)中明显多于微小瘤(9%),并且可能代表了类癌肿瘤形成的早期事件。*int-2* 基因与 *MEN-1* 位置非常靠近,后者是神经内分泌肿瘤中频繁突变的抑癌基因。

(4)大细胞神经内分泌癌的分子生物学研究进展:对 45 例大细胞神经内分泌癌的二代测序研究,揭示了 3 个在基因组上截然不同的亚群,它们具有小细胞癌、非小细胞癌(主要是腺癌)和极少数的高增殖性类癌的特征。常见的遗传变异包括 *TP53*(78%)、*RB1*(38%)、*STK11*(33%)、*Keap1*(31%)和 *KRAS*(22%)突变。基因组图谱将大细胞神经内分泌癌划分为两个主要亚组和一个次要亚组。①类小细胞癌:具有 *TP53* 和 *RB1* 共突变/丢失和其他小细胞癌类型改变(*MYCL* 扩增、*SOX2* 扩增、*PTEN* 突变/丢失、*FGFR1* 扩增)。②类非小细胞癌:特征为缺乏 *TP53* 和 *RB1* 的共突变,并且几乎普遍出现非小细胞癌类型突变(*STK11*,*KRAS*,*KEAP1*)。③类类癌(n=2):显示 *MEN-1* 突变和低突变负担。

类非小细胞癌亚群低表达 Napsin A(类似肺腺癌),这在类小细胞癌组未观察到,而神经内分泌标记表达在两亚组中表达相似。然而,类非小细胞癌的大细胞神经内分泌癌中,*NOTCH* 家族基因突变更频繁(28%),该基因可能是神经内分泌分化的关键调节因子。尽管未发现致敏性 *EGFR* 突变或 *ALK* 重排,但在 67%的病例中,至少存在一种突变可能成为研究药物的潜在靶点;该现象在类非小细胞癌亚型中,比在类小细胞癌亚型中更频繁地出现。

第四节　肺间叶性肿瘤

WHO 分类(表 16-1)中的间叶性肿瘤包括一系列向多个谱系分化的良性和恶性肿瘤。总体而言,间叶性肿瘤在肺中的发病率远低于上皮性肿瘤。我们已经了解了部分间叶性肿瘤的分子发病机制。肺炎性肌成纤维细胞瘤(inflammatory myofibroblastic tumor,IMT)是由肌成纤维细胞、胶原和炎症细胞组成的,主要发生在 40 岁以下人群,是儿童最常见的支气管内间叶源性病变。肺炎性肌成纤维细胞瘤表现出克隆异常,即染色体 2p23 和 ALK 基因重排。重排涉及原肌球蛋白(tropomyosin,TPM)的 N 端卷曲螺旋结构域与 ALK 的 C 端激酶结构域的融合,产生两个 ALK 融合基因,即 TPM4-ALK 和 TPM3-ALK,编码具有激酶活性的癌蛋白。滑膜肉瘤通常是一种软组织恶性肿瘤,但很少发生在胸膜或肺,通常表现为侵袭性行为。与发生于软组织的滑膜肉瘤相似,超过 90% 的肺和胸膜滑膜肉瘤,存在染色体 t(X;18)(SYT-SSX)易位。这种易位的检测,对于诊断异常部位的滑膜肉瘤非常有帮助。肺错构瘤是由软骨、脂肪、结缔组织和平滑肌混合而成的良性肿瘤,在胸部 X 线片上表现为硬币状病变,并为了排除恶性肿瘤而被切除。许多肺错构瘤存在 t(3;12)(q27-q28;q14-q15)易位,代表高速泳动族蛋白基因 HMGA2 和 LPP 基因的基因融合。HMG 蛋白属于非组蛋白染色质相关蛋白家族,在调节染色质结构和基因表达中起重要作用。上皮样血管内皮瘤是一种罕见的低级别的血管恶性肿瘤,发生在肺或其他部位,并与 t(1;3)(p36.3;q25)易位有关。该易位涉及两个基因:WWTR1(3q25)和 CAMTA1(1p36),前者编码在内皮细胞表达的转录辅助激活因子,后者则是一种在大脑发育过程中表达的 DNA 结合转录调节蛋白。在一些年轻人的上皮样血管内皮瘤中,也发现了 YAP1-TFE3 融合蛋白。肺黏液样肉瘤是一种罕见的气道恶性肿瘤,伴有 EWSR1-CREB1 易位,EWSR1 基因重排也可发生在肺肌上皮肿瘤中。具有平滑肌细胞特征的血管周上皮样细胞,会引起淋巴管平滑肌瘤病(lymphangioleiomyomatosis,LAM)和血管周上皮样细胞肿瘤(perivascular epithelioid cell tumor,PEComa)。淋巴管平滑肌瘤病,在育龄妇女中表现为间质性肺疾病,PEComa 通常形成肺结节和肺外结节。患有 LAM 的女性患者,会出现更严重的呼吸急促,并可能发生气胸、胸腔积液和肺出血。LAM 细胞由梭形肌样细胞组成,胞质嗜酸性或透明,常在囊壁上成束状分布。这些细胞特征性地表达肌肉标记(如:平滑肌肌动蛋白)和黑色素细胞标记(如:HMB45、melanA 和微眼症转录因子),并且还经常表达雌激素和孕激素受体。

部分 LAM 为散发病例,部分病例与结节性硬化综合征(tuberous sclerosis complex,TSC)相关。TSC 与胚系突变有关,并影响抑癌基因,如染色体 9q34 上的 TSC1(编码错构瘤蛋白)和染色体 16p13 上的 TSC2(编码结节素)。TSC-LAM 被认为是 TSC1 或 TSC2 发生胚系突变(一次打击)后,发生了体细胞突变(二次打击)的结果,而散发性 LAM,被认为是通过体细胞的两次打击模型发展而来,包括体细胞突变和/或 TSC2 杂合性丢失。TSC1 和 TSC2 基因的失活突变,通过激活 mTOR 通路导致 LAM 细胞增殖,mTOR 通路是参与细胞生长、增殖和代谢的信号转导通路,在许多种癌症中被激活。

最近,LAM 被证明是一种低级别转移性肿瘤。LAM 细胞是克隆性的,并且在同一患者不同部位的多个病变中,发现了相同的 TSC 突变,表明它们来源于同一肿瘤细胞。LAM 在移植肺中复发,并且在复发中发现的 TSC 突变与宿主中的 TSC 突变相匹配,这表明肺部病变为转移灶。患有肺 LAM 的女性中,妇科 LAM 的发生频率较高,而且 LAM 累及盆腔和腹膜后淋巴结,因此有人推测 LAM 可能起源于这些区域。纵隔也可能受累,在许多 LAM 的女性患者中可检测到循环肿瘤细胞。mTOR 抑制剂已经显示出在稳定肺功能、减少乳糜渗出和减少循环肿瘤细胞方面有效。

(一) 胸膜恶性间皮瘤临床和病理特征

恶性间皮瘤(malignant mesothelioma,MM)是一种罕见的起源于浆膜表面的间皮细胞的恶性肿瘤,主要发生在胸膜和腹膜,较少发生在心包膜或睾丸鞘膜。恶性间皮瘤最重要的风险因素,是接触被称为闪石(石棉石和铁石棉)的石棉纤维。在美国,恶性间皮瘤的发病率在 20 世纪 90 年代初期至中期达到顶峰,但似乎正在下降,这可能与石棉自 1960 年代进口高峰期以来使用减少有关。恶性间皮瘤的特点是石棉接触史与临床发病之间有很长的潜伏期(30~40 年)。其他导致恶性间皮瘤的病因还包括,辐射、一种被称为毛沸石的非石棉纤维以及与胸膜瘢痕形成有关的其他因素。

胸膜恶性间皮瘤最常见于 60 岁以上的男性。典型的临床表现通常为出血性胸腔积液,伴有呼吸急促和胸壁疼痛,常见体重减轻和身体不适。肿瘤被发现时,患者的胸膜表面通常广泛受累。随着病情的发展,肿瘤通常侵犯肺、胸壁和膈肌。淋巴结转移可导致上腔静脉阻塞、心脏压塞、皮下结节和对侧肺受累。确诊后生存期一般为 12 个月。治疗包括手术、化疗、放疗、免疫治疗或其他治疗,通常进行联合治疗。

恶性间皮瘤的大体病理特征,包括胸膜结节,这些结节生长并聚集起来填充胸膜腔,并在肺周围形成一层厚的外皮。常见坚硬的棕褐色外观,偶尔肿瘤可以具有凝胶稠度。肿瘤可沿叶间裂延伸,并侵犯邻近的肺、膈肌和胸壁。进一步扩散可生长在心包腔和其他纵隔结构周围,也可发生远处转移。

组织学上,恶性间皮瘤呈现出各种各样的组织学样式。WHO 认定的弥漫性恶性间皮瘤的主要组织学类型有,上皮样间皮瘤、肉瘤样间皮瘤(包括结缔组织增生性)和双相间皮瘤。上皮样间皮瘤由圆形、卵圆形或多边形细胞组成,胞质嗜酸性,通常为圆形,几乎没有细胞异型性。上皮样间皮瘤细胞最常见片状、管状结构或呈腺体样排列,其中一些肿瘤由于产生大量透明质酸而具有黏液样外观。肉瘤样间皮瘤由恶性梭形细胞组成,偶尔伴有其他方向分化的肉瘤成分(骨肉瘤、软骨肉瘤等)。增生性间皮瘤由于其温和的外观和与组织细胞性胸膜炎的相似性,而成为诊断难题。它由致密胶原基质中的各种非典型梭形细胞组成。胸壁肌肉或脂肪组织的浸润和坏死,是有助于将增生性间皮瘤与组织性胸膜炎区分开的特征。双相间皮瘤包括上皮样成分和肉瘤样成分,每种成分至少占肿瘤 10%。恶性间皮瘤的癌前病变,尚未从组织学角度明确定义,但可以识别非浸润性肿瘤成分,尤其是与浸润性肿瘤相对比的情况下。

由于免疫组织化学中抗体的广泛应用,恶性间皮瘤的病理诊断得到了极大的帮助。间皮细胞分化可以通过细胞角蛋白 5/6、钙结合蛋白、HBME-1、D2-40 和其他抗体来识别。在实践中,上皮样间皮瘤和转移性腺癌之间的组织学鉴别是重要的,使用钙网膜蛋白(calretinin)和细胞角蛋白 5/6 以及与腺癌的标记抗体(CEA、MOC-31、Ber-EP4、leu-M1、B72.3 等)的方法,通常可以成功地进行区分。电子显微镜可以帮助观察具有上皮样分层的恶性间皮瘤中长而薄的微绒毛。广谱细胞角蛋白免疫组化染色有助于支持肉瘤样或促纤维结缔组织增生恶性间皮瘤的诊断,而不是肉瘤,因为大多数(但不是全部)肉瘤广谱细胞角蛋白免疫组化染色是阴性。其他间皮和间充质标记物也可用于区分恶性间皮瘤和组织学上相似的肉瘤。此外,在活检中,尽管区分间皮瘤和反应性间皮细胞增生是一个挑战,但更新的诊断方法(p16 FISH 和 BAP1 免疫组织化学)有助于二者的鉴别。FISH 检测到的 p16 缺失和免疫组化评估的 BAP1 表达缺失,在许多恶性间皮瘤中都存在,但一般不出现在良性间皮瘤中。

(二)胸膜恶性间皮瘤分子致病机制

接触石棉纤维会导致大多数恶性间皮瘤的病理生理学变化。目前认为,石棉通过活性氧,对间皮细胞造成遗传和细胞损伤,破坏有丝分裂过程,并可能使细胞暴露于吸附的致癌物质中。大量数据揭示了许多重要的基因改变,这些基因改变在恶性间皮瘤的发生与进展中起重要作用。染色体区域的缺失和增添在恶性间皮瘤中是常见的。染色体臂 1p、3p、4q、6q、9p、13q、14q、22q 常出现缺失区,而染色体臂 1q、5p、7p、8q、17q 常出现增添。细胞周期蛋白依赖性激酶抑制因子 2A(cyclin-dependent kinase inhibitor 2A,*CDKN2A*)/可变阅读框(alternative reading frame,*ARF*)、神经纤维瘤病 2 型(neurofibromatosis 2,*NF2*)和 BRCA1 相关蛋白 1(BRCA1-associated protein-1,*BAP1*)基因,是恶性间皮瘤中最常见的抑癌基因突变。*CDKN2A/ARF* 位于染色体 9p21.3 上,*CDKN2A* 编码 $p16^{INK4a}$,*ARF* 编码 $p14^{ARF}$。$p16^{INK4a}$ 通过依赖于 CDK4/cyclin D 的 Rb 通路控制细胞周期,$p14^{ARF}$ 通过失活的小鼠双微体 2 的人类同源基因调控 p53,双微体 2 是 p53 的上游调控因子。约 70% 的恶性间皮瘤中存在 *CDKN2A/ARF* 纯合缺失,这意味着 RB 和 p53 的肿瘤抑制通路失活。

Merlin 是一种由 *NF2* 编码的肿瘤抑制蛋白,调控多种细胞信号通路,包括调控细胞增殖和生长的 Hippo 和 mTOR。大约 40%~50% 的恶性间皮瘤中,含有 *NF2* 失活突变。BAP1 参与组蛋白修饰,其失活导致了全局基因表达谱的紊乱。在大约 23%~63% 的恶性间皮瘤中染色体 3p21.1 上的 *BAP1* 发生突变。晚期恶性胸膜间皮瘤的二代测序显示,在 p53/DNA 修复和 PI3K 通路中存在较多的遗传变异,呈现复杂的突变格局。然而,与许多其他上皮肿瘤不同,恶性间皮瘤中 *Rb*、*EGFR* 和 *RAS* 基因的突变非常罕见。肿瘤抑制基因启动子甲基化也见于恶性间皮瘤,表明这些基因的表观遗传学失活(上皮钙黏素,脆性组氨酸三联体,视黄酸受体 β 和 wnt 抑制因子-1),可能导致肿瘤的发生和进展。酪氨酸激酶受体激活,上调 Raf-MEK 胞外信号调节激酶(ERK)和 PI3K/Akt 途径,对于细胞的增殖和/或存活是重要的。Wnt 信号转导通路在恶性间皮瘤中也异常激活,并在发病机制中发挥作用。该途径的激活导致 β-联蛋白在胞质与胞核中异常蓄积。*TCF/LEF* 转录因子的相互作用,促进包括 *c-Myc* 和 *cyclin D* 在内的多个基因的表达。激活机制似乎不涉及 β-联蛋白基因的突变,但可能涉及该途径的较多上游分子,例如 disheveled(散乱蛋白)家族蛋白。也有证据表明,磷脂酰肌醇 3 激酶(PI3K/Akt)通路在恶性间皮瘤中经常被激活,抑制该通路可增加对化疗药物的敏感性。miRNA 在恶性间皮瘤中的表达已被研究,与正常胸膜不同。miR-31 在恶性间皮瘤中经常丢失,而 miR-29c 在上皮样恶性间皮瘤中表达更高,且与更好的预后相关。

第五节 慢性阻塞性肺病

一、肺气肿/慢性支气管炎

(一) 临床和病理特征

慢性阻塞性肺病(chronic obstructive pulmonary disease,COPD)一词适用于肺气肿、慢性支气管炎和支气管扩张,在这些疾病中,气流受限通常是渐进性的,但与哮喘不同,它不是完全可逆的。据统计,全球 40 岁以上成年人 COPD 患病率为 9%～10%。虽然 COPD 有不同的表现形式和不同的病因,但最常见的表现形式是相同的。这些症状包括肺功能的逐渐下降,通常以 1 秒用力呼气流量减少、慢性咳嗽和呼吸困难来衡量。肺气肿和慢性支气管炎是 COPD 最常见的疾病,它们通常存在于大多数吸烟者中。慢性支气管炎的临床定义是,持续咳嗽、咳痰,每年发病持续 3 个月,连续两年或以上,没有任何其他可确定的原因。慢性支气管炎患者,通常有大量的痰和明显的咳嗽,最常见的是感染因素,通常出现高碳酸血症和严重低氧血症,形成所谓"蓝肿型"的临床病变。肺气肿是指在终末细支气管远端,没有明显纤维化的气道发生破坏和永久性扩大。这些患者只有轻微的咳嗽,而肺部的过度膨胀是严重的,称"粉红色的肺泡"。

如果将整个 COPD 视为由肺气肿组织破坏、气道炎症、重塑和阻塞组成的谱系性病变,则可以很好地理解 COPD 的病理特征。COPD 患者的肺通常包含所有这些特征,但比例各不相同。慢性支气管炎的病理特征,包括黏膜病变,如上皮炎症、损伤、鳞状细胞和杯状细胞化生等上皮病变。黏膜下层随平滑肌肥大和黏膜下腺体增生而发生重构改变。尽管研究报道,大气道的这些病理特征与气流阻塞之间没有一致的关系,但这些变化是这种疾病出现临床特有的大量分泌物的原因。

肺气肿的病理定义,是一种不正常的、终末支气管远端气道的永久性扩大,同时伴有无纤维化的肺泡壁破坏。肺气肿的 4 种主要病理类型,是由这种破坏所处的位置决定的,包括小叶中央型肺气肿、全小叶型肺气肿、隔旁肺气肿和不规则肺气肿。前两种疾病是绝大多数临床病变的原因。小叶中央型肺气肿占 95%,是肺泡近端和中心区域肺泡破坏的结果,包括呼吸性细支气管。它主要影响上叶。全小叶型肺气肿通常与 α1-抗胰蛋白酶(α1-antitrypsin,α1-AT)缺乏相关,整个肺腺泡从近端呼吸性细支气管到腺泡远端区域的破坏,并且主要影响肺下叶。其余两种类型的肺气肿,隔旁肺气肿和不规则肺气肿,很少与临床疾病相关。在隔旁肺气肿中,损害发生在腺泡的远端,即小叶边缘毗邻胸膜的区域。这一区域的损伤可能导致自发性气胸,尤其是在年轻、瘦削的男性中。不规则肺气肿是组织破坏和肺泡扩大,发生在瘢痕附近,该区域会出现继发性炎症反应。虽然这种类型在瘢痕肺部常被发现,但对患者来说,几乎没有任何临床意义。

虽然这些肺气肿是造成阻塞的主要原因,但也存在小气道病变。呼吸性细支气管炎,是指吸烟者远端呼吸道的炎症变化,包括充满管腔和细支气管周围的色素沉着巨噬细胞,以及细支气管周围轻度慢性炎症和纤维化。这些巨噬细胞中的色素,代表细胞吞噬的烟草烟雾颗粒物。巨噬细胞反过来释放蛋白酶,破坏周围的弹性纤维,导致弹性丧失和阻塞性症状。

（二）分子发病机制

一般来说，COPD 是大气道炎症的结果，大气道炎症产生慢性支气管炎的气道重塑特征，以及小气道炎症，导致邻近组织的破坏，从而导致肺气肿。主要的炎症细胞包括肺泡巨噬细胞、中性粒细胞和淋巴细胞。COPD 发病机制的主要理论支持是，气道炎症与肺气肿两个主要病变的相互作用：蛋白酶/抗蛋白酶系统和氧化剂/抗氧化系统。这些系统有助于保护肺免受许多刺激物的侵袭，而这些刺激物则主要通过气体交换进入肺。

在蛋白酶/抗蛋白酶系统中，蛋白酶由许多细胞产生，包括上皮细胞和降解潜在的肺基质的炎性细胞。肺中最重要的蛋白酶是中性粒细胞弹性蛋白酶，它是丝氨酸蛋白酶家族的一部分，以及主要由巨噬细胞产生的基质金属蛋白酶（matrix metalloproteinases，MMPs）。这些蛋白酶可以因环境刺激物的侵入而分泌，最常见的传染性因素是细菌。在这种情况下，它们的作用是酶促降解生物体。然而，蛋白酶也可以由正常肺中的炎性细胞和上皮细胞分泌，来修复和维持潜在的肺基质蛋白。为了保护肺免受这些酶的不必要破坏，肝脏分泌抗血管蛋白酶，其通过血液循环，到达肺部并抑制蛋白酶的作用。此外，分泌 MMPs 的巨噬细胞也分泌金属蛋白酶组织抑制物（tissue inhibitor of metalloproteinases，TIMPs）。为了维持肺结构的完整性需要，蛋白酶和抗蛋白酶之间出现微妙的平衡。平衡破坏则导致蛋白酶的相对过剩（要么是蛋白酶产生过剩，要么是蛋白酶抑制剂产生不足），导致组织破坏和肺气肿的形成。

这种平衡破坏以不同的方式，发生在两种主要类型的肺气肿：小叶中央型肺气肿和全小叶型肺气肿。在主要由吸烟引起的小叶中央型肺气肿中，烟雾中的化学物质对中性粒细胞和巨噬细胞的刺激作用导致蛋白酶的过度产生。虽然确切的机制尚不完全了解，但大多数研究表明，烟草烟雾中的尼古丁是一种化学引诱剂，烟雾中含有的活性氧可以刺激活化巨噬细胞，释放更多的中性粒细胞弹性酶和 MMPs，导致肺泡腔内弹性蛋白的破坏。这种炎症细胞激活可能通过激活转录因子 NF-κB 而导致 TNF-α 的产生。此外，弹性蛋白酶本身可能会吸引炎症细胞，进一步增加蛋白酶的分泌，加剧基质的破坏。

与小叶中央型肺气肿不同，全小叶型肺气肿最常见的原因是抗蛋白酶的遗传缺乏，通常是由于是 α-抗胰蛋白酶缺乏，大概每 2 000~5 000 人中就有一人患病。α-AT 缺乏是由于编码蛋白质 α-AT 的基因缺陷，α-AT 是由肝细胞产生的糖蛋白，它是中性粒细胞弹性蛋白酶的主要抑制剂。位于 14 号染色体长臂上的 *Serpin A1* 基因（14q31-q32.3）会出现基因异常。发生的基因突变分为四组：碱基替换、框内缺失、移码突变和外显子缺失。这些突变通常导致肝细胞内蛋白质的错误折叠、堆积和滞留，导致循环水平下降。α-AT 缺乏症是一种常染色体共显性遗传疾病，已鉴定出大约 120 种等位基因的变异体。表型由一个蛋白酶抑制剂（protease inhibitor，PI）编码系统进行分类，该编码系统使用等位基因的名称命名，代表着 α1-AT 电泳迁移率的不同。PI*MM 是针对正常 M 等位基因的纯合个体的，PI*ZZ 是针对 Z 等位基因的纯合个体的。Z 等位基因是导致严重缺陷和疾病的最常见原因。Z 型 α1-AT 分子在肝细胞内聚合，阻止其分泌到血液中，导致血清 α-AT 水平低。表现为肺疾病的患者，通常为 Z 或 S 等位基因的纯合（ZZ 和 SS 表型）或 2M 等位基因的杂合（MZ 或 MS 表型）。α-AT 是丝氨酸蛋白酶抑制剂蛋白质超家族成员。这些化合物在肝脏中的滞留，导致肺脏中拮抗中性粒细胞弹性酶的天然抗蛋白酶屏障的丧失和 α1-AT 抗炎症作用的丧失。血浆中 α-AT 浓度低于正常值的 40% 时，会增加肺气肿的风险。在具有 ZZ 基因型的个体中，α-AT 的活性约为正常的 1/5。参与肺气肿发病机制的肺部第二系统是氧化剂/抗氧化系统。如在蛋白酶系统中一样，肺中细胞产生的抗氧化剂，保护肺免受 ROS 形式的氧化应激。

肺中的活性氧包括氧离子、自由基和过氧化物。气道中的主要抗氧化剂是酶，包括过氧化氢酶、超氧化物歧化酶、谷胱甘肽过氧化物酶、谷胱甘肽 S-转移酶、黄嘌呤氧化酶和硫氧还蛋白，以及谷胱甘肽、抗坏血酸、尿酸和胆红素等非酶抗氧化剂。肺中氧化剂和抗氧化剂的平衡可以防止 ROS 造成的伤害。然而，烟草烟雾会增加中性粒细胞、嗜酸性粒细胞、巨噬细胞和上皮细胞产生的 ROS。此外，ROS 还可以诱导促炎反应，其将更多的炎性细胞募集到肺部。在动物模型中，烟草烟雾可能通过激活转录因子 NF-κB，诱导来自巨噬细胞、上皮细胞和成纤维细胞的促炎细胞因子，如 IL-6、IL-8、TNF-α 和 IL-1 的表达。此外，有证据表明，表观遗传学异常可能导致这些促炎细胞因子和趋化因子的过度激活，尤其是在慢性吸烟者中，从而导致肺的损伤修复机制的破坏。抗氧化转录因子 Nrf2 控制着参与抗氧化防御的 100 多个基因,可能是未来抑制烟草烟雾破坏作用的治疗靶点。

二、支气管扩张

(一) 临床和病理特征

支气管扩张是肺大气道的永久性重塑和扩张,最常见的原因是慢性炎症和复发性肺炎。这些感染通常是因为呼吸道分泌物和病原体不能被有效清除。这种病理特点决定了该疾病的临床特征,包括伴有大量分泌物的慢性咳嗽和复发性肺炎病史。支气管扩张的 5 个主要原因是感染、阻塞、黏膜纤毛防御受损、全身免疫防御受损和先天性因素,这些可能产生局部或弥漫性的疾病。局部支气管扩张通常是由于病变较大阻塞呼吸道或以前受损或感染后形成的瘢痕。弥漫性支气管扩张可由全身免疫防御缺陷引起,其中先天性或适应性免疫可能受损。前者引起的疾病包括慢性肉芽肿病,后者引起的疾病包括无丙种球蛋白血症/低丙种球蛋白血症和严重的联合免疫缺陷。肺部清除生物体的黏膜纤毛防御机制的缺陷,也可能导致弥漫性支气管扩张,这些包括导致纤毛具有异常超微结构和囊性纤维化(cystic fibrosis,CF)的纤毛运动障碍。先天性支气管扩张很少见,最常见的有巨气管支气管症(又称 Mounier-Kuhn 综合征)和 Williams-Campbell 综合征,前者由于支气管软骨丢失,导致气管和主支气管增大;后者可能由于结缔组织的遗传缺陷,导致主气道弥漫性支气管扩张。支气管扩张的病理学在大体所见中容易识别,可以看到扩张的气道含有大量感染的分泌物和黏液栓,其定位于肺段或弥漫性地累及整个肺,如 CF。显微镜特征包括,类似于慢性支气管炎的慢性炎症变化,但伴有黏膜和黏膜下层溃疡,导致平滑肌和气道壁弹性蛋白的破坏,以及特征性的扩张和纤维化。这些扩大的气道含黏液栓,其包含黏蛋白和丰富的退化炎症细胞,这是由于在黏膜纤毛防御机制丧失后,在这些气道中出现感染所致。在这些栓塞中可以发现细菌,最明显的是铜绿假单胞菌。

(二) 分子发病机制

支气管扩张的发病机制是复杂的,取决于潜在的病因。一般来说,支气管上皮最初的损伤,是由于异常的黏蛋白(发生 CF 时)、功能失调的纤毛(纤毛运动障碍)和无效的免疫监测(先天免疫和抗体介导免疫缺陷),导致组织损伤、修复和重塑的循环,最终破坏正常气道。这个周期的最初事件,通常涉及黏液纤毛机制的功能障碍,这种机制抑制了侵入气道的病原体和其他外来物质从肺部排出。这可能是由于纤毛或黏蛋白的缺陷。原发性纤毛运动障碍,是一种遗传异质性疾病,通常作为常染色体隐性遗传而遗传,但也有常染色体显性或 X 连锁遗传的病例报道。这些遗传缺陷产生不能游动的纤毛。临床表现为肺、鼻窦、中耳、男性生育能力和器官退化。超过 250 种蛋白质构成了纤毛的轴突。最近的测序在 30 个基因中,发现了原发性纤毛运动障碍引起的突变。其中,*DNAH5*(占 15% ~21% 的患病率)和 *DNAI1*(占 2% ~9% 的患病率)这两种基因的突变,是导致这种疾病的最常见原因。30% 的患者纤毛结构可能正常,需要进行基因分析才能诊断。在这些病例中,对这两种常见基因的热点筛查,可能是最有效的诊断方法。

囊性纤维化是一种常染色体隐性遗传病,主要影响黏蛋白,造成气道黏液水含量减少,导致分泌物变得黏稠,影响正常纤毛运动。这是由于囊性纤维化穿膜传导调节蛋白(cystic fibrosis transmembrane conductance regulator,*CFTR*)基因的缺陷所致,该基因位于 7 号染色体上,编码 cAMP 激活通道。该通道调节氯离子进出细胞和细胞内液泡的流动,有助于维持黏蛋白的渗透压。该蛋白主要存在于气道上皮细胞膜顶部表面,但在其成熟过程中,也参与了大量的次顶膜、细胞内转运和循环。这种遗传性疾病,也见于许多其他器官,包括胰腺、肠、肝、生殖器官和汗腺,并依赖氯离子运输来维持正常的分泌物。

CF 基因突变影响蛋白质分泌途径中 CFTR 的交换,不同的基因突变产生不同的临床表型。*CFTR* 基因的大多数突变是错义改变,约 15% 的已识别的遗传变异与临床疾病无关。这些突变分为六类,Ⅰ、Ⅱ 和 Ⅲ 类突变与 CFTR 功能完全丧失相关,并且这些患者具有严重的表型;Ⅳ、Ⅴ 和 Ⅵ 类突变具有 CFTR 蛋白的一些残余功能,具有轻微的肺部临床症状和胰腺功能不全。

第六节　特发性间质性肺炎

一、临床及病理特征

特发性间质性肺炎(idiopathic interstitial pneumonia,IIP)包括一组弥漫性浸润性肺疾病,其临床表现类似,其特征为呼吸困难、生理机能受限和胸片上双侧肺间质浸润。病理上,这些疾病具有慢性炎症和不同程度纤维化的特征性组织学改变。通过这些,病理学家可以对这些实性区进行分类并预测预后。然而,因为这些病理模式可以在多个临床环境中看到,所以通常很难确定病因。

该疾病的病理分类最初由 Liebow 和 Carrington 于 1969 年定义,并经过美国胸科学会(American Thoracic Society,ATS)/欧洲呼吸学会(European Respiratory Society,ERS)在 2002 年的修订和随后于 2013 年的修订。IIP 最著名和最普遍的实性区是特发性肺纤维化(idiopathic pulmonary fibrosis,IPF),目前的患病率估计约为每 10 万人中有 50 人,其中大多数在 5 年内发展为呼吸衰竭甚至死亡。IPF 在病理上称为普通型间质性肺炎(usual interstitial pneumonia,UIP)。UIP 的组织学特征是具有慢性淋巴细胞炎症的斑片状区域,伴有组织性和胶原型纤维化。这些患者在出现症状数月甚至数年后,通常会出现逐渐增加的呼吸短促和干咳。影像学研究通常显示呈网状的双侧基底膜病变。最近出现了新的抗纤维化治疗方法,可以阻止疾病的进展。但迄今为止,还没有减缓或疾病治愈的证据。病理学的特征在于不同时相、不同部位的成纤维细胞灶和慢性炎症反应。这些过程产生多样化的纤维化模式,通常被称为异时相的损伤模式。因为它主要发生在涉及胸膜下和小叶间隔的肺周围,所以总体情况是较晚期的外周和基底部疾病之一。炎症到纤维化的过程包括间质增宽、上皮损伤和脱落、成纤维细胞浸润,以及在特征性成纤维细胞灶内组织纤维化。成纤维细胞沉积胶原发生在修复的后期。大量胶原蛋白的存在,导致肺僵硬,无法清除气道分泌物,导致支气管上皮复发性炎症,最终纤维化并破坏气道结构。这种重构产生充满黏液的扩张间隙,形成蜂房间隙的大体外观。

二、分子发病机制

关于 IPF 发病机制的理论在过去的十年中不断发展。早期的理论支持原发性炎症过程,而目前的理论支持肺纤维化独立于炎症事件发生,由肺泡上皮细胞(alveolar epithelial cells,AECs)损伤引起的异常上皮和上皮间质反应发展而来。AECs 由 I 型肺泡细胞和 II 型肺泡细胞组成。正常肺中,I 型肺泡细胞占肺泡壁95%,II 型肺泡细胞占 5%。然而,在肺损伤中,脆弱的 I 型肺泡细胞发生细胞死亡,II 型肺泡细胞作为祖细胞再生成肺泡上皮。

尽管一些研究表明,II 型肺泡细胞的重新繁殖依赖于循环干细胞,但这一概念仍有待充分证实。根据当前的概念,AECs 的损伤和/或凋亡会引发一系列细胞事件,这些细胞事件,通过刺激成纤维细胞和肌成纤维细胞的迁移、增殖和活化而导致肺部的瘢痕形成,从而导致 UIP 的病理上具有特征性成纤维细胞灶以及肺泡中胶原蛋白和弹性纤维的沉积和积累这种独特的病理学可能是促纤维化因子产生增加的结果,例如,转化生长因子-α(transforming growth factor-α,TGF-α)、TGF-β、成纤维细胞生长因子 2、胰岛素样生长因子 I 和血小板源性生长因子。从 IPF 患者肺中分离出的成纤维细胞,显示出纤维化前分泌表型,支持这一机制。

环境颗粒物、药物或化学物质的暴露、病毒等多种因素可能会引发 AECs 的初始损伤,但遗传因素也起一定作用。大约 2%~20% 的 IPF 患者,有该疾病的家族史,遗传模式为常染色体显性遗传,外显率可变。对具有确定的肺纤维化临床综合征(例如 Hermansky-Pudlak 综合征和先天性角化不良)的部分患者进行遗传研究,发现 Hermansky-Pudlak 综合征患者出现 HPS 基因突变,以及先天性角化不良患者中出现的 DKC、TERT 和 TERC 基因突变。

在家族性 IPF 中,不包括 Hermansky-Pudlak 综合征和先天性角化不良这两种综合征,编码肺表面活性蛋白 A、B 和 C 的基因杂合突变与间质性肺病有关。通常,肺表面活性蛋白 A 和 B 突变与新生儿肺病有关。编码肺表面活性蛋白 C（pulmonary surfactant protein C, SP-C）的基因突变与成人的 IPF 有关。在该基因中发现两种突变，外显子 4 的跳脱和末端 37 个氨基酸的缺失，以及 C 端 Q188 L 的错义突变。

在大约 1% 的 IPF 散发性病例中发现了与肺纤维化相关的 SP-C 基因的额外突变。此外，在散发性 IPF 患者中，全基因组连锁分析已确定染色体 10q22 为受影响区域，其中存在肺表面活性蛋白 A1、A2 和 D 的基因。一般来说，SF-A2 和 SF-C 蛋白的基因突变都会导致内质网驻留蛋白结构异常，并且不能形成寡聚体。如何导致肺纤维化的尚不清楚，但一些人认为内质网（ER）应激可能导致 AECs 损伤，抑制这些细胞维持上皮完整性的能力，从而导致这些肺中的成纤维细胞和肌成纤维细胞异常增殖。

除了肺表面活性蛋白相关基因外，有证据表明，年龄相关基因的突变可能导致肺纤维化，包括端粒酶逆转录酶（telomerase reverse transcriptase, TERT）和端粒酶 RNA（telomerase RNA, TERC）基因。端粒是一种特殊的核蛋白结构，包含 100 到 10 000 个保护染色体末端的 TTAGGG 重复序列。在正常的细胞分裂过程中，这些重复序列可能会丢失，导致染色体缩短。TERT 和 TERC 是起到催化，并在端粒区域中添加这些重复 DNA 序列的酶，保护染色体在有丝分裂期间没有丢失。这些基因的突变导致端粒缩短、端粒功能障碍和组织更新受限。家族性和散发性肺纤维化患者中 TERT 和 TERC 基因的测序显示，15% 的家族性肺纤维化病例中有 TERT 和 TERC 基因突变，少数散发性肺纤维化病例中，有 TERC 基因突变。此外，家族性 IPF 患者已发现编码其他端粒酶的相关基因发生突变，包括 DKC1、TINF2 和 RTEL1。尽管端粒酶途径突变导致的肺纤维化的机制尚不清楚，但据推测，这些酶的功能丧失，会破坏 AECs 修复机制，类似于控制 AECs 肺表面活性蛋白表达的基因突变（SP-A2，SP-C）导致 AECs 损伤及纤维化。

第七节　肺表面活性蛋白功能障碍疾病

肺泡表面排列着 Ⅰ 型和 Ⅱ 型肺泡上皮细胞（alveolar epithelial cells, AECs），它们直接与吸入肺泡囊的空气相互作用。在正常宿主中，表面活性剂对于维持低表面张力至关重要，而低表面张力是维持适当的肺泡膨胀和液-气界面气体交换所必需的。表面活性剂由磷脂组成。磷脂酰胆碱（phosphatidylcholine, PC），磷脂酰甘油（phosphatidyl glycerol, PG），以及表面活性剂蛋白 A, B, C 和 D。Ⅱ 型 AECs 和肺泡巨噬细胞（alveolar macrophages, AMs），在维持肺泡表面活性剂的适当组成和数量方面发挥着关键作用。Ⅱ 型 AECs 在内质网和高尔基体中合成表面活性剂，以板层体的形式储存，然后分泌到气道中。Ⅱ 型 AECs 和 AMs 控制表面活性剂的分解代谢，调节肺泡囊中的含量。然而，当这种稳态受到影响时，肺泡囊内表面活性物质的积累，可能导致进行性呼吸功能不全。这些疾病包括肺泡蛋白沉积症（pulmonary alveolar proteinosis, PAP），主要发生在成人；以及遗传性表面活性蛋白紊乱，主要发生在儿童。

一、肺泡蛋白沉积症

（一）临床和病理特征

肺泡蛋白沉积症也被称为肺泡蛋白沉着症、脂蛋白沉积症或者更准确地说是磷脂沉积症，是一种罕见的肺部疾病，其特征是肺泡腔内表面活性剂的积累。PAP 在临床上有三种表现形式：①先天性（遗传性）（2%）；②继发性（主要与白血病或全身炎症相关）（5% ~ 10%）；③自身免疫性（获得性）（88% ~ 93%）。先天性 PAP 是一种儿童疾病，其表现取决于突变基因。继发性和自身免疫性 PAP 出现在既往健康的成年人中，患者的中位年龄为 40 岁，男女比例为 2.7 : 1。临床表现是可变的，通常包括缓慢进行性呼吸困难、干咳和其他呼吸窘迫症状（包括疲劳和杵状指）的隐匿性发作。然而，近 1/3 的患者可以无临床症状，仅表现为胸部 X 线异常。

自身免疫性和继发性 PAP 胸部影像学最常见的表现为细小、弥漫性、羽状结节性浸润，以肺门区为中心，保留周围区域。胸部计算机断层成像（computed tomog-raphy, CT）可见，浸润物可能呈几何形状。

自身免疫性和继发性 PAP 最显著的显微镜特征是肺泡内充满颗粒状、过碘酸希夫阳性的抗淀粉酶（period acid-schiff-positive diastase-resistant, PASD）阳性的细胞内物质。该物质由 90% 的磷脂、10% 的表面活性剂蛋白 A, B, C 和 D（10%）和 <1% 的碳水化合物组成。AMs 多见泡沫状细胞质，肺泡间隔正常。在某

些肺泡间隙中有更密集、更坚实的 PASD 阳性物质。自身免疫性和继发性 PAP 之间的明确病理差异,有待进一步阐明。

(二) 分子发病机制

三种类型的 PAP 的病因,都集中在肺泡内表面活性剂样物质的异常积累。由于肺泡表面活性物质水平的调节,依赖于适当的合成、循环和分解代谢。因此关于机制有两种相反的假说,包括过度生产和减少这种物质的降解。在 PAP 中,大多数证据表明 AMs 降低了表面活性剂的去除率。

该疾病的微观特征表明,过碘酸希夫阳性表面活性剂阳性物质充满了肺泡,否则仅显示出轻微的炎症变化。

这种情况发生的机制在每一种临床形式的 PAP 中都有所不同。在自身免疫性 PAP 中,存在与 GM-CSF 受体结合的 GM-CSF 自身抗体循环,抑制 GM-CSF 对 AMs 的作用。大多数自身免疫性 PAP 患者,存在循环的 GM-CSF 自身抗体,这一认识导致这些患者的 GM-CSF 得到治疗性替代,导致 AMs 分化和适当的表面活性剂清除。继发性 PAP 的发生机制尚不清楚。最近,在继发性 PAP 患者中发现了自身抗体。然而,推测表面活性剂以 PAP 的次要形式积累的主要机制,是通过减少肺泡巨噬细胞的数量和功能来实现的。最后,PAP 的先天性或遗传性形式是由编码 GM-CSF 受体的基因突变引起的。

GM-CSF 的正常活动,需要通过其受体的二聚化来进行信号转导,该受体由激活 JAK/STAT5 信号转导,以增强巨噬细胞分化的 α 链和共同的 β 链组成。分别编码 GM-CSF 受体 α 和 β 链的 *CSF2RA* 和 *CSF2RB* 基因中的突变,导致 GM-CSF 受体功能丧失。

最后,要特别注意 GM-CSF 通过转录因子(例如 STAT3、PU.1 和 PPARγ)激活其受体,控制 AMs 的许多功能,如微生物杀灭、适应性免疫、先天免疫、吞噬和促炎细胞因子信号等。因此,GM-CSF 活性降低的 PAP 患者也可能有不同程度的免疫抑制,使他们容易受到各种感染。

二、表面活性物质功能障碍的遗传性疾病

(一) 临床和病理特征

表面活性物质代谢紊乱是一种异质性的遗传性代谢紊乱,主要见于婴幼儿。主要疾病由肺表面活性蛋白 B(pulmonary surfactant protein B,SP-B,染色体 2p12-p11.2)、肺表面活性蛋白 C(pulmonary surfactant protein C,SP-C,染色体 8p21)、ATP 结合盒转运体 A3(ATP-binding cassette transporter A3,ABCA3,染色体 16p13.3)的遗传缺陷引起。SP-B 和 ABCA3 缺陷为常染色体隐性遗传,SP-C 缺陷为常染色体显性遗传。

SP-B 缺乏引起的疾病,通常在出生时出现,受影响的婴儿在数周或数月内死亡,缺乏有效的治疗方法。由 ABCA3 或 SP-C 缺乏引起的疾病,可能在出生一周或数年后出现。ABCA3 缺乏的预后较差,而 SP-C 缺乏的预后则更确定,有些患者可以存活到成年期。通常,所有这些疾病的病理学变化,从 PAP 样模式到慢性婴儿肺炎(chronic pneumonitis of infancy,CPI)模式,其肺泡壁因慢性炎症和立方状肺泡上皮细胞而扩大。

(二) 分子发病机制

SP-B 基因长度约为 10kb,位于 2 号染色体上。与 *SP-B* 基因相关的隐性功能缺失突变有 30 多种。这些突变包括缺失、终止、错义和取代突变,它们会干扰 pro-SP-B 的合成,或产生无法完全处理且无活性的异常 pro-SP-B。在大多数遗传性 SP-B 缺陷中,活性 SP-B 不能从表面活性剂中分离出来。由于细胞内和细胞外表面活性剂稳态,都需要活性 SP-B。因此,在这些婴儿中,表面活性剂替代治疗并不起效。

SP-C 蛋白缺陷,是由于位于人类 8 号染色体上的 *SP-C* 基因缺陷引起的。最常见的突变是在第 73 位密码子(I73T)中以苏氨酸取代异亮氨酸,在 25% 的病例中都有发现,包括散发性和遗传性疾病。这种突变导致 SP-C 蛋白错误折叠,从而抑制了它通过细胞内分泌途径(通常在高尔基体或内质网内)的进展。在小鼠模型中,肺泡内缺乏 SP-C 会导致严重的肺部疾病。关于 pro-SP-C 突变的记录表明,其中蛋白水解裂解 SP-C 产生较大的初级翻译产物的婴儿,可能患有呼吸窘迫综合征或 CPI。在老年患者中,观察到的具有这些突变的肺部病理模式包括 UIP。

ABCA3 蛋白是包括 CFTR 在内的 ATP 依赖性转运蛋白家族的成员,并在上皮细胞中表达。*ABCA3* 基

因的突变会导致严重的呼吸衰竭,这对表面活性剂替代治疗是无效的。这些患者的表面活性剂,均缺乏PG和PC,并且几乎缺失或没有活性。通过超微结构分析,Ⅱ型肺泡细胞中存在异常的板层小体,表明该疾病中正常表面活性剂的合成和包装受到破坏。

第八节 肺动脉高压

一、临床和病理特征

肺动脉高压(pulmonary artery hypertension,PAH)由一组独特的疾病组成,其病理特征是肺血管树的所有腔室,包括动脉、小动脉、毛细血管和静脉的异常破坏、修复、重塑和增殖。这些疾病的分类经过了若干次修订。最近的修订(2003年)根据这些疾病的病理和临床特征对其进行分类。当前分类系统中有五种主要疾病类别:①肺动脉高压;②患有左心疾病的肺动脉高压;③肺疾病和/或低氧血症相关性肺动脉高压;④肺动脉高压由慢性血栓性和/或栓塞性疾病引起的高血压;⑤其他原因所致的肺动脉高压,包括肺结节病、朗格汉斯细胞组织细胞增生症和淋巴管平滑肌瘤病。大多数肺动脉高压患者的临床病程,始于劳力性呼吸困难,并发展至胸痛,晕厥,平均肺动脉压升高以及最终的右心衰竭。患者的临床进展速度,从几个月到很多年不等。治疗这些疾病的重点,是阻断参与疾病发病机制的介质。然而,目前的治疗方法很少能阻止疾病的发展,肺移植是长期生存的唯一希望。PAH可分为遗传性PAH、特发性PAH、与其他疾病(例如结缔组织疾病,HIV,先天性心脏病)相关的PAH以及药物和毒素(例如厌食症,可卡因和苯丙胺)继发的PAH。在这些疾病中,病理的主要变化位于小肺动脉和小动脉。但是,该组中的其他两种疾病(肺静脉闭塞性疾病和肺毛细血管瘤病),主要涉及肺血管、静脉和毛细血管的其他成分。这些患者肺血管的病理改变,主要反映内皮细胞的损伤和修复。早期病理改变,包括内皮细胞肥大和内膜纤维化,使血管腔变窄并消失,随后进行重塑和血运重建。这些结构被称为丛状病变,是PAH的病理特征。在最严重的病理病变中,这些异常的血管结构变得扩张或类血管瘤样,并可能发展为坏死性血管炎,并伴有跨壁炎症和纤维素样坏死。

二、分子发病机制

尽管PAH的确切致病机制尚不清楚,但过去10年的研究已开始提供一些线索。PAH具有低外显率的常染色体显性遗传模式,女性和男性比例为2∶1。形态形成骨形态发生蛋白受体2(bone morphogenetic protein receptor,type 2,BMPR2),是TGF-β蛋白质超家族的成员,在许多细胞的生长和调节中起作用,包括肺血管。这些突变在可遗传PAH中约占80%。BMPR2基因的单个突变,诱导血管平滑肌增殖和细胞凋亡减少的机制,尚不完全清楚。然而,已知在肺的血管平滑肌细胞中,TGF-β信号转导引起肺小动脉中平滑肌的增殖,而BMPR2信号转导引起对这些细胞增殖的抑制,有利于凋亡。BMPR2信号转导是通过受体复合物(BMPR1和BMPR2)的激活而发生的,该复合物导致许多细胞介质(尤其是Smad蛋白)的磷酸化和激活。这些Smad蛋白,尤其是Smad1、Smad5和Smad8与Smad4的复合体,转移至细胞核,它们靶向诱导细胞抗增殖作用的基因转录。

在可遗传的PAH中,BMRPR2基因突变可能导致蛋白质产物不足,进而导致蛋白质功能降低,在这种情况下,BMPR2受体功能降低,Smad蛋白活化降低,并且在血管平滑肌细胞中的抗增殖作用降低。TGF-β的增生作用与BMP的抗增生作用之间的不平衡,导致PAH血管损伤的形成。

尽管取得了这些进展,但有关PAH发病机制的问题仍然存在。最值得注意的是,为什么只有大约30%的突变患者会发展为临床疾病。一些人推测基因具有易感性,但要发展成临床疾病,还需要第二次打击,比如修饰基因或环境触发因子,它们会产生促炎症反应。此外,尽管在遗传性和特发性PAH中都发现了BMPR2突变,但仅在30%的PAH患者中有出现了BMPR2突变,这表明需要进一步的研究来发现其他病因。

第九节 硅沉着病

一、临床和病理特征

(一) 硅沉着病

硅沉着病(silicosis)又称硅肺,是尘肺中最为常见的一种类型,是由于长期吸入大量游离二氧化硅粉尘所引起,以肺部广泛的结节性纤维化为主的疾病。基本病变是肺组织内硅结节(siliconic nodule)形成和弥漫性肺间质纤维化。

硅结节圆或椭圆形,直径2~3mm到更大的结节,边界清楚,质硬,沙砾感。镜下的硅结节包含3种形式,①细胞性结节:吞噬硅尘颗粒的巨噬细胞聚集而成。②纤维性结节:主要由成纤维细胞、纤维细胞、胶原纤维组成。③玻璃样结节:纤维组织玻璃样变,结节中央可见内膜增厚的血管,钙化。

(二) 硅沉着病分期和病变特征

1. Ⅰ期硅沉着病:硅结节主要局限于肺门淋巴结,肺组织中硅结节数量少,直径小,直径1~3mm。X线:肺门阴影增大,密度增加,肺野内可见少量类圆形或不规则形小阴影,肺重量、体积、硬度无改变。

2. Ⅱ期硅沉着病:硅结节数量多、体积大,散布于全肺,但多密集在肺中下叶肺门处。X线:肺门阴影增大,肺野内多量不超过1cm的阴影。病变范围不起过全肺的1/3,肺重量、体积、硬度均增加,胸膜增厚。

3. Ⅲ期硅沉着病:肺重量、硬度增加,实变,切时有沙砾感,硅结节密集融合成瘤样团块。X线:直径可达2cm以上的阴影。肺纤维化,空洞形成。

二、分子发病机制

硅沉着病的发病机制涉及二氧化硅(SiO_2)对AMs细胞的活化、肺泡上皮细胞的损伤、肺纤维化的形成这三个关键步骤(图16-6)。

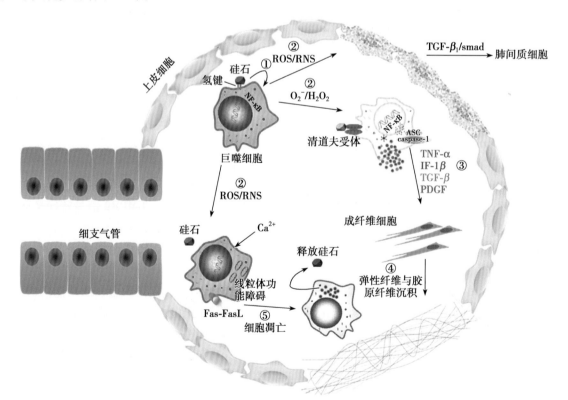

图16-6 硅沉着病形成的分子机制

①SiO_2对AMs细胞的活化;②AM释放细胞因子;③细胞因子刺激成纤维细胞增殖;④肺泡上皮细胞的损伤;⑤AM细胞被破坏释放SiO_2。RNS:活性氮;ASC:凋亡相关斑点样蛋白;caspase-1:含半胱氨酸的天冬氨酸蛋白水解酶1。

（一）SiO₂ 对 AMs 细胞的活化

1. 氢键学说　肺泡巨噬细胞吞噬 SiO₂ 后，表面的烷醇基团与肺泡巨噬细胞内的次级溶酶体膜上脂蛋白中受体形成氢键，改变了膜的通透性，促使膜裂解，导致肺泡巨噬细胞崩解死亡，产生成纤维细胞趋化因子、成纤维细胞激活因子等产物，促使成纤维细胞大量增生、聚集。

2. 二氧化硅毒性的自由基假说　矽尘作用于肺泡巨噬细胞，可引发肺泡巨噬细胞内自由基链式反应，激活肺泡巨噬细胞膜上酶的活性以及粉尘表面的催化活性，致使肺内形成过多的活性氧，导致细胞膜上脂类过氧化反应增强。肺泡巨噬细胞、成纤维细胞和上皮细胞产生超氧阴离子和过氧化氢，释放许多炎性活性因子，这是引起肺部纤维化的最直接原因。

自由基导致生物膜脂质过氧化，形成脂质过氧化物丙二醛，并能使膜上的不饱和脂肪酸交联成脂褐素。丙二醛可与蛋白质和磷脂上的游离氨基共价结合，使细胞结构破坏、代谢异常、功能受损，最终产生病理改变。

自由基对 AMs 和周围的肺组织有潜在的毒性，因为它们破坏了所有类型的细胞大分子，包括碳水化合物、核酸（突变）、脂类（脂质过氧化）和通过氨基酸修饰的蛋白质，因此，反复的自由基损伤可能导致疾病。

3. 锌指蛋白家族（CCHH、CCCC、CCCH 型等）　MCPIP1（即具有锌指结构域的蛋白 12A）通过对 CCCH 型锌指蛋白的组织表达分析发现，其在巨噬细胞含量丰富的器官中表达水平较高，说明其可能参与巨噬细胞活化反应。研究发现，MCPIP1 通过自噬和凋亡介导了 SIO₂ 活化吞噬细胞，并且其参与的这种活化作用影响了下游效应细胞的迁移。对免疫和炎症的病理过程有重要调节作用。

ZC3H4（CCCH 型）基因在肺组织中表达相对较高。研究表明，在肺纤维化的炎性反应过程中，巨噬细胞受到 SIO₂ 的刺激下，circZC3H4 通过 miR-212 调控 ZC3H4 蛋白的表达，进而调控 ZC3H4 参与的巨噬细胞活化以及下游的成纤维细胞的迁移。

4. 巨噬细胞清道夫受体学说　由于 AMs 在肺中遇到吸入的二氧化硅颗粒，细胞/颗粒界面的物理接触是颗粒识别的第一个关键步骤。二氧化硅颗粒识别和结合的重要因素是颗粒的表面物理特性和作为黏合剂的模式识别受体，结合二氧化硅以供 AMs 进一步处理。

清道夫受体（SR）是结合多种配体的细胞表面蛋白受体，这些配体包括但不限于细菌、未调理颗粒和修饰的（氧化或乙酰化）LDL。已知的 SR 共有八类，分别命名为 A 到 H，它们的结构不同，但在所识别的配体中有关联。其中，SR-A 与 AM-silica（肺泡巨噬细胞-二氧化硅）结合最密切，一个或多个 SR-A 家族成员和 MARCO 与二氧化硅的结合会引起细胞毒作用并导致 AMs 细胞凋亡。有实验通过对细胞凋亡和细胞活力测定发现，SR-AⅡ 对晶体二氧化硅的细胞毒性至关重要。一种可能的机制是二氧化硅导致肺巨噬细胞中 BBC3 的表达增加，并通过增强 Bax 表达和减弱 BCL2L1 表达来促进自噬。因此，SR-A 有可能参与硅尘活化 AMs 的过程。

5. 溶酶体通透性学说　在肺泡中沉积的 2.5μm 或更小的可吸入颗粒物，会被肺泡巨噬细胞清除，并主要被包含在吞噬体中。溶酶体会与吞噬体融合形成吞噬溶酶体，并试图利用溶酶体酶降解吞噬的颗粒。但是包括二氧化硅在内的许多微粒无法降解，这可能会导致吞噬溶酶体膜通透性的提高，导致吞噬溶酶体膜损伤，并导致溶酶体物质渗入细胞质，从而引发细胞凋亡。

（二）肺泡上皮细胞的损伤

肺泡巨噬细胞可释放多种细胞因子，其中 TNF-α、TGF-β、PDGF 及白介素-8（interleukin-8，IL-8）对肺泡上皮细胞造成不同程度的损伤。

肿瘤坏死因子-α（tumor necrosis factor-α，TNF-α）是全身炎性反应中释放最早、最关键的细胞因子之一，主导瀑布式炎症级联反应，导致促炎因子过度活化、抗炎因子释放减少，炎症反应失衡。Caspase-3 是 caspase 蛋白家族的成员，其位于凋亡反应的下游，是细胞凋亡的执行因子，TNF-α 处理后的肺泡上皮细胞凋亡率升高，细胞中活化的 caspase-3 水平升高，说明 TNF-α 能够通过促进 caspase-3 活化发挥肺泡上皮细胞凋亡促进作用。

肺泡巨噬细胞释放大量的 TGF-β1 因子，诱导肺泡上皮细胞发生间质转化。在基因层面，上皮细胞的标记物上皮钙黏素的基因表达明显下调,而间质细胞的标志物Ⅰ型胶原蛋白(collagen-1,COL-1)和纤维粘连蛋白(fibronectin,FN)的基因表达则显著上调;在蛋白层面,上皮钙黏素表达明显减少,而Col-1和FN的表达则明显增多。提示TGF-β1可以诱导肺泡上皮细胞向肺间质细胞转化,是致使肺纤维化发生发展的重要原因。目前,关于上皮细胞发生EMT的具体机制不明确,大多数的TGF-β1主要通过依赖Smad和非Smad信号通路介导EMT的发生。同时,可通过调控血小板源性生长因子(platelet-derived growth factor,PDGF)受体的表达来发挥双向作用,低浓度的TGF-β1促PDGF生成,后者又可促进成纤维细胞生长,高浓度TGF-β1反而促进PDGF受体表达水平下调,协同作用于肺内纤维结缔组织细胞,共同对成纤维细胞产生影响,促进其分裂、增殖、胶原合成和肺纤维化形成。

IL-8是一种重要的白细胞趋化因子,在炎症刺激因子IL-1、TNF作用下,由内皮细胞、淋巴细胞和肺巨噬细胞表达产生。研究表明,IL-8可诱导中性粒细胞聚集于气道,并活化中性粒细胞脱颗粒,释放氧自由基、白三烯及前列腺素等介质,IL-8介导的多数炎症反应为机体的正常防御反应,具有保护作用。当反应过度引发中性粒细胞在肺部大量、持续积聚,并伴广泛而强烈反应造成肺部损伤。IL-8引起炎症细胞趋化产生炎症反应,释放氧自由基损伤肺上皮细胞,并促使肺泡巨噬细胞释放细胞因子、纤维连接蛋白及前列腺素2(prostaglandin 2,PG-2)进入肺间质刺激成纤维细胞增殖、胶原合成和细胞外基质沉积。

(三) 肺纤维化的形成

纤维化是硅沉着病形成中十分重要的一环,其主要原因是在大量细胞因子的作用下,聚集并激活成纤维细胞、诱导成纤维细胞的增殖及其表型转化为肌成纤维细胞,并产生胶原纤维沉积,最终发展为肺部广泛的结节性纤维化和弥漫性肺间质纤维化。刺激成纤维细胞增殖的细胞因子主要有TGF-β、TNF-α、IL-1β和PDGF。此外,也有研究表明IL-113、IL-10、IL-6也能作用于成纤维细胞参与纤维化的形成。

TGF-β可以促进成纤维细胞的增殖和聚集,是目前比较公认的二氧化硅导致肺纤维化的重要细胞因子,可以反映矽尘所致的肺组织炎症反应。它能作用于多个环节,既可以上调致纤维化基因的表达,促进胶原的分泌和细胞外基质的沉积,又可以下调蛋白酶的分泌,增加降解蛋白酶抑制剂的合成,进而抑制细胞外基质的降解。此外,还可以促进成纤维细胞的增殖和肌成纤维细胞转化。大多数这些效应主要通过Smad信号途径介导,Smad是一个细胞质信号转导蛋白家族,Smad2和Smad3主要介导活化的TGF-β受体信号,有研究表明Smad蛋白的抑制会阻碍肺纤维化的形成。

TNF-α1是一种主要由单核细胞和巨噬细胞产生的促炎细胞因子,参与正常的免疫反应和炎症反应。在一些病理状态下TNF-α1的产生增多,是具有重要生物活性的细胞因子,对多种炎细胞有趋化作用,介导其他细胞因子、趋化因子和黏附因子的表达,并且能够刺激成纤维细胞的增殖。大量研究表明,TNF-α1可以激活下游因子NF-κB信号来发挥纤维化的效应,成人肺组织中含有大量的肺间充质干细胞,它们可以诱导分化为许多其他细胞类型,NF-κB信号可促进肺间充质干细胞向肌成纤维细胞分化,这也是肺纤维化的形成原因之一。

IL-1是促炎性细胞因子,炎症是引发纤维化过程的必要条件。巨噬细胞的受损伴随着NLRP3炎性小体的活化,炎性小体将细胞中无活性的促炎细胞因子pro-IL-1β转化为成熟的IL-1β,引起炎症反应。IL-1既可以介导肺的炎症损伤,又可以诱导炎细胞进入肺间质促进成纤维细胞的增殖。在硅沉着病发生过程中,各细胞因子之间相互作用,如成熟的炎性因子IL-1β可调控TGF-β生成,发挥协同作用,诱导本身及其他细胞因子级联反应,共同刺激成纤维细胞的增殖和合成胶原,参与局部细胞外基质代谢的调节。

PDGF通路促进纤维化是晚于上述三种细胞因子发现的,它可能参与多种已知的成纤维介质如TGF-β、TNF-α和IL-1的下游信号转导,因而成为研究热点。PDGF家族是含有一组二硫键的同二聚体或异二聚体,其四个潜在亚基(PDGF-A、PDGF-B、PDGF-C及PDGF-D)对血小板源性生长因子受体(platelet-derived growth factor receptor,PDGFR)酪氨酸激酶α和β发挥作用。生成的PDGF可以介导PDGF/ROCK通路促进成纤维细胞的增殖,进而出现肺纤维化。许多研究表明,PDGF-BB在促进细胞迁移,特别是成纤维细胞迁移中促进了肺纤维化的产生。

结　语

近年来,随着人们对肺癌的分子机制研究的不断深入,新的分子靶点不断被揭示,也涌现出一批小分子靶向药物。虽然已有的肺癌分子靶点治疗和临床研究已取得可喜成效,但某些肿瘤如小细胞癌,到目前为止尚未取得突破性的进展。相信随着人们对肺癌分子生物学的进一步研究和新技术手段的不断出现,关于肺癌分子靶点的治疗研究将会更加深入,人类征服肺癌的前景也将更加光明。

(邱雪杉 刘洋)

主要参考文献

[1] 郑荣寿,孙可欣,张思维,等.2015年中国恶性肿瘤流行情况分析[J].中华肿瘤杂志.2019,41(1):10.

[2] MENGOLI M C,LONGO F R,FRAGGETTA F,et al. The 2015 world health organization. classification of lung tumors:new entities since the 2004 classification[J]. Pathologica,2018,110(1):39-67.

[3] ABDEL-RAHMAN O. Validation of the prognostic value of new sub-stages within the AJCC 8th edition of non-small cell lung cancer[J]. Clinical and Translational Oncology,2017,19(7):1414-1420.

[4] LIU Y,LUSK C M,CHO M H,et al. Rare variants in known susceptibility loci and their contribution to risk of lung cancer[J]. Journal of Thoracic Oncology,2018,13(10):1483-1495.

[5] HERBST R S,MORGENSZTERN D,BOSHOFF C. The biology and management of non-small cell lung cancer[J]. Nature,2018,553(7689):446-454.

[6] SCHILLER H B,MONTORO D T,SIMON L M,et al. The human lung cell atlas:a. high-resolution reference map of the human lung in health and disease[J]. American journal of respiratory cell and molecular biology,2019,61(1):31-41.

[7] SCHERPEREEL A,WALLYN F,ALBELDA S M,et al. Novel therapies for malignant pleural mesothelioma[J]. Lancet Oncology,2018,19(3):e161-e172.

[8] CASTALDI P J,BOUEIZ A,YUN J,et al. Machine learning characterization of COPD subtypes:insights from the COPDGene study[J]. Chest,2020,157(5):1147-1157.

[9] HORIMASU Y,ISHIKAWA N,TANIWAKI M,et al. Gene expression profiling of idiopathic. interstitial pneumonias(IIPs):identification of potential diagnostic markers and therapeutic targets[J]. BMC Medical Genetics,2017,18:88.

[10] BARNES H,GOH N S L,LEONG T L,et al. Silica-associated lung disease:an old-world exposure in modern industries[J]. Respirology,2019,24(12):1165-1175.

第十七章

消化管疾病

消化管疾病多发且严重影响人类的健康。我国是胃癌和食管癌的高发国家,发病率和死亡率约占全球近50%。近年随着生活水平的提高及环境的改变,我国的大肠癌和炎性肠病的发病率也明显增加。由于分子生物学技术的进步,人们对消化管肿瘤和炎症发生机制的认识不断提高。本章将系统地介绍食管癌、胃癌、炎性肠病、结直肠癌及消化管常见遗传性肿瘤综合征的分子病理学改变。

第一节 食 管 癌

食管癌(esophageal carcinoma)是一种具有高度侵袭性与致命性的恶性肿瘤,每年在全球范围内有超过40万人死于该病,是全球第六大癌症相关死亡原因,代表着人类的一个主要的公共卫生问题。食管癌主要由两种在细胞起源、发病率、流行病学、病理形态学及分子遗传学改变上不同的上皮性恶性肿瘤组成,即食管鳞状细胞癌(esophageal squamous cell carcinoma)和食管腺癌(esophageal adenocarcinoma)。本节分别讨论食管鳞状细胞癌和食管腺癌的流行病学、致病因素及发病机制。

一、食管鳞状细胞癌

(一)流行病学

全球范围内,食管鳞状细胞癌约占食管癌的70%,发病率有明显的地域差异,尤其常见于从中国北部通过中亚各国延伸到伊朗北部的所谓的"食管癌地带"。其中亚洲国家占了全球食管鳞状细胞癌近80%。我国是世界上食管鳞状细胞癌发病率和死亡率最高的国家之一,高发区主要分布在华北太行山区(包括河南林州市、河北磁县及山西阳城县等十几个县市)、陕豫鄂秦岭地区和闽粤交界地区等处。

(二)病因

食管鳞状细胞癌的病因是多种多样的,并且很大程度上与被研究的患者群体有关。低社会经济地位、吸烟、过量饮酒、饮食过热的物质、食用腌制食品、胸部放疗、水果和蔬菜摄入不足及一些微量元素缺乏可能增加发病风险。除了罕见的家族性病例外,遗传性基因变异对食管鳞状细胞癌发病风险的影响不大。胼胝是一种常染色体显性遗传疾病,由 *RHBDF2*(编码 iRhom2)胚系突变引起,与手掌/足底角化过度有关,该病患者70岁以上患食管鳞状细胞癌的累积风险为90%。体重指数的增加与患病风险的降低有关,但其机制尚不清楚。

(三)发病机制

食管鳞状细胞癌是逐步发生的。组织学上从正常的鳞状上皮通过基底细胞增生、异型增生(低级别和高级别)发展为原位癌,最终进展为侵袭性鳞状细胞癌。

1. 正常组织-异型增生-原位癌序列的分子机制 研究证明,*TP53* 突变和一些细胞周期调节因子的失调是食管鳞状细胞癌发生早期的关键分子改变。在上皮异型增生阶段发现的其他分子遗传学改变,包括染色体非整倍体、拷贝数改变、*EGFR* 等基因的扩增以及启动子高甲基化导致的基因沉默,如 *CDKN2A* 等。这些改变在癌前病变中频繁发生。在异型增生及癌旁的食管炎组织中可发现 p53 蛋白异常表达,CDKN2A/RB1 表达增加与从炎症向癌症的逐步发展有关。鉴别正常组织和异型增生组织以进行准确的危险分层是具有挑战性的,对正常食管黏膜和食管鳞状细胞癌中差异表达的基因的评估已经确定了两个候选的生物标记物,*TNFAIP₃* 和 *CHN*,其表达水平随组织学上正常组织-异型增生-原位癌序列而逐渐增加,这意味着这些标记物可能有助于未来对异型增生或浸润性食管鳞状细胞癌的诊断。

2. 浸润性食管鳞状细胞癌的分子机制 导致食管鳞状细胞癌发生浸润和转移的特定基因突变仍然是未知的。通过上皮-间质转化获得浸润和迁移能力是很重要的。*ElF5A2* 扩增被证明与食管鳞状细胞癌的侵袭性有关。最近几项大规模测序和多平台研究评估了浸润性食管鳞状细胞癌的突变、转录和表观遗传学的特征。在癌症基因组图谱（TCGA）网络数据集中,最常见的突变基因（点突变和微小插入缺失）包括 *TP53*（91%）、*MLL2*（17%）和 *NFE2L2*（14%）,而扩增常见于 *SOX2/TP63*（48%）和 *FGFR1*（12%）。对食管鳞状细胞癌治疗有意义的失调途径包括细胞周期调节因子、酪氨酸激酶受体、染色质重塑和胚胎信号途径如 Hippo 信号通路（通过 *YAP1* 扩增或 *VGLL4/ATG7* 缺失）。在 TCGA 中,76% 的肿瘤中 *CDKN2A* 失活,57% 的肿瘤中 *CCND1* 扩增。19% 的肿瘤中 EGFR 信号通路通过突变或扩增被激活,24% 的肿瘤中 PIK3CA 通路被激活。在其他实体肿瘤中,这些通路都已经成功地使用酪氨酸激酶抑制剂进行靶向治疗。

二、食管腺癌

（一）流行病学

与食管鳞状细胞癌的发病率下降相反,在西方工业化国家中,食管腺癌的发病率显著且持续上升。食管腺癌高发病率分布于北美、北欧和西欧、澳大利亚及新西兰,占全球所有病例的 46%。在亚洲的一些地区,如以色列和新加坡也有小幅增长,我国的发病率近年来也有所上升。食管腺癌多发生在老年人,患者的平均年龄为 70~80 岁。近年,中年人的发病率也有所增高。食管腺癌主要发生于男性,男女比率为 4.4:1,食管腺癌的男性高发优势较食管鳞癌和 Barrett 食管更明显。

（二）病因

食管腺癌具有腺体结构,主要来源于食管下段由柱状上皮代替鳞状上皮形成的 Barrett 黏膜。胃食管反流病（gastroesophageal reflux disease,GORD）包括胃酸和胆汁反流,是食管腺癌最重要的致病因素。在 30 岁以上的人有胃灼热比没有胃灼热的食管腺癌发病风险高 6.2 倍。患有 Barrett 食管的人群食管腺癌的发病风险是普通人群的 10~55 倍。肥胖,尤其是中枢（内脏）性肥胖,是 Barrett 食管/食管腺癌的第二大危险因素,这两个因素常显示出协同作用。肥胖可通过腹压升高增加反流。肥胖相关的代谢综合征也是促进 Barrett 食管发生的危险因素,但与反流症状无关。吸烟是食管腺癌的中等强度危险因素,除了烟草本身是一种致癌物质外,吸烟还能使食管下段括约肌松弛,从而增加胃食管反流病的发生。酒精似乎并没有显著增加食管腺癌的危险。Barrett 食管/食管腺癌的危险因素还包括性别,男性与女性发病率比为 7:1。在 50~54 岁的人群中,男女比率达到峰值,然后下降。食管腺癌患者的循环雄激素水平较雌激素高,有研究表明,雌激素可能抑制食管腺癌的发展,而雄激素可能促进食管腺癌的发展。此外,高红肉摄入量和较低的水果/蔬菜摄入量也与食管腺癌的发生有关。相比之下,幽门螺杆菌感染与 Barrett 食管/食管腺癌风险呈负相关,由于社会经济条件的改善,幽门螺杆菌的人群血清阳性率降低也可能导致食管腺癌的发病率上升。可能的机制是幽门螺杆菌感染后引起的萎缩性胃炎导致胃液的减少及酸度降低。然而,这些关联需要在更大规模的人口研究中得到证实。约 1/3 的散发性 Barrett 食管和食管腺癌的发生、发展与遗传因素有关,约 7% 的 Barrett 食管和食管腺癌病例可能是家族性的。全基因组关联分析（GWAS）及其他研究已确定一些与 Barrett 食管/食管腺癌发生风险相关的位点,如与食管发育相关的 *FOXF1*、*BARX1* 及 *ABCC5*,与宿主免疫应答相关的 MHC 位点 16.24,以及与细胞增殖和转化相关的 *CRTC1*（19p13）等。

（三）发病机制

1. Barrett 食管的发生及其恶性转化的机制 食管鳞状上皮被肠型柱状上皮所取代而形成 Barrett 食管。普遍认为 Barrett 食管是食管对黏膜鳞状上皮长期损伤的适应性反应。Barrett 食管的细胞起源和形成的分子机制仍有争议。越来越多的证据表明,食管黏膜因受到可产生活性氧和一氧化氮的反流的胃酸和胆汁等物质的作用发生损伤,进而导致 DNA 损伤,A>C 突变是反流引起损伤的特征性突变谱。这种碱基颠换特征是 Barrett 食管和食管腺癌所共有的。这些分子遗传学的改变导致食管鳞状上皮基底部的干细胞和/或祖细胞被重新编程而获得可向柱状细胞谱系分化的功能。在少数患者（每年约 0.12%~0.6%）中,这种化生黏膜可能通过低、高级别的异型增生发展为侵袭性食管腺癌。

作为癌前病变的 Barrett 黏膜常发生易致癌的遗传和表观遗传学改变。然而，只有一小部分基因，即 *TP53* 和 *Smad4*，以阶段特异性方式发生突变，其中 *TP53* 突变发生于高级别异型增生和腺癌阶段，而 *Smad4* 突变的发生始于腺癌形成阶段。这些改变在 Barrett 食管恶性转化过程中发挥重要作用。Barrett 食管中常见的其他遗传学异常包括多个位点的杂合性丢失，特别是含有肿瘤抑制基因 *TP53* 和 *CDKN2A* 的 17p 和 9p。p53 信号调节异常在由 Barrett 食管向侵袭性食管腺癌的发展过程中起关键作用。在 Barrett 食管中 17p 杂合性丢失与非整倍体的发生及恶性进展的可能性增加有关。Barrett 食管和食管腺癌标本的配对测序研究结果表明，*TP53* 突变细胞中的基因组倍增事件通常出现在食管腺癌发生之前。此外，经历了基因组倍增事件的肿瘤具有独有的特征，包括局部基因组扩增的增加。因此，从 Barrett 食管发展到食管腺癌可能存在两种机制。第一种机制是通过逐步获得肿瘤抑制基因如 *CDKN2A* 和 *TP53* 的丢失，以及 *Smad4* 突变和染色质修饰酶的破坏，但不伴有急性基因组倍增事件；第二种机制涉及与 p53 调控丧失后非整倍形成相关的大规模染色体不稳定性。此外，其他途径如染色体危象引起的染色体碎裂等改变，也可能导致浸润突然加速。这些发现可以解释尽管有相似的突变特征，但 Barrett 食管与侵袭性食管腺癌相比缺乏拷贝数改变的原因。克隆多样性在 Barrett 食管与食管腺癌一样普遍，而且更高的克隆多样性与从 Barrett 食管到侵袭性食管腺癌进展的风险增加相关。这些发现提示，为了提高患者发生食管腺癌风险分层的准确性，Barrett 食管活检时需广泛、多点取材。

表观遗传修饰是食管腺癌形成的另一个因素，尽管水平不同，与正常食管黏膜相比，Barrett 食管与食管腺癌常表现为 DNA 高甲基化。例如，*CDKN2A*（p16^{INK4a}）启动子的高甲基化在 Barrett 食管中频繁发生，并与肿瘤进展相关。在侵袭性食管腺癌中，可能导致 *CDKN2A* 失活的 *CDKN2A* 启动子高甲基化和 9p21 缺失也频繁发生。

2. 浸润性食管腺癌的分子遗传学改变 与其他癌症相比，食管腺癌具有很高的突变负荷。然而，尽管食管腺癌的点突变非常丰富，特别是肿瘤抑制基因如 *TP53*、*CDK2NA* 和 *ARID1A* 的突变，但染色体结构改变主导了食管腺癌分子遗传学改变的格局。食管腺癌常发生拷贝数改变（扩增和缺失）。其中，与潜在治疗可能性相关的扩增经常出现在参与细胞信号传递（*ERBB2*、*EGFR*、*KRAS*、*FGFR2*）、细胞周期调节因子（*CCND1*、*CDK6*）和转录因子（*MYC*、*GATA4*、*GATA6*）的受体酪氨酸激酶中。然而，在食管腺癌中，常见受体酪氨酸激酶的共扩增（如 *ERBB2* 和 *EGFR*），可能与原发和获得性靶向治疗耐药有关，这给药物开发带来了挑战。与食管腺癌相关的总染色体不稳定性与染色体不稳定型胃癌相同。食管腺癌的异质性和共扩增特性给靶向治疗带来了挑战。然而，识别分子亚群的替代方法可能为食管腺癌的干预及治疗提供新的途径。国际癌症基因组联盟对 129 例食管腺癌全基因组测序的结果发现，食管腺癌有三个分别表现为同源重组修复缺陷、与高突变负荷相关的 T>G 突变模式以及与老化印记相一致的 C>A/T 突变模式的亚群。对于 DNA 损伤修复缺陷亚型的有效治疗可能包括 PARP/ATR 抑制剂或以铂类化疗药物为基础的化疗，而高突变负荷的亚组可能受益于肿瘤免疫治疗。然而，这些亚组还需要进一步的功能和临床验证。

第二节 胃 癌

胃癌（gastric cancer）是人类最常见且致死率很高的癌症之一，是一种具有不同组织学类型、免疫表型和分子遗传学改变的高度异质性疾病。尽管过去几十年在组织学和分子生物学等不同层面上进行了大量的研究，胃癌的病因及发病机制仍不十分清楚，预后仍然很差。根据胃癌的发生部位、大体及组织学形态、免疫组化表型和分子生物学改变，胃癌有许多不同的分类系统。由于胃癌在组织学上表现出显著的瘤内和瘤间异质性，导致了许多胃癌组织病理学分类方案的出现。这些分类除能区分胃癌的组织学表现，还能部分反映胃癌的生物学行为。然而，尚无一种分类能准确且全面地反映胃癌的本质。目前最常用的分类方法是由日本胃癌学会（Japanese Gastric Cancer Association，JGCA），世界卫生组织（WHO）及 Laurén 提出的分类方法。在 20 世纪 60 年代，Laurén 根据是否存在腺样生长模式将胃癌分为肠型（存在腺样结构）和弥漫型（缺乏腺样结构）。Laurén 的分类似乎反映了胃癌生物学行为上的差异，并且在流行病学上显示出不同的趋势。更重要的是，肠型和弥漫型胃癌表现出不同的临床特征、类型特异性遗传和表观遗传学改变。因此，Laurén 分类有助于理解胃癌的发病机制。然而，Laurén 分类也存在问题，因为 15%~20% 的胃癌不能被分类到任何一组，并且在同一肿瘤中常同时出现两种成分。近年来根据黏液蛋白的表达模式，胃癌也可分为胃型或肠型。有证据表明，胃癌的胃和肠表型具有明显不同的临床特征，并各表现出特异性的遗传和表观遗传学改变。因此，黏蛋白表型分类也可能有助于了解胃癌的发病机制。此外，依据发生部位的不同，胃癌可分为贲门和非贲门部胃癌。除了这些组织学分类外，根据第二代测序技术的研究结果还提出了胃癌的分子分型。本节我们将根据组织学和分子分型重点介绍胃癌的发生机制和分子特征。

一、流行病学

在世界范围内，胃癌是癌症相关死亡原因的第三位。根据 2018 年的估计，全球约有大于 1 亿的新发胃癌病例，并导致超过 78 万人死亡，主要原因是诊断时患者已处于疾病的晚期。发病率最高的地区为东亚，其次为中亚、东欧和南美洲。近年来，尽管世界范围内胃癌发病率总体上呈下降趋势，但致病风险因素、发病年龄和性别等似乎发生了变化。特别是非贲门部胃癌的发病率在老年人中呈下降趋势，而在年轻的个体中，尤其是在妇女中，呈上升趋势。这些趋势可能与现代的生活方式有关，幽门螺杆菌驱动的胃炎在胃癌发生中的重要性逐渐降低，而自身免疫性胃炎的作用逐渐显现。在一些国家已经观察到肠型胃癌发病率的下降，弥漫型胃癌相对增加。中国是胃癌高发国家，发病率和死亡率均约占世界的 50%。

二、病因

胃癌是一种多因素疾病，约 90% 的病例是偶发性的，另外 10% 与家族/遗传有关。有足够的证据证明有致癌性的环境因素包括幽门螺杆菌感染、橡胶制造业从业者、吸烟以及 X 射线或 γ 射线暴露。其他可能的致癌因素包括石棉及铅化合物暴露、EB 病毒（Epstein-Barr virus，EBV）感染和饮食因素（包括硝酸盐或亚硝酸盐、泡菜、盐渍鱼及加工肉类摄入）。

一些胃癌亚型与特殊的病因和分子机制有关。具有胚系突变的特定类型的胃癌已经被识别，如伴 CDH1 突变的遗传性弥漫性胃癌、APC 外显子 1B 突变的胃癌和胃近端息肉病。

三、发生机制

胃癌的发生机制仍不完全清楚。根据目前被广泛接受的假说或理论，我们从幽门螺杆菌引起胃黏膜损伤和胃癌的机制，以及 Laurén 分类的肠型和弥漫型胃癌的发生过程来论述胃癌的发生机制。

（一）肠型胃癌的病因学及发生机制

肠型胃癌发生过程包括萎缩性胃炎和肠上皮化生、低/高级别异型增生、胃黏膜内癌和浸润性胃癌等多个步骤，即所谓胃癌发生的 Correa 级联反应。

1. 肠型胃癌的致病因素 到目前为止，普遍认为幽门螺杆菌感染在肠型胃癌的发生中起着重要作用，特别是发生于非贲门部的肠型胃癌。幽门螺杆菌是普遍存在的细菌，世界上大约一半的人口感染幽门螺杆菌，但只有一小部分被感染的个体发生胃恶性肿瘤。幽门螺杆菌感染导致胃癌发生的相关具体过程仍未完全阐明，普遍认为幽门螺杆菌毒力因子、宿主及环境因素之间的相互作用是复杂而相互关联的，其相互作用的结果决定了相关临床结局的发生风险。不同的幽门螺杆菌菌株的毒力不同，目前为止的研究证明，表达细胞毒素相关基因 A（cytotoxin-associated gene A，CagA）致病岛和空泡细胞毒素（vacuolating cytotoxin，VacA）s1、VacA m1 和 VacA i1 的幽门螺杆菌菌株毒力最强。表达 CagA 致病岛的菌株可促进炎性反应增强，因此与临床上消化道黏膜萎缩、溃疡形成和胃癌发生风险的增加有关。动物实验证明，在所有细胞中或在胃中超表达野生型或抗磷酸化 CagA 的转基因小鼠可发生胃上皮增生、胃息肉和腺癌。这些转基因小鼠中 CagA 的丢失则阻止癌症的发展。这些观察结果表明，当 CagA 广泛表达时，它可能作为一种致癌蛋白。CagA 阴性的幽门螺杆菌感染也可导致胃炎、消化性溃疡和胃癌，但发生率较低。感染 CagA 阳性的幽门螺杆菌是导致胃癌发生的最大危险因素，宿主因素也参与和决定胃黏膜损伤及胃癌发展过程。与炎症反应增强相关的宿主遗传多态性，例如 IL-1β-511 T、IL-1β-31 C 等位基因和 IL-1RN*2/*2 也会增加患胃癌的风险。此外，环境因素，尤其是饮食因素在病原体与宿主之间的相互作用中起着特别重要的调节作用,如高盐饮食和吸烟等可增加幽门螺杆菌导致胃黏膜损害和胃癌发生风险。根除幽门螺杆菌可降低胃癌的风险。然而,风险降低的程度取决于根除时胃黏膜萎缩损害的严重性和病变范围。在晚期胃黏膜萎缩患者,根除幽门螺杆菌可能不再会降低肿瘤发生的风险。

2. 幽门螺杆菌感染导致胃黏膜损伤的组织病理学改变　尽管幽门螺杆菌可以在酸性环境中生存,但它可以在中性/近中性 pH 下选择性复制。正常分泌胃酸的胃体起初将幽门螺杆菌限制在泌酸黏膜表面,而缺乏胃酸分泌使得胃窦成为理想幽门螺杆菌的定植部位。长期炎症刺激改变了胃的微环境,也促进了幽门螺杆菌在胃体的定植,进而导致胃黏膜固有腺体破坏、消失和/或固有腺体的化生性改变;黏膜固有层纤维组织可发生增生以代替消失的腺体。这些变化导致胃黏膜萎缩。胃黏膜萎缩的表现包括固有腺体的消失和化生,化生可以是肠型和/或假幽门腺型。黏膜萎缩进一步导致胃的功能改变,影响胃酸的产生和胃蛋白酶及胃泌素的分泌。萎缩的严重程度和部位(胃窦或胃体)都与炎症的病因有关。胃黏膜萎缩最常见的致病因素为幽门螺杆菌感染,其次为自身免疫性胃炎。部分自身免疫性胃炎也可能由幽门螺杆菌感染引起。

胃固有腺体的任何化生性改变都可被视为化生性萎缩。肠上皮化生和假幽门腺上皮化生都与胃癌风险增加有关。有证据表明肠上皮化生与肠型胃癌有关;而假幽门腺上皮化生在胃癌组织学发生中的直接作用还存在争议。假幽门上皮化生也可能进一步转化为肠上皮化生。肠上皮化生是指胃固有上皮被肠型上皮(包括杯状细胞和富含黏液的柱状细胞)所替代。肠上皮化生分为两种亚型:即小肠型和大肠型。根据黏液蛋白表型和免疫组织化学染色结果的不同,肠化生也可分为完全型(小肠型)和不完全型(大肠型)。大肠型肠上皮化生被认为是最容易发生肿瘤转化的化生类型。然而,肠上皮化生是否为胃癌的癌前病变一直存有争议,有人认为肠上皮化生可能是胃癌的直接前兆,也有学者认为其可能只是长期胃黏膜萎缩的标志。

3. 幽门螺杆菌感染导致胃黏膜损伤的分子生物学改变　幽门螺杆菌除了通过产生活性氧和活性氮(ROS 和 RNS)等基因毒性分子而导致胃黏膜上皮细胞 DNA 碱基氧化损伤和亚硝化外,幽门螺杆菌本身已被证明能够在体内和体外诱导双链 DNA 断裂。此外,无论幽门螺杆菌存在于胃黏膜中的何处,它都会刺激激活诱导胞苷脱氨酶(AID),该酶与幽门螺杆菌诱导的 NF-κB 家族失调相关,进一步促进上皮损伤。NF-κB 存在于幽门螺杆菌感染的慢性胃炎黏膜和大约一半的胃癌中。同时,胞苷脱氨酶的持续刺激也可导致 p53 蛋白变异的积累,*TP53* 基因被认为是幽门螺杆菌毒力因子直接或间接参与胃癌发生的分子标志。大量的活性氧和活性氮有助于这一过程的发生。尽管幽门螺杆菌诱导的胃黏膜上皮细胞双链 DNA 断裂可以被修复,但是长期活跃的感染被认为会抑制细胞修复机制,从而导致遗传不稳定和频繁的染色体畸变。幽门螺杆菌感染还可引起胃黏膜上皮细胞的 DNA 错配修复受损、DNA 异常甲基化、组蛋白重塑异常以及小 RNA 调节异常等改变。此外,幽门螺杆菌 CagA 可能激活 Ras-ERK 通路,导致 β-catenin 依赖性转录。总之,幽门螺杆菌感染可引起胃黏膜上皮细胞发生一系列分子遗传学改变,从而导致胃黏膜的损害和胃癌的发生。

4. 肠型胃癌的发生机制　肠型胃癌的组织学发生过程是从胃黏膜慢性萎缩性病变(包括萎缩性胃炎和肠上皮化生)经低级别异型增生、高级别异型增生,最后进展为癌。其中,高级别异型增生是决定恶性转化的关键阶段。但是与这一恶性转化过程相关的分子遗传学机制仍不是十分清楚。需要注意的是,一直以来,日本和欧美病理医生在胃黏膜异型增生及其级别和早期胃癌的诊断标准上存在着差异。因此,应用不同的标准诊断异型增生的级别和早期胃癌也使得胃黏膜异型增生性病变和早期胃癌的分子改变谱存在着一定的偏差。最近的一项针对低级别异型增生、高级别异型增生以及肠型早期胃癌的基因组学和转录组学的研究结果显示,随着组织学从低级别异型增生到高级别异型增生,最后到早期胃癌的进展,体细胞突变、基因融合和 DNA 拷贝数变化的频率逐渐增加,这与肠型胃癌逐步癌变的概念是一致的。迄今为止的研究证明 *APC*、*FBXW7* 和 *KRAS* 突变在从萎缩性胃黏膜病变(慢性萎缩性胃炎和肠上皮化生)发展到低级别异型增生过程中起着重要作用;*RNF43* 移码突变、*ERBB3* 和 *KRAS* 突变以及错配修复(*MMR*)基因失活和高度微卫星不稳定性(microsatellite Instability-high, MSI-H)状态是低级别异型增生发展至高级别异型增生过程中的重要分子改变;而 *TP53* 和 *RNF43* 错义突变和杂合性丢失(LOH)及 *ARID1A*、*IGF-II R* 和

TGF-βR2 突变是由高级别异型增生进展到早期胃癌过程中的重要分子改变。其中 *p53*、*RNF43* 错义突变和杂合性丢失是胃癌早期形成过程中的关键驱动因素(图 17-1)。

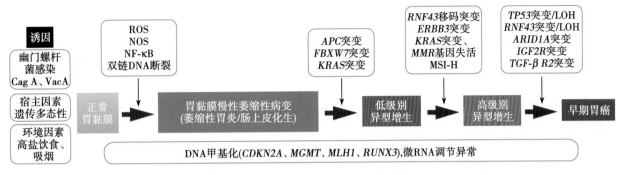

图 17-1 肠型胃癌的致病因素和发生机制

在侵袭性肠型胃癌中发现了多种遗传和表观遗传的异常改变,其中一些改变也可在胃黏膜异型增生中发现。这些异常包括癌基因、肿瘤抑制基因、生长因子、受体酪氨酸激酶、DNA 修复基因、基质降解酶、细胞周期调节因子及细胞黏附分子的遗传不稳定性和异常。遗传多态性或变异,如 *MUC1* 和 *PSCA* 的 SNPs 等,是内源性诱发因素并且似乎改变了胃癌易感性和疾病进展。DNA 甲基化、组蛋白修饰、染色质重塑和由 ncRNA 引发的调控是重要的表观遗传学改变。这些异常改变的协同作用促进了胃癌的侵袭和转移。

(二) 弥漫型胃癌的病因学及发生机制

1. 弥漫型胃癌的致病因素 弥漫型胃癌分为散发性和家族遗传性两种类型。遗传性弥漫型胃癌因存在 *CDH1* 基因胚系突变而发生。而散发性弥漫型胃癌的病因尚未完全阐明。活动性胃炎,而非慢性萎缩胃炎,被认为可能是弥漫型胃癌的主要危险因素。尽管幽门螺杆菌感染也可能与弥漫型胃癌的发生有关,但与肠型相比,弥漫型胃癌受环境因素的影响较小,而遗传因素通常表现为主要原因。不同于肠型胃癌,弥漫型胃癌的形成是胃慢性活动性炎症的直接结果,绕过了包括萎缩性胃炎和肠上皮化生在内的中间步骤。有学者认为胃黏膜中存在的原位癌成分导致浸润性印戒细胞癌的形成。此外,在胃切除标本中,有时可以发现隐匿性原位或黏膜内印戒细胞癌。

2. 弥漫型胃癌的发生机制 散发性和家族遗传性弥漫型胃癌的发生机制都还不完全清楚。研究发现弥漫型胃癌存在着与细胞-基质相互作用以及细胞外基质成分相关基因的表达改变。如编码黏附分子上皮钙黏素(E-cadherin)的 *CDH1* 基因在弥漫型胃癌中常发生失活性改变。上皮钙黏素在正常上皮细胞中的表达有助于维持上皮细胞的连续性。当 *CDH1* 基因发生改变时,则导致黏合连接的组成部分上皮钙黏素表达减少或丢失,从而降低细胞黏附并激活多种信号转导途径,进而导致肿瘤浸润和转移。这也解释了弥漫型胃癌失黏附增长的病理组织学特征。

遗传性弥漫型胃癌的家族个体中 *CDH1* 基因发生胚系突变的频率极高。携带 *CDH1* 突变的女性患乳腺小叶癌的风险也增加。*CDH1* 突变的"双打击理论"假设,*CDH1* 基因的一个等位基因的突变不会影响上皮钙黏素的表达,当另一等位基因受到"二次打击"而失活,则导致了相应的上皮钙黏素表达的变化。"二次打击"可能包括 *CDH1* 基因的甲基化、体细胞突变和杂合性丢失。此外,*TP53* 和 *c-Met* 基因的错义突变也被证明可能参与了遗传性弥漫型胃癌的发病机制。

CDH1 体细胞失活性突变或其启动子甲基化在多达 50% 的散发的弥漫型胃癌中被发现,但很少在肠型胃癌中发生。*CDH1* 启动子甲基化可能是散发性弥漫型胃癌早期发生的第二次打击。此外,CpG 岛高甲基化导致的 *RARB* 基因失活以及 *FGFR* 和 *MET* 基因的扩增在弥漫型胃癌中也经常被检测到。最近多项研究结果显示,*RHOA* 基因在弥漫型胃癌中发生突变。*RHOA* 突变位于 N 端热点区域(Tyr42、Arg5 和 Gly17),并可能调节下游 Rho 信号转导。功能分析表明,这些 *RHOA* 突变可能具有对脱落凋亡(细胞从固体基质上脱离后发生的细胞程序性死亡形式)的抵抗能力。临床上,发现 *RHOA* 热点突变特别令人兴奋,

因为它提供了开发针对传统上预后极差的弥漫型胃癌新治疗法的一个途径。

由于 *CDH1* 是目前弥漫型胃癌患者中唯一明确的突变基因,因此对于怀疑为弥漫性胃癌的患者,应建议筛查 *CDH1* 基因突变。对于有弥漫型胃癌家族史且出现 *CDH1* 基因突变的患者,应加强内镜检查,或推荐预防性行全胃切除术,因为 *CDH1* 基因突变携带者终生罹患弥漫型胃癌的风险为 70% ~ 80%。

四、胃癌的分子分型

由于胃癌组织学和病原学的异质性使得其临床特征和分子改变的分析变得十分复杂。最近先进的多平台基因组技术发现了一些与胃癌发生与进展相关的潜在分子改变并提出来胃癌的分子分型。利用高通量测序技术,包括癌症基因组图谱(TCGA)研究网络和亚洲癌症研究小组(Asian Cancer Research Group,ACRG)在内的多个组织提出了胃癌的遗传和表观遗传学的分子分类。

TCGA 综合检测了 295 例原发性胃腺癌的分子生物学变化并提出了将胃癌分为四种分子亚型:EB 病毒(EBV)阳性亚型、微卫星不稳定性(MSI)亚型、基因组稳定(genome stability,GS)亚型和染色体不稳定(Chromosomal instability,CIN)亚型。

(一)EB 病毒阳性亚型

EB 病毒阳性亚型胃癌约占全部检测病例的 9%,大多数病变位于胃底或体部,男性多发。肿瘤由 EB 病毒感染所致,仅散在病例中检测到幽门螺杆菌感染的证据,这说明细菌感染在促进慢性胃病发展为癌的过程中所起的作用不大。组织学上 EB 病毒阳性胃癌呈髓样癌特征,肿瘤细胞排列成巢状或片状,间质伴丰富的淋巴细胞浸润或与淋巴上皮瘤相似。EB 病毒阳性亚型胃癌主要分子改变为 *PIK3CA* 和 *ARID1A* 突变,*PD-L1*、*PD-L2*、*JAK2* 和 *ERBB2* 频繁扩增,全基因组高甲基化,即 EB 病毒相关 CpG 岛甲基化表型(CpG island methylator phenotype,CIMP),以及由 *CDKN2A*($p16^{INK4a}$)启动子超甲基化导致的 *CDKN2A* 转录沉默。

在 80% 的 EB 病毒阳性的胃癌患者中发现了非沉默的 *PIK3CA* 突变,且其突变位点非常弥散。而其他亚型中仅 3% ~ 42% 的肿瘤显示 *PIK3CA* 突变,突变多集中于编码激酶的外显子 20 处。*PIK3CA* 基因是磷脂酰肌醇 3 激酶(PI3K)的催化亚基 α。PI3K 信号转导参与调节细胞的生长、增殖、迁移和存活。因此,评估 PI3K 抑制剂在治疗 EB 病毒阳性胃癌中的作用非常重要。*ARID1A* 在 55% 的 EB 病毒阳性胃癌中发生突变,其编码 SWI/SNF 染色质重塑剂复合物的一个成分。作为肿瘤抑制因子,*ARID1A* 在胃癌中表现为失活突变(移码,无义突变)。功能分析表明,*ARID1A* 通过控制细胞周期调节剂细胞周期蛋白 E1 基因(*CCNE1*)和 *E2F-1* 在胃癌细胞增殖中发挥作用。在 EB 病毒阳性胃癌中,缺乏多见于染色体不稳定亚型的 *TP53* 突变。

EB 病毒阳性胃癌的另一个特征是 *PD-L1* 和 *PD-L2* 频繁的扩增及 *ERBB2* 扩增,PD-L1 和 PD-L2 是重要的免疫检查点调节因子,这些基因的扩增与肿瘤的免疫治疗密切相关。如同早期的研究结果,EB 病毒阳性胃癌也表现出异常高的 DNA 甲基化水平。事实上,在迄今为止 TCGA 研究的所有肿瘤类型中,EB 病毒阳性胃癌表现出最高的 DNA 甲基化水平,甚至超过了 CIMP 肿瘤。这种高甲基化可能代表了病毒感染的细胞反应。EB 病毒阳性胃癌通常也表现出较高的淋巴细胞浸润率,加之频繁发生的 *PD-L1* 和 *PD-L2* 扩增,强调了肿瘤免疫在这种胃癌亚型中的重要性。EB 病毒相关 CIMP 和 MSI 相关 CIMP 中甲基化情况不同,反映了各亚组突变谱和基因表达的不同。所有的 EB 病毒阳性胃癌都观察到 *CDKN2A*($p16^{INK4a}$)启动子超甲基化。*CDKN2A* 是细胞周期依赖性激酶抑制因子,为一种重要的抑癌基因,其启动子发生甲基化后会导致基因沉默,从而促进肿瘤发生。但该型缺乏 MSI 相关 CIPM 特征性的 *MLH1* 启动子超甲基化。

(二)微卫星不稳定性亚型

MSI 亚型胃癌占全部检测病例的 22%,病变大多数位于非贲门部,患者多为年长女性。MSI 胃癌的特征是包括 *MLH1* 启动子在内的高甲基化和高基因突变率(包括编码可靶向致癌信号蛋白的基因突变)。MSI 是由 DNA 错配修复活性缺失引起的重复微卫星(短且重复的核苷酸序列)组成的遗传变异。MSI 在胃癌中的作用尚不十分明确。类似 EB 病毒阳性胃癌,MSI 亚型胃癌也表现高水平 CIMP,即 MSI 相关胃型 CIMP。MLH1 蛋白是 *MLH1* 基因的产物,在 DNA 错配修复中起重要作用,并负责修复 DNA 复制过程中发生的错误。*MLH1* 启动子的超甲基化可导致 *MLH1* 沉默,从而导致 MLH1 蛋白功能丢失。

TCGA 研究结果发现，与 MSI 优势型结直肠癌相反，MSI 亚型胃癌未发现 *BRAFV600E* 突变，然而，却存在 *PIK3CA*、*ERBB3*、*ERBB2* 和表皮生长因子受体（*EGFR*）的靶标突变。MSI 亚型胃癌通常与 EGFR 和 PI3K 通路的激活有关。此外，用 HotNet 分析 MSI 亚型胃癌的基因突变，结果显示 I 类主要组织相容性复合体基因通常发生改变，其中包括 *B2M* 和 *HLA-B* 突变。在结直肠癌和黑色素瘤中，*B2M* 突变会导致 I 类人类白细胞抗原复合体表达缺失，提示这些突变可通过减少向免疫系统的抗原呈递而有利于肿瘤免疫逃逸。

总之，MSI 型胃癌缺乏靶向基因扩增，但具有高频 DNA 突变率，未来的研究重点将在于从众多的基因突变中筛选出可靶向抑制肿瘤的特征性基因突变，并探索出相应的靶向治疗策略。

（三）基因组稳定亚型

GS 亚型胃癌占全部检测病例的 20%，组织学上以 Laurén 分类中的弥漫型胃癌为主，发病年龄较年轻（中位年龄 59 岁）。基因组稳定型胃癌的特征是较低的遗传变异频率，但与细胞黏附相关的基因突变率较高，如 *RHOA*、*CDH1* 和 *CLDN18/ARHGAP*。基因组稳定亚型胃癌通常显示出 RAS 同源基因家族突变，尤其是成员 A（*RHOA*）基因的突变是此亚型的重要特征。涉及 Rho 家族 GTP 酶激活蛋白（GAP）融合也是此亚型的特征之一。Rho 家族的 GTP 酶调节肌动球蛋白动力学和其他细胞功能，包括黏附、增殖和存活。此外，RhoA 信号通路与肿瘤细胞侵袭并成功建立转移的能力密切相关。当 RHOA 处于 GTP 结合的活性状态时，可通过多种效应子起作用，包括与 Rho 相关的含卷曲螺旋蛋白激酶 1（Rho-associated coiled-coil forming protein kinase 1，ROCK1）、mDia 和蛋白激酶 N，以控制肌动蛋白依赖的细胞收缩性和细胞运动性，并激活信号转导因子和转录激活因子 3（signal transducers and activators of transcription 3，STAT3）来促进肿瘤发生。*RHOA* 突变的结构图显示，该突变聚集在两个相邻的氨基端区域，这些区域可能位于 RhoA 与 ROCK1 和其他效应子的交界处。*RHOA* 突变可能起到激活 RhoA 下游信号传导的作用。重复发生的结构基因组改变的发现进一步证明了 RhoA 通路在胃癌中的重要性。全基因组测序揭示了许多结构重排，包括可能产生框内基因融合的改变。在基因组稳定亚型胃癌中，*CLDN18* 和 Rho-GTP 酶激活蛋白 26（Rho GTPase activating protein 26，*ARHGAP26*）的融合频繁发生。CLDN18 是一种参与细胞-细胞紧密连接黏附的蛋白质。ARHGAP26 是一种 GAP，可促进 Rho-GTP 酶转化为 GDP 状态，从而增强细胞运动性。了解这一亚型的关键突变和基因融合，对于未来开发针对这类癌症的药物具有重要意义。

（四）染色体不稳定亚型

CIN 亚型胃癌约占全部检测病例的 50%，病理组织学大多为 Laurén 分类中的肠型胃癌；可发生在胃内任何部位，但在胃食管交界处和贲门部出现频率升高。染色体不稳定亚型胃癌主要的分子改变为明显的 DNA 拷贝数（DNA 非整倍性）的改变、染色体的各种变化（易位、扩增、缺失或杂合性丢失）、RTK/RAS 通路的激活、高频率 *TP53* 基因突变和 p53 蛋白表达升高。DNA 非整倍可能是诸如有丝分裂缺陷，四倍体和中心体异常的结果。必须注意的是，染色体不稳定不等同于 DNA 非整倍体，但两者在胃癌中密切相关。染色体不稳定亚型胃癌通常与 *VEGFA*、*EGFR*、*HER2*、*HER3*、*JAK2*、*FGFR2*、*MET*、*PIK3CA* 和 *KRAS/NRAS* 等基因扩增有关，其中许多扩增基因可作为能靶向治疗的目标。基于 *VEGFA* 基因的频繁扩增，血管生成可能与染色体不稳定亚型胃癌高度相关。VEGFR2 靶向抗体雷莫芦单抗（ramucirumab）对胃癌具有一定的抗肿瘤作用。

胃癌分子亚型的鉴定可能为患者分层和靶向治疗的实验提供了路线图，但其临床意义仍需进一步深入的研究。

第三节　炎　性　肠　病

炎性肠病（inflammatory bowel disease，IBD）包括溃疡性结肠炎（ulcerative colitis，UC）和克罗恩病（Crohn disease，CD），是一种由遗传、环境、微生物和免疫等因素引起的复杂、慢性、反复发作的异质性疾病。溃疡性结肠炎通常先累及直肠，逐渐向全结肠蔓延，亦可累及阑尾，极少累及上消化道。其病理特征是肠管黏膜层和黏膜下层的连续、弥漫性炎症，浆膜层无明显异常。克罗恩病可累及整个消化道，但病变主要发生在回肠末端、结肠和肛周。其病理特征是肠管非连续性、节段性分布的肠壁全层炎症,有时形成特征性的裂隙样溃疡。炎性肠病的临床症状通常为腹泻、腹痛和血便。此外,炎性肠病具有发展成为恶性肿瘤的潜在风险,主要包括结直肠癌和淋巴瘤。

一、流行病学

炎性肠病在西方国家更为普遍,大约有 160 万美国居民患有炎性肠病,在欧洲有多达 200 万人罹患此病。近年来在南美、非洲、东欧和包括我国在内的亚洲国家,其发病率正在迅速增加。

二、病因与发病机制

炎性肠病的病因与发病机制仍不完全清楚,目前认为最有可能是由多种因素共同引起的,包括环境、遗传、免疫学和肠道菌群失调引起的营养不良等。

(一) 遗传因素

炎性肠病具有很强的遗传倾向,患者一级亲属患病的相对风险可能高出正常人 5 倍。与溃疡性结肠炎相比,克罗恩病的遗传倾向更大。已发现白介素-10(IL-10)或白介素-10 受体 α 链(IL-10RA)的单一基因突变与早期(10 岁以前)发病的炎性肠病有关。早期发病的炎性肠病其病程极具侵略性,死亡率很高;传统医学手段难以治愈,可能需要非常特殊的治疗手段,如骨髓或干细胞移植。IL-10 通过抑制 TNF-α、IL-1、IL-6 及 IL-12 等促炎性细胞因子的分泌,在维持免疫系统平衡中起着重要作用,并控制巨噬细胞和 T、B 细胞的分化和增殖。这在肠道内尤为重要,因为有超过 10 万亿的细菌不断刺激免疫系统。如果没有 IL-10 的抑制,患者会出现非常严重的肠道炎症。早期发病炎性肠病占儿童炎性肠病患者的 3% ~ 15% ,而单基因 IL-10RA 缺陷型早期发病炎性肠病估计占所有早期发病炎性肠病患者的 10% 。

单基因早期发病炎性肠病的遗传病因不仅限于 IL-10 途径。大规模的全基因组关联分析(GWAS)已经发现了 230 多个与早期发病炎性肠病相关的危险位点;然而,它们当中的大多数在炎性肠病中的作用仍然不清楚。全外显子组测序(whole exome sequencing,WES)极大地扩展了炎性肠病风险相关基因的范围,目前已鉴定出近 60 个与早期发病炎性肠病和炎性肠病样结肠炎相关的单基因突变。其中,*NCF2*、*XIAP*、*LRBA* 或 *TTC7* 的突变可能在炎性肠病发生过程中起重要作用。例如,婴儿中编码 X-连锁凋亡抑制蛋白(X-linked inhibitor of apoptosis protein,*XIAP*)的基因突变可导致非常严重的早期发病炎性肠病。

然而,儿童起病的炎性肠病仅占所有炎性肠病的 10% ~ 25% ,并非所有病例都与这些类型的遗传异常有关,这表明炎性肠病可能是一种复杂的多基因疾病,受多种常见遗传多态性的驱动。2001 年,GWAS 发现了第一个与炎性肠病相关的 SNPs。它是核苷酸结合寡聚结构域 2(nucleotide-binding oligomerisation domain 2,NOD2)/胱天蛋白酶激活募集结构域 4(caspase activation and recruitment domain 4,CARD4),属于分子模式识别受体(PRR)群。结合 GWAS 数据的 meta 分析确定了与炎性肠病相关的 201 个位点。其中有 41 个克罗恩病和 30 个溃疡性结肠炎特异的位点,这可能解释克罗恩病和溃疡性结肠炎患者在某些临床表现,内镜所见和组织学上存在的差异。然而,在 201 个位点中,大约 137 个位点(68%)同时与克罗恩病和溃疡性结肠炎相关,表明这些疾病具有共同的炎症途径。有趣的是,约 70% 的炎性肠病位点也存在于其他复杂的自身免疫性和免疫缺陷性疾病。几乎一半的炎性肠病特异性位点与其他免疫介导性疾病相关。例如,发生在炎性肠病的 SNPs 位点与发生在强直性脊柱炎和银屑病中 SNPs 位点有很多的重叠,而这些病变为炎性肠病常见的肠外表现。涉及炎性肠病和原发性免疫缺陷重叠的相关基因与循环 T 细胞或特定 T 细胞亚群,如辅助性 T 细胞 17(Th17)或调节性 T 细胞的水平降低有关,再次支持肠黏膜中效应细胞和调节细胞之间的失衡。炎性肠病特异性位点涉及的生物学过程包括:屏障功能、上皮修复、微生物防御、先天免疫调节、活性氧生成、自噬、适应性免疫调节、ERS 和与细胞止血相关的代谢途径。例如,第一个与炎性肠病相关的基因 NOD2 识别肽聚糖产物胞壁酰二肽(muramyldipeptide,MDP),后者可调节先天和适应性免疫应答。该分子的鉴定揭示了上皮屏障在维持黏膜止血中的作用。NOD2 突变以及其他基因突变,如 *ATG16L1* 基因的多态性,也揭示了自噬是炎性肠病中重要的致病过程。此外,作用于 IL-23R 位点的多个炎性肠病风险等位基因提示 IL-23 信号在克罗恩病中的作用,该通路目前是治疗该病的商品化药物的靶点。

然而,GWAS 鉴定的位点中,高达 80%~90% 的位点仅限于通过基因表达的调节发挥致病作用的非编码变异。近年来的研究主要集中在能广泛调节基因表达的核内小分子,如表观遗传标记、miRNA 和 ncRNA,这些分子均通过不同途径参与了炎性肠病的发病。

(二) 环境因素

尽管炎性肠病的分子遗传学研究有了一定的进展,但只有大约 25% 的炎性肠病可被遗传学上的改变解释。环境因素在多种疾病的发生中都起着十分重要的作用,炎性肠病也不例外。工业化后发展中国家炎性肠病的新流行趋势表明,环境因素可能在促进遗传易感人群的肠道炎症中发挥重要作用。生活方式和城市化的"西方化"似乎是最重要的环境因素之一。

吸烟一直是炎性肠病发病中研究最多的因素之一。临床上,吸烟对克罗恩病患者有害,而对溃疡性结肠炎患者有保护作用。不同的通路被用来解释这些发现,包括:自噬损伤对免疫细胞和黏液产生细胞的直接毒性,以及诱导微生物群的变化。此外,饮食富含饱和脂肪酸和加工肉类会增加患炎性肠病的风险。相反,高纤维饮食被证明可以降低 40% 左右的克罗恩病患病风险。膳食纤维被大肠杆菌代谢成具有抗炎特性的轻链脂肪酸,可能解释这种保护作用。最近的生态学和流行病学证据表明,空气污染亦可能提高炎性肠病的发病风险。此外,也有研究证实压力水平越低的人群发生炎性肠病的患病概率也越小。药物的使用,尤其是抗生素的使用,也增加了炎性肠病的发病风险。这种联系通常是由于在生命早期使用抗生素后引起肠道微生物菌群变化造成的,此时微生物菌群在塑造免疫细胞发育方面起着关键作用。非甾体抗炎药、避孕药和他汀类药物是其他与炎性肠病风险增加相关的药物,这些药物可使发病风险增加两倍。生命早期事件,如分娩方式、母乳喂养、接触宠物和感染也是与炎性肠病发生风险显著相关的因素,这主要是由于肠道微生物菌群的组成受到影响。

(三) 肠道微生物因素

长期以来,肠道菌群被认为是连接外界环境和肠道黏膜的纽带。在炎性肠病患者中,微生物菌群的多样性减少导致微生物菌群失调。但尚不确定这是肠道炎症的原因或结果,还是两者都是。炎性肠病患者与健康个体相比,具有抗炎能力的细菌数量减少,而具有致炎能力的细菌数量增加。最常见的变化包括厚壁菌门的减少和变形菌门及拟杆菌门的增加。在炎性肠病患者中,产生细菌(如普拉梭菌)的短链脂肪酸的数量减少,因此影响了调节性 T 细胞的分化和扩展以及肠黏膜上皮细胞的生长。有趣的是,较低的普拉梭菌定植数已被证明与术后回肠克罗恩病的发生风险有关,但也和溃疡性结肠炎临床缓解的维持有关。相比之下,变形杆菌,尤其是具有黏附到肠道上皮能力的大肠杆菌数量的增加影响了肠的通透性,改变了微生物菌群的多样性和组成,并通过调节炎症基因的表达来诱导炎症反应。此外,在炎性肠病患者中,具有黏液溶解能力的细菌数量似乎也有所增加,这导致了这些患者中黏液相关的细菌的大量存在。最后,炎性肠病患者肠道中硫酸盐还原菌,如脱硫弧菌等的数量也有所增加,导致硫酸氢的产生,从而破坏肠道屏障并激活黏膜炎症。

(四) 免疫因素

炎性肠病是一种免疫介导的疾病,个体的先天免疫和适应性免疫反应参与和影响疾病的发生和发展过程。

1. 肠黏膜屏障和先天免疫　正常情况下,肠黏膜与管腔内容物处于功能平衡状态,这种平衡的紊乱可导致如炎性肠病等病理改变。肠屏障由肠黏膜上皮细胞和固有免疫细胞组成,两者协同作用以维持管腔内容物和黏膜之间的平衡。上皮屏障在炎性肠病易感个体中的重要性可从克罗恩病患者及其部分一级亲属中所表现的异常肠道通透性得到证实。此外,对克罗恩病患者肠黏膜活检的分析证明,上皮钙黏素表达下调,该蛋白构成了肠道黏膜物理屏障的紧密连接。其他研究也发现了炎性肠病与一些参与上皮再生的转录因子的相关性,如 HNF4A 和 Nkx2-3。

除了促进肠腔和黏膜之间的物理屏障外,由不同类型细胞组成的肠黏膜上皮还通过不同机制维持肠腔-黏膜平衡,这些细胞包括:肠吸收细胞,杯状细胞,神经内分泌细胞,帕内特细胞和微皱褶细胞。杯状细胞产生覆盖上皮的黏液基质,对黏膜防御和修复都是必不可少的。在小鼠模型中,由杯状细胞分泌的黏蛋白 Muc2 的缺失导致自发性结肠炎。杯状细胞产生的另一种特异性蛋白抵抗素样分子 β（resistin-like molecules β，RELMβ）与免疫系统存在密切关系。RELMβ 功能紊乱可减轻小鼠结肠炎的严重程度。这些发现证明杯状细胞似乎在防止结肠炎的发生中起一定作用。帕内特细胞生物学功能的缺陷与克罗恩病的风险增加有关。帕内特细胞位于小肠隐窝的底部，负责隐窝内环境的稳定、肠道干细胞生态环境的维持，以及分泌抗菌效应物质以控制微生物菌群和黏膜之间平衡。炎性肠病的几个关键遗传危险因素通路可损害帕内特细胞功能而导致肠炎，其中最重要的是：NOD2 和自噬。帕内特细胞、树突状细胞、巨噬细胞和吸收性肠上皮表达 NOD2。NOD2 基因是一种细胞内细菌传感器，NOD2 风险变异与帕内特细胞中 α-防御素水平较低有关，NOD2 突变和防御素表达降低的结合可能导致肠道对有害微生物抵抗能力的降低和缺失，并最终导致黏膜炎症。自噬是一种细胞内的"自食"，包括细胞内容物和细胞器的降解和再循环，以及抵抗感染和清除细胞内的微生物。克罗恩病患者的帕内特细胞自噬功能的损害主要通过 NOD2 和克罗恩病危险基因位点 ATG16L1 的突变。ATG16L1 和 NOD2 突变患者的帕内特细胞的分泌装置发生异常，导致抗菌自噬功能缺陷。在树突状细胞中，这些基因的缺陷也会导致将外来抗原呈递给 T 细胞的能力受损。树突状细胞、巨噬细胞、固有淋巴细胞和中性粒细胞是肠黏膜上皮细胞生理和功能屏障的补充，是发育良好的黏膜固有免疫系统第一道防线。在健康人体肠道中，以缺乏 CD14 表达为特征的肠道巨噬细胞处于低反应状态，在对微生物配体或宿主细胞因子的反应中表现出减弱的增殖和趋化活性，同时保持吞噬和杀菌功能。此外，肠道巨噬细胞还具有产生可促进调节性 T 细胞分化和抑制 Th1 和 Th17 细胞反应的抗炎细胞因子的能力。克罗恩病患者先天免疫反应缺陷包括巨噬细胞活性减弱和中性粒细胞募集受损，从而使得微生物容易通过黏膜。这些患者还存在另一个炎性巨噬细胞亚群，这些细胞表达树突状细胞标记物，包括 CD14，并产生大量促炎细胞因子，如 TNF-α 和 IL-6。与吞噬性巨噬细胞不同，树突状细胞形成了一个监测环境和传递信号以启动适应性反应的界面。常驻树突状细胞对细菌的捕获部分是通过一种允许树突状细胞与微生物直接接触的 CX3CR1 依赖机制介导的。CX3CR1 遗传缺失导致固有层巨噬细胞数量减少和细菌向肠系膜淋巴结移位增加。

Toll 样受体（toll-like receptors，TLR）具有检测正常和病原微生物以及调节宿主抗菌反应的能力，在先天免疫中也具有重要作用。TLR 表达或功能异常与肠道炎症的发生及持续有关。在克罗恩病上皮细胞中发现 TLR4 上调，而 TLR3 下调。TLR4 和 TLR9 多态性在炎性肠病中也有报道，但其功能意义尚不清楚。总之，各种原因导致的先天性免疫反应异常是炎性肠病重要的发病因素之一。

2. **适应性免疫反应**　炎性肠病的特征是通过增加全身和肠道黏膜抗体的产生、改变免疫球蛋白种类和亚型的数量来应答肠道的慢性炎症，这一过程被称为炎性肠病的适应性免疫反应。Th 细胞亚群 Th1、Th2 或 Th17 及其调节因子是参与炎性肠病免疫应答的重要组成部分，它们参与免疫系统其他细胞的激活，并决定 B 细胞分泌抗体的特异性。Th1 细胞介导促炎细胞因子，如 IFN-γ、TNF-α 和 IL-12 的产生，而 Th2 细胞导致抗炎细胞因子的产生，包括 IL-4、IL-5、IL-6 和 IL-10，它们构成体液免疫反应。Th17 细胞，在 IL-6、IL-1β、IL-21 和 IL-23 存在下分化，可分泌 IL-17A、IL-17F、IL-21、IL-22、IL-26 和趋化因子 CCL20。Th1 和 Th2 淋巴细胞之间存在相互作用。Th1 细胞因子导致 Th1 细胞产生并抑制 Th2 细胞；相反，Th2 细胞因子导致 Th2 细胞产生并抑制 Th1 细胞。在健康个体中，Th1 和 Th2 细胞的数量是平衡的。免疫介导的疾病（例如克罗恩病）的发展与引起肠道慢性炎症的 1 型免疫反应密切相关。参与克罗恩病和溃疡性结肠炎免疫反应的 T 细胞亚群似乎不同，这也解释了两者临床上的表型差异以及对新靶向治疗的反应不同。克罗恩病是由 Th1 和 Th17 过度反应引起的，而溃疡性结肠炎则继发于 Th2 细胞介导的炎性细胞因子的作用。

调节性 T 细胞和 Th17 细胞具有相反的活性，但两者都来源于 TGF-β 刺激下的一种共同的前体。肠道组织中大量的 TGF-β 通过促进固有层中的 CD4$^+$ T 细胞向调节性 T 细胞分化而有助于正常的身体内环境稳定。在炎性肠病等炎症状态下，黏膜 TGF-β 与其他信号，包括细胞因子、代谢产物和微生物信号的结合可促进 Th17 细胞分化。因此，根据局部存在的可影响炎性肠病的发生、持续和复发的细胞因子和微生物产物，肠道可能利用 TGF-β 途径来促进 T 细胞执行促炎和抗炎程序。调节性 T 细胞和 Th17 细胞分化所需的许多基因都与炎性肠病发病有关。在实验模型中，由 Th17 细胞驱动的炎症所导致结肠炎可被调节性 T 细胞抑制。在这种情况下，调节性 T 细胞不仅具有抑制效应 T 细胞群的重要功能，而且还控制着先天的炎症反应机制。关键的调节性 T 细胞转录因子 FoxP3 的功能丧失性突变导致所谓的"IPEX",即免疫失调（immune dysregulation）、多发性内分泌病（polyendocrinopathy）、肠病（enteropathy）和 X 连锁遗传（X-linked inheritance），可伴有肠道炎症。调节性 T 细胞在活动期和缓解期的溃疡性结肠炎中均有增加，可能在调节该疾病的临床表现谱中发挥关键作用。因此，使用调节性 T 细胞被认为是控制炎性肠病过度炎症的替代策略。

第四节 结直肠癌

结直肠癌是发生于大肠的恶性上皮性肿瘤，肿瘤呈腺样或黏液分化，是一种多因素、异质性疾病。

一、流行病学

结直肠癌是全球第三大常见恶性肿瘤，也是导致癌症相关死亡的第四大原因。据估计，2018 年全球约有 180 万例新增病例。世界范围内，结直肠癌是女性第二常见癌症，男性第三常见癌症。在高收入国家，结直肠癌发病率很高。近年来，发病率变化很大，在高收入、高发病率的国家中发病率趋于稳定或减少；而在许多低收入和中等收入国家的发病率正在迅速增加。最近，在澳大利亚、加拿大和美国都有年轻人发病率上升的报道。我国的结直肠癌发病率近年来呈明显的上升趋势。

二、病因

超过 75% 的确诊结直肠癌病例被归类为散发性疾病，没有明显的一级亲属患病。已明确的致病危险因素包括：食用加工肉制品和红肉、饮酒和体脂过多。吸烟与结直肠癌的关系仍存在争议。食用膳食纤维和乳制品及增强体育锻炼可降低发病风险，妇女延长使用非甾体抗炎药和激素替代疗法也可降低发病风险。这些流行病学的关联分子途径尚不清楚，可能是由于多种因素复杂的相互作用。事实上，饮食干预对结直肠癌预防的影响似乎很小，而有效的化学预防形式仅限于非甾体抗炎药。约 20% 的结直肠癌患者有家族成员的患病史。3%~5% 的结直肠癌是遗传性的，这些患者具有与明确的癌症综合征相关的高度外显的胚系突变，如林奇综合征（1%~3%）和家族性腺瘤性息肉病（小于 1%）等。此外，其他少见但已明确的危险因素有盆腔照射、囊性纤维化、输尿管乙状结肠吻合术和肢端肥大症。

三、发病机制

结直肠癌的发生与进展是由于大量的遗传和表观遗传学改变的逐渐积累，从而驱动正常大肠上皮细胞通过早期的肿瘤性病变，如异常隐窝病灶、腺瘤和锯齿状病变，最终发展为浸润性结直肠癌的恶性演变过程。两种不同的形态学和分子遗传学上的致癌途径参与了正常大肠上皮的肿瘤转化，即经典的腺瘤-腺癌途径和锯齿状肿瘤途径，每一种途径都有其特定的遗传和表观遗传学改变，典型的临床和组织学特征，从而导致不同的表型。

（一）腺瘤-腺癌途径

基于病理形态学表现和分子生物学改变，Fearon 和 Vogelstein 在 1990 年首次提出了结直肠癌发生的腺瘤-腺癌途径，大多数结直肠癌是通过这一经典的途径发展而来。腺瘤-腺癌途径在组织学上是同质的，癌前病变为腺瘤，包括管状、绒毛状腺瘤和绒毛管状腺瘤。腺瘤-腺癌途径是一个多步骤的分子改变途径，其中每一个组织学改变都是分子异常改变的结果。在分子水平上，这一途径主要涉及三种肿瘤发生机制：①染色体不稳定性导致高水平的 DNA 体细胞拷贝数量改变，表现为 DNA 扩增和缺失，这一过程影响少数基因；②MSI 伴高频率基因突变，MSI 由 DNA 错配修复缺陷导致，影响大量的基因；③DNA 校正聚合酶缺陷伴超高频率基因突变，影响极大量的基因（主要是乘客基因突变，很少为驱动基因突变）。

染色体不稳定性结直肠癌途径始于正常结直肠黏膜内肿瘤抑制基因 APC 的双等位基因突变，随后在获得 KRAS、Smad4 和 TP53 基因的额外突变或失活后导致 Wnt/β-catenin、MAPK、PI3K 和 TGF-β 信号通路的失调而逐渐发展为浸润性结直肠癌。这一途径的早期关键事件通常是由 APC 基因突变引起 Wnt 信号通路的过度激活。Wnt 信号通路的异常是大多数散发性结直肠癌的特征,也是家族性腺瘤性息肉病患者发生肿瘤的特征。超过 80% 的结直肠腺瘤和腺癌显示 *APC* 突变,突变发生在腺瘤-腺癌序列早期,在开始形成腺瘤时就出现。另外 5% ~10% 的腺瘤和结直肠癌显示其他 Wnt 信号通路成分(如 β-catenin)的突变或表观遗传学改变,同样导致 Wnt 通路的高活性。*APC* 是 Wnt 通路的一个重要负调控因子,是 AXIN-APC 降解体复合物的组成部分,可促进 Wnt 效应器 β-catenin 的降解。该复合物由于 *APC* 的突变失活而发生功能缺陷,导致过量的 β-catenin 在细胞质中积聚并转移到细胞核中,在细胞核中 β-catenin 操作一个转录开关,引发 *MYC* 和许多其他基因的激活。Wnt 通路的异常导致大肠正常黏膜细胞的增殖、分化失调以及具有异型性的异常腺体形成,随着异常腺体异型程度和数量的增加而发展为早期腺瘤。在大约 40% 的结直肠腺瘤和腺癌中发生 *KRAS* 基因特异性位点(密码子 12、13、61 和其他位点)的突变。*KRAS* 突变通过降低或失活内源性 GTP 酶活性来激活 KRAS 蛋白,并将其锁定在 GTP 结合的活性状态,进而激活下游 Ras-Raf-MEK-ERK(MAPK)增殖信号通路,导致细胞增殖和存活。此外,*KRAS* 进入 PI3K 的凋亡抑制通路,也可以被 *PIK3CA* 或 *PTEN* 突变激活。*KRAS* 突变发生在早期腺瘤,在从早期腺瘤向中期腺瘤的发展过程中发挥重要作用。*Smad4* 基因常常由于染色体 18q 的缺失(约 60% 结直肠癌病例)或基因突变而失活,使得其通过 TGF-β 抑制通路的信号传导减少,从而导致其诱导上皮细胞凋亡和细胞周期抑制的功能减弱或消失。*Smad4* 失活在由中期腺瘤发展到晚期腺瘤/黏膜内癌的过程中起关键作用。正常状态下,*TP53* 肿瘤抑制基因或通过 p21 诱导细胞周期阻滞,或通过 Bax(和其他蛋白质)诱导细胞凋亡来应对 DNA 损伤和其他压力的影响。60% 的大肠癌中发生使 p53 功能失活或破坏的改变。在散发性大肠癌中,这一分子事件常常出现于腺瘤-腺癌序列的晚期,是形成浸润性结直肠癌的关键。但 p53 功能失活出现在炎症肠病相关结直肠癌发生过程中的早期。

但越来越多的证据表明,在结直肠癌发生过程中存在着许多变异,并不是所有结直肠癌都遵循相同染色体不稳定性途径。特别是 DNA 错配修复缺陷和由此产生的 MSI 被发现是一个重要的替代途径,即结直肠癌发生的 MSI 途径。MSI 在林奇综合征和部分散发性大肠癌的发生、发展中起重要作用,在所谓的"锯齿状肿瘤通路"中也可以检测到 MSI。所有散发性结直肠癌中约 3% ~15% 伴有 MSI。研究证明,在 80% 由 MSI 引起的结直肠癌中,表观遗传的高甲基化以及随后发生的 *MLH1* 基因的沉默和失活是触发恶性转化的关键分子事件,并决定了 MSI 的高发生率。MSI 途径初始涉及 Wnt 信号通路的改变,导致早期腺瘤的形成。而 *BRAF* 突变,导致早期腺瘤发展为伴高级别异型增生的中晚期腺瘤。随后发生的 *TGFBR2*、*IGF-ⅡR* 和 *Bax* 基因改变,参与了腺瘤向浸润性癌的进展过程(图 17-2)。

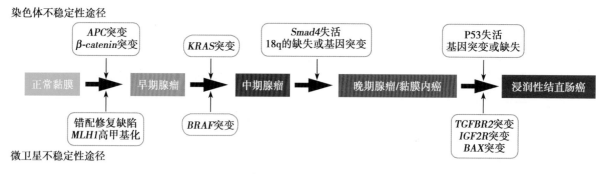

图 17-2 结直肠癌发生的经典腺瘤-腺癌途径

(二)锯齿状肿瘤通路

除了传统的腺瘤-腺癌途径外,近年来另一条导致大肠癌发生的"锯齿状肿瘤途径"已被广泛地接受。锯齿状肿瘤途径的组织病理学特征是其癌前病变为具有独特的"锯齿状"结构的息肉或腺瘤,在分子水平上,锯齿状病变的特征是遗传和表观遗传变异(如 *BRAF* 或 *KRAS* 突变、MSI 和 CIMP)的共同作用启动并驱动从正常大肠黏膜到息肉或腺瘤,最终到大肠癌的恶性转化。大肠锯齿状病变很少出现截短的 *APC* 突变,而 *BRAF* 突变频发,*KRAS* 突变亦少见。

　　大肠锯齿状病变为大肠肿瘤的亚型之一。组织学包括增生性息肉(hyperplastic polyp,HP)、伴或不伴异型增生的广基锯齿状病变(sessile serrated lesion,SSL)和传统锯齿状腺瘤(traditional serrated adenoma,TSA)。每种锯齿状病变都具有其独特的组织学特征。增生性息肉在组织学上进一步分为微泡型、杯状细胞富有型和黏液缺少型息肉。其中,微泡型最常见,而黏液缺少型最罕见且生物学意义不明。值得注意的是,在锯齿状肿瘤途径被发现以前,增生性息肉一直被认为是非肿瘤性且无害的病变。

　　大约15%~30%的结直肠癌通过锯齿状肿瘤途径发生。其致瘤过程涉及逐步积累的多种特定的遗传和表观遗传学改变。锯齿状肿瘤通路包括两种不同的分子途径,即广基锯齿状途径和传统锯齿状途径。传统锯齿状途径引起的癌症主要发生在直肠和结肠的远端。该途径以CIMP表型为特征,很少与*MLH1*高甲基化相关。肿瘤转化的机制是正常大肠黏膜经*KRAS*或*BRAF*突变演变成传统锯齿状腺瘤。通常,具有*KRAS*突变的传统锯齿状腺瘤进展为高级别异型增生与Wnt通路激活、MGMT缺失及CIMP-L有关;而*BRAF*突变的传统锯齿状腺瘤发展为高级别异型增生则与Wnt通路激活及CIMP-H有关。最后,*TP53*异常驱动了传统锯齿状腺瘤向浸润性癌的进展。在这一途径中,常发生频繁的*RNF43*改变和*RSPO*基因家族融合,这些改变都可加强Wnt信号。在广基锯齿状途径中,*BRAF*突变导致正常黏膜形成增生性息肉或直接形成广基锯齿状病变,然后*p16*和*IGFBP7*启动子过度甲基化驱动增生性息肉向广基锯齿状病变的发展。随后由广基锯齿状病变经异型增生发展成浸润性癌的过程主要与*MLH1*甲基化、CIMP-H、MSI-H及Wnt通路激活有关。其中*MLH1*启动子甲基化是75%的广基锯齿状病变发生异型增生形成关键的步骤。余下的25%广基锯齿状病变伴异型增生的病例错配修复正常,并且经常隐藏*TP53*突变。

　　尽管最近十几年来对结直肠癌发生的锯齿状途径进行了大量的研究,但许多现象和问题仍未被很好地解释和阐明。如病理形态学上经常被观察到在同一病变中同时存在增生性息肉和传统锯齿状腺瘤,或同时存在经典的腺瘤(即管状腺瘤等)和传统锯齿状腺瘤。这些病理形态学表现似乎提示传统锯齿状腺瘤也可能由增生性息肉或经典的腺瘤发展而来。有研究证明管状腺瘤可经终末分化和/或*BRAF*突变发展为传统锯齿状腺瘤。此外,*APC*和*β-catenin*基因的突变也被证明发生在一些传统锯齿状腺瘤中。因此,结直肠癌发生的腺瘤-腺癌途径和锯齿状途径之间的关系仍需进一步研究。组织病理学的表现及越来越多的分子生物学研究结果提示结直肠癌的两条发生途径可能是相互交叉和融合的(图17-3)。

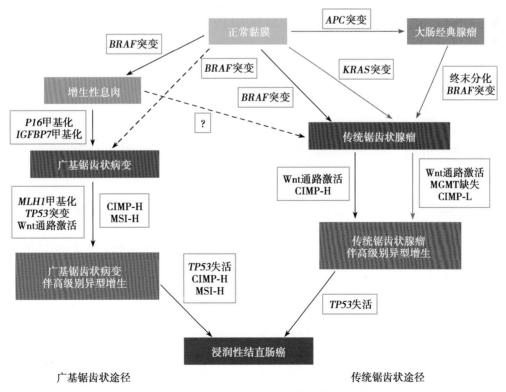

图17-3　结直肠癌发生的锯齿状肿瘤途径

（三）炎性肠病相关性结直肠癌的发病机制

肠道持续的炎性微环境可导致炎性肠病发生结直肠癌。不同于散发性结直肠癌经典的腺瘤-腺癌序列和锯齿状肿瘤途径,炎性肠病相关的结直肠癌在组织学上表现为炎症—上皮异型增生—癌序列。炎性肠病相关的结直肠异型增生和癌症的特征为病变的多灶性,即黏膜的广泛区域被含有非整倍体或有害突变的上皮克隆所占据,这些上皮克隆并且具有扩展和进展的能力。致癌过程是通过一系列的分子畸变,导致上皮异型增生(癌前病变),最终导致基因组不稳定和癌症的发生。长期的炎症环境刺激,加剧活性氧的产生和积累,从而促进氧化应激引起的细胞损伤。细胞损伤通过产生致 DNA 突变加合物参与肿瘤的发生和进展。由炎性肠病引起的肠道菌群失调也可产生致癌物质。此外,由于 DNA 氧化损伤和肠黏膜上皮细胞更新加速引起的端粒缩短促进了 DNA 非整倍体产生。炎症还促进表观遗传 DNA 修饰,这种修饰可破坏包括 DNA 修复过程在内的维持内环境稳定的关键基因的功能。细胞因子如 TNF-α、IL-6 和 IL-1 参与炎性肠病和其相关的结直肠癌的发生和进展。TNF-α 在炎症的开始时表达,并在维持慢性炎症、促进肿瘤进展和血管生成过程中发挥重要作用。激活的 TNF-α 还触发信号通路和致瘤性转录因子,如 NF-κB。而 NF-κB 在炎性肠病相关的结直肠癌发生中起重要作用。异常的 NF-κB 激活发生在约 50% 的炎性肠病相关的结直肠癌中。此外,基质蛋白酶、促血管生成因子和抗凋亡因子也可通过与 NF-κB 相互作用而参与炎性肠病相关的结直肠癌的发生。

与散发性结直肠癌非常相似,在炎性肠病相关的结直肠癌中,也观察到染色体不稳定性和 MSI 的改变,但这些改变在两种肿瘤中发生的时间和频率不同。炎性肠病相关结直肠癌的发生发展也与 APC 和 p53 功能的丧失有关。APC 功能丧失通常发生在散发性结直肠癌的早期阶段,而在炎性肠病相关结直肠癌中丧失的频率较低,且发生在肿瘤发展的后期。与散发性结直肠癌相比,炎性肠病相关结直肠癌中 p53 功能的丧失发生得更早,常常是肿瘤发生的启动性突变,甚至可先于组织学上可观察到的上皮异型增生出现。*TP53* 突变对炎性肠病相关结直肠癌的发生至关重要,60%~89% 的患者存在 *TP53* 的致癌突变。最近的二代测序结果显示,与散发性结直肠癌相比,炎性肠病相关结直肠癌具有较高比例的 *MYC* 扩增和较低的频率 *KRAS* 和 *APC* 突变,以及一些可行突变,如 *MLH1*、*RNF43* 和 *RPL22*。一部分炎性肠病相关结直肠癌具有较高的突变率,主要与错配修复缺陷有关,偶尔与 *POLE* 的 DNA 校正功能缺陷有关。

第五节　消化管常见遗传性肿瘤综合征

消化管遗传性肿瘤综合征是一组表型多样的疾病,在个体后代中表现出不同的遗传模式。在过去的几十年中,家族性癌症登记的广泛开展和基因组学的进步导致针对特定遗传综合征的临床诊断标准的进展;同时多种关键基因被发现,这些基因的胚系突变导致个体易患综合征相关的肿瘤。大约 5%~10% 的胃肠道癌症可归因于遗传性癌症易感综合征。识别出患有遗传性易感综合征的个体对患者和高危亲属均具有重大益处。本节重点介绍常见的胃肠道肿瘤综合征。

一、林奇综合征

林奇综合征(lynch syndrome,LS)是由错配修复基因 *MLH1*、*MSH2*、*MSH6* 和 *PMS2* 胚系突变所导致的一种常染色体显性遗传疾病。林奇综合征是遗传性结直肠癌的最常见原因,以前通常被称为"遗传性非息肉病性结直肠癌"。现在不再推荐使用这一名称,因为它不能准确反映疾病的本质且易引起混乱。

（一）临床特征

临床上,林奇综合征的特征是患者易患多种癌症。肿瘤可发生于任何年龄段,但年轻人多见。某些林奇综合征患者可发生多个肿瘤,另一些患者则可完全没有肿瘤,因此个人病史非常重要。仅靠单纯家族史来预测林奇综合征的价值不大,由新发的基因胚系突变引起林奇综合征的病例已被很好地证明。基于受累基因不同,林奇综合征相关的癌症可发生在结直肠、子宫内膜、胃、小肠、胆囊、胆管、胰腺、肾盂和/或输尿管、膀胱、肾脏、卵巢、脑、前列腺及皮脂腺。Muir-Torre 综合征是指与任何内脏癌症共同发生的皮脂腺肿瘤(如皮脂腺腺瘤、皮脂腺瘤、皮脂腺癌或角化棘皮瘤)。很多林奇综合征患者会发生这种皮肤肿瘤,因而可能被诊断为 Muir-Torre 综合征，但并非所有 Muir-Torre 综合征患者均伴有林奇综合征。

（二）流行病学

林奇综合征约占结直肠癌病例 3%，利用结肠癌家族登记（CCFR）中基于人群的家族数据，有研究者最近估计，林奇综合征在普通人群中的流行比例实际上高达 0.35% 或 1:279（95% 置信区间 1:192～1:402）。引起林奇综合征的基础突变在一些人群中被发现，如芬兰的林奇综合征发病率较高。

（三）病因学

影响林奇综合征发病的风险因素包括受累基因、癌症病史、性别和年龄等。林奇综合征的首要原因是错配修复基因（MLH1、MSH2、MSH6 和 PMS2）的先天性致病突变。致癌风险最高的是 MSH2 和 MLH1 基因突变，而当 MSH6 基因受累时风险相对较低且发病较晚，PMS2 基因突变时致癌风险也较低。某些林奇综合征患者是因邻近的基因发生突变而影响或扩展到周围的错配修复基因，如上皮细胞黏附分子（EpCAM，也称为 TACSTD1）影响 MSH2 或 LRRFIP2 影响 MLH1。另一些患者则是通过表观遗传学改变，如 DNA 甲基化影响 MLH1 或 MSH2，其中部分可能是由相邻基因的重排而引起的 MLH1 或 MSH2 的改变。一些环境和生活方式因素被确认为林奇综合征发病的调控因素，如吸烟、体重指数增加及饮酒。另一方面，阿司匹林、布洛芬、多种维生素、补钙、激素替代疗法和女性地位的提高等可能与林奇综合征发生率降低相关。

（四）发病机制

特定错配修复基因的双等位基因同时失活引起错配修复蛋白的表达缺失，从而导致细胞的错配修复功能发生缺陷。这种缺陷可引发细胞发生一系列改变，也就是使细胞逃避正常的凋亡调控而获得相对生长优势以及 DNA 核苷酸重复序列长度的改变，表现为微卫星不稳定性。错配修复蛋白异常表达可通过免疫组织化学技术检测。

目前认为，林奇综合征患者结直肠癌的发生有三个路径：①CTNNB1（编码 β-catenin，激活 Wnt 信号通路）基因突变，形态发生学上表现为由错配修复缺陷肠黏膜小凹发展为扁平病变，进而发展为平坦型癌；②这些平坦型病变获得继发性 APC 突变而转变为腺瘤性病，最终发展为结直肠癌；③林奇综合征患者伴原发 APC 突变，或原发 APC 突变的患者在进展过程中继发获得错配修复缺陷，形态发生学上表现为腺瘤-腺癌模式。值得注意的是尽管没有 CTNNB1 基因突变，伴有 MSI 的直肠癌多源于林奇综合征，说明 CTNNB1 突变通路仅发生于结肠。

约 15% 的非林奇综合征相关结肠癌也有错配修复缺陷，多数是由 MLH1 启动子散发性体细胞双等位基因甲基化引起，如部分右半结肠由广基锯齿状病变通路发生的结肠癌。约 85% 的这类肿瘤获得特异性的 BRAF 基因突变（BRAF p. V600E），因此 BRAF 基因突变状态可用于鉴别林奇综合征相关的结直肠癌和散发性结直肠癌。偶尔，林奇综合征相关结直肠癌可源自其他信号通路。MLH1 启动子的先天性甲基化也可引起林奇综合征，这种病变常常散发而非遗传，但某些病例拥有可引起 MLH1 启动子甲基化的遗传性染色体重排，涉及存在于 3 号染色体上与 MLH1 相邻的 LRRFIP2 基因。随着测序套餐检测数量的不断增加，也发现有一个以上错配修复基因突变的患者存在（称为双基因林奇综合征），尚不清楚这种病变是否比单一错配修复基因突变引发的病变更为严重。

（五）病理学表现

林奇综合征相关癌症的组织学特征是非特异的。伴 MSI 的结直肠癌的组织学特征包括：肿瘤间质大量淋巴细胞浸润、克罗恩病样环肿瘤周围淋巴细胞反应；肿瘤呈低分化（部分为印戒细胞）和多黏液特征以及髓样生长方式。这些特征在伴 MSI 的散发性结直肠癌及林奇综合征相关的结直肠癌中均能见到，因此这些病理特征不能作为鉴别两者的依据。大部分林奇综合征相关的胃癌为肠型，<13% 的病例为弥漫型，黏液癌极为罕见，但肿瘤少见淋巴细胞浸润。林奇综合征相关的小肠癌常表现为富于黏液、呈印戒细胞或髓样分化，常伴有淋巴细胞浸润和克罗恩病样环肿瘤周围淋巴细胞反应。林奇综合征相关 Vater 壶腹癌的组织学改变与小肠癌相似。林奇综合征相关胆管癌无任何特征性改变，与林奇综合征相关的胰腺癌通常表现为腺泡细胞癌和髓样癌。

（六）林奇综合征肿瘤检测

一些相关专业机构推荐联合应用免疫组织化学和分子技术对结直肠癌和其他类型可疑林奇综合征的

癌症患者进行相关检测。但值得注意的是,使用同一标志物对不同组织发生的肿瘤进行检测,其敏感性和特异性不同。如现有的用于检测结直肠癌 MSI 的标志物在检测非结肠肿瘤时,如子宫内膜癌、小肠癌和胃癌时,敏感性有所降低。林奇综合征相关结直肠癌的检测程序如下:①检测 MSI 状态或用免疫组化方法检测 MLH1、MSH2、MSH6 和 PMS2 蛋白表达。②表现出 2 种以上错配修复蛋白缺失的肿瘤行错配修复基因胚系突变检测;微卫星稳定或所有错配修复蛋白染色阳性的肿瘤无需进一步检测;表现出 MSI 或 MLH1 缺失的肿瘤进行 *BRAF* 突变测试和 *MLH1* 启动子甲基化分析。③没有 *BRAF* 突变和 *MLH1* 启动子甲基化的肿瘤行错配修复基因胚系突变检测;*BRAF* 突变和/或 *MLH1* 启动子甲基化的肿瘤无需进一步检测。

二、家族性腺瘤性息肉病

家族性腺瘤性息肉病(familial adenomatous polyposis,FAP)是一种常染色体显性遗传综合征,由位于染色体 5q21 的 *APC* 基因的胚系突变引起。其典型特征是结直肠内可见 100 枚以上的腺瘤和结直肠癌的发病风险增高。

(一) 临床特征

临床上,典型的家族性腺瘤性息肉病以青春期开始发生数百枚,甚至可多达数千枚的结直肠腺瘤为特征。如不行大肠切除术,到 30 岁时近 3/4 的患者发展为结直肠癌,到 45 岁时患者罹患结直肠腺癌的风险为 100%。与经典型家族性腺瘤性息肉病相比,轻型家族性腺瘤性息肉病结直肠腺瘤数量较少(20~100枚),结直肠癌的发病风险略有降低且发病年龄较经典型晚 10~15 年。几乎所有家族性腺瘤性息肉病患者均会发生十二指肠腺瘤,大部分位于壶腹周围和十二指肠远端。大约 4%~10% 的患者发生十二指肠腺癌。小肠腺瘤和癌通常比结直肠腺瘤和癌晚十年出现。超过 60% 的家族性腺瘤性息肉病患者发生胃息肉,主要为胃底腺息肉。约 10% 的家族性腺瘤性息肉病患者发生韧带样瘤,大部分位于小肠系膜、腹壁或四肢。尽管韧带样瘤不发生转移,但其与结直肠癌转移是导致家族性腺瘤性息肉病患者死亡的常见原因。该综合征患者可发生肠外病变,其中恶性肿瘤包括肝母细胞瘤、甲状腺乳头状癌、胆管分支、胰腺及中枢神经系统肿瘤;良性病变包括骨瘤、牙齿发育异常和先天性视网膜色素上皮肥大。眼底镜检查先天性视网膜色素上皮肥大是筛查家族性腺瘤性息肉病最经济有效的方法之一。

(二) 流行病学

患病率为 1/10 000~1/8 000,男女发病率相等,在结直肠癌中占比小于 1%。

(三) 病因学

家族性腺瘤性息肉病是由 *APC* 基因胚系突变引起的孟德尔常染色体显性遗传病,*APC* 基因突变导致 APC 蛋白截短或缺失。根据 *APC* 发生突变的位置,可能会导致几种不同的临床表型。突变位点位于突变簇内或其周围(在密码子/氨基酸 1309 周围),则腺瘤的数量极多(数千枚,重症息肉病)并且患者在年轻时发生癌变的风险最高。而突变位点位于突变簇区外围则腺瘤的数量相对较少(数百枚)且癌变的风险较低。轻型家族性腺瘤性息肉病(小于 100 枚腺瘤)相关的突变位于 N 端或 9 号外显子可变剪切区,这些患者息肉数量较少且发病较晚。韧带样瘤的发生与编码蛋白区中段到 C 端的 1310~2011 密码子的 *APC* 胚系突变相关。大约 20%~30% 的家族性腺瘤性息肉病病例没有已知的家族史,大部分此类病例代表着新发 *APC* 基因突变或者为碱基切除修复酶基因(*MUTYH*)相关的常染色体隐性遗传息肉病综合征。尽管存在表型变异,如果不采取预防性措施,绝大多数 *APC* 基因致病突变携带者发生多发性肠腺瘤和癌。新发 *APC* 基因镶嵌突变携带者也被发现,他们通常表现为轻症和/或局灶息肉病。此外,环境和饮食因素也被认为是导致临床表现变异的原因。

(四) 发病机制

正常情况下,APC 蛋白主要通过参与 Wnt 信号通路的调控来抑制大肠上皮细胞的增殖。对于家族性腺瘤性息肉病的患者,由于 APC 蛋白功能异常而导致这种抑制大肠上皮细胞增殖的功能丢失。由于家族性腺瘤性息肉病患者的胚系突变,只有一个 *APC* 活性等位基因。当这一活性等位基因受到额外打击(二次打击)诱发突变或失活时就会启动向癌症发展的早期步骤。当遗传突变位于突变簇区时,二次体细胞突变可以是点突变,也可以是完全缺失或第二等位基因的杂合性丢失。但杂合性丢失从未在突变簇区外围发生的遗传性突变中观察到。轻表型家族性腺瘤性息肉病中发生的二次打击仅见于突变簇区。因此,结直肠腺瘤/腺癌的发生至少需要一个突变发生于突变簇区。即使是小的病灶,如局灶性腺瘤性异型增生,也显示出第二个 APC 等位基因的失活。综上所述,家族性腺瘤性息肉病的腺瘤源于 APC 等位基因获得性二次打击。随后由腺瘤向腺癌的进展与散发性大肠腺瘤相似,也是由于 KRAS、Smad4 和 TP53 等基因的突变。

(五)病理学表现

家族性腺瘤性息肉病肠道腺瘤形态上和散发性腺瘤极为相似,表现为管状、绒毛管状或绒毛状伴低、高级别的异型增生。但与散发性大肠腺瘤相比,家族性腺瘤性息肉病常常可观察到单腺体腺瘤和微小腺瘤(累及几个腺体)。家族性腺瘤性息肉病患者的大部分胃息肉为胃底腺息肉(80%),常常多发,可引起胃底腺息肉病。大约 40% 的家族性腺瘤性息肉病相关胃底腺息肉可见轻度异型增生,但罕见高级别异型增生和恶性转化。大约 20% 胃息肉为腺瘤,多数为小凹型腺瘤(17%),某些是幽门腺腺瘤(3%),肠型腺瘤较罕见。韧带样瘤表现为结缔组织来源的温和、惰性、但具侵袭性的成纤维细胞性肿瘤,免疫组化可见 β-catenin 细胞核表达。韧带样瘤具有顽固膨胀性生长,难于完全切除,易复发的特点。

三、胃腺癌和胃近端息肉病

胃腺癌和胃近端息肉病(gastric adenocarcinoma and proximal polyposis of the stomach,GAPPS)是最近描述的一种罕见常染色体显性遗传胃息肉综合征。其特征是胃底腺息肉广泛累及胃底和胃体,极易导致胃腺癌的发生。由于最近发现该综合征伴有 APC 基因启动子 1B 突变,胃腺癌和胃近端息肉病也被认为是家族性腺瘤性息肉病(FAP)的一部分,但具有独特的表型。

(一)临床特征

临床上,患者可表现为非特异胃肠道症状,如腹痛、消化不良和黑便等,也可无临床症状。伴胃腺癌的患者可表现为胃恶性肿瘤的症状和体征。胃镜下可见特征性的地毯样多发性息肉,息肉通常大于 100 枚,多数息肉小于 10mm,表面光滑。部分息肉体积可较大。

(二)流行病学

胃腺癌和胃近端息肉病是一种罕见的不完全外显的常染色体显性遗传综合征,目前在澳大利亚、北美、欧洲及日本有确诊家族病例。

(三)病因学

胃腺癌和胃近端息肉病是由 APC 基因启动子 1B 的 YY1 连接位点发生胚系点突变引起的,这种突变在家族性腺瘤性息肉病家族中偶有发生。

(四)发病机制

胃腺癌和胃近端息肉病发生的 APC 启动子 1B 点突变(c. -191T>C,c. -192A>G 和 c. -195A>C)明显降低了转录因子 Yin Yang 1(YY1)的结合,从而导致 APC 蛋白转录水平的下降。

(五)病理学表现

胃腺癌和胃近端息肉病具有一系列病理形态学表现,包括胃底腺息肉、胃底腺样息肉、过度增殖的异常胃小凹、增生性息肉、胃型腺瘤和腺癌(包括肠型和肠型与弥漫型的混合型),某些病例可见上述病变混合出现。在较大的息肉中经常见到异型增生病灶或是腺瘤性病变。

四、锯齿状息肉病综合征

锯齿状息肉病综合征(serrated polyposis syndrome,SPS),以前被称为增生性息肉病综合征,其特征是在结直肠中存在多发锯齿状息肉/病变,并增加结直肠癌的患病风险。

(一)临床特征

锯齿状息肉病综合征的临床诊断标准为:①直肠近端至少 5 枚 ≥5mm 锯齿状息肉/病变,其中 ≥2 枚大于 10mm;②整个大肠超过 20 个任意大小的锯齿状息肉/病变,其中 ≥5 枚位于直肠近端。息肉计数随时间(即多次肠镜检查)累积,所有亚型的锯齿状病变(增生性息肉、广基锯齿状病变和传统锯齿状腺瘤)

均包括在计数中。临床上,锯齿状息肉病综合征的表型不尽相同,大约25%的患者为表型1(仅满足临床标准1),45%为的患者为表型2(仅满足临床标准2),30%具有双表型。尽管确切风险系数尚不确定,锯齿状息肉病综合征患者一生中患结直肠癌的风险可能会增加50%。一项队列研究发现约35%的锯齿状息肉病综合征患者患有结直肠癌。尽管有报道称40%~60%的锯齿状息肉病综合征患者描述了结直肠癌家族史,但确切的遗传情况尚不清楚,显性和隐性效应的假说均被提出。

（二）流行病学

锯齿状息肉综合征的患病率很难确定,原因是未经筛查的无症状个体的分母未知,加之内镜医师对这种表型的识别不充分。一项基于肠镜筛查结果的系列估算结果是大约每3 000人中有1人患有锯齿状息肉综合征。但是,这一估算值可能较实际发病率低,因为其中不包括50岁以下人群,还可能因为医生对这一疾病或其诊断标准普遍缺乏认识。随着越来越多的内镜医师对这种综合征的认识和熟悉,锯齿状息肉综合征的发病率将会增加。锯齿状息肉综合征在男性和女性中发病率相同,主要发生于西北欧。平均年龄约55~65岁,发病年龄范围为11~83岁。患者可能是在结直肠癌诊断过程中被发现,也可能在有症状患者或有结直肠癌家族史患者的结肠镜筛查中,以及无症状患者的人群健康检查时被发现。

（三）病因学

锯齿状息肉综合征的危险因素尚不清楚,可能有遗传的原因,也可能继发于尚未被认知的环境因素。目前尚未确定高外显率的候选基因。有研究发现RNS43基因(一种Wnt通路负向调节因子)胚系突变在少数锯齿状息肉病综合征中发生,但其他的研究在锯齿状息肉病综合征患者中没有发现胚系突变。锯齿状息肉病也可能是已经定义的遗传综合征的一部分,如MUTYH相关息肉病和GREM1上游重复引起的遗传性混合性息肉病综合征。与锯齿状息肉病相关的环境因素包括吸烟和高体重指数。吸烟与息肉生长显著相关,但也降低罹患结直肠癌的风险,即所谓的"吸烟悖论"。

（四）发病机制

锯齿状息肉病综合征的发病机制尚不清楚。有研究证明Wnt通路负向调节因子RNF43似乎在锯齿状息肉病综合征中很重要。全外显子组测序确定了20个锯齿状息肉综合征家族中的两个家族存在RNF43基因突变。在锯齿状腺瘤的类器官培养物中也显示出对Wnt信号通路的依赖性,其中RNF43突变的诱导显示出对R-spondin的依赖性降低。在散发的锯齿状息肉中也有RNF43突变的描述。然而,因为其他的研究结果显示在锯齿状息肉病综合征患者中没有发现胚系突变,迄今为止尚未将RNF43纳入常规胚系检测,RNF43突变可否作为锯齿状息肉病综合征的生物标记物仍在争论之中。

（五）病理学表现

病理形态学上,锯齿状息肉病综合征包括所有亚型的锯齿状病变,即增生性息肉、广基锯齿状病变和传统锯齿状腺瘤。

五、Peutz-Jeghers综合征

Peutz-Jeghers综合征(Peutz-Jeghers syndrome),简称P-J综合征,是一种常染色体显性遗传综合征,绝大多数由STK11/LKB1胚系突变引起,其特征是患者发生胃肠道错构瘤性息肉病和皮肤黏膜色素沉着,并易患某些肿瘤。

（一）临床特征

临床上,大约95%的P-J综合征患者会出现皮肤和黏膜色素沉着,其特征是典型的小(1~5mm)色素斑,通常分布在口腔、眼睛、鼻孔和肛周区域,较少出现在手指、脚趾及手和脚上。皮肤色素沉着可能在出生时或在婴儿期早期出现。在某些情况下,它色素斑会随着年龄的增长而消失;然而,颊黏膜的色素沉着可能会持续存在。胃肠道错构瘤性息肉往往在生命早期出现,最常见的是小肠,尤其是空肠,其次是结肠、直肠,最后是胃。小肠及大肠的息肉通常较大且有蒂,常导致反复发作的肠套叠和腹痛。患者还可能出现消化道出血,导致缺铁性贫血。息肉也可发生在其他部位,包括鼻道、支气管、胆道、输尿管和膀胱。P-J综合征也与肿瘤风险的增加有关,较常见的是胃肠道癌、乳腺癌和宫颈管腺癌;较少见的为甲状腺癌、肺癌和胰腺癌。男性P-J综合征患者可能在生命早期出现男性乳房发育和骨龄提前。与P-J综合征相关的女性

生殖器官改变包括输卵管黏液上皮化生、宫颈腺癌和卵巢肿瘤。

（二）流行病学

P-J 综合征的发病率大约是家族性腺瘤性息肉病的 1/10,在新出生婴儿中发病率约为 1/200 000 ~ 1/50 000。

（三）病因

大于 90% 的 P-J 综合征患者存在编码丝氨酸/苏氨酸蛋白激酶的肿瘤抑制基因 *STK11/LKB1* 的胚系突变,大部分胚系缺失为点突变和小的基因内缺失,但一到多个外显子的某些大片段缺失也有描述。

（四）发病机制

STK11/LKB1 突变导致胃肠道错构瘤性息肉、皮肤黏膜色素斑及肿瘤形成的机制复杂且尚未完全阐明。*STK11/LKB1* 可能作为抑癌基因在 P-J 综合征相关肿瘤的发生过程中起作用。目前,人们认为 STK11/LKB1 是由 AMPK 通过 mTOR 信号通路调控的。就抑癌作用而言,STK11/LKB1 的一个重要底物是 AMPK,它通过增加对缺氧或葡萄糖缺乏反应的分解代谢过程,在细胞代谢中起主要调节作用。此外,STK11/LKB1 还具有多种细胞功能,包括细胞增殖、细胞极性、细胞迁移、DNA 损伤反应和细胞分化,这些功能可能通过对 AMPK、TGF-β 和/或 Wnt 信号通路的调节作用而发挥。*STK11/LKB1* 突变在 P-J 综合征相关的胃肠道或乳腺癌发生过程中似乎不起主要作用。

（五）病理学表现

与其他消化道非肿瘤性息肉相比,P-J 综合征息肉具有独特的错构瘤性组织学表现。其特征是几乎每个增生的腺体周围都伴有增生的平滑肌束。息肉较小时,间质较少甚至没有炎细胞浸润。息肉较大时,间质炎细胞浸润增加。需要注意的是,大的 P-J 综合征息肉,可见因脱垂和蠕动而引起上皮错位,错位甚至可延伸到浆膜层,需与浸润性高分化腺癌鉴别。

六、幼年性息肉病综合征

幼年性息肉病综合征(juvenile polyposis syndrome,JPS)是一种罕见的常染色体显性遗传综合征,以胃肠道内多发的幼年性息肉和结直肠癌的发生风险增加为特征。病变主要位于结直肠,但胃和小肠也可受累。

（一）临床特征

临床上,幼年性息肉病综合征的定义是:①在结直肠中有 5 个或 5 个以上的幼年性息肉;②幼年性息肉遍布整个消化道;③任何数量的幼年性息肉伴幼年性息肉病家族史。幼年性息肉病可以两种形式出现。第一种被称为婴儿型幼年性息肉。这是一种通常在婴儿中出现的幼年性息肉病,息肉可发生于胃,小肠和结肠。患儿常有腹泻,出血,营养不良和肠套叠。这些患者中许多都患有先天性异常,包括大头畸形和全身性肌张力低下。该型患者通常在青少年期死亡。第二种类型为泛发性幼年性息肉病和大肠幼年性息肉病(病变仅限于结直肠),通常出现在童年后期或成年。有人认为这两种形式是同一疾病的不同表现。它们的特征是存在胃肠道幼年性息肉病和胃肠道癌发生风险增加。与普通人群相比,幼年性息肉病综合征患者结直肠癌发生的相对风险增高 34 倍,到 60 岁时结直肠癌累积风险为 39% ~ 68%,结肠癌诊断的平均年龄为 44 岁(年龄范围 15 ~ 68 岁)。也有报道,这些患者可发生胃、十二指肠癌和胰腺癌等多种肠外肿瘤。

（二）流行病学

欧洲人口的发病率估计为 1/160 000 ~ 1/100 000,其中约一半新发病例无相关家族史。

（三）病因

一般认为,婴儿型幼年性息肉病是由分别位于染色体 10q23.2 和 10q23.3 上的 *BMPR1A* 和 *PTEN* 基因的连续缺失引起的;而大约 50% 大肠幼年性息肉病或泛发性幼年性息肉病患者具有 *Smad4* 或 *BMPR1A* 基因的胚系突变。

（四）发病机制

在诊断为幼年性息肉病综合征的患者中,约有 50% ~ 60% 的人具有 *Smad4* 或 *BMPR1A* 基因的胚系突变。这两个基因在 BMP/TGF-β 信号通路中起作用。幼年性息肉病综合征相关的癌症发病机制尚未阐明。有人认为,幼年性息肉病中的癌症可能通过所谓的"景观机制"发展,在这种机制中,异常的基质环境导致邻近上皮细胞的肿瘤转化,并最终导致浸润性癌。相反,Smad4 纯合性缺失仅限于伴 Smad4 胚系突变的幼年性息肉病综合征患者,这表明 Smad4 可能在幼年性息肉病综合征发病机制中充当"守门人",而不是"造景者",这与 Smad4 在其他癌症类型中的作用一致。

（五）病理学表现

幼年性息肉的大小 5~50mm 不等,通常带蒂,呈球形或叶状外观,表面常伴糜烂。组织学上,幼年性息肉的特征是囊状扩张的腺体和明显水肿且伴大量炎性细胞浸润的间质。炎性息肉和幼年性息肉之间的区别通常很困难。尽管幼年性息肉病综合征的息肉通常具有叶状生长模式,间质少,扩张腺体少而增殖性小腺体多的特点,但从本质上讲,其与散发孤立性幼年性息肉的形态学表现相似。部分幼年性息肉病综合征中的息肉可伴上皮的异型增生,而散发孤立性息肉则没有。与具有 BMPR1A 胚系突变的患者相比,具有 Smad4 胚系突变患者的结肠直肠息肉通常具有更高的增生表型和较少的基质。此外,免疫组织化学染色显示幼年息肉 Smad4 蛋白表达缺失可表明患者携带胚系 Smad4 突变。Smad4 表达缺失对于息肉形成和幼年性息肉肿瘤进展并非必要条件。幼年性息肉病综合征中的小肠息肉被分为幼年性,增生性和/或炎性息肉,以及淋巴样增生性息肉。较大的小肠息肉类似于结肠中的幼年性息肉。此外,在幼年性息肉病综合征患者的十二指肠,空肠和回肠中发现具有异型增生性变化和腺瘤成分的幼年性/错构瘤性息肉。幼年性息肉病综合征患者中的大多数胃息肉为增生性息肉,与胃增生性息肉无法区别。

七、Cowden 综合征

Cowden 综合征(Cowden syndrome)是一种由 PTEN 基因突变引起的遗传性癌症易感综合征。Cowden 综合征和 Bannayan-Riley-Ruvalcaba 综合征及 Proteus 综合征组成了 PTEN 错构瘤综合征,然而大部分 PTEN 错构瘤综合征符合 Cowden 综合征。

（一）临床特征

临床上,Cowden 综合征患者可发生皮肤黏膜丘疹、多发性毛囊瘤、口腔乳头状瘤和肢端角化病等皮肤黏膜病变,包括胃肠道息肉病在内的多脏器良性错构瘤和巨头畸形。与 Cowden 综合征相关的癌症风险增加包括乳腺癌、甲状腺癌、子宫内膜癌、肾癌、结直肠癌以及黑色素瘤和其他恶性肿瘤。

（二）流行病学

Cowden 综合征是一种罕见且难以诊断的疾病,全世界发病率约 1/20 万,但这个数字可能被低估。

（三）病因学

位于染色体 10q23.3 的 PTEN 基因胚系突变可见于 85% 的 Cowden 综合征病例和其他 PTEN 错构瘤综合征亚型(65% 的 Bannayan-Riley-Ruvalcaba 综合征病例、20% 的 Proteus 综合征病例和 50% 的 Proteus 样综合征病例)。

（四）病理机制

PTEN 的蛋白产物是一种广泛表达的肿瘤抑制因子和双特异脂质蛋白质磷酸酶,通过 PI3K/Akt 途径抑制 Akt 活性来调控细胞增殖、迁移和凋亡,由 PTEN 基因第二拷贝的失活导致的 PTEN 功能丧失使得细胞增殖活性和抗凋亡能力增加,从而导致肿瘤发生。

（五）病理学表现

Cowden 综合征被认为是典型的错构瘤性息肉病综合征之一,其特点是在整个消化道内出现各种不同类型的息肉。Cowden 综合征中的结直肠息肉类型变异显著,包括错构瘤性、增生性、广基锯齿状、神经节神经瘤、腺瘤、脂肪瘤、平滑肌瘤、淋巴样和炎性息肉。许多息肉也发生在胃部。食管息肉是糖原性棘皮病。糖原性棘皮病加上胃肠道息肉被认为是 Cowden 综合征的病理特征。

结　语

我国胃癌和食管癌的发病率和死亡率约占全球近 50%。近年来随着生活水平的提高及环境的改变,我国的大肠癌和炎性肠病的发病率也明显增加。本章扼要介绍了食管癌、胃癌、大肠癌、常见消化管肿瘤遗传综合征及炎性肠病的分子病理学改变和相关的新进展。尽管随着分子生物学技术的进步,人们对消化管肿瘤和炎症发生及进展的机制有了许多新的发现,但这些新发现对上述疾病治疗的临床意义尚不十分明确。此外,消化管癌的发生与进展机制有其特殊性,目前为止尚未发现明确的在其他系统肿瘤中(如肺癌)存在的驱动基因。因此,所谓的"分子靶向治疗"对消化管癌的治疗作用不明显。未来,更加深入地阐明消化管癌的发生与进展机制以及在此基础上开发广谱的用于肿瘤治疗的生物学手段(如免疫治疗)是科学家和临床医生的努力方向。不可忽视的是,早期诊断早期治疗仍是包括消化管肿瘤在内的肿瘤防治的有效手段。

(焦宇飞)

主要参考文献

[1] World Health Organization,International Agency for Research on Cancer(IARC). WHO classification of tumours of the digestive system[M]. 5th ed. Lyon:France,2019.

[2] SMYTH E C,LAGERGREN J,FITZGERALD R C,et al. Oesophageal cancer[J]. Nature Reviews Disease Primers,2017,3:17048-17091.

[3] MIN B H,HWANG J,KIM N K,et al. Dysregulated Wnt signalling and recurrent mutations of the tumour suppressor RNF43 in early gastric carcinogenesis[J]. The Journal of Pathology,2016,240:304-314.

[4] Cancer genome atlas research network. comprehensive molecular characterization of gastric adenocarcinoma[J]. Nature,2014,513:202-209.

[5] ANDREOU N P,LEGAKIE,GAZOULI M. Inflammatory bowel disease. pathobiology:the role of the interferon signature[J]. Annals Gastroenterology,2020,33:125-133.

[6] BILLER L H,SYNGAL S,YURGELUN M B. Recent advances in Lynch. syndrome[J]. Familial Cancer,2019,18:211-219.

[7] DE PALMA F D E,D'ARGENIO V,POL J,et al. The molecular hallmarks of the serrated pathway in colorectal cancer[J]. Cancers,2019,11:1017.

[8] JIAO Y F,NAKAMURA S I,SUGAI T,et al. Serrated adenoma of the colorectum undergoes a proliferation versus differentiation process:new conceptual interpretation of morphogenesis[J]. Oncology,2008,74:127-134.

第十八章

肝脏和胰腺疾病

肝脏和胰腺疾病是全球发病率和死亡率较高的疾病之一。近年来,随着分子生物学、生物化学、遗传学及免疫学等学科的迅猛发展,人们从分子水平上认识肝脏和胰腺疾病的病理改变日趋深入。为了从分子水平上认识肝脏和胰腺系统疾病的病因、病理变化及发病机制等,了解有关疾病的国内外新进展,本章重点介绍肝脏和胰腺疾病中在分子病理学方面进展较快且研究较深入的疾病,主要涉及肝细胞损伤和再生的分子机制、病毒性肝炎分子机制,包括甲型、乙型和丙型病毒性肝炎及肝炎病毒与肝癌发生的分子机制;其他肝脏疾病,包括自身免疫性肝病、非酒精性脂肪性肝病和酒精性脂肪性肝病的分子机制;几种常见遗传性疾病的分子机制,包括遗传性血色病、肝豆状核变性和α1-抗胰蛋白酶缺乏症;急、慢性胰腺炎发生发展的分子机制等。

第一节 肝细胞损伤和再生

一、肝细胞损伤的分子机制

肝细胞死亡是肝脏病理的重要标志。肝细胞可表现为弥漫性或条带状或点灶状的死亡。在许多情况下,肝细胞死亡是由于死亡受体的激活,导致肝细胞凋亡和肝损伤。在炎症性肝病、脂肪性肝病、缺血再灌注损伤和胆汁淤积性肝病中,这种肝损伤的机制已被证实。这些病变中肝细胞表达典型的肿瘤坏死因子-α(tumor necrosis factor-α,TNF-α)受体超家族死亡受体,包括:①Fas受体,也称为Apo1/CD95或TNF受体超家族6(TNF receptor superfamily 6,Tnfrsf6);②TNF受体1(TNF-receptor 1,TNF-R1),也称为CD120a或Tnfrsf10a;③肿瘤坏死因子相关凋亡诱导配体受体1(TRAIL-R1)(或Tnfrsf10A)和TRAIL-R2(或Tnfrsf10B)。这些受体相应的配体分别是Fas配体(Fas ligand,FasL),或称为CD178、Tnfsf6;TNF-α(或称为Tnfsf2)和TRAIL(或称为Apo 2L、Tnfsf10)。Fas/FasL和TNF-R1/TNF-α两个亚型的死亡受体及其配体和以上提到的肝脏疾病相关,但尚未确定TRAIL/TRAIL-R是否参与肝脏疾病所致的肝细胞损伤。

(一)Fas通路介导的肝细胞损伤

与Fas通路介导的肝细胞损伤有关的肝脏疾病包括:病毒性肝炎、炎症性肝病、酒精性肝病、肝豆状核变性和胆汁淤积性肝病。存在于炎症细胞的FasL或Fas活化拮抗抗体,如注射的jo-2(实验模型中),引起Fas基因的激活,导致伴有出血性改变的肝细胞广泛凋亡和坏死。多数小鼠在注射jo-2后4~6h内死亡。Fas受体的活化,可募集Fas相关死亡结构域蛋白(Fas-associated death domain protein,FADD)衔接分子和caspase-8启动子。这种复合物或死亡诱导信号复合体(death-inducing signaling complex,DISC)需要线粒体参与和细胞色素c的释放,而细胞色素c的释放可以被抗凋亡的Bcl-2家族蛋白(Bcl-2和Bcl-XL)所抑制。细胞色素c可以激活caspase-9和caspase-3,诱导细胞死亡。有趣的是,Fas引起的肝细胞死亡也需要Bcl-2家族蛋白(Bid、Bax和Bak)的参与。事实上,在Fas激活后,Bid被caspase-8裂解,裂解后的Bid转移到线粒体中,进而激活线粒体内的Bax或Bak,刺激细胞色素c等凋亡因子的释放。同时,Bid也可诱导线粒体释放Smac/DIABLO,使凋亡抑制蛋白(inhibitor of apoptosis protein,IAP)失活。IAP的作用依赖于caspase-3的水平而发挥作用,其作用过程可以分为两个步骤:第一步是caspase-8诱导caspase-3较大亚基的分离;第二步是通过自催化活性去除前功能区(predomain),这一过程对于caspase-3的激活和IAP的抑制作用至关重要。虽然caspase-8可以不依赖线粒体的参与直接激活caspase-3,这个途径确保了肝细胞死亡的进行。

综上所述,caspase-8、Bid 和该通路的其他调节因子如 IAP 和 Smac/DIABLO 的相对表达量和活性水平将决定 Fas 诱导的肝细胞凋亡是否需要依赖线粒体的参与。

最近的一项研究揭示了 Fas 介导的细胞死亡中存在另一个重要的调控步骤。正常情况下,肝细胞中 Fas 受体与 c-Met(属肝细胞生长因子受体)结合,并以复合物的形式存在,使得 Fas 受体不能与 FasL 结合。在 HGF 刺激下,这种复合物变得不稳定,肝细胞对 Fas 竞争性抗体变得更加敏感。相反,在过表达 c-Met 细胞外结构域的转基因小鼠中,Fas 受体被隐藏。因此,对拮抗 Fas 诱导的肝损伤产生抵抗性。近来的研究显示,脂肪性肝病中缺乏 Met 介导的 Fas 拮抗剂。这一结果解释了 HGF 在高剂量或与其他死亡信号分子结合时是如何促进细胞死亡的,但这一效应与低剂量的 HGF 促进细胞生长的结果存在矛盾。HGF 促进细胞死亡的效应常见于其他生长促进因子(如 TGF-α)和高表达的 Bcl-XL,可抑制线粒体中细胞色素 c 和 Bid 诱导的 Smac/DIABLO 的释放。

(二) TNF-α 通路介导的肝细胞损伤

这种肝细胞死亡模式常见于肝脏的缺血再灌注损伤和酒精性肝病。在小鼠模型中,细菌毒素如脂多糖(25~50μg/kg LPS)可通过 TNF-α 途径介导细胞死亡。目前研究已明确,LPS 可单独启动 NF-κB 介导的保护机制。因此,在 LPS 注射之前使用转录抑制剂(D-氨基半乳糖)或翻译抑制剂(环己酰亚胺),可成功诱导细胞死亡。通过脱氧核苷酸转移酶 dUTP 末端标记免疫组织化学染色可显示大量凋亡的肝细胞。TNF-α 与肝细胞表面的受体 TNF-α-R1 结合形成三聚体和 DISC。DISC 是由 TNF-α-R1 和肿瘤坏死因子受体相关死亡结构域蛋白(TNFR-associated death domain protein,TRADD)构成,它可通过未知的机制募集 FADD 和 caspase-8,进而激活 caspase-3。在肝脏生物学中,其他机制的意义仍然不明确。然而,另一个值得提及的与肝细胞损伤相关的机制是,TNF-α-R1 参与介导溶菌酶释放组织蛋白酶 B,从而导致线粒体上细胞色素 c 的释放。然而,在 TNF-α 介导细胞凋亡中,线粒体通路的分子包括 bcl-2、Bcl-XL 和 Bid 发挥多大作用,目前仍存在争议。但是,已被公认的事实是 TNF-α 的部分效应是通过内源性途径实现。

TNF-α 刺激的重要影响是独特的,同时伴随保护性的 NF-κB 途径的激活。尽管这个途径发生机制尚不清楚,但其相关的保护机制维持了肝脏内环境的稳定。TNF-α-R1 可以募集 TRADD、肿瘤坏死因子受体相关因子 2(tumor necrosis factor receptor-associated factor 2,TRAF2)和受体相互作用蛋白质(receptor-interacting protein,RIP)形成复合物,这个复合物可激活 IKK 复合体包含 IKKα 和 IKKβ,导致 IκB 的磷酸化和降解,释放并激活 NF-κB p50 和 p65 二聚体,同时介导 p65 的磷酸化及核易位,以直接转录激活 IAP、INOS、Bcl-X 和其他细胞保护性基因。另外,在 TNF-α 发挥作用过程中,也存在其他一些 NF-κB 通路的调节分子,包括糖原合成酶激酶 3(glycogen synthase kinase-3,GSK-3)和 TRAF2 相关激酶(TRAF2-associated kinase,T2K)共同参与转录活性的调节。GSK-3 敲除的胚胎死于胚胎发育的第 13~15 天,这是由于 TNF-α 毒性导致大量肝细胞的死亡。

二、肝细胞再生的分子机制

肝脏是具有天然再生能力的特殊器官,肝脏的重要性与它的特殊位置和功能有关。从肠道吸收的营养物质和细菌释放的毒素通过门静脉进入肝脏,肝脏的解毒、代谢和合成等功能对于维持体内内环境的稳态至关重要。研究肝脏再生能力的最佳模型之一是手术切除 2/3 的肝脏组织,随后触发肝脏的再生过程。根据大量动物的实验研究发现,肝脏再生涉及多个信号通路同时激活,这就保证了所有类型的肝脏细胞的增殖,从而代偿缺失的肝脏功能。为了全面了解在良、恶性肝肿瘤中肝细胞的异常生长失调现象,有必要确定再生形成过程中的起始、延续和终止等各途径。这将对肿瘤内、外科领域产生重大影响。此外,阐明肝脏再生的细胞和分子机制将有助于明确肝再生医学领域的关键问题,包括干细胞分化、组织工程、细胞治疗和肝移植等。

部分肝切除术后可以有序地触发一系列事件,保证肝脏体积的复原。大鼠的肝脏复原时间为 7d、小鼠的复原时间是 10~14d、人类的复原时间是 8~15d。在复原过程中,肝小叶体积变大,肝板的宽度是肝切除前的两倍。几周后,由于肝小叶和肝细胞的重建,使肝脏组织学与正常肝脏之间无明显差别。值得注意的是,肝内所有类型的细胞都在肝脏手术切除后进行复制,尽管是在特定的时间内进行。大鼠和小鼠的肝细胞增殖分别在肝切除术后 24h 和 40~48h 达到峰值。胆管上皮细胞、星形细胞、巨噬细胞和内皮细胞的增殖有 24~48h 的延迟。从数学上讲，人体肝脏内的所有细胞只需要经历 1.67 轮的增殖，就可以恢复原来的体积。也就是说，肝脏手术切除后，残肝内所有细胞都进行一轮复制，然后不到一半的细胞进行第二轮复制，就足以复原到切除前肝脏的体积。

肝切除 2/3 之后，由于等量的门静脉血流通过 1/3 的残肝组织时，肝脏的血流动力学立即发生显著的变化。这种血流对内皮细胞和其他细胞的剪切应力可能是再生过程的重要诱导因子。此外，与动脉血相比，门静脉血的氧分压（PO_2）较低，并且在再生过程中保持相对不变，因此，缺氧在肝细胞的再生过程中也发挥重要作用。尽管肝再生启动过程中的这些异常因素的研究甚少，但是，有研究指出这些变化会活化肝细胞再生的 HGF，HGF 是再生的主要启动因子。同时，在肝部分切除术后的最初几个小时内，出现了一些关键性的代谢变化。肝部分切除术后立即发生低血糖。有趣的是，补充葡萄糖纠正低血糖会影响肝细胞的增殖。与此相似，在肝再生的早期阶段，也经常观察到以微泡脂肪变性形式呈现的脂质蓄积。对部分肝切除的小鼠补充瘦素（leptin）或特异性敲除肝细胞的糖皮质激素受体，将抑制小鼠肝细胞中脂肪的积累，从而削弱肝细胞的增殖能力。

在肝部分切除后的数分钟内，基因表达和翻译后水平会发生显著的变化，并且相辅相成，使肝脏能进行精准的再生过程，从而保证肝细胞的功能得以维持。在再生过程中，95% 以上的肝细胞都发生细胞增殖。早期的研究显示，肝细胞再生过程的信号通路涉及生长因子和细胞因子。虽然很难明确这些事件的具体时间，但必须指出的是，许多事件是相互伴随发生的，以确保肝细胞增殖和肝功能的维持。肝再生过程观察到的最早事件包括尿激酶型纤溶酶原激活物（urokinase-type plasminogen activator，u-PA）的激活，使纤溶酶原激活为纤溶酶，从而诱导基质重塑，最终导致肝基质中 HGF 的活化。HGF 是一种肝细胞有丝分裂原，通过其受体 c-Met（一种酪氨酸激酶）发挥作用，是体外和体内肝细胞增殖和存活的主要效应因子。同样，门脉循环中持续存在的表皮生长因子也促进了肝细胞增殖。

其他因子包括 Wnt/β-catenin 通路、Notch/Jagged 通路、去甲肾上腺素、5-羟色胺和转化生长因子-α 也被激活。这些因子来源于肝细胞、库普弗细胞、星形细胞和窦内皮细胞，并以自分泌和旁分泌方式发挥作用。例如，Wnt/β-catenin 信号在肝再生过程中的重要作用已经明确。现已知道，肝再生过程中肝细胞内的 β-catenin 信号依赖于源于内皮细胞和巨噬细胞的 Wnt 蛋白。同时，遗传学研究表明，TNF-α 和白介素-6（interleukin-6，IL-6）同时由库普弗细胞中释放出来，并在正常肝细胞再生过程中起重要作用。已知这些通路是通过激活 NF-κB 和 STAT3 通路而发挥作用。胆汁酸也已被证明参与调控正常肝脏的再生过程，其机制是通过激活细胞周期转换所必需的转录因子如 FoxM1b 和 c-Myc。在胆汁酸耗竭的动物和 *FXR* 基因缺失的小鼠进行检测，发现肝部分切除后肝细胞增殖减少。这些改变的最终结果是启动肝细胞的细胞周期，从 G_1 期成功进入 S 期，这一过程依赖于细胞周期蛋白（如细胞周期蛋白 A、细胞周期蛋白 D 和细胞周期蛋白 E）的参与，从而确保 DNA 合成和有丝分裂的进行。其他生长因子（如 YAP、FGF、PDGF 和胰岛素）在肝脏的再生过程中也发挥着重要作用，可能是参与调节肝再生过程的内环境。

在肝再生过程中，细胞外基质的活化重构也同时进行。这是一个涉及金属蛋白酶、金属蛋白酶组织抑制因子等关键分子的复杂的调控过程。此外，基质是基质相关性生长因子 HGF、糖基化蛋白、透明质酸、核心蛋白聚糖、多配体蛋白聚糖和其他因子的来源，这些基质相关生长因子调节许多促有丝分裂因子（HGF、TNF-α、EGF）和有丝分裂抑制因子（TGF-β）的活性。因此，肝切除术后基质的活化重构既可能是再生的原因，也可能是再生的结果。在 *MMP9* 基因缺陷小鼠的遗传模型中发现，基质重构在恰当的肝再生过程中发挥决定性作用。

在肝再生中，尽管肝细胞是增殖的主要细胞类型，但在肝部分切除术后的特定时间观察到肝脏组织中各种细胞的增殖分裂，大鼠肝细胞增殖高峰在肝切除术后 24h，胆管上皮细胞的增殖高峰在术后 48h，库普弗细胞和星形细胞的增殖高峰在术后 72h，肝窦内皮细胞的增殖高峰在术后 96h。一些关键的生长因子以自分泌和旁分泌的方式促进这些细胞的有丝分裂。这些细胞因子来自于再生肝脏中的一种或多种细胞。HGF、血小板源性生长因子（PDGF）、血管内皮生长因子（VEGF）、成纤维细胞生长因子（FGF）和血管生成素等因子对库普弗细胞和内皮细胞增殖和内环境的稳定具有重要性。神经营养因子和神经生长因子已被证明在星形细胞再生过程中起重要作用。

　　肝脏再生在什么时候停止,这是一个尚未完全解决的复杂问题。尽管小鼠的肝脏在再生14d后恢复到原有的体积大小,大鼠的肝脏在7d后恢复到原有体积,如果再生的肝脏体积超过正常肝脏体积时,机体将迅速启动凋亡机制,使再生的肝脏体积与正常肝脏体积相匹配。基于TGF-β对肝细胞有丝分裂的抑制作用,它被认为是再生的终止物。TGF-β是由星形细胞产生,它的表达变化与许多促增殖因子在再生过程中的变化相似,起始于大鼠肝切除术后2~3h,并持续升高,直至术后72h消失。然而,在再生过程中TGF-β受体是下调的,从而阻止肝细胞中TGF-β的过量表达。此外,在再生过程中,TGF-β蛋白首先在门静脉周围消失,然后逐渐向中央静脉过渡,使TGF-β逐渐消失。在某种程度上表明,TGF-β平衡了再生过程中的静止和增殖状态,从而更好地调节肝再生,并使处于非增殖和分化状态的细胞保持一定数量,这是动物生存所必需的功能。然而,TGF-β是否是控制再生终止过程的最终细胞因子尚未有令人信服的证据。

　　最近几组研究也表明,细胞外基质(ECM)在调节肝再生前和再生后的细胞生长方面起着重要作用。整合素连接激酶(integrin-linked kinase,ILK)是一种细胞ECM黏附成分,通过整合素参与细胞-ECM信号转导。肝细胞中ILK的缺失导致增殖增加,这与β-联蛋白在胞质和细胞核内的稳定性增强有关。一项随访研究表明,当ILK缺陷小鼠接受部分肝切除术后,肝再生过程的终止障碍,以至于小鼠再生后肝脏的质量比切除前肝脏重58%。肝脏质量的增加是由HGF、β-catenin和YAP信号因子持续驱动细胞增殖的结果。

　　在肝脏2/3切除术后,多种细胞因子和生长因子被激活。单一信号转导通路的抑制不足以导致啮齿动物肝再生的完全丧失。采用遗传学方式或其他方式对某些生长因子进行抑制,如EGF受体、TGF-α、Jagged/Notch和Wnt/β-catenin;细胞因子,如TNF-α和IL-6;以及其他调节因子,如胆汁酸、去甲肾上腺素、5-羟色胺和肝生物基质成分及补体成分,均表现出不同程度的再生抑制作用。干扰HGF/MET信号通路,可显著抑制肝细胞的再生。肝细胞再生过程有许多信号通路参与,主要诱导必需的细胞增殖。当这些信号通路诱导肝再生失败时,其他类型的细胞(如肝卵圆细胞)被激活,参与肝细胞的再生修复。这些细胞来源于胆管或门静脉周围的肝脏祖细胞或瞬间扩增的细胞。总之,在各种形式的肝损伤过程中,首先是信号分子水平,然后是细胞水平的变化,最终通过再生修复过程来保证重要器官的健康和功能。

三、肝脏干细胞在细胞生长和肝脏疾病中的作用

　　肝脏拥有较强的再生能力及丰富的分子信号通路,使其在非常特定的情况下也能再生,如当多种促有丝分裂途径的关键成分缺乏时,肝脏也能通过激活祖细胞促进肝再生。这些具有双向或多向分化潜能的成体祖细胞(或称卵圆细胞)形态学表现为核呈圆形,细胞体积小,核质比高。基于细胞损伤的类型,肝脏卵圆细胞具有不同的增殖和分化能力,其迅速增殖和分化的能力已被证明可以定向分化为肝细胞和胆管上皮细胞的前体细胞。但是,与胃肠道、造血组织和皮肤不同的是,肝脏并不依赖于活跃的祖细胞间室来维持自身细胞数量的稳定,而是靠成体肝细胞和胆管细胞在组织的整个生命周期内更新替换那些缓慢死亡的细胞。

　　这些具有双向或多向分化潜能的干细胞(或称卵圆细胞、一过性扩增的肝脏祖细胞)在正常成熟肝脏组织中的存在仍然有争议。然而,在某些特定类型的损伤发生时,在门静脉周围可观察到成体祖细胞的出现和活化,进而产生成熟的肝脏上皮细胞。研究表明,卵圆细胞是胆管上皮细胞的一个亚群,主要位于窦周隙内的胆道近端分支和小叶间胆管。这些胆管细胞能够表达许多传统意义上与祖细胞相关的标记物,但部分标记物的表达水平很低。并且,只有当损伤肝细胞周围的成熟肝细胞无增殖能力时,才会通过选择和增殖相关的压力机制,促使这些胆管细胞最终分化为肝细胞。研究者使用乙酰氨基芴(acetylaminofluorine,AAF)处理大鼠的实验中发现了上述机制。AAF能与肝细胞内的DNA发生交联而抑制其增殖,AAF处理的大鼠在部分肝被切除术后,大鼠门静脉周围会出现卵圆细胞,后者已被证实来自于胆管细胞;而对该模型使用胆道毒素亚甲基二苯胺后,可引起卵圆细胞数量显著减少。此外,在门静脉周围或中央静脉周围损伤时均可出现卵圆细胞活化。在该模型中,研究者还使用氚化胸腺嘧啶标记跟踪卵圆细胞,证实后者在体内确实能够分化为肝细胞。小鼠不能发生卵圆细胞活化,由于小鼠缺乏该毒素代谢激活所需的酶,

AAF 在小鼠肝脏中不起作用,于是喂食含 3,5-二乙氧基羰基-1,4-二氢三甲基吡啶(3,5-diethoxycarbonyl-1, 4-dihydrocollidine,DDC)或用添加乙硫氨酸(ethionine-supplemented,CDE)而缺乏胆碱的食物成为这个实验的替代方案。DDC 主要引起胆汁中卟啉栓形成,导致胆道损伤及胆汁外渗,从而引起胆管及门静脉周围肝细胞的损伤。因此,DDC 饮食模型是研究胆汁淤积性疾病(如原发性胆汁性胆管炎和原发性硬化性胆管炎)的一种很好的动物模型。研究者在 DDC 饮食模型和胆管结扎(bile duct ligation,BDL)模型中都观察到类似于卵圆细胞反应的胆管上皮不典型增生,但这些增生的细胞后续却不分化为肝细胞,不能实现对肝组织的修复;在 CDE 饮食模型中的肝脏修复也同样表现出对卵圆细胞的非依赖性。科学家们分析,大鼠 AAF/部分肝切除模型与小鼠 DDC、CDE 和 BDL 等模型的主要区别在于前者的肝细胞增殖完全被抑制,而后者的肝细胞增殖能力不受影响;因此,当病变周围未损伤的肝细胞具有增殖修复能力时,胆管细胞便缺乏向肝细胞分化的选择压力,因而无法分化为肝细胞。这一假设在 Mdm2 缺陷的小鼠中进行验证,已知 Mdm2 缺陷的肝细胞高表达有丝分裂抑制剂 p21,因而肝细胞的增殖能力被抑制,在给予该小鼠 CDE 饮食后发现,胆管细胞分化为肝细胞确为肝脏修复的一种机制。因此,胆管上皮细胞(或卵圆细胞)能够分化为肝细胞和胆管上皮细胞这一点已非常明确,但与之相关的分子通路仍不清楚,促进肝脏修复的机制有待更多创新性研究来进一步阐明。

研究者使用多种方法激活小鼠卵圆细胞,发现不同激活方案中观察到的卵圆细胞之间存在显著的异质性,可以用损伤类型的差异来解释一部分卵圆细胞的这种异质性,即不同损伤类型可引导卵圆细胞向肝细胞活化或胆管分化以维持肝功能。

DDC 主要引起胆道损伤和门静脉周围肝细胞损伤。因此,DDC 引起的肝脏损伤表现为胆管不典型增生和表达胆道标记物的中间型肝细胞增生。研究结果表明这些中间型肝细胞很可能是肝细胞转分化为胆管上皮细胞的过渡阶段。Michalopoulos 的研究团队在体外培养肝细胞时,观察到胆管上皮细胞来源于肝细胞并首次提出这一概念,他们还发现胆管的一个亚群来源于移植的嵌合肝细胞。其他研究者给 β-catenin 基因敲除的小鼠喂食 DDC 后(这些小鼠 100% 胆管细胞和 95% 以上肝细胞都缺乏 β-catenin),发现 β-catenin 阳性的肝细胞团出现并增大;有趣的是,仅在这种肝细胞团出现后,表达 β-catenin 的胆管结构才出现;这些结果均提示肝细胞可以分化出胆管细胞。进一步研究表明,这些分化现象通常继发于 DDC 和 CDE 等慢性胆道损伤之后,并能修复小部分损伤的胆道。而长期给上述小鼠 DDC 饲料喂养后,小鼠肝细胞能稳定表达 β-catenin 且胆汁淤积现象得到显著改善、碱性磷酸酶水平明显降低;同时,几乎所有肝细胞的胆道标记物表达增强。目前,Notch 和 YAP 信号在肝细胞向胆道分化中的重要作用已被发现,但更多更确切的发生机制还有待进一步阐明。

目前已有许多用于检测卵圆细胞的标记物。从组织学角度看,卵圆细胞比肝细胞小,核质比较高,多见于门静脉周围,表达胆管上皮(CK19、CK7、A6 和 OV6)、肝细胞(肝素-1 和白蛋白)及胚胎肝细胞(血清甲胎蛋白)等的标记物。然而,仅一个亚群的卵圆细胞能够表达上述所有标记物,这可能与卵圆细胞处于不同的分化阶段或细胞异质性有关。此外,反应性增生的胆管上皮中神经细胞黏附分子或血管细胞黏附分子呈阳性表达。对啮齿类动物的研究中还发现了卵圆细胞的其他表面标记物,包括 CD133、claudin-7、钙黏着蛋白 22、黏蛋白-1、ROS1(致癌基因 v-ros)、γ-氨基丁酸和 A 型受体 π(Gabrp),这将有利于细胞分类的研究。新近研究发现,Lgr5、Trop2 和 Foxl1 等也是卵圆细胞特异性标记物,有待进一步研究来揭示它们与卵圆细胞的功能及调节机制之间的关系。

在各种原因引起肝损伤后,病变的肝脏通过激活前体细胞来修复损伤的细胞以维持肝功能。研究者通过肝脏活检发现,在肝炎、药物、酒精或胆汁淤积性疾病引起的亚块状坏死中,早期急性胆管反应较轻微;随着疾病的进展,急性胆管反应的卵圆细胞数量不断增加,并出现肝细胞分化。然而,在一些活检的肝脏标本中发现骨髓来源的干细胞,但是其出现的频率极低。此外,尽管尚未完全排除骨髓来源的干细胞向肝细胞转分化的可能,但是这些结果也显示了骨髓来源的干细胞可能与肝细胞发生融合。在酒精性肝病(ALD)和非酒精性脂肪性肝病(NAFLD)的发生与脂质过氧化增加、活性氧(reactive oxygen species,ROS)生成以及其他增加氧化应激的因素有关,这些因素均能抑制肝细胞增殖,但这两种疾病中都能观察到肝脏祖细胞的激活现象及大量的多边形肝细胞和中间型肝细胞。上述研究都说明肝细胞失去增殖能力可能促进卵圆细胞的激活,且卵圆细胞反应与肝纤维化分期和脂肪性肝病呈正相关。在病毒性肝炎中,卵圆细胞的活化主要分布在门静脉周围,并与炎症浸润程度成正比;中度至重度炎症常伴有较强的卵圆细胞反应,此时的卵圆细胞常呈中间型肝细胞。基于以上发现,研究者提出了炎症细胞触发卵圆细胞活化的旁分泌机制,这种假设也提出祖细胞或卵圆细胞可能是一些亚型肝细胞癌(hepatocellular carcinoma,HCC)的起源。与正常的肝脏基础上发生的 HCC 相比,有卵圆细胞参与的 HCC 常发生于有 ALD、NAFLD 和肝炎的肝硬化背景中。干细胞有发生恶性转化的优势是公认的,干细胞可作为转化靶点的优势也是公认的。这种优势既体现在肝脏病理状态下卵圆细胞可活化并维持肝脏功能方面,也体现在可能为肿瘤的转化提供理想的微环境方面。研究者观察到一些早期的 HCC 在基因和蛋白质水平上具有肝脏祖细胞的特征,这一结论支持了上述关于干细胞促肿瘤的假说;但到目前为止这个假说尚未定论。

四、肝脏纤维化和肝硬化的分子基础

肝纤维化(hepatic fibrosis)是肝脏内细胞外基质(extracellular matrix,ECM)合成与降解失衡导致的胶原性和非胶原性 ECM 过度沉积性疾病。根据发生原因可将肝纤维化分为先天性和继发性两种。先天性肝纤维化是常染色体隐性遗传性疾病,其病理机制不明,Desmet 认为是肝小叶胆管板发育畸形所致。一般所说的肝纤维化是指继发性肝纤维化,即继发于多种慢性肝损伤,包括病毒性、酒精性、寄生虫性、化学毒物性、自身免疫性及遗传代谢性肝病(先天性肝纤维化除外)等引发的肝纤维化。活化的肝星形细胞(hepatic stellate cell,HSC)在 ECM 的合成和降解过程中起着关键性作用。

(一) 肝纤维化时 ECM 的变化

正常肝组织内广泛分布胶原性和非胶原性 ECM,前者包括 I、III、IV、V 和 VI 型胶原,其中 I、III 和 V 型胶原纤维是肝包膜、汇管区和大血管周围的主要成分,III 型胶原分布于汇管区周围和小叶中央区域。小叶内 ECM 主要位于窦周隙形成薄的基底膜样结构,含少量 VI 型胶原微丝、IV 型胶原(人有,但在大鼠窦周隙内无)、层粘连蛋白、纤连蛋白、透明质酸和硫酸乙酰肝素蛋白聚糖等。肝纤维化时肝内 ECM 的质和量均发生改变,肝硬化时其量几乎达正常时的 6 倍;同时,在肝纤维化过程中 I、III 和 IV 型胶原均增多,但以 I 型增多最为显著,并与 III 型和 IV 型胶原间的比例失调。这种 I 型胶原的增多在血清中也可检测到,甚至可作为肝纤维化临床检查的指标之一。在肝损伤早期,主要是 III 和 V 型胶原和纤维连接蛋白的增多。但在慢性损伤过程中,则以 I 和 IV 型胶原、透明质酸、弹性蛋白和层粘连蛋白等增多为主。透明质酸在窦周隙内的 ECM 中,在肝纤维化时可达正常时的 8 倍。硫酸皮肤素和硫酸软骨素增加的比例相对高于硫酸乙酰肝素蛋白聚糖。这些基底膜样成分和窦周隙内 I 型胶原的堆积使肝血窦毛细血管化,限制了血窦和肝细胞间的分子交换,进而使肝窦结构紊乱,引起门静脉高压。

(二) 肝星形细胞的活化

肝星形细胞(hepatic stellate cell,HSC)是参与肝纤维化过程的基本细胞类型。慢性肝损伤导致肝星形细胞(hepatic stellate cell,HSC)的活化,呈 α-平滑肌肌动蛋白染色阳性。肝损伤发生后,间皮细胞有助于 HSC 和肌成纤维细胞池的形成。有学者使用表达 Cre 重组酶的转基因小鼠发现了 HSC 中维生素 A(又称视黄醇)代谢酶的存在,在卵磷脂视黄醇酰基转移酶和病理性损伤共同作用下,HSCs 成为活化的肌成纤维细胞的主要来源。HSC 的活化过程包括促进 DNA 合成、增殖及增加细胞的收缩力,而活化的肌成纤维细胞通过上调表达某些纤维化基因,使后者的产物沉积在肝实质中。这些产物包括 ECM 基因的产物,例如 I 型胶原蛋白(α1 和 α2)、III 型胶原蛋白、层粘连蛋白、纤连蛋白和蛋白聚糖,其中蛋白聚糖还包括核心蛋白聚糖、透明质酸、硫酸乙酰肝素和硫酸软骨素。除 HSC 外,位于门脉周围的门静脉成纤维细胞也是活化的肌成纤维细胞的重要来源,尤其在胆汁淤积性肝损伤中起重要作用。

静止的 HSC 典型特征是在核周有含维生素 A 或类维生素 A 的脂滴;当视黄酸(RA)以维生素 A 形式释放时,这些脂滴在 HSC 活化后丢失。尽管上述现象与 HSC 激活的因果关系尚不清楚,但科学家的关注点正逐渐集中到核中的 RA 受体上,包括视黄酸受体(retinoic acid receptor,RAR)和类视黄醇 X 受体(retinoid X receptor,RXR)。在激活的 HSC 中 RXR 和 PPARγ 表达降低,而在静止的 HSC 中表达趋势却相反。

HSC 的激活涉及多种细胞机制。广义上讲,在 ALD 和 NAFLD 中,HSC 的激活机制相当独特,主要是通过增加氧化应激所介导。酒精经 CYP2E1 代谢后可提高氧化应激水平,生成可与 HSC 直接相互作用的 ROS;酒精还会代谢为乙醛,而乙醛又被证明有促纤维化的作用;而库普弗细胞(肝脏中的另一种非实质细胞)也参与乙醛和乙醇诱导的脂质过氧化产物的生成。大约 20%~40% 的 NASH 患者由于体内氧化应激水平升高而发展为肝纤维化:过多的脂肪摄入引起 PPARα 介导的游离脂肪酸(free fatty acid,FFA)氧化增加,进而产生 ROS。值得一提的是,HSC 的激活可能是由于肝损伤过程中其他类型细胞的刺激引起,包括肝细胞、库普弗细胞、窦内皮细胞和循环的炎症细胞。

肠道菌群和肠屏障缺失作为肝纤维化的起因也越来越受关注。为此,人们对 LPS 的内源性受体 TLR4 进行了广泛的研究。缺乏 TLR4 且肠道无菌的小鼠不会出现肝纤维化,但肠道微生物菌群的种类和数量变化可引起肝纤维化。小鼠经四氯化碳诱导产生肝纤维化后,可观察到肠道出现不同程度的厚壁菌门和放线菌门过度生长;这种肠道菌群的失调似乎是随着肝纤维化的发展而出现的,可能是肝纤维化导致的结果而不是肝纤维化的原因。然而,在肝纤维化的 BDL 模型中观察到术后肠道细菌过度生长,并先于肝纤维化出现。在高脂饮食的动物中观察到更严重的菌群失调,即革兰氏阳性菌比例升高,拟杆菌门与厚壁菌门比例降低。单独的高脂饮食会增加梭状芽孢杆菌群Ⅺ,并增强初级胆汁酸向脱氧胆酸的代谢,从而产生更多的 ROS 和 DNA 损伤,增加了发展成 HCC 的风险。纤维化诱发 HCC 的另一种模型,是给予二乙基亚硝胺并反复注射四氯化碳,可引起肝损伤及相关疾病,此时消灭肠道菌群能有效抑制纤维化相关的 HCC 发生。其机制是通过不依赖 TLR4 的信号通路。肠道菌群和肠道屏障在肝纤维化中的作用至关重要,其确切机制还有待更深入的研究。

另一个有助于 HSC 激活的细胞功能是自噬,通常与细胞内物质的降解有关,如细胞器、脂质和蛋白质等,这是维持细胞内稳态的关键。脂肪吞噬是自噬的一种亚型,对于维持细胞脂肪稳态至关重要。由于 HSC 在静止状态时存储脂质,活化状态时丢失脂质。事实上,缺乏自噬能力的 HSC 不会丢失存储的脂肪滴,在受到有毒物质刺激后仍然保持静止状态。因此,推测抑制自噬可能会阻止星形细胞的活化,细胞自噬是 HSC 活化和肝纤维化的必要条件。

最后,血管生成与肝纤维化的发生密切相关。HSC 作为周细胞发挥作用,它与肝窦内皮细胞毗邻,能影响肝窦内皮细胞的收缩及窦内血流,并导致门静脉高压。由于 HSC 合成 VEGF 和血管生成素 1(Ang-1),因此可通过抑制 VEGF 和血管生成素 1 调节上述过程,从而抑制肝纤维化。

哪些信号诱导 HSC 活化和 HSC 中靶基因的表达,目前已知的机制中,最突出的是 PDGF 轴和 TGF-β/Smad 信号通路。PDGF 是 HSC 的促分裂原,其同源受体 PDGFR 在 HSC 活化过程中表达升高;同时 PDGF 的活化刺激 PI3K 升高,进而诱导 HSC 增殖。RAS 在 PDGF 受体处募集,通过依次激活 Raf-1、MAPK1/2、ERK1 和 ERK2 分子,最终引起核 ERK 激活,核 ERK 是调控 HSC 增殖的靶基因。此外,JNK 活化也是 HSC 增殖的正向调节因子。

TGF-β 可能是肝纤维化最有效的细胞因子,主要由库普弗细胞和 HSC 产生。TGF-β 信号通过其 Ⅱ 型和 Ⅰ 型受体激活 smad2/3,最终引起靶基因的表达增加,如 Ⅰ 型和 Ⅲ 胶原蛋白、核心蛋白聚糖及弹性蛋白等。在 HSC 活化过程中,KLF6 的表达明显增加,KLF6 是转录因子和肿瘤抑制因子,属于胶原蛋白分子伴侣。KLF6 的靶标分子包括 α1 胶原、TGF-β1 及其受体和尿激酶型纤溶酶原激活物(u-PA)可激活 TGF-β1。此外,在慢性病毒性肝炎和 BDL 的 HSC 活化过程中,TGF-β 会引起结缔组织生长因子(CTGF)的上调。另外,PPARγ 的表达下调也与 HSC 活化有关。在细胞培养中发现,PPARγ 配体可抑制 HSC 的增殖和活化。因此,PPARγ 的持续基础水平表达维持了 HSC 的静止状态。

在 HSC 激活中各种炎性细胞因子起着重要作用,它们通过与各种炎症细胞和非实质细胞的相互作用来促进肝纤维化。IL-17 主要由 Th17 细胞产生,IL-17 可通过激活库普弗细胞和 HSC 中的 NF-κB 及 STAT3 信号通路,使 HSCs 高表达促纤维化的基因。在给予 CCL4 或 BDL 处理后,缺乏 IL-17 或 IL-17RA 基因的小鼠不会发生肝纤维化。IL-22 通过 STAT3 和 p53 通路诱导 HSC 衰老,从而发挥抗纤维化作用。IL-33 也能促进肝纤维化。肝硬化患者的 IL-33 及其受体 ST2 表达水平均升高,在其他可继发肝纤维化疾病的啮齿动物模型中也观察到 IL-33 水平升高。此外,受损伤的肝细胞可释放 IL-33,后者作用于肝脏的先天免疫淋巴样细胞,促进 HSCs 中发生 TGF-β 信号转导,最终引起肝纤维化。

（三）ECM 的降解失衡

肝纤维化时不但 ECM 的产生增多,其降解亦发生障碍。许多蛋白酶参与基质降解,如纤溶酶、组织蛋白酶、弹性蛋白酶、炎细胞源性蛋白酶和基质金属蛋白酶(matrix metalloproteinases,MMPs),其中 MMPs 被认为是肝内 ECM 降解的主要代表。正常情况下人和鼠肝内 MMPs 和 TIMPs 的表达水平很低或检测不到。但在肝损伤早期,即可检测到明胶酶 A 和 B 的 mRNA 及活性酶的表达,基质溶素 mRNA 也可被检测到并呈短暂的升高。这些肝损伤早期由 HSC 和库普弗细胞合成的 MMPs,主要针对正常的基底膜样基质,破坏细胞-基质之间的联系,导致 HSC 活化。肝纤维化时,*TIMP-1* mRNA 和蛋白的表达与正常肝相比增加 3~6 倍,且 *TIMP-1* mRNA 的表达与肝内胶原沉积程度密切相关;同时 *TIMP-2* mRNA 的表达也增高。在四氯化碳或胆管结扎引起的肝纤维化中,*TIMP-1* 和 *TIMP-2* 的 mRNA 增高与 I 型胶原 mRNA 增高的时间相似。因此,肝纤维化时一般认为 MMPs 的活性,尤其是 MMP-1 的活性受 TIMPs 的抑制而降低,导致 ECM 降解障碍和大量堆积。

第二节　病毒性肝炎

病毒性肝炎(viral hepatitis)是由肝炎病毒引起的以肝实质细胞变性坏死为主要改变的传染性疾病。迄今为止,已发现的嗜肝病毒有甲型肝炎病毒(hepatitis A virus,HAV)、乙型肝炎病毒(hepatitis B virus,HBV)、丙型肝炎病毒(hepatitis C virus,HCV)、戊型肝炎病毒(hepatitis E virus,HEV)、庚型肝炎病毒(hepatitis G virus,HGV)及输血传播病毒(transfusion transmitted virus,Torque teno virus,TTV),其中后两种病毒的致病性尚待确认,目前多数研究支持其致病性轻微且有自限性,也有研究认为无致病性。此外,还有各种非嗜肝病毒引起的病毒性肝炎,如巨细胞病毒(CMV)和 EB 病毒(EBV)等。各种病毒性肝炎的分子病理学有相同之处,但又有差异。本节以甲、乙和丙型病毒性肝炎为代表,分述如下。

一、甲型病毒性肝炎

HAV 属微小 RNA 病毒科(picornaviridae)嗜肝病毒属(hepatovirus/heparnavirus),为线性正股单链 RNA,全长 7 480 核苷酸(nt),只有一个血清型(serotype),具有特异的嗜肝性,病毒基因组及基因编码产物与肠道病毒的同源性相对较低,基因组 5'-非编码区(5'-non-coding region,5'-NCR)的一级结构和二级结构具有与其他小 RNA 病毒明显不同的结构特点,HAV 多聚蛋白(polyprotein)的翻译后加工也与其他小 RNA 病毒不同。

HAV 具有特异的嗜肝性。病毒与宿主细胞膜表面的病毒受体(virus receptor)结合后,通过细胞的吞噬作用侵入宿主细胞胞质,在溶酶体中脱去衣壳,释放 RNA。宿主细胞的核糖体与病毒 RNA 结合后,翻译成病毒多聚蛋白前体。多聚蛋白经病毒编码的蛋白酶 3Cpro 酶切为衣壳蛋白和非结构蛋白。HAV RNA pol 3Dpol 以病毒正链 RNA 为模板,复制副链 RNA,二者形成双链 RNA 复制中间体。再以新合成的副链 RNA 为模板,复制出子代正链 RNA,后者既是翻译病毒蛋白的 mRNA,又是组装子代病毒的基因组 RNA。HAV 的结构蛋白与子代病毒 RNA 在近宿主细胞质膜的部位装配为成熟的子代病毒,其复制和成熟过程均在感染的宿主细胞的胞质内完成。然而,在体内,成熟的病毒颗粒可以感染相邻的肝细胞,或排入胆管而进入消化道。迄今为止,HAV 感染肝细胞的确切途径,成熟的病毒颗粒以何种方式从肝细胞排出,以及肝细胞释放的病毒如何进入血液形成病毒血症尚未明确。

野生型 HAV 在培养细胞中增殖能力很低,无明显致细胞病变效应(cytopathic effect,CPE)。随着传代数的增加,病毒逐渐适应细胞培养之后,其增殖水平提高,但毒力却不同程度地下降。1985 年 Venuti 和吴慎等研究小组分别分离到具有 CPE 的 HAV 毒株。这些毒株复制周期短,体外培养病毒产量高,可使感染细胞出现明确的形态学变化乃至细胞死亡,但其病毒抗原性与野生株一致。对具有 CPE 的 HAV 株基因序列分析及病毒基因产物生物学功能研究发现,其产生 CPE 的主要机制为病毒与宿主细胞相互作用,包括:①病毒 3A 蛋白与病毒成熟过程中宿主细胞膜生物特性改变有关,病毒 3A 蛋白的突变能够改变宿主细胞胞膜的通透性;②病毒 2A 蛋白具有蛋白酶活性,能够抑制"帽子非依赖型(cap-independent type)"蛋白的翻译,2A 蛋白的突变减弱了这种抑制作用,导致病毒蛋白合成增加,宿主细胞蛋白的合成受抑制;③3'-非编码区(3'-NCR)的二级结构与病毒 RNA 复制的下调有关,该区的突变导致病毒 RNA 复制水平增加;④HAV 复制导致宿主细胞凋亡。基因分析显示,具有 CPE 的 HAV 毒株的基因组中存在广泛的基因突变,任何单一的突变往往不能导致 CPE,后者的产生是 5'-NCR、P2 区、P3 区及 3'-NCR 共同作用的结果。

一般认为,机体的免疫反应在甲型病毒性肝炎的肝脏病理损伤中起着重要作用。如抗体依赖细胞介导的细胞毒作用(antibody-dependent cell-mediated cytotoxicity,ADCC)及 T 细胞对宿主靶细胞的细胞毒作用,在 HAV 感染肝细胞的同时,引起肝细胞损伤。此外,干扰素和 NK 细胞在 HAV 与宿主细胞相互作用中也起一定作用。免疫组化染色显示,甲型肝炎病毒抗原在疾病早期弥漫分布于多数肝细胞的胞质内,后期仅在少数肝细胞和库普弗细胞内呈灶性分布。免疫电镜下可观察到 HAV 病毒颗粒。

二、乙型病毒性肝炎

HBV 属于嗜肝 DNA 病毒科,完整的病毒颗粒又称 Dane 颗粒,直径约 42nm,由胞膜和核壳组成,前者含有乙型肝炎表面抗原(hepatitis B surface antigen,HBsAg),后者含有乙型肝炎核心抗原(hepatitis B core antigen,HBcAg)。HBV 感染状态下血清中出现 Dane 颗粒,是肝内病毒复制活跃的标志。HBV 基因组为 3 182~3 221kb 大小的不完全双链开环 DNA。HBV 的复制始于共价闭合环状 DNA(covalently closed circular DNA,cccDNA)转录全基因组 RNA,再反转录成负链 DNA,合成正链 DNA,双链 DNA 又成熟为 cccDNA。HBV 的复制周期是一个连续的过程。有些慢性感染者的血液中仅含病毒外壳,外膜颗粒有 22nm 小球状,或为 40~100nm 长、直径 22nm 的管状颗粒。

HBV 感染肝细胞并在胞内复制,但其进入肝细胞的途径尚未彻底明确。HBV 可能是通过受体与配体间的相互作用进入肝细胞。HBV preS1 和 preS2 可能是 HBV 感染肝细胞的配体。HBV 进入肝细胞后释出核壳,病毒基因组转移至肝细胞核内,其信号链启动合成双链 DNA。在 HBV DNA 聚合酶逆转录酶和 RNA 酶 H 作用下,以 3.5kb HBV RNA 转录子为模板,合成 *HBV* 基因 L 链,并在向 5' 端延伸的同时产生约 8 个核苷酸的 DNA 序列,该序列可促进不完全双链 DNA 的形成。此前,在 RNA 酶 H 降解转录子的同时,在 5' 端产生了一个 17 个核苷酸帽,即 S 链合成的引物。由前基因 RNA 到成熟部分双链 DNA 形成过程主要在肝细胞胞质内进行,病毒的组装主要在内质网中,成熟的病毒颗粒通过内质网到高尔基体,经糖化后以出芽的方式释出细胞外,由此完成病毒的感染和复制过程。

乙型肝炎的发病机制主要为免疫损伤机制。一般认为 HBV 对肝细胞不直接造成损伤,急、慢性肝炎的肝细胞损伤程度不等同于机体对病毒抗原免疫应答的结果。然而,近年来一些实验室及临床研究结果显示,HBV 可能存在直接致肝细胞损伤的作用,如 Chisari 发现转基因鼠肝细胞内大量表达含 preS 的包壳蛋白,虽然该鼠对 HBV 免疫耐受,但仍可导致肝细胞坏死;HBV 携带者进行肝移植后再感染 HBV,在已经有效防止移植排异反应的情况下,仍出现进行性肝损伤。

肝细胞凋亡是病毒性肝炎时肝细胞损伤的重要途径。乙、丙型病毒性肝炎的典型病变之一是界面性肝炎(interface hepatitis),这是 CTL 与肝细胞间相互作用的结果,是肝细胞凋亡的病理表现。在炎症诱导肝细胞死亡的病理过程中,凋亡和坏死常同时发生。

乙型肝炎时肝内浸润的淋巴细胞可检出 FasL,细胞的表型为 CD8+ CTL,表达 FasL 的 CTL 可能是诱发肝细胞凋亡的主要效应细胞。许多有 DNA 损伤的肝细胞常伴有 CTL 浸润,而 FasL/Fas 表达、DNA 损伤和凋亡在界面性肝炎区都最为显著,这说明炎症与 FasL/Fas 表达及其细胞毒活性的部位一致性。Galle 等在发现酒精性肝细胞表达 FasL 后,提出"细胞自杀(suicide)"和"同胞相杀(fratricide)"的假设。免疫组化及核酸原位杂交染色显示,在慢性乙型肝炎中,Fas 及 *Fas* mRNA 阳性肝细胞与肝组织的炎症损害有关。表达 FasL 的肝细胞可能具有效应细胞作用,可诱导邻近 Fas 阳性的肝细胞凋亡,也就是"同胞相杀"效应;此外,肝细胞还可能同时表达 FasL 和 Fas 发生"细胞自杀"。肝细胞间经 Fas 通路介导的细胞凋亡可能是慢性乙型肝炎的重要致病机制之一,而 FasL 和 Fas 相伴表达则是这一机制作用的重要环节。此外,在病毒性肝炎时,血清中可检出可溶性 Fas(soluble Fas,sFas),可能具有重要意义。一般认为,FasL 结合膜性 Fas(membranous Fas,mFas)引起细胞凋亡,sFas 可阻止 FasL 与 mFas 的结合,因此,sFas 对 Fas 引起的凋亡有保护作用。然而,FasL/Fas 既可在肝内原位表达,又可游离在细胞外和血清中,对其最终作用需在各个分子相互作用中探讨。

三、丙型病毒性肝炎

HCV 为黄病毒科丙型肝炎病毒属,是单股正链 RNA 病毒,基因组长度约 9 500 个核苷酸(nt),有一个大的开放阅读框(ORF),几乎占据整个基因组,可编码 3 010 或 3 011 个氨基酸组成的多聚蛋白。在这个 ORF 的上游,有一个 319~341 个核苷酸组成的 5'-UTR;在 ORF 的下游有一段 27~55 个核苷酸的 3'-UTR,末段有一个 poly(A)尾巴。HCV 多聚蛋白由宿主和病毒蛋白激酶共同加工,酶解产生病毒的结构蛋白(核壳蛋白、C 蛋白、包膜蛋白、E1 和 E2)和非结构蛋白(NS,如 NS2、NS3、NS4A、NS4B、NS5A 和 NS5B)。病毒基因编码 10 个酶解产物,从 N 端到 C 端依次命名为:NH2-C-E1-E2/NS1(P7)-NS2-NS3-NS4A-NS4B-NS5A-NS5B,它们各有不同的功能。

HCV 核酸包括正链 RNA 和 HCV 复制中间体负链 RNA,主要分布于丙型肝炎患者肝细胞内,部分病例也可出现于单核细胞的细胞质、细胞核和核仁中。Nouri-Aria 等用原位杂交的方法在肝窦内皮细胞及胆管细胞内也检测到 HCV 正链 RNA,其表达情况与门管区及小叶中央的淋巴细胞浸润有关,而与血清生化指标(如转氨酶)和肝细胞损害无关。在胆管细胞中只检测出 HCV 正链 RNA,可能是因为胆管细胞被动摄取 HCV 负链 RNA 并不在其中复制;也有可能是 HCV 负链 RNA 浓度低,不足以检测出所致。然而,有人仅在慢性丙型肝炎(chronic hepatitis C,CHC)患者肝细胞质中检测出 HCV 核酸,可能是因为处于病程的相对静止期,HCV 核酸浓度及复制均减少的缘故。Nuovo 等发现 HCV 核酸可分布于大部分肝细胞及部分库普弗细胞中,即呈全小叶性分布。

HCV 核酸在肝外主要分布于外周血单核白细胞和血清中。Muller 等在外周血单核细胞中检出 HCV 的正链和负链 RNA,并发现 B 淋巴细胞更易受 HCV 感染。Muratori 等在血清 HCV 核酸阴性的患者外周血单核细胞内检测到 HCV RNA,提示 HCV 可在该细胞内复制及储存。HCV 是否直接致病有待进一步研究。Roulot 等定量分析了 CHC 患者肝脏中 *TGF-β1* mRNA 含量,发现其比正常肝升高 200 倍。TGF-β1 在 CHC 所致肝纤维化中起重要作用。肝细胞、胆管细胞、库普弗细胞及单核细胞中的 IL-1α、TNF-α 和 IL-6 受体的 mRNA,表达率分别为 84%、76% 和 44%,而且 IL-1α 的表达与炎症反应有关。TNF-α 增高可能也与肝脏受损有关。提示在 CHC 的致病机制中与细胞因子有关的免疫反应起重要作用。

细胞凋亡与丙型肝炎发病机制密切相关。应用免疫组化和核酸原位杂交法,在连续组织切片上对 65 例不同病变程度的 CHC 穿刺活检肝组织中 CPP32、Fas 和 FasL 及其 mRNA 的表达进行检测,同时用免疫组化法检测 HCV 核心抗原、NS3 和 NS5 抗原的表达。结果发现,CHC 肝组织中 CPP32 和 Fas 蛋白(酶)及其 mRNA 主要在 HCV 抗原阳性肝细胞及其附近肝细胞内表达,FasL 蛋白及其 mRNA 主要在汇管区及肝窦内浸润的单个核细胞胞质内表达;这三种凋亡蛋白(酶)及其 mRNA 的表达水平随着 CHC 肝组织炎症活动度的增加而升高;因此,Fas-FasL-CPP32 系统介导的细胞凋亡与 CHC 肝组织病变活动密切程度相关,CPP32 蛋白酶可能在 CHC 肝细胞凋亡中起较重要的作用;HCV 抗原,尤其是核心抗原,可能诱导 CHC 中 Fas、FasL 和 CPP32 的表达上调,进而促进肝细胞凋亡。

第三节 自身免疫性肝病

自身免疫性肝病(autoimmune liver disease)种类众多,本节以自身免疫性肝炎和原发性胆汁性胆管炎为代表进行阐述。

一、自身免疫性肝炎

自身免疫性肝炎(autoimmune hepatitis,AIH)是与自身免疫有关的,以高球蛋白血症、多种自身抗体和碎屑样坏死(界面性肝炎)为特征的肝脏炎症性疾病(图 18-1)。该病主要发生于女性,肝实质损害往往持续存在,易进展为肝硬化,病死率较高。AIH 在欧美有较高的发病率,以往认为我国少见,但目前对该病的

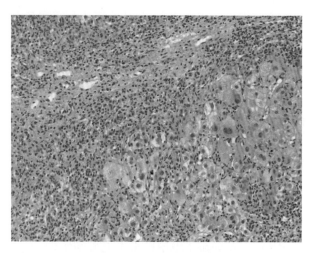

图 18-1　AIH 的病理学变化
镜下显示汇管区大量浆细胞浸润,可见浆细胞界面炎。

报道也日渐增多,有必要提高对本病的重视。

迄今为止,与其他自身免疫性疾病一样,AIH 的病因尚未明了。目前认为可能与药物、病毒及化学毒物有关,其中研究最多的是病毒因素。研究发现细胞色素 P450 加氧酶(cytochrome P450, CYP)ⅡD6 抗原作为Ⅱ型 AIH 自身抗体的靶抗原,与 HCV 及Ⅰ型单纯疱疹病毒的基因序列有一定的同源性,但后两者作为 AIH 发病原因的证据尚不足,有待进一步研究。

具有特定遗传背景的患者受环境因素的影响,可出现免疫失调,表现为肝脏内淋巴细胞的聚集、浸润,其中 T 淋巴细胞是介导肝细胞损伤的主要效应细胞。此外,肝组织成分中肝细胞、胆管上皮细胞及内皮细胞均有免疫潜能。内皮细胞及胆管上皮细胞均表达细胞黏附因子,在抗原呈递过程中可能起一定作用。淋巴细胞、库普弗细胞、血小板和内皮细胞通过多种细胞因子及生长因子相互作用使得肝细胞受到攻击,发生变性、坏死,同时激活肝星形细胞,引起肝纤维化及肝硬化的发生。最近,国内对人体 AIH 肝组织研究发现,树突状细胞(dendritic cell,DC)聚集于 AIH 肝组织活动性病变区,并见 DC 及淋巴细胞"包抄"部分 HLA-DR 阳性肝细胞,而正常对照肝组织及乙、丙型肝组织中无或少有肝细胞表达 HLA-DR。因此,DC 作为抗原呈递细胞,可能是 AIH 肝损伤过程中的输入侧细胞,界面炎等活动性病变部位 DC 的聚集可能存在"陷阱机制",即该部位肝细胞异常表达自身抗原,吸引 DC 和淋巴细胞的聚集,进而诱导免疫损伤作用。AIH 的发病机制可概括为以下几个方面。

(一)基因易感性学说

HLA 作为 AIH 的免疫遗传背景已得到公认,AIH 的易感基因有多个,已知的风险因素为女性和主要组织相容性复合体(major histocompatibility complex,MHC)Ⅱ类等位基因 *DR3* 和 *DR4*。1992 年国际自身免疫性肝炎小组(International Autoimmune Hepatitis Group,IAIHG)已将 HLA-DR3 和 HLA-DR4 作为 AIH 诊断评分项目。流行病学调查显示了 AIH 的免疫遗传性存在地区及种族间差异,在北美和北欧的成人 1 型 AIH 中,基因易感性来自于 HLA-DR3(DRB1 * 0301)和 HLA-DR4(DRBl * 0401)的表达。HLA-DR4 阳性的白人患者特定的等位基因产物 DRB1 * 0401DRβ 多肽链第 71 位氨基酸残基的丙氨酸被赖氨酸替换,导致自身反应性淋巴细胞不能被清除,最终引发 AIH;在我国、日本及墨西哥,1 型 AIH 主要与 DRB1 * 0404 和 DRB1 * 0405 相关。在日本,DR4 阳性的患者,编码 DRβ 多肽链第 13 位的组氨酸残基是 AIH 的关键位点,这一位点的变异决定了日本人群的 AIH 遗传易感性。2 型 AIH 的基因易感性主要由 *DRB1 * 07* 表达,这多发生于巴西、英国及德国的 AIH 患者中,而我国关于 2 型 AIH 的易感性基因尚不明确。不同的 HLA 表现型还对应着 AIH 不同的临床类型,但 HLA 表现型本身并不能预测该病的发生与否。

HLA 以外位点的基因多态性对 AIH 易感性也有影响。除 MHC 之外,两个非 MHC 位点 SH283 和新型接头蛋白 CARD10 的变异也与 AIH 的发生密切相关,这已经在北欧的全基因组关联分析(genome wide association study,GWAS)中得到共识。SH283 属 SH2-B 蛋白家族成员之一,该家族均发挥接头分子的作用,可决定信号分子在细胞内的定位,参与细胞活化过程,在连接酶和底物相互作用中也发挥重要作用,其变异可以导致某些免疫细胞因子的高表达,从而参与调节 1 型 AIH 的适应性免疫反应。新型接头蛋白 CARD10 的变异可以通过影响 NF-κB 信号通路,进而导致 1 型 AIH 的发生,但有关 CARD10 在 AIH 发病机制中的具体作用仍不清楚。细胞毒性 T 淋巴细胞相关抗原 4(cytotoxic T lymphocyte-associated antigen 4, *CTLA-4*)、*TNF-α* 基因启动子和 *Fas* 基因的多态性被认为对 1 型 AIH 具有易感性。有资料表明 AIH 不是单一基因的疾病,目前有许多基因标志尚在确认中。

(二)分子模拟学说

某些微生物抗原可能含有与人体自身抗原相似的分子结构。这些微生物入侵人体后,一方面诱导机体抗感染免疫反应,另一方面,也会导致自身免疫反应的发生,这一作用机制被称为"分子模拟"。具有遗传易感性的个体在接触某些与肝脏合成的自身抗原有着相似分子结构的药物(如呋喃妥因、二甲基四环素等)、病毒(如肝炎病毒、巨细胞病毒等)时,通过分子模拟机制使机体产生自身抗体,并激活 CD8$^+$ 细胞毒性 T 细胞,后者对表达自身抗原的肝细胞产生特异性杀伤作用,从而诱发肝细胞的炎症反应,这是目前被大多数学者所共识的 AIH 的分子模拟机制。

(三) 免疫调节紊乱学说

AIH 是一种肝脏实质炎症性病变,由针对肝细胞的自身免疫反应所介导,同时受到多种免疫细胞及其相关细胞因子的调节。γδ T 细胞主要参与固有免疫应答,其产生的 IL-17 和 γ 干扰素(IFN-γ),又可以作为适应性免疫应答的一部分;调节性 T 细胞(regulatory T cell,Tr cell)、Th 细胞是适应性免疫应答的主要调节细胞。有研究表明,在缺乏 CTLA-4 的调节性 T 细胞中,其免疫抑制功能被破坏,从而发生 T 细胞介导的自身免疫性疾病。最新研究表明,CD4$^+$CD25$^+$ 调节性 T 细胞可能通过纤维介素或 FGL2 凝血酶原酶抑制细胞增殖和细胞因子的产生,外源的 FGL2 凝血酶原酶也使 CD8$^+$ T 细胞产生 IFNv 和 IL-17A 的能力受到抑制。这表明 FGL2 凝血酶原酶可能是 CD4$^+$CD25$^+$ 调节性 T 细胞发挥免疫抑制的新途径,并且可能不依赖抗原提呈细胞的参与。Thl 细胞数量的增加致 Thl/Th2 细胞失衡有可能是 AIH 的重要发病机制之一。自然杀伤 T 细胞(natural killer T cells,NKT)在先天性免疫和适应性免疫中均有作用,NKT 细胞可以产生促炎的 Thl 类似的细胞因子(如 IL-2 和 IFN-γ)及 TNF-α,分泌 IL-17 促进 Th17 细胞的炎症作用;其他一些细胞因子,如 IL-6、IL-8 和 TNF-α 均在 AIH 发生发展过程中起着关键性的调节作用。研究报道,在儿童 I 型 AIH 患者中,TNF-α、IL-6 及 IL-8 与疾病的活动性相关。有研究结果显示,IL-8 的水平可以作为诊断自身免疫性肝病和衡量疾病活动性及严重性最好的细胞因子指标。

(四) AIH 相关性自身抗体及抗原

寻找特异、敏感的自身抗体用于 AIH 患者的诊断,并阐明其发病机制一直是 AIH 研究的焦点之一,但自身抗体在 AIH 发病机制中的因果关系仍未确定。

1. **抗核抗体(ANA)**　是最常见的 I 型 AIH 的分类抗体,其靶抗原包括核膜及 DNA,但该抗体并非 AIH 所特有。ANA 也可见于其他慢性肝病,但阳性率较低,迄今为止肝特异性核抗原及肝病特异的 ANA 仍未发现,一般认为 ANA 与肝损伤关系不大。

2. **抗平滑肌抗体**　抗细胞骨架组分,如肌动蛋白、原肌球蛋白和肌钙蛋白。抗平滑肌抗体(anti-smooth muscle antibody,anti-SMA)也可出现于感染性疾病和关节病,但抗体滴度一般小于 1:80,在系统性红斑狼疮患者中常为阴性,可借此与 AIH 鉴别。

3. **抗肝肾微粒体抗体 1 型(anti-liver-kidney microsomal antibody type 1,LKM-1)**　LKM 有 3 个亚型,LKM-1 是 II 型 AIH 的标志性抗体,其抗原为 P4502D6。HCV 感染也出现 LKM 抗体,但 HCV 和 AIH 二者的抗体识别的 P4502D6 表位并不相同。

4. **抗可溶性肝抗原抗体**　抗可溶性肝抗原(soluble liver antigen antibody,SLA)/LP 自身抗体阳性,而 ANA、SMA 和 LKM 阴性的 AIH 病例约占 10%。最近研究发现,SLA/LP 抗原为 UGA 抑制子 TRAN,而非以前认为的细胞角蛋白 8、18 或谷胱甘肽转移酶亚基蛋白。

5. **无唾液酸糖蛋白受体(asialoglycoprotein receptor,ASGPR)**　是一种定位于肝细胞膜上的抗原,具有器官特异性,可见于各型 AIH 患者,约 88% AIH 患者有此受体,但在其他肝病中阳性率很低。淋巴细胞移动抑制实验显示,AIH 患者外周血中存在 ASGPR 特异性 T 淋巴细胞。在 I 型 AIH 中,ASGPR 抗体较 ANA 更为常见,且其抗体量随炎症程度而波动,因此是监控疾病程度、评估疗效及预后的指标之一。

6. **抗肝细胞溶质抗原 1 型(antiliver cytosol antigen type 1,anti-LC1)**　是 AIH II 型的血清标记物,其阳性率约为 29%。LC1 水平与自身免疫损伤程度呈正相关,可作为疗效指标。

7. **细胞色素 P450 2D6(cytochrome P450 2D6,CYP2D6)**　是目前已知的 II 型 AIH 的主要自身靶抗原,CYP2D6 在肝细胞表面表达,易被 LKM-1 抗体识别,是导致这些自身抗体能直接参与自身免疫性肝病损害的发病机制。

8. **其他抗体**　除上述自身抗体外,最近还发现一些其他抗体,包括抗 60kD 人肝细胞膜抗原抗体、抗中性粒细胞胞质抗体、抗钙调蛋白抗体、肝细胞膜糖鞘脂或脑硫脂抗体等,这些抗体的真正意义尚待进一步研究明确。

二、原发性胆汁性胆管炎

原发性胆汁性胆管炎(primary biliary cholangitis,PBC)是一种病因不明的自身免疫性肝病,主要选择性地影响肝内小胆管,可累及肝细胞。随着胆管损害的进展,可引起慢性胆汁淤积、胆道纤维化/肝硬化发展,最终导致肝功能衰竭。

PBC常见于中老年女性,这可能与PBC中胆管细胞和肝细胞雌激素受体表达增加有关。发病高峰常见于40~60岁年龄组,30岁以下少见。

(一)临床特点

PBC发病隐匿,临床表现通常为瘙痒和嗜睡,皮肤色素沉着增加,黄疸可能在最初症状出现的数年内不会发展,但最终会发展为胆汁淤积性黄疸。无症状PBC的病例数量相对增加,其中一部分病例则逐渐进展为有症状的PBC。部分病例尤其是怀孕期间或服药后患者首先出现黄疸。在极少数情况下,部分病例因肝脏失代偿引起患者的注意。门静脉高压症可能在真正的肝硬化出现之前就已经显现。约30%的患者会出现黄疸。一部分病例因肝肿大、血清碱性磷酸酶升高或血清抗线粒体抗体(anti-mitochondrial antibody,AMA)升高,引起无症状患者的注意。男性和女性患者的症状基本相似,但男性的皮肤瘙痒和色素沉着发生率低于女性,而肝细胞癌的概率高于女性。

实验室检查显示,血清转氨酶水平中度升高(100~150IU/L),早期胆红素水平正常或轻度升高,常伴有血清碱性磷酸酶显著和不成比例地升高,可超过正常水平的3~5倍,但血清碱性磷酸酶正常者也不能排除诊断。三个主要类别的血清免疫球蛋白都可以升高,以IgM升高最为显著,可超过正常值的150%,这是PBC的一个显著特征。此外,在超过95%的患者的血清中发现AMA。AMA识别的主要自身抗原现在被确定为2-氧酸脱氢酶复合物(2-oxo-acid dehydrogenase complex,2-OADC),是位于哺乳动物内线粒体膜上的一种酶复合体。超过95%PBC患者的AMA与丙酮酸脱氢酶复合物E2(pyruvate dehydrogenase complex E2,PDC-E2)的E2以及2-OADC的组分有很强的反应;已知约一半的PBC患者的AMA与BCOAD-E2(支链2-氧代酸脱氢酶复合物的E2组分,52kD)、40%~88%PBC患者的AMA与OGDC-E2(2-氧戊二酸脱氢酶复合物的E2组分,48kD),以及95%PBC患者的AMA与X蛋白(二氢硫酰胺脱氢酶结合蛋白,55kD)反应。着丝粒类型的ANA也是PBC的特征性抗体。此外,PBC中还可特异性地检测到抗核膜糖蛋白210kD(gp210)的自身抗体和抗内膜蛋白层粘连蛋白B受体的抗体,但其阳性率低于AMA。

(二)病理变化

PBC的早期病变以门脉炎症为特征,并伴有肝内小胆管的破坏性损伤(图18-2)。同时,累及小叶和

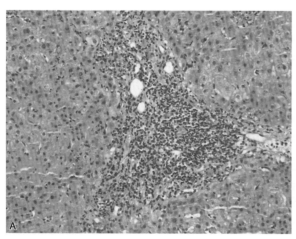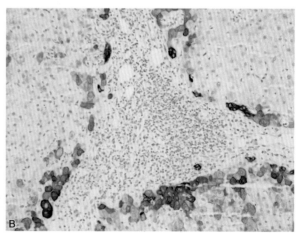

图18-2　PBC的病理学变化

A.汇管区淋巴细胞和浆细胞浸润,小胆管消失;B.CK7蛋白免疫组化染色,显示汇管区小胆管消失,周围肝细胞表达CK7蛋白。

门脉周围区域的肝实质炎症性改变。后期,胆汁淤积和纤维化改变叠加,导致广泛的胆汁性纤维化和肝硬化。

1. **胆管的病变**　最初损伤累及直径 $40\sim80\mu m$ 的小叶间胆管,间隔胆管损伤程度较轻。胆管上皮细胞表现为不同程度肿胀、管腔边界不规则,胞质空泡化、或呈嗜酸性,胞核固缩,上皮复层化。小叶间胆管的损伤机制是胆管上皮细胞的凋亡和衰老。汇管区中的大多数淋巴细胞是 $CD4^+$ 和 $CD8^+$ T 细胞(Th1 亚群),偶尔可见 B 细胞在胆管周围密集或形成淋巴滤泡,早期伴有浆细胞和嗜酸性粒细胞浸润。胆管损伤和汇管区炎症在肝脏内分布不均,上皮样细胞常聚集,形成边界清楚的非干酪性肉芽肿,后者与受损的胆管密切相关,是 PBC 的早期特征性病变。在部分胆管周围出现明显水肿,被 Rubin 等人称为慢性非化脓性破坏性胆管炎。连续切片显示小叶间胆管节段性消失,并伴有不同程度的肉芽肿和淋巴细胞反应;坏死或破裂的胆管周围有淋巴细胞、浆细胞、上皮样细胞和泡沫巨噬细胞浸润。病变后期,在炎性细胞背景下,只有通过 CK7 免疫组化染色才能显示残余的胆管上皮,或使用过碘酸希夫(periodic acid-Schiff,PAS)染色显示无定形沉积物。最终,残余胆管完全消失,仅剩一些门脉纤维组织或淋巴细胞聚集,小叶间动脉周围未见伴行的小胆管。

2. **肝实质的改变**　肝实质的改变包括坏死性炎和慢性胆汁淤积性改变。前者包括单个肝细胞坏死、嗜酸性小体形成、库普弗细胞增生、血窦内淋巴细胞和富含色素的巨噬细胞浸润,一般病变程度较轻;少数病例可见静脉周围炎伴周围肝细胞坏死。界面上的活动性炎症主要与胆汁代谢异常有关,有时也可以类似 AIH 的形态学表现。

部分病例可见类似于 AIH 的淋巴细胞界面炎,通常早期伴有旺炽性的胆管损伤和炎症,它甚至可在部分病例(少于10%)中占主导地位,并与 AIH 的临床特征有关,即所谓的 PBC 和 AIH 重叠综合征。IgM 升高和分泌 IgM 为主的浆细胞浸润是 PBC 的典型特征,而 IgG 升高和分泌 IgG 为主的浆细胞浸润支持 AIH 的诊断。

胆管的消失引起慢性胆汁淤积,可出现胆管性界面炎。肝细胞内胆酸淤积,伴有铜或铜相关蛋白颗粒的沉积。铜沉积的程度常与胆汁淤积的生化标记物相关。黄瘤细胞通常聚集在一起,胆管反应可能是一个显著的特征。在疾病的晚期,当肝细胞周围纤维化时,胆管成分往往消失,在界板区的肝细胞出现胆盐蓄积,胞质中常可见 Mallory-Denk 小体。

3. **肝纤维化和肝硬化**　随着时间的推移,伴随着纤维化的坏死炎和胆汁淤积过程沿着门静脉的末端分布延伸,导致桥接纤维化。在扩大的门静脉束内可见扩张的淋巴管和小静脉形成微海绵结构。表现为胆汁型纤维化,纤维间隔内的纤维组织致密、深染,但在周边位置常伴有水肿,引起"空晕(halo)"效应。PBC 的进展可能涉及两种机制:一方面胆管广泛破坏、慢性胆汁淤积和胆道界面活动导致胆汁型纤维化或肝硬化,这是最常见的模式;另一方面,淋巴细胞界面活动性炎导致类似于 AIH 的肝硬化。

(三) 病因与发病机制

PBC 的发病机制尚未完全阐明,但目前认为可能是在遗传易感性的基础上,由于环境等外源性因素的作用,导致免疫耐受丧失,出现针对胆管上皮细胞的自身免疫反应,进而导致肝内胆汁淤积、肝纤维化及肝硬化。

1. **遗传易感性**　目前研究发现 HLA-Ⅱ类区域与 PBC 的遗传易感性最密切,尤其是 HLA-DRB1,HLA-DQA1 以及 HLA-DQB1 基因位点。但是用 HLA 并不能解释 PBC 患者遗传易感性的全貌,GWAS 研究还发现了 39 个与 PBC 相关的非 HLA 基因。同时,GWAS 研究发现的与 PBC 相关的基因变异,也会出现在其他自身免疫性疾病如系统性红斑狼疮、干燥综合征等疾病的患者中,因此基因改变缺乏疾病特异性。在遗传风险生物标记物检测方面,有报道称白介素-1 和内皮型一氧化氮合酶基因多态性与早期 PBC 有较弱的相关性,CYP2E1 中的 *c2* 等位基因与疾病晚期相关,人类白细胞抗原 *DRB1*08* 单倍型、CTLA-4、TNF-α、维生素 D 受体(vitamin D receptor,VDR)和 *CTLA-4/ICOS* 基因变异与 PBC 的遗传关联仍然存在争议。此外,细胞角蛋白8(cytokeratin 8,CK8)/CK18/CK19 变异体在 PBC 患者中呈现过度表达,并与疾病严重程度呈正相关,提示 CK8/CK18/CK19 变异体可能是 PBC 的遗传标记物。

2. **环境因素**　PBC 病例的地理聚集性提示环境因素有助于有遗传易感性的人群进展为 PBC。与

PBC 发病相关的环境因素包括微生物、药物和化学品。AMA 的形成是 PBC 的早期表现,一直被认为是由环境因素触发的。长期以来,研究者推测细菌如分枝杆菌感染参与了 PBC 的发生。复发性阴道炎患者用乳酸菌疫苗序贯免疫治疗多年后,被诊断为症状性 PBC,这是由于疫苗诱导产生的血清抗微生物 PBC-E2 抗体可与乳杆菌 β 半乳糖苷酶发生交叉反应,提示乳杆菌疫苗治疗可能是有遗传易感性的女性发生 PBC 的原因。肉芽肿形成是分枝杆菌感染的常见表现,也是 PBC 早期胆管损伤的表现之一。到目前为止,虽然 PBC 肝组织的细菌培养尚未获得阳性结果,但 CD1 是一个由四个不同的非多态性 HLA-I 类分子组成的家族,可以向 PBC 早期的小胆管上皮样肉芽肿和上皮细胞呈递微生物抗原,并可能参与向病灶周围的 T 细胞呈递微生物脂质抗原的过程。Harada 等人已鉴定出几种本地细菌抗原,痤疮丙酸杆菌(*Propionibacte-rium*)DNA 是其中一种。此外,PBC 患者的肝组织标本中肺炎衣原体抗原普遍存在,原位杂交检测肺炎衣原体 16S RNA 均为阳性。同时,研究者使用电镜在 PBC 中发现病毒颗粒,并从 PBC 患者的胆管上皮细胞中克隆出外源逆转录病毒核苷酸序列;该病毒是人 β 逆转录病毒,与小鼠乳腺肿瘤病毒有很高的核苷酸同源性。

3. **分子模拟与自身抗体**　"分子模拟假说"理论显示,与自身蛋白同源或与修饰的自身蛋白同源的外来病原体可破坏机体的自身免疫耐受。PBC 患者血清 AMA 与细菌相应抗原具有交叉反应,表明 PBC 可因过度暴露于这些细菌的抗原诱导产生 AMA。临床病例表明,PBC 患者体内比同年龄的其他慢性肝病患者中出现更多的大肠杆菌;其粪便中出现大肠杆菌粗糙的变异形式,都提示大肠杆菌是 PBC 潜在致病因素。临床观察发现,慢性尿路感染患者的血清中能检测到 AMA 的概率有 52%;复发性尿路感染的患者 1 年内被确诊为 PBC 的概率为 29%,而对照组其他慢性肝病的患者只有 17%;中年女性 PBC 患者经常发生复发性尿路感染,作为复发性尿路感染的诱发因子,大肠杆菌也成为 PBC 发病的潜在因素。"分子模拟假说"理论是解释大肠杆菌与 PBC 发病过程的重要依据。

第四节　非酒精性脂肪性肝病

在无大量酒精摄入的情况下,肝细胞内的脂肪堆积(即脂肪变性)称为非酒精性脂肪性肝病(non-alcoholic fatty liver disease,NAFLD)。非酒精性脂肪性肝病包括一系列肝脏疾病,从简单的脂肪变性,也称非酒精性脂肪肝(non-alcoholic fatty liver,NAFL)到伴有炎症和肝细胞损伤的脂肪变性,也称非酒精性脂肪性肝炎(non-alcoholic steatohepatitis,NASH)。非酒精性脂肪性肝炎病理表现为肝细胞水肿、细胞质空泡化,肝细胞胞质内可见 Mallory-Denk 小体,常伴有肝窦周围的纤维化形成(图 18-3)。另有约 20% 的 NAFLD

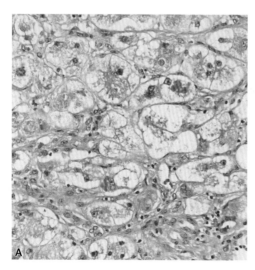
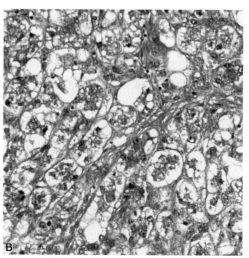

图 18-3　NASH 的病理学变化
A. HE 染色镜下改变。镜下见肝细胞脂肪变、气球样变,肝细胞内 Mallory-Denk 小体形成。
B. Masson 染色显示窦周纤维化。

患者可发展为纤维化、肝硬化和肝细胞癌。典型的细胞外纤维化往往预示着向 NAFLD 晚期纤维化和肝硬化发展。

　　NAFLD 与许多药物、遗传性代谢缺陷和营养状态异常有关。然而,它最常与代谢综合征相关。代谢综合征是一组与内脏性肥胖相关的临床特征,包括胰岛素抵抗(insulin resistance,IR)、血脂异常和高血压。NAFLD 与代谢综合征的密切关系是该疾病的肝脏表现。随着肥胖和糖尿病的流行,代谢综合征以及 NAFLD 的患病率也在增加。NASH 是目前最常见的慢性肝病之一,有望成为最常见的肝移植适应证。

　　1998 年,Day 和 James 提出了 NASH 发病机制的二次打击假说(two-hit hypothesis)。甘油三酯沉积在肝细胞中是第一个打击,增加了肝细胞对后续损伤的易感性;第二次打击是细胞层面的变化,如氧化应激或炎性细胞因子刺激导致的肝细胞损伤和死亡,进而引发 NASH 和进展性纤维化的发生。然而,进一步的研究表明,炎症可先于肝脂肪变性发生,并且肝脂肪变性的严重程度与肝纤维化或临床预后无关。这一证据指向一个更复杂的情况,2010 年 Tilg 和 Moschen 据此提出 NAFLD 发病机制的多重平行打击模型。根据 NASH 发病机制的这一替代模型,由几种常见的肝损伤分子通路、易感性和致病因素可衍生出多重平行打击组合,协同作用促进肝脏炎症、肝脏脂肪堆积和肝纤维化的进展。

　　虽然 NAFLD 的发病机制尚不完全清楚,但目前已达成一些共识,从概念上讲,其发病机制包括:①IR 和脂肪-组织轴;②饮食、肠道通透性和内脏-肝脏轴之间的相互作用;③肝脏脂毒性引起肝组织炎症、肝细胞损伤和死亡的机制。

一、饮食、胰岛素抵抗和脂肪-组织-肝脏轴

(一) 果糖在非酒精性脂肪性肝病中的作用

　　果糖是许多加工食品和商业软饮料中所使用的甜味剂。果糖的摄入将增加 NAFLD 和肝纤维化的风险,其在 NAFLD 中的多种负面作用机制已有报道。果糖可引起肠道通透性增加和微生物迁移,诱导 Toll 样受体(TLR)和 TLR 依赖性通路、脂肪合成及抑制 β 脂肪酸氧化。它还可促进肠道菌群失调,进一步加剧 NASH 的发展。

(二) 胰岛素抵抗

　　肝脏、肌肉和脂肪是重要的胰岛素反应组织,参与机体能量调节,IR 与 NAFLD 的发生密切相关。通常情况下,胰岛素通过肌细胞的胰岛素受体识别酪氨酸磷酸化胰岛素受体底物(insulin receptor substrate,IRS)以发挥作用。IRS 反过来激活磷脂酰肌醇 3 激酶和蛋白激酶 B,将葡萄糖转运蛋白(glucose transporter,GLUT)转运到质膜,从而使葡萄糖快速地从血液中摄取到肌细胞,最终引起血糖降低,并减少胰岛素分泌。在肥胖的情况下,富含脂肪的肌细胞会对胰岛素的信号作用产生抵抗。在胰岛素刺激后,骨骼肌无法从血液循环中吸收葡萄糖,从而使血糖水平升高、胰岛素分泌增加,最终导致肝脏代谢紊乱。

　　除了骨骼肌,IR 还可降低肝脏中的胰岛素作用而引起血糖升高。正常情况下,不管营养状况如何,肝脏都在维持血糖水平方面起着重要的作用。在禁食状态下,肝脏的糖异生作用可产生葡萄糖以维持血糖水平;在进食状态下,血糖水平升高时,葡萄糖通过糖酵解转化为丙酮酸,后者随即进入三羧酸循环生成柠檬酸盐,最终生成可用于合成脂肪酸的乙酰辅酶 A。上述通常由胰岛素激活,而胰岛素也是肝脏产生葡萄糖的有效抑制剂。在 IR 背景下,胰岛素无法抑制肝内葡萄糖的产生,导致心肌细胞对葡萄糖的摄取减少,造成循环内高血糖和高胰岛素水平。这些改变最终将引起肝脏脂肪生成和甘油三酯蓄积,这是由两个转录因子碳水化合物反应元件结合蛋白(carbohydrate response element-binding protein,ChREBP)和固醇调节元件结合蛋白-1c(sterol regulatory element-binding protein-1c,SREBP-1c)协同作用介导的。在 IR 和高血糖的情况下,ChREBP 通过增加糖酵解和脂肪生成来将葡萄糖转化为脂肪酸。除了葡萄糖,胰岛素还可以通过 β-HLH-Zip 转录因子家族成员 SREBP-1c 来调节肝脂肪酸的合成。发生 IR 的脂肪组织是引起肝细胞脂肪变的第三个常见原因。

(三) 脂肪组织炎症和脂肪细胞因子

　　在能量平衡的情况下,脂肪组织储存甘油三酯。在肥胖个体的脂肪细胞中,IR 导致胰岛素对激素敏感性脂肪酶的抑制作用失效,脂肪分解增加,更多游离脂肪酸(free fatty acid,FFA)释放进入循环。肝脏从

循环中摄取的 FFA 增加促进了肝脂肪变性和炎症的发生,脂肪组织炎症和脂肪细胞因子的产生又反过来促进脂肪酸的释放。肥胖对脂肪组织中巨噬细胞的聚集和轻度炎症状态有影响,并进一步影响 IR 的发生发展。脂肪组织的炎症可引起细胞因子和趋化因子的分泌,包括 TNF-α、IL-6 和 CC 趋化因子配体 2(CC-chemokine ligand-2,CCL2)。同样接受肥胖减重手术的 NAFLD/NASH 患者与无肝脏疾病的患者相比,前者的内脏及皮下脂肪组织的炎症基因表达和细胞因子表达均增加,从而导致脂肪组织中巨噬细胞的浸润。脂肪组织 FFA 的释放量升高可导致肝组织摄取 FFA 增多,进而使易感个体的肝细胞脂毒性升高,该部分内容将在后面讨论。

二、肠道通透性、肠道菌群失调和内脏-肝脏轴

(一)肠道通透性和内脏-肝脏轴

肠道菌群和肠道通透性的改变、内毒素水平和肝脏 TLRs(TLR2、TLR4、TLR5 和 TLR9)表达升高以及肝脏炎症是内脏-肝脏轴在 NAFLD 中发挥重要作用的途径。在瘦素缺乏的 ob/ob 小鼠和瘦素受体缺陷的db/db 小鼠中均观察到,这两种肥胖小鼠的肠道通透性增加,紧密连接蛋白和紧密连接相关蛋白跨膜蛋白-1 在肠黏膜的分布改变,炎症细胞因子和门脉内毒素血症的循环水平升高。一项临床 meta 分析显示,与健康对照组相比,NAFLD 和 NASH 患者的肠通透性增加风险更高。另一项使用多种小鼠模型的研究显示,NLRP6 和 NLRP3 炎性小体和效应蛋白 IL-18 可以负调控代谢综合征和 NAFLD 的进展,为内脏-肝脏轴的存在提供了进一步的证据。炎症小体缺乏的小鼠出现肠道微生物群改变,门脉循环中的 TLR4 和 TLR9 受体激动剂和 TNF-α 表达水平升高,最终导致 NASH 的恶化。

(二)肠源性激素

肠道的肠内分泌细胞分泌大量的肽激素,在维持肠道屏障完整、影响胰岛素作用、维持肝脏代谢和系统能量平衡等方面发挥重要作用。胰高血糖素样肽(glucagon-like peptide,GLP)是一种肠促胰岛素,在营养物质摄入后由小肠远端和近端结肠的肠道 L 细胞所分泌,能增加胰腺胰岛 β 细胞分泌葡萄糖刺激的胰岛素。GLP-1 受体(GLP-1R)在啮齿动物、原代人肝细胞及人肝活检标本中均有表达。GLP-1 可通过激活AMP 活化蛋白激酶、抑制 c-Jun 氨基端激酶(c-Jun N-terminal kinase,JNK)、减弱肝脏 IR、刺激肝脏脂质氧化等多种机制来改善 NAFLD 病变。除了代谢改善功能外,GLP-1R 活化还可抑制肝脏氧化应激及炎症细胞因子和转录因子的产生。肠道菌群调节 GLP-1 分泌的作用也已经被证实,研究者发现使用益生菌制剂可通过短链脂肪酸(short-chain fatty acids,SCFAs)丁酸盐促进肠道 L 细胞分泌 GLP-1,从而抑制小鼠体重增加和 IR 的产生。GLP-1 的模拟疗法在 NASH 的初步人体试验中已被证明有效,因此基于 GLP-1 治疗NAFLD 的临床试验将进入更大规模阶段。

(三)肠道失调

多项研究表明,肥胖和非酒精性脂肪肝患者的肠道菌群发生了改变。肠道菌群是影响饮食能量获取和宿主能量储存的关键环境因素。肠道菌群是如何影响 NAFLD 的发展尚不完全清楚,但目前已经提出了几种机制。SCFAs 是肠道厌氧细菌发酵膳食纤维的最终产物,参与了多种有益的代谢作用,如调节胆固醇、葡萄糖和脂肪酸代谢。饮食中的胆碱对极低密度脂蛋白的合成和输出至关重要,缺乏胆碱饮食可引起的肝脂肪变性,主要与肠道丙型变形菌纲和产芽孢细菌的菌群改变有关。肠道微生物群还可调节系统能量平衡,而 NAFLD 的发展是通过胆汁酸代谢实现的。正常情况下,胆汁酸在肝脏中合成,肠道微生物群将其转化为次级胆汁酸,并通过抑制远端小肠的 FXR,调节次级胆汁酸代谢,抑制肝脏胆汁酸合成。NASH患者血液中乙醇水平较高,而非 NAFLD 的肥胖患者无此现象,提示了肠道菌群介导的内源性酒精生成在NASH 发病机制中发挥作用。此外,无论是否存在 NASH,健康和肥胖受试者的变形杆菌、肠杆菌科和大肠杆菌菌群均存在差异。

三、肝细胞脂毒性、损伤、修复和细胞死亡的常见途径

(一)脂毒性和改变脂毒性的因素

脂毒性在 NAFLD 的发病机制中起着重要的作用。NAFLD 患者的肝脏依靠摄取的脂肪酸而合成的甘

油三酯占了甘油三酯总量的大部分比例(60%),脂肪从头合成和饮食摄取的甘油三酯所占比例较小。由于阻断肝脏甘油三酯的合成会增加 NASH 小鼠肝脏 FFA 水平和肝脏损伤,所以甘油三酯合成可能是对 FFA 暴露的一种保护反应。除甘油三酯外的多种脂类,包括氧化固醇、二酰甘油、胆固醇和磷脂,都与脂毒性有关。NASH 脂毒性的产生机制目前有几种假说:一种典型的机制是在线粒体和过氧化物酶体脂肪酸氧化过程中产生了活性氧,另一种机制是通过改变调节应激反应和代谢信号通路的某些转录因子(如先天免疫受体 TLRs)。脂毒性还可激活炎症通路,改变 ERS 状态,并损害细胞自噬能力。其他调节因子亦可影响肝脏的脂毒性:铁在肝脏中的累积会提高氧化应激,增加肝脏对脂毒性的敏感性;病毒性肝炎与 NASH 相关;某些药物如氨甲蝶呤也可增加 NASH 的肝毒性风险。

(二) 炎症和炎症信号通路

NASH 中的炎症是由可溶性因子介导的肝细胞、非实质细胞(活化的库普弗细胞、星形细胞和窦内皮细胞)及内脏脂肪组织释放的促炎因子共同作用的结果。NF-κB 通路在 NASH 患者和动物模型中出现信号上调,但它在 NASH 中的作用很复杂,NF-κB 信号的激活状态可诱导炎症反应和脂肪变性,其失活状态却可在小鼠模型中引起脂肪性肝炎和肝癌。同时,将脂肪性肝炎小鼠模型中 TNF 诱导凋亡的调节因子 c-JNK 的亚型 JNK-1 基因敲除,可表现出对肝细胞的保护作用,这提示 JNK 信号通路在 NASH 的发病机制中也起着重要作用。此外,在 NASH 患者中还发现促炎细胞因子、TNF-α 和 IL-6 细胞因子水平升高。脂肪性肝炎动物模型中,减少 TNF-α 表达可降低肝脂肪变性、细胞损伤和炎症的程度,提示 TNF-α 在 NASH 发病机制中也发挥一定的作用。

(三) 氧化应激和脂质过氧化

ROS 指几种短效的促氧化化学物质,包括羟自由基、单态氧分子、过氧化氢和超氧阴离子。当这些促氧化分子突破了细胞的保护性抗氧化机制时,会导致细胞内大分子的氧化损伤。基本细胞生物分子的功能失活既可引起细胞死亡,也可激活氧化还原敏感性转录因子如 Nrf1 和 NF-κB 从而产生炎症介质。NASH 患者的血清中,氧化应激标记物和 DNA 氧化损伤标记物水平升高,而谷胱甘肽 S-转移酶、过氧化氢酶等抗氧化因子减少。细胞内的多不饱和脂肪酸可通过 ROS 进行过氧化反应,形成丙二醛和反式-4-羟基-2-壬烯醛副产物。脂质过氧化物再通过增加 TNF-α 生成,使炎症细胞大量涌入,破坏蛋白质和 DNA 合成,并消耗保护性细胞抗氧化剂如谷胱甘肽,最终导致肝脏损伤。

(四) 线粒体功能障碍

超微结构研究发现,NASH 患者肝细胞的巨大线粒体内有亚晶状包涵体。线粒体功能障碍包括果糖摄入后合成 ATP 能力受损并导致肝脏 ATP 短暂消耗、线粒体 DNA 编码蛋白的表达水平降低,NASH 患者线粒体呼吸链复合物的活性下降。杂合子小鼠的线粒体三功能蛋白表现出 β-氧化反应缺陷和随年龄增长出现的肝脂肪变性和全身性 IR。相反,因线粒体脂肪酸 β-氧化反应缺陷引起的肝源性 IR 却与高脂肪食源性肥胖无关。此外,对大鼠的研究表明,肝脏线粒体功能障碍先于脂肪肝和 IR 出现。

(五) ERS 与未折叠蛋白反应

蛋白质的合成、适当的折叠和加工是由内质网完成的。肌醇酶 1α 通路由内质网中未折叠蛋白的积累激活,是未折叠蛋白反应(unfolded protein response,UPR)中最高度保守的一个分支,继而激活 XBP1 蛋白,后者是一种调节内质网相关降解和 ER 伴侣蛋白的转录因子。NAFLD 患者的 UPR 被激活,进而引起肝脏 IR、甘油三酯基因表达上调和脂肪生成增加。ATF6 是 UPR 反应中 XBP1 的一个下游转录因子,前者失活时会导致肝脏发生脂肪变性,通过改变脂蛋白输出、碳水化合物代谢及脂肪酸的 β-氧化反应可预防脂肪变性。ERS 和 UPR 在肝脏代谢和 NAFLD 发病机制中起重要作用。

(六) 自噬

细胞内的成分通过自噬作用被溶酶体降解。自噬的类型有三种:①巨自噬,部分胞质吞噬形成自噬体;②分子伴侣介导的自噬,分子蛋白结合可溶性蛋白,引导后者与溶酶体结合;③微自噬,由溶酶体膜内陷包绕细胞成分形成。通过基因编辑或药物的方法,减少脂类分解和脂肪酸 β-氧化反应,从而增加肝细胞甘油三酯含量,可以抑制巨自噬,如肝细胞特异性巨自噬功能缺陷的基因敲除小鼠体内的肝甘油三酯和胆固醇水平显著升高。高胰岛素血症和 IR 与肝脏自噬功能下降有关。已知细胞自噬能调节细胞器功能和胰岛素信号转导,而肝脏自噬功能缺陷可引起 ERS 和 IR,这为研究肥胖、IR 和 NAFLD 之间潜在的分子联系提供了线索。

(七) 肝脏创面愈合反应及相关通路的作用

伤口愈合是组织对损伤的一系列反应,包括炎症、纤维生成、纤维蛋白溶解、血管生成和肝祖细胞活化。因为 NASH 包含伤口愈合的所有这些特征,故有学者提出 NASH 代表了肝脏慢性脂毒性损伤的伤口愈合反应,影响创伤愈合反应的遗传和非遗传因素可能是导致 NASH 出现不同预后的原因。NASH 的一个关键特征是肝细胞的细胞质空泡化。音猬因子(Sonic hedgehog,SHh)是肝细胞在氧化应激、细胞凋亡和 ERS 等多种条件下释放的一种配体,可引起星形细胞、窦内皮细胞、炎症细胞和肝祖细胞的应答。健康的肝脏不表达 SHh,处于应激状态的肝细胞则上调 SHh 的表达。有趣的是,研究表明维生素 E 治疗 NASH 患者的机制与前者抑制 Hh 途径活性有关。

(八) 肝祖细胞

肝祖细胞在肝损伤后的再生和修复中起着重要的作用。肝活检证实小儿 NAFLD 患者出现肝祖细胞腔室扩张。肝祖细胞表达脂联素、抵抗素和 GLP-1,它们与 NAFLD 的组织学损伤严重程度相关。肝损伤时,已分化的肝细胞大量增殖以恢复肝脏的储量和功能,这是第一道防线。然而,在慢性肝病中,肝细胞增殖的效果较差。在这种情况下,双潜能祖细胞可以被激活,分化为肝细胞或胆管细胞。

(九) 细胞外囊泡

细胞外囊泡(extracellular vesicle,EV)是一种小的膜结合粒子,由受损细胞释放出来,参与细胞间通信等过程。在啮齿类动物实验模型中,循环细胞外囊泡的增加与饮食诱导的 NAFLD 的发生有相关性,即外囊泡的数量与 NAFLD 进展相关,这些发现也已在 NASH 患者身上得到证实。EV 既可在 NAFLD 中起致病作用,也可作为该疾病的生物标记物。肝源性微粒是 EV 的一种,经胞外酶 vannin-1 介导的内化后,可促进脂肪性肝炎的血管生成和肝损伤需要,vannin-1 是微粒表面的一种具有内皮细胞脂筏结构域的蛋白。此外,从脂肪组织中提取的 EV 可根据其脂质含量的不同或刺激或抑制肝细胞内的胰岛素信号转导,提示其在调节全身 IR 方面具有潜在的作用。

(十) MiRNA

miRNA 是一种短的 ncRNA 序列,可抑制或降解靶 mRNA,在多种细胞过程(包括信号传递、代谢过程和蛋白-蛋白相互作用)中调节基因表达。miRNA 参与肝内甘油三酯稳态和 NAFLD 发病机制的调节。肝脏中含量最丰富的 miRNA 是 miR-122,它是肝脏胆固醇和脂肪酸代谢的关键调控因子。在小鼠模型中,运用反义寡核苷酸对 miR-122 进行抑制,可降低血浆胆固醇水平、减少肝脂肪酸和胆固醇合成,并增加肝脂肪酸氧化。同时,抑制 miR-122 还可以改善饮食诱导的肥胖模型中的肝脏脂肪变性。除了 miR-122,还有其他 miRNA 参与了 NAFLD 的发病机制。

(十一) 核受体

核受体(nuclear receptor,NR)是配体激活的转录因子,在协调细胞代谢过程和其他关键过程中发挥重要作用。人类有 48 个核受体,分为 7 个亚科。NR1 亚家族的几个核受体相关的信号通路和代谢过程的失调与 NAFLD 的发病机制有关。其中,过氧化物酶体增殖物激活受体(peroxisome proliferator-activated receptor,PPAR)亚家族成员是脂质代谢的主要调节因子,PPARα/NR1C1 主要在肝脏表达,其激动剂为 FFA 和烯酸类,激活 PPARα 可降低肝脂肪变性和炎症反应。PPARβ/δ(NR1C2)主要在肌肉表达,同样可由 FFA 和烯酸类激活,激活后能减少肝脂肪变性、炎症及 IR 反应。PPARβ/δ(NR1C3)在脂肪组织表达,由烯酸类和前列腺素激活,激活后能改善肝脂肪变性和 IR。使用 PPARγ 受体激动剂吡格列酮协同治疗,对活检确诊的 NASH 患者具有一定的疗效。孕烷 X 受体(pregnane X receptor,PXR)/NR1I2 在肝脏和肠道中表达,可被外源性药物和类固醇激活。在体内,配体依赖的 PXR 激活和 PXR 破坏都会导致肝脂肪变性。体外对人原代肝细胞的研究表明,PXR 激活可通过 SREBP-1 通路促进脂变性;将 PXR 基因敲除后,则通过 AKR1B10 介导的乙酰辅酶 a 羧化酶(acetyl-CoA carboxylase,ACC)上调来促进脂肪从头生成,这表明它在 NAFLD 发病机制中具有双重作用。结构性雄激素受体(constitutive androstane receptor,CAR)/NR1I3 在肝脏中表达,其天然配体为外源性物质和类固醇,激活 CAR 可减少肝脂肪变性、糖尿病和 IR 反应。肝 X

受体(liver X receptor,LXR)的变体 LXRα/NR1H3 和 LXRβ/NR1H2,可与氧化固醇结合并激活,在固醇传递、人体胆固醇和甘油三酯代谢中起重要作用,例如 LXRα/β 激活后可增加 SREBP-1c 表达从而促进脂肪酸合成。法尼醇 X 受体 α(farnesol X receptor-α,FXRα)/NR1H4 能调节胆汁酸的合成并在脂质、胆固醇、碳水化合物和胆汁酸的代谢中发挥重要作用;摄入食物后,胆汁酸从胆囊释放,激活肠道 FXR,从而上调肠道激素 FGF19 的表达;FGF19 又可通过肝内循环被运输到肝脏,与肝脏中的 FGFR4 受体结合,抑制胆汁酸的合成。FXR 还调节肝源性激素 FGF21,后者具有调节脂肪组织葡萄糖摄取、肝脂肪酸 β-氧化作用和脂肪生成的功能。在 NAFLD 动物模型中观察到,FXR 的激活可降低肝脂肪化和纤维化,使用 FXR 的配体奥贝胆酸(obeticholic acid),可改善 NASH 的组织学病变,目前该药物已进入临床研究阶段。

(十二) 端粒缩短

端粒是染色体末端的六碱基重复序列。端粒的作用是防止染色体间末端连接,保证每条染色体的完整性。每一次有丝分裂都使端粒长度逐渐缩短,直至达到启动细胞凋亡的临界点。端粒酶是一种与端粒相关的核酶复合物,能够稳定端粒长度。人们对端粒在 NAFLD 中作用的初步印象是,有端粒病变的患者常可发展为 NAFLD。端粒酶缺乏的小鼠肝脏再生功能不全,纤维化进程加剧,并发展为肝硬化;相反,端粒酶逆转录酶(telomerase reverse transcriptase,TERT)是端粒酶的重要组成部分,前者过表达可保护小鼠免于发生肝脂肪变性和纤维化。人端粒酶逆转录酶(hTERT)中罕见的基因变异,与 NASH 发展成肝细胞癌的过程关系密切,与对照组相比,这些患者外周血白细胞出现进行性端粒缩短。

(十三) 细胞凋亡

肝细胞表达膜受体 Fas,但不诱导邻近细胞凋亡,因为它们不产生 FasL。然而,NASH 患者的肝细胞 FasL 表达增加,可诱导细胞凋亡。FasL 与 Fas 相互作用可激活 caspase-8,而 caspase-8 又依次激活修饰并活化 Bid 蛋白;随后,活化的 Bid 激活 Bax 蛋白,后者与 Bak 形成复合物,并在线粒体外膜形成通道;导致线粒体膜通透性增加并释放出内膜下的细胞色素 c,从而阻断线粒体呼吸链,增加线粒体内 ROS 的形成;ROS 可使线粒体膜的通透性进一步升高,最后线粒体外膜破裂并释放出促凋亡分子以激活 caspase-9 和 caspase-3;由此,细胞凋亡可持续不断地反馈循环进行。细胞角蛋白 18(cytokeratin 18,CK18)是一种与凋亡细胞相关的中间丝蛋白,它在 NASH 患者的血清中升高,并被认为是 NASH 的一种生物标记物。除了肝细胞凋亡外,脂肪细胞凋亡也在 NAFLD 发病机制中起着重要作用,它促使巨噬细胞向脂肪组织的浸润,导致产生 IR、脂肪组织中 FFA 释放增加、肝脏 FFA 摄取增加及 NAFLD 的发生发展。

(十四) 遗传因素

全基因组关联分析已经确定了与 NAFLD 发展相关的多个风险等位基因,如易感基因 *PNPLA3* 和 *TM6SF2*。*PNPLA3* 在肝细胞、星形细胞和脂肪细胞中表达,它编码具有甘油三酸酯水解酶活性的跨膜蛋白。研究发现 *PNPLA3* 基因变异体 *PNPLA3*(rs738409[G],编码 Ile148Met)可引起肝脂肪变性、NASH 及纤维化的易感性增加。有趣的是,这种风险的增加不仅是肥胖和代谢综合征的独立风险,而且还与病毒性肝炎和 ALD 等其他风险因素一起增加了进行性肝病的风险。第二个多态性是 *TM6SF2* 基因内的 rs58542926,它也与 NAFLD 风险的增加有关。这种基因变异一方面增加了 NAFDL/NASH 和纤维化的风险,另一方面却降低了心血管疾病的风险。此外,小鼠模型研究显示 *TM6SF2* 还在肝脏甘油三酯和胆固醇代谢中起作用。上述研究针对 NAFLD 相关不良结果的不同风险因素进行治疗,为 NAFLD 的精准医疗展示了良好的前景。

第五节　酒精性肝病

每天酒精摄入量超过 60g 的人群中,90% 的人会发展成酒精性脂肪肝(alcoholic fatty liver,AFL),5%~15% 的患者可能会发展成酒精相关的纤维化和肝硬化。酒精性肝病(alcoholic liver disease,ALD)的组织学特征包括脂肪变性、脂肪性肝炎、纤维化和肝硬化。ALD 与 NAFLD 有许多相同的组织学特征以及分子和生理学上的致病机制,本节综述了 ALD 分子基础的显著特征。

一、酒精代谢和氧化应激的产生

乙醇代谢有 4 条途径,其中 2 条为主要的氧化途径,另外 2 条为次要的非氧化途径。主要的氧化途径包括醇脱氢酶(alcohol dehydrogenase,ADH)和醛脱氢酶(aldehyde dehydrogenase,ALDH)1,它们存在于细胞质中,而 ALDH2 位于线粒体中。乙醇的初始氧化是通过产生乙醛的胞质 ADH 同工酶进行的,然后乙醛被转化为乙酸,这些反应导致烟酰胺腺嘌呤二核苷酸(NAD)被还原为还原型烟酰胺腺嘌呤二核苷酸磷酸(reduced nicotinamide adenine dinucleotide phosphate,NADPH)。由于肝细胞不能维持氧化还原内稳态,过量的 ADH 介导了肝 NADH 生成,它具有多种重要的代谢作用。这种氧化还原的不平衡状态可导致三羧酸循环和脂肪酸氧化均受抑制,从而促进肝脂肪变性的发生。然而,随着乙醇的长期摄入,肝细胞的氧化还原不平衡状态可恢复正常,但脂质代谢基因开始发挥主要调控作用。

乙醇也可经微粒体乙醇氧化系统代谢,其中细胞色素 P450 2E1(cytochrome P450 2E1,CYP2E1)是关键酶,其他细胞色素 P450 酶如 CYP1A2、CYP3A4 也共同发挥作用。CYP2E1 是由慢性酒精摄入诱导的,这也是酒精依赖性个体体内出现酒精代谢耐受的原因。CYP2E1 在酒精性肝损伤中发挥作用,其产生的活性氧可破坏细胞防御系统,导致线粒体损伤并进一步加剧氧化应激反应。乙醇的额外非氧化代谢是通过过氧化氢酶进行的,这一过程也会导致氧化应激和肝损伤。

二、酒精性肝病肝细胞损伤的常见途径

与 NAFLD 一样,线粒体功能障碍也参与了 ALD 的发病机制。酒精可诱导肝细胞线粒体功能障碍,缺氧和一氧化氮加重了这一过程。在小鼠模型中,慢性乙醇介导的肝损伤与肝线粒体膜通透性转换孔的诱导敏感性增加有关。同时,ERS 在 ALD 的发病机制中也起重要作用。给小鼠灌胃摄入乙醇可诱导 UPR/ER 应激基因启动,这是由于甲硫氨酸合成酶的下调诱发了高同型半胱氨酸血症,后者进一步诱发 ERS;接着依次激活 SREBP-1c 和 SREBP-2,引起肝细胞内胆固醇和甘油三酯的蓄积,造成肝脂肪变性。

自噬是机体针对 ALD 的一种保护机制,用于清除线粒体和脂滴等受损细胞器。乙醇给药后可诱导巨自噬现象,这一过程包含了乙醇代谢、产生活性氧和抑制 mTOR 信号通路的哺乳动物靶点。通过实验抑制细胞的巨自噬,加剧了肝细胞凋亡和肝损伤。巨自噬对肝细胞内脂滴和线粒体损伤的清除具有选择性,使用药物促进巨自噬作用,可以改善酒精诱导的急性和慢性肝损伤;而用氯喹抑制巨自噬作用,则可加重脂肪变性和肝损伤。

1. **细胞凋亡和坏死**　酒精诱导 ROS 产生,引起脂质过氧化和谷胱甘肽耗竭,可通过细胞凋亡、坏死或坏死性凋亡导致肝细胞死亡。在 ALD 中,基于线粒体(内源性途径)和死亡受体诱导(外源性途径)的细胞凋亡都可能发生。酒精性肝炎中可见肝细胞凋亡增加,且 ALD 的严重程度与肝细胞凋亡的程度相关。与凋亡相似,坏死也是一个受调控的过程,涉及受体相互作用蛋白激酶 1(receptor-interacting protein kinase 1,RIPK1)和 RIPK3。坏死性凋亡是由死亡受体引发的程序性坏死,类似于外源性凋亡通路。在 ALD 患者的肝活检切片中检测到 RIPK3 的表达增加,且在乙醇灌胃的小鼠肝脏中也观察到 RIPK3 诱导的肝细胞坏死凋亡;但 *CYP2E1* 基因缺陷小鼠却不会诱发 RIPK3 相关途径的凋亡,因而上述过程似乎依赖于 *CYP2E1* 的参与。

2. **缺氧**　与乙醇代谢相关的耗氧量增加可导致肝 3 区即中央静脉周围肝细胞缺氧。乙醇饮食可引起缺氧诱导因子(hypoxia-inducible factor,HIF)的上调,这是机体对缺氧的适应性反应。在小鼠模型中,HIF1A 的诱导可改善酒精性脂肪变性。然而,肝 HIF1B 表达被干扰的小鼠也能抵抗酒精对肝的损伤,说明 HIF 在 ALD 中的作用机制很复杂。

3. **先天性和适应性免疫反应**　酒精暴露显著地改变了应激信号,先天性和适应性免疫应答及其机制在 ALD 的发病机制中起重要作用。肝细胞在受到损伤或死亡过程中会向其他细胞释放压力信号,这些信号被称为危险相关分子模式(danger-associated molecular patterns,DAMPs)。这些应激信号将对肝脏的非实质细胞产生旁分泌或内分泌作用,包括库普弗细胞、巨噬细胞、窦内皮细胞和肝星形细胞(HSC)。高速泳动族蛋白 B1(high mobility group protein B1,HMGB1)是一种危险相关分子模式,可将 HSC 和内皮细胞招募

到乙醇诱导的肝细胞损伤部位。

　　酒精的摄入会激活肝脏的先天免疫系统。乙醇可通过循环途径来诱导经肠道吸收的内毒素。此外，乙醇暴露使库普弗细胞对 TLR4 介导的信号敏感性增高，导致炎症介质如细胞因子和趋化因子的表达增加。ALD 的炎症通路是由库普弗细胞向促炎性 M1 表型的极化启动的，这一过程依赖于 CB2 受体。此外，M2 型库普弗细胞可以诱导 M1 型库普弗细胞的凋亡，这种 M1/M2 型之间的平衡可能决定了酒精性肝损伤进程。事实上，在脂肪变性和肝损伤程度最低的饮酒人群中，肝 *M2* 基因的表达水平要高于晚期肝病患者。与健康个体和稳定戒断的酒精性肝硬化患者相比，重度酒精性肝炎患者的细胞毒性 T 细胞和自然杀伤细胞的细胞毒性功能受损且活化减少。树突状细胞是抗原呈递细胞，喂食乙醇的大鼠的树突状细胞可分泌高水平的细胞因子(如 IL-1b、IL-10)，也分泌低水平的 TNF-α、IFN-γ 和 IL-12，表明其树突状细胞表型受到抑制。在乙醇暴露的小鼠中，外源性和同种异体抗原的呈递以及 MHC Ⅰ 类和 MHC Ⅱ 类分子在细胞表面的形成均受到抑制。

　　4. 酒精性肝病的内脏-肝脏轴　　与 NAFLD 一样，ALD 的发病机制也与肠道通透性的改变、肠道紧密连接的破坏和肠道菌群的失调有关。急性和慢性酒精摄入都会增加肠道通透性，使用益生菌治疗酒精性肝炎大鼠后发现，可以改善肠道通透性和酒精性肝损伤。此外，肠道通透性的增加还可促进内毒素的吸收，增加了肝损伤的风险。乙醇还与饮酒人群的结肠微生物群改变及内毒素血症相关。肠道菌群可改变个体对 ALD 的易感性，从患有严重酒精性肝炎的患者和非酒精性脂肪性肝炎的饮酒者身上分别提取的人类肠道菌群移植于小鼠身上，结果发现接受前者菌群的小鼠发生了更严重的肝脏炎症和损伤。

　　5. 酒精性肝病的遗传易感性　　考虑到 NAFLD 和 ALD 的发病机制有许多相似之处，这两种疾病的危险基因位点也有相同之处就不足为奇了。在一项全基因组相关性研究中，对欧洲血统的个体进行了酒精相关肝硬化的研究，发现三个与脂质代谢有关的危险基因位点，包括 *PNPLA3* 中的 rs738409，以及 *TM6SF2* 和 *MBOAT7* 中的新变异型。

第六节　原发性肝癌

一、肝癌的发病情况

　　肝癌是全球第四大癌症相关死亡原因。肝细胞癌(hepatocellular carcinoma，HCC) 约占所有原发性肝脏恶性肿瘤的 85% ~ 90%。HCC 是一种性别差异较大的疾病，在男性中发病率较高。事实上，HCC 在男性中是第五常见的癌症类型，而在女性中是第九常见的癌症类型。尽管在世界范围内许多癌症的发病率和死亡率正在下降，但在包括北美、拉丁美洲和中欧在内的世界许多地区，与 HCC 相关的发病率和死亡率都在上升。2008—2012 年 HCC 发病率以每年 3.1% 的速度增长，男性的发病率仍然是女性的 3 倍，非西班牙裔白人、非西班牙裔黑人和美国印第安人/阿拉斯加原住民的 HCC 发病率有所上升，而非西班牙裔亚洲人和太平洋岛民的发病率明显下降。更令人担忧的是，与许多常见癌症死亡率下降相比，男性 HCC 患者实际死亡率以每年 2.8% 的速度递增，女性患者实际死亡率以每年 3.4% 的速度递增。这种男性和女性的发病率和死亡率皆有上升的趋势，使我们更加需要深入探讨 HCC 的分子和细胞机制以改善目前有限的治疗手段。

二、肝癌的发病因素

　　HCC 的起源具有异质性。最常见的诱因是乙型肝炎病毒(HBV) 和丙型肝炎病毒(HCV) 引起的慢性感染，也可由酒精及代谢等原因引起。虽然大多数 HCC 发生在慢性肝损伤、肝纤维化和肝硬化的背景下，但部分肿瘤也可以发生在正常肝脏中，且一些 HCC 可由肝细胞腺瘤演变而来。此外，慢性肝脏疾病背景下 HCC 的发生机制因病因而异，也可能在相似的病因中表现出不同的发病机制。例如，HCC 通常发生于可引起肝硬化的基础疾病患者中，如肝豆状核变性、血色素沉着病和酪氨酸血症等。HCC 可发生于 HCV 感染的伴有晚期肝硬化的患者，也可发生于轻度肝纤维化的肝脏中。相类似地，在没有肝硬化的 NASH 患者中发生 HCC 的病例也很多,NASH 患者发生 HCC 的概率与纤维化分期有关。尽管如此,由慢性肝脏疾病或慢性肝炎(由感染、代谢变化、酒精或黄曲霉毒素等诱发)引起的晚期纤维化和肝硬化仍然是 HCC 最重要的危险因素。

事实上,由于肝脏固有的再生能力,反复的肝细胞坏死和再生可能是肝细胞异型增生的主要原因。肝细胞死亡还会以激活星形细胞或门静脉成纤维细胞的方式引起炎症和损伤的修复反应,这些细胞本身就可以形成一个可能有利于肿瘤发生的微环境,继而导致再生结节形成。然而,由于炎症环境及活化的肌成纤维细胞和其他尚不明确的因素,在增殖的肝细胞中持续存在氧化应激反应和自由基引起的 DNA 损伤,导致肿瘤抑制基因失活和癌基因突变的累积,从而为肿瘤提供发生发展的条件。因而,一些再生结节演变成低度和高度异常增生结节,进而演变为进展性甚至是转移性 HCC。

HCC 也可能起源于 CSCs,CSCs 是由正常存在的干细胞或组织内的祖细胞突变而形成的。有研究表明,成熟细胞(如肝细胞)可以去分化为祖细胞样细胞,进而引起突变。此外,部分 HCC 表现出混合的肝细胞和胆管细胞表型,说明这些肿瘤可能是双潜能干细胞起源。同时,研究者发现一些早期 HCC 组织中有卵圆细胞或干细胞的增殖。目前已知的调节干细胞更新的途径(如 Wnt、Hh 和 Notch 途径)可在卵圆细胞激活中起作用,也在某些 HCC 亚群中起作用。

三、肝癌发生的通路

在肝癌发生过程中,多种遗传因素的异常赋予它们无限增殖和无限增殖化能力的细胞表型,这些遗传异常随着时间的累积必将导致肿瘤的发生和发展。已发现的基因变异包括从单个基因的点突变到染色体臂的扩增或缺失等多种改变,但是这种基因突变的确切性质和时间顺序尚不清楚,在不同个体之间的异质性也不明确。突变的基因包括 *MYC*(8q)、*Cyclin A2*(4q)、*Cyclin D1*(11q)、*RB1*(13q)、*AXIN1*(16p)、*p53*(17p)、*IGFRII/M6PR*(6q)、*p16*(9p)、上皮钙黏素(16q)、*SOCS*(16p)和 *PTEN*(10q)。最近的一项研究对 243 个肝脏肿瘤进行了外显子组测序,并记录了它们独特的分子特征;最常见的突变涉及 *TERT* 启动子区域,导致端粒酶表达增加,出现在大约 60% 的 HCC 中;排在第二位的突变涉及 *CTNNB1* 和 *TP53* 的突变,分别出现在大约 35% 和 25% 的 HCC 病例中;其他一些基因突变频率较低,但可持续存在,包括 *ARID1A*、*ALB*、*AXIN1*、*APOB*、*CDKN2A*、*ARID2* 及 *RPS6SKA3* 等基因的突变。

不同的致癌因素通过各自特定的途径参与到 HCC 发病机制中。黄曲霉毒素是来自真菌黄曲霉和寄生曲霉的毒素,它们会污染在炎热潮湿条件下储存不当的食物,在亚洲和非洲尤为常见。黄曲霉毒素一旦被摄入,就会与细胞色素 p450 反应形成活性代谢物,从而导致 DNA 加合物的形成,最终诱导肝细胞转化。上述过程的主要下游效应是抑癌基因 *p53* 的突变。在接触黄曲霉毒素后发生的 HCC 中,至少 56% 病例都出现 *p53* 突变。在西方国家,绝大多数晚期 HCC 患者都有 *p53* 的突变,提示 *p53* 缺失是一个晚期事件。值得注意的是,除黄曲霉毒素外,*p53* 的高频突变仅出现在血色病相关的 HCC 中。

端粒酶激活与人 HCC 的相关性应得到重视。90% 以上的 HCC 病例中存在端粒酶的激活。具体机制包括:启动子突变、基因扩增和 *TERT* 启动子内插入 HBV 等。通常情况下,*TERT* 启动子突变与 *CTNNB1* 突变并存。引起 β-catenin 激活的突变通常位于外显子 3、外显子 7/8 或 β-catenin 降解复合体成分(如 AXIN1)中。也有调节细胞氧化还原状态的基因突变的报道,包括 *NRF2* 和 *KEAP1* 基因。

最后,已有多项研究显示,在 HCC 中存在下列信号通路的单独或联合异常激活现象,包括 Wnt/β-catenin、Notch、TGF-β、IGF-Ⅱ、Akt/mTOR、Ras/MAPK 和 Met 信号通路。尽管目前这些研究仍处于初步阶段,但多项临床前期和临床研究显示,针对这些通路的 HCC 靶向治疗具有一定的优势。同样,上述通路(包括 Wnt)激活了酪氨酸激酶受体后,也可由 Ras/MAPK、PI3K 或 JAK/STAT 信号通路转导。索拉非尼在 HCC 治疗中的成功应归功于发现 HCC 的这一遗传学异常。

动物模型的应用有助于深入研究疾病的生物学行为并完善治疗方法。肿瘤的异种移植模型一直存在重大问题。SB 转座子/转座子模型因其简单有效性,已在人类疾病的动物模型建立中得到广泛应用。例如,在分析人 HCC 基因谱时,发现约 10% 的肝细胞癌表现出 Met 激活或过表达,同时伴有 *CTNNB1* 突变。采用 SB 和尾静脉注射的方法,建立了共表达 Met 和突变型 β-catenin 的动物模型,在分子水平上与人 HCC

有很高的相似性。使用上述方法进行研究,可能对我们理解 HCC 中关键信号通路的联合或单独作用至关重要。其他模拟肿瘤微环境和癌灶效应的动物模型对研究 HCC 也很有价值,比如先给予小鼠化学致癌物(如二乙基亚硝胺),再给予四氯化碳等纤维化诱导剂进行反复损伤的模型。总之,这些动物模型可能有助于我们更好地理解疾病的过程,并有助于改良和完善 HCC 治疗方法。

第七节　肝脏及胆道常见遗传性疾病

一、肝豆状核变性

肝豆状核变性(hepatolenticular degeneration,HLD)又称威尔逊病(Wilson disease,WD),是一种常染色体隐性遗传的铜代谢障碍疾病,HLD 患者起病从 2~72 岁不等。在自然人群中的发病率为 1/100 000~1/30 000,突变携带者的概率为 1/90。由于 HLD 的基因突变不能有效表达基因产物,导致过量的铜离子在肝脏、脑核和巩膜等处沉积,临床上以肝硬化、大脑基底节软化和退行性变为显著特征。眼部症状主要表现为角膜边缘有金黄色的色素环,称角膜色素环(Kayser-Fleischer ring),是该病特有体征。另外,铜在肾内沉积造成刷状缘丧失而引起肾小管病伴糖尿、氨基酸尿及磷酸多尿症等。

HLD 的肝脏病理形态学可表现为单纯性脂肪肝、脂肪性肝炎样模式、急慢性炎症坏死不伴肝硬化模式及慢性炎症坏死伴肝硬化模式;出现小泡性脂肪变性及铜沉积,对 HLD 的诊断有一定的提示意义。但其肝脏形态学缺乏特征性改变,沉积的铜在肝脏内分布不均,因此,肝铜染色阴性不能排除 HLD 的诊断,而过量的铜沉积也可见于其他肝脏疾病。

HLD 于 1912 年首先由 Wilson 医生报道。ATP7B 基因是目前已知唯一的 HLD 致病基因,定位于染色体 13q14.3,长约 80kb,包含 21 个外显子和 20 个内含子,所编码的 ATP7B 蛋白参与机体内铜的跨膜转运。ATP7B 基因突变导致 Cu^{2+} 无法正常排泄,过量的 Cu^{2+} 在肝脏、大脑及角膜等器官沉积,导致相应的病理表现。ATP7B 基因主要在肝脏表达,编码的蛋白质相对分子量约为 160 000,定位于高尔基体膜,同时具有合成及分泌的功能,共包括 5 个功能区:铜离子结合区,有助于铜转运和移动;ATP 结合区;转导区,将 ATP 水解释放的能量转换用于离子运输;跨膜阳离子通道/磷酸化区;疏水的跨膜区。

迄今已报道的 ATP7B 基因突变超过 600 多种,其中以错义或无义突变最为常见,其次为小片段的插入、缺失和剪接位点突变。仅有少数几个热点突变,其余则为罕见突变。不同地区和种族的人群突变特点不同。在欧洲,最常见的突变为 H1069Q,而亚洲最常见的突变为 R778L。不同的突变类型可以引起不同的临床表现。

血清铜蓝蛋白(ceruloplasmin)、24h 尿铜、角膜色素环是铜代谢相关经典检查,用于临床疑诊 HLD 者的初步筛查。基因检测、肝活组织病理学检查及肝铜定量检测可进一步明确诊断。

二、遗传性血色病

遗传性血色病(hereditary hemochromatosis,HHC)也称原发性血色病(primary hemochromatosis)或特发性血色病(idiopathic hemochromatosis),是常染色体隐性遗传性疾病,男性患者为女性患者的 10 倍,由于小肠过度吸收铁,使之在组织和器官中过量沉积,导致肝、脾、胰、皮肤、肾上腺、心、脑垂体和关节等多器官功能障碍,呈现出皮肤色素沉着、肝硬化及糖尿病等三大临床特征。

(一)HHC 的历史与命名

早在 100 年前,Von Recklinghansen 首次应用血色病(hemochromatosis)命名本病,1935 年 Sheldon 对 HHC 作了系统的描述。此后,随着人们对铁代谢的深入研究,对此种铁负荷过载性疾病的发病机制有了较多的了解。1976 年 Simon 等发现 HHC 基因与 6p 区带上的 HLA-A 位点紧密连锁;1993 年 Jazwinska 等将此基因定位于与 HLA-A 基因位点相距 1~2cm 的区域;1995—1996 年,大量研究结果将 HHC 基因进一步定位在主要组织相容性复合体(major histocompatibility complex,MHC)远侧端至少 1Mb 的区域;1996 年 Feder 等将 HHC 基因限定在多态性位点 D6S2238 和 D6S2241 之间,并克隆了全长 cDNA。鉴于 HHC 基因与 HLA 家族基因具有较高的同源性,故命名为 *HLA-H/HFE* 基因,该基因的突变是 HHC 发病的分子遗传学基础。

(二) HHC 的基因突变与遗传方式

HHC 的遗传方式呈常染色体隐性遗传,其突变基因 *HFE* 位于 6p 区带上,限定在多态性位点 D6S2238 和 D6S2241 之间的 24kb 范围内,在基因组 DNA 上跨越 12kb,由 7 个外显子和 6 个内含子组成,在多种器官组织(肝、脾、小肠、胰腺、肾脏、心脏和睾丸等)中转录成约 1kb 的 mRNA,其有效读码框架为 1 029bp,编码一个含 343 个氨基酸残基的 HLA-H/HFE 蛋白。氨基酸序列分析显示,HFE 蛋白与 MHC Ⅰ 类分子 HLA-A2 及 HLA-G 具有高度同源性,且均为单一多肽链结构,由 N 端信号肽、肽链结合区($\alpha 1$ 和 $\alpha 2$)、免疫球蛋白结构类似区($\alpha 3$)、跨膜区及胞内区构成。多数 *HFE* 位于 6p 区带上,但青少年 HHC 的突变基因还可定位在 1q 和 7q22 上。

近年来,通过多种检测方法证明,*HFE* 基因存在两种突变。①C282Y 基因突变:美国 HHC 患者中纯合子 C282Y 突变的频率为 83%,且与家族单体型有关,其突变周围的遗传多态性位点(D6S2238-D6S2239-D6S2241)处于高度的连锁不平衡状态。在 HHC 患者中处于高度连锁不平衡状态单体型的 3 个位点的 3 个等位基因在人群中的频率分别为 11%、27% 和 41%,理论上它们所组成的 3 个位点单体型频率为 1.2%,而 HHC 患者的单体频率却高达 85%,提示 *HFE* 基因 C282Y 突变具有明显的建立者效应(founder effect)。②H63D 基因突变:少部分 HHC 患者的 *HFE* 基因为 *H63D* 突变,但其中真正的 H63D 纯合子突变型极少,89% 以上为 H63D 与 C282Y 杂合基因型。Feder 等认为 H63D 与 C282Y 突变构成双重杂合基因时方可出现临床综合征。然而,最近中国香港的研究资料显示,在 49 例铁过载的中国人肝组织活检材料中,未检出 *C282Y* 突变,但 H63D 突变率则为 9.8%,中国人 HHC 的 *HFE* 基因突变是否有别于欧洲人群有待进一步证实。

(三) HHC 的发病机制

HHC 的发病机制涉及基因突变、小肠过度吸收铁以及铁大量沉积而导致的铁毒性作用,其中基因突变是 HHC 发生的分子基础。有研究认为,HHC 患者小肠上皮细胞形成铁蛋白的能力缺陷,破坏了适量吸收铁的"黏膜封闭"机制。研究发现,组织内铁含量与纤维化程度成正比,经临床放血治疗及铁螯合剂治疗后受累组织临床和病理状况均有所改善,表明铁负荷增加可造成组织损伤。动物实验显示,细胞内铁负荷过载以及铁蛋白储存铁能力的下降,使部分不能以铁蛋白形式储存的铁释放,导致自由基增加,诱发膜的脂质过氧化,溶酶体膜损伤,释放出各种溶酶而损伤细胞。鉴于 HHC 时肝脏坏死病变不明显,而肝纤维化较明显,故有学者提出,过度铁沉积可能刺激胶原纤维的合成。

最近 Feeney 等用野生型和突变型 *HFE* 基因转染人胚肾细胞,证实 *HFE* 基因产物具有减少转铁蛋白和铁摄取的功能,并认为是通过非竞争性抑制实现的。Cardoso 等发现 C282Y 纯合子 HHC 患者肝组织中 CD8$^+$ 细胞数量明显减少,往往存在较严重的铁沉积,更易发展为肝硬化。研究还显示转铁蛋白受体(transferrin receptor, TfR)是 HHC 病理发生过程中的主要参与蛋白。野生型 HFE 和 TfR 定位在内吞体(endosome)和十二指肠上皮细胞基底膜侧,HHC 的 *HFE* 基因突变体可因 TfR 结合能力的损伤而聚积于内质网、高尔基体及十二指肠上皮细胞基底膜侧,继而铁蛋白水平明显减少;添加核内体靶序列到 TfR 结合的受损的突变体中能够恢复 HFE 核内体定位,因此,TfR 对转运 *HFE* 到核内体以及调节细胞内铁自稳是必须的。C282Y 和 H63D 突变能增加 TfR 与转铁蛋白的亲和力,导致细胞摄取铁的增加,在 HHC 发病机制中具有重要意义。*HFE* 基因 C282Y 突变可导致 *HFE* 基因突变蛋白 $\alpha 3$ 结构区的二硫键不能形成,从而使突变型 *HFE* 基因蛋白不能形成 HFE 蛋白正常的结构;而 H63D 突变位于 HFE 蛋白肽链结合区的底部,使突变型 HFE 蛋白与其他肽链结合的功能丧失。1996 年 Feder 等提出了 *HFE* 基因突变的致病性三种学说:①*HFE* 基因突变蛋白是一种位于小肠并可与铁结合的受体蛋白;②此基因突变蛋白是一种信息传递蛋白,可以感受血浆中铁的浓度,并反馈给有关的活性蛋白,再经后者调节铁的吸收,已发现某些 MHC Ⅰ 类结构类似蛋白具有信息传递的功能;③*HFE* 基因突变蛋白可能与某些参与铁代谢的免疫组分结合,然后再间接地调节铁吸收。

（四）HHC 相关基因的鉴定

采用 SSCP、PCR-单链构象多态性（PCR-single strand conformational polymorphism）技术及 DGGF 等筛查 *HFE* 基因整个编码序列及所有拼接序列，可鉴定 HHC 患者所存在的基因突变。鉴于 C282Y 突变占 *HFE* 基因突变（北欧人群）的 85%，所以直接鉴定 C282Y 突变可以解决大部分 HHC 患者的基因诊断。扩增 C282Y 突变位点所在区域的 PCR 引物序列为 5'-TGGCAAGGGTAAACAGATCC-3' 和 5'-CTCAGGCACTC-CTCTTCAACC-3'。扩增 H63D 突变的 PCR 引物序列为 5'-ACATGGTTAAGGCCTGTGC-3' 和 5'-GCCA-CATCTGGCTTGAAATT-3'。为寻找一种比 PCR 限制性内切酶法所需标本少，并且不需采用放射性核素而能同时检测 C282Y 及 H63D 两种突变的方法，Batty 等把用于筛选 *CFTR* 基因突变的扩增受阻突变系统（amplification refractory mutation system，ARMS）引入 HHC 基因检测，建立了 *HFE* 基因检测的复合 ARMS 法。该方法能同时检测 *HFE* 基因中 C282Y 及 H63D 突变，且比 PCR 限制性内切酶法经济、省时，因此，可作为症状性高铁者及 HHC 家族高危成员的症状前筛选的常规方法。

三、α1-抗胰蛋白酶缺乏症

α1-抗胰蛋白酶缺乏症（α1-antitrypsin deficiency）系一种常染色体共显性遗传病，患者可终身患病，但通常在婴儿期发生肝脏疾病，也有的患者在成人期才出现肝脏的症状。除肝脏受损外，还可出现全小叶肺气肿，偶可引起肾炎。在男性则肝细胞癌的发生率增加。α1-抗胰蛋白酶缺乏症的特征性组织学表现是在肝细胞质中见到清晰的嗜酸性包涵体，包涵体直径为 1~40μm，且一个肝细胞内可见到多个大小不一的嗜酸性小体，并以汇管区周围及纤维间隔周围肝细胞多见。该小体经抗淀粉酶 PAS 染色和免疫组织化学染色均呈强阳性着色（图 18-4）。

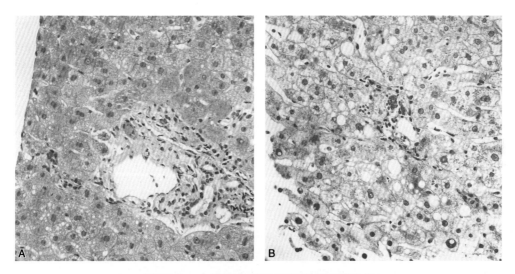

图 18-4　α1-抗胰蛋白酶缺乏症的病理学变化
A. HE 染色显示圆形小体；B. D-PAS 染色显示圆形小体。

α1-抗胰蛋白酶是一类血清蛋白，分子量为 52kD，属于丝氨酸蛋白酶抑制蛋白（serine protease inhibitor，Serpin）家族，是人血浆中最重要的蛋白酶抑制剂。α1-抗胰蛋白酶主要由肝脏合成分泌，能抑制多种蛋白酶，包括中性粒细胞弹性蛋白酶（neutrophil elastase，NE）、组织蛋白酶 G（cathepsin G）和蛋白酶 3（proteinase 3，PR3），从而抑制组织的降解。*α1-AT* 基因位于 14q31-q32.3，由 7 个外显子组成，大小约 12 200bp。*α1-AT* 等位基因表达蛋白酶抑制物（protein inhibitor，Pi）的基因。*α1-AT* 基因具有多态性，目前已发现 150 多个等位基因突变体。其等位基因可以分为 4 种：①正常型（血浆 α1-AT 浓度正常，功能也正常）；②缺陷型（血浆 α1-AT 浓度减少）；③缺如型（血浆 α1-AT 检测不到）；④无功能型（血浆 α1-AT 浓度正常，但功能异常）。α1-AT 缺乏症患者中最常见的 α1-AT 突变体是导致蛋白水平中等程度下降的 S 突变［α1-AT（Glu264Val）］和蛋白水平严重下降的 Z 突变［α1-AT（Glu342Lys）］。S 型突变，是第 3 外显子发生腺嘌呤被胸腺嘧啶替代突变,造成第 264 个氨基酸的谷氨酸置换为缬氨酸。单个 S 型变异,α1-AT 仅轻度缺乏。另一种 Z 变异是第 5 外显子单个碱基的突变,造成第 342 位的谷氨酸被赖氨酸置换。单个氨基酸的改变,在粗面内质网有 Z 型 α1-AT 积滞,形成光镜下的 PAS 包涵体,造成肝损害。野生型命名为 M 型α1-AT(即 PiM),表现为正常的血浆 α1-AT 水平。S 突变和 Z 突变相对于 M 型呈显性遗传,无论是纯合子还是 M 型的杂合子,均表现为遗传性血浆 α1-AT 水平低下。纯合的 PiZZ 变体是经典 α1-AT 缺乏症的主要原因,PiZZ 个体中血浆的 α1-AT 水平仅为 PiMM 的 10%,PiMZ 为 PiMM 的 60%,PiSZ 为 PiMM 的 33%。

　　α1-AT 缺乏症诊断的"金标准"包括表型分析或基因型分析。表型检查可通过蛋白电泳或液相色谱串联质谱法鉴定 α1-AT 的量和类型,通常可分辨出正常蛋白(M 型)及特殊变异型蛋白(如 Z 型和 S 型)。基因检查可由测定丝氨酸蛋白酶抑制剂 1(serine proteinase inhibitors 1,serpin 1)等位基因明确。

第八节　胰　腺　炎

一、急性胰腺炎

　　急性胰腺炎(acute pancreatitis)在临床上表现为一种胰腺的突发性炎症性疾病,与胰蛋白酶过早激活导致腺泡细胞的自我破坏和器官的自身消化有关。由这一过程产生的细胞坏死碎片会引起系统性炎症反应,发展到一定程度可导致多器官衰竭。急性胰腺炎的发病率存在地区差异,从 20/10 万 ~ 120/10 万不等。急性胰腺炎的严重程度有较大的差异性,可分为两类:多数病例(85%)没有或仅有轻微的一过性器官衰竭,表现为水肿性胰腺炎;少数病例(15%)临床症状严重,伴有较长时间(>48h)的多器官功能衰竭,被称为重症坏死性胰腺炎。重症坏死性胰腺炎死亡率高(10% ~ 20%),可导致胰腺假性囊肿形成或胰腺内外分泌功能受损等并发症的发生。

　　近 50% 急性胰腺炎患者的病因是胆结石移行至十二指肠乳头处引起胰管梗阻。另一个致病因素是酗酒,25% ~ 40% 的急性胰腺炎患者是由过量/过度饮酒引发。致病因素消除后胰腺可完全再生,并在大多数病例中保留外分泌和内分泌功能。慢性酗酒、反复胆结石梗阻、遗传易感性、括约肌功能障碍、代谢紊乱及胰管狭窄等因素均可导致急性胰腺炎反复发作,促进慢性胰腺炎的发生发展。约 10% ~ 20% 的病例无法确定其临床病因,这些病例称为特发性胰腺炎。近十年来,人们已经逐渐认识到遗传因素在这些病例中起着重要作用,即最初引起急性胰腺炎的细胞机制可能与疾病的主要致病因素无关。

(一) 急性胰腺炎早期事件与蛋白酶激活的关系

　　急性胰腺炎是一种炎症性疾病,其发病机制至今仍不清楚。胰腺被认为是人体的酶加工厂,产生和分泌大量具有潜在危险性的消化酶,其中许多是以酶原的形式合成的。在生理条件下,胰腺在激素刺激下分泌消化酶。酶原的激活需要蛋白水解酶对其激活肽进行水解。进入小肠后,胰蛋白酶原首先被肠道蛋白酶肠激酶(肠肽酶)激活为胰蛋白酶,随后胰蛋白酶将其他胰酶蛋白水解。在生理条件下,胰蛋白酶在合成、细胞内转运、腺泡细胞分泌和通过胰管转运过程中保持非活化状态,只有当到达小肠腔内的刷状缘时,它们才会被激活。

　　十九世纪末,Chiari 提出胰腺炎发生的主要病理生理机制是蛋白水解酶自动消化胰腺外分泌组织所致,今天这一理论仍被广泛接受。然而,这一理论表明,尽管机体存在生理防御机制(如内源性蛋白酶抑制因子的合成及蛋白酶储存在酶原颗粒的膜限制区域内),细胞内的酶原在没有肠激酶的情况下仍然可以过早激活。

　　目前关于胰腺炎发病的知识并非来源于人胰腺或胰腺炎患者的研究,而是源于动物或细胞模型。之所以使用这些模型,有两个原因:第一,胰腺位于腹膜后,很难获得人体胰腺的活检组织;第二,急性胰腺炎入院治疗的患者,其病程通常已超过可以研究疾病早期触发事件的初期阶段。因此,蛋白酶过早激活的问题主要是在疾病动物模型中研究的,并且是在评估人类抗蛋白水解治疗概念的随机安慰剂对照试验可以进行之前。目前,实验动物模型是研究急性胰腺炎病因、病理生理学、新型诊断工具和治疗方案选择的不可替代的工具。

多种动物模型的研究数据表明,在最初的损伤之后,多种病理生理因素均可导致疾病的发生,包括:①分泌阻断;②酶原与溶酶体酶共定位;③胰蛋白酶原和其他酶原的激活;④腺泡细胞损伤。自从 Chiari 提出假说以来,体内外研究已经证实了酶原过早激活在胰腺炎发病机制中的重要性。胰蛋白酶原和其他胰腺酶原的激活可以在实验动物的胰腺匀浆中得到证实,这种酶原激活似乎是一个早期事件。在大鼠中,用胆囊收缩素类似物雨蛙素超强刺激后 10min,就可检测到胰蛋白酶活性。胰蛋白酶原的激活需要在胰蛋白酶原的 N 端水解切割 7~10 个氨基酸前肽,称为胰蛋白酶原激活肽(trypsinogen activation peptide,TAP)。由雨蛙素诱导的胰腺炎的大鼠中,可检测到具有免疫活性 TAP 的增加,提示腺泡细胞的分泌部存在胰蛋白酶原的活化。此外,在胰腺炎患者的血清和尿液中检测到 TAP,且 TAP 的量似乎与疾病的严重程度具有相关性。在急性实验性胰腺炎早期,除了胰蛋白酶外,弹性蛋白酶活性也增加。在胰腺炎早期血清中,除了 TAP,还可检测到羧肽酶 A1 激活肽(peptide of carboxypeptidase A1,PCA1)。这些酶原的过早激活会导致胰腺组织的坏死和自身消化。最新研究表明,这些导致胰腺炎发生和胰腺组织坏死的步骤均起源于腺泡细胞。

在使用丝氨酸蛋白酶抑制剂的实验中,与对照组相比,细胞损伤显著减少,这是蛋白酶过早激活与胰腺炎严重程度密切相关的又一重要证据。另一方面,蛋白酶抑制剂对急性胰腺炎的预防具有保护作用,但在疾病触发阶段之后,应用蛋白酶抑制剂治疗对疾病的严重程度和生存率方面并无太大改善。

总之,腺泡细胞分泌部中的酶原过早激活成活性蛋白酶,导致腺泡细胞凋亡或坏死,并促使胰腺炎的发生。损伤后,腺泡细胞释放趋化因子和细胞因子,引发胰腺炎的后期事件,包括组织内炎症细胞的募集。胰蛋白酶似乎是其他消化酶原过早激活过程中的关键酶。理解急性胰腺炎病理生理学的关键问题之一是确定腺泡细胞内胰蛋白酶原过早激活的机制。然而,必须注意的是,胰蛋白酶这一术语是指特殊合成物质或蛋白质底物的裂解产物,包括一组酶,它们在初始激活级联反应中各自的作用可能有很大不同。

(二) 酶原激活机制

一种关于胰蛋白酶原过早激活的假说认为:在急性胰腺炎的早期阶段,胰腺消化酶原与溶酶体水解酶共定位。新近的研究表明,溶酶体半胱氨酸蛋白酶——组织蛋白酶 B 可能在胰蛋白酶原的激活中发挥重要作用。以往的体外实验数据表明,组织蛋白酶 B 可以激活胰蛋白酶原。大多数溶酶体水解酶合成时是非活性酶原,但与消化酶原不同,它们是在翻译后加工时在细胞内被激活的。在高尔基体系统的蛋白质分选过程中,溶酶体水解酶被分选成前溶酶体,这与聚在浓缩小泡中的酶原相反。溶酶体水解酶的分选依赖于甘露糖-6-磷酸依赖途径,这导致溶酶体水解酶与其他分泌蛋白分离,并形成前溶酶体小泡。然而,这种分选是不完整的,在生理条件下,相当一部分的水解酶进入分泌途径。已经表明,这些"错误"分选的水解酶在酶原分泌的调节中起重要作用。在急性胰腺炎中,消化酶原和溶酶体水解酶的分离障碍,这导致溶酶体水解酶和酶原在腺泡细胞的胞质小泡内共定位,这种共定位也可以通过电子显微镜以及密度梯度离心分离的亚细胞片段实验来显示。研究发现,在开始诱导胰腺炎的 15min 内,组织蛋白酶 B 从溶酶体富集区重新分布,同时观察到胰蛋白酶原被激活。有两种主要的理论试图解释半胱氨酸和丝氨酸蛋白酶的共同定位:①溶酶体和酶原颗粒的融合;②在小泡成熟过程中酶原和水解酶的分选受损。渥曼青霉素(wortmannin)是一种磷脂酰肌醇 3 激酶抑制剂,可防止水解酶和酶原在细胞内的错误分选,随后可以阻止胰蛋白酶原在急性胰腺炎时激活为胰蛋白酶。

随后的实验集中在腺泡细胞中含量最丰富的组织蛋白酶 B,它是激活细胞内胰蛋白酶原的主要酶类。采用细胞可透过性的组织蛋白酶 B 抑制剂 E64d 预处理大鼠胰腺腺泡,可完全抑制组织蛋白酶 B 并完全消除胰蛋白酶原的激活。组织蛋白酶 B 参与胰蛋白酶原活化的最终证据来自于组织蛋白酶 B 基因敲除小鼠的实验。这些实验小鼠在被诱导实验性胰腺炎后,胰蛋白酶活性降低到 20% 以下,疾病的严重程度则明显减轻。这些数据明确地表明了组织蛋白酶 B 在急性胰腺炎发病机制中的重要性。

组织蛋白酶 B 学说揭示了另一个重要的观点:胰蛋白酶原在合成和储存时,有多种不同的胰蛋白酶抑制剂(又称抗胰蛋白酶)同时存在。为了激活胰蛋白酶原,组织蛋白酶 B 需要克服这些防御机制,才能启动细胞内的过早激活级联反应。近年的研究发现,组织蛋白酶 B 可激活阳离子、阴离子胰蛋白酶原和 meso-胰蛋白酶原(mesotrypsinogen)。meso-胰蛋白酶是在人胰腺中表达的第三种胰蛋白酶亚型,可以抵抗大豆胰蛋白酶抑制剂等胰蛋白酶抑制剂的作用。此外,meso-胰蛋白酶原能够降解胰蛋白酶抑制剂。在生理条件下,meso-胰蛋白酶在十二指肠中被肠激酶激活,并降解外源性胰蛋白酶抑制剂以确保正常的胰蛋白酶消化作用。体外实验中,meso-胰蛋白酶可通过蛋白水解性裂解作用快速灭活胰蛋白酶抑制剂(如SPINK1)。因此,组织蛋白酶对胰蛋白酶的激活不仅会触发蛋白水解级联反应,还会通过 meso-胰蛋白酶的激活以去除丝氨酸蛋白酶抑制剂 Kazal 1 型(serine protease inhibitor Kazal type 1,SPINK1)等胰蛋白酶抑制剂。

最近,印度的研究小组提出了组织蛋白酶 B 在慢性胰腺炎中的作用。在 140 名患有热带性胰腺炎的患者中,他们发现 CTSB 基因的 C76G 多态性在患者和对照组之间存在显著差异。但是,这些数据并未在高加索人群中得到证实。因此,CTSB 在人类胰腺炎中的作用尚未定论。

综上所述,这些实验研究提供了令人信服的证据,即组织蛋白酶 B 不但可以通过与胰蛋白酶原共定位,还可以通过 meso-胰蛋白酶的激活使内源性胰蛋白酶抑制剂失活,以促进过早的细胞内酶原激活,并引发急性胰腺炎的发生。

另外,来自 T7 胰蛋白酶原基因敲除小鼠的最新实验表明,在 $CTSB^{-/-}$ 小鼠实验中,胰蛋白酶原激活对疾病严重程度具有关键作用。在胰腺炎过程中,免疫反应的激活和 ERS 与胰蛋白酶原的存在无关。与急性胰腺炎相比,慢性胰腺炎不受缺乏胰蛋白酶原或组织蛋白酶 B 的影响。这些实验结果对于蛋白酶级联反应在胰腺炎发生发展中的作用提出了挑战,并且与常染色体显性遗传性胰腺炎总是与阳离子胰蛋白酶原(PRSS)基因突变相关的实验结果相反。

(三) 活性胰蛋白酶的降解

在胰腺炎早期,胰蛋白酶原和其他酶原被迅速激活;而在病程后期,它们的活性下降到生理水平,表明活性酶发生降解。这种现象被称为自溶或自主降解。由于这一过程限制了胰蛋白酶原的自身激活,因此它被认为是一种抵御酶原过早激活的保护性机制。

如何对抗不受控制的胰蛋白酶原激活,一个可能的理论是与丝氨酸蛋白酶的存在(可降解胰蛋白酶)有关。1988 年,Rinderknecht 发现了一种能快速降解活性阳离子和阴离子胰蛋白酶的酶,并将这种蛋白酶命名为 Y。最近的体外研究结果表明,胰蛋白酶的自身降解速度非常缓慢,大多数胰蛋白酶的降解不是由胰蛋白酶本身介导的,而是由另一种酶介导的。糜蛋白酶 C(chymotrypsin C,CTRC)可裂解 Ca^{2+} 结合环中阳离子胰蛋白酶亮氨酸 81-谷氨酸 82,从而导致胰蛋白酶在精氨酸 122-缬氨酸 123 位点的裂解,快速自主降解和催化失活。因此,CTRC 可诱导胰腺炎中胰蛋白酶介导的胰蛋白酶自身降解,其作用可能与 Rinderknecht 在 1988 年报道的酶 Y 的作用相同。然而,CTRC 同时具有诱导胰蛋白酶介导的胰蛋白酶原自主激活的能力,它通过阳离子胰蛋白酶原的苯丙氨酸 18-天冬氨酸 19 位点进行蛋白水解性裂解。CTRC 介导的阳离子胰蛋白酶的自主激活和自身降解之间的平衡是由 Ca^{2+} 浓度调节的。在 Ca^{2+} 浓度为 1mmol/L 的条件下,胰蛋白酶的降解被阻断,胰蛋白酶原被诱导自主激活。在十二指肠的生理环境下,高 Ca^{2+} 浓度促进胰蛋白酶原的激活以促进消化。在缺乏高 Ca^{2+} 浓度的情况下,CTRC 降解活性胰蛋白酶,避免发生胰蛋白酶的过早激活。

(四) 自噬在急性胰腺炎中的作用

自噬是真核细胞中一个高度调控的降解和再循环系统。有缺陷的细胞器或蛋白质复合体的降解是由自噬介导,通过溶酶体消化来完成的。通过自噬降解形成的氨基酸或脂肪酸返回到细胞的能量稳态。自噬是一种防御机制,它保护细胞免受有缺陷的细胞器和蛋白质的伤害,也可以在饥饿期间保护细胞。

胰腺腺泡细胞显示高水平的生理性细胞自噬,可能是由于外分泌胰腺中存在高水平的蛋白质合成。生理性细胞自噬可以防止 ERS,保护细胞免受蛋白质超载,并通过提供氨基酸来促进蛋白质合成。另一方面,自噬可通过降解过剩颗粒来调节酶原颗粒的数量。在胰腺炎发生时,还可以调节活性酶原颗粒的降解和清除。这表明,自噬在胰腺炎发生时具有一定的保护作用,可以保护细胞免受蛋白水解性细胞死亡的影响。自噬溶酶体是胰蛋白酶原和组织蛋白酶 B 共存的亚细胞区域,因此,自噬溶酶体是胰蛋白酶原激活的来源。在胰腺炎发生过程中,自噬被迅速诱导,但自噬体成熟缓慢。急性胰腺炎的动物实验数据表明,自噬受损在疾病发展和腺泡细胞的损伤中起着重要作用。大的细胞质空泡的形成是胰腺炎的一个关键事件,最近的研究结果表明这些空泡主要是自噬体。自噬通量受损会导致自噬小体的积累和胞质空泡化的形成。LC3-Ⅱ蛋白是自噬体形成的标记物,p62蛋白是一种在自噬体中降解的长寿蛋白,这两种蛋白在胰腺炎时均表达升高,由此可见,自噬缺陷和自噬空泡中蛋白质降解减少是胰腺炎发病机制中的关键事件。与自噬降解受损一致的是溶酶体蛋白水解酶活性的降低。在胰腺炎进展过程中,组织蛋白酶B或组织蛋白酶L等酶显著降低。溶酶体相关膜蛋白1(lysosomal-associated membrane protein 1,LAMP1)和LAMP2的降解导致自噬体成熟缺陷,并阻止自噬体与溶酶体的融合。

通过胰腺特异性 *ATG5*(自噬相关基因)敲除动物试验模型,可以发现自噬对腺泡细胞稳态具有非常重要的作用。这些实验性小鼠最终发展为一种慢性胰腺炎,表现为胰蛋白酶活性升高、胰腺炎症和纤维化。由此证实,自噬对于维持正常胰腺功能和清除不必要的危险酶原是必要的。

(五)钙信号

第二信使钙在细胞内代谢、细胞分泌、细胞分化和细胞生长等多种过程中发挥重要作用。生理条件下,胰腺腺泡细胞在细胞质膜间保持着细胞内低浓度和细胞外高浓度的 Ca^{2+} 梯度。在激素刺激下,细胞内储存的 Ca^{2+} 被释放,以调节信号-分泌偶联。在胰腺腺泡细胞中,ACh和胆囊收缩素(cholecystokinin,CCK)通过产生重复的局部胞质 Ca^{2+} 信号来调节消化酶的分泌。在ACh和CCK的促分泌刺激作用下, Ca^{2+} 首先从腺泡细胞顶端附近的细胞内储藏器释放出来,从而诱导酶原颗粒与顶端质膜的融合,并激活顶端质膜中依赖 Ca^{2+} 的 Cl^- 通道。这种促分泌性刺激后细胞内的钙信号模式依赖于神经递质或激素的浓度。生理浓度的ACh会引起重复的 Ca^{2+} 峰值和 Ca^{2+} 浓度震荡,这种现象仅局限于细胞的分泌端。高浓度的CCK会产生一个短暂的 Ca^{2+} 峰值,随后扩展到整个细胞、出现持续时间更长的 Ca^{2+} 浓度瞬变状态。每一次震荡都伴随着胞吐活动的暴发和酶原释放到导管腔。相反,针对腺泡细胞的超强刺激则会诱导完全不同的钙信号模式。与生理CCK剂量下观察到的震荡活性不同,它将产生一个更大的峰值及随后与酶分泌受阻、细胞内蛋白酶过早激活相关的持久峰值。在刺激因素作用下, Ca^{2+} 从内质网中释放。内质网位于腺泡细胞的基底外侧,延伸到富含酶原颗粒的顶端区域。整个内质网都充满了 Ca^{2+} ,但在CCK或ACh的刺激下,仅在顶端处释放 Ca^{2+} ,其原因是在内质网顶端处 Ca^{2+} 释放通道密度较高,腺泡细胞的内质网有两种 Ca^{2+} 通道,分别是三磷酸肌醇(IP_3)受体和雷诺丁受体(ryanodine receptor,RyR),这两种 Ca^{2+} 通道都是顶端 Ca^{2+} 峰所必需的。ACh可以激活磷脂酶C(phospholipase C,PLC),并通过细胞内信使 IP_3 启动 Ca^{2+} 释放;相反,CCK不激活PLC,但以剂量依赖的方式增加烟酸腺嘌呤二核苷酸磷酸(nicotinic acid adenine dinucleotide phosphate,NAADP)细胞内的浓度。内质网顶端区域较高的 Ca^{2+} 通道密度解释了钙信号起始于细胞质颗粒部位。腺泡细胞顶端富含酶原颗粒的部分被线粒体屏障包围,线粒体吸收释放的 Ca^{2+} ,防止高浓度 Ca^{2+} 从腺泡细胞的顶端扩散到其他部位。这种空间限制能够阻止缝隙连接处的非调控性链反应,以免影响邻近的细胞。线粒体摄入 Ca^{2+} 后,会引起ATP代谢和生成增加,而ATP无论对于肌质网钙泵(sarcoplasmic reticulum calcium pump)重吸收 Ca^{2+} 以及穿过顶端质膜的胞吐作用,都是必需的。因此, Ca^{2+} 稳态在维持胰腺腺泡细胞的信号-分泌偶联中起着关键作用。

细胞外区域和腺泡细胞内 Ca^{2+} 浓度升高被认为是急性胰腺炎发生的危险因素。在促分泌素诱导的胰腺炎模型中,胰腺腺泡细胞的 Ca^{2+} 稳态的紊乱出现在疾病早期。钙螯合剂BAPTA-AM通过抑制腺泡细胞内细胞溶质 Ca^{2+} 浓度的升高阻止了酶原激活,进一步证实了 Ca^{2+} 对酶原激活是必需的。在细胞外缺钙的情况下,超高剂量铃蟾素诱导的胰蛋白酶原激活减弱,表明钙从细胞内储存释放导致的初始和短暂的钙上升不足以使胰蛋白酶原激活。相比之下,天然钙拮抗药镁或钙螯合剂在体内干扰高钙稳定状态,可消除胰蛋白酶原的激活甚至胰腺炎的发生。

急性胰腺炎以胰腺腺泡细胞内酶原的病理性激活为特点。这一过程需要细胞内储存的 Ca^{2+} 浓度的升高来完成。酶原激活是由雷诺丁受体调节的钙释放介导的,早期的酶原激活发生在与雷诺丁受体分布有重叠的细胞核上区。此外,在体内抑制雷诺丁受体可导致酶原激活的丧失。因此,雷诺丁受体调节的钙释放介导了酶原的激活而非酶的分泌。

最近的研究表明,酒精代谢产物可对腺泡细胞钙稳态产生病理影响,可能是酒精性胰腺炎的发病机制之一。非氧化性代谢产物,如脂肪酸乙酯(fatty acid ethyl esters,FAEEs)和脂肪酸(fatty acids,FAs),可引起

Ca^{2+} 依赖性腺泡细胞的坏死。已有研究发现，有临床意义的乙醇浓度孵育的腺泡细胞能够产生 FAEEs。FAEEs 激活 IP_3 受体，之后 Ca^{2+} 从内质网释放。相反，FAs 不激活钙通道，而是降低胞质内 ATP 水平，导致内质网对 Ca^{2+} 的重吸收受损，随后，细胞内 Ca^{2+} 水平升高导致酶原过早激活。

Ca^{2+} 不仅是重要的第二信使，而且直接影响胰蛋白酶的激活、活性和降解。用纯化的人阴离子和阳离子胰蛋白酶原进行试验，与高 Ca^{2+} 浓度相比，缺乏 Ca^{2+} 时酶原的自激活作用明显降低。此外，在腺泡细胞中，利用 CCK 超强刺激形成的胞质内小泡 Ca^{2+} 浓度迅速下降到胰蛋白酶原自主激活的适宜浓度以下。这一机制可能代表了内吞体的一种保护机制，以防止胰蛋白酶原过早激活造成的损伤。

二、慢性胰腺炎和遗传性胰腺炎

慢性胰腺炎在临床上被定义为反复发作的无菌性炎性疾病，其特征是持续性的、通常是进行性的和不可逆的形态学改变，常引起疼痛和胰腺功能的永久性损伤。慢性胰腺炎在组织学上表现为局灶性坏死转化为实质内小叶周围和小叶内的纤维化，胰腺结石和组织钙化导致的胰管阻塞，以及假性囊肿的形成。在疾病的发展过程中，可以观察到内分泌和外分泌功能的逐渐丧失。应该注意的是，急性胰腺炎与慢性胰腺炎之间的临床区别在病理生理学上越来越模糊，两者可能具有相似或相同的发病机制，这种机制就是消化蛋白酶的过早激活和细胞内激活。自 1996 年首次报道胰腺炎的遗传学基础以来，我们目前对这一过程的了解越来越多。遗传性胰腺炎是一种与阳离子胰蛋白酶原基因突变相关的遗传性疾病，其疾病的外显率高达 80%。遗传性胰腺炎患者常反复发作，大多数进展为慢性胰腺炎。这种疾病从婴儿期到 60 岁左右都有可能发生，但通常在儿童早期发病。

(一) *PRSS1* 基因突变

遗传性胰腺炎与阳离子胰蛋白酶原基因的基因突变有关，提示消化酶(如胰蛋白酶)的突变可导致该疾病。遗传性胰腺炎常表现为常染色体显性遗传，疾病外显率为 80%。编码阳离子胰蛋白酶原(*PRSS1*)的基因约 3.6kb，位于 7 号染色体，包含 5 个外显子。阳离子胰蛋白酶原的前体是含 247 个氨基酸的蛋白质，前 15 个氨基酸为信号序列，接下来的 8 个氨基酸为激活肽，剩余的 224 个氨基酸形成消化酶的主链和催化中心。就在 Chiari 提出胰腺自身消化作为胰腺炎致病机制的理论后一个世纪，Whitcomb 等人在 1996 年报道了 7 号染色体(7q36)上 *PRSS1* 外显子 3 的突变，该突变与遗传性慢性胰腺炎密切相关。这种单一的点突变(CGC→CAC)导致阳离子胰蛋白酶原基因(*pR122H*)的 22 位的精氨酸被组氨酸取代(R→H)。被置换的氨基酸位于胰蛋白酶的水解位点，可防止活性胰蛋白酶的自主降解。一旦胰蛋白酶在细胞内被激活，*R122H* 突变将阻止活性胰蛋白酶通过自主降解而消除。这一结论来源于使用重组 *R122H* 突变胰蛋白酶原进行的体外实验研究。在基于大肠杆菌的系统中，Sahin-Toth 研究小组发现 *R122H* 突变可导致胰蛋白酶原自主激活的增加。因此，*R122H* 突变代表了一种双重功能增加性突变，它促进了细胞内胰蛋白酶活性并导致胰蛋白酶具有更高的稳定性。Bar-Sagi 小组证实了 *R122H* 突变对胰腺炎发展的直接致病作用，他们将小鼠 *PRSS1* 突变体 *R122H*(R122H_mPRSS1)与弹性蛋白酶启动子融合，构建了转基因小鼠，并将其表达于胰腺腺泡细胞。转基因小鼠的胰腺显示出早发型腺泡细胞损伤和炎性细胞浸润。随着年龄的增长，转基因小鼠出现了胰腺纤维化和腺泡细胞去分化。有趣的是，在实验性超强刺激下，这些小鼠中没有表现出胰蛋白酶活性增加。

在确认了 *R122H* 突变后不久，研究者在遗传性胰腺炎的家族中报道了第二个突变。*R122C* 突变是一种影响相同密码子的单一氨基酸变化，与 *R122H* 突变相同。与 *R122H* 突变不同，*R122C* 突变会导致胰蛋白酶原的自主激活降低。生化研究显示，由肠激酶或组织蛋白酶 B 激活诱导的半胱氨酸-122 胰蛋白酶原突变体的活化作用降低了 60%~70%。*R122C* 突变的氨基酸置换改变了半胱氨酸-二硫键的结合，致使蛋白质结构错误折叠，导致催化活性降低。目前，在 *PRSS1* 基因的同一密码子中有两个已知突变，其中一个(组氨酸 122-胰蛋白酶原)显示自主激活增加，而另一个(半胱氨酸-122 胰蛋白酶原)则活性明显降低。近几年，已经有很多研究者试图阐明胰蛋白酶原在胰腺炎发病中的病理生理作用，但是这个问题仍然需要深入研究。

自从最初发现胰蛋白酶原基因以来，已经报道了诸多基因的突变(迄今 64 个)，但是 *R122H* 突变仍然是最常见的。除了 *R122H* 突变外，与遗传性胰腺炎相关的 *PRSS1* 基因不同区域的其他 5 个突变特征相继被描述，它们包括：A16V、D22G、K23R、E79K 和 N29I。这些突变可能对胰蛋白酶原的激活和活性有不同的结构上的影响。

发生在阳离子胰蛋白酶原 *PRSS1* 基因外显子 2 密码子 29 的 A-T 核苷酸置换（AAC→ATC）导致天冬酰胺被异亮氨酸替代（N29I）。这种氨基酸置换影响了胰蛋白酶原的蛋白质结构，似乎增加了酶的稳定性。研究发现 N29I 突变不影响胰蛋白酶原的自主激活及其亚细胞转运，但会阻碍酶的降解。与 *R122H* 突变相比，N29I 突变导致遗传性胰腺炎的病情略轻，起病时间稍晚，住院率较低。

A16V 突变导致胰蛋白酶原信号肽中丙氨酸与缬氨酸的单个氨基酸置换。这种突变很罕见，与 *R122H* 和 N29I 突变不同，A16V 突变的 7 个携带者中只有一个会发生慢性胰腺炎。阳离子胰蛋白酶原信号肽 D22G 和 K23R 有两个突变。这两个突变都会导致胰蛋白酶原自主激活增加，但对组织蛋白酶 B 的激活具有抵抗作用。此外，与野生型胰蛋白酶原相比，活性胰蛋白酶和突变胰蛋白酶原（D22G，K23R）的表达降低了 AR4-2J 的细胞活力。这表明胰蛋白酶原激活肽的突变在蛋白酶过早激活中起重要作用，但其生化机制尚未阐明。

欧洲的一项研究 EUROPAC-1 通过比较遗传性胰腺炎患者的基因型和表型特征，证实了 *PRSS1* 突变在慢性胰腺炎中的重要性。欧洲遗传性胰腺炎登记处获得的数据采用多层次风险比例模型进行分析，收集了 14 个国家的 112 个家庭，共 418 个受累个体，发现其中 58 个家庭（52%）携带 *R122H* 突变基因，24 个家庭（21%）携带 N29I 突变基因，5 个家庭（4%）携带 A16V 突变基因，2 个家庭具有罕见的突变基因，21 个家庭（19%）没有已知的 *PRSS1* 突变。在 *R122H* 突变个体中，出现症状的中位年龄为 10 岁（8～12 岁，95% 置信区间）；在 N29I 突变个体中，中位年龄为 14 岁（11～18 岁，95% 置信区间），未发现突变的患者中位年龄为 14.5 岁（10～21 岁，95% 置信区间）。患者 50 岁时，各类病变的累积风险分别是：胰腺外分泌腺衰竭 37.2%（28.5%～45.8%，95% 置信区间），内分泌衰竭 47.6%（37.1%～58.1%，95% 置信区间），因疼痛切除胰腺 17.5%（12.2%～22.7%，95% 置信区间）。女性和 N29I 突变患者胰腺切除的时间显著缩短。在 418 名患者中，26 人（6%）被诊断为胰腺癌。

其他 *PRSS1* 突变类型非常罕见，通常仅在单个家族或患者中检测到。例如，*P36R*、*K92N* 或 *G83E* 分别只在一名特发性慢性胰腺炎患者中发现。与 R122H 或 N29I 相比，这些突变相关的生化变化不会导致胰蛋白酶原的稳定性或自主激活增加。来自 Sahin-Toth 小组的最新数据已经确定，CTRC（一种胰蛋白酶降解酶）是与 *PRSS* 突变相关的胰腺炎发病机制中的一个关键因素。最常见的 *PRSS* 突变使阳离子胰蛋白酶对 CTRC 的降解更具抵抗性，并在此背景下获得功能。

（二）*PRSS2* 基因突变

编码阴离子胰蛋白酶原的 *PRSS1* 基因突变与遗传性胰腺炎相关这一事实提示，阴离子胰蛋白酶原基因（*PRSS2*）的遗传改变也可能与慢性胰腺炎有关。E79K 的突变（c.237G>A），使得阳离子胰蛋白酶原自主激活的能力降低了 80%～90%，但却使阴离子胰蛋白酶原活化的能力增加了两倍，这提示 *PRSS2* 可能发挥潜在的作用。直到 2006 年，慢性胰腺炎的发生发展与 *PRSS2* 基因突变之间的直接联系才被证实。通过对 2 466 例慢性胰腺炎患者和 6 459 例健康个体的 *PRSS2* 基因进行遗传分析，结果显示，对照组的阴离子胰蛋白酶原基因的罕见突变率增加；对照组 6 459 例健康个体中，有 220 例个体（3.4%）存在密码子 191 变异（G191R），但这种变异在 2 466 例慢性胰腺炎患者中仅发现 32 例（1.3%）。对重组表达 G191R 蛋白的生化分析显示，经肠激酶或胰蛋白酶激活后，突变体表达的胰蛋白酶功能完全丧失，蛋白快速自溶性降解。这是 *PRSS2* 相关胰蛋白酶功能丧失对胰腺炎起保护作用的首次报道。

（三）糜蛋白酶 C 基因突变

胰蛋白酶的降解被普遍认为是对抗胰腺炎的一种保护机制，Sahin-Toth 和他的同事据此提出一种假说：胰蛋白酶降解酶的功能缺失会增加胰腺炎的患病风险。因为已知糜蛋白酶可以高特异性地降解人胰蛋白酶和胰蛋白酶原的所有亚型。有学者在一个患有特发性和遗传性胰腺炎的德国队列中对糜蛋白酶 C（*CTRC*）基因进行了测序。研究发现，*CTRC* 基因的两个变异与遗传性和特发性慢性胰腺炎有关。密码子 760 突变（C→T）形成的 R254W 蛋白组分变异在受累个体中发生率为 2.1%（19/901），而在健康对照组中为 0.6%（18/2 804）；形成 K247_R254del 蛋白变异的缺失性突变（c.738_761del24）的发生率为 1.2%，而在对照组中为 0.1%。在一个已确认的具有不同种族背景的研究队列中，学者在患者中检测到第三种突变，该突变发生在密码子 217（G→A），引起第 73 位氨基酸置换（A73T），突变发生频率为 5.6%（4/71），而对照组为 0（0/84）。*CTRC* 突变的可能致病机制是基于 R254W 变异体酶活性的降低和缺失突变（K247_R254del）及 A73T 变异体中功能的完全丧失。因此，*CTRC* 是可以对胰蛋白酶抑制剂致病效应的一种酶，失活性突变使过早激活的胰蛋白酶逃脱了它的降解作用，削弱了它在胰腺炎中的保护作用。

（四）丝氨酸蛋白酶抑制剂 Kazal 1 型突变

在确定遗传性胰腺炎胰蛋白酶原基因突变后不久，Witt 等人进行了另一项重要的观察。该研究小组发现，*SPINK1* 基因（胰腺分泌胰蛋白酶抑制剂因子或 PSTI，OMIM 167790）突变与儿童特发性慢性胰腺炎相关。在无家族史且无慢性胰腺炎经典危险因素的患者队列中常检测到 *SPINK1* 基因突变，最常见的突变天冬酰胺（AAT）被丝氨酸（AGT）取代（N34S），位于 *SPINK1* 基因的第 2 外显子。10%~20% 胰腺炎患者可检出 N34S 的纯合性或杂合性突变，相比之下，在健康对照组中的检出率仅为 1%~2%，这表明 *SPINK1* 是一种疾病修正因子。热带性胰腺炎是非洲和亚洲胰腺炎的一种常见类型，其特征为腹痛、导管内胰腺结石、糖尿病，常发生于年轻患者，这些患者 *SPINK1* 基因 N34S 突变频率更高，接近 30%。*SPINK1* 的结构模型预测，41 赖氨酸残基附近的 N34S 区域具有 *SPINK1* 与胰蛋白酶结合口袋的功能，而 N34S 突变改变了胰蛋白酶结合口袋的结构，导致 *SPINK1* 抑制能力的下降。与计算机模拟的预测结果相反，在体外实验中使用重组 N34S *SPINK1* 和野生型 *SPINK1* 显示出相同的胰蛋白酶抑制活性。为了研究 *SPINK1* 在体内的作用，学者们建立了一个敲除基因小鼠模型。小鼠的 *SPINK3* 与人类 *SPINK1* 功能同源。缺乏 *SPINK3* 基因的小鼠表现出胰腺发育紊乱，在出生后 2 周内死亡。在 *SPINK3* $^{-/-}$ 小鼠中，胰蛋白酶的活性并未增加。这表明，有与抗蛋白酶/蛋白酶平衡相关的其他未知疾病相关因素参与了疾病的发生过程并产生了疾病的表现型，或者胰蛋白酶-SPINK1 的相互作用在鼠和人类之间是不同的。尽管如此，与野生型小鼠对比，转基因小鼠 PSTI1 靶向表达将内源性胰蛋白酶抑制剂的功能提高了 190%。对转基因 PSTI 小鼠使用铃蟾素后，显著降低了胰腺炎的组织损伤程度。使用铃蟾素处理的转基因小鼠和野生型小鼠的胰蛋白酶原激活肽水平没有明显差异。但是，与非转基因小鼠相比，接受铃蟾素处理的转基因小鼠的胰蛋白酶活性显著降低。最近，有学者报道了两个影响分泌信号肽的新的 *SPINK1* 基因变异，分析了 7 个与慢性胰腺炎相关的 PSTI 成熟肽内的错义突变的表达水平。N34S 和 P55S 突变不会导致 PSTI 活性及表达水平的改变。R65Q 突变引起一个正电荷氨基酸取代一个中性电荷氨基酸，导致蛋白质表达减少 60%。*G48E*、*D50E*、*Y54H* 和 *R67C* 突变均可影响高度保守的氨基酸残基，导致 PSTI 表达几乎完全丧失。因为作者已经排除了蛋白质表达减少是由于不稳定 mRNA 转录减少引起的这一可能性，因此得出结论，这些错义突变可能导致突变蛋白在细胞内滞留。此外，最近文献还描述了两个新的突变体。与疾病相关的 41T>G 变异在两个常染色体显性遗传的欧洲家系中被发现；而 36G>C 变异被认为是非洲裔个体的一个常见改变。L14R 和 L14P 突变引起蛋白在细胞内快速降解并阻止 *SPINK1* 的分泌，而 L12F 突变则无明显影响。人类 *SPINK1* 基因突变的发现为胰蛋白酶在胰腺炎发生、发展中的作用提供了新的证据支持。SPINK1 被认为是抑制胰腺中胰蛋白酶原过早激活的第一道防线。

（五）与胰蛋白酶加工无关的基因突变

除了与胰蛋白酶原处理直接相关的基因，如 *CTRC* 和 *SPINK1*，其他胰酶基因的突变也与慢性胰腺炎有关。突变蛋白的无功能特征提示 ERS 通过错误折叠蛋白质结构而导致胰腺炎的发生。编码胰腺羧酸酯脂肪酶（carboxylester lipase，CEL）的基因变异通过与 ERS 相似的机制导致疾病。*CEL* 基因与假基因 *CELP* 融合生成 *CEL-HYP* 杂合性等位基因。CEL-HYP 融合蛋白分泌受损并引发蛋白在细胞内积累，从而导致细胞应激的发生。ERS 是慢性胰腺炎发生发展过程中的常见现象。这些基因研究数据揭示了一种独立于经典的蛋白酶/抗蛋白酶平衡的新的致病机制。

慢性胰腺炎的另一个不依赖蛋白酶的危险因素是 ABO 血型。新近研究表明，血型相关特异性转移酶 A/B（ABO）、岩藻糖基转移酶-2（fucosyltransferase 2，FUT2）和糜蛋白酶原 B2 的 SNPs 与血清脂肪酶水平升高显著相关。FUT2 的非分泌状态和 B 型血不仅与高血清脂肪酶活性相关，而且与慢性胰腺炎的发病相关,但其具体机制还不清楚。与蛋白质糖基化相关的基因(如 FUT2)影响许多不同的机制。同样地,*claudin-2* 基因的改变与散发性慢性胰腺炎相关,增加了酒精相关性疾病的患病风险,但其发病机制尚未完全明了。

(六) 慢性胰腺炎的新病因——*CFTR* 基因突变

囊性纤维化是一种常染色体隐性遗传性疾病,发病率约为 1/2 500,以胰腺外分泌功能不全和慢性肺部疾病为特征。胰腺受累的程度不一,有些病例完全丧失外分泌和内分泌功能,有些病例胰腺功能几乎未受损伤。1996 年,Ravnik-Glatac 等首次报道遗传性慢性胰腺炎患者囊性纤维化穿膜传导调节蛋白(cystic fibrosis transmembrane conductance regulator,*CFTR*)基因的突变。通过大样本分析显示,1%~2% 外分泌功能正常的囊性纤维化患者出现胰腺炎的反复发作,而外分泌功能不全的患者很少复发。与未受影响的人群(*CFTR* 突变率为 15%)相比,特发性胰腺炎患者 *CFTR* 突变率为 16.7%~25.9%。除了慢性肺病和输精管发育不良引起的不育外,慢性胰腺炎是与 *CFTR* 基因突变相关的第三种疾病。值得注意的是,囊性纤维化患者伴有胰腺外分泌功能不全与有 *CFTR* 突变的慢性胰腺炎是不同的疾病类型,二者不能混淆。*CFTR* 是氯离子通道,受 3',5'-cAMP 和磷酸化调节,对控制上皮细胞的离子转运是必不可少的。Cl^- 通过 CFTR 转运到胰管是 HCO_3^-/Cl^- 逆向转运蛋白 SLC26 分泌碳酸氢盐所必需的。SLC26 型阴离子交换器调节胰腺导管细胞 HCO_3^- 的分泌。液体分泌与阴离子进入导管管腔的分泌密切相关,并受渗透梯度的调节。水通道蛋白在胰腺导管系统中表达并控制 H_2O 的分泌。因此,*CFTR* 与胰液分泌直接相关。*CFTR* 基因敲除小鼠实验结果显示,在生理条件下基因敲除小鼠的胰液分泌显著减少。新近研究表明,酒精能够影响胰腺导管细胞中 *CFTR* 的表达水平以及亚细胞定位,是慢性胰腺炎发生的主要危险因素。

执行功能的蛋白质水平决定了疾病表型的类型和严重程度。与野生型小鼠相比,*CFTR* 敲除小鼠表现出更严重的胰腺炎。关于 *CFTR* 相关的胰腺损伤机制的假说是液体分泌功能紊乱,导致胰腺消化酶对刺激的分泌反应受损。目前,已发现 1 000 多个 *CFTR* 基因突变,其中几个已被报道与慢性胰腺炎直接相关。与 *CFTR* 相反,在阴离子交换器 SLC26A6 中,没有发现与慢性胰腺炎相关的突变。*CFTR* 基因杂合性突变携带者发生胰腺炎的风险大约是正常人的两倍。CFTR 蛋白功能水平的降低是慢性胰腺炎的重要危险因素。一方面,CFTR 蛋白质表达或功能的遗传变异可能导致疾病发生;另一方面,酗酒引起的 CFTR 表达减少也与慢性胰腺炎的发生有关。

细胞生物学和分子生物学技术的最新进展使研究者能够以一种更直接的方式来研究胰腺疾病的细胞病理生理学和遗传学相关的问题。采用这些技术研究改变了我们对疾病发生的认识。胰腺炎长期以来被认为是一种自身消化性疾病,胰腺被自身的消化蛋白酶破坏。在生理条件下,胰腺蛋白酶首先被合成为无活性的前体酶原,并储存在腺泡细胞的酶原颗粒内。引发组织破坏的病理生理事件起始于腺泡细胞内,并涉及蛋白酶的细胞内过早激活。细胞损伤随后引起系统性炎症反应。目前对于致病机制的认识大多来自遗传学研究,这些研究均支持胰蛋白酶原活化的关键作用。现已发现,*PRSS1* 基因(如 R122H 突变)或编码活性胰蛋白酶内源性抑制因子的基因(如 *SPINK1*)或胰蛋白酶降解酶基因(如 *CTRC*)的不同突变与不同类型的胰腺炎有关。来自全基因组相关研究的新的遗传数据表明,胰腺炎可以有其他不同的致病机制;影响 *CEL* 或 *CPA1* 的 ERS 相关的突变与胰蛋白酶原激活以及 *CFTR* 突变无关。这些研究结果提示胰腺炎发病机制的复杂性,在胰腺炎的发生过程中可能涉及多种因素。遗传因素决定了胰腺炎患病风险,但并不决定疾病的严重程度。免疫系统似乎在胰腺炎的预后中起着至关重要的作用,并可能提供一个治疗靶点。然而,调节蛋白酶和抗蛋白酶平衡的分子机制,以及在细胞损伤前蛋白水解级联反应中单一消化酶的作用,仍然需要进一步实验研究来阐明。

结　　语

本章节探讨肝细胞损伤的常见分子通路,包括 Fas 通路和 TNF-α 通路。阐明肝再生的细胞和分子机制,将有助于阐明包括干细胞分化、组织工程、细胞治疗和肝移植在内的肝再生医学的关键问题。免疫损伤机制是甲、乙型肝炎的主要发病机制。细胞凋亡与丙型肝炎发病机制密切相关。慢性肝病后期可导致肝纤维化,活化的肝星形细胞在 ECM 的合成和降解过程中起着关键性作用,HSC 的激活中涉及多种细胞机制。非酒精和酒精性肝病有许多相同的组织学特征以及分子和生理上的致病机制,其发病机制涉及 IR 和脂肪-组织轴、饮食、肠道通透性和内脏-肝脏轴之间的相互作用以及肝脂毒性和导致肝细胞损伤、炎症和细胞死亡的机制。在肝癌发生过程中,多种基因改变赋予肿瘤细胞增殖和细胞存活表型。HCC 的发病涉及信号通路的单独或联合激活,包括 Wnt/β-catenin、Notch、TGF-β、IGF-Ⅱ、Akt/mTOR、Ras/MAPK 和 Met 信号通路。索拉非尼在 HCC 中的成功归功于对此类分子改变的认识。胰腺炎长期以来被认为是一种自身消化性疾病,胰腺被自身的消化蛋白酶破坏。遗传学研究支持胰蛋白酶原活化的关键作用。全基因组相关研究的新遗传数据表明,胰腺炎可以有其他不同的致病机制。遗传因素决定了胰腺炎患病风险,但并不决定疾病的严重程度。免疫系统似乎在胰腺炎的预后中起着至关重要的作用,并可能成为一个治疗靶点。

(黄爱民　陈丽红)

主要参考文献

[1] 李玉林. 分子病理学[M]. 北京:人民卫生出版社,2002.

[2] HONEYMAN J N,SIMON E P,ROBINE N,et al. Detection of a recurrent DNAJB1-PRKACA chimeric transcript in fibrolamellar hepatocellular carcinoma[J]. Science,2014,343(6174):1010-1014.

[3] TAO J,XU E,ZHAO Y,et al. Modeling a human hepatocellular carcinoma subset in mice through coexpression of met and point-mutant β-catenin[J]. Hepatology,2016,64(5):1587-1605.

[4] PILATI C,LETOUZE E,NAULT J C,et al. Genomic profiling of hepatocellular. adenomas reveals recurrent FRK-activating mutations and the mechanisms of malignant transformation[J]. Cancer Cell,2014,25(4):428-441.

[5] YOSHIMOTO S,LOO T M,ATARASHI K,et al. Obesity-induced gut microbial metabolite promotes liver cancer through senescence secretome[J]. Nature,2013,499(7456):97-101.

[6] LLOPIS M,CASSARD A M,WRZOSEK L,et al. Intestinal microbiota contributes to individual susceptibility to alcoholic liver disease[J]. Gut,2016,65(5):830-839.

[7] WANG H J,GAO B,ZAKHARI S,et al. Inflammation in alcoholic liver disease[J]. Annual Review of Nutrition,2012,32:343-368.

[8] WEISS F U,SCHURMANN C,GUENTHER A,et al. Fucosyltransferase 2(FUT2)non-secretor status and blood group B are associated with elevated serum lipase activity in asymptomatic subjects,and an increased risk for chronic pancreatitis:a genetic association study[J]. Gut,2015,64(4):646-656.

[9] XUE J,SHARMA V,HSIEH M H,et al. Alternatively activated macrophages promote pancreatic fibrosis in chronic pancreatitis[J]. Nature Communications,2015,6:7158.

[10] HE S,WANG L,MIAO L,et al. Receptor interacting protein kinase-3 determines cellular necrotic response to TNF-alpha[J]. Cell,2009,137(6):1100-1111.

第十九章

肾 脏 疾 病

肾脏的主要功能包括尿液生成、体内代谢性废物和外源性毒物的排出,调节和维持机体水、电解质和酸碱平衡,并有产生肾素、促红细胞生成素等内分泌功能,肾脏如此多样复杂的功能与其复杂的组织结构密不可分。各种先天发育异常和后天肾脏疾病均可导致肾功能损伤乃至衰竭,因此肾脏疾病是严重危害人类健康的常见病和多发病。不同肾脏疾病的临床表现主要取决于特定的细胞、分子和免疫学异常等。近十几年对肾脏疾病,特别是对肾小球疾病的分子病理学研究已取得了长足进展,如膜性肾病、IgA 肾病等。本章主要讨论常见的肾小球疾病、肾间质肾小管疾病和肾脏肿瘤等疾病的分子发病机制及最新研究进展,期望能为正确深入的认识各种肾脏疾病提供依据和帮助。

第一节 肾小球疾病

肾小球疾病,又称肾小球肾炎(glomerulonephritis,GN),是以肾小球损伤和改变为主的一组疾病。根据原因和发病机制的不同,肾小球疾病可大致分为:原发性肾小球肾炎、继发性肾小球肾炎和遗传性肾小球疾病。原发性肾小球肾炎是一组原发于肾脏的独立疾病,肾脏是唯一或主要受累脏器。原发性肾小球疾病的病因和发病机制复杂,有许多因素参与,如感染、药物、自身免疫和环境因素等。免疫损伤是绝大多数原发性肾小球疾病和许多继发性肾小球疾病发生过程的共同环节,几乎所有肾小球疾病的发病过程均有免疫学机制的参与。

一、肾小球肾炎发病机制

经数十年的临床和实验研究,如今对肾小球肾炎的免疫损伤机制已有较深入的认识。早在 19 世纪 50 年代,Germuth 和 Dixon 通过对血清病肾炎的研究,率先提出了肾炎“循环免疫复合物发病机制”的学说,到 20 世纪 80 年代 Courser 根据对 Heymann 肾炎的研究进而又提出肾炎的“原位免疫复合物发病机制”学说,并得到了广泛认同。近年来,对肾小球系膜细胞、血管内皮细胞、足细胞及肾小管上皮细胞等肾内固有细胞的研究,又为全面认识肾小球疾病的发病机制奠定了基础。

机体对病原微生物或对种植于肾小球内的“外来”抗原,或对自身正常组织成分产生过度或不适当的免疫应答,可使免疫复合物在肾小球内形成或沉积,进而激活补体导致肾脏免疫损伤。此外,肾脏的免疫应答效应,一方面是浸润在肾组织内的淋巴细胞和巨噬细胞等炎细胞本身分泌大量细胞因子,介导肾组织损伤;另一方面是这些炎细胞及其分泌的细胞因子又可刺激和激活肾脏固有细胞,使其表达各种趋化因子、细胞因子、生长因子、黏附分子和细胞外基质成分等,直接或间接地加重肾脏损伤。随着免疫学的发展及对肾小球疾病免疫机制理解的不断深入,必将驱使对肾小球疾病治疗学研究的不断深化和发展,以及新的治疗策略和技术的出现。

(一) 体液免疫介导的肾损伤

大多数肾小球肾炎可表现为体液免疫介导的损伤,所谓体液免疫介导的损伤主要是指在肾小球内不同部位有免疫复合物的形成或沉积,包括免疫球蛋白、补体和其他蛋白等,其致病性主要取决于免疫复合物的性质、数量、形成机制和沉积的部位等。目前已知与肾小球疾病密切相关的主要抗原及其可能的肾小球疾病见表 19-1。

表 19-1 肾小球疾病及其相关抗原

抗原	肾小球疾病
肾内固有抗原	
Ⅳ型胶原	抗肾小球基底膜疾病
中性内肽酶、磷脂酶 A2 受体	膜性肾病
中性粒细胞蛋白酶 3、髓过氧化物酶	Ⅲ型新月体肾炎
其他相关抗原	
药物、肿瘤抗原	膜性肾病
微生物抗原(包括:链球菌抗原、梅毒螺旋体抗原、乙肝和丙肝病毒、人类免疫缺陷病毒、DNA、免疫球蛋白)	毛细血管内增生性肾小球肾炎 膜性肾病 膜增生性肾小球肾炎 局灶节段性肾小球硬化症 狼疮性肾炎 原发性冷球蛋白血症肾病

1. 原位免疫复合物的形成 原位免疫复合物是指血循环中的游离抗体与肾小球内固有抗原或已种植于肾小球内的外源性抗原(种植抗原或称植入抗原)结合,在肾脏局部形成免疫复合物。原位免疫复合物形成可出现在肾小球内的不同部位,如肾小球上皮下(肾小球基底膜与足细胞之间)、内皮下(基底膜与内皮细胞之间)或肾小球系膜区。

(1) 肾小球固有抗原:肾小球内固有细胞成分可作为抗原,刺激机体产生抗体。

1) 足细胞抗原:对足细胞抗原和上皮下免疫复合物形成的研究主要源自大鼠 Heymann 肾炎模型。引起 Heymann 肾炎的抗原是一种相对分子量为 330 000 的糖蛋白,也称 Heymann 抗原(早期称为 gp330),现命名为 megalin,属于 LDL 受体家族成分,由足细胞合成并集中在足细胞的足突底部,可激活补体引发肾炎。在大鼠肾脏中 megalin 几乎全部表达于肾小球足细胞和肾小管上皮细胞刷状缘。迄今在人类肾小球的足细胞表面尚未检测到 megalin 的表达,在人类的肾小球上皮下沉积的免疫复合物中也未检测到 megalin 成分。实际在人类的肾小球足细胞表面,第一个发现有致病性的抗原是中性内肽酶(neutral endopeptidase,NEP),它与一种罕见的新生儿膜性肾病有关。母亲由于编码 NEP 的基因发生突变,使母亲体内缺乏 NEP,如果该母亲孕育一健康胎儿,在妊娠过程中母亲将产生针对胎儿的抗 NEP 抗体,并通过胎盘进入胎儿体内,抗 NEP 抗体与胎儿肾小球足细胞上的 NEP 抗原反应,在足细胞侧(基底膜与足细胞)形成免疫复合物,最终发生新生儿膜性肾病。

2) 基底膜抗原:Ⅳ型胶原是肾脏基底膜的主要结构蛋白。Ⅳ型胶原主要由三股 α 链(包括 α1、α2、α3、α4、α5、α6)构成复杂螺旋结构的六聚体;每条 α 链可包括三个结构区:①氨基端富含二硫键区域;②有柔韧性的胶原区;③羧基端的非胶原区(NC1)。肾小球基底膜(glomerular basement membrane,GBM)Ⅳ型胶原主要由 α3、α4、α5 链构成,其完整性对肾小球的滤过功能具有重要意义。正常情况下,GBM 抗原决定簇隐藏于Ⅳ型胶原 α3 链中。在环境改变或其他因素作用下,如感染、吸烟、粉尘污染和有机溶剂等影响下,Ⅳ型胶原的立体结构发生改变,其六聚体解离,使 α3 链 NC1 区域的抗原决定簇暴露,刺激机体产生抗体。也可能由于某些细菌、病毒等与 GBM 有共同的抗原性,这些抗原刺激机体产生的抗体可与 GBM 起交叉反应。抗 GBM 抗体与 GBM 结合所引起的免疫损伤是人类抗肾小球基底膜型肾小球肾炎和肺出血肾炎综合征的主要发病机制。

3) 系膜细胞抗原:由抗系膜细胞抗原形成的原位免疫复合物介导的肾小球损伤比较少见。以系膜区有免疫复合物为特征的肾小球肾炎主要是由循环免疫复合物在系膜区沉积引起。在动物模型研究中,用抗大鼠胸腺细胞(Thy-1)抗体可诱发大鼠肾小球系膜病变。但在人类肾组织中 Thy-1 抗原只定位在近端肾小管上皮细胞和肾小囊(又称鲍曼囊)的壁层上皮细胞,肾小球系膜细胞未见有 Thy-1 分子分布。人类肾小球系膜细胞中存在一些具有抗原性的蛋白质,如组蛋白可参与自身免疫的致病过程。系统性红斑狼疮患者中,系膜细胞的核糖体 P 蛋白可与双链 DNA 抗体发生交叉反应。另外,系膜细胞的固有蛋白,如 α 肌动蛋白及磷脂类成分等也可成为抗原,参与自身免疫病。

4) 肾小球内皮细胞抗原:由于肾小球内皮细胞可直接与循环中的免疫细胞接触,可为免疫损伤的主要靶细胞。很多内皮细胞成分均可作为抗原,包括心磷脂和其他磷脂成分,内皮细胞的 DNA 成分,内皮细胞表面的 HLA- Ⅰ 类和 HLA- Ⅱ 类抗原等,均可触发免疫反应,产生抗内皮细胞的抗体。

(2) 种植抗原:GBM 中含有以硫酸类肝素为主要成分的蛋白聚糖,带负电荷。GBM 可通过电荷吸引使带正电荷的蛋白种植于 GBM 上,引起原位免疫复合物的形成。除电荷因素外,某些物质与肾小球滤过膜具有特殊的亲和性,也可作为种植抗原。此外,细菌和病毒等感染产物或某些药物也可能与肾小球内的某些成分结合形成植入抗原,如乙型肝炎病毒可在肾小球足细胞下种植,形成上皮下免疫复合物沉积。

2. 循环免疫复合物沉积　某些非肾小球性可溶性外源性或内源性抗原,刺激机体产生相应抗体,抗体和抗原在血液循环中形成免疫复合物,经血液流经肾脏;由于肾小球内血管床高压力及电荷等特性可使循环免疫复合物在肾小球内沉积引起肾小球肾炎。循环免疫复合物本身的生化特征决定了这些免疫复合物在肾组织中的沉积能力及介导炎症的作用不同。目前学者认为:当抗原分子过多,所形成的免疫复合物通常较小,其激活补体的能力较弱,且易于通过肾小球滤过膜,不易在肾小球内沉积。当抗原与抗体比例接近,所形成的免疫复合物分子量较大,这些大分子的复合物激活补体的能力强,易于被巨噬细胞从循环中清除,也不易沉积于肾小球。但当抗体过量,与抗原形成中等大小的免疫复合物,这些中等大小的免疫复合物溶解于血循环中,不能被单核巨噬细胞系统有效清除,则易沉积于肾小球内、激活补体导致肾组织损伤。循环免疫复合物可沉积于肾小球系膜区、内皮下(肾小球基底膜与内皮细胞间),有时也可以沉积于肾小球上皮下(肾小球基底膜与足细胞间)(图 19-1)。

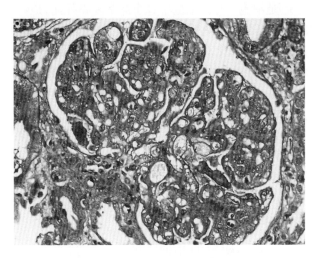

图 19-1　肾组织内嗜复红蛋白沉积
嗜复红蛋白沉积于肾小球内皮细胞与基底膜之间(Masson 染色)。

3. 补体的激活或活化　肾小球内原位免疫复合物形成或循环免疫复合物沉积后,激活补体系统或活化补体释放炎性介质。有炎性介质的参与才能引起肾小球组织损伤和各种类型的肾小球疾病。如补体活化过程中产生多种具有炎性介质作用的活性片段,C3a、C4a 和 C5a 等;C3a 和 C5a 除具有过敏毒素的作用外,还有趋化因子的作用,趋化中性粒细胞、单核巨噬细胞向病变的肾小球聚集,进一步加重组织损伤。

(二) 细胞免疫介导的肾损伤

在肾小球肾炎免疫发病机制中体液免疫固然起重要作用,但细胞免疫的作用也不容忽视。一方面,免疫复合物的形成需要抗原-抗体参与,抗原在某些病理情况下,首先通过抗原递呈细胞处理并活化 T 细胞,随后才活化自身反应性 B 细胞,产生相应的自身抗体,也就是说抗体的产生离不开 T 细胞的辅助作用;另一方面,有些肾小球疾病在肾小球内虽未检测到免疫复合物等明显体液反应的表现,但提示其与细胞免疫损伤相关。如微小病变性肾小球病(minimal change glomerulopathy,MCD),虽然 MCD 的病因和发病机制目前尚不十分清楚,但临床和实验均显示,该病与 T 淋巴细胞的功能异常有关。有观点认为淋巴细胞产生的一些生物活性物质导致肾小球滤过膜通透性增加,从而出现 MCD。其根据如下:①临床实践证明糖皮质激素和细胞毒性药物可有效治疗 MCD;②霍奇金淋巴瘤等导致 T 淋巴细胞功能异常的疾病可并发 MCD;③实验室研究证明,MCD 患者体内可溶性免疫抑制因子和 IL-4、IL-8 均有不同程度的异常。

(三) 肾内固有细胞与肾脏免疫损伤

肾内固有细胞,包括肾小球内皮细胞、系膜细胞、足细胞,甚至肾小管上皮细胞等,既是免疫损伤的靶细胞,又可作为免疫反应的一部分参与免疫应答过程。

1. 内皮细胞　肾小球内皮细胞的损伤能引起细胞增生、细胞表面黏附因子等细胞因子表达改变及血管活性物质的释放。如抗内皮细胞抗体主要通过抗体依赖性细胞毒杀伤作用引起血管内皮细胞损伤,同时也可上调内皮细胞的细胞间黏附分子-1(intercellular adhesion molecule-1,ICAM-1)、血管细胞黏附分子-1(vascular cell adhesion molecule-1,VCAM-1)和 E 选择素的表达,并促进 IL-6、IL-8 和单核细胞趋化蛋白-1(monocyte chemotactic protein-1,MCP-1)表达增加等,引起抗凝活性下降和促凝活性增强,进而肾小球内微血栓形成,增加白细胞的黏附和内皮细胞的炎性损伤。

2. 系膜细胞　系膜细胞是肾小球内功能活跃的固有细胞,具有收缩、吞噬、增殖、合成细胞外基质(extracellular matrix,ECM)及产生细胞因子等作用。在各种免疫和非免疫因素的作用下,系膜细胞增生、ECM合成增加是肾小球肾炎发生发展及导致肾小球硬化的重要病理基础。系膜细胞除能分泌产生炎症介质和细胞因子外,还可表达多种细胞因子受体;如系膜细胞能分泌 TGF-β,系膜细胞表面又可表达高亲和力的TGF-β 受体,两者结合可调节系膜细胞的增殖速度,通过 TGF-β/Smad 信号通路促进肾小球基质积聚和胶原合成。

3. 足细胞　足细胞位于肾小球基底膜外侧,是肾小球滤过屏障的主要组成部分。基底膜足细胞侧沉积的免疫复合物活化补体,形成膜攻击复合物可引起足细胞损伤。足细胞本身也能合成补体调节蛋白,抑制补体的过度活化对足细胞的损伤。此外,足细胞产生的血管内皮生长因子(vascular endothelial growth factor,VEGF)对于维持血管内皮细胞的功能非常重要,可以抑制早期内皮细胞损伤,加速肾小球毛细血管襻的重构。

总之,免疫损伤是绝大多数肾小球疾病发生过程中的共同环节,在肾小球肾炎的免疫学损伤过程中,细胞因子等炎性介质始终发挥着重要作用。这些炎性介质可来源于补体的激活及浸润的巨噬细胞、T 淋巴细胞等炎细胞的合成和分泌,也可来源于肾小球固有细胞的合成。除了上述的黏附分子、趋化因子外,常见的参与肾组织免疫损伤的炎性介质还包括:白介素(IL-1、IL-4、IL-6、IL-10 等)、肿瘤坏死因子-α(tumor necrosis factor-α,TNF-α)、血小板源性生长因子(platelet-derived growth factor,PDGF)及 TGF-β 等多种细胞因子和炎性介质。

二、热点研究的几种常见肾小球肾炎

累及肾小球的疾病众多。下面主要讨论随着近年最新研究的分子发现,明显改变了人们对疾病原有认识、理解、诊断、甚至治疗的几种原发性肾小球肾炎。

(一) 膜性肾病

膜性肾病(membranous nephropathy,MN)是引起成人肾病综合征最常见的肾小球疾病之一。据西方国家报道,膜性肾病占成人肾病综合征病例的 20% ~ 40%。根据病因和发病机制的不同,MN 分为原发性膜性肾病(primary membranous nephropathy)和继发性膜性肾病(secondary membranous nephropathy)。继发性膜性肾病可由感染、恶性肿瘤、自身免疫性疾病和药物等因素引起,约占 MN 的 20% ~ 30%。大多数 MN 为原发性膜性肾病,长期以来因原发膜性肾病的病因和致病性抗原不明确,又有特发性膜性肾病(idiopathic membranous nephropathy,IMN)之称。

1. IMN 的临床和病理特征　近年来我国 MN 的发病率呈快速上升趋势,是原发性肾小球疾病中增加最快的疾病。IMN 临床以隐匿起病的蛋白尿或肾病综合征为主要表现。其病理学特征表现为:病变早期或轻者光镜下肾小球病变不明显,肾小球毛细血管襻基本正常,与正常肾小球或 MCD 难以区别,较易漏诊,必须借助于免疫荧光染色和电镜检查。随着病变的进展,可见肾小球体积增大,肾小球毛细血管襻呈僵硬状,肾小球足细胞(脏层上皮)和 GBM 之间,即上皮细胞下可有嗜复红蛋白沉积,GBM 增厚,嗜银染色可见 GBM 的弥漫钉突结构(图 19-2),部分 GBM 可出现空泡变性。IMN 在肾小球系膜区和内皮细胞下无嗜复红蛋白沉积,如果在肾小球系膜区和内皮细胞下出现嗜复红蛋白则高度提示继发性膜性肾病的可能。IMN 的肾小球一般没有炎细胞浸润,也无肾小球固有细胞的明显增殖。免疫荧光表现为 IgG 和补体 C3 沿肾小球毛细血管壁呈颗粒状阳性沉积;电镜见上皮下多量块状电子致密物沉积伴足细胞足突弥漫融合。

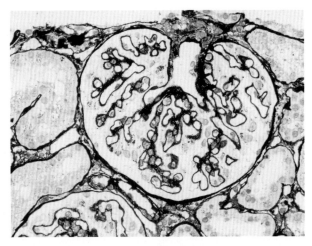

图 19-2 膜性肾病
弥漫性肾小球 GBM 增厚、弥漫钉突结构(PASM 染色)。

近年的系列研究显示,患者血清中磷脂酶 A2 受体(phospholipase A2 receptor,PLA2R)抗体的检测及肾脏免疫复合物中 PLA2R 染色有助于 IMN 的诊断。

2. **IMN 分子发病机制** MN 致病性抗原的发现最早源于 20 世纪的大鼠 Heymann 肾炎模型,利用大鼠近端肾小管上皮细胞刷状缘组织成分,免疫大鼠后成功制作出 MN 模型,其主要致病抗原为糖蛋白 gp330,称为 megalin;如前所述人类足细胞并不表达 megalin,因此对人类 MN 的致病性抗原一直在不断探索中。2002 年研究发现的第一个人类 MN 致病性抗原为 NEP,与一种罕见的新生儿膜性肾病有关,而绝大多数 IMN 患者并不存在 NEP 抗体。直至 2009 年,对于 IMN 致病性抗原的研究取得了突破性进展。该研究发现 70% 的 IMN 患者血清中可检测到 M 型 PLA2R 抗体,在检测肾脏组织时,也在肾小球上皮细胞下沉积的免疫复合物内发现 PLA2R 阳性(正常肾组织中 PLA2R 阳性表达于足细胞)。同时还发现,患者血清中 PLA2R 抗体水平与 IMN 的临床缓解、复发等具有显著的正相关性。因此,科学家们的基本共识认为 PLA2R 是 IMN 主要的致病性抗原。目前患者血清中 PLA2R 抗体检测已作为临床和病理诊断 IMN 相对特异性的标志物。在此基础上,对 IMN 治疗的研究显示,近年临床用利妥昔单抗(是抗 CD20 抗体)治疗 IMN 取得明显疗效,利妥昔单抗治疗可使患者血清中 PLA2R 抗体减少甚至消失,同时 IMN 患者临床症状得到明显缓解。虽然近十几年对 IMN 的 PLA2R 分子发病机制研究取得了突破性进展,并快速推动了 IMN 的诊断和治疗学研究,但不能忽略的是还有约 30% IMN 患者血清并不存在 PLA2R 抗体,对于这些患者可能的致病性抗原仍需继续探索。

(二) 局灶性节段性肾小球硬化

局灶性节段性肾小球硬化(focal segmental glomerulosclerosis,FSGS)是形态学诊断名词。"局灶"表示部分肾小球,"节段"表示一个肾小球的部分毛细血管袢,即部分肾小球、部分毛细血管袢出现硬化性病变,称为"局灶性节段性肾小球硬化"。该形态改变可见于任何一种慢性肾脏病、某些先天或遗传性疾病,如 Alport 综合征,肾小球也常出现 FSGS 样病变,因此对于原发性或特发性 FSGS 的诊断需要先排除,如病毒感染、药物、肥胖等继发性因素的同时,也需要注意除外先天和遗传性疾病,如 Alport 综合征。

1. **原发性 FSGS 的临床和病理特征** 原发性 FSGS 主要临床表现为肾病综合征或大量蛋白尿,是肾病综合征另一个主要的肾小球疾病。据统计在终末期肾脏病(end stage renal disease,ESRD)的病例中,约 4% 来源于原发性 FSGS。FSGS 病理学特征是,在光镜下见部分肾小球的部分毛细血管袢呈不同程度硬化、细胞增生和玻璃样变;病变可累及肾小球的一个或多个小叶,并常见肾小球毛细血管袢与肾小囊粘连。免疫荧光检查为阴性或在肾小球硬化区可见非特异性 IgM 沉积。电镜下肾小球足细胞的足突弥漫广泛融合,是 FSGS 超微结构特点。此外,可见肾小球节段性硬化区 GBM 扭曲增厚,毛细血管袢闭塞、塌陷。

2. **原发性 FSGS 分子发病机制** 流行病学发现非洲人 FSGS 发病率最高,因此科学家试图通过全基因组扫描分析 FSGS 的发病机制。最初研究认为位于 22 号染色体上的 *MYH9* 基因是引起 ESRD 的风险因素,随后证明更确切的因素实际是相邻的 *APOL1* 基因,*APOL1* 与 *MYH9* 的连接失调所致 ESRD 高风险。就全球人群而言,*APOL1* 与慢性肾脏病(chronic kidney disease,CKD)的进展和 ESRD 发病率密切相关,但 *APOL1* 增加引起肾脏损伤的确切机制尚不清楚。

患者血中存在的某种循环因子(circulating factor)可引起原发性 FSGS 的发生,该观点的提出得益于非常有价值的临床观察。临床发现因原发性 FSGS 所致的 ESRD 患者,在接受肾移植手术后其 FSGS 复发率极高。典型病例甚至在肾移植术后 24h 内即出现大量蛋白尿;术后 1~4 周移植肾穿刺活检,电镜下即可见足突的弥漫融合;术后 2~11 个月在光镜下肾小球可出现 FSGS 病变。将肾移植术后 FSGS 复发患者的血清注入大鼠体内可诱发大鼠出现蛋白尿。另据报道,一位患 FSGS 的母亲妊娠分娩,婴儿出生时伴有蛋白尿和低蛋白血症,但出生 2 周后蛋白尿消失。这些临床现象,为患者血液中存在的循环因子可引起 FSGS 发病提供了依据,也激发人们试图用血浆置换和免疫吸附的方法治疗这类患者。目前,有关循环因子的来源和性质尚不很清楚。一些研究认为 T 细胞功能紊乱、细胞因子的异常释放可能是循环因子的来源之一。心肌营养素样细胞因子-1(cardiotrophin-like cytokine factor-1)和抗-CD40 曾被提及可能是循环因子,而可溶性尿激酶型纤溶酶原激活物受体(soluble urokinase-type plasminogen activator receptor,suPAR)可能是循环因子的研究则更受关注。

FGSG 还有其他可能的分子机制,如足细胞成分的 B7-1(CD80)在 FSGS 中明显上调,抗 B7-1 药物治疗可使小部分 FSGS 患者缓解。还有研究提出 FSGS 时足细胞损伤可能与瞬时受体电位阳离子通道激活的不平衡有关。

(三) IgA 肾病

IgA 肾病(IgA nephropathy)又称 Berger 病,是一种免疫病理描述性诊断。按照 Berger 的定义,在肾小球系膜区有 IgA 或以 IgA 为主的免疫复合物沉积即可诊断为 IgA 肾病。实际上许多已知病因的肾小球疾病,也可有系膜区 IgA 沉积,如狼疮性肾炎、过敏性紫癜性肾炎和肝病相关肾损害等,这些继发性 IgA 肾病应以其原发病命名,严格上不应属于 IgA 肾病。只有那些无明确病因或病因不明确的 Berger 病是这里所讨论的原发性 IgA 肾病。

1. 原发性 IgA 肾病的临床和病理特征　IgA 肾病是最常见的能引起 ESRD 的主要肾小球疾病之一,发病具有家族倾向性。流行病学研究显示,欧洲 IgA 肾病占原发性肾小球肾炎的 20%~30%,而南非仅占 1%;但在我国则约占原发性肾小球肾炎的 45%,因此 IgA 肾病是我国最常见的肾小球疾病。IgA 肾病最常以肉眼或镜下血尿为临床表现,部分病例也可表现为肾炎综合征。据报道很多 IgA 肾病患者常因上呼吸道或胃肠道黏膜感染而起病或使病情加重。IgA 肾病的病理学特点是:免疫荧光检查在肾小球系膜区见以 IgA 为主的弥漫阳性沉积(图 19-3),几乎所有患者的肾系膜区还可见到补体 C3 沉积。光镜下,IgA 肾病组织学病变多样,形态上无固定特征,即可有肾小球固有细胞和基质的改变,如内皮细胞和系膜细胞增生、变性坏死,基底膜增厚和系膜基质增生,肾小球硬化等,也可见各种炎细胞不同程度地浸润,甚至出现肾小管间质病变。电镜下,系膜区和副系膜区团块状电子致密物沉积。

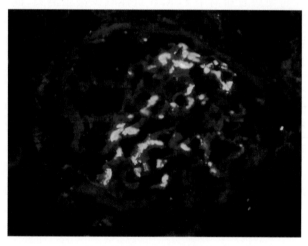

图 19-3　IgA 肾病
IgA 在肾小球系膜区团块状强阳性(IgA 免疫荧光)。

2. 原发性 IgA 肾病分子发病机制　由于 IgA 肾病发病具有家族倾向性,人们一致认为基因背景应该是 IgA 肾病发生和临床表现的重要影响因素,因此基因多态性与 IgA 肾病的相关性一直是人们关注和研究的热点。对 IgA 肾病患者全基因组扫描发现,有数个可能的相关基因,包括主要组织相容性复合体或称人类白细胞抗原(human leukocyte antigen,HLA),如有报道 IgA 肾病的发生与 HLA-Bw35、HLA-DR4 或 HLA-DQ 有关;HLA-DQB1*0301、HLA-DQA 抗原同 IgA 肾病预后相关。但上述这些研究由于观察的患者病例数较少,且受地域因素的影响,同时未能对 IgA 肾病进行明确的病理分型,因此有关基因背景、基因多态性的研究结论仍存在很大分歧。

IgA 肾病的病因至今尚不清楚。大量的研究证明外周血中 IgA 水平的增高,不一定会使 IgA 沉积在肾小球系膜区;外周血中 IgA 水平与 IgA 肾病的严重程度也无明确的相关性。只有那些与肾小球系膜区有特殊亲和力的 IgA 分子才有可能引发 IgA 肾病。与健康者不同的是,IgA 肾病患者血清中的 IgA 表现为

IgA1 O-聚糖链的异常,即 IgA1 糖基化异常,出现缺乏半乳糖的 IgA1 分子增多。这种缺乏半乳糖 IgA1 分子可出现结构和功能异常。缺乏半乳糖 IgA1 分子使 IgA1 分子更易自身聚集,刺激机体产生抗体(抗 IgA1 聚糖链抗原的抗体),进而形成抗 IgA1 聚糖链抗原抗体复合物,易于沉积在肾小球系膜区。若病毒和细菌含有相似的残基结构,能被抗 IgA1 聚糖链抗体识别,也许能解释 IgA 肾病患者随着每次病毒或细菌感染而病情逐渐加重。

(四)膜增生性肾小球肾炎

膜增生性肾小球肾炎(membranoproliferative glomerulonephritis,MPGN)是临床治疗比较棘手的一类肾小球肾炎。可分为原发性(特发性)和继发性 MPGN。MPGN 可继发于多种疾病,如系统性红斑狼疮、乙型肝炎、冷球蛋白血症、感染性心内膜炎等,对于原发性 MPGN 的诊断是在形态学吻合的基础上需要病理和临床医生合作,结合临床病因分析,排除各种可能的继发因素。

1. 原发性 MPGN 的临床和病理特征 MPGN 的发病率约占原发性肾小球肾炎7%左右。好发于年长儿童、青少年和青年人,临床表现多样,预后较差。MPGN 是原发性肾小球肾炎进展最迅速的一类肾小球疾病。半数以上患者临床可表现为肾病综合征,部分则可为急性肾炎综合征;部分患者可有上呼吸道链球菌感染史,类似链球菌感染后肾小球肾炎,出现低补体血症。病理学特点是:光镜下见以肾小球系膜和基底膜病变为主,弥漫性系膜细胞和系膜基质明显增生,向邻近毛细血管壁内广泛插入,肾小球基底膜增厚并形成双轨征(嗜银染色),系膜区和内皮下可见嗜复红蛋白沉积(图 19-4)。以往 MPGN 根据电镜下电子致密物在肾小球内沉积部位的不同对 MPGN 进行分型,包括在内皮下、内皮下和上皮下均有沉积或在 GBM 内沉积,主要依据形态学分型。随着对 MPGN 发病机制及形态学研究认识的不断深入和理解,新的 MPGN 分型则根据免疫荧光和电镜所见总体上分为:①免疫复合物介导的 MPGN;②与免疫复合物无关,属于补体活化调节异常性疾病。在免疫复合物介导的 MPGN,免疫荧光检测可见以 IgG 和 C3 为主的阳性沉积,部分可伴有少量 IgM、IgA、C1q 或 C4d 沉积;电镜下在内皮下和/或上皮下可有电子致密物。在补体活化调节异常的 MPGN,其免疫荧光具有相当独特表现,仅有 C3 呈明确强阳性沉积,其余免疫球蛋白和补体均为阴性,偶尔可出现

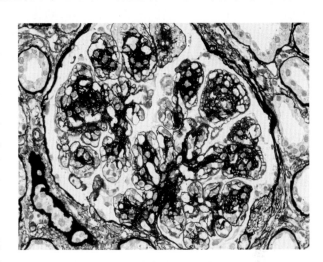

图 19-4 膜增生性肾小球肾炎
弥漫性系膜细胞和系膜基质明显增生、向邻近毛细血管壁内广泛插入,肾小球基底膜增厚并形成双轨征(PASM 染色)。

IgM、IgG 等弱阳性,但染色强度明显低于 C3。因而 2010 年 Fakhouri 等提出将这类肾小球疾病定义为"C3肾小球肾病"。C3 肾小球肾病包括电子致密物沉积病,C3 肾小球肾炎和家族性Ⅲ型 MPGN。电镜下,在肾小球基底膜致密层内大量缎带状电子致密物。

2. 原发性 MPGN 分子发病机制 免疫复合物介导的 MPGN 常与感染、自身免疫性疾病及单克隆免疫球蛋白病等有关。MPGN 患者体内存在的大量循环免疫复合物和 C4 肾炎因子(C4 nephritic factor,C4Nef)引起肾脏损伤。C4Nef 属于补体经典途径 C3 转化酶抗体,具有拮抗补体经典途径 C3 转化酶的作用,当患者体内存在的大量循环免疫复合物和 C4Nef 时,循环免疫复合物可通过经典途径激活补体,此时 C4Nef 又进一步拮抗补体经典途径 C3 转化酶,使得补体经典途径持续激活,补体大量消耗,临床上出现低补体血症。能引起 MPGN 的抗原种类较多,MPGN 还与许多补体缺陷有关。有研究显示,在免疫复合物介导的MPGN 患者中,补体缺陷病的发病率明显高于其他类型原发性肾小球肾炎患者。分析其原因有学者认为,免疫缺陷状态使患者易患细菌、病毒等慢性感染性疾病,感染可引起免疫反应,形成免疫复合物导致肾小球损伤。也有学者认为,补体缺陷导致肾组织内沉积的免疫复合物不易被降解和清除是易出现 MPGN 的主要原因。C3 肾小球肾病与免疫复合物无关,形态学上可表现为 MPGN,现已明确是由于补体旁路途径

异常活化所引起,补体旁路途径激活的调节蛋白异常所致,特别是与补体代谢的调节蛋白因子,包括 H 因子、B 因子及 I 因子等相关。此外,C3 肾小球肾病患者血中常出现 C3 肾炎因子,C3 肾炎因子属于 C3 转化酶(C3bBb)自身抗体样结合蛋白,该蛋白与 C3 转化酶结合可稳定 C3 转化酶,使 C3 转化酶的半衰期延长,C3 转化酶的持续作用明显增加了补体 C3 的消耗,患者出现持续性低补体血症。

总之,除上述 4 种已明显改变人们原有认识和理解的原发性肾小球肾炎之外,其他类型的原发性肾小球肾炎,包括 MCD、弥漫性毛细血管内增生性肾小球肾炎、系膜增生性肾小球肾炎等以及继发型肾小球肾病,如糖尿病肾病、过敏性紫癜性肾炎等,这些肾小球疾病的病因、免疫分子发病机制仍然是人们关注和研究的热点。阐明各种肾小球肾病的病因、免疫分子等发病机制,方能为各肾小球疾病的明确诊断、预防及治疗等相关研究提供可能。

第二节 肾小管肾间质疾病

肾小管与肾间质之间的结构和功能关系密切,病变之间常互为因果。肾小管损伤会引起肾间质反应,肾间质损伤也会导致肾小管病变。当肾小管损伤严重,继发的肾间质反应较轻时常称为"肾小管损伤或肾小管坏死";当肾间质病变明显而肾小管损伤是继发时称为"间质性肾炎或间质性肾病"。若肾小管病变和肾间质病变均很严重,或其因果关系不明确,则称为"肾小管间质肾病或肾小管间质肾炎"。临床上的急性肾损伤(acute kidney injury,AKI)是指突然快速性肾功能减退,急性肾小管坏死和急性间质性肾炎均可引起患者出现 AKI。在发达国家住院患者中,AKI 的发病率高达约 20%,与 AKI 有关的死亡率可高达 25%。

一、急性肾小管坏死

(一) 临床和病理特征

急性肾小管坏死(acute tubular necrosis,ATN)是医院内出现 AKI 的最主要原因。通常是由于肾脏灌注损伤以及多种肾毒性因素引起,如循环血容量下降、脓毒败血症性休克和心脏外科手术等。医院重症监护室中,2/3 的 AKI 为肾缺血、脓毒血症及肾毒性因素等共同所致,与缺血导致的细胞内 ATP 缺乏以及中毒直接导致的肾小管上皮损伤密切相关。ATN 损伤多数可以恢复,但也有部分病例在或短或长的时间内进展到 CKD 或 ESRD。ATN 最常见的形态特点包括:肾小管上皮细胞刷状缘脱落、细胞扁平和肾小管管腔扩张,严重时可见弥漫性或灶状肾小管上皮细胞崩解、脱落,部分管腔内可见细胞碎片或颗粒管型,也可有部分肾小管上皮细胞凋亡。肾间质可伴有水肿、不同程度淋巴细胞和巨噬细胞浸润。

(二) 发病机制和分子病理

由于肾小管的血供来源于肾小球的出球小动脉,出球小动脉分支构成肾小管周围毛细血管网,故肾小管对肾缺血的敏感性明显大于肾小球。当肾缺血时,首先表现为肾小管上皮细胞的缺血性损伤和坏死。已知进入体内的各种毒性物质多经肾脏排出体外,血液中的毒性物质自肾小球滤出后在肾小管内浓缩,在此过程中也可出现毒性物质直接损伤肾小管上皮细胞。缺血或肾毒性均可导致 ATN,多数情况是两者兼而有之。迄今为止,ATN 确切发病机制尚不十分清楚,造成 ATN 的病因复杂,发病机制存在差异,但均涉及肾小管上皮细胞损伤并影响肾小管上皮细胞的修复和预后,有时可伴有肾小球滤过率下降。肾素-血管紧张素系统(renin-angiotensin system,RAS)、肾前列腺素系统以及内皮素、IL、TNF 和氧自由基等在 ATN 发病中均起一定作用。①RAS:在 ATN 初期,RAS 活性显著增强。实验研究发现,静脉注射血管紧张素 II(angiotensin II,Ang II)可引起 ATN。②前列腺素:在 ATN 的早期即可检测到花生四烯酸代谢异常、前列环素和血栓素 A2 失衡。③内皮素:肾缺血时,循环系统中内皮细胞的内皮素-1 水平增高,给予抗内皮素抗体或内皮素受体拮抗剂均能不同程度地保护肾脏免于缺血再灌注损伤。应用内皮素受体阻滞剂阻断内皮素后,可减轻由于缺血和许多肾毒素诱导的实验性 AKI。④一氧化氮:是一种血管扩张剂,其作用与内皮素效应相反;但一氧化氮的表达受内皮素调控。一氧化氮能降低血管内皮素的活性,抑制 TNF-α 介导的中性粒细胞与上皮细胞的黏附,因此一氧化氮具有保护缺血性肾损伤的作用。此外,肾组织缺血缺氧后再恢复血液灌注时,还可出现明显的炎症反应,包括血管充血、淤血和白细胞浸润等,这些炎症反应可通过多种机制参与缺血再灌注损伤,如白细胞可产生活性氧,促进黏附分子表达和增加炎症趋化因子作用等。

二、急性间质性肾炎

(一) 临床和病理特征

急性间质性肾炎(acute interstitial nephritis,AIN)是临床上 AKI 常见原因之一,有报道 AIN 占肾小管间质性疾病的 34.2%。临床上以 AKI 起病的患者肾穿刺病理检查有 29.5% 患者病理学表现为 AIN。虽然 AIN 可见于任何年龄,但多见于老年人,儿童少见。患者在起病前多有应用某种药物、感染或系统性疾病的病史,临床表现为突然出现的 AKI,尿常规可出现蛋白尿、血尿。约 5%~10% 患者在突然出现 AKI 的同时,还可伴有发热或皮疹等全身变态反应表现。AIN 病理学特点是:光镜下肾小球和肾血管通常无明显病变或病变很轻微,突出的病理学表现是在肾间质出现明显炎细胞浸润伴有不同程度的间质水肿。炎细胞浸润可为灶状、片状,病变严重时也可弥漫分布。浸润的炎细胞主要为淋巴细胞和巨噬细胞,可伴有浆细胞。一些特殊病例中在间质或在被破坏的肾小管周围可见少量非坏死性肉芽肿样病变,肉芽肿样病变中偶见多核巨细胞。当肾间质见淋巴细胞和巨噬细胞浸润基础上伴有多量或多少不等的嗜酸粒细胞浸润时,属于"急性过敏性间质性肾炎"。值得注意的是,这里所说的 AIN 并非细菌直接感染所引起,细菌直接感染所引起的肾间质急性炎症时,间质浸润的炎细胞以大量中性粒细胞浸润为主。

(二) 分子发病机制

AIN 的主要病因可有:药物、感染、自身免疫性疾病、恶性肿瘤和代谢性疾病等。在抗生素临床应用之前,感染是导致急性间质性肾炎的常见病因,随着抗生素和多种合成、半合成药物的广泛应用,药物已经成为引起 AIN 的首要病因。尽管引起人类 AIN 的确切相关抗原尚不清楚,但免疫因素在 AIN 的发病中的作用十分重要,这已被广泛认可和接受。大多数 AIN 是由肾外抗原引起,这些抗原可以是药物,也可以是某些病原微生物,可能通过以下几种途径引起 AIN:①肾外抗原与肾小管基底膜(tubular basement membrane,TBM)具有相似的抗原性,通过分子模拟机制引起针对 TBM 成分的免疫反应;②外来物(药物或病原微生物)作为半抗原与 TBM 结合,改变了肾脏自身蛋白的免疫原性,触发机体免疫反应;③外来抗原直接种植于肾间质或与 TBM 结合,触发机体免疫反应;④循环免疫复合物可能在肾间质内沉积。

细胞免疫和体液免疫均参与 AIN 的发病过程,AIN 患者肾活检免疫病理学检查显示间质浸润的炎细胞多为 T 淋巴细胞。过敏性间质性肾炎属于Ⅳ型超敏反应,即细胞性免疫反应,间质浸润的炎细胞中辅助性 T 淋巴细胞(CD4 阳性)和细胞毒性 T 淋巴细胞(CD8 阳性)均增多。少部分 AIN 病例,在 AIN 患者血清中检测到抗 TBM 抗体,肾组织的免疫荧光染色也见 IgG 线性阳性沉积于 TMB。因此,免疫反应参与 AIN 的发病过程,有以细胞免疫为主的,也有属于体液免疫介导的。除免疫因素外,基因背景在 AIN 的发病中也起一定作用。有研究表明,*HLA-DR6* 等位基因在 AIN 患者中出现频率增高,也有同胞姐妹共患病的病例报道。

虽然肾小管肾间质疾病的发病率远低于肾小球疾病,但 ATN 和 AIN 所引起的以 AKI 为临床表现的这类肾病,一直备受肾病学家们关注。随着抗生素等药物的应用、环境改变及肾穿刺活检技术的发展和广泛应用,临床上被诊断的 ATN 和 AIN 病例有逐渐增加的趋势。由于肾间质肾小管疾病的病因不同,发病机制不同,形态学改变不同,对这些肾脏疾病的治疗和预防策略也不尽相同。

第三节 糖尿病肾病

糖尿病是一组以高血糖为特征的代谢性疾病,糖尿病肾病(diabetic nephropathy,DN)是糖尿病患者最重要的慢性并发症之一,也是糖尿病患者主要死亡原因之一。调查显示我国 1 型糖尿病患者 DN 发病率 30%~40%,2 型糖尿病为 15%~20%。目前 DN 已成为引起 ESRD 的常见原因,据报道美国 40% ESRD 是由 DN 所引起的。早在 1836 年,Bright 已认识到尿中白蛋白增多是糖尿病肾脏损伤的表现,但直至 1936

年,Kimmelstiel 和 Wilson 在糖尿病患者的肾组织中发现明显的肾小球结节样病变,才使 DN 有了一个从临床到病理较为完整的概念。糖尿病导致的肾脏损伤可累及肾脏所有组织结构,从肾小球、肾小管到肾间质和肾血管。无论临床表现还是病理改变,DN 都有别于其他免疫介导的肾脏疾病,一旦出现肾功能损害,DN 病程进展速度远快于非糖尿病肾病患者。

一、DN 临床和病理特征

DN 临床诊断需要根据糖尿病史,微量白蛋白尿或蛋白尿,同时需要排除其他肾脏疾病。微量白蛋白尿检测是诊断 DN 最简单有效的方法,被公认为 DN 早期诊断最有价值的指标之一。尿白蛋白检测方法有:①留取任意时间点的尿液,测定尿白蛋白与肌酐比值(urinary albumin-to-creatinine ratio,ACR);②留取24h 尿液,测 24h 尿白蛋白量;③留取 24h 尿液或夜间尿液,测尿白蛋白排泄率(urinary albumin excretion rate,UAER)。UAER 检测的影响因素较多,而 ACR 则相对稳定,因此常被各种 DN 诊断指南推荐为首选的尿白蛋白筛查方法。糖尿病患者尿液中检测到微量白蛋白,称为微量白蛋白尿期或早期 DN 期;如果尿蛋白定量>0.5g/24h,则称为大量蛋白尿期,提示糖尿病可能已引起明显的肾脏病变。随蛋白尿的持续和增加,患者还可出现不同程度水肿。DN 患者的水肿程度往往与尿蛋白定量和血浆白蛋白水平不成比例。欧洲的资料表明,1 型糖尿病患者确诊后 7.3 年内微量白蛋白尿累计发生率为 12.6%。英国的前瞻性研究显示,2 型糖尿病患者确诊后微量白蛋白尿的年发病率为 2%,10 年后发病率高达 25%。据统计,1 型糖尿病患者蛋白尿发病率高达 15%~40%,发病高峰期出现在糖尿病确诊后 15~20 年;2 型糖尿病患者蛋白尿发病率为 5%~20%。

DN 的病理表现:糖尿病所致肾损伤虽可累及肾脏所有组织结构,常以肾小球病变最为明显。光镜下,①肾小球:早期弥漫性肾小球肥大,肾小球囊腔裂隙变窄;随之系膜基质弥漫增生致系膜区增宽;肾小球基底膜弥漫均匀增厚是 DN 的突出改变。肾小球基底膜增厚和系膜区增宽使毛细血管腔变窄。肾小球结节样病变,即 K-W 结节被认为是 DN 相对特征性病变(图 19-5)。K-W 结节是一种少细胞结节,较大结节中心几乎无细胞成分。DN 时每个肾小球 K-W 结节的多少和大小多不一致,结节周围常见呈微血管瘤样扩张的毛细血管袢。肾小球囊内侧有如泪滴、均质蜡样蛋白样物质聚集的球囊滴,该病变多见于中晚期 DN 的硬化肾小球。②肾小管肾间质:病变早期肾小管上皮细胞肥大,细胞内有蛋白或脂滴,肾小管基底膜均匀增厚往往与肾小球基底膜增厚同时出现,不同程度肾小管萎缩。肾间质可有淋巴细胞和巨噬细胞浸润以及间质纤维化。间质纤维化程度有时与肾小球病变不平行,与是否伴血管性病变密切相关。③血管:DN 血管病变包括肾小球出球、入球小动脉壁的玻璃样变和间质小动脉硬化。出球

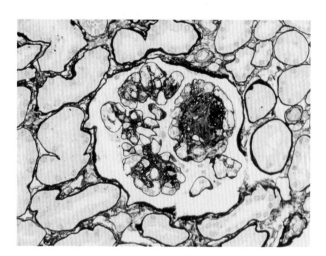

图 19-5　糖尿病肾病
肾小球系膜区明显增宽,基质大量增生呈结节样病变,即 K-W 结节(PASM 染色)。

和入球小动脉壁玻璃样变、管壁增厚是 DN 患者最常见,也是最早出现的血管病变,病变的严重程度直接关系到肾小球硬化的发生。如果在年轻患者的肾组织血管壁玻璃样变可仅限于肾小球的出球和入球小动脉,结合临床病史首先应考虑 DN。糖尿病患者中肾动脉及其主要分支的动脉硬化比同龄非糖尿病患者更为常见。免疫荧光检查:DN 免疫荧光为阴性或可见 IgG 沿毛细血管袢假线样、非特异性沉积。电镜下:早期 DN 即可见肾小球基底膜增厚,晚期者肾小球基底膜弥漫增厚可达正常基底膜的 10 倍。基底膜正常结构消失代之以均质高电子密度的基底膜样物质。K-W 结节中见胶原纤维,肾小球内无电子致密物。另外,肉眼观察 DN 肾脏有其特点,与其他慢性肾脏病所致慢性肾衰竭患者的肾脏相比,通常 DN 患者即使病程已进入晚期,肾脏体积也相对较大。

二、DN 分子发病机制

DN 的发病机制复杂,至今尚不十分清楚。较早的观点认为 DN 发病与遗传背景、血流动力学异常、高血糖代谢紊乱以及细胞因子表达异常等多因素有关;近年的研究数据显示除上述因素外,炎症在 DN 发生发展中也起十分重要的作用。尽管推论甚多,DN 发病机制概括而言主要包括非炎症机制和炎症机制两大类。

(一) DN 非炎症机制

1. **肾小球血流动力学异常** DN 患者肾血流动力学改变,尤其是肾小球高灌注、高压力和高滤过在 DN 形成中起重要作用。较早的动物实验显示应用血管紧张素转化酶抑制剂(ACEI)和低蛋白饮食治疗血压正常的糖尿病大鼠,在对全身血压无明显影响的情况下,仍能显著改善肾小球内高压力和高滤过状态,同时肾小球肥大等组织学改变也得以减轻,提示肾小球内压力的升高是引起 DN 组织学改变的关键。临床上也观察到 DN 的发生与肾小球滤过升高明显相关。一组对 1 型糖尿病患者长期随访资料表明,起病初期就存在肾小球滤过升高的患者,8 年内 DN 的发病率为 53%;而起病初期肾小球滤过率基本正常者,8 年内 DN 发病率仅为 5%。DN 肾小球血流动力学改变的原因可能是多方面的,目前认为局部 RAS 异常激活是重要的因素之一,此外还包括糖代谢紊乱、球管反馈及血管活性物质的作用,如内皮素、血管升压素、缓激肽、前列腺素和一氧化氮等。

2. **糖代谢紊乱** 糖代谢紊乱通过几种机制参与 DN 的发生和发展。①多元醇代谢通路活化:多元醇通路又称山梨醇通路。当血糖升高到超过糖原合成和葡萄糖氧化分解的能力时,多元醇通路被活化,葡萄糖可在细胞内醛糖还原酶(aldose reductase,AR)作用下转变为山梨醇,山梨醇在山梨醇脱氢酶作用下转变为果糖。由于山梨醇不能自由通过细胞膜,果糖在胞内代谢较慢,使大量山梨醇和果糖在细胞内积累,形成细胞内高渗状态,致使细胞水肿最后细胞结构破坏。②氨基己糖通路活化:正常情况下葡萄糖进入细胞后只有 1%～3% 的糖经氨基己糖途径代谢,谷氨酰胺-6-磷酸果糖酰胺转移酶(glutamine-6-phosphate fructose amidotransferase,GFAT)是氨基己糖代谢途径的限速酶。高糖可以活化 GFAT,加速氨基己糖代谢途径,通过增加 TGF-β 和纤溶酶原激活物抑制物-1(plasminogen activator inhibitor-1,PAI-1)以及炎症介质的释放参与 DN 的发生。氨基己糖代谢的终产物可使细胞内脂质增多,蛋白糖基化进而影响细胞功能。③PKC 激活:在高血糖状态下,谷胱甘肽抗氧化活力减低促使二酰甘油在细胞内形成,进而使 PKC 特异同工酶激活。激活的 PKC 产生一系列生物学效应,参与糖尿病及其并发症的发生发展。如 PKC 激活可减少一氧化氮和前列环素的产生,同时增加 VEGF、血栓素和内皮缩血管肽的产生而诱发内皮功能不良,血管收缩和血管通透性增加等。PKC 活化还可激活细胞内转录因子,启动和增强 *ECM* mRNA 的转录,使 ECM 合成增多等。④晚期糖基化终末产物(advanced glycation end products,AGEs):长期高血糖,多余的葡萄糖能够与循环或组织中蛋白上未结合的氨基酸在非酶促条件下(非酶参与的反应)结合形成 AGEs,早期糖基化产物是可逆的,后期则形成不可逆的 AGEs。AGEs 引起组织损伤机制主要包括:AGEs 与肾小球系膜细胞特异性受体结合,刺激系膜细胞释放细胞因子和合成细胞外基质。AGEs 与胶原蛋白不断交联,使其不易被胶原酶降解,加重了基底膜增厚和系膜 ECM 的积聚。AGEs 与血管内皮细胞 AGEs 受体结合增强血管壁通透性,减少内皮细胞表面抗凝血酶表达,加速糖尿病血管病变。AGEs 还可引起肾小球基底膜负电荷减少,导致肾小球滤过膜电荷屏障异常。

3. **氧化应激** 氧化应激是指因氧化物过度产生或抗氧化防御作用缺陷,致使细胞形成大量活性氧(reactive oxygen species,ROS),过多的 ROS 可损伤多种蛋白质、脂质和核酸等。在糖尿病状态下,过多葡萄糖自身氧化作用造成线粒体过度负荷,ROS 产生过多;同时机体抗氧化能力降低,如超氧化物歧化酶,谷胱甘肽过氧化物酶和过氧化氢酶等活性下降,细胞内还原型烟酰胺腺嘌呤二核苷酸磷酸(NADPH)量不足,血浆抗氧化水平降低,使 ROS 在体内过多积聚,引起氧化应激。氧化应激可诱导产生多种细胞介质,加重肾脏损伤和肾纤维化形成。

4. **细胞因子** 在 DN 发生发展过程中,肾小球血流动力学改变、细胞增殖及 ECM 代谢等环节都有细胞因子的参与。主要包括:TGF-β、结缔组织生长因子(connective tissue growth factor,CTGF)、VEGF、胰岛素样生长因子Ⅰ(insulin-like growth factor Ⅰ,IGF-Ⅰ)、PDGF 和 TNF-α 等。它们组成细胞因子网络,通过自分泌和/或旁分泌方式发挥生物学作用。

1)转化生子因子-β(TGF-β):TGF-β 是介导 DN 发生发展最主要的细胞因子。TGF-β 具有调节细胞增殖、分化和凋亡的功能。因细胞类型和环境因素的不同,TGF-β 对细胞作用效应也不同。该因子对大多数肾脏细胞的生长和分化都有调节作用,如近曲肾小管上皮细胞和肾小球足细胞,与足细胞凋亡密切相关。体外实验,TGF-β 可诱导内皮细胞凋亡,但 TGF-β 也可通过 VEGF 促进内皮细胞增殖。TGF-β 是诱导 ECM 沉积的主要因子。TGF-β1 还可刺激合成整合素触发细胞之间及细胞与细胞外基质间的相互作用。

2)结缔组织生长因子(CTGF):属于促纤维化因子,在 DN 肾小球内表达明显增加。TGF-β、高血糖和血流动力学异常这些与 DN 发病密切相关的因素,都能刺激 CTGF 合成。AGEs 也能增加系膜细胞和成纤维细胞 CTGF 的表达,参与肾小球硬化和肾间质病变。

3)血管内皮生长因子(VEGF):在生理情况下,足细胞分泌适量的 VEGF 能保护和修复肾小球内皮细胞,但过量 VEGF 则会引起肾小球出现塌陷性 FSGS 样病变。高血糖、AngⅡ、TGF-β1 和 AGEs 都能诱导足细胞过度表达 VEGF。对 DN 患者的基因芯片研究发现,DN 患者肾组织中 VEGF 与 VEGF 受体 2(又称胎肝激酶-1)的表达明显增加,其与患者蛋白尿形成、糖尿病视网膜病变及内皮细胞损伤的形态学改变密切相关。近年来,VEGF 和其 VEGF 受体 2 途径与 DN 发病相关性研究备受关注。VEGF 上调与肾小球毛细血管壁通透性增加、白蛋白尿和肾小球肥大等密切相关。

4)胰岛素样生长因子Ⅰ(IGF-Ⅰ):IGF-Ⅰ 不仅是肾小球系膜细胞的促有丝分裂原,还能刺激系膜细胞合成层粘连蛋白、纤连蛋白和Ⅳ型胶原等 ECM 成分。IGF-Ⅰ 能诱导内皮细胞合成和释放一氧化氮,引起肾脏局部血流动力学异常,增加肾小球滤过率。

5)血小板源性生长因子(PDGF):高糖能通过 PKC 介导的细胞通路刺激 PDGF 及其受体的表达。临床观察显示糖尿病患者的血浆、尿和肾组织中都存在 PDGF 水平上调。PDGF 具有强烈的促有丝分裂作用和轻度的促血管生成作用。体外实验证实,PDGF 可参与 AGEs 诱导系膜细胞释放 TGF-β 和胶原合成。PDGF 还可活化系膜细胞中 PKC,诱导系膜细胞的增生和迁移。

5. **遗传背景**　糖尿病患者在糖代谢紊乱的基础上体内会出现一系列病理生理改变,流行病学资料显示,是否出现肾脏病变可能与个体的遗传背景有关。无论是 1 型糖尿病还是 2 型糖尿病,有近 40% 糖尿病患者在病程中可出现 DN。一组临床观察结果显示,26% 糖尿病患者虽血糖控制良好但仍出现 DN;相反部分患者多年血糖控制不佳却不发生 DN。在糖尿病发病的 17 年内,DN 发病呈逐步增高趋势;但之后 DN 发病不再增高并且开始下降。这些现象均说明 DN 的发生并非糖尿病患者的必然结果。不同种族之间 DN 的发病率也存在很大差异。与高加索人相比,亚洲及美洲加勒比海地区人种 DN 的发病率较高。据报道美国的印第安人糖尿病患者 DN 的发病率可高达 80%。DN 的发生还有家族聚集的倾向。上述这些现象均说明遗传背景在 DN 的发生中起重要作用。经基因多态性等研究,迄今筛选出受关注的、可能与 DN 发病有关的基因有:血管紧张素转化酶(*ACE*)基因、X 染色体上的血管紧张素Ⅱ2受体(*AT2R*)基因、醛糖还原酶(*AR*)基因、血管紧张素原(*AGT*)基因、葡萄糖转运蛋白 1(*GLUT1*)基因、内皮型一氧化氮合酶(*eNOS*)基因及细胞受体重链固定区基因等。

6. **其他**　此外尚有众多有关 DN 发病机制的研究报道,如胰岛素抵抗可导致血管内皮细胞功能障碍参与 DN 形成;足细胞与特定胰岛素之间的通路受损可能引起 DN;对儿童和青少年糖尿病患者研究发现,DN 患者血浆中前肾素活性增高可能是儿童 DN 发病的危险因素等。

(二) DN 炎症机制

除了血流动力学异常、糖代谢紊乱及遗传背景等因素外,近年越来越多的研究显示 DN 的发生发展有明显的免疫炎症反应参与,炎症在 DN 发病中起着不容忽视的作用。

1. **DN 炎症损伤因素**　代谢紊乱和 AGEs 是 DN 炎症机制的主要初始损伤因素。血管内皮细胞、肾小球系膜细胞、肾小管上皮细胞和单核巨噬细胞等均有 AGEs 受体。高血糖可直接刺激系膜细胞产生 MCP-1、ROS 及 TGF-β 等物质,同时可导致内皮细胞损伤引起炎细胞浸润。AGEs 可作用于单核巨噬细胞使之与内皮细胞黏附,上调内皮细胞黏附分子表达促进炎症过程。此外,高血糖和 AGEs 可刺激多种肾脏固有细胞产生细胞因子,进一步介导损伤。

代谢紊乱可直接或间接导致 ROS 增多,通过氧化应激造成细胞损伤。有学者认为氧化应激可能是 DN 炎症和非炎症"一元化"发病机制的核心。

2. **DN 炎症损伤细胞** 肾内浸润的炎细胞和肾内固有细胞均可参与 DN 的炎症损伤。浸润炎细胞包括巨噬细胞、中性粒细胞、血小板、淋巴细胞和肥大细胞等。肾内固有细胞包括血管内皮细胞、足细胞、肾小管上皮细胞、成纤维细胞和其他间质细胞。肾内固有细胞既是肾损伤的受害者又是损伤的积极参与者。

肾小球内皮细胞表面表达许多与白细胞作用的受体,如 P 选择素、ICAM-1 和细胞间黏附分子 CD146 等,既是炎症主体又是免疫应答的抗原呈递细胞。研究发现,糖尿病微血管病变与内皮细胞活化介导的细胞黏附、血栓形成及促进炎症有关。高血糖可能通过足细胞表面的 CD74 与巨噬细胞移动抑制因子结合而损伤足细胞。如前所述高血糖还可刺激肾小球系膜细胞分泌 MCP-1,MCP-1 可诱导单核巨噬细胞浸润及活化。人肾小管上皮细胞可表达天然 P 选择素,受到 TNF-α 等刺激后 P 选择素的表达明显增高,介导中性粒细胞和单核巨噬细胞与肾小球细胞的黏附及级联反应。肾内巨噬细胞浸润的数量与高血糖严重程度、血肌酐及 DN 肾纤维化的进展呈明显正相关,单核巨噬细胞浸润是 DN 进展的重要标志。也有报道肥大细胞在 DN 肾组织明显增多,其脱颗粒及相关的活性物质可能与 DN 的炎症发病机制有关。

3. **DN 炎症分子** DN 炎症机制涉及多种炎症介质,包括 MCP-1、PAI-1、前列腺素和活性氧等,以及细胞因子、黏附分子和核转录因子等,组成细胞因子网络。

AngⅡ 在 DN 发生发展中起重要作用,已得到广泛认同。AngⅡ 除了引起血流动力学异常外,还可参与巨噬细胞的招募,是 MCP-1 强激活剂。AngⅡ 也可直接激活 NF-κB,介导 TNF-α、IL-6 及 MCP-1 等炎症介质合成。TNF-α 直接刺激系膜细胞收缩和增生;损伤内皮细胞诱导炎症反应和激活凝血;诱导肾小管上皮细胞凋亡。动物实验也证实,TNF-α 参与 DN 的发生和发展。此外,C 反应蛋白(CRP)、ROS、脂肪细胞因子、Toll 样受体和细胞间黏附分子-1(ICMA-1)黏附分子等,都是近年在 DN 炎症发病机制中备受关注的细胞因子。

总之,DN 的发病机制十分复杂,炎症与非炎症机制相互交融,参与因素很多。随着对 DN 发病机制,特别是近年炎症发病机制的不断发现,抗炎治疗可能会成为 DN 预防和治疗研究的新靶点。

第四节 肾间质纤维化

各种病因、多种原发性和继发性肾脏损伤和疾病,包括原发性和继发性肾小球疾病、肾小管肾间质疾病、肾血管疾病等导致的 CKD,逐渐进展到 ESRD 时,绝大多数肾脏最终病理形态上均呈现"肾纤维化"或称"肾间质纤维化"。大量临床实践和实验资料显示,肾间质纤维化的轻重程度是决定肾脏疾病预后的重要因素。到目前为止,人们普遍接受严重的肾纤维化是一种不可逆性病变的观点。数十年来,科学家们在肾纤维化的病因、发病机制、预防和治疗等方面进行了不懈的研究和探索。

一、肾间质纤维化病理学特征

肾间质纤维化的形态学表现为:肾小管不同程度的萎缩甚至消失;随着肾小管逐渐萎缩消失,肾小管-肾小管之间的间质逐渐出现 ECM 不同程度的沉积,伴随有间质炎细胞浸润;同时可伴不同程度肾小球纤维化或硬化,以及小动脉管壁的纤维性增厚和管腔狭窄;随着 ECM 在肾内的逐渐过度堆积最终取代了正常的肾脏结构。ECM 是由肾内活化的成纤维细胞和/或肌成纤维细胞合成产生。众多研究显示,ECM 的结构蛋白包括:胶原、层粘连蛋白、纤连蛋白和硫酸乙酰肝素等,组织形态上 ECM 的胶原成分在肾组织石蜡切片的 Masson 染色呈蓝色或绿色,容易分辨(图 19-6)。

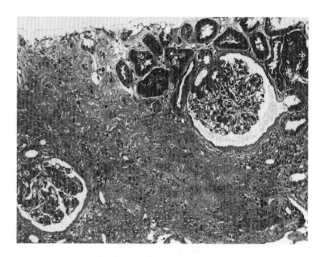

图 19-6　肾间质纤维化
肾小管萎缩伴消失，肾间质 ECM 增多、间质纤维化（Masson 染色）。

二、肾间质纤维化的分子发病机制

数十年来有关肾间质纤维化发病机制的研究虽然取得了长足进展，但到目前为止，对肾间质纤维化的治疗尚无明显行之有效的方法。众多的生长因子、细胞因子，细胞内和细胞间的信号传导通路以及肾内固有细胞、来自血液循环浸润到肾脏的细胞，都可能参与肾间质纤维化的发生发展和演进。

（一）肾间质纤维化发生发展过程

有学者将肾间质纤维化的发生发展分为 4 个期：①炎症反应的准备期；②成纤维细胞/肌成纤维细胞激活期；③ECM 过度产生沉积的实施期；④伴肾小管萎缩消失、微血管减少的进展期。

（1）准备期：准备期是纤维化的炎症信号期，巨噬细胞在肾损伤时起着多方面作用。炎症早期浸润的 M1 巨噬细胞在肾脏内可介导急性肾损伤；但随着损伤的进展和加重，浸润的巨噬细胞则逐渐转变为以抗炎的 M2 巨噬细胞为主。M2 巨噬细胞可促进肾小管的修复，同时也可引起纤维化因子 TGF-β 和 CTGF 的高表达，进而参与肾间质纤维化形成。肾内浸润的淋巴细胞在促进组织修复的同时，也有与巨噬细胞相同的致病作用，如记忆细胞在适当条件下可引起组织远期的进一步损伤。实际上"炎症与组织纤维化相关性"一直是纤维化研究领域备受关注的热点之一，炎症在促进组织损伤修复的同时也促进组织纤维化的形成。如肾组织内浸润炎细胞释放的细胞因子，可能通过刺激成纤维细胞增生，有利于诱导肾小管上皮细胞通过上皮-间质转化（epithelial-mesenchymal transition，EMT）参与肾纤维化。体外单核巨噬细胞与肾小管上皮细胞共培养实验显示，单核巨噬细胞体外培养的肾小管细胞发生 EMT。而且巨噬细胞促肾小管细胞发生 EMT 是通过 NF-κB 信号通路。TNF-α 细胞因子能激活上皮细胞内的 NF-κB 信号，延长 Snail1 的信号转导。Snail1 可作为 EMT 相关的转录因子，Snail1 还可促进成纤维细胞迁移。体内实验也显示，特异性阻断 NF-κB 激活可以延缓肾纤维化进程。

（2）激活期：激活期主要是 ECM 生成细胞的募集期，即成纤维细胞、肌成纤维细胞的募集期。肾间质纤维化主要由于成纤维细胞或肌成纤维细胞激活并生成 ECM，使 ECM 增多、积聚和过度沉积，此过程与炎症反应密切相关。目前研究认为，肾纤维化时肌成纤维细胞的来源至少可有 5 个途径：肾间质内固有成纤维细胞、肾小管上皮细胞、血管内皮细胞、血管周细胞和循环中的纤维细胞。①肾间质内固有成纤维细胞：肾间质内固有成纤维细胞的激活是肾纤维化时成纤维细胞的主要来源，激活的成纤维细胞可被诱导表达 α-平滑肌肌动蛋白（α-smooth muscle actin，α-SMA）向肌成纤维细胞转化，这些激活的成纤维细胞、肌成纤维细胞产生 ECM 并使其过度沉积。有证据显示体内多种可溶性因子可诱导成纤维细胞/肌成纤维细胞的激活和增殖；包括 TGF-β、PDGF、CTGF 和组织型纤溶酶原激活物（t-PA）等。②肾小管上皮细胞：肾小管上皮细胞经 EMT 作为肾纤维化时肌成纤维细胞的另一个细胞来源。所谓 EMT 通常是指肾小管上皮细胞原有的上皮细胞标记蛋白（标记物），如上皮钙黏素、紧密连接相关蛋白（zona occludens-1，ZO-1）等的表达下调，同时伴有间充质细胞标记蛋白，如波形蛋白、α-SMA 表达的出现或表达上调，以及转录调节因子 Snail1、Snail2/Slug 和 β-联蛋白（β-catenin）的上调。在体外实验中，肾小管上皮细胞确实显示出可以发生完整的表型转化出现 EMT，如 TGF-β1 可诱导体外培养的肾小管上皮细胞出现明确的 EMT，但尚未有明确的证据显示体内有完整的 EMT（full EMT），所以长期以来，肾小管上皮细胞的 EMT 一直存有争议。较早期的动物模型实验曾报道，小鼠输尿管结扎引起肾纤维化时有肾小管 EMT 的存在，但未得到后期动物模型实验的支持，在人体中也仅有间接的证据支持 EMT。最新的实验，更新了人们对 EMT 的认识和理解，实验显示特异性敲除肾小管上皮细胞中的 *Snail1* 或 *Twist1* 能明显减少肾纤维化形成。敲除 *Snail1* 或 *Twist1* 与减少细胞进入细胞周期 G₂/M 期有关，以往资料显示减少细胞进入 G₂/M 期是肾小管细胞损伤后未能完好修复的表现。这些实验说明虽然未能看到完整的 EMT 过程，但肾小管上皮细胞的部分表型转化足以促进纤维化形成。部分 EMT(partial EMT)的肾小管上皮细胞就足以参与肾间质纤维化形成，或许肾小管上皮细胞的部分 EMT 可能会成为肾间质纤维化的治疗靶点。③血管内皮细胞：与肾小管上皮细胞的 EMT 相似，血管内皮细胞出现或上调间充质细胞的标记物 α-SMA，同时伴其内皮细胞标记物 CD13、钙黏着蛋白表达的下调。利用命运图谱(fate-mapping)在单侧输尿管结扎的小鼠动物模型中，及在 DN 和 Alport 综合征患者中均能检测到此种内皮-间质转化(EndMT)现象。降低内皮细胞上 TGF-β II 型受体，能明显减少血管内皮细胞的 EndMT 进程，支持 TGF-β 具有促纤维化作用的观点。④血管周细胞：在实验性肾损伤实验中，命运图谱研究提示肾血管的周细胞可分化为肌成纤维细胞。此外，有报道称血管周细胞具有某些间充质干细胞的特性，血管周细胞分化可干扰和减少微血管引起进一步损伤。由于周细胞目前尚无明确的标记物，而且血管周细胞与肾间质内固有成纤维细胞的位置均可位于血管附近，因此有关肌成纤维细胞的周细胞来源学说还需进一步研究证实。⑤血液循环中的纤维细胞：循环中的纤维细胞来自于的骨髓 CD45 阳性细胞(造血干细胞均表达 CD45)，该细胞具有成纤维细胞和血液中单个核细胞的表型。多种促炎细胞因子，Ⅰ型胶原和Ⅲ型胶原都可使肾内循环来源的纤维细胞在肾内增多。缺血再灌注动物模型实验显示，血液循环中纤维细胞能迁移到损伤处并分泌基质，损伤一个月后 20% 肌成纤维细胞来源于循环中的纤维细胞。细胞因子在这种纤维细胞的表型改变中起关键作用，如：IL-4 和 IL-13 促进其向成纤维细胞分化、而 γ 干扰素(IFN-γ)和 IL-12 则起抑制作用。也有证据提示这些纤维细胞可来自单个核细胞，需要 CC 趋化因子受体 2(CC chemokine receptor 2,CCR2)进入靶器官。总之，肾纤维化时，无论肌成纤维细胞来源如何，最后均是激活的成纤维细胞和/或肌成纤维细胞产生和分泌 ECM。

(3) 实施期：实施期是多种来源的成纤维细胞/肌成纤维细胞被激活后产生 ECM，过量的 ECM 积聚沉积。实际上激活的成纤维细胞/肌成纤维细胞产生 ECM 依赖于细胞与细胞外环境之间众多分子的相互作用。众多因素参与、机制复杂，多与细胞膜上的整合素有关。各分子间可有转运和整合，促纤维化信号引起基质转录以及成纤维基因表达等(见本节后述 ECM 产生沉积和积聚的分子机制)。

(4) 进展期：进展期即为过量的 ECM 积聚，最终导致肾纤维化和瘢痕形成。肾间质纤维化不仅是 ECM 的过量积聚，还伴有肾小管萎缩消失，肾血管结构减少消失，最终致肾功能减退和丧失。①肾小管萎缩消失：肾间质纤维化主要的形态特征之一是伴有肾小管萎缩消失。有些信号通路的激活引起肾小管上皮细胞的凋亡和 EMT，导致肾功能减退。损伤后可上调肾小管上皮细胞促纤维化信号，如上调肾小管上皮细胞内 NF-κB 信号，进一步增加炎症细胞因子的产生。肾小管萎缩进行性加重乃至肾小管消失可能是多种病变的结果，包含肾小管上皮细胞的凋亡、自噬、部分 EMT 以及细胞周期的停止等。②微血管结构减退：肾纤维化肾小管周围毛细血管的丧失引起微血管结构的减退，同样也可能涉及多种机制，如血管内皮细胞 EndMT 可引起血管的丢失，血管周细胞转分化为肌成纤维细胞后同样丧失了其对血管内皮细胞的支撑等。

(二) ECM 产生沉积和积聚的分子机制

成纤维细胞/肌成纤维细胞被激活并产生 ECM，过量的 ECM 积聚是肾纤维化的主要病理表现。如前所述，激活的成纤维细胞/肌成纤维细胞产生 ECM 依赖于细胞与细胞外环境之间众多分子的相互作用。

ECM 的产生依赖于促纤维化和抑纤维化信号的平衡，促纤维化因子包括：TGF-β、PDGF、CTGF、碱性成纤维细胞生长因子(bFGF)和 AngⅡ等。这些细胞因子通过与膜受体结合激活细胞内信号通路引起胶原和纤连蛋白基因的转录激活。另一方面，抑纤维化的细胞因子，如肝细胞生长因子(HGF)和骨形态发生蛋白 7(bone morphogenetic protein 7,BMP7)，则有干扰和阻滞该信号转录的作用。

大量的实验资料支持 TGF-β 的促纤维化作用。在 TGF-β 蛋白家族中，TGF-β1 是研究较多的具有促进和增加成纤维细胞/肌成纤维细胞产生 ECM 作用的因子。体外实验显示 TGF-β1 能诱导肾小管上皮细胞 EMT，并引起纤维化相关因子 PAI-1 的表达。TGF-β 与细胞膜上 TGF-β 受体结合激活细胞内 Smad 因子转录，促进 ECM 的合成，包括胶原蛋白。

研究发现肾间质纤维化时，与肾脏发育有关的 Wnt/β-catenin 通路明显被重新激活。β-catenin 是新发现的 Ras 通路上游的调节因子，阻断 Wnt/β-catenin 通路后可明显延缓实验动物器官纤维化形成。PDGF

家族成员也已被证实属于促纤维化因子,CTGF 具有促进肾小管上皮细胞 EMT 和 ECM 积聚,促纤维化形成的作用,故 PDGF 和 CTGF 在促纤维化作用上与 TGF-β 的作用一致。AngⅡ被证实具有能上调 CTGF 作用于 Smad 的功能。另一方面,纤维化抑制因子,如 HGF 也是通过 Smad 信号通路来拮抗 TGF-β 的作用,BMP7 与 HGF 相似,通过 Smad 信号抑制纤维化的形成。

ECM 与成纤维细胞间的物理作用也可激活纤维化信号。成纤维细胞与 ECM 结合后,细胞膜上的整合素将信号传递给细胞内效应激酶,如整合素连接激酶(ILK)。ILK 激活引起细胞内 β-catenin 和 Snail1 的激活。体外实验表明,ILK 还可与 ILK 募集的 PINCH 蛋白(particularly interesting cysteine-and histidine-rich protein)共同引起肾小管上皮细胞 EMT。促纤维化因子 TGF-β1 上调 β1-整合素、ILK 和 PINCH1,Ang Ⅱ能诱导 ILK 和 β1-整合素,这些信号的激活最终都参与产生 ECM。同样抑制 ILK 蛋白,随后通过 Snail1 和 β-catenin 作用可防止肾纤维化的形成。

纤维化中过量 ECM 的产生和沉积有其时间和结构特性。最初产生和沉积的 ECM 成分是纤连蛋白,纤维化早期的 ECM 是由纤连蛋白和纤维样胶原构成相对较弱的骨架;人们认为此时的纤维化是可逆性病变。随后,随着胶原蛋白的不断交联,与基底膜蛋白、糖蛋白以及蛋白聚糖不断的相互融合,则形成了不易降解的纤维组织。理论上胶原蛋白、基底膜蛋白、糖蛋白和蛋白聚糖成分一旦融合则不易降解,此时的纤维化病变成为很难逆转的不可逆的肾纤维化。

ECM 降解调节异常在肾间质纤维化中可能起到不可忽视的作用,传统观点认为基质金属蛋白酶(MMPs)具有降解过量 ECM 的作用。MMPs 表达降低或金属蛋白酶组织抑制物(TIMPs)表达增加均可引起组织器官纤维化。实际上,MMPs 的作用和功能远比传统观点认为的多样和复杂;MMPs 可参与生长因子调节、上皮细胞 EMT、细胞生存、细胞凋亡、炎症以及基底膜完整等诸多过程,有研究显示 MMPs 还具有促纤维化的潜能。目前认为局部微环境可激活特定 MMPs,影响 MMPs 在促纤维化和抗纤维化的平衡中所起的作用。

总之,肾组织成纤维细胞和/或肌成纤维细胞的激活,ECM 的产生、沉积和融合以及 ECM 积聚和降解调节异常,最终肾纤维化形成导致慢性肾功能衰竭是一极其复杂的病理生理过程。预防肾纤维化发生,减缓肾纤维化进程,甚至治疗和逆转肾间质纤维化仍是目前肾脏疾病研究领域中亟待解决的难题。

第五节　多囊肾病

肾囊肿性疾病或肾囊性病(renal cystic disease)是指肾脏出现了单个或多个囊肿性病变的一组肾疾病。根据是否与遗传有关,可将肾囊性病分为非遗传性和遗传性两大类。非遗传性包括先天发育异常和获得性肾囊性病;而遗传性囊性肾病则包括常染色体显性遗传、常染色体隐性遗传和 X 连锁遗传性。

多囊肾病(polycystic kidney disease,PKD)属于一类常见的遗传性肾囊性病,主要表现为双侧肾脏出现多个、大小不一的囊肿性病变,囊肿多呈进行性增大,破坏正常肾组织结构,引起肾功能异常,最终肾功能衰竭导致 ESRD。根据遗传方式不同,多囊肾病包括常染色体显性遗传多囊肾病和常染色体隐性遗传性多囊肾病,本节主要讨论这两种多囊肾病。

一、常染色体显性遗传多囊肾病

常染色体显性遗传多囊肾病(autosomal dominant polycystic kidney disease,ADPKD)的患者多在成年出现临床症状,故又称为成人型多囊肾病(adult polycystic kidney disease)。

(一) 临床和病理特征

ADPKD 是一种最常见的单基因异常性肾病,发病率为活产新生儿的 0.1%~0.2%,虽然病变于生后即可存在,但多数患者于 40~50 岁才出现临床症状,主要表现为腰痛、高血压、反复尿路感染、血尿和肾结石等。ADPKD 除累及肾脏外,常合并肝、胰腺、松果体、精囊和肺等多器官的囊肿性病变,有的甚至可伴颅内基底动脉环动脉瘤的形成,约 20%~25% 患者还可伴有二尖瓣脱垂或其他心脏瓣膜畸形。受累肾脏的病理学特点:肉眼可见双肾弥漫肿胀,表面多个囊肿隆起,切面布满大小不等囊腔,囊腔内充以清亮液体,继发感染时囊腔内液体混浊。显微镜下:囊肿内被覆有单层上皮,囊肿壁薄厚不等。囊腔之间可见发育正常的肾单位,但时有肾单位出现压迫性萎缩。

(二) 遗传和分子病理学机制

ADPKD 为常染色体显性遗传病,约 60% 患者有家族史,另外 40% 患者无家族遗传病史,可能是自身基因突变所致。目前已知引起 ADPKD 的主要致病基因有两个,按其发现先后分别命名为 *PKD1* 和 *PKD2* 基因。*PKD1* 位于 16 号染色体短臂(16p13.3),基因长度约 52kb,含 46 个外显子,转录的 mRNA 全长 14kb。*PKD1* 的蛋白表达产物被称为多囊蛋白 1 或多囊素 1(polycystin-1,PC1),是一种由 4 302 个氨基酸组成的糖蛋白。PC1 分布于细胞膜上,主要分布在肾小管上皮细胞膜呈黏着斑(focal adhesion),参与细胞-细胞之间及细胞-ECM 之间的相互作用。*PKD2* 位于 4 号染色体长臂(4q13-q23),基因长度约 68kb,含 15 个外显子,转录的 mRNA 约 2.9kb。*PKD2* 的蛋白表达产物被称为多囊蛋白 2 或多囊素 2(polycystin-2,PC2),是一种由 968 个氨基酸组成膜蛋白,其分布除了与 PC1 相似分布于细胞膜上以外,还分布于细胞内质网膜上,主要作用于钙离子通道参与信号通路调节。在 ADPKD 病例中,*PKD1* 突变基因占所有 ADPKD 病例的约 85%,*PKD2* 突变则仅占 10%。迄今为止报道的 ADPKD 病例,出现 *PKD1* 基因突变有 81 种之多,*PKD2* 基因突变有 41 种,包括错义突变、无义突变、剪切错误、缺失、插入和重复等。基因突变将影响其产物在细胞膜上的定位或破坏细胞内信号通路。突变蛋白产物也许能够与细胞外相应的配体结合,但不能通过细胞膜进行有效的信号转导和传递。除 *PKD1* 和 *PKD2* 基因外,有学者认为 ADPKD 还可能存在有第三个突变基因(*PD3*),但目前尚未能明确 *PD3* 基因的定位和成功克隆研究等。

ADPKD 患者的临床和病理均具有明显的变异性,在相同谱系的同一家族成员中,ADPKD 患者临床和病变的严重程度也可不尽相同。病理解剖研究发现,虽然 ADPKD 患者肾脏有许多囊肿形成,但实际囊肿仅来源于 1%~5% 肾单位。如果常染色体显性多囊肾病患者的肾组织均遗传接受了相同的突变基因,为何只在肾的局部形成囊肿,而不是所有的肾单位均形成囊肿。因此,1996 年有学者提出体细胞等位基因突变学说,也称之为"二次打击"学说。该学说认为 ADPKD 患者的肾小管上皮细胞遗传了父代的 *PKD* 突变基因(生殖突变),是基因杂合子,此时并不能引起多囊肾病表现。只有当在感染、中毒等后天因素的作用下,杂合子的正常等位基因也发生了突变(体细胞突变)即"二次打击"后,丢失了正常单倍体,此时个体才可发生和出现多囊肾病。转基因小鼠模型实验为多囊肾病的"二次打击"学说提供了直接证据,定向突变 *PKD1* 或 *PKD2* 等位基因的小鼠在子宫内就出现了肾囊肿性病变,而杂合子转基因小鼠在出生后数月才能出现肾囊肿性病变。

根据"二次打击"学说原理,第二次基因突变发生的时间和部位决定了患者肾囊肿性病变实际出现的时间及部位。目前认为与 *PKD2* 相比,*PKD1* 基因更易发生突变,因此 *PKD1* 基因突变导致的多囊肾病患者的发病率高,起病早。也有 *PKD1* 和 *PKD2* 基因均发生突变,可能在生殖细胞 *PKD1* 基因突变基础上,发生了体细胞 *PKD2* 基因突变,或者单一个体可能同时发生 *PKD1* 和 *PKD2* 基因的突变,有研究显示这种交叉杂合性突变患者较单一基因突变者的病情更重。

ADPKD 患者除了其特有的临床和病理等特征之外,分子检测是确诊 ADPKD 的重要技术方法。目前 ADPKD 相关的分子检测多用于患者肾囊肿病变出现之前和相应的产前检查。此外,对那些无明确家族遗传史、肾囊肿性病变与其他囊性疾病无法鉴别或鉴别困难的患者,ADPKD 相关分子检测是非常有意义的。主要检测技术包括:基因连锁分析,微卫星 DNA 检查和直接检测基因突变等。在这几种检测技术中,以变性高效液相色谱分析技术直接检测基因突变最常用,该技术对 *PKD1* 突变的检出率约为 75%,对 *PKD2* 突变的检出率高达约为 90%。

二、常染色体隐性遗传多囊肾病

常染色体隐性遗传多囊肾病(autosomal recessive polycystic kidney disease,ARPKD)较少见,多在初生儿发病,故又称婴儿型多囊肾病。

(一) 临床和病理特征

ARPKD 是一种少见的常染色体隐性遗传性肾囊性病,占出生儿的 1/55 000~1/6 000。典型的 ARPKD

始于妊娠的子宫内,出生时患儿表现为肾脏肿大和肝硬化。偶有不典型 ARPKD 患者可在年长儿童或年轻成人时才发病,发病时伴有明显肝脏疾病。50% ARPKD 发生于围产期,胎儿肾脏有回声,羊水过少导致肺发育不全,ARPKD 死亡率约为 30%。ARPKD 患儿若同时呈先天性肝纤维化和不同程度的胆道系统发育不良,多数患儿不能存活。胆管扩张和肝硬化伴脓毒血症可致新生儿快速死亡。ARPKD 肾脏病理学特点是:患儿双侧肾脏对称性极度肿大,可占据新生儿腹腔的大部分。肾切面见密集分布的圆形或柱状裂隙,自肾髓质向肾皮质表面呈放射状。显微镜下:圆形或柱状裂隙呈管状结构和扩张的小囊腔,腔内被覆立方或扁平上皮细胞,部分可呈乳头状增生。免疫组化研究证实,这些管状结构和扩张小囊腔均是扩张的集合管。扩张集合管之间无正常组织,肾小球常无明显异常。

(二) 遗传和分子病理学机制

ARPKD 被认为是常染色体隐性遗传性疾病,但其致病基因尚无明确定论。近年研究认为 ARPKD 的发生可能与 *NPHS1*、*NPHS2* 和 *NPHS3* 三个基因位点突变有关。*NPHS1*、*NPHS2* 和 *NPHS3* 三者均位于第 6 号染色体短臂(6p21)。父母双方都携带异常基因时子女可发病,发病概率为 25%,基因遗传概率为 50%。

第六节　肾母细胞瘤

肾母细胞瘤(nephroblastoma)是由 Wilms 医师于 1899 年首先描述的一种肾脏肿瘤,故又称 Wilms 瘤(Wilms tumor,WT)。多发生于儿童,偶见于成人,肿瘤起源于后肾胚基组织,是儿童期肾脏最常见的恶性肿瘤。16 岁以下儿童 7 000 人中约有 1 人发病。大多数病例为散发性,但也有家族性病例的报道。家族性病例约占总肾母细胞瘤病例的 1%~2.4%,以常染色体显性方式遗传伴不完全外显性。部分肾母细胞瘤患者同时伴有其他先天畸形。

一、临床和病理特征

肾母细胞瘤患者最主要的临床症状是腹部肿块,部分病例可出现血尿、腹痛、肠梗阻和高血压等症状。肾母细胞瘤具有儿童肿瘤的特点,即肿瘤的发生与先天性畸形有一定的关系。肿瘤以局部生长为主,可侵及肾周围的脂肪组织或肾静脉,约 20% 病例发生转移。有的病例在诊断时已出现肺转移。肿瘤除转移到局部淋巴结外,常见的还有肺转移,偶可转移到肝、骨和脑等。病理学特征:肉眼见多数为肾脏出现单个实性肿物,体积较大,边界清楚,可有假包膜形成。少数病例双侧肾脏受累,多灶性实性肿物。肿瘤质地柔软;表面切片灰白或灰红色;切面鱼肉状,可有灶状出血、坏死或囊性变。显微镜下:由于肾母细胞瘤起源于肾胚基组织,镜下可见发育不同阶段的肾组织结构和细胞成分,包括间叶样细胞、上皮样细胞和幼稚细胞三种。上皮样细胞可形成肾小管样或肾小球样结构,并可出现鳞状上皮分化。间叶样细胞多为纤维性或黏液性,可出现向横纹肌、软骨、骨或脂肪等分化。胚基幼稚细胞为小圆形或卵圆形原始细胞。

二、细胞和分子遗传学发病机制

肾母细胞瘤与发育异常密切相关。目前已知与肾母细胞瘤相关的先天畸形综合征包括:①11p 部分单体综合征(partial monosomy 11p syndrome),表现为肾母细胞瘤,无虹膜,生殖泌尿道畸形及智力迟钝。患者常出现染色体 11p13 缺失,研究发现 11p13 含有 Wilms 瘤相关抑癌基因 1(Wilms tumor suppressor gene 1,*WT1*)。②Denys-Drash 综合征,临床特征是性腺不发育(男性假两性畸形)和幼年发生的肾脏病变所致肾衰竭,如弥漫性肾小球系膜硬化。遗传学异常主要为 *WT1* 基因突变。③贝-维综合征,特征为器官肥大,巨舌,偏身肥大,脐突出和肾上腺皮质细胞肥大。遗传学异常可出现染色体 11p15 缺失。肾母细胞瘤在 11p 部分单体综合征中的发生率超过 30%,在 Denys-Drash 综合征中超过 90%,在贝-维综合征中则不到 5%。此外,肾母细胞瘤还常伴有肾脏发育畸形,特别是肾源性残余等。

WT1 基因于 1990 年被克隆,基因全长 50kb,含 10 个外显子,转录的 mRNA 长 3kb。编码产物 WT1 蛋白的氨基酸序列提示其具有转录因子的作用。目前已明确位于 11p13 位点的 *WT1* 基因与肾母细胞瘤的发生密切相关。11p 部分单体综合征中,偶见的"无虹膜和肾母细胞瘤"并存的病例显示 11p13 缺失,使人

联想到该区域的基因可能与肿瘤发生有关。据统计,无虹膜或虹膜畸形的儿童随时间推移约30%患者可发生肾母细胞瘤。患11p部分单体综合征的患者,常出现11号染色体,特别是含有11p13位点区域的缺失。近年应用分子生物学技术证明核型正常的肿瘤细胞也可发生11p13区域的缺失,进一步确认了该位点在肾母细胞瘤发生中的作用。*WT1*基因编码转录因子,表达于胎儿期的肾脏和性腺。根据细胞所处的环境,该基因分别起转录激活和抑制的作用。约有15%散发性肾母细胞瘤患者可检测到*WT1*的突变。动物实验显示,*WT1*功能缺失的转基因小鼠肾脏和性腺发育均有障碍。

*WT1*为肿瘤抑制基因。WT1蛋白的第2、3和4锌指区域与早期生长反应因子1(early growth response-1,EGR-1)的3个锌指结构具有约61%同源性。*EGR*基因具有调节细胞周期G_0与G_1期转换调控基因表达的作用,而这一转换的异常在细胞恶性转化中具有重要作用。EGR因子和WT1均能识别5'-GCGGGGGCG-3'序列,EGR家族转录因子的结合具有激活与细胞增殖有关的基因转录的作用,WT1蛋白可通过竞争性结合相同的序列进而阻断EGR因子的促转录作用,因而WT1蛋白具有阻遏转录的作用。许多编码生长因子的基因均含有与EGR-1的同源序列,*WT1*也可通过对这些因子作用调节肾脏内正常细胞或肿瘤细胞的增殖。完全缺失*WT1*基因较罕见,约10%散发性肾母细胞瘤患者该基因编码区有点突变,包括错义突变、无义突变和移码突变等。此外,*WT1*基因产物对*IGF-II*基因转录可能具有抑制作用。*WT1*的突变改变了其对*IGF-II*的抑制作用,肿瘤细胞发生异常增生。

肾母细胞瘤也可由其他遗传学异常引起。贝-维综合征患者11p15缺失,许多散发性肾母细胞瘤也检测到11p15杂合性丢失,但这些病例的11p13位点却未被累及。因此在11p15处有多个基因可能与肾母细胞瘤的发生有关,现推测11p15区域内可能有另一个与肾母细胞瘤有关基因,称之为*WT2*基因。目前对于*WT2*的生物学作用了解得不多,位于11p15的DNA对肾母细胞瘤的发生有抑制作用。*IGF-II*是*WT2*的重要的相关基因。

目前为止,其他可能含有与肾母细胞瘤发生有关的抑癌基因的位点还包括12和16号染色体。有资料显示其中16q13在肾母细胞瘤中发生改变的频率与11p15相近,故有推测*WT3*基因可能定位于此。

第七节 肾细胞癌

肾细胞癌(renal cell carcinoma,RCC)简称肾癌(renal carcinoma),又称肾腺癌(adenocarcinoma of kidney),是肾脏最常见的恶性肿瘤。常发生于40岁以后,男女发病之比为(2~3):1。现已明确肾细胞癌属肾小管上皮细胞起源的恶性肿瘤。

一、临床和病理特征

流行病学调查显示,吸烟是肾细胞癌最重要的危险因素。吸烟者肾癌的发生率是非吸烟者的两倍。肾癌的其他危险因素包括:肥胖特别是女性肥胖者,高血压,接触石棉和石油产品以及重金属接触等。肾细胞癌早期临床症状不明显,发现时肿瘤体积通常已较大。具有诊断意义的三个典型症状为:腰痛、肾区肿块和血尿,但三者同时出现的机会很小。无痛性血尿是肾细胞癌的主要临床症状,血尿常为间歇性,早期可仅表现为镜下血尿。病理学特点:肉眼见肿瘤多发生于肾脏上下两极,以上极更为常见。最常表现为单个较大的圆形肿物,大者直径可达15cm,可有假包膜形成。切面淡黄色或灰白色,因常有灶状出血、坏死和软化或钙化等,故肿瘤表现和切面呈现多种颜色相交错的多彩色外观。早期对肾细胞癌的分类主要根据组织细胞的形态学表现,将其分为透明细胞型、颗粒细胞型和肉瘤样细胞癌。近年随着对家族性和散发性肾细胞癌发病的不断认识,基于细胞学、遗传学和组织病理学的综合研究,现将肾细胞癌分为:①肾透明细胞癌(renal clear cell carcinoma,RCCC):最为常见,约占肾细胞癌70%~80%。显微镜下:肿瘤细胞体积较大,胞质丰富,透明或颗粒状,间质有丰富的毛细血管和血窦,95%病例为散发性。②乳头状肾细胞癌(papillary renal cell carcinoma,PRCC):占肾细胞癌10%~15%。显微镜下:肿瘤细胞呈乳头状排列,乳头中轴间质内常见砂粒体和泡沫细胞,并可发生水肿。③肾嫌色细胞癌(chromophobe renal cell carcinoma,CRCC):约占肾细胞癌5%。显微镜下细胞大小不一,细胞膜较明显,胞质淡染或略嗜酸性,核周常有空晕。

二、细胞和分子遗传学发病机制

肾细胞癌具有散发性和遗传性两种类型。绝大多数为散发性,发病年龄大,多发生于一侧肾脏。家族性或遗传性肾细胞癌为常染色体显性遗传,发病年龄小,肿瘤多为双侧多灶性。遗传性肾细胞癌仅占总肾细胞癌的4%,对这些病例的细胞和分子遗传学研究发现一些反复发生的、非随机染色体和基因异常,寻找和明确与肾细胞癌相关的基因改变,对研究肾癌的发生具有重要意义。

目前所知,遗传性肾细胞癌有三种:①Von Hippel-Lindau 综合征(von Hippel-Lindau syndrome,VHL 综合征)属于常染色体显性遗传性疾病,为家族性肿瘤综合征,患者发生多脏器肿瘤。临床可表现为小脑和视网膜血管母细胞瘤,肾细胞癌,嗜铬细胞瘤以及肾脏和胰腺出现囊肿等。35%~60%的 VHL 综合征患者表现为双侧多发性肾透明细胞癌。VHL 综合征是家族性肾细胞癌最常见的原因,合并 VHL 的肾癌的发病率目前有增高趋势。VHL 综合征的发病与3p25-26 染色体 *VHL* 基因改变有关。*VHL* 基因为抑癌基因,该基因的缺失、易位、突变或高甲基化与肾透明细胞癌的发生有关。②遗传性(家族性)透明细胞肾细胞癌(hereditary or familial clear renal cell carcinoma)是肾透明细胞癌的一种类型。患者无 VHL 综合征的其他改变,但有 *VHL* 及相关基因改变。散发和遗传性肾透明细胞癌均有染色体 3p 的缺失。缺失区域含有 *VHL* 基因。80% 肾透明细胞癌患者其未缺失的 *VHL* 等位基因发生突变或高甲基化性失活,说明 *VHL* 基因具有抑癌基因的特征。③遗传性乳头状肾癌(hereditary papillary renal cell carcinoma,HPRCC)为常染色体显性遗传性疾病。患者双侧肾脏呈多灶性肿瘤,此类肿瘤无染色体 3p 位点的缺失,也无 *VHL* 基因的突变;可能是一种不同于 VHL 的其他遗传性病变。研究显示,遗传性乳头状癌可出现多种细胞遗传学改变和原癌基因 *MET* 突变。遗传性乳头状肾癌的染色体改变主要是 7 号染色体三体。目前与遗传性乳头状肾癌病例发病有关的基因已被定位于 7 号染色体的 *MET* 位点,*MET* 为原癌基因,编码 *HGF* 的酪氨酸激酶受体。HGF 具有调节细胞生长、移动、浸润和分化的作用。对散发性乳头状肾癌的细胞遗传学检测发现,改变主要在 7、16 和 17 号染色体三体以及男性患者 Y 染色体的丢失。在乳头状肾癌病例中,无论在胚基还是在体细胞中均已检测到 *MET* 基因酪氨酸激酶结构域的突变。与散发性乳头状肾癌有关位点还包括是位于 1 号染色体的 *PRCC* 基因,其改变主要见于儿童,表现为特征性的 t(X;1)易位。

肾嫌色细胞癌的细胞遗传学检查显示多个染色体缺失严重的亚二倍体。据报道,发生改变的染色体包括 1、3、6、10、13、17 或 21 号染色体,伴有 1 号或 2 号染色体缺失的约占肾嫌色细胞癌的95%。

结　语

本章主要讨论了原发性肾小球肾炎的分子免疫发病机制,着重讨论了明显改变人们原有认识和理解的 4 种原发性肾小球肾炎,包括膜性肾病、IgA 肾病、FSGS 和膜增生性肾小球肾炎近年最新研究的分子发现。在继发性肾脏疾病中,介绍了发病率高、发病机制复杂的 DN 可能的发病机制和最新研究进展。在目前预防和治疗仍十分棘手的肾纤维化中,主要讨论了成纤维细胞/肌成纤维细胞的来源、分子发病机制及肾纤维化形成过程等有关问题。最后着重探讨了肾母细胞和肾细胞癌发生发展的分子和遗传学研究进展。在诸多肾脏疾病的病因、发病机制、预防和治疗等研究中,虽然不断有新的研究进展和新发现,有些突破性研究成果甚至改变人们对疾病原有的认识和理解,但目前仍有许多重要的科学问题尚未阐明,包括引起肾功能衰竭和 ESRD 的肾纤维化、DN 和肾脏恶性肿瘤等问题。对这些疾病相关领域的研究和探索,特别是预防和治疗等研究一直是十分艰巨的任务,仍需进行大量深入的研究。

(吴　珊)

主要参考文献

[1] 李玉林. 分子病理学[M]. 北京:人民卫生出版社,2002.

[2] COLEMAN W B,TSONGALIS G J. Molecular pathology-The molecular basis of human disease[M]. 2nd ed. Amsterdam:Elsevier,2018.

［3］邹万忠. 肾活检病理学［M］. 4 版. 北京：北京大学医学出版社，2017.

［4］黎磊石，刘志红. 中国肾脏病学［M］. 北京：人民军医出版社，2008.

［5］BOOR P，OSTENDORF T，FLOEGE J. Renal fibrosis：novel insights into mechanisms and therapeutic targets［J］. Nature Reviews Nephrology，2010，6（11）：643-656.

［6］BECK L H JR，BONEGIO R G，LAMBEAU G，et al. M-type phospholipase A2 receptor as target antigen in idiopathic membranous nephropathy［J］. The New England journal of medicine，2009，361（1）：11-21.

［7］JENNETTE J C，OLSON J L，SILVA F G，et al. Heptinstall's pathology of the kidney［M］. 7th ed. Philadelphia：lippincott williams & wilkins，2014.

［8］FOGO A B. Causes and pathogenesis of focal segmental glomerulosclerosis［J］. Nature Reviews Nephrology. 2015，11（2）：76-87.

［9］BOMBACK A S，APPEL G B. Pathogenesis of the C3 glomerulopathies and reclassification of MPGN［J］. Nature Reviews Nephrology，2012，8（11）：634-642.

［10］汪年松. 糖尿病肾病［M］. 上海：上海交通大学出版社，2016.

第二十章

淋巴组织和髓系肿瘤

淋巴组织和髓系肿瘤是危害人类健康的一种全身性疾病,包括白血病和淋巴瘤,是一类异质性较大的疾病。迄今为止,WHO肿瘤分类中,白血病和淋巴瘤的分类众多且复杂,致使其诊断及治疗面临巨大的挑战。近年来,随着免疫学、遗传学、分子生物学等学科的发展及应用,淋巴组织和髓系肿瘤的诊断逐步综合多种检测方法,采用了高通量测序、基因芯片、蛋白质组学等新技术,推动血液系统肿瘤进入了分子诊断的个体化诊疗时代。随着分子技术的不断完善及应用,越来越多具有重要临床意义的分子标志物被发现,促使白血病和淋巴瘤的诊断分层、治疗监测和预后判断更加精细。淋巴组织和髓系肿瘤诊断也需要评估组织学形态特征、发病的易感性和风险性评估、疾病的预后及动态监测、个性化治疗(如靶向治疗)方案的制订等内容,进而,使白血病和淋巴瘤的诊断与治疗真正进入分子时代。

第一节 淋巴组织肿瘤

一、淋巴细胞的发育分化

B细胞和T细胞都来自骨髓干细胞,在骨髓内发育为前体B细胞和前体T细胞。正常B细胞的分化开始于前体B细胞,它们经过VDJ基因重排并分化成表面膜免疫球蛋白(sIg)阳性、未受抗原刺激的初始B细胞(naïve B cell),然后离开骨髓,经血液循环迁移定居到外周淋巴器官初级滤泡的套区,介导体液免疫应答;当遇到外来抗原刺激,初始B细胞活化并向母细胞转化、增殖,形成次级滤泡,最终成熟为具有抗体分泌能力的浆细胞和记忆B细胞。骨髓前体T细胞在胸腺发育成熟为初始T细胞(naïve T cell),然后从胸腺迁出而进入外周淋巴器官;当与抗原接触后,活化、增殖并分化为不同效应功能的T细胞(辅助性T细胞、细胞毒性T细胞、调节性T细胞和记忆T细胞),γδ T细胞也是在胸腺分化而来,NK细胞由骨髓的前体细胞分化而来。在淋巴细胞分化过程的任何阶段,都可能发生恶变,形成肿瘤。肿瘤性增生的淋巴细胞可看成是被阻断在B细胞和T细胞分化过程中的某一阶段淋巴细胞的克隆性增生所致(图20-1),多数淋巴组织肿瘤类似于正常B细胞和T细胞分化过程中某个阶段的细胞形态和免疫表型,因此可以从形态学、免疫表型和基因水平上来判定肿瘤细胞谱系(cell lineage),这也是淋巴组织肿瘤的形态学和免疫表型分类,以及病理诊断的基础。

在正常B和T细胞分化过程中,需要发生抗原受体基因重排,这一机制确保每一个分化成熟的淋巴细胞具有独一无二的抗原受体。在多数淋巴组织肿瘤,肿瘤性祖细胞产生的所有子细胞具有相同的抗原受体基因构型和序列,并合成相同类型的抗原受体蛋白[免疫球蛋白(Ig)或T细胞受体(TCR)],即单克隆性。正常免疫反应是多克隆性的,其组成的淋巴细胞群体表达多种不同的抗原受体。因此,进行抗原受体基因及其蛋白产物的分析可用于区别反应性(多克隆性)和肿瘤性(单克隆性)淋巴增生。

在免疫表型上,CD2、CD3、CD4、CD7和CD8是T细胞及其肿瘤的标志;CD19、CD20、CD79a、PAX5和表面Ig是B细胞及其肿瘤的标记;CD56是NK细胞的标记。幼稚的B和T细胞(淋巴母细胞)表达末端脱氧核苷酸转移酶(terminal deoxynucleotidyl transferase,TdT),区别于成熟的淋巴细胞肿瘤。而另一些标记如CD13、CD33、CD117和MPO常在髓样细胞表达,因此可用来区别髓系肿瘤与淋巴肿瘤。

淋巴造血组织肿瘤分类较为复杂,特别是对于非霍奇金淋巴瘤(non-Hodgkin lymphoma,NHL)曾有许

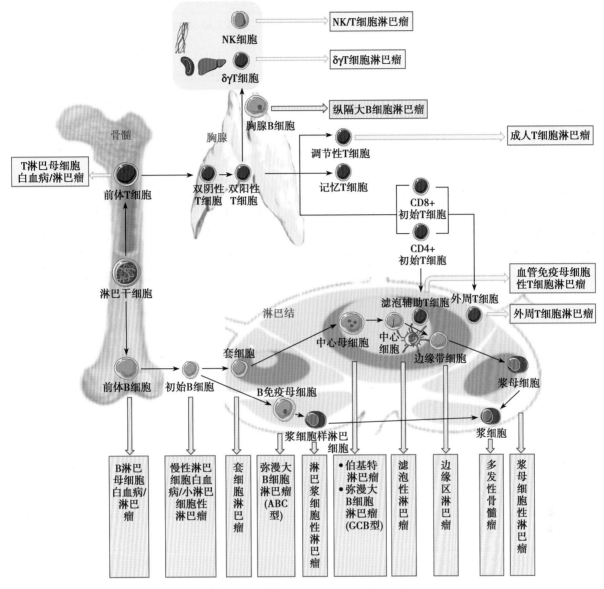

图 20-1　B 淋巴细胞分化成熟模式图及与各种类型淋巴瘤之间的关系

多不同的分类法,从 1966 年 Rappaport 分类、1975 年 Lukes 和 Collins 分类、1982 年的工作分类、1992 年 Kiel 分类、1994 年 REAL 分类、2001 年、2008 和 2017 年世界卫生组织(WHO)分类等(表 20-1),淋巴瘤分类的演变反映了淋巴瘤研究的进展。

目前,WHO 淋巴造血组织肿瘤分类已被广泛认同,历经几次修订,2017 年出版了第四版的修订版本,其分类原则和要点是:①以细胞谱系为线索,根据细胞谱系的不同分为淋巴系肿瘤、髓系肿瘤、组织细胞与树突状细胞肿瘤;②结合形态学、免疫表型、遗传学和临床特点来判断恶性淋巴瘤的每一类型,将每一类型淋巴瘤都定义为一个独特的疾病实体(disease entity);③引入临床亚型和形态学变异型的概念,对一些有特殊临床病理表现、免疫表型和遗传学改变的淋巴组织肿瘤被单列出或作为新的亚型提出,随着现代肿瘤治疗的发展,淋巴造血组织肿瘤的亚型分类对于准确的个体化治疗非常重要。

近几年各种类型淋巴瘤高通量测序成果进展非常快,很多淋巴瘤的重现性遗传变异被发现,这些重现性遗传变异的发现促进了对不同类型淋巴瘤发病机制的认识,同时也逐渐应用到了淋巴瘤的诊断、分型、预后判断和靶向治疗研究中,修订版分类中特别注重了这些重现性遗传变异。因此,淋巴瘤的诊断和分类必须结合形态学、免疫表型、分子细胞遗传学检测和临床特征。

表 20-1　WHO 淋巴组织肿瘤分类中的主要肿瘤类型

前体淋巴细胞肿瘤	成熟 T 和 NK 细胞肿瘤
B 淋巴母细胞白血病/淋巴瘤,非特殊类型	T 细胞幼淋巴细胞白血病
B 淋巴母细胞白血病/淋巴瘤伴重现性遗传学异常	侵袭性 NK 细胞白血病
T 淋巴母细胞白血病/淋巴瘤	成人 T 细胞白血病/淋巴瘤
成熟 B 细胞肿瘤	结外 NK/T 细胞淋巴瘤,鼻型
慢性淋巴细胞白血病/小淋巴细胞性淋巴瘤	皮下脂膜炎样 T 细胞淋巴瘤
B 细胞幼淋巴细胞白血病	原发性皮肤 γδ T 细胞淋巴瘤
脾脏边缘区淋巴瘤	单形性亲上皮性肠道 T 细胞淋巴瘤
毛细胞白血病	蕈样霉菌病/Sezary 综合征
淋巴浆细胞性淋巴瘤	外周 T 细胞淋巴瘤,非特殊型
浆细胞肿瘤	血管免疫母细胞性 T 细胞淋巴瘤
结外边缘区黏膜相关淋巴组织淋巴瘤	间变性大细胞淋巴瘤,ALK 阳性
淋巴结边缘区淋巴瘤	间变性大细胞淋巴瘤,ALK 阴性
滤泡性淋巴瘤	**霍奇金淋巴瘤**
套细胞淋巴瘤	结节性淋巴细胞为主型霍奇金淋巴瘤
弥漫大 B 细胞淋巴瘤,非特殊类型	经典型霍奇金淋巴瘤
高级别 B 细胞淋巴瘤,伴有 *MYC*、*BCL-2* 和/或 *BCL-6* 转位	结节硬化型
高级别 B 细胞淋巴瘤,非特指型(NOS)	混合细胞型
浆母细胞淋巴瘤	富于淋巴细胞型
伯基特淋巴瘤	淋巴细胞减少型

二、前体淋巴细胞肿瘤

前体淋巴细胞肿瘤,即急性淋巴母细胞白血病/淋巴瘤(acute lymphoblastic leukemia/lymphoma,ALL),是不成熟的前体淋巴细胞(又称淋巴母细胞)来源的一类高度侵袭性肿瘤,包括 B 淋巴母细胞白血病/淋巴瘤(B-ALL)、T 淋巴母细胞白血病/淋巴瘤(T-ALL)两种类型,两者的细胞形态和临床预后相似。

部分 B-ALL 伴有重现性遗传学异常,根据不同的遗传学异常,分为 9 个亚型,其中 2 个为暂定亚型;其他不具有重现性遗传学异常的 B-ALL,则归入 B-ALL,NOS。相比较而言,T-ALL 的分类相对简单,除了新增一种具有独特免疫表型和遗传学特征的暂定亚型——早期前体 T-ALL(early T precursor)之外,其他 T-ALL 不做进一步的亚型区分。B-ALL 伴重现性遗传学异常的类型如下。

(1) B-ALL 伴 t(9;22)(q34.1;q11.2);*BCR/ABL1*:该类易位见于 2%~5% 的儿童 ALL 和 25%~30% 的成人 ALL。常伴有额外的遗传学异常,包括+Ph、-7、+8、+21、+X 等。临床上表现为年龄偏大,白细胞数及幼稚细胞计数增高,免疫表型为 pre-B 型,预后较差。

(2) B-ALL 伴 t(v;11q23.3);*KMT2A* 重排:该类重排见于 5% ALL,在婴儿 ALL 中的发生率为 60%~80%。伴 t(4;11)(q21;q23.3)的 ALL 常出现白细胞计数高,预后较差后。伴 *KMT2A* 重排的婴儿患者,特别是年龄小于 6 个月者,预后尤其差。

(3) B-ALL 伴 t(12;21)(p13.2;q22.1);*ETV6-RUNX1*:该类易位见于 15%~25% 的儿童 B-ALL,以及约 4% 的成人 B-ALL。此类患者表现为原始 B 细胞表型,预后良好,5 年无病生存率可达 90%,易复发,但是其复发后的化疗有效率依然很高。

（4）B-ALL 伴 t(5;14)(q31.1;q32.3);*IL3-IGH*:该类易位约占<1% 的 ALL。此类患者通常外周血无原始细胞,可伴有嗜酸性粒细胞的增多,这一特点是由 *IL-3* 过表达引起。

（5）B-ALL 伴 t(1;19)(q23;p13.3);*TCF3-PBX1*:该类易位见于 5%~6% 的儿童 ALL,以 pre-B 表型常见,预后较好。

（6）B-ALL 伴 *iAMP21*:*iAMP21* 扩增在儿童 ALL 中的发生率约为 2%,常发生于较大年龄儿童,女性偏多,白细胞计数低于 50 000/μl;复发风险非常高,属高危组,但是可通过更强的化疗方案改善患儿的总生存率。

（7）B-ALL,*BCR-ABL1* 样:*BCR-ABL1* 样 ALL 的基因表达谱与 *BCR-ABL1* 阳性的 ALL 相似,但不表达 *BCR-ABL1*,约占儿童 ALL 的 10%,年轻成年人中最高约 27%,随年龄的增加逐步下降。该类患者预后差,常规化疗效果不佳,易复发,但使用 ABL 或 JAK 激酶抑制剂可改善疗效。

三、成熟 B 细胞肿瘤

B 细胞淋巴瘤占非霍奇金淋巴瘤的 70%,B 细胞淋巴瘤的发生与 B 淋巴细胞分化过程不同的基因参与和分子遗传学改变密切相关。研究发现 B 细胞具有独特的分化过程,B 细胞淋巴瘤的发生与上述各分化阶段细胞异常克隆性增生相关,并涉及不同分子遗传学改变(染色体易位与基因融合),促进各种淋巴瘤的发生。

（1）套细胞淋巴瘤(mantle cell lymphoma,MCL):是由"幼稚"B 细胞克隆性增生形成,特征性表现为 t(11;14)(q13;q32)易位,导致 *CCND1* 基因与免疫球蛋白重链 *IGH* 基因易位,细胞周期蛋白 Cyclin D1 高表达,引起细胞周期 G_1/S 关卡调控紊乱,该易位被认为是套细胞淋巴瘤的分子遗传学特征。此外 MCL 还有很多基因也可发生突变,例如 *TP53*、*ATM*、*CDKN2A*、*TNFAIP3*、*MYC*、*BIRC3*、*NOTCH1*、*MEF2B* 等。大多数 MCL 可以发现 PI3K/Akt/mTOR 通路激活。一些突变与肿瘤对靶向药物耐药相关,如在伊布替尼耐药肿瘤中出现 *BTK* 的突变。

根据不同的临床病理表现和分子病理途径,MCL 分为两个亚型:①经典型,无 *IGHV* 高突变区突变/微小突变,大多数表达 SOX11,侵袭性行为比较常见;②变异型,比较罕见,伴 *IGHV* 高突变区突变,大多数 SOX11 阴性,呈惰性白血病样病程,非淋巴结 MCL,有外周血、骨髓及脾脏受累。

（2）滤泡性淋巴瘤(follicular lymphoma,FL):起源于生发中心的 B 细胞淋巴瘤。80% 以上的病例存在 t(14;18)(q32;q21),为 FL 早期的分子事件,导致抗凋亡蛋白 BCL-2 高表达,高级别的 FL 可见到与 DLBCL 相似的 *BCL-6* 基因重排。FL 表观遗传的异常改变与 BCL-2 蛋白的异常表达是 FL 发生的主要分子事件。组蛋白甲基转移酶 MLL1、乙酰转移酶 CREBBP 和结合蛋白 EP300 的基因失活,以及 EZH2 的活化,改变了滤泡性淋巴瘤细胞的表观基因组,是 FL 早期的遗传学改变。而 *MYC* 重排,*CDKN2A*、*TP53* 和 *BCL-6* 突变是 FL 晚期的遗传学改变。

（3）伯基特淋巴瘤(Burkitt lymphoma,BL):存在 8 号染色体上 *c-MYC* 基因易位,常见 t(8;14)、t(2;8)、t(8;22),染色体易位导致 *c-MYC* 过表达。除了 *c-MYC* 的异常激活,转录因子 TCF3 和它的负调控因子 ID3 突变,以及 PI3K 信号通路激活都是 BL 重要的发生机制。此外 ID3、cyclin D3 基因突变激活也与 BL 发生密切相关。

（4）弥漫大 B 细胞淋巴瘤(diffuse large B cell lymphoma,DLBCL):可检测到免疫球蛋白重链和轻链的克隆性重排,可变区存在体细胞的高频突变。体细胞高频突变导致了多种基因功能异常,包括 *PIM1*、*MYC* 和 *PAX-5* 等,这些基因异常可能会促进淋巴细胞中的原癌基因激活。DLBCL 常有失活性 *TP53* 基因突变,同时还有免疫监控基因 *B2M* 和 *CD58* 突变。

基于高通量测序的 DLBCL 两个亚型的分子改变各不相同。GCB 亚型 DLBCL 与 ABC 亚型 DLBCL 有不同突变基因谱。ABC 亚型 DLBCL 患者常有较高比例的 *TNFAIP3*、*CD79b*、*CARD11*、*MYD88* 基因突变,这些基因突变与 BCR 信号通路、Toll 样受体信号通路和 NF-κB 信号通路激活相关。GCB 亚型 DLBCL 患者 *MLL2*、*CREBBP*、*MEF2B*、*KDM2B*、*EZH2* 基因突变发生率较高,这些基因突变常与组蛋白修饰相关,在基因表达的表观遗传调控中发挥重要作用。由此可见 GCB 和 ABC 亚型 DLBCL 具有不同发病机制,并且可以指导临床根据不同基因突变选择不同靶向治疗方案,提高患者治疗反应率,从而改善预后。

不同原发部位的 DLBCL 具有不同的基因突变特征。文献报道,原发于睾丸、中枢神经系统和乳腺的 DLBCL 患者,具有非常高的 *MYD88* 和 *CD79b* 基因突变率,甚至上述基因突变率可能超过 80%,而笔者正在进行中的研究数据显示,原发于胃肠道的 DLBCL 的 *MYD88* 和 *CD79b* 基因突变率却非常低(几乎为 0)。由此可见,不同原发部位 DLBCL 具有不同发病机制,其治疗方案的选择应该进行相应调整。

Schmitz 等纳入 574 例 DLBCL 患者进行大样本量多组学检测,综合分析染色体变异、基因突变的结果显示,约 1/2(257 例)DLBCL 患者可被分为 4 种不同的分子生物学亚型,包括 *BCL-2* 基因异位伴 *EZH2* 基因突变(EZB 组,n=69 例)、*BCL-6* 基因异位伴 *NOTCH2* 基因突变(BN2 组,n=98 例),*NOTCH1* 基因突变(N1 组,n=19 例)和 *MYD88 L265P* 突变伴 *CD79b* 基因突变(MCD 组,n=71 例)。其中,MCD 组和 N1 组患者的预后较 EZB 组和 BN2 组患者显著变差,该结果表明,上述分子生物学分型在 DLBCL 的诊治和预后评估中具有重要意义。

在 DLBCL 中,伴 *MYC* 和 *BCL-2* 基因重排,或者 *MYC* 和 *BCL-6* 基因重排的高级别 B 细胞淋巴瘤,约占所有 DLBCL 的 5%,并且常为 GCB 亚型,又被称为"双打击"淋巴瘤(double-hit lymphoma)。这类亚型 DLBCL 好发于老年人,预后相对较差,对常规治疗方案不敏感。如果 DLBCL 患者同时伴 *MYC*、*BCL-2* 和 *BCL-6* 基因重排,则被称为"三打击"淋巴瘤(triple-hit lymphoma),其预后与"双打击"淋巴瘤患者相似。但是,上述"双打击""三打击"淋巴瘤患者仅约占全部 DLBCL 的 5%。另有文献报道,部分大 B 细胞淋巴瘤患者可能出现 *MYC*、*BCL-2* 和 *BCL-6* 基因中的 2 个基因多拷贝现象,其预后也较差。若表达 *p53* 基因的肿瘤细胞≥50%,并且出现 *MYC* 基因重排,则该类患者的预后明显差于 P53 表达<50%者。因此,*MYC*、*BCL-2* 和 *BCL-6* 中的 2 个基因出现多拷贝,或同时出现 *p53* 突变+*MYC* 基因异位 2 种情况,可能亦属于非典型"双打击"淋巴瘤,并且预示该类患者预后较差。

原发性纵隔大 B 细胞淋巴瘤(primary mediastinal large B cell lymphoma,PMBL)多数异常发生在染色体 9p 和 2p。9p 区域累及的基因包括 *JAK2*、*CD274* 和 *PDCD1LG2* 基因。在 2p 区域 *Rel* 基因会发生扩增,*PTPN1* 以及 *XPO1* 均有点突变发生。

(5)小淋巴细胞性淋巴瘤/慢性淋巴细胞白血病(small lymphocytic lymphoma/chronic lymphocytic leukemia,SLL/CLL):是成熟 B 淋巴细胞恶性肿瘤,依据免疫球蛋白基因可变区突变状态,存在 2 个主要亚型,免疫球蛋白重链可变区突变型(IGHV-M)和非突变型(IGHV-UM)。突变型 CLL 预后好,非突变型预后差。最近基因表达研究证实,免疫球蛋白可变区突变型为生发中心后 CD27$^+$CD5$^+$记忆 B 细胞,突变型 CLL 来源于 CD27$^+$生发中心后 B 细胞。免疫球蛋白可变区非突变型 CLL 类似于 CD5$^+$CD27$^-$ B 细胞,类似传统的生发中心前幼稚 B 细胞。遗传学和表观遗传学异常加上 B 细胞受体刺激和微环境因子共同促进 CLL 前体细胞和单克隆 B 细胞增多症发生,最终形成单克隆性 CLL。SLL/CLL 也存在较多基因突变,包括 *TP53*、*NOTCH1*、*SF3B1*、*ATM* 和 *BIRC3* 等基因,与肿瘤的复发相关。

(6)毛细胞白血病:几乎所有的毛细胞白血病(hairy cell leukemia,HCL)患者均具有 *BRAF V600E* 基因位点突变,导致 Raf-MEK-ERK 信号通路的持续性活化,与毛细胞白血病发生相关。而在 HCL 变异型及其他 B 淋巴细胞增殖性疾病中未发现 *BRAF* 基因突变,可作为鉴别诊断标志。HCL 变异型无特异的遗传学改变,一些病例中可涉及 14q32 或 8q24 异常或 *TP53* 基因的缺失,约 50% 患者出现 *MAP2K1* 突变,对克拉屈滨容易产生耐药。

(7)淋巴浆细胞性淋巴瘤(lymphoplasmacytic lymphoma,LPL):又称华氏巨球蛋白血症,其最常见的结构异常为 6q21-q23 缺失,50% 以上的患者有 t(9;14)(p1;q32)易位,以及 *PAX-5* 基因的重排。90% 以上的 LPL 患者中存在 *MYD88 L265P* 位点突变,这个突变多见于 IgM 类型,而 IgA、IgG 型、其他惰性淋巴增殖性疾病患者较少出现该突变,因此 MYD88 L265P 突变有利于 LPL 与其他小细胞性 B 淋巴细胞疾病相鉴别。

(8)黏膜相关淋巴组织结外边缘区 B 细胞淋巴瘤:t(11;18)(q21;q21)基因易位导致的 *API2-MALT1* 基因融合是发生于黏膜相关淋巴组织结外边缘区 B 细胞淋巴瘤的最常见特异性染色体易位/融合基因,具有该染色体易位的患者可能对幽门螺杆菌根治无反应。t(1;14)(p22;q32)基因易位引起 *BCL10-IgH* 基因融合,导致 BCL10 蛋白过度表达,可能对幽门螺杆菌根治无反应。淋巴结边缘区 B 细胞淋巴瘤的遗传学异常部分与脾边缘带淋巴瘤黏膜相关淋巴组织结外边缘区 B 细胞淋巴瘤一致,如部分或整个 3 号染色体三体等。但淋巴结边缘区 B 细胞淋巴瘤缺少一些特异性染色体易位,如 t(11;18)/API2-MALT1、t(1;14)(p22;q32)/BCL10-IgH 等,表明发病机制不同。

四、成熟 NK/T 细胞肿瘤

外周 T 淋巴组织可根据 T 细胞受体分为两类:αβ 和 γδ。绝大多数成熟的外周 T 细胞都是 αβ T 细胞,少数是 γδ T 细胞。在前胸腺和胸腺皮质之间分化出 NK 细胞。NK 细胞分化成熟以后就迁徙出来。NK/T 细胞发育过程中涉及较多相应转录因子调控基因改变。

多年来,NK/T 细胞淋巴瘤发生的分子基础研究一直滞后于 B 细胞淋巴瘤,主要是其发病率较低。近年来对其分子基础的研究有了不少新进展,主要涉及 T 细胞受体(TCR)、共刺激受体(CD28、CD134 和肿瘤坏死因子受体超家族)以及细胞因子受体三个信号的基本信号级联激活等途径。目前已经发现外周 T 细胞淋巴瘤中多个重要的基因改变。例如,NK/T 细胞淋巴瘤、单形性嗜上皮肠道 T 细胞淋巴瘤、肝脾 γδ T 细胞淋巴瘤中出现 STAT3 和 STAT5b 突变;RHOA 基因突变出现在血管免疫母细胞性 T 细胞淋巴瘤(angioimmunoblastic T cell lymphoma, AITL)中,双特异性磷酸酶 22(DUSP22)位点断裂出现在 ALK 阴性的间变性大细胞淋巴瘤(anaplastic large cell lymphoma, ALCL)中。

(1) 非特殊型外周 T 细胞淋巴瘤(peripheral T cell lymphoma of not otherwise specified, PTCL-NOS):基因表达谱研究表明存在两个主要亚型:GATA 结合蛋白 3(GATA3)及其靶基因高表达型,TBX21 和 EOMES 及其靶基因高表达型。TBX21 和 GATA3 分别主要调控 T 辅助细胞 Th1 和 Th2。其中表达 GATA3 及其相关基因的患者 5 年总体生存率为 19%,表达 TBX21(T-bet)和 EOMES 及其相关基因的患者 5 年总体生存率为 38%。PTCL-NOS 在早期阶段即可检测到 KMT2D、TET2、KDM6A、ARIDB、DNMT3A、CREBBP、MLL2 和 ARID2。

(2) 血管免疫母细胞性 T 细胞淋巴瘤(angioimmunoblastic T-cell lymphoma, AITL):肿瘤细胞被认为来自滤泡生发中心辅助性 T 细胞。滤泡生发中心辅助性 T 细胞调节失常可导致生发中心功能紊乱,滤泡树突状细胞增生,继而导致 AITL 发生发展。AITL 发生发展过程中涉及多种基因突变,常见突变包括 TET2、DNMT3A、IDH2、RHOA、CD28、PLCG1、TNFRSF21 和 VAV1 突变。其中表观遗传调节基因 TET2、DNMT3A 和 IDH2 突变为早期事件,TET2 和 DNMT3A 发生于造血干细胞。这些遗传事件增强了造血干细胞自我更新,对细胞系特异分化没有明显的影响,也可见于多种造血恶性肿瘤。后期发生 RHOA、CD28、PLCG1、TNFRSF21 突变,CTLA4-CD28 和 ITK-SYK 基因融合,促进了 T 细胞分化和恶性转化。

(3) ALK 阳性的间变性大细胞淋巴瘤(ALK-positive anaplastic large cell lymphoma, ALK⁺ALCL):伴有 ALK 基因易位的 ALCL 都能检测到 ALK 免疫组化阳性,有 85% 的患者伴有 t(2;5)(p23;q35)易位,形成 NPM-ALK 融合基因,另外也有少数病例出现 ALK 基因与 ATIC、CLTC、TFG、TPM3 和 MSN 等基因的融合。与 PTCL-NOS 不同,ALK⁺ALCL 表达 HIF-1、IL-10 诱导的基因及 HRAS/KRAS 诱导基因。ALK 也可以磷酸化 STAT3,诱导 PD-L1 的表达。ALCL 肿瘤细胞中,与 TCR 信号相关的基因如 LCK、FYB 和 CSK1 均明显下调。

(4) ALK 阴性的间变性大细胞淋巴瘤(ALK-negative anaplastic large cell lymphoma, ALK⁻ALCL):ALK⁺ 和 ALK⁻ 的 ALCL 具有类似的形态,均较强表达 CD30。约 10% 的 PTCL-NOS 可以通过分子诊断被判定为 ALK⁻ALCL。ALK⁻ALCL 表达 MYC 和 IRF4 基因,以及 mTOR 通路相关基因。30% ALK⁻ALCL 有 DUSP22 基因重排,患者预后较好,类似于 ALK⁺ALCL,而 8% 的 ALK⁻ALCL 有 TP63 基因重排,预后较差,呈侵袭性临床过程。

(5) 结外 NK/T 细胞淋巴瘤鼻型(extra-nodal NK/T cell lymphoma of nasal type, NKTCL):结外 NK/T 细胞淋巴瘤发病机制十分复杂,涉及基因、信号通路、染色体、蛋白及病毒等方面。导致 NKTCL 发病的主要机制尚未明确,各种影响因素之间起到怎样的相互作用亟待探索。EBV 基因产物在 NKTCL 发病过程中也起到了非常重要的作用。EBNA1 能激活 STAT1 信号通路,抑制 TGF-β1 通路,上调 survivin 抗凋亡。

LMP1 协同肿瘤坏死因子受体(TNFR)激活 NFκB 信号通路,并可活化 ERK、JNK、p38 及 JAK/STAT 通路,进而激活 MAPK 信号通路,促进肿瘤细胞的增殖、侵袭,抑制细胞的分化、衰老和凋亡,促进了肿瘤的发展。此外,NKTCL 也涉及原癌基因和抑癌基因(*TP53*、*DDX3X*、*STAT3*、*STAT5B*)突变,NKTCL 淋巴瘤存在多个染色体的异常,最常见的是 6q 缺失,del(6)(q21-q25)缺失最为常见;提示该区原有的抑癌基因在恶变中逐渐失活,加快了肿瘤的发生进程。染色体异常、基因突变及信号通路变化相互影响,共同促进了 NKTCL 的发生发展。

第二节　髓系肿瘤

一、急性髓系白血病

急性白血病(acute leukemia,AL)是一组造血干细胞在分化的早期阶段发生分化阻滞、凋亡障碍、增殖失控的异质性造血系统恶性肿瘤。通过对白血病的基因组测序,大量的异常基因被鉴定,AL 的发病机制逐渐被揭示,并为靶向治疗提供了分子靶点,其中一些基因已被纳入 AL 的诊断分类和预后分层体系。AL 的发生遵循"二次打击"的模式,相关基因依据其功能可分为三类:Ⅰ 类基因改变使细胞获得增殖和存活的优势,如 *c-Kit*、*FLT3*、*RAS*、*JAK2*、*CBL* 等,通过下游信号通路的激活导致细胞无限增殖;Ⅱ 类基因改变使细胞分化受阻,如 *PML/RARα*、*CBFβ/MYH11*、*RUNX1/RUNX1T1*、*MLL*、*CEBPA*、*NPM1* 等,通过转录因子参与细胞分化和自我更新;Ⅲ 类基因改变涉及调节基因表达的表观遗传修饰,如 *IDH1*、*IDH2*、*TET2*、*DNMT3A*、*WT1* 等。AL 相关基因依据其改变形式不同可分为:融合基因(染色体易位)、基因突变、基因异常表达。染色体易位形成融合基因是 AL 的主要发病机制之一,也是 AL 诊断分型、预后分层及靶向治疗的依据。AL 常见的染色体易位如表 20-2 所示。基因突变和基因异常表达以影响 AL 的预后为主,其中伴有 *NPM1*、*BEBPA*、*RUNX1* 突变的三种类型已被列为急性髓系白血病(acute myeloid leukemia,AML)的主要亚型。

表 20-2　急性白血病常见的染色体易位及融合基因

染色体易位	融合基因	阳性率	分子机制	预后
t(8;21)(q22;q22.1)	*RUNX1-RUNX1T1*	约50%~80%的 AML-M2	抑制 RUNX1 蛋白功能,干扰与髓系细胞生成、分化相关的基因表达	较好
t(15;17)(q21;q22)	*PML-RARα*	98%的 AML-M3(APL)	通过与 PML 或其他视黄酸结合蛋白形成稳定异二聚体,对野生型 *PML* 和 *RARα* 基因起显性负调控作用,导致细胞恶性转化	好
inv(16)(p13.1;q22)或 t(16;16)(p13.1;q22)	*CBFβ-MYH11*	主要见于 AML-M4Eo	CBFβ-MYH11 融合蛋白干扰核心结合因子(CBF)的转录激活作用	好
t(9;22)(q34.1;q11.2)	*BCR-ABL1*	25%~30% 成人 ALL 及2%~5% 儿童 ALL	编码的 BCR-ABL1 蛋白激酶活性异常升高,发生自我磷酸化,并磷酸化关键的调节蛋白,激活多种信号转导通路	差
t(12;21)(p13.2;q22.1)	*ETV6-RUNX1*	15%~25% 儿童 ALL	编码转录抑制因子,影响转录因子 RUNX1 的正常功能	好
t(4;11)(q21;q23)	*MLL-AF4*	50%~70% 婴儿 ALL	融合蛋白使转录调控异常,并导致下游目的基因异常表达	差

* AML-M2:急性粒细胞部分分化型白血病,AML-M3(APL):急性早幼粒白血病,AML-M4Eo:急性粒-单核细胞白血病伴嗜酸性粒细胞增多。

二、骨髓增殖性肿瘤

骨髓增殖性肿瘤（myeloproliferative neoplasm，MPN）是一类起源于造血干细胞的克隆性恶性血液疾病。根据 2016 年世界卫生组织（WHO）造血淋巴系统肿瘤分类，MPN 分为 7 个亚型：慢性髓细胞性白血病（chronic myelogenous leukemia，CML），真性红细胞增多症（polycythemia vera，PV）、原发性骨髓纤维化（primary myelofibrosis，PMF）、原发性血小板增多症（essential thrombocythemia，ET）、慢性中性粒细胞白血病（chronic neutrophilic leukemia，CNL）、慢性嗜酸性粒细胞白血病非特指型（chronic eosinophilic leukemia-not otherwise specified，CEL-NOS）和骨髓增殖性肿瘤未分类型（myeloproliferative neoplasm, unclassifiable，MPNU）。依据费城染色体（Philadelphia chromosome，Ph 染色体），MPN 可分为 Ph 阳性 MPN（CML）和 Ph 阴性 MPN，其中 PV、ET 和 PMF 合称为 Ph 阴性经典 MPN。

（1）慢性髓细胞性白血病：CML 是首个被确认肿瘤发病与特定融合基因相关的疾病。1960 年 Nowell 首先在 CML 患者骨髓细胞中发现 t(9;22) 易位，并命名为费城（Ph）染色体。9q34 上的原癌基因 *ABL1* 易位到 22q11 上的 *BCR* 基因断裂点形成 *BCR-ABL1* 融合基因，是 CML 特征性的分子改变。ABL1 蛋白属于非受体蛋白酪氨酸激酶家族，参与细胞周期的调控，抑制 G_1/S 期关卡进展及细胞增殖。*BCR* 基因断裂点的位置变异较大，可形成 p210、p190、p230 等不同分子量的融合产物。正常情况下，ABL1 在细胞中具有信号转导活性，其激酶活性受到多种机制的严密调控。BCR 与 ABL1 融合形成融合蛋白导致 BCR-ABL1 的激酶活性异常升高，通过自身及异位磷酸化，来激活多种信号传导通路（包括 Ras/MAPK、PI3K/Akt、JAK/STAT），抑制细胞凋亡，促进造血细胞大量增殖，未成熟髓系细胞释放至外周血，导致 CML 发生。

（2）Ph 阴性经典 MPN：随着 *JAK2 V617F* 突变的发现，Ph 阴性经典 MPN 的分子机制有了突破性进展，之后相继发现的 *JAK2 Exon12*、*MPL*、*CALR* 突变，为理解 MPN 的分子发病机制提供了重要理论依据。JAK2 是定位于细胞内的 TPK，属于 Janus 激酶家族。JAK 激酶与受体结合后被活化，激活下游的 STAT 家族，从而调节靶基因的转录。JAK2 由 7 个同源结构域构成，其中 JH1 为激酶结构域，具有酪氨酸激酶活性；JH2 为假激酶域，抑制 JH1 激酶活性。*JAK2 V617F* 突变发生在第 14 外显子中，导致第 617 位的缬氨酸突变为苯丙氨酸，此突变发生在 JH2 结构域，诱导其构象改变，失去对 JH1 的抑制作用，导致激酶活性增强，发生自我磷酸化并激活下游信号转导通路，从而使得 JAK2 对于细胞因子的敏感性明显增强，并诱导其产生细胞因子非依赖性活化，即在无 EPO、血小板生成素（thrombopoietin，TPO）、G-CSF 的条件下，自主激活下游信号通路，促进红系、巨核系及粒系祖细胞的异常增生，导致 PV、ET 及 PMF 的发生，少数 *JAK2* 基因的突变发生于第 12 外显子中，可使 JAK2 对细胞因子的敏感性明显增强，并诱导其产生细胞因子的非依赖性活化。

MPL 突变更多见于 ET 和 PMF 患者，突变主要位于第 10 外显子上。正常情况下，TPO 和 MPL 结合后，促使 MPL 及 JAK2 胞内酪氨酸磷酸化，继而激活下游信号通路。除了 *W515C* 和 *W515P*，*MPL W515* 的其他类型突变可在没有 TPO 的情况下激活 MPL，活化 JAK2。

CALR 基因编码钙网蛋白，通过协助蛋白质正确折叠和维持细胞钙离子稳态而参与调节巨核细胞分化成熟及血小板生成、细胞凋亡、免疫等过程。目前已报道了 60 余种 *CALR* 突变类型，均位于第 9 外显子上，其中最常见的是 52bp 的缺失和 5bp 插入，约占所有突变类型的 85%。*CALR* 基因突变通过激活 MPL 和 G-CSF 通路而致病，但对其他细胞受体无作用。*CALR* 基因突变可以激活 STAT5 信号，而且这一过程可被 JAK2 抑制剂抑制，这也正是 JAK2 抑制剂可用于治疗 *CALR* 基因突变的 MPN 的原因所在。

综上所述，*JAK2*、*MPL*、*CALR* 基因均通过激活细胞因子、受体及下游信号通路导致 PV、ET 及 PMF 的发生。

（3）慢性中性粒细胞白血病：*CSF3R* 基因突变的发现使得人们对慢性中性粒细胞白血病（CNL）分子基础的理解有了突破。*CSF3R* 与 G-CSF 结合后构象发生改变，激活下游信号通路（包括 JAK/STAT、PI3K/Akt、MAPK/ERK、SRC 家族激酶 TNK2），调控靶基因的表达，增加中性粒细胞的产生。在 CNL，*CSF3R* 基因的突变类型主要有两种：近膜突变和截短突变。这两种突变参与的信号途径也是各不相同。*CSF3R* 基因发生近膜突变后，即使在无 G-CSF 的情况下，也可激活下游信号通路，使得中性粒细胞异常增殖。

CSF3R 近膜突变主要通过 JAK-STAT 信号通路调控细胞生长,突变的白血病细胞对 JAK 激酶抑制剂较为敏感。*CSF3R* 发生截短突变后,诱导了 *CSF3R* 对 G-CSF 的超敏反应,下游信号通路被激活,使得髓系前体细胞处于异常水平,从而导致疾病的发生。*CSF3R* 截短突变主要通过 SRC 家族激酶 TNK2 发挥作用,突变的白血病细胞对 SRC 家族激酶激酶抑制剂达沙替尼高度敏感。

三、骨髓增生异常综合征

随着分子检测技术的发展,骨髓增生异常综合征(myelodysplastic syndrome,MDS)患者中越来越多的基因突变被发现,丰富了人们对 MDS 遗传学机制的理解。目前检测出的突变基因近 60 个,按其功能可大致分为:①RNA 剪接因子,如 *SF3B1*、*SRSF2*、*U2AF1* 等;②DNA 甲基化,如 *TET2*、*DNMT3A*、*IDH1*、*IDH2* 等;③染色质修饰,如 *EZH2*、*ASXL1* 等;④转录因子,如 *RUNX1*、*CEBPA* 等;⑤DNA 修复,如 *TP53* 等;⑥黏合素,如 *STAG2*、*Rad21*、*SMC3*、*SMC1A* 等;⑦受体/激酶,如 *FLT3*、*c-Kit* 等;⑧Ras 信号通路,如 *NRAS*、*KRAS* 等;⑨其他,如 *SETBP1* 等。

RNA 剪接因子参与 pre-mRNA 的剪接过程,是 MDS 患者中最常见的一类突变基因,近 2/3 的患者携带该类基因突变。剪接体主要是由 5 种核内小 RNA 和剪接因子结合形成的复合物细胞核糖蛋白小体组成。当剪接因子基因发生突变时,会导致目的 mRNA 的剪接过程紊乱,产生功能异常的蛋白。RNA 剪接因子基因突变在很大程度上是互斥的,说明此类基因可能有一个共同的作用机制。*SF3B1* 是最常见的剪接因子突变基因,负责内含子剪接位点的识别,参与剪接体组装的早期过程。*SF3B1* 基因突变与环形铁粒幼细胞的存在紧密相关。*SF3B1* 基因突变的患者几乎不会同时伴有细胞遗传学异常或预后不良相关的基因突变。*SRSF2* 基因编码一种丝氨酸/精氨酸丰富的蛋白质,可以与 U2 和 U1 的剪接体复合物进行相互作用,该基因的主要突变是第 95 位氨基酸的错义突变。*SRSF2* 基因突变可与其他基因突变共同发生,如 *TET2*、*ASXL1*、*CUX1*、*IDH2* 和 *STAG2* 等。

DNA 甲基化相关基因是 MDS 第二大类常见的基因。MDS 患者通常处于 DNA 低甲基化状态,但是在基因的启动子区或者附近的 CpG 岛局部甲基化水平异常升高,导致抑癌基因的致病性沉默。不同于剪切因子,DNA 甲基化的调控基因不具有互斥性,常是共存的关系。*TET2* 基因编码一种甲基胞嘧啶双加氧酶,将 5mC 逐步氧化为 5-羟基胞嘧啶、5-甲酰基胞嘧啶和 5-羧基胞嘧啶。5-羧基胞嘧啶可脱羧形成胞嘧啶或被 DNA 碱基切除修复通路恢复为胞嘧啶。*TET2* 基因突变聚集在编码催化结构域的区域,突变破坏其催化活性,导致 5mC 累积,进而使造血干祖细胞数量增加、分化障碍,并干扰髓系造血。*DNMT3A* 基因编码 DNMT,是 MDS 患者中唯一一个发生突变的 *DNMT* 基因。突变类型包括移码突变、无义突变和错义突变。小鼠模型实验表明,*DNMT3A* 基因缺失可引起造血干细胞呈优势生长,但不足以引起 MDS 或 AML 的表型,因此协同突变或微环境的改变可能是疾病发生的必要因素。

ASXL1 是多梳蛋白家族成员,能够通过其 C 端高度保守的植物同源结构域(PHD 结构域)识别甲基化的赖氨酸,与特定组蛋白结合,对维持染色质的稳态必不可少。ASXL1 与 PRC2 相互作用调节 H3K27 的甲基化(H3K27me3),也可与 BAP1 相互作用调节 H2AK119 的泛素化。*ASXL1* 基因突变能够导致 H2AK119 泛素化以及 H3K27me3 大量减少,从而引起相关基因转录的失调,并使 H3K27 三甲基化水平降低,在髓系肿瘤的发生中扮演重要角色。*ASXL1* 基因突变可与其他基因突变协同存在,包括 *SRSF2*、*U2AF1*、*TET2* 和 *NRAS* 等。

MDS 中转录因子突变通常为体细胞事件。*RUNX1* 基因是 MDS 中突变频率最高的转录因子编码基因,也称为 *AML1* 基因,编码核心结合因子 α 亚基(core binding factor α subunit,CBFα),能够与细胞核里的核心结合因子 β 亚基(CBFβ)形成异源二聚体,在造血调控和髓系分化等方面发挥重要作用。*RUNX1* 基因突变往往涉及 DNA 结合结构域或更远端的蛋白质相互作用结构域。

四、骨髓增生异常综合征/骨髓增殖性肿瘤

骨髓增生异常综合征/骨髓增殖性肿瘤(MDS/MPN)不但临床表现和形态学上兼具 MDS 和 MPN 的特点,基因突变谱同样具备两者的突变特点。依据基因功能分类,MDS/MPN 涉及的突变基因包括:①信号

转导相关的 *JAK2*、*NRAS*、*CBL*、*CSF3R* 等;②DNA 甲基化:*TET2*、*IDH1*、*IDH2*、*DNMT3A* 等;③组蛋白修饰:*EZH2*、*ASXL1* 等;④转录因子,如 *RUNX1*、*TP53* 等;⑤RNA 剪接因子,如 *SF3B1*、*SRSF2*、*U2AF1* 等。这些突变基因之间协同或互斥,决定了 MDS/MPN 各亚型在临床表现、形态学及治疗反应等的异质性。

(1) Ras 信号通路:Ras 信号转导通路的异常是幼年型粒单核细胞白血病(juvenile myelomonocytic leukemia,JMML)最为重要的发病机制,可导致 JMML 细胞对 GM-CSF 的作用高度敏感。Ras 家族基因编码蛋白是重要的原癌分子,可通过调节活化蛋白 Ras-GTP 和非活性蛋白 Ras-GDP 之间的循环,介导多种生长因子和细胞因子受体的信号传递,在细胞增殖和凋亡调控方面发挥极为重要的作用。JMML 患者涉及 Ras 信号通路的突变基因主要有 *NRAS*、*KRAS*、*PTPN11*、*NF1*、*CBL* 等,这些基因突变可导致 Ras 蛋白的持续活化,通过 Ras-Raf-MEK-ERK 信号路径参与调控细胞增殖和凋亡。*NRAS/KRAS* 基因突变最常见的位置在第 12、13、61 位氨基酸,突变导致 Ras 信号通路持续活化。*PTPN11* 具有酪氨酸磷酸酶活性,功能获得性的 *PTPN11* 基因突变可使野生型闭合失活蛋白构象转化为开放活化状态,持续刺激 Ras 蛋白活化。*NF1* 是一种肿瘤抑制基因,编码产物神经纤维瘤蛋白是一种 GTP 酶激活蛋白。*NF1* 基因突变导致 Ras-GTP 水平升高,从而导致髓系肿瘤的发生。

(2) SETBP1:*SETBP1* 基因突变主要发生在 MDS/MPN,尤其多见于不典型慢性粒细胞白血病(atypical chronic myelogenous leukemia,aCML)。*SETBP1* 基因编码细胞核中的 SET 结合蛋白 1,主要在造血干祖细胞以及部分定向的祖细胞中表达。SETBP1 保护 SET 免受蛋白酶体降解,使得 SET 能够抑制肿瘤抑制蛋白磷酸酶 2A(protein phosphatase 2A,PP2A)活性。体细胞基因突变可使 SETBP1 蛋白在磷酸化时紧密聚集,并破坏结合泛素连接酶 E3 的共有结合基序,使得 PP2A 总体活性降低,从而导致造血干祖细胞自我增殖能力增强。另外,SETBP1 可以直接激活髓系祖细胞中 *HOXA9* 和 *HOXA10* 基因的转录,促进髓系祖细胞的自我更新。

(3) ETNK1:*ETNK1* 是 MDS/MPN 中相对较为特异的基因。*ETNK1* 基因编码乙醇胺激酶,在磷脂酰乙醇胺(PE)从头合成过程中作为第一步的催化酶,负责将乙醇胺磷酸化成为磷酸乙醇胺。PE 在多种生化过程中发挥作用,包括限定膜结构、调节膜蛋白跨膜结构域的拓扑结构、锚定特定 PE 结合蛋白于细胞膜、保证细胞分化过程中的胞质分裂、维持线粒体内膜表面呼吸体复合物的活性等。鉴于 PE 的多效性作用,*ETNK1* 突变导致生物学作用尚未完全明确,但是在 aCML 中,*ETNK1* 基因突变 H243Y 和 N244S 均位于高度保守区域,且这些突变体能够导致 ETNK1 催化活性受损。

结　语

随着分子生物学技术的进步,尤其是第二代测序技术的进展,淋巴造血组织肿瘤的分子改变被更深入地了解,其分子发病机制、基因组学和肿瘤生物学已经形成了新的知识体系,对于了解肿瘤不同组织学亚型的分子异质性和不同的发病机制有了很大的帮助。随着新分子变异的发现,许多与肿瘤预后相关的分子标志被用于患者的预后判断,随着各种分子药物靶点的发现和研究,越来越多的靶向治疗药物成功地用于临床治疗,同时,一些与靶向药物治疗耐药相关的分子改变也被发现,这些都需要在临床中大量开展分子检测,以便能够实现肿瘤精准治疗。

(王　哲)

主要参考文献

[1] ARBER D A,ORAZI A,HASSERJIAN R,et al. The 2016 revision to the world health organization classification of myeloid neoplasms and acute leukemia[J]. Blood,2016,127(20):2391-2405.

[2] VAINCHENKER W,KRALOVICS R. Genetic basis and molecular pathophysiology of classical myeloproliferative neoplasms [J]. Blood,2017,129(6):667-679.

[3] BEJAR R. Implications of molecular genetic diversity in myelodysplastic syndromes[J]. Current Opinion in Hematology,2017,24(2):73-78.

[4] TAYLOR J,XIAO W,Abdel-Wahab O. Diagnosis and classification of hematologic malignancies on the basis of genetics[J].

Blood,2017,130(4):410-423.

[5] SWERDLOW S H,CAMPO E,PILERI S A,et al. The 2016 revision of the world health organization classification of lymphoid neoplasms[J]. Blood,2016,127(20):2375-2390.

[6] SWERDLOW S H,CAMPO E,HARRIS N L,et al. WHO classification of tumours of haematopoietic and lymphoid tissues[M]. 4th ed. World Health Organization,2017.

第二十一章

内分泌系统疾病

内分泌系统包括内分泌器官、内分泌组织(如胰岛)和散在于各系统或组织内的内分泌细胞(如 APUD 细胞)。它们分泌的激素作为信使,通过信号转导系统对机体生长、发育、繁衍、能量代谢以及对维持神经系统和内环境的平衡或稳定发挥着重要的调控作用。随着我国卫生状况和生活习惯的改变,疾病谱也发生了变化,糖尿病及一些慢性病的发病率明显上升。本章首先介绍多肽类激素和类固醇激素的信号转导通路及相关基础知识,然后将从分子病理学角度重点介绍糖尿病的分子发病机制以及一些常见的内分泌系统疾病的分子发病机制,为临床对这些疾病的认知和靶点的精准治疗提供前瞻性参考。

第一节 内分泌激素及信号转导

一、肽类激素及其受体信号转导的分子机制

肽类激素(peptide hormone)也称为蛋白质类激素,它是由氨基酸通过肽键连接而成,最小的肽类激素可由三个氨基酸组成(如促甲状腺激素释放激素),多数肽类激素由十几个、几十个或上百及几百个氨基酸组成(如生长激素、降钙素、胰岛素、甲状旁腺素等)。

肽类激素包括神经递质、细胞因子和生长因子,三者作用于靶细胞表面或细胞内的受体,调节靶细胞的功能,从而实现细胞之间的信息交流。

(一) 肽类激素的分类

肽类激素按分子量的大小可分为如下 5 类。

1. 复杂的大肽类 如生长激素(growth hormone,GH)、催乳素(prolactin,PRL)等蛋白激素及促甲状腺激素(thyroid stimulating hormone,TSH)、促卵泡激素(follicle stimulating hormone,FSH)、黄体生成素(luteinizing hormone,LH)等糖蛋白激素。

2. 中等大小的肽类 如胰岛素(insulin)、胰高血糖素(glucagon)、甲状旁腺素(parathyroid hormone)和降钙素(calcitonin)。

3. 小肽类 如促甲状腺激素释放激素(thyrotropin-releasing hormone,TRH)。

4. 双胺类 如甲状腺素(thyroxine,T_4)和三碘甲状腺原氨酸(triiodothyronine,T_3)等。

5. 单一氨基酸的衍生物 如儿茶酚胺(catecholamine,CA)和褪黑素(melatonin)等。

(二) 肽类激素受体的分类

根据受体分子重复穿越细胞膜的次数,肽类激素受体(peptide hormone receptor)可分为七次穿膜、四次穿膜和一次穿膜 3 种类型。

1. 七次穿膜类型的受体 此类是膜受体最大的一个家族,其共同的特点是:与细胞膜内鸟苷酸结合蛋白(guanine nucleotide-binding protein,G 蛋白)偶联,影响膜上腺苷酸环化酶(adenylate cyclase,AC)或磷脂酶 C(PLC),催化细胞内第二信使的形成,此类受体又称为 G 蛋白偶联受体。

已确认该类受体超过 150 种,包括下丘脑、垂体、血管活性肽、胃肠激素及钙调节激素等多肽激素受体。此类受体的分子结构具有如下共同特点:①7 个跨膜区段各由 20~28 个氨基酸残基组成、各段之间由亲水样的肽袢(loop,又称为小环)依次相连。②肽链的 N 端在细胞外,C 端在细胞内。不同的受体细胞外肽链差异很大,一般都含有 2~3 个 N 连接的糖基化位点,具体作用尚不清楚。③该类受体通过受体的胞

内段几个肽袢(loop)与 G 蛋白相联,这在细胞外信号传入细胞的过程中至关重要。④在跨膜区段内,存在一些保守的氨基酸起到维持受体构型、与配体结合及与 G 蛋白偶联等重要作用;⑤螺旋状的跨膜段在膜内构成一个能与配体结合的"口袋"。

2. 四次穿膜类型的受体 该类受体的特点有:①受体分子由多个亚单位组成,每个亚单位的肽链来回穿膜 4 次,肽链的 N 端和 C 端在细胞膜外;②受体的配体多为神经递质,如 Ach、γ-氨基丁酸、5-羟色胺和 ATP 等;③受体属配体门控通道,由受体每个亚基的第二跨膜段共同组成一个环形离子通道(ion channel),如乙酰胆碱受体 5 个亚单位 αβαγδ 组成一个 Na^+ 通道,γ-氨基丁酸受体 5 个亚单位 αβγδρ 的跨膜段组成 Cl^- 通道。

3. 一次穿膜类型的受体 此型受体具有一个跨膜段,其特点是受体的活动性强,可聚集及可被细胞内吞。此类受体分子的细胞膜内区域都有特殊的酶催化活性组成区,根据分子固有酶活性的不同分为:①酪氨酸激酶型,如胰岛素受体;②丝氨酸/苏氨酸蛋白激酶受体,如 TGF-β 等受体;③多种亚单位受体,是一大类跨膜受体,包括生长激素(GH)受体、催乳素(PRL)受体、细胞因子及造血因子受体等。该组受体的主要特点有:胞内结构域不具有潜在的酪氨酸激酶及其他胞内信号酶的活性;受体与配体结合后,受体的胞内部分与胞质内的 JAK 激酶(janus kinase)酪氨酸激酶家族结合,使受体羧基端酪氨酸磷酸化。

(三) 肽类激素信息跨膜转导的分子机制

1. G 蛋白偶联的激素受体跨膜信息转导

(1) G 蛋白:是鸟苷三磷酸(GTP)/鸟苷二磷酸(GDP)结合蛋白家族中的亚族,全分子是由 3 个不同的亚单位(Gα、Gβ 和 Gγ)组成的异源三聚体。确定的 G 蛋白亚单位中至少有 20 种 Gα、5 种 Gβ 和 12 种 Gγ,这些亚单位为激素信号转导的特异性选择提供了众多且有意义的组合,G 蛋白的每个亚单位由不同的基因产生。在所有 Gα 亚单位中某些区域同源性高达 90% 以上,这些区域与 GTP 的结合与水解有关,保守性相对较低的区域可能参与蛋白质与蛋白质的相互作用。G 蛋白按生物学作用分为兴奋性(Gs)和抑制性(Gi)2 类,按分子组成中氨基酸的同源性可分为 4 类,即 Gs、Gi、Gq 和 G12。

(2) G 蛋白与受体的偶联:穿膜 7 次的受体胞质部分的第 2、3 环及 C 端对 G 蛋白与受体结合非常重要。激素和生长因子等胞外信息分子与胞膜上的特异性受体结合形成受体-配体复合物,受体活化与 G 蛋白结合,GTP 将基础或失活状态下 GDP-Gαβγ 异源三聚体中的 GDP 置换下来,形成受体-GTP-αβγ,随后受体脱离,GTP-α 与 βγ 二聚体分离,产生 2 个具有活性的亚单位,分别与效应器结合发挥兴奋或抑制作用。同时 α 亚单位固有的 GTP 酶活性增强,将 GTP 水解为 GDP+Pi,GTP-α 转变为 GDP-α,而游离的 βγ 二聚体对 GDP-α 具有高亲和力,重新形成 GDP-Gαβγ 三聚体,开始新的循环。与此同时受体恢复到与配体低结合状态,与之分离,从而完成与活化受体与 G 蛋白的偶联反应。

(3) G 蛋白与效应器的偶联:①AC,是 G 蛋白的主要效应酶,该酶与胞膜结合,为一单链糖蛋白,分子量 115~150kD。AC 主要的作用是将 ATP 转化为 cAMP 及将生成的 cAMP 转运到细胞外。G 蛋白的 α 亚单位与 AC 相互作用能刺激或抑制酶活性。Gs 活化的 as 亚单位(GTP-as)与 AC 结合可使其酶活性明显增加,cAMP 合成增加,导致胞内 cAMP 与蛋白激酶 A 的催化亚单位结合,引起一系列的蛋白质磷酸化和去磷酸化反应。与 as 相反,活化的 ai(GTP-ai)与 AC 结合后,能抑制酶活性,减少 ATP 转化为 cAMP。另外 PDE 能将 cAMP 转变为无活性的 5'-AMP,从而导致胞内 cAMP 水平下降。②磷脂酶 C(phospholipase C,PLC):PLC 至少是 16 种异构酶组成的家族,可分为 PLC-β、PLC-γ 和 PLC-σ。G 蛋白家族中的 Gq、G12 及 Gi 中的 βγ 二聚体都能活化 PLC-β。TRH、血管紧张素 II、Ach、P 物质、神经肽 Y、味觉和光受体都使用该信号传导系统。G 蛋白将 PLC 激活,该酶将储存在胞膜中的磷脂酰肌醇 4,5-双磷酸水解成三磷酸肌醇(inositol triphosphate,IP_3)和 DAG,IP_3 进入胞质与内质网上的 IP_3 受体结合,开启内质网上的钙通道,Ca_2^+ 释放进入胞质,引起细胞效应,后者激活胞膜上的 PKC。PKC 催化下游的特异性蛋白磷酸化。③离子通道:对其尚需深入研究,在心肌细胞中 Gi 和 Go 的 βγ 亚单位能介导心肌 M2 受体对 K^+ 通道的激活,as 亚单位可以转导对骨骼肌电压-门控 K^+ 通道的激活,而对心肌 Na^+ 通道起抑制作用。

2. 受体磷酸化转导激素信息跨膜传递 因一次跨膜受体的膜内段具有酪氨酸活性,故不经 G 蛋白偶联,而是通过受体胞内结构域酪氨酸(有的为丝氨酸/苏氨酸)的磷酸化,将信息传入胞内。

激素与受体结合后,受体发生二聚化(胰岛素受体除外)。受体肽链胞内段 TPK 结构域以反式作用机制催化另一条肽链上的酪氨酸残基磷酸化,此为受体酪氨酸的自我磷酸化(autophosphorylation),这些被磷酸化的酪氨酸残基对胞质内的信息传递蛋白具有高度的选择性。受体酪氨酸激酶实际是一种异构酶(allosteric enzyme),受体的细胞外结构域为调节亚单位,细胞内结构域为催化亚单位,无配体结合时胞外段对胞内段酪氨酸激酶活性起到抑制作用,与配体结合后抑制作用解除,使酪氨酸激酶活化。

一些细胞因子,如白介素和干扰素等的受体与配体结合,二聚化后胞内段不具有酪氨酸激酶活性,而使位于受体胞内近膜附近结合的非受体型的酪氨酸激酶磷酸化,进而使受体的酪氨酸残基磷酸化,从而将信号下传。

劳斯肉瘤病毒(Rous sarcoma virus,RSV)*SRC* 癌基因产物 P60v-src 是 20 世纪 70 年代末第一个被发现具有 TPK 活性的蛋白质。现已发现数十种 TPK,组成了 *SRC* 癌基因大家族。其蛋白分子中具有 Src 同源区 1 和 2(Src homology-1、-2,SH-1 和 SH-2)两个同源序列,另外有一些具有 SH-3 结构域。SH-1 结构域位于肽链的 C 端,约 260 个氨基酸,催化自身分子及其他相关蛋白质分子中的 Tyr 磷酸化。SH-2 结构域在 SH-1 的 N 端,约 100 个氨基酸。SH-2 具有识别磷酸化酪氨酸残基和相邻短肽序列并与之结合的功能。肽类激素和生长因子受体胞内域的酪氨酸活化后,能被胞质内相应含 SH-2 结构的蛋白质结合,而这些蛋白质本身即含有酪氨酸磷酸化位点,可以被其他蛋白质中的 SH-2 结构识别并结合。因此,具有 SH-2 结构的蛋白质是许多激素和生长因子受体与胞内其他靶蛋白相互作用的桥梁,也是许多胞内信号分子传递信息的必须结构。通过酪氨酸磷酸化与 SH-2 结构的特异性识别和相互作用,并经逐级放大效应将细胞外信号下传。SH-3 结构域不与酪氨酸磷酸化结构域相互作用,而与其他胞内蛋白如 RAS 结合进行调控。因此 SH-3 结构域能把酪氨酸激酶与 RAS 等小的 G 蛋白联系起来以介导信号传递。

二、类固醇激素、受体及信号转导

类固醇激素(steroid hormone),又称甾体激素,是一类四环脂肪烃化合物。类固醇激素包括雄激素、雌激素、孕激素、糖皮质激素及维生素 D 等,均为脂溶性小分子,在血液中的浓度极低($10^{-9} \sim 10^{-7}$ mol/L),但对人类的生殖、行为、细胞分化和机体的代谢等方面具有重要的作用。

(一)类固醇激素的分类

类固醇激素有多种分类方法,如按药理作用分为性激素和皮质激素;按化学结构(甾烷母核结构)分为雄甾烷类、雌甾烷类和孕甾烷类;按药学分为甾体雌激素、非甾体雌激素、抗雌激素、雄激素、孕激素和肾上腺皮质激素等。

(二)类固醇激素受体

在此,以糖皮质激素为例来描述类固醇激素作用的分子途径。糖皮质激素合成分泌入血后与载脂蛋白结合并被运输到靶细胞,与细胞内高亲和力的糖皮质激素受体特异性结合使其受体具有了与 DNA 反应的能力(激活),激活的受体位于细胞核内。未结合激素的受体在细胞中的定位尚有争论,可位于胞质中或与核仁疏松结合。

主要的类固醇激素受体的 cDNA 均已被克隆和测序,与其结构相关,因而提出了反式作用因子或转录调控蛋白家族-类固醇激素受体超家族。这个超家族还包括结构上相似的甲状腺激素受体、维生素 D 受体、视黄酸受体及其他一些未发现配体的孤儿受体。这个受体基因超家族能编码结构相关蛋白质以调节靶基因的转录。

类固醇激素受体超家族蛋白是一条单链多肽,有 3 个主要的结构域:可变的氨基端结构域(transactivation domain,TAD)、保守的 DNA 结合域(DNA binding domain,DBD)和一个低度保守的羧基端的配体结合域(ligand binding domain,LBD);另外,还包括核定位区、转录激活区、双体形成区及热休克蛋白 90(HSP90,90kD)结合区。TAD 又称反式激活区,本身不结合 DNA,但是可以和 DNA 结合区共同促进 RNA pol II 转录开始。其转录激活作用不是特异性的氨基酸保守顺序作用的结果,而是由聚集的酸性氨基酸电荷和有序的次级结构所决定。此区有能独立的或与其他转录激活蛋白共同激活转录的功能。DBD 大多位于受体蛋白的中心位置,具有锌指结构,可特异性识别受控基因上游的 DNA 顺序,即类固醇激素应答元件(steroid hormone response element),指导受体以单体、同源二聚体或异源二聚体的正确形式与 DNA 结合。LBD 位于类固醇激素的羧基端,该区域的缺失可以导致受体不依赖激素而具有持续转录激活作用,这也证实了 LBD 具有转录抑制作用,还有介导激素依赖性核定位功能。核受体的特异性与多种因子有关,包括配体、受体和非受体因子存在与否、靶位点结构和受其他信号转导途径的影响。

其他顺式结构如:①HSP 结合区位于受体蛋白的羧基端,形成 α 螺旋而与 HSP 结合。HSP 不仅见于热休克反应,还可在正常情况下可作为分子伴侣参与许多生化反应和生物学作用。HSP90 和 HSP70 等与类固醇激素受体超家族中大部分受体先形成复合物,然后又解离,参与受体的折叠、胞内运输及配体的结合等,以调节受体的活性和功能。②核定位序列(nuclear localization sequence or signal,NLS)无单一的、严格保守的氨基酸顺序,其共同特点是不超过 8~10 个氨基酸的短序列,含高比例的阳性电荷氨基酸(如精氨酸和赖氨酸等),无特殊位点,核定位后并不被消除,部分蛋白中可出现两次该顺序。目前认为,含 NLS 的蛋白在胞质中合成后,与核孔复合物中的 NLS 结合蛋白(NLS-binding protein,NBP)和/或核孔蛋白或与胞质中的 NBP 结合,在消耗 ATP 的情况下通过核孔定位核内,随后发生 NBP 蛋白与受体分离。研究发现,同一核定位信号在该受体发挥生物学活性后在受体出细胞核的机制中也发挥作用。

(三) 类固醇激素调控基因转录机制

类固醇激素调控基因转录的机制为激素经被动扩散或特殊运输途径进入细胞与受体结合后激活受体,激活的受体可以特异性结合到受控靶基因上游的 SRE(serum response element,血清反应元件)序列上,然后将与 DNA 的顺式作用元件或增强子组成稳定复合物,最后由于 RNA 聚合酶Ⅱ的参与,启动基因的转录。激素调节基因转录的特异性取决于下列因素:①受体与配体结合的特异性;②受体在不同组织表达相对水平的差异及异构体的组织特异性;③顺式作用元件即靶位结构与受体及其他转录因子的特异性结合;④存在其他作用因子对基因表达的调节。

第二节　糖　尿　病

一、胰岛素及其分泌和胰岛素受体

胰岛素是一种蛋白质类激素、体内唯一的降血糖激素。胰岛素可以促进组织细胞对葡萄糖的摄取和利用,加速糖原的合成和抑制糖原的异生;同时,对脂肪和蛋白质的合成具有促进作用,而对脂肪和蛋白质的分解具有抑制或阻止作用。胰岛素代谢的靶器官是肝脏、脂肪和骨骼肌。正常人体内胰岛素分泌方式分为两种,一是长时期的低水平释放,维持血中基础值(35~145pmol/L),以保证正常的血糖水平;另一种是进食后短暂、快速高水平释放,以适应饭后血糖浓度升高的需要。

体内胰岛素是由胰腺中的胰岛 β 细胞合成和分泌的。胰岛素合成的控制基因在第 11 号染色体短臂上。基因正常则生成的胰岛素结构是正常的;若基因突变则生成的胰岛素结构是不正常的,为变异胰岛素。在胰岛 β 细胞的细胞核中,第 11 号染色体短臂上胰岛素基因区 DNA 向 mRNA 转录,mRNA 从细胞核移向细胞质的内质网,转译成长肽链-前胰岛素原,前胰岛素原在穿过内质网膜时切去 16 个基本单位的信号肽序列后成为胰岛素原。胰岛素原随细胞质中的微泡进入高尔基体,由 86 个氨基酸组成的长肽链(胰岛素原)在高尔基体中经蛋白酶水解生成胰岛素及 C 肽,分泌到胰岛 β 细胞外,进入血液循环中。未经过蛋白酶水解的胰岛素原,少部分随着胰岛素进入血液循环,胰岛素原的生物活性仅是胰岛素的 5%。胰岛素的分泌具有下述特点:①分泌依赖于胞外 Ca^{2+};②阻碍葡萄糖酵解或线粒体电子传递的任何步骤都会抑制其分泌;③高浓度 K^+ 可诱导其分泌。

血中葡萄糖、氨基酸和脂肪酸是刺激胰岛素分泌的有效因素,其中葡萄糖是最重要的调节物。葡萄糖的有效阈浓度是 90~100mg/dL,当血糖为 300~500mg/dL 时,胰岛素分泌达最大值。在高血糖刺激下,首先引起胰岛 β 细胞内储存的激素迅速释放,5~10min 后胰岛素分泌下降 50%,随后由于胰岛素的合成酶系统激活,胰岛素合成分泌增加;若高血糖刺激持续 1 周,引起胰岛 β 细胞增生,使分泌增加。葡萄糖可通过 ATP 敏感性钾通道(KATP)通道依赖性途径,激活 L 型电压依赖性 Ca^{2+} 通道,使 Ca^{2+} 内流,增加细胞内

Ca²⁺浓度，刺激胰岛素分泌；也可通过非 KATP 通道依赖性途径，使胰岛 β 细胞对胞内 Ca²⁺增加的反应性增强而分泌更多的胰岛素。上述途径均需要胞内 Ca²⁺变化，但对离体大鼠胰岛研究发现，葡萄糖尚可以一种不依赖胞内 Ca²⁺变化的方式调节胰岛素分泌。在耗竭细胞内 Ca²⁺又无胞外 Ca²⁺的情况下，葡萄糖（16.7mmol/L）的促胰岛素分泌作用消失，AC 激活剂 forskolin 也不能促进胰岛素分泌，但佛波酯（PKC 激动剂）能轻度增加胰岛素分泌。Forskolin 和佛波酯同时存在时，当葡萄糖浓度为 16.7mmol/L 时也可恢复刺激胰岛素分泌的能力，且具有剂量依赖效应。胆囊收缩素8（CCK8）可激活胰岛非 Ca²⁺依赖性磷脂酶 A2（PLA2），进而引起胰岛素分泌。CCK8 对 PLA2 的活化有一定的 PKC 依赖性，但抑制了 PKC 和 PLA2 后，仍能激活 PLA2，引起胰岛素分泌，说明 CCK8 对胰岛的作用还有一条不依赖 PLA2 和 PKC 的信号途径。NO 是许多细胞的信息分子，也是胰岛 β 细胞的信息递质。胰岛的胰岛 α 细胞（又称胰岛 A 细胞）和胰岛 δ 细胞（又称胰岛 D 细胞）都存在一氧化氮合酶（NOS），可催化 NO 的生成，在大鼠胰岛的促分泌信息转导中发挥着重要作用。NOS 抑制剂和 NO 清除剂均可抑制葡萄糖刺激后胰岛素的早期分泌，说明胰岛素分泌的早期阶段需要 NO 参与。NO 通过何种机制影响胰岛素的分泌，目前尚不清楚。CO 也是一种细胞信息分子，内源性和外源性 CO 均可促进胰岛素和胰高血糖素的分泌。胰岛中有一个血红素加氧酶（heme oxygenase，HO）-CO（HO-CO）系统，可能是生理情况下调节胰岛素和胰高血糖素释放的重要系统。HO-CO系统在调节胰岛素分泌方面和 NOS-NO 系统相互影响。胰岛受葡萄糖或 L-精氨酸刺激后，其 NOS 活性显著增强，氯化血红素可通过内源性 CO 抑制其作用，使精氨酸引起的胰岛素分泌增多。因此，胰岛 β 细胞内可能存在两种不同的胰岛素分泌途径，分别与 Ca²⁺和 GTP 有关，两者可以独立或协同发挥作用，但两者的相互关系及其在何种条件下发挥作用目前还不清楚。

除营养物质外，胰岛素的分泌同时受到体内神经和激素的调节。迷走神经兴奋可以刺激胰岛素的增加，而交感神经兴奋则抑制胰岛素的分泌。肠抑胃肽（gastric inhibitory polypeptide，GIP）和胰高血糖素样肽1（GLP-1）等被称为肠促胰岛素（incretin），是肠-胰岛轴的重要组成部分。

胰岛内的其他内分泌细胞分泌的激素，如胰高血糖素和生长抑素等，通过旁分泌或局部微循环与胰岛 β 细胞之间具有相互制约的关系。

胰岛素受体（insulin receptor，IR）是由 INSR 基因编码，有 IR-A 和 IR-B 两种形式通过 mRNA 的选择性剪切实现的。无论哪种形式，其翻译成的多肽在进一步的加工过程中，都会被切割生成 α 和 β 两个亚基。所以，两个亚基是由同一个基因编码的。胰岛素受体是由 2 个 α 和 2 个 β 亚单位构成的四聚体，亚单位之间通过二硫键相连接。α 亚单位裸露在细胞膜外，是结合亚单位；β 亚单位是跨膜蛋白，为效应/调节亚单位。胰岛素与受体结合后引起 β 亚单位酪氨酸残基磷酸化，成为激活的酪氨酸激酶，随后引起细胞内多种蛋白的磷酸化，将信号传导下去，逐级扩大，产生多种生物学效应。

二、1 型糖尿病的病因及发病机制

1 型糖尿病（type 1 diabetes mellitus，T1DM）也称为幼年发病型糖尿病，约占糖尿病患者的 10% 以下，可发生于任何年龄，但在儿童及少年期发病较多见。本病患者胰岛 β 细胞破坏可达 80% 以上，刺激胰岛素分泌的各种因素不能促进胰岛 β 细胞合成、分泌胰岛素，使胰岛素分泌绝对不足，血中胰岛素降低，引起血糖升高，血胰高血糖素升高。目前研究认为，造成胰岛 β 细胞破坏的原因可能是遗传与环境相互作用而引发的特异性自身免疫反应，最终导致胰岛 β 细胞的破坏。

遗传学研究表明，与 1 型糖尿病发病有关的基因位点共 17 个，分布在不同染色体，包括 GCK 和 DXS1068 等。其中，HLA 基因编码的人体内主要组织相容性抗原系统的 HLA-DR3、HLA-DR4 或 HLA-DR3/DR4 抗原，在糖尿病患者中携带率（90% ~ 95%）明显高于正常人群（40% ~ 50%），故被认为与糖尿病相关，并参与胰岛 β 细胞的损伤机制。

与 1 型糖尿病发病有关的环境因素主要是病毒感染及化学物质的摄入。病毒感染后发生糖尿病的机制可能是：①病毒进入胰岛 β 细胞，迅速、大量破坏胰岛 β 细胞，使无糖尿病者出现严重高血糖及酮症酸中毒，可导致死亡；②病毒进入胰岛 β 细胞可以长期滞留，使细胞生长缓慢，寿命缩短，数量明显减少；③病毒抗原可以在胰岛 β 细胞表面表达，引发自身免疫应答，胰岛 β 细胞遭受自身免疫破坏。四氧嘧啶、链脲佐菌素和喷他脒等是对胰岛 β 细胞有毒性作用的化学制剂,如被机体摄入后可引起糖耐量降低或糖尿病。

1 型糖尿病是自身免疫性疾病的依据有:①本类患者血清中存在胰岛素细胞抗体、胰岛素自身抗体、谷氨酸脱羧酶抗体(glutamate decarboxylase antibody)及其他自身抗原;②患者淋巴细胞 HLA-Ⅱ类特异性抗原 DR3 和 DR4 显著升高;③常与其他自身免疫性内分泌疾病(如甲状腺功能亢进、桥本甲状腺炎及肾上腺皮质功能低下症等)同时存在;④常有自身免疫性疾病的家族史,如类风湿性关节炎、胶原病、恶性贫血及重症肌无力等;⑤患者外周血中 CD8$^+$T 淋巴细胞明显增加;⑥尸检病例的胰岛出现以中量、大量淋巴细胞浸润的炎症;⑦患者接受免疫治疗可改善病情,降低血糖。

三、2 型糖尿病病因及发病机制

2 型糖尿病(type 2 diabetes mellitus,T2DM)约占糖尿病患者总人数的 90%,此类患者胰岛 β 细胞可以分泌一定量的胰岛素,但是分泌的胰岛素不能维持正常的代谢需要或由于靶细胞胰岛素受体或受体后缺陷产生胰岛素抵抗,使胰岛素不能发挥正常的生理作用。

(一) 遗传因素

2 型糖尿病有明显的家族聚集性,故遗传可能是此型患者重要的发病因素。

1. 非肥胖型 2 型糖尿病　此类患者胰岛 β 细胞受损,葡萄糖刺激后胰岛素分泌的第一峰值时相不出现或水平很低,病损可由 4 种单基因突变引起:①青少年发病的成年型糖尿病(maturity-onset diabetes of the young,MODY)为常染色体显性遗传病,发病年龄小于 25 岁,可由 3 种基因突变所致,即位于 20 号染色体长臂(20q)的肝细胞核因子 4α 基因(MODY1)或 7p 的葡萄糖激酶基因(MODY2)或 12q 的肝细胞核因子 1α 基因;②胰岛素发生变异,此为常染色体显性遗传所致,位于 11p 的胰岛素基因发生突变,产生结构异常的胰岛素,临床表现症状轻微,中年起病;③胰岛素受体变异,19p 的胰岛素受体基因突变使受体变异不能与胰岛素结合;④线粒体 DNA 变异,在精子中不含线粒体,故线粒体基因被认为来自母亲,系母系遗传。

2. 肥胖型 2 型糖尿病　此型糖尿病的发生主要源于胰外因素、胰岛素受体及受体后缺陷,内生胰岛素明显增加,引起胰岛细胞功能渐趋衰竭,为多基因遗传与环境共同作用的结果。

(二) 胰岛素抵抗

胰岛素抵抗患者胰岛素分泌量正常时,刺激靶细胞摄取和利用葡萄糖的生理效应显著减弱,或者靶细胞维持正常的摄取和利用葡萄糖功能需要超常量的胰岛素。患者可能是由于受体数量减少或受体结构突变,使受体与葡萄糖的结合减少,受体与葡萄糖的亲和力下降,以及受体 β 亚单位酪氨酸激酶缺陷等受体后因素而发病。目前发现,分布在肌肉和脂肪组织的葡萄糖转运蛋白 4(glucose transporter4,GLUT4)基因突变也是导致胰岛素抵抗的重要原因,该基因位于 17p13。

由胰岛素抵抗引起的糖尿病可归为胰岛素抵抗性糖尿病,详见后述。

(三) 胰腺的淀粉样变

在部分 2 型糖尿病患者,可发现胰岛的内分泌细胞与微血管之间出现淀粉蛋白沉积。胰岛淀粉素(amylin)是由 37 个氨基酸组成的肽类激素,1987 年在 2 型糖尿病患者尸检的胰腺淀粉样沉积物中分离获得。胰岛淀粉素与胰岛素一起存在于胰岛 β 细胞分泌颗粒中,且激素在接受营养物刺激或其他促分泌素作用下同时分泌。人体研究显示,餐后血浆胰岛素与胰岛淀粉素水平的升高或降低呈平行关系。胰岛素和胰岛淀粉素分别由位于 11 号染色体和 12 号染色体上的各自基因产生。超生理浓度胰岛淀粉素可能参与胰岛素抵抗的发生和发展,胰岛淀粉素对正常葡萄糖自稳态具有重要的作用。当体内胰岛 β 细胞功能异常,如糖耐量减低(impaired glucose tolerance,IGT)时,胰岛淀粉素分泌发生改变。1 型糖尿病患者基础胰岛淀粉素浓度显著减低,但摄取营养物时并不增高。IGT 及 2 型糖尿病患者胰岛淀粉素分泌的改变与胰岛素分泌状态呈平行状,例如 IGT 及早期型糖尿病患者血浆胰岛淀粉素浓度升高,但随后胰岛素与胰岛淀粉素两者均分泌下降,提示 β 细胞呈现耗竭现象。因此,1 型糖尿病与 2 型糖尿病的晚期患者均呈现胰岛淀粉素与胰岛素分泌降低。

(四) 环境因素及患者的生活方式

主要包括摄食过多热量、机体活动减少、肥胖、吸烟及高脂血症等方面。

四、胰岛素抵抗性糖尿病

美国糖尿病协会将"机体对胰岛素任何生理功能反应受损的现象"定义为"胰岛素抵抗",包括糖、脂肪及蛋白质代谢,血管内皮细胞功能及基因表达等方面的异常。如果胰岛素 β 细胞功能正常,胰岛素抵抗将导致代偿性的高胰岛素血症以维持相对正常的葡萄糖代谢。目前认为,胰岛素抵抗是糖耐量异常、向心性肥胖、脂质代谢紊乱、高血压、高凝倾向及动脉粥样硬化等潜在危险性增加的"X"综合征的一部分。

胰岛素抵抗是 2 型糖尿病发生和发展过程中一种早期和主要表现,如合并出现高脂血症、高血压、肥胖和心血管疾病称之为胰岛素抵抗综合征(insulin resistant syndrome)或代谢综合征(metabolic syndrome)。2 型糖尿病患者可在胰岛素受体前水平、胰岛素受体水平及胰岛素受体后水平表现其胰岛素抵抗。胰岛素抵抗是十分复杂的表现型,具有较强的遗传倾向。胰岛素抵抗是由多基因参与的过程,在不同个体的发生机制也不尽相同。

胰岛素介导的糖摄取和利用功能障碍表现为肝脏和肌肉组织中的糖原储存下降。由于葡萄糖转运蛋白 4(GLUT4)转运功能的下调,在肌肉和肝细胞中糖的转运及糖原的合成均受到影响,进一步导致胰岛素抵抗的形成。肿瘤坏死因子(TNF-α)对脂肪组织具有特殊的病理生理作用,体外研究表明它对胰岛素抵抗的产生有一定的影响。环境因素对胰岛素抵抗也起着重要作用。肥胖是导致胰岛素抵抗最主要的因素,2 型糖尿病的 75% 患者伴有肥胖。临床研究表明,向心性肥胖比整体肥胖与胰岛素抵抗更加密切相关。同样,生活方式也可影响胰岛素的活性,现已明确高糖、高脂饮食等高热能饮食和活动量少均是导致胰岛素抵抗的主要原因。

胰岛素抵抗可以由胰岛素受体(IR)自身抗体和胰岛素竞争受体引起;也可由 ISNR 基因突变引起,后者为一种遗传性疾病,患者具有严重的高血糖和高胰岛素血症。ISNR 基因位于 19p,150kb,具有 22 个外显子,启动子缺少 TATA 框结构,有多个基因转录起始位点。ISNR 在转录、翻译和翻译后修饰,成熟受体向胞膜的定向转运及穿越细胞膜的过程中的任何一环发生障碍均可引起细胞膜上的 ISNR 减少。

1. **ISNR 基因转录障碍**　至少有不同长度的 5 种 ISNR 的 mRNA,长度为 5~11kb,mRNA 长短不一的生理意义尚不清楚。目前发现 ISNR 基因外显子 14 上密码子 97、133 和 1 000 处出现无义突变,可使 mRNA 含量下降 90% 以上。

2. **ISNR 基因的转录和翻译障碍**　多诺霍综合征(Donohue syndrome)的胰岛素抵抗患者,其 ISNR 基因密码子 672 处发生无义突变,导致 mRNA 数量正常,但翻译出的受体缺乏跨膜结构,使受体不能在细胞膜上表达。

3. **ISNR 翻译后修饰障碍**　ISNR 翻译后在内质网中糖基化,然后这种受体原被水解为 2 个独立的亚单位(pre-α 和 pre-β),再在高尔基体中加工成为成熟的受体,接着被转运到细胞膜。目前,发现有 2 种突变干扰翻译后 ISNR 的加工:①受体蛋白原裂解缺陷,此类患者属严重的 A 型胰岛素抵抗综合征,原因是胰岛素原蛋白 73 位的精氨酸被丝氨酸取代,而该部位恰为蛋白酶对受体蛋白原水解加工的部位;②受体在细胞内转运至细胞膜出现缺陷,这类患者的 ISNR 的 α 亚单位 382 位上的苯丙氨酸被丙氨酸取代或 209 位上的组氨酸被精氨酸取代,造成 ISNR 的前身物不能被有效加工和向膜转运,从而造成膜上 ISNR 数目减少。

4. **ISNR 酪氨酸活性下降**　受体 1 008 位上的甘氨酸被丙氨酸取代可以造成受体与 ATP 结合的障碍,使胰岛素不能有效诱导受体膜内酪氨酸激酶的活化,从而阻碍了激素信息的传导。受体分子突变还造成受体的再循环障碍及降解异常,使细胞膜表面受体减少导致对激素的抵抗。

五、继发性糖尿病

1 型糖尿病、2 型糖尿病和胰岛素抵抗性糖尿病都属于原发性糖尿病。而由已知原因造成胰岛内分泌功能不足所致的糖尿病为继发性的,如炎症、肿瘤、手术或其他损伤和某些内分泌疾病(如肢端肥大症,库欣综合征,甲状腺功能亢进等)。

第三节　甲状腺疾病

一、甲状腺激素分泌

甲状腺的滤泡细胞分泌甲状腺激素,而滤泡旁细胞分泌降钙素。甲状腺激素的产生受下丘脑-垂体-甲状腺轴的调节(图 21-1)。下丘脑分泌的促甲状腺激素释放激素(TRH)刺激垂体分泌促甲状腺激素(TSH)。TSH 反过来刺激甲状腺滤泡细胞分泌甲状腺素(T_4)及其活性形式三碘甲状腺原氨酸(T_3)。甲状腺素在人体正常的新陈代谢、发育和生长等生理过程中起着重要作用,故甲状腺激素分泌异常会引起一些特殊的疾病。

二、甲状腺功能减退症

甲状腺功能减退症(hypothyroidism)简称甲减,由甲状腺激素合成或分泌不足所致。下丘脑-垂体-甲状腺轴任何环节的活动受损均可引起甲状腺功能下降。常见病因有胚胎发生不良,炎症或手术、放射损伤和肿瘤等。若本症发生在胚胎发育及幼儿期,主要表现为呆小病(cretinism);发生在年长儿童或成人则表现为黏液性水肿(myxedema)。

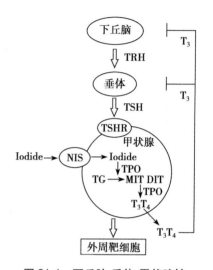

图 21-1　下丘脑-垂体-甲状腺轴
下丘脑分泌的 TRH 刺激垂体分泌 TSH。TSH 与甲状腺(靶器官)中的 TSH 受体(TSHR)结合,触发 T_3 和 T_4 分泌。甲状腺激素通过受体介导的机制释放到血液中,并在外周细胞中诱导其生理功能。同时,甲状腺激素通过负反馈抑制下丘脑 TRH 和垂体 TSH 的分泌,维持甲状腺激素水平的稳定。↓ 表示刺激,⊢ 表示抑制。Iodide:碘化物;DIT:二碘酪氨酸;MIT:一碘酪氨酸;NIS:钠碘同向转运体;TG:甲状腺球蛋白;TPO:甲状腺过氧化物酶。

本部分只介绍先天性甲减。约85%的先天性甲减由胚胎发育不良所致,少数则是激素生物合成过程中的酶缺陷导致的甲状腺肿引起。临床上先天性者通常患儿出生几天就出现症状,而成年甲减最常见于中年人。

根据病因,先天性甲减分为三种类型:①中枢性先天性甲减,包括下丘脑和垂体甲减;②原发性甲减(甲状腺组织本身的损伤);③周围性甲减(对甲状腺激素的抵抗)。

(一) 先天性中枢性甲减

中枢性甲减是指因下丘脑或垂体疾病引起 TSH 或 TRH 缺乏所致的甲减。大多数的病例由 *TSH* 基因突变引起,而 TRH 受体基因突变极少见。

促甲状腺激素(thyroid stimulating hormone,TSH)是一种异二聚体糖激素,与 FSH、LH 和绒毛膜促性腺激素(chorionic gonadotropin,CG)有共同的 α 链。编码 α 链的基因位于 6q14.3,编码 TSH β 链的基因位于 1p22。先天性孤立型 TSH 缺乏症的遗传呈现常染色体隐性遗传。最常见的 TSH β 链基因突变发生在外显子 3 中的单碱基缺失。不同的突变对 TSH β 链有不同影响。无义突变产生截短的 TSH β 亚基,而其他突变可导致蛋白质构象改变。因此,突变的 TSH β 链可能具有免疫活性,但在生物学上无活性,这取决于突变对蛋白质结构的影响。

TSH 对甲状腺滤泡细胞的作用由促甲状腺激素受体(TSH receptor,TSHR)介导,TSHR 是一种细胞表面受体,由位于 14q31 上的含有 10 个外显子的 *TSHR* 基因编码。所有的 *TSHR* 失活突变都与对 TSH 刺激的 cAMP 缺陷应答有关。

(二) 甲状腺激素合成异常

甲状腺激素合成异常(thyroid dyshormonogenesis)由甲状腺激素生成过程中的任何主要步骤发生紊乱所致,均可引起先天性原发性甲减,主要包括如下几个蛋白或酶的异常。

1. 钠碘同向转运体(Na/I symporter,NIS)　碘化物通过 NIS 从血液中累积到甲状腺细胞中参与 T_4 和 T_3 的合成。*NIS* 基因位于 19p12-13.2,有 15 个外显子。该基因突变使 NIS 失活,引起碘化物转运缺陷和甲状腺吸收碘化物异常，导致罕见的先天性甲减。大多数患者的 *NIS* 基因为纯合子突变，约一半病例因近亲结婚引起。

2. **pendrin 蛋白**　编码该蛋白的彭德莱综合征（pendred syndrome，*PDS*）基因位于 7q22-q31。*PDS* 基因突变引起的彭德莱综合征是常染色体隐性遗传病，临床特征是耳聋、甲状腺肿和部分组织缺陷三联征，许多患者甲状腺功能正常，有些患者则有甲减的症状，这是因 pendrin 蛋白主要分布在甲状腺、内耳和肾脏。

在甲状腺滤泡细胞中，pendrin 插入细胞外膜并充当碘化物外流的碘转运蛋白。Pendrin 异常会影响碘化物的运输，可能导致碘化物缺陷，这对甲状腺激素的合成影响较小或没有影响，故尚未明确的机制有待研究。

3. **甲状腺过氧化物酶（thyroid peroxidase，TPO）**　是甲状腺激素合成中的关键酶。人类编码 TPO 的基因位于 2p25，有 17 个外显子。大多数先天性甲减的患者在甲状腺球蛋白（thyroglobulin，TG）合成或碘化方面存在缺陷，可归因于 TPO 缺乏。*TPO* 突变是甲状腺激素合成异常最常见的原因之一。在先天性甲减患者中已明确多种形式的 *TPO* 突变（如错义突变和无义突变等），其突变主要发生在编码 TPO 催化位点的第 8 和 9 外显子，任何突变都会使该酶易于失活。大多数先天性甲减病例是由 *TPO* 的纯合或复合杂合突变引起的。患病个体的携带者父母甲状腺功能正常。

4. **甲状腺氧化酶 2（thyroid oxidase 2，THOX2）**　THOX2 缺陷会引起 H_2O_2 缺乏，导致甲状腺功能减退。人类 *THOX2* 基因位于 15q15.3，有 34 个外显子，与其高度同源的是 *THOX1* 基因。两个 *THOX* 基因均在甲状腺中表达，但 THOX2 在甲状腺中优先表达。*THOX2* 基因存在多种突变类型，包括错义突变和无义突变，几乎所有 *THOX2* 突变在先天性甲减患者的儿童期就被检出。

5. **甲状腺球蛋白（thyroglobulin，TG）**　是甲状腺含量最多的蛋白，由甲状腺滤泡细胞产生，分泌到滤泡腔中。它的一些酪氨酸残基在 TPO 作用下被碘化，碘化的酪氨酸被偶联形成 T_3 和 T_4。负责甲状腺滤泡细胞发育和生长的基因（如 *TTF-1*，*TTF-2*，*PAX8* 和 *TSHR*）发生突变均可导致先天性甲状腺功能低下症，而由 *TG* 基因突变导致的蛋白结构缺陷是先天性甲减的罕见病因。

TG 基因位于 8q24.2-q24.3，有 48 个外显子。大部分 *TG* 失活突变是错义突变、无义突变、单核苷酸插入或缺失以及剪接位点突变。这些突变可发生在外显子中，也可在内含子中。大多数突变会改变成熟蛋白的折叠、稳定或细胞内运输。TG 缺乏症是常染色体隐性遗传病，受影响的个体是复合杂合子或纯合子。

三、甲状腺素抵抗

甲状腺激素抵抗（resistance to thyroid hormone，RTH）的特征是相对于血液中的甲状腺激素水平（T_4 和 T_3），甲状腺激素的临床和生化表现降低。RTH 大致分为两种类型：垂体型和全身型，前者主要表现为垂体对 T_4 和 T_3 的抵抗，外周组织仍然对 T_3 有正常的反应；后者是垂体及外周组织都对 T_3 和 T_4 的抵抗。虽然 RTH 具有这种临床上的区别，但甲状腺素受体（T_3R）的生化特征相似甚至一样。以 GRTH 研究最为清楚。GRTH 为常染色体显性遗传病，表现为全身 T_3 靶细胞对 T_3 和 T_4 的反应性下降，患者血中 T_3 和 T_4 的水平高于正常水平，该病的分子机制是 T_3R 基因突变，目前发现 300 多个 RTH 家系。

甲状腺素受体（thyroid hormone receptor，TR）基因包括 *TRα* 和 *TRβ* 两个，分别位于 17 号和 3 号染色体。约 85% 的 RTH 病例是由 *TRβ* 突变引起的，目前发现 *TRβ* 突变体的突变区主要集中在第 9、第 10 外显子，可以导致受体与甲状腺素结合能力中度以上的下降甚至完全丧失。最近也发现了几种 *TRα* 突变。

T_3 和 T_4 通过 TR 作用于靶器官。TR 同其他类固醇受体相似，也是核受体，介导甲状腺素对基因转录的调控。研究发现，胞核内存在一种辅助蛋白，称为辅助遏物（corepressor），正常情况下与受体结合，使 T_3R 处于抑制状态，一旦 T_3 与受体结合，该辅助蛋白与受体分离，使受体活化及二聚体化，导致系列基因启动。受体发生突变可以使受体与激素结合后的辅助抑制因子（辅助遏物）不易或不能与受体分离，致使受体处于抑制状态，表现为对激素作用的不敏感或完全丧失。突变的受体同时可以影响同一细胞中正常的 T_3R 发挥作用，从而使突变的受体表现为显性负效作用（dominant negative action）。这种作用需要辅助遏物的结合，突变受体与辅助遏物不同的可分离程度可能是临床患者不同表现的重要分子机制。

甲状腺激素作用的实现需要从细胞外跨细胞膜转运到细胞内,这是由 *MCT8* 基因编码的具有甲状腺激素细胞转运作用的蛋白介导完成。*MCT8* 突变患者的临床特征是 Allan-Herndon-Dudley 综合征(Allan-Herndon-Dudley syndrome,AHDS),患者具有高水平的活性甲状腺激素和低水平的无活性代谢产物的异常组合。人类 *MCT8* 基因(也称为 *SLC16A2*)位于 Xq13.2,属于溶质载体家族 16(*SLC16*)基因家族。已发现多种类型的 *MCT8* 突变,大多数突变会导致 MCT8 蛋白转运功能完全丧失,这可能是因蛋白质表达降低,向质膜的运输受损或底物亲和力降低所致。*MCT8* 突变没有明确的表型与基因型相关性。所用 *MCT8* 突变的病例中唯一一致的特征是血清 T_3 水平均升高。

四、家族性非自身免疫性甲状腺功能亢进

家族性非自身免疫性甲状腺功能亢进(familial nonautoimmune hyperthyroidism,FNAH)主要因为促甲状腺激素受体(TSHR)发生胚系突变导致的甲状腺功能亢进,也称为 TRAb 阴性的 Graves 病。FNAH 比持续性、散发性、先天性非自身免疫性甲状腺功能亢进(persistent sporadic congenital non-autoimmune hyperthyroidism,PSNAH)多见,故对于有甲亢家族史的患者更应高度重视。FNAH 是常染色体显性遗传病,具有甲状腺毒症的家族史,通常发病较早的患者甲状腺肿大,但缺乏自身免疫性甲亢的典型体征(如突眼和胫前黏液水肿等),治疗后容易复发。

FNAH 是由 TSHR 胚系突变导致,*TSHR* 基因由染色体 14q31 处 60kb 的 10 个外显子编码。已鉴定有多种 *TSHR* 突变类型,在大约 70% 的激活突变中,嘌呤被嘧啶核苷酸所取代,特别是鸟嘌呤被胞嘧啶或腺苷所取代。该病中 *TSHR* 突变多数位于 *TSHR* 基因的外显子 10 编码跨膜和胞内结构域。当 TSH 与此突变受体结合后,可激活 AC 和肌醇磷酸途径,大多数突变仅激活 cAMP 途径。cAMP 通路可导致甲状腺激素合成和甲状腺细胞生长,从而引起甲状腺功能和细胞增殖改变。基因突变引起的临床症状也与环境因素(如碘摄入情况)有关。即使具有相同的 *TSHR* 突变,患者的临床表现也可因甲亢的发病年龄、严重程度和甲状腺生长情况而表现各异。

五、甲状腺肿瘤

甲状腺良性肿瘤和甲状腺癌的患病数比例接近 10:1,且大多甲状腺癌是惰性的,90% 以上的患者生存期大于 20 年。这里主要介绍甲状腺腺瘤和各种类型的癌。

(一)腺瘤

甲状腺腺瘤通常是由滤泡上皮细胞分化而来的良性肿瘤(滤泡性腺瘤)。一般来说,滤泡性腺瘤不是癌症的先兆。绝大多数腺瘤是无功能性的,但有一小部分会产生甲状腺激素,并导致临床上明显的甲状腺毒症。由于需要评估包膜完整性,只有在对切除的标本进行仔细的组织学检查后,才能对腺瘤作出明确的诊断。

TSH 受体信号通路的体细胞突变在毒性腺瘤和毒性多结节性甲状腺肿中均有发现,通常是编码 TSHR 或 TSHα 亚单位的基因,导致滤泡细胞分泌不完全依赖促甲状腺激素刺激的甲状腺激素("甲状腺自主")。总的来说,TSH 受体信号通路的突变存在于一半以上的毒性甲状腺结节中。而 *TSHR* 和 *GNAS* 突变在滤泡癌中罕见。

少数的无功能滤泡性腺瘤有 *RAS* 或 *PIK3CA* 突变,其突变编码 PI3K 的亚基,或携带 *PAX8-PPARG* 融合基因,这是与滤泡癌共同的遗传改变(见甲状腺癌部分)。

(二)甲状腺癌

甲状腺癌包括来源于甲状腺滤泡上皮的腺癌(乳头状癌>85%,滤泡状癌 5%~15%,未分化癌<5%),及来源于滤泡旁细胞的髓样癌(约 5%)。甲状腺癌的发生与遗传因素和环境因素有关。

1. **遗传因素**　来源于滤泡上皮细胞的三种甲状腺癌的基因改变主要聚集在 MAPK 和 PI3K/AKT 信号通路分子上。

(1)甲状腺乳头状癌(papillary thyroid carcinoma,PTC):大多数乳头状癌都有编码 RET 或 NTRK1 受体酪氨酸激酶的基因,或丝氨酸/苏氨酸蛋白激酶 BRAF 的基因异常。①*RET/PTC* 融合基因:*RET* 基因位

于 10q11。在约 20% ~40% 的乳头状甲状腺癌中,有 *RET/PTC* 融合基因(10 号染色体的近中心反转或 10 号染色体和 17 号染色体的易位形成的新基因)的存在。在散发性乳头状癌中,有 15 个以上的 *RET* 融合基因,其中最常见的是 *PTC1* 和 *PTC2*。*RET/PTC* 重排基因可产生具有组成型酪氨酸激酶活性的融合蛋白。同样,在 5% ~10% 的甲状腺乳头状癌中,存在 1q21 上 NTRK1 的近中心倒位或易位,可产生 NTRK1 融合蛋白。②*BRAF* 基因突变:BRAF 是 MAPK 通路中的重要组分。1/3 ~1/2 的甲状腺乳头状癌有 *BRAF* 基因突变,密码子 600(BRAFV600E)是最常见的突变位点。*BRAF* 突变与甲状腺乳头状癌转移和侵袭等不良预后因素相关。

(2)甲状腺滤泡状癌(follicular thyroid carcinoma):该型与激活 RAS 突变或受体酪氨酸激酶信号通路的 PI3K/AKT 突变相关。*RAS* 基因突变可能同时刺激 MAPK 和 PI3K 信号通路。*RAS* 突变形成滤泡性肿瘤而不是乳头状肿瘤的原因尚不清楚。约 1/3 ~1/2 的滤泡性甲状腺癌存在 *RAS* 或 *PIK3CA*(编码 PI3K 的基因)基因突变、*PIK3CA* 扩增的功能点突变,或 *PTEN* 的功能缺失突变。从良性滤泡腺瘤到滤泡癌,进一步发展成间变性癌,*RAS* 和 *PIK3CA* 突变的患病率逐渐增加,表明这些滤泡肿瘤具有共同的组织发生和分子进化。

在 1/3 ~1/2 的滤泡癌中发现了一种独特的 t(2;3)(q13;p25)易位。这种易位形成了 *PAX8-PPARG* 融合基因,基因产物是一个核激素受体,参与细胞的终末分化。*PAX8-PPARG* 融合基因是由 *PAX8*(对甲状腺发育很重要的同源框基因)和过氧化物酶体增殖物激活受体基因(*PPARG*)组成。在小于 10% 的滤泡性腺瘤中也发现了 *PAX8-PPARG* 融合基因,但在其他甲状腺肿瘤中没有发现。

(3)甲状腺未分化癌(anaplastic thyroid carcinoma):此型肿瘤包括高分化癌中的分子改变(如 *RAS* 或 *PIK3CA* 突变),也常有其他的基因改变,如 *TP53* 突变或 *β-catenin* 的激活突变,这可能与它们的侵袭性行为有关。

(4)甲状腺髓样癌(medullary thyroid carcinoma):来源于甲状腺滤泡旁细胞(C 细胞)的神经内分泌肿瘤。髓样癌与正常 C 细胞相似,分泌降钙素,其测定对患者的诊断和术后随访有重要意义。在某些情况下,肿瘤细胞分泌其他多肽激素,如血清素、促肾上腺皮质激素和血管活性肠肽(vasoactive intestinal peptide,VIP)。约 70% 的肿瘤是偶发,其余的是遗传性的,发生在多发性内分泌肿瘤 2 型(MEN-2A 或 MEN-2B)或无相关多发性内分泌肿瘤综合征的家族性肿瘤(见后文"多内分泌肿瘤")。*RET* 原癌基因突变在家族性和散发性髓样癌的发生发展中起着重要作用。*RET* 的染色体重排,如乳头状癌中报道的 *RET/PTC* 易位,在髓样癌中未见。

2. 环境因素 易患甲状腺癌的主要危险因素是暴露于电离辐射,特别是在 20 岁之前。膳食碘缺乏(与甲状腺肿有关)也与滤泡癌的发病率具有较高的相关性。

第四节　肾上腺疾病

肾上腺由皮质和髓质构成。本节只介绍皮质激素分泌及异常引起的一些疾病。

一、肾上腺皮质激素及分泌调节

肾上腺功能的调节与甲状腺相似,机体以下丘脑-垂体-肾上腺轴(hypothalamic-pituitary-adrenal axis,HPA)对肾上腺激素的分泌进行调节。

(一)促肾上腺皮质激素释放激素

下丘脑分泌的促肾上腺皮质激素释放激素(corticotropin releasing hormone,CRH)是 41 个氨基酸组成的多肽,刺激垂体释放促肾上腺皮质激素(adrenocorticotropic hormone,ACTH)和 β-内啡肽,并具有垂体外作用。

CRH 在下丘脑内的浓度最高,在脑皮质和某些核团中存在的意义在于调控应激。CRH 还存在于室旁核和垂体柄血管丛周围的神经纤维中。CRH 在下丘脑正中隆起和室旁核中的小细胞神经元内合成,通过正中隆起神经纤维转运、分泌,下丘脑分泌的 CRH 沿神经轴索注入垂体门静脉,引起腺垂体释放 ACTH,从而调节垂体-肾上腺皮质的功能。神经垂体(又称垂体后叶)亦存在 CRH,可能与渗透压的调节有关。CRH 在脊髓、肾上腺、肺、肝、肾、十二指肠、胰腺和胎盘中亦有分布。

研究证实,羊的 CRH 化学结构是一条 41 个氨基酸组成的多肽。肽链中不含半胱氨酸,带有酰胺的羧基端(C 端)结构完整时 CRH 才有活性,若去除 41 位氨基酸的酰胺,或保留酰胺而去除 40 和 41 位氨基酸,其活性明显减弱。人的 CRH 氨基酸序列中有 7 个氨基酸与羊 CRH 不同。

CRH 的主要生理作用是刺激腺垂体合成和分泌 ACTH 及其有关多肽。ACTH、β-促脂素、促黑素(melanocyte stimulating hormone,MSH)及 β-内啡肽都来自一个共同的大分子前体,即阿黑皮素原(proopiomelanocortin,POMC)。下丘脑释放的 CRH 通过垂体门静脉到达腺垂体,与其靶细胞膜受体结合,促进 POMC 的合成与释放及 POMC 裂解为 ACTH 等多肽。CRH 与腺垂体 ACTH 分泌细胞膜受体的结合具有高度亲合力和特异性,可促进 POMC 分泌,但对腺垂体的其他激素(如 GH、PRL、TSH、FSH 和 LH)的分泌无影响。CRH 与膜受体结合后,通过 AC-cAMP 系统和钙/钙调蛋白系统发挥生理效能。研究发现,CRH 与垂体靶细胞受体结合后,细胞内合成 POMC mRNA 增加 50% ~ 100%。

CRH 除了可刺激垂体分泌 POMC 外,对自主神经系统、物质代谢、血流动力学、免疫功能和生殖及性行为也有影响。有研究提示,CRH 系统的改变可能参与抑郁症和阿尔茨海默病的发病机制。

在下丘脑,CRH 的分泌呈脉冲式,且呈昼夜周期性改变,正常人在清晨觉醒时下丘脑分泌 CRH 的量最多,其后逐渐下降,直到午夜时达到最低水平,再至凌晨又开始上升,这与 ACTH 及皮质醇的昼夜节律改变是一致的。已明确 CRH 的分泌受神经和体液双重调控,许多传入性刺激均可改变下丘脑 CRH 的释放。创伤、大出血、低血糖或寒冷刺激,均可通过中脑网状结构促进 CRH 的释放。兴奋性递质如 Ach 和 5-羟色胺,抑制性递质如儿茶酚胺类、γ-氨基丁酸和阿片肽等,以及血液循环中的皮质类固醇,通过特异性受体作用于下丘脑室旁核,抑制 CRH 分泌,并阻断 CRH 刺激 POMC 基因转录和快速 ACTH 分泌;它们作用于海马,以增强海马对下丘脑 CRH 释放的抑制作用。海马是下丘脑-垂体-肾上腺轴(HPA)的高位调节中枢,参与静息状态下 HPA 轴昼夜节律的调节,而且参与 HPA 轴应激反应和负反馈调节,起着关闭 HPA 轴应激反应的作用。反过来,HPA 轴的功能亢进除了可引起海马损伤及学习记忆能力低下外,还可引发神经、内分泌和免疫功能广泛改变,导致机体内环境紊乱,促进衰老。细胞因子,尤其是白介素-1(IL-1),直接或间接地作用于 HPA 的各个水平,使 CRH、ACTH 和皮质酮增加。

(二) 肾上腺皮质激素释放激素

POMC 是垂体多种激素的前体,包括 ACTH,存在于腺垂体和下丘脑,也存在于睾丸间质细胞、卵巢细胞及免疫系统的细胞中,对其在垂体外组织表达的生物学意义尚不十分清楚。垂体和下丘脑 POMC 基因转录的 mRNA 长度为 1 200bp 左右,能产生 ACTH 的垂体外肿瘤也可产生 1 200bp 的 mRNA。不同的组织细胞形成不同的表达调控机制,决定着不同的 POMC 基因表达及加工。如腺垂体 ACTH 细胞将 POMC 处理成 ACTH 和 β-促脂素;垂体中叶的促黑色素细胞将 POMC 加工处理成 α-促黑素(α-MSH)、垂体中间部促肾上腺皮质激素样肽(corticotropin-like intermediate peptide,CLIP)、β-促脂素和 β-内啡肽,这些特异的加工处理伴随着肽分泌的细胞特异性调节。POMC 启动子上核苷酸序列 CTGTGCGCGCAG 是 CRH 核心反应元件,通过 CRH 刺激可使 POMC 表达升高 5~7 倍,这一元件结合的蛋白称为 PCRH-REB1,推测它是 CRH 在脑内和垂体反应的标志。类固醇激素和多种细胞因子通过受体对垂体 POMC 的表达具有直接或间接的调控作用。研究表明,POMC 基因存在多个转录起始位点,每个转录起始位点受不同调控元件控制,在不同的组织细胞中,这些序列中的 DNA 元件被激活而表现为不同的特异性。

ACTH 是由 39 个氨基酸组成的蛋白多肽,其 C 端的 15 个氨基酸具有种属的差异,N 端的 24 个氨基酸在所有种属中均相同,并且 N 端 18 个氨基酸对 ACTH 的生物活性是极其重要的。ACTH 呈脉冲分泌,且呈昼夜节律性变化,睡眠 3~5h 后分泌幅度开始升高,觉醒或觉醒前达到最高,上午呈现下降趋势,夜晚达到最低。ACTH 和 β-促脂素等来源于 POMC 前体物质,其分泌均受到 CRH 和血中皮质醇降低等因素的刺激。

ACTH 对肾上腺皮质的作用是促进肾上腺皮质类固醇激素的合成及分泌。ACTH 与肾上腺皮质细胞的特异性受体(melanocortin-2 receprtor,促黑素 2 受体)结合,导致腺苷酸环化酶活性升高,细胞内 cAMP 升高,激活蛋白酶A,进而使一系列蛋白磷酸化,并引起Fos-B、Jun-B及c-Jun等参与类固醇激素的分泌。ACTH与受体结合也可引起细胞膜T型钙离子通道的开放,导致细胞内钙离子的释放,这可能是ACTH进一步与受体结合所必需的。ACTH促进类固醇的合成可分为数秒内进行的急性过程和数小时乃至数天的慢性过程。急性过程表现为将胆固醇转变为5-羟孕酮,这是类固醇激素合成的第一步;慢性过程表现为类固醇激素合成所需蛋白酶含量增加,肾上腺皮质细胞蛋白质、RNA及DNA合成增加以及细胞生长的广泛促进作用。ACTH的肾上腺外作用表现为,大剂量的ACTH可以促进骨骼肌吸收葡萄糖和氨基酸,肝细胞蛋白合成增加,脂肪组织储存脂肪,这些作用也是通过促黑素2受体或促黑素5受体(melanocortin-2 receprtor或melanocortin-5 receprtor)完成的。正常生理情况下,ACTH的作用并不明显。当血浆中POMC多肽增加时,ACTH也与促黑素1受体(melanocortin-1 receprtor)结合,从而引起黑色素细胞增生及过多的色素沉积。

(三) 肾上腺皮质激素

肾上腺皮质分泌3大类激素,即盐皮质激素、糖皮质激素和肾上腺雄激素或雌激素,都属于类固醇激素,又称为甾体激素。人类糖皮质激素主要的代表产物是皮质醇(又称氢皮质素,氢化可的松),盐皮质激素的代表产物是醛固酮。雄激素含19个碳原子,雌激素含18个碳原子,肾上腺皮质产生的性激素主要是生物活性较低的雄激素,如脱氢表雄酮(dehydroepiandrosterone,DHEA)和雄烯二酮。

皮质醇的分泌同ACTH一样具有昼夜节律,呈脉冲式分泌,在觉醒前最高,下午及晚上最低,夜晚睡眠后1~2h后开始升高。在应激、精神疾病、中枢神经系统和垂体疾病、酒精中毒、肝脏疾病及肾衰竭等情况下,ACTH及皮质醇分泌的昼夜节律也可发生变化。生理条件下,下丘脑分泌CRH刺激腺垂体ACTH的分泌,ACTH刺激肾上腺产生皮质醇,血浆皮质醇可以反馈抑制CRH和ACTH的分泌。血管升压素和CRH有协同刺激ACTH分泌的作用。另外,中枢神经系统内多种神经递质也参与CRH和ACTH的分泌。ACTH可以调节肾上腺雄激素的分泌,但机制不清。

二、肾上腺皮质激素分泌过多引起的综合征

每种肾上腺皮质激素分泌过多均可引起相应的综合征,但常见的有:①皮质醇增多症(hypercortisolism),又称库欣综合征(cushing syndrome);②醛固酮增多症(hyperaldosteronism)及先天性肾上腺皮质增生症。

(一) 库欣综合征

糖皮质激素的基因位于5q31-q32,有9个外显子,外显子2、3~4及5~9分别是编码糖皮质激素受体的糖皮质激素结合区、DNA结合区及转录激活区。糖皮质激素受体可与HSP90和HSP70结合,并与免疫亲和素以复合体形式存在而处于失活状态。当激素与受体结合后,引起受体构象发生变化,而与HSP90分离,然后在HSP70及细胞内骨架蛋白的作用下,受体-激素复合物与核孔蛋白进入细胞核内,通过影响靶基因的转录而发挥生理作用;除此之外,也可通过改变cGMP、钙通道或膜电位等机制发挥作用。

库欣综合征是由于长期慢性皮质醇分泌过多所致,临床表现为躯干和上背部的向心性肥胖、满月脸、无力、易疲劳、多毛、高血压、骨质疏松、糖耐量异常、精神异常、女性月经异常和皮肤条纹等症状。此综合征可由如下病因引起:①垂体增生或腺瘤分泌过多的ACTH,引起肾上腺弥漫增生;②肾上腺皮质自主性腺瘤或不依赖ACTH的肾上腺结节;③垂体外某些肿瘤分泌异位ACTH;④长期应用皮质激素治疗等。由垂体增生或腺瘤分泌过多的ACTH,引起肾上腺弥漫增生引起的库欣病,约占库欣综合征的2/3,男女比例1:3,而80%~90%是垂体腺瘤引起的。

(二) 醛固酮增多症

醛固酮是肾上腺皮质球状带合成、分泌的21碳类固醇激素。合成的激素经肾上腺静脉进入血液循环发挥生理作用,在肝脏代谢,半衰期为35min。

1. 影响醛固酮分泌的因素　肾素-血管紧张素-醛固酮系统(RAAS)是调节醛固酮分泌的主要反馈环路,当机体有效血容量减少、血压下降、钠丢失、前列腺素或β-肾上腺素刺激时,肾小球旁细胞分泌肾素使血浆中的血管紧张素原分解为10肽的血管紧张素Ⅰ(AngⅠ),在肺及其他组织中转变为8肽的AngⅡ,后

者可以在氨基肽酶的作用下分解为 7 肽的 Ang Ⅲ，Ang Ⅱ和 Ang Ⅲ都可以刺激醛固酮的分泌。

血钠浓度与醛固酮的分泌成反比例关系，血钠主要通过血容量影响肾素-血管紧张素系统，调节醛固酮的分泌；而血钾浓度与醛固酮的分泌呈正比例关系，可能是通过钙调节途径。血清素和儿茶酚胺等神经递质可以刺激醛固酮的分泌。POMC 肽，如 α-促黑素、β-内啡肽、β-促黑素、β-促脂素等和垂体加压素（AVP），以及垂体分泌的醛固酮刺激因子（aldosterone stimulating factor，ASF）均可刺激醛固酮的分泌。其抑制因子有心房钠尿肽、多巴胺和生长抑素等。

醛固酮与皮质醇及 ACTH 的分泌具有生理同步的昼夜节律，ACTH 通过 cAMP 的作用对醛固酮的分泌进行调节，但 ACTH 对醛固酮的分泌无明显长期的持续刺激作用。

2. **原发性醛固酮增多症**　是指由肾上腺皮质疾病引起的醛固酮分泌增多症；而由肾素-血管紧张素系统活性增强引起的称为继发性醛固酮增多症。原发性醛固酮增多症（primary hyperaldosteronism）是以高血压、低血钾、低血浆肾素活性及高醛固酮水平为主要特征的临床综合征，主要见于：①肾上腺皮质醛固酮腺瘤（adrenal aldosterone-producing adenoma，APA）；②肾上腺皮质球状带增生，又称特发性醛固酮增多症（idiopathic hyperaldosteronism，IHA）；③肾上腺皮质醛固酮腺癌（aldosterone-producing adrenocortical carcinoma）；④异位分泌醛固酮激素的腺瘤或癌；⑤原发性肾上腺增生症；⑥对肾素有反应的醛固酮腺瘤（aldosterone-producing adenoma）；⑦家族性醛固酮增多症（familial hyperaldosteronism，FH）等。目前，对遗传机制了解较多的是家族性醛固酮增多症Ⅰ型（familial hyperaldosteronism-Ⅰ，FH-Ⅰ）。FH-Ⅰ又称为糖皮质激素治疗敏感性醛固酮增多症（glucocorticoid-remediable aldosteronism，GRA），可以用外源性的糖皮质激素（如生理剂量的地塞米松）治疗。FH-Ⅰ为常染色体显性遗传病，是由 *CYP11B1* 基因（编码 ACTH 反应调节蛋白 11-SS 羟化酶）与编码醛固酮合成酶的 *CYP11B2* 基因的杂合引起的。FH-Ⅱ与 FH-Ⅰ不同，不能被地塞米松抑制，其基因突变不位于编码醛固酮合成酶及血管紧张素受体的基因位点，其确切的致病基因尚不清楚。

除原发性和继发性醛固酮增多症可以引起高血压和低血钾，肾脏疾病，如低钾性肾病、Liddle 综合征和肾素分泌瘤等也可引起此类临床表现。Liddle 综合征是常染色体显性遗传病，表现为肾脏贮钠增多，是肾小球上皮钠通道的异常激活所致。

Bartter 综合征是一系列肾脏疾病的总称，表现为低血钾及代谢性碱中毒。出现的高血压可能是因非醛固酮介导的盐皮质激素增多所致。该综合征包括两种先天性的肾上腺肥大（11β-羟化酶缺乏及 17α-羟化酶缺乏）。典型的 Bartter 综合征是因编码肾 Cl$^-$ 通道基因突变引起的；婴儿 Bartter 综合征表现为新生儿羊水过多、早产、致死性的发热，以及出生后数周的缺水状态。其致病基因是由编码利尿药布美他尼敏感的 Na$^+$-K$^+$-2Cl$^-$ 共转运蛋白（Na$^+$-K$^+$-2Cl$^-$ cotransporter，*NKCC2*）基因或编码 ATP 敏感的 K$^+$ 内流校正通道（ATP-sensitive inwardly rectifying K$^+$ channel）基因的突变所引起的。

三、肾上腺皮质功能减退症

肾上腺皮质功能减退症可分为原发性和继发性两类。继发性者常见的病因有：①产后出血导致垂体出血坏死（希恩综合征）；②突然中断长期的糖皮质激素治疗；③下丘脑和垂体疾病致使 ACTH 分泌减少，及特发性 ACTH 减少；④肾上腺皮质病变，如结核、AIDS、转移肿瘤、淀粉样变、血色病和脱髓鞘病等。

原发性肾上腺皮质功能减退症则多因自身免疫所致。脱髓鞘病、肾上腺脑白质营养不良和肾上腺脊髓神经病都是性连锁隐性遗传病，基因位于 Xq28，由于单基因突变引起的过氧化物酶（24 烷酸-辅酶 A 连接酶，lignceroyl-CoA ligase）缺乏症，引起极长链脂肪酸（C24 以上）不能氧化而在细胞内堆积，肾上腺和性腺细胞膨胀死亡伴严重的中枢性髓鞘形成不良。

四、原发性糖皮质激素抵抗

糖皮质激素抵抗分为原发性与继发性两类，前者是指由于糖皮质激素受体（GR）本身功能异常导致的家族性遗传性疾病。

GR 基因位于 5 号染色体，长 80kb，有 9 个外显子。GR 主要位于细胞质中，由 777 个氨基酸组成，功能

结构域由 N 端的转录调节区、中间含有两个锌指结构的 DNA 结合区及 C 端的疏水性激素配体结合区组成。在胞质中与 HSP90 等结合形成无活性的复合体,当糖皮质激素与受体结合后,受体与 HSP90 等分离活化,进入细胞核与特异性的基因结合,发挥生理作用。对原发性糖皮质激素抵抗的患者系谱分析发现,受体基因存在着点突变或基因缺失。

第五节　腺垂体疾病

垂体在下丘脑和靶器官之间起着中间桥梁的作用,它通过产生、储存和释放激素来调节不同靶器官的基本生理功能。垂体由腺垂体(垂体前叶)和神经垂体(垂体后叶)两部分组成。腺垂体由不同类型的激素分泌细胞组成,如生长激素(GH)分泌细胞,促甲状腺激素(TSH)分泌细胞和促肾上腺皮质激素(ACTH)分泌细胞,促性腺激素分泌细胞和催乳素(PRL)分泌细胞等。

一、腺垂体分泌的激素及调控

腺垂体激素(PRL 除外)的分泌分别受到特定的下丘脑释放因子或抑制因子的刺激或抑制。这些因子的释放受靶器官产生的激素的反馈机制调节,如图 21-1 的下丘脑-垂体-甲状腺轴所示。同样的反馈机制也作用于垂体,来微调垂体激素的产生。在分子水平上,一种特定的垂体激素的分泌是通过相应的下丘脑释放激素与腺垂体特定激素分泌细胞上相应的膜受体结合而触发的。垂体激素释放到血液中,与靶器官细胞表面受体结合,触发激素分泌,实现相关生理功能。在此主要介绍生长激素(GH)和催乳素(PRL)的相关知识。垂体疾病是由激素分泌不足或分泌过多所引起。

1. 生长激素与生长激素受体　主要由腺垂体分泌,受到下丘脑生长激素释放素的调控。人的下丘脑中存在 3 种生长激素释放激素(growth hormone releasing hormone,GHRH),均具有生物活性,其活性中心位于氨基端。*GHRH* 基因位于 20 号染色体,为单拷贝基因,全长为 10kb,含 5 个外显子,编码的 GHRH 前体含 108 个氨基酸。

分泌 GHRH 的神经元主要位于下丘脑腹内侧核和弓状核,GHRH 经轴突到达正中隆起,终止于垂体门脉系统的毛细血管丛,GHRH 分泌是暴发性脉冲式,控制 GH 的脉冲式分泌。GHRH 在腺垂体刺激 GH 的分泌、合成和 GH 细胞的增生。GHRH 与腺垂体 GH 细胞的受体结合,启动细胞内 cAMP 及钙离子系统发挥其生理作用。正常人血浆中 GHRH 的浓度是 $1.0 \sim 7.0 \text{pg/ml}$。

人生长激素是腺垂体生长激素细胞合成和分泌的一种 191 个氨基酸(约 22kD)单链多肽激素。它是许多与生长和新陈代谢有关的生理过程中的主要参与者。人类生长激素基因 *GH1* 位于 17q24.2。

2. 催乳素(prolactin,PRL)　由 198 个氨基酸组成,基因位于 16 号染色体上。但是在垂体内和外周血中可以测出几种分子量大小不一、免疫功能各异的 PRL,有的分子量甚至可达 100kD。其中可能包含小分子量的双联体或三联体,称为大 PRL 或特大 PRL,这种大分子量的 PRL 往往无活性,但有时也可分解为小分子激素。具有生物活性的 PRL 的分子量约为 22kD。

多巴胺(dopamine,DA)通过下丘脑-垂体门脉系统到达腺垂体,与 PRL 分泌细胞的 D2 型多巴胺受体结合,这是在生理状况下抑制 PRL 释放的最主要的方式。雌二醇(estradiol,E_2)使下丘脑释放进入垂体-门脉系统的多巴胺量减少,也使垂体 PRL 细胞的受体减少,PRL 细胞对 DA 的敏感性下降,使抑制作用减弱,进而可削弱下丘脑对 PRL 细胞的调节。

二、腺垂体功能减退症

腺垂体功能减退症是一种或多种垂体激素的缺乏,可由垂体刺激因子的缺失,导致靶器官萎缩和功能异常;也可由于物理上的原因患病,包括创伤性脑损伤、破坏垂体或物理干扰激素分泌的肿瘤、血管病变以及头部或颈部的放射治疗等。西蒙综合征(Simmond syndrome)是腺垂体各种激素分泌障碍的一种综合征,导致相应的靶器官,如甲状腺、肾上腺、性腺等的萎缩。而希恩综合征(Sheehan syndrome)是西蒙综合征的一个特殊类型,多由于分娩时大出血或休克引起,导致妊娠期增生肥大的腺垂体供血量锐减,继而发生缺血性坏死,导致患者出现乳腺急骤退缩、乳汁分泌停止,继而生殖器官萎缩、闭经,并出现其他西蒙综合征的有关症状。

先天性垂体功能减退症主要是由垂体发育异常引起的。编码转录因子的基因突变影响了新生垂体的形成、细胞增殖和细胞谱系的分化。这些突变体通常导致联合性垂体激素缺乏症(combined pituitary hormone deficiency,CPHD),其特征是垂体畸形和多个腺垂体激素同时缺失或相继缺失。当控制特定腺垂体细胞系分化的转录因子发生突变,或者影响单个激素或其受体表达或功能的基因发生突变,则会引起孤立性垂体激素缺乏症(isolated pituitary hormone deficiency,IPHD)。

(一) 联合性垂体激素缺乏症

研究已证实,CPHD 可由许多基因引起。主要包括如下几个基因。

1. *HESX1*(Homeobox expressed in embryonic stem cells 1)　*HESX1* 是一种成对的同源框转录抑制因子,对垂体的早期发育和分化至关重要。它是垂体原基最早的标志物之一。*HESX1* 基因位于 3p14.3,其缺陷有表现常染色体隐性遗传,也有表现常染色体显性遗传。*HESX1* 基因突变与 CPHD 和 IPHD 以及家族性隔膜发育不良病例有关。

已鉴定出 *HESX1* 的纯合子和杂合子突变(包括错义、插入和缺失突变)。与纯合子相比,杂合子大多表现出不完全外显和较温和的表型。突变的蛋白质导致 DNA 结合能力减弱或核抑制分子招募受损。在两个病例中,*HESX1* 突变体与 PROP1(prophet of Pit1,成对样同源域转录因子)相互作用的能力被改变。PROP1 与 *HESX1* 之间平衡的改变被认为扰乱了依赖于 PROP1 的垂体程序的正常进行,从而导致垂体功能减退。

2. LIM homeobox protein 3 and 4(*LHX3* 和 *LHX4*)　LHX3 和 LHX4 是 LIM 同源域转录因子,对成熟腺垂体细胞的早期发育和维持具有重要意义。这两个基因分别位于 9q34.3 和 1q25.2。已鉴定出多种 *LHX3* 突变类型(错义和无义突变、移码突变及部分和完全基因缺失突变)。LHX3 缺乏综合征是常染色体隐性遗传病。因此,所有这些突变的个体都是纯合子,并且具有 CPHD,但在大多数情况下 ACTH 水平正常,通常会观察到垂体发育不良。除基因缺失外的其他突变会导致氨基酸残基的改变或 LIM 结构域和/或同源结构域的缺失。翻译时,突变蛋白表现出 DNA 结合能力受损和反式激活基因功能丧失。

LHX4 缺乏综合征的遗传方式为常染色体显性遗传。所有 *LHX4* 突变均与 CPHD 和/或 IPHD 相关,受影响的患者表现为腺垂体发育不全。在靶基因启动子上,*LHX4* 突变蛋白导致 DNA 结合和反式激活活性的降低或完全丧失。

3. Prophet of Pit-1(PROP1)　PROP1 是一种成对的转录因子,仅出现在发育中的腺垂体中。PROP1 用于生长激素细胞、催乳激素细胞和促甲状腺激素细胞的测定以及促性腺激素细胞的分化。正如其名称,PROP1 表达在 Pit-1(又称 POU1F1)表达之前,并且是 Pit-1 表达所必需的。在人类中,*PROP1* 突变是导致 CPHD 的主要原因,占家族病例的 30%~50%。大多数患者腺垂体发育不全或正常。然而,也有报道称垂体增生并随后退化。

PROP1 位于 5q35.3。大多数 *PROP1* 突变在纯合子和复合杂合子患者中发现。然而,即使由 *PROP1* 突变引起的疾病遵循常染色体隐性遗传,还是有几个突变是在杂合子中发现的。除了 *p.W194X* 突变外,所有的 *PROP1* 突变都影响 DNA 结合的同源结构域,从而导致转录因子的 DNA 结合和/或基因反式激活活性降低或消失。

4. POU domain,class 1,transcription factor 1(*POU1F1*)　*POU1F1* 又称 *Pit-1*,编码一种 POU 结构域蛋白,对生长激素细胞、催乳激素细胞和促甲状腺激素细胞的终末分化和发育至关重要。它作为一种转录因子,调节自身和其他垂体激素及其受体的转录,包括 GH、PRL、TSHβ 亚基、TSHR 和生长激素释放激素受体(growth hormone-releasing hormone receptor,GHRHR)。

POU1F1 位于 3p11。已证明 *POU1F1* 突变与 GH、PRL 和 TSH 缺陷有关,既有常染色体隐性遗传,也有常染色体显性遗传,并观察到既有正常的腺垂体,也有发育不全的腺垂体。在纯合子或复合杂合子患者中发现了各种类型的基因突变(错义和无义突变、移码突变和剪接突变,及基因缺失突变)。复合杂合子患者似乎有更严重的疾病表型。*POU1F1* 突变主要存在于 POU 特异性和 POU 同源结构中,它们是高亲

和力 DNA 与 *GH* 和 *PRL* 基因结合以及蛋白质与其他转录因子相互作用的重要位置。因此,*POU1F1* 突变可使 DNA 结合和/或反式激活活性能力受损。在某些情况下,突变蛋白作为基因转录的显性抑制剂。

5. **锌指蛋白 2(zinc finger protein 2,*GLI2*)** 在脊椎动物中,GLI 转录因子家族是 SHh 信号的介导因子。在人类中,SHh 信号与前脑缺损或全前脑畸形有关。*GLI2* 基因定位于 2q14。*GLI2* 缺乏的表型遵循常染色体显性遗传。突变的 GLI2 蛋白表现出功能丧失或明显负活性。

（二）生长激素缺乏症

GHRH-GH-IGF-Ⅰ轴在体细胞生长调控中起着核心作用。因此,影响轴的任何成分的遗传病变通常导致生长激素缺乏症(growth hormone deficiency,GHD)。

1. **生长激素释放激素受体** 生长激素释放激素受体(GHRHR)是一种在分泌生长激素细胞中特异表达的 G 蛋白偶联受体(GPCRs)。在垂体发育的最后阶段,GH 的合成和释放对 GHRH 的反应和生长激素细胞的发育至关重要。*GHRHR* 位于 7p14。*GHRHR* 的双等位基因突变是 1b 型单一性生长素缺乏症(isolated growth hormone deficiency,IGHD)的常见原因。在基因的不同部分,包括启动子、内含子或外显子,至少发现了 14 种不同的失活突变,突变受体在 GHRH 处理后不能与配体结合或引起环磷酸腺苷(cAMP)反应。这些突变在纯合子和复合杂合子患者中遵循常染色体隐性遗传。纯合突变的患者往往表现出更严重的 GHD,但总体疾病表型是可变的。

2. **生长激素** 如前述,人类生长激素基因 *GH1* 位于 17q24.2。这个染色体区域包含一组由基因复制产生的 *GH* 样基因(即 *CSHP*、*CSH1*、*GH2* 和 *CSH2*)。基因间和编码区域的高度同源性使得 *GH* 位点易受同源重组引起的基因缺失的影响。

IGHD 最严重的类型 1a 已证明伴随常染色体显性遗传和常染色体隐性遗传。尽管如此,*GH1* 突变引起的疾病表型的严重程度是不同的,杂合子突变比纯合子表现出更温和的表型。这种疾病通常是由于 *GH1* 的大基因缺失或失活突变所致。最常见的 *GH1* 突变涉及内含子 3 的供体剪接位点,导致外显子 3 的跳跃。在外显子或内含子剪接增强子元件中也发现了导致外显子 3 跳跃的突变。外显子跳跃事件导致氨基酸残基 32~71 的内部缺失,产生较小的(17.5kD)生长激素,以负性方式抑制正常生长激素分泌。五种错义突变,即 p. C53S(纯合子突变)、p. R103C、p. D112G、p. D138G 和 p. I179M(杂合子突变),导致产生一种生物学上不活跃的生长激素,它可以抵消生长激素的作用,阻碍生长激素结合和信号传导,或阻止生长激素二聚体的产生。

3. **生长激素受体(growth hormone receptor,GHR)** 人生长激素受体基因位于 5p12-13,有 9 个外显子,编码一个属于细胞因子受体超家族的单跨膜结构域(transmembrane domain,TMD)糖蛋白。在成熟型中,*GHR* 编码 620 个氨基酸残基,前 246 个残基(由外显子 3~7 编码)构成 GH 结合和受体二聚的胞外保守结构域(ECD),中间 24 个残基代表 TMD(外显子 8),最后 350 个残基(外显子 9 和 10)构成 GH 信号的胞内结构域。GHR 主要在肝脏中表达。GH 的结合触发受体二聚体化和下游信号事件的激活,导致 IGF-Ⅰ的产生。

GHR 活性的缺乏导致常染色体隐性遗传疾病,称为拉龙综合征(Laron syndrome)又称生长激素抵抗(growth hormone resistance)。受影响的患者表现出与 IGHD 相似的临床特征,但其特点是血中有生物活性的 GH 水平升高,而胰岛素样生长因子Ⅰ(insulin-like growth factor Ⅰ,IGF-Ⅰ)减少。目前发现该病主要由于 *GHR* 基因突变所致。拉龙综合征患者 *GHR* 基因突变有 2 种:缺失突变与点突变。缺失突变主要是外显子 3、5 和 6 缺失,导致由该部位基因编码的 GHR 细胞膜外结构域的大部分缺失,受体因而失去和 GH 结合的能力。点突变包括错义突变、无义突变、剪接突变和移码突变。*GTH* 基因各种突变类型均影响 GHR 的细胞外功能区,导致 GHR 的结合力下降或完全丧失。

4. **胰岛素样生长因子Ⅰ(IGF-Ⅰ)** 原名生长激素 C,是一种由 12q22-q23 上的基因编码的 70 个氨基酸多肽激素。IGF-Ⅰ是生长的主要介质。它主要在肝脏产生,并作为一种内分泌激素,介导生长激素在肌肉、软骨、骨、肾、神经、皮肤、肺和肝脏等周围组织中的作用。

IGF-Ⅰ缺失遵循常染色体隐性遗传。它可能是影响 GHRH-GH-IGF-Ⅰ轴和 IGF-Ⅰ自身上游成分的分子缺陷的结果。尽管很罕见,但已经发现了几种 *IGF-Ⅰ* 突变。第 4、5 外显子纯合缺失和 *IGF-Ⅰ* 完全杂合缺失导致患者 IGF-Ⅰ功能不全。在另一个循环 IGF 水平较低的患者中,在 IGF-Ⅰ的 3'-UTR 处发现了一个纯合的 T→A 转换,从而改变了 IGF-Ⅰ前体的 E-结构域,这是 IGF 成熟所必需的。此外,研究者还报道了该基因 402 所在外显子后面的内含子第一碱基从 G 突变成 C(c.402+1G>C)而产生的移码突变。

三、腺垂体功能亢进

主要见于各类垂体肿瘤,由于垂体促腺体激素分泌增加,出现激素分泌亢进的临床症状。大多数是因分泌性腺瘤引起,而腺癌或腺细胞肥大所致的亢进少见。根据腺瘤合成和分泌的激素进行分类,以催乳素腺瘤最常见,其次为 GH 分泌性腺瘤、促肾上腺皮质激素分泌性肿瘤、LH 和 FSH 分泌性腺瘤、TSH 分泌性腺瘤,但也有分泌多种或无分泌功能的腺瘤。腺瘤产生占位性症状和激素分泌增多的临床表现。

(一)生长激素分泌过多

生长激素分泌过多(growth hormone hypersecretion)可导致儿童巨人症和成人肢端肥大症。一般来说,患者表现出身体生长异常和身体比例扭曲,这与 GHD 患者表现出的侏儒症表型形成对比。几乎所有的生长激素高分泌综合征都是由良性垂体生长激素分泌腺瘤引起的,可是孤立的疾病,也可是与其他遗传疾病有关,如多发性内分泌肿瘤 1 型(MEN-1)、纤维性骨营养不良综合征(McCune-Albright syndrome,MAS)和神经纤维瘤病。在少数情况下,可由下丘脑肿瘤或类癌,异位分泌 GHRH 所致。

GH 分泌瘤有 80%~100% 的细胞为非整倍体,提示细胞变异。瘤细胞上有非特异性下丘脑激素受体及特异性受体,并有受体后功能异常,丢失了正常 GH 细胞的脱敏自稳机制,能够持续接受 GRH 的作用,分泌 GH。研究发现,GH 分泌瘤细胞的兴奋性 G 蛋白的 α 亚单位(Gsa)的第 201 位的精氨酸(Arg)和 277 位上的谷氨酰胺(Gln)分别被其他氨基酸取代。发生上述突变的 Gsa 由 *GSP* 癌基因控制,这种突变使 Gsa 处于持续激活的状态,AC 活化,cAMP 水平升高,激活蛋白激酶 A,引起 GH 过度分泌,肿瘤细胞增生。*GSP* 癌基因是导致垂体瘤的重要内在原因。11q13 区域抑癌基因的失活与多发性内分泌肿瘤 1 型(MEN-1)的发生有关,约 16% 的散发 GH 分泌瘤可检测到 11q13 区等位基因的缺失。此外,GH 肿瘤瘤体中存在生长因子、细胞因子和血管源性物质的自分泌机制,促进肿瘤的自身生长。

(二)催乳素分泌过多

催乳素分泌过多(prolactin hypersecretion)主要是由催乳素腺瘤引起。催乳素腺瘤的发病机制目前认为是与下丘脑调节 PRL 细胞功能的紊乱及 PRL 分泌细胞原发的内在缺陷有关。临床上育龄妇女催乳素腺瘤的发病率最高,为男性的 14.5 倍,而进入绝经期男女的发病率差距迅速缩小。PRL 分泌细胞原发的内在缺陷,在癌基因及抑癌基因表达异常的情况下,雌激素、糖皮质激素、各类细胞因子(IL-6 等)及下丘脑抑制因子等减少,均可能促使肿瘤的发生和发展。雌二醇(E_2)长期作用于敏感种系大鼠,可以导致垂体催乳素瘤的形成,并伴 *PRL* 基因的高表达和高催乳素血症。

第六节 甲状旁腺疾病

一、甲状旁腺素及钙稳态

(一)甲状旁腺素及功能

甲状旁腺素(parathyroid hormone,PTH)是由甲状旁腺的主细胞分泌的、调节钙磷代谢的主要激素,其靶细胞为成骨细胞及肾小管细胞。人 *PTH* 基因位于 11p15.3,由两个内含子和 3 个外显子组成。最先在甲状旁腺中以前甲状旁腺素原形式合成,然后这个多肽经细胞内转运、加工,在高尔基体内装配为成熟 PTH。人 *PTH* 基因与牛和大鼠的分别有 85% 和 75% 的同源性。决定 PTH 生物活性的分子结构主要位于 N 端的 1~34 位氨基酸,其中 1~6 位是活化受体信号传递的关键区域,对激素与受体的亲和力也起一定作用;而 25~34 区则是主要的受体结合区,同时对激素的信号传递也有影响。

PTH 受体广泛分布于脑、肝、肺和脾等多种组织细胞,是细胞膜上的 G 蛋白偶联受体,激活 AC/PKA 或 PLC/PKC,引发细胞内的生物学活动,从而达到调节钙磷代谢的目的。PTH 有两个主要靶点:骨骼和肾脏。在骨骼中,甲状旁腺素激活破骨细胞中的溶酶体酶以动员钙。在肾脏,它通过激活 cAMP 信号通路促进钙的吸收以及磷酸盐和碳酸氢盐的排泄。甲状旁腺素的合成和分泌受血清游离钙浓度的调节。

(二) 钙稳态

钙稳态(calcium homeostasis)是指机体血液中的钙水平保持在一个非常小的范围内(2.25~2.58mmol/L)。约 30% 的血清钙与蛋白质结合,以白蛋白为主,10% 是螯合的(或复合的)形式,主要是柠檬酸盐,其余60% 是游离或电离状态。在人类中,血清钙电离分数的调节依赖于 PTH 与 1,25-二羟胆钙化醇 D_3($1,25$-dihydroxyvitamin D3,$1,25(OH)_2D_3$;又称为 1,25-二羟胆钙化醇)活性形式的相互作用。

维生素 D 是一种激素原,需要羟基化才能转化为活性形式。食物中的维生素 D_2(又称麦角钙化醇)能在近端胃肠道中被吸收,也可通过紫外线照射在皮肤中产生维生素 D_3(又称胆钙化醇)。它由维生素 D 结合蛋白携带到肝脏发生羟基化,形成 25-羟基维生素 D。然后,在甲状旁腺素的作用下,25-羟基维生素 D 在肾脏进一步羟基化生成 $1,25(OH)_2D_3$,成为生理活性激素。

降低血清游离钙,通过跨膜 G 蛋白偶联钙敏感受体的作用,可刺激 PTH 分泌。甲状旁腺素反过来作用于破骨细胞,从骨骼中释放钙,并抑制钙从肾脏的排泄。甲状旁腺素、低钙血症和低磷血症增加了 $1,25(OH)_2D_3$ 的形成,从而刺激肠道对钙的吸收,并有助于甲状旁腺素从骨中动员钙,同时抑制 24-羟基化。当钙水平升高,甲状旁腺素分泌受到抑制时,就会出现相反的情况。诱导 24-羟基化,而 21-羟基化被抑制,导致向维生素 D 的非活性代谢物转换。钙从骨骼和肠道进入细胞外液的运动停止,肾的重吸收也停止,从而使血清钙恢复到正常生理浓度。这种调节途径中的任何异常都可能导致低钙血症或高钙血症。症状和体征可表现不同,有轻微的、无症状的、严重到危及生命的百余种疾病,这取决于发病的持续时间、严重程度和迅速程度。

二、甲状旁腺功能减退症

甲状旁腺功能减退症(hypoparathyroidism)是由于甲状旁腺素水平不足以维持正常的血清钙浓度而出现的一系列临床症状。该疾病最常见的原因是在头颈部手术期间或由于自身免疫性的孤立性或多腺体综合征对甲状旁腺的损伤。家族性先天性和后天性甲状旁腺功能减退症相对少见。已报道的家族性孤立性甲状旁腺功能减退症和家族性甲状旁腺功能减退症常伴有多器官系统的异常。甲状旁腺功能低下的分子发病机制尚待阐明。

(一) 家族性孤立性甲状旁腺功能减退症

家族性孤立性甲状旁腺功能减退症(familial isolated hypoparathyroidism)有几种形式,常染色体显性、常染色体隐性和 X-连锁隐性遗传。研究证实,在甲状旁腺功能减退的家族中,影响前 PTH 信号肽的突变遵循常染色体隐性或常染色体显性遗传的方式。单碱基替换导致 Arg 替换 Cys18,影响突变体前 PTH 加工的患者表现为常染色体显性甲状旁腺功能减退症。而单碱基替代导致 Ser23 被 Pro 替代的家族中的患者表现为常染色体隐性甲状旁腺功能减退症。

GCM(Glial cells missing,胶质细胞缺失因子)是一个转录因子,属于甲状旁腺发育关键调节因子之一,存在两种形式:GCMA 和 GCMB。在孤立性甲状旁腺功能减退症患者中发现了 5 种不同的 *GCMB* 纯合突变,这些突变通过破坏 DNA 结合结构域或移除蛋白质的反式激活结构域而使 GCMB 功能失活。这些突变的杂合子携带者无症状,表明这种疾病遵循常染色体隐性遗传模式。

除了 *PTH* 和 *GCMB* 的突变外,在两个多代家族中还发现了一个定位于 Xq26-q27 的基因突变引起的X-连锁隐性甲状旁腺功能减退症,但候选基因尚不清楚。

(二) 家族性甲状旁腺功能减退症

甲状旁腺功能减退症可能是多腺体自身免疫性疾病的一部分或者与多器官异常有关。这种异常很可能不是甲状旁腺固有的,而是其他异常的结果。甲状旁腺功能减退症可发生在甲状旁腺功能减退症-阿狄森病-黏膜皮肤念珠菌病综合征(hypoparathyroidism-addison's disease-mucocuta-neous c-andidiasis syndrome,HAM syndrome)。该综合征是由 *AIRE1*(自身免疫调节因子 1 型)突变引起的。胚胎期,甲状旁腺的细胞在第三和第四咽囊出现,这两个囊的衍生物发育不全会导致甲状旁腺和胸腺缺失或发育不全,可导致迪格奥尔格综合征（DiGeorge syndrome，DGS）。大多数 DGS 病例为散发性，少数 DGS 伴常染色体显性遗传。DGS 属于染色体 22q11.2 微缺失综合征（22q11.2 deletion Syndrome，22q11.2 DS）的一种。DGS 患者的广谱异常和大基因组区域的缺失提示了多基因参与的可能性。同样，甲状旁腺激素（PTH）的异常在甲状旁腺功能减低-感音神经性耳聋-肾发育不良综合征（hypoparathyroidism-deafness-renal dysplasia syndrome，HDR），也成为巴拉卡特综合征（Barakat syndrome）。该综合征以常染色体显性遗传方式遗传。HDR 患者的缺失分析表明，*GATA3* 的缺失是 HDR 的原因。GATA3 是转录因子 GATA 结合家族的成员，由位于 10q14 上的基因编码。GATA3 在发育中的甲状旁腺、内耳、肾脏、胸腺和中枢神经系统中均有表达，因此，*GATA3* 突变将影响甲状旁腺的发育。GATA3 有多种形式突变，包括错义突变和无义突变、框内缺失突变、插入或缺失，导致过早终止密码子、供体剪接位点突变和全基因缺失。这些突变会影响 DNA 结合、mRNA 和蛋白质的稳定性或蛋白质的合成。HDR 综合征的致病机制被认为是 GATA3 单倍体不足。其他伴有甲状旁腺功能减退、但没有 PTH 基因异常的疾病还包括一些线粒体疾病，如 Kenny-Caffey 综合征、Sanjad-Sakati 综合征和 Blomstrand 综合征。

三、甲状旁腺功能亢进症

甲状旁腺功能亢进症（hyperparathyroidism）可分为原发性、继发性、三发性和假性 4 种。原发性甲状旁腺功能亢进症是由于甲状旁腺本身病变引起的甲状旁腺素（PTH）合成和分泌增多，引起钙、磷和骨代谢紊乱的一种全身性疾病，表现为骨吸收增加的骨骼病变、肾结石、高钙血症和低磷血症等。继发性甲状旁腺功能亢进是由于肾功能不全、佝偻病、骨质软化症、骨髓瘤和小肠吸收不良等疾病导致低钙血症刺激甲状旁腺，使之增生肥大，PTH 分泌过多。三发性甲状旁腺功能亢进是在继发性甲状旁腺功能亢进的基础上腺体受到持久和强烈的刺激，部分增生为腺瘤，自主分泌过多的 PTH，见于肾移植后。假性甲状旁腺功能亢进见于肾、肺和卵巢等的恶性肿瘤分泌类似甲状旁腺素多肽物质，致使血钙升高。

（一）原发性甲状旁腺功能亢进症

原发性甲状旁腺功能亢进症可由甲状旁腺良性腺瘤和甲状旁腺增生引起，部分患者系多发性内分泌肿瘤（multiple endocrine neoplasia，MEN）。MEN 为常染色体显性遗传病，该病特征是 2 个或 2 个以上的内分泌器官发生良性或恶性肿瘤。可分为 MEN-1 和 MEN-2。在此介绍 2 种可引起原发性甲状旁腺功能亢进症的遗传性疾病。

1. **家族性孤立性甲状旁腺功能亢进症（familial isolated hyperparathyroidism，FIHP）**　FIHP 是一种罕见的疾病，其特征是单发或多发性甲状旁腺病变，无其他综合征或肿瘤。FIHP 的遗传方式为常染色体显性遗传。大多数 FIHP 家族都有未知的遗传背景。对 36 个家系的研究表明，少数家系与多发性内分泌肿瘤 1 型（*MEN-1*）基因相关，在甲状旁腺功能亢进-颌骨肿瘤综合征（hyperparathyroidism-jaw tumor syndrome，*HPT-JT*）基因 1q25-q32 位点附近有 DNA 标记，或钙敏感受体（calcium-sensing receptor，CaSR）失活突变。

2. **甲状旁腺功能亢进-颌骨肿瘤综合征（HPT-JT）**　HPT-JT 综合征是一种常染色体显性遗传病，以发生甲状旁腺腺瘤、癌和颌骨纤维骨性肿瘤为特征。引起该综合征的基因 *HRPT2*（又称 *CDC73*）位于 1q25，编码 parafibromin 蛋白。*HRPT2* 是一种抑癌基因，其失活与 HPT-TJ 的易感性和一些散发性甲状旁腺肿瘤的发生有直接关系。

（二）遗传性抗维生素 D 佝偻病

遗传性抗维生素 D 佝偻病（hereditary vitamin D resistant rickets，HVDRR）又名维生素 D 依赖性佝偻病 Ⅱ 型（vitamin D dependent rickets type Ⅱ），为常染色体隐性遗传病。靶细胞对 1,25-二羟胆钙化醇（1,25-$(OH)_2D_3$）的作用产生抵抗，导致临床上幼年即患软骨病、低血钙和继发性甲状旁腺功能亢进，血中 1,25-$(OH)_2D_3$ 水平升高。人的维生素 D 受体（*VDR*）基因有 8 个外显子，受体蛋白有 427 个氨基酸残基，包含 DNA 结合域和激素结合域。目前发现，HVDRR 病变中 *VDR* 基因表现为两种突变类型。①缺失突变：*VDR* mRNA 970 位的 C 变成 T，导致正常编码酪氨酸的 TAC 变成终止密码子 TAA，从而造成翻译时到达此处终止。激素受体分子中激素结合域的大部分缺失引起激素与受体不能正常结合。

另外,*VDR* 在 362 或 282 位上的氨基酸终止翻译的点突变同样造成了激素与受体结合障碍。上述突变均引起激素抵抗的发生。②错义突变:部分患者 VDR 肽链 77 位上的精氨酸变成谷氨酰胺,或 30 位上的甘氨酸变成天冬氨酸及 70 位上的精氨酸变成谷氨酰胺。由于这些位点都是 VDR 肽链中高度保守的氨基酸位点,是 DNA-结合区的第 1 和第 2 锌指结构顶端,错义突变导致 VDR 与 DNA 结合障碍,从而引起临床上严重的维生素 D 抵抗。

四、钙敏感受体及相关疾病

甲状旁腺细胞增殖和 PTH 的合成与分泌受细胞外游离钙浓度的调节。钙的作用是由钙敏感受体(calcium-sensing receptor,CaSR)介导的。人 *CaSR* 基因位于 3q13.3-q21,由 6 个外显子组成,编码 1 078 个氨基酸的蛋白质。CaSR 是 GPCR 超家族 C Ⅱ 家族的成员。该蛋白具有包含 612 个氨基酸的大 ECD、包含 250 个氨基酸的 TMD(含 7 个跨膜螺旋)和 216 个氨基酸的细胞内结构域。该受体糖基化程度高,对正常细胞膜表达具有重要意义。CaSR 通过 ECD 分子内二硫键形成同二聚体。ECD 也负责钙的结合。TMD 负责钙结合信号的转导,而细胞内结构域与 Gαi 或 Gαo 相互作用,激活不同的信号转导途径。CaSR 介导其生物学效应的关键途径尚不明确。

CaSR 在甲状旁腺细胞、甲状腺 C 细胞和肾脏中高度表达。甲状旁腺细胞能够识别血清钙的微小干扰,并通过改变甲状旁腺素的分泌作出反应。*CaSR* 突变可导致受体功能丧失或功能增强。*CaSR* 杂合突变是越来越多的钙代谢紊乱的原因,其典型表现为无症状的高钙血症或低钙血症,伴有相对或绝对的高钙尿症或低钙尿症。另一方面,纯合子或复合杂合子失活突变如果不加以治疗,会产生严重的、有时甚至致命的疾病。

(一) 钙敏感受体功能缺失突变引起的疾病

CaSR 基因失活突变引起的高钙血症有如下两种。

1. 家族性低尿钙性高钙血症(familial hypocalciuric hypercalcemia,FHH) 也称为家族性良性高钙血症。在大多数情况下,病因可能是 *CaSR* 基因的常染色体显性功能缺失突变。FHH 的基因突变降低了受体对钙的敏感性,导致甲状旁腺 PTH 的释放缺陷。在肾脏,这种缺陷导致肾小管对钙和镁的吸收增加。其净效应是高钙血症、低钙尿症和高镁血症。

2. 新生儿重度原发性甲状旁腺功能亢进症(NSHPT) 该病是 FHH 最严重的表现。在生命早期的症状表现为严重的高钙血症、骨脱钙和发育不良。大多数 NSHPT 患者有纯合或复合杂合 *CaSR* 失活突变。有研究在 CaSR 的 ECD 中发现了新突变。

(二) 钙敏感受体功能增益突变引起的疾病

激活受体突变引起的低钙血症与 CaSR 功能增强有关。这些突变受体对 PTH 分泌所需的细胞外钙更敏感,并导致肾钙吸收减少。主要有下面两种疾病。

1. 常染色体显性遗传性低钙血症(autosomal dominant hypocalcemia,ADH) ADH 是一种家族性孤立性甲状旁腺功能减退症,其特征是低钙血症、高磷血症和正常甲状旁腺功能减退。这种疾病的遗传遵循常染色体显性遗传模式。患者一般无症状。事实上,特发性甲状旁腺功能减退症的病例中,有相当一部分可能是 ADH。

超过 80% 的 ADH 家族有 *CaSR* 突变。文献报道的 *CaSR* 激活突变有 40 多个。这些突变在体外表达时使 CaSR 功能增加。ADH 突变主要是 CaSR 的 ECD 和 TMD 内的错义突变。这些突变激活 CaSR 的机制尚不清楚。几乎每个 ADH 家族都有自己独特的错义杂合 *CaSR* 突变。大多数 ADH 患者是杂合子。

2. Bartter 综合征 Ⅴ 型 除低钙血症外,Bartter 综合征 Ⅴ 型患者还有高钙尿、低镁血症、钾消耗、低钾血症、代谢性碱中毒、肾素和醛固酮水平升高以及低血压。在 Bartter 综合征 Ⅴ 型患者中发现了 4 种不同的 *CaSR* 激活突变,功能分析表明,与其他激活突变相比,这些 *CaSR* 突变导致更严重的受体激活。

第七节　神经内分泌肿瘤

一、神经内分泌肿瘤概述

人体的各器官和组织都可能发生神经内分泌肿瘤,以内分泌器官相对多见,如垂体、甲状腺和肾上腺等。在非内分泌器官的神经内分泌肿瘤以肺、胃肠道和胰腺相对多见,这类肿瘤发生在弥散神经内分泌系统(diffuse neuroendocrine system,DNES)广泛分布在机体各部位、器官或系统的一些弥散性神经内分泌细胞和细胞群。根据神经内分泌肿瘤是否有功能,可将其分为功能性和非功能性神经内分泌肿瘤。根据肿瘤的病理形态学特点,可分为上皮型和神经型两种类型肿瘤,前者如胃肠胰腺和其他部位的神经内分泌肿瘤、小细胞癌、甲状腺髓样癌等;后者如嗜铬细胞瘤和副神经节细胞瘤等。该类肿瘤的诊断性免疫表型标记有嗜铬粒蛋白A(chromogranin A,CgA)和突触素(Syn)。对于形态学表现似神经内分泌肿瘤、而CgA和Syn均阴性的肿瘤,CD56和/或神经元特异性烯醇化酶(neuron-specific enolase,NSE)的表达对其诊断有一定的或有限的参考价值。

不同部位的神经内分泌肿瘤的分类不尽相同,但目前认为此类肿瘤均为恶性,或为具有恶性潜能的一类肿瘤。对其性质的判定主要依据肿瘤细胞的核分裂计数,还有瘤细胞的异型性、肿瘤组织是否有包膜和/或血管浸润、瘤栓形成、肿瘤坏死等均在不同器官组织发生的神经内分泌肿瘤的综合评价中有着不同程度的作用。根据肿瘤的大小、淋巴结转移以及远处器官转移情况对该类肿瘤进行临床分期,但一直以来,神经内分泌肿瘤的性质判定主要是根据有无肿瘤的远处转移。

(一)肺的神经内分泌肿瘤

根据瘤细胞分化程度、形态特点和新技术检测,目前把肺内神经内分泌肿瘤主要分为4种类型。①典型类癌(typical carcinoid,TC):分化好,恶性度低,生物学行为一般为良性,偶可见肺门淋巴结转移。②不典型类癌(atypical carcinoid,AC):一般为中分化,恶性程度介于类癌与小细胞癌之间。③小细胞癌(small cell carcinoma,SCLC):恶性程度高,易转移和复发。④大细胞神经内分泌癌(large cell neuroendocrine carcinoma,LCNEC):癌细胞大,具有神经内分泌形态学特征,核分裂易见,坏死广泛。有报道标记物微管相关蛋白2(microtubule associated protein-2,MAP-2)对肺类癌及小细胞癌是敏感、特异的,阳性率分别为100%和98%。从肿瘤细胞分子异常的谱系分析支持典型类癌是低级别、不典型类癌是中等级别、小细胞癌和大细胞神经内分泌癌是高级别肿瘤。肿瘤表达CgA、Syn、CD56和TTF-1。

研究显示*MEN-1*基因突变和*MEN-1*基因位点的LOH发生在65%的不典型类癌中,而在高级别神经内分泌肿瘤中并未发现。另外,启动子超甲基化所致的表观遗传性基因沉默在此类肿瘤也广泛存在,其中*APC*、*CDH13*和*RARB*甲基化率较高。

(二)胃肠道神经内分泌肿瘤

在胃肠道神经内分泌肿瘤,除了阑尾外,WHO建议不再使用"类癌"。所有胃肠道神经内分泌肿瘤都具有恶性潜能。胃肠道最常见的DNES肿瘤有胃泌素瘤、生长抑素瘤和类癌。

1. 胃泌素瘤(gastrinoma) 多见于胰,胰外的胃泌素瘤可发生在十二指肠、空肠、胃、肝门和淋巴结等。瘤的体积一般较小、多发,恶性率高。临床出现Zollinger-Ellison综合征,常有水样腹泻及脂性腹泻。肿瘤特异性表达抗胃泌素抗体。胃泌素瘤与多发性内分泌肿瘤1型(MEN-1)有关,部分患者存在*MEN-1*基因位点杂合性丢失。

2. 生长抑素瘤(somatostatinoma) 好发于十二指肠壶腹部和空肠等。肿瘤表达抗生长抑素抗体。

二、多发性内分泌肿瘤

多发性内分泌肿瘤(multiple endocrine neoplasia,MEN)为常染色体显性遗传病,该病特征是2个或2个以上的内分泌器官发生良性或恶性肿瘤。可分为MEN-1和MEN-2。

（一）多发性内分泌肿瘤 1 型

MEN-1 是一种常染色体显性遗传病,临床非常罕见。MEN-1 最常见的特征是在一些患者患有甲状旁腺肿瘤、胰腺肿瘤和腺垂体肿瘤。MEN-1 是由位于 11q13 上的 *MEN-1* 的生殖系突变引起的。该基因有 10 个外显子,编码 610 个氨基酸蛋白 menin,一种抑癌因子和核蛋白,参与转录调控、基因组稳定性、细胞分裂和增殖。MEN-1 肿瘤常表现为 *MEN-1* 位点杂合性丢失(LOH)。在 MEN-1 和非 MEN-1 内分泌肿瘤中,已有报道 MEN-1 的体细胞异常。

在报道的 1 336 个突变中,共有 565 个不同的 *MEN-1* 突变,其中 459 个是生殖系,167 个是体细胞(61 个突变同时发生在生殖系和体细胞),分散在整个 *MEN-1* 中。在这些突变中,41% 为移码缺失或插入突变,23% 为无义突变,20% 为错义突变,9% 为剪接突变,6% 为框内缺失或插入,1% 为全基因或部分基因缺失。体细胞错义突变比生殖系错义突变发生率高。这些突变中的大多数(>70%)被预测会导致产生截短或不稳定的蛋白质。四种突变,即密码子 83~84 处缺失、密码子 516 处插入、R460X 和密码子 210~211 处缺失,占所有突变的 12.3%,是潜在的突变热点。在 MEN-1 中没有观察到表型-基因型相关性。

（二）多发性内分泌肿瘤 2 型

MEN-2 可分为 MEN-2A 和 MEN-2B。MEN-2A 综合征以甲状腺髓样癌伴有双侧嗜铬细胞瘤和/或甲状旁腺功能亢进,而 MEN-2B 则无甲状旁腺功能亢进。MEN-2 有三种临床变异,其中最常见的是 MEN-2A,也被称为 Sipple 综合征。MEN-2A 以常染色体显性遗传方式遗传。所有 MEN-2A 患者均发生 MTC(medullary thyroid carcinoma,甲状腺髓样癌),50% 发展为双侧或单侧嗜铬细胞瘤,20%~30% 发展为原发性甲状旁腺功能亢进症。原发性甲状旁腺功能亢进症可高达 70% 发生在 70 岁以下的患者中。MEN-2A 是由 *RET* 原癌基因的点突变引起的。*RET* 编码一个酪氨酸激酶受体,具有类钙黏着蛋白和富含半胱氨酸的 ECD,以及酪氨酸激酶胞内结构域。在 95% 的患者中,MEN-2A 与富含半胱氨酸的 *ECD* 突变相关,密码子 634 的错义突变占 *MEN-2A* 突变的 85%。

第二个临床变异是 MEN-2B。这些患者表现出马方综合征、黏膜神经瘤和肠神经节神经瘤病的发生,但甲状旁腺功能亢进症少见。在这些患者中,95% 出现 *RET* 原癌基因的细胞内酪氨酸激酶结构域的密码子 918 的 Me918Thr 突变。MEN-2 的第三个临床变异仅为 MTC。这种变异也与富含半胱氨酸的 ECD 中 *RET* 的错义突变有关,大多数突变是在密码子 618 中发现的。这三种临床变异的基因型-表型关系的确切机制尚不清楚。MEN 2B 则包括甲状腺髓样癌、嗜铬细胞瘤及一些身体异常表现。

结　语

内分泌系统对机体的各种生物学行为和功能的正常发挥具有重要的调控作用,故该系统激素分泌异常及遗传性缺陷导致的疾病严重危害人类健康和生命。多肽类激素和类固醇激素的信号转导通路及相关基础知识的认知对更好地理解内分泌系统疾病的发病机制不可或缺。对内分泌系统疾病,特别是随着对发病率逐年升高的糖尿病以及常见的内分泌激素分泌异常疾病的分子和遗传学等的研究和认识的不断深入,必将逐步阐明引起这些疾病的确切病因,增加人们对疾病发生和发展分子机制的理解,并可望寻找可能的预防策略、治疗靶点和治疗方法。

（刘秀萍）

主要参考文献

[1] 李玉林. 分子病理学[M]. 北京:人民卫生出版社,2002.

[2] KUMAR V,ABBAS A K,Aster J C. Robbins and cotran pathologic basis of disease[M]. 9th ed. Philadelphia:Elsevier Saunders,2014.

[3] RONALD A D,RICARDO V L,PHILIPP U H,et al. WHo classification of tumours:pathology & genetics tumours of endocrine organs[M]. Lyon:IARC Press,2012.

[4] WILLIAM B C,GREGORY J T. Molecular pathology:the molecular basis of human disease[M]. 2nd ed. New York:Academic Press,2017.

［5］HORST A. Molecular pathology［M］. Boca Raton：CRC Press/Taylor & Francis Group，2017.

［6］步宏，李一雷. 病理学［M］. 9 版. 北京：人民卫生出版社，2018.

［7］史轶繁. 协和内分泌和代谢学［M］. 北京：科学出版社，2000.

［8］TSUKADA T，YAMAGUCHI K，KAMEYA T. The MEN1 gene and associated diseases：an update［J］. Endocrine pathology，2001，12（3）：259-273.

［9］MCCARTHY M I. Genomics，type 2 diabetes，and obesity［J］. The New England journal of medicine，2010，363（24）：2339.

［10］PIVONELLO R，DEMARTINO M C，DELEO M，et al. Cushing's syndrome［J］. Endocrinology & Metabolism Clinics of North America，2008，37：135-149.

第二十二章

神经系统疾病

当前,面临着人类社会步入老龄化,神经系统疾病尤其是神经变性疾病的发病率正在逐年增加,促使人们渴望对人脑以及神经系统的基础功能以及疾病的发生深入了解。另一方面人类社会快速发展,互联网的存在、大数据和数码时代的到来以及人工智能的发展,又导致了人类知识体系以及信息量指数式增长。纵观近年对人脑以及人类神经系统的研究进展,对神经系统的基础研究以及神经系统疾病的研究进展神速,尤其是在类脑研究、人工智能、神经网络、神经分子生物学和神经分子病理学领域内呈现出多学科交叉融合,促进了脑学科的发展。同时,随着分子生物学和遗传学的发展,大大的推动了脑科学以及神经科学的发展,使人们对神经系统的发育、形态、功能和疾病的发病机制有了全新的认识。

本章仅就神经系统的基础研究、神经分子生物学、学习和记忆以及神经系统病理学包括神经系统变性疾病和神经系统肿瘤的分子病理学进展进行简要阐述。

第一节　神经系统胚胎学、组织学和细胞分子生物学概述

一、神经系统的胚胎学

神经系统的中枢和周围部分均来源于胚体背侧外胚层的神经板(neural plate),它最初见于胚胎的第三周。由于神经板周边部分生长较快,神经板沿着中轴下陷形成神经沟(neural groove)。约在胚胎的第四周,形成神经管(neural tube)和神经嵴(neural crest)。神经嵴后来除分化为所有周围神经系统的感觉神经元以及许多植物性神经节细胞外,还分化出周围神经的神经膜细胞、神经节卫星细胞以及嗜铬细胞、色素细胞等。

闭合的神经管壁由单一类型的细胞,即神经上皮细胞(neuroepithelial cell)构成。经分化而成为成胶质细胞(spongioblast)和成神经细胞(neuroblast)。成神经细胞数量逐渐增加,形成灰质的神经元。其中位于神经管套层腹侧区的基板(basal plate)细胞演变为周围传出神经元,它们的轴突离开神经管后就成为前根纤维,直达骨骼肌或自主神经节。神经节背侧区的翼板(alar plate)细胞则形成轴突局限于中枢神经系统内的中间神经元。来自由神经嵴形成的感觉神经节内的成神经细胞在演化中发出中枢突和周围突,其中枢突形成后根神经纤维进入神经管内,参与构成边缘层。因此,在功能上,基板是运动性的,翼板是感觉性的,它们由纵行的界沟分开。此外,神经管的顶壁和底壁薄弱,均成自胶质细胞(glial cell)。

神经管在形成时,其头端出现三个膨大部,分别为前脑(prosencephalon),中脑(mesencephalon)和菱脑(rhombencephalon)。同时,可见两个向腹侧方向的弯曲,形成菱脑和脊髓之间的颈曲及中脑和菱脑交界处的头曲。约在第6周时菱脑发育为后脑(metencephalon)和末脑(myelencephalon)。约孕2月时前脑与中脑明确分开,前脑壁向背侧膨隆,此为大脑半球初形。此时,原始前脑出现两个界限不清的部分,不久即增大为端脑(telencephalon),后部为间脑(diencephalon),中脑则无明显变化。原始后脑顶壁很薄,其下面的管腔底面为菱形凹陷,即菱形窝,逐渐形成脑桥(pons)和小脑(cerebellum),余下部分发展为延髓(medulla oblongata)。

由上述演化的结果,使脑具有端脑、间脑、中脑、脑桥、小脑和延髓的明确结构,在发育中端脑极度扩大而覆盖了其他脑部。约在孕6~9月时大脑已具备了成人脑的沟回结构。

二、神经系统组织学和细胞分子生物学

神经系统主要由神经组织构成。它包括神经元(neuron)亦称神经细胞(nerve cell)和胶质细胞。刚出生的新生儿的神经元数量已达成人水平约 140 亿(100 亿~200 亿),出生后神经元总数基本上不再增加,但胶质细胞在婴儿和儿童期仍可继续增殖移行。至婴儿时期小脑的外颗粒细胞(external granular cell)不断向颗粒层(granular layer)迁移,在此期小脑的损伤则影响小脑的正常发育。出生后脑重量增加,主要是白质和灰质内胶质细胞数量增加。同时神经元树突不断伸展延长,直到生后 24 个月树突的数量和粗细才明显增加,轴突的末梢分支增多,轴索髓鞘的发育和完善致使白质内轴索的长度增加与直径增大,这样脑皮层厚度增加,脑体积变大。

(一) 神经元

神经元即神经细胞,是神经系统的基本结构和功能单位。它是高度分化的细胞,可以接受刺激并传导神经冲动两大特有的功能。神经细胞种类各有不同,但有其共同的结构形态,即由胞体、树突和轴突构成。胞体、树突和轴突的起始部共同组成神经元的感受部分,接受一个神经元传递的信息。轴突又将信息传递给另一神经元。

1. **胞体**　神经元的胞体从 $5\sim135\mu m$(大的运动神经元),呈锥体形(三角形)、星形、多边形、梭形。它由细胞膜、细胞核及细胞质组成。

(1) 细胞膜:神经元的细胞膜厚约 8nm。电镜下显示为典型的液态的双层脂质中镶嵌着球形蛋白质的膜。在突触处胞膜呈现斑点状增厚,即受体所在处。神经冲动传导通过突触的膜传递而完成。细胞膜上有五种功能蛋白,即泵、通道、受体、酶和结构蛋白。大多数神经元的每平方微米的膜表面,约有 100~200 个钠钾泵,其钠钾泵依赖于 Na^+,K^+-ATP 酶的作用,使细胞内、外分别维持 K^+ 和 Na^+ 的相应浓度。钙泵是 Ca^{2+}-ATP 酶维持细胞内 Ca^{2+} 的低浓度。还有离子主动转移的第三种类型即溶酶体膜上的依赖 ATP 的质子泵,借以维持溶酶体内部的酸性环境。通道蛋白质对于神经冲动在轴突的传导极为重要。轴突传导神经冲动和轴突膜钠、钾离子的通道蛋白质构型变化有关,引起通道开放和关闭,使轴突膜内电位差改变产生动作电位,而发放冲动。酶除完成 Na^+、K^+、Ca^{2+} 等主动运输所需的 ATP 酶外,如腺苷酸环化酶亦是重要的膜蛋白之一,它可以调节细胞内 cAMP 水平。受体常位于突触后膜或效应器细胞膜上,如乙酰胆碱受体、肾上腺素受体,它们与相应递质的乙酰胆碱和肾上腺素结合,可以使离子通道开放,引起某些离子通过,从而影响突触后膜的兴奋性和产生电位差变化。突触前膜上的受体可能与递质释放的调节有关。

(2) 细胞核:一般一个神经元只有一个核,但植物性神经节细胞可有双核,甚至三个核。细胞核通常位于胞体中央。核大色浅似空泡状,核仁明显。一般认为,神经元愈大或衰老时,核仁也较大。人类女性及一些哺乳类雌性动物,在神经细胞核仁周围或核膜内侧,有小球状的核仁卫星或称 X 染色质(X chromatin),它含有 DNA,可能是 X 染色体中的一个。电镜下观察与其他细胞相似。

(3) 细胞质:神经元的细胞质,含有各种常见细胞器,但其中以尼氏体(Nissl body)及神经元纤维为特殊征。尼氏体的大小和分布随神经元的不同而有差异。大的运动神经元中的尼氏体多且较大,但小脑的浦肯野细胞例外,尼氏体仅存在于胞体及树突内。电镜下尼氏体为大量平行排列的粗面内质网,核糖体排列成行附着于内质网膜上,也可以聚集成多核糖体于相邻粗面内质网间成排、团或玫瑰花瓣样。由于神经元含大量尼氏体,因此,较其他细胞合成蛋白质的速度要快,以增强细胞的功能,并更新和维持细胞质的各种成分。

1) 高尔基体:在具有分泌作用的神经元,小泡内含致密物质,它是分泌颗粒的前身,以后成为大泡,与扁平囊脱离而成分泌颗粒。高尔基体在树突的一级分支内仍可见到,但轴突中无此结构。

2) 神经原纤维:神经元胞体的神经原纤维(neurofibril)交织成网,并放射到细胞突起,在此与细胞突起的纵轴成平行排列并纵贯全长。在神经分泌细胞的神经原纤维间夹有分泌颗粒。神经原纤维由神经微管(neurotubule)、神经丝(neurofilament)及神经微丝(microfilament)构成。微管呈中空结构,主要蛋白成分为微管蛋白(tubulin),直径为 25nm,在横切面上它由 13 个球形单位呈圆周状排列。神经细丝直径为 10nm 由三种多肽组成,分子量分别为 6.8kD、15kD 和 20kD,不分支,呈管状,管壁由细丝蛋白的球状蛋白

质构成。微丝直径 5~7nm,肌动蛋白(actin)为其主要蛋白。细丝、微管和微丝存在于整个神经元内,一般地认为在某些大神经元中微管和细丝等数量较多。在树突和某些无髓神经纤维中以微管为主,神经细丝较少。有髓的或粗的神经纤维中则相反。在轴突的终末处两者均较少。微管和细丝除作为细胞骨架维持细胞形态外,与神经元内的物质运输亦有关。

3) 线粒体:与其他细胞内的相似,但大小变化很大,如在树突远侧部可长达 20μm。线粒体的形状常取决于细胞的功能状态,如给予巴比妥类药物后,线粒体的形状、大小和在细胞中的位置都会发生变化。

4) 溶酶体:神经元中的溶酶体较丰富。直径约 0.5μm,有时可大至 2μm,其内为细小颗粒致密基质,含多种水解酶和氧化酶。溶酶体对损伤性刺激反应很敏感。当神经元受损或轴突断裂或细胞中毒时,溶酶体数量增多、膨胀,甚至崩解。当然某些物质亦能破坏溶酶体膜,致溶酶体酶外溢,细胞也受到破坏。

5) 色素:某些神经元中存在色素,主要有脂褐素和黑色素两种,均以颗粒状形式存在。实质上,脂褐素是由未饱和的脂质崩解后形成的色素,再与溶酶体融合形成自噬色素的溶酶体,呈褐色散在胞质及树突内,轴突中无。电镜下见有膜包绕的致密结构内含空泡及细小致密颗粒,多依附于微管。颗粒大小约为 1~3μm,乃至光镜下明显可见。在人脑某些核团中,脂褐素颗粒随年龄增长而增加。当脂褐素增加到一定程度时,神经元的活动即逐渐减退,将色素排出细胞的速度也减慢。近年来人们发现少突胶质细胞有吞噬作用,有人推测脂褐素颗粒可能经过少突胶质细胞的吞噬,将颗粒转运至血管内皮细胞。

黑色素见于黑质、蓝斑和脑桥中某些核团。黑色素由高尔基体产生,一般随年龄增长而增加。帕金森病患者的黑质细胞内的黑色素完全消失。该病已证实是黑质-纹状体系统产生的多巴胺减少所致,说明了黑色素与多巴胺的代谢相关。

2. 突起　突起分为树突和轴突。

(1) 树突(dendrite):短而粗,自胞体伸出渐向远侧逐渐变细,沿途发出分支。当神经元的树突较多时,就形成树突树。锥体形的神经元(属高尔基Ⅰ型神经元)有顶端树突和基树突,其反复分支。胞体较小呈圆形或椭圆形(属高尔基Ⅱ型神经元),其树突细而短小,分支多,成波浪状或簇球状。在小分支上有大量的细刺状突起,即棘或小芽。平均每个锥体细胞约 4 000 个树突棘。短尾猿的大脑皮质第四层,一个锥体细胞可能有 6 000 个突触。

树突胞质中细胞器的多少,依树突的粗细及离胞体的远近而不同。内质网由近侧端逐渐递减。粗树突近侧的内质网不发达,微管明显,但神经微丝较少。线粒体纵向排列,细树突中的线粒体要比粗树突中的多得多。高尔基体仅在一级分支内出现。树突棘中无微管和微丝。

(2) 轴突(axon):细长而光滑。大部分发自胞体,少数可由树突基部发出。起始处无髓鞘。轴突全长粗细均匀,偶可见膨出,长短依细胞的不同而变化,短的仅 20μm,长的可达 1m 左右。自轴突主干可发出与其垂直的侧支,它与主干粗细基本一致。轴突末端常分为数支纤维终末,失去髓鞘,与其他神经元的胞体、树突或轴突形成突触或作为肌肉、腺细胞的神经末梢。轴突外的细胞膜称轴膜,胞质称轴浆,内有平行排列的神经微丝和微管,其间杂有线粒体、滑面内质网及小泡等,但在轴突的起始处的轴丘内尚有游离的核糖体和极少量的粗面内质网。在有髓纤维的轴丘处无髓鞘。

轴浆流和轴突内运输:轴浆流(axoplasmic flow)是指轴浆自胞体连续地向轴突末端流动,而一些多肽、蛋白质、小泡等可在轴浆内沿轴突作双向运输称轴突内运输,轴浆流和轴突内运输是不同的概念,轴浆流是轴浆本身的流动,有顺向的(指轴浆运送至末梢)和逆向的(指轴浆由末梢运送至胞体)两种。有时根据情况采用不同的运输形式。而轴突内运输是指轴浆内的物质运输,它的速度一般比轴浆快,但运输依各种物质不同而速度不同,如丘脑下部垂体束运输神经内分泌物质的速度,每日可达 2 800mm。最慢的主要是运输可溶性蛋白质和一些不溶性物质。

轴突内运输是受"闸门"控制,高尔基体可能起着闸门作用。细胞体和轴突末端或神经胶质细胞间的功能联系可能依赖于轴浆流和轴突内运输。目前认为轴浆流和轴突内运输至少有 5 种功能:①将神经元胞体合成的递质和递质的合成酶、分解酶运至轴突远端;②提供神经纤维结构运送营养因子;③向施万细胞传送营养因子信息;④为神经元本身传递信息,例如切断轴突后,轴突远端部分的溃变信息及轴突近端的反应信息就不能传递;⑤为远端神经末梢传递和储备营养物质。

3. 神经纤维(nerve fiber)　神经纤维是由轴突(或长树突)及外面包绕的少突胶质细胞(中枢神经)或施万细胞(周围神经)组成。根据有无髓鞘分有髓神经纤维和无髓神经纤维。中枢有髓神经纤维的髓鞘是由少突胶质细胞的突起形成的,每个郎飞结间体的髓鞘由一个少突胶质细胞的突起围绕着轴突成同心圆包裹。少突胶质细胞是多突起的细胞,一个细胞可以形成几根神经纤维的结间体髓鞘,髓鞘的化学成分为蛋白质和脂质。在 HE 染色的切片上,见髓鞘中的脂质在制片过程中被溶解,遗留空间和呈网格状的神经角蛋白质。直径在 $1.5\mu m$ 以下的神经纤维,一般无髓鞘,称无髓神经纤维。

4. 神经元的联络网　中枢神经的网络联系主要由神经元和神经毡(neuropil)构成。神经毡系神经元的突起(轴突、树突)、突触之间交织而成。广义地被认为是神经纤维与神经胶质细胞突起和毛细血管共同构成神经元胞体之间的网络。神经元彼此之间借助于胞体、树突和轴突的接触部位即突触(synapse)形成传递信息、结构复杂的联络网。一般认为兴奋作用主要通过轴-树突触(axo-dendritic synapse)和树-树突触(dendrodendritic synapse)传递,抑制作用通过轴-体突触(axo-somatic synapse)和轴-轴突触(axo-axonic synapse)传递。

5. 突触类型　突触结构包括突触前膜(presynaptic membrane),系突触前的神经细胞膜的一部分,在其胞质面有致密物质堆积,向胞质内伸出并形成锥形致密突起,用磷钨酸染色后呈六角形,其间有内凹的突触小孔,它是突触小泡与突触前膜接触处,一般膜厚 $50\sim60Å$。突触间隙(synaptic cleft)位于突触前后膜之间,一般宽约 $200\sim300Å$,间隙内可有平行排列的突触间隙丝,糖蛋白和唾液酸。突触后膜(postsynaptic membrane)与前膜相似亦由神经细胞膜延续而成。突触后致密物质是连续的深色凝集物,附于突触后膜的胞质面上。突触膜(前、后膜)具有调节离子代谢物、转运小分子及维持神经末梢所必需的特殊内环境作用,并为神经递质提供特异性受体。

按神经元的接触部位及信息传递方向分类:一般地有轴-树突触、轴-体突触、轴-轴突触、树-树突触、树-轴突触、树-体突触、体-树突触、体-体突触及体-轴突触等。无论哪一类型突触,其相关的两神经元之间的传导方向是由前者传至后者。

按突触有无突触小泡分类:分突触终扣(synaptic terminal button)内小泡型的化学突触;非小泡型的电突触及混合突触三类。

(1) 化学突触(chemical synapse):在串联的神经元内产生的神经介质(neurotransmitter)在突触小泡内经突触前膜释放于突触间隙内到达突触后膜,并提高其通透性,有利于离子(Na^+或Cl^-)通过。突触小泡有圆形(S 型突触)和扁平形(或椭圆形)(F 型突触)两型。

神经介质和所引起的离子变迁,引发突触后兴奋性电位,即兴奋效应,并通过细胞膜去极化而传递神经冲动;或突触后抑制性电位即抑制效应,使细胞膜产生过极化,使神经冲动的兴奋传导能力降低。

突触小泡所含的神经递质一般认为圆形突触小泡内含有兴奋性神经递质,扁平形突触小泡则含有抑制性神经递质。无颗粒突触小泡含乙酰胆碱(Ach)或氨基酸;而颗粒小泡则含有单胺类神经递质如多巴胺、去甲肾上腺素或 5-羟色胺。同一神经元在不同机能状态下产生不同的神经递质或者突触小泡形态上的差异反映了神经递质形成过程中的不同时期。因此在一个突触前终扣内,同时存在有圆形和扁平形、无颗粒与颗粒小泡。中枢神经系统内已知有兴奋性递质如乙酰胆碱(Ach)、去肾上腺素和 5-羟色胺;抑制性递质为 γ-氨基丁酸、甘氨酸、谷氨酸、多巴胺;还有调节物质为神经肽、阿片样肽。此外,某些神经元如视上核和下丘脑的室旁核的神经内分泌细胞形成分泌物质(主要为七肽和五肽),在神经血管突触处释放入血,作用于垂体的腺细胞使其分泌各种激素而影响相似的靶器官,如甲状腺、肾上腺、卵巢等。

(2) 电突触(electrical synapse):是神经元之间的缝隙连接之一,亦有突触前、后膜及其突触间隙。在突触膜上有直径约 25nm 的微小通道,它是蛋白亚单位组成的。电突触特点是突触间隙极窄($20Å$),神经细胞之间的电阻甚低,神经冲动可直接由突触前成分传入突触后成分,使突触后膜电位降低,达到一定程度时即可放电,冲动传导没有延搁现象,其冲动传导方向可能是双向性的。

(3) 混合突触(mixed synapse):在相互接触的神经元之间同时并存有化学性突触与电突触。混合突触较少见。其功能意义尚未完全了解。

总之,神经元(神经细胞)的胞体内能合成绝大部分神经递质,经轴突运输至突触前终扣储存,当其受到刺激时便发生释放、灭活和重摄取等活动,亦有结构较简单的递质,如乙酰胆碱和γ-氨基丁酸等可在突触前终扣内合成。神经递质贮存于小泡内。当神经冲动到达突触前终扣时使之发生去极化和离子转移,即膜外 Ca^{2+} 进入膜内, Ca^{2+} 浓度的增加,递质释放入突触间隙,如果 Ca^{2+} 减少,则递质的释放就受抑制。在哺乳动物类,多以化学性突触为主,其中以轴-树突触和轴-体突触较多见。电突触少见。

（二）神经胶质

神经胶质(neuroglia)是神经外胚叶衍生的支持细胞。其数量是神经细胞的好几倍至数十倍。它在中枢神经系统(central nervous system,CNS)内构成部分实质,也可以衬于脑室系统的壁上。在周围神经系统内它们构成神经节中的被囊细胞、神经纤维的施万细胞及感觉上皮的支持细胞。神经胶质细胞的体积较普遍地比神经细胞小,在 HE 染色的标本上,只能见到细胞核,用银染法可见细胞有突起。神经胶质细胞在 CNS 组织中亦占很重要的地位。对神经元起支持、绝缘、保护和修复作用;参与代谢并提供营养,有助于神经元的应激活动;神经胶质细胞本身起着其他组织的细胞外间隙的作用,参与维护神经元周围离子环境的动态平衡和神经递质的调节及免疫抗原的递呈作用。

根据细胞的形态、大小、突起的多少及其分布位置,在 CNS 内常见有星形胶质细胞、小胶质细胞(包括被囊细胞)、少突胶质细胞和室管膜细胞及 Bergmann 胶质细胞等。

1. **星形胶质细胞(astrocyte)**　胶质细胞中体积最大的细胞,其突起呈树枝状形似星状,核直径 8 ~ 10μm。依胞质内原纤维量的多少,分原浆性和纤维性星形胶质细胞。前者有很多分支粗而相对短的突起,胞质较丰富,其原纤维较少,核染色略浅,主要分布在灰质内,常沿神经元的胞体排列,并以突起包绕神经元的胶质。后者为分支较少的细长突起,胞质内原纤维多,核染色质较深主要分布在白质或灰白质邻界地区。星形胶质细胞的细胞质以纤细的片状突起嵌入神经元和突起间使之彼此分离。它的突起末端膨大形成足板。足板贴附在血管的基膜外侧,与毛细血管内皮、基膜共同构成血脑屏障。足板可延伸至脑、脊髓表面的软膜脑,共同组成胶质界膜,此为脑脊髓-脑屏障。亦可附于室管膜上。

电镜下,胶质微丝构成光镜下的胶质原纤维,微丝宽约 8 ~ 9nm,长度不等,但可延伸至突起内。在免疫组织化学上,它含有胶质纤维酸性蛋白(glial fibrillary acidic protein,GFAP),这是星形胶质细胞的特点。老年人脑内星形胶质细胞中有时含脂褐素或淀粉样小体。

星形胶质细胞的功能是调节 CNS 细胞周围间隙的水分和离子环境。它以其自身无数星形的、极细的终末突起穿插于整个 CNS 组织内的血管周围和神经元周围,借助于细胞间的彼此连接,并形成功能性细胞联合体。在冲动传导和传递时,它能阻截从神经细胞释出的过剩 K^+。K^+ 被星形胶质细胞转运至功能性细胞联合体,而使神经细胞外间隙 K^+ 浓度保持平衡。这就是所谓的“钾间隙缓冲”。星形胶质细胞对 Na^+ 亦有类似调节作用。脑水肿时,灰质内原浆性星形胶质细胞截留水肿液而肿胀,致细胞外间隙狭窄,在白质(髓质)内纤维性星形胶质细胞的调控功能则弱得多,细胞仅轻度肿胀,而细胞外的髓质水肿明显。在较大的脑创伤等病理情况下星形胶质细胞反应性增生,胶质纤维增多,以胶质瘢痕修复之。

在炎症反应和肿瘤情况下,为适应性反应可出现特殊形的星形胶质细胞,如:①毛细胞性星形胶质细胞,其特点是双极细胞伴有伸长的胞体和细长的富于胶质微丝的细胞突起;②肥胖型星形胶质细胞,胞体膨大,胞质嗜酸性,胞质内充满线粒体和粗面内质网,其细胞周边部和细胞突起胶质微丝含量丰富。

2. **小胶质细胞(microglia)**　它是 CNS 早期发育时源于中胚叶的伴随血管形成而进入脑、脊髓内的另一“胶质”细胞类型,它属单核吞噬细胞系统(又称网状内皮系统)的一部分。这些细胞不规则播散在灰白质和星形胶质细胞及少突胶质细胞之间,并伸展至血管的外周。HE 染色切片上,静止时其核呈短、卵圆到肾形的染色质深染。有少量胞质,突起少且较粗短,有分支。用银染法可显示其形态结构。小胶质细胞对损伤反应而表现形态结构上很大的变异。例如在坏死灶周围局限性增生,构成所谓的胶质小结(glial nodule)。它围绕并浸润、吞噬坏死神经元的过程,称之噬神经细胞现象(neuronophagia)。在化学趋化因子影响下,该细胞可移向损伤区,吞噬并清除坏死脑组织及崩解的髓鞘脂质等,起到清道夫细胞(scavenger cell)的作用。这些细胞中的许多可能来自血液的单核细胞。电镜观察时,小胶质细胞胞质中内质网少,不含胶质微丝,故易于与星形胶质细胞区别。

所谓被囊细胞(capsular cell):它包括神经节细胞体周的胶质细胞,亦称卫星细胞和轴突周的胶质细胞。

3. 少突胶质细胞(oligodendrocyte)　胞质突起少,HE 染色时,胞质与浆膜之间呈现不明显的晕围绕核,核染色质呈块状,较星形胶质细胞的核致密些。核圆形,大小约 5～7μm。电镜下,胞质少,仅在核的一侧较致密,含丰富的核糖体、线粒体、高尔基体和大量微管,糖原少,但无胶质微丝,免疫组化 GFAP 阴性。少突胶质细胞因在灰质和白质内的定位不同,而有不同的功能。在灰质内,它位于大锥体细胞旁,是卫星细胞之一。可能协助神经元的代谢或参与糖蛋白的代谢过程。在白质内,以及在灰质的髓放区内,少突胶质细胞膜的脂蛋白复合物双层缠绕在神经元的轴突上,形成髓鞘。电镜下,见少突胶质细胞的胞膜包卷轴突而构成髓鞘,但一个少突胶质细胞可以包卷数个郎飞结之间的结间段和数个轴突,且郎飞结处的间隙相对较宽。因此,少突胶质细胞的障碍或损伤可影响髓鞘的形成。在出生前或生后两年内,髓鞘不断发育并完善,此时,少突胶质细胞呈现显著的核分裂和代谢活性,这种现象称髓鞘形成性神经胶质增生。此时的细胞对缺氧极为敏感。

4. 室管膜细胞(ependymal cell)　它衬覆于脑室系统及脊髓中央管的壁上,所以,又称室管膜上皮细胞,呈立方至柱状,胞核异染质多,核膜清晰。在第三脑室的正中隆起及延髓最后处覆盖的上皮很薄,甚至消失。第四脑室处的室管膜细胞可形成具有特殊分泌功能的脉络丛上皮。第三、四脑室的大部分细胞经缝隙连接相邻,偶见桥粒。细胞的脑室面有大量微绒毛和一或多根纤毛,有助于推动脑脊液的流动。电镜下,细胞质内有线粒体、溶酶体、微管和胶质微丝,有时尚有分泌颗粒。于侧脑室的室管膜细胞外缘,有两行细胞形成室管膜下细胞层,细胞核小,胞质也较少,此细胞仍能分裂分化成为其他的神经胶质细胞。室管膜细胞除具有支持作用外,在正中隆起及垂体柄处,参与向脑脊液中分泌或摄取、转运某些激素控制因子的活动。部分细胞的基底面短突起以足板形式附于血管壁,参与脑脊液和血液间的物质运输。

此外,小脑中的 Bergmann 胶质细胞的胞体位于浦肯野细胞层,排列成行,它发出一个顶突伸向表面,并具有短的分支包绕浦肯野细胞的树突,其功能类似星形胶质细胞。

第二节　神经系统疾病基本病理变化以及分子病理学特征

一、神经元和神经纤维病变

CNS 对损伤的反应除血管和脑膜受累及外,其主要表现在神经实质,如神经元、星形胶质细胞和小胶质细胞的反应性病变。它们中的一种或几种细胞受累及的反应性病变几乎出现在所有 CNS 疾病,在许多病例里,细胞反应性病变与其临床症状表现的解剖学定位的相关性是神经病理学诊断和研究的基础。

(一) 神经元病变

神经元在缺氧、缺血、毒素及糖代谢等的影响下,很易出现病变。有些病变是可复性损伤,有些则属于进展性致死性损伤使神经元萎缩脱失。

1. 尼氏体溶解(chromatolysis)　由于轴突受损害或被切断时,神经元胞体内的嗜碱性物质(尼氏体)消退,称之为尼氏体溶解。电镜观察,发现神经元胞体周围粗面内质网减少,滑面内质网增多,多聚核糖体(尼氏物质)解聚,并且核糖体丢失。由于胞体周围的尼氏体溶解,胞核偏移,细胞体变大,轮廓变圆或原来的角状形消失。此为中央尼氏体溶解(central chromatolysis)。如果这种现象出现在轴突被切断,又称神经元轴突反应(neuron-axonal reaction)。亦可出现在维生素 C 及维生素 PP 缺乏。一般在轴突受损害 48h 就出现这种反应,伤后 15～20d 达高峰,随着轴突的再生和修复,中央尼氏体逐渐恢复原状约需 80 多天。靠近脑干或脊髓的运动神经被切断后,其细胞体从受损害到完全恢复约需 100 天以上。以神经元胞体边缘部的尼氏体消失为特征,称周围尼氏体溶解(peripheral chromatolysis)。这是低氧血症和缺血时选择性实质坏死的神经细胞改变。无论是中央尼氏体溶解或周围尼氏体溶解,只要在延期内消除损害因素,其病变是可复性的。

2. 神经元嗜酸性变(eosinophilic neuronal change)　这是最常见病变。由于严重的低血压、血流阻滞致脑血流灌注不足而导致脑微循环氧张力降低所引起神经元的损害。因此称缺血或缺氧性神经元损害

(ischaemic or hypoxic neuronal damage)。由于受损害的神经元在 HE 染色切片上,呈现嗜伊红染,故又称神经元嗜酸性变。这类细胞进展性发展直至坏死,所以亦称嗜酸性神经元坏死(eosinophilic neuronal necrosis)或缺失性神经元坏死。

神经元嗜酸性变的早期形态学改变是胞质内微空泡形成,细胞可能正常大小或仅仅轻度缩小,胞核轻度皱缩,胞体空泡直径约 2μm。电镜下,这些空泡的绝大多数是肿胀的线粒体,有些为扩大的内质网或其他细胞器。据研究,在人类心跳停止 1h 后,脑内神经元可有微空泡形成。

缺血性细胞微空泡形成病变随时间延长逐渐转化成神经元固缩、浓染,胞质明显嗜酸性及含有已解聚的尼氏体的微细颗粒。核固缩,呈三角状、浓染、核仁嗜酸性。固蓝(fast blue)染色显示核和胞质为亮蓝至深紫红色。电镜下,胞质的电子密度增加有时为一些变性的可辨认的细胞器及残余空泡。晚期的缺血性细胞突起呈现深染的嗜碱性小体,即硬化结痂。电镜下,其硬化结痂系树突衍生和细胞表面的突出呈锯齿状,其间有明显肿胀的星形胶质细胞突起,胞质细胞器电子密度增加,均质斑(homogeneous plaque)及胞质逐渐溶解,核异染质增多。

3. 单纯性萎缩(simple atrophy) 由于慢性代谢障碍如维生素缺乏或遗传性疾病如小脑变性疾病及肌萎缩侧索硬化等变性疾病里所见神经元的变性萎缩。这种病变多呈慢性过程,所以,又称慢性神经细胞变性。

单纯性萎缩的病变特点为粗大的神经纤维较中等的或细小神经纤维先受损,神经元胞体最后受累。表现为神经元胞体缩小,胞核浓缩而无明显尼氏体溶解,树突增厚或末端膨大似鹿角样变化,顶端树突弯曲,一般不伴随炎症反应。病变过程相当缓慢,轴突受损,常因及时被吞噬细胞处理,故不至于明显堆积,故而苏丹Ⅲ或 Marchi 染色出现的阳性颗粒非常少。由于轴突的损害,其运输速率大为减慢,造成其内的微丝增多,以致局部膨胀呈"鱼雷"样外观,此为小脑萎缩和变性疾病的特征性变化。

单纯性萎缩是很多系统性变性疾病的病理基础,如遗传性 Friedreich 共济失调,及橄榄-脑桥-小脑变性等。

4. 跨神经元变性(transneuronal degeneration) 当与神经元核团有联系的轴索受损或丧失时,该神经元核团发生神经元变性和萎缩的过程称跨神经元变性。因为它发生在对神经细胞起作用的突触传入信号丧失的情况下,所以,又名为"跨突触变性(trans-synaptic degeneration)"。由于前一级神经元的轴突受损害后累及后一级神经元导致其变性或萎缩,因此,又称"串连"或"链锁"变性("Linked"or"chain" degeneration)。如视网膜、视神经或视束的病变后,外侧膝状体中的神经细胞发生萎缩;脊髓后柱内感觉神经的丧失后的薄核和楔状核的变性;阻断前额叶脑桥纤维束的额叶白质切除术后的脑桥核变性;成人脑切除部分传导路径的神经元缓慢地渐近萎缩。跨神经元变性的病变特点是受累及的神经核、核仁萎缩和胞体尼氏体脱失。后期神经元丢失和反应性胶质增生。特别是在中央被盖束发生病变后,在下橄榄核神经细胞发生不同形态学的跨神经元变性。在病变开始的几个月内,橄榄核神经元肥大,有时伴胞质内空泡、星形胶质细胞肥大和胶质纤维增生。但后期神经细胞萎缩消失。当老年人梗死后存活较长时间的许多病例常协同有腭肌阵挛时,其主要病变是橄榄核肥大。

5. 噬神经细胞现象(neuronophagia) 当神经细胞快速死亡时,在它的胞体及近心端的树突均有吞噬细胞浸润和吞噬过程,称噬神经细胞现象。如急性脊髓灰质炎的较早期浸润细胞以中性白细胞为主,较后期由小胶质细胞或巨噬细胞衍生的大量吞噬细胞侵入坏死的神经细胞。噬神经细胞现象一般见于脑脊髓炎(encephalomyelitis)的灰质内,这可能是坏死神经元对小胶质细胞有特异性化学趋化作用。小脑浦肯野细胞变性、坏死后的噬神经细胞现象显示特征性结构,表现为小胶质细胞成群聚集在胞体及其分子层内的树突周围与变性、固缩的胞体和短突起一同构成灌木林样(shrub-like)排列,亦称之灌木林样神经胶质网(scrub-like glial net)。浦肯野细胞在伤寒、病毒性脑炎以及非炎性病过程,如 CNS 以外的癌症致浦肯野细胞的变性(即副肿瘤性小脑变性)均见灌木林样胶质网。

在变性神经元胞体和树突周围有较多(3~5 个以上)的少突胶质细胞环绕,形成卫星样结构,称卫星现象(satellitosis)。这可能与少突胶质细胞协助受影响的神经元并参与糖蛋白的代谢过程,提高神经元内细胞色素氧化酶、琥珀酸氧化酶有关。

6. **神经元的铁化和钙化**（ferrugination and calcification of the neuron） 铁化和钙化是细胞和组织发生坏死后的一种矿物质沉积过程，是细胞死亡的标志。在 CNS 内陈旧性创伤性出血、贫血性梗死、皮质层状坏死灶内，或各种慢性疾病中已死亡的神经元及其邻近小血管壁或血管瘤样病变附近的组织内可见苏木素深染颗粒沉积，普鲁士蓝染色阳性则表明为铁化颗粒。Von Kossa 染色阳性反应者即为钙化。有些神经元内出现深棕色的含铁黄素颗粒很像黑色素，但它与黑色素不同，它易溶于碱性溶液，亦呈普鲁士蓝染色阳性反应。

7. **双核或多核神经元**（binucleated or multinucleated neuron） 成熟神经元是一次性分裂的细胞，成熟神经元不再具备核分裂能力。但是在某些病理情况下如难产窒息致脑组织缺氧除引起神经元单纯萎缩外，还偶尔见双核神经元。双核神经元是罕见的，极罕见的是 3~4 个胞核，多核的变化代表细胞反应增生，但它不能分裂为两个子细胞。这种变化表明对损伤的反应是非特异性的。

8. **神经原纤维变性**（neurofibrillary degeneration） 神经元胞质内神经原纤维增粗，扭曲，在镀银染色时显示增粗黑染束状，彼此平行呈线团状缠绕或交错编织，并形成网篮状，所以，亦称神经原纤维缠结（neurofibrillary tangle）。在后期神经元的核和胞质不能分辨，使胞体变成角状、火焰状或烟斗状。此神经原纤维变性可能与淀粉样物质沉积有关，特别是海马回神经元。电镜下，神经原纤维缠结主要由每根约 10nm 直径的神经细丝，以 20nm 间距平行成对和横向间距 80nm 成螺旋状缠绕。

神经原纤维缠结多见于阿尔茨海默病和阿尔茨海默型老年痴呆。亦见于脑炎后帕金森病和帕金森病合并痴呆。但要注意区别单根细丝呈块状组成神经原纤维缠绕，后者常见于拳击者的大脑皮质内及唐氏综合征的少年脑皮质内以及铝中毒的脑内等的嗜银染缠结，但它们多由单根细丝呈块状组成。

9. **颗粒空泡变性**（granulovacuolar degeneration） 神经元胞质内小的包涵体，中心为嗜苏木素染的小体（直径 0.5~1.5μm），大小可至 0.5μm 的空泡间隙围绕，共同组成一小的包涵体。最常发生在海马回的锥体细胞内。一个受累及的神经细胞内可出现几个包涵体。颗粒空泡变性，多见于非老年痴呆者的脑内，此变化通常仅少许存在于海马神经元，而且只在个别细胞内，其颗粒数量亦较少。伴随痴呆加重，受累的细胞数量增加，并且颗粒数量亦增加。

10. **Lafora 小体**（Lafora body） Lafora 首先在肌阵挛性癫痫（myoclonus epilepsy）里描述其神经细胞胞质内的包涵体。它是均质的、同心圆形小体，通过狭窄的未被染色的包膜与细胞的其他成分相鉴别。Lafora 小体中心为嗜碱性核心，边缘淡染或核心周呈放射状。电镜下，核心由细丝块组成。PAS 染色呈强阳性反应，甲基紫和甲苯胺蓝染色呈异染性。镀银呈褐黄色。它们存在于神经元胞体胞质、轴突和树突内。由于神经元变性、脱失后，其小体亦可能出现在神经毡内。小体直径约在 1~30μm。经组织化学染色发现 Lafora 小体含酸性黏多糖。在刚果红（Congo red）染色时 Lafora 小体不着色，可以与淀粉样小体区别。在肌阵挛性癫痫里，Lafora 小体分布在脑内中央回、额前回、黑质，以致遍及大脑皮质，但最常见在中央回和额前回。丘脑、苍白球及黑质严重受累，橄榄核和小脑皮质内亦见其分布。极少数小体在延髓以下仍能发现。

11. **路易体**（Lewy body） 主要是发生在脑干的色素神经细胞胞质的包涵体，亦不除外色素细胞胞核内的包涵体，它是帕金森病的特征性病变。表现在黑质、蓝斑及背侧迷走神经核等色素神经元胞质内同心性嗜酸性玻璃质小体核心，其周缘为淡染。在一个受累及的神经元内见 1 个或多个路易体。用 phloxine-tartrazine 染色和吉姆萨染色均着色，HE 染色亦能分辨嗜酸性玻璃质核心。有研究者证实小体核心由含有芳香（族）α-氨基酸的蛋白质组成，组织化学亦证明路易体内有鞘磷质（sphingomyelin）、游离脂肪酸、多糖等成分。电镜下，核心为致密聚集的细丝和混有颗粒的物质组成，外带为疏松群集的细丝。

12. **神经元包涵体**（neuronal inclusion） 神经元包涵体常指在 CNS 病毒感染性包涵体，然而病毒包涵体发现却是极为罕见的，这需要延续和仔细的研究或借助免疫组化等方法才能发现。在某些病毒感染明确的病例不可能出现病毒包涵体，但是亦有相关神经元可能含有包涵体而又毫无病毒感染的明确证据。最常见包涵体类型是核内包涵体。在脊髓灰质炎、单纯疱疹性脑炎或亚急性硬化性全脑炎里可能发现神经元或胶质细胞的核内包涵体。狂犬病里其特征性包涵体是内氏小体（Negri body），即在细胞质内嗜酸性颗粒、卵圆形包涵体，亦可用吉姆萨染色。应用免疫组化法亦能证实其包涵体的存在。

（二）神经纤维的病变

神经纤维即轴突,它与神经元胞体、树突构成完整的基本结构单位。若神经纤维与胞体的联系中断,无论来自顺行或逆行的损害,都可以引起神经纤维及其髓鞘的变性、崩解坏死。神经纤维被切断后,轴突和神经元胞体断离,其断离的远端及部分近端的轴突及其所属髓鞘发生变性、崩角和被吞噬细胞吞噬,与此同时,受累神经元的胞体发生中央尼氏体溶解。此过程在周围神经系统内研究最多,称为沃勒变性(Wallerian degeneration)。全过程包括,①轴突变性:远端和部分近端的轴突肿胀、断裂、崩解,被吞噬细胞吞噬、消化,遗留的近端轴突随后再生并向远端延伸。②髓鞘脱失、髓鞘崩解所形成的脂质和中性脂肪可被苏丹Ⅲ、油红O或苏丹Ⅳ染色阳性。③细胞反应:吞噬细胞反应性增生,吸收崩解产物,随后出现断端远侧施万细胞反应性增生,或中枢神经系统则为少突胶质细胞增生,它们参与轴突的重新髓鞘化过程。这种由于创伤使神经纤维与其胞体联系中断,并累及到胞体的中央尼氏体溶解过程,也称之为逆行变性(retrograde degeneration)。

沃勒变性过程同样能运用于 CNS 内。在 CNS 内的创伤、肿瘤或血管栓塞或血栓形成或出血等原因引起神经元胞体和核的变性坏死后,随之相应的树突、轴突及其末梢均发生变性,有髓纤维脱髓鞘的过程,称为顺行变性(anterograde degeneration)。白质内轴突及其神经末梢与它的起源神经元的联系中断后,神经纤维在缺血和缺氧的情况下发生变性坏死。一般地在伤后 30min 内,大的轴突显示轻度迂曲,约在 48h 后轴突全长变性梭形肿胀、断裂成片段,第 4~5 天后,轴突崩解,碎裂成小碎屑。镀银染色呈现致密嗜银染的末梢像斑点或滴状或网络状即收缩球。这些现象表明终扣变性(degenerating terminal bouton)。电镜下轴突内细胞器轮廓消失,致密体聚集,变性的线粒体及神经细丝密集。随病程进展,轴索内细胞器几乎完全消失,遗留少许神经细丝,轴突崩解。在某些部位像浦肯野细胞轴突末梢变性,常有明显的神经细丝团和轴突边缘少许残留的线粒体和空泡。末梢仍遗留厚的突触后膜以及插入到胶质或树突内的痕迹。

有髓鞘神经纤维,髓鞘衰退后,髓鞘板层松散,可在约 1 个多月内髓鞘仍保持完整性。在损伤位置轴突和髓鞘变化使其增大,并迅速崩解。远离病变位置有少许吞噬碎屑的吞噬细胞和星形胶质细胞增生及其髓鞘碎屑。光镜下,髓鞘失去了它们的规则平滑的外形,并变成卵圆形的节段,继之髓磷脂(myelin)破坏,崩解成脂质和神经角蛋白,最后分解成中性脂肪,由吞噬细胞吞噬。吞噬了脂质的细胞在 HE 染色时,脂质被溶解形成泡沫细胞,亦称格子细胞(gitter cell),神经角蛋白被吞噬后由溶解酶降解。在早期形成髓鞘脱失区,随后胶质细胞增生,胶质纤维增多、硬化。在周围神经系统,髓鞘的破坏崩解产物被清除大约需要几周的时间。与此相反,CNS 的神经束状变性过程缓慢,在数月或甚至数年内在病变处仍保留载脂细胞。

二、神经胶质细胞的病变

神经系统的神经胶质成分包括由神经外胚叶的成胶质细胞(spongioblast)衍生的神经胶质细胞(neuroglia cell)和中胚叶衍生的小胶质细胞(microglia)。神经胶质细胞由星形胶质细胞、少突胶质细胞和室管膜细胞组成。它们根据病因、神经元和神经纤维病变性质和病程经过而显示不同的病变。

（一）星形胶质细胞病变

星形胶质细胞的类型和形态结构及其功能详见本章前述。

1. 星形胶质细胞增生(astrocyte proliferation)　在 CNS 内星形胶质细胞几乎对每一类型的损伤或疾病过程都显示其反应性病变。它们的反应可能显示变性、肥大和增生。原浆性星形胶质细胞和纤维性星形胶质细胞对损害的反应变化无明显的不同。在所有进展性反应中,丰富的胶质原纤维都呈现明显的 GFAP 阳性。

由于损害的原因(缺氧、缺血、低血糖、炎性中毒、梗死、高血氨等)不同,按其性质有反应性增生和营养不良性增生两类。

（1）反应性星形胶质细胞增生(reactive astrocyte proliferation):在完全梗死区或创伤内星形胶质细胞遭受变性坏死,但在边缘区的星形胶质细胞由于对缺氧的敏感性不及神经元,所以在神经元死亡后星形胶质细胞仍存活。神经元丢失、髓鞘崩解或神经纤维的损伤,均能引起星形胶质细胞数量增加。后期,无数的星形胶质细胞突起增生,其突起构成胶质纤维网。由星形胶质细胞数量和胶质突起增多而形成的胶质瘢痕(glial scar),通过修复组织的缺损而愈合。肉眼观,病灶区呈灰白色或半透明状,质地变硬,其病变很像多发性硬化症的斑。但是,多发硬化症的病变一般分布在两大脑半球,斑与脑室系统特别是侧脑室侧角的关系非常明显以资鉴别。如果创伤涉及在皮质浅层,在其愈复时,在胶质瘢痕中杂有源于脑膜增生的纤维结缔组织构成胶质瘢痕被覆于脑的表面或玻璃样变,形成所谓的脑疣(brain wart)。

（2）营养不良性星形胶质细胞增生(dystrophic astrocyte proliferation)：在肝性脑病伴血氨水平升高或代谢性和中毒性疾病无血氨升高的情况下所引起的星形胶质细胞增生,其胞体增大,胞质明显,形状不规则,有时出现多核或怪核,GFAP 强阳性。这种细胞称之阿尔茨海默星形胶质细胞Ⅰ型。另一类型称阿尔茨海默星形胶质细胞Ⅱ型,它的形态特点显示增生的星形胶质细胞增大、空泡状核,常含有核仁和糖原包涵体,胞体轻度肥大,无突起,在 HE 染色切片上不易察见。GFAP 染色阴性,偶尔显示弱阳性。

2. 星形胶质细胞肥大(astrocyte hypertrophy)　星形胶质细胞的肥大见于急性和慢性过程。如脑实质损伤的急性迅速发生,并有坏死和髓鞘崩解,星形胶质细胞增大,直径约 $25\mu m$、少许突起,数量增多,胞质丰满,胞核偏位或双核。HE 染色时,胞质嗜酸性,GFAP 染色阳性。这样的病变亦见一些慢性损害过程,如围绕脓肿和肿瘤周围的水肿白质内。这种增大的星形胶质细胞称"肥大性星形胶质细胞(hypertrophied astrocyte)"或称"肥胖性星形胶质细胞(gemistocytic astrocyte)"。

此外,星形胶质细胞变性表现为：①胞质肿胀,其内出现脂滴,它的突起崩解成颗粒称为星形胶质细胞突破折(clasmatodendrosis)。②Rosenthal 变性纤维：星形胶质细胞的胞体和突起内出现均质、透明的嗜酸性结构体,状如圆形、卵圆形、长形或胡萝卜形。PTAH 染色证实这些结构呈红至紫红色,在比较大的小体中心为紫红色,外围为红色。超微结构显示中心为细微颗粒物质、GFAP 免疫组化阴性,其外为胶质纤维,GFAP 染色阳性。这些小体见于脊髓空洞症的周围和生长缓慢的星形细胞瘤,特别是小脑或视神经的肿瘤。早期研究发现镍能诱发 Rosenthal 变性纤维。③淀粉样小体(corpora amylacea)：是发生在纤维性星形胶质细胞胞体内的球形小体,其突起肿胀。小体直径约 $15\mu m$,多见于软脑膜紧邻的灰质内或白质血管周围。它们呈现无定形的嗜碱性物质,在碘、甲基紫、PAS 及糖原染色下均为阳性,甲苯胺蓝呈异染性。

（二）少突胶质细胞病变

少突胶质细胞的基本形态和功能请参见本章第一节。未成熟的少突胶质细胞大而核染色亮,成熟的少突胶质细胞小而核染色质致密。核周少量胞质、不含胶质原纤维。GFAP 免疫组化染色阴性。其突起含微管,不含中间细丝,轴索的存在必须伴有少突胶质细胞的髓鞘形成,半乳糖脑苷脂(galactocerebroside)作为少突胶质细胞表面抗原表达和特异细胞标记。在缺氧、中毒、高烧等情况下,对这些因素较敏感的少突胶质细胞显示急性肿胀,表现为胞质增多,胞体肿大,其中出现空泡,核浓缩。在 HE 染色时见核周环状空隙。在镀银染色时突起数目减少或断裂,变性的少突胶质细胞在早期仍可恢复,若损害因素持续作用下去则导致胞质破裂。少突胶质细胞的病变与脱髓鞘疾病有密切关系。

（三）室管膜细胞病变

脑室及脊髓中央管的腔面均被覆室管膜细胞(ependymal cell),其基本形态和功能请参见本章第一节。

室管膜细胞的纤毛随年龄增长而脱失。似乎成熟的室管膜细胞具有增生或再生能力,脊髓中央管和中脑导水管常由于室管膜下增生的星形细胞胶质纤维向室管膜细胞群间长入或充盈管腔,乃至中央管或导水管狭窄甚至阻塞脑脊液循环。

室管膜细胞对损伤因子很敏感,特别是腮腺炎病毒。常见的病变是颗粒性室管膜炎(granular ependymitis),它可能发生在任何炎症后。最常见是神经梅毒。肉眼观,多在第四脑室顶部,亦可遍及脑室系统。在室壁上可见微小透明颗粒,看上去像水滴。光镜下,这些颗粒由具有毛细胞性星形胶质细胞组成,其表面可有可无室管膜细胞被覆。在增生的毛细胞性星形胶质细胞间有或无小巢或腺泡状室管膜细胞。由于毛细胞性胶质细胞过度增生或脑室扩大,使其覆盖的细胞层破损而不连续。

（四）脉络丛的病变

脉络丛位于侧脑室和第四脑室内呈绒毛状突出物,其中含有血管丛轴心,外被一层上皮细胞,呈立方形。脉络丛上皮细胞核圆形,位于细胞的中央或近基底部。依细胞的功能状态不同,它的形态和胞质的内含物也有变异。在上皮细胞的下方有薄壁的小动脉和血管丛。间质疏松,主为胶原纤维,偶见一些间皮细胞团,类似蛛网膜颗粒,或偶见钙小体。脉络丛主要功能是形成脑脊液。由脑室系统脉络丛血管内皮将血浆中的某些溶质和水分泌入脑室系统,上皮细胞亦有滤过、分泌、吸收或吞噬作用。脉络丛的每次动脉性搏动为脑脊液循环的主要动力。用以维持脑脊液的正常循环和 CNS 内环境的平衡。

脉络丛在炎性病变时,其绒毛状突起水肿、彼此粘连,由血管内皮滤出的脑脊液易于潴留在间质内,形成大小不等的囊肿。当脉络丛发生肿瘤时,肉眼观,常呈乳头状。无论炎症或肿瘤,都可引起脑脊液分泌增多,导致颅内压增高。

(五) 小胶质细胞

小胶质细胞(microglia)的形态和功能参见本章第一节。小胶质细胞反应见于神经病理学广义范围内,包括围绕尼氏体溶解的神经元到梗死或挫伤后的变性坏死脑组织。在这些过程中,小胶质细胞增生依病变范围大小表现出量的差异。在形态上由静止状态转化为活化状态,其胞体变圆和突起变短,核为卵圆形、杆形、三角形或扭曲成马蹄形或"S"形。这样的细胞围绕并侵入、吞噬坏死神经元的过程称噬神经元作用。较大区域的坏死脑组织被清除,常在该处聚集多量的小胶质细胞形成胶质小节。吞噬脂质后的小胶质细胞被称为脂肪颗粒细胞或泡沫细胞或格子细胞(gitter cell)等不同命名。

在慢性进行性损害的情况下,小胶质细胞增生、胞体被延伸至梭形,核呈两端钝圆的杆形,所以称杆形细胞。常见于三期梅毒,急性硬化性全脑炎等。

三、神经细胞的损伤和修复

各种理化因子、感染、全身系统性疾病、营养或代谢障碍、遗传因素及老化均可引起神经系统损伤。由于发育成熟的神经元是终末分化细胞,至今尚无死亡后能够再生的证据。因此,一旦死亡无可替代。神经系统对损伤的反应总是神经元的变性死亡,胶质细胞增生和有限的炎症反应。

(一) 神经的损伤与再生

神经元位于中枢神经系统,死亡后无再生可能,这里所指的再生是神经干或轴突的再生。

1. 神经轴突的损伤改变 轴突受损后可见沃勒变性(Waller degeneration)。沃勒变性包括损伤点远端轴突变性崩解,碎屑由巨噬细胞清除,与此同时神经元胞体出现中央性尼氏体溶解现象,核边置,蛋白合成代谢旺盛,使损伤点近侧的轴突得以在增生的施万细胞(Schwann cell)引导下向靶细胞(器官)延伸,最终建立突触联系。

2. 轴突再生的蛋白合成和轴浆转运 损伤 30~60min 神经元胞核中 c-Fos 和 c-Jun 已经活化,其表达 Fos 和 Jun 蛋白通过亮氨酸拉链结构形成有活性的异源二聚体,结合于靶蛋白基因的启动子,激活靶蛋白基因,导致新的蛋白质合成、结构的改进和功能的表达。大鼠坐骨神经损伤后 3~5d 神经元硝酸银着色的胞核核仁组织区(nucleolus organizing region,NOR)的面积与胞核的比例明显增加。已知 28S、18S rRNA 的原始转录模板 rDNA 定位于 NOR。具有转录活性的 rDNA 的 NOR 和已经转录仍与蛋白质相连的 rDNA 的 NOR 均可被硝酸银着色。因此,NOR 与胞核的比例增大表明胞核转录功能和蛋白质合成的增强。

微管、微丝和神经微丝的合成和转运,则是轴突再生和转运的突出现象,然而三者的合成并不同步。研究表明,微管和微丝的合成在夹伤大鼠坐骨神经后 3~5d 明显增加,而神经微丝的合成则相对滞后,甚至有报道直至 28d 才有 3 种神经微丝的 mRNA 的增加。微管和微丝蛋白在再生轴突中以游离形式高浓度(为对照组的 5.2 倍)进行慢相转运,这大大增加了它们的聚合概率,而神经微丝的转运浓度较低(仅为对照组的 1 倍)。

合成的蛋白质的转运在神经的再生中起着重要的作用。夹伤大鼠坐骨神经后脊髓前角神经元肌动蛋白含量在 3d 后,损伤点近心端在 5~7d 分别出现高峰,提示神经损伤后存在蛋白的合成和轴浆转运。然而迄今为止,无论采用何种措施轴突每天只能以 1~3mm 的速度生长,无法再使之加速生长,这在神经干高位损伤中造成极大的问题,无法依靠神经干自身生长实施对靶器官(细胞)的重新支配,因为在旷日持久的轴突生长过程中靶器官(细胞)由于长期缺乏神经支配和神经营养而在再生轴突进入靶区前早已萎缩。

3. 轴突的生长导向 轴突生长前端为扇形幔,称为生长锥,其前端为板状和丝状伪足。伪足内有肌动蛋白微丝和微管,其质膜上则有细胞外基质层粘连蛋白(laminin)和纤连蛋白等粘连分子的受体,以此与细胞外基质黏附。生长锥的移位经历伸足、充盈和固结3个过程。伪足的伸展过程取决于其中微丝的长度和数量,充盈阶段在伪足前移时,微管和小泡则向前充盈形成新的伪足前部,使之成为新的生长锥;而生长锥内出现纵向分布的微管、微丝和少量神经微丝,成为新的神经突起则称为固结。尽管生长锥可向各个方向伸展,但伪足的分布却并不对称。轴突生长导向则由胞内外的综合因素所决定,它们之间有的对轴突具有亲和作用,而另一些则具有排斥作用。在亲和与排斥的双重作用下,轴突沿着一个特定通道穿行。

(1) 细胞黏附分子(CAM):CAM既可作配体也可作受体,其免疫球蛋白超家族(IgCAMs)和钙黏着蛋白(cadherin)参与生长锥的移位、伸展,具有路径引导和轴突成束化作用,其中许多CAM也具有信息作用,但尚待进一步的研究。

(2) 受体酪氨酸激酶蛋白和受体酪氨酸磷酸酯酶蛋白:多种受体酪氨酸激酶蛋白(receptor tyrosine kinases,RTKs)具有调节轴突生长和进入靶区的作用。神经营养因子受体Trk家族还调节轴突的分支增长。受体酪氨酸磷酸酯酶蛋白(receptor tyrosine phosphatase,RTPs)控制着轴突的成束化和去束化,目前对其知之不多。

(3) 细胞外基质及其受体:细胞外基质(extracellular matrix,ECM)的种类很多,包括胶原蛋白、糖蛋白、层粘连蛋白和S-层粘连蛋白、生腱蛋白、血小板应答蛋白家族及纤连蛋白、玻连蛋白(vitronectin)、氨基多糖(透明质酸)、蛋白聚糖(硫酸乙酰肝素)。其中,层粘连蛋白和纤连蛋白对轴突有明显的导向作用,其他一些ECM在体外实验中能促进或抑制轴突的生长。

(4) 神经生长导向因子(netrins)为Ig超家族(ECM)的小家族,具有吸引某些轴突而排斥另一些轴突的作用,通过与细胞表面或ECM相互作用发挥其作用。

轴突一旦到达靶区边缘,生长锥受到靶区产生的信号控制,形成空间投射模式,进一步分化形成具有特异性的突触,如交感神经对松果体和外耳支配受靶区神经营养因子-3(neurotrophin-3,NT-3)控制。

应当指出的是,外周神经的轴突再生较中枢神经系统更为容易。这是因为外周具有中枢神经系统所没有的对轴突再生有明显导向作用的层粘连蛋白和纤维连接蛋白;加之,外周血源性单核巨噬细胞对死亡的组织碎屑的清除能力强而有效;中枢神经系统反应性星形胶质细胞增生形成胶质瘢痕,又成为再生轴突难以穿越的屏障。由此可见,轴突的再生和生长在很大程度上取决于局部微小环境的影响和调控。

(二) 胶质细胞和炎症细胞的双相作用

神经系统受到损害后,在损伤局部会造成血脑屏障或血神经屏障的破坏,并引起炎症反应。浸润的白细胞可产生肿瘤坏死因子-α(TNF-α)、白介素-1(IL-1)和γ干扰素(IFN-γ)。CNS激活的小胶质细胞也可表达包括IFN-γ和IL-1在内的一系列化学物质。这些物质有利于吸引更多的炎症细胞以及小胶质细胞、星形胶质细胞的激活和聚集。这有利于清除死亡组织及细胞碎屑为神经再生创造条件;但同时由于活化的小胶质细胞和炎症细胞产生的自由基和过氧化物,可进一步造成神经系统损伤。CNS的小胶质细胞在神经系统受到损伤后数小时内即被激活,在组织毁损性病变中,约30%的巨噬细胞源于小胶质细胞,70%源于血源性巨噬细胞。

少突胶质细胞和施万细胞分别是CNS和副交感神经系统(parasympathetic nervous system,PNS)的髓鞘形成细胞。前者包绕多根轴突,但仅包绕每根轴突的部分节段;而后者为多个施万细胞依次包绕1根轴突。在神经轴突再生过程中,施万细胞增殖串联成Bungner节带,使外周的轴突生长时有路可循。而在CNS,一旦少突胶质细胞死亡,即便轴突再生,已无轨迹可循,造成中枢有髓纤维难以有效再生。

CNS损伤3d后星形胶质细胞活化,在损伤区域数量开始增多,7~14d数量达到高峰,以后形成胶质胶质细胞增生(astrogliosis),亦称胶质瘢痕(glial scar)完成修复过程。星形胶质化以星形胶质细胞肥大为主(GFAP呈强阳性),出现肥胖型星形胶质细胞;增生仅局限于损伤区周围(幼稚星形胶质细胞波形蛋白呈一过性阳性)。星形胶质细胞是脑内碱性成纤维细胞生长因子(bFGF)的主要来源。bFGF通过自分泌和旁分泌作用促进星形胶质化的进程。星形胶质化是CNS的修复过程,但过度胶质化成为轴突再生的一个机械屏障。利用酪氨酸激酶的抑制剂5'-甲硫腺苷(5'-methylthioadenosine,5'-MTA)在培养细胞和动物体内成功实现了对胶质化的可逆性部分抑制,为可控星形胶质化作了探索。bFGF可保护脑缺血时的神经元,但脑缺血神经元 bFGF 受体(bFGFR)表达时相早于星形胶质细胞的 bFGF 表达。两者不同步致使内源性 bFGF 无法发挥对神经元的保护作用。应用外源性 bFGF 可使星形胶质细胞表达 bFGF 的时相提前,和神经元的 bFGFR 表达时相重叠,进而发挥其保护神经元的作用。

第三节　神经递质和信号转导

近年来发现,神经递质(neurotransmitter,以下简称为递质)的种类越来越多。此外,还发现一类多肽类物质,统称为神经肽(neuropeptide),可起递质、调节子(modulator)或激素样作用。它们的异常与神经系统的疾病或精神、心理异常相关联。

一、神经递质

(一) 乙酰胆碱

乙酰胆碱(acetylcholine,Ach)是最早认识的递质,其受体可分为毒蕈碱受体(又称 M 受体)(M1、M2、M3、M4 和 M5)和烟碱型受体(又称 N 受体),N 受体有顺时针方向排列的 5 个亚基,其中间为离子通道,对 Ca^{2+} 的通透性大于 Na^+ 的通透性。M 受体的氨基酸顺序有 7 个跨膜区,细胞质内环和细胞质外环各 3 个,激活产生 3 类效应:①磷脂酰肌醇(phosphatidylinositol,PI)系统激活;②腺苷酸环化酶(adenylate cyclase,AC)系统激活或抑制;③不同类型的 K^+ 通道作用。这 3 类效应均由 G 蛋白介导。

Ach 在神经系统中的功能为:①增强学习和记忆,动物注射 Ach 可增强学习和记忆的功能,用 Ach 的拮抗剂(东莨菪碱)可降低人近时记忆,阿尔茨海默病 Meynert 基底节(basal nucleus of meynert)Ach 能神经元大量缺失;②具有中枢性镇痛作用,参与针刺镇痛的中枢机制;③激活和维持脑电活动和行为的觉醒。Ach 通过网状结构上行激动系统和皮质胆碱能系统完成上述功能,抑制慢波睡眠,促进快波睡眠。此外,Ach 还具有升高血压,参与感觉的传递以及体温、饮食和饮水的调节。

(二) 单胺类递质

单胺类递质包括肾上腺素、去甲肾上腺素、多巴胺和 5-羟色胺以及它们的代谢产物。肾上腺素在中枢神经系统中含量甚微。

1. **去甲肾上腺素(norepinephrine,NE 或 noradrenalin,NA)**　NE 受体分为 α 和 β 两大类,两者均可再分为各种亚型,但对亚型分类尚有争议。NE 受体经 G 蛋白介导偶联第二信使。第二信使包括 AC 和 PI 系统。NE 具有多方面的功能,如调节血压、血管舒缩和心率;脑内注射可镇痛,但拮抗吗啡的镇痛作用;调节动物的体温,但不同种系反应不同;促进动物摄食;维持动物的觉醒状态。NE 系统的活动与躁狂症发作有关。

2. **多巴胺(dopamine,DA)**　DA 受体可分为 D1、D2、D3 和 D4,均经 G 蛋白介导。DA 能增加动物躯体的活动;促进 DA 和 NE 分泌的药物能够加重妄想型精神疾病的症状,而左旋多巴(L-dopa)转化成 DA 可以治疗忧郁症;DA 可促进黄体生成素、生长激素、卵泡刺激素、α-促黑素、β-内啡肽和血管升压素的分泌,但抑制催乳素分泌;此外,还对抗吗啡和针刺的镇痛作用。对心血管具有复杂的调节作用。

现代研究显示,DA 活动增强(或 D4 受体超敏)可以导致精神分裂症患者的异常思维和古怪行为;而 DA 功能减退则导致帕金森病,但由于两者累及的通路不同(前者主要累及中脑-边缘系统和中脑-大脑皮质系统,后者累及中脑-纹状体系统),因此有时两种疾病可同现于同一患者。

3. **5-羟色胺(5-HT)**　主要存在于消化道和血小板中,仅有 2% 存在于中枢神经系统中脑、脑桥和延髓,其受体至今已发现有 14 种亚型。其中一大类受体与 G 蛋白偶联,有 7 个跨膜结构,经 AC 系统或 PI 系统发挥效应;另一类为配体门控离子通道受体,如 5-HT3 受体兴奋时 Na^+/k^+ 交换增加,伴有大量 Ca^{2+} 内流。5-HT 的功能是:①中枢镇痛作用,加强吗啡和针刺的镇痛作用,尽管在外周组织为致痛源;②增加焦虑,此作用与 5-HT1A 和 5-HT2 受体有关;③促进实验动物睡眠;④抑制实验动物性活动;⑤具有内分泌激素的调节作用,5-HT 抑制黄体生成素分泌,促进催乳素分泌,以此参与性周期的维持。此外肾上腺素皮质激素分泌的晨低午高现象可能和 5-HT 活动有关。

（三）兴奋性氨基酸

兴奋性氨基酸（excitatory amino acid，EAA）包括谷氨酸（glutamic acid，Glu）、天冬氨酸（aspartic acid，Asp）和 N-甲基-D-天冬氨酸（N-methyl-D-aspartate，NMDA）。其中，NMDA 的兴奋作用为 Asp 的 1 000 倍。

兴奋性氨基酸具有神经毒性，其受体持续兴奋可引起中枢神经系统（CNS）损伤和神经元死亡。兴奋性氨基酸和下列疾病有关：①精神分裂症患者脑脊液（cerebrospinal fluid，CSF）中谷氨酸（Glu）含量仅为常人的一半；②脑缺血时神经元损害，如用 NMDA 和 KA 拮抗剂可保护神经元；③可能参与某些变性病的发病机制，如向实验动物脑内纹状体注射兴奋性氨基酸可导致纹状体神经元变性坏死（亨廷顿病），向 Meynert 基底节注射此类物质可引起 Ach 能神经元缺失（阿尔茨海默病）。其死亡和损伤发生机制是：①Cl^- 通道开放使 Cl^- 和阳离子大量进入细胞，使细胞处于高渗状态，而发生肿胀、溶解和死亡；②Ca^{2+} 内流激活脂酶和蛋白酶，使脂质和蛋白质分解，线粒体受损。

（四）抑制性氨基酸

抑制性氨基酸（inhibitory amino acid）包括 γ-氨基丁酸（GABA）和甘氨酸，目前对甘氨酸研究较少。GABA 有 3 种受体（A、B 和 C），GABAA 有 10 余种亚单位，4 种共 5 个亚单位构成配体门控离子通道（Cl^- 通道），GABAC 与 GABAA 结构相似。GABAB 有 7 个跨膜螺旋，与 Gi/o 蛋白偶联。GABA 的主要功能为：①抗焦虑；②调节垂体分泌功能，促进催乳素和黄体生成素的分泌，但抑制促肾上腺皮质激素和促甲状腺激素分泌；③具有中枢性镇痛作用，但拮抗吗啡和针刺镇痛的作用；④抑制下丘脑摄食中枢，使动物摄食减少，体重下降；⑤GABAC 参与视觉通路信息的传递和调控。用 L-dopa 治疗帕金森病，黑质和苍白球的谷氨酸脱羧酶含量恢复正常，提示 GABA 含量增高和改善症状有关。

其他可能的递质有组胺、前列腺素、腺嘌呤类物质和一氧化氮等。

二、神经肽

神经肽（neuropeptide）是一类主要分布于神经系统进行信息传递的多肽，目前已知达 100 余种，神经肽与经典递质相比作用强而持久，这是因为：①共存神经肽和递质共同释放，分别作用于特殊受体，从而激活一组信息传递过程，产生持久的生物学效应；②神经肽经酶解后产生的活性片段可因具有正相和/或反相效应而产生综合效应；③通过受体-受体相互调节改变其他受体和配体的亲和力，进而发挥生物效应。

神经肽具有递质和调节子（modulator）作用，前者是指神经肽与胞膜受体结合，经 G 蛋白偶联反应，调节受体对递质的敏感性或调节离子通道的敏感性，使之关闭或开放。调节子的功能是指神经肽和非突触受体结合或经信号转导通路调节核内 mRNA 或其他大分子活性物质的合成，或改变轴突末梢对离子的通透性，调节递质或神经肽的释放。神经肽种类繁多，仅举几例于后。

（一）P 物质

P 物质（substance P）是激速酶（tachykinin，TK）中发现早、研究较多的物质，在脊髓感觉通路中含量丰富。伤害性刺激使 P 物质释放，激活 NK 受体（TK 的受体），传递痛觉，此外促进黑质释放和再摄取多巴胺，并对多巴胺神经元和交感神经节前神经元具有紧张性兴奋作用，促进递质信息传递。P 物质的外周作用尚具有兴奋 B 细胞分泌免疫球蛋白，参与哮喘形成机制，收缩呼吸道和消化道平滑肌；增加炎症区域血管通透性，促进肥大细胞释放组胺等作用。

（二）胆囊收缩素

胆囊收缩素（cholecystokinin，CCK）具有拮抗吗啡中枢镇痛作用，预防谷氨酸的神经毒性作用。CCK 和多巴胺共存，促进后者的释放，并参与后者的一些功能，如焦虑、药物成瘾和应激反应等。精神分裂症患者多巴胺神经元 CCK mRNA 表达低于正常人，经治疗可恢复。CCK 外周作用主要是促进胆囊收缩、胰腺分泌和胃酸分泌并抑制胃的排空，通过中枢和外周机制引起厌食反应。

（三）内源性阿片肽

内源性阿片肽（endogenous opioid peptides）可分成内啡肽、脑啡肽、孤啡肽和强啡肽几类。此类物质除具有强烈的中枢镇痛作用外，对神经、精神、呼吸、循环、消化、内分泌、感觉和免疫等功能都具有调节作用。

三、信息传递

（一）信使

信使(messenger)的功能是传递信息。根据信使在信息传递链中的先后次序可将信使分为第一、第二、第三、第四和第五信使。

1. **第一信使**(first messenger)　多为细胞外物质,如递质、神经肽、激素和细胞因子等,作用于细胞膜受体,启动信息传递通路(链)。当第一信使激活配体门控离子通道受体后,第二信使如 Ca^{2+} 内流进入细胞。神经冲动也作为第一信使,使去极化作用诱发钙离子通道开放,作为第二信使的 Ca^{2+} 内流进入细胞。

2. **第二信使**(second messenger)　cAMP、cGMP、二酰甘油(diacylglycerol,DAG)、三磷酸肌醇(IP_3)和花生四烯酸(AA)等第二信使均由 G 蛋白介导。G 蛋白是介于受体和效应器之间最重要的偶联蛋白,是一类具有 GTP 结合位点蛋白质,其活性受 GTP 调节,有 α、β 和 γ 3 个亚单位。至今已发现 20 余种 G 蛋白,如 Gs、Gi、Go、Gi/o 和 Gq 等。

　　作为第二信使 Ca^{2+} 可由下列途径产生:①细胞外 Ca^{2+} 经 G 蛋白介导 Ca^{2+} 通道内流入胞;②NMDA 受体激活增加胞内 Ca^{2+},此外,NMDA 可激活 Ca^{2+}/CaM,依次激活 NO 合酶,产生第二信使 NO;③产生的神经冲动导致电压依赖性 Ca^{2+} 通道去极化,使 Ca^{2+} 内流进入细胞。

3. **第三信使**(third messenger)　第三信使往往是一些转录因子,如 cAMP 反应元件结合蛋白(CREB)、血清应答因子(serum response factor,SRF)及 sis 诱导因子(sis-inducing factor,SIF)。当第二信使与受体结合后激活蛋白激酶,使第三信使磷酸化,使信号进一步下传。

4. **第四信使**(fourth messenger)　CREB、SRF 和 SIF 通过即早期基因(IEG)和 *c-Fos* 基因调节 Fos 蛋白的表达。CREB 和强啡肽原的启动子 CRE 结合,在抑制多巴胺神经过分活动的负反馈机制中起重要作用。PKA 和 PKC 诱导 *JunB* 启动子的 IRE 与 IRBP 结合,而 *zif/268* 基因的 SRE 与 SRF 结合。Fos 和 JunB 等转录因子多可作为第四信使。某些第四信使的通路以及它们的第三信使尚待研究(图 22-1)。

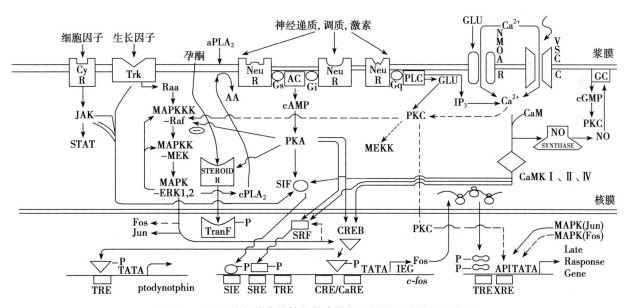

图 22-1　显示信息从胞外转向核内的主要信号通路及相互关系

箭头表示直接活化效应,(−)表示抑制,虚线箭头表示间接活化效应。

AC:腺苷酸环化酶;Cy:细胞因子;GC:鸟苷酸环化酶;Neu:神经递质;R:受体;TranF:转录因子;VSCC:电压敏感通道,TRE:c-Fos 促进子的反应原件 12-O-tereadecanoylphorbol 13-acetate(TPA)。

多巴胺作用于多巴胺 D1 和 D2 受体,经 Gs 蛋白和 AC 系统,使 PKA 磷酸化 CREB,*c-Fos* 基因表达 Fos 蛋白。用 D1 受体拮抗剂则使 c-Fos 的表达减弱,用多巴胺间接拟似物刺激 D1-D2 受体复合物还使 *zif/268* 转录增加,进而使 Zif/268 蛋白表达。此外,还使 *JunB* 基因表达,其过程与经 PKA 和 PKC 激活 *JunB* 基因启动子中逆向重复元件相仿。

5. **第五信使(fifth messenger)**　第五信使是结合于第四信使的一些蛋白质,如 Fos 和 Jun 的异源二聚体结合于 AP-1 位点。对于一个转录因子对另一转录因子占优势而引起的一系列反应,目前才开始予以关注和研究。此外,生长因子的信息传导通路上具有多个激酶,分别成为上游激酶的底物,如促分裂原活化的蛋白激酶激酶激酶(MAPKKK)使 MAPKK 磷酸化,后者使 MAPK 磷酸化,按此计算 MAPK 应为第五信使。

（二）信息转导通路

常见的细胞信号转导通路有:

1. **cAMP/PKA 通路**　神经递质和激素作用于 G 蛋白偶联受体,活化或抑制腺苷酸环化酶(AC)。cAMP 为 PKA 所必须,后者则使 SIF、SRF 和 CREB 磷酸化,进而使即早期基因表达,磷酸化的 CREB 还促进强啡肽的表达。目前,已知 cAMP 至 CREB 通路与学习和记忆有关,此外还可对抗阿片和可卡因引起的忧郁。PKA 则为将短时记忆变为长时记忆所必须。

2. **Ca^{2+}-钙调蛋白依赖性蛋白激酶(CaMK)通路**　Ca^{2+} 内流可经 NMDA 受体离子通道、G 蛋白偶联钙离子通道或电压敏感性 Ca^{2+} 离子通道加以实现。Ca^{2+} 和钙调节蛋白结合后可以激活 CaMK,进而使 SIF、SRF 和 CREB 磷酸化,产生与 cAMP/PKA 通路相同的效应。不同的细胞信息通路可利用相同的中间产物,如具有 D1 多巴胺受体的细胞可使用 Ca^{2+}/CaM 通路,而具有 NMDA 受体的细胞则利用 Ca^{2+}/钙调蛋白依赖蛋白激酶通路,两条通路都使用 SIF、SRF 和 CREB。

3. **DAG/PKC 通路**　G 蛋白偶联受体激活的另一个效应是激活 PKC 通路,导致 DAG 产生,后者活化 PKC。PKC 的激活与记忆形成有关,DAG/PKC 和 cAMP/PKA 通路在阿尔茨海默病患者脑中存在缺陷。

4. **NO/PKG 通路**　此通路包括 Ca^{2+}/CaM 对 NO 合酶的激活,产生 NO 激活鸟苷酸环化酶,增加 cGMP 依赖性蛋白激酶(PKG)。脑内仅有 Ⅰ 型 NO 合酶。NO/PKG 调节黑质 DARP-32 蛋白的磷酸化程度,DARP 是多巴胺经 cAMP/PKA 通路调节的一个蛋白。NO/PKG 通路与学习功能及阴茎勃起有关。

5. **AA(花生四烯酸)通路**　此通路常指 Glu 作用于 NMDA 受体,导致 Ca^{2+} 内流,产生兴奋性毒性。内流的 Ca^{2+} 激活 PKC,依次激活胞质型 PLA2,使磷脂膜释放 AA,进而使脑内原来活跃的转运体(transporter)功能受到抑制。此外,AA 还影响多巴胺的释放、多种神经递质和神经肽活动及神经元 S-K$^+$ 和 M-K$^+$ 电流。

6. **神经营养因子的 MAPK 通路和 JAK/STAT 通路**　神经营养因子包括神经生长因子(NGF)、脑源性神经营养因子(BDNF)、神经营养因子-3(NT-3)和 NT-4 及细胞因子家族,包括睫状神经营养因子(ciliary neurotrophic factor,CNTF)和白血病抑制因子(leukemia inhibitory factor,LIF)等。它们作用于生长因子受体的酪氨酸激酶(Trk),依次激活 Ras(小分子 G 蛋白),再激活 Raf(胞质丝氨酸/苏氨酸蛋白激酶),使 MAPKK 磷酸化,后者又使 MAPK 磷酸化,然后顺序直接激活一系列底物蛋白。

（三）信息通路网络

信息通路网络各信息通路之间有不少交叉点,这是因为同一激酶可作用于多种底物,使信息传导通路得以"发散";而不同激酶可作用于同一底物,或不同转录因子作用于同一启动子的反应元件,使信息通路"会聚"。此外,转录因子可互相作用或进行反馈,由此形成一张精巧的网络,调节基因的表达,此种网络又称为信息通路的交谈或串话。

四、神经因子

神经因子能促进神经元的生长和存活,在胞质内合成、转运,经自分泌和旁分泌方式作用于神经元相应的特异受体,发挥其效应。目前尚无统一的分类方法,但按其来源可大致分成神经营养因子、胶质细胞源性神经营养因子(glial cell derived neurotrophic factor,GDNF)和相关细胞因子 3 大类。

（一）神经营养因子

神经营养因子(neurotrophin,NT)包括神经生长因子(NGF)、脑源性神经营养因子(BDNF)、神经营养因子-3(NT-3)、NT-4 和 NT-5。其中 NGF 和 BDNF 同源性达 50%,但 BDNF 和 NT-3 可作用于运动神经元,而 NGF 则不能。这是因为它们受体的酪氨酸激酶的亚型分别为 TrkB、TrkC 和 TrkA。不同的神经元对神经营养因子有不同的选择。如肌萎缩侧索硬化、帕金森病、阿尔茨海默病和亨廷顿病的神经元对 BDNF 和 NT-4/5 最敏感，NT-3 次之，而 NGF 仅对阿尔茨海默病的隔区神经元起作用。BDNF 具有抗忧郁作用，是有希望的抗抑郁药（表 22-1）。

表 22-1 作用于神经系统的细胞因子

细胞因子	直接效应	神经介导性效应	病理生理效应
FGF	神经元基因表达，交感及外周神经元分化、存活、对缺血神经元具保护作用，↑LTP		促进星形胶质细胞生长和反应性胶质化（修复）
EGF	神经元基因表达，↑LTP，↓胆碱能活性		
PDGF	神经元基因表达	诱导 PG 合成	发热，↓食欲
TGF	神经元基因表达，神经膜细胞生长，诱导黏附分子		
TNF-α	激活 HPA 轴，诱导黏附分子，↓慢波睡眠，↓LTP	诱导 PA 合成，↓LHRH 释放、排卵	交感痛觉过敏，神经毒性，脱髓鞘，损伤胶质细胞，水肿，发热，↓食欲
TNF-β	诱导黏附分子	诱导 PG 合成	
IFN	诱导黏附分子（γ），↓LTP（α,β,γ）	IFN-β，↓INF-γ 合成	发热

表中↑和↓分别指"上调"和"下调"；LTP：长时程增强；LHRH：促黄生成素释放激素。

（二）胶质细胞源性神经营养因子

1. 促进性因子

（1）睫状神经营养因子（ciliary neurotrophic factor，CNTF）：CNTF 从鸡胚睫状神经节中提取，分子量 2 286kD。人 *CNTF* 基因位于第 11 号染色体。CNTF 由星形胶质细胞、神经膜细胞、成纤维细胞和骨骼肌细胞分泌，因此广泛存在于中枢与外周神经系统，其主要功能是促进神经元存活，防止神经元变性、死亡。这在 Meynert 基底节胆碱能神经元、黑质、丘脑、面神经核和脊髓前角运动神经元均已获得证实。因此，曾寄希望其能成为治疗肌萎缩侧索硬化的药物。

（2）胶质细胞源性神经营养因子（glial cell derived neurotrophic factor，GDNF）：GDNF 从大鼠星形胶质细胞中提取，主要分布于发育期神经系统的丘脑、扣带回、松果体、小脑、脊髓前角和背根。成年期含量极低，不易被检出。GDNF 促进多巴胺神经元生长、分化，使之增加酪氨酸羟化酶的表达，增加多巴胺神经元的存活率，改善动物的病态旋转行为。GDNF 可防止神经干切除后运动神经元出现"逆死"现象。目前，应用 GDNF 开展治疗帕金森病的研究。

2. 抑制性因子

（1）生长抑制因子（growth inhibitory factor，GIF）：GIF 自人脑中提取，主要分布在大脑皮层、海马锥体细胞、基底节和小脑的神经元胞质、树突和围绕毛细血管的星形胶质细胞突起中。GIF 具有清除自由基的功能，正常人随年龄增加而增加。但阿尔茨海默病患者 *GIF* 基因（第 16 号染色体）表达极度减低，原因尚待研究。

（2）神经突起生长抑制因子：通过大鼠神经元和胶质细胞联合培养，发现神经突起遇少突胶质细胞发生折回现象，生长锥萎缩，而星形胶质细胞则无此现象。少突胶质细胞髓磷脂蛋白 35kD 和 250kD 组分具有此作用，命名为 NI35 和 NI250，它们的作用可能与神经元胞内 Ca^{2+} 浓度的升高有关。

3. 细胞因子 不少细胞因子对神经元产生相似、相异或相反的效应，一些主要因子的效应见表 22-1。

第四节 学习和记忆

学习和记忆是脑的高级功能，学习为人和动物获得外界知识的神经过程，记忆则是将获得的知识储存和读出的神经过程。两者相互依存，学习是记忆的前提，新的学习则在以往获得（记忆中）的知识的基础上和比较中进行。

学习可以分为联合型学习(associative learning)和非联合型学习(nonassociative learning)两类。前者指两个或两个以上事件在时间上很接近重复出现,最后在脑内形成联系,如条件反射。后者则是指单一刺激即可产生,包括习惯化(habituation)和敏感化(sensitization)。对反复出现的噪声的不予探究即为习惯化,可免除机体对无意义信息的应答。敏感化则指一个新奇强烈的刺激可以引起对一系列弱刺激的增强反应,它有助于机体避开伤害性刺激。人类学习使用语言、文字、符号,其学习方式多为联合型学习。

记忆根据记忆时程长短分为:①瞬时记忆(immediate memory),又称感觉记忆(sensory memory),记忆时间在 1~4s 之间,极易被新信息取代或消失。②短时记忆(short-term memory)可持续数分钟。合理的记忆方法即对材料加以组织,如对电话号码分为地区号、总机号和分机号,则可减轻记忆负担,加强记忆。特别受注意的瞬时记忆进入短时记忆,短时记忆经过复述进入长时记忆。③长时记忆(long-term memory)可保存数天、数周,乃至终生记忆。长时记忆信息量极大,可达 5~10 组块。

记忆根据信息存储和回忆的方法分成:①陈述性记忆(declarative memory)指对时间、地点、事实、情节和资料的记忆;②非陈述性记忆(nondeclarative memory)又称反射性(reflexive)或程序性(procedural)记忆,是指反复学习或操作的技能,经长期积累缓慢保存的一种记忆,这种记忆可以终生难忘,但不能上升为意识,具有自主性、反射性,如学习驾车技能,反复操作使最后成了无意识的习惯动作。此时有意识考虑反而妨碍这些动作的有效完成。

一、突触可塑性

突触可塑性(synaptic plasticity)是学习和记忆的物质基础。突触可塑性多由化学性突触得以体现,表现为:①突触形态的改变和新突触及传递功能的建立。这是一种持续时间较长的可塑性,在长时记忆中起作用;②突触传递的可塑性是指突触反复活动导致突触传递效率的增加(易化)或降低(抑制)。

(一)突触传递长时程增强

突触传递长时程增强(long-term potentiation,LTP)现象广泛存在于海马、内嗅区、杏仁核、视皮质、皮质运动区、小脑和脊髓中。其中,以海马 LTP 研究最为透彻。

1. LTP 的两个时相　LTP 可分为两个时相,即诱导期和维持期。

(1) 诱导期:诱导期突触后机制主要依赖 Ca^{2+} 的入胞作用。Ca^{2+} 入胞可有以下途径:①强兴奋性刺激使谷氨酸释放作用于 AMPA 受体(谷氨酸受体),导致突触后膜去极化传导到 NMDA 受体,使后者偶联通道内 Mg^{2+} 移出,Ca^{2+}、K^+ 和 Na^+ 离子进入胞内;②由此引起进一步去极化,使电压门控 Ca^{2+} 通道开放;③代谢型谷氨酸受体(metabotropic glutamate receptors,mGluRs)激活,经 G 蛋白介导激活 PLC,水解膜脂质磷脂酰肌醇,生成三磷酸肌醇(IP_3),使胞内 Ca^{2+} 释放。此外,mGluRs 激活可生成 DAG,后者与 Ca^{2+} 协同激活 PKC,进一步增加 NMDA 受体介导的电流。

(2) 维持期:突触后机制主要是多种蛋白激酶被激活,使突触后受体增敏,基因转录增强和蛋白质合成增加。①激活蛋白激酶。Ca^{2+} 入胞激活 CaMKⅡ,Ca^{2+} 还协同 DAG 激活 PKC,胞内高 Ca^{2+} 可激活 AC,使 cAMP 增多,依次激活 PKA,后者则激活蛋白磷酸酶抑制剂-1,使 CaMKⅡ 不被去磷酸酶脱去磷酸而保持活性。此外,CaMKⅡ 的苏氨酸磷酸化后也可成为 Ca^{2+} 不依赖形式存在。PKC 由活化钙蛋白酶水解,使催化亚基与调节亚基分离。催化亚基以不依赖 Ca^{2+} 的游离形式存在,这些改变对 LTP 维持均十分重要。此外,Trk、PKG 和 MAPK 活性增强,Trk 可使 NMDA 受体亚单位磷酸化,使受体反应性上调。②AMPA 受体功能上调是 LTP 维持期突触反应性增强的主要机制。CaMKⅡ 激活使突触后膜 AMPA 受体 GluR1(谷氨酸受体 1,glutamic acid receptor 1,GluR1)亚基丝氨酸磷酸化,活性因此上调。活化 PKC 可增加 AMPA 受体敏感性。此外,PKC 与 Ca^{2+} 激活的钙蛋白酶相互作用,改变细胞骨架,可能增加 AMPA 受体的敏感性。因此,AMPA 功能增强可能由于受体特性改变,受体亲和力增强,也可能由于突触后受体密度增加或因树突棘颈直径改变,增加突触电流自树突棘扩散到树突的效率。③基因转录和蛋白质合成的增加。CaMKⅡ、PKA 和 PKC 都可导致基因转录活动和蛋白质活动的增加,如 PKA 和 cAMP 结合后使催化亚基和调节亚基分离,游离 PKA 催化亚基进入核内,使 CREB 磷酸化(活化),进而与基因转录控制区的 CRE 结合,调控基因转录(包括 *c-Fos*、*c-Jun* 和 *Zif/168*)和蛋白合成。基因转录和蛋白合成不仅是维持 LTP 所必需的,也是从短时记忆转入长时记忆的重要步骤。

维持期突触前机制:尽管 LTP 是突触后机制,某些部位(如海马 CA1 区)有突触前机制参与,主要是蛋白激酶的激活,底物磷酸化,发挥增加递质释放等功能,如突触前 Ca^{2+} 和 mGluRs 调制生成的 DAG 等作用。活化 PKCβ,激活 GAP43,后者可加速轴突再生,稳定轴突中细胞骨架,加速递质释放。CaMK Ⅱ 和 Trk 都能加速递质释放。LTP 的突触前机制继发于突触后机制,两者尚需一些从突触后向突触前传递信息的逆行信使(retrograde regressive messenger)。目前认为,NO、CO、花生四烯酸(AA)、血小板活化因子(PAF)和神经营养因子都是可能入选的逆行信使。

2. LTP 的突触形态改变　这些改变包括:①树突棘体积增大,头部膨大而棘颈缩短以减少阻抗,树突棘密度增加,树突棘头分裂形成分支棘的比例增加。②突触数目增加,界面增大,突触前膜嵌入突触后膜呈 U 形,突触前膜形成多个活性区。③突触后致密物增厚,富含微管蛋白、肌动蛋白、受体和酶分子(如 CaMK Ⅱ)。此外,致密物出现裂陷,前膜内陷,将突触前囊泡分隔成 2~4 个活动区。④突触前末梢内线粒体数量也有增加。

3. LTP 与学习记忆的关系　如用 PKC 抑制剂可阻滞 LTP 的产生。具有低 PKC 表达的果蝇,其记忆能力较差。已产生 LTP 的家兔比对照组更易学会音调的识别。影响学习的因素也影响 LTP 的产生。年轻大鼠比年老大鼠有较快的学习速度,其 LTP 诱导速度也较快。反射训练的动物常有 LTP 的产生。有实验表明 LTP 的维持机制与空间学习机制相似。

(二) 突触传递长时程抑制

突触传递长时程抑制(long-term depression,LTD)与 LTP 相似,LTD 同样广泛存在于海马、小脑和大脑皮质等部位,但各部位诱导 LTD 的机制不尽相同。海马 LTD 产生和 LTP 相同,具有 Ca^{2+} 和 CaMK Ⅱ 依赖性,通过对同一调节蛋白进行去磷酸化或磷酸化得到证实,区别在于少量 Ca^{2+} 诱导 LTD 而大量 Ca^{2+} 诱发 LTP。低浓度 Ca^{2+} 使磷酸化酶抑制剂-1 脱磷酸,活性降低,进而使原来受后者抑制的磷酸酶-1 活性增加,CaMK Ⅱ 脱磷酸活性降低,进一步使 AMPA 磷酸化程度降低,功能下调,突触传递活力降低。

小脑无 NMDA 受体。平行纤维和浦肯野细胞都以兴奋性氨基酸为递质,经 AMPA 受体和 mGluRs 受体进行调节。平行纤维兴奋激活 AMPA 受体,Na^+ 进入细胞,激活 Na^+-Ca^{2+} 交换体,将入胞 Na^+ 交换成 Ca^{2+} 入胞,Ca^{2+} 激活 PKC 和 PLA2。PLA2 通过激活 AA 再激活 PKC。mGluR1 经 G 蛋白介导活化 PLC,生成 DAG 和 IP_3。DAG 以及经电压门控 Ca^{2+} 通道入胞的 Ca^{2+} 激活 PKC。PKC 是诱导 LTD 产生的重要信使,阻断 PLA2 或用 PK 阻断剂抑制或阻断 LTD 产生。另一信使 NO 可作用鸟苷酸环化酶生成 cGMP,后者活化 cGMP 依赖性蛋白激酶(PKG),使得 PKG 的底物磷酸化,成为强烈磷酸酶抑制剂,使浦肯野细胞 AMPA 受体磷酸化后无法脱磷酸而恢复敏感性,产生突触受体抑制。

前庭-眼反射的适应是小脑 LTD 与学习关系的最好例子。当头转向一侧时眼球会向相反方向运动,以维持视网膜图像的稳定,头和眼运动不一致冲动地不断传入,使平行纤维和浦肯野细胞之间产生 LTD,压抑眼球的错误运动使两者的运动方向一致,即产生了反射的适应。缺少 mGluR1 和胶质细胞原纤维酸性蛋白(GFAP)变异小鼠的 LTD 和瞬目反射都有缺陷。

二、学习的细胞和生化机制

(一) 习惯化和敏感化机制

在此类机制中 Ca^{2+} 内流起重要调节作用。以海兔缩鳃反射为观察对象,正常时动作电位到达神经末梢,突触前膜 Ca^{2+} 通道开放,Ca^{2+} 内流,使囊泡前移,递质释放数量减少。敏感化时,有害刺激经 5-HT 能中间神经元传入,5-HT 受体由 Gs 蛋白介导,激活 cAMP,后者作用于 PKA,使 K^+ 通道磷酸化而关闭,减少感觉神经元去极化时的 K^+ 外流,延长动作电位时间,因而延长 Ca^{2+} 通道的开放时间,Ca^{2+} 内流增加。感觉神经元兴奋时递质释放增加,运动神经元活动增强,表现为缩鳃反应增强。

（二）条件反射建立机制

以海兔缩鳃反射为观察对象，以轻触海兔水管为条件反激（conditioned stimulus，CS），单独刺激引起弱缩鳃反射，以电击尾部为非条件刺激（unconditioned stimulus，US）可引起强烈缩鳃，经过训练，CS 可引起强烈缩鳃反射。CS 使感觉神经元兴奋，其末梢 Ca^{2+} 通道开放，Ca^{2+} 内流，与 CaM 结合，Ca^{2+}/CaM 激活 CA，cAMP 增加，最后鳃轻度收缩。US 激活 5-HT 能中间神经元，经 G 蛋白偶联介导激活腺苷酸环化酶（AC），使 ATP 环化为 cAMP 引起缩鳃强烈收缩。因此，AC 为两种刺激产生联系的分子基础。当 US 和 CS 同时传入时，AC 被更大程度激活，生成更多 cAMP，K^+ 通道关闭，动作电位时程延长，Ca^{2+} 内流增加，递质释放明显，缩鳃反射加强。

三、记忆的神经和生化机制

（一）记忆的脑功能定位

通过对各种健忘症患者脑损伤部位的确认，健康人记忆活动无创伤的研究和动物实验，现已认为不同类型的学习和记忆有不同的脑区及神经核团参加。与陈述性记忆或情景记忆有关的脑区及核团有海马（包括嗅皮质）、前额皮质、丘脑、乳头体区和杏仁核。参与非陈述性记忆的脑结构为基底节、小脑和皮质运动区以及其他与运动有关的其他脑区。

（二）短时记忆与长时记忆

短时记忆为存在于有关神经回路的一种维时短暂的循回活动，当神经回路发生疲劳或受其他信号干扰时短时记忆消失。如反复实践，出现突触可塑性改变，突触传递易化，有利于短时记忆向长时记忆转化。长时记忆需要有蛋白质的合成，但至今为止尚未发现与长时记忆有关的特异性蛋白。大鼠实验发现其学习爬绳索取食物后，其前庭神经元 RNA 碱基比例发生了改变，腺嘌呤（A）增加，尿嘧啶（U）减少。大鼠在建立回避性条件反射时，间脑神经元 RNA 中 U 增加 28%，一些蛋白虽非记忆所特有，但和记忆的关系却十分密切，它们包括 S100 蛋白（大鼠训练后海马 S100 蛋白增加 3 倍，伴 Ca^{2+} 增加）、室管膜素（稳定突触），B50/GAP-43（参与突触可塑性改变）。此外，长时记忆基因转录依赖转录因子 CREB。CREB 缺损小鼠不但有长时记忆缺损，且不能诱导 LTP。目前认为，LTP 须有基因转录和蛋白合成。

（三）记忆的神经网络

不同类型的记忆信息并非存在于某一脑区和核团，而是在不同的神经网络中形成和存在，如短期或中期陈述记忆须有海马（内侧颞叶边缘系统）参加。其回路是视、听、触觉刺激→大脑初级感觉皮质（味、嗅觉进入颞叶和额叶边缘旁皮质）→联合皮质→内侧颞叶边缘系统（海马、齿状回、胼胝体上回、丘脑内侧核团、额叶腹内侧部分）⇆基底前脑胆碱能系统→大脑联合皮质。不同记忆可分散于皮质各区，但仍相互联系。非陈述性记忆回路为感觉刺激→皮质感觉区和联合皮质→颞叶→尾状核、壳核→苍白球和黑质→脑干运动系统。非陈述性记忆由皮质-纹状体系统负责。损伤猴新纹状体尾部可导致运动学习和记忆的严重障碍。哺乳动物由前额皮质、运动前区和初级运动皮质 3 个不同层面进行调节，前额皮质居支配地位。脑干、小脑和脊髓储存相对简单的运动记忆，支配反射性活动，调节种系先天性、固定的防御反射。在皮层调控下可完成条件性运动反应。小脑还具有认知功能，参与空间记忆。经过训练皮质的运动记忆可移位于较低一级中枢，如基底节。因此，猴皮质毁损使猴不能学习新的运动技巧，但不影响已学会的动作。目前尚不能解释学会一项技能（运动）后，何以能保持终生。

四、神经递质和神经肽对学习和记忆的调节

（一）递质

乙酰胆碱（Ach）增强记忆机制尚未完全阐明。胆碱能神经元能增加短时或近期记忆。在学习过程中突触后膜对 Ach 的敏感性增加，但增加到一定程度敏感性随即下降，届时遗忘也随之发生。Ach 还可引起选择性突触抑制，排除干扰有利于信息记录和保持。老年人 Meynert 基底节 Ach 能神经对神经营养因子呈现年龄相关反应性下降，继之出现突触数量减少及退行性变引起老年人健忘。

去甲肾上腺能神经的活动有利于信息的巩固和再现，抑制其合成则使动物出现回避学习。其作用机

制是加强海马穿通纤维、苔状纤维和 CA3 区锥体细胞突触的 LTP,通过广泛突触活动,增大有益信息输入,排除干扰信息传入。

5-HT、多巴胺和谷氨酸均有增强记忆的作用。GABA 损害记忆的保存。

(二) 神经肽

促肾上腺皮质激素(ACTH)和促黑素(MSH)促进短期记忆的保持和再现,防止回避性条件反射消退。ACTH 作用于 β 肾上腺素受体,活化 AC,生成 cAMP 激活蛋白激酶,使蛋白磷酸化,形成新的蛋白质。

血管升压素(vasopressin,VP)比 ACTH 有更强促进记忆的功能,作用机制不清,可能涉及多个神经递质系统和神经结构。VP 能增加 5-HT 的合成和释放,此外能对 Ach 受体功能有调节作用。

胆囊收缩素 8(CCK8),P-物质、生长抑素和神经肽 Y 都有增加记忆的作用,而脑啡肽则可引起遗忘。这可能和其抑制 Ach 能和去甲肾上腺素能系统活动有关。

第五节 神经系统变性疾病

一、阿尔茨海默病

痴呆是获得性持续存在的高级神经系统功能衰退,包括记忆、学习、情感、认知的障碍及工作、生活能力的衰退。大约有 50 多种疾病可以引起痴呆,其中由老年性痴呆,即阿尔茨海默病(Alzheimer disease,AD)引起的痴呆约占 50% ~ 70%。本病多为散发,10% 左右为家族性,流行病学调查表明年发病率在 40~60 岁的人群中为 0.024%,60 岁以上为 3.5%,65 岁以上人群为 4.6%,80 岁以上人群约为 50%。日本一组百岁老人调查资料表明,22 位百岁老人在 90 岁以上时 19 例出现 AD(86%)。女性多于男性,病程为 5~10 年。

阿尔茨海默病主要分五个亚型,分别为晚发散发性、晚发家族性、早发家族性、唐氏综合征相关性以及其他神经退行性疾病相关性。上述五型中,第一种类型最常见。

病理学上 AD 表现为大脑普遍萎缩,神经突触和神经元缺失为最早出现的改变。老年斑和神经原纤维缠结、颗粒空泡变性,平野小体(Hirano body)和血管壁淀粉样变虽很常见,但均非特异性改变,尤其是老年斑和神经原纤维缠结的数量须达到诊断标准,并出现于特定部位方可成为诊断的依据。

(一) 分子病理学改变

1. β-淀粉样蛋白(amyloid β-protein,Aβ)及其前体蛋白 Aβ 来源于淀粉样前体蛋白(amyloid precursor protein,APP)。*APP* 基因位于 21 号染色体,为单拷贝基因,编码 APP 蛋白,在多种哺乳动物中均可表达,进化上高度保守。

APP 蛋白为一近 C 端跨膜,N 端 2/3 位于细胞外的多肽,由于转录后剪切的不同有 6 种同源异构体,其中 4 种含有 Aβ 序列,分别含有 695、714、751 和 770 个氨基酸。APP695 为脑内主要存在形式,不含有其他分子量的 APP 所具有的 Kunitz 蛋白酶抑制剂(Kunitz protease inhibitor,KPI)结构域。APP 的生理功能不清,可能作为细胞表面的受体参与细胞间及细胞与介质间的相互作用。由 α 分泌酶切割后产生的含部分 Aβ 片段的分泌性 APP 和 C 端片段是主要的途径。另外,APP 的 N 端和 C 端也可分别由 β 和 γ 分泌酶水解,产生完整的 Aβ 片段,正常情况下,这并非主要的代谢途径。由于 *APP* 基因过表达导致 APP 生成增加,*APP* 基因在 α、β 和 γ 分泌酶作用位点附近的突变,某些其他因素促进 β 和 γ 分泌酶的活性或抑制 α 分泌酶的活性等都可能使 Aβ 的生成增加。

正常神经元及非神经元均可表达 Aβ1-40,但在老年斑中由于基因突变可以产生 Aβ1-42/43,能迅速集结成淀粉样蛋白纤维,可扰乱细胞内钙平衡,Tau 蛋白因磷酸化而失去与微管结合的能力,并可诱导培养的神经元死亡。Aβ 是经与受体结合发挥其病理作用的。目前,发现的特异性受体有自发晚期糖基化终末产物受体(advanced glycation end product receptor)、清道夫受体(SR)和丝氨酸蛋白酶抑制剂复合物受体(serine proteinase inhibitor-enzyme complex receptor,SEC-R)等干预 Aβ 的产生、释放、沉积和清除过程。Aβ1-42/43 也可以加重兴奋性氨基酸和自由基的毒性,并且以活化胶质细胞的方式参与 AD 的病理过程。

Aβ 的神经元毒性表现为聚集相关毒性,即可溶性 Aβ 聚集成不溶性 Aβ 纤丝才具有毒性。Aβ 神经毒性作用的机制不明,目前主要有以下几种假说:①通过受体中介,主要是通过存在于神经元、小胶质细胞及血管内皮细胞上受体导致神经元退变、死亡;②小胶质细胞的中介作用;③淀粉样前体蛋白(APP)代谢异常,短期内产生大量 Aβ;④神经轴浆转运障碍及内质网 Aβ 结合蛋白(ERAB)-Aβ 复合物的毒性作用。Aβ 可以通过激活小胶质细胞而对神经元产生间接的毒性作用。海马神经元培养中加入 $100\mu mol/L$ 的 Aβ4(正常生理量的 1 000 倍),并不出现对神经元的杀伤作用,但若同时加入小胶质细胞,就会产生广泛的神经元死亡。

除 Aβ 外,在老年斑中还有其他成分,如载脂蛋白 E、α1-抗糜蛋白酶、硫酸乙酰肝素蛋白聚糖、免疫球蛋白、补体 C1q、非 Aβ 组分和早老蛋白(presenilin)等,这些成分多与老年斑的形成有关,详细机制尚不完全清楚。

2. 神经原纤维缠结和 Tau 蛋白　神经元内的神经原纤维缠结的形成是 AD 患者微管结构崩溃,神经原纤维退化,神经元死亡的基础。神经原纤维缠结中存在异常过度磷酸化和异常糖基化的 Tau 蛋白。Tau 蛋白是一种微小管结合蛋白,起着稳定微小管的作用。AD 脑中 Tau 蛋白的异常磷酸化与蛋白激酶和蛋白磷酸酯酶调节失衡有关。

目前,发现与 Tau 蛋白去磷酸化水解活性相关的磷酸酯酶有 2A、2B 和 I 型酯酶。Tau 蛋白的异常磷酸化,尤其是丝氨酸 262 位的磷酸化直接影响与微管结合的正常生理功能。有关蛋白激酶对 AD 的作用目前却知之甚少,其主要原因是蛋白激酶在体外催化 Tau 磷酸化的反应具有非常缓慢的动力学。根据丝氨酰/苏氨酰蛋白激酶的催化序列是否依赖脯氨酸,可将其分为脯氨酸依赖的蛋白激酶(proline dependent protein kinase,PDPK)和非脯氨酸依赖的蛋白激酶(non-proline dependent protein kinase,non-PDPK)。在 AD 的 Tau 蛋白已经发现的 21 个异常磷酸化位点中有 10 个 PDPK 和 11 个 non-PDPK 位点。可见,PDPK 和 non-PDPK 可能均参与了 AD 的发病过程。

Tau 蛋白某些氨基酸残基还被异常氧化和糖基化。异常氧化与异常的磷酸化共同维持了神经原纤维缠结的结构稳定性。糖基化除促进神经原纤维缠结结构稳定外,还与神经原纤维缠结中神经原纤维螺旋的周期性维持相关。

Tau 蛋白聚集形成的神经原纤维部分被泛素修饰,由于泛素是一种蛋白水解酶,因而可能是细胞试图降解异常缠结的神经原纤维的一种代偿反应。

(二) 分子遗传学改变

阿尔茨海默病的病因复杂,流行病学分析表明目前肯定的因素只有两个,增龄与遗传。家族性阿尔茨海默病仅占 AD 的 1/10,在遗传上存在异质性,目前知道有 4 个遗传位点分别位于第 1、14、19 及 21 号染色体上,已知的家族性阿尔茨海默病(family AD,FAD)病例大多数都与此相关。相应位点的基因突变及编码蛋白已基本清楚,而且遗传因素与散发性 AD 的关系也渐渐被认识。

1. APP 基因突变　APP 基因位于 21 号染色体,1991 年 Goate 等在 2 个家族中发现了 APP 的点突变,APP 第 17 外显子上的 717 位密码子由 Ile 取代了 Val,并用遗传学分析证明了此点突变与 FAD 的发生密切相关。陆续又发现了 717 位 Val 分别被 Phe 和 Gly 取代。除此之外,还发现在 Aβ 序列的 N 端 670 和 671 位的 Lys 与 Met 分别被 Asn 和 Leu 取代,Aβ 序列中部发生点突变。这些点突变引起典型的 AD 的表现,而正常人中不存在此种点突变,足以证明其致病性。

APP 基因突变的致病机制不清,细胞模型证明这些突变有利于 Aβ 的产生,说明 Aβ 的堆积是许多阿尔茨海默病患者早期而关键的致病原因。

相关研究认为,APP 基因相关的突变仍有可能发生在编码序列以外的部位,如启动子及与剪切相关内含子等部位,或影响 APP 加工和 APP mRNA 稳定等其他非 APP 基因上。

2. AD 与早老蛋白基因突变　发病年龄早于 60 岁的 FAD,与 21 号染色体连锁的只占 2%~3%,而其中 70%~80% 与 14 号染色体连锁,其余的 FAD 大多与 1 号染色体遗传有关。与 14 号染色体连锁的病例是一类最严重的 FAD,发病年龄 40~50 岁之间,基因定位于 14q24.3,称为早老蛋白 1(presenilin-1,PS1)基因。与 1 号染色体连锁的病例发病年龄在 50~60 岁之间,基因定位于 1q31-q41,称为早老蛋白 2(presenilin-2,*PS2*)基因。根据 cDNA 的序列推测 PS1 有 467 个氨基酸组成的蛋白质,PS2 含有 448 个氨基酸残基,两者同源性 63%,跨膜段的同源性更高,为 95%。

Sherrington 等在最初的 7 个家族中找到了该基因的 5 个错义突变,分别导致 Met146→Leu、His163→Arg、Ala246→Glu、Leu286→Val 及 Cys410→Tyr,位于 PS1 的高度保守区,其后陆续发现的异常置换氨基酸分布在 PS1 的 5 个疏水跨膜区和 3 个亲水环上,这些突变仅见于家族已发病或处于危险状态的成员,表明确实是引起 AD 的原因。

另外,发现 *PS1* 基因与散发性 AD 也相关。在 *PS1* 的第 8 外显子 3'端的内含子上存在遗传多态性,即等位基因 1 与等位基因 2,发现等位基因 1 纯合子(+/+)基因型携带者 AD 发病的危险性增加 1 倍,这一基因型可能是许多迟发型 AD 患者的危险因素。散发性 AD 患者脑内的老年斑也有 PS1 的沉积,这是早老蛋白与散发性 AD 相关较为直接的证据。

发生在 *PS2* 上的突变仅在最初的 7 个伏尔加日耳曼家族中发现 141 密码子的 AAC→ATC,Ile 取代了 Asn,称为 N141I 突变;除此之外,在一个意大利家族中发现了另一个突变,即 Met239→Val。

PS1 和 PS2 为 8 次跨膜蛋白,N 端及 C 端以及 6 个大的亲水环都朝向细胞质。通过对秀丽隐杆线虫体内相当于早老蛋白有同源序列的蛋白质 SEL-12 和 SPE-4 的研究,学者们发现 SEL-12 在秀丽隐杆线虫发育过程中促进 LIN-12 介导的细胞信号转导,决定许多细胞包括神经元的分化,SEL-12 可能辅助受体或下游效应器,也可能发挥使受体定位或再循环的间接作用。同时,哺乳动物胚胎发育时期 PS 在脑内高表达,敲除 *PS* 基因的胚胎不能正常发育成活,出现死胎,这说明 PS 是发育中不可缺少的分子。SPE-4 是线虫体内一种参与精子生成过程的膜蛋白,参与细胞内蛋白质的运输和正确分布,因而推测早老蛋白可能参与细胞内蛋白质的运输。

早老蛋白在脑内的分布与 APP 蛋白相似,并且以神经元表达为主,主要位于内质网和高尔基体。早老蛋白参与 AD 的病理变化,目前认为 *PS* 突变体使 Aβ-42/Aβ-40 比例增加,即具有高毒性作用的 Aβ-42 产生增加,并且可能使受累神经元作为凋亡蛋白酶 caspase-3 的底物造成死亡。

3. 载脂蛋白 E 的 ε4 等位基因　ε4 等位基因是 AD 发生的危险因子,对发病年龄晚于 60 岁的 FAD 遗传学分析发现其与 19 号染色体连锁,载脂蛋白 E 的 ε4 等位基因与此类 AD 密切相关,与 21 号(APP)、14 号(PS1)和 1 号(PS2)3 个常染色体遗传位点相比,ε4 等位基因遗传的特点是:①正常人中存在,而其他 AD 位点均为基因突变;②主要引起 60 岁以后患 AD,而其他位点主要引起 60 岁以前发病;③与家族性和散发性 AD 均相关;④其携带者不一定患 AD,只是增加了 AD 发生的危险,因此被称为 AD 发生的危险因子。

载脂蛋白 E(*APOE*)基因具有显著的遗传多态性,有 3 个共显性等位基因 ε2、ε3 和 ε4,分别编码 3 种异构体 E2、E3 和 E4。人群中有 ε2/2、ε3/3、ε4/4 纯合子和 ε3/2、ε4/2、ε4/3 杂合子共 6 种不同的基因型。不同的异构体具有不同的受体结合活性,从而成为影响机体脂蛋白代谢的主要因素。正常人中 E2 为主,在 E4 分子中 112 位 Arg 被 Cys 取代。

ε4 是高胆固醇血症的主要危险因子,而高胆固醇又与冠心病相关,因而 ε4 是冠心病的遗传因子,这些早已被国内外众多研究所证实。1993 年 Strittmatter 等最先报道迟发型 AD 患者 ε4 基因频率明显高于对照组。

Aβ 异常过量产生及其纤维状结构的沉积是老年斑形成的两个关键环节。*APOE* 与 AD 密切相关的可能机制是 E4 与 β 淀粉样蛋白(Aβ)的结合比 E3 快而且紧密,形成能够抵抗水解及变性因素作用的稳定复合物。另外,E4 不能像 E3 那样与 Tau 蛋白结合,对 Tau 蛋白的保护作用较差,使 Tau 蛋白异常磷酸化增加,并生成双螺旋纤维蛋白丝,最后导致神经原纤维缠结的形成增多。

尽管有炎症学说、氧化代谢应激学说和胆碱能学说等试图解释 AD 的发病机制,但目前仍认为 AD 发病与生物、环境及社会心理等多种因素有关,并不能用其中的任何一个因素解释所有 AD 的发病,而且 AD 的发病有多种基因产物的参与。

(三) 阿尔茨海默病病理分期标准

近年来阿尔茨海默病的研究进展最引人注目的莫过于对阿尔茨海默病新的临床诊断标准和病理诊断

标准的产生。2011 年美国国立衰老研究所(National Institute on Aging,NIA)和阿尔茨海默病协会(alzheimer's association,AA)联合修订了已使用了 27 年的 AD 临床诊断标准(1983 年标准),并于次年(2012 年)继而修订了应用了 15 年前的 AD 神经病理学诊断标准(1997 年标准)。产生新标准的背景是多年的基础和临床研究不断进展发现两个旧标准中有诸多的不足,表现为,①未认识到 AD 的组织病理学改变可出现于无认识功能障碍或轻度认知功能障碍的人群;②缺乏与其他痴呆的鉴别;③未包括 MRI、PET 和脑脊液生物标志物的结果;④认为记忆障碍总是 AD 患者主要的认知缺陷,忽视了 AD 病程中常见的非遗忘类临床表现;⑤缺乏 AD 遗传学相关信息;⑥提出的年龄分界线临床意义较小;⑦可能的 AD 的诊断有很大的异质性,包括了一部分现在被诊断为 MCI 的患者。

新版的神经病理诊断标准主要是根据 Thal 等 Aβ 斑块在脑组织不同区域中分布情况确定分值标准。主要内容见表 22-2。

表 22-2　阿尔茨海默病神经病理学改变等级

A 评分	B 评分			C 评分
	B0 或 B1	B2	B3	
A0	无	无	无	C0
A1	低	低	低	C0 或 C1
	低	中	中	C0 或 C3
A2	低	中	中	任何 C
A3	低	中	中	C0 或 C1
	低	中	高	C2 或 C3

A 代表改良后 Aβ 斑块评分。A0:无 Aβ 或淀粉样斑块;A1:Thal 阶段 1 或 2;A2:Thal 阶段 3;A3:Thal 阶段 4 或 5。
B 代表 Braak 改良的神经原纤维缠结(NFT)分期:Braak 改良分期。B0:无 NFT;B1:Braak Ⅰ 期或 Ⅱ 期;B2:Braak Ⅲ 期或 Ⅳ 期;B3:Braak Ⅴ 期或 Ⅵ 期。
C 代表 CERAD 改良的神经炎性斑块评分。C0:无神经病变;C1:CERAD 评分稀疏;C2:CERAD 评分中等;C3:CERAD 评分密集。

二、亨廷顿病

亨廷顿病(Huntington disease,HD)又称慢性进行性舞蹈病,临床表现为进行性加重的舞蹈样不随意动及进行性智力下降,以致痴呆等。患者一般在中年发病,发病前临床上难以诊断。在北美及西欧年发病率为 5/10 万~10/10 万,我国尚无这方面的统计资料,多沿用日本的患病率为 1/10 万。本病为常染色体隐性遗传,基因定位于 4p16.3 区域内,基因为 IT15,编码亨廷顿蛋白。

编码基因中 5'端(CAG)n 重复序列的异常扩增是导致该病发生的主要原因。正常的重复拷贝数在 6~40 之间,患者突变基因的(CAG)n 拷贝数明显增加,在 37~120 之间。重复序列数目的多少与该病的发病年龄成负相关,即拷贝数越多,发病的年龄越早。正常亨廷顿蛋白质为 350kD,有核内的定位信号,胞质及核内均有表达。其蛋白质在胞质内与微管及突触小泡相关,具体的功能不清,由泛素系统进行降解。在 HD 患者中由于 CAG 重复拷贝的增加,患者的亨廷顿蛋白近 N 端出现多个谷氨酰胺的重复序列,具有增强功能的兴奋毒性作用。目前,已经发现与亨廷顿蛋白相作用的蛋白有 HPA1、HIP1、HIP2、钙调蛋白和羟乙酰基甘油醛-3-磷酸脱氢酶,但是其具体的作用机制不同。

尽管 HD 基因已被克隆,但发病机制尚不清楚,目前的假说有以下几种。

1. 兴奋性毒性作用　HD 患者潜在的生化缺陷导致机体内源性代谢物喹啉酸(quinolinic acid,QA)作用于 NMDA 受体而发挥神经毒性作用,并且可引起选择性神经元丢失的现象。

2. 线粒体异常假说　依据有氧化磷酸化等线粒体功能异常的线粒体病常伴有纹状体出现类似 HD 的改变,其脑脊液中乳酸的含量也有类似的增加,因此提示 HD 的病理学基础可能是线粒体内代谢的变化所致。

3. 递质假说　对患者死后进行的脑组织化学研究表明,在脑的纹状体、苍白球、豆状核的壳核和黑质

等区域 γ-氨基丁酸(GABA)含量比对照组减少60%,因此提出可能是抑制性递质 GABA 含量的下降使神经系统处于过度兴奋状态,临床上表现为舞蹈样运动等症状。也有人认为 HD 患者血液中可能含有一种毒性物质,抑制谷氨酸脱羧酶的活性,使谷氨酸向 GABA 转化的能力下降。

4. HD 的遗传早发现象 所谓的早发现象是指在同一家系中后代的发病年龄往往早于上一代,而且症状严重。随着 *HD* 基因的克隆现已明了动态突变是这一现象的分子基础,即在 HD 家族中,三核苷酸 CAG 的重复拷贝数的多少随世代增加,后代的拷贝数明显增加,因而后代发病年龄早且症状严重。

三、帕金森病

帕金森病(Parkinson disease,PD)又称震颤麻痹(paralysis agitans),是一种缓慢进行性疾病,多发生在50~80岁。临床表现为震颤、肌强直、运动减少、姿势及步态不稳、起步及止步困难、假面具样面容等。病程10年以上,患者死于继发感染或跌倒损伤。流行病学调查表明,PD 年发病率为 7.7/10 万~17.9/10 万。家族性 PD 占患者的 10%~15%。

PD 为常染色体显性或常染色体隐性遗传。主要病理变化为黑质多巴胺能神经元变性,导致纹状体多巴胺水平显著降低,使多巴胺与乙酰胆碱两种递质失衡而发病。形态改变主要是黑质和蓝斑脱色和路易体形成,本病的病因目前尚不清楚,但是遗传与环境因素被认为是主要的发病原因。

流行病学调查显示遗传因素参与 PD 的发病,阳性家族史是 PD 发病危险因素。家族性 PD 被认为是基因缺陷所致,单个基因异常就足以引起 PD,散发性 PD 发病原因可能是遗传易感性与环境触发因素共同作用致病。

(一)分子遗传学改变

目前,已有越来越多的常染色体显性遗传家族性 PD 家系被报道。迄今发现患者数最多的是一个意大利家系,在 5 代人中共有 60 例 PD 患者,这些患者临床表现以及对左旋多巴治疗的反应与一般的散发性 PD 患者基本相同。最重要的是有两位 PD 患者经病理检查证实。与一般的散发性 PD 患者不同的是,平均起病年龄相对较早,病程相对较短。这一家系的致病基因已被定位在 4q21-q23。进一步的研究确认,突变的 α 突触核蛋白基因即为致病基因,编码突触核蛋白,后者包括 α、β 和 γ 3 种亚型。突触核蛋白在神经组织中广泛表达,以新皮质、海马、嗅球、纹状体和丘脑含量较高。目前对 α 突触核蛋白的功能还不清楚,但大量研究发现其存在于许多神经系统变性疾病的突触末梢或细胞质包含体中,多数学者认为它参与了神经元的变性过程。突触核蛋白基因第 3 号外显子第 209 位碱基鸟嘌呤错义突变为腺嘌呤,导致 α 突触核蛋白 53 位丙氨酸突变为苏氨酸。丙氨酸本来位于 α 螺旋中,在 α 螺旋的周围为 β 折叠,这种替换干扰了 α 螺旋的形成,使 β 折叠延长,聚集的 β 折叠可能有利于形成淀粉样纤维结构,参与路易体形成。

常染色体隐性遗传青少年型帕金森综合征(autosomal recessive Juvenile Parkinsonism,AR-JP)在日本陆续被报道,其临床特征为青少年期隐匿起病,缓慢进展,可出现静止性震颤、运动迟缓和体位不稳等典型的 PD 症状,但肌强直不明显。病理证实,黑质致密部多巴胺能神经元选择性变性、缺失,但无路易体形成。最近已将致病基因定位在 6q25.2-q27。SOD2(锰超氧化物歧化酶)位于该区域内,但核苷酸序列分析未发现突变位点,提示这一区域内其他尚未鉴定的基因可能是其致病原因。他们进一步从具有 2 960 个碱基对的 cDNA 克隆中筛选出具有 1 395 个碱基对的开放阅读框,由其所编码的基因为 AR-JP 的致病基因,命名为 *Parkin*。该基因在包括黑质在内的大脑各区均有表达,其功能尚不明了。目前发现的 *Parkin* 基因突变主要有点突变及外显子缺失突变等。

上述研究发现表明了 PD 病因的异质性。随着 PD 大家系的发现,将有其他的 PD 致病基因陆续得到定位。

(二)环境因素

环境因素被认为是 PD 的重要病因。与 PD 相关的环境因素中神经毒剂 1-甲基-4-苯基-1,2,3,6 四氢吡啶(1-methyl-4-phenvl-1,2,3,6-tetrahydropyridine,MPTP)最为重要,接触 MPTP 可导致与经典 PD 相似的综合征,其生化、病理变化及对治疗的反应也与特发性 PD 相似。应用 MPTP 腹腔注射制备的褐鼠 PD 模型是目前公认的较好的 PD 模型,其病理、生化及行为改变与 PD 相似。MPTP 是一种脂溶性小分子物质,本身无毒性,经体内单胺氧化酶 B(MAOB)催化变成 1-甲基-4-苯基-吡啶离子(1-methyl-4-phenylpyridinium,MPP$^+$)后才有神经毒性,MPP$^+$ 与多巴胺转运蛋白结合后选择性进入多巴胺能神经元中,抑制线粒体呼吸链中复合物 I,即 NADH CoQ 的活性,导致超氧离子增加,腺苷三磷酸(ATP)合成减少,引起神经元慢性死亡。近来发现,MAOB 抑制剂 seligiline 能特异地改变神经元死亡和生存基因的转录,包括超氧化物歧化酶(SOD)、Bcl-2、Bcl-1 和烟酰胺腺嘌呤二核苷酸脱氢酶等。

PD 的发病率具有明显的性别差异,男性与女性之比为(17~35):1,目前有学者认为雌激素防止 PD 的发病。大量研究发现,雌激素可通过作用于 DA 合成酶和 DA 摄取位点而促进 DA 的合成与释放,并可抑制 DA 的重摄取,从而有效地增加突触后膜的 DA 利用。雌激素的这一调节作用可以通过基因组机制完成,即雌激素特异地与细胞质中的激素受体结合,而后移位至靶细胞核内与特定基因结合后,通过转录、合成蛋白质而发挥作用。然而,雌激素对 DA 还存在着另一种调节机制,即非基因组调节机制,这种调节开始迅速(几秒至几分钟),雌激素可结合于特殊的细胞外膜蛋白或与神经元膜相互作用而调节 DA 功能。由于类固醇激素是亲脂性的,因此可通过:①修饰脂质膜的结构和动力学改变;②修饰周围介质的结构和动力学改变;③修饰周围膜蛋白的构成,以使神经元或其他细胞的脂质膜转变成有活性的或无活性的形式,从而表现出膜效应。除上述因素与 PD 相关外,氧自由基、线粒体功能异常、免疫因素等也被认为与 AD 的发病有关。甲型脑炎后,动脉硬化及一氧化碳、锰和汞中毒等均可产生类似 PD 的症状或病理改变。这类情况统称为帕金森综合征。

(三) PD 脑积液、外周血中的生物标志物以及 PD 患者肠道菌群失调的临床意义

体液对生物标记物研究具有极大的潜力。目前对 PD 脑积液(cerebrospinal fluid,CSF)中生物标志物的研究是一大热点。已知 80% 的 CSF 蛋白和其他成分可以通过外周血的过滤而得到,而 20% 来自中枢神经系统的细胞。这些 20% 脑衍生物成分使 CSF 成为中枢神经退行性疾病生物学标志物极有吸引力的生物物质。目前研究最多的 CSF 生物标志物是 α 突触核蛋白(α-Syn)。α-Syn 和路易小体(Lewy body)参与形成的病理性沉淀物是 PD 神经病理学标志。来自大数据研究的数据显示,PD 相比健康对照组的均值呈现显著降低态势,提示 CSF 中体液检测 α-syn 有良好前景。也有人在 PD 患者外周静脉血中发现淋巴细胞活化基因-3(lymphocyte activation gene-3,LAG-3)明显升高,LAG-3 是一种膜蛋白,与 α-Syn 结合可以介导其内吞作用,导致细胞间病理性 α-Syn 的传递,进而引发 PD 的进展。由此,PD 患者外周血分泌型 LAG-3(sLAG-3)作为潜在生物标志物有望用于早期 PD 的鉴别诊断,也可以评估某种治疗的症状改善效果。

近年来肠源性学说越来越引起学者们的关注,也逐渐成为当前生物学标志物研究的热点。在 PD 的模式生物学研究中发现在运动功能障碍和中枢神经系统病理学异常发生之前就发生了胃肠道功能障碍和菌群失调,菌群失调的 16S rRNA 测序表明菌群失调存在特征性改变:细菌多样性整体性减少和微生物群组成显著变化,导致厚壁菌门/拟杆菌门比率增加。在对 PD 患者粪便的研究中也证实了肠道菌群紊乱的存在以及它们与 PD 临床特征有密切关系。这些研究结果表明粪便卫生的差异性研究有助于阐明 PD 的发病机制,也有助于 PD 的诊断和鉴别诊断。

四、肌萎缩侧索硬化

肌萎缩侧索硬化(amyotrophic lateral sclerosis,ALS)是一种进行性下运动神经元变性疾病,常在病后 3~5 年内死亡。患病率为 5/10 万~7/10 万,高的可达 40/10 万,太平洋关岛地区为该病的高发区,我国尚无较准确的统计资料。发病年龄(成人型)20~80 岁,男性多于女性。

据 Mulde 等统计,约 5%~10% 的 ALS 为家族性,称为家族性肌萎缩侧索硬化(familial amyotrophic lateral sclerosis,FALS),起病年龄多早于散发性,多呈常染色体显性遗传,少部分为常染色体隐性遗传,儿童期起病者多为后者。

患者脊髓全长前角运动神经元缺失,以颈段、腰骶段明显。病程长者中央旁回萎缩。

ALS 病因尚未明了,各种假说涉及病毒感染、遗传因素、环境因素及免疫因素等,但均不能很好解释本病发病机制。

（一）核酸异常学说

目前将 FALS 分为 5 种类型：ALS1、ALS2、ALS3、ALS4 和 ALS5。用微卫星 DNA 标记对 6 个家族性 ALS1 家系进行遗传连锁分析，将 *ALS1* 基因定位于 21 号染色体长臂（21q22.1-q22.2）。已确认此区主要包括铜锌超氧化物歧化酶（Cu-Zn-superoxide dismutase，Cu-Zn-SOD）、谷氨酸受体亚单位 GluR5、甘氨酰胺核苷酸合成酶和甘氨酰胺核苷酸甲酰转移酶 4 种催化酶基因，现今认为 ALS1 的发病与 *SOD-1* 基因突变关系密切。ALS1 为常染色体显性遗传病。青年型 ALS 是指在儿童或青少年期起病的 FALS，为常染色体隐性遗传，可分为 ALS2 和 ALS5。前者基因定位于 2q33，后者基因定位于 15q15.1-q21.1。ALS4 为常染色体显性遗传的青年型 ALS，病程进展缓慢，基因定位于 9q34。成人起病，呈常染色体显性遗传的 FLAS，基因定位不在 21 号染色体上，也与 *SOD-1* 基因突变无关，可能位于其他基因位点，被命名为 ALS3。

SOD-1 存在于细胞中，分子量小，是体内含量最高的抗氧化酶之一，具有清除超氧化物自由基的作用。*SOD-1* 基因发生突变时可致机体自由基内环境稳定的变化及对自由基解毒能力下降。

约 20%~50% FALS 是由于 *SOD-1* 基因突变所致。至今有关 FALS 发病与 *SOD-1* 基因突变的报道，已列出 16 种不同的点突变。最常见的点突变位于外显子 1 号上 GCC→GTC（丙氨酸→缬氨酸），这在其所研究的 8 个家系中均有发现，另外还有其他 14 个点突变位于外显子 2、4 和 5 号上，但均较少见。*SOD-1* 基因突变所致的 FALS 患者，其红细胞内的 SOD-1 活性下降约 50%~60%，而 *FALS* 基因携带者（亚临床患者）红细胞内 SOD-1 活性也明显降低。在日本对 2 个 FALS 家系的研究中发现，患者红细胞内 SOD-1 活性仅下降 20%，其临床症状进展缓慢，存活期也较长，经分析其 *SOD-1* 基因点突变较特殊，为组氨酸→精氨酸置换。另外除红细胞内 SOD-1 活性下降外，淋巴母细胞及脑组织中 SOD-1 活性也降低。

针对散发型肌萎缩侧索硬化（sporadic amyotrophic lateral sclerosis，SALS）是否与 *SOD-1* 基因突变有关，各研究结果不一，Jones 等检测发现有 7%（4/57 例）SALS 有 *SOD-1* 基因突变，而 Bowling 等检测 11 例 SALS 患者 SOD-1 活性无明显变化。

将人类 FALS 突变的 *SOD-1* 基因转移至小鼠，这些转基因鼠在第 3~4 个月开始出现类似人类 ALS 的症状，并在 4 周内死亡。病理检查发现，受累小鼠的脊髓内运动神经元广泛缺失，而非运动神经元受累轻微。从而肯定了小鼠运动神经元的损伤与 *SOD-1* 基因突变的关系。

ALS 患者的脑脊液及血清具有细胞毒性作用，这种毒性在加入增强胞内抗氧化能力的药物（如乙酰半胱氨酸）后可被中和，*SOD-1* 基因突变所致的细胞毒性作用可能与 SOD-1 酶不稳定性有关，此可加速体内毒性物质的聚积，并可能产生对神经细胞的高亲和力，从而加重对神经元的损害。但此不足以解释运动神经元损害以及中年后发病等问题。有人提出 *SOD-1* 基因突变导致变异 SOD-1 产生，在氨基酸组成和结构上发生变化，酶的功能亦发生改变。变异 SOD-1 不仅表现出必要的正常活性，也少量地提高了正常的过氧化反应，因此产生了毒性氧自由基。结果造成脂质和蛋白的氧化，运动神经元损伤，导致 FALS 的起病和进展。

（二）其他发病因素

星形胶质细胞在氧化应激过程中对运动神经元起营养作用，但在疾病后期，其营养作用不足；而持续存在且有较强活性的小胶质细胞，不仅促进氧化应激作用，且参与疾病过程的损害。

散发 ALS 患者肝脏可见线粒体代谢异常，引起散发 ALS 患者血浆、尿和脑脊液中代表 DNA 氧化损害标记物的 8-羟基-2-脱氧鸟嘌呤水平增高。肌肉活检可见，线粒体钙水平升高，复合物 I 活性减低，以及细胞色素氧化酶（cytochrome oxidase，COX）阴性的肌纤维增多。脊髓前角运动神经元内细胞色素氧化酶活性减低，而核基因组编码的琥珀酸脱氢酶活性正常。还发现肌酸可延长转基因鼠的生存期，改善线粒体功能的治疗原则将有助于 ALS 的治疗。

另外，近年来对神经丝与 ALS 发病间的研究正逐渐受到重视。无论是散发型或家族性 ALS 的神经元胞体及轴索内均有神经微丝的蓄积。部分 ALS 患者的高分子量神经微丝的基因组 DNA 存在有两种不同的突变。动物实验表明，低分子量神经微丝基因点突变时，可复制出人类 ALS 的临床病理特征。众所周知，运动神经元较一般神经元大，且轴突极长，所以此细胞内的细胞骨架蛋白对维持运动神经元的正常生存较重要，此骨架蛋白功能异常，似可致运动神经元易损性增加。

五、朊病毒病

朊病毒病(prion disease)是由神经元膜上正常细胞朊粒蛋白发生异常变构成为羊瘙痒病朊粒蛋白(scrapie prion protein,PrPsc)而导致的一组播散性海绵状脑病。朊病毒病系人兽共患性疾病,如牛海绵状脑病、羊瘙痒病(scrapie)及人类的克-雅病(CJD)、Gerstmann-Straüssler Syndrome(GSS)综合征、致死性家族型失眠症(FFI)及库鲁病等均属此类疾病。

(一) 致病因子及发病机制

朊病毒病以往曾被归为慢病毒感染疾病。于20世纪50、60年代被研究发现。在21世纪初流行于太平洋巴布亚新几内亚岛上的库鲁病是由于当地人"食用死者脑浆"而导致横向传染。库鲁"病毒"具有常规病毒所具有的性质,例如传染性和毒株多样性等性质;同时又具有一些常规病毒所不具备的性质,如耐高温(100℃)、耐强酸和甲醛等化学物质及不能被紫外线杀死等。目前,传染性牛海绵状脑病是最受人们关注的一种朊病毒病。Prusiner于1982年首次分离出PrP。朊病毒是原始因子之意,指此"病毒"只含有蛋白,不含有核酸。朊病毒病的"蛋白构型病"假说已成为20年来指导该领域研究的主流观点。

正常人的朊粒蛋白(prion protein,PrP)被证实由 *PRPN* 基因编码产生,其基因位于20号染色体短臂。*PRPN* 具有高度的种系保守性,但可对来自任何种系的具有传染力的 PrPsc 高度敏感。PrPc 为一种由单基因编码的膜结合性糖蛋白,体内含量不高,能调节神经元内游离钙的浓度,并在神经元之间信息传递等方面发挥一定作用。缺失 *PrP* 基因和 PrPc 的小鼠发育正常,几乎没有缺陷,只是突触 LTP(与短期记忆和学习有关)受到损伤,但没有发现行为变化。有些小鼠会出现异常的睡眠,在老年时表现出小脑神经元的退行性病变,但这些改变与 *PrP* 基因缺失的关系尚未得到明确的证实。已有研究发现,缺乏 *PrPc* 基因的老鼠并不导致疾病,且能抵抗接种 PrPsc 而引起的海绵状脑病。

PrPc 与 PrPsc 在分子量、空间构型及理化性质等方面完全不同。PrPc 相对分子质量为30~33kD,主要为 α 螺旋结构,无 β 折叠,能被蛋白酶 K 分解;而 PrPSsc 相对分子质量为27~30kD,含有近40%的 β 折叠,不能被蛋白酶 K 分解。这种异常的 PrPsc 沉积在脑组织中,引起神经系统的病理变化,导致临床症状的出现,同时 PrPsc 还可以自身为模板使正常的 PrPc 转变为致病的 PrPsc。

根据异常存在的部位、形态,PrPsc 可区分为斑块型(plaque type)和突触型(synaptic type)两种。近来,分子生物学研究表明,PrPsc 沉积之所以出现两种截然不同的表现,与 *PRPN* 基因表达关系十分密切。目前已知密码子102、105、129 和 145 的突变或多态性属于斑块型朊病毒病,而野生型 PrPsc 和密码子180、200 和 232 等的突变属于突触型朊病毒病。突触型朊病毒病显示迅速进展的痴呆、肌阵挛,病理上表现在灰质,主要在大脑皮质及基底节区域弥漫性突触型 PrPsc 沉积,严重者可呈现大脑和/或基底节萎缩,动物传递易于成功。斑块型朊病毒病则显示较长的临床过程,无肌阵挛和脑电异常,PrPsc 主要积聚在细胞外,形成库鲁斑(Kuru plaque),病变在小脑,主要沉积在小脑分子层,其次是颗粒层。这些异常的 PrPsc 沉积的多少,与临床表现和病理改变严重程度相平行。

(二) 病理变化

朊病毒病的典型肉眼病变为大脑萎缩,镜下见神经元胞质内及神经毡(指神经突起、胶质细胞突起构成的网状结构)出现大量空泡,呈现海绵状外观,可伴有不同程度的神经元缺失和反应性胶质化,但无炎症反应。病变主要累及大脑皮质,深部灰质,呈灶性分布,部分互相融合。朊病毒病电镜示脑组织疏松呈海绵状,神经元内线粒体肿胀,线粒体内空泡状改变可能是朊病毒病的最早改变。突触前后膜间隙不清或肿胀,呈界膜样空泡变性。PrPsc 异常沉积于神经突触,可用抗 PrPsc 抗体和免疫组化法予以显示。PrPsc 蛋白在细胞间质中大量沉积形成库鲁斑,刚果红和 PAS 阳性染色,多见于 GSS 小脑和变异性 CJD 的大脑皮质。GSS 小脑皮质可见轻度海绵状改变,浦肯野细胞及颗粒细胞脱落,分子层可见散在的淀粉样斑块。

CJD 由于病情进展迅速,脑萎缩不明显。FFI 则有丘脑和下橄榄核明显的神经元缺失,胶质细胞增生,而不出现明显的海绵状改变。

(三) 临床表现

克-雅病多为散发病例。散发病例占总发病数的85%,发病高峰为70岁,年发病率为1/100万。临床可以表现为步态异常、肌震挛、共济失调和迅速发展的痴呆。平均存活期为 7 个月。

新变异型克-雅病常累及青年和中年人,早期出现幻觉、恐惧感和怪异行为。病程发展较为缓慢。其病理变化与克-雅病相似,但无 *PRPN* 基因突变,因而提示其为感染所致。此种海绵状脑病主要发生于上年世纪 90 年代英国,其发病和当时牛海绵状脑病呈相关性。

GSS 综合征 *PRPN* 突变具有特异性,临床表现以慢性小脑共济失调为特征,伴有进行性痴呆,病程较长,数年而终。国内已发现该病的患者。

致死性家族型失眠症(FFI),早期症状多为失眠,继之出现共济失调、植物功能紊乱、木僵及昏迷,病程数月至 3 年。

（四）诊断

本病主要靠临床表现、脑电图和脑组织病理检查。近年来学者们已通过免疫组织化学和免疫印迹方法准确地证实了 PrPsc 在脑内的存在,从而达到确诊朊病毒病的目的。

（五）目前研究及争论的热点

"朊病毒"是脊椎动物脑内不含有核酸只含有蛋白的新型病原体,是自然界中继核酶(即核酸可代替蛋白作为酶)被发现后的又一种趋同进化(convergent evolution)现象。"朊病毒"的致病途径具有自发性、遗传性和传染性 3 个特征。"朊病毒"中是否有核酸作为遗传信息分子的问题目前已再次引起白热化争论。尽管"朊病毒"的产生及其复制是由"蛋白质构型病"的假说成为 20 年来指导该领域研究的主流观点,但也有人认为这种"唯蛋白"理论无法解释 PrPsc 中的一些现象,比如异常多(超过 20 多种)的"毒株"和无抗体现象等。然而,"病毒"赞同者也没能找到与核酸有关的直接证据。

迄今为止,基因学家认为 PrPsc 在复制过程中含有未知的 X-蛋白;蛋白折叠科学家认为有帮助 PrPsc 错误折叠的未知分子伴随存在;细胞生物学家认为有细胞因子;病毒学家则仍然坚称是含有小核酸片段的未知病毒;目前又有学者提出了自由基学说,此种观点认为脊椎动物神经蛋白的氧化损伤和自由基反应理论能解释 PrPsc 中的绝大多数现象。PrPsc 的病变与牛海绵状脑病最可能是一个由蛋白自由基所引发、由含氧自由基所推动的蛋白氧化连锁反应。这种蛋白氧化连锁反应的特征表现在病变的不可逆性和自我催化性能,自由基具有高稳定性并能抵抗抗氧剂的阻碍作用。

本病目前尚无有效疗法,随着对这一疾病了解的加深,在不远的将来可能找到治疗的方法。阻止 PrPc 转变为 PrPsc 或破坏 PrPsc 结构稳定性的药物可能对朊病毒病有治疗作用。

第六节　神经系统肿瘤病理学与分子病理学

一、神经系统肿瘤一般神经病理学特性

中枢神经系统(CNS)肿瘤系发生于颅内和椎管内的神经外胚层(neuroectoderm)和间充质(mesenchyme)的原发性肿瘤及转移性肿瘤。综合文献报道,源于神经上皮源性肿瘤约占 40% 左右,其中胶质瘤最多见,以下依次为脑膜瘤、神经鞘膜瘤、先天性肿瘤、垂体腺瘤、血管肿瘤和畸形、转移性肿瘤及原发性肉瘤。

CNS 肿瘤以颅内发生最多见,约占 90% ,椎管内次之,约占 10% 左右。而颅内肿瘤约 1/3 发生于大脑,其中以额叶,颞叶的肿瘤最多见,以下依次为蝶鞍区,小脑,小脑脑桥角和脑干区,脑室,颅窝(前、中、后窝)及基底节和胼胝体区。CNS 肿瘤均可发生于男、女性患者,男、女之比例为 1.76∶1。但是,男性患者胶质瘤的发病频率几乎两倍于女性,而脑膜瘤或垂体腺瘤又多见于女性患者。

神经系统各类肿瘤发病率与年龄几乎呈现波形曲线关系。波峰在 31~40 岁,青少年和老年偏低。髓母细胞瘤的高峰在 5~15 岁的少儿,多发生在幕下小脑半球及蚓部。脑膜瘤、神经鞘膜瘤及垂体腺瘤等均见于 31~50 岁的中年人。先天性肿瘤和血管肿瘤及其畸形多见于 21~40 岁的青壮年。转移性肿瘤从 21~30 岁时开始出现,并随年龄增加,其发病率递增,61 岁以上的老年呈现高峰。

由于 CNS 肿瘤发生在颅内或椎管内,受其解剖部位的影响,所出现的病理学变化有如下特点。

1. 肿瘤生长方式　颅内和椎管内发生任一肿瘤均可形成膨胀性占位肿块,导致临床上的恶性经过。即使界线分明和细胞学上分化良好的肿瘤,如室管膜瘤和脉络丛乳头状瘤,也缺乏包膜。许多浸润性肿瘤如弥漫性大脑星形细胞瘤和少突胶质细胞瘤生长缓慢,并表现相对良性的组织细胞学特征;而恶性的多形性胶质母细胞瘤在肉眼检查时虽似有一明显的界线,但镜下则显示广泛的浸润性生长。相对良性的小脑星形细胞瘤也有狭窄的浸润带。第3脑室的幼年型星形细胞瘤在组织学上是良性的,但手术治疗难以达到该位置,在临床上亦属恶性。

大多数胶质瘤包括星形细胞瘤、胶质母细胞瘤、少突胶质细胞瘤和髓母细胞瘤则显示弥漫浸润到邻近组织的特性。所以,它们常具有膨胀性和浸润性的特点,而脑胶质瘤病则几乎遍及大脑,甚至于某些病例还见小脑和脑干的弥漫性浸润。脑胶质瘤侵袭机制可能主要经细胞黏附分子,整合素介导,使瘤细胞浸润。肿瘤亦可能同时多灶性发生。这种多中心性发生主要见于恶性胶质瘤,表现远离一个主要瘤块的边缘,有约几厘米大小的多卫星灶生长。

2. 转移　原发性颅内 CNS 的肿瘤颅外转移少见,除颅内恶性肿瘤外,还见于组织学上的良性肿瘤。转移肿瘤类别有多种,但以髓母细胞瘤最为多见,约占转移瘤的70%。脑膜瘤转移率不到1/100,但脑膜肉瘤,不典型脑膜瘤及恶性脑膜瘤,血管外皮瘤等其转移率约1/4左右。其他如颅内胚细胞瘤及原发于颅内绒毛膜癌的 CNS 外转移亦可见到。

原发性颅内肿瘤 CNS 外转移的途径主要包括:脑脊液分流管、血道及淋巴道转移。开颅手术和脑脊液分流术是造成转移的最常见原因。转移部位因途径和肿瘤类型而异。自脑瘤确诊至发现转移,平均间隔2年,最长者达24年,乃至个别在尸检时发现转移灶。

原发性颅内肿瘤发生 CNS 外转移少见的原因中,为大多数学者所接受的有:①CNS 无真正的淋巴管,大静脉由致密硬膜包裹,肿瘤不易侵入,而小静脉壁柔软易被瘤细胞进入,并渐被闭塞;②神经源性肿瘤不易在其他组织内生长;③恶性胶质瘤很快致死,转移来不及表现。

3. 恶性标准和分级　肿瘤恶性程度的单纯形态学依赖于:①肿瘤细胞去分化的程度;②肿瘤的多形性;③浸润性生长类别;④进展性变化和肿瘤坏死的出现;⑤血管反应的类别;⑥脑脊液途径的播散。

WHO 对脑肿瘤亦分四级。Ⅰ级:胶质瘤细胞密度中等,瘤细胞的同型性结构,如毛细胞型星形细胞瘤、神经节细胞瘤等;Ⅱ级:瘤细胞密度较高,同型瘤细胞较少,可见核分裂象;Ⅲ级:瘤细胞的同型结构少见,有一定程度的多形性,核分裂象易见或见非典型核分裂象,有时出现瘤细胞坏死,毛细血管增生,内皮细胞肿胀增生;Ⅳ级:事实上与多形性胶质母细胞瘤的形态相似,细胞多形性,厚薄不一的细胞密度,坏死易见,核分裂易见,并见病理性核分裂,坏死边缘的瘤细胞呈现假栅栏状排列。血管增生呈窦样静脉或肾小球丛样血管。血管反复分支,彼此靠近,形成富含高密度的内皮细胞灶,甚至在局部形成血管瘤病。然而为对胶质瘤的生物学或病因发病学的研究方便,常依其恶性程度分为低级别(Ⅰ、Ⅱ级)和高级别(Ⅲ、Ⅳ级)。

二、神经系统肿瘤的分子病理学特性

WHO 方案将中枢神经系统肿瘤分为神经胶质瘤、胚胎性肿瘤或原始神经外胚层肿瘤、淋巴瘤、生殖细胞肿瘤和其他各种罕见肿瘤,包括原发性中枢神经系统肉瘤。胶质瘤是一种涵盖广泛的肿瘤类别,包括所有神经胶质细胞起源的肿瘤。尽管混有胶质和神经元成分的肿瘤也常被认为是胶质瘤,但是在日常使用中,胶质瘤这个词最常用来指星形细胞瘤和所谓的少突胶质细胞瘤,以及含有这两种细胞成分的混合性胶质瘤和室管膜瘤。

近年来利用分子遗传学和分子病理学研究神经系统肿瘤的进展成果显著,利用分子病理学特点对神经系统肿瘤进行分型逐渐形成主流,WHO《中枢神经系统肿瘤分类》第4版(2016年)首次在组织学分型的基础上增加了分子病理诊断,对指导神经源性肿瘤精准治疗具有重要意义。这里将近年来神经系统肿瘤分子遗传学和分子病理学的进展作一概述,其中以胶质瘤研究内容较多。

1. 中枢神经组织的特殊免疫学状态的破坏　正常的 CNS 借助于血脑屏障机制和缺乏淋巴器官组织而获得一种免疫特惠器官(immunologically privileged organ)之称。在脑肿瘤开始形成阶段,CNS 的免疫特惠状态尚存在,待肿瘤生长到一定程度,其免疫状态被破坏。在肿瘤组织内及其周围组织内见淋巴细胞浸润,这种浸润现象并非由肿瘤坏死或出血所致。血管周围的淋巴细胞浸润程度与患者存活时间长短之间有相互关联作用。50%的胶质瘤出现脑脊髓内淋巴细胞反应,24%的脑膜瘤亦有此反应。

2. 抑素抑制核分裂　在人恶性胶质瘤里非典型核分裂象较常见,一般认为与抑素失调有关。已经在实验研究中观察到恶性胶质瘤其体积的双倍增加只需10d,而星形细胞瘤Ⅰ级需36d,室管膜瘤9d,脑膜瘤34d。并且早期变化不仅有形态学的改变,亦包括腺苷酸环化酶的活性增加。

3. 肿瘤血管生长因子释放　实验研究观察到肿瘤结节在无血管的情况下仅能生长到2~3mm。随后血管增生,在肿瘤发生部位里,开始新生的血管与局部固有血管联系起来,加速肿瘤生长,肿瘤血管生长因子释放是肿瘤获得持续生长的重要原因。形态学也观察到肿瘤内血管的基底膜尚不完善,乃至血管屏障功能丧失,血管壁的通透性增加,还可出现大口径的窦样的、腔隙性和肾小球丛样形式的血管,内皮细胞变薄或发展呈绒毛状突起于腔内。

4. 胶质瘤及其亚型的分子遗传学和分子病理学

(1) 恶性胶质瘤的细胞遗传学:恶性胶质瘤的细胞遗传学分析显示,约80%的病例7号染色体有部分增益,10号染色体60%出现部分损失,1/3的病例9号染色体短臂有部分损失,多达50%的病例出现双微体,10号染色体最常见的损失部位是长臂远端,其次是短臂。当然,具体的染色体缺损往往与肿瘤的类型有关,例如约1/3弥漫性星形细胞瘤存在17号染色体短臂缺损(这种缺损常与 *P53* 基因突变有关);大多数典型的少突胶质细胞瘤1号染色体短臂和19号染色体长臂出现缺损。

(2) 胶质瘤相关癌基因和抑癌基因:随着近年来分子遗传学的迅速进展,人们对人胶质瘤分子遗传研究较多,如胶质瘤的癌基因 *RAS*,*MYC*,*c-erb*,*EGFR*,*PDGF* 及 *VEGF* 等的活化。MYC是一类"快速早期反应"的细胞内信使,MYC蛋白活化可使细胞提早进入S期,并对完成DNA合成具有关键作用。PDGF、FGF等可促进 *MYC* 基因转录,诱发细胞增殖。*MYC* 过度表达可能改变细胞内的基因调控,使细胞易于转化为恶性表型,其他癌基因的活化或抑癌基因的失活均可加速或启动肿瘤发生。

与胶质瘤相关的抑癌基因为 *Rb*、*p53*、*WAF1/CIPI*(*p21*) 与 *CD-KN2/MISI*(*p16*) 基因突变。*Rb* 基因(视网膜母细胞瘤基因)归因到染色体13q的等位丢失,高度恶性胶质瘤的1/3病例出现 *Rb* 基因突变。*WAF1/CIPI*(*p21*) 是 *p53* 的野生型,约50%的胶质瘤有p21蛋白的表达升高,特别是高度恶性的胶质瘤,但有研究者认为p21阳性细胞的百分率与组织类型或级别不相关。p53突变发生在约1/3所有弥漫性星形细胞瘤(diffuse astrocytoma)(WHOⅡ级),间变性星形细胞瘤(Ⅲ级)和胶质母细胞瘤(Ⅳ级)。毛细胞型星形细胞瘤(Ⅰ级)中亦常见突变型 *p53* 表达。*p53* 突变型阴性/*p21* 阴性表型是少突胶质细胞瘤和低度恶性星形胶质细胞的特征,而 *p53* 阳性/*p21* 阳性、*p53* 阳性/*p21* 阴性和 *p53* 阴性/*p21* 阳性表形几乎相同地分布于高度恶性肿瘤。

(3) 间变性星形细胞瘤:间变性星形细胞瘤是一种更富于侵袭力的肿瘤,从组织病理学上看,其细胞密度高,增殖力强,有丝分裂特征明显,Ki67/MIB1标志的增殖指数高,成分胶细胞核的多形性和细胞深染现象更加突出,常出现形态改变,细胞肥大,细胞体积增大,呈球状改变,胞核被推至一侧。部分间变性星形细胞瘤出现血管增生,MRI增强扫描或CT对比增强可见增强改变,但是临床上40% MRI无增强的肿瘤往往不是2级,而是3级胶质瘤。目前,间变性星形细胞瘤诊断后无论手术切除,还是放疗或化疗,生存周期均为平均2.5~3年。

(4) 胶质母细胞瘤:胶质母细胞瘤是纤维性星形细胞瘤的最高等级,WHO分组Ⅳ级,通常肿瘤中心细胞密度高,周围浸润性生长的边界细胞密度却比较低,这一点容易造成诊断困惑。瘤体内至少都存在局灶性坏死,血管常常过度增生,CT或MRI可见相应的增强,病灶增殖指数高;坏死灶周围包绕密集的小细胞带,即所谓的假栅栏样病变,这种现象是胶质母细胞瘤最典型的病理改变,但其他高等级的胶质瘤也能见到这种改变,甚至其他类型的肿瘤偶尔也会出现,如原始神经外胚叶肿瘤(primitive neuroectodermal tumor, PNET)。胶质母细胞瘤非常顽固,各种治疗对它都无效,大部分患者平均生存不到1年,5年生存率为零。

基因分析显示,尽管胶质母细胞瘤或多或少具有较为一致的病理学特征,但事实上它是由各种不同的肿瘤构成的肿瘤族,其中约1/3由低等级胶质瘤演变而来,即所谓的继发性胶质母细胞瘤,多有 p53 基因突变,17 号染色体短臂缺失,*EGFR* 基因拷贝数和表达均处正常状态;另外 1/3 或更多为原发性胶质母细胞瘤,*p53* 基因正常,17 号染色体无缺失,但 *EGFR* 基因拷贝放大,表达过度,多数存在 10 号染色体长臂缺失;而其他的胶质母细胞瘤 *p53* 和 *EGFR* 基因正常,出现各种基因遗传和细胞遗传异常。

(5)少突胶质细胞瘤的分子病理学:少突胶质细胞瘤起源或组织发生学不确定,但具有特征性的病理变化。组织学上,少突胶质细胞瘤细胞成分丰富,许多少突胶质细胞瘤混有不同比例的星形细胞成分。同其他弥漫型胶质瘤类似,病灶浸润性边界细胞密度也是下降的。细胞呈圆形,组织染色也可见少数多角形细胞,胞核圆形,居细胞中央,形成"煎鸡蛋"样改变,胞核代表煎鸡蛋蛋黄,胞质代表蛋清,通常采用 HE 染色或其他常规染色,胞质显示清晰,"煎鸡蛋"样改变明显,如果肿瘤病灶中心充满这样的细胞,切片上则可见蜂窝样改变。细胞间富含毛细血管网,多数情况下,血管分支近似直角分出,因此血管网类似于栅栏样。瘤组织或血管壁常见微钙化,在未被肿瘤明确侵袭的邻近皮质组织,微钙化也比较常见。

遗传特征更为复杂,分子遗传学研究表明,一些混合性胶质瘤出现 1 号染色体短臂和 19 号染色体长臂缺失,表现出经典少突胶质细胞的特征性改变,而其他一些混合型胶质瘤则出现 *p53* 基因突变和 17 号染色体短臂缺失,更像是低级别星形细胞瘤。基因分析表明,少突胶质细胞瘤瘤细胞 GFAP 表达通常是阴性的,而 S100 表达则可能是阳性的,同时也常表达一些其他的非特异性神经上皮抗原,如 Leu7/NHK1。

(6)胶质瘤的分子免疫学研究进展:脑肿瘤的免疫治疗是目前神经系统肿瘤分子特征和临床治疗的研究热点。其中以胶质瘤研究进展较为突出。目前大致可以分为 3 种途径:①过继免疫治疗是以体外激活、扩增肿瘤特异的免疫细胞(T 细胞)后再回输患者体内,如 CAR-T 细胞免疫疗法。②主动免疫治疗是使用胶质瘤相关抗原(glioma associated antigens,GSAs)或者胶质瘤特异性抗原(glioma specific antigens,GAAs)等制作的肿瘤疫苗等方法刺激机体的免疫细胞,从而提高抗肿瘤的免疫反应。③被动免疫治疗则是以抗 PD-1/PD-L1 为主要途径,使用单克隆抗体靶向某些免疫相关分子,通过抑制特定的免疫抑制分子与通路,提高抗肿瘤免疫反应的水平。

主要关注的研究热点是调节性 T 细胞在神经系统肿瘤发生发展中的作用。基础研究和临床初步观察已经发现,细胞程序性死亡配体-1(PD-L1)可以维持并促进调节性 T 细胞的增值,并与患者生存期密切相关,提示联合细胞 PD-1/PD-L1 抑制剂靶向调节性 T 细胞治疗脑肿瘤有潜在临床应用价值。调节性 T 细胞的主要靶点包括 CD25 和 FoxP3。

值得指出,在高级别胶质瘤(例如,多形性胶质母细胞瘤,glioblastoma)的临床研究中心发现大约有 40% 的 GBM 带有 EGFRvⅢ 扩增和特异性突变(EGFRvⅢ 重排),临床上针对 EGFRvⅢ 扩增和特异性突变的多个分子靶向药物(吉非替尼、厄洛替尼、尼妥珠单抗等)可能是 GBM 极具前景的药物,但是目前临床试验尚未达到理想效果,专家推测 EGFR 分子靶向药物可能受血脑屏障的限制在神经系统中渗透性差有关。目前解决的方案是在 EGFR 分子靶向药物增加偶联物以增强渗透,临床效果还有待观察。

5. 脑膜瘤相关的基因调控 有关脑膜瘤的遗传学研究表明,脑膜瘤发生发展中亦涉及多种癌基因激活和抑癌基因的失活。生长因子,信号传导因子通过自分泌,刺激环路和跨膜信息传导对脑膜瘤的形成起重要作用。并且脑膜瘤在细胞和分子水平上都存在一定的异质性。脑膜瘤的染色体异常亦存在一定程度的种族差异和地域不同。22 号染色体缺失是脑膜瘤的特异性异常。这种异常在神经母细胞瘤和胶质瘤中也存在。此外,7、14 号染色体的非随机性数目异常及 1p 和 1q$^+$ 的结构异常,与脑膜瘤形成有关位点可能位于 22q12.3-q13.1。脑膜瘤的早期可无染色体异常,以后演化为异常核型和 22 号染色体缺失的嵌合体进而表现为 22 号染色体单体性异常,进一步发展到出现其他染色体数目或结构异常。脑膜瘤中有多种癌基因的扩增和高表达现象,常见的为 *ErbB*,*c-Myc*,*Sis*,*c-Fos*。Detta 等报道 *c-Myc* 表达水平与恶性/非典型脑膜瘤的细胞增殖指数呈正相关,而与良性脑膜瘤无此相关性;表皮生长因子(*EGF*)基因的表达与纤维细胞型脑膜瘤增殖指数间呈正相关,与其他型脑膜瘤无此相关。这说明良恶性脑膜瘤及脑膜瘤各组织学亚型的发生发展机制可能不同,在分子水平上存在一定的遗传异质性。

6. 室管膜下基质细胞的瘤性转化 实验性肿瘤研究证实室管膜下的基质细胞(matrix cell)是具有多向分化潜能的细胞并随其分化逐渐向皮质迁移发展。在此过程中易受致癌因素的影响。化学诱发大鼠 CNS 肿瘤(主要为胶质瘤、肉瘤),好发部位是脑室周围的室管膜下母细胞所处位置,特别是脑室角周围,其细胞群的恶性潜能在电镜和光镜下均被认识。

近年研究显示干细胞因子(SCF)和它的受体 c-Kit 蛋白(即连接到原癌基因编码的酪氨酸激酶受体)在 CNS 瘤细胞里复合强阳性表达,这表明瘤细胞的自分泌作用的可能性。同时提示,SCF 和 c-Kit 蛋白在 CNS 内被表达提示在神经外胚叶细胞的生长、迁移和/或分化中起特殊作用。SCF 和 c-Kit 在 CNS 肿瘤形成过程中可能起作用。这些都说明肿瘤的形成可能与基质细胞的瘤性转化或瘤细胞的干细胞性表达有关。

结　语

本章编写的内容涵盖了神经系统的基础研究、神经分子生物学、学习和记忆以及神经系统病理学包括神经系统变性疾病和神经系统肿瘤的分子病理学进展。作为专著,我们既保持内容的新颖性,又力求保持编写内容系统性、连贯性和实用性。鉴于此,本次编写既继承了上一版的编写风格,又增编了一些新的内容。如增添了神经系统胚胎学、组织学和细胞分子生物学研究进展、神经系统疾病基本病理变化以及分子病理学特征、神经系统肿瘤病理学与分子病理学三部分内容,依此来反映近年来神经系统疾病的研究从基础到临床已经获得的累累成果,同时我们也保留了第 1 版中叶诸榕和刘颖两位作者编写的神经递质和信号转导、学习和记忆、神经细胞的损伤和修复、神经系统变性疾病部分内容,并对神经系统变性疾病新的进展进行了增补,例如增补了阿尔茨海默病理分子分型研究进展和帕金森病脑积液、外周血中的生物标志物以及肠道菌群失调的研究进展。我们希望本章的内容对于从事神经系统疾病研究的研究生、科研工作者及临床医生有参考、拓宽视野的作用。

(周韧　王哲)

主要参考文献

［1］ THAL D R,RÜB U,ORANTES M,et al. Phases of a beta-deposition in the human brain and its relevance for the development of AD[J]. Neurology,2002,58(12):1791-1800.

［2］ ALAFUZOFF I,ARZBERGER T,AL-SARRAJ S,et al. Staging of neurofibrillary pathology in alzheimer's disease:a study of the brainNet europe consortium[J]. Brain Pathology,2008,18(4):484-496.

［3］ MIRRA S S,HEYMAN A,MCKEEL D,et al,The Consortium to Establish a Registry for Alzheimer's Disease (CERAD). Part Ⅱ Standardization of the neuropathologic assessment of Alzheimer's disease[J]. Neurology,1991,41(4):479-486.

［4］ REITH M E A. From first to fourth messengers in the brain[M]//Cerebral Signal Transduction. Totowa:Humana Press,2000:3-23.

［5］ LOUIS D N,PERRY A,REIFENBERGER G,et al. The 2016 world health organization classification of tumors of the central nervous system:a summary[J]. Acta Neuropathologica,2016,131(6):803-820.

［6］ SAMPSON J H,GUNN M D,FECCI P E,et al. Brain immunology and immunotherapy in brain tumours[J]. Nature Reviews Cancer,2020,20(1):12-25.

［7］ ARVANITIS C D,FERRARO G B,JAIN R K. The blood-brain barrier and blood-tumour barrier in brain tumours and metastases [J]. Nature Reviews Cancer,2020,20(1):26-41.

［8］ SHI M,LIU C,COOK T J,et al. Plasma exosomal α-synuclein is likely CNS-derived and increased in Parkinson's disease[J]. Acta Neuropathologica,2014,128(5):639-650.

第二十三章

生殖系统与乳腺疾病

宫颈癌、子宫内膜癌和卵巢癌是女性生殖系统常见肿瘤,乳腺癌已成为女性第一高发恶性肿瘤,前列腺癌的发病率在我国逐年攀升。近二十年来,随着病理学、遗传学、分子生物学和肿瘤学等多学科研究进展,人们认识到这些肿瘤发病机制复杂,呈高度异质性,传统的组织学分型已经不能满足精准治疗的需求。对这些肿瘤发病机制的研究及分子分型的进展,将推动肿瘤预防、诊断和治疗模式的转变。妊娠滋养细胞疾病(gestational trophoblastic disease,GTD)是一组具有不同增生能力的滋养细胞的病变。本章重点阐述这些肿瘤以及滋养层细胞疾病在分子病理学方面的进展。

第一节 宫颈癌前病变和宫颈癌

宫颈癌是女性常见的恶性肿瘤之一,分子流行病学研究发现,99.7%以上的宫颈鳞状细胞癌组织中可以检测到人乳头瘤病毒(human papilloma virus,HPV)。德国科学家 zur Hausen 发现 HPV 感染是宫颈癌的首要致病因素,并因此获得 2008 年诺贝尔生理学或医学奖。本节将介绍宫颈癌的发病机制、HPV 的检测方法以及宫颈癌的预防与治疗。

一、高危 HPV 促进宫颈癌发生的分子机制

HPV 属于乳头瘤病毒科(papillomaviridae)。目前已经鉴定出超过 200 种 HPV 病毒,其中,低危型(HPV6、11、30 等)可引起尖锐湿疣、扁平湿疣等良性病变,高危型(HPV16、18、31、58 等)主要导致宫颈上皮内瘤变(cervical intraepithelial neoplasia,CIN)和宫颈癌。

(一) HPV 基因组结构及其编码蛋白的功能

HPV 呈球形,直径 52~55nm,20 面体立体对称,无包膜。HPV 病毒基因组是超螺旋双链环状 DNA,8kb 大小,包含 9 个开放阅读框且分布在三个功能区:非编码区(non-coding region,NCR)、早期区(early region)和晚期区(late region)。NCR 也称长控制区(long control region,LCR)或上游调节区(upstream regulatory region,URR)。

早期蛋白编码区长约 4 500bp,编码早期蛋白 E1~E7,参与调节病毒的生命周期并调控 DNA 复制、转录和病毒蛋白的翻译。这些早期蛋白的具体功能如下(表 23-1):E1、E2,调节病毒 DNA 复制;E2,增强 LCR 调节作用,E2 可特异性结合到 *E6* 和 *E7* 基因启动子 DNA 的识别序列中,进而调节 E6 和 E7 的转录;E4,引起受感染鳞状上皮细胞骨架重构,形成挖空细胞;E5、E6、E7,引起细胞恶性转化。晚期蛋白编码区长约 3 000bp,编码晚期蛋白 L1 和 L2,是病毒的衣壳蛋白,参与细胞表面吸附、病毒颗粒包装及病毒进入细胞质等过程。URR 区含有顺式调节单位以及病毒复制的起点,负责调控病毒遗传物质的复制和转录。

HPV 分型依据是病毒核苷酸序列同源性大小,当

表 23-1 人乳头瘤病毒蛋白及其主要功能

病毒蛋白	蛋白质功能
E1	病毒 DNA 复制和转录
E2	病毒 DNA 复制,促进凋亡,抑制 E6/E7 的转录
E4	病毒 DNA 复制
E5	免疫识别(主要组织相容性复合体)
E6	降解 p53,改变细胞周期调控,抑制凋亡
E7	降解 pRb,刺激细胞进入 S 期,导致 p16 过表达
L1	编码主要病毒衣壳蛋白
L2	编码次要病毒衣壳蛋白

已经克隆了整个基因组并且 L1 ORF(病毒中最保守的 ORF)的核酸序列与已知 HPV 类型的同源性小于 90% 时,则将该病毒定义为一种新的 HPV 类型。具有较高 L1 序列同源性的 HPV 被称为同种亚型(90% ~98% 同源性)或变异体(>98% 同源性)。

HPV 按照致病能力分为高危型和低危型,按照感染部位分为皮肤型和黏膜型。高危型 HPV 主要包括 HPV16、18、31、33、35、39、45、51、52、56、58 和 59 型;低危型 HPV 主要包括 HPV6、11、40、42、54、54、61、70、72 和 81 型。皮肤型 HPV 主要包括 HPV1、5、8、14、20、21、25 和 47 型;黏膜型 HPV 主要包括 HPV6、11、16、18、31、33、35、39、41、45、51、52、56、58、59、68 和 70 型。

(二) HPV 病毒生命周期

HPV 的生命周期与其宿主鳞状上皮细胞的分化状态密切相关。正常状态下,宫颈被覆鳞状上皮的基底层细胞是干细胞,具有分裂增殖能力,基底层细胞分裂后,部分细胞向上层移行,分化为棘细胞层,随后,细胞核逐渐消失,细胞功能减退,并最终形成角质层。

HPV 病毒通过宫颈鳞状上皮的微小破损处感染基底层细胞,侵入宿主细胞的细胞核内,然后,脱衣壳并进行病毒基因组的转录,从而产生少量的 E1 和 E2 癌蛋白。伴随着基底细胞的分裂增殖及分化,子代细胞离开基底层进入棘层,HPV 被带入棘层细胞。在这个时期,病毒合成早期蛋白 E5、E6 和 E7,保持宿主细胞活跃的增殖状态,进而有利于病毒基因组的复制和转录。随着被 HPV 感染的棘层细胞向表层迁移,并开始逐渐角化,此时病毒基因组启动晚期编码蛋白 L1、L2 的表达,构建病毒外壳。病毒包被完成后,表层细胞释放病毒颗粒,引起持续感染。

(三) HPV 的致癌机制

高危型 HPV 感染后,机体免疫细胞能够很快清除游离型 HPV,故多数患者呈一过性亚临床改变,极少导致高级别 CIN 和宫颈癌的发生。然而,持续感染 HPV,病毒 DNA 基因组会整合进入宿主基因组,其中,编码 E6、E7 的基因及其上游 URR 区被保留,其他大多数早期基因和晚期基因则被破坏。由于 E2 具有抑制 E6/E7 转录的作用,E2 丢失或失活,将导致 E6/E7 在宿主细胞中过量表达,最终使细胞发生恶性转化。

1. 免疫学发病机制 HPV 主要感染宫颈鳞状上皮与柱状上皮交界区的不成熟化生鳞状上皮的基底细胞。育龄期女性感染 HPV 的概率很高,但只有少数患者发展为宫颈癌。研究显示:机体的免疫状态,在决定 HPV 是亚临床的潜伏感染还是促使癌前病变及癌的发生等方面,具有重要作用。

(1) HPV 与固有免疫:宫颈黏膜鳞状上皮细胞、树突状细胞、肥大细胞中都可表达不同的 Toll 样受体(TLR),参与启动固有免疫应答。TLR 属于 I 型跨膜蛋白,具有一个能够识别微生物的胞外区、一个跨膜区以及一个细胞内的连接到下游信号通路的 Toll/IL-1 受体同源(TIR)区。在识别微生物后,TLR 会募集特异的接头分子(如 MyD88 和 TRIF)结合于 TIR 功能域,然后通过 NF-κB 通路和干扰素调节因子 3(interferon regulatory factor 3,IRF3),合成与释放多种细胞因子,杀伤入侵的病毒。然而,HPV E6、E7 可以抑制 TLR 的表达,从而抑制 NF-κB 和 IRF3 信号通路;E6 还可以通过与 YAP1 结合而抑制 YAP1 降解,从而抑制 TLR 的表达。

(2) HPV 与获得性免疫:大多数 HPV 感染患者的血清中,可以检测到针对病毒蛋白的特异性抗体,但是,这些抗体对清除病毒的作用不大。细胞介导的免疫反应,对于清除 HPV 发挥重要作用。在宫颈黏膜损伤感染 HPV 病变处,主要组织相容性复合体(MHC) I 类分子将病毒抗原呈递给 CD8+ 细胞毒性 T 细胞,MHC II 类分子将病毒抗原呈递给 CD4+ 辅助性 T 细胞,以清除被感染的细胞。有研究显示,HPV 感染后,通过以下途径抑制细胞免疫:HPV 癌蛋白 E5 可以抑制 MHCI 类分子表达;E6、E7 通过抑制 TLR 表达,从而抑制 MHCI/ II 类分子的功能;HPV 激活抗原呈递细胞(APC)后,这些细胞可以刺激调节性 T 细胞增生并激活 IL-10 和 TGF-β,反馈抑制 APC 的功能。

2. E6 和 E7 的转化机制 E6 和 E7 是主要的致癌蛋白(图 23-1)。高危 HPV E6 蛋白具有与抑癌基因 *TP53* 和泛素连接酶 UBE3A(E6-AP)的结合能力,后者以 p53 为靶点进行泛素介导的蛋白酶体降解。野生型 p53 具有细胞周期阻滞、DNA 损伤修复、促进细胞凋亡等功能,对维持基因组稳定性非常重要。如有 DNA 损伤,p53 蛋白将诱导 *P21*[WAF1/CIP1] 的转录,使受损细胞停滞在 G_1 期,阻止 DNA 合成;同时,p53 诱导 DNA 修复基因 *GADD45* 的转录,促进 DNA 损伤修复。DNA 损伤修复后,细胞进入 S 期进行 DNA 复制,保证子代细胞 DNA 的遗传稳定。如果 DNA 修复失败,p53 蛋白则诱导细胞衰老或凋亡,防止损伤的 DNA 传递给子代细胞。E6 导致的 p53 泛素化降解,使携带异常 DNA 的细胞仍然进入细胞周期进行分裂增殖,并阻止细胞凋亡,影响 p53 蛋白发挥抑癌功能。HPV16 E6 也可不依赖 p53 导致基因组不稳定。HPV16 E6 与单链 DNA 断裂修复蛋白 XRCC1 相互作用,并诱导 O^6-甲基鸟嘌呤-DNA 甲基转移酶降解,后者参与单链 DNA 断裂修复,因此,E6 高表达削弱了 DNA 的损伤修复能力。

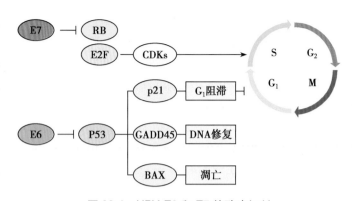

图 23-1 HPV E6 和 E7 的致癌机制
E6、E7 主要通过干扰抑癌基因产物 P53、RB 功能,导致细胞转化及增生。

高危型 E7 蛋白通过与视网膜母细胞瘤(RB)蛋白结合,发挥促进细胞增殖的作用。RB 蛋白是细胞周期负调控蛋白。在 G_1 期,cyclin D-CDK4/6、cyclin E-CDK2 复合物活化后,使包括 RB 在内的一系列靶蛋白磷酸化。RB 通常与转录因子 E2F 家族成员结合,阻止后者的转录活性。RB 高磷酸化则导致 RB 与 E2F 解离,E2F 因而可以刺激 S 期基因的转录(包括 S 期所需要的 cyclin A 等)。E7 蛋白 N 端中的 CR1 与 RB 蛋白结合后,启动泛素依赖途径降解,进而解除 RB 蛋白对转录因子 E2F 的功能抑制,激活细胞自 G_1 期进入 S 期,导致细胞周期的失控。

3. 增殖信号通路的持续激活 肿瘤是以细胞异常增殖为特点的一大类疾病。HPV 整合到宿主细胞基因组后,其产生的癌蛋白 E6、E7 刺激鳞状上皮细胞增生。这些细胞在从正常细胞到异常细胞,再到癌细胞的转变过程中,获得了更多的遗传学和表观遗传学改变,激活一系列增殖信号通路。

有研究报道,在 HPV 感染的早期阶段,*CDKN2A*、驱动蛋白家族成员 23(kinesin family member 23,*KIF23*)、着丝粒蛋白 E(centromere protein E,*CENPE*)、整合素 αV 亚基(integrin subunit alpha V,*ITGAV*)等促进细胞增生的基因表达上调。另外,对于 CIN2/3 的研究发现,*BUB1B*(alpha actinins)、有丝分裂阻滞缺陷 2 样蛋白 1(mitotic arrestdeficient 2-like protein 1,*MAD2L1*)、检查点激酶 1(checkpoint kinase 1,*CHEK1*)、周期素 B1(cyclin B1,*CCNB1*)、周期素 B2(cyclin B2,*CCNB2*)、细胞分裂周期 20(cell division cycle 20,*CDC20*)、细胞分裂周期 6(cell division cycle 6,*CDC6*)、周期素 A2(cyclin A2,*CCNA2*)、复制因子 3(replication factor 3,*RFC3*)、复制因子 4(replication factor 4,*RFC4*)、Flap 核酸内切酶 Ⅰ(flap endonuclease 1,*FEN1*)、增殖细胞核抗原(proliferating cell nuclear antigen,*PCNA*)等调控细胞增殖的基因表达上调。

4. 端粒酶的激活 端粒酶活性增高,也是 HPV 致癌的重要机制。端粒是存在于真核细胞线状染色体末端的一小段 DNA-蛋白质复合体,它与端粒结合蛋白一起构成了特殊的"帽子"结构,作用是保持染色体的完整性和控制细胞分裂周期。端粒的长度随着细胞增殖不断缩短,当端粒缩短至一定程度,染色体相互融合、细胞死亡。生殖细胞具有端粒酶活性,可使缩短的端粒长度恢复;大多数体细胞没有端粒酶活性,只能复制大约 50 次;许多恶性肿瘤细胞都具有端粒酶活性,使其不会缩短,细胞无限增殖。

端粒酶是一种反转录 DNA 合成酶,由人端粒酶 RNA(human telomerase RNA,hTR)、人端粒酶逆转录酶(hTERT)和端粒酶相关蛋白(hTP1)等亚单位组成。hTERT 能激活端粒酶,使其以端粒 RNA 为模板,合成端粒结构,从而稳定端粒长度,赋予细胞不断复制的潜能,从而实现无限增殖化。有研究报道,HPV 基因组整合到鳞状上皮细胞后,可以使细胞无限增殖化,其作用机制如下:癌蛋白 E6 能与 c-Myc、核因子 X1(NF-X1)蛋白形成复合物,结合于 *hTERT* 启动子区域,促进 *hTERT* 转录,增加端粒酶的活性,实现肿瘤细胞的无限增殖化。

二、宫颈癌前病变及宫颈癌的筛查与诊断方法

目前宫颈癌前病变及宫颈癌筛查方式包括细胞学筛查、人乳头瘤病毒检测、阴道镜检查、肉眼观察法和宫颈活体组织检查等。宫颈细胞学、阴道镜和组织病理学(即三阶梯技术),是筛查、诊治和管理宫颈癌

前期病变的基本原则和标准的诊疗程序。

（一）宫颈细胞学检查

20 世纪 40 年代，Papanicolaou 发明了巴氏涂片法，这种相对便宜的细胞学检测方法在全球范围内广泛应用，大大降低了宫颈癌的发病率和死亡率。巴氏涂片法虽操作简单、价格便宜，但制片效果不理想，例如涂片厚薄不均匀，细胞重叠过多或聚集成团、炎细胞、血液及黏液覆盖病变细胞等，因此，传统巴氏涂片法敏感性较低，假阴性率高（15%～30%）。随后，人们对宫颈制片技术不断改良。20 世纪 90 年代中期，两种液基细胞学技术被先后发明，即液基薄层细胞学检查（Thin-prep cytology test，TCT）和 SurePath 液基细胞学检查，带来制片技术的重大变革。液基细胞学技术主要优点是去除红细胞、炎细胞、黏液等对制片的影响，细胞分布均匀，明显降低了假阴性率（控制在 10% 以下）。

宫颈液基细胞学采用国际通用的 TBS 系统（the Bethesda system），统一细胞学与组织学的诊断术语，结果判读趋于标准化。鳞状细胞病变主要包括：意义不明的非典型鳞状细胞（atypical squamous cells of undetermined significance，ASCUS）、不能排除高级别鳞状上皮内病变（cannot exclude high-grade squamous intraepithelial lesions，ASC-H）、低级别鳞状上皮内病变（low-grade squamous intraepithelial lesion，LSIL）、高级别鳞状上皮内病变（high grade squamous intraepithelial lesion，HSIL）、鳞状细胞癌等。腺细胞病变主要包括：不典型腺细胞、腺癌等。液基细胞学的灵敏度和特异性均高于传统的细胞学检查，已经广泛用于宫颈癌的筛查。

（二）HPV 检测

研究显示：相对于 HPV 检测阴性的妇女，HPV 阳性者罹患宫颈癌的风险是前者的 250 倍，高危型 HPV 感染是宫颈癌前病变和宫颈癌发生的主要致病因素和必要条件。因此，HPV 受到医学界广泛关注，HPV 检测被广泛应用于临床。高危型 HPV 检测从最初的作为鳞状上皮细胞异常（包括 ASCUS）患者分流的辅助检测，到与细胞学检查的联合筛查，再到目前推荐作为初筛，凸显其重要性。依据检测目标物的不同，可将 HPV 检测方法分为 DNA 类、mRNA 类、蛋白类等。

目前，通过我国国家药品监督管理局（National Medical Products Administration，NMPA）或美国食品药品监督管理局（FDA）认可的 HPV-DNA 检测手段包括：第二代杂交捕获技术（hybrid capture 2，HC2），能够检测 13 种高危型 HPV（16、18、31、33、35、39、45、51、52、56、58、59 和 68），但不能具体分型；care HPV 检测和 Cervista 检测，能够检测 14 种高危型 HPV（16、18、31、33、35、39、45、51、52、56、58、59、66 和 68），也不能对 HPV 进行分型；Cobas 4800 和 m2000 HPV 检测系统能够全自动检测 14 种高危型 HPV，并能对 HPV16 和 HPV18 进行分型。HPV DNA 检测技术具有较高的灵敏度和阴性预测值，但特异性较低，假阳性率较高，增加了不必要的阴道镜转诊风险。

HPV 致癌机制是 E6、E7 蛋白对 p53 和 pRB 的抑制作用，有研究显示：检测 HPV 致癌基因的转录产物 E6/E7 mRNA 能更有效地发现高危型 HPV 的持续性感染，提高检测的特异性和阳性预测值。目前，通过我国国家药品监督管理局（National Medical Products Administration，NMPA）或美国食品药品监督管理局（FDA）认可的 HPV mRNA 检测手段包括：Aptima，可以检测 14 种高危型 HPV。除此之外，NucliSENSEasyQ、OncoTect 和 PreTect Proofer 等也是检测 HPV mRNA 的技术。E6/E7 mRNA 检测技术已经成功用于西方国家的宫颈癌筛查。

子宫颈 E6 癌蛋白检测"试纸条"，也被用于筛查，其操作简单，成本低，对于鉴别癌前病变有较高的应用价值。其缺点是灵敏度低，不足 60%，还需要进一步改进。

（三）阴道镜

对于细胞学筛查异常的女性，将进行阴道镜检查，其是宫颈癌筛查的"第二阶梯"。阴道镜是低倍显微镜，放大倍数 10～40 倍，可以直接观察经醋酸染色和碘着色后的宫颈表面和上皮的细微病变。研究显示，对于宫颈炎、宫颈鳞状上皮内病变及宫颈癌病例，阴道镜检查与病理组织学检查的符合率在 90% 左右，明显高于细胞学检查。

（四）宫颈活组织检查

宫颈活组织检查是宫颈癌筛查的"第三阶梯"，是诊断宫颈癌前病变及宫颈癌的可靠手段，包括以下 3

种:点切法、宫颈管搔刮术和宫颈锥切术。点切法是在阴道镜下观察,对于肉眼可见病灶区进行单点或多点取材;对于肉眼未观察到异常者,可在宫颈外口柱状上皮与鳞状上皮交界处取材,常规在 3、6、9、12 点取材。宫颈管搔刮术是用细小刮匙伸入宫颈管全面搔刮 1~2 圈,所得组织送病理检查,目的是确定宫颈管内有无病变或癌灶是否侵犯宫颈管。宫颈管锥切术最常见的方法有传统的冷刀和宫颈环形电切术,具备诊断和治疗的作用。

(五) 分子标记物检测

1. Ki67　处于细胞周期内的细胞表达 Ki67,G_0 期细胞不表达此蛋白。有研究显示:Ki67 在宫颈黏膜鳞状上皮的标记指数越高,面积越大,其 CIN 病变程度也相对更高,Ki67 标记指数可辅助组织学诊断 CIN 病变程度。

2. p16　对于高危 HPV 相关宫颈病变,最有用的生物标志物是 p16^{INK4a},它是 CDK4/CDK6 cyclin D 复合体的抑制剂。p16^{INK4a} 在高风险 HPV 相关癌前病变和癌症的高表达,代表了细胞对 E7 蛋白的表达引起的致癌应激反应。在正常细胞中,p16^{INK4a} 诱导衰老,由 RB1 肿瘤抑制因子介导。由于 RB1 在高危 HPV 相关病变中被 E7 灭活,所以尽管 p16^{INK4a} 表达水平高,细胞仍会增殖。因此,同时对细胞样本进行 p16^{INK4a} 和增殖标志物 Ki67 检测,可以提高对高危 HPV 相关病变诊断的灵敏度和特异性。

三、宫颈癌前病变和宫颈癌的治疗及疫苗

(一) 宫颈癌前病变和宫颈癌的治疗

目前治疗 HPV 感染药物多为干扰素类。CIN 的治疗方法包括冷冻疗法、激光消融术或环行电外科切除术,而癌变则通过手术和/或化学疗法治疗。

(二) 宫颈癌前病变和宫颈癌疫苗

目前用于宫颈 HPV 感染的疫苗主要分为预防性疫苗和治疗性疫苗。

1. **预防性疫苗**　预防性 HPV 疫苗主要通过重组 DNA 技术表达 HPV L1 蛋白或 L1 和 L2 蛋白,这些蛋白可组装成病毒样颗粒(virus-like particle,VLP),激发体液免疫应答,诱发机体产生中和性抗体,预防 HPV 感染。目前主要有四种预防性疫苗:①由默克公司开发的 Gardasil 疫苗,是一种包含最普遍的低风险(HPV6 和 HPV11)和高风险 HPV(HPV16 和 HPV18)的 VLP 的四价制剂。②由葛兰素史克开发生产的 Cervarix 疫苗,是针对 HPV16 和 HPV18 的二价疫苗。③默克公司开发出了针对 HPV16、HPV18、HPV6、HPV11 和其他高危 HPV(HPV31、33、45、52 和 58)的九价疫苗 Gardasil 9。④由厦门万泰沧海生物技术有限公司生产的二价疫苗,其针对 HPV16 和 HPV18。

这些疫苗在六个月的时间内以三剂的形式给药,在预防 HPV 感染方面非常有效。当前疫苗的高成本和冷藏需求极大地阻碍其在宫颈癌发病率较高的一些国家中广泛使用,这也使人们更努力地开发成本更低且更稳定的替代疫苗制剂。与 L1 衣壳蛋白相比,L2 衣壳蛋白包含线性、交叉中和的表位,可针对 HPV 感染提供更全面的保护,是开发第二代疫苗的理想方向。

2. **治疗性疫苗**　对于已经感染 HPV 的人群,预防性疫苗无效,需要采用治疗性疫苗。HPV 治疗性疫苗主要包括:HPV 活性载体疫苗、多肽/蛋白疫苗、核酸疫苗、细胞疫苗。靶向 E6/E7 的治疗性疫苗已有大量临床前研究成果或已进入临床研究,随着对治疗性疫苗的开发研究,其有可能成为治疗宫颈癌前病变及宫颈癌的重要手段之一。

第二节　子宫内膜癌

子宫的恶性肿瘤大多数是腺癌,由子宫内膜病变发展而来,因此被称为子宫内膜癌。子宫内膜癌发病的危险因素包括肥胖、雌激素滥用、多囊卵巢综合征(polycystic ovary syndrome,PCOS)、胰岛素抵抗和糖尿病以及分泌雌激素的卵巢肿瘤等。综上,子宫内膜癌的发生与系统性的雌激素过多和孕激素缺乏密切相关,高雌激素状态诱导子宫内膜过度增殖,从而导致子宫内膜癌的发生。

一、子宫内膜癌发生的分子机制

根据子宫内膜癌与雌激素的关系、组织病理学特点、流行病学特征等,把子宫内膜癌分为 I 型(即激素

相关性子宫内膜癌)和Ⅱ型(即非激素相关性子宫内膜癌)。尽管并非所有的子宫内膜癌都能归入这两种类型,这种分类方式有助于子宫内膜癌的诊断、治疗和预后分析。

(一)Ⅰ型子宫内膜癌

Ⅰ型子宫内膜癌与经典的危险因素(雌激素过多和孕激素缺乏)密切相关,组织学类型主要为低级别子宫内膜样癌,约占子宫内膜癌病例的80%,患者相对年轻,疾病进展缓慢,预后较好,五年生存率90%左右。Ⅰ型子宫内膜癌肿瘤周围内膜常有不同程度的增生性改变,子宫内膜复杂性不典型增生(complex atypical hyperplasia,CAH)/子宫内膜上皮内瘤变(endometrial intraepithelial neoplasia,EIN)是其癌前病变。Ⅰ型子宫内膜癌免疫表型特点:雌激素受体和孕激素受体弥漫强阳性;p53阴性或弱表达;Ki67增殖指数高低不等。分子遗传学特点包括:微卫星不稳定性(microsatellite instability,MSI)、*PTEN*突变、*KRAS*突变和*CTNNB1*(编码β-catenin)突变。

1. **微卫星不稳定性**　微卫星是遍布整个基因组的短片段重复序列(例如:CACACA)。与正常组织相比,在特定的微卫星位点出现这种重复序列数量的增加或减少的肿瘤被认为具有微卫星不稳定性(MSI)。MSI见于约30%~40%的子宫内膜样癌,但很少见于Ⅱ型子宫内膜癌。MSI的发生机制是由于错配修复基因(*MLH1、MSH2、MSH6、PMS2*)的表达异常,无法纠正DNA复制及损伤过程中出现的错配碱基,导致细胞基因组的不稳定性,细胞分化增殖异常,促进肿瘤形成。错配修复基因的遗传缺陷会导致林奇综合征(一种遗传性癌症易感综合征),后者罹患结肠癌、子宫内膜癌以及胃癌、卵巢癌、肠癌和输尿管癌的风险增加。林奇综合征的女性患者一生中罹患子宫内膜癌的风险为40%~60%,接近或超过结肠癌的患病风险。尽管这部分女性子宫内膜癌的发病风险很高,但林奇综合征仅占所有子宫内膜癌的2%~3%。林奇综合征患者的子宫内膜癌几乎全部表现为MSI。除了收集和分析家族史以外,微卫星位点(BAT25、BAT26、D5S346、D2S123和D17S250)的基因检测以及MLH1、MSH2、MSH6和PMS2的免疫组织化学分析,可以针对性地用于筛查林奇综合征高风险人群(例如50岁以下的女性)。对于MSI临床意义的研究结论并不统一,尽管一些研究发现具有MSI的肿瘤临床生物学行为更具侵袭性,但最新的研究发现:对于子宫内膜样癌,MSI并不影响患者的预后。

2. **PTEN 突变**　磷酸酶和张力蛋白同源物(phosphatase and tensin homologue,*PTEN*)基因是特征明确的肿瘤抑制因子,定位于10q23,并且作为磷脂酰肌醇3激酶(phosphatidylinositol 3-kinase,PI3K)/Akt信号的抑制因子,在细胞生存中发挥作用。PTEN通过去磷酸化PI3K产物,即磷脂酰肌醇-3,4,5-三磷酸(PIP₃)来抑制PI3K介导的生长因子信号。PTEN表达的缺失会导致下游的Akt激活(磷酸化),Akt具有抑制凋亡和促进细胞增殖的作用。*PTEN*抑癌基因的体细胞突变是子宫内膜样癌最常见的遗传缺陷,见于约40%~50%的病例。*PTEN*失活在子宫内膜癌变中的重要性在*Pten*杂合小鼠模型中被证实。在该模型中,100%的杂合子小鼠在26周龄前出现子宫内膜增生,而约20%进展为子宫内膜癌。对于人类,*PTEN*的胚系突变导致Cowden综合征,该综合征是一种以皮肤和胃肠道错构瘤为特征的遗传综合征,并且患者罹患乳腺癌和甲状腺癌的风险升高。患Cowden综合征的女性子宫内膜癌的发病风险也会升高。

3. **PI3K/Akt 通路异常**　在Ⅰ型子宫内膜癌发病机制中,PI3K/Akt通路分子的突变具有重要作用。PI3K突变的发生率在子宫内膜癌中为40%左右。原癌基因*PI3K*编码磷脂酰肌醇3激酶(PI3K),可使磷脂酰肌醇4,5-双磷酸(PIP₂)转化为磷脂酰肌醇-3,4,5-三磷酸(PIP₃),后者可结合并激活Akt,被激活的Akt启动下游的一系列靶基因,促进细胞增生、抑制细胞凋亡、诱导内皮细胞迁移和血管生成。

4. **LKB1 表达的缺失**　肝激酶B1(liver kinase B1,*LKB1*)基因位于第19号染色体短臂13.3区,其编码的蛋白属于丝氨酸/苏氨酸蛋白激酶,具有G₁周期阻滞、促进细胞凋亡和调节胚胎血管生成的功能。LKB1表达的缺失在子宫内膜癌中的发生率为21%,这些病例常伴有mTOR的激活。杂合的*Lkb1*小鼠模型研究显示:该模型会发展为高侵袭性的子宫内膜腺癌。人类*LKB1*的胚系突变会导致Peutz-Jeghers综合征,然而,Peutz-Jeghers综合征的女性患者患子宫内膜癌的风险并不会增加。

5. **KRAS 突变**　*KRAS*基因是一种广泛存在于真核生物细胞中的原癌基因。EGFR等细胞膜受体激活后,通过KRAS-MAPK信号通路,传到细胞核中,促进细胞增生。*KRAS*基因突变后,KRAS-MAPK信号通路持续激活,导致肿瘤发生。*KRAS*基因突变见于20%~30%的子宫内膜样癌,而在具有MSI的病例中,

KRAS 突变的频率更高。在非子宫内膜样癌中,*KRAS* 突变罕见。

6. *CTNNB1*(编码 β-catenin)突变　经典 Wnt/β-catenin 信号通路激活后,抑制 β-catenin 降解,导致 β-catenin 水平逐渐升高,随后向胞核内转移,促进细胞增殖。正常情况下该通路处于关闭状态,*CTNNB1* 基因突变会导致蛋白的稳定以及核内的积聚,核内的 β-catenin 在转录激活中起重要作用,引起细胞增殖分化异常,促使肿瘤形成。*CTNNB1* 突变见于约 20%～30% 的子宫内膜样癌,突变发生于 3 号外显子。在子宫内膜复杂性不典型增生中就可以检测出 *CTNNB1* 突变,这说明该突变是子宫内膜癌发病的早期事件。

有研究表明:*PTEN*、*MSI* 和 *KRAS* 突变经常同时出现,但是,*CTNNB1* 突变通常不与其他突变同时发生。

(二)Ⅱ型子宫内膜癌

Ⅱ型子宫内膜癌的患者通常年龄较大、无肥胖,肿瘤的组织学类型为浆液性、透明细胞癌,以及高级别子宫内膜样癌,临床分期多为进展期。Ⅱ型子宫内膜癌的临床生物学行为更具有侵袭性,临床预后较差,部分原因是它们即便轻微浸润子宫肌层也容易发生转移。60%～85% 的Ⅱ型子宫内膜癌患者可见 *TP53* 突变,是最常见的分子改变。另外,*PIK3CA* 和 *PPP2R1A* 突变在子宫浆液性癌中较为常见。

二、子宫内膜癌的分子分型

传统的二分型及 WHO 组织学分类,都难以满足临床治疗的要求,在指导个体化精准治疗方面的作用更是有限,子宫内膜癌分子分型的研究应运而生。

2013 年,癌症基因组图谱(the cancer genome atlas,TCGA)项目对 373 例子宫内膜癌患者(包括子宫内膜样癌 307 例、浆液性腺癌 53 例、混合型腺癌 13 例)进行基因组学、转录组学和蛋白质组学的研究,然后根据基因突变谱、拷贝数改变、微卫星不稳定性等数据,将子宫内膜癌分为 4 个不同的分子亚型:*POLE* 突变型、MSI 型、低拷贝数型、高拷贝数型。

1. *POLE* 基因突变型　*POLE* 是编码 DNA 聚合酶 ε 催化亚基的核心结构,具有 DNA 聚合酶活性和核酸外切酶校正活性,对细胞 DNA 复制和碱基错配的识别和修复具有重要作用。*POLE* 基因核酸外切酶功能域突变,C→A 碱基转换频率增加,其特征性的基因突变谱包括 *PTEN*、*PIK3R1*、*PIK3CA*、*FBXW7*、*ARID1A*、*KRAS* 和 *ARID5B* 等突变。约 7% 子宫内膜癌为 *POLE* 基因突变型,组织学类型多为高级别子宫内膜样癌,预后较好。形态学上,*POLE* 基因突变型子宫内膜癌淋巴细胞浸润明显,高表达 PD-1/PD-L1,提示该型患者可能对 PD-1/PD-L1 免疫治疗敏感。

2. 微卫星不稳定型　约 30% 子宫内膜癌为 MSI 型,组织学上多为高级别子宫内膜样癌,多由 *MLH1* 启动子甲基化引起。少数 MSI-H 是由林奇综合征导致的。该类型组织学类型通常为高级别子宫内膜样癌,常伴淋巴细胞浸润,可能对 PD-1/PD-L1 免疫治疗敏感。

3. 低拷贝数异常型(copy number abnormalities-low,CN-L)　拷贝数被定义为基因组序列部分重复的现象。39% 的子宫内膜癌为低拷贝数型,大部分是微卫星稳定性,具有较高 *CTNNB1*、*KRAS*、*PTEN* 和 *PI3K* 等基因突变。组织学上,主要是Ⅰ级和Ⅱ级子宫内膜样癌。患者预后中等。

4. 高拷贝数异常型(copy number abnormalities-high,CN-H)　26% 的子宫内膜癌是高拷贝数型,*TP53*、*FBXW7* 和 *PPP2R1A* 突变率较高,*PTEN* 和 *KRAS* 突变率较低。组织学上,可以表现为浆液性腺癌(97.7%)、高级别子宫内膜样癌(19.6%)、低级别子宫内膜样癌(5%)和混合型子宫内膜癌(75.0%)。患者预后较差。

三、子宫内膜癌靶向治疗原则

(一)靶向 EGFR 家族

HER/ErbB 家族包括四种同源蛋白质:HER1/ErbB1(也称为 EGFR)、HER2/ErbB2(neu)、HER3/ErbB3、HER4/ErbB4。该家族是一组跨膜糖蛋白受体酪氨酸激酶(receptor tyrosine kinase,RTK),都有一个细胞外配体结合区、一个跨膜区域和一个细胞质酪氨酸激酶结构域(除 HER3 不具有细胞内激酶结构域)。配体与细胞外区域结合导致细胞质激酶结构域的同二聚体和异二聚体激活,并使特定的酪氨酸激酶磷酸化,从而导致各种细胞内信号通路的激活,如丝裂原活化蛋白激酶(MAPK)通路和Pl3K-Akt通路。HER家族广泛参与肿瘤细胞的增殖、分化、凋亡、侵袭、转移以及血管生成等。

针对子宫内膜癌的分子靶向药物主要包括EGFR酪氨酸激酶抑制剂(TKIs)和单克隆抗体。EGFR是目前研究最多的分子靶点,48%~60%的子宫内膜癌中可以检测到EGFR的表达,并且与细胞分化、肌层浸润深度和预后具有相关性。TKIs是小分子化合物,与EGFR胞内域的酪氨酸激酶结合并使其受到抑制。目前,针对TKIs在子宫内膜癌的研究多为Ⅱ期临床试验,缺乏大规模Ⅲ期随机对照临床试验结果,如吉非替尼、厄洛替尼、索拉非尼和伊马替尼等。吉非替尼是一种有效的EGFR酪氨酸激酶(EGFR-TK)的选择性抑制剂,可与EGFR-TK催化区域的ATP结合位点竞争性结合,阻断细胞内信号的传递,从而抑制肿瘤细胞增殖、促进凋亡。厄洛替尼是一种口服的,可逆的EGFR酪氨酸激酶抑制剂。

人工合成的西妥昔单抗可与EGFR的胞外区结合,从而阻断配体与EGFR的结合和活化。18%~80%的子宫乳头状浆液性癌(uterine papillary serous carcinoma,UPSC)患者中存在ErbB2蛋白的高表达,且与预后相关。人工合成的抗HER2单克隆抗体曲妥珠单抗是跨膜癌基因蛋白p185的单克隆抗体,其可以作为*ErbB2*基因过表达的复发及转移性子宫浆液性癌患者的新的治疗手段。

(二) 靶向血管内皮生长因子

肿瘤组织拥有特有的、复杂的血管生成调节途径,血管内皮生长因子(VEGF)-VEGF受体(VEGFR)是主要的信号传导通路。贝伐珠单抗是针对VEGF的重组人源单克隆抗体,可选择性抑制VEGF的表达,阻止VEGFR-1和VEGFR-2介导的VEGF活化,通过抑制肿瘤血管生成,使其无法获得生长所需的营养物质而停止生长,从而发挥抗肿瘤作用。56%~100%的子宫内膜癌中可检测到VEGF的表达,并且与细胞分化差、深肌层浸润、淋巴脉管侵犯、淋巴结转移和不良预后相关。

(三) 多靶点酪氨酸激酶抑制剂

索拉非尼是一种口服的小分子多靶点激酶抑制剂,不仅能抑制血管内皮生长因子受体(vascular endothelial growth factor receptor,VEGFR)、血小板源性生长因子受体(platelet-derived growth factor receptor,PDGFR)、fms样酪氨酸激酶3(fms-like tyrosine kinase 3,FLT3)和KIT受体酪氨酸激酶活性,还是Raf蛋白激酶的强效抑制剂。索拉非尼既能抑制血管形成,又能直接抑制肿瘤细胞的增殖。伊马替尼是选择性酪氨酸激酶抑制剂,其靶点包括KIT、BCR-ABL和PDGFR。

越来越多的分子靶向药物开始应用于子宫内膜癌患者,尤其是晚期或复发性子宫内膜癌患者的治疗,并取得了一定的疗效,但目前仍缺乏大规模Ⅲ期临床试验的结果,分子靶向药物在子宫内膜癌中的应用及疗效仍需进一步的研究。

第三节 卵 巢 肿 瘤

卵巢可以发生种类繁多的良性及恶性肿瘤。根据肿瘤的组织学发生、遗传学特点及临床表现等,卵巢肿瘤可分为上皮性肿瘤、生殖细胞肿瘤和性索间质肿瘤。就全世界范围来说,卵巢恶性肿瘤的发病率位居女性恶性肿瘤的第七位,致死率位居第八位;在中国,卵巢癌的发病率虽低于西方国家,但致死率已进入前十位。近年来随着分子生物学技术的快速进展,特别是各种高通量测序技术的应用,关于卵巢肿瘤特别是上皮性卵巢癌的发病机制、肿瘤分类、预防及治疗策略等研究均取得了长足进展。

一、上皮性卵巢癌组织起源理论的更新

先前的经典理论认为卵巢上皮性肿瘤可能起源于卵巢表面上皮(ovarian surface epithelium,OSE)或其下陷形成的卵巢包涵囊肿。该理论认为卵巢表面上皮具有向各种苗勒氏源性上皮(例如输卵管、子宫内膜、宫颈内膜)转化潜能,在各种致瘤因素作用下,发生相应组织学类型的肿瘤,例如浆液性肿瘤、子宫内膜样肿瘤和黏液性肿瘤等;然后根据肿瘤细胞异型性大小对其进行分级。对于与卵巢浆液性癌具有相似组织学形态、但又不累及卵巢的腹膜原发性浆液性癌,Dubeau推测其起源于卵巢外组织,隧将盆腹腔腹膜归为"第二苗勒氏系统",认为被覆于女性生殖系统和盆腹腔表面的上皮均具有向各种苗勒氏源性上皮转化

的潜能,亦可发生相应类型的肿瘤。但这些理论均未得到免疫组化或分子遗传学的验证。

近年来的研究表明,浆液型卵巢上皮性肿瘤可能来源于输卵管上皮。2001 年,Piek 研究小组对携带有 BRCA1/2 突变的女性的预防性卵巢和输卵管切除标本进行详尽检查后,发现输卵管上皮发生了与卵巢高级别浆液性癌(high-grade serous carcinoma of the ovary)形态相似的异型增生:细胞核增大、深染,呈复层杂乱排列,后来该病变被命名为浆液性输卵管上皮内癌(serous tubal intraepithelial carcinoma,STIC)。另一组研究发现,大约38%携带有 BRCA 突变的女性预防性切除的输卵管伞端可见 STIC、但相应卵巢标本未见异常。上述研究提示卵巢高级别浆液性癌可能起源于这种仅能在显微镜下观察到的 STIC 病变。免疫组化研究显示 STIC 与卵巢高级别浆液性癌同样高表达 p53 蛋白,而 Kuhn 小组则发现发生在同一患者体内的 STIC 病变和卵巢高级别浆液性癌具有相同的 TP53 突变位点,进一步证实 STIC 病变是卵巢高级别浆液性癌的“原位病变”。另一组研究发现卵巢高级别浆液性癌的基因表达谱更相似于输卵管上皮而非卵巢表面上皮,为卵巢高级别浆液性癌起源于输卵管的理论又增添了一个可靠的证据。还有研究发现在因其他疾病切除的形态正常的输卵管上皮也可偶然检测到 p53 蛋白的高表达,即 p53 印记,但该种情况并不伴有细胞增殖指数的增高和异型性。p53 印记可能是 STIC 潜在的前驱病变,但并不一定进展为 STIC,因此其与 STIC 和卵巢高级别浆液性癌的关系还有待进一步研究。

研究显示仅有约 40%的有症状的高级别浆液性癌,在输卵管黏膜检查可见 STIC 病变,大部分卵巢特别是腹膜高级别浆液性癌未能发现 STIC 病变,提示还有其他途径参与了高级别浆液性癌的发生,例如最近提出的“前驱病变早期逃逸理论”,是指 STIC 的前驱病变,例如 p53 印记细胞或是浆液性输卵管上皮内病变(serous tubal intraepithelial lesion,STIL)脱落种植到卵巢或腹膜表面,暂时潜伏下来,经过一段时间的演进在种植部位发展成高级别浆液性癌。这个理论其实是受到发生在卵巢子宫内膜异位症基础上的子宫内膜样癌的启发,可能也适用于低级别浆液性癌(low-grade serous carcinoma)的演进过程,例如输卵管内膜或是发生了乳头状增生的输卵管内膜异位至卵巢或腹膜上,累加了基因突变,历经良性浆液性肿瘤、交界性浆液性肿瘤,最终恶变为低级别浆液性癌。

相当比例的卵巢子宫内膜样癌、透明细胞癌和浆-黏液性癌周围可以找到子宫内膜异位性病变,且这些肿瘤具有与在位子宫内膜癌相似的 ARID1A、PTEN 等基因的突变或丢失,提示这些肿瘤可能由异位的子宫内膜发展而来,其组织学发生与高级别浆液性癌不同。

卵巢原发的黏液腺癌少见,仅占到卵巢上皮性癌的 3%~5%,大部分卵巢黏液腺癌来自于消化道(例如阑尾、胰腺或胃肠道)或宫颈等部位的肿瘤转移。目前公认的卵巢原发性黏液性肿瘤主要有两个来源,其一是来自于卵巢畸胎瘤的胃肠道黏液上皮,其二是发生在 Brenner 肿瘤黏液化生的基础上的黏液性肿瘤。大部分卵巢黏液腺癌难以找到原发的畸胎瘤或 Brenner 肿瘤的痕迹,但经常可以看到良性、交界性黏液性成分与恶性成分并存。

原有的卵巢移行细胞癌显示与高级别浆液性癌具有相似的分子遗传学特征,目前已归入高级别浆液性癌。卵巢 Brenner 肿瘤较为罕见,可能来源于输卵管黏膜与腹膜连接处的 Walthard 细胞巢。

综上所述,不同类型的卵巢肿瘤并非起源于卵巢表面上皮,而是具有不同的组织学起源。

二、上皮性卵巢癌的分子病理学进展和二元论模型

上皮性卵巢癌传统分型主要为组织学分型。随着对卵巢癌研究的深入,越来越多的研究表明单纯的组织学分型不能准确反映肿瘤的生物学行为及预后,例如,卵巢的高级别浆液性癌与低级别浆液性癌虽然均具有浆液性上皮的形态特点,但从发病机制、遗传学特点、生物学行为、对治疗的反应及预后来看应分属于两种完全不同的肿瘤;而一些形态上归为高级别子宫内膜样癌或移行细胞癌的病例从分子遗传学、生物学行为、对治疗的反应及预后方面与高级别浆液性癌更为相似,应归为特殊类型的高级别浆液性癌,即具有实性,内膜样和移行细胞样生长方式(solid,endometrioid and transitional celllike growth patterns,SET patterns)的 SET 亚型。因此,综合最新的分子遗传学研究进展、病理形态及临床特点,Shih 和 Kurman 小组推广并更新了上皮性卵巢癌发生的二元论模型:Ⅰ型上皮性卵巢癌和Ⅱ型上皮性卵巢癌。

（一）Ⅰ型上皮性卵巢癌

包括低级别浆液性癌、子宫内膜异位症相关性卵巢癌（子宫内膜样癌、透明细胞癌和浆-黏液性癌）、黏液腺癌和恶性 Brenner 肿瘤。Ⅰ型上皮性卵巢癌多表现为单侧较大的囊性肿物，生长较为缓慢，具有多种可重复的基因突变，但基因组比较稳定，遵从多步癌变的机制，即历经良性、交界性、恶性逐步癌变的过程，虽然对化疗反应不是很敏感，但鉴于生物学行为较为惰性，就诊时分期较早，因此患者生存期较长，死亡率只占卵巢癌的 10% 左右。

1. 低级别浆液性癌（low-grade serous carcinoma） 包括非浸润性/微乳头亚型低级别浆液性癌和浸润性低级别浆液性癌，常伴有腹膜种植（浸润性种植和非浸润性种植），是Ⅰ型上皮性卵巢癌中唯一分期较晚的肿瘤，但由于生物学行为惰性，仍可有较长生存期。常见 KRAS 和 BRAF 基因突变，缺乏 TP53 突变，基因组稳定。有研究表明该肿瘤可能来源于输卵管上皮的乳头状增生并播散至卵巢和/或腹膜，经过非典型增生，最终发展至低级别浆液性癌。

2. 子宫内膜异位相关性肿瘤 包括子宫内膜样癌（多为高中分化）、透明细胞癌和浆-黏液性癌，这三种肿瘤具有一些相似的遗传学改变，例如抑癌基因 ARID1A 和 PTEN 的失活性突变或缺失，癌基因 PIK3CA 的活化性突变；错配修复蛋白的失表达和 CTNNB1 的活化性突变常见于子宫内膜样癌，而透明细胞癌则具有比较独特的基因组甲基化谱系，如 ERα 信号通路上某些基因启动子甲基化水平升高，而肝细胞核因子-1（HNF-1）通路则相反，这和透明细胞癌独特的免疫组化表达谱是一致的。如果在高级别子宫内膜样癌中检测到 TP53 的突变，则要警惕Ⅱ型上皮性卵巢癌的可能，因为这种内膜样癌具有和高级别浆液性癌相似的基因表达谱。虽然有时浆黏液性肿瘤的组织结构类似于低级别浆液性肿瘤，但其多缺乏 WT1 的表达，常伴有子宫内膜异位性病变，而且多达 1/3 的浆黏液性肿瘤 ARID1A 的蛋白表达缺失，以上均可作为与浆液性肿瘤的鉴别依据。

3. 黏液腺癌 卵巢原发的黏液腺癌多表现为高分化、膨胀性生长，往往缺乏损毁性浸润；具有显著异质性，同时可见到良性、交界性和恶性成分。高达 65% 的病例可检测到 KRAS 突变，其他常见遗传学改变包括 BRAF 突变和 HER2 的扩增。与其他Ⅰ型上皮性卵巢癌不同之处在于将近 1/2 的黏液腺癌携带有 TP53 的突变。另外，最新的研究发现，约 21% 的病例发生了 RNF43 突变，一种锌指依赖的 E3 蛋白连接酶的失活性突变。

4. 恶性 Brenner 肿瘤 非常罕见，常与良性和交界性 Brenner 肿瘤并存。因为病例数量极少，目前尚缺乏详尽的分子生物学检测。在交界性肿瘤中可以检测到 CDKN2A 的纯和性缺失和 KRAS、PIK3CA 的突变，提示这些基因的缺失或突变促进了良性肿瘤向交界性肿瘤的进展。

（二）Ⅱ型上皮性卵巢癌

包括高级别浆液性癌、癌肉瘤、原发性腹膜癌和未分化癌。Ⅱ型上皮性卵巢癌均为高级别肿瘤，虽然卵巢上的肿瘤主体可能比Ⅰ型上皮性卵巢癌小，但肿瘤可广泛累及大网膜和肠系膜，常常伴有癌性腹水，因此 75% 病例就诊时已是晚期。肿瘤多在早期发生 TP53 突变并具有同源重组修复缺陷，导致基因组不稳定；肿瘤生长快，具有高度侵袭性，虽然最初对化疗反应较好，但容易产生耐药性、易复发；患者生存期短，死亡率占到卵巢癌的 90%。

1. 高级别浆液性癌（high-grade serous carcinoma） 最近的形态学研究发现高级别浆液性癌可分为两种亚型，一种是经典型，表现为高度异型的肿瘤细胞形成典型的筛状结构、乳头状结构和裂隙样腺腔；另一种称为 SET 亚型，由类似于移行细胞癌、高级别子宫内膜样癌的结构或实性结构构成。与经典型相比，SET 亚型患者更年轻，更常伴有 BRCA1 基因突变，较少伴有输卵管 STIC 病变，肿瘤内具有较多的肿瘤浸润性淋巴细胞，更高的核分裂活性；对化疗更敏感（具有同源重组修复缺陷），患者预后更好。

高级别浆液性癌普遍存在 TP53 基因突变，突变率高达 96%；除了 BRCA1/2 基因突变，还经常伴有 Rad51C、ATM、ATR 等同源重组修复相关的基因改变，总突变率可达 50%；约 20% 的高级别浆液性癌发生 CCNE1 的扩增，这种遗传学改变与 BRCA1/2 突变是互相排斥的，与同源重组缺陷肿瘤对化疗敏感相反，这部分肿瘤可能会发生化疗耐药；另外，Notch 和 FoxM1 信号通路也参与了高级别浆液性癌的发生，NF1 基因突变率为 17%，RB1 基因突变率为 15%。

2. **癌肉瘤**　是具有癌和肉瘤双向分化的高级别肿瘤,多项研究发现其上皮成分和间叶成分均来源于同一克隆,具有相同的 *TP53* 突变和 *CDKN2A* 的过表达,有研究发现癌肉瘤可伴发 STIC,不除外后者为其前驱病变。

3. **原发性腹膜癌**　几乎总是与高级别浆液性癌具有相似的组织学形态,只是卵巢没有受累。有研究显示其可与 STIC 伴发,但目前尚缺乏对该肿瘤的分子遗传学研究。

4. **未分化癌**　罕见,尚未表现出与高级别浆液性癌具有相似性,基因表达谱反而可能与间叶性肿瘤更加接近,需要进一步的研究。

综上,虽然仍有问题尚未解决,但是二元论比较客观地划分出从发病机制到生物学行为均大不相同的两种肿瘤,以便于临床分别对各种肿瘤采用具有针对性的预防、筛查措施及治疗方案。

三、卵巢癌 TCGA 分子分型

TCGA 研究组通过探讨 489 例高级别浆液性卵巢癌患者组织芯片的 mRNA 与 miRNA 表达、启动子甲基化、DNA 拷贝数,并对其中 316 例病例的编码基因外显子进行分析,发现基因突变特征如下:①RB1 和 PI3K/Ras 通路改变,发生率分别为 67% 和 45%;②Notch 信号通路改变,发生率为 23%;③同源重组修复通路改变,发生率为 33%;④FoxM1 信号通路的突变发生率为 84%。研究人员根据高级别浆液性卵巢癌患者组织芯片的 mRNA 表达特征,将卵巢高级别浆液性癌分为 4 种分子分型:增生型、间充质型、免疫反应型和分化型。其中免疫反应型的预后最好,而间充质型的预后最差。

不同样本量大小和不同的研究方法,所报道的分子分型相似但不完全相同,且上述的分子分型主要针对浆液性癌,尤其是卵巢高级别浆液性癌。一个更精准、可适用于所有组织学类型的分子分型方案有待建立。

四、卵巢癌靶向治疗原则

目前,对于复发性卵巢癌患者仍缺乏有效治疗手段,治疗目的为尽量延长无进展生存期,主要治疗方法是化疗和肿瘤细胞减灭术。对铂类敏感患者主要采用铂类+紫杉醇方案,而铂类耐药患者则采用多柔比星脂质体、吉西他滨、拓扑替康等单药尽量延长无铂治疗期,继而再考虑含铂化疗方案。卵巢癌的靶向治疗研究起步较晚,但根据目前已有临床证据显示,靶向治疗可能成为卵巢癌治疗的有效手段之一,尤其在耐药性、复发性、晚期卵巢癌患者中,靶向治疗突显其治疗优势。下面简要叙述针对卵巢癌的靶向治疗药物。

(一) 抗 EGFR 家族的药物

1. **抗 EGFR(HER1/ErbB1) 药物**　在正常的卵巢上皮细胞中,EGFR 的表达量较低,而在上皮性卵巢癌中,EGFR 有不同程度的过表达。EGFR 的表达量与预后不良呈正相关,且 EGFR 的配体是肿瘤发展和铂类耐药重要的影响因子。目前用于临床试验研究的 EGFR 抑制剂可分为单克隆抗体和小分子酪氨酸激酶抑制剂(TKIs)两类。但包括厄洛替尼、吉非替尼、拉帕替尼(lapatinib)在内的几种抗 EGFR 的 TKIs 治疗卵巢癌的临床试验效果皆不理想,抗 EGFR 的单抗西妥昔单抗可能针对晚期卵巢癌患者存在部分治疗价值。

2. **抗 HER2 药物**　曲妥珠单抗已被批准治疗 HER2/neu 阳性的乳腺癌患者,而在卵巢癌中的效果却不理想。帕妥珠单抗(pertuzumab)在 II 期临床试验中,未能证明其在复发性、耐药性卵巢癌治疗中的显著效果。抗 HER2 药物用于治疗卵巢癌仍有很大的探索空间。

(二) 抗血管生成的药物

血管内皮生长因子(VEGF)-VEGF 受体(VEGFR)-血管生成素(angiopoietin,Ang)-血管生成素受体(Tie2)轴等促血管生成信号转导通路,在卵巢癌生长、转移以及腹水形成过程中起着重要作用。

1. **抗 VEGF 药物**　肿瘤细胞可通过分泌 VEGF 诱导血管生成,增加血管通透性,协助肿瘤细胞进入脉管系统。贝伐珠单抗是较早研制的 VEGF 抑制剂。已有多项关于贝伐珠单抗治疗卵巢癌的 III 期临床随机对照试验表明,在具有高危进展因素的预后不良患者中,联合使用贝伐珠单抗作为一线治疗可延迟复发、延长生存期;贝伐珠单抗在复发性卵巢癌治疗,尤其是铂类耐药性复发性卵巢癌患者中能有效抑制疾病进展。2014 年贝伐珠单抗成为首个被欧盟批准用于一线、铂类耐药复发及铂类敏感复发卵巢癌治疗的靶向药物,且获得美国国立综合癌症网络(National Comprehensive Cancer Network,NCCN)实践指南的推荐。

为进一步阐释贝伐珠单抗治疗卵巢癌的适宜人群,一项回顾研究中发现了五个与无进展生存期/总生存期(progression-free survival/overall survival,PFS/OS)有关的生物标记物,分别是 CD31、VEGF-A、VEGFR-2、神经纤毛蛋白 1 以及 MET,其中 CD31 高表达的患者接受贝伐珠单抗治疗及维持治疗可改善 PFS 和 OS,提示 CD31 可能成为贝伐珠单抗用于卵巢癌临床治疗的生物筛选标志物。

2. 抑制 Ang-Tie2 的药物　曲巴那尼(Trebananib,AMG 386)是一种重组缬氨酸-Fc 融合蛋白(肽体),通过调控 Ang-Tie2 实现对肿瘤生长调控。临床试验表明,紫杉醇+曲巴那尼的中位 PFS 明显大于对照组,表现出较好的应用价值。

(三) PARP 抑制剂

放疗和部分化疗药物通过损伤 DNA 而杀灭肿瘤细胞,但细胞可通过 DNA 修复酶进行损伤修复,从而使其具备治疗抗性。多聚腺苷二磷酸核糖聚合酶(PARP)抑制剂可以阻断肿瘤细胞自身 DNA 修复过程,使基因组不稳定而导致肿瘤细胞死亡。

奥拉帕利(olaparib)是首个在欧盟获批上市的 PARP 抑制剂。研究发现,奥拉帕利可作为铂类敏感复发卵巢癌患者的维持治疗药物,且对含有同源重组基因缺陷(如携带乳腺癌易感基因 *BRCA* 突变)的患者更敏感。*BRCA* 突变人群中,奥拉帕利可显著延长中位 PFS 6.9 个月。芦卡帕利(rucaparib)是首个获得美国 FDA 批准的 PARP 抑制剂,亦有研究表明,芦卡帕利对 *BRCA* 突变的卵巢癌患者及 *BRCA* 突变类似亚组患者均有益,临床效果显著。

越来越多的研究对卵巢癌发病、耐药等分子机制进行了详尽的阐释,但目前的临床试验仅证实了少数药物的有效性。卵巢癌的个体化治疗仍是未来治疗研究的趋势。

第四节　妊娠相关疾病

胎盘负责胎儿发育过程的营养供给、废弃物排出和气体交换。妊娠初期的滋养层由囊胚外细胞团分化而来,在胚泡的早期植入、胎盘形成、胎盘成熟、维持妊娠、免疫监视、内分泌调节以及胎盘娩出过程中发挥重要作用。胚胎植入和孕早期,胎盘滋养细胞在母体的控制下入侵子宫内膜,将子宫螺旋动脉转化为胎盘动脉,为生长中的胎儿提供氧气和营养,并释放大量的纤维素样物质和活性因子,在母胎交界处形成独特的胎儿-母体组织重塑现象、激素水平变化及免疫对话,通过精细而平衡的调节作用,既能将营养物质恰到好处地输送给胎儿,又可使逐渐生长的胚胎免于母体的免疫排斥。此过程的失败既可导致胎儿缺氧和发育迟缓、流产、先兆子痫和早产等不良结局,还可因滋养细胞失控性入侵导致危及孕产妇生命的胎盘入侵(包括粘连、植入或穿透)或发生水泡状胎块(又称葡萄胎)、侵袭性葡萄胎及绒毛膜癌等妊娠滋养细胞疾病(gestational trophoblastic disease,GTD)。

一、妊娠滋养细胞疾病

GTD 是一组具有不同增生能力的滋养细胞的病变,从非肿瘤性的葡萄胎(完全性葡萄胎和部分性葡萄胎)到真正的肿瘤性病变(侵袭性葡萄胎、妊娠绒毛膜癌和中间型滋养细胞肿瘤)。葡萄胎是最常见的 GTD,特征是绒毛滋养细胞的显著增生。恶性程度最高的绒毛膜癌是由胎盘绒毛膜形成前阶段的原始细胞构成的恶性滋养细胞肿瘤。

(一) 葡萄胎的遗传学基础

绝大部分完全性葡萄胎(complete hydatidiform mole,CHM)的发病机制是一个空卵与一个单倍体精子受精后发生 DNA 复制,形成 46,XX 核型的二倍体受精卵(纯合子,80%~90%),少数是由于一个空卵与两个独立的单倍体精子受精而成的 46,XX 或 XY 核型受精卵(杂合子,10%~20%)。CHM 不能支持胚胎的正常发育,但能维持胎盘滋养细胞的异常增生。

部分性葡萄胎(partial hydatidiform mole,PHM)是双雄单雌三倍体,由单倍体卵子与两个不同的精子(杂合子,90%)或一个DNA复制后的精子(纯合子,10%)受精而成。值得注意的是,非葡萄胎性三倍体额外拥有一组母源性染色体,但不具有PHM的生物学、组织学和临床特征。由此可见,葡萄胎的关键发病机制是存在过剩的父源性基因组。

(二) 葡萄胎的诊断及治疗

绒毛滋养细胞包括细胞滋养细胞和合体滋养细胞,绒毛外滋养细胞又称中间型滋养细胞。细胞滋养细胞具有干细胞特征和分裂活性,可分化为合体滋养细胞和中间型滋养细胞。前者位于绒毛表面,是由细胞滋养细胞分化、融合而成的成熟细胞,无分裂活性,能产生大量胎盘激素。中间型滋养细胞的形态和激素分泌特征介于两种绒毛滋养细胞之间,分为细胞柱的绒毛中间型滋养细胞、植入部位的中间型滋养细胞和平滑绒毛膜的上皮样中间型滋养细胞。

CHM是一种不伴有胚胎发育的、以滋养细胞增生和绒毛水肿为特征的非肿瘤性、胎盘异常增生性疾病。表现为妊娠中期阴道出血,子宫大于正常妊娠月份。血清 β-人绒毛膜促性腺激素(β-human chorionic-gonadotropin, β-hCG)显著升高,常可达10万 IU/L。超声检查可见"暴风雪"征或混合性回声。肉眼可见增大水肿的绒毛形成大小不等的半透明水泡,镜下表现为绒毛间质高度水肿,伴水池形成,间质细胞呈梭形,数量稀疏,分布于淡蓝色、黏液样基质中,并伴有大量凋亡小体,缺乏胎儿型有核红细胞。大多数绒毛周围可见非极性、弥漫性滋养细胞增生,可伴有非典型性。15%~29%的CHM可继发持续性或侵袭性葡萄胎,2%~3%进展为绒癌。杂合型的进展风险可能高于纯合型,因此,清宫后应监测血 β-hCG。

PHM是一种绒毛大小和水肿程度不等、伴有轻度及局灶性滋养细胞增生的葡萄胎。绝大多数表现为阴道出血、稽留流产或不全流产。子宫增大和 β-hCG 水平上升不明显。超声可见胎盘局灶性囊性变、胎囊直径的增加以及胎儿的存在。肉眼观察时可见葡萄状囊泡和胎儿成分。镜下表现为两种形态的绒毛:一种为高度水肿的不规则绒毛;另一种为外形正常或纤维化的小绒毛,两者混杂分布,间质可见胎儿血管和有核红细胞。绒毛形状不规则呈扇贝形,常可见到滋养细胞假包涵体。滋养细胞呈轻-中度非极性增生,无异型性。0.5%~5%可发展为侵袭性葡萄胎,清宫后也需监测血 β-hCG,但继发绒毛膜癌的概率<0.5%。

CHM和PHM进展为持续性GTD的风险及随访流程均不相同,因此,它们与非葡萄胎性流产的准确鉴别,对患者的预后和临床管理具有重要意义。对于形态学可疑的病例,p57免疫组化染色有助于识别完全性葡萄胎。p57是一种细胞周期依赖激酶抑制因子,由位于11p15.5的父系印迹、母系表达的 CNKN1C 基因编码,当绒毛中含有母体遗传物质时,p57表达于绒毛细胞滋养细胞和间质细胞。CHM的遗传物质均来自父方,可依据p57阴性进行诊断。缺乏典型CHM形态特征的疑似病例以及p57结果可疑的病例,应该进行短串联重复序列(short tandem repeat, STR)基因分型以明确诊断。STR是2~6个核苷酸长度的DNA重复序列,具有高度的遗传稳定性和多态性。通过聚合酶链式反应扩增母体蜕膜和胎盘绒毛中的STR基因座,进而鉴定葡萄胎中单倍体基因组的双亲来源,是目前得到广泛认可的用于鉴别CHM、PHM和非葡萄胎妊娠以及对葡萄胎进行遗传学分子分型的精准方法。

(三) 妊娠滋养细胞肿瘤

妊娠滋养细胞肿瘤(gestational trophoblastic neoplasia,GTN)包括持续性葡萄胎、侵袭性葡萄胎、转移性葡萄胎、绒毛膜癌和中间型滋养细胞肿瘤,此类肿瘤均需化疗。

侵袭性葡萄胎指浸润子宫肌壁和/或血管的葡萄胎。肉眼呈累及子宫内膜表面至肌层的浸润性、出血性病变,可浸润子宫全层导致穿孔或累及阔韧带。镜下显示葡萄胎绒毛直接侵入子宫肌层,两者之间无蜕膜,或绒毛侵入血管。持续性葡萄胎指未完全清除的葡萄胎组织继续生长,导致血清 β-hCG 持续升高,见于17%~20%的首次清宫病例,CHM多见。再次清宫后监测血清 β-hCG,必要时进行化疗。葡萄胎绒毛经血管浸润而栓塞至远隔部位,如阴道、肺和大脑,称为转移性葡萄胎,发生于10%的CHM,转移部位的穿刺组织中可见葡萄胎绒毛。

妊娠绒毛膜癌是由细胞滋养细胞、合体滋养细胞和中间型滋养细胞增生形成的恶性滋养细胞肿瘤,不形成绒毛结构,具有高度侵袭性。可继发于任何类型的先期妊娠,表现为阴道出血和/或子宫外出血、血清

β-hCG 显著升高以及肺、肝、脑等器官出血。绒癌呈破坏性生长,在子宫肌层形成暗红色肿块,广泛出血伴坏死。镜下,肿瘤呈弥漫浸润性生长,缺乏绒毛结构,也没有真正的间质和血管,肿瘤性单核滋养细胞及多核的合体滋养细胞形成特征性双相生长方式,多形性和核异型性明显,核分裂象和脉管内瘤栓易见。采用不同的联合或序贯性化疗方案,90%以上患者可被治愈。

胎盘部位滋养细胞肿瘤(placental site trophoblastic tumor,PSTT)起源于种植部位中间型滋养细胞,表现为子宫内膜及肌层内界限清楚的、结节性或息肉样肿物,形态学特征是细胞外的纤维素沉积和肿瘤细胞侵入、替代血管壁,取代血管壁平滑肌细胞。上皮样滋养细胞肿瘤(epithelium trophoblastic tumor)起源于平滑绒毛膜的上皮样中间型滋养细胞,表现子宫肌层内为实性的、清晰的多发结节或囊性出血性病灶,呈膨胀性生长和推挤性边界,可见地图样坏死、嗜酸性玻璃样基质及钙化。中间型滋养细胞肿瘤对化疗相对耐受,推荐全子宫切除术±盆腔淋巴结活检,转移或伴不良预后因素者需要辅助化疗。

二、先兆子痫的分子基础

先兆子痫(preeclampsia)表现为孕期高血压、水肿和蛋白尿,是一种由血管内皮功能障碍所引起的全身性系统性综合征。发生于 3%～5% 的晚期妊娠,多见于初产妇,也常见于有葡萄胎、高血压、肾脏疾病或者凝血等病史的孕妇。病情加重发展为惊厥者称为子痫。由于胎盘来源的多种因子进入母体循环,其病理生理改变包括弥漫血管内皮功能障碍、血管收缩导致高血压,血管通透性增加导致水肿和蛋白尿。镜下病变包括面积大、数量多的胎盘梗死灶,胎盘后血肿以及蜕膜血管的异常植入,后者常表现为血栓形成、纤维素样坏死、内膜脂质沉积以及缺乏正常的生理性转换。

目前认为先兆子痫的致病因素大致分为内皮细胞损伤、滋养细胞侵入不足、母体系统性免疫反应以及遗传性因素等。由于滋养细胞对螺旋动脉的改建异常及胎盘局部缺血,导致广泛母体血管内皮细胞激活/功能失调,同时侵入不足导致脂质过氧化和活性氧自由基释放量增加,继而激活中性粒细胞和巨噬细胞,细胞因子生成增加,并激活内皮细胞。活性氧自由基释放增加,还可以使血管舒张因子一氧化氮失活,进一步产生大量细胞因子,并进入母体循环,患者血浆、羊水及胎盘中可检测到高水平 TNF-α 及其受体、IL-2、IL-6 和 IL-12 等。血管内皮细胞功能障碍导致血管舒张因子和收缩因子间的平衡打破。同时,内皮素和血栓素 A2 的增多,使血管对前列腺素敏感性增加,而对血管扩张素的敏感性降低,导致发生高血压,而促凝血因子和凝血抑制因子之间平衡的破坏引起弥散性血管内凝血。

抗血管生成的两个胎盘因子,即可溶性 fms 样酪氨酸激酶 1(soluble fms-like tyrosine kinase-1,sFlt-1)和内皮素在先兆子痫中高出正常妊娠数倍。sFlt-1 是一种缺氧的绒毛滋养细胞产生的可溶性血管内皮生长因子受体,竞争性结合 VEGF 和胎盘生长因子,抑制它们的促血管生成作用。内皮素作为 TGF-β 受体的可溶性形式,结合 TGF-β 后抑制其细胞传导通路。动物实验证实,当 sFlt-1 和内皮素均升高时,大鼠出现严重蛋白尿、高血压和胎儿发育受限等重度先兆子痫表现。这些分子可作为区分先兆子痫与妊娠中其他类型的高血压的诊断工具,也为开发新药物提供了思路。

此外,滋养细胞侵入不足还经常伴有螺旋动脉内及其周围巨噬细胞聚集,限制绒毛外滋养细胞对螺旋动脉的侵入,也可能是先兆子痫发病的重要发病机制之一。此外,对先兆子痫易感基因研究认为,血压调节、胎盘生长、血栓形成和血管内皮细胞功能等有关的多种基因可能是先兆子痫的易感基因,如男性 GSTP1 基因上的特定突变 Ile105Val 影响其女性后代的先兆子痫发病危险。

综上所述,先兆子痫是多种因素引起的妊娠综合征,不仅与母体免疫反应、遗传背景、感染因素、滋养细胞缺血等有关,还与种族、肥胖、营养、生活方式、精神状态等其他多种因素有关。随着各交叉学科的深入研究和相互渗透以及人类基因学研究的迅速发展,对先兆子痫的发病机制的研究也将会迎来突破。

第五节　乳　腺　癌

乳腺癌位居女性恶性肿瘤发病率第 1 位。影响乳腺癌发病因素较多,发病机制非常复杂。随着分子生物学的飞速发展以及各种高新生物技术不断涌现,近年来尤为瞩目的基因组学、蛋白质组学、生物信息学、组合化学、生物芯片技术和自动化筛选技术的发展与广泛应用,对恶性肿瘤的发生、演进机制有了更深入的了解,防治水平不断提高。

一、乳腺癌发病机制

乳腺癌的发病主要与月经初潮年龄/绝经年龄、雌激素水平、家族史、基因突变、高脂饮食等因素有关。

1. **雌激素水平**　雌激素水平增高在乳腺癌发生与发展过程中,起着非常重要的作用。雌激素相对水平增高可以是内分泌紊乱所致,还可以是外源性药物替代疗法引起,食品和生活用品中类雌激素化合物也起着不可忽视的作用。雌激素与其受体 ER 结合后形成复合物,随后与下游靶基因上的雌激素反应元件(estrogen response elements,ERE)结合,启动靶基因的转录,影响细胞的增殖和分化,促进乳腺癌的发生。另一方面,雌激素本身代谢产物促进乳腺癌的发生,具体机制如下:①在细胞色素 P450 酶的催化作用下,雌酮(E1)或雌二醇(E2)转变为 2-羟基雌二醇或 4-羟基雌二醇,这些产物可与 DNA 中的腺嘌呤或鸟嘌呤形成不稳定的加合物,通过脱嘌呤而导致 DNA 突变;②雌激素代谢过程中发生氧化还原的循环反应,生成一系列氧自由基,导致脂质和 DNA 氧化损伤。

2. **癌基因与抑癌基因功能异常**　无论是家族性乳腺癌还是散发性乳腺癌,多种肿瘤抑制基因功能失活和癌基因活化共同参与肿瘤发生、演进的过程。

家族性乳腺癌易感基因有:*BRCA1/2*、*PALB2*、*ATM*、*PTEN*、*STK11*、*CDH1*、*BARD1*、*BRIP1*、*CHEK2*、*MRE11A*、*MSH6*、*NBN*、*Rad50*、*Rad51C* 和 *TP53* 等。其中,研究较多的是 *BRCA1/2*,其重要功能是参与 DNA 双链断裂的同源重组修复。DNA 损伤后,DNA 损伤传感器立即发出损伤信号,在 *BRCA1* 的作用下,多个修复蛋白形成复合体,例如 ATR(共济失调毛细血管扩张症 Rad3 相关基因,ataxia-telangiectasia and rad3-related)-TopBPl(拓扑酶Ⅱβ 结合蛋白 1,topoisomerase Ⅱ beta-binding protein1)途径、BRCA1-Rad50-Mre11-Nbs1 多聚体、BRCA1-BRCA2-Rad5l 三聚体。如果 *BRCA1/2* 基因发生突变或表达异常,就影响这些复合体的形成,不能修复 DNA 损伤,从而导致肿瘤形成。meta 分析显示,*BRCA1* 基因突变携带者在 70 岁时,乳腺癌发生风险约 57%。我国人群数据显示,*BRCA1* 和 *BRCA2* 基因突变携带者乳腺癌发生风险在 79 岁前分别为 37.9% 和 36.5%。我国乳腺癌患者中,*BRCA* 总突变率约为 5.3%。

在散发性乳腺癌中,检测到 *TP53*、*PIK3CA*、*MAP3K1*、*GATA3*、*CDH1*、*TTN* 和 *HER2* 等多种基因突变,异常激活信号通路 PI3K/Akt/mTOR、Ras/Raf/MEK/MAPK、Notch、Hh 和 Wnt/β-catenin 等,促进乳腺癌的发生与发展。

3. **月经初潮与生育史**　乳腺癌与初潮年龄和绝经年龄也有一定关系。初潮年龄早于 13、绝经年龄大于 50 岁或行经 40 年以上,发生乳腺癌的风险均增高。初产年龄 35 岁以后者的危险性高于无生育者。

4. **饮食与体质因素**　高脂肪过多摄入以及肥胖也与乳腺癌的发病风险增高相关。过多的脂肪会加速儿童的生长发育及性早熟,使乳腺上皮细胞较早暴露于雌激素及催乳素中,从而增加癌变风险。绝经后的中老年人体重增加,也是导致雌激素水平增高的重要因素。绝经后,肾上腺和卵巢所产生的 C19-类固醇(雄烯二酮和睾酮),可被脂肪组织中的芳香化酶氧化脱去 19-甲基,转化为 C18-雌激素(雌酮和雌二醇)。研究显示:血液中雌酮和雌二醇水平与绝经后妇女的体重呈正相关,因此,肥胖女性发生乳腺癌风险增高。

二、乳腺癌的分子分型

分子病理学的飞速发展,使人们对乳腺癌的认识日益明晰,进而能够更加精准地指导乳腺癌的治疗。现今乳腺癌的治疗已成为肿瘤治疗领域的领头羊,从传统的手术治疗、细胞毒性药物化疗和放射治疗,到内分泌治疗、靶向治疗及多种治疗手段的联合应用,这些治疗手段的进步极大地改善了乳腺癌患者的预后。归根结底,这些飞跃性的进展都得益于现代分子病理学的飞速发展,这也充分体现了分子病理学在现代医学中所起到的巨大推动作用。

乳腺癌是一组异质性肿瘤,这种异质性主要源于其肿瘤发生过程中所发生的分子事件不同,据此我们可将乳腺癌分成不同的分子亚型,分子分型的提出和在临床工作中的推广应用堪称分子病理学对乳腺癌最有价值的贡献。传统病理学中我们主要依据乳腺癌的组织学类型、组织学分级(Nottingham 组织学分级系统)和 TNM 分期,预测乳腺癌的预后,同时指导治疗。现今这些仍然是非常有价值的参考指标,分子分型的引入使这种预后预测和治疗指导更加精准。事实上,乳腺癌分子分型和传统组织学表型之间也有某种内在联系,比如小管癌和经典型小叶癌常表现为激素受体阳性的腔面型(Luminal 型)乳腺癌,这一点也不难理解,分子水平的改变势必在很大程度上决定肿瘤的形态表型,而我们所看到的不同组织学形态常预示着其背后发生的是不同的分子事件。

真正的分子分型应该是基于基因表达谱(gene expression profiling)、蛋白质组学、DNA 拷贝数改变和染色体变异、基因突变、甲基化和小分子核糖核酸等改变情况综合做出的,但在病理医生的实际工作中,受到标本处理方式(我们最常用的是甲醛固定石蜡包埋组织)、实验设备、检测技术以及成本等方面的限制,这种精确的分子分型方法推广起来较为困难。2009 年,Parker 等采用 50 个基因的表达谱,将乳腺癌分为腔面 A 型、腔面 B 型、HER2 过表达型和基底细胞样型(表 23-2)。为了建立一个既易于操作又能较准确地反映乳腺癌基因改变特征的简易分子分型方法,经过大量研究,人们发现基于雌激素受体(ER)、孕激素受体(PR)、HER2 和细胞增殖指数 Ki67 这四项标志物的免疫组织化学染色技术,可将乳腺癌分为腔面 A 型、腔面 B 型、HER2 过表达型和三阴型(表 23-2),这种分子分型的临床病理意义与基因表达谱分析的结果相似。这种基于免疫组化技术的简易版分子分型已在临床工作中得到了很好的推广和验证。值得注意的是,三阴型乳腺癌与基底细胞样型乳腺癌并不完全相同。

表 23-2　乳腺癌分子分型及治疗策略

分子分型	cDNA 微阵列分析	免疫组化分型	治疗
腔面 A 型	高水平表达腔面型特异性基因: *ERα*、*GATA3*、*XBP-1*(X-box-binding protein 1)、*TFF3*(trefoil factor 3)、*HNF-3α*(heptocyte nuclear factor 3α)、*LIV-1*	ER 和 PR 阳性,HER2 阴性,Ki67 低表达	内分泌治疗(筛选部分患者进行化疗)
腔面 B 型	低水平或中等水平表达腔面型特异性基因	管腔 B 型(HER2 阴性):ER 阳性,HER2 阴性,且至少满足任一;Ki67 高表达,PR 阴性或低表达	内分泌治疗±化疗
		管腔 B 型(HER2 阳性):ER 阳性,HER2 过表达或基因扩增;任何表达水平的 Ki67,任何表达水平的 PR	化疗+抗 HER2 治疗+内分泌治疗
HER2 过表达型	高水平表达 *HER2*、*GRB7*	HER2 过表达或基因扩增,ER 和 PR 阴性	化疗+抗 HER2 治疗
基底细胞样型/三阴型	高水平表达 *CK5*、*CK7*、层粘连蛋白、脂肪酸结合蛋白 7(fatty acid-binding protein 7,*FABP7*)	ER 和 PR 阴性,HER2 阴性	化疗

以下对应用免疫组化进行分子分型中所涉及的主要分子进行简单介绍。

1. **雌激素受体(estrogen receptor,ER)**　ER 属于核转录因子,可被雌激素激活发挥作用。ER 有两个亚型:ERα 和 ERβ,分别由位于 6q25 的 *ESR1* 基因和位于 14q22-q24 的 *ESR2* 基因编码。目前在临床工作中我们所检测的,作为分子分型依据的,实际为 ERα。

大量研究结果表明,雌孕激素,尤其是雌激素,在乳腺癌的发生中起着至关重要的作用,大约 75% 的乳腺癌表达 ER。ER 阳性乳腺癌对雌激素抑制剂治疗反应好,而 ER 阴性乳腺癌对雌激素治疗反应不佳,ER 检测是临床上预测能否从雌激素抑制剂治疗中获益的最重要依据。在实际工作中,对 ER 的免疫组化检测所面临的一个非常重要的问题,是阳性界值的设定。有研究表明,肿瘤中即使只有 1%~10% 的阳性细胞,患者也能从内分泌治疗中获益,因此,目前 ER 免疫组化阳性界值设定在 1%。尽管如此,仍有不少研究结果表明,ER 表达水平高低与乳腺癌内分泌治疗反应好坏呈正相关。

对 ERβ 的研究认为其是一个肿瘤抑制基因。在正常乳腺组织中高表达,癌变组织中表达量显著下降。ERβ 表达水平与乳腺癌肿瘤体积、淋巴结转移情况和组织学分级呈负相关。ERβ 表达于大约 30% 的三阴型乳腺癌,ERβ 阳性的三阴型乳腺癌患者的无病生存期和总生存期相比于 ERβ 阴性者均更长,在三阴型乳腺癌中,上调 ERβ 的表达能抑制肿瘤细胞的增殖和上皮-间质转化。

2. 孕激素受体(progesterone receptor,PR)　PR 也是乳腺癌发生过程中发挥重要作用的分子。PR 能促进乳腺癌细胞的增殖和存活。PR 不但能被孕激素激活,还能被一些生长因子激活,与某些生长因子信号转导通路之间有交叉对话,这可能也是 PR 在乳腺癌发生发展过程中发挥作用的机制之一。PR 也是乳腺癌分子分型常规检测指标之一,对预后判断和治疗均有重要作用,PR 表达量较高时,提示对内分泌治疗反应好,无病生存期和总生存期均延长。

3. HER2　HER2 检测对乳腺癌预后和治疗均有重要意义,HER2 阳性乳腺癌预后差,但可进行 HER2 抑制剂靶向治疗。HER2 抑制剂(HER2 单克隆抗体或小分子抑制剂)在乳腺癌中的应用和取得的效果是恶性肿瘤靶向治疗的开创者和典范之一。目前在常规工作中应用的 HER2 检测手段包含免疫组化和荧光原位杂交(FISH),先行免疫组化检测,根据肿瘤细胞的阳性强度和阳性细胞百分数评为:0、1+、2+和 3+。3+患者可直接行靶向治疗;2+患者再进一步行 FISH 检测,FISH 阳性者可行靶向治疗,FISH 阴性者不推荐靶向治疗。

4. 细胞增殖指标 Ki67　是由人 *MKi67* 基因编码的蛋白质,是一种与细胞增殖密切相关的核抗原,在细胞周期的 G_1、S、G_2 和 M 期表达。虽然目前对其作用的具体机制仍然不清楚,但 Ki67 阳性率已被公认能够准确反映肿瘤的增殖情况。一般情况下,当 Ki67 指数较高时,提示肿瘤增殖活跃,恶性程度较高,预后较差。在临床工作中,Ki67 也是所有乳腺癌标本必须进行检测的免疫组化指标。

在乳腺癌分子分型中,区别 Ki67 表达高低的界值的设定,是一直以来令病理医生头疼的问题。2011 年 St. Gallen 乳腺癌国际专家共识以 14% 作为 Ki67 表达高低的界值。由于免疫组化方法本身作为一种半定量评估的局限性,使得 14% 这一数值在实际应用中操作起来非常困难,因此这一标准自发布以来就备受争议。另外一个原因在于,基于人眼目测的对显微镜下的免疫组化切片的评估,具有一定主观性,使得结果精确性不足,且一致性和可重复性较差,因此,目前有不少研究聚焦于利用人工智能的方法来对解决这一问题,并且取得了不错的效果。

以上四个分子是目前乳腺癌检测中最重要的分子标志物,通过对这些分子标志物的检测,能对乳腺癌进行分子分型,从而预测患者的预后并指导临床治疗,具有重要价值。

三、乳腺癌的预后分析

乳腺癌免疫组化分子分型对判断肿瘤生物学行为及指导辅助治疗方面,具有重要作用。但是,对于评估患者预后的作用不够精准。最近这些年,评估乳腺癌预后的多基因检测方法,可以更加客观评估患者预后(表 23-3)。

表 23-3　评估早期乳腺癌复发风险的多基因表达检测方法

检测项目名称	基因组成	临床应用	生物标本/技术	分类
MammaPrint	70 基因	淋巴结阴性/ER⁺或 ER⁻,评估复发风险。也可用于淋巴结阳性患者	新鲜或石蜡包埋组织/微阵列	2 分类:低风险和高风险
Oncotype DX	21 基因(16 癌相关基因+5 对照基因)	ER⁺/HER2⁻/淋巴结阴性,预测化疗获益情况以及内分泌治疗患者的复发风险。也可用于淋巴结阳性患者	石蜡包埋组织/RT-PCR	3 分类:低风险($RS<18$);中风险(RS 为 18~30);高风险($RS \geqslant 31$)

检测项目名称	基因组成	临床应用	生物标本/技术	分类
EndoPredict	11 基因(8 癌相关基因 + 3 对照基因)	ER⁺/HER2⁻/淋巴结阴性或阳性,预测单独内分泌治疗患者的复发风险	石蜡包埋组织/RT-PCR	2 分类:低风险和高风险
PAM-50	50 基因 + 5 对照基因	ER⁺/淋巴结阴性或阳性/内分泌治疗患者,预测远期(5~15年)复发风险	石蜡包埋组织/RT-PCR	3 分类:低风险、中风险、高风险

RS:复发风险评分

四、乳腺癌治疗进展

乳腺癌治疗由单纯手术治疗向手术加化疗、放疗、内分泌治疗、分子靶向治疗等综合治疗方案发展。手术治疗是首选治疗方案;化疗是一种广泛应用的全身性治疗,对局部病灶和经淋巴或血道转移的病灶均有作用;放疗可有效杀伤局部肿瘤。

乳腺癌的内分泌治疗是疗效好、副反应少和价格最为低廉的治疗措施,在激素受体阳性的乳腺癌患者的术前新辅助治疗、术后辅助治疗中及复发转移的晚期乳腺癌的挽救治疗中都起到重要作用,还可以用于高危健康妇女的化学预防。目前使用的抗雌激素治疗有两种不同的作用机制:①ER 的拮抗作用(他莫昔芬等),通过与雌激素受体的配体结合,改变雌激素的空间构象,阻止雌激素受体二聚体形成及核转位,从而抑制雌激素经典信号通路。主要用于绝经前雌激素受体阳性的乳腺癌患者;②芳香化酶抑制剂(来曲唑、阿那曲唑和依西美坦)抑制雌激素的产生,主要用于绝经后乳腺癌患者。

乳腺癌靶向治疗取得突破性进展,围绕靶向 HER2 受体主要有以下治疗策略:①单克隆抗体,曲妥珠单抗是一种重组的人源抗 HER2 单克隆抗体,是临床上首个应用的抗 HER2 治疗方法。临床研究还显示:曲妥珠单抗和多种细胞毒剂之间存在相加作用或协同相互作用,包括铂类似物、紫杉烷、蒽环类、长春瑞滨、吉西他滨、卡培他滨和环磷酰胺。曲妥珠单抗联合化疗可进一步增加总生存期(OS)、无进展生存期(PFS)和缓解率(RR)。帕妥珠单抗也是一种人源化单克隆抗体,通过结合 HER2,阻滞了 HER2 与其他 HER 受体的异二聚体形成,从而抑制肿瘤生长。②小分子激酶抑制剂,拉帕替尼是小分子类受体酪氨酸激酶抑制剂,抑制人表皮生长因子受体 1(HER1)和人表皮生长因子受体 2(HER2);马来酸吡咯替尼是我国自主研发的小分子、不可逆的酪氨酸激酶抑制剂,具有同时抗 HER1、HER2 以及 HER4 活性的作用。③抗体-药物结合物,T-DM1 是第一个获得监管部门批准用于治疗 HER2 阳性转移性乳腺癌的抗体-药物结合物,它结合了曲妥珠单抗的 HER2 靶向抗肿瘤特性以及微管抑制剂美坦新[DM1,美登素(maytansin)的衍生物]的细胞毒性活性,T-DM1 在 Ⅲ 期临床试验中改善了 OS,且安全性良好。④免疫组合治疗,曲妥珠单抗和帕妥珠单抗的联合用药组合对 OS 前所未有地有益,现已成为一线治疗的标准治疗方法。

分子病理学的进展,极大地改善了乳腺癌患者的预后,取得了瞩目的成绩。尽管如此,鉴于乳腺癌发生发展的复杂性,所涉及分子的多样性,以及其相互之间错综复杂的作用关系,仍有很多我们未知的领域,比如如何进一步细分三阴型乳腺癌以达到更精准的治疗,BRCA 相关遗传性乳腺癌的筛查、预防和治疗等,都是需要我们继续努力的方向。乳腺癌研究一直是肿瘤研究中的重点和难点,其进展也引领了整个肿瘤研究的方向,期待未来随着分子生物学的进一步发展,能有更多有价值的分子病理指标能够在临床上得到推广和应用,让更多乳腺癌患者受益。

第六节　前　列　腺　癌

前列腺是男性特有的激素反应性腺体,在解剖学上位于盆腔、膀胱下部和直肠前部,尿道从前列腺中部穿行。前列腺的解剖结构划分为四个区域:外周区、中央区、移行区和前纤维肌性区域。前列腺的上皮成分包括导管和腺泡,由衬覆腺腔的分泌细胞和位于基底膜之上的基底细胞组成,并由丰富的纤维肌基质将各个腺体分隔。基底层还含有少量神经内分泌细胞。前列腺的细胞生长和存活依赖于雄激素调节,当雄激素消除时(如去势),会导致前列腺萎缩。不同的前列腺病变往往发生在腺体的特定解剖区域,例如,大多数增生性病变发生在移行区,而大多数前列腺癌发生在外周区。前列腺癌是欧美国家男性最常见的恶性肿瘤,近年来在我国的发病率也逐年上升。可以通过直肠指检、超声检查以及血清中前列腺特异性抗原(prostate specific antigen,PSA)的检测进行筛查。本节重点介绍前列腺癌的发病和进展的分子机制。前列腺癌最常见的类型是腺泡腺癌,如非特殊说明,前列腺癌指的是前列腺腺泡腺癌。

一、前列腺癌发生发展的相关分子

前列腺癌(prostate cancer)发生的因素包括年龄、种族、遗传基因和环境因素(例如饮食)。尽管目前对前列腺癌的基因改变有所了解,但其精确的分子途径、各基因之间的相互作用,以及在高级别前列腺上皮内瘤变(prostatic intraepithelial neoplasia,PIN)和腺癌发展过程中所发生的分子事件的关系仍在持续研究过程中。

家族性前列腺癌所涉及的基因的胚系多态性和突变与前列腺癌的发生概率增加有关。基于连锁分析,人们成功地将编码核糖核酸酶 L 的遗传易感性基因座遗传性前列腺癌 1(hereditary prostate cancer 1,HPC1)定位到人 1 号染色体的区域。巨噬细胞清道夫受体 1(macrophage scavenger receptor 1,MSR1)基因的胚系突变也与前列腺癌患病风险有关。MSR1 基因位于 8p22,并在浸润的巨噬细胞中表达。

前列腺癌细胞中获得的体细胞基因改变包括 CpG 岛甲基化改变、点突变、缺失、扩增和端粒缩短。在原发性前列腺癌和癌细胞系中已发现经典肿瘤抑制基因(例如 TP53 和 RB1)的失活,这些改变在晚期激素难治性和/或转移性癌中更为普遍。通过使用荧光原位杂交和比较基因组杂交的方法,确定了在前列腺癌中经常发生改变的染色体区域,如在 8p、10q、13q 和 16q 处的丢失,以及在 7p、7q、8q 和 Xq 处的获得。基于前列腺癌细胞遗传学和分子特征的最新研究,已经确定了一些新型的生物标志物,简介如下。

(一) 相关基因

1. **MYC**　MYC 癌基因定位于 8q24,多种癌症中均有该区域的扩增。MYC 癌基因在前列腺癌发生中的确切作用尚不清楚。高级别 PIN 和约 30% 的前列腺癌中 MYC 基因表达增加,这些发现与 MYC 过表达能够在转基因小鼠中引发前列腺癌的事实相结合,表明 MYC 的上调在前列腺肿瘤发生的起始阶段起着关键作用,但可能与基因扩增无关。同时,MYC 的过表达也在前列腺癌进展为去势抵抗性前列腺癌(castration-resistant prostate cancer,CRPC)的过程中起重要作用,与前列腺癌 Gleason 高评分和出现转移之间存在正相关性。有报道 10% 的 CRPC 中可检出 MYC 扩增,并且在具有神经内分泌分化的前列腺癌中,MYC 的扩增率可达到 40%。

2. **NKX3.1**　NKX3.1 是位于 8 号染色体短臂上的候选抑癌基因之一。NKX3.1 基因编码的同源转录因子是胚胎发生过程中最早鉴定的前列腺上皮标记,其表达持续存在于成年人腺上皮细胞中,为维持导管形态和调节细胞增殖所必须。在 63% 的高级别 PIN 和约 70% 的前列腺癌中可以观察到 8p21 的杂合性丢失。NKX3.1 转录起始位点上游存在 CpG 岛的甲基化。在功能缺失实验中,NKX3.1 纯合突变小鼠不会发生前列腺癌。然而随着时间的推移,在这些小鼠中可以观察到高级别 PIN。这些表型在杂合突变小鼠中也能观察到,不过程度较轻。由此提示单独的 NKX3.1 的基因突变不足以发展为前列腺癌。

通过免疫组织化学分析前列腺癌中 NKX3.1 的表达显示,NKX3.1 在前列腺癌中的表达降低与 Gleason 高评分、肿瘤分期高、转移性病变和激素难治性疾病有关。在高级别前列腺癌中 NKX3.1 蛋白的表达降低与 8 号染色体短臂丢失相关。

3. **PTEN**　PTEN 的异常表达与多种癌症有关,其中包括转移性前列腺癌。大多数前列腺癌为 PTEN 的杂合性丢失,有时可见 PTEN 的纯合缺失。特异性地破坏小鼠前列腺 PTEN 功能,会导致高级别 PIN 的形成,也可以出现浸润性癌或伴随转移,这说明 PTEN 参与前列腺癌的发生和进展。NKX3.1 和 PTEN 突变的杂合小鼠能迅速发展为浸润性癌和雄激素非依赖性疾病,说明 NKX3.1 和 PTEN 在前列腺癌的进展中存在协同作用。PTEN 基因突变在 CRPC 中的发生率高达 50%。

4. 雄激素受体　前列腺正常的生长和功能维持依赖于雄激素,因此雄激素受体(androgen receptor, AR)在前列腺生物学中至关重要。AR 是一种类固醇激素核受体,在腺上皮细胞中高表达,在基底细胞中低表达。在没有配体的环境中,AR 是无活性的,与伴侣分子热休克蛋白结合。激活的睾丸雄激素(双氢睾酮)发生二聚体后,AR 被释放并转位至细胞核,与辅助因子结合以调节靶基因的转录。AR 的活性对前列腺癌的发展至关重要,其在高级别 PIN 和大多数腺癌中高表达。通过使用抗雄激素、去势或促性腺激素超激动剂进行雄激素剥夺是治疗前列腺癌的主要方法,尽管大多数患者在治疗过程中由于肿瘤变得不依赖于雄激素而对此疗法耐受。随着前列腺癌从依赖于雄激素发展为激素抵抗状态,*AR* 基因通常发生扩增或突变。*AR* 基因扩增后,极少量的雄激素也足以维持 AR 通路活化状态,促进前列腺癌细胞增生;*AR* 基因突变后,其结合配体的特异性降低,体内的其他一些类固醇激素如雌激素、双氢睾酮代谢产物、黄体酮甚至雄激素拮抗剂氟他胺都可能与 AR 结合而激活 AR 通路,促进细胞增殖。此外,AR 可以与其他有丝分裂信号通路如 PI3K/Akt 和 MAPK 通路发生相互作用,使得 AR 疗法成为雄激素非依赖性肿瘤进展的一种手段。

5. *TMPRSS2-ETS* 融合基因　ERG(ETS-related gene-1,ERG)是一种转录因子,在部分前列腺癌中表达上调。ERG 源于雄激素反应性 *TMPRSS2* 基因的启动子/增强子区域与 *ETS* 家族成员(包括 *ERG* 和 *ETV1*)之间的基因融合。在一部分高级别 PIN 和约 20% 的前列腺癌中可以检出 ERG 的高表达(在欧美国家的前列腺癌中融合基因的检出率约 50%),且多个研究已证实 ERG 的高表达与该基因融合之间存在很高的相关性,提示该基因融合本身可能导致肿瘤转化,而非侵袭性表型。此外,在转基因小鼠前列腺组织中 *ERG* 的过表达可以导致前列腺发生基底细胞丢失和高级别 PIN。这些研究表明,*ERG* 的上调可能有助于前列腺上皮细胞的转化,参与前列腺癌的发生而非进展过程。

6. *p27^{kip1}*　细胞周期蛋白依赖性激酶抑制因子 *p27^{kip1}* 是 *CDKN1B* 基因编码的肿瘤抑制基因。为了阻止细胞周期进程,*p27^{kip1}* 结合并抑制 cyclin E-CDK2 和 cyclin A-CDK2 复合体。尽管 *p27^{kip1}* 的突变很少见,但其表达缺失会导致包括前列腺在内的诸多器官的恶性肿瘤。在正常和良性前列腺组织中,p27^{kip1} 在大多数腺上皮细胞中高表达;然而,在大多数高级别 PIN 和前列腺癌中 p27^{kip1} 的表达降低。有研究表明,p27^{kip1} 的表达水平与前列腺癌的细胞增殖、复发、Gleason 评分和肿瘤分期呈负相关。

小鼠的功能缺失模型进一步支持 p27^{kip1} 是肿瘤抑制因子。缺失 p27^{kip1} 动物的前列腺组织发生增生和肥大。由于 *NKX3.1* 和 *PTEN* 在肿瘤发生中具有协同作用,*NKX3.1* 与 *p27* 缺失之间的关系也有研究。与仅 *p27* 基因突变小鼠相比,*NKX3.1* 和 *p27* 双突变体小鼠的前列腺上皮增生和异型增生更为严重。在三转基因小鼠模型中,*p27^{kip1}*、*PTEN* 和 *NKX3.1* 的联合缺失会导致前列腺增生,随后发展为浸润性癌。由此提示 *p27^{kip1}* 的下调是前列腺癌发生中的早期事件,并且会与 *PTEN* 和 *NKX3.1* 发生联合作用。

(二) ncRNA

miRNA 是小的 ncRNA 分子,通过干扰翻译而负性调节基因表达。有研究发现前列腺癌中 miRNA 水平显著下降,包括 let-7、miR-26a、miR-99 和 miR-125a/b。最近已鉴定出与前列腺癌的多阶段发生和发展相关的 miRNA,可作为前列腺癌发展和疾病进程预测的潜在生物标记物。lncRNA 在细胞生长、分化及代谢中发挥重要功能,MALAT-1 lncRNA 可能作为前列腺癌的诊断标志物和治疗靶点。

二、前列腺癌发生发展的表观调控

前列腺癌的表观遗传学改变包括由于野生型 DNA 序列的异常脱氧胞苷甲基化和组蛋白修饰(乙酰化和甲基化),从而使染色体结构改变。表观遗传事件在前列腺癌的进程中发生较早,比反复出现的基因变化更加稳定。DNMT 通过催化 CpG 岛的甲基向脱氧胞苷的转移,从而建立并维持了基因组中的甲基化模式。DNMT 活性的改变可能导致 DNA 甲基化异常从而继发基因沉默。下面介绍几个依赖于 DNA 甲基化调控而沉默的基因。

1. *GSTP1*　谷胱甘肽 S-转移酶是通过结合还原型谷胱甘肽而使反应性化学物质解毒的酶。编码谷胱甘肽 S-转移酶的 *GSTP1* 基因是在前列腺癌中发现的第一个高甲基化基因。GSTP1 可以保护前列腺上皮细胞免受致癌物或氧化应激诱导的 DNA 损伤,而缺乏 GSTP1 使前列腺细胞不可避免受到 DNA 损伤。例如,在 LNCaP 前列腺癌细胞中缺乏 GSTP1(表观遗传沉默),GSTP1 功能的恢复可对膳食杂环胺致癌物

PhIP(2-氨基-1-甲基-6-苯基-咪唑[4,5-b]吡啶,2-amino-1-methyl-6-phenylimidazo[4,5-b]pyridine)的代谢活化发挥保护作用。

GSTP1 的 5-MeCpG 二核苷酸首先出现在增生性炎症性萎缩的少量细胞的基因启动子区域,在前列腺上皮内瘤变以及随后的浸润性癌中出现了更密集的 CpG 岛的甲基化。尽管尚未确定在前列腺癌癌变过程中 GSTP1 如何被选择,但在增生性炎症性萎缩的进展过程中,增殖的细胞具有高甲基化 GSTP1 CpG 岛序列,提示了某种选择性的生长优势。除 GSTP1 外,其他的许多关键基因在前列腺癌的发病过程中也表现为表观遗传沉默,具体机制尚未完全明了。

2. APC 在前列腺癌中发现 APC 启动子区域的频繁高甲基化,并且甲基化的程度与癌的 Gleason 评分、分期和生化复发相关,间接说明 APC 的失活与前列腺癌的进展相关。APC 在前列腺癌中起抑制作用的直接证据来自于小鼠模型,APC 在成年小鼠前列腺中的特异性缺失可以导致肿瘤发展。APC 启动子的甲基化可以作为前列腺癌诊断的有效生物标志物,在尿液或血液等体液中被检测到。

三、前列腺癌的分子分型

随着高通量测序技术的发展以及研究的逐渐深入,人们开展了大规模的前列腺癌基因组学研究工作,利用全外显子测序、基因芯片、mRNA 测序、小 RNA 测序、反向蛋白芯片分析及高通量全基因组测序等技术分析了 333 例原发性前列腺癌的体细胞突变、基因拷贝数变异、DNA 甲基化和转录组水平,发现其中74%的肿瘤都可以根据其致癌突变分为 7 种亚型。包括 ETS 家族基因融合(ERG、ETV1、ETV4 或 FL1)、SPOP 突变、FOXA1 突变、IDH1 突变。不过,仍有约 1/4 的肿瘤的分子驱动目前未知。

聚类分析显示不同类型的前列腺癌的表观遗传学修饰不同,对于大约 2/3 的具有 ERG 融合基因的前列腺癌,DNA 甲基化水平略有升高;而另外 1/3 则有明显的超甲基化簇。而 ERG 融合基因肿瘤与 ETV1、ETV4 融合基因肿瘤的表观遗传学修饰方式明显不同。同时,SPOP 和 FOXA1 突变肿瘤表现出均匀的表观遗传学图谱,而 IDH1 突变肿瘤的 DNA 超甲基化水平升高。

研究人员还发现原发性前列腺癌的雄激素受体活性也不同。ETS 融合亚型有不同的 AR 转录活性,其中,具有 SPOP 或 FOXA1 突变的亚型,AR 转录活性最高。此外,大约有 25%的肿瘤磷脂酰肌醇 3 激酶(PI3K)和丝裂原活化蛋白激酶(MAPK)信号通路发生异常激活,而有 19%的肿瘤 DNA 损伤修复基因发生缺陷。

这些分子亚型中,SPOP 突变型前列腺癌由于 SPOP 基因发生突变,其结合的转录激活子含溴区结构域和额外终端域(bromodomain and extra-terminal,BET)蛋白(BRD2、BRD3 和 BRD4)泛素化降解的能力大大减弱,从而导致 BET 蛋白累积。BET 蛋白能激活癌基因如 c-Myc 的表达,促进前列腺癌中 AR 以及 TM-PRSS2-ERG 基因的转录活性,同时也能促进 GTP 酶 Ras 相关的 C3 肉毒素底物 1(Ras-related C3 botulinum toxin substrate 1,Rac1)和胆固醇合成相关基因的转录活性,并进一步促进下游 Akt-mTORC1 信号通路的激活。这些研究不仅阐明了 BET 蛋白在前列腺癌中的促癌作用,揭示了 SPOP 突变型前列腺癌发生发展的分子机制,同时也解释了该亚型前列腺癌发生 BET 抑制剂耐药性的内在机制。

四、前列腺神经内分泌癌有关的分子信号通路

前列腺神经内分泌癌(neuroendocrine prostate cancer,NEPC)属于前列腺神经内分泌肿瘤,是一种恶性程度高,具有特殊分子改变的前列腺癌少见病理类型,有别于经典的前列腺腺泡腺癌,其在分子水平上的特征为雄激素信号调节因子表达缺失/极低或 AR 的信号不活化。NEPC 可分为原发型和治疗诱导型。原发型指在肿瘤发生时即存在的神经内分泌肿瘤,治疗诱导型指神经内分泌肿瘤成分是经过雄激素剥夺疗法诱导转化而来。原发型很罕见,在初诊前列腺癌中占比不到 1%,而由于疾病进展以及治疗的诱导作用,在转移性去势抵抗性前列腺癌中出现神经内分泌癌的发生率可高达 17%。随着新型内分泌治疗的广泛应用,可以预见治疗诱导型 NEPC 的发生率将进一步增加。因此我们需要对这一少见但具有高侵袭性的病理类型的发生有更多的认识。

（一）NEPC 中神经内分泌细胞的起源

正常前列腺组织本身含有极少量（<1%）的神经内分泌细胞，其具体生理功能尚不明确。NEPC 中神经内分泌细胞的起源目前有以下几种假说：①干细胞起源，NEPC 中的神经内分泌成分和腺泡腺癌成分共同起源于某种干细胞或具有干细胞特性的基底细胞。②转分化起源：NEPC 中的神经内分泌细胞起源于某些具有特殊基因改变的腺癌细胞，这些基因改变可能源于治疗干预或肿瘤微环境的改变；③神经内分泌细胞起源：NEPC 中的神经内分泌细胞起源于前列腺中原本存在的正常神经内分泌细胞。目前转分化起源假说获得了较多学者的支持。

（二）NEPC 相关的分子信号通路

NEPC 中 AR 通路呈抑制状态，使肿瘤细胞的生长不再依赖于 AR 信号通路。腺上皮细胞中 *PTEN*、*TP53* 和 *RB1* 的缺失，以及 *MYC* 和 *AURKA*（极光激酶 A，Aurora A）的过表达，可以引起表观和转录水平的异常，在此前提下的其他分子的改变，如雄激素阻断（剥夺）治疗（androgen deprivation therapy，ADT）引起的上皮-间质转化、AR 通路抑制基因等就能够通过上调 SOX2 和 EZH2 等转录因子的表达，引起种系可塑性以及转分化，从而导致 NEPC 的发生。

1. *MYCN* 和 *AURKA* 扩增　*MYCN* 和 *AURKA* 基因扩增和/或过表达在腺泡腺癌中的发生率仅约 4%，而在 NEPC 中可高达 40%，并与不良预后有关。*MYCN* 编码 N-MYC 蛋白，*ARUKA* 基因编码 AURKA 蛋白，具有稳定 N-MYC 蛋白的作用。此外，N-MYC 蛋白与 DNA 损伤应答通路的表达相关，提示具有 *MYCN* 过表达的 NEPC 患者可能从多聚腺苷二磷酸核糖聚合酶（PARP）抑制剂中获益。

2. *RB1* 缺失、*TP53* 突变和 *PTEN* 缺失　*RB1* 缺失在 NEPC 中很常见，发生概率远远高于腺泡腺癌。单纯的 *RB1* 缺失通常并不能促进前列腺癌的进展，而其与 *TP53* 突变同时存在的情况下，则将促进 NEPC 的发生。有研究表明 IL8-CXCR2-p53 信号通路能够明显抑制神经内分泌肿瘤细胞对腺泡腺癌细胞的旁分泌刺激，但当 *TP53* 发生突变后，此抑制作用消失，从而转变为肿瘤刺激信号，促进肿瘤细胞的增殖。

丝氨酸/精氨酸重复基质蛋白 4（serine/arginine repetitive matrix protein 4，SRRM4）是与 mRNA 剪接有关的蛋白质家族成员。有研究显示：在腺癌细胞存在 *RB1* 和 *TP53* 基因异常的情况下，如果 SRRM4 共同发挥作用，则可能促进 NEPC 的发生。

PTEN 蛋白缺失的前列腺癌如果发生 PI3K/Akt/mTOR 信号活化，会降低患者对 ADT 的反应。*PTEN* 缺失需要在 *MYC* 过表达以及 *TP53* 存在突变的情况下才能引起肿瘤细胞基因组的不稳定状态，最终导致侵袭性表型的发生。

3. AR 信号通路　NEPC 中 AR 表达通常为阴性，但最新的研究结果表明：AR 在相当一部分治疗诱导型 NEPC 患者的肿瘤细胞中存在蛋白表达，但并不具有活性，因此能够解释 NEPC 对 ADT 无效的原因。如果利用 EZH2 抑制剂尝试恢复 NEPC 细胞中失去活性的 AR，则可能使 NEPC 对 ADT 治疗的敏感性得到逆转。目前有临床试验正在探索 EZH2 抑制剂在转移性 CRPC 中的疗效。

五、前列腺癌的靶向治疗

大多数早期前列腺癌是雄激素依赖型的，对内分泌治疗敏感，但一般经雄激素剥夺疗法治疗 12～18 个月后会转变为 CRPC，对内分泌治疗耐受。近年来前列腺癌的新型治疗方法层出不穷，下面介绍前列腺癌靶向治疗的进展。

（一）针对肿瘤细胞的靶向治疗

针对肿瘤细胞进行靶向治疗原理是把肿瘤细胞作为靶细胞，利用单克隆抗体或结合细胞毒性药物以及放射性核素的单克隆抗体，特异性地直接结合肿瘤特异抗原或肿瘤相关抗原，从而直接杀灭肿瘤。前列腺特异性膜抗原（prostate-specific membrane antigen，PSMA）、前列腺酸性磷酸酶（prostatic acid phosphatase，PAP）及前列腺干细胞抗原（prostate stem cell antigen，PSCA），在前列腺癌细胞中表达具有特异性，是前列腺癌靶向治疗的重要干预因子。研究者通过单克隆抗体识别这些靶点，从而引导细胞毒性药物或放射性核素等特异性地攻击前列腺癌细胞。

（二）针对肿瘤区域新生血管的靶向治疗

血管内皮生长因子（VEGF）是在肿瘤血管新生过程中起调控作用的最重要的细胞因子,通过与内皮细胞表面的受体结合,刺激内皮细胞分裂和迁徙,促进血管新生。VEGF 在正常组织静息脉管系统中是低表达的,而在前列腺癌中血管生成活跃而高度表达。阻断 VEGF 可以抑制肿瘤血管新生,从而阻止肿瘤生长。

除了 VEGF 外,以其他血管生长因子作为靶标的研究也取得了一些进展,例如血小板源性生长因子（PDGF）、转化生长因子（TGF）、表皮生长因子（EGF）等,阻断后都对肿瘤的生长起抑制作用。目前最为广泛研究的是舒拉明（suramin）,它能阻滞 bFGF 和 PDGF 等多种血管因子,在雄激素非依赖性前列腺癌患者中证实有效,目前已进入Ⅲ期临床试验。

（三）针对肿瘤细胞信号通路的靶向治疗

AR 是前列腺癌病程过程中的核心调控因子,研究表明,前列腺癌细胞由雄激素依赖性转化为雄激素抵抗后,仍存在 AR 活化及相关调控通路的作用。因此,针对 AR 及其下游信号通路的靶向治疗被认为是雄激素去势疗法的新进展。另外,应用基因沉默技术抑制雄激素受体表达是调控雄激素受体信号通路的另一思路。

PI3K/Akt/mTOR 途径是生长因子受体信号转导的重要下游通路,对前列腺癌细胞的多种病理过程起核心调控作用,是靶向治疗的关键靶点。在高侵袭性前列腺癌细胞株中,由于 *PTEN* 基因的缺失,PI3K/Akt/mTOR 信号通路活性明显增强,因此如何抑制该信号通路活性,是相关靶向药物研发的重点。目前,抑制 mTOR 活性的药物最为引人关注,如西罗莫司、RAD001（Everolimus）依维莫司等,上述药物联合化疗药物多西他赛或多柔比星等均可明显抑制不同前列腺癌细胞的生长。

其他参与调控肿瘤细胞凋亡活化信号通路中的核心分子,如 Bcl-2、酪氨酸激酶、胰岛素样生长因子Ⅰ受体等,也是目前靶向干预的重要目标。

（四）其他靶向治疗

环氧合酶-2（cyclooxygenase-2,COX-2）、基质金属蛋白酶（MMPs）、p53、Ras 蛋白、Raf 蛋白激酶等为靶点的靶向治疗也取得了一些进展,其中研究最为热点的是 COX-2 抑制剂。有研究表明,COX-2 抑制剂能够促使前列腺癌细胞凋亡,抑制肿瘤血管生成,并能够抑制前列腺癌的骨转移。因此,COX-2 抑制剂在预防和治疗前列腺癌方面具有重要的临床价值,但也表现出心血管系统的副作用。

在分子分型的基础上,也提出了前列腺癌个体化治疗的新模式。如 *ETS* 融合基因阳性的前列腺癌对 PARP 抑制剂的反应明显强于阴性的病例,提示 *ETS* 融合基因的存在是 PARP 抑制剂有效性的标志物。*PTEN* 缺失的动物模型对多西他赛的治疗反应明显减弱,PTEN 的状态对于预测多西他赛治疗 CRPC 的疗效有一定价值。

结　语

本章重点阐述宫颈癌、子宫内膜癌、卵巢癌、乳腺癌和前列腺癌在分子发病机制、分子分型和靶向治疗等方面的进展。高危型 HPV E6/E7 对 *TP53* 和 *RB* 基因的灭活,是导致宫颈癌发生的重要机制;子宫内膜癌、卵巢癌、乳腺癌和前列腺癌等的组织学分型及分级,结合肿瘤分子分型,对肿瘤预后预测和治疗指导作用更加精准;关于卵巢癌的分子分型主要针对浆液性癌,尤其是卵巢高级别浆液性癌,一个更精准的、可适用于所有组织学类型的分子分型方案有待建立;乳腺癌的靶向治疗取得了瞩目的成绩,但三阴型乳腺癌的治疗还不理想,仍是重点研究方向;妊娠滋养细胞疾病是一组具有不同增生能力的滋养细胞的病变,包括非肿瘤性的葡萄胎（完全性葡萄胎和部分性葡萄胎）和多种肿瘤性病变（侵袭性葡萄胎、妊娠绒毛膜癌和中间型滋养细胞肿瘤）,对这些疾病的正确诊断,对患者的预后分析和临床管理具有重要意义。

（贺慧颖　刘岩　田新霞）

主要参考文献

[1] BALASUBRAMANIAM S D,BALAKRISHNAN V,OON C E,et al. Key molecular events in cervical cancer development[J]. Medicina,2019,55(7):384.

［2］ URICK M E,BELL D W. Clinical actionability of molecular targets in endometrial cancer［J］. Nature Reviews Cancer,2019,19（9）:510-521.

［3］ KURMAN R J,SHIH IE M. The dualistic model of ovarian carcinogenesis:revisited,revised,and expanded［J］. American Journal of Pathology,2016,186（4）:733-747.

［4］ 惠培. 妊娠滋养细胞疾病:诊断与分子遗传病理学［M］. 连瑞红,郑兴征,译. 北京,北京科学技术出版社,2016.

［5］ RAKHA E A,GREEN A R. Molecular classification of breast cancer:what the pathologist needs to know［J］. Pathology,2017,49（2）:111-119.

［6］ HORST A. Molecular pathology［M］. Boca Raton:CRC Press/Taylor &Francis Group,2017.

［7］ COLEMAN W B,TSONGALIS G J. Molecular pathology-the molecular basis of human disease［M］. 2nd ed. Amsterdam:Elsevier,2018.

第二十四章

皮 肤 疾 病

皮肤由表皮和真皮两部分组成,表皮为角化的复层鳞状上皮,真皮主要为致密结缔组织。皮肤是人体最大的器官,为机体提供了对抗外部环境的机械屏障和化学屏障,并有调节体温、免疫监视等功能。皮肤结构的完整性取决于多种蛋白质,编码这些蛋白质的基因突变会破坏皮肤结构,从而导致遗传性皮肤病;某些皮肤癌的发生也与遗传性或获得性突变相关;甚至一些常见的炎症性皮肤病也与某些基因改变有关。分子病理学不仅有助于一些皮肤疾病的精准诊断,还可用于诊断皮肤感染性疾病。本章涉及皮肤感染性病变、黑色素细胞肿瘤、皮肤淋巴组织增生性疾病和遗传性皮肤病等;重点介绍了皮肤疾病分子病理学的一些最新发现和在临床上的应用。

第一节 皮 肤 发 生

一、皮肤的组织学与胚胎学

皮肤由表皮和真皮组成(图24-1),真皮以下为皮下组织。表皮为复层鳞状上皮,主要由角质形成细胞、黑色素细胞、朗格汉斯细胞及梅克尔细胞(Merkel cell)组成。其中角质形成细胞数量最多,占表皮的大部。表皮分为4层:角质层、颗粒层、棘层和基底层。成熟的真皮中有数量不等的不同细胞散在分布,包括纤维细胞、真皮树突状细胞、组织细胞、朗格汉斯细胞和肥大细胞。真皮内有神经、血管、淋巴管、平滑肌和附属器的上皮结构。真皮可分为乳头层和网状层,真皮乳头层紧邻基底膜下方,主要由疏松纤细的胶原纤维构成,乳头层内含有许多游离的神经末梢以及 Meissner 小体,乳头层的下界为浅层血管网。真皮网状层由粗大的胶原纤维构成,它包含附属器结构和立毛肌,亦可见到神经干,可与环层小体相连;其下界为深层血管丛。

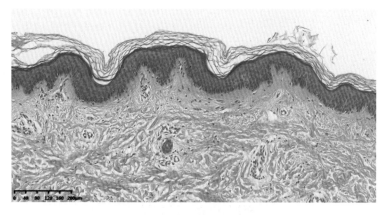

图24-1 皮肤组织 HE 染色

皮肤的所有成分都来源于外胚层或中胚层。上皮结构即表皮、毛囊皮脂腺单位、顶泌汗腺、外泌汗腺和甲都来自外胚层。黑色素细胞、神经和特化的感受器由神经外胚层发育而来。皮肤中的其他成分,如朗格汉斯细胞、巨噬细胞、肥大细胞、纤维细胞、血管、淋巴管、肌肉和脂肪细胞均起源于中胚层。

二、表皮干细胞

表皮干细胞是一类具有多向分化潜能的细胞,主要位于表皮基底层和毛囊部。干细胞能够自我更新,并可在一定生理或病理条件下分化成不同的细胞。表皮干细胞高表达整合素 β1 和整合素 α6,并通过分层和向上运动而分化形成棘层、颗粒层和角质层。表皮干细胞的增殖受整合素 β1 和转化生长因子-α(TGF-α)的正调控,受 TGF-β 信号转导的负调控。毛囊干细胞位于皮脂腺下方毛囊隆突部位,这些干细胞更替缓慢,表达细胞表面分子 CD34 和 VDR 以及转录因子 TCF3、Sox9、Lhx2 和 NFATc1。隆突部位的干细胞能分化成为外毛根鞘细胞,促使毛乳头间质旁的基质细胞增殖、分化,形成毛管、内毛根鞘和毛干。

认识皮肤中干细胞增殖和分化的机制有助于理解皮肤的稳态。表皮增殖受多种转录因子的调控,包括 c-Myc 和 p63。表皮细胞的分化受 Notch 信号和转录因子 PPARα、AP2α/γ 和 C/EBPα/β 的调控。毛囊中毛囊干细胞(hair follicle stem cell)的增殖受 Wnt 信号的正调控,受 BMP 信号和转录因子 NFATc1、PTEN 的负调控。内毛根鞘的分化受 Notch 和 BMP 信号及转录因子 CDP 和 GATA3 的控制。毛干的分化受 Wnt 信号及其下游转录因子 Lef1 的调控。毛基质细胞由 Msx1/2、Ovo1、Foxn1 和 Shh 控制。皮脂腺干细胞受到 c-Myc 和 Hh 信号的正调控,而转录因子 Blimp1 和 Wnt 信号的负调控。皮脂腺细胞分化受 PPARγ 的调控。

三、皮肤的超微结构

(一)桥粒

桥粒是角质形成细胞间连接的主要结构,是相邻细胞的细胞膜形成致密斑块。电镜下桥粒呈盘状,直径 $0.1\sim0.5\mu m$,厚约 $30\sim60nm$,其中央有 $20\sim30nm$ 宽的电子透明间隙,内含低密度张力细丝;间隙中央电子密度较高的致密层称中央层,其黏合物质是糖蛋白;中央层的中间还可见一条更深染的间线,为高度嗜锇层。构成桥粒的相邻细胞膜内侧各有一个增厚的盘状附着板,长约 $0.2\sim0.3\mu m$,厚约 $30nm$,许多直径约为 $10nm$ 的张力细丝附着于附着板上,其游离端向胞质内返折(胞内细丝),附着板上固有的张力细丝从内侧钩住张力细丝拌,这些固有张力细丝可穿过细胞间隙并与中央层纵向张力细丝相连,称为跨膜细丝。

桥粒由两类蛋白构成:一类是桥粒跨膜蛋白,主要由桥粒芯糖蛋白(desmoglein,Dsg)和桥粒芯胶黏蛋白(desmocollin,Dsc)构成,它们形成桥粒的电子透明细胞间隙和细胞间接触层。人的桥粒跨膜蛋白在表皮的表达表现为分化特异性。Dsg1 和 Dsc1 主要在棘层上部及颗粒层表达;Dsg2 和 Dsg3 分别在基底层及棘层下部表达;Dsc3 在基底层及棘层下部均有表达。另一类为桥粒胞质蛋白,是盘状附着板的组成部分,主要包括桥粒斑蛋白和桥粒斑珠蛋白,在表皮全层均有表达。桥粒斑蛋白仅存于桥粒斑块,因此是桥粒的特征标志。

(二)半桥粒

半桥粒是基底层细胞与其下方基底膜带之间的主要连接结构,由角质形成细胞真皮侧胞膜的不规则突起与基底膜带互相嵌合而成,其结构类似于半个桥粒。电镜下半桥粒内侧部分为高密度附着斑,基底层细胞的角蛋白张力细丝附着于其上,胞膜外侧部分则称为亚基底致密斑,两侧致密斑与中央胞膜构成夹心饼样结构。半桥粒的成分包括:①跨膜蛋白,介导细胞-基质间的黏附,包括整合素 α6β4、整合素 α3β1、整合素 α2β1 和 180kD 的大疱性类天疱疮抗原(bullous pemphigoid antigen 2,BPAG2,又称 BP180);②斑块蛋白,参与中间丝的锚定作用,包括 230kD 的大疱性类天疱疮抗原 1(BPAG1,又称 BP230)和网格蛋白;③半桥粒区的其他成分,包括 IFAP300 和 p200。

(三)基底膜带

电镜下基底膜带可分为四个不同结构区域:基底层角质形成细胞形成的胞膜和半桥粒、透明层、致密层和致密下层。透明层的成分包括 BP180 的细胞外区、层粘连蛋白-1、层粘连蛋白-5 和层粘连蛋白-6。致密层由丝状物质组成,其主要成分是Ⅳ型胶原,提供结构的稳定性。致密下层主要由锚原纤维和真皮微原纤维束构成,其将致密层和真皮乳头紧密连接在一起。

在分子水平上,相互交织成网的中间丝从核膜延伸出来,经由连接原纤维与桥粒和半桥粒构成连接。

相邻角质形成细胞经桥粒与钙黏着蛋白形成连接,而跨膜的整合素原纤维从半桥粒通过透明板延伸至致密板。中间丝还与微丝和微管相互连接。除对细胞和表皮提供机械性稳定作用外,还有证据表明,这种丝状网络对信号传导和胞质中转运机制起重要作用。

第二节　皮肤感染性疾病

在大多数皮肤感染性疾病中,病原微生物的鉴定对于选择最合适的治疗方法至关重要。一直以来,皮肤感染性疾病的诊断是基于免疫研究、组织培养和/或组织样本的显微镜检查,同时结合组织化学染色(即PAS、革兰氏染色、抗酸染色等)或免疫组化结果。这种方法缺乏敏感性和特异性,通常只能进行初步判定。此外,并不是每一种病原体都可以通过显微镜来识别,而且特殊染色通常比培养方法更不敏感。因此,病原体培养仍然是实验室诊断微生物感染的"金标准"方法。与组织病理学检查相比,它通常表现出更高的敏感性和特异性,但微生物生长可能需要数天至数周的培养,从而延误诊断和适当治疗,况且并非所有的病原体都能在宿主外生长。

与传统方法相比,使用分子诊断策略进行微生物检测具有许多明显的优势,例如具有更高的灵敏度和特异性、减少人工劳动和缩短检测时间。目前有三种基于核酸的方法可用于检测皮肤黏膜部位的病原体:靶向扩增、信号扩增和非扩增探针。

靶向扩增是在皮肤黏膜感染核酸诊断中最常用的分子检测方法。该方法有PCR及非PCR策略,前者包括定量聚合酶链反应(quantitative PCR,qPCR)、多重PCR(multiplex PCR)、广谱PCR(broad-range PCR)和反转录PCR(transcription PCR,RT-PCR);后者包括连接酶链式反应(ligase chain reaction,LCR)、转录介导的扩增(transcription-mediated amplification,TMA)、链置换扩增(strand displacement amplification,SDA)、核酸序列扩增(nucleic acid sequence-based amplification,NASBA)和信号介导的RNA扩增技术(signal-mediated amplification of RNA technology,SMART)。所有这些方法联合使用了酶(聚合酶或连接酶)和引物(与病原体cDNA或RNA序列特异性结合的人工合成的短寡核苷酸序列)。早期的分子分析是单参数(一次只能检测一个靶点)和定性检测(如阳性或阴性结果),而引入多参数分析如多重PCR,就可以并行鉴定不同的靶分子,并获取其他数据,如多个抗生素耐药因素。此外,采用封闭管系统的qPCR技术,除了降低试验污染的风险外,还缩短了微生物检测时间,提高了灵敏度,并实现了定量检测。核酸的定量检测对于微生物诊断尤其重要,因为环境病原体无处不在,微生物核酸的定量检测可用于鉴别病原体,以及监测抗菌治疗的疗效。

信号放大和非放大单探针方法利用携带荧光、过氧化物酶或化学发光标记的RNA、DNA或肽核酸(peptide nucleic acid,PNA)的探针,与靶核酸序列结合,并产生可用于检测的信号。这些策略不需要扩增目标分子,因此不易受到扩增子污染的风险。信号放大技术包括杂交捕获和支链DNA分析,这些方法产生了多种信号分子,大大增加了每个目标的信号,比非放大单探针方法的灵敏度更高。后者包括杂交保护分析(hybridization protection assay,HPA)和原位杂交(in situ hybridization,ISH)方法,如FISH和显色原位杂交(chromogenic in situ hybridization,CISH)。

分子技术已被广泛用于检测导致皮肤黏膜感染的细菌、螺旋体、真菌、病毒、寄生虫等病原体。本节将列举一些常见的皮肤感染性疾病及相关的分子检测应用。

一、病毒感染

1. **人乳头瘤病毒(HPV)**　HPV是一种双链DNA病毒,有100多种基因型。大多数感染是自发的,没有症状,但持续的感染会导致临床损害。HPV感染可以导致多种皮肤和黏膜病变,包括寻常疣、丝状疣、扁平疣、生殖器疣、鲍温样丘疹病、尖锐湿疣、喉乳头状瘤及宫颈上皮内病变等。低危型HPV基因型1、2、3、4、7和10与疣相关,包括寻常疣、扁平疣和掌跖疣等。低危型HPV基因型6、11与喉乳头状瘤及生殖器尖锐湿疣有关。对于免疫功能低下的个体,如HIV感染、器官移植后以及疣状表皮发育不良(epidermodysplasia verruciformis,EDV)患者,低危型HPV也与这些患者皮肤鳞状细胞癌相关。高危型HPV则与鳞状细胞癌的发生和原位病变的恶性转化有关,包括鲍恩病(Bowen disease)、鲍恩样丘疹病(Bowenoid papulosis)、外阴上皮内瘤变(vulvar intraepithelial neoplasia,VIN)和肛门上皮内瘤变(anal intraepithelial neoplasia,AIN)。

HPV 不能在培养基中生长,血清学方法也不能用于区分既往和现在感染。因此,HPV 核酸的分子分析是检测该病毒的唯一可靠方法。目前,针对 HPV 已经有多种分子检测方法,并广泛应用于宫颈癌筛查。在皮肤中,HPV 检测通常局限于原位杂交(ISH),主要是显色原位杂交(CISH)检测,但 ISH 无法识别特定的 HPV 类型。HPV6/11 ISH 对鉴别湿疣与脂溢性角化病有一定作用,但敏感性相当低,尤其是在老年性病变中。高危型 HPV-ISH 可用于生殖器及会阴活检中反应性改变和高危型 HPV 相关病变(鲍恩病、外阴上皮内瘤变等)的鉴别诊断。

2. **人类疱疹病毒 8 型(human herpes virus 8,HHV-8)**　HHV-8 又称卡波西肉瘤疱疹病毒(Kaposi sarcoma herpes virus,KSHV),是一种感染内皮细胞和循环单核细胞的双链 DNA 病毒,其感染与卡波西肉瘤、原发性渗出性淋巴瘤(primary effusion lymphoma,PEL)和某些类型的多中心 Castleman 病有关,主要发生在免疫功能低下如 HIV 感染的个体中。卡波西肉瘤常出现在皮肤黏膜部位,组织学上显示梭形细胞和血管增生,常伴红细胞外渗及含铁血黄素沉积,有时梭形细胞显著增生而血管腔形成并不明显,此时常需与多种梭形细胞肿瘤鉴别,包括血管瘤、纤维组织细胞瘤、梭形细胞黑色素瘤、皮肤平滑肌肉瘤和血管肉瘤等,内皮细胞标志物 CD31、CD34 免疫组化染色阳性。HHV-8 潜伏期相关核抗原 1(latency-associated nuclear antigen 1,LANA-1)的免疫组化具有典型的盐和胡椒面样的核染色模式,是最有诊断价值的标记物,据报道其敏感度和特异性分别为 99% 和 100%。PCR 检测对 HHV-8 的检测具有高度敏感度和特异性,并可定量病毒载量。需要注意的是,这些分子检测结果需要结合组织学和免疫组化结果,才能充分地解释病毒感染情况。

3. **单纯疱疹病毒(HSV)和水痘带状疱疹病毒(varicella-herpes zoster virus,VZV)**　疱疹病毒是双链 DNA 病毒,有一个复杂的衣壳蛋白及糖蛋白包膜,它们引起的皮肤疾病多种多样。HSV 有两个亚型:HSV-1 和 HSV-2。HSV-1 通常导致唇部疱疹,而 HSV-2 常导致生殖器疱疹。皮损通常表现为红斑基础上的群集性小水疱,水疱破溃后形成溃疡,皮损部位常伴疼痛、刺痛或瘙痒。VZV 感染引起的水痘多见于儿童,具有高度传染性,主要通过呼吸道传播,其特征是躯干部散在的水疱,进展迅速且易破,很快变成脓疱或结痂;而带状疱疹则好发于成年人,老年患者多见,通常表现为胸部及腰部带状分布的水疱状皮损,或是三叉神经受累而导致的面部损害,皮损处疼痛常较明显,且治疗后神经痛可以持续。HSV 和 VZV 的组织病理学特征无法区分,细胞内水肿、表皮内水疱、多核上皮细胞及包涵体具有特征性。对于临床上不明确的病例,免疫组化可用于区分 HSV 和 VZV。以前这些病毒是通过组织培养、电镜和直接免疫荧光来检测的。分子技术有助于非典型疱疹病毒感染的诊断,ISH 技术已用于鉴别 FFPE 组织中水痘带状疱疹病毒,而基于常规 PCR 的拭子和活检样本正越来越多地用于检测疱疹病毒 DNA。

4. **巨细胞病毒(CMV)**　在人群中感染率极高,其感染在不同条件下有不同的临床表现,但通常表现为无症状感染。CMV 是最常见的宫内病毒感染之一,受累的新生儿损害广泛,包括肝脾肿大、小头畸形、传导神经性耳聋、脉络膜视网膜炎、肺炎、高胆红素血症、血小板减少伴瘀斑及紫癜等。处于免疫抑制状态,如 AIDS 患者、器官移植受体者,常出现系统性的 CMV 感染。CMV 的皮肤损害可表现为结节性红斑、色素沉着性斑片、溃疡等,组织学特征是存在嗜酸性核内包涵体。包涵体可出现在血管内皮、组织细胞、皮肤成纤维细胞中,免疫组化、原位杂交和 PCR 有助于 CMV 感染的诊断。

5. **EB 病毒(EBV)**　EBV 感染与多种疾病有关,如传染性单核细胞增多症、种痘水疱病样淋巴增殖性疾病和蚊虫叮咬超敏反应。一些肿瘤性疾病如霍奇金淋巴瘤、NK/T 细胞淋巴瘤、伯基特淋巴瘤也与 EB 病毒感染相关。在某些情况下,可以用免疫组化方法检测 EBV 病毒蛋白(EBNA1、EBNA2、LMP1、LMP2 等),但对染色结果的判读应始终结合组织学,因为在某些条件下,这些蛋白的表达可能只是局部的,甚至是免疫组化检测不到的。EBV 编码的 RNA(EBER1 和 EBER2)是与潜伏感染相关的转录物,在几乎所有感染细胞中都以非常高的水平表达,而 EBER-ISH 被认为是 EBV 检测的"金标准"。

6. Merkel 细胞多瘤病毒（MCV 或 MCPyV）　MCV 是一种双链 DNA 病毒，其感染常见于儿童或年轻的成年人。MCV 被怀疑是梅克尔细胞癌（Merkel cell carcinoma，MCC）的主要病因，这是一种罕见的、好发于日光损伤部位的高度侵袭性肿瘤，通常认为是起源于皮肤梅克尔细胞的神经内分泌癌，常表现为无症状的、隆起性无痛性结节。组织学鉴别诊断包括小细胞肺癌、淋巴瘤和小细胞黑色素瘤，免疫组化梅克尔细胞癌 CK20 呈特征性的核周点状染色模式，对神经元特异性烯醇化酶（neuron specific enolase，NSE）也呈阳性，但对 CK7 或甲状腺转录因子 1（TTF-1）（小细胞肺癌阳性）、白细胞共同抗原（leukocyte common anti-gen，LCA）（淋巴瘤阳性）和 S100（小细胞黑色素瘤阳性）则阴性。分子研究对于识别和理解这种病毒的发病机制是必不可少的。事实上，MCV 是第一个使用 NGS 鉴定人类病原体的例子，该技术被称为数字转录组杂交法。分子生物学研究已经证明了病毒与宿主基因组的克隆整合以及病毒基因的致癌特性，特别是大 T 抗原和小 T 抗原。免疫组化方法可以检测大多数 MCC 中的 MCV 蛋白，这些方法使用的是针对 MCV 大 T 抗原的抗体；而有些病例经 PCR 检测 MCV 阳性，免疫组化检测大 T 抗原表达可能为阴性，其中有些病例就表达 MCV 小 T 抗原。PCR 检测 MCV-DNA 是一种非常敏感的方法，然而病毒 DNA 也可以从非肿瘤组织中检测到，因为 MCV 也可能是皮肤的正常菌群。

二、真菌感染

1. 浅表真菌感染　皮肤癣菌是一类独特的真菌，能感染角质组织，包括皮肤、头发和指甲，导致皮肤癣菌病，主要包括毛癣菌属、表皮癣菌属和小孢子菌属。皮肤癣菌感染通常根据感染部位来命名，例如，脚、指甲、头皮/眉毛/睫毛、腹股沟和其他身体部位的感染分别被称为足癣、甲癣、头癣、股癣和体癣。皮肤癣菌致病性低，持续感染对生活质量有不良影响，其皮损特征是瘙痒和鳞屑。最常见的皮肤癣菌病类型是甲真菌病（30.3%），其次是足癣（24.8%）。最易分离的皮肤癣菌是红色毛癣菌，其次是紫色毛癣菌、须发癣菌、犬小孢子菌、絮状表皮癣菌和疣状毛癣菌。

传统的皮肤癣菌鉴定方法是临床标本的直接镜检，同时结合培养结果，通过菌落外观、透明胶带制备、毛癣菌和/或尿素琼脂斜面上的生长模式和毛发穿孔试验，可将皮肤癣菌分离株鉴定为属/种水平。直接镜检虽然快速且经济，但不能区分不同的属和种，并且会产生假阴性结果。而许多皮肤癣菌生长缓慢，需要专门的培养基和其他生长条件来产孢，培养条件受限，也可能出现假阴性结果。最近研究表明，分子检测可能是一种极具吸引力的快速、准确的替代方法。分子检测可以设计成特定的属和/或种的目标引物和探针。在实际工作中，皮肤真菌和一些细菌感染通常为非特异性的临床和/或组织病理学表现，因此可能需要更全面的方法。限制性片段长度多态性（RFLP）是使用一致性引物从多个生物体中扩增核酸，进而使用特定的限制性内切酶对 PCR 产物进行酶切，然后通过电泳分离得到的片段并确定大小，产生特定物种的模式。RFLP 原本是一个劳动密集型的过程，近年来，利用一致性引物进行扩增后，测序方法已经被开发出来用于鉴定病原体。测序方法的进步使它成为一种自动化的、相对廉价的方法，能够产生更详细的物种鉴定结果。一个全面的方法需要更复杂的解释，而不是一个为单个有机体提供是/否答案的分析，限制模式或序列必须与所有已知物种对照并仔细地分析。

不同的皮肤癣菌种类和菌株的鉴定也可以使用聚合酶链反应（PCR）方法进行，与 PAS 染色相比，PCR 增加了 1 000 倍的灵敏度。与传统方法相比，分子鉴定法的优势是不依赖于微生物的生长，也可用甲醛固定石蜡包埋（FFPE）组织样品进行分析。然而，其缺点主要是它们的灵敏度极高，任何污染 DNA 的扩增都可能导致假阳性；另一个缺点是通过 PCR 扩增阳性的真菌可能不是感染的确切原因，因为经典的 PCR 也可以扩增死亡细胞的 DNA，最近基于实时荧光定量 PCR（qPCR）的方法试图通过关注基因转录而不是基因本身来避开这个陷阱。

2. 深部真菌感染　分为原发性致病性病原体和继发性或机会性致病性病原体，常见的有曲霉菌、毛霉菌等，还有许多其他深部和全身性真菌病，包括曲霉菌、皮肤芽生菌和球孢子菌感染等。组织病理学的成功鉴定往往取决于生物体的数量和感染的阶段。这类病原体的分子检测通常不是必要的，但可在临床上使用，现有的检测方法包括直接从临床标本中检测和用于鉴定培养病原体的 DNA 探针。

三、细菌感染

1. 分枝杆菌　是一种高脂质含量的细长形需氧菌,具有典型的蜡质细胞壁。结核病和非结核(或非结核分枝杆菌)皮肤感染的发病率在过去 20 年中有所增加,主要发生在免疫功能低下的个体。皮肤分枝杆菌感染有广泛的临床表现,在临床和组织学上,由不同分枝杆菌引起的肉芽肿性感染很难相互区分,也很难与其他感染性和非感染性皮肤疾病区分开来,其鉴别诊断可能包括孢子丝菌病、其他深部真菌感染、皮肤利什曼病、环状肉芽肿和结节病等。诊断分枝杆菌感染的传统方法包括在抗酸杆菌(acid-fast bacilli,AFB)染色和培养物中分离微生物,这两种方法都缺乏敏感性。有时在组织学上,AFB 很难与水或染色剂污染区分开来;在培养物中分离分枝杆菌,特别是在低生物负荷的情况下,可能难以培养,需要数周才能产生结果。显然,这是一个分子检测有潜力显著提高诊断准确性和速度的领域。此外,很重要的一点是可以使用甲醛固定石蜡包埋(FFPE)皮肤活检组织标本进行分子检测,这是因为活检时不一定怀疑分枝杆菌感染,也不一定进行培养。大多数已报道的分子检测方法都使用了 PCR 等扩增方法,这些方法可能优于原位杂交等直接检测方法,特别是在生物标本量少的情况下。PCR 扩增的常见分枝杆菌遗传基因靶点包括 16S rDNA 和 16S rRNA 转录间隔区。早期使用巢式 PCR 检测增加了携带污染的风险,最近利用实时 PCR(RT-PCR)比其他 PCR 方法更快速,能显著降低实验室污染风险。此外,还需要强调实验室内部质量控制的重要性,以避免假阴性结果,尤其是在分析 FFPE 样本时。

一些 FDA 批准的分子分析可用于检测临床标本或培养分离物中的特定分枝杆菌物种,但主要是用于呼吸样本。由于不同种类分枝杆菌皮肤感染的临床和组织形态学表现可能是相同的,更成功的诊断方法应该是全面的而不是对单个种类进行检测。这种方法通常包括使用一致性引物进行 PCR 扩增,扩增来自多个分枝杆菌物种的序列,然后通过测序进行物种鉴定。它需要分析几个不同的基因靶点,包括 16S rDNA、16-23S rRNA 内部转录间隔区和热休克蛋白 65(HSP65)以确定物种。因为这种方法需要更复杂的分析水平,而不是针对单个生物体的特定分析,所以只有少数专业临床试验室能够完成。

(1) 结核分枝杆菌:结核病仍然是影响全球的一个健康问题,近年来结核的发病率有上升趋势,尤其是在亚洲国家。大部分皮肤结核为系统受累的表现,偶为原发感染。皮损表现与前驱感染、免疫力及感染途径有关,可表现为斑块、丘疹、结节、溃疡、肿物和瘢痕等。

核酸扩增试验(nucleic acid amplification test,NAAT)旨在通过扩增特定序列来检测最小数量的 DNA或 RNA,从而通过印迹进行检测。目前基于 PCR 的方法可用于结核病的诊断,包括 Roche Amplicor 结核分枝杆菌试验,是指 PCR 靶点扩增部分 16S rRNA 基因,然后用比色法检测 PCR 产物;基因探针扩增结核分枝杆菌直接试验,是一种以 rRNA 为靶点的等温转录扩增方法;BDProbe Tec 是使用以 DNA 为底物的等温扩增。现有的方法也提供了药物敏感性的信息,例如利福平,被用于诊断耐多药结核病(multidrug resistant tuberculosis,MDR-TB)。综上所述,利用基于 PCR 的方法对结核分枝杆菌等实体进行研究,对于更好地了解结核、影响非肺器官的生理病理学至关重要。尽管 PCR 检测结核分枝杆菌的灵敏度不同,但大多数研究得出结论是基于 PCR 的方法的灵敏度优于 AFB 染色法。

(2) 麻风分枝杆菌:麻风主要影响皮肤和周围神经,宿主的免疫反应对反应类型、组织中病原体的数量以及临床进程有着重要的影响。根据麻风分枝杆菌由少到多的变异性可以分为:结核样型→界限类偏结核样型→界限类偏瘤型→瘤型麻风。临床表现和涂片或皮肤活检中的抗酸杆菌染色通常用于麻风的诊断,然而传统的方法需要每克的组织至少 104 个病原体才能获得可靠的结果,而且这种细菌不能在人工培养基中培养。在结核样型和界限类偏结核样型麻风病例中,杆菌数量少,诊断困难,因此分子检测具有明显的优势。

巢式 PCR 分析设计用于扩增麻风分枝杆菌 *groEL* 基因的部分,仅需 0.003pg 基因组 DNA 和少量 20个病原体的粗裂解液就可获得麻风分枝杆菌的阳性信号;使用嵌套式引物可减少非特异性扩增,由于每25 个周期后补充试剂,敏感性增加,并且由于四个引物需要结合才能成功扩增,特异性增加。以麻风分枝杆菌 16S rRNA 为靶点的 RT-PCR 检测系统提高了这种敏感性,使得在粗裂解液中检测到 10 个微生物个体成为可能。在该系统中,53% 的涂片阴性标本经 RT-PCR 检测为阳性。此外,由于 16S rRNA 对分枝杆菌细胞死亡的快速降解,基于 rRNA 的检测系统可以区分活麻风分枝杆菌和死亡麻风分枝杆菌,有助于评估制订药物的疗效。此外,巢式 PCR 技术已用于鉴别新描述的麻风分枝杆菌,比如血管侵入性麻风分枝杆菌有可能导致一种弥漫性麻风,并伴有严重的血管病变,通常具有较高的死亡率,对它的检测有重要的临床意义。

（3）非结核分枝杆菌(nontuberculous mycobacteria,NTM):也称为非典型分枝杆菌、结核以外的分枝杆菌或环境分枝杆菌,包括海洋分枝杆菌、溃疡分枝杆菌、堪萨斯分枝杆菌等。近年来,由于分离和培养方法的改进,该菌属的特征和分类数量迅速增加,目前已超过 100 种,其中一些可引起皮肤感染。近 20 年来,由于免疫抑制剂的使用增多,NTM 感染的发病率逐年上升。NTM 感染通常是通过开放性伤口或皮肤擦伤直接接种引起的,因为主要是环境感染,患者的临床病史可提供有用的诊断线索。

NTM 新物种数量的增加以及 NTM 感染的增加带来了诊断上的挑战,用传统的培养和生化方法鉴定 NTM 非常困难。从皮肤标本中检测 NTM 的临床分子检测需要分析几个不同的遗传靶点,包括 16S rDNA、16-23S rRNA 内部转录间隔区和热休克蛋白 65(HSP65),以进行物种鉴定。

2. 金黄色葡萄球菌　是一种致病菌,皮肤病变有多种表现,包括脓疱、毛囊炎或脓肿形成等。金黄色葡萄球菌是一种血管侵入性细菌,可导致继发性皮肤感染菌血症,常与严重的慢性炎症有关,如头皮剥离性蜂窝织炎和化脓性汗腺炎等。针对金黄色葡萄球菌的耐药机制和药敏试验是治疗金黄色葡萄球菌感染的关键。耐甲氧西林金黄色葡萄球菌(methicillin resistant Staphylococcus aureus,MRSA)于 1961 年首次被描述,其在社区和医疗机构中的流行率持续增加。mecA 基因编码 PBP-2a,PBP-2a 是一种青霉素结合蛋白,具有对甲氧西林和相关 β-内酰胺类抗生素的耐药性;mecA 基因属于一种染色体元件,为葡萄球菌染色体 mec 盒(Staphylococcus cassette chromosome mec,SCCmec);葡萄球菌 A 蛋白(staphylococcal protein A,SPA)毒力因子由 SPA 基因编码,使金黄色葡萄球菌能够逃避宿主免疫反应,SPA 基因的 Xr 区域内的基因序列具有很高的变异性,因此用于菌株的分类。试剂盒是一种多重 PCR 检测方法,可同时检测 MRSA 中的三个靶点(SPA、SCCmec 和 mecA),它能够区分不同的葡萄球菌感染,如 MRSA、对甲氧西林敏感的金黄色葡萄球菌、凝固酶阴性葡萄球菌,其具有较高的敏感性和特异性,但不适用于更广泛的细菌感染。

四、梅毒螺旋体

梅毒螺旋体不能在体外培养,在疾病早期用于直接观察螺旋体和血清学抗体试验的暗视野显微镜,具有较低的敏感性和特异性。免疫荧光染色法在梅毒的检测中应用已久,应用于甲醛固定组织的荧光抗体试验显著提高了梅毒螺旋体的检测,但其局限性在于需要有经验的分析人员。利用单克隆或多克隆抗体进行免疫组化检测提高了敏感性,但其他螺旋体也可能产生假阳性,使用抗梅毒螺旋体抗体时特异性有增加。研究表明基于扩增 PCR 产物的分子方法特异性较差。有研究用引物扩增梅毒螺旋体膜脂蛋白基因的 260bp 片段,用 DNA 印迹杂交法将 PCR 产物与 658~648bp 之间的 tp47 基因(与细菌或真核生物蛋白无同源性)杂交,对同一样本进行了 PCR 和免疫组化检测,表明两种方法联合应用可优化梅毒螺旋体检测的灵敏度和特异性。

第三节　皮肤肿瘤性病变

皮肤肿瘤性病变包括表皮肿瘤、附属器肿瘤、黑色素细胞肿瘤、原发皮肤淋巴造血组织肿瘤、结缔组织肿瘤等。本章就黑色素瘤和一些原发皮肤淋巴造血组织肿瘤进行重点讲述。

一、黑色素瘤

黑色素瘤因其持续增长的发病率和死亡率而日益受到重视。黑色素瘤好发于成人,偶见于儿童。儿童患者常有一些相关危险因素,如着色性干皮病、家族性发育不良痣综合征或使用免疫抑制剂等。黑色素瘤的病因是多方面的,包括遗传与种族等多种因素。流行病学研究显示,过度暴露于紫外线(UV)在黑色素瘤发病中有重要作用。组织学检查和临床病理结合是黑色素瘤诊断的"金标准"。临床上,ABCDE 原则可适用于大部分黑色素细胞病变,形状不对称(asymmetry)、边缘不规则(irregular borders)、颜色不均一、斑驳样改变、直径>6mm 和皮损进展是皮肤黑色素瘤的典型特征。皮肤黑色素瘤组织学上分为 4 个主要类型:浅表扩散型、恶性雀斑样、肢端雀斑样和结节型。浅表扩散型黑色素瘤特征是表皮内黑色素细胞呈显著的 Paget 样扩散,或出现许多形态完好的交界处黑色素细胞巢。恶性雀斑样黑色素瘤和肢端雀斑样黑色素瘤表现为表皮-真皮交界处单个黑色素细胞为主。恶性雀斑样黑色素瘤好发于头颈部,伴有显著的日光弹力纤维变性。肢端雀斑样黑色素瘤顾名思义发生于肢端。结节型黑色素瘤是指浸润性黑色素瘤,无或仅有微小的原位黑色素瘤成分。

在这一节中,主要介绍黑色素瘤的基因突变和信号通路、核型分析和一些与黑色素细胞肿瘤相关的临床应用。讨论的方法包括比较基因组杂交(comparative genomic hybridization,CGH)、荧光原位杂交(FISH)、DNA 微阵列技术和表观遗传学分析工具。

(一)黑色素瘤相关的基因突变

1. BRAF 突变 丝裂原活化蛋白激酶(MAPK)通路由 RAS(HRAS、KRAS 和 NRAS)、RAF(ARAF、BRAF 和 CRAF)、MEK1/2 和 ERK1/2 成员组成,它们通过细胞质信号级联将来自细胞表面受体的增殖信号依次传递至细胞核内部。该信号通路在细胞增殖、分化和存活中起着至关重要的作用。在对黑色素细胞肿瘤的分子基础的理解中,最重要的进展之一是在黑色素瘤中发现频繁的体细胞 BRAF 突变。其中,高达 97% 的突变是第 15 号外显子第 1 799 位碱基由胸腺嘧啶错义突变为腺嘌呤(T1799A),导致第 600 位氨基酸由缬氨酸转变为谷氨酸(V600E)。随后,注意到 BRAF V600E 基因突变也存在于大多数黑色素细胞痣中。87.5% 的获得性痣、52%~62% 的发育不良痣和 12% 以下的蓝痣可出现 BRAF 突变。大多数研究表明 Spitz 痣无 BRAF 突变,有少数研究者对这些研究质疑。BRAF V600E 突变产生了一种具有丝氨酸/苏氨酸蛋白激酶活性的蛋白,其活性是野生型 BRAF 对应物的 10.7 倍。MAPK 通路的结构性激活调节黑色素瘤生物学中涉及的关键过程,包括细胞增殖、侵袭、血管生成和转移。目前的证据表明,由突变型 BRAF 促进的癌基因诱导的早衰机制是导致常见后天痣细胞衰老(永久性非分裂状态)的原因。大多数研究都一致认为,BRAF 最常见于出现在间歇性强烈日光照射区域(如躯干和四肢)的黑色素瘤,较少出现在长期日光照射或非日光照射区域(如头部和颈部、肢端和黏膜)。59% 的非慢性日光性损伤皮肤黑色素瘤存在 BRAF 突变,但仅在 23% 的肢端雀斑样黑色素瘤、11% 的黏膜黑色素瘤和 11% 的慢性日光性损伤皮肤黑色素瘤存在 BRAF 突变。Viros 等人报道称,有 BRAF 突变的黑色素瘤具有明显的形态学和临床特征。在他们对 302 例黑色素瘤的研究中发现,BRAF 突变的黑色素瘤易发生在 55 岁以下患者,表现为表皮内黑色素细胞向上迁移和巢状形成增加,累及的表皮增厚,与周围皮肤的界限更清晰,肿瘤细胞更大、更圆,色素更多。尽管多数研究未发现 BRAF 突变状态与患者预后之间的关系,但 BRAF 突变似乎与显著的治疗效果相关。在过去的几年中,已经开发出几种降低 MAPK 活性的靶向激酶抑制剂。早期的临床研究表明,使用索拉非尼单药或与化疗联合治疗黑色素瘤患者,除了疾病稳定外,几乎没有什么益处。目前已经证实 RAF 抑制剂在黑色素瘤患者中具有单药抗肿瘤活性,2020 年我国批准了达拉菲尼+曲美替尼联合用药作为黑素瘤的辅助治疗方案。

2. NRAS 突变 在黑色素瘤中也可以发现 BRAF 上游 MAPK 通路的另一个关键调控因子 NRAS 的突变,尽管其频率明显低于 BRAF。总的来说,15%~30% 的黑色素瘤显示激活的 NRAS 突变主要位于基因的外显子 1(第 12 和 13 号密码子)或外显子 2(第 59 和 61 号密码子)。22% 非慢性日光损伤皮肤黑色素瘤、10% 肢端雀斑样黑色素瘤和 5% 黏膜黑色素瘤中发现 NRAS 突变。与 BRAF 相似,NRAS 突变在慢性日光损伤的皮肤黑色素瘤中并不常见,在间歇性日光损伤的皮肤黑色素瘤(即躯干和四肢)中更为常见。一般来说,NRAS 和 BRAF 突变是互斥的。它们共同参与了 80% 以上的黑色素瘤中 MAPK 通路的激活。然而,与 BRAF 突变型黑色素瘤(通常需要 PI3K 通路中的一个成员发生同步突变)不同,NRAS 的上游位置允许其突变型同时激活 MAPK 和 PI3K/Akt 信号通路。在缺乏 BRAF 或 NRAS 突变的黑色素瘤中,信号级联可由自分泌机制触发,包括 RAF-1 或 SPRY-2(MAPK 抑制蛋白)的下调或 C-Met 的上调。值得注意的是,KRAS 和 HRAS 的突变分别发生在约 2% 和约 1% 的黑色素瘤中。

3. KIT 突变 KIT(受体酪氨酸激酶)的突变在 17% 的慢性日光损伤皮肤黑色素瘤、11% 的肢端黑色素瘤和 21% 的黏膜黑色素瘤中被发现,但在无慢性日光损伤的皮肤黑色素瘤中没有发现。此外,KIT 基因扩增在 6% 的慢性日光损伤皮肤黑色素瘤、7% 的肢端黑色素瘤和 8% 的黏膜黑色素瘤中被发现。其他研究报道了与之相似的肢端和黏膜黑色素瘤的 *KIT* 突变的发生率,但在慢性日光损伤皮肤肿瘤中的发生率较低(约 2%)。*KIT* 基因点突变导致黑色素瘤细胞中 c-Kit 蛋白的结构性激活,以及下游分子信号通路的激活。在蛋白水平上,免疫组化研究显示 81% 的黏膜和肢端黑色素瘤中存在 c-Kit 表达。有趣的是,尽管有激活突变的病例 c-Kit 蛋白通常呈阳性表达,但许多没有检测到 *c-Kit* 基因突变或扩增的肿瘤也显示出较高的蛋白表达水平。抑制 KIT 信号已经被证明可以抑制培养的黑色素瘤细胞的增殖。研究表明在广泛转移性黑色素瘤患者中,小分子 KIT 抑制剂(伊马替尼、索拉非尼和达沙替尼)有显著反应。但有一点值得注意的是,在伊马替尼治疗前应正确选择患者,c-Kit 受体蛋白的表达并不能很好地预测伊马替尼的临床疗效。更具体地说,*KIT* 突变,而不是基因扩增,似乎与黑色素瘤患者的药物反应有关。

总之,体细胞 *BRAF*、*NRAS* 和 *KIT* 基因突变现在被认为是与黑色素瘤发展相关的常见事件。其他常见的体细胞突变还包括 *ERBB4*(19%)、*Flt-1*(10%)、*PTK2B*(10%)等。10% ~ 29% 的 Spitz 痣具有 *HRAS* 突变和/或拷贝数改变。GNAQ 是一种异三聚体 G 蛋白偶联受体,在高达 83% 的蓝痣中发现了 GNAQ(Q209 残基)的体细胞突变,导致该癌基因的结构性激活。PTEN 的体细胞失活突变和 AKT3 的结构性激活分别在 10% ~ 30% 和 50% ~ 60% 的黑色素瘤中发现。

4. *CDK4* 突变　*CDK4* 位于染色体 12q14 上,编码 CDK4 蛋白。CDK4 是细胞周期蛋白,参与细胞周期,促进 DNA 合成,导致细胞分裂。常见两种突变,R24C 和 R24H,发生在 p16 蛋白结合区,导致 CDK4 的结构性激活和细胞增殖。*CDK4* 突变约占家族性黑色素瘤的 1%。

5. *MC1R* 突变　*MC1R* 位于染色体 16q24,编码的跨膜蛋白-7 是 G 蛋白偶联受体的家族成员之一。该基因与皮肤的色素沉着密切相关,最近被认为与黑色素瘤易感性有关。通过 α-MSH 结合激活 MC1R,导致 cAMP 生成增加,下游黑素体酶如酪氨酸酶(tyrosinase)和酪氨酸酶相关蛋白 1(tyrosinase-related protein 1)上调,刺激黑色素合成,从而导致皮肤色素沉着,增加对紫外线辐射的保护。*MC1R* 是一个高度多态性的基因,迄今已鉴定出 60 多个变异等位基因。重要的是,*MC1R* 等位基因型可以影响皮肤和头发的颜色,以及对黑色素瘤的易感性。最早的一项研究表明,与正常纯合子相比,携带 *MC1R* 变异的人患黑色素瘤的相对风险是正常纯合子的 3.9 倍。有趣的是,*MC1R* 对黑色素瘤易感性的影响似乎超出了其对色素表型的影响。*MC1R* 可能在 *CDKN2A* 突变携带者中作为黑色素瘤风险的修饰基因而发挥作用。一项研究发现,*CDKN2A* 突变和 *MC1R* 红发变异的共同遗传将黑色素瘤的风险从 50% 增加到 80%,*MC1R* 变异也增加了黑色素瘤发生的风险。

(二)黑色素瘤的分子诊断

目前,黑色素瘤诊断的"金标准"仍是临床评估和可疑病变的活检。在绝大多数情况下,光镜检查能够鉴别良恶性黑色素细胞肿瘤。然而日常工作中黑色素瘤并不是"非黑即白"的,有很多病变,如非典型痣、Spitz 痣、特殊部位的痣等具有黑色素瘤的部分病理特点。对有些不典型的黑色素病变,观察者间甚至是专家之间存在着明显的差异,重复性差。免疫组织化学是诊断黑色素细胞病变最常用的辅助检查技术。其中 S100 蛋白是黑色素细胞分化最敏感的标志物,其他不太敏感,也许更特异的标记包括 MART-1、HMB-45、MITF 和酪氨酸酶。通常,这些标记物的联合使用能够证明病变为黑色素细胞来源。尽管 HMB45 和 Ki67/MIB1 的表达模式和分布对区分良恶性有一定的帮助,但免疫组化的作用有限。仍有部分病例的诊断模糊不清。因此运用新的辅助技术辅助黑色素瘤的诊断,甚至了解不同类型黑色素瘤分子病理之间的异同性,是非常有必要的。

1. 比较基因组杂交(CGH)　CGH 是检测细胞染色体非平衡性异常的一种方法,分别用不同的荧光素标记肿瘤细胞 DNA 和正常细胞 DNA 作为 DNA 探针,竞争性地与有丝分裂中期的淋巴细胞染色体进行杂交,通过检测肿瘤细胞和正常细胞荧光信号的强弱比值,了解肿瘤细胞 DNA 拷贝数的改变,同时在染色体上定位。经典的基于中期染色体和基于阵列的 CGH 方法均已被用于分析黑色素细胞肿瘤中染色体片段拷贝数的改变(增加或减少)。Bastian 等利用这些技术发现,约 96% 的黑色素瘤存在染色体拷贝数畸变。黑色素瘤中常见的拷贝数改变包括染色体 9p(82%)、10q(63%)、6q(28%)和 8p(22%)的缺失,以及染色体 7(50%)、8(34%)、6p(28%)和 1q(25%)的增加/获得。相比之下,良性黑色素细胞痣很少显示拷贝数改变。Spitz 痣可能在约 10% ~ 20% 的病例中显示 11p(*HRAS* 基因的位点)的孤立获得,在少数病例中显示 7q 的获得。CGH 的引入是黑色素细胞肿瘤诊断分析的一个重大进展,它被用作鉴别良恶性肿瘤的临床手段。CGH 的一个优点是它能够筛选整个基因组中拷贝数改变的区域。然而它也有其局限性,操作烦琐,耗时长,必须从分离的肿瘤细胞中提取 DNA 进行分析,需要大量的肿瘤细胞群来进行足够的 DNA 提取,并且无法直接观察复制数异常变化的细胞群。

2. 荧光原位杂交(FISH) 通过对 CGH 数据的组合分析,开发了一种用于黑色素瘤诊断的 FISH 分析方法,以识别黑色素瘤中最常改变的染色体位点。首个用于黑色素细胞肿瘤的探针以 14 个染色体位点为潜在靶点。对于通常获得的基因位点,选择来自该区域的一个公认的癌基因作为 FISH 靶点;同样,对于通常被删除的基因位点,从该区域选择了一个众所周知的抑癌基因。从而获得 14 个目标的荧光探针。将探针排列成多个四色探针板,应用于 97 例黑色素瘤和 95 例黑色素细胞痣。在检查了大量潜在参数后,以 6p25(*RREB1*)、6q23(*Myb*)、11q13(*CCND1*)和着丝粒 6(*CEP6*)为靶点的探针被选为区分黑色素瘤和黑色素细胞痣的最佳组合。RREB1(又称 Ras 反应元件结合蛋白 1 和 Raf 反应锌指蛋白)是一种转录因子,它与降钙素基因启动子中的远端 Ras 反应元件(Ras response element,RRE)特异结合,导致该启动子的 Ras/Raf 转录反应增加;*Myb* 编码另一个转录因子;CCND1(*cyclin D1* 原癌基因)在 G_1/S 期转换中起作用。CEP6 探针作为 6 号染色体倍性状态的对照。然后将这些探针应用于另一组黑色素瘤和黑色素细胞痣,以确定区分这两组病变的理想截断值。如果满足以下任一标准,则认为黑色素瘤的检测结果为阳性:①>29% 的计数细胞具有 RREB1 的获得;②>55% 的计数细胞具有比 CEP6 更多的 RREB1 拷贝;③>40% 的计数细胞具有比 CEP6 更少的 Myb 拷贝;④>38% 的计数细胞具有 CCND1 的获得。这些标准后来在第三组黑色素瘤中得到验证,证明这四种探针在区分黑色素瘤和良性黑色素细胞痣方面的敏感性为 86.7%,特异性为 95.4%。

二、皮肤淋巴组织增生性疾病

原发皮肤淋巴瘤是指原发于皮肤且无淋巴结或其他结外器官受累的皮肤非霍奇金淋巴瘤。包括各种皮肤 T 细胞淋巴瘤(cutaneous T cell lymphoma,CTCL)和皮肤 B 细胞淋巴瘤(cutaneous B cell lymphoma,CBCL),其中 T 细胞淋巴瘤约占所有原发性皮肤淋巴瘤的 75%~80%。

(一)蕈样肉芽肿和 Sezary 综合征

蕈样肉芽肿(mycosis fungoides,MF),又称蕈样霉菌病,是最常见的皮肤 T 细胞淋巴瘤,约占所有 CTCL 的 60%。最常见于老年人,青少年和儿童也可发病,男女比例约为 2:1。通常认为,肿瘤起源于胸腺后 CD4 阳性/CD45RO 阳性的辅助性 T 细胞,少数情况下为 CD8 阳性 T 细胞,具有皮肤归巢特性。典型的临床表现分为斑片期、斑块期及肿瘤期三期。早期表现为形态不规则、不对称的持久性鳞屑性斑片。随着病情进展,皮肤损伤逐渐变大,并可能形成溃疡和肿瘤。部分患者可进展为累及淋巴结、血液和内脏器官的晚期疾病。镜下,肿瘤细胞主要由小至中等大小的非典型淋巴细胞组成,细胞核深染呈脑回状,常见核周空晕。非典型淋巴细胞具有亲表皮性,可在表皮内聚集,形成 Pautrier 微脓肿;或浸润表皮基底层,呈单个或线状排列,形成伴有皮肤纤维化的“珍珠串”。晚期的病变表现为真皮全层致密结节状或弥漫性浸润,通常累及皮下脂肪组织,并可出现大细胞转化。MF 中的肿瘤性 T 细胞通常是 CD4 阳性的成熟 T 细胞,表达 T 细胞受体(TCR)β 和各种 T 细胞相关抗原,如 CD2、CD3、CD5 和 CD7。通常会丢失一种或多种 T 细胞标记物,最常见的是 CD7,其次是 CD5。约 20% 的早期 MF 病例为 CD8 阳性的 T 细胞表型,尤其在儿童病例中更常见,并多见于皮肤色素沉着和色素减少相关病变。此外,亲毛囊性蕈样肉芽肿(folliculotropic mycosis fungoides,FMF)、佩吉特样网状细胞增多症(pagetoid reticulosis)和肉芽肿性皮肤松弛症(granulomatous slack skin),因其独特的临床病理特征、临床行为和/或预后而被认为是不同于典型 MF 的变异型。

Sezary 综合征(sezary syndrome,SS)是一种罕见的白血病型的 CTCL,约占所有 CTCL 的 5% 以下。定义为瘙痒性红皮病、全身性淋巴结病和与之相关的在皮肤、淋巴结和外周血中存在脑回状核的肿瘤性 T 细胞(Sezary 细胞)。SS 的组织学特征与 MF 相似,但血管周围浅表浸润的细胞较为稀疏,亲表皮性少见或无,且在多达 1/3 的典型 SS 患者的活检中,组织学表现是非特异性的。因为临床和组织病理学表现可能是非特异性的,外周血检测对 SS 的诊断至关重要。不同于 MF,SS 临床经过呈侵袭性,5 年生存率约

10%～20%。

对于临床或组织学形态不典型的病例,尤其是一些早期病变,T 细胞受体(*TCR*)基因重排对克隆性的测定有助于 T 细胞淋巴瘤的诊断。良性病变(炎症性皮肤病或假性淋巴瘤)大多为多克隆,而恶性 CTCL 大多为单克隆。T 细胞的单克隆性可在早期 MF 中被识别,其阳性率约为 40%～88%,在晚期 MF 患者中,其阳性率约为 76%～100%。值得注意的是,寡克隆性是早期 MF 皮损的常见表现,因此,*TCR* 基因重排阴性或寡克隆并不能排除 CTCL 的诊断。同时,当淋巴细胞很少时,由于聚合酶链反应的高敏感性,*TCR* 基因重排可能出现寡克隆甚至单克隆条带,即假阳性,这种情况有时可通过重复检测进行排除。因此,*TCR* 基因重排检测结果应结合临床及组织学形态等综合分析。此外,有证据表明 T 细胞克隆性评估可能在患者的分期和预后中有一定作用。

在晚期病变中,染色体(如 1、6、11 号染色体)畸变率随病变进展而升高,且对患者的预后具有重要意义。8 号及 17 号染色体异常和病变进展密切相关。染色体畸变导致基因组不稳定性增加,可能在 CTCL 发生发展中发挥重要作用。与早期病变相比,晚期 MF 病变 c-Myc、p62、TP53 及增殖标记物表达增加,提示这些蛋白的表达水平可能与 CTCL 的侵袭性相关。

(二) 原发性皮肤 CD30 阳性 T 细胞淋巴组织增生性疾病

原发性皮肤 CD30 阳性 T 细胞淋巴组织增生性疾病是第二大类最常见的 CTCL,这组疾病约占所有 CTCL 的 25%,包括原发性皮肤间变性大细胞淋巴瘤(primary cutaneous anaplastic large cell lymphoma,PC-ALCL)、淋巴瘤样丘疹病(lymphomatoid papulosis,LyP)及二者之间的交界性病变。PC-ALCL 及 LyP 组织学和免疫表型上有很大的重叠,但临床表现却有很大差异。LyP 的特征是复发性、自愈性的丘疹性结节性皮损。大多数 PC-ALCL 病例表现为孤立性皮肤结节或肿瘤,常伴有溃疡,且没有 LyP 的消退特征。LyP 组织学谱系广,除了原有的 3 种亚型 LyP A,B 和 C 型(A 型类似于霍奇金淋巴瘤,即在炎性细胞背景中出现大的 CD30 阳性的 Reed-Sternberg 样细胞聚集;B 型为 MF 样;C 型为 ALCL 样,大的 CD30 阳性细胞成片状,混杂炎性细胞少)之外,2018 年 WHO-EORTC(世界卫生组织-欧洲癌症研究和治疗组织)分类还增加了 D 型(类似于原发性皮肤侵袭性亲表皮性细胞毒性 T 细胞淋巴瘤)、E 型(以血管为中心和血管破坏性的,在临床上以大块皮肤坏死性焦痂病变为特征)以及伴有 6p25.3 上 *DUSP22-IRF4* 基因重排的 LyP。识别这些不同类型的 LyP 对于避免误诊为其他临床预后更差的 CTCL 至关重要。PC-ALCL 由大量间变性、多形性或免疫母细胞样淋巴细胞组成,大多数(大于 75%)细胞显示 CD30 表达。患者不应有 MF 病史,从而排除 MF 出现大细胞转化。系统性 ALCL 伴继发性皮肤损害也应排除。尽管其形态学为高级别,PC-ALCL 具有相当好的预后,5 年生存率为 90%～95%。

40% 以上的 LyP 存在 *TCR* 基因重排。细胞遗传学研究显示 LyP 存在涉及 1 号、7 号、9 号及 10 号染色体的缺失和重排,不存在 t(2;5)(p23;q35)。

90% 以上的 PC-ALCL 存在 *TCR* 基因重排。同样,PC-ALCL 患者通常缺乏涉及 *ALK* 基因的染色体易位 t(2;5)(p23;q35)和 ALK 蛋白的表达。而系统性 ALCL 特征性的分子遗传学改变为 t(2;5)(p23;q35),因此,可根据这一染色体易位的出现与否鉴别 PC-ALCL 及系统性 ALCL 伴发皮肤损害。

(三) 原发性皮肤边缘区 B 细胞淋巴瘤

原发性皮肤边缘区 B 细胞淋巴瘤(primary cutaneous marginal zone B cell lymphoma,PCMZL)是一种惰性肿瘤,5 年生存率近 100%。由小 B 细胞组成,包括边缘区(中心细胞样)细胞、单核样细胞、淋巴浆细胞样细胞和浆细胞。被认为是黏膜相关淋巴组织(mucosal-associated lymphoid tissue,MALT)淋巴瘤的一部分。常见于 40 岁以上的成年人。临床表现为红色至紫罗兰色丘疹、斑块或结节,主要出现在上肢,较少出现在头部和躯干。组织学上,PCMZL 的特征为结节状至弥漫性细胞浸润,残留有反应性淋巴滤泡。肿瘤细胞为小至中等大小的中心细胞样或单核样细胞,细胞核稍不规则,核仁不明显,胞质中等量。混杂数量不等的淋巴浆细胞样细胞及浆细胞、少量的中心细胞和大量的反应性 T 细胞。常见 Dutcher 小体(核内 PAS 阳性的假包涵体),特别是在以浆细胞为主的病例中。弥漫性浸润的病例主要由单核样 B 细胞组成,累及汗腺时出现淋巴上皮病变。非常不成熟的浆细胞的出现常提示继发于系统性淋巴瘤。肿瘤淋巴细胞表达 B 细胞标志物 CD19、CD20、CD22 和 CD79a,CD5、CD10 和 CD23 为阴性。Bcl-2 阳性,Bcl-6 阴性。滤泡树突状细胞(follicular dendritic cell,FDC)标记物 CD21 突出显示残留或扭曲的 FDC 网。淋巴浆细胞样细胞和浆细胞免疫球蛋白轻链限制性(克隆性)表达。

免疫球蛋白重链(immunoglobulin heavy chain,*IgH*)基因克隆性重排。大多数 PCMZL 病例缺乏胃 MALT 淋巴瘤中特征性的涉及 *API2* 和 *MALT1* 基因的 t(11;18)。有研究显示大约 1/3 的病例存在涉及 *IgH* 和 *MALT1* 基因的 t(14;18)(q32;q21)。缺乏涉及 *BCL10* 基因的重排。少数病例中可检测到 *Fas* 基因突变,类似于其他结外部位的边缘区淋巴瘤。而其他基因的突变很少发生,包括癌基因 *PIM1*、*PAX5*、*RhoH/TTF* 和 *MYC*。肿瘤抑制基因 *CDKN2A* 和 *DAPK* 的高甲基化失活已被研究证实。这些发现提示 PCMZL 与皮肤外的 MALT 淋巴瘤的发病机制不同,从而支持其为不同的分类。

(四) 原发性皮肤滤泡中心性淋巴瘤

原发性皮肤滤泡中心性淋巴瘤(primary cutaneous follicular center lymphoma,PCFCL)是起源于滤泡中心 B 细胞的惰性淋巴瘤,5 年生存率约为 95%。常见于中年人,最常见的部位是躯干和头颈部。表现为孤立或多发坚硬的红斑斑块或结节。与 PCMZL 不同,多发性皮损罕见。组织学上,PCFCL 表现出一系列的生长模式,包括滤泡型、弥漫型及二者混合型。表皮通常不受累。肿瘤细胞由中心细胞和中心母细胞以不同比例混合组成。早期较小的病变主要由小的中心细胞构成结节样病变。进展期病变主要由大的中心母细胞构成。肿瘤性滤泡缺乏着色体巨噬细胞,套区变薄或缺失。肿瘤淋巴细胞表达 B 细胞标记,同时表达生发中心标记 Bcl-6。CD10 在滤泡型中常表达,但在弥漫型中少见。与系统性滤泡性淋巴瘤不同,PCFCL 通常不表达 Bcl-2 或呈弱阳性。Bcl-2 强表达常提示为系统性滤泡性淋巴瘤继发累及皮肤。

分子检测显示约 67% 的病例存在单克隆性 *IgH* 基因重排。与系统性滤泡性淋巴瘤不同,PCFCL 通常缺乏涉及 *Bcl-2* 基因的 t(14;18)(q32;q21)。约 10% ~ 30% 的病例中存在启动子甲基化导致的抑癌基因 *p15* 及 *p16* 的失活。比较基因组杂交(CGH)研究显示少数 PCFCL 病例中存在染色体的不平衡易位。

(五) 原发性皮肤弥漫大 B 细胞淋巴瘤-腿型

原发性皮肤弥漫大 B 细胞淋巴瘤-腿型,(primary cutaneous diffuse large B cell lymphoma of leg type,PCDLBCL-LT)是弥漫大 B 细胞淋巴瘤的一个亚型,具有侵袭性,组织学上由弥漫性生长的大转化细胞组成。PCDLBCL-LT 特征性累及腿部,但有时可发生在躯干,很少发生在头部。常见于老年女性,表现为多发性快速生长的结节。组织学上,肿瘤细胞弥漫性增生浸润真皮,破坏附件结构,并可浸润至皮下组织,表皮通常不受累。肿瘤细胞体积中等至大,形态单一,中心母细胞或免疫母细胞样,核分裂象常见。肿瘤细胞表达 B 细胞标志物,通常表达 Bcl-2 和 IRF4/MUM1。不同程度地表达 Bcl-6,通常不表达 CD10。

分子检测显示,几乎 100% 的病例出现单克隆性 *IgH* 基因重排。通常缺乏涉及 *Bcl-2* 基因的 t(14;18),部分病例存在 *Bcl-2* 基因的扩增。基因表达谱研究显示,细胞增殖相关基因表达增高,其基因表达谱类似淋巴结或系统性 DLBCL 的活化 B 细胞型。CGH 研究表明,9p21 号染色体(包含 *CDKN2A* 和 *CDKN2B* 基因)常常缺失,18q21(包含 *Bcl-2* 和 *MALT1* 基因)常常扩增。其他染色体畸变包括 1 号、2 号、3 号、7 号、12 号和 18 号染色体的获得,以及 6 号、13 号和 17 号染色体的丢失。部分病例存在启动子甲基化导致的 *CDKN2A* 失活。*CDKN2A* 的失活,无论是由于缺失还是启动子甲基化,都提示预后不良。

第四节 遗传性皮肤疾病

遗传性皮肤病涵盖了一系列遗传性皮肤病,其临床表现往往是千变万化的,许多疾病表现为系统性疾病,但多具有明显的皮肤病表现。根据临床表现和分子改变基础,这些疾病被分为不同的类别,但随着人们对这些遗传性皮肤病相关基因的特性和功能越来越多的认识,这些分类并不是固定不变的。随着分子技术的发展,尤其是二代测序技术在临床的应用,一些原有已经认识的疾病有了更深入的了解,一些新的疾病被发现。分子检测可以确定遗传性皮肤病的病因,也可以确定遗传携带者,甚至还可以为治疗提供理论依据。遗传性皮肤病是由一个或多个基因的遗传缺陷引起的,这些基因的功能对正常皮肤生理至关重要。单基因皮肤病多仅表现为皮肤及附属器受累,本章将集中介绍单基因皮肤病。

一、角化障碍

(一) 鱼鳞病

鱼鳞病(chthyosis)是一组遗传性角化障碍性皮肤疾病,多在出生时或儿童期发病,主要表现为四肢伸侧或躯干部皮肤干燥、粗糙,伴有菱形或多角形鳞屑,外观如鱼鳞状或蛇皮状。寒冷干燥季节加重,温暖潮湿季节缓解。病理上通常表现为表皮不同程度的角化过度,多系遗传因素致表皮细胞增殖和分化异常,导致细胞增殖增加和/或细胞脱落减少。其遗传模式包括常染色体显性、半显性、隐性和 X 连锁(显性和隐性)。一部分鱼鳞病的分子基础目前已经确定(表 24-1)。常见的突变基因包括丝状蛋白(FLG)、谷氨酰胺转移酶 1(TGM1)、间隙连接蛋白 26(GJB2)和一些过表达的角蛋白基因(KRT1、KRT2、KRT10)。鱼鳞病通常根据遗传模式、出生时有无临床特征、皮肤表现是孤立的还是多系疾病的一部分进行分类。其中寻常型鱼鳞病最为常见。

表 24-1　不同类型鱼鳞病的分子遗传学改变

疾病名称	遗传方式	位点	突变基因
寻常性鱼鳞病	AD/半显性	1q21.3	FLG
X 连锁鱼鳞病(XLI)	XLR	Xp22.31	STS
板层状鱼鳞病 1(LI1)	AR	14q11	TGM1
板层状鱼鳞病 2(LI2)	AR	2q34	ABCA12
板层状鱼鳞病 3(LI3)	AR	19p13.12	CYP4F22
新生儿鳞癣硬化胆管炎综合征(Nisch)	AR	3q28	CLDN1
先天性大疱性鱼鳞病样红皮病(BCIE)/表皮松解性角化过度型鱼鳞病(EHK)	AD	12q13.13,17q21.2	KRT1,KRT10
环状鱼鳞病伴表皮松解性角化过度症(CIEHK)	AD	12q13.13,17q21.2	KRT1,KRT10
Siemens 大疱性鱼鳞病(IBS)	AD	12q13.13	KRT2
Curth-Macklin 型豪猪状鱼鳞病(IHCM)	AD	12q13.13	KRT1
锥状鱼鳞病伴耳聋(HID)	AD	13q12.11	GJB2
丑角样鱼鳞病	AR	2q35	ABCA12
Netherton 综合征(NETH)	AR	5q32	SPINK5
1 型点状软骨发育不良(CDPX1)	XLR	Xp22.33	ARSE
2 型点状软骨发育不良(Conradi-Hünerman-Happle 综合征)(CDPX2)	XLD	Xp11.23	EBP
CHILD 综合征	XLD	Xq28	NSDHL
角膜炎-鱼鳞病-耳聋综合征(KID)	AD	13q12.11	GJB2
Sjogren-Larson 综合征(SLS)	AR	17p11.2	ALDH3A2
Refsum 综合征	AR	10p13,6q23.3	PEX7,PEYH
Gaucher 综合征	AR	1q22	GBA

AD:常染色体显性遗传;AR:常染色体隐性遗传;XLD:X 连锁显性遗传;XLR:X 连锁隐性遗传。

1. 寻常性鱼鳞病　是最常见的遗传性角化障碍性疾病,为具有不全外显率的常染色体显性遗传病。与典型的杂合子相比,纯合子或复合杂合子具有更严重的临床表型。寻常型鱼鳞病的特征是缺乏透明角质颗粒的主要组成成分丝聚合蛋白原,通常认为它是由 mRNA 不稳定、转录后控制机制缺陷所致。目前已经在分子水平上证实,其遗传缺陷是由 FLG 突变引起的。在分析的原始家族中,发现了两个突变,R501X 和 2282del4,这两个突变后来被发现是欧洲血统的白人普遍存在的。在 FLG 基因中发现了更多的突变,其中一些在普通人群中普遍存在,另一些则非常罕见,甚至是家族特异性的。

2. X连锁鱼鳞病　X连锁鱼鳞病又称类固醇硫酸酯酶缺乏症,是另一种常见的角化障碍性疾病。鳞屑大而黑,特别是在躯干、四肢伸侧、头皮、耳前区和颈部,掌跖通常不受累。男性新生儿的发病率为1/6 000,女性极其少见。此病的特征是血清胆固醇硫酸盐增高,这种紊乱是由 STS 基因功能缺失引起。已证实 90% 的患者位于 Xp22.3 处的整个基因大幅度缺失,其余 10% 表现为部分缺失或点突变。这种情况可以通过血液中 STS 酶活性的生化检测来诊断。携带者可用荧光原位杂交(FISH)检测分析证实,或应用基于 PCR 的测序来识别少数病例中存在的小插入/缺失突变或点突变。

(二)掌跖角化病

掌跖角化病(palmoplantar keratoderma)包含一大组临床表现不同的疾病,包括掌跖角化病和掌跖外胚层发育不良,其主要临床特征是掌跖皮肤增厚、角化过度。目前已经发现了许多基因突变,包括编码细胞内结构蛋白、角质化胞膜蛋白、连接蛋白和酶信号转导蛋白的几种基因,具体见表 24-2。

表 24-2　不同类型掌跖角化病分子遗传学改变

疾病名称	遗传方式	位点	突变基因
弥漫性表皮松解性掌跖角化病(Vorner)	AD	17q21.2,12q13.13	KRT9,KRT1
弥漫性非棘层松解性掌跖角化病(Unna-Thost)	AD	12q13.13,17q21.2	KRT1,KRT16
Mal de Meleda 综合征	AR	8q24.3	SLURP1
Vohwinkel 综合征,经典型	AD	13q12.11	GJB2
Vohwinkel 综合征,变异型	AD	1q21.3	LOR
先天性甲肥厚Ⅰ型(jadassohn-lowandowsky 综合征;PC-1)	AD	12q13.13,17q21.2	KRT6A、KRT16
先天性甲肥厚Ⅱ型(jackson-lawler 综合征;PC-2)	AD	12q13.13,17q21.2	KRT6人B、KRT17
条纹状掌跖角化病,PPKS1	AD	18q12.1	DSG1
条纹状掌跖角化病,PPKS2	AD	6p24.3	DSP
条纹状掌跖角化病,PPKS3	AD	12q13.13	KRT1
掌跖角化病伴耳聋	AD/线粒体	13q12.11/线粒体	GJB2/MTTS1
Carvajal 综合征	AR	6p24.3	DSP
皮肤脆弱性毛发综合征(SFWHS)	AR	6p24.3	DSP
Naxos 病(PPK+卷发+心脏异常)	AR	17q21.2	JUP
Papillon-Lefevre 综合征(PPK+牙周炎;PALS)	AR	11q14.2	CSTC(DPPI)
Haim-Munk 综合征	AR	11q14.2	CSTC(DPPI)
眼齿指发育不良(ODDD)	AD/AD	6q22.31	GJA1
Richner-Hanhart 综合征	AR	16q22.2	TAT
Bart-Pumphrey 综合征	AD	13q12.11	GJB2
脑发育不全、神经病变、鱼鳞病和 PPK(CEDNIK)	AR	22q11.21	SNAP29

1. 表皮松解性掌跖角化病(EPPK)　又称 Vürner 综合征,是掌跖角化病最常见类型之一。为常染色体显性遗传,通常于出生后几周或几月内发病。患者表现为掌跖对称发生的弥漫、境界清楚的黄色角化斑块,斑块边缘可见红斑性损害。EPPK 主要是由 KRT9 基因突变引起的。

2. 先天性甲肥厚(pachyonychia congenita,PC)　是一种影响皮肤、指甲和黏膜组织的角蛋白疾病。临床上,主要表现为疼痛性掌跖角化病、肥大性指甲营养不良和口腔黏膜白斑。其他表现包括掌跖起疱、毛囊角化病、表皮囊肿和多汗症。PC 是由四个角蛋白基因中的一个突变引起的,包括 KRT6A、KRT6B、KRT16 或 KRT17。最近,KRT6C 中编码角蛋白 K6c 的显性突变在疼痛性局灶性足底角化病患者中已有报道。K6c、K6a 和 K6b 的分布有重叠,但被认为表达水平较低。因此,与 KRT6C 突变相关的疾病表型比经典的 PC 更局限,几乎没有指甲受累,也没有其他外胚层特征。

3. 汗孔角化病（porokeratosis）　是一种常见的疾病，皮损表现为中央萎缩，周边围绕堤状角化隆起，对应的组织学改变是圆锥形板层状角质，其下方上皮细胞空泡化，并缺少颗粒层。汗孔角化征分为 6 类：经典型、局限型、线状、点状、浅表播散性汗孔角化病（disseminated superficial porokeratosis，DSP）和播散性浅表光线性汗孔角化病（disseminated superficial actinic po-rokeratosis，DSAP）。DSAP 是最常见的汗孔角化病，在一些患者中发现了甲羟戊酸激酶（mevalonate kinase，MVK）基因突变，但其在疾病的发病中所起到的作用尚不清楚。

二、遗传性大疱性皮肤病

1. 大疱性表皮松解症（EB）　是一组由于基因改变导致遗传性皮肤脆性增加的疾病，患者表现为皮肤或黏膜受到轻微外伤即可引起水疱，这是一类罕见的疾病，其发病率约为 1/20 000。根据临床表现、组织病理及电镜结果分为四种类型，包括：单纯型、交界型、营养不良型和 Kindler 综合征。单纯型大疱性表皮松解症（EBS）以表皮内疱为特征，通常是细胞溶解的结果。主要由角蛋白基因 KRT5 或 KRT14 突变引起，通常为显性遗传。交界型大疱性表皮松解症（junctional epidermolysis bullosa，JEB）是以透明板内的裂隙为特征，是以下基因突变的结果：①编码层粘连蛋白 332 的三个亚单位的基因（LAMA3，LAMB3，LAMC2）；②编码整合素 6 和 4 的两个基因（ITGA6 或 ITGB4）；③胶原ⅩⅦ基因（COL17A1）。这些基因的产物都是正常表皮-真皮黏附所需的相互连接分子复合体的一部分。营养不良型 EB 的裂隙发生在紧邻致密板下方的锚纤维处，这种亚型是由于Ⅶ型胶原基因突变所致，为显性或隐性遗传。半桥粒型 EB 的特征是裂隙穿过半桥粒。此型包括晚发肌肉营养不良型、某些泛发萎缩性良性 EB（其他与层粘连蛋白-5 突变有关的包括在交界型中）和幽门闭锁合并 EB，这三种 EB 分别是编码半桥粒的网格蛋白、BP180 和 α6 与 β4 整合素亚单位基因突变的结果。如表 24-3 所述，还有许多 EB 的亚型。

表 24-3　大疱性表皮松解症的分子改变

裂隙位置	EB 类型	EB 亚型	受累蛋白
表皮内	基底上层 EBS	致死性棘层松解性 EB	桥粒蛋白
		血小板亲和蛋白缺乏	血小板亲和蛋白 1
	基底 EBS	EBS，局限型	角蛋白 5、角蛋白 14
		EBS，Dowling Meara	角蛋白 14
		EBS，其他泛发型	角蛋白 5、角蛋白 14
		EBS，伴斑状色素沉着	角蛋白 5
		EBS，伴肌肉萎缩	角蛋白 5、角蛋白 14
		EBS，伴幽门闭锁	网格蛋白
		EBS，常染色体隐性遗传	整合素 α6β4
		EBS，移行性环形红斑型	角蛋白 5
		EBS，Ogna	角蛋白 5、尾网蛋白
透明板	交界性 EB	JEB，Herlitz	层粘连蛋白 332
		JEB，Non-Herlitz	层粘连蛋白 332、17 型胶原
		JES 伴幽门闭锁	整合素 α6β4
		JEB，反转型	层粘连蛋白 332
		LOC 综合征（喉-甲-皮肤综合征）	层粘连蛋白 332、α3 链
致密板下	营养不良型 EB	显性营养不良型 EB	Ⅶ型胶原
		隐性营养不良型 EB	Ⅶ型胶原
混合性	Kindler 综合征		Kindlin-1

2. 家族性良性天疱疮(又称 hailey-hailey 病) 是一种常染色体显性遗传性皮肤病,好发于青壮年,以间擦部位(如腋下、腹股沟)出现局限性、复发性小水疱、糜烂和结痂性斑块为特征。典型的组织学表现是不完全的棘层松解,形成所谓的"倒塌的砖墙样"外观,偶尔可见角化不良细胞。该病主要是细胞黏合异常,目前已经证实是由染色体 3q21-q24 上 *ATP2C1* 基因突变引起。

3. 毛囊角化病(又称 Darier 病) 是一种常染色体显性遗传病,发病高峰在青春期,以脂溢部位出现进行性角化过度或结痂的角化棕黄色丘疹斑块为特点。毛囊角化病有多种临床亚型,包括肥厚型毛囊角化病、水疱大疱型毛囊角化病和节段型毛囊角化病。毛囊角化病的组织学表现取决于棘层松解和角化不良相互作用的结果,棘层松解导致基底层上裂隙形成,角化不良表现为圆体和谷粒。该病由染色体 12q23-q24 上 *ATP2A2* 基因突变所致,该基因编码肌质网钙泵。这种蛋白功能缺失导致基底层钙含量减少,影响钙依赖信号的传输,从而引起细胞间黏附丧失和角化不良的发生。

三、恶性肿瘤相关的皮肤疾病

1. 痣样基底细胞癌综合征(又称 Gorlin 综合征) 痣样基底细胞癌综合征是一种罕见的常染色体显性遗传病,临床表现为多发性基底细胞癌、手掌和足底角化过度以及一些发育缺陷,是由位于染色体 9q22.32 上抑癌基因 *PTCH1* 基因突变造成的。与其他抑癌基因一样,*PTCH1* 需要两个突变事件才能形成肿瘤(即一个等位基因上的胚系突变是遗传的,第二个等位基因上的体细胞突变是后天发生的)。*PTCH1* 参与 SHh 信号通路,并作为 SHh 受体发挥作用。现在已经发现了不同类型的突变。2008 年有报道,一个中国 Gorlin 综合征家系发现了 *PTCH2* 的突变。

2. 着色性干皮病(XP) XP 是一种常染色体隐性遗传疾病,以皮肤光敏性和易患早发性皮肤癌为特征。患者缺乏核酸内切酶,受紫外线(UV)照射后皮肤细胞内的 DNA 损伤不能修复,易出现光损伤相关性疾病和皮肤恶性肿瘤,如基底细胞癌、鳞状细胞癌和皮肤黑色素瘤等。XP 是一种异质性疾病,目前根据 DNA 损伤修复缺陷的基因不同,分为 8 个基因型,分别为互补组 *XPA*、*XPB*、*XPC*、*XPD*、*XPE*、*XPF*、*XPG* 和一个变异型 *XPV*。涉及的基因突变均参与 DNA 的 NER 或复制后修复。

3. Muir-Torre 综合征 Muir-Torre 综合征定义为同一患者患有至少一种皮肤类型皮脂腺肿瘤,同时合并一种内脏恶性肿瘤。其中结肠癌是最常见的内脏恶性肿瘤,其次是泌尿生殖道肿瘤、乳腺肿瘤、头颈部肿瘤、淋巴瘤等。皮脂腺腺瘤是 Muir-Torre 综合征最独特的皮肤标志。微卫星不稳定发生在许多 Muir-Torre 综合征患者,近 90% 患者存在 *MSH-2* 基因的胚系突变,大约 10% 患者存在 *MLH-1* 突变。通过免疫组织化学染色检测 MLH-1、MSH-2、MSH-6、PMS-2 蛋白表达缺失有助于筛选出微卫星不稳定性和 Muir-Torre 综合征。

其他一些遗传性皮肤肿瘤性疾病见表 24-4。

表 24-4 恶性肿瘤相关性皮肤疾病的遗传学改变

疾病名称	遗传方式	位点	突变基因
痣样基底细胞癌综合征(BCNS)	AD	9q22.32,1p34.1,10q24.32	*PTCH1*,*PTCH2*,*SUFU*
加德纳综合征(APC)	AD	5q22.2	*APC*
着色性干皮病,A 组(XPA)	AR	9q22.33	*XPA*
着色性干皮病,B 组(XPB)	AR	2q14.3	*ERCC3*(*XPB*)
着色性干皮病,C 组(XPC)	AR	3p25.1	*XPC*
着色性干皮病,D 组(XPD)	AR	19q13.32	*ERCC2*(*XPD*)
着色性干皮病,E 组(XPE)	AR	11p11.2	*DDB2*
着色性干皮病,F 组(XPF)	AR	16p13.12	*ERCC4*
着色性干皮病,G 组(XPG)	AR	13q33.1	*ERCC5*
色素性干皮病,变异型(XPV)	AR	6p21.1	*POLH*

疾病名称	遗传方式	位点	突变基因
DeSanctis Cacchione 综合征	AR	10q11.23	*ERCC6*
Muir-Torre 综合征(MTS)	AD	2p21,3p22.2,2p16.3,7p22.1	*MSH2,MLH1,MSH6,PMS2*
Brooke-Spiegler 综合征	AD	16q12.1	*CYLD*
结节性硬化症	AD	9q34.13,16p13.3	*TSC1,TSC2*
Cowden 综合征 CWS1	AD	10q23.31	*PTEN*
CWS2	AD	1p36.13	*SDHB*
CWS3	AD	11q23.1	*SDHD*
多发性内分泌肿瘤 1 型(MEN-1)	AD	11q13.1	*MEN-1*
多发性内分泌肿瘤 2A 型(MEN-2A)	AD	10q11.21	*RET*
多发性内分泌肿瘤 2B 型(MEN-2B)	AD	10q11.21	*RET*
多发性内分泌肿瘤 4 型(MEN-4)	AD	12p13.1	*CDKN1B*
1 型神经纤维瘤病(NF1)	AD	17q11.2	*NF1*
2 型神经纤维瘤病(NF2)	AD	22q12.1	*NF2*
Von Hippel-Lindau 综合征(VHL)	AD	3p25.3	*VHL*
遗传性平滑肌瘤病与肾细胞癌(HLRCC)	AD	1q42.1	*FH*

四、其他皮肤疾病

1. 外胚层发育不良(ectodermal dysplasia,ED)　外胚层发育不良包括了一大组异质性的遗传疾病群,是一组外胚层发育缺损的先天性疾患,累及皮肤及其附属结构,或波及中枢神经系统,有时可伴有其他异常。ED 的分类在历史上一直很困难,根据其发病的分子改变基础可以分为两大组:①由上皮-间充质相互作用缺陷引起;②因结构蛋白功能缺陷影响细胞-细胞黏附和/或信息传递引起。第 1 组的典型代表是少汗性外胚层发育不良,第 2 组的典型代表是有汗性外胚层发育不良。少汗性外胚层发育不良特点为少汗、少毛、牙齿发育不良和特征性面容四联症。大多数为 X 连锁隐性遗传,由位于染色体 Xq12-q13.1 的EDA 突变引起。有汗性外胚层发育不良呈常染色体显性遗传,主要表现为角化性疾病,少毛、甲营养不良和掌跖角化过度。

2. 先天性结缔组织病　很多先天性结缔组织病是多系统疾病,表现为多脏器损害。如弹性假黄色瘤(pseudoxanthoma elasticum,PXE)是一种弹力组织受累的常染色体隐性疾病,伴有皮肤、眼睛和心血管系统的表现。初始皮肤表现为融合性黄色软丘疹,逐步发展,受累皮肤呈疏松褶皱状。组织学上 PXE 的皮肤表现为真皮中下部破碎的弹力纤维聚集,弹力纤维染色有助于诊断。其发病机制是 *ABCC6* 基因突变,但*ABCC6* 的功能尚未明确。

3. 色素沉着障碍　许多不同的遗传缺陷导致一系列色素性皮肤病,其中一些与皮肤癌风险增加有关。根据缺陷基因在色素系统中的作用不同,遗传性色素性皮肤病可分为不同的组。斑驳病、Waardenburg 综合征和 Tietz 综合征是由于黑色素细胞从神经嵴向皮肤迁移的缺陷所致。在常染色体显性遗传性疾病斑驳病中,皮肤(面部、躯干和四肢)和头发(白色额发)的特征性脱色斑是由于这些部位的黑色素细胞缺失所致。而在眼皮肤白化病(oculocutaneous albinism,OCA)中观察到的皮肤、头发和眼睛色素减退是由于皮肤黑色素细胞合成黑色素减少或完全缺乏。与黑色素细胞内黑色素小体形成有关的基因突变可导致常染色体隐性遗传疾病 Hermansky-Pudlak 综合征和白细胞异常色素减退综合征。参与色素途径最后阶段的基因突变(即成熟黑色素小体通过黑色素细胞树突转移到邻近的角质形成细胞)与罕见的隐性疾病Griscelli 综合征有关,其特征是皮肤和头发的色素稀释。

4. 血管疾病 一些遗传性皮肤病有血管表现。这包括遗传性出血性毛细血管扩张症1（HHT1）和HHT2，分别是由于内皮糖蛋白（*ENG*）和*ALK1*（*ACVRL1*）基因突变所致。每5000~8000人中就有1人受到影响，最早和最常见的HHT症状之一是幼儿反复鼻出血。皮肤和黏膜的毛细血管扩张症可以早期发展并随年龄增长而增加。在以后的生活中，个体可能会发展成肺和肝动静脉畸形、胃肠道毛细血管扩张，以及神经系统问题。

5. 卟啉病 卟啉病是一组由卟啉合成途径异常造成的遗传性代谢紊乱性疾病，目前已知的有8个类型。在这8种类型中，6种为常染色体显性遗传，2种为罕见的常染色体隐性遗传（表24-5）。皮肤受累多表现为皮肤色素沉着、多毛、光敏性水疱、溃疡和瘢痕。

表24-5 不同类型卟啉病的分子遗传学改变

疾病名称	遗传方式	酶缺乏	突变基因
先天性红细胞生成性卟啉病（CEP）	AR	尿卟啉原合成酶	*UROS*
红细胞生成性原卟啉症（EPP）	AD	卟啉亚铁螯合酶	*FECH*
变异性卟啉病 VP）	AD	原卟啉原氧化酶	*PPOX*
迟发性皮肤卟啉病（PCT）	AD	尿卟啉原脱羧酶	*UROD*
急性间歇性卟啉病（AIP）	AD	胆色素原脱氨酶	*HMBS*
遗传性粪卟啉病（HCP）	AD	粪卟啉原氧化酶	*CPOX*
Doss卟啉病	AR	氨基酮戊酸脱水酶	*ALAD*

6. 遗传性毛发疾病 毛囊是表皮的主要附属物，它是自然界中最复杂的上皮结构之一。毛囊由几个不同功能的上皮细胞组成。这个小器官代谢活跃，经历生长、退化、休止和再生的复杂循环。在毛发长度、直径和毛发周期持续时间方面存在广泛的体位变化。毛囊由一个复杂的信号和发育途径网络控制。因此，有许多基因和基因网络、遗传变异可以导致头发异常，表现为色素沉着、脱发和结构性头发缺陷等。

结　语

皮肤疾病种类繁多，涉及非肿瘤性疾病和肿瘤性疾病。非肿瘤性疾病包括皮肤感染性疾病、血管性疾病、色素性皮肤病、结缔组织疾病、代谢性疾病及遗传性疾病等；肿瘤性疾病包括表皮肿瘤、皮肤附件肿瘤、黑色素瘤、皮肤淋巴组织增生性疾病及软组织肿瘤等。由于篇幅限制，本章参考一些皮肤病理学与皮肤分子病理学专著、最新版WHO皮肤肿瘤分类及文献主要就皮肤感染性疾病、皮肤黑色素瘤、皮肤淋巴组织增生性疾病及遗传性皮肤疾病的特点与分子病理学改变进行阐述，目的是通过认识这些疾病，着重了解其分子病理学改变，更深入地了解疾病，同时有助于这些疾病的精准诊疗。

（李文才　孟中勤）

主要参考文献

［1］ELDER D E. Lever's histopathology of the skin, Eleventh Edition. Wolters Kluwer, Netherlands, 2015.

［2］CALONJE E, BRENN T, LAZAR A, et al. Mckee's pathology of the skin with clinical correlations［M］. Philadelphia：Elsevier Saunders, 2012.

［3］MURPHY M J. Molecular diagnostics in dermatology and dermatopathology［M］. Totowa：Humana Press, 2011.

［4］HOSLER G A, Murphy K M. Molecular diagnostics for dermatology［M］. Berlin Heidelberg：Springer-Verlag, 2014.

［5］PRIETO V G. Precision molecular pathology of dermatologic diseases［M］. New York：Springer Science Business Media, 2015.

［6］VINCEK V, XU S, FAN Y S. Comparative genome hybridization analysis of laser-capture microdissected in situmelanoma［J］. Journal of Cutaneous Pathology, 2010, 37(1): 3-7.

［7］SU J, YU W, LIU J, et al. Fluorescence in situ hybridisation as an ancillary tool in the diagnosis of acral melanoma: a review of 44 cases［J］. Pathology, 2017, 49(7): 740-749.

［8］ELDER D E,MASSI D,SCOLYER R A,et al. WHO classification of skin tumours［M］. Lyon:IARC,2017.

［9］SWERDLOW S H,CAMPO E,HARRIS N L,et al. WHO classification of tumours of haematopoietic and lymphoid tissues［M］. Lyon:IARC,2017.

［10］CHIU F P,DOOLAN B J,MCGRATH J A,et al. A decade of next-generation sequencing in genodermatoses:the impact on gene discovery and clinical diagnostics［J］. British Journal of Dermatology,2020,184(4):606-616.

第二十五章

骨 疾 病

骨组织由多种细胞和骨基质组成,细胞成分有骨祖细胞、成骨细胞、骨细胞、破骨细胞、成软骨细胞(又称软骨母细胞)和软骨细胞,骨基质主要成分是 I 型和 II 型胶原纤维,约占 90%,其次是蛋白聚糖和以钙羟磷灰石为主的矿物质。这些细胞可表达多种生长因子和分化因子的受体,通过与机体分泌的多种激素和细胞因子包括甲状旁腺素、雌激素、IL-1、IL-6、IL-11、肿瘤坏死因子、粒细胞-巨噬细胞集落刺激因子(GM-CSF)、巨噬细胞集落刺激因子(M-CSF)、各种趋化因子和多种基质金属蛋白酶等相互作用维持骨组织的代谢平衡。骨形成包括膜内化骨和软骨化骨两种方式。成骨细胞先合成骨样组织,然后钙化成为骨质,而破骨细胞吸收骨质。成骨细胞、骨细胞和破骨细胞共同参与骨形成和吸收及骨的改建。该过程需要在机械应力下通过各种细胞因子和生长因子相互作用。本章主要讨论骨再生和重塑、骨基质异常、骨重吸收障碍、常见炎症性骨病和骨肿瘤的分子发病机制和最新研究进展。

第一节　骨再生和重塑

骨是一个代谢活跃的组织,其在机体生命周期中通过持续性重塑使骨结构适应于机械性应力。骨的重塑主要通过骨组织再生并以新生骨基质替代旧的骨组织,其过程包括破骨细胞清除旧的矿化骨和成骨细胞形成新生骨基质进而矿化。骨重塑的机制包括周期性的 4 个阶段:①活化期(activation),重塑起始表现为静止骨细胞的活化;②吸收期(resorption)活化的骨细胞募集前体破骨细胞融合形成成熟的破骨细胞吸收骨,活化的破骨细胞产生酸性微环境溶解无机基质和通过特异性酶降解有机成分;③反转期(reversal),特征是募集单核细胞到骨表面;④骨形成期(formation)成骨细胞合成和产生新的骨基质并被骨内膜细胞覆盖且保持基质静止状态直到下一个周期。成骨细胞和破骨细胞功能或活性处于动态平衡对维持骨稳态非常重要,若该平衡破坏导致骨疾病包括骨质疏松或骨质增生疾病发生。

骨的外伤、肿瘤切除、重建性手术、先天性畸形、感染均可发生骨缺陷,并通过骨的再生进行修复,包括具有最小愈伤组织形成的直接重塑和通过膜内和软骨内骨化且有愈伤组织的间接重塑 2 种机制,后期以骨折愈合为主。该过程包括炎症、更新和重塑三个阶段,骨折后出现炎症反应且在 24h 达到高峰。促炎信号和生长因子构成的复杂网络启动 TNF-α、IL-1、IL-6、IL-18 等炎性分子在损伤部位明显上调。继而中性粒细胞和巨噬细胞集聚并吞噬微碎屑和微生物。血管损伤诱导血小板产生血小板源性生长因子(platelet-derived growth factor,PDGF)、转化生长因子-β1(transforming growth factor-β1,TGF-β1),巨噬细胞释放TGFβ、胰岛素样生长因子(insulin-like growth factor,IGF)和成纤维细胞生长因子 2(fibroblast growth factor 2,FGF2)和骨祖细胞表达骨形成蛋白,这些因子募集间充质干细胞。更新阶段大约在骨折后 7～10 天,间充质干细胞增生、分化为成骨细胞并通过膜内骨化在损伤周围形成骨,进而软骨形成。该阶段最重要的特征是缺乏炎性因子。软骨损伤处通过骨形成蛋白、TGF-β2 和 TGF-β3 诱导软骨内骨化,后期,形成的软骨发生钙化并被编织骨取代。重塑阶段,骨祖细胞分化为成骨细胞和破骨细胞,这两种骨细胞通过更新和吸收促进板层骨取代编织骨,IL-1、IL-6、IL-11、IL-12、TNF-α 和 γ 干扰素等促炎因子参与重塑期的调控。生长激素和甲状旁腺素也参与该过程并促进愈合加速和巩固骨折愈伤组织。总之,信号通路参与间充质干细胞分化、血管形成、软骨细胞成熟和骨化,类似于胎儿骨骼发育过程。但胚胎发育中缺乏炎症反应,且胚胎干细胞和间充质干细胞在胎儿骨形成和骨折愈合发挥的作用并不完全等同。最新研究发现骨再生中涉及的重要信号通路包括 Wnt/β-catenin、Notch、BMP/TGF-β、PI3K/Akt/mTOR、丝裂原活化蛋白激酶(mitogen-activated protein kinase，MAPK）、PDGF、IGF、FGF 和 Ca^{2+}。

　　骨细胞产生的细胞因子和免疫系统细胞对骨重塑的调节也起着关键作用，特别是骨骼系统和免疫系统相互作用的重要性推动了骨免疫学（osteoimmunology）这一跨学科研究领域的产生。在骨髓，免疫细胞和骨细胞相互影响并共享共同的祖细胞。巨噬细胞和破骨细胞来源于相同的单核细胞系祖细胞和共用相同的降解特性。两个主要的免疫细胞类型（B 细胞和 T 细胞）影响骨代谢。T 淋巴细胞刺激或抑制破骨细胞形成取决于产生的细胞因子的活化阶段和模式，而 B 淋巴细胞参与破骨细胞发育需要类固醇特别是雌激素的分化调节子。这些由免疫细胞产生的分子影响骨细胞的功能并受骨和免疫系统均存在的 NF-κB 受体激活蛋白（receptor activator of NF-κB，RANK）/RNAK 配体（RANK ligand，RANKL）/护骨因子（osteoprotegerin，OPG）系统所介导，反之也一样。OPG 属于 TNFR 超家族且能够抑制破骨细胞发育和活化而具有保护骨的特性。RANK 属于 TNF 超家族，主要表达于前成骨细胞/基质细胞和活化的 T 细胞。这些分子的表达严格受全身性或局部因子的调节：雌激素诱导 OPG 表达，而前列腺素、IL-6、IL-8 和 IL-11 等细胞因子增强 RANKL 的表达。RANKL 通过与破骨细胞和树突状细胞表达的跨膜受体 RANK 结合并通过 TRAF-6、NF-κB 活化复杂的信号链，导致破骨细胞的活化、分化。OPG 可同 RANK 竞争与 RANKL 结合负性调节该信号通路，但 OPG 因缺乏跨膜区可作为 RANKL 的诱饵受体干扰 RANK 介导的信号。

第二节　骨基质异常性疾病

　　大多数骨基质成分的特性近年来才明确。新的证据发现骨基质调节在骨矿物质缺陷相关的骨疾病包括骨质疏松和成骨不全中具有重要作用。

一、成骨不全

　　成骨不全（osteogenesis imperfecta，OI），又称脆骨病（brittle bone disease），是一种遗传性的结缔组织病。由于结缔组织发生不同的变异导致骨异常、骨脆弱和畸形。临床表现多种多样，特征性出现骨密度低、矿物质强度减低、骨脆、畸形和骨骼生长缺陷。根据临床表现、疾病进展和遗传因素不同，OI 分为 Ⅰ~Ⅳ 四个类型。OI 的分子基础是骨组织中细胞外基质的主要成分 Ⅰ 型胶原纤维的结构或加工缺陷。该病首次被认为由于 Ⅰ 型胶原纤维的基因突变导致的常染色体显性骨异常。然而，近年的研究显示几个胶原纤维相关的隐性突变也是 OI 的病因。

（一）常染色体显性遗传的成骨不全

　　常染色体显性遗传的成骨不全（autosomal dominant osteogenesis imperfecta）主要是编码 Ⅰ 型胶原 α1 和 α2 链的 COL1A 和 COL1A2 基因突变引起 Ⅰ 型胶原的数量和结构改变导致从亚临床到致命性的不同临床表型。按照 Sillence 分类标准，Ⅰ 型 OI 是最轻型，临床表现为骨折、蓝色巩膜、听力丧失和极小的骨畸形。Ⅱ 型 OI 与产前致死率相关，以颅骨软和宫内出现骨折为特征。Ⅲ 型 OI 是最严重的非致命类型，以蓝色巩膜、大量骨折、脊柱压迫、脊柱侧弯和身材明显矮小为特征。Ⅳ 型 OI 属于 Ⅰ 型和 Ⅲ 型的中间表型，主要表现为多处长骨骨折、听力丧失和不等程度的身材矮小。Ⅰ 型 OI 的分子缺陷是由于移码突变或剪切点突变出现 CLO1A1 等位基因缺失，导致正常胶原合成减少。Ⅱ~Ⅳ 型 OI 主要由于甘氨酸替代物和剪切点突变导致 Ⅰ 型胶原结构改变。甘氨酸替代物改变了螺旋折叠和胶原结构并出现翻译后修饰，大多数造成致命性后果。通过观察不同致命性的两个胶原 α 链，发现它们在胶原基质组成上作用不同从而导致不同的临床后果。另外，原胶原也参与 OI 发生，影响原胶原结构或加工的罕见突变也可导致不同类型的 OI。最近，研究 OI 发病机制和治疗的小鼠模型发现其分子机制包括破骨细胞活性增加、凋亡增多和对氧应激反应的改变。细胞反应不同与胶原突变状态有关。错误折叠的胶原链激活未折叠蛋白反应，诱导分子伴侣合成促进胶原折叠或提高突变蛋白的降解。在 Ⅱ~Ⅳ 型 OI 中正常和突变的 α 链混合物导致基质成分的异质性从而影响骨的功能。基质异常阻碍破骨细胞的发育及硬骨素介导的破骨细胞与骨细胞相互作用，促进骨重塑和骨脆弱。胶原结构也影响前体成骨细胞的成熟，特别是 OI 的胶原比正常胶原的交联更少，导致成骨细胞成熟缺陷和破骨细胞募集增加。

（二）常染色体隐性遗传成骨不全

常染色体隐性遗传成骨不全（autosomal recessive osteogenesis imperfecta）在北美和欧洲约占 2% ~ 5%，由于编码胶原 3-羟基化复合物成分的基因突变所致。胶原 3-羟基化复合物包括脯氨酰 3-羟化酶（prolyl 3-hydoroxylase，P3HI）、软骨相关蛋白（cartilage-associated protein，CRTAP）和亲环蛋白 B 三种成分，主要对未折叠胶原 α 链的特异性脯氨酸残基的翻译后修饰，该复合物中每种成分可作为单一的多功能蛋白发挥功能。P3HI 作为复合物中的酶，其在富于纤维性胶原的组织和在骨发育过程中表达丰富。P3HI 编码基因（LEPRE1）缺陷导致Ⅶ型和Ⅷ型 OI，临床表现为严重或致命性骨形成、长骨的管状不足和骨密度极低。CRTAP 在成骨细胞、破骨细胞和软骨细胞中表达。CRTAP 缺陷导致Ⅶ型 OI，特征为致命性隐性骨软骨营养不良、严重的骨质疏松和新生儿骨折。由于移码突变影响 CRTAP 蛋白合成导致 α1 胶原 3-羟基化缺失和影响胶原折叠。顺式脯氨酸变为反式构象的异构化对于正确的胶原折叠是必须的。因此，肽脯氨酰顺反异构酶编码基因 PPIB（peptidyl-prolyl cis-trans isomerase B）的突变可导致错误折叠蛋白及严重或致命性 OI 发生。

由于胶原分子伴侣 HSP47 和 FKBP65（FK506-binding protein，FK506 结合蛋白）的缺乏或功能异常可导致其他类型的隐性 OI。HSP47 是胶原特异性分子伴侣，该蛋白与组装的前胶原通道结合并控制其与肽脯氨酰顺反异构酶一同到高尔基体。HSP47 编码基因（SerpinHI）的突变导致Ⅵ型 OI，表现为蓝色巩膜和严重骨发生障碍及致命性后果。FKBP65 由 FKBP10 编码并作为特异性胶原组装且位于内质网的分子伴侣。该基因的移码突变与胶原分泌延迟相关并导致Ⅺ型 OI，表现为长骨骨折、韧带无力、脊柱侧凸，而巩膜和牙齿正常。

二、骨质疏松

骨质疏松（osteoporosis）以骨量减少和骨的微观结构退化为特征，致使骨的强度减低、脆性增加并容易发生骨折的系统性骨骼疾病，临床表现为骨密度（bone mineral density，BMD）降低，骨皮质变薄，髓腔增宽，骨小梁变少、变细并易于折断。骨质疏松主要分为原发性、继发性以及原因不明的特发性三大类。通常骨质疏松主要指原发性骨质疏松，又分为绝经后骨质疏松和老年性骨质疏松两大类。该病主要发生在 60 岁以上的老年人，尤其是绝经后妇女。临床主要出现腰背、四肢疼痛、脊柱畸形甚至骨折。骨质疏松的病理特征是骨骼中矿物质含量下降，骨微细结构破坏。表现为骨基质和骨量减少。皮质骨和松质骨均变薄，破骨细胞数量明显增多，骨吸收亢进。松质骨的骨小梁体积变小，宽度变细，骨小梁数量减少。骨髓腔明显扩大、变空。

骨质疏松发病机制的研究对于减少患者发生骨折风险和提高治疗效果具有重要临床价值。骨质疏松是骨细胞功能的局部和全身性调控因素的复杂相互作用并导致信号受体传导、核转录因子和诱导或抑制局部调控因子的酶变化等有关。骨质疏松的分子机制包括激素调控、基因调控和细胞信号调控等。

（1）雌激素调节：雌激素缺乏增加骨重塑和吸收率，是骨质疏松发病机制的重要原因。动物模型研究显示雌激素受体 α（estrogen receptor α，ERα）主要成骨细胞表达并参与骨重塑。ERα 的不同 SNPs 与骨折风险的增加明显相关，且不依赖于骨密度。ERα 和 ERβ 通过骨细胞表达孤儿受体雌激素相关受体 α（estrogen-related receptor α，ERRα），调节骨吸收。ERRα 不能与雌激素结合但可通过与 ERα 和 ERβ 相互作用作为负性调节因子影响骨细胞的功能。最近研究发现 ERRα 编码基因的调控变异与绝经后妇女的骨密度明显改变有关。性激素生物利用度受性激素结合蛋白调控。而性激素结合球蛋白可影响骨折风险。雌激素不仅作用于成骨细胞系也可通过前体破骨细胞、成熟的破骨细胞和淋巴细胞影响骨重塑。另外，雌激素也影响 IL-1、TNF-α、TGF-β 和 IL-6 产生，并介导 T 细胞的作用。

（2）基因调节：近期一些学者采用不同的方法研究骨质疏松的基因决定因素。一项 GENOMOS（Genetic Markers for Osteoporosis，骨质疏松症的遗传标记）的联合研究针对特定的候选基因如编码硬骨素的 SOST 基因，采用全基因组关联分析（GWAS）对 30 万 ~ 100 万全基因组的多态性进行基因分型试图寻找与骨质疏松相关基因，发现 50 多个候选基因与腰椎和股骨颈的骨密度高低相关。近期有研究明确了参与 Wnt 和 RANKL 信号通路的候选基因位点，并证实这两个信号通路在骨质疏松发病机制中具有重要作用。

（3）miRNA 调节的基因表达：微 RNA（miRNA）是非编码小 RNA（small non-messenger RNA，snmRNA）并可作为 RNA 沉默和基因表达转录后调节子发挥作用。miRNA 可与具有相似碱基序列的靶 mRNA 结合，抑制不同基因的翻译。miRNA 在多种生物学行为包括骨密度中具有重要的调控作用。有证据显示不同的 miRNA 参与不同的骨质疏松表型和骨质疏松性骨折。对绝经后妇女血清中 miRNA 表达谱的研究发现 miR-422a 和 miR-133a 在骨密度高的绝经后妇女中表达不同。此外，miR-21 在骨质疏松患者呈高表达。另一项对骨质疏松性骨折的 miRNA 表达谱分析发现 miR-122-5p、miR-125b-5p 和 miR-21-5p 在骨质疏松中具有重要作用。近期一项针对绝经后骨质疏松患者出现脊椎骨折的研究发现 miR-106b 和 miR-19b 在脊椎骨折和无脊椎骨折的骨质疏松患者中表达水平不同。

（4）信号通路调节：不同的信号通路也参与骨质疏松的发病机制。这些信号通路在成骨细胞分化和功能调控上具有重要作用。研究发现 runt 相关转录因子（runt-related transcription factor 2，Runx2）或其下游成骨相关转录因子抗体下调可明显调控成骨。Wnt 信号通路参与调节成骨细胞的功能，该信号通路相关基因突变明显影响骨密度的调节。在 Wnt 信号通路中，LDL 受体相关蛋白 5（LDL receptor-associated protein 5，LRP5）与 Frizzled 受体相互作用将信号从 Wnt 配体转导下游。LRP5 的持续活化导致骨密度增加，而 LRP5 编码基因的缺失出现严重的骨质疏松。体内动物模型显示 *LRP5* 的激活突变导致对机械负荷的反应增强并最终导致骨密度明显增加。Wnt 信号通路通过与骨形成蛋白 2（bone morphogenetic protein 2，BMP2）作用可活化 β-catenin。而 *SOST* 基因编码的 Wnt 抑制因子硬骨素可调控该作用。*SOST* 的失活突变将导致骨密度明显增高。

（5）局部和系统性生长因子调节：骨质疏松的发病机制不仅依赖于骨细胞特异性因子，也依赖于局部和全身性的调节因子，这些因子包括 BMP、TNF 家族因子、IGF 和 TGF-β。特别是 IGF-Ⅰ 和 TGF-β 的多态性与骨质疏松的表型和骨折存在明显相关性。

（6）炎性调节因子：骨密度的高低和重塑受局部产生 IL-1 和前列腺素 E_2（prostaglandin E_2，PGE_2）影响。PGE_2 是骨细胞产生的主要前列腺素，其刺激骨形成和吸收。骨细胞通过与环氧合酶-2（cyclooxygenase-2，COX-2）作用产生 PGE。COX-2 反过来被骨吸收刺激因子所诱导。COX-2 抑制因子可影响骨密度的调控。机械负荷刺激骨细胞产生一氧化氮（NO）。NO 通过增加 OPG 的产生抑制骨吸收。最近有证据显示 IL-1、IL-6 和 TNF-α 及其受体的不同多态可影响骨密度。白三烯通过刺激或抑制骨形成而影响骨密度。花生四烯酸盐 15-脂氧合酶编码基因的多态性与绝经后妇女的骨密度改变有关。

第三节　骨重吸收障碍

以骨密度增加的骨疾病包括一组不同的异常，表现为骨基质过量沉积并不同程度分布于骨骼系统。该疾病反映了破骨形成、成熟破骨细胞活性和破骨细胞-成骨细胞相互作用的异常。

一、骨硬化病

骨硬化病（osteopetrosis）是以破骨细胞衰弱和骨吸收受损为特征的一种罕见遗传学异常，临床表现包括从新生儿致死性表型至成人无症状型不同类型。骨硬化病的发病机制与不同的分子缺陷有关，导致骨吸收减少和骨密度增加，包括 3 种类型：常染色体显性遗传骨硬化病（autosomal dominant osteopetrosis，ADO）、常染色体隐性遗传骨硬化病（autosomal recessive osteopetrosis，ARO）和 X 连锁骨硬化病。常染色体显性遗传骨硬化病最常表现为 Albers-Schonberg 病，又称石骨症、大理石骨、原发性脆性骨硬化、硬化性增生性骨病和粉笔样骨。大约 70% 的 Albers-Schonberg 病患者出现 *CLCN7* 基因的显性负性错义突变，该基因编码修复腔隙转运氯离子和骨吸收所必需的一个氯离子通道。目前已报道 *CLCN7* 基因有 25 种不同的突变，大多数是错义或移码突变。最常出现的是 *G215R* 突变，该突变导致内质网突变蛋白的阻滞并减少酸性分泌物到溶酶体。其他类型的突变可通过改变门控动力学使氯离子转运失活。Albers-Schonberg 病骨硬化病的临床严重性不完全一致且外显性不完全。这与其他遗传学因素包括 *CLCN7* 基因的 SNPs 或环境因素如毒素、病毒感染等相互作用有关。

V418M 突变与严重的 ADO 表型相关,而一个 50bp 不同数量的串联重复多态性与骨密度和 ADO 严重性相关。在细胞水平,ADO 患者由于破骨细胞生存期延长和破骨细胞正常形成而表现为体积巨大的破骨细胞数量明显增多。另外,酸性分泌物减少到修复腔隙降低了破骨细胞吸收钙化骨基质的能力。在 ADO 患者及伴有其他富于破骨细胞的骨硬化病患者骨细胞出现受损,但骨形成持续存在。破骨细胞产生合成代谢信号如 IGF-Ⅰ、BMP6 和 Wnt10b 到成骨细胞,刺激骨形成和增加骨基质产生。另外,骨硬化病的成骨细胞常出现调控异常。近期一项研究发现骨基质的破骨细胞和成骨细胞相互作用介导因子如肝配蛋白 B2(ephrin B2)和可溶性因子-鞘氨醇 1-磷酸(sphingosine-1-phosphate,S1P)释放募集成骨细胞并刺激其活性,提示成骨细胞在骨硬化病骨密度增加中也发挥重要作用。相反,一些 ADO 患者缺乏破骨细胞及其前体,影响破骨细胞形成信号的缺陷可能与环境和 RANKL 基因突变导致的细胞因素的改变相关。ARO,又称婴儿恶性骨硬化病,较罕见。该病的分子基础目前尚未了解清楚。但该病根据破骨细胞的丰富程度分为不同组。富于破骨细胞 ARO 表现为大量破骨细胞但骨吸收严重受损,主要由于 TCIRG、CLCN7、SNX10、PLEKHM1 基因突变,而破骨细胞数量少的 ARO 由于 TNFSF11 和 TNFRSF11A 基因突变所致。

二、骨佩吉特病

骨佩吉特病(Paget disease of the bone,PDB)是一种原因不明的慢性进行性骨病。常发生于中老年人。临床以骨重建增加、骨肥大、骨结构异常,并导致骨痛、畸形和局部皮肤发热为特征。基本病理改变是破骨性及异常增生性骨病变,以出现大量体积巨大、核数增多的破骨细胞为特征。骨小梁增粗,结构紊乱,表面成骨细胞和破骨细胞同时增加,骨小梁内板层结构排列紊乱,形成黏合线。分子机制与遗传和环境因素有关。编码 p62 蛋白的基因 SQSTM1 突变是大多数 PDB 的主要分子改变。但该突变呈不完全外显性。另外,环境因素对 PDB 的发生也具有重要作用。SQSTM1 突变分为两类,一类 SQSTM1 突变影响 p62 泛素相关区的区域,而另一类 SQSTM1 突变位于其他区域。大多数 PDB 相关的 SQSTM1 突变为位于 p62 羧基端泛素相关区所在的错义或截短突变。泛素相关区对蛋白的降解起重要作用。而且,泛素化修饰对信号诱导的蛋白相互作用及通过信号通路诱导转录因子 NF-κB 活化非常重要。泛素结合蛋白 p62 作用于破骨细胞的 RANK/NF-κB 信号促进破骨细胞形成。SQSTM1/p62 突变蛋白不能结合泛素和被蛋白酶体降解,导致破骨细胞中通过 NF-κB 的 RANKL 信号异常并促进骨吸收增加。在 RANKL 通路,p62 与 TRAF6 和 PKC 蛋白相互作用调节 TRAF6 信号依赖性泛素化。这个过程受去泛素化酶 CLYD(cylindromatosis,圆柱瘤蛋白)介导的负性调控,CLYD 从 TRAF6 消除泛素修饰。CLYD 通过与 p62 泛素相关区相互作用被募集,而 p62 泛素相关区的 P392L 突变消除该相互作用。因此,p62 泛素相关区的突变明显影响破骨细胞的骨吸收功能,最终导致骨病发生。

除了破骨细胞,成骨细胞对 PDB 也有一定作用。研究发现 Dikkopf-1(DKK1)是成骨细胞表达 Wnt 信号通路抑制因子,其在 PDB 患者外周血中浓度明显比健康对照组高,提示 DKK1 可作为 PDB 的潜在血清生物标记物。另一类 SQSTM1 突变不影响 p62 的泛素相关区。位于 p62 的 LC3 结合区 D335E 错义突变参与自噬调节。在这个过程,p62 靶向多泛素化蛋白而发生自噬。p62 作为适配器驱动特异性分子通过自噬选择性降解。另外,SQSTM1 错义突变 A381V 和 P364S 导致 NF-κB 信号异常。体细胞 SQSTM1 突变如 P392L 突变可出现在散发性 PDB。染色体 1,10 和 18 一些区域也与 PDB 泛素有关。SQSTM1 突变出现的不完全外显提示遗传因素和环境因素相互作用决定 PDB 的表型。SQSTM1 突变导致患 PDB 的风险增加,在经过病毒感染特别是副黏病毒感染的二次打击导致 PDB 发生。最近有证据显示病毒可破坏 p62 参与的自噬。另一个影响 SQSTM1 突变的环境因素是氧自由基应激刺激 p62 表达。由于 SQSTM1 突变使氧应激更易导致 PDB 的发生。这可解释 PDB 多发生在 50 岁以上的年龄,其相对年轻人的氧应激明显增加。

第四节　炎症性骨病

骨组织由于其本身特有结构可保护其免受感染。但少数情况下也可出现骨感染性疾病,其主要通过 3 个途径:①机体其他部位的病原体通过血源途径;②通过邻近结构如天然或人工关节和软组织的感染;

③通过开放性骨折或外科手术操作直接感染。骨感染性疾病表现为骨髓肿胀、骨皮质受压，骨髓中血管受压等。从血源性播散发生骨髓炎的病原菌主要是金黄色葡萄球菌和结核分枝杆菌，少数由于 HIV 感染、自身免疫性疾病、恶性肿瘤或采用免疫抑制剂治疗等导致患者体质虚弱或免疫系统缺陷可发生骨组织的真菌感染。

一、非结核分枝杆菌性骨髓炎

非结核分枝杆菌性骨髓炎（osteomyelitis with nontuberculous mycobacteria）是一种特殊类型的骨髓炎。非结核分枝杆菌属于革兰氏阳性菌、抗酸杆菌，其毒力较结核分枝杆菌弱，但其感染可累及骨等全身多个器官。该病原体主要感染因 HIV、接受化疗或免疫抑制剂治疗等免疫缺陷的患者。最近研究发现 IFN-γ、IL-12、TNF-α 在非结核分枝杆菌性骨髓炎发病机制中具有重要作用，影响这些细胞因子主要功能的基因缺陷与非结核分枝杆菌引起的播散性感染和多灶性骨髓炎发生密切相关。有报道 IFN-γ 受体 1 和 2、IFN 调节因子、IL-12 受体和 IL-12 亚单位 *p40* 可发生基因突变。细胞因子受体基因突变通过细胞间信号级联受阻，出现细胞因子的功能改变并导致免疫反应。

二、假体关节感染

随着整形医学和骨疾病临床治疗的进展，近年来假体植入成为骨髓炎最常见的病因之一。植入的假体表面出现细菌定殖并形成生物膜（biofilm）。生物膜的发生从附着细菌到假体表面开始，进而细菌增殖和小菌落形成。这些菌落产生大量不同类型的细菌产物（蛋白质和胞外多糖）并构成有机生物膜基质导致局部微生物密集。生物膜的早期阶段很不稳定且易于受到宿主防御反应。成熟的生物膜与高密度的微生物及微生物间信号系统建立有关，从而抵抗宿主防御反应和高剂量的抗菌药（特别是细胞壁活性药）。假体的细菌定殖出现在植入时或血源性种植手术后。因此，假体性感染症状可在外科手术后的不同时间出现。根据感染症状出现的时间不同，分为早期假体关节感染（prosthetic joint infection）（2 月内）、延迟假体关节感染（24 个月内）和晚期假体关节感染（24 个月后）。典型的早期假体关节感染由内源性的金黄色葡萄球菌、大肠杆菌引起，延迟假体关节感染由痤疮丙酸杆菌引起。而晚期假体关节感染由血源性播散、胃肠道、泌尿或牙齿感染后并经过术后无症状期而出现。关于生物膜对抗生素的抵抗有多方面因素。首先，生物膜基质限制抗生素的扩散。其次，生物膜内营养和氧的缺乏诱导细菌进入非生长的状态，从而出现对生长依赖性抗生素的不敏感菌群为主。此外，生物膜基质自身可与抗生素结合，进而减低抗生素的活性。最终生物膜只是接触抗生素经过血、血流和组织后的浓度。若抗生素半衰期短，将限制其穿透生物膜，抗生素浓度（即使高剂量）难以达到假体部位清除细菌感染的浓度。

假体关节感染发病的分子机制涉及不同水平的免疫反应。假体作为异物可阻碍宿主的防御反应。粒细胞集聚在假体周围，但吞噬功能缺陷导致吞入障碍和氧自由基产生，植入物上的细菌选择性播散。典型的假体关节感染呈慢性感染，并同时激活先天性和适应性免疫。该免疫反应由中性粒细胞介导，其通过 IL-8、IL-1β、IL-6 和 TNF-α 产生和非经典或外源凝集素结合途径激活补体系统募集到感染部位。中性粒细胞介导的炎症反应起始后，单核细胞在趋化因子 CCL2 作用下通过释放不同的炎症介质如可溶性尿激酶型纤溶酶原激活物受体（soluble urokinase-type plasminogen activator receptor, suPAR）增强炎症反应。suPAR 和 CCL2 因特异性参与假体关节感染的炎症反应，二者可作为假体关节感染临床潜在血清学诊断标记物。适应性免疫随着抗体的产生和通过经典途径激活补体系统进一步增强免疫反应。80% 以上的假体关节感染由革兰氏阳性细菌如金黄色葡萄球菌引起。在先天性免疫反应，细菌可被 TLR2 受体识别，后者驱动先天性免疫系统对不同细菌作用。特别是 TLR2 可特异性识别革兰氏阳性细菌，TLR4 识别革兰氏阴性细菌。最近有研究提示 TLR2 的可溶性形式可作为假体关节感染血清学早期诊断标记物。

三、自身炎症性骨病

自身炎症性骨病（autoinflammatory bone diseases disorders）因免疫系统异常激活导致以慢性非感染性骨髓炎为特征的一组疾病。患者大多数表现为慢性非细菌性骨髓炎，也可表现为 Majeed 综合征、巨颌症

（cherubism）、低磷酸酯酶症（hypophosphatasia）和原发性肥大性骨关节病（primary hypertrophic osteoarthropathy）。临床上出现炎性骨吸收，可累及机体不同的组织包括骨等。但缺乏自身抗体、自身反应性T细胞的自身免疫等证据。该病可能与风湿性疾病的骨与免疫系统相互作用出现以骨吸收为慢性炎症有关。骨和免疫系统的细胞介质和信号包括RANKL及其受体等参与自炎性骨疾病的发生。RANK在炎症刺激下促进骨吸收，RANKL-RANK轴的可溶性负性调节子诱饵受体OPG发挥保护骨作用。骨免疫调节受炎性因子如IL-1、TNF-α、IL-6和Toll样受体作用的影响，这些因子可调控破骨细胞形成。

四、散发性慢性非细菌性骨髓炎

散发性慢性非细菌性骨髓炎（sporadic chronic nonbacterial osteomyelitis）主要累及肌肉骨骼系统、病因未明的自身炎症性非感染性疾病。该病与炎性标记物如C反应蛋白增加有关，且累及长骨的单个或多个病灶为特征。炎症部位缺乏病原体，但可见白细胞浸润。早期病变以中性粒细胞浸润为主，晚期病变以单核细胞、淋巴细胞和浆细胞浸润为主，可出现纤维化、硬化而导致骨病。近期研究提示促炎和抗炎信号平衡的破坏可能是慢性非细菌性骨髓炎的病因。在静息状态单核细胞不表达抗炎因子IL-10和在缺乏炎性因子IL-6和TNF-α下不对脂多糖诱导的TLR4刺激起反应。这与慢性非细菌性骨髓炎中胞外信号调节激酶1（ERK1）/MAPK活化障碍有关，并导致 IL-10 基因启动子表观遗传重构改变，其与SP-1转录因子结合减少，最终IL-10的产生减少。另外，散发性慢性非细菌性骨髓炎被认为是多基因异常引起。该病的发生与不同的候选基因包括 PSTPIP2、CARD12、LPIN2 和 IL1RN 等异常有关。

第五节　骨　肿　瘤

骨肿瘤是相对少见的肿瘤，具体发病率由于骨良性肿瘤常无症状，很难被发现而无从统计。骨的恶性肿瘤发病率为0.75/100万，仅占所有人类恶性肿瘤的0.2%。其中，骨肉瘤、尤因肉瘤和软骨肉瘤是最常见的骨原发性恶性肿瘤。多年来，骨肿瘤的诊断主要依靠传统的临床-影像-病理三结合原则并根据病理组织学特点来明确诊断。近十几年来，随着细胞遗传学和分子病理学技术的发展，骨肿瘤相关分子事件（molecular event）的发现和研究也逐步深入和细化，很多骨肿瘤的发病机制逐步被揭示。根据细胞遗传学异常进行的相应检测技术已经逐步应用到日常病理诊断工作中，极大地提高了骨肿瘤的诊断和治疗水平并对预后评估提供了重要依据。

2020版WHO骨肿瘤分类仍然遵循组织细胞分化特点将骨肿瘤分为成骨性肿瘤、软骨性肿瘤、小圆细胞恶性肿瘤、纤维性肿瘤、含破骨巨细胞肿瘤、脊索性肿瘤、血管源性肿瘤、淋巴造血系统肿瘤和其他间叶源性肿瘤。如果依据基因异常来划分骨肿瘤（表25-1），可以将骨肿瘤分为两大类，一类为具有复杂基因改变的肿瘤，如骨肉瘤、软骨肉瘤和脊索瘤等，常同时合并胚系突变、体细胞突变和驱动基因异常情况；另一类为具有相对特异性基因改变的肿瘤，如尤因肉瘤（EWSR1 或 FUS 基因重排），骨巨细胞瘤（H3F3A 基因突变），软骨母细胞瘤（H3F3B 基因突变）等，此类肿瘤常会出现特异性可重复检测的基因异位重排、突变和扩增等情况。本节将重点介绍常见骨肿瘤及瘤样病变发病的分子机制、最新基因诊断和靶向治疗进展。

表 25-1　骨原发肿瘤细胞遗传学及基因异常

组织学类型	细胞遗传学异常	基因异常
高级别骨肉瘤	复杂改变	复杂改变
软骨肉瘤	复杂改变	IDH1、IDH2 及其他
脊索瘤	复杂改变	CDKN2A、CDKN2B
	7q33	brachyury（短尾畸形）
	7p12	EGFR

组织学类型	细胞遗传学异常	基因异常
尤因肉瘤	t(11;22)(q24;q12)	*EWSR1-FLI1*
	t(21;22)(q12;q12)	*EWSR1-ERG*
	t(2;22)(q33;q12)	*EWSR1-FEV*
	t(7;22)(p22;q12)	*EWSR1-ETV1*
	t(17;22)(q12;q12)	*EWSR1-E1AF*
	inv(22)(q12;q12)	*EWSR1-ZSG*
	t(16;21)(p11;q22)	*FUS-ERG*
	t(2;16)(q35;p11)	*FUS-FEV*
EWSR1 基因-non-ETS 家族成员融合的圆形细胞肉瘤	t(20;22)(q13;q12)	*EWSR1-NFATC2*
	t(1;22)(q36.1;q12)	*EWSR1-PATZ1*
	t(4;22)(q31;q12)	*EWSR1-SMARCA5*
	t(2;22)(q31;q12)	*EWSR1-SP3*
CIC 重排肉瘤	t(4;19)(q35;q13)	*CIC-DUX4*
伴有 BCOR 遗传学改变的肉瘤	Xp11	*BCOR-CCNB3*,*BCOR-ITD*
低级别中心性骨肉瘤	12q13-q15	*MDM2*,*CDK4*
骨旁骨肉瘤	12q13-q15	*MDM2*,*CDK4*
骨巨细胞瘤	1q41	*H3F3A*
动脉瘤样骨囊肿	t(16;17)(q22;p13)	*CDH11-USP6*
	t(1;17)(p34.3;p13)	*ThRAP3-USP6*
	t(3;17)(q21;p13)	*CNBP-USP6*
	t(9;17)(q22;p13)	*OMD-USP6*
	t(17;17)(q21;p13)	*COL1A1-USP6*
软骨母细胞瘤	17q25	*H3F3B*
Nora 病	t(1;17)(q32-q43;q21-q23)	*RDC1*
间叶性软骨肉瘤	t(8;8)(q21;q13)	*HEY1-NCOA2*
滑膜软骨瘤病	t(2;2)(q22;q35)	*FN1-ACVR2A*
软骨黏液样纤维瘤	t(6;6)(q24;q13)	*COL12A1-GRM1*
	t(6;3)(q24;q26)	*TBL1XR1-GRM1*
	t(6;6)(q24;q23)	*BCLAF1-GRM1*
骨上皮样血管内皮瘤	t(1;3)(p36;q25)	*WWTR1-CAMTA1*
		YAP1-TFE3
骨纤维结构不良	20q13	*GNAS1*
甲下外生骨疣	t(X;6)(q22;q13-q14)	*COL12A1-COL4A5*

一、骨肉瘤

（一）临床和病理学特点

骨肉瘤（osteosarcoma）是最常见的骨原发恶性肿瘤，大约75%的患者发病年龄在15~25岁，中位发病年龄为20岁。男女比例为1.4∶1。骨肉瘤可累及全身各处骨，但以长骨干骺端为最常见，股骨远端、胫骨近端和肱骨近端三个部位约占所有肢体骨肉瘤的85%。骨肉瘤依据形态学特点分为高级别骨肉瘤（普通型骨肉瘤，毛细血管扩张型骨肉瘤，小细胞骨肉瘤和高级别表面骨肉瘤）；中级别骨肉瘤（骨膜骨肉瘤）和低级别骨肉瘤（低级别中心性骨肉瘤，骨旁骨肉瘤）。其中普通型骨肉瘤是最常见的类型，包括多个组织学亚型，最常见的亚型依次为成骨型（76%~80%）、成软骨型（10%~13%）和成纤维型（10%）。骨肉瘤患者临床主要症状是疼痛、肿胀和骨端近关节处肿大，局部皮温高伴静脉曲张，可伴有病理性骨折。普通型骨肉瘤肉眼观察体积常较大（直径5~10cm），可见骨髓腔内不同程度骨破坏，侵犯周围软组织及关节面。切面由于肿瘤成分不同而表现各异。普通型骨肉瘤常见矿化明显的肿瘤组织呈棕褐色/灰白色、实性，伴有不同程度的坏死、出血和囊性变。组织学以肿瘤细胞直接产生瘤骨或肿瘤性骨样基质是其本质特点。以普通型骨肉瘤为例，其组织学特点包括：①浸润性生长方式，肿瘤组织替代髓腔组织，包围并浸润宿主骨小梁生长，常常破坏皮质骨形成骨膜反应和软组织包块；②肿瘤细胞异型性、多形性明显，可呈上皮样、浆细胞样、纺锤形和梭形细胞型等，坏死及病理学核分裂象易见；③肿瘤性成骨可多可少，且形态多样，可呈编织状、花边状、细网状、斑片状和Paget骨病样骨等。高级别骨肉瘤缺乏特异性强的有效抗体，可以联合使用的抗体包括RUNX2（runt-related transcription factor 2，runt相关转录因子2）、Osterix（成骨细胞特异性转录因子）、SOX9（SRY-related high-mobility group（HMG）box 9，SRY相关高迁移率族盒蛋白9）、骨钙蛋白、骨粘连蛋白、护骨因子、SATB2（Special AT-rich sequence-binding protein 2，特异AT序列结合蛋白2）、Cyclin E1（细胞周期素E1）、OCT4（Octamer Binding Transcription Factor 4，八聚体结合转录因子4）、Myc和HIF-1α（Hypoxia inducible factor 1α，缺氧诱导因子1α）。SATB2是提示成骨细胞分化的抗体，比较敏感但缺乏特异性。

低级别骨肉瘤包括低级别中心性骨肉瘤和骨旁骨肉瘤，二者在临床表现上一般病程较长，症状较轻，影像学显示肿瘤呈侵袭性生长。二者在组织学方面也有一定相似性。低级别中心性骨肉瘤和骨旁骨肉瘤的肿瘤性成骨常较规整，分化较成熟，可呈平行状或纤维结构不良样小梁骨特点，肿瘤细胞呈卵圆形或梭形，轻度异型，核分裂象少见，一般无坏死。

（二）细胞、分子遗传学和发病机制

在具有复杂基因改变的骨肿瘤中，普通型骨肉瘤最具代表性。众多学者对高级别骨肉瘤做了大量详尽的研究期望发现特异的细胞分子遗传学异常，并为骨肉瘤的诊断和治疗带来新的契机。迄今为止，骨肉瘤具体的发病机制仍然不明。虽然目前了解到其具有高度不稳定且复杂的基因组，存在大量的结构变异，这种短时间内出现的大量高频度和高密度基因异常，直接导致了染色体碎裂畸变等结构改变。尽管大宗测序实验证实很多肿瘤驱动基因可能出现在肿瘤早期，但触发这些基因异常而导致染色体不稳定和发展成肿瘤的机制仍很难理解。据统计，25岁以下骨肉瘤患者群中大约20%的病例会出现胚系突变，最常见的是*TP53*和*RB1*基因异常，少见*RECQ*解旋酶基因异常。*TP53*不仅会出现胚系突变，还会出现体细胞突变，大于90%的普通型骨肉瘤中会出现*TP53*失活，通常伴随着染色体缺失、1号内含子重排。这两种突变均会导致其抑癌活性丧失。而*RB1*的突变则通过影响细胞周期信号通路而对细胞增殖失去控制，二者与骨肉瘤的发生以及相关肿瘤综合征（如Li-Fraumeni综合征）发生密切相关。而*RECQL2*与沃纳综合征，*RECQL3*与Bloom综合征，*RECQL4*与Rothmund-Thomson综合征的发生均密切相关。

骨肉瘤的染色体呈非整倍体形式存在，且其不稳定的特征直接会导致骨肉瘤肿瘤内部和肿瘤间的异质性。骨肉瘤体细胞突变体现在数量和结构上的变化，而发现的特异性点突变非常少。通过核型分析、比较基因组杂交和深度测序，发现约40%~50%的普通型骨肉瘤6p12-p21会携带*Runx2*、*VEGFA*、*E2F-3*和*CDC5*，主要表现为重复扩增；约45%~55%的普通型骨肉瘤8q和17p会携带*MYC*基因。大约10%的普通型骨肉瘤可以检测到*MDM2*基因扩增，提示这部分病例可能为低级别骨肉瘤发生去分化成为高级别骨

肉瘤。少部分骨肉瘤还会出现包括 *FGFR1*、*IGF*、*CDKN2A*、*RB1*、*PTEN*、*PI3K/mTOR*、*ATRX*、*LSAMP*、*DLG2* 和 *WWOX* 的基因异常。此外,部分骨肉瘤基因突变类似于 BRCA 相关肿瘤,特别是 *BRCA2* 突变导致的体细胞杂合性丢失会影响 DNA 双链断裂的同源重组修复过程,提示使用抑制多腺苷二磷酸核糖聚合酶[poly(ADP-ribose)polymerase,PARP]进行协同杀伤可能是骨肉瘤潜在治疗靶点。约 50% 普通型骨肉瘤中出现局部高突变性,但是可重复性单核苷酸变异非常少见。骨肉瘤中未发现 *IDH1/2* 突变,有助于与软骨类肿瘤的鉴别。

骨肉瘤发病机制也与表观遗传学改变有关。*HIC1*、*WIF1*、*TSSC3*、*ER*、*RASSF1A*、*GADD45* 和 *RUNX2* 基因被证明在普通型骨肉瘤中出现过度甲基化从而影响其转录活性。其中雌激素受体(estrogen receptor,ER)甲基化还参与了成骨细胞的分化,使用 DNMT 缓解 ER 高甲基化也有一定的抑瘤作用。相比其他上皮来源肿瘤,骨肉瘤的肿瘤突变负荷相对较低,每兆碱基突变仅为 0.3~1.2,属于"冷肿瘤"范畴,因此,对 PD-1 相关的免疫治疗效果不佳。

低级别骨肉瘤(低级别中心性骨肉瘤和骨旁骨肉瘤),突出表现为鼠双微体 2(murine double minute 2,MDM2)和周期蛋白依赖性激酶 4(cyclin-dependent kinase 4,CDK4)获得或扩增(图 25-1)。*MDM2* 和 *CDK4* 分别位于染色体 12q13 和 12q15 的两个癌基因,二者在正常人多种组织和肿瘤中出现突变、扩增和过表达。其中 MDM2 一方面可以自身调节细胞增殖和凋亡相关的信号通路,另一方面能够结合并有效抑制 *p53*,从而共同影响肿瘤的发生和发展。在正常或非应激条件下,MDM2 的主要作用是有效抑制 *p53*,防止不必要的细胞周期停滞甚至细胞死亡。在细胞受到应激时,MDM2 被翻译后修饰,暂时停止与 *p53* 的结合,抑制 *p53* 靶基因转录,阻断 *p53* 介导的细胞周期,使细胞周期停滞,细胞出现无限增殖化导致肿瘤发生。CDK4 是细胞周期的关键调节因子,通过与 Cyclin D 结合,调节细胞周期由 G_1 期过渡到 S 期,如果 *CDK4* 基因改变,则会加速 G_1 期,使肿瘤细胞

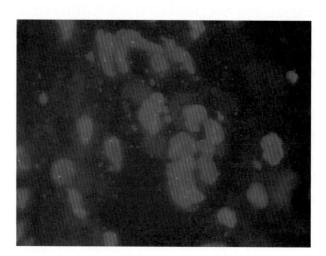

图 25-1　骨旁骨肉瘤出现 *MDM2* 扩增(FISH 检测)

过增殖并出现生存优势。高达 85%~90% 的低级别中心性骨肉瘤和骨旁骨肉瘤可以检测到 *MDM2* 基因的扩增,而在良性骨病变中并不出现该基因扩增。但个别高级别骨肉瘤也可出现此基因突变。免疫组化 MDM2 和 CDK4 联合应用对低级别骨肉瘤诊断有很好的敏感性和特异性,但仅依靠免疫组化来诊断低级别骨肉瘤不可靠,必须完善分子检测(FISH 或 PCR 等)才能明确。MDM2 和 CDK4 仅仅能够鉴别低级别骨肉瘤和与其类似的良性病变,例如低级别中心性骨肉瘤和纤维结构不良、骨旁骨肉瘤和骨化性肌炎。在一些恶性肿瘤中(如高级别骨肉瘤、软骨肉瘤、骨膜骨肉瘤等)MDM2 和 CDK4 免疫组化染色也可呈弥漫阳性。

二、骨样骨瘤和骨母细胞瘤

(一) 临床和病理学特点

骨样骨瘤(osteoid osteoma)和骨母细胞瘤(osteoblastoma)都是成骨性肿瘤,目前分别归为良性和中间性肿瘤。二者在组织形态学上有相似性,骨母细胞瘤曾被称为"巨大骨样骨瘤"。骨样骨瘤一般直径 <2cm,有自限性。好发于儿童及成人,通常位于长骨皮质,具有夜间疼痛的典型临床表现,可通过使用非甾体消炎药缓解。骨母细胞瘤一般直径>2cm,生长缓慢,好发于青少年的脊柱及附件。二者在影像学上也有相似性,通常边界均比较清晰。如果取材没有周围硬化骨的情况下,骨样骨瘤和骨母细胞瘤通常在组织学上无法区分。镜下均可见多角形肥硕的骨母细胞围绕交织互联的骨小梁,间质内可见松散的纤维血管组织伴散在破骨细胞样巨细胞。上皮样骨母细胞瘤、硬化性骨母细胞瘤及少见的退行性骨母细胞瘤尤

其需要和骨母细胞瘤样骨肉瘤进行鉴别。

(二) 细胞、分子遗传学和发病机制

骨母细胞瘤,特别是上皮样骨母细胞瘤和退行性骨母细胞瘤与骨母细胞瘤样骨肉瘤的鉴别一直是病理诊断领域中的难点,往往只能依靠临床-影像-病理三结合综合分析。近年来,骨样骨瘤和骨母细胞瘤中发现了特征性 *Fos* 和 *FosB* 基因异常。*Fos* 和 *FosB* 都是 *Fos* 基因家族成员,负责编码亮氨酸拉链蛋白,可与 Jun 家族的蛋白质二聚体形成转录因子复合物活化蛋白-1(activated protein-1,AP-1),而 AP-1 水平改变可以影响细胞存活和增殖,又能诱导细胞凋亡。*Fos* 基因的断裂点位于 4 号外显子上,该外显子与其他基因或基因间区域的内含子融合,产生的转录物缺乏类似于 v-Fos 逆转录病毒致癌基因的调控能力。*Fos* 基因重排在骨样骨瘤和骨母细胞瘤的比例分别为 91% 和 87%,极少数情况下,*FosB* 也存在重排。分子事件的相似性解释了骨样骨瘤和骨母细胞瘤二者之间的密切联系。针对该基因的免疫组化检测可与骨母细胞瘤样骨肉瘤进行鉴别(图 25-2)。推荐使用抗氨基端的 c-Fos 抗体在蛋白水平检测 Fos 重排。此外,骨母细胞瘤还存在 13 号染色体重排和 22 号染色体缺失等染色体核型异常从而激活 Wnt/β-catenin 信号通路。

图 25-2 骨母细胞瘤 c-Fos 阳性(免疫组织化学染色)

三、内生软骨瘤和软骨肉瘤

(一) 临床和病理学特点

内生软骨瘤(enchondroma)是良性软骨性肿瘤,发生于髓腔内,多见于短管状骨,其次是长管状骨。好发年龄为 30~40 岁,临床常无症状,直径常<2cm,预后良好。影像学常见肿瘤内部有环形或弧形钙化影。镜下见分叶状分化好的肿瘤性软骨,细胞无明显异型性,可有轻度黏液变。

软骨肉瘤(chondrosarcoma)分为中心型和外周型,又分为原发性和继发性。软骨肉瘤好发于中老年人,易累及长骨和骨盆。临床常无症状或轻度疼痛肿胀。影像学常表现为边界不清的溶骨性骨破坏,伴肿瘤内部出现爆米花样钙化灶。组织学上,根据 Evans 分级方法,分为 Ⅰ、Ⅱ、Ⅲ级。其中发生在肢端骨的 Ⅰ级软骨肉瘤称为非典型性软骨性肿瘤,属于交界性肿瘤。而发生在中轴骨(脊柱、骨盆、颅底)则被称为 Ⅰ级软骨肉瘤。分叶状结构是其基本特点,软骨瘤细胞的密度、异型性、黏液变和坏死等是判断软骨肉瘤分级的重要组织学指标。

(二) 细胞、分子遗传学和发病机制

部分软骨类肿瘤会出现异柠檬酸脱氢酶 1(*IDH1*)和/或异柠檬酸脱氢酶 2(*IDH2*)突变。在三羧酸循环中,异柠檬酸脱氢酶参与异柠檬酸转化为 α-酮戊二酸过程,为细胞提供能量。当发生功能突变时,其可将 α-酮戊二酸转化为肿瘤代谢物 2-羟基戊二酸(2-hydroxyglutaric acid,2-HG)。2-HG 水平的增加则会导致肿瘤表观遗传学改变,即组蛋白甲基化和过度甲基化。2-HG 可促进软骨生成,并抑制间充质干细胞的成骨分化。约 38% ~70% 原发中心性软骨肉瘤、80% ~86% 的继发性软骨肉瘤、50% 去分化软骨肉瘤、52% 内生软骨瘤、90% 多发内生软骨瘤、大多数 Ollier 病和 Maffucci 综合征以及几乎全部的骨膜软骨肉瘤

都会出现 *IDH1* 和/或 *IDH2* 突变。*IDH1* 和/或 *IDH2* 突变表达对鉴别伴有软骨的成骨性肿瘤(如成软骨性骨肉瘤或伴有软骨的纤维结构不良)或具有类似软骨分化的肿瘤(例如软骨样脊索瘤),以及去分化软骨肉瘤有辅助作用。有报道 IDH1 免疫组化抗体仅在约 24%~30% 内生软骨瘤和软骨肉瘤中阳性表达,使用 PCR 方法和测序检测明显优于免疫组化。

四、软骨母细胞瘤

(一) 临床和病理学特点

软骨母细胞瘤(chondroblastoma)是良性骨肿瘤,好发于青少年,临床常出现疼痛、关节肿胀或功能障碍。病变主要累及长骨的骨端。影像学表现为边界清晰的溶骨性破坏。软骨母细胞瘤直径一般小于 5cm。镜下见成片的卵圆形、圆形多边形成软骨细胞增生伴散在破骨细胞样多核巨细胞围绕软骨样基质或鸡笼样钙化灶。成软骨细胞可见核沟,胞质嗜酸性,可有轻度异型。常见动脉瘤样骨囊肿样改变。

(二) 细胞、分子遗传学和发病机制

软骨母细胞瘤分子方面的进展突出表现在组蛋白方面。H3.3 是组蛋白 H3 的替代亚型。组蛋白 H3.3 参与基因转录调控和细胞发育分化过程。*H3F3A* 和 *H3F3B* 是两个编码组蛋白 H3.3 变异型基因,分别位于 1 号染色体和 17 号染色体。研究发现,在 95% 的软骨母细胞瘤中存在 *H3F3A* 和 *H3F3B* 中的赖氨酸 36 到甲硫氨酸(*K36M*)突变,突变主要位于 *H3F3B*(图 25-3)。*K36M* 基因突变抑制了 *H3K36* 甲基转移酶 MMSET 和 SETD2,导致 *H3K36* 甲基化水平降低,这些表观遗传改变阻断间充质细胞分化,从而导致软骨母细胞瘤的发生。H3F3B K36M 蛋白和分子水平的检测有助于与其

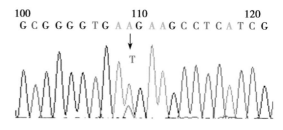

图 25-3　DNA 测序显示软骨母细胞瘤发生 *H3F3B* K36M 突变(AAG>ATG)

他骨巨细胞病如骨巨细胞瘤、软骨黏液样纤维瘤、毛细血管扩张型骨肉瘤和动脉瘤样骨囊肿的鉴别。免疫组化抗体 H3F3B K36M 已广泛应用于临床工作中并作为各种指南推荐的软骨母细胞瘤诊断要点。

五、其他软骨性肿瘤细胞分子遗传学和发病机制

(一) 骨软骨瘤

骨软骨瘤(osteochondroma)是骨最常见的良性肿瘤之一,部分单发骨软骨瘤和多发骨软骨瘤患者多数具有 *EXT1* 和/或 *EXT2* 双等位基因失活。有统计显示 *EXT1* 突变率可达 65%,而 *EXT2* 突变率为 35%,但也有 10% 骨软骨瘤不存在这两种基因突变。*EXT* 基因产物 exostosin-1(*EXT1*)和 exostosin-2(*EXT2*)是参与硫酸乙酰肝素(heparan sulfate,HS)生物合成的糖基转移酶。骨软骨瘤的软骨帽由野生型(正常 HS)和突变细胞(HS 缺陷)的混合物组成。HS 蛋白聚糖是软骨内骨化的关键调节因子,它的作用主要是形成渗透性梯度和控制信号转导。如果 HS 合成受到影响,软骨前体细胞发生突变而具有增殖优势,会导致软骨排列极向丧失。HS 缺陷还可影响多种信号通路,包括 Hh 信号转导途径、BMP、FGFR3 和 Wnt/β-catenin 信号通路等,导致 *EXT* 突变的细胞在骨外生长并募集正常细胞以形成骨软骨瘤。

(二) 间叶性软骨肉瘤

70%~90% 间叶性软骨肉瘤(mesenchymal chondrosarcoma)会出现 *HEY1-NCOA2* 融合基因,可用于小圆细胞的恶性肿瘤鉴别诊断,特别是穿刺标本。最新报道,个别病例缺乏 *HEY1-NCOA2* 融合基因的间叶性软骨肉瘤会出现 *IRF2BP2-CDX1* 融合基因。

(三) 滑膜软骨瘤病

滑膜软骨瘤病(synovial chondromatosis)是一种中间性软骨性肿瘤。研究发现 *FN1-ACVR2A* 和 *ACVR2A-FN1* 融合改变至少在 50% 的良性滑膜软骨瘤病和恶性滑膜软骨瘤病的病例中被发现。目前认为,这两种基因都参与了滑膜软骨瘤病的发生。

六、尤因肉瘤

（一）临床与病理学特点

尤因肉瘤（Ewing sarcoma）是第二常见的青少年骨原发恶性肿瘤，恶性程度高，预后较差。80%以上的尤因肉瘤患者年龄小于20岁，常累及长骨骨干和干骺端，其次是骨盆和肋骨。经典尤因肉瘤镜下表现为弥漫一致的小圆形核蓝染色的细胞，核染色质细，细胞界限不清。部分尤因肉瘤细胞可出现不典型性，可伴有神经内分泌分化特点。

（二）细胞、分子遗传学和发病机制

尤因肉瘤中存在特异性染色体易位并形成 *EWS-ETS* 融合基因（图25-4），其中85%形成 *EWS-Fli1* 融合基因，10%形成 *EWS-ERG* 融合基因，还有不足5%的尤因肉瘤为 *EWS* 与7q22的 *ETV1* 或17q12的 *E1AF*、2q33的 *FEV* 等基因易位并形成相应的融合基因。部分尤因肉瘤还会出现其他基因突变包括 *STAG2*、*CDKN2A* 和 *TP53* 等。尤因肉瘤其他方面的分子研究主要集中在肿瘤治疗和预后评估方面。其中，针对 *EWS-ETS* 融合基因的 IGF1-R 抗体 Linsitinib（林西替尼）药物目前正用于治疗尤因肉瘤的临床试验。另外，9p21 位点热休克蛋白、端粒酶相关标记物、肿瘤坏死因子、肝癌衍生生长因子等也与尤因肉瘤的预后相关。

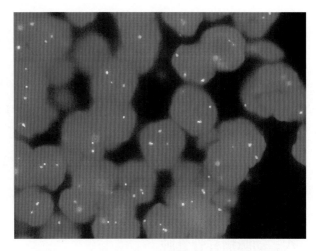

图25-4 尤因肉瘤出现 *EWSR1* 断裂（FISH 检测）

七、骨巨细胞瘤

（一）临床与病理学特点

骨巨细胞瘤（giant cell tumor of the bone）是亚洲人群比较常见的骨原发肿瘤，好发于20~45岁，主要累及长骨骨端，其次是骶骨和椎体，手足小骨也有报道。临床症状以疼痛和肿胀为主。组织学主要特征为增生的卵圆形或梭形单核基质细胞伴多少不等的破骨细胞样多核巨细胞，可见纤维组织增生、黄色瘤样泡沫细胞聚集、软骨和骨化生以及陈旧出血、动脉瘤样骨囊肿样区域。在所有骨巨细胞瘤中约10%为恶性骨巨细胞瘤。

（二）细胞、分子遗传学和发病机制

近年来，骨巨细胞瘤分子研究进展迅速，部分研究成果已用于该肿瘤的诊断和治疗。一方面是通过对 OPG-RANK-RANKL 通路的研究和认识，研发出相应的地诺单抗（denosumab）单克隆抗体药物用于骨巨细胞瘤患者的治疗。OPG 和 RANKL 都属于 TNF 超家族成员，是一种分泌型糖蛋白，作为 RANKL 受体通过与 RANKL 结合竞争性阻断 RANK/RANKL 的相互作用，抑制破骨细胞分化、减少骨吸收。RANK 是 RANKL 刺激破骨细胞分化和成熟的受体。*RANKL* 基因编码两种形式的 II 型跨膜蛋白和一种分泌蛋白以膜结合蛋白的形式存在，主要通过成骨细胞和成骨基质干细胞分泌，有促进破骨细胞前体分化成熟的作用。骨巨细胞瘤中的多核巨细胞表达 RANK，而单核细胞包括单核巨噬细胞样细胞和单核梭形间质细胞两种类型，二者在组织学无法区分。梭形巨噬细胞样单核细胞表达 RANK，另一种单核梭形间质细胞才是真正的肿瘤细胞，高表达 RANKL，通过与巨噬细胞样单核细胞表面的 RANK 受体结合，启动单核细胞的融合招募，促进破骨细胞样多核巨细胞的形成，从而导致病变部位的溶骨性改变。地诺单抗正是通过阻止 RANKL 介导的破骨巨细胞的形成和活化，进而抑制肿瘤的溶骨作用，为巨细胞瘤的治疗开启了新篇章，尤其对于那些肿瘤复发或病变位置不易进行手术的病例。另一方面，至少95%的骨巨细胞瘤存在编码组蛋白变体 H3.3 的 *H3F3A* 基因突变，其中以 G34W（甘氨酸34色氨酸）为主要的突变形式，少数情况下存在甘氨酸34突变为亮氨酸（G34L）或精氨酸（G34R）以及缬氨酸（G34V）等罕见突变形式。在实际工作中可

以通过免疫组化检测 H3. 3 G34W、一代测序、二代测序等方法协助骨巨细胞瘤的诊断与鉴别诊断。其中，免疫组化 H3. 3 G34W 在骨巨细胞瘤中表达具有高敏感性和特异性(图 25-5)，可作为骨巨细胞瘤首选的辅助诊断方法。

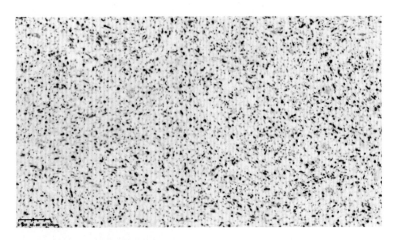

图 25-5 骨巨细胞瘤 H3. 3 G34W 阳性(免疫组织化学染色)

八、动脉瘤样骨囊肿

(一) 临床与病理学特点

动脉瘤样骨囊肿(aneurysmal bone cyst)是良性骨囊肿性病变，好发于 20 岁以前的青少年长骨干骺端。临床表现为疼痛和肿胀。影像学显示边界清晰的溶骨性破坏伴有液-液平面有提示价值。组织学病变富含出血和囊壁样组织，囊壁成分主要为增生的梭形成纤维细胞样细胞、散在多核巨细胞、炎细胞和反应骨等。梭形细胞无明显异型性，核分裂可较活跃。小骨的巨细胞病变目前被认为是实性动脉瘤样骨囊肿的一种亚型，分子改变与骨巨细胞瘤相同。

(二) 细胞、分子遗传学和发病机制

分子遗传学的研究结果发现动脉瘤样骨囊肿存在基因重排，被认为是真性肿瘤。约 70% 的动脉瘤样骨囊肿可检测到位于 17p13 的 USP6 基因易位，表现为断裂后与不同伙伴基因形成融合基因。其中 CDH11 是其主要的融合伙伴基因(30%)，其他融合伙伴基因包括 ThRAP3、CNBP、OMD、COL1A1、CTNNB1、STAT3、FOSL2、EIF1、SPARC、PAFAH1B1、USP9X 和 Runx2。但这些融合基因与动脉瘤样骨囊肿的预后没有直接关系。

九、脊索肿瘤

(一) 临床与病理学特点

脊索肿瘤(notochordal tumor)发病部位特殊，几乎只发生在中轴部位，从颅底到骶骨均可发生。中老年人居多。临床表现一般生长缓慢，有疼痛和部位相关的神经症状。脊索肿瘤包括良性脊索细胞肿瘤(benign notochordal cell tumor)、经典脊索瘤(conventional chordoma)、去分化脊索瘤(dedifferentiated chordoma)和分化差的脊索瘤(poorly differentiated chordoma)四种类型。其中前两种都有明显的脊索细胞分化特点，后两种类型会出现高级别恶性肿瘤的成分。经典型脊索瘤的瘤组织呈分叶状结构，体积较大的上皮样胞质透亮的空泡状细胞常常呈条索或簇状分布在黏液间质中，部分肿瘤会出现类似软骨肉瘤样改变。去分化脊索瘤有分化好的经典脊索瘤区域，也有分化差的高级别肉瘤样区域。分化差的脊索瘤是近年来新增的一个亚型，好发于年轻人的颅底和颈椎等位置，镜下呈高级别恶性肿瘤特点，缺乏脊索细胞分化，常伴有特殊蛋白表达。

(二) 细胞、分子遗传学和发病机制

脊索瘤的发生和 brachyury(短尾畸形)表达密切相关。Brachyury 是 T-box 蛋白家族成员，由定位于

6q27 的 *TBXT*(T-Box transcription factor T,T-Box 转录因子 T)编码,主要通过与靶基因的 DNA 特定区域结合调节靶基因的活性,在胚胎发育和脊索组织的形成调控上发挥关键性作用。Brachyury 可通过影响多种信号通路、细胞周期和细胞外基质构成而影响脊索瘤的发生和发展。大约 27% 的脊索瘤因 *TBXT* 的拷贝数增加而导致。家族性脊索瘤患者会出现 *TBXT* 的串联重复改变。还有研究显示脊索瘤患者中 *TBXT* 中 SNP rs2305089 异常与脊索瘤发展密切相关。另外,16% 的脊索瘤病例中可检测到 PI3K 信号传导突变,10% 的脊索瘤病例中检测到 LYST(lysosome trafficking regulator,溶酶体运输调节器)的失活。临床病理工作中采用免疫组化技术检测 brachyury 抗体对脊索瘤的诊断具有重要参考价值。

十、骨的其他肿瘤

部分骨的纤维结构不良出现 *GNAS* 基因突变,表现为精氨酸发生错义突变形成半胱氨酸(R201C)和组氨酸(R201H),这种错义突变发生的比例较高,可通过 PCR、一代和二代测序验证。当突变导致 G 蛋白 α 亚单位 GTP 酶活性丧失,激活 AC 使 cAMP 过量影响成骨细胞分化,最终导致板层骨成熟异常,出现形状怪异的不成熟编织骨和纤维组织。骨血管源性肿瘤细胞和分子遗传学特点与软组织血管源性肿瘤一样,在此不做赘述。虽然 80% 的非骨化性纤维瘤病例中会出现 *KRAS* 和 *FGFR* 突变,但该突变会随着时间的推移而减弱。目前的研究还不足以解释其发病机制。超过 85% 的朗格汉斯细胞组织细胞增生症出现 MAPK 信号通路异常,表现为 *BRAF* 或 *MAPK21* 异常及少数 *ARAF*、*ERBB3*、*NRAS* 和 *KRAS* 基因异常。大约 50%~60% 的 Erdheim-Chester 病也出现 *BRAF* 突变。针对 *BRAF* 突变的靶向药物维莫非尼和达拉非尼已应用于临床治疗多种肿瘤。

十一、骨肿瘤标本常用分子检测方法及标本脱钙

日常工作中,骨肿瘤常用的分子病理检测方法包括荧光原位杂交(FISH),反转录 PCR(RT-PCR),DNA 测序(DNA Sequencing),高通量测序技术等。不常用的方法包括细胞遗传学分析(cytogenetic analysis),比较基因组杂交(CGH)等。需要特别注意的是,骨肿瘤在进行分子病理学检测时无法回避脱钙过程。一般脱钙过程由于使用酸类制剂,核酸会出现降解而导致检测结果失败。目前国际指南推荐脱钙前,应尽量剔出少量质软的新鲜组织,然后使用 EDTA(ethylenediaminetetraacetic acid,乙二胺四乙酸)来进行骨标本脱钙以保证分子检测质量。

结　语

随着我国人均寿命延长和人口老龄化,骨疾病的发病率会呈现明显上升趋势。因此,骨疾病特别是骨肿瘤仍是威胁人类健康的重要疾病。可喜的是,最近有关该领域的基础和临床研究取得了明显进展,相信随着细胞、分子、免疫等领域对这些疾病研究的不断深入,理论上阐明这些疾病发病机制的同时,有望为临床的早期诊断、早期治疗、免疫治疗以及患者预后评估提供潜在标记物,同时可为临床靶向治疗这些疾病提供重要的分子靶标。

(韩安家　丁宜)

主要参考文献

[1] COLEMAN W B,TSONGALIS G J. Molecular pathology-the molecular basis of human disease[M]. 2nd ed. Amsterdam:Elsevier,2018.

[2] The WHO classification of tumours editorial board. WHO classifcation of soft tissue and bone tumours[M]. 5th ed. Lyon:IARC,2020.

[3] BOVÉE J. An issue of surgical pathology clinics[M]//Bone Tumor Pathology. 1st ed. Amsterdam:Elsevier,2017:513-730.

[4] CZERNIAK B. Dorfman and czerniak's bone tumors[M]. 2nd ed. Amsterdam:Elsevier,2016.

[5] LAM S W,VAN IJZENDOORN D G P,CLETON-JANSEN A M,et al. Molecular pathology of bone tumors[J]. Journal of Molecular Diagnostics,2018,21(2):171-182.

[6] MAJIDINIA M,SADEGHPOUR A,YOUSEFI B. The roles of signaling pathways in bone repair and regeneration[J]. Journal of

Cellular Physiology,2018,233(4):2937-2948.

［7］KOIDE M,KOBAYASHI Y. Regulatory mechanisms of sclerostin expression during bone remodeling［J］. Journal of Bone and Mineral Metabolism,2019,37(1):9-17.

［8］KAWAI S,MICHIKAMI I,KITAGAKI J,et al. Syntaxin 4a regulates matrix vesicle-mediated bone matrix production by osteoblasts［J］. Journal of Bone and Mineral Research,2017,32(3):440-448.

［9］BAUMHOER D,AMARY F,FLANAGAN A M,et al. An update of molecular pathology of bone tumors. Lessons learned from investigating samples by next generation sequencing［J］. Genes Chromosomes Cancer,2019,58(2):88-99.

第四篇

人类疾病的分子病理诊断及其个体化医疗

第二十六章

人类疾病的分子诊断及质量监控

分子诊断是指以 DNA 和 RNA 为诊断材料,用分子生物学技术通过检测基因的存在、缺陷或表达异常,从而对人体状态和疾病作出诊断的技术,其基本原理是检测 DNA 或 RNA 的结构是否变化、量的多少及表达功能是否异常,以确定受检者有无基因水平的异常变化,对疾病的预防、预测、诊断、治疗和预后具有重要意义。

分子病理诊断,是指应用分子生物学技术,从基因水平上检测细胞和组织的分子遗传学变化,以协助病理诊断和分型、指导靶向治疗、预测治疗反应及判断预后的一种病理诊断技术,是分子生物学、分子遗传学和表观遗传学的理论在临床病理中的应用。分子病理诊断已成为疾病管理和预防的一个重要组成部分,已成为大多数医院的常规基础工作。由于许多新的基因和引起疾病的驱动突变得到了鉴定,新的靶向药物的开发,临床对分子病理诊断的需求快速增长。本章主要讨论分子诊断的质量监控及与分子病理诊断密切相关的一些分子生物学方法,包括基因变异、基因扩增与丢失和基因表达谱改变的检测方法,核酸分子杂交、蛋白质组学、高通量聚合酶链反应(PCR)测序、液体活检等技术的原理和方法。

第一节 分子病理学诊断的质量监控

随着疾病个体化治疗的发展,分子病理诊断已越来越多地应用于临床。分子病理诊断主要是指基于疾病组织和细胞等样本的分子检测,用于协助病理诊断和分型、指导靶向治疗、预测治疗反应及判断预后等。根据《分子病理诊断实验室建设指南(试行)》《医疗机构管理条例》《医疗机构临床实验室管理办法》《医疗机构临床基因扩增检验实验室管理办法》《医疗技术临床应用管理办法》和《病理科建设与管理指南(试行)》等文件要求,分子病理诊断实验室的规范化建设包括人员、实验室的设置和管理、项目和试剂的准入、质量保证和质量控制体系的建立等多个方面,是准确实施分子病理诊断的关键环节。

一、人员准入

1. 分子病理诊断实验室工作人员均应经过有资质的培训机构培训合格,并取得上岗证后方可上岗。

2. 实验室不得使用非本单位技术人员从事相关检测工作。

3. 实验室负责人应是具有临床医学和病理学专业背景、具有分子生物学相关工作经历、具有副主任医师以上专业技术职称、从事本专业的本单位在职医师,主要职责是监督实验室运行、实施质量控制、开展新项目等。

4. 授权签字人应是取得临床病理学和/或遗传学执业医师资格证书、具有中级或以上专业技术职称、从事本专业的本单位在职医师或技术人员。

5. 分子病理技术员应具备病理学、分子生物学的基本知识,本科以上学历,并进行过相关专业技术的技能培训或进修学习,获得相应的上岗资格证书。

6. 对实验室工作人员应制订工作能力评审的内容和方法,每年评审,对新进工作人员在最初 6 个月内应至少进行 2 次能力评审,保存评审记录。当职责变更时,或离岗 6 个月以上再上岗时,或政策、程序、技术有变更时,应对相关工作人员进行再培训和再评审。合格后才可继续上岗,并记录。

二、实验室的设置要求

分子病理诊断实验室应根据开展的项目进行相应实验室或实验区的设置,实验室设置能满足检测要求。最常用的设置如下。

(一) 标本前处理区设置

所有分子病理诊断实验室均应设置独立的标本前处理区,用于组织切片、脱蜡、水化、染色等。

1. 标本前处理区场地基本要求　有保证开展工作的空间,且不影响工作质量、质量控制程序和人员安全。应包括切片区和脱蜡区,其中脱蜡、水化及染色须在通风设施中进行。

2. 标本前处理区的设备　应包括切片机、裱片机、切片刀及防样本交叉污染的消毒用具、紫外灯、电热恒温箱、脱蜡缸、水化缸及 HE 染色缸。

(二) 临床基因扩增实验室设置

对于涉及基因扩增的项目均应设置临床基因扩增实验室。临床基因扩增实验室规范化设置详见《临床基因扩增检验实验室管理暂行办法》和 ISO15189/CNAS95.2 设施和环境条件,简述如下。

1. 场地基本要求

(1) 应有保证开展工作的空间,且不影响工作质量、质量控制程序和人员安全。

(2) 设计与环境应适合所从事的工作。实验室设施宜保障能正确进行操作,设施包括能源、光照、通风、供水、废弃物处置及环境条件等。

2. 区域划分要求　原则上,临床基因扩增实验室应当设置标本前处理区、试剂储存和准备区、标本制备区、扩增区、扩增产物分析区。各区有独立的通风系统,并有缓冲间。根据使用仪器的功能,区域可适当合并。例如使用实时荧光 PCR 仪,扩增区、扩增产物分析区可合并;采用样本处理、核酸提取及扩增检测为一体的自动化分析仪,则标本制备区、扩增区、扩增产物分析区可合并。

3. 空气流向要求　各实验区与缓冲间应有一定的通风压力差,保证合理的空气流向,防止污染。实验室空气流向可按照试剂储存和准备区→样本制备区→扩增区→扩增产物分析区进行,防止扩增产物顺空气气流进入扩增前的区域。

4. 设备要求　临床基因扩增实验室应配置检测工作所需的全部设备,按实验室工作区域划分,仪器设备基本配置标准如下。

(1) 试剂储存和准备区:应包括 2~8℃ 和 -20℃ 以下冰箱、混匀器、微量加样器(覆盖 0~1 000μl)、固定紫外灯和可移动紫外灯(近工作台面)、消耗品、专用工作服、工作鞋(套)和专用办公用品。

(2) 标本制备区:应包括 2~8℃ 冰箱、-20℃ 或 -80℃ 冰箱、低温高速离心机、混匀器、水浴箱或加热模块、微量加样器、可移动紫外灯(近工作台面)、二级生物安全柜、紫外分光光度计、消耗品、专用工作服和工作鞋(套)和专用办公用品。

(3) 扩增区:应包括各种核酸扩增仪、微量加样器、可移动紫外灯(近工作台面)、消耗品、专用工作服、工作鞋和专用办公用品。

(4) 产物分析区:应包括与检测项目相一致的设备、微量加样器、电泳仪器设备、凝胶成像系统、可移动紫外灯(近工作台面)、消耗品、专用工作服、工作鞋和专用办公用品。

(三) 原位杂交实验室设置

1. 场地基本要求　应有保证开展工作的空间,且不影响工作质量、质量控制程序和人员安全,应包括实验区和图像采集与分析区。

(1) 实验区:用于标本预处理、消化、变性杂交、洗涤和封片等。使用荧光标记探针的检测应保证可以避光操作。

(2) 图像采集与分析区:用于阅片、图像采集、分析和出具报告等。使用荧光标记探针的检测应保证可以避光操作。

2. 设备要求　各区应配备以下相关仪器设备。

(1) 实验区:应包括电磁炉、水浴锅、离心机、pH 计、杂交仪和冰箱(-20~4℃)。

（2）图像采集与分析区：荧光显微镜、电脑及图像采集分析软件。

（四）免疫组织化学实验室设置

1. **场地基本要求**　应有保证开展工作的空间，且不影响工作质量、质量控制程序和人员安全，应包括实验区和图像采集与分析区。

（1）实验区：用于标本预处理、抗原修复、滴加一抗及二抗、二氨基联苯胺（diaminobenzidine，DAB）显色、苏木素对比染色、洗涤、脱水和封片等。

（2）图像采集与分析区：用于阅片、图像采集、分析和出具报告等。

2. **设备要求**　各区应配备以下相关仪器设备。

（1）实验区：应包括切片机、烤片机、不锈钢高压锅、医用微波炉、水浴锅、pH 计、湿盒、全自动免疫组织化学仪，冰箱（-20~4℃）。

（2）图像采集与分析区：光学显微镜、电脑及图像采集分析软件。

三、实验室生物安全

应符合国家实验室生物安全有关规定，具体可参照 CNAS-CL05：2009《实验室生物安全认可准则》。实施生物安全风险评估，针对各工作区制订针对性的防护措施及限制进入的标识和措施。各工作区域应有明确的标记，不同工作区域内的设备、物品不能混用。

四、检测项目准入

1. **开展项目**　应为"全国医疗服务价格项目规范"中列入的项目，以及经当地权威机构技术准入评估后开展的项目。

2. **工作量要求**　应有一定工作量，至少开展 1 项分子病理检测项目，每年检测量不少于 100 例。

五、质量保证和质量控制

任何分子病理诊断项目应建立完善的质量保证和质量控制体系。质量保证应贯穿实验前、中、后各个环节以保证实验过程的合理有效。质量控制包括室内质评和室间质评，以保证结果的准确可靠。相关内容较多，不同项目有不同的具体要求，特别强调以下几点。

1. **检测能力和检测体系评估**　在正式开展新项目之前，必须对实验室的检测能力和检测体系（仪器、试剂、耗材）进行评估，应选择 1~2 家已开展且已获得资质的实验室进行比对验证，其一致性应在 95% 以上。建立标准操作程序，有完整的检测记录和技术档案。

2. **病理评估**　任何病变组织或细胞在检测前，均要求有病理医师进一步明确病变组织是否与病理诊断一致，并评价标本有无出血、坏死和不利于核酸检测的前处理（例如含盐酸的脱钙液处理），避免由于标本处理方法的不当而出现假阴性结果，评估标本中病变细胞（如肿瘤细胞）的总量和比例是否达到检测要求。

3. **室内质评和室间质评**　定期开展实验室内部质量控制，做好相应记录，及时解决出现的问题。参加外部质量控制活动，每年应进行 1~2 次，外部质控阳性和阴性结果的一致性应达到 90% 以上。

4. **设备强检**　应对分析设备如加样系统、检测系统和温控系统进行校准。应定期对 PCR 仪、加样器、温度计和恒温设备进行校准并有校准记录和报告。部分设备根据检测目的和要求，可按制造商校准程序进行，如生物安全柜、切片机、显微镜等。

六、试剂和消耗品准入和管理

1. **试剂选择**　首选具有国家药品监督管理局（National Medical Products Administration，NMPA）认证的试剂。应建立一套完整的试剂购进与质检标准操作规程，并严格实施和记录。

2. **试剂和消耗品的使用和记录**　应在有效期内使用，并有试剂和耗材检查、接收或拒收、贮存和使用的记录。商品化试剂使用记录还应包括使用效期和启用日期。自配试剂记录应包括试剂名称或成分、规格、储存要求、制备或复融的日期、有效期及配制人。

3. **试剂和消耗品应有库存控制系统**　库存控制系统应当包括所有相关试剂、控制物质和校准品的批号记录,实验室接收日期及投入使用日期记录。

4. **试剂和消耗品的质量评价**　实验室应对影响检测质量的关键试剂、消耗品及服务的供应商进行评价;保存评价记录并列出核准使用的名录。

七、报告格式及内容

1. 分子病理诊断报告应有完善的报告格式和内容。应包括患者基本信息、标本信息(部位、类型、固定时间和固定方法等)、使用方法、主要试剂来源、对照设置情况、病理评估情况、检测结果、结论及必要的解释。

2. 免疫组织化学报告应作为常规病理报告的一部分,不宜单独签发免疫组织化学报告,应根据常规病理报告进行评估检测结果、结论及必要的解释。

第二节　分子病理学诊断方法

随着分子生物学、分子遗传学和表观遗传学的发展与进步,分子病理诊断的技术迭代和应用拓展正迎来新的阶段,分子技术给病理这个现代医学的基础学科不断带来勃勃生机与不竭动力。作为一项跨界融合的新兴技术,分子病理在疾病的诊断与分型、靶向治疗指导、治疗反应预测及预后判断等方面都发挥着巨大的作用,正在成为精准医疗的入口。分子病理学研究方法种类繁多,所有分子生物学及相关研究方法均可应用于分子病理学研究,根据病理精准诊断、靶向治疗的需求和疾病在分子水平上变化的特点,研究方法涉及 DNA、RNA 和蛋白质多个层面,常用研究方法包括传统遗传学方法、免疫组化及蛋白印迹方法、核酸杂交方法、基于 PCR 的检测方法、各类测序方法、生物信息分析方法等,根据分子病理诊断未来的发展趋势及在个体化诊疗的重要意义,着重介绍以下几种方法。

一、基因检测

(一) 数字 PCR

当前核酸分子的定量有三种方法,光度法基于核酸分子的吸光度来定量;实时荧光定量 PCR(quantitative real time polymerase chain reaction,qRT-PCR)基于 Ct 值,Ct 值就是指可以检测到荧光值对应的循环数;数字 PCR(digital PCR,dPCR)是最新的定量技术,基于单分子 PCR 方法来进行计数的核酸定量,是一种绝对定量的方法。主要采用当前分析化学热门研究领域的微流控或微滴化方法,将大量稀释后的核酸溶液分散至芯片的微反应器或微滴中,每个反应器的核酸模板数少于或者等于 1 个。这样经过 PCR 循环之后,有一个核酸分子模板的反应器就会给出荧光信号,没有模板的反应器就没有荧光信号。根据相对比例和反应器的体积,就可以推算出原始溶液的核酸浓度。

数字 PCR 系统的应用领域:癌症生物标志物研究和拷贝数变异分析、癌症突变的变异程度、检测稀有的 DNA 靶拷贝以及解析拷贝数变异状态。病原体检测精确地对靶 DNA 或 RNA 分子中的细微变化进行定量分析,从而检测和监测病原体。基因表达分析可对少量 mRNA 和 miRNA 的细微变化进行准确及重复性极佳的检测。环境监测可测试多种环境样品,例如土壤和水。食品检测采用经过验证的微滴式数字 PCR(droplet digital PCR,ddPCR)方法对遗传修饰生物体(genetically modified organism,GMO)进行评估。

(二) 高通量测序技术

高通量测序技术又称"下一代"测序技术,以能一次并行对几十万到几百万条 DNA 分子进行序列测定和一般读长较短等为标志。高通量测序技术是对传统测序一次革命性的改变,一次对几十万到几百万条 DNA 分子进行序列测定,因此在有些文献中称其为下一代测序技术(next-generation sequencing,NGS),足见其划时代的改变,同时高通量测序使得对一个物种的转录组和基因组进行细致全貌的分析成为可能,所以又被称为深度测序(deep sequencing)。

随着第二代测序技术的迅猛发展,科学界也开始越来越多地应用第二代测序技术来解决生物学问题。比如在基因组水平上对还没有参考序列的物种进行从头测序(de novo sequencing),获得该物种的参考序列,为后续研究和分子育种奠定基础;对有参考序列的物种,进行全基因组重测序(whole genome resequencing),在全基因组水平上扫描并检测突变位点,发现个体差异的分子基础。在转录组水平上进行全转录组测序(whole transcriptome sequencing),从而开展可变剪接、编码序列 SNPs 等研究;或者进行 miRNA 测序,通过分离特定大小的 RNA 分子进行测序,从而发现新的 miNA 分子。在转录组水平上,与染色质免疫沉淀(ChIP)和甲基化 DNA 免疫沉淀(MeDIP)技术相结合,从而检测出与特定转录因子结合的 DNA 区域和基因组上的甲基化位点。

需要特别指出的是第二代测序结合微阵列技术而衍生出来的应用——目标序列捕获测序技术。这项技术首先利用微阵列技术合成大量寡核苷酸探针,这些寡核苷酸探针能够与基因组上的特定区域互补结合,从而富集到特定区段,然后用第二代测序技术对这些区段进行测序。目前提供序列捕获的厂家有安捷伦(Agilent)和罗氏 NimbleGen(Roche Nimblegen),应用最多的是人全外显子组捕获测序。科学家们目前认为外显子组测序比全基因组重测序更有优势,不仅仅是费用较低,更是因为外显子组测序的数据分析计算量较小,与生物学表型结合更为直接。

目前,高通量测序开始广泛应用于寻找疾病的候选基因上。内梅亨大学的研究人员使用这种方法鉴定出 Schinzel-Giedion 综合征中的致病突变,Schinzel-Giedion 综合征是一种导致严重的智力缺陷、肿瘤高发以及多种先天性畸形的罕见病。他们使用 Agilent SureSelect 序列捕获和 Solid 对四位患者的外显子组进行测序,平均覆盖度为 43 倍,读长为 50nt,每个个体产生了 2.7~3Gb 可作图的序列数据。他们聚焦于全部四位患者都携带变异体的 12 个基因,最终将候选基因缩小至 1 个。而贝勒医学院(Baylor College of Medicine)基因组测序中心也计划对 15 种以 Science 杂志年度十大科学突破上疾病进行研究,包括脑癌、肝癌、胰腺癌、结肠癌、卵巢癌、膀胱癌、心脏病、糖尿病、自闭症以及其他遗传疾病,以更好地理解致病突变以及突变对疾病的影响。

(三) DNA 甲基化检测技术

DNA 甲基化作为表观遗传学研究的重要范畴,已经越来越受到研究者的关注。近些年来,随着 DNA 甲基化与组蛋白甲基化的联合作用机制、RNA 干扰机制及去甲基化机制的发现,使得 DNA 甲基化研究受到广泛关注,从医学领域扩展到动植物研究当中,同时在研究方法上也取得了很大的突破。现在用于 DNA 甲基化检测的方法大概有十多种,从应用上来分,大致可以分成两类:全基因组甲基化分析及特异位点甲基化检测。

1. 全基因组甲基化检测技术

(1) 基于芯片平台的全基因组甲基化筛选:芯片平台作为目前比较成熟的筛选工具,已经在很多领域有了相应的应用。多家芯片公司在 DNA 甲基化有了相应的产品提供,其中应用最为广泛的是 Agilent 平台和 Illumina 平台,相应的产品包括安捷伦人 CpG 岛微阵列试剂盒(Agilent Human CpG Island Microarray Kit),人甲基化 27K 芯片(Infinium Human Methylation 27K Bead Chip)和人甲基化 450k 芯片(Infinium Human Methylation 450K Bead Chip)。

Agilent 平台因为 MeDIP 技术本身的特点,不能达到单碱基的分辨率,而 Illumina 的 Infinium 和 GoldenGate 检测技术却能做到。Illumina 的 Infinium 甲基化检测技术来源于前期的 SNP 检测,采用的是单碱基延伸的原理。利用两个特异位点的探针检测这些序列差异的位点,一个探针是为甲基化位点(M 磁珠类型)设计的,另一个是为未甲基化位点(U 磁珠类型)设计的。探针的单碱基延伸掺入了一个标记的双脱氧核苷三磷酸(ddNTP),它随后被荧光试剂染色。通过计算甲基化与未甲基化位点的荧光信号比例,可确定检测位点的甲基化水平。Illumina 公司早期推出的 Infinium Human Methylation 27K Bead Chip 芯片覆盖 27 578 个 CpG 位点。这款芯片在医学领域有广泛的应用,除了和肿瘤相关的甲基化筛选之外,也能用于其他疾病相关甲基化检测。因此对这款产品,研究者给予了很高的评价,目前此产品已停产,取而代之的是 Infinium Human Methylation 450k Bead Chip 芯片。它以单碱基分辨率覆盖了基因组中超过 45 万个甲基化位点,实现了基因区域和 CpG 岛的全面覆盖。此外,还包括 CpG 岛之外的 CpG 位点,在人类干细胞中鉴定出的非 CpG 甲基化位点,以及肿瘤和正常组织中差异表达的甲基化位点等。它的高覆盖度、高通量以及低价格,让它成为进行全基因甲基化筛选的有力武器。

（2）基于高通量测序平台的甲基化图谱分析:随着第二代测序技术的快速发展,测序成本大幅度下降,使得真正实现全基因组甲基化分析的研究成为可能。随着人类甲基化图谱绘制成功,已经陆续有多个物种的甲基化图谱构建完成。研究者将传统的 DNA 甲基化检测方法,如亚硫酸氢盐转化与高通量测序相结合,可以实现单碱基精度的甲基化图谱的构建。此外将成熟的 MeDIP 技术与二代测序相结合,可以快速有效地寻找基因组上的甲基化区域,从而比较不同细胞、组织、甚至疾病样本间的 DNA 甲基化修饰模式的差异。因此该技术也特别适用于大样本量的疾病表观研究。

第三代测序技术的出现,更是让甲基化的直接测定成为可能。一年前,美国 Pacific Biosciences 公司利用独有的单分子实时测序(Single Molecule Real Time,SMRT)技术,直接测定了 DNA 的甲基化。

2. 特异位点甲基化检测技术

（1）甲基化特异性 PCR(methylation specific PCR,MSP):DNA 在亚硫酸氢盐作用后,DNA CpG 若无甲基化,则序列中的 C 改变为 U,若有甲基化则保持不变,因此从理论上讲,用不同的引物做 PCR,即可检测出这种差异,从而确定基因有无 CpG 岛甲基化。因此根据目的基因修饰前后的改变,就可以相应设计 M 和 U 引物,有时我们需要设计两轮引物。这种方法灵敏度高,无需特殊仪器,因此经济实用,是目前应用最为广泛的检测方法。不过也存在一定的局限性,预先需要知道待测片段的 DNA 序列,引物的设计非常重要。另外,亚硫酸氢盐处理也十分关键,若处理不完全则可能导致假阳性的出现。

（2）亚硫酸氢盐测序 PCR(bisulfite sequencing PCR,BSP):这种方法一度被认为是 DNA 甲基化分析的"金标准"。它的过程如下:经过亚硫酸氢盐处理后,设计引物进行 PCR 扩增目的片段,并对 PCR 产物进行克隆测序,将序列与未经处理的序列进行比较,判断 CpG 位点是否发生甲基化。这种方法可靠,且精确度高,能明确目的片段中每一个 CpG 位点的甲基化状态,但因为涉及测序,其结果准确但要求克隆时所挑选的克隆较多,操作烦琐,不易大批量操作。另外,甲基化程度的定量依赖于挑选克隆的数目,因此这种方法只能算得上是一种半定量的技术方法。目前一般会先用 BSP 找到甲基化位点,然后根据甲基化位点设计 MSP 引物,进行相应 PCR 条件摸索,以用于大量样本的筛选。

（3）甲基化敏感性高分辨率熔解曲线(methylation-sensitive high resolution melting,MS-HRM)分析:通过熔解曲线分析可以将单碱基序列的差异转变成熔解曲线的差异,因此 DNA 样本经过亚硫酸氢盐处理后,甲基化与未甲基化 DNA 会存在序列差异,这种差异可通过熔解曲线分析来发现。使用该方法进行甲基化分析仅需一对引物,相对简单,不过这种方法对仪器的要求颇高,需要带 HRM 模块的荧光定量 PCR 仪,并且在进行实时定量 PCR 过程中,需要使用饱和的荧光染料。利用 MS-HRM 技术进行甲基化检测只能对检测片段整体甲基化情况进行分析,并不能明确每个 CpG 位点的甲基化状态。因此这种技术适用于大量样本的检测,筛选出感兴趣的 CpG 位点,然后利用其他方法进行单个位点的精确检测及甲基化程度的精确定量。

（4）联合亚硫酸氢钠的限制性内切酶分析法:这种方法是将亚硫酸氢盐处理与酶切相结合来进行甲基化检测。DNA 样本经亚硫酸氢盐处理后,利用 PCR 扩增。扩增产物纯化后用限制性内切酶(BstUI)消化。若其识别序列中的 C 发生完全甲基化(5mCG5mCG),则 PCR 扩增后保留为 CGCG,BstUI 能够识别并进行切割;若待测序列中,C 未发生甲基化,则 PCR 后转变为 TGTG,BstUI 识别位点丢失,不能进行切割。这样酶切产物再经电泳分离、探针杂交、扫描定量后即可计算出原样本中甲基化的比例。

这种方法最大的优点就是相对简单,可进行快速定量,且需要的样本量少。然而,它的局限性也十分明显,只能获得特殊酶切位点的甲基化情况,且阴性结果并不能排除样品 DNA 中存在甲基化的可能。

（5）荧光定量法:这种技术是在 MSP 技术上发展起来的,在 MSP 扩增过程中利用荧光染料进行定量。探针法的应用使得该技术具有更高的精确性。其原理与 SNP 检测类似,针对亚硫酸氢盐处理之后的 DNA 片段,在甲基化位点上会存在单碱基的差异,根据这种差异进行探针设计,随后进行实时定量 PCR,就能够检测甲基化的差异。这种方法最大的优势在于其高敏感性和较高通量,且无需在 PCR 后电泳、杂交等操作,减少了污染和操作误差。

(6) 焦磷酸测序:随着技术的不断改进,现在认为焦磷酸测序(pyrosequencing)技术是甲基化检测新的"金标准"。焦磷酸测序作为一种新的序列分析技术,能够快速地检测甲基化的频率,对样品中的甲基化位点进行定性及定量检测,为甲基化研究提供了新的途径。在序列延伸过程中,根据 C 和 T 的掺入量来定量确定单个位点的 C-T 比例。因此,不同位点的甲基化变异就能被准确检测,并给出精确的甲基化程度的数据。

二、蛋白质组学分析方法及应用

在人类基因组、后基因组计划时代,蛋白质组学(proteomics)具有实时、高通量的优点,其方法又易于操作,且可快速而直观地获得结果。蛋白质组学主要的研究手段是 2D 凝胶电泳。第一维是 Y 轴方向的等电点聚焦(isoelectric focusing,IEF)或固定化 pH 梯度(immobilized ph gradient,IPG)电泳;第二维是 X 轴方向的 SDS 聚丙烯酰胺凝胶电泳(SDS polyacrylamide gel electrophoresis,SDS-PAGE)。电泳后,可用银染或荧光染色加以显示。对比研究后圈定有变化的功能蛋白质,用 Ettan 公司飞行时间质谱(MALDI-TOF)来鉴定该蛋白质,以确定氨基酸组成、等电点及分子量等,再经微量氨基酸测序仪测定蛋白质或多肽的氨基酸序列,与数据库进行比较,以确定表达有差异的蛋白质或多肽片段是已知的还是未知的。如是未知的可根据氨基酸序列进一步克隆该基因。如 Stoler 认为每个肿瘤细胞中存在大约 11 000 个基因改变,某些基因改变均可通过使编码蛋白过度表达或产生突变而成为肿瘤抗原,通过功能蛋白质组学研究,依托大规模 2D 凝胶电泳与质谱分析系统,可寻找新的肿瘤特异抗原。事实上,蛋白质组学在医学生物学研究领域的各个方面都有其巨大的潜力,如肿瘤学、发育生物学及重大疾病发生机制等。蛋白质组学直接研究细胞蛋白或多肽的表达,不仅是对 mRNA 研究水平的一个重要补充,而且由于转录后和翻译、翻译后水平的调节,以及 mRNA 和蛋白、多肽的表达存在一定的差异,故蛋白质组学还有基因转录水平研究所不能替代的作用。可以预测,蛋白质组学的研究必定是新世纪生命科学的又一热点。但是蛋白质组学所采取的 2D 凝胶电泳的方法,每次只能检测约数千个点,如按 Stoler 的估算,肿瘤细胞有 11 000 个基因发生改变,充其量每次 2D 凝胶电泳仅能检测一小部分的蛋白质及多肽,如考虑到不变基因的编码产物,该比例恐怕更小。要真正做到蛋白质组学的研究,必须把细胞提取的所有蛋白及多肽按分子量或等电点分为若干组分,分别进行 2D 凝胶电泳,这样才能反映整个细胞蛋白质及多肽的状态。

三、液体活检

从人类血液和其他体液中获取遗传信息,包括体细胞突变、表观遗传变化和差异表达,正日益显示出作为分子液体活检的巨大潜力。来源于白细胞的基因组 DNA 长期以来被用于生殖系遗传疾病的分子诊断。免疫系统全谱分析作为诊断、预后和治疗管理的临床应用也越来越受到关注。最近,由于新技术(如 NGS)的出现,血液中形式的遗传物质,包括来自循环肿瘤细胞(circulating tumor cells,CTCs)的 DNA/RNA,非细胞核酸(cell free nucleoacids,cfNAs),包括无细胞 DNA 或游离 DNA(cell-free DNA,cfDNA)、游离 RNA(cell-free RNA,cfRNA)和循环 miRNA,现在可以用于分子检测。另一种核酸或蛋白质的来源可以在循环中找到核糖核酸蛋白复合物或包装成小的胞外囊泡,如凋亡体和外泌体。外泌体具有保护 RNA 不被降解的优点,可以穿过血脑屏障。

Mandel 和 Metais 于 1948 年发现,血液中 cfNAs 的存在为活检开辟了一条潜在的新途径。cfNAs 是由凋亡或坏死细胞释放到血流中的小核酸片段。cfDNA 浓度在某些生理或病理生理条件下增加,包括癌症、急性创伤、妊娠、移植和感染。高灵敏度和精确技术(如 NGS)的发展为 cfDNA 的临床应用开辟了可能。液体活检的优点很多,与传统的组织活检不同,它的微创性和对患者的风险更低,成本更低,避免了并发症和遗传异质性导致的取样偏差。通过液体活检,可以获得疾病过程中的连续样本,从而密切监测疾病进展和治疗反应。液体活检的应用是广泛而强大的,特别是肿瘤和产前筛查。

cfDNA 在肿瘤学中的临床应用越来越广泛。循环肿瘤 DNA(circulating tumor DNA,ctDNA)原发和转移的肿瘤病灶中释放。ctDNA 的水平是高度可变的,从 cfDNA 总量的<0.1% 到>50%。从检测到监测,

ctDNA 分析提供了有用的信息。除了 cfDNA 外,CTCs 的存在也可以作为 DNA 分子检测的来源。CTCs 是肿瘤细胞从原发和转移部位进入血流。然而,CTCs 在血液中极为罕见,特别是在早期癌症中,对它们的检测是一个挑战。相比之下,cfDNA 明显比 CTCs 更丰富,更容易纯化,这使得它成为分子诊断的首选来源,特别是在早期癌症中。液体活检可以对转移性疾病进行早期和系列评估,包括缓解期的随访、治疗效果的表征和克隆进化。ctDNA 的分离和鉴定有可能提高癌症的诊断、治疗和最小残留疾病监测。

早期癌症通过手术切除是可治愈的。然而,早期癌症通常很难发现,因为它们很小或没有症状。液体活检可用于癌症诊断和筛查,因为 ctDNA 浓度与癌症分期相关,ctDNA 可在早期癌症患者中检测到。利用 PCR(qPCR 和 dPCR)和基于 NGS 的技术,可以检测 cfDNA 中的癌症分子谱、体细胞突变谱、拷贝数改变和染色体重排。液体活检也可以帮助克服肿瘤遗传异质性的困难,因为 ctDNA 应该从多个肿瘤区域或不同的肿瘤病灶释放。FDA 批准将 cfDNA 突变检测作为辅助诊断(如 Cobas *EGFR* 突变检测),以帮助选择患者进行靶向治疗。与组织活检相比,cfDNA 分析最大的技术挑战是其低突变等位基因频率和高变化范围的 ctDNA 水平。因此,检测的技术敏感性和动态范围对 cfDNA 的临床应用至关重要。ctDNA 水平与癌症分期的关系提示 ctDNA 对预后的作用。除了 ctDNA 水平,突变模式还可以帮助将患者分成具有不同预后的分子亚型。由于 ctDNA 的半衰期短且无创,液体活检可用于实时监测治疗反应。对患者风险最小的系列检测为监测药物反应和疾病进展提供了解决方案。尽管不同癌症患者的 ctDNA 水平差异很大,但同一患者的 ctDNA 水平与疾病进展密切相关。即使在没有临床症状的情况下,对 ctDNA 的检测也可以提示存在微小残留病灶和/或由于治疗耐药性而复发的风险。最后,阐明耐药相关的分子变化是至关重要的,因为大多数接受匹配靶向治疗的患者,尽管反应改善,无进展生存期延长,最终发展成耐药和疾病进展。在产科领域,利用妊娠期间胎盘释放的 cfDNA 进行无创产前检测已经进入临床实践。液体活检可用于检测胎儿的染色体或遗传异常。NIPT 用于非整倍体筛选,比标准的产前筛查方法具有更高的敏感性和特异性。

1. 循环肿瘤细胞　循环肿瘤细胞(CTCs)是游离于血液循环系统中的肿瘤细胞,来源于原发肿瘤组织,是肿瘤细胞转移的重要方式,也是肿瘤患者术后复发的重要原因,同时还是激发癌症致死机制的重要因素。CTCs 作为肿瘤细胞,不仅包含肿瘤的 DNA 信息,同时还包含基因组、蛋白质组等信息,是研究肿瘤组织信息的丰富来源。CTCs 检测技术包括:

(1) 密度梯度离心:可将 CTCs 与红细胞、白细胞分离,根据不同密度沉降在不同区间而进行分离。目前市场上有较多的这种类型的试剂盒:Ficoll-paque solution(pharmacia fine chemicals,sweden) ,OncoQuick 等。

(2) 过滤法:依据 CTCs 体积大于血细胞的特性,对 CTCs 进行捕获。CTCs 的直径约为 $10 \sim 20 \mu m$,而血细胞大小为 $7 \sim 12 \mu m$,通过过滤,留下体积比较大的 CTCs。随着对 CTCs 研究深入,发现很多 CTCs 与白细胞大小类似甚至只有它一半或者更小。这些小或者超小 CTCs 的数目比例在某些肿瘤中可高达 1/3。

(3) 微流控芯片:针对 CTCs 的体积和可变形性对 CTCs 进行捕获,CTCs 的捕获率和特异性可达到 80% 以上。不仅能够检测 CTCs 的数量,而且可以分离活细胞进行其他分析,是未来 CTCs 检测的发展方向。微流控芯片内 CTCs 的分选富集方法主要分为生物化学方法和物理分离法。生物化学方法指的是选择特异性抗体对细胞表面表达的标志物进行特异性的抗原抗体吸附,达到分选的目的,物理法主要应用外力场(电、磁场、流体场、超声波等)基于细胞间的物理特性差异(大小、变形性、密度、介电性等)进行分离。

2. 血浆循环肿瘤 DNA(circulating tumor DNA,ctDNA)　ctDNA 是指人体血液循环系统中不断流动的携带(包括突变、缺少、插入、重排、拷贝数异常、甲基化等)来自肿瘤基因组的 DNA 片段。ctDNA 的主要来源包括:①来自坏死的肿瘤细胞;②来自凋亡的肿瘤细胞;③循环肿瘤细胞;④来自肿瘤细胞分泌的外泌体。

ctDNA 最成熟的应用是 NIPT(无创产前基因检测),抽取孕妇静脉血分析胎儿游离的片段 DNA,判断胎儿患唐氏综合征(21 三体综合征)的概率,已经是国内常见的优生优育筛查手段。

对 ctDNA 的分析包括定性和定量的分析,其中定性分析包括检测基因突变、缺失、插入、融合、重排、拷贝数变异、甲基化、微卫星不稳定(MSI)和杂合性丢失(LOH)等,定量分析就是计算 ctDNA 在血液中实时的含量,定性和定量均可反映肿瘤的存在和严重程度。

理论上说,一个细胞含有约 6~7pg 的 DNA,1ml 血能提取 10ng 游离 DNA,相当于来自约 2 000~3 000 个凋亡细胞的 DNA 量,但是一般情况下只占整个 ctDNA 的 1%,甚至 0.01%。因此,这对 DNA 的检测技术提出了比较高的要求。目前国内外均没有成熟产品,主要有两个方向:①应用测序技术直接获取 ctDNA 序列信息;②利用 DNA 扩增技术检测包含特定序列的 ctDNA 的浓度。ctDNA 的技术发展预测可以向着高精度和高通量的方向发展。NGS 由于其价格因素,未来还是用于研发,所以最新的研究都集中在富集靶向 DNA,将富集后的 DNA 做深度测序可以大幅度降低成本,但是如何高效准确地富集目的 DNA 序列仍旧是 ctDNA 检测的瓶颈。

3. **外泌体(exosome)**　外泌体是细胞分泌出的小泡,小泡中包含蛋白质、DNA、mRNA 以及一些 ncRNA,是细胞之间沟通的载体,研究发现这些外泌体与肿瘤的发生、发展、转移以及抗药性具有一定的相关性。肿瘤细胞以这些小泡为载体帮助其逃过免疫系统的监视,这些小泡一方面给肿瘤细胞的转移指引方向,另一方面也创造适合肿瘤生长的微环境。

外泌体携带的信息多样化。其中的蛋白质和核酸,均可用于癌症的早诊、复发监测、抗药性监测等相关方面的分析。而且外泌体在数量上多于 CTCs,更容易富集,在形式上分泌小泡能够有效保护核酸类物质,克服了 ctDNA 在血液中易降解的问题,在临床应用上有广泛前景。

四、生物信息学分析

在获得一个基因序列后,需要对其进行生物信息学分析,从中尽量发掘信息。通过染色体定位分析、内含子/外显子分析、ORF 分析、表达谱分析等,能够阐明基因的基本信息。通过启动子预测、CpG 岛分析和转录因子分析等,识别调控区的顺式作用元件,可以为基因的调控研究提供基础。通过蛋白质基本性质分析、疏水性分析、跨膜区预测、信号肽预测、亚细胞定位预测和抗原性位点预测,可以对基因编码蛋白的性质作出初步判断和预测。此外,通过相似性搜索、功能位点分析、结构分析、查询基因表达谱聚簇数据库、基因敲除数据库、基因组上下游邻居等,尽量挖掘网络数据库中的信息,可以对基因功能给出推论。

下面介绍其中一些基本分析。值得注意的是,在对序列进行分析时,首先应当明确序列的性质,是 mRNA 序列还是基因组序列,是计算机拼接得到还是经过 PCR 扩增测序得到,是原核生物还是真核生物,这些决定了分析方法的选择和分析结果的解释。

(一)　核酸序列分析

1. **双序列比对(pairwise sequence alignment)**　双序列比对是指比较两条序列的相似性和寻找相似碱基及氨基酸的对应位置,它是用计算机进行序列分析的强大工具,分为全局比对和局部比对两类,各以 Needleman-Wunsch 算法和 Smith-Waterman 算法为代表。由于这些算法都是启发式(heuristic)的算法,因此并没有最优值。根据比对的需要,选用适当的比对工具,在比对时适当调整空位罚分(gap penalty)和空位延伸罚分(gap extension penalty),以获得更优的比对。除了利用 BLAST、FASTA 等局部比对工具进行序列对数据库的搜索外,我们还推荐使用 EMBOSS 软件包中的 Needle 软件和 Pairwise BLAST。以上介绍的这些双序列比对工具的使用都比较简单,一般输入所比较的序列即可。

(1) FASTA 和 BLAST:FASTA 和 BLAST 是目前运用较为广泛的相似性搜索工具。这两个工具都采用局部比对的方法,选择计分矩阵对序列计分,通过分值的大小和统计学显著性分析确定有意义的局部比对。使用 FASTA 和 BLAST,进行数据库搜索,找到与查询序列有一定相似性的序列。一般认为,如果蛋白的序列一致性为 25%~30%,则可认为序列同源。BLAST 根据搜索序列和数据库的不同类型分为 5 种,另外 PSI-BLAST 通过迭代搜索,可以搜索到与查询序列相似性较低的序列。其中 BLASTN、BLASTP 在实践中最为常用,TBLASTN 在搜索相似序列进行新基因预测时特别有用。

(2) Needle 和 Pairwise BLAST:其中 Needle 适用于蛋白质和 DNA 序列,而 Pairwise BLAST 仅适用于 DNA 序列。

(3) 相似性和同源性:同源序列是指从某一共同祖先经过趋异进化而形成的不同序列。相似性是指序列比对过程中检测序列和目标序列之间相同碱基或氨基酸残基序列所占比例的大小。经过比对,当相似性高于一定程度,可以推测序列可能是同源序列,具有一定同源性。

2. **多序列比对和进化树**　在研究生物问题时,常常需要同时对两个以上的序列进行比对,这就是多序列比对。多序列比对可用于研究一组相关基因或蛋白,推断基因的进化关系,还可用于发现一组功能或结构相关基因之间的共有模式(pattern)。最常用的多序列比对工具为 Clustal W,多用于比较蛋白序列。

3. **开放阅读框(ORF)分析**　从核酸序列翻译得到蛋白质序列,需要进行 ORF 分析,每个生物信息学分析软件包几乎都带有翻译功能。推荐使用 NCBI 的 ORF Finder 软件或 EMBOSS 中的 Getorf 软件。ORF Finder 以图形方式,分为正链+1、+2、+3 和反链+1、+2、+3 六个相位预测 ORF;Getorf 可指定预测 ORF 的长度下限和指定预测正反链。进行 ORF 分析虽然比较简单,但应注意以下几点:

(1) 序列的准确性:尤其是通过计算机拼接的序列,需要根据 EST 和基因组序列进行反复校正。

(2) ORF 是否完整:看在 ORF 上游同一相位是否具有终止码,或者具有起始密码子。

(3) 参考 Kozak 一致性规律,即起始密码子位点符合 A/GCCATGG。

(4) 不要忽略反义读框。

4. **染色体定位**　根据基因组图谱对序列进行染色体定位和浏览其基因组上下游基因。具体方法为:①进行 Genomic BLAST 搜索;②通过"Genome view"观察基因组结构;③点击相应染色体区域,通过表意图(ideogram)和相应区域上下游的基因进行精确定位。

5. **基因结构分析**　根据基因的 mRNA 序列及基因组序列,可以进行基因结构的分析。推荐使用局部相似性基本查询工具(Basic Local Alignment Search Tool,BLAST 或 BLAT)进行分析。由于真核生物转录后内含子将被剪切,因此将 mRNA 和基因组进行比对以后,会发现 mRNA 的每个外显子与基因组序列片断匹配,根据这些片段可以判断外显子的数目和大小。外显子和内含子具体边界的确定,可以参考 GT/AG 一致性规则。BLAT 的结果直接显示外显子数目、大小及边界。

6. **基因上游调控区分析**

(1) 启动子预测:推荐使用冷泉港开发的 FirstEF 程序进行启动子预测。用 RT-PCR 等实验方法获得的 mRNA 往往缺少完整的 5' 端,采用 FirstEF 程序可以对第一外显子(尤其是非编码的第一外显子)和 CpG 相关启动子进行预测。方法:以 FastA 格式输入起始密码子上游序列。

(2) 转录因子结合位点分析:推荐使用 TFSEARCH 程序及 MATCH 程序对转录因子数据库 TRANS-FAC 进行搜索,寻找可能的转录因子结合位点。方法:输入起始密码子上游序列。结果将给出很多可能的转录因子结合位点,注意选择其中分值较高的位点。

(二) 蛋白质序列分析

1. **跨膜区预测**　各个物种的膜蛋白的比例差别不大,约 1/4 的人类已知蛋白为膜蛋白。由于膜蛋白不溶于水,分离纯化困难,不容易生长晶体,很难确定其结构。因此,对膜蛋白的跨膜螺旋进行预测是生物信息学的重要应用。推荐使用 TMHMM 软件对蛋白进行跨膜预测。TMHMM 综合了跨膜区疏水性、电荷偏倚、螺旋长度和膜蛋白拓扑学限制等性质,采用隐马尔可夫模型(hidden markov model,HMM),对跨膜区及膜内外区进行整体的预测。TMHMM 是目前最好的进行跨膜区预测的软件,它尤其擅长于区分可溶性蛋白和膜蛋白,因此首选它来判定一个蛋白是否为膜蛋白。所有跨膜区预测软件的准确性都不超过 52%,但 86% 的跨膜区可以通过不同的软件进行正确预测。因此,综合分析不同的软件预测结果和疏水性图以获得更好的预测结果。方法:输入待分析的蛋白序列即可。

2. **信号肽预测**　信号肽位于分泌蛋白的 N 端,当蛋白跨膜转移位置时被切掉。信号肽的特征是包括一个正电荷区域、一个疏水性区域和不带电荷但具有极性的区域。信号肽切割位点的-3 和-1 位为小而中性氨基酸。推荐使用 SignalP 软件 5.0 版对 PDCD5 N 端序列进行信号肽分析。SignalP 2.0 根据信号肽序列特征,采用神经网络方法或马尔可夫模型方法,根据物种的不同,分别选择用真核和原核序列进行训练,对信号肽位置及切割位点进行预测。信号肽切割位点预测用 Y 最大值(Y-score maximum)来判断,对是否分泌蛋白用 S 平均值(mean S-score)来判断:如果 mean S-score 大于 0.5,则预测为分泌蛋白,存在信号肽,但 II 型跨膜蛋白的 N 端序列可能被错误预测为分泌蛋白的信号肽。方法:输入待分析的蛋白序列,如为原核基因选择原核训练集,否则选择真核训练集。

3. 亚细胞定位预测 亚细胞定位与蛋白质的功能存在着非常重要的联系。亚细胞定位预测基于如下原理：①不同的细胞器往往具有不同的理化环境，它根据蛋白质的结构及表面理化特征，选择性容纳蛋白；②蛋白质表面直接暴露于细胞器环境中，它由序列折叠过程决定，而后者取决于氨基酸组成。因此可以通过氨基酸组成进行亚细胞定位的预测。

五、整合系统生物学

研究生物系统组成成分的构成与相互关系的结构、动态与发生，以系统论和实验、计算方法整合研究为特征的生物学。20世纪中叶Bertalanffy定义"机体生物学"的"机体"为"整体"或"系统"概念，并阐述以开放系统论研究生物学的理论、数学模型与应用计算机方法等。系统生物学不同于以往仅仅关心个别的基因和蛋白质的分子生物学，在于研究细胞信号传导和基因调控网络、生物系统组成之间相互关系的结构和系统功能的涌现。

什么是系统生物学(systems biology)？检索PubMed文献库，系统生物学(systems biology)见于Zieglgansberger和Tolle于1993年发表的研究神经系统疾病的论文摘要中。20世纪早期Bertalanffy多次发表一般系统论提出理论生物学和"有机生物学"，并定义"有机"为"整合或系统"概念，以及于1973年版《一般系统论：基础、发展与应用》阐述了采用开放系统论、数学模型与计算机方法研究生物学，尽管Bertalanffy的兴趣跨越了生物学领域，但仍然包括了系统生物学的概念、原理与方法探讨。依据1968年的国际系统理论与生物学(systems theory and biology)会议上Mesarovic提出systems biology词汇(术语)的概念为采用系统论研究生物学或生物学中的系统论研究。1986年著述并于1991—1997年发表的生物自组织系统《结构论-泛进化论》，曾邦哲阐述了系统结构整合(integrative)、调适稳态与建构(constructive)分层等理论；因此，系统(systems)生物学又称为整合(integrative)生物学，合成(synthetic)生物学又叫"建构生物学(constructive biology)"。根据胡德的定义，系统生物学是研究一个生物系统中所有组成成分(基因、mRNA、蛋白质等)的构成，以及在特定条件下这些组分间的相互关系的学科。也就是说，系统生物学不同于以往的仅关心个别基因和蛋白质的分子生物学，它要研究所有的基因、所有的蛋白质、组分间的所有相互关系。显然，系统生物学是以系统论、整体性研究为特征的一种交叉科学。20世纪生物学从宏观到微观进步巨大，传统的分析还原的研究方法受到质疑。在此背景下，系统生物学是继基因组学、蛋白质组学之后一门新兴的生物学交叉学科。从系统角度来进行生物学研究逐步成为现代生物学研究方法的主流。在研究上，了解一个复杂的生物系统需要整合实验和计算方法。基因组学和蛋白质组学中的高通量方法为系统生物学发展提供大量的数据，计算生物学通过数据处理、模型构建和理论分析，成为系统生物学发展的一个不可或缺的、强有力的工具，已经在诸多医学前沿领域的研究中成为重要研究方法而被广泛应用。

系统生物学主要研究实体系统(如生物个体、器官、组织和细胞)的建模与仿真、生化代谢途径的动态分析、各种信号转导途径的相互作用、基因调控网络以及疾病机制等。

系统生物学的首要任务是对系统状态和结构进行描述，即致力于对系统的分析与模式识别，包括对系统的元素与系统所处环境的定义，以及对系统元素之间的相互作用关系和环境与系统之间的相互作用的深入分析。具体如生物反应中反应成分之间的量的关系，空间位置、时间次序和反应成分之间的因果关系，特别是反馈调节和变量控制等有关整个反应体系的问题等。其次要对系统的演化进行动态分析，包括对系统的稳态特征、分岔行为、相图等的分析。掌握了系统的基本演化机制，使系统具有目标性和可操作性，使之按照我们所期望的方向演化，也有助于我们重新构建或修复系统，为组织工程学的组织设计提供指导。另外，系统科学对生物系统状态的描述是分层次的，对不同层次进行的描述可能是完全不同的；系统科学对系统演化机制的分析更强调整体与局部的关系，要分析子系统之间的作用如何形成系统整体的表现、功能，而且对系统整体的每一行为都要找出其与微观层次的联系。

系统生物学的研究包括两方面的内容。首先是实验数据的取得，这主要包括提供生物数据的各种组学技术平台，其次是利用计算生物学建立生物模型。因此科学家把系统生物学分为"湿"的实验部分(实验室内的研究)和"干"的实验部分(计算机模拟和理论分析)。"湿""干"实验的完美整合，才是真正的系统生物学。

系统生物学的技术平台主要为各种组学研究。这些高通量的组学实验构成了系统生物学的技术平台,提供建立模型所需的数据,并辨识出系统的结构,其中包括基因组学、转录组学、蛋白质组学、代谢组学、相互作用组学和表型组学。计算生物学通过建模和理论探索可以为生物系统的阐明和定量预测提供强有力的基础。计算生物学包括数据开采和模拟分析。数据开采是从各实验平台产生的大量数据和信息中抽取隐含其内的规律并形成假说。模拟分析是用计算机验证所形成的假说,并对其进行的体内、体外生物学实验进行预测,最终形成可用于各种生物学研究和预测的虚拟系统。计算生物学涉及一些新的数学原理和运算规则,需要物理和数学来研究生物学的最基本的原理,也需要计算科学、信息学、工程学等进行生物工程重建和生物信息传递的研究。

系统生物学识别目标生物系统中的各种因素,然后构架一个系统模型,在其中赋予这个生物系统能动性。在此模型中研究细胞、组织、器官和生物体整体水平,研究结构和功能各异的各种分子及其相互作用,并通过计算生物学来定量描述和预测生物功能、表型和行为。系统生物学最大的特点即整合。这里的整合主要包括三重含义。首先,把系统内不同性质的构成要素(DNA、mRNA、蛋白质、生物小分子等)整合在一起进行研究。其次,对于多细胞生物,系统生物学要实现从基因到细胞、到器官、到组织甚至是个体的各个层次的整合。最后,研究思路和方法的整合。经典的分子生物学研究是一种垂直型的研究,即采用多种手段研究个别的基因和蛋白质。而基因组学、蛋白质组学和其他各种"组学"则是水平型研究,即以单一的手段同时研究成千上万个基因或蛋白质。而系统生物学的特点,则是要把水平型研究和垂直型研究整合起来,成为一种"三维"的研究。

系统生物学最重要的研究手段是干扰(perturbation)。系统生物学的发展正是由于对生物系统的干扰手段不断进步促成的。干扰主要分为从上到下(top-down)或从下到上(bottom-up)两种。从上到下,即由外至里,主要指在系统内添加新的元素,观察系统变化。例如,在系统中增加一个新的分子以阻断某一反应通路。而从下到上,即由内到外,主要是改变系统内部结构的某些特征,从而改变整个系统,如利用基因敲除,改变在信号传导通路中起重要作用的蛋白质的转录和翻译水平。

目前国际上系统生物学的研究方法根据所使用研究工具的不同可分为两类:一类是实验性方法,另一类是数学建模方法。实验性方法主要是通过进行控制性的反复实验来理解系统。首先明确要研究的系统以及所关注的系统现象或功能,鉴别系统中的所有主要元素,如DNA、mRNA、蛋白质等,并收集所有可用的实验数据,建立一个描述性的初级模型(比如图形的),用以解释系统是如何通过这些元素及其之间的相互作用实现自身功能的。其次在控制其他条件不变的情况下,干扰系统中的某个元素,由此得到这种干扰情况下系统各种层次水平的一些数据,同时收集系统状态随时变化的数据,整合这些数据并与初级模型进行比较,对模型与实际之间的不符之处通过提出各种假设来进行解释,同时修正模型。再设计不同的干扰,重复上面的步骤,直到实验数据与模型相一致为止。

数学建模方法在根据系统内在机制对系统建立动力学模型,来定量描述系统各元素之间的相互作用,进而预测系统的动态演化结果。首先选定要研究的系统,确定描述系统状态的主要变量,以及系统内部和外部环境中所有影响这些变量的重要因素,然后深入分析这些因素与状态变量之间的因果关系,以及变量之间的相互作用方式,建立状态变量的动态演化模型。再利用数学工具对模型进行求解或者定性定量分析,充分挖掘数学模型所反映系统的动态演化性质,给出可能的演化结果,从而对系统行为进行预测。

基因表达、基因转换开关、信号转导途径,以及系统出现疾病的机制分析等四个方面是目前系统生物学研究的主要阵地。

基因组医学(genomic medicine)是以人类基因组为基础的生命科学和临床医学的革命。生命科学和临床医学结合,将人类基因组研究成果转化应用到临床实践中,是后基因组时代最重要的研究方向之一。人类基因组计划从完成和多种疾病相关的基因研究发现,迅速进入到蛋白质组学、染色体组和人类疾病基因的研究,通过单基因或复杂多基因疾病的相关基因研究和疾病易感因素分析,达到揭示基因与疾病的关系之目的。遗传背景与环境因素综合作用对疾病发生发展的影响,为疾病的诊断、预防和治疗、预后和风险预测提供依据。基因组医学将大大提高我们对健康和疾病状态的分子基础的认识,增强研制有效干预方法的能力。

后基因组(post-genome)的交叉学科研究是目前生命科学研究的前沿。交叉学科是一个新的研究领域,范围非常广阔,如基因组、蛋白质组、转录组等,从而出现许多新的交叉学科。

细胞信号转导(signal transduction)的研究是当前细胞生命活动研究的重要课题。细胞信号转导蛋白质组学是功能蛋白质组学的重要组成部分。系统地研究多条信号转导通路中蛋白质及蛋白质间相互关系及其作用规律,细胞信号转导通路网络化,其作用模式、通路、功能机制、调控多样化,细胞信号转导结构、功能、途径的异常在癌症、心血管疾病、糖尿病和大多数疾病中起重要作用。对细胞信号转导机制的了解,已成为创新药物、防病治病的关键。细胞信号转导不是一门单一学科,而是多种学科,如细胞学、生物化学、生物物理学和药理学等多学科的交叉学科。

六、数字病理与人工智能

全切片图像(whole slide images,WSI)的出现不但使病理切片的获取更加方便,更重要的是改变了传统的阅片方式。随着数字病理切片在病理诊断中的应用,大量定量分析算法应运而生,包括传统机器学习算法和深度学习算法。近年来,高质量数字病理切片的大量积累为病理切片的分析提供了大数据背景,深度学习算法对大数据样本分析能力普遍强于其他算法,在病理切片分析中表现出巨大潜力。计算机辅助算法在病理分析中的广泛应用,不但能减轻病理医师的工作负担,同时可以提升病理诊断的准确率。我们有理由相信病理诊断智能机器人的出现是可以期待的。

(一)alphaGo

2016年3月,"alphaGo"战胜韩国九段棋手李世石,在人工智能领域引起了轩然大波。"alphaGo"将深度学习和蒙特卡洛树状搜索相结合,通过自我对弈不断进化,攻克了30年来围棋这一人工智能领域的头号强敌。深度学习是一种基于人工神经网络、对数据进行特征学习的算法的泛称。该算法的多层堆叠式结构能够组合数据的低层特征得到数据的高层特征表达,对于大数据样本、复杂函数模型具有强大的处理能力,是人工智能领域的热门研究。

人工智能在病理界也有十分广泛而深入的应用。2016年有文献报道,通过人工智能技术对肺癌样本进行分析,可以为患者预后分析提供指标,为此国内有人将其与"alphaGo"相比拟。

病理诊断是疾病诊断的"金标准",病理切片分析为病理诊断提供了依据。因此,自病理切片技术出现至今,科学家不断将新的技术手段应用于病理切片的分析中,其中数字病理切片的出现为病理切片定量分析提供了支持。WSI是一种高分辨率的数字病理切片,其所包含的巨大信息为数字病理切片的定量分析任务提供了可靠的基础。结合计算机视觉领域技术的飞速发展,病理切片的自动分析能够提高医师的诊断准确性和工作效率,为患者提供个性化的病理诊断和疾病预后判断。

(二)数字病理组织学基础和诊断技术

传统的病理切片分析方法,需要经过专门训练的病理医师在显微镜下逐个寻找感兴趣区域,而后根据专业知识分析诊断。一张病理切片通常包含数百万个细胞,一个病理医师一天需要分析许多病理切片,这给医师带来很大的工作负担,疲劳阅片现象时有发生。临床病理诊断的正确与否,与病理医师的经验有直接的关系。这种经验除了平时学习和研究外,与阅片数量也有很大的关系,"熟能生巧"在病理诊断经验积累上得到很好的体现。因此基于病理医师主观意见的分析结果很难复制,这种主观差异性及疲劳阅片等因素势必带来一定的误诊率,误诊必然导致误治。学术界越来越认识到计算机辅助的病理切片定量分析在临床和科研中具有重要意义。病理切片图像可以分为组织学图像和细胞学图像。由于细胞病理学图像和组织病理学图像是两个层次的形态学特征。细胞学图像通常只包含细胞本身的信息,而组织病理学图像包含更复杂的空间和不同成分相互关系等信息,因此二者对分析算法有不同的要求。

目前,使用人工智能手段分析病理切片主要分为3个方面:①对细胞的检测分割;②图像相关特征的提取;③病理图像的分类和分级。病理医师根据计算机辅助算法的分析结果可以对疾病做出进一步诊断。

(三)数字病理切片的分析方法

随着计算机视觉领域的飞速发展,数字病理图像自动分析技术的性能也大大提升,改善了病理切片分析的现状。WSI常包含大量复杂、冗余的信息,因此病理分析算法通常先将图片转化为可挖掘的特征数据,而后根据特征提取的结果进一步做出病理诊断。

1. **特征提取**　指从图像中挑选并简化出最能有效表达图像内容的低维矢量的过程,是数字病理切片分析中的重要步骤,只有在正确反映图像特征的基础上,才能正确分析切片的信息并做出病理诊断。目前病理图像特征提取工作主要集中于物体层面特征、空间相关特征以及多尺度特征这3个方面:①物体层面特征用来描述细胞、细胞核、腺体等结构的物体性特征,关注于物体大小、形状、纹理、染色细节这几个方面;②空间相关特征通常用来描述一个细胞集群诸如密度、分布、连通性等信息,利用这些特征可以给不同的组织结构建模;③多尺度特征旨在描述多尺度下不同的图像特征。由低到高的不同比例尺度能够表达从笼统到细节的图像特征。特征的提取可以分为人工设计特征与自动学习特征。人工设计特征包括灰度直方图、形状特征、纹理结构特征以及细胞与周围组织的关系等,传统机器学习算法通常需要人工特征作为基础。自动学习特征是指使用深度学习等算法自动学习图像的特征表达,通过组合低层特征形成更加抽象的高层特征(或属性类别)。有研究证实,自动学习的特征比人工设计的特征表达效果更好,更适合于病理切片分析。深度学习是一种自动特征提取算法,能够将病理切片图像转化为可发掘的数据信息,从中提取并分析大量高级、定量的病理学特征,然后予以量化,在大数据处理方面显得更具优势。

2. **检测和分割**　细胞或组织结构特征在细胞病理学和组织病理学中扮演着重要的角色。在某些疾病的诊断中,只有在细胞正确检测和分割的基础上,才能结合病理学知识提取有效反映切片信息的特征参数,进而做出正确的病理诊断。因此,对基于不同人工智能算法的病理图像分析工作,有很大一部分致力于自动检测细胞和组织结构,并且将这些结构分割出来。腺体是形状结构不规则的团状体,并且其特征受到病理切片的厚度、切割均匀度、杂质的存在、染色深浅以及数字图像的噪声等因素造成的切片图像异质性的影响,是此类组织结构分割的难点所在。传统机器学习算法的特征展示能力有限,导致分割效果不够理想。而深度学习的优势在于自动提取图像特征,对病理切片的异质性和噪声有更强的去除能力。在腺体分割中,深度学习有以下应用:先使用卷积神经网络对图块做有无腺体的分类,随后在分类基础上,再使用分割算法分割腺体个体;也有算法直接使用"端到端"的深度神经网络完成腺体的分割。随着标记数据集在数量上不断增多、在质量上不断提高以及自动分割和检测算法逐渐优化,病理切片的自动分割和检测将在一定程度上赶超人工结果,节省人力物力并提高医师工作效率。

3. **分类和分级**　病理分类和病理分级任务是病理切片分析中重要任务之一。目前该方面的算法主要有支持向量机(support vector machine,SVM)、AdaBoost和深度卷积神经网络(convolutional neural network,CNN)等。SVM作为广泛使用的分类器,能够通过映射在高维特征空间中实现分类。在已有的研究中有如下工作:区分结肠是否癌变、脑膜瘤的分型、前列腺癌的分级等。AdaBoost算法通过结合多个弱分类器构成强分类器实现病理切片分类。目前的研究有:前列腺癌的分类和分级、红斑鳞屑病的分类、乳腺癌的分类等。在特征提取方面,上述SVM以及AdaBoost算法都需要人工提取特征为前提,作为分类器的输入,而人工提取特征的质量将直接影响分类结果。随着深度卷积神经网络的引入,算法可以绕过烦琐的特征设计过程,直接将图像作为算法的输入。深度卷积神经网络能够自动进行特征学习和癌症分类任务,直接输出组织分类和癌症分级结果,有效提高了准确率。在乳腺癌、脑瘤、前列腺癌等分类分级问题上都达到了90.0%左右的准确率。值得一提的是目前机器学习尤其是深度学习在前列腺癌的Gleason分级工作中应用已较为成熟,人工智能在该领域很有可能取得实用性的突破。

(四) 展望

综上所述,深度学习人工智能算法大大推动了病理图像自动诊断的发展,目前已经有许多上述工作都已经达到了临床应用的水平,例如宫颈细胞学的计算机辅助诊断已使用多年,但依然还有提升的空间。皮肤癌以及前列腺癌的诊断,其效果也近乎于病理医师水平。然而计算机辅助诊断现阶段大多都未能真正走出实验室进入临床应用。由于医疗数据的限制以及临床高准确率的要求,数字病理依然存在一些局限性。计算机辅助病理医师诊断依然是现阶段主流趋势。大量的研究证明,制造出一个可以临床使用的产品需要多学科科学家的通力合作,没有病理学家的深度参与不可能有真正实用的数字病理出现。人工智能与人类智慧的结合将使得临床诊疗更具可靠性与实用性。以深度学习为代表的人工智能在一定程度上减少了病理医师经验性误判导致的误诊情况,提高了工作效率。结合强大的客观分析能力,计算机还能发现人眼不易察觉的细节,学习到病理切片分子层面上的特征,从而不断完善病理医师和数字病理诊断的知识体系。

　　人工智能不仅用于病理形态数据的分析,还可以整合免疫组织化学、分子检测数据和临床信息,得出一个整合相关信息的最后病理诊断报告,为患者提供预后信息和精准的药物治疗指导。医学结合人工智能必将提高诊断的精准水平,造福病患。

第三节　分子病理学诊断的现状及展望

　　国内最早的分子病理诊断当首推 20 世纪 80 年代的 DNA 原位杂交。随着越来越多的肿瘤相关基因被发现,一系列用于检测癌基因激活和抑癌基因失活的分子病理技术应运而生,如 *p53* 基因突变检测、*K-ras* 基因突变检测等。21 世纪初,肿瘤靶向药物被用于临床,靶向治疗催生了靶向诊断,一批用于检测靶向治疗药物靶点的分子病理技术迅速问世,如 FISH 检测乳腺癌 *HER2* 基因扩增、ARMS 法检测肺癌 *EGFR* 基因突变等。

一、我国已经开展的分子病理技术

　　目前,我国大多数三甲医院已稳定开展的分子病理技术介绍如下:

　　1. **显色原位杂交(chromogenic in situ hybridization,CISH)**　CISH 是分子生物学、组织化学及细胞学相结合产生的一门新兴技术,是利用核酸分子单链间碱基互补的原理,将地高辛或生物素标记的外源核酸探针与组织、细胞或染色体上待测 DNA 或 RNA 互补配对,结合成双链杂交分子,通过过氧化物酶或碱性磷酸酶的呈色反应将待测核酸在组织、细胞或染色体上的位置显示出来。根据探针种类不同可分为 DNA 原位杂交和 RNA 原位杂交。DNA 原位杂交主要用于基因定位、特异基因(如病原微生物基因)检测等;RNA 原位杂交则用于基因表达检测。原位杂交技术的优点是操作简单,可直接定位组织,价格低廉,信号稳定,储存方便,可做组织学评价,是目前应用较多的分子病理技术之一。

　　2. **荧光原位杂交(fluorescence in situ hybridization,FISH)**　FISH 技术基本原理与显色与原位杂交相同,不同之处在于 FISH 是应用荧光素标记的探针与组织细胞中待测核酸反应形成杂交体,并采用荧光显微镜或激光共聚焦显微镜观察信号表达。为了同时检测多个靶位,在荧光原位杂交技术的基础上发展起来一种新技术,即多色荧光原位杂交(multi-color fluorescence in situ hybridization,mFISH)。它用几种不同颜色的荧光素单独或者混合标记的探针进行原位杂交,能同时检测多个基因,扩大了 FISH 技术的临床应用。FISH 技术目前主要应用于染色体和 DNA 水平上的病理诊断检测。染色体 FISH 主要检测染色体易位、缺失、重复、变异等;DNA FISH 主要是检测基因突变、扩增、易位、缺失。与原位杂交技术相比,FISH 更加安全、快速、特异性好、定位准确。

　　3. **PCR**　PCR 技术是一种在生物体细胞外通过酶促合成特异 DNA 或 DNA 片段的方法。其原理是设计特异引物,在 Taq DNA 聚合酶催化作用下,经过高温变性、低温退火和适温延伸 3 个步骤反复循环,对某一特定模板的特定区域进行扩增,反应结束后应用凝胶电泳或测序等方法分析产物。因此,该技术可以直接检测疾病组织、细胞中是否存在某种病毒 DNA,同时 PCR 技术还是基因突变检测的前期必备技术。

　　4. **实时荧光定量 PCR(qRT-PCR)**　实时荧光定量 PCR 技术是近几年基于普通 PCR 技术发展的一种新技术。它借助荧光信号来检测 PCR 产物,通过荧光染料或荧光标记的特异探针,对 PCR 产物进行标记跟踪,在扩增过程中,每经过一次循环,荧光定量 PCR 仪就会收集一次荧光信号,实时检测整个 PCR 进程。用荧光定量 PCR 法检测目的基因仅需检测样本是否具有扩增信号即可,且 PCR 反应具有核酸扩增的高效性,可检测出微小突变。根据探针标记不同可分为 TaqMan 探针法和 ARMS 法。TaqMan 探针法的关键是设计与模板特异性结合的荧光探针,该探针的 5' 端标记有报告荧光基团,3' 端标记有淬灭荧光基团。当探针完整时,报告基团发射的荧光信号被淬灭基团吸收,仪器检测不到信号。当 PCR 扩增时,TaqMan 在链延伸过程中遇到与模板结合的探针,TaqMan 的 5'→3' 外切酶活性会导致结合在目标序列上的探针从 5' 端开始逐渐被降解,报告荧光基团与淬灭荧光基团分离,荧光监测系统可接收到荧光信号。因此,每经过一个 PCR 循环,就有一个荧光分子形成,荧光信号的累积与 PCR 产物的形成有一个同步指数增长的过程,再通过实时监测整个 PCR 进程荧光信号的积累来检测 PCR 产物。

ARMS 法即扩增受阻突变系统,也称等位基因特异性 PCR,含一对特殊引物(等位基因特异性引物)和一条 TaqMan 荧光探针。其原理是在 DNA 序列一端突变位点设计 2 个引物,突变位点位于引物的 3' 端,一个相应于正常等位基因序列引物,一个相应于突变基因等位序列引物,再在 DNA 另一端设计一个共同引物。用 PCR 对突变基因进行检测时,只有与突变 DNA 完全互补的引物才可延伸并得到 PCR 扩增产物。该方法先通过等位基因特异性引物将 DNA 突变点富集;然后用设计的 TaqMan 荧光探针将富集的 DNA 突变点通过荧光信号的积累检测出来。因此,ARMS 法的灵敏度比 TaqMan 探针法更高,更容易从大量野生型 DNA 中选择性富集低浓度的 DNA 突变。

5. **基因芯片**　基因芯片又称 DNA 芯片或 DNA 微阵列。其原理是在固体载体(硅片、玻片、硝酸纤维素膜)上按照特定的排列方式集成大量已知 DNA/cDNA 片段,形成 DNA/cDNA 微矩阵。将样品分子 DNA/RNA 通过 PCR/RT-PCR 扩增、体外转录等技术渗入荧光标记分子后,与位于芯片上的已知序列杂交,最后通过扫描仪及计算机进行综合分析,比较不同荧光在各点阵的强度,即可获得样品中大量基因表达的信息。基因芯片技术固定的是已知探针,它能够同时平行分析数万个基因,进行高通量筛选与检测分析,弥补了传统核酸印迹杂交技术操作复杂、自动化程度低、检测目的分子数量少的不足。

6. **DNA 测序**　应用于分子病理诊断的 DNA 测序技术有直接测序法和焦磷酸测序法。直接测序技术主要是 Sanger 等发明的双脱氧链末端终止法。其原理就是根据核苷酸在某一固定的点开始,随机在某一个特定的碱基处终止,产生 A、T、C、G 4 组不同长度的一系列核苷酸,然后在尿素变性的聚丙烯酰胺凝胶电泳(polyacrylamide gel electrophoresis,PAGE)上电泳进行检测,从而获得 DNA 序列。直接测序法是基因突变检测的"金标准",其优点是结果准确,重复性好,可检测整个测序范围内已知和未知突变点;缺点是步骤多,耗时长,灵敏度低,过程不易控制,在检测已知突变位点方面将逐渐被荧光定量 PCR 法替代。

焦磷酸测序技术是一种新型的酶联级联测序技术,适于对已知的短序列进行测序分析,其可重复性和精确性能与 Sanger 测序法相媲美,而速度却大幅提高。其原理是引物与模板 DNA 退火后,在 DNA 聚合酶、ATP 硫酸化酶、荧光素酶和腺三磷双磷酸酶 4 种酶的协同作用下,将引物上每一个 dNTP 的聚合与一次荧光信号的释放偶联起来,通过检测荧光的释放和强度,达到实时测定 DNA 序列的目的。焦磷酸测序具备同时对大量样品进行测序分析的能力,具有高通量、低成本、适时、快速、直观等优点。

二、我国分子病理的临床应用领域

随着分子病理技术的蓬勃发展,越来越多的疾病相关分子改变被发现并逐步应用于临床实践中。自 21 世纪以来,分子病理诊断逐渐受到我国病理学工作者的认可和重视,并逐步在大医院病理科开展起来,特别是在遗传性疾病、感染性疾病、肿瘤等方面分子病理诊断已取得了长足的进步。

1. **遗传性疾病的诊断与分型**　分子病理诊断在遗传性疾病的诊断和分型方面凸显特长,通过对患者染色体、基因的检测进行遗传病筛查和诊断,并可对家族遗传病的发生进行预测。目前,国内主要通过染色体核型分析、荧光原位杂交技术、荧光定量 PCR 技术等检测染色体畸形,辅助进行产前遗传性疾病的筛查。通过 DNA 直接测序、荧光定量 PCR、免疫组化技术等检测相关基因的结构、表达的变化,辅助进行神经系统、生殖系统等遗传性疾病的诊断。

2. **感染性疾病病原体的检测**　在感染性疾病的临床应用方面,采用原位杂交、PCR-斑点杂交对人乳头瘤病毒(HPV)DNA 检测,采用荧光定量 PCR 技术检测结核分枝杆菌 DNA,采用 PCR 技术检测各型肝炎病毒 DNA 或 RNA,采用荧光定量 PCR 技术检测人类单纯疱疹病毒(HSV)DNA、严重急性呼吸综合征冠状病毒(severe acute respiratory syndrome coronavirus)RNA 感染,采用原位杂交检测 EB 病毒(EBV)编码的小 RNA(EBER)等,这些检测已在感染性疾病的诊断及对疗效进行评价方面取得了很好的效果。

3. **肿瘤的病理诊断与临床应用**　分子病理诊断目前在肿瘤的研究中应用最为广泛,已涉及肿瘤易感基因检测与早期诊断、肿瘤辅助诊断、个体化用药伴随诊断、肿瘤预后评估等多方面。

在肿瘤辅助诊断方面,目前在软组织和骨肿瘤、淋巴造血系统肿瘤及肿瘤的分子分型中应用最为成熟。在以滑膜肉瘤和骨外尤因肉瘤/外周原始神经外胚层瘤为代表的一些软组织肿瘤中,存在特异性的染色体易位及其相应的融合性基因,采用荧光原位杂交技术可检测这些具有肿瘤特征的染色体和融合性基因,不仅有助于了解肿瘤的发生和发展机制,而且有助于临床病理的诊断和鉴别诊断。使用 BIOMED-2 引物,以 PCR 技术为基础的基因重排技术在淋巴瘤诊断中已占有非常重要的辅助诊断作用,而荧光原位杂交技术检测染色体易位及其相应的融合性基因已对淋巴造血系统肿瘤的分型、预后判断、治疗药物的选择具有决定性作用。如 *MALT* 基因断裂检测与黏膜相关淋巴组织淋巴瘤,*BCL-2/IGH* 基因融合检测滤泡性淋巴瘤,*CCNDl/IGH* 融合基因与套细胞淋巴瘤,*BCR/ABL* 融合基因确诊慢性粒细胞白血病及指导伊马替尼使用等。分子分型是乳腺癌研究中最为成熟的应用,通过基因表达谱研究,可将乳腺癌分为管腔 A 型、管腔 B 型、HER-2 阳性型和基底样型。

通过 DNA 直接测序、荧光定量 PCR 技术检测基因突变、荧光定量 PCR、免疫组化技术检测基因表达、DNA 直接测序、荧光定量 PCR 技术检测基因多态性、荧光原位杂交技术检测基因扩增等,可指导肿瘤靶向治疗、内分泌治疗和肿瘤个体化化疗。目前应用最为广泛的有乳腺癌、胃癌 *HER-2* 基因的扩增与化疗方案的选择,*EGFR* 基因突变与肺癌靶向性酪氨酸激酶抑制剂(如吉非替尼、厄洛替尼)治疗,*EML4-ALK* 基因融合、*ROS1* 基因重排、*MET* 基因扩增与克唑替尼治疗,*K-ras* 基因突变检测筛选适合 EGFR 抑制剂治疗的患者,*c-Kit*、*PDGFRA* 基因型预测伊马替尼治疗的反应,*TOP2A* 基因异常与化疗疗效,焦磷酸测序检测 *MGMT* 基因启动子区甲基化预测胶质瘤中替莫唑胺的疗效等。

三、问题与对策

(一) 管理层面的问题

1. 发展不平衡

(1) 地区发展不平衡:目前我国的分子病理检查主要集中于大城市和经济发达地区,边远地区和经济欠发达地区开展较少。

(2) 医院发展不平衡:现在的情况是大医院优于小医院,以三级甲等医院为主,县级以下医院的分子病理几乎为空白。虽然省级以上医院大多开展了分子病理诊断,但有的医院技术项目全面、系统,而有的医院只开展了显色原位杂交。不平衡的原因一是病理科主任对分子病理诊断的重要性认识不到位,不主动作为;二是临床医师对分子病理诊断的重要性认识不到位;三是医院领导层面对分子病理诊断的重要性认识不到位。对此,行业协会如中华医学会病理学分会、中国医院协会临床病理管理专业委员会、中国医师协会病理科医师分会有责任做好宣传和推动工作,要利用各种机会和场合宣传分子病理诊断对于临床诊断和治疗的重要意义,提高对分子病理诊断的认识。《病理科建设与管理指南(试行)》(卫办医政发〔2009〕31 号)规定:三级综合医院病理科应当设置分子病理检测室,为医院病理科开展分子病理检查提供了政策依据,病理科要抓住机遇,主动作为。

2. 秩序不健全 有的医院将分子病理检查项目放在检验科或中心实验室进行。分子病理诊断是建立在组织和细胞基础上的高技术项目,只有病理医师才能在显微镜下识别所取的组织和细胞是否为病变组织或肿瘤组织,如果误将正常组织和坏死组织当做病变组织进行检查,势必得到假阴性结果,不仅延误诊断和治疗,还给患者造成经济损失。在国外,分子病理检查由病理科的分子遗传实验室负责,技术人员具有分子生物学或遗传学专业背景,检查数据和资料由病理医师综合分析后出具报告。我国的分子病理检查也应由病理科承担。

(二) 技术层面的问题

1. 技术平台不规范 在已经开展分子病理检查的单位中,设备、设施和人员条件千差万别,主要问题:①从事分子病理检查医师未经过分子病理训练,只会照葫芦画瓢地出具检查报告,不会正确解释检查结果,不会分析解决检查过程中出现的技术问题,因而也不能指导技术员开展实验工作。②分子病理技术员大部分从病理组织学技术员转行而来,只接受了简单培训就开展工作,没有分子生物学理论知识,没有受过分子生物学技术的系统训练,只会照单抓药,很难处理实验中出现的意外情况。③设备不符合实验要求,比如移液器精度差,不定期校准;用水浴锅代替杂交仪;离心机转速不准,运行不稳定等。④设施不符合实验要求。分子病理技术对实验室条件的要求与分子生物学实验室相同,需要洁净的空气、清洁的环境、合格的双蒸馏水、标准的工作台、规范的清洗间等。如果从事与 PCR 扩增有关的分子病理检查,为防止气溶胶污染,还应独立设置标本前处理区、试剂储存和准备区、标本制备区、扩增区、扩增产物分析区。这些技术问题只能通过管理手段解决,即建立和实行分子病理检查准入制度。国家卫生健康委员会病理质控评价中心已组织有关专家制定了《分子病理诊断实验室建设指南(试行)》,对人员、技术、设备、设施的准入以及实验室的质控、管理提出了明确要求。

2. 质量控制和监督不到位 以前开展分子病理检查的单位,其质量控制有的由本实验室自发进行,缺乏室间比对和行业监督;有的则根本不进行质量控制。这种情况直接影响分子病理检查结果的可信度,也是有些单位的分子病理检查得不到临床认可的重要原因。要想彻底解决这一问题,必须建立全国统一的分子病理质控体系,制订质控标准和奖惩措施,由卫生行政部门发布、质控中心组织实施和监督。

(三) 拓展问题

1. 应用范围的拓展 如上所述,目前分子病理诊断只应用于部分领域,还有许多疾病与分子病理诊断无缘,主要原因是我们不知道这些疾病的发生、发展过程中存在何种分子遗传学变化。我们相信,随着对疾病发生、发展的分子机制深入研究,必将有一些关键的基因变化被揭示出来,分子病理诊断的范围必将由此而延伸。现阶段的分子病理诊断主要是单个标记物的检测,但疾病的发生特别是肿瘤是众多基因共同作用的结果,采用单基因标记物进行诊断很难满足个体化诊断要求。因此分子病理诊断可能从单基因检测过渡到多基因检测甚至全基因组的检测,到那时可根据患者的遗传背景制订个体化治疗方案,从而提高疾病预防和治疗的效率。

2. 技术的拓展 尽管已经建立的分子生物学技术很多,但真正在分子病理诊断中应用的只有几种。一种技术从实验室走向临床需解决技术的特异性、敏感性和稳定性问题。随着技术的转化,将会有越来越多的分子生物学技术应用于临床。单链构象多态性(single-strand conformation polymorphism, SSCP)、限制性片段长度多态性(RFLP)、低变性温度下的复合 PCR 技术、突变富集 PCR 法、高分辨率溶解曲线、变性高效液相色谱、PCR 芯片等技术将逐渐应用于病理诊断和分型,指导靶向治疗、预测治疗反应和判断预后,成为常规的分子病理诊断技术。为了节约成本和时间,高通量分子病理检测技术将是重要的发展方向。

结　语

分子诊断技术以其灵敏度高、特异性强、简便快速、可进行定性、定量检测等优势,已广泛应用于疾病的预测、预防、预后、个体化药物治疗、产前筛查、遗传性疾病、肿瘤、感染性疾病(包括细菌性感染、病毒性感染、寄生虫、真菌、人畜共患疾病等)、神经精神性疾病等多个领域。实验室检测对临床医疗决策的贡献度进一步提升,分子检测结果的重要性也达到空前的高度。许多检测结果已不仅仅是"辅助诊断"了,而是对临床医疗决策具有决定性的意义。但事物的发展总是具有两面性的,实验室检测结果对临床重要性的提高,同时也不可避免地伴随着实验室面临风险的提高,除了直接影响医疗决策外,还伴随着临床医护和患者对实验室检测的期望值提高和检测质量要求的提高。分子病理诊断实验室需进一步加强风险意识和风险管理,提高质量管理水平,从检测前、中、后每个环节切实规范管理和操作。让"每一个检测数据都关乎一个生命"的理念深入到每名检测人员的意识里和每个操作流程的环节中。也只有如此,才能使分子病理诊断实验室的管理、质量和能力与当代医学发展和科技进步相适应,与临床诊断、治疗、预后、预测和健康管理等要求相适应。

(肖德胜)

主要参考文献

[1] 卞修武,丁彦青,步宏,等. 2015 分子病理诊断实验室建设指南(试行)[J]. 中华病理学杂志,2015,44(6):369-371.

[2] LI R,FAN W,TIAN G,et al. The sequence and de novo assembly of the giant. panda genome[J]. Nature,2010,463(7279):311-317.

[3] YU K H,ZHANG C,BERRY G J,et al. Predicting non-small cell lung cancer. prognosis by fully automated microscopic patholo-

gy image features[J]. Nature Communications,2016,7:12474.

[4] SONG Y,TAN E L,JIANG X,et al. Accurate cervical cell segmentation from. overlapping clumps in pap smear images[J]. IEEE Transactions on Medical Imaging,2017,36(1):288-300.

[5] SIRINUKUNWATTANA K,AHMED RAZA S E,YEE-WAH TSANG,et al. Locality sensitive deep learning for detection and classification of nuclei in routine colon cancer histology images[J]. IEEE Transactions on Medical Imaging,2016,35(5):1196-1206.

[6] XING F,XIE Y,YANG L. An automatic learning-based framework for robust. nucleus segmentation[J]. IEEE Transactions on Medical Imaging,2016,35(2):550-566.

[7] SIRINUKUNWATTANA K,PLUIM JPW,CHEN H,et al. Gland segmentation in colon histology images:The Glas challenge contest[J]. Medical Image Analysis,2017,35:489-502.

[8] CHEN H,QI X,YU L,et al. DCAN:Deep contour-aware networks for object. instance segmentation from histology images[J]. Medical Image Analysis,2017,36:135-146.

[9] 杨举伦,王丽,潘鑫艳,等.分子病理诊断的现状与思考[J].诊断病理学杂志,2014,21(6):341-346.

第二十七章

药物基因组学与个体化医学

药物基因组学（pharmacogenomics，PGx）是一门研究基因组信息与药物反应之间关系以及基因组信息与疾病之间关系的学科，是随着近年来各类组学（omics）领域研究的发展而形成的一个新学科。药物基因组学通过关联基因表达或 SNPs 与药物的吸收、分布、代谢、排泄过程以及药物受体靶标，来研究患者基因变异对药物作用的影响。

个体化医学（individualized medicine）是依据患者个体的基因组学、蛋白质组学、代谢组学和表型组学等特点而设计和实施的个体特异性的治疗方式，旨在达到将正确的药物以正确的剂量使用在正确的患者身上，是一种量体裁衣式的治疗方式。目前文献中所谓个性化医学（personalized medicine）也是和个体化医学类似的概念，与个体化医学均属于精准医学的范畴。

个体化医疗是精准医学的核心要素，分子病理学和药物基因组学是实现个体化治疗和精准医学的基础和前提。分子病理学从分子的水平探讨疾病本质，为疾病的精准诊断及精准治疗提供基因变异类型和分子靶标信息。药物基因组学则是从基因的角度揭示药物作用的个体间差异，探讨与药物反应相关的人类 DNA 和 RNA 的特征性变异。分子病理学为药物基因组学的实施奠定了科学基础。

近十几年来，随着分子生物学技术的突飞猛进，药物基因组学的研究与应用发展很快。药物基因组学的内容包括药效学和药动学两方面，涉及个体基因变异与药物代谢、药物与药物相互作用、药物转运和药物作用靶点等多个方面。目前，已知与药物疗效和安全性有关的靶点基因或代谢酶基因的药物已经超过 200 种，主要包括心血管疾病、神经系统疾病治疗药物和抗肿瘤药物以及免疫抑制剂等。以分子病理学为基础和引导的肿瘤药物基因组学临床应用成果，特别是以肺腺癌 *EGFR* 突变酪氨酸激酶抑制剂（tyrosine kinase inhibitors，TKIs）治疗为代表的肿瘤分子靶向治疗的实践，引导和促进了肿瘤治疗发展，革命性地转变了医学界肿瘤治疗的理念，开创了肿瘤治疗的新纪元。

第一节　药物基因组学发展历程

在产生最大治疗效应的同时避免或减少不良反应的发生一直是医学界在不断探索和苦苦追求的理想给药方案。然而，现实却是相同的给药方案在不同的患者体内出现的反应有较大的个体差异。药物疗效和毒副作用的个体间差异是长期以来困扰医学界的一个重大问题。除了患者的临床病理特征，如年龄、性别、疾病进展、营养状况、肝肾功能等因素外，与药物转运、代谢酶和作用靶标等相关的药物效应基因差异对药物作用的影响受到学术界的高度关注和探究，逐渐形成了药物遗传学（又称遗传药理学）学科，并得到了不断深入的研究和广泛的应用。随着分子生物学技术的发展和各类组学的出现，药物遗传学的研究方法得到革命性的提升，涵盖内容也得到了扩展，从而形成药物基因组学。

药物基因组学的最早起源尚不清楚。公元前 510 年 Pythagoras 就发现有些人在食用蚕豆后出现潜在致命性的溶血性贫血，这应该是药物基因组学形成和发展史中最早的标志性事件。1914 年，Garrod 发现酶可以使外源性物质解毒，使其转变为无害物质排出，如果缺乏这些酶，就会产生不良反应。其后 Mager（1965）和 Podda（1969）在 Pythagoras 发现食用蚕豆和溶血性贫血关系几个世纪后，证实了葡萄糖-6-磷酸脱氢酶缺乏是食用蚕豆发生溶血性贫血的原因。

1959 年，Vogel 等首次提出药物遗传学（pharmacogenetics）的概念。Vesell 和 Page 对比研究了安替比林在双胞胎中的药代动力学特点，发现单卵双胞胎之间药代动力学特点比双卵双胞胎间更为相似。这一里程碑式的研究结果成为药物遗传学的重要证据。此后,遗传因素对药物效应的重要影响受到生物医学界的广泛关注。药物遗传学的研究和临床应用得到了快速进步,如,Yates 等运用药物遗传学理念发现了硫嘌呤甲基转移酶(thiopurine S-methyltransferase,TPMT)缺乏与硫唑嘌呤、巯嘌呤不耐受的因果关系。药物遗传学研究一般采用候选基因法,即根据已知药理学知识推测药物反应的相关基因,验证其变异与药物反应的关系。但许多药物反应的生物机制并不清楚,这在一定程度上限制了候选基因法的药物遗传研究的深入和扩展。人类基因组计划的完成,加速了药物遗传学的发展,提升了其研究水平,促进了其临床的应用。全基因组关联研究可系统地检测基因组中成千上万的遗传变异,无须任何相关先验知识,甚至可发现复杂的生物机制,这就弥补了传统药物遗传学候选基因研究方法的限制。采用基因组学及其他组学研究方法探讨基因组信息与药物反应的关系及基因组学信息与疾病的关系就形成了药物遗传学研究的更新版——药物基因组学。由于药物基因组学来源于药物遗传学,药物遗传学和药物基因组学两个术语均涵盖了遗传因素对药物作用的影响,且其英文缩写均为 PGx,文献中有互换使用现象。两者不同的是药物遗传学内容涉及单个候选基因对药物代谢和药物反应产生的影响,而药物基因组学则包括基因组学和表观遗传学等内容,探讨分析多个基因对药效和安全性的影响,药物遗传学从单基因水平研究药物反应,而药物基因组学是基因组水平的研究。

美国食品和药物管理局(FDA)2003 年颁布了《行业指南草案:药物基因组学数据报送》,要求新药申报时需提供药物遗传学数据,这是一个里程碑式的事件。2004 年,人类单核苷酸突变协会向 FDA 呈交了150 余种药物或新化合物的药物基因组学资料。2005 年药物基因组学全球研究网络(Pharmacogenomics Global Research Network,PGRN)和药物遗传学与药物基因组学知识库(Pharmacogenetics and Pharmacogenomics Knowledge Base,PharmGKB)开始运行,为个体化用药资源共享的实现奠定了基础。2007 年,FDA批准了根据 CYP2C9 和 VKORC1 基因多态性预测抗凝药物华法林敏感性的遗传分子检测,标志着药物遗传学/药物基因组学已经开始由实验室研究走向实际应用。随着基因组学信息的普及和基因检测成本的下降,直接面向消费者服务的基因检测从技术层面已经没有什么困难。尽管存在伦理等方面的争议,但部分国家已经开始提供面向个人的基因检测。相信这将进一步推进药物基因组学的发展和应用。

精准医疗进一步推动了精准医学相关学科和技术的发展。药物基因组学是精准医疗的重要组成部分,能指导临床选择最佳的治疗药物,并以最适的剂量提高药物疗效、减少或者避免不良反应、改善预后和节约医疗成本。

国内学者对药物遗传学和药物基因组学的研究已经深入到临床医学、药学和公共卫生事业管理、医疗保健服务的方方面面,取得了不菲的成绩。从管理层面,原国家卫生和计划生育委员会医政医管局也先后出台了《药物代谢酶和药物作用靶点基因检测技术指南(试行)》《关于开展高通量基因测序技术临床应用试点单位申报工作的通知》和《肿瘤个体化治疗检测技术指南(试行)》等文件,保证和规范了药物基因组学相关基因的检测和应用。

目前,国内三级以上医院均开设分子病理检测项目,检验科室的分子检测也非常普及,基本可以满足肿瘤、心血管疾病治疗常用药物基因组学相关基因变异检测的需求。各类肿瘤分子靶向治疗基因变异检测以及 β1 肾上腺素受体基因、CYP2D6、CYP2C19、维生素 K 环氧化物还原酶复合体 1 基因、CYP2C9、巯嘌呤甲基转移酶基因、EGFR 基因、IL28B 基因、O^6-甲基鸟嘌呤-DNA 甲基转移酶基因、SLCO1B1 基因、HLA-B* 1502 和 HLA-B* 5801 等位基因的检测均有开展。

第二节　药物基因组学

一、基因分型技术

基因是 23 对人类染色体中所含的脱氧核糖核酸(DNA)的延伸,决定着活生物体所构建的每一种蛋白质的大小和形状。与药物反应相关的基因可以发生不同的遗传变异,常见基因变异由正常序列内的缺失、插入、重复、反转或碱基替代引起,结果导致遗传密码甚至其产生的蛋白质发生改变。核苷酸序列中替代含氮碱基及其互补体时就会出现 SNPs。SNPs 可以理解为在通常的碱位顺序排列中出现拼写错误或"Ty-pos"。如果 SNP 发生在一个基因或调控区域内,改变其所产生蛋白质的功能或破坏翻译序列,从而根本不产生任何蛋白质,但会出现明显后果。

药物基因组学研究个体基因变异与药物反应的关系,发现和确定个体基因变异是药物基因组学的基础和核心问题。因此,基因分型是药物基因组学的关键组成部分。现代基因分型技术能够快速准确地识别在药物代谢中发挥重要作用的基因变异,比传统的评估酶活性或药物从循环中去除率的分型方法更容易执行且成本效益也更高。与药物基因组学相关的基因分型内容有两个方面,一是确定个体基因型,众所周知,一个人的基因型不会随着时间的推移而改变,因此基因分型应用只需要在一个人的一生中进行一次。二是确定肿瘤的基因型信息,肿瘤基因变异是获得性遗传变异,且在发生发展过程中同一肿瘤可能会出现具有不同突变特征的肿瘤细胞亚克隆,因此肿瘤基因型信息获取的思路和方法与个体基因型的确定有一定差异,临床一般会有相应的检测要求与指南作为肿瘤基因分型依据。

基因分型(genotyping),又称作基因型分析(genotypic assay),是利用分子生物学检测方法测定个体基因型的技术。早期的基因分型工作采用传统的方法,如 DNA 印迹法(southern blotting)和聚合酶链式反应(PCR),然后限制性内切酶消化,以探寻人类基因序列的多态性。直接测序反应则是在自动毛细管电泳仪上发展起来,用于检测导致变异等位基因的特定碱基变化。目前使用的技术方法主要有基于 PCR 的方法(PCR、q-PCR、dPCR 等)、原位杂交方法(包括荧光原位杂交)、微阵列技术(基因芯片技术)及第二代测序技术。原位杂交技术可检测大的插入/缺失、扩增和异位(比如乳腺癌分子靶向治疗靶点 *HER2* 基因扩增的经典检测方法就是 FISH);微阵列方法具有快速、精确、低成本生物分析检验能力,但不能发现未知基因;第二代测序技术为分子测序和相关分析提供了可靠方法,但不适合发现大的插入/缺失、扩增或异位。

第二代测序技术是目前 DNA 测序的重要方法,几乎所有类型的测序(基因组、外显子组和转录组)都得益于第二代测序技术。全基因组测序(whole genome sequencing,WGS)和全外显子组测序(whole exome sequencing,WES)是发现 DNA 变异的两种主要第二代测序技术。全基因组测序提供生物体全基因组的基因组成,使研究人员能够研究整体的基因变异情况,从编码和非编码区域寻找药物基因组学相关生物标记物。全外显子测序作为 WGS 的一种替代,只对蛋白质编码部分(外显子组)的基因组进行序列分析。人类大约有 18 万个外显子,虽然占人类基因组比例很小(2%),但包含约 85% 已知疾病相关的基因变异。由于 WES 所需样本的体积较小,相对于 WGS 具有成本效益优势和更大的临床使用价值。

除了 DNA 测序外,基于第二代测序的 RNA 测序(RNA-seq)得到越来越广泛的应用。RNA-seq 可以应用于基于药物基因组学相关基因的研究,特别是用于药物药代动力学和药效学相关基因的变异、替代拼接和表达分析。RNA-seq 可成功识别与 PGx 基因相关的各种基因变异。

近年来,第三代 DNA 测序技术的出现又为基因分型带来了全新的方法。第三代测序技术是由 Turner 和 Korlach 发明的技术,属于单分子实时 DNA 测序。DNA 测序时,不需要经过 PCR 扩增,实现了对每一条 DNA 分子的单独测序。第三代测序技术实现了 DNA 聚合酶内在自身的反应速度和延续性,测序速度是化学法测序的 2 万倍,一个反应就可以测几千个碱基。测序精度非常高,达到 99.999 9%。可直接进行 RNA 的序列和 DNA 甲基化的检测。单分子测序精度高,没有 PCR 扩增步骤,消除了扩增中引入碱基错误的可能性,使其在稀有突变及其频率测定中具有明显优势。

近年来根据药物基因组学研究结果已经开发了多个针对药物基因组学基因分型的靶向平台。靶向平台可对数量不等 PGx 基因常见的基因变异进行表型分析。靶向分析平台在成本、样本大小和时间方面优于全基因组关联分析(GWAS),但其主要的局限性是只能分析常见的基因变异,不针对次要或罕见的等位基因类型。目前市场应用靶向平台仅限于少数 PGx 基因,期望不久的将来会有包含全部 PGx 基因的新靶向检测平台面市。

人类基因组计划完成后,以生物信息学为基础的方法和资源得到开发,覆盖了包括药物基因组学在内的各生命科学领域。生物信息学提供各种方法和在线资源可分析和解释 SNPs 及其对相关基因和蛋白质的可能影响。目前已经应用的一些重要的 PGx 基因和 PGx 研究在线资源有 PGRN、PharmGKB 等,这些资源可预测候选 PGx 基因未定性变异的后果及其与药物反应的关系。

二、PGx 基因

药物基因组学的发展引导和促进了基因特异性研究,加深了对影响药物反应的基因变异的认识。发生变异的基因大多属于具有药代动力学和药效学作用的基因。原来我们将这些发生变异能够影响药物反应的基因称为"药物反应相关基因",现在通常被称为 PGx 基因或药物基因(pharmacogene)。有些药物基因的变异与个体差异性药物反应表型密切相关,因而被称作非常重要的药物基因——VIP 基因,其变异称为 VIP 变异。PharmGKB 列出了 60 多个 VIP 基因,其中包括药物代谢基因和药物靶点、受体、信号、离子通道、转运体相关蛋白以及 rRNA 基因。SNPs 及替代拼接和拷贝数多态性(copy number polymorphisms, CNPs)是 VIP 基因变异的主要原因。

药物基因组学 VIP 基因包括药物代谢酶 33 种:*ADH1A*、*ADH1B*、*ADH1C*、*ALDH1A1*、*ALOX5*、*COMT*、*CYP1A2*、*CYP2A6*、*CYP2B6*、*CYP2C19*、*CYP2C8*、*CYP2C9*、*CYP2D6*、*CYP2E1*、*CYP2J2*、*CYP3A4*、*CYP3A5*、*CYP4F2*、*DPYD*、*G6PD*、*GSTP1*、*GSTT1*、*HMGCR*、*MTHFR*、*NAT2*、*NQO1*、*PTGIS*、*PTGS2*、*SULT1A1*、*TPMT*、*TYMS*、*UGT1A1*、*VKORC1*;转运蛋白 6 种:*ABCB1*、*CFTR*、*SLC19A1*、*SLC22A1*、*SLCO1B1*、*ABCG2*;受体 13 种:*ADRB1*、*ADRB2*、*AHR*、*ALK*、*DRD2*、*EGFR*、*ERBB2*、*NR1I2*、*P2RY1*、*P2RY12*、*RYR1*、*HLA-B*、*VDR*;信号分子 7 种:*ABL1*、*BRCA1*、*KIT*、*KRAS*、*NRAS*、*BRAF*、*BCR*;离子通道蛋白 4 种:*KCNH2*、*KCNJ11*、*SCN5A*、*CACNA1S*;还有凝血因子 *F5*、rRNA *MT-RNR1* 和调节因子 *ACE*。

由上可见,VIP 基因中最多的一类为药物代谢酶基因。大多数发生基因变异的代谢酶能够进行药物代谢,但其代谢速率与野生类型相比发生变化,这种变化导致了其对靶药物的反应发生变化。第二大类 VIP 基因是受体,其中大多数成员属于 G 蛋白偶联受体家族。G 蛋白偶联受体参与多种生物通路,且可以作为多种临床治疗药物的治疗靶点。其他 VIP 基因主要是转运蛋白和信号类。其中属于药物转运体的 VIP 基因多数与多药耐药(multiple drug resistance, MDR)有关。

三、PGx 和药物代谢

药物代谢酶主要存在于机体的解毒器官肝脏中,也有相当部分存在于胃肠道、肾脏、血脑屏障和其他器官中。代谢酶增加药物的极性,完成药物水溶性转化的化学反应,增加药物水溶性,最终使其从体内排泄。虽然药物代谢酶主要是代谢灭活活性化合物,但一些化合物也通过这个过程被激活,这些化合物称为前体药物(prodrug)。非同义性变异可以改变药物代谢酶的结构,导致其反应速率常数改变。药物代谢酶有两类:①参与 I 相反应的酶,通过氧化、还原和水解反应,使原形药物降解或前体药物激活。参与 I 相反应的酶类很多,但主要为 CYP450 家族成员;②参与 II 相反应的药物代谢酶则主要参与结合反应,通过甲基化、磺化、乙酰化等,增加药物极性,使其易于排出,例如,TPMT 和 UGT1A1。

作为参与药物代谢主要酶系,人类细胞色素 P450(CYP)超家族在诸多药物及其他外源性物质的代谢中发挥着重要作用。超过 80% 的临床常用药物主要是经过 CYP450 的代谢作用而被清除。由于代谢底物种类繁多,CYP450 的基因变异会影响人类健康的方方面面。如果具有重要生理功能的 CYP450 出现了基因缺陷,将导致灾难性后果。编码药物代谢酶 CYP450 的基因多态性不直接引起病变,但是可能会增加个体对药物或其他化学物质毒副作用的敏感性。

CYP450 超家族的酶可分为 CYP1~CYP4 四个家族,30 多种亚型。其中参与药物生物转化最多的 CYP3A 亚家族及 CYP2D6、CYP2C19 和 CYP2C9 等,是基因多态性最常见的酶。人类药物代谢活性可由于药物代谢酶基因的遗传变异或多态性而改变,形成下列代谢类型:超快代谢型(ultrarapid metabolizers, UMs)、快代谢型(extensive metabolizers, EMs)、中速代谢型(intermediate metabolizers, IMs)、慢代谢型(poor metabolizers, PMs)。超快代谢型含有重复或扩增的基因拷贝,导致药物代谢增加;快代谢型表现出典型的酶活性,并且至少有一个活性基因拷贝;中速代谢型酶活性降低,而慢代谢型检测不到酶的活性。

药物代谢酶及其基因变异种类繁多,常见对药物个体反应差异相关的影响较大的药物代谢酶简介如下。

（一）CYP3A4

CYP3A4 是 CYP3A 亚家族的主要成员,基因位于染色体 7q21.3-q22.1 上,含有 13 个外显子和 12 个内含子。CYP3A4 参与包括红霉素、尼莫地平、利多卡因、环孢素、奥美拉唑等外源性化合物以及睾酮、黄体酮、氢化可的松、雄烯二酮、雌二醇等内源性化合物的代谢。已经发现 CYP3A4 有 39 个等位基因,不同种族间 CYP3A4 SNPs 的发生频率不同。CYP3A4 有多种遗传表型,不同遗传表型药物反应的个体差异可高达 10 倍以上。研究表明,CYP3A4 编码区和启动子中的点突变也可导致酶活性降低。CYP3A4 野生型 CYP3A4*1A 个体在使用化疗药物后,其白血病发生率增高,可能与 CYP3A4 催化代谢表鬼臼毒素有关。

（二）CYP2D6

CYP2D6 基因位于染色体 22q13.1 上,具有高度多态性,含有 497 个氨基酸。现已发现与 CYP2D6 有关的 71 个突变等位基因,不同 CYP2D6 等位基因的频率存在着种族差异。CYP2D6 酶代谢 100 余种临床常用药物,其中包括许多心血管药物、抗抑郁药物和阿片类药物等。约 7% 的白色人种缺乏 CYP2D6,其酶活性呈慢代谢型,造成慢代谢活性的等位基因包括 CYP2D6*3、CYP2D6*4、CYP2D6*5 等,在白色人种中通过检测上述等位基因能识别出至少 95% 的慢代谢型患者。与白色人种不同,国人 CYP2D6 活性为慢代谢型者很低,约 1%,但却有超过 1/3 呈中速代谢。形成中速代谢活性 CYP2D6*10 等位基因的基因频率在中国人中高达 58%,其外显子 1 上的第 188 位发生 C/T 突变,引起 CYP2D6 酶 34 位脯氨酸→丝氨酸的转变,从而使酶活性大为下降。

临床上应用阿片类药物治疗疼痛时评估 CYP2D6 的活性尤其重要,从作用机制上,通常应用的阿片类药物(如可待因和氢可酮)部分被 CYP2D6 代谢为更有效的吗啡和氢吗啡酮,从而更好地发挥镇痛作用。慢代谢型个体无法将足够的母体阿片类药物转化为更有效的吗啡和氢吗啡酮,难以达到疼痛缓解效果,建议交替使用止痛药。相反,如果为超快代谢型,CYP2D6 酶的活性增高,向吗啡的转化增加,给予标准剂量的可待因,就有吗啡过量的风险。

（三）CYP2C19

CYP2C19 基因位于染色体区 10q24.2 上,由 9 个外显子构成,是高度多态性的基因。CYP2C19 是人肝细胞中主要的 CYP2C 酶,参与近 1/5 的药物代谢,主要代谢小的亲脂分子,譬如抗凝药华法林,降糖药甲苯磺丁脲,抗痉挛药苯妥英,抗炎药布洛芬,降压药氯沙坦等。CYP2C19 的遗传变异影响酶活性,导致药物反应的群体间差异。CYP2C19 酶至少存在 4 种突变等位基因,其中 CYP2C19*2、CYP2C19*3 发生频率较高,与临床药物代谢关系较为密切。CYP2C19 基因分布频率存在人种差异,亚洲人野生型(CYP2C19*1)等位基因频率占 95% 以上,而白色人种中 CYP2C19*2 和 CYP2C19*3 等位基因发生频率分别为 8%~13% 和 6%。此外,CYP2C19*17 突变显著提高 CYPC19 酶的转录活性,是一种超快代谢的基因表型。CYP2C19*17 在高加索人和非洲人中的占比分别达到约 21% 和 16%。

CYP2C19 直接参与氯吡格雷生物活化,CYP2C19 功能位点缺失会导致酶活性降低。氯吡格雷本身无活性,必须通过 CYP2C19 酶代谢转化为具有药效的活性代谢物,才能发挥抗血小板凝集的作用。国人 CYP2C19 慢代谢型者使用氯吡格雷无效或效果欠佳,使其在服用氯吡格雷后依然处于心脏病发作、卒中以及死亡的高风险中。因此,建议医师可以通过检测 CYP2C19 酶的基因型来了解患者氯吡格雷的代谢能力,对于氯吡格雷慢代谢型者可选用其他抗凝血药物。

四、药物-药物相互作用

两种或两种以上药物联合应用时会产生药物相互作用,既可能是协同作用,也可能是拮抗作用。药物-药物相互作用会引起不良事件或导致疗效降低,是药物治疗常见的问题。影响药物代谢酶的活性是体内药物-药物相互作用的重要机制之一。某些药物可诱导或抑制药物代谢酶活性,影响其他药物代谢,从而产生药物-药物相互作用。具有诱导作用的药物用药后 3d 即可诱导更多的酶产生。具有抑制作用通常是两种药物竞争同一种代谢酶的结果。

药物和药物的相互作用会使临床用药剂量决定复杂化,例如华法林与多种药物存在相互作用。苯溴马隆为 CYP2C9 抑制剂,可使 S-华法林体内清除率降低 50%,艾司奥美拉唑为 CYP2C19 抑制剂,R-华法林部分经 CYP2C19 代谢,两者合用可能抑制 R-华法林代谢,使抗凝效果增强。非甾体抗炎药(NSAIDs)及肝素、依诺肝素、氯吡格雷等抗栓药物与华法林存在药效学相互作用,NSAIDs 和氯吡格雷均影响血小板聚集,肝素和低分子肝素影响凝血因子,与华法林同时用药后抗凝效果增强,出血风险增加。

利福平可以刺激 CYP3A4 活化,与氯吡格雷联合使用时可增强其对血小板的抑制作用,而联合应用可与氯吡格雷竞争 CYP3A4 的药物(如红霉素、酮康唑)则会减弱氯吡格雷对血小板的抑制作用。脂溶性他汀类药物的应用与氯吡格雷的药效动力学作用之间存在关联,大剂量阿托伐他汀可以改善氯吡格雷对接受经皮冠状动脉介入术(PCI)的血小板高反应性的稳定型冠状动脉粥样硬化性心脏病患者的药效学效应。

五、PGx 和药物转运

药物转运蛋白(转运体)分布于人体各组织,可通过调控药物在多个组织器官的吸收、分布和清除对药物的药动学和药效学特征产生有临床意义的影响。转运蛋白通常在细胞膜上区域特异性表达,从而介导溶质的定向转运(摄入和泵出细胞)。药物转运蛋白在各种药物的吸收、分布和清除过程中发挥不可或缺的作用。药物转运蛋白可以分为两大超家族:ATP 结合盒转运体(ATP-binding cassette transporters)超家族和溶质载体(solute carrier,SLC)转运体超家族。根据分子被转运的方向,转运体也可被分为外排转运体和摄取转运体,外排转运体将其底物从细胞内向细胞外转运,而摄取转运体是将其底物从细胞外向细胞内转运。

在药物基因组学领域,重要的药物转运蛋白有多药耐药蛋白(multidrug resistance protein)、多药耐药相关蛋白(MRP)、有机阴离子转运蛋白(OAT)、有机阴离子转运多肽(organic anion-transporting polypeptide,OATP)、有机阳离子转运蛋白(organic cation transporter,OCT)和肽转运蛋白体(peptide transporter)等。

(一) ABCB1

ABCB1,又称为 P-糖蛋白(P-glycoprotein,P-gp)或多药耐药蛋白 1(multi-drug resistance 1,MDR1),是 ATP 结合盒(ABC)转运体超家族的成员,其基因定位于人类 7 号染色体 q21.1,cDNA 全长 4 669bp,由 28 个外显子组成,可转录得到 4.5kb 的 mRNA,编码一个 170kD 的跨膜糖蛋白(P-gp)。ABCB1 在胃肠、肝脏、肾脏、大脑和睾丸等组织均有表达。ABCB1 位于细胞膜上,通过充当外排转运体,清除细胞中的代谢物和各种疏水性异物。ABCB1 定向转运使药物进入尿液或胆汁而得到清除。由于其在组织和细胞膜上分布特征,ABCB1 还有助于血脑屏障的维持。

研究表明,ABCB1 在癌细胞过度表达可使癌细胞对多种抗癌药物产生耐药性。ABCB1 在非肿瘤细胞中正常表达时,能够将地高辛、抗生素、类固醇、HIV 蛋白酶抑制剂和免疫抑制剂(环孢素)等多种药物转运至细胞外。

ABCB1 基因的遗传变异在不同个体差异性药物反应中发挥重要作用。研究发现 *ABCB1* 基因多态性很多,但只有少数基因型与蛋白质表达或功能有关。其中研究最多的是第 26 外显子 3435 C>T 多态性,3435 C>T 多态性是最早发现的与 P-gp 功能相关的 SNP 位点。*ABCB1* 基因 26 外显子 3435 多态性和 P-gp 表达相关,3435TT 基因型个体十二指肠 P-gp 的表达水平明显低于 3435CC 基因型者。但其后有学者提出了不同的观点,认为 3435 C>T 位于 *ABCB1* 的编码外显子中,其多态性并不影响其 mRNA 水平或蛋白水平,而是导致其表达产物 P-gp 蛋白的结构发生改变,即通过影响表达产物的折叠及其插入细胞膜的过程而使其功能发生改变。研究表明,*ABCB1* 基因 3435 C>T 的多态性与癫痫患者的苯妥英钠耐药性存在重要关联,口服苯妥英钠后,3435TT 基因型患者血浆药物浓度明显高于 3435CT 和 3435CC 基因型患者。在苯妥英钠血浆药物浓度较低的个体中,3435CC 基因型更为常见。*MDR1* 基因型是影响苯妥英钠血浆药物浓度的重要因素。在心血管疾病的治疗中,3435CC 基因型患者因为十二指肠中的 P-gp 水平相对较高,在给予地高辛等药物后血浆药物浓度会在短时间内下降。常用肿瘤化疗药物紫杉类药物为 P-gp 的转运底物,肿瘤细胞 P-gp 表达水平升高,则外排作用增强,导致药物胞内浓度下降,从而影响药物疗效。有研究认为 *ABCB1* 基因 3435 C>T 多态性与紫杉类药物治疗乳腺癌的化疗反应和毒副作用有一定的相关性,但尚无统一定论。

（二）OATP1B1

OATP1B1 为有机阴离子转运多肽（organic anion-transporting polypeptide，OATP）溶质载体（SLC）转运体超家族成员之一，介导外源性及内源性物质从血液向肝细胞的转运。OATP1B1 特异性分布于肝细胞基底膜外侧，是多种物质主要的摄取转运体。OATP1B1 除转运内源性物质（胆汁酸、白三烯、氨甲蝶呤等）外，在药物的摄取转运方面发挥重要作用，可转运的药物包括他汀类降脂药（如普伐他汀、匹伐他汀、瑞舒伐他汀和辛伐他汀）、血管紧张素转化酶抑制剂（如依那普利和替莫普利）、血管紧张素 II 受体阻滞剂（如缬沙坦）、抗菌药物以及抗肿瘤药物等。

OATP1B1 由 *SLCO1B1* 基因编码，属于 *SLCO1* 基因家族，与其他家族成员 OATP1A2、OATP1B3 和 OATP1C1 的基因一起位于 12 号染色体短臂的基因簇上。OATP1B1 由 691 个氨基酸组成，根据嗜水性分析具有 12 个跨膜区域和 1 个大的第 5-胞外环。*SLCO1B1* 具有高度遗传多态性，非同义单核苷酸多态性的发生频率存在种族差异。美国黑人中最常见的突变为 388 A>G（基因核苷酸序列第 388 位点发生了 A→G 的突变）、2000 A>G、1463 G>C，突变率分别为 74%、34%、9%；美国白人中最常见的突变为 388 A>G、463 C>A、521 T>C，突变率分别为 30%、16%、14%；我国黄种人群中最常见的 SNPs 为 388 A>G、521 T>C，突变率分别为 73.4% 和 14.0%。其中，388 A>G 位点的突变对 OATP1B1 转运功能的影响尚没有统一结论：有学者认为没有影响，有学者认为会增强蛋白的转运功能。521 T>C 位点的突变可以减弱 OATP1B1 的转运功能，通过降低药物进入肝细胞的效率来阻止药物代谢，从而使药物的血药浓度升高。

OATP1B1 多态性对于主要通过肝脏 β-羟基-β-甲戊二酸单酰辅酶（β-hydroxy-β-methylglutaryl-CoA，AHMG-CoA）还原酶代谢的他汀类药物有较大影响，可造成他汀类药物药动学的改变。在常用的他汀类药物中，携带 521C 等位基因可使普伐他汀血药浓度升高，而 521 T>C 突变对瑞舒伐他汀的药动学过程有显著影响，基因突变组药物消除过程比野生型组减慢。因此，建议在临床应用中应关注 *SLCO1B1* 521 T>C 多态性，以确保瑞舒伐他汀用药的安全性和有效性。辛伐他汀是临床常用的降脂药物，一项针对辛伐他汀肌毒性的研究筛查了 30 多万个 SNP，通过大规模样本验证，发现 521 T>C 是辛伐他汀肌毒性的易感 SNP，超过 60% 横纹肌溶解症与 521C 等位基因相关。携带 C 等位基因的个体长期服用高剂量辛伐他汀，发生横纹肌溶解症的风险增加。据此，美国 FDA 提出了剂量调整建议，认为对于需要长期服用辛伐他汀 40mg/d 或 80mg/d 的患者若携带 521C 突变等位基因应适当降低剂量或选择其他他汀类药物交替使用，并监测肌酸激酶，以确保用药安全。

转运体蛋白在口服降糖药物的摄入、排出以及药物相互作用中起到非常重要的作用，是除了 CYP450 超家族中的 CYP2C8、CYP2C9 和 CYP3A4 药物代谢酶外另一个重要的影响因素。格列奈类药物，包括药物有瑞格列奈、那格列奈和米格列奈等是非磺酰脲类降糖药，可有效模拟生理模式下胰岛素的分泌模式，通过刺激胰岛素分泌来防止餐后血糖波动，可降低空腹血糖并且不需要餐前半小时服用，可用于饮食及运动锻炼不能有效控制的 2 型糖尿病患者。瑞格列奈是与肝有机阴离子转运多肽（OATP）有相互作用的口服降糖药之一。*OATP1B1* 基因多态性是产生瑞格列奈药代动力学参数差异的决定性因素，*OATP1B1* 521CC 突变纯合子个体血浆瑞格列奈的浓度分别比 521TC 杂合子和 521TT 纯合子高 107% 和 188%，0～7h 的平均降糖值增加 200%。*SLCO1B1* 388 A>G 突变与单剂量口服 2mg 瑞格列奈的药动学相关，可减少瑞格列奈药物浓度-时间曲线下面积并增加瑞格列奈的清除。OATP1B1 是另一种格列奈类药物那格列奈进入肝细胞代谢的主要转运体，是那格列奈产生个体差异性药物反应的原因之一，*SLCO1B1* 521 T>C 和 *CYP2C9*3* 基因联合突变的患者在服用那格列奈后可能会发生低血糖反应。目前，*OATP1B1* 基因多态性在 2 型糖尿病患者中对那格列奈降糖效果的影响尚没有明确的结论。

六、PGx 和药物靶标

大多数药物作用于特定的靶点，包括受体、酶或参与各种细胞事件（如信号转导和细胞复制）的蛋白质。基因中编码药物靶点的非同义多态性导致靶分子的蛋白质结构改变，靶蛋白结构的改变可能改变其物理化学性质，影响药物与靶分子相互作用，从而对药物反应产生重要影响。药物靶蛋白大致可分为三大类：直接靶蛋白、信号转导级联蛋白和疾病发病机制的相关蛋白。药物靶点基因变异可能影响药物反应。

近期旨在探讨药物靶点多态性如何使患者对特定治疗药物更具抵抗力或更具敏感性的研究很多。药物靶点多态性对药物个体反应差异影响研究较多的有人类 μ 阿片受体基因 *OPRM1*、多巴胺受体基因 *DRD1* 和 *DRD2* 等。

(一) OPRM1

阿片类药物是经典的镇痛药物,亦是最有效的镇痛药物。阿片受体是此类药物作用的靶点,阿片受体广泛分布,在脑内、丘脑内侧、脑室及导水管周围灰质阿片受体密度高,与痛觉的整合及感受有关。

阿片受体是 G 蛋白偶联受体的一种,可分为五种类型:μ、κ、δ、θ 和 ε 受体,目前研究较多的是 μ 受体。μ 阿片受体是内源性 β-内啡肽和大多数外源性阿片类药物的主要作用位点。

OPRM1 基因是编码 μ 阿片受体的基因,位于 6q24-q25,*OPRM1* 基因存在 100 多个基因多态性位点,其中以 SNP 118 A>G 位点突变频率最高,出现不同的基因型。*OPRM1* A118G 基因多态性在不同种族、不同地域人群中有所差异。高加索人种 AA 型占 2/3 以上,而 AG 型和 GG 型较少。与之相反,亚洲各不同族群间尽管存在一定差异,但 AG 基因型达到 23.8% ~ 61.7%,GG 型也有 10.8% ~ 22.5%,可见 *OPRM1* 118 A>G 基因突变的发生率在亚洲人群中较高。药物受体基因的多态性与药物的作用密切相关,*OPRM1* 118 A>G 基因突变可明显影响阿片类药物的作用。*SNP* 118 A>G 突变导致细胞外 μ 受体的 N 端的第 40 位天冬酰胺被天冬氨酸所替代,影响受体结构,使 *OPRM1* mRNA 水平显著降低,μ 阿片受体浓度相应降低,μ 阿片受体与配体的结合力降低,因而阿片类药物的效能降低,所以携带 118 A>G 基因患者需要更大剂量阿片类药物止痛。但 *OPRM1* A118G 多态性对外源性阿片类药物差异性药物反应的作用也还存在争议。除对药物效能的影响外,*OPRM1* 118 A>G SNP 还与阿片类药物成瘾风险增加有关。*OPRM1* 118 A>G 基因突变可降低术后阿片类药物镇痛引起恶心、呕吐不良反应的发生率,但也有学者认为 *OPRM1* A118G 不同基因型间不良反应的发生率无明显差异。

(二) 多巴胺受体

多巴胺受体(dopamine receptor,DR)属于 G 蛋白偶联受体,具有 7 个跨膜结构域,是抗精神病药物的主要靶点,分为 5 种亚型:D1,D2,D3,D4,D5。人类 DR5 种亚型的基因位于不同的染色体上。根据其结构及功能可分为两类:D1 类受体(D1 和 D5)和 D2 类受体(D2、D3 和 D4)。两类受体具有不同的转导信号、结合特征和生理效应,D1 类受体主要与刺激性 G 蛋白偶联,增强 AC 活性,而 D2 类受体主要与抑制性 G 蛋白偶联,抑制 AC 活性。

1. 多巴胺受体 D1(dopamine receptor D1,DRD1)　DRD1 的基因位于第 5 号染色体短臂 37 区 5 带(5p37.5),全长 3 489bp。通常分布在前额皮质,尤其在纹状体、嗅结节和伏隔核分布丰富。*DRD1* rs4532 多态性与抗精神病药物耐药性有关,精神分裂症患者 G 等位基因纯合子比野生 A 型等位基因纯合子患者的治疗耐药性风险明显增高。*DRD1* rs4532 多态性增加多巴胺能药物治疗的帕金森病患者的冲动控制行为风险。另外,*DRD1* rs5326 和 *DRD1* rs265981 基因多态性可能是精神分裂症的一个危险因子,影响氯氮平对多巴胺能神经元功能亢进的抑制能力,从而在对改善总疗效和阳性症状方面差异较大。

2. 多巴胺受体 D2(dopamine receptor D2,DRD2)　DRD2 编码基因位于 11 号染色体 q22-q23,编码 414 ~ 443 个氨基酸,*DRD2* 基因可编码产生两种剪接变异体,即短型(D2S)和长型(D2L)变异体,D2L 比 D2S 在第 3 胞内环处多 29 个氨基酸序列。*DRD2* 两种变异体 D2L 和 D2S 均可发挥自身受体功能。*DRD2* 在纹状体、伏隔核、嗅球表达高,而在大脑皮质、基底前脑、边缘系统、下丘脑、后脑表达较低,*DRD2* 还表达于中脑多巴胺能神经元中。文献中有关 *DRD2* 多态性的研究报道较多。*DRD2* 基因中第 311 位密码子由丝氨酸变为半胱氨酸构成 *DRD2* 的 Ser311Cys 多态性,Ser311Cys 基因型可影响利培酮治疗急性精神分裂症的疗效,与 *Ser* 等位基因纯合子的患者相比,基因型为 Ser311Cys 的患者利培酮治疗后在阳性症状、阴性症状、精神病理、认知和社会功能方面均有较好的疗效。另有研究发现,*DRD2* rs1076560 基因型有 G 和 T 两型,该基因可以调控 *DRD2* 剪接变异体长型和短的比率,其中 G 基因型使短型高表达,T 基因型使长型高表达。由于 *DRD2* 的短型剪接变异体可以抑制多巴胺的释放,因此 T 等位基因携带者的脑内多巴胺浓度要高于 GG 纯合子,使携带不同基因型的人脑内的多巴胺受体功能及多巴胺浓度不同,进而导致人脑对奖赏系统调控的个体差异。*DRD2* 多态性 Taq1A(rs1800497,32806 C/T)位于非翻译区,是毒品依赖和滥用研究较多的基因多态性。研究发现 rs1800497 位点的 T 等位基因携带者的纹状体内 *DRD2* 密度较低，提示该等位基因携带者可能需使用阿片类药物或需求更高剂量的美沙酮，才能升高脑内的多巴胺水平从而补偿天生的低奖赏状态。

3. 多巴胺受体 D3(dopamine receptor D3,DRD3)　DRD3 的基因位于 3 号染色体长臂 3q13.3,由 5 个内含子和 6 个外显子构成。*DRD3* 在中脑边缘系统的伏隔核内多巴胺能神经元中可大量表达,当多巴胺与 DRD3 结合后可使细胞内环磷酸腺苷(cAMP)水平明显降低,抑制多巴胺的生成,从而影响多巴胺能神经通路的正常功能。*DRD3* 多态性研究是多巴胺受体基因中研究较多的一种。*DRD3* 第 1 个外显子 mRNA 的第 9 密码子内 G 可替代 A,又称 rs6280 多态性,此基因型导致 DRD3 细胞外的 N-末端丝氨酸被甘氨酸替代(Ser9Gly),改变了 DRD3 的活性,影响能够调节人体动机和情绪的多巴胺能信号。*DRD3* 多态性与长期抗精神病药物治疗的副作用有关。迟发性运动障碍是抗精神病药物常见的副作用,研究发现有典型的轻度迟发性运动障碍患者 *DRD3* 9 位 Ser/Gly 突变纯合子为 20%,而无迟发性运动障碍表现的患者中,*DRD3* 9 位 Ser/Gly 突变纯合子则为 5% 左右,说明突变型纯合子患者更易发生迟发性运动障碍,在设计抗精神病药物(包括氯氮平、奥氮平、喹硫平及利培酮)的用药方案应予考虑。给予利培酮治疗后,Ser9Ser 基因型、Ser9Gly 基因型比 Gly9Gly 基因型患者阴性症状有更好的疗效,Ser9Ser 基因型比 Gly9Gly 基因型患者社会功能恢复更好。也有研究发现 Ser9Gly 多态性与抗精神病药物的差异性药物反应无关。

（三）其他

5-羟色胺(5-HT)受体是 5-HT 发挥作用的基础,5-HT 需与 5-羟色胺受体(5-HTR)结合才能发挥正常的生理功能。5-HTR 分为 7 大类 14 个亚型,介导包括调节情感在内的多种生理功能。5-羟色胺 1A 受体(5-HT1AR)与 5-羟色胺选择性重摄取抑制剂(serotonin-selective reuptake inhibitor,SSRI)增加抗抑郁作用有关,其调控基因 *HT1AR* 多态性是抗抑郁药物及其他精神科药物个体差异的原因。研究发现 *HT2AR* 的 1438 A>G 多态性影响西酞普兰治疗重症抑郁症的效果,G 等位基因纯合子型患者的疗效比其他基因型患者更好。β2 肾上腺素受体有 3 种多态性(Arg16Gly、Gln-27Glu、Thr164Ile),其中纯合 16Gly 基因型哮喘患者对支气管扩张药沙丁胺醇反应比纯合 16Arg 和杂合 16Arg 低。维生素 D 受体(*VDR*)基因按其有无限制性内切酶 *Bsm*I 位点,分为 B 型(*Bsm*I⁻)和 b 型(*Bsm*I⁺)两种基因型。应用维生素 D 治疗后 BB 基因型和 Bb 型受试者骨密度分别增加 4.4% 和 4.2%,而 bb 型反而减少 0.3%。血管紧张素转换酶(*ACE*)基因,有两种变异取决于 287 位的 bp 插入与否,即插入状态(I-form)和缺失状态(D-form)。具有 D/D 基因型个体 ACE 表达水平比 I/I 基因型高 25%~200%。在蛋白尿性肾小球疾病患者中,应用血管紧张素转化酶抑制剂(ACEI)依那普利后,带有缺失基因型的患者蛋白尿与血压无改善,而在插入基因型的患者中两者均显著降低。

第三节　常见疾病的药物基因组学

一、肿瘤药物基因组学

近几十年恶性肿瘤的治疗进展很快,各类新的治疗方法如分子靶向治疗、免疫治疗、微创治疗等不断涌现。药物基因组学的发展引发了肿瘤内科治疗的革命性的进步,分子靶向治疗成为实现真正意义上的肿瘤精准治疗的里程碑。但医学界也清楚地认识和接受的客观现实是,在肿瘤内科治疗领域,分子靶向治疗和免疫治疗并不能使所有肿瘤患者普遍受益,只有部分特定患者能从此类治疗中获益,细胞毒类化疗药物治疗仍然是肿瘤治疗中不可或缺的重要方法。如何最大限度地提高化疗的疗效和特异性,并尽量减少与治疗方案相关的毒性和耐药性始终是肿瘤化疗的最大挑战。

由于恶性肿瘤复杂的发生发展机制和肿瘤的异质性,药物基因组学在肿瘤治疗中的应用与其他疾病有一定差异。众所周知,肿瘤从本质上就是一种基因病,其发生发展通常是基因变异导致的一系列复杂失控的细胞过程,而细胞克隆的变异和选择又进一步导致肿瘤的异质性。肿瘤的异质性是其重要的生物学特征,是肿瘤治疗中必须面对的问题。肿瘤药物基因组学与其他疾病药物基因组学相同之处是首先要考虑患者个体特异性的药物基因差异,不同之处在于,在确定个体基因差异的基础上,还必须检测肿瘤细胞的基因变异,依据个体基因差异和肿瘤细胞基因分型及肿瘤异质性统筹考虑制订相应治疗方案。

肿瘤治疗中常联合应用各种不同的肿瘤治疗方案,为表述方便,根据药物基因组学在肿瘤治疗中的不同作用,本节分别从细胞毒性药物化疗和分子靶向治疗两方面简述肿瘤药物基因组学的基本情况。

(一) 药物基因组学与细胞毒性药物化疗

细胞毒类抗肿瘤药物疗效和毒性反应个体差异巨大,其影响因素除患者的基本特征、生理学因素、药理学因素外,药物基因组学因素发挥着重要作用。编码药物代谢酶、药物转运蛋白和药物靶点的基因的多态性与肿瘤患者的治疗效果及毒性反应的个体间差异密切相关。药物代谢酶基因多态性影响其酶活性,形成超快代谢型、快速代谢型、中速代谢型和慢代谢型4种。如果按标准剂量给药时慢代谢型可能会发生药物毒性反应,而超快代谢型则可能疗效降低。药物基因组学在细胞毒类化疗药物中的应用能够帮助临床医生更好地预测疗效、耐药性、毒性反应等药物反应,继而针对患者优化治疗方案,实行分层个体化治疗。用于预测化疗药物疗效和毒性反应的生物标志物很多,除上文中提及的 ABCB1、CYP2D6 等外,文献中报道比较多的还有硫嘌呤甲基转移酶、核苷二磷酸连接部分 X 型基序 15(NUDT15)、尿苷二磷酸葡萄糖醛酸基转移酶 1A1(UGT1A1)和二氢嘧啶脱氢酶基因(DPYD)等。

1. **硫嘌呤甲基转移酶**(thiopurine S-methyltransferase,TPMT)　　TPMT 是广泛存在于人类所有组织的细胞质酶,为 II 相代谢酶之一,主要参与硫嘌呤甲基化的催化作用,是硫嘌呤类药物(硫唑嘌呤和 6-巯基嘌呤)的代谢酶。硫嘌呤类药物作为免疫抑制剂或抗癌药物已广泛用于器官移植、自身免疫性疾病、急性白血病等疾病的治疗。

TPMT 基因多态性可导致酶活性的显著降低及药物诱导的白细胞减少的风险增加,研究表明 *TPMT* 有超过 40 个基因变异。常见的变异等位基因为 *TPMT**2 和 *TPMT**3,具有此类变异基因型的个体 *TPMT* 活性减低。*TPMT* 基因型存在明显的种族和地域差异性,不同人种基因突变的类型和频率不同。白种人中最常见的等位基因是 *TPMT**3A,而亚洲人是 *TPMT**3C。根据 *TPMT* 基因功能等位基因的缺失情况,可将个体分为 3 种代谢类型:正常代谢者(基因型为 *TPMT**1/*1)、中速代谢者(*TPMT**1、*TPMT**2、*TPMT**3A、*TPMT**3B、*TPMT**3C 或 *TPMT**4 无功能等位基因)和弱代谢者(基因型是两个等位基因均为无功能型 *TPMT**2、*TPMT**3A、*TPMT**3B、*TPMT**3C 或 *TPMT**4)。正常代谢者使用正常剂量的 6-巯基嘌呤,中速代谢者使用时,应减少 30%~70% 剂量,而弱代谢者接受 6-巯基嘌呤治疗应每周给药 3 次,剂量减少 90%,以避免药物毒性反应。

铂类化疗是肺癌、卵巢癌等多种肿瘤的一线化疗方案,铂类药物通过烷基化 DNA、交联鸟嘌呤或诱导核苷酸错配损伤 DNA,通过干扰复制和转录发挥其细胞毒性作用。早期的药物遗传学研究表明顺铂治疗引起的听力损失与 *TPMT* 功能等位基因缺失有关,具有等位基因 *TPMT**3B 和 *TPMT**3C 的个体具有较高的听力损失风险。目前对此结果尚有一些争议,仍需要在更大样本量的顺铂化疗患者中进行进一步的验证,为建立临床指南提供证据支持。

2. **NUDT15**　　NUDT15 是 Nudix 水解酶超家族的成员,是除 TPMT 外,参与硫嘌呤代谢的另一个重要药物代谢酶。携带 *NUDT15* 基因 Arg139Cys 纯合风险等位基因的患者对硫嘌呤非常敏感,仅耐受标准剂量的 8%。NUDT15 在硫嘌呤的代谢中起的具体作用尚不清楚。

3. **UGT1A1**　　*UGT1A1* 基因编码尿苷二磷酸葡糖醛酸基转移酶,是人体内重要的催化 II 相结合反应的酶。伊立替康是喜树碱类抗癌药,是拓扑异构酶 I 抑制剂,应用于多种恶性肿瘤的治疗。UGT1A1 通过葡糖醛酸化途径将伊立替康活化代谢产物 SN-38 转化为无活性形式清除。*UGT1A1**28 是启动子区域中的胸腺嘧啶-腺嘌呤重复,可降低 *UGT1A1* 基因表达。携带 *UGT1A1**28 等位基因的患者的 UGT1A1 酶活性降低,在给予伊立替康的标准剂量时其发生 4 级白细胞减少症毒副作用的风险会增加 5~9 倍。另一个高频率的变异是 *UGT1A1**6(rs4148323),也可通过基因表达调节 UGT1A1 活性,增加伊立替康毒副作用的发生。有学者认为这种相关性只见于使用中高剂量伊立替康时,低剂量不会增加伊立替康的毒副作用。但 meta 分析发现 *UGT1A1**28 等位基因患者使用低剂量伊立替康时其白细胞减少发生风险也明显增高。

4. **DPYD**　　*DPYD* 是编码二氢嘧啶脱氢酶的基因,广泛分布于各种组织。二氢嘧啶脱氢酶是嘧啶类分解代谢的起始和限速酶,在辅基 NADPH 的参与下,将 5-氟尿嘧啶(5-fluorouracil,5-FU)还原为二氢氟尿嘧啶(FUH2);再经二氢嘧啶脱氢酶打开环状结构,产生 α-氟-β-脲基丙酸(FUPA);最后在 β-丙氨酸合成酶催化下,形成 α-氟-β-丙氨酸(FBAL),经肾脏排出体外。

DPYD 基因位于 1 号染色体短臂(1p22)。迄今为止,已在 *DPYD* 编码序列中鉴定出超过 120 种 SNPs。*DPYD* 基因多态性可以影响氟尿嘧啶类药物的代谢、药效和毒性反应。已有大量临床研究探讨了 *DPYD* 基因多态性与 5-FU 相关的严重毒性的关联。在 *DPYD* 基因的各种变异中,*DPYD* *2A 和 *DPYD* *13 是最有害的变异。剪接位点变异 *DPYD* *2A 位于外显子 14 的内含子边界,可引起剪接缺陷,导致整个外显子的跳跃并产生非功能性截短蛋白明显降低 5-FU 降解速率。另一个被广泛研究的变异 *DPYD* *13(I560S,c. 1679 T>G,或 rs55886062),其与二氢嘧啶脱氢酶活性降低及 5-FU 毒性反应发生率增加相关。有研究发现,变异 D949V(c. 2846 A>T 或 rs67376798)与接受 5-FU 治疗后的严重毒性之间存在关联,携带 D949V 变异的患者需要大幅降低卡培他滨剂量以避免毒性反应发生。单独接受含有 5-FU 的 FOLFOX 或与西妥昔单抗联合治疗的患者中,D949V 变异与 3 级及其以上严重不良事件之间具有显著相关性。*DPYD*-2846 和 *DPYD*-HapB3 基因型与 DPYD 蛋白活性增加相关。临床药物基因组学实施联盟基于 *DPYD* 基因型提出了 5-FU 剂量推荐方案,建议纯合子患者采用替代药物治疗,杂合子患者减少 50% 的起始剂量。

(二)药物基因组学与分子靶向治疗

长期以来,细胞毒性药物在肿瘤治疗中发挥了支柱作用,且在恶性淋巴瘤、绒癌等肿瘤的治疗中获得了良好的治疗效果,但对多数实体肿瘤来讲,以细胞毒性药物为主的化疗并不能明显改善患者的预后,并且现有的细胞毒性药物选择性不强,杀伤肿瘤细胞的同时也杀伤正常细胞,治疗带来的毒副作用成为肿瘤治疗中细胞毒性药物使用和发展的瓶颈和挑战。近年来随着分子生物学、遗传学及各类组学研究的进展,驱动或影响恶性肿瘤发生发展的特异性分子或基因(如癌基因、抑癌基因变异及表观遗传学变化)不断被发现,为肿瘤分子靶向治疗奠定了基础。肿瘤分子靶向治疗以肿瘤细胞所具有的特异性结构分子为靶点,使用能与这些靶分子特异性结合的药物,特异性地杀伤肿瘤细胞。

分子病理学的发展使发现和证实肿瘤靶向分子或特异性基因变异成为可能,这是肿瘤分子靶向治疗的基本前提。有学者将药物基因组学相关的病理学研究和实践归类为药物病理学(pharmacopathology)。药物病理学的特点是在保证正确病理诊断的基础上,确定肿瘤治疗靶分子的变化,为肿瘤个体化治疗提出指导意见。由于药物病理学的特殊性,病理医师在靶分子检测的临床工作中应用的检测试剂和诊断试验应保证敏感、特异、准确且具有良好的可重复性,同时所使用的检测试验应得到国家相关部门的认证授权,检测过程标准化。病理医师必须熟悉各种试剂特征、标本处理规范、标准检测方法并掌握结果判断标准及意义。在临床实践中肿瘤靶分子检测属于伴随诊断,一般情况下,新的分子靶向治疗药物上市均要求有相应的伴随诊断方法、试剂同步发布,病理医师应当严格遵守。

肿瘤分子靶向治疗是近二十年来肿瘤治疗的研究热点领域,针对不同癌基因信号通路的靶向治疗药物是肿瘤分子靶向治疗的里程碑。小分子酪氨酸激酶抑制剂(TKIs)吉非替尼成功用于具有 *EGFR* 基因突变的亚洲女性晚期 NSCLC,开启了基于生物标志物的个体化治疗新时代。随后针对肿瘤细胞增殖信号转导通路、肿瘤新血管生成等多个分子靶点的靶向药物相继进入肿瘤治疗的临床应用,获得很好的临床效果。目前肿瘤分子靶向治疗几乎覆盖了各种常见恶性肿瘤。分子靶向治疗确实具有精准特异、疗效高、毒副作用小等常规化疗难以比拟的优势,但其原发性或获得性耐药问题成为限制其临床应用的缺陷,引起了临床及药学专家的高度关注。如何克服靶向治疗的缺陷、改善患者预后依然是近期医学界面临的巨大挑战。

肿瘤分子靶向治疗靶分子很多,基因变异类型也不一致,包括基因突变、基因多态性、基因扩增、蛋白过表达等,常见靶分子变异及药物基因组学意义简述如下。

1. 雌激素受体(ER)　雌激素是一种类固醇激素,在体内与雌激素受体 ER 结合后启动第二信使系统,发挥多种生物效应。经典雌激素受体位于细胞膜或细胞质,经典核受体包括 ERα 和 ERβ,位于细胞核内,通过调节特异性靶基因的转录而发挥基因型调节效应;而经典膜性受体,包括经典核受体的膜性成分以及属于 G 蛋白偶联受体家族的 GPER1、Gaq-ER 和 ER-X,介导快速的非基因型效应。雌激素可在其受体介导下,刺激各种与细胞生长有关的基因高表达,促进细胞增殖,与乳腺癌等多种恶性肿瘤发生、发展密切相关。

内分泌治疗是肿瘤靶向药物治疗的成功范例。乳腺癌是一种雌激素依赖性肿瘤,雌激素在乳腺癌发生发展中起重要作用。他莫昔芬(tamoxifen,TAM)又名三苯氧胺,为人工合成的非胆固醇类抗雌激素药物,广泛用于雌激素受体阳性的乳腺癌患者的内分泌辅助治疗。作为雌激素拮抗剂,TAM 和雌激素均作用于 ER。因此,ER 表达情况是决定内分泌治疗效果关键因素。研究表明,高表达 ERα 的患者对 TAM 内分泌治疗反应较好,而 *ERβ* mRNA 过度表达可能在 TAM 耐药中有重要作用。但 *ERβ* 在基因水平对乳腺癌 TAM 耐药的作用及其作用机制目前尚无定论。

TAM 是一个前体药物,需经过 CYP2D6 等药物代谢酶转化为活化产物才能发挥作用。药物代谢酶 CYP2D6 的 SNPs 会影响 TAM 的疗效。研究发现 *CYP2D6*3*、*CYP2D6*4*、*CYP2D6*5*、*CYP2D6*6* 的杂合子或纯合子个体 TAM 活化产物 4-羟基-N-去甲基他莫昔芬(endoxifen)的血药浓度比野生型个体明显降低。endoxifen 浓度也随不同基因代谢型而明显不同,*CYP2D6* 超快速代谢型患者体内 endoxifen 浓度高于其他类型的患者,中间代谢型者也高于慢代谢型患者。因此,*CYP2D6* 慢代谢基因型乳腺癌患者应用 TAM 治疗的疗效差、生存率降低。尽管 *CYP2D6* 基因型对乳腺癌患者 TAM 治疗的影响仍存在一定争议,但目前大部分研究者认为确定 *CYP2D6* 基因型对评估乳腺癌患者使用 TAM 的疗效、指导乳腺癌患者进行内分泌精准治疗有着重要的作用。

2. *HER2* HER2 基因位于 17q21,编码跨膜糖蛋白 p185,属于 EGFR 家族中的一员。EGFR 家族由 HER1、HER2、HER3 和 HER4 组成。HER2 通过异源二聚体和酪氨酸激酶的自磷酸化介导信号转导,导致下游通路激活,其中包括 PI3K/Akt/mTOR 信号通路、MAPK 途径,调节细胞增殖、分化和肿瘤发生过程中的信号转导。

HER2 基因过表达是分子靶向治疗的靶分子基因变异,过表达的主要机制是 *HER2* 基因的扩增。研究表明约 1/4 的乳腺癌患者存在 *HER2* 基因过表达,HER2 通路在乳腺癌发生、发展中起到非常重要的作用。*HER2* 基因可以在多种正常上皮中低水平表达,但在部分肿瘤中呈过表达状态。曲妥珠单抗是首个针对 HER2 受体的人源化单克隆抗体,于 1998 年被 FDA 批准使用。治疗前确定癌组织是否存在 HER2 过表达状态是使用曲妥珠单抗治疗乳腺癌的必要前提条件。

正确检测和评定乳腺癌的 HER2 蛋白表达和基因扩增状态是病理医师的职责。推荐采用免疫组织化学染色(immunohistochemistry staining,IHC)检测 HER2 蛋白的表达水平,应用原位杂交方法(一般采用荧光原位杂交方法即 FISH 方法)检测 *HER2* 基因扩增情况。临床实践中一般先用 IHC 方法检测 HER2 表达情况。依据 IHC 结果,IHC 3+判断为 HER2 阳性,IHC 0 和 1+则判断为 HER2 阴性。IHC 2+者需进一步应用原位杂交的方法进行 *HER2* 基因扩增状态检测。美国 FDA 批准的首个伴随诊断方法就是确定 HER2 表达状态的检测方法。为规范乳腺癌 HER2 检测,保证检测的准确性,从 2006 年开始我国病理学专家和临床专家就制定了《乳腺癌 HER2 检测指南》,并分别于 2009 年、2014 年和 2019 年进行了更新,对提高我国乳腺癌 HER2 检测的标准化水平起到了积极推动作用。

浸润性乳腺癌中 HER2 表达或扩增可存在异质性。虽然目前 *HER2* 基因异质性的临床意义尚不明确,但可导致 IHC 与原位杂交、原发灶与转移灶、穿刺标本与手术切除标本的检测结果差异。在原位杂交计数之前,应观察整张切片或使用 IHC 切片确定可能存在的 HER2 扩增区域。需要强调的是,即使存在异质性,但只要扩增细胞连续、均质,且占浸润癌 10% 以上,就应明确报告为原位杂交阳性。可补充报告不同细胞群(>10%)的计数值(包括计数的细胞总数、*HER2* 拷贝数、CEP17 数值、HER2/CEP17 比值),并报告扩增细胞群占所有浸润癌细胞的比例。

曲妥珠单抗可显著改善 HER2 阳性乳腺癌的预后。研究发现,曲妥珠单抗与多种细胞毒性药物具有协同作用,为晚期乳腺癌的治疗带来了新希望。除曲妥珠单抗外,尼洛替尼(nilotinib)也是一种不可逆的泛 HER 酪氨酸激酶抑制剂,在治疗进展期 HER2 阳性乳腺癌方面展现出了较好的治疗效果。

近年来,曲妥珠单抗也应用于 HER2 IHC 3+或 IHC 2+且 FISH 阳性食管胃交界腺癌和胃癌的治疗。胃癌 HER2 检测方法和评判标准与乳腺癌有所不同,应严格按照 2016 版中国《胃癌 HER2 检测指南》中推荐的方法进行。

3. EGFR　EGFR 是酪氨酸激酶 ErbB 家族的成员,分子量 170Da。EGFR 通过与其相应配体(EGF、TGF-α)结合而激活,由单体转化为二聚体,诱导磷酸化,启动下游信号通路,如 PI3K/Akt 和 Ras/Raf/MAPK,调节细胞的增殖和凋亡。EGFR 基因是 NSCLC 的重要驱动基因之一。

与药物基因组学相关的 EGFR 基因变化是基因突变。EGFR 突变最常用的检查方法包括 DNA 测序方法(直接测序或 NGS)和包括 ARMS 方法在内的实时荧光定量 PCR 方法,虽然有学者探讨过 EGFR 突变蛋白免疫组化方法和 EGFR 扩增的 FISH 方法,但均不是规范的伴随诊断方法。酪氨酸激酶抑制剂对 EGFR TK 结构域中含有体细胞突变的 NSCLC 具有良好的疗效。EGFR 基因突变最先开启了 NSCLC 分子靶向治疗之门,因而也成为目前研究相对最透彻、证据最充足的一个分子靶点。

NSCLC 中绝大多数 EGFR 基因突变集中于外显子 18~21 区,主要包括 4 种类型:外显子 19 缺失突变(19LREA)、外显子 21 点突变(21L858R)、外显子 18 点突变和外显子 20 插入突变。外显子 19LREA 缺失和外显子 21L858R 突变均会导致酪氨酸激酶结构域活化,为 EGFR 酪氨酸激酶抑制的敏感性突变,而外显子 20 的突变与 EGFR-TKIs 获得性耐药有关,还有许多其他类型的少见突变临床意义尚不明确。EGFR 总体突变率具有比较明显的地区和种族差异,欧美等国 NSCLC 患者的总体突变率较低,东亚患者人群的突变率较高,我国人群 NSCLC EGFR 基因的突变率约为 34.0%。

耐药问题是 EGFR 突变 TKIs 治疗中的挑战。针对 TKIs 耐药和耐药突变问题,科研人员对 TKIs 药物进行了持续深入的开发和不断完善,近二十年来,先后有三代 TKIs 药物问世。TKIs 药物针对临床问题的持续开发与完善客观反映了近年来肿瘤分子靶向治疗发展的曲折历程。TKIs 对具有敏感突变的亚洲女性晚期肺腺癌患者显示了神奇的治疗效果,成为肿瘤分子靶向治疗标志性的突破。但针对 EGFR 突变的第 1 代 TKIs(吉非替尼、厄洛替尼)在经过 9~13 个月左右的 PFS 后会发生耐药,初步研究表明,EGFR T790M 突变是耐药的主要机制之一,约占 50%。其后第 2 代 TKIs(阿法替尼、达克替尼等)问世,虽然对 T790M 突变的 NSCLC 没有预期的抑制活性,但阿法替尼对 G719、L861Q 以及 S768I 等罕见突变的 NSCLC 有效。阿法替尼在 NSCLC 一线治疗中效果优于第 1 代 TKIs。

第 3 代 TKIs(奥希替尼、奥莫替尼等)在对第 1、2 代 TKIs 耐药后 T790M 突变的晚期 NSCLC 患者的治疗方面已经取得了突破性的进展,使 1、2 代抑制剂的耐药问题得到了解决。奥希替尼是目前唯一一个成功在我国上市用于治疗晚期 NSCLC 一线 EGFR-TKIs 耐药后 T790M 突变患者的第 3 代 TKIs。Flauraf 研究表明奥希替尼与吉非替尼对 EGFR T790M 突变的晚期 NSCLC 患者一线治疗效果良好,PFS 达到 18.9 个月。此外,奥希替尼比吉非替尼、诺司替尼以及阿法替尼具有更高的血脑屏障渗透活性,目前关于奥希替尼对于脑转移及脑膜转移的 NSCLC 患者的疗效及安全性研究正在进行中。

但不能回避的是,第 3 代 EGFR 抑制剂依然存在耐药问题,研究发现 EGFR 的 C797S 突变可能是第三代 TKIs 耐药的主要原因。因此,可以高效抑制 L858R/T790M/C797S 三重突变的新型抑制剂已经成为下一步 TKIs 药物研发的重点目标。初步发现 EAI045 与西妥昔单抗联合在老鼠模型中已证明了对 L858R/T790M 或 L858R/T790M/C797S 突变有效,这是第一个可以克服 EGFR 的 T790M 和 C797S 双重突变的抑制剂,但其疗效如何还需通过临床试验进一步证实。

4. fms 样酪氨酸激酶 3　fms 样酪氨酸激酶 3(FLT3)基因位于染色体 13q12,包含 24 个外显子,编码 993 个氨基酸,属于 III 型受体酪氨酸激酶家族成员。FLT3 在造血前体细胞的增殖、分化中起重要作用。FLT3 基因突变是造成 FLT3 基因异常活化的主要原因。FLT3 突变可破坏正常血细胞的增殖、分化与凋亡,导致白血病的发生。

与白血病分子靶向治疗相关的 FLT3 基因变化为突变。FLT3 突变形式主要表现为两种:内部串联重复(internal tandem duplication,ITD)突变和酪氨酸激酶结构域(tyrosine kinase domain,TKD)突变。两种突变均可造成 FLT3 酪氨酸激酶的结构性活化,是 FLT3 抑制剂治疗 AML 的分子靶点。*FLT3*-ITD 是 *FLT3* 基因最常见的突变类型,常出现在外显子 11,也可累及内含子 11 和外显子 12,也有报道位于外显子 14 和 15 者。*FLT3*-TKD 突变常发生于激酶结构域 II 活化环内,通常为氨基酸残基的突变、插入和缺失。最常见的是 D835 是第一个核苷酸 G 被 T 替代,即 D835Y。此外还有 D835V、D835H、D835E、D835N 等。*FLT3* 突变检测采用 DNA 测序方法和基于 PCR 的检测方法。

FLT3 抑制剂包括一代抑制剂索拉非尼,舒尼替尼,米哚妥林、来他替尼(lestaurtinib)和二代抑制剂奎扎替尼(quizartinib)、克莱拉尼(crenolanib)和吉列替尼(gilteritinib),一代抑制剂特异性不强,针对多个靶点,而二代抑制剂特异性强,与 FLT3 的亲和力高。

索拉非尼是一种多靶点 TKIs,能抑制 FLT3、Raf 蛋白激酶、VEGFR、PDGFR、c-Kit 等不同激酶的活性。索拉非尼对具有 *FLT3*-ITD 突变 AML 抑制作用更强,可明显增加成人患者临床的反应率和缓解率。

米哚妥林也是一种多靶点 TKIs,作为治疗 AML 的新型靶向抑制剂,能够特异性针对 *FLT3* 突变基因,单药应用时其耐受性好,但活性有限;与常规化疗联合治疗可进一步改善 AML 患者的临床预后;对复发 AML 或携带较高 *FLT3*-ITD 等位基因负荷的 AML 更有效。

Quizartinib(AC220)是二代 FLT3 抑制剂,不同于一代抑制剂,quizartinib 对 FLT3 的选择性和亲和力都很高,可以提高 *FLT3* 突变阳性的 AML 患者的缓解率,对大多数 *FLT3*-ITD 突变的复发难治 AML 患者有良好的疗效。

总体上看,应用 FLT3 抑制剂有望改善 *FLT3* 基因突变患者的预后,为治疗 AML 提供一个新的方法。但耐药问题也是 FLT3 抑制剂治疗 *FLT3* 突变阳性患者的一个主要阻碍,耐药产生的机制复杂。值得关注的是 FLT3 抑制剂与化疗联合虽能提高疗效,却不影响其耐药性的产生。

5. **BCR-ABL**　慢性粒细胞白血病(CML)是由于造血干细胞的恶性克隆而引起的疾病。CML 患者 90% 以上骨髓细胞中存在特征性的费城染色体,其基因型为 *BCR-ABL*,是第 9 号染色体上的 *ABL* 原癌基因与第 22 号染色体上的 *BCR* 基因相互易位形成的融合基因,可引起蛋白激酶持续性激活。

BCR-ABL 融合基因是 TKIs 靶向治疗的靶分子,*BCR-ABL* 融合基因的突变与 TKIs 分子靶向治疗耐药有关。目前已证实的 *BCR-ABL* 突变有 15 种,包括 Y253H、E255V、E255K、F359V、T315I 等,其中以 T315I 在突变中占比最大,且对耐药的影响也最大。*BCR-ABL* 融合基因的检测可采用传统细胞遗传学方法、FISH 方法或实时荧光定量 PCR(RT-qPCR)方法。采用实时荧光定量 PCR 方法检测 *BCR-ABL* 融合基因具有快速、灵敏度高的优点,优于传统细胞遗传学和 FISH 方法。与耐药相关的 *BCR-ABL* 融合基因突变也是临床治疗中必不可少的一部分,必须与 *BCR-ABL* 融合基因同步检测,以指导临床个体化用药。

针对 *BCR-ABL* 融合基因的小分子 TKIs 的应用和发展过程与针对 *EGFR* 基因突变的 TKIs 药物相似。伊马替尼是靶向 *BCR-ABL* 的第一代小分子 TKIs。伊马替尼作为 ATP 的模拟物,竞争性地与 BCR-ABL 酪氨酸激酶 ATP 结合位点结合,通过抑制 BCR-ABL 融合蛋白的激酶活性来发挥治疗作用。BCR-ABL 激酶的突变可导致伊马替尼耐药,从而影响临床治疗效果。

第二代 TKIs 达沙替尼和尼洛替尼能克服大部分突变产生的耐药性,但仍不能有效抑制 T315I 突变导致的耐药。达沙替尼对除 T315I 以外的其他多种 *BCR-ABL* 点突变有明显的抑制作用,目前主要用于伊马替尼耐药的 CML 和急性淋巴细胞白血病(ALL)的治疗。临床使用第二代 TKIs 治疗 CML 和 ALL 时,对带有 Y253H、E255K/V 或者 F359C/V 突变的患者建议使用达沙替尼,而带有 V299L 和 F317L 突变者建议使用尼洛替尼。第三代 TKIs 伯舒替尼对 T315I 突变者也可获得较好疗效。

6. **其他**　肿瘤分子靶向治疗日新月异,几乎涉及所有恶性肿瘤,除上述几种靶分子外,尚有很多临床应用的分子靶向治疗范例,比如:

(1) 靶向 *ALK* 融合基因的 NSCLC 治疗:ALK 属于胰岛素受体超家族,能与多种基因发生融合,其中 *EML4-ALK* 融合基因可导致酪氨酸激酶的激活,与肿瘤细胞的生长分化密切相关。*ALK* 融合基因为 NSCLC

的驱动基因之一,发生率约为 3%～7%,主要见于不吸烟的肺腺癌患者,*ALK* 融合基因与 *EGFR* 突变和 *KRAS* 突变相互排斥。*EML4-ALK* 融合基因已经成为 NSCLC 治疗的新靶点,克唑替尼是以 *EML4-ALK* 融合基因为靶点的 NSCLC 治疗靶向药物。

(2) 靶向 *c-Kit* 和 *PDGFRA* 突变的胃肠道间质瘤治疗:*c-Kit* 和 *PDGFRA* 基因突变是胃肠道间质瘤重要分子病理学特征,其中以 *c-Kit* 突变为主,达到 90% 以上,另有 6% 左右肿瘤存在 *PDGFRA* 基因变异。*c-Kit* 和 *PDGFRA* 基因突变激活与胃肠道间质瘤发生发展密切相关。*c-Kit* 和 *PDGFRA* 基因突变均为伊马替尼治疗靶点。伊马替尼能够明显延长晚期胃肠道间质瘤患者的中位总生存期,明显提高转移或无法手术切除患者的 PFS。

(3) 靶向 *BRAF* 基因突变的恶性黑色素瘤治疗:恶性黑色素瘤约 60% 存在 *BRAF* 基因突变,且 90% 的 *BRAF* 突变为持续活化的 V600E 基因突变。*BRAF-V600E* 基因突变体抑制剂维莫非尼对 *BRAF-V600E* 基因突变的恶性黑色素瘤患者有效,是一种可延长 *BRAF-V600E* 基因突变阳性的转移性恶性黑色素瘤患者生存期的靶向药物。

(4) 靶向 VEGFR 的肝细胞癌治疗:索拉非尼可特异性作用于 VEGFR,具有抑制血管生成和抗肿瘤细胞增殖的双重作用。研究表明索拉非尼能延长晚期肝细胞癌患者的总生存期,患者耐受性良好。

(三) 肿瘤分子靶向治疗耐药机制

肿瘤分子靶向治疗根据靶分子不同其治疗机制也不相同,因此,相关耐药机制也不相同。总体上看,发生耐药的机制有如下几种:①药物转运泵的表达或者功能发生改变,如 ABCB1 高表达;②靶基因突变或表达水平发生改变,如 NSCLC 治疗中 *EGFR* T790M 的二次突变会出现针对一代 EGFR-TKIs 类药物耐药,而 *ALK* 基因 C1156Y 及 L1196M 的二次突变与克唑替尼二次耐药密切相关;③肿瘤靶基因旁路激活可以代偿因为靶基因受抑制而导致的下游通路改变,从而使靶向治疗耐药,如 c-Met 旁路扩增导致肺癌细胞对 EGFR-TKIs 耐药;④另外,药物适应性上皮-间质转化和肿瘤微环境改变也是耐药的原因。

尽管存在耐药问题、不同肿瘤相同基因变异对分子靶向治疗药物反应差异等问题,近年来,肿瘤分子靶向治疗药物发展迅速,在临床的抗肿瘤治疗中显示了其重要作用,引导和促进了肿瘤治疗的进展。而且随着分子靶向治疗药物研究的深入和药物基因组学的进步,相信会有更多的靶向药物进入临床。但是恶性肿瘤的发生是一个多基因、多步骤的复杂过程,单纯靶向某一关键基因确实会取得一定效果,但机体内、肿瘤内以及机体与肿瘤之间基因的相互调控、相互作用,必然影响靶向治疗的效果,增加靶向治疗的难度。研发多靶点的药物及不同靶点药物的联合应用将是肿瘤分子靶向治疗的重点发展方向。

二、心血管疾病的药物基因组学

心血管疾病是人类最主要的死亡原因之一。用于心血管疾病治疗药物包括抗高血压药、抗血小板药、降血脂药等,种类繁多。心血管病治疗药物能够明显降低患者不良心血管事件风险,但多种药物治疗反应存在较大的个体差异,基因变异是造成药物个体反应差异的重要原因之一。近年来,药物基因组学在心血管疾病治疗领域的应用发展迅速,选择部分内容简介如下。

(一) 抗高血压药

抗高血压药物包括作用于肾素-血管紧张素系统的血管紧张素转化酶抑制剂(ACEI)和血管紧张素 II 受体阻滞剂(ARB)、β 肾上腺素受体拮抗药、钙拮抗药及利尿剂等。药物基因组学研究证实多个影响高血压治疗药物反应的基因变异,因此,一些高血压治疗药物在使用时建议检测相关基因变异情况。总体来说抗高血压药物反应的个体差异的遗传基础有两种,第一种是高血压发生机制相关基因的多态性,第二种是药物动力学和药效学相关的基因多态性,或二者兼而有之。

1. ACEI　ACEI 包括卡托普利、依那普利、雷米普利、福辛普利等。血管紧张素转换酶(ACE)基因变异可以影响此类药物的个体差异反应。*ACE* 基因位于染色体 17q23,包括 26 个外显子和 25 个内含子。*ACE* 基因型分为 DD 型、ID 型和 II 型三种类型。使用 ACEI 治疗时,*ACEII* 纯合型患者对依那普利、咪达普利的敏感性高于贝那普利和福辛普利,因此在对这类纯合型患者进行治疗时,可以考虑优先使用依那普利和咪达普利。肾素-血管紧张素系统(RAS)的基因多态性也与 ACEI 的抗高血压作用相关。研究发现,编码醛固酮合成酶的 *CYP11B2*(-344C/T)基因多态性也影响 ACEI 的降压作用,TT 型与 CT 型患者贝那普利或咪达普利治疗时收缩压降低程度明显高于 CC 型。代谢酶基因变异对 ACE 抑制剂依那普利药效影响的研究较少,依那普利是 SLCO1B1 的底物,携带 *SLCO1B1* * 15 单体型和 521C 等位基因者血药浓度增高,可增加依那普利诱导的咳嗽风险。

2. ARB　ARB,如氯沙坦在受体水平阻断 RAS 系统,选择性、竞争性地与血管紧张素 II 1 型受体(AT1R)结合,阻滞 AT1R 介导的血管收缩、水钠潴留、交感神经活性增加以及血管细胞增生,从而起到抗高血压作用。血管紧张素 II(Ang II)是强烈的缩血管因子和醛固酮分泌调节因子。目前已知的 Ang II 受体包括 4 类亚型 AT1R、AT2R、AT3R 和 AT4R。其中 AT1R 与血管紧张素 II 受体阻滞剂反应关系密切。*AT1R* 基因位于 3 号染色体长臂 3q21-q25 区,包括 5 个外显子,其末端第 1 166 位的核苷酸容易发生突变,其中 A 碱基易突变为 C 碱基,而形成 3 种基因类型,分别为 AA、AC、CC 型。*AT1R* 基因 A1166C 的基因多态性影响 ARB 药物反应,其突变纯合子 CC 基因型较杂合子 AC 基因型及野生纯合子 AA 基因型对 ARB 的反应性更强。醛固酮合成酶(*CYP11B2*)基因多态性与 ARB 的降压效果也有关。*CYP11B2* 基因位于 8 号染色体长臂 22 号区,包括 8 个内含子和 9 个外显子。*CYP11B2* 基因常见的变异位于 344 部位转录调节区,发生胞嘧啶 C 与胸腺嘧啶 T 的互换,*CYP11B2*-344 C/T 突变引起机体对 ARB 敏感性的增加,表现为收缩压下降较无突变型明显。

3. β 肾上腺素受体拮抗药　β 肾上腺素受体拮抗药药物代谢酶中的 CYP2D6、CYP1A2 及 CYP2C19 与代谢作用密切相关,其中最主要的代谢酶为 CYP2D6。*CYP2D6* 基因具有明显多态性。*CYP2D6* 基因多态性影响其代谢活性,*CYP2D6* 慢代谢基因型患者在应用美托洛尔时,其血浆浓度成倍增加。因此,此类患者在临床应用美托洛尔时,建议从较小的剂量开始,逐渐增加剂量且不超过标准剂量的 25%。普萘洛尔的主要代谢酶为 CYP1A2,其等位基因变异对酶活性影响差异巨大,*CYP1A2* * 1C(-2964 G>A)型引起酶活性降低,而 *CYP1A2* * 1F(734 C>A)型却引起酶活性增高,前者酶活性降低,结果导致血药浓度升高、毒性增加,临床用药时应减少普萘洛尔的用量,后者酶活性增高,导致血药浓度降低、疗效减弱,应适当增加药量。β 肾上腺素受体的基因多态性也与 β 肾上腺素受体拮抗药的降压作用密切相关,Thr164Ile 杂合型舒张压的升高程度大于纯合型患者。

4. 钙通道阻滞剂　二氢吡啶类钙通道阻滞剂为钙拮抗药的代表,影响其个体差异性药物反应的基因主要是其代谢相关基因,如编码 L-型通道 α1 亚基(CACNA1)、CYP3A4、CYP3A5 及 CYP2D6 等的基因。研究表明,*CACNA1D*(rs312481 G>A,rs3774426 C>T)和 *CACNA1C*(rs527974 G>A)SNPs 显著提高二氢吡啶类钙拮抗药的抗高血压疗效。*CYP3A4* * 17(Phe189Ser)基因型对硝苯地平的最大清除率显著低于野生型 *CYP3A4* * 1。CYP3A5(* 3/* 3)纯合子变异与尼莫地平的药效增强显著相关。

(二)抗血小板聚集药物

1. 氯吡格雷　氯吡格雷是一种血小板聚集抑制剂,可用于防治心肌梗死、缺血性脑血栓、闭塞性脉管炎和动脉粥样硬化及血栓栓塞引起的并发症。使用氯吡格雷后出现的主要心血管不良事件与 *CYP2C19* 等位基因的功能缺失有关。

CYP2C19 是氯吡格雷代谢通路上的关键酶,其活性受 *CYP2C19* 基因多态性的影响。编码 CYP2C19 的基因具有高度多态性,其中 *CYP2C19* * 2 等位基因是导致酶活性降低的主要等位基因,*CYP2C19* * 3、*CYP2C19* * 4、*CYP2C19* * 5、*CYP2C19* * 6、*CYP2C19* * 7 和 *CYP2C19* * 8 也可以导致酶活性完全丧失或显著降低。具有一个功能丧失等位基因的个体是中间代谢者,具有两个功能丧失等位基因的个体则是代谢缺失者。与具有正常酶活性的代谢者相比,中间代谢者和代谢缺失者可能导致活性氯吡格雷代谢物浓度降低,血小板聚集抑制作用减弱,有氯吡格雷抵抗风险,继发心血管事件的风险增加。*CYP2C19* * 17 为功能获得等位基因,导致药物的快速代谢,其携带者在氯吡格雷治疗期间,由于氯吡格雷快速转化为活性代谢物,其出血风险大大提高。临床医师应依据 *CYP2C19* 基因分型,确定患者个体化用药方案。如果患者携带 *CYP2C19* 强代谢或超强代谢基因型(*CYP2C19**17*),推荐使用氯吡格雷标准剂量。而携带 *CYP2C19* 功能缺失基因型的患者,在没有禁忌证的前提下,建议使用其他抗血小板药物(如普拉格雷和替格瑞洛)。对携带 *CYP2C19**17/**17* 或 *CYP2C19**1/**17* 基因型的患者,由于出血风险增加,需要时刻观察出血事件是否发生。

2. 阿司匹林 阿司匹林是另一种常见的抗血小板药物,用于治疗和预防心血管疾病,其作用机制为抑制 COX-1 和 COX-2,永久失活 COX,抑制血小板生成血栓素 A2,发挥抗血小板的作用。编码的 COX-1 和 COX-2 的基因分别为前列腺素内过氧化物合酶 1(*PTGS1*)和 2(*PTGS2*)基因。*PTGS1* -842G(rs10306114)、50T(rs3842787)、-1676G(rs1330344)与阿司匹林抵抗有关。*PTGS2* -765G(rs20417)与心血管事件高风险有关。此外,*PEAR1* 基因编码血小板跨膜蛋白血小板内皮细胞聚集受体 1,在血小板聚集中起重要作用,rs12041331A 等位基因携带者阿司匹林治疗心肌梗死的风险显著增加。

3. 华法林 华法林是临床上最常用的口服抗凝药。基因多态性是导致对华法林反应和用药剂量个体差异的重要因素。其中 *CYP2C9* 和 *VKORC1* 基因多态性对华法林的代谢、剂量及抗凝作用有重要影响,*CYP4F2* 和 *CYP2C* 的基因多态性也可显著影响华法林剂量个体差异。

CYP2C9*2*(rs1799853)和 *CYP2C9**3*(rs1057910)可以使 S-华法林代谢率明显减低。与携带 *CYP2C9**1* 纯合子的患者相比,携带 *CYP2C9**2* 或 *CYP2C9**3* 的患者出血风险明显增加。*VKORC1* 基因启动子区的-1639G>A(rs9923231)是影响华法林剂量个体差异的主要因素,-1639GG 和 AG 基因型比 AA 基因型 VKORC 活性高,凝血因子生成较多,表现为华法林抵抗,而-1639AA 基因型对华法林敏感。*CYP4F2**3*(rs2108622)突变会使 CYP4F2 酶活性下降,从而减少维生素 K 的代谢,降低了抗凝效果。华法林临床用药应充分考虑药物基因变异,进行个体化治疗。

（三）他汀类降血脂药

他汀类药物是降血脂的一线治疗药物。影响其疗效和毒副作用的基因包括药物代谢酶、转运蛋白等。代谢酶 CYP 家族中的 CYP3A4、CYP2D6、CYP2C8 和 CYP2C9 等参与他汀类药物的代谢,其基因多态性与降脂效应有关。*CYP3A4* 启动子基因 A290G 突变和 M445T 基因多态性与阿托伐他汀降脂疗效具有相关性。转运蛋白 P-gp 编码基因 *ABCB1* 基因的序列变异 2677G>T 可改善他汀类药物的降脂疗效。携带 *APOE* E2 基因型患者降低 LDL 作用较携带 E3 和 E4 的患者强。为了更精准确定他汀类药物治疗中获益人群,有学者利用全基因组关联分析(GWAS)方法,将个体的遗传变异整合到遗传风险评分中。通过遗传风险分层发现亚临床动脉粥样硬化负担较重的患者亚群,并且有助于他汀类药物治疗初始预防的决策过程。

在他汀类药物不良反应方面,研究表明 *SLCO1B1* 基因变异与他汀类药物引起的肌肉毒性有显著关联,*SLCO1B1* 外显子 6 的 T>C 突变(rs4149056)与服用辛伐他汀的患者发生肌痛显著相关,*SLCO1B1**5* 可增加辛伐他汀引起的肌毒性。*SLCO1B1* 521C 突变等位基因增加瑞舒伐他汀用药相关肌毒性的风险。

三、精神疾病和神经系统疾病药物基因组学

（一）精神分裂症的药物基因组学

精神分裂症是一种慢性病因未明的致残性精神疾病,主要表现为 3 类症状,包括阳性症状、阴性症状和认知症状。药物治疗是精神分裂症治疗和预防复发的首选方法。抗精神分裂症药物氯氮平、利培酮等治疗的疗效和不良反应个体差异性普遍存在,药物基因组学研究揭示了多种基因变化与差异性药物反应的关系,为精神分裂症的个体化治疗奠定了基础。

1. 多巴胺受体 *DRD1* rs5326 和 *DRD1* rs265981 基因多态性可能是精神分裂症的一个危险因子,也是影响氯氮平对多巴胺能神经元功能亢进抑制能力的重要因素。*DRD1* rs4532 位点会使多巴胺能神经递质的活性发生变化,影响氯氮平对阴性症状的疗效。*DRD2* 为大多数抗精神病药物作用的主要靶点。*DRD2*

启动子区域的 141C ins/del 多态性和位于 8 号外显子下游的 Taq1A 多态性共存的急性精神分裂症患者对利培酮有较好的疗效。DRD3 基因中第 9 密码子丝氨酸被甘氨酸替代构成 DRD3 的 Ser9Gly 多态性,有研究初步发现予以利培酮治疗后,Ser9Gly 基因型比 Gly9Gly 基因型患者阴性症状有更好的疗效。

2. 5-HTR2A　5-羟色胺是一种重要的神经递质,通过其受体的转导来调节人的神经活动。5-羟色胺受体根据亲和力及功能的不同分为 7 种亚型,其中 5-HTR2A 与氯氮平的亲和力最强。5-HTR2A 基因定位于染色体 13q1411-q1412,由 3 个外显子和 2 个内含子组成。很多研究表明,5-HTR2A rs6313(T/C)多态性变异对抗精神病药物疗效具有一定影响。6313 T/T 基因型精神分裂症患者在应用利培酮治疗时比其他两种基因型患者对阴性症状有更好的疗效,因而,T/T 基因型可作为利培酮对阴性症状疗效的预测因子。5-HTR2A 基因 rs6311(A/G)位点基因多态性对抗精神病药物治疗的影响也受到关注,携带 G 等位基因的患者对典型及非典型抗精神病药物均有较好的疗效。也有研究表明,5-HTR2A 基因 102 T>C 位点多态性与氯氮平治疗无效及不良反应有关,但在后续验证研究中得出的结论并不一致。随后发现 5-HTR2A 包括Thr25Asn、Ile197Val、Ala447Val 和 His452Tyr 等在内的多个位点的基因多态性与氯氮平临床疗效相关,但具体是哪一个基因位点的变异对其影响最大,尚有待进一步大样本验证。

3. MC4R　黑皮质素 4(melanocortin-4, MC4)是下丘脑腹内侧核分泌的肽类物质,具有介导瘦素的功能,是调节能量与能量动态平衡的重要信号分子,黑皮质素 4 受体(MC4R)基因定位于第 18 号染色体(18q22)。研究发现,MC4R 基因在 rs489693 位点的多态性与非典型抗精神病药物引起的体重增加有关。MC4R rs489693 的 AA 纯合子用药后比 AC 和 CC 型体重增加更明显。携带 MC4R 基因 rs489693 位点 GG 基因型的患者使用抗精神病药物治疗后体重增加的程度明显小于携带 GG/AA 基因型者。

(二) 帕金森病的药物基因组学

帕金森病(Parkinson disease, PD)是一种常见的中枢神经系统慢性退行性疾病,由于纹状体投射区多巴胺含量显著减少,而出现一系列的临床症状。目前药物治疗仍然是帕金森病的主要治疗手段,治疗帕金森病的药物主要有多巴胺前体左旋多巴(L-dopa)、抗胆碱能药物(如苯海索)、外周性脱羧酶抑制药(如苄丝肼)、多巴胺受体激动剂(如吡贝地尔、普拉克索等)、单胺氧化酶抑制剂(如司来吉兰)、儿茶酚-O-甲基转移酶抑制剂(如恩他卡朋)。转运体基因、药物代谢酶基因、药物作用受体基因上的遗传多态性均可导致抗帕金森病药物作用个体差异。

1. 儿茶酚-O-甲基转移酶　儿茶酚-O-甲基转移酶(catechol-O-methyltransferase, COMT)催化含有儿茶酚基团化合物的 O-甲基化反应,在左旋多巴和多巴胺代谢中发挥重要的作用。COMT 基因位于 22 号染色体长臂 11 区 21 带(22q11.21),其外显子 4 内第 108/158 个密码子(胞质酶为第 108 个密码子,膜结合酶为第 158 个密码子)可发生单碱基 G→A 错义突变(rs4680),使 COMT 酶第 108/158 位缬氨酸被甲硫氨酸替代(Val108/158Met),该突变位于 COMT 基因的 SAM 的结合位点,影响底物结合,导致活性改变。其中 COMT GG 基因型携带者活性最高、AG 基因型次之、AA 基因型则最弱;CG 基因型编码的酶,不仅比 AA 基因型编码的酶活性高 3~4 倍,而且有更好的热稳定性。研究发现国人 COMT GG 基因型 PD 患者使用恩他卡朋联合左旋多巴/卡比多巴(LCE 方案)治疗效果较 GA/AA 基因型 PD 患者更好,表明 COMT 基因 rs4680 位点基因多态性可一定程度预测 LCE 治疗 PD 患者的疗效。

此外,有研究发现 COMT 基因上的同义突变虽然不会引起编码氨基酸的改变,但可通过改变 mRNA 的二级结构,而导致酶的表达量和活性变化。对蛋白功能影响较大的同义突变有 rs6269:A>G、rs4633:C>T 和 rs4818:C>G。rs6269 位于 COMT 启动子区,rs4633 和 rs4818 位于 COMT 的编码区,分别编码 his62his(rs4633:C>T),leul36leu(rs4818:C>G)。SNP rs6269、rs4633、rs4818 和 rs4680 构成的单倍型中,G-C-G-G、A-T-C-A 和 A-C-C-C 分别为高、中和低三种 COMT 酶活性单倍型,临床治疗中 L-dopa 的平均使用剂量必须随着酶活性增加而增加,但不同单倍型与 L-dopa 治疗所引起的运动障碍之间并无关联。

2. 单胺氧化酶 B　单胺氧化酶(MAO)是一种膜结合线粒体酶,分为 MAOA 和 MAOB 两种。MAOB 基因定位在 X 染色体 p11.4-p11.3 上,在多巴胺的代谢途径中发挥重要作用。MAOB 第 13 内含子 644 位核苷酸发生 A→G 突变(rsl799836),使 MAOB 活性发生变化,等位基因 A 个体 MAOB 活性较高,而等位基因 G 个体脑内 MAOB 活性较低。虽然 *MAOB* 13 号内含子遗传多态性影响酶活性,但一项为期 5 年的研究表明,其多态性和左旋多巴疗效无明显关系。

四、糖尿病药物基因组学

糖尿病(diabetes mellitus,DM)是由多种因素共同作用而引起的以高血糖为特征的内分泌代谢性疾病,其发病机制主要是胰岛素抵抗和胰岛 β 细胞受损。胰岛素的分泌绝对或相对不足,导致糖代谢的紊乱,使血糖过高出现糖尿。包括 1 型糖尿病(T1DM)、2 型糖尿病(T2DM)、妊娠期糖尿病和其他类型糖尿病,其中 2 型糖尿病最为常见。2 型糖尿病的治疗以药物治疗为主,饮食、运动为辅。磺脲类、双胍类等口服降血糖药为糖尿病治疗最常用的药物。临床实践发现口服降糖药物治疗存在明显的个体药物反应差异。药物基因组学的研究进展初步揭示了药物个体反应差异相关的基因变化。目前已有降糖药物的基因检测在临床成功应用,如二甲双胍、胰岛素等疗效相关基因。但多数尚需进一步临床验证,以期为个性化药物治疗提供数据。

(一)磺脲类口服降血糖药物

磺脲类降糖药包括格列本脲、格列吡嗪和格列美脲等,是临床常用的口服降糖药。在药动学方面,磺脲类药物主要由细胞色素酶代谢,其中最主要的为 CYP2C9,*CYP2C9* 基因的多态性对磺脲类的药代动力学有重要的影响。*CYP2C9*3*(rs1057910A/C)和 *CYP2C9*2*(rs1799853C/T)点突变,导致酶活性降低,可以使机体对格列本脲、格列吡嗪和格列美脲的药物清除减慢,从而增强降糖作用,发生低血糖风险增高。因此,*CYP2C9* 的基因型可以作为口服降糖药物发生不良反应的一个预测因子,*CYP2C9*3* 和 *CYP2C9*2* 基因型患者中使用磺脲类降糖药时,需密切监测患者的血糖浓度,适时调整给药剂量,以防低血糖的发生。

在药效学方面,磺脲类药物的作用靶点是 ATP 敏感性钾通道(K_{ATP}),由 *ABCC8* 编码的 SUR1(磺脲类受体 1)和由 *KCNJ11* 编码的 Kir6.2(内向整流 K$^+$通道 6.2)两个亚基构成。*ABCC8* 基因中的外显子 16 和密码子 1369 在 2 型糖尿病患者突变率较高。口服磺脲类降糖药后,*ABCC8* 16-3 位点上突变纯合子 TT 基因型患者胰岛素分泌明显增加,糖化血红蛋白明显下降。*ABCC8* Ser1369Ala 基因多态性与磺脲类口服降糖药的敏感性密切相关,携带 *Ala* 等位基因的患者,对磺脲类降糖药较敏感,服用后其空腹血糖和糖化血红蛋白水平较携带野生型纯合子的患者显著降低。*SUR1* 外显子 33(TCC→GCC,S1369A)多态性与格列齐特的治疗效果相关,G 等位基因携带者比 TT 型降糖作用更佳。*KCNJ11* rs5219A/G(Lys23Glu)突变与 T2DM 易感性以及胰岛素分泌减少有关,对磺脲类药物疗效的影响在不同人群中表现为增强和减弱两种情况。

(二)双胍类口服降血糖药物

二甲双胍是一种亲水有机阳离子药物,在体内由有机阳离子转运蛋白(OCT)和多药及毒素外排转运蛋白(multidrug and toxin extrusion protein,MATE)转运,OCT1 和 OCT2 分别将二甲双胍转运至肝细胞和肾上皮细胞内,经 MATE1 加速其经胆汁和尿液排出。OCT1、OCT2 和 MATE1 的编码基因分别为 *SLC22A1*、*SLC22A2* 和 *SLC47A1*。OCT1、OCT2 和 MATE1 编码基因变异对二甲双胍的药代动力学有重要影响。携带 *OCT1* R61C、G401S、420del 或 G465R 等位基因的个体二甲双胍在肝脏中的转运活性降低,清除率下降,降糖效应减弱,可适当加大剂量使用。*OCT2* 的基因突变(808G/T)与二甲双胍在肾脏中排泄降低和血药浓度减低有关。在亚洲人群中,*OCT2* 的突变可能导致转运功能降低,肾清除减慢,降糖效应增加,可考虑减少给药剂量。MATE1 主要存在于肾脏中,是二甲双胍在体内清除的决定性因子之一。MATE1 编码基因的多态性与二甲双胍的药动学有一定的关联性。rs2289669 G/A 的 A 等位基因携带者的糖化血红蛋白(HbA1c)与 GG 基因型相比显著降低。

(三)噻唑烷二酮类

噻唑烷二酮类降糖药包括曲格列汀、吡格列酮、罗格列酮等。这一类药物可以增加骨骼肌、脂肪组织、肝组织对胰岛素的敏感性,而不增加胰岛素的分泌,对胰岛素抵抗和高血糖有非常好的疗效,因此又称为胰岛素增敏剂。噻唑烷二酮类降糖药在体内经由 CYP 酶代谢,通过结合并激活过氧化物酶体增殖物激活受体 γ(PPARγ)而发挥降糖作用。体外研究已证实,*PPARγ2* 的基因突变可影响噻唑烷二酮类降糖药的疗效。临床研究表明,*PPARγ2* 为 PA 型的患者使用噻唑烷二酮类药物疗效较其他基因型更为显著,故可通过检测此基因的状态来判断药物的疗效。

（四）非磺酰脲类促胰岛素分泌剂

非磺脲类药物作用于胰岛 β 细胞膜上的 K^+-ATP,降糖作用依赖于胰岛中有功能的 β 细胞,主要控制餐后高血糖。常用制剂有瑞格列奈、那格列奈。OATP1B1 是重要的药物转运蛋白,参与非磺脲类药物的转运。OATP1B1 蛋白由 *SLCO1B1* 基因编码。*SLCO1B1* 基因存在广泛的遗传多态性,521 T>C(rs4149056)是常见多态性基因型之一。研究发现,*SLCO1B1* 521 T>C 基因型是瑞格列奈在体内血药浓度的独立预测因子,携带 *SLCO1B1* 521 T>C 基因型患者服用瑞格列奈后,血浆浓度显著高于其他基因型的患者。值得关注的是,*OATP1B1* 突变所导致的 OATP1B1 转运活性下降,虽能降低该类药物的代谢和排泄,增加降糖作用,但同时也增加了血浆浓度,增加了低血糖的风险。

结　语

人类基因组学和相关组学的发展,催生了人类社会对精准医学的追求,使医疗保健领域发生了前所未有的变化。作为精准医学的关键支柱,近十几年来,个体化医学的理念和实践不断发展。作为"量体裁衣"式的医学模式,个体化医学是基于患者特异的信息和生物标志物进行的医学实践,分子病理学和药物基因组学是个体化医学的基础和前提。分子病理学揭示疾病发生发展的分子机制,确定个体化医学靶标,而药物基因组学揭示个体基因组变异与药物治疗个体差异性反应的相关关系,其核心目标即精确处方。近年来,广泛的基础和临床研究扩展了药物基因组学的知识,而实验室检测成本的降低使药物基因组学临床转化成为可能,这些均促进了药物基因组学的迅速发展,使药物基因组学成为精准医学及个体化医学的亮点。各类疾病治疗中均有药物基因组学研究和实施的报道。

虽然药物基因组学的优点突出,但客观地看,其研究和推广应用还存在一些问题。

一是药物基因组学本身存在局限性问题。药物基因组学关注个体特异性的基因变异及特异性基因变异与药物反应差异的关系。但现实是并不是所有的基因变异都会影响其对药物的反应,也并不是所有药物反应均受个体基因变异的影响。基因是需通过其表达的功能蛋白发挥作用的,从基因到蛋白需要转录、翻译以及修饰等过程,尽管在某些疾病状态下,基因检测有助于选择特定的、有针对性的治疗方法,并明显改善临床结果,但绝大多数基因变异与药物反应关系尚不明确,基因检测的益处尚有待进一步证明。药物基因组学目前尚不能解释全部药物反应的个体差异。即便在药物基因组学应用较好的肿瘤治疗领域,人们也发现具有相同基因变异的不同肿瘤对相同的特异性靶向药物的反应可能明显不同,如 TKIs 对 EGFR敏感突变的肺腺癌有效,但对存在同样突变的其他肿瘤未必有效。这是目前限制肿瘤药物基因组学应用最大的问题。

二是药物基因组学应用的伦理性问题,药物基因组学的基础是确定个体基因组变化,个体特异基因组变化,除药物相关基因外,还涉及其他遗传背景问题。

三是从临床实施的角度,将药物基因组学在临床工作流程中实施也绝非易事,需要全面的流程管理和多学科协作。首先,国家和相关机构应建立实施临床药物基因组学的模式。其次,对如何将药物基因组学集成到日常临床工作流程中,尚需要很多基础和临床研究,以期获得创新性的解决方案。此外,从实验室检测的角度,应建立药物基因组学标准化和规范化测试和结果报告的标准,并制订相关质控标准。最后,临床实践所需的药物基因组学是比较复杂的知识体系,应当制订相关教育策略以确保药物基因组学的临床应用。

从未来发展的角度,药物基因组学需要融合转录组学、蛋白质组学、代谢组学、表观遗传学、肠道微生物组学等,结合大数据和生物信息学进一步阐述引起药物反应个体化差异的综合原因,形成真正达到个体化治疗需求的药物个体化组学,指导临床精确个体化用药。

(张祥宏　杨海彦)

主要参考文献

［1］DI SANZO M,CIPOLLONI L,BORRO M,et al. Clinical applications of. personalized medicine:a new paradigm and challenge ［J］. Current Pharmaceutical Biotechnology,2017,18(3):194-203.

［2］KATARA P,YADAV A. Pharmacogenes(PGx-genes):Current understanding and future directions ［J］. Gene,2019,718:144050.

［3］WAKE D T,ILBAWI N,DUNNENBERGER H M,et al. Pharmacogenomics:prescribing precisely［J］. Medical Clinics of North America,2019,103(6):977-990.

［4］RELLING M V,EVANS W E. Pharmacogenomics in the clinic［J］. Nature,2015,526(7573):343-350.

［5］PATEL J N. Cancer pharmacogenomics:implications on ethnic diversity and drug response［J］. Pharmacogenet Genomics,2015;25(5):223-230.

［6］茆晨雪,刘昭前. 药物基因组学在细胞毒类抗肿瘤药物个体化治疗中的应用[J]. 医学研究生学报,2019,32(05):462-467.

［7］周小红,钟诗龙. 心血管疾病常用药的药物基因组学最新研究进展[J]. 药学进展,2018,42(04):269-283.

［8］尹影,李蕊,李晓黎,等. 抗糖尿病药物基因组学的研究进展[J]. 中国医院药学杂志,2018,38(24):2607-2611.

［9］张妍,石远凯,韩晓红. 肿瘤药物基因组学研究进展[J]. 中国新药杂志,2014,23:6.

［10］卢慈凡,李萌. 药物基因组学理论与应用[M]. 北京:科学技术出版社,2018.

中英文名词对照索引

K

N